(中文翻译版)

生殖内分泌学

Yen & Jaffe's Reproductive Endocrinology

Physiology, Pathophysiology, and Clinical Management

(原书第 7 版)

原 著 Jerome F. Strauss Ⅲ
　　　Robert L. Barbieri
主 译 乔 杰

科学出版社
北 京

图字：01-2018-6591

内 容 简 介

本书原著由 70 余位世界知名的生殖内分泌专家结合多年临床经验和最新文献编写而成，本版历经近 40 余年的修订，系统地阐述了生殖内分泌学、生殖相关病理生理学和治疗、生殖技术的最新知识与进展，包括生殖神经内分泌学、免疫与生殖、绝经与老化、男性生育力、生殖与营养、女性不孕、男性不育、辅助生殖、保留生育功能、实验室评估、生殖内分泌影像等，内容权威，图文并茂，适于妇产科医师、生殖中心医师及相关科研人员阅读参考。

图书在版编目（CIP）数据

生殖内分泌学：原书第 7 版／（美）杰罗姆 F. 施特劳斯 Ⅲ（Jerome F. Strauss Ⅲ）；（美）罗伯特·L. 巴比里（Robert L. Barbieri）著；乔杰主译，—北京：科学出版社，2019.1
书名原文：Yen & Jaffe's Reproductive Endocrinology
ISBN 978-7-03-059474-7

Ⅰ．①生⋯ Ⅱ．①杰⋯②罗⋯③乔⋯ Ⅲ．①生殖生理学 - 内分泌学 Ⅳ．① R339.2

中国版本图书馆 CIP 数据核字（2018）第 255436 号

责任编辑：郭 颖／责任校对：严 娜 王晓茜 彭珍珍
责任印制：赵 博／封面设计：龙 岩

ELSEVIER

Elsevier (Singapore) Pte Ltd.
3 Killiney Road, #08-01 Winsland House I, Singapore 239519
Tel: (65) 6349-0200; Fax: (65) 6733-1817

YEN & JAFFE'S REPRODUCTIVE ENDOCRINOLOGY: PHYSIOLOGY, PATHOPHYSIOLOGY, AND CLINICAL MANAGEMENT, SEVENTH EDITION
Copyright © 2019 by Saunders, an imprint of Elsevier Inc.
Copyright © 2009, 2004, 1999, 1991, 1986, 1978 by Saunders, an imprint of Elsevier Inc.
ISBN: 978-1-4557-2758-2

This translation of YEN & JAFFE'S REPRODUCTIVE ENDOCRINOLOGY: PHYSIOLOGY, PATHOPHYSIOLOGY, AND CLINICAL MANAGEMENT, SEVENTH EDITION by Jerome F. Strauss Ⅲ and Robert L. Barbieri was undertaken by China Science Publishing & Media Ltd. (Science Press) and is published by arrangement with Elsevier (Singapore) Pte Ltd.

YEN & JAFFE'S REPRODUCTIVE ENDOCRINOLOGY: PHYSIOLOGY, PATHOPHYSIOLOGY, AND CLINICAL MANAGEMENT, SEVENTH EDITION by Jerome F. Strauss Ⅲ and Robert L. Barbieri 由中国科技出版传媒股份有限公司（科学出版社）进行翻译，并根据中国科技出版传媒股份有限公司（科学出版社）与爱思唯尔（新加坡）私人有限公司的协议约定出版。

《生殖内分泌学》（原书第 7 版）（乔杰 主译）
ISBN: 978-7-03-059474-7

Copyright © 2019 by Elsevier (Singapore) Pte Ltd. and China Science Publishing & Media Ltd. (Science Press).

All rights reserved. No part of this publication may be reproduced or transmitted in any form or by any means, electronic or mechanical, including photocopying, recording, or any information storage and retrieval system, without permission in writing from Elsevier (Singapore) Pte Ltd. and China Science Publishing & Media Ltd. (Science Press).

声 明

本译本由科学出版社完成。相关从业及研究人员必须凭借其自身经验和知识对文中描述的信息数据、方法策略、搭配组合、实验操作进行评估和使用。由于医学科学发展迅速，临床诊断和给药剂量尤其需要经过独立验证。在法律允许的最大范围内，爱思唯尔、译文的原文作者、原文编辑及原文内容提供者均不对译文或因产品责任、疏忽或其他操作造成的人身及／或财产伤害及／或损失承担责任，亦不对由于使用文中提到的方法、产品、说明或思想而导致的人身及／或财产伤害及／或损失承担责任。

Printed in China by China Science Publishing & Media Ltd. (Science Press) under special arrangement with Elsevier (Singapore) Pte Ltd. This edition is authorized for sale in the People's Republic of China only, excluding Hong Kong SAR, Macau SAR and Taiwan. Unauthorized export of this edition is a violation of the contract.

版权所有，违者必究。未经本社许可，数字图书馆不得使用

科 学 出 版 社 出版
北京东黄城根北街 16 号
邮政编码：100717
http://www.sciencep.com

三河市春园印刷有限公司 印刷
科学出版社发行 各地新华书店经销

*

2019 年 1 月第 一 版　开本：889×1194　1/16
2023 年 5 月第六次印刷　印张：61 1/2　插页：1
字数：1 682 000
定价：298.00 元
（如有印装质量问题，我社负责调换）

主 译 简 介

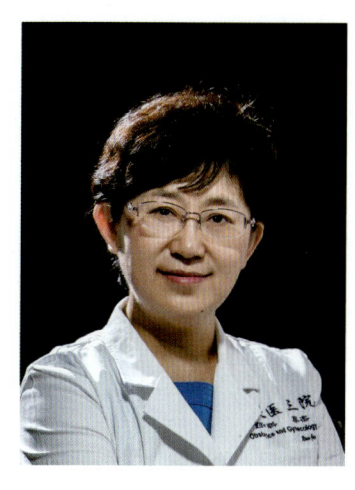

乔 杰，中国工程院院士，北京大学第三医院院长、妇产科主任、生殖医学中心主任，中国医师协会生殖医学专业委员会主任委员、中华医学会生殖医学分会前任主委，《中华生殖与避孕杂志》《中国微创外科杂志》主编。作为国家科学技术部"生殖与发育重大专项"首席科学家、教育部长江学者特聘教授、国家自然科学基金创新研究群体"生殖细胞发育"首席专家，一直从事妇产科及生殖健康相关的临床与基础研究工作，从遗传学、表观遗传学角度对人类早期胚胎发育机制进行了深入的研究，将基础研究成果成功应用于临床上胚胎植入前遗传学诊断，揭示疑难不孕症发病机制，优化辅助生殖技术方法，提高疑难不孕患者治疗成功率。曾获国家科技进步奖二等奖、教育部科学进步奖一等奖、国家杰出青年基金、何梁何利基金科学与技术进步奖、吴阶平-保罗·杨森奖等。其率领的团队获批"国家妇产疾病临床医学研究中心""教育部重点实验室"。以第一作者或责任作者在 *Nature*、*Lancet*、*Cell*、*PNAS* 等国际知名杂志发表 SCI 文章 157 篇。

译者名单

主　译 乔 杰

译　者（以姓氏笔画为序）

马延敏　龙晓宇　包丝雨　任一昕　刘丹丹　刘昌玉
齐新宇　李 蕾　李天杰　杨 岑　吴 寒　张 哲
张 露　张春梅　张浩琳　张博淳　张曜耀　陈 伟
陈 诚　武泽转　黎 罗　罗 熙　周泽虹　郑丹妮
孟玉菡　赵红翠　柳溪溪　段红英　袁 鹏　袁一峰
夏 曦　高江曼　涂彬彬　黄 宁　黄 颖　曹 汐
崔岳毅　赖昱臣　解炳腾

审　校（以姓氏笔画为序）

马彩虹　王 颖　王丽娜　王海燕　李 蓉　李红真
杨 艳　迟洪滨　陈新娜　甄秀梅

原 著 者

VALERIE A. ARBOLEDA, PhD
Department of Human Genetics
David Geffen School of Medicine at UCLA
Los Angeles, California
Chapter 17: Disorders of Sex Development

MARIO ASCOLI, PhD
Professor
Departments of Pharmacology and Obstetrics and Gynecology
The University of Iowa
Carver College of Medicine
Iowa City, Iowa
Chapter 2: The Gonadotropin Hormones and Their Receptors

RICHARD J. AUCHUS, MD, PhD
Professor and Endocrinology Fellowship Program Director
Department of Internal Medicine
Division of Metabolism, Endocrinology, and Diabetes
University of Michigan
Ann Arbor, Michigan
Chapter 25: Endocrine Disturbances Affecting Reproduction

ROBERT L. BARBIERI, MD
Kate Macy Ladd Professor
Department of Obstetrics, Gynecology, and Reproductive Biology
Harvard Medical School;
Chair, Department of Obstetrics and Gynecology
Brigham and Women's Hospital
Boston, Massachusetts
Chapter 11: The Breast
Chapter 23: Female Infertility

KURT BARNHART, MD, MSCE
The William Shippen, Jr., Professor of Obstetrics and Gynecology
Director, Women's Health Clinical Research Center;
Assistant Dean for Clinical Research Operations
Department of Obstetrics and Gynecology and Epidemiology
Perelman School of Medicine
University of Pennsylvania
Philadelphia, Pennsylvania
Chapter 36: Contraception

CHARLES L. BORMANN, PhD
Instructor of Obstetrics, Gynecology, and Reproductive Biology
Harvard Medical School;
Associate Director, ART Laboratory
Department of Obstetrics and Gynecology
Brigham & Women's Hospital
Boston, Massachusetts
Chapter 32: Gamete and Embryo Manipulation

ROBERT E. BRANNIGAN, MD
Associate Professor
Department of Urology
Director, Andrology Fellowship
Northwestern University
Feinberg School of Medicine
Chicago, Illinois
Chapter 33: Fertility Preservation

JOHN M. BUSILLO, PhD
IRTA Fellow
Molecular Endocrinology
National Institute of Environmental Health Sciences,
National Institutes of Health

Research Triangle Park, North Carolina
Chapter 5: Steroid Hormone Action

ENRICO CARMINA, MD
Professor
Endocrino-Metabolic and Cardiovascular Unit
DISMOT Department
University of Palermo
Palermo, Italy
Chapter 34: Laboratory Assessment

ALICE Y. CHANG, MD, MSC
Assistant Professor
Division of Endocrinology, Diabetes, Metabolism, and Nutrition
Department of Internal Medicine
Mayo Clinic
Rochester, Minnesota
Chapter 25: Endocrine Disturbances Affecting Reproduction

R. JEFFREY CHANG, MD
Professor
Department of Reproductive Medicine
University of California, San Diego
La Jolla, California
Chapter 22: Polycystic Ovary Syndrome and Hyperandrogenic States

CHARLES CHAPRON, MD
Professor and Chair
Department of Obstetrics and Gynecology II and Reproductive Medicine
Université Paris Descartes, Sorbonne Paris Cité;
CHU Cochin
Paris, France
Chapter 35: Pelvic Imaging in Reproductive Endocrinology

JOHN A. CIDLOWSKI, PhD
Principal Investigator and Chief
Laboratory of Signal Transduction
Department of Health and Human Services
National Institute of Environmental Health Sciences,
National Institutes of Health
Research Triangle Park, North Carolina
Chapter 5: Steroid Hormone Action

CATERINA CLEMENTI, MS
Graduate Student
Department of Pathology and Immunology
Program in Developmental Biology
Baylor College of Medicine
Houston, Texas
Chapter 7: Growth Factors and Reproduction

STEPHEN H. CULP, MD, PhD
Assistant Professor
Department of Urology
University of Virginia
Charlottesville, Virginia
Chapter 29: Hormone Responsive Cancers

DOMINIQUE DE ZIEGLER, MD
Professor and Head
Division of Reproduction, Endocrinology, and Infertility
Department of Obstetrics and Gynecology
Université Descartes - Hôpital Cochin, APHP – Cochin Hospital
Paris, France
Chapter 35: Pelvic Imaging in Reproductive Endocrinology

FRANCESCA E. DUNCAN, PhD
Research Assistant Professor
Department of Obstetrics and Gynecology
Northwestern University
Feinberg School of Medicine
Chicago, Illinois
Chapter 33: Fertility Preservation

LINDA R. DUSKA, MD
Associate Professor and Fellowship Director
Division of Gynecologic Oncology
University of Virginia Health System
Charlottesville, Virginia

ANDREA G. EDLOW, MD, MSC
Maternal-Fetal Medicine Fellow
Department of Obstetrics and Gynecology
Tufts Medical Center
Boston, Massachusetts
Chapter 28: Endocrine Diseases of Pregnancy

WILLIAM S. EVANS, MD
Professor
Departments of Medicine and Obstetrics and Gynecology
University of Virginia School of Medicine
Charlottesville, Virginia
Chapter 21: Physiological and Pathophysiological Alterations of the Neuroendocrine Components of the Reproductive Axis

BART C.J.M. FAUSER, MD, PhD
Professor of Reproductive Medicine
University Utrecht;
Chair Division Woman and Baby
University Medical Center Utrecht
Utrecht, The Netherlands
Chapter 30: Medical Approaches to Ovarian Stimulation for Infertility

GARRET A. FITZGERALD, MD, FRS
Director, Institute for Translational Medicine & Therapeutics;
Chair, Department of Pharmacology
Perelman School of Medicine
University of Pennsylvania
Philadelphia, Pennsylvania
Chapter 6: Prostaglandins and Other Lipid Mediators in Reproductive Medicine

COLIN D. FUNK, PhD
Professor and Tier I Canada Research Chair
Department of Biomedical and Molecular Sciences
Queen's University
Ontario, Canada
Chapter 6: Prostaglandins and Other Lipid Mediators in Reproductive Medicine

Chapter 29: Hormone Responsive Cancers

ELIZABETH S. GINSBURG, MD
Associate Professor of Obstetrics, Gynecology, and Reproductive Biology
Harvard Medical School;
Medical Director, Assisted Reproductive Technologies Program
Department of Obstetrics and Gynecology
Brigham & Women's Hospital
Boston, Massachusetts
Chapter 31: Assisted Reproduction

LINDA C. GIUDICE, MD, PhD
Distinguished Professor and Chair
Department of Obstetrics, Gynecology, and Reproductive Sciences
The Robert B. Jaffe, MD, Endowed Professor in the Reproductive Sciences
University of California, San Francisco
San Francisco, California
Chapter 20: Environmental Factors and Reproduction

JANET E. HALL, MD
Professor of Medicine
Harvard Medical School;
Associate Chief, Reproductive Endocrine Unit
Massachusetts General Hospital
Boston, Massachusetts
Chapter 8: Neuroendocrine Control of the Menstrual Cycle

KRISTIN D. HELM, MD
Endocrinology Division Director
Harbor Medical Associates and South Shore Hospital
South Weymouth, Massachusetts
Chapter 21: Physiological and Pathophysiological Alterations of the Neuroendocrine Components of the Reproductive Axis

ZARAQ KHAN, MBBS
Clinical Fellow
Department of Reproductive Endocrinology and

Infertility
Mayo Clinic
Rochester, Minnesota
Chapter 27: Benign Uterine Disorders

LAXMI A. KONDAPALLI, MD, MSCE
Assistant Professor
Department of Obstetrics and Gynecology
University of Colorado Denver
Aurora, Colorado
Chapter 19: Nutrition and Reproduction

WILLIAM HANNA KUTTEH, MD, PhD, HCLD
Clinical Professor of Obstetrics and Gynecology
Vanderbilt University Medical Center;
Managing Partner, Fertility Associates of Memphis
Memphis, Tennessee
Chapter 14: Immunology and Reproduction

DAN I. LEBOVIC, MD
Professor
Director, Division of Reproductive Endocrinology and Infertility
Department of Obstetrics and Gynecology
University of Wisconsin, Madison
Madison, Wisconsin
Chapter 26: Endometriosis

BRUCE A. LESSEY, MD
Division of Reproductive Endocrinology and Infertility
Department of Obstetrics and Gynecology
University of South Carolina School of Medicine-Greenville
Greenville, South Carolina
Chapter 10: The Structure, Function, and Evaluation of the Female Reproductive Tract

PETER Y. LIU, MB, BS (HONS I), FRACP, PhD
Principal Investigator
Division of Endocrinology
Los Angeles Biomedical Research Institute at Harbor-UCLA Medical Center
Torrance, California;

Visiting Professor of Medicine
David Geffen School of Medicine at UCLA
Los Angeles, California
Chapter 13: The Hypothalamo-Pituitary Unit, Testis, and Male Accessory Organs

ROGERIO A. LOBO, MD
Professor
Department of Obstetrics and Gynecology
Columbia University College of Physicians & Surgeons
New York, New York
Chapter 15: Menopause and Aging
Chapter 34: Laboratory Assessment

JOHN C. MARSHALL, MD, PhD
Andrew D. Hart Professor of Medicine
Division of Endocrinology and Metabolism;
Director, Center for Research in Reproduction
University of Virginia Health System
Charlottesville, Virginia
Chapter 1: Neuroendocrinology of Reproduction

MARTIN M. MATZUK, MD, PhD
Stuart A. Wallace Chair and Professor
Department of Pathology and Immunology
Program in Developmental Biology
Baylor College of Medicine
Houston, Texas
Chapter 7: Growth Factors and Reproduction

CHRISTOPHER R. MCCARTNEY, MD
Associate Professor of Medicine
Division of Endocrinology and Metabolism
Center for Research in Reproduction
University of Virginia Health System
Charlottesville, Virginia
Chapter 1: Neuroendocrinology of Reproduction

SAM MESIANO, PhD
Associate Professor
Department of Reproductive Biology
Case Western Reserve University
Cleveland, Ohio

Chapter 12: The Endocrinology of Human Pregnancy and Fetal-Placental Neuroendocrine Development

MARK E. MOLITCH, MD
Martha Leland Sherwin Professor of Endocrinology
Division of Endocrinology, Metabolism, and Molecular Medicine
Northwestern University
Feinberg School of Medicine
Chicago, Illinois
Chapter 3: Prolactin in Human Reproduction

PREMA NARAYAN, PhD
Associate Professor
Department of Physiology
School of Medicine
Southern Illinois University
Carbondale, Illinois
Chapter 2: The Gonadotropin Hormones and Their Receptors

RALF NASS, MD
Assistant Professor
Department of Endocrinology and Metabolism
University of Virginia School of Medicine
Charlottesville, Virginia
Chapter 21: Physiological and Pathophysiological Alterations of the Neuroendocrine Components of the Reproductive Axis

ERROL R. NORWITZ, MD, PhD
Louis E. Phaneuf Professor of Obstetrics and Gynecology
Tufts University School of Medicine;
Chair, Department of Obstetrics and Gynecology
Tufts Medical Center
Boston, Massachusetts
Chapter 28: Endocrine Diseases of Pregnancy

STEPHANIE A. PANGAS, PhD
Assistant Professor
Departments of Pathology and Immunology and Molecular
and Cellular Biology
Baylor College of Medicine
Houston, Texas
Chapter 7: Growth Factors and Reproduction

TONY M. PLANT, PhD
Professor
Departments of Obstetrics, Gynecology, and Reproductive Sciences and Cell Biology and Physiology
University of Pittsburgh School of Medicine
Magee-Womens Research Institute
Pittsburgh, Pennsylvania
Chapter 18: Puberty: Gonadarche and Adrenarche

ALEX J. POLOTSKY, MD, MSC
Associate Professor
Department of Obstetrics and Gynecology
University of Colorado Denver
Aurora, Colorado
Chapter 19: Nutrition and Reproduction

CATHERINE RACOWSKY, PhD
Professor
ART Laboratory Director
Department of Obstetrics, Gynecology and Reproductive Biology
Brigham and Women's Hospital
Harvard Medical School
Boston, Massachusetts
Chapter 31: Assisted Reproduction

TURK RHEN, PhD
Associate Professor
Department of Biology
University of North Dakota
Grand Forks, North Dakota
Chapter 5: Steroid Hormone Action

JESSICA RIEDER, MD, MS
Associate Clinical Professor of Pediatrics
Department of Pediatrics (Adolescent Medicine)
Albert Einstein College of Medicine
Yeshiva University
Bronx, New York

Chapter 19: Nutrition and Reproduction

RICHARD J. SANTEN, MD
Professor of Medicine
Department of Internal Medicine
Division of Endocrinology and Metabolism
University of Virginia Health Sciences System
Charlottesville, Virginia
Chapter 29: Hormone Responsive Cancers

NANETTE SANTORO, MD
Professor and Chair
Department of Obstetrics and Gynecology
University of Colorado Denver
Aurora, Colorado
Chapter 19: Nutrition and Reproduction

PIETRO SANTULLI, MD, MSC
Doctor, Department of Obstetrics and Gynecology II and Reproductive Medicine
Hôpital Cochin
Université Paris Descartes, Sorbonne Paris Cité;
Unité de recherche
Institut Cochin
Paris, France
Chapter 35: Pelvic Imaging in Reproductive Endocrinology

COURTNEY A. SCHREIBER, MD, MPH
Assistant Professor
Department of Obstetrics and Gynecology;
Program Director, Fellowship in Family Planning
Perelman School of Medicine
University of Pennsylvania
Philadelphia, Pennsylvania
Chapter 36: Contraception

DANNY J. SCHUST, MD
Associate Professor
William T. Griffin, MD, Distinguished Faculty Scholar;
Director, Division of Reproductive Medicine and Fertility
Department of Obstetrics, Gynecology, and Women's Health
University of Missouri School of Medicine
Columbia, Missouri
Chapter 14: Immunology and Reproduction

PETER J. SNYDER, MD
Professor of Medicine
University of Pennsylvania
Philadelphia, Pennsylvania
Chapter 16: Male Reproductive Aging

WEN-CHAO SONG, PhD
Professor of Pharmacology
Perelman School of Medicine
University of Pennsylvania
Philadelphia, Pennsylvania
Chapter 6: Prostaglandins and Other Lipid Mediators in Reproductive Medicine

FRANK Z. STANCZYK, PhD
Professor of Research, Obstetrics, and Gynecology and Preventive Medicine
University of Southern California
Keck School of Medicine
Los Angeles, California
Chapter 34: Laboratory Assessment

ELIZABETH A. STEWART, MD
Professor of Obstetrics and Gynecology
Chair, Division of Reproductive Endocrinology
Mayo Clinic
Mayo School of Medicine
Rochester, Minnesota
Chapter 27: Benign Uterine Disorders

DALE W. STOVALL, MD
Professor
Department of Internal Medicine
University of Virginia
Charlottesville, Virginia;
Chair and Residency Director
Department of Obstetrics and Gynecology
Riverside Regional Medical Center

Newport News, Virginia
Chapter 14: Immunology and Reproduction

JEROME F. STRAUSS III, MD, PhD
Executive Vice President for Medical Affairs
VCU Health System;
Dean, School of Medicine
Virginia Commonwealth University
Richmond, Virginia
Chapter 4: The Synthesis and Metabolism of Steroid Hormones
Chapter 9: The Ovarian Life Cycle

ISABELLE STREULI, MD, MSC
Faculty
Department of Gynecology, Obstetrics, and Reproductive Medicine
Université Paris Descartes, Paris Sorbonne Cité
Paris, France;
Department of Gynecology and Obstetrics
Unit for Reproductive Medicine and Gynecological Endocrinology
Hôpitaux Universitaires de Genève
Geneva, Switzerland
Chapter 35: Pelvic Imaging in Reproductive Endocrinology

PATRICE SUTTON, MPH
Research Scientist
Program on Reproductive Health and the Environment
Department of Obstetrics, Gynecology, and Reproductive Sciences
University of California, San Francisco
San Francisco, California
Chapter 20: Environmental Factors and Reproduction

ROBERT TAYLOR, MD, PhD
Professor and Vice Chair for Research
Department of Obstetrics and Gynecology
Wake Forest School of Medicine;
Attending Reproductive Endocrinologist
Department of Obstetrics and Gynecology
Wake Forest Baptist Health;

Member
Molecular Medicine and Translational Sciences Graduate Program
Wake Forest School of Medicine
Winston-Salem, North Carolina
Chapter 26: Endometriosis

JESSICA TROWBRIDGE, MPH
Research Scientist
Program on Reproductive Health and the Environment
University of California, San Francisco
San Francisco, California
Chapter 20: Environmental Factors and Reproduction

PAUL J. TUREK, MD
Director
The Turek Clinic
San Francisco, California
Chapter 24: Male Infertility

JOHANNES D. VELDHUIS, MD
Professor
Mayo Medical School;
Consultant in Medicine
Clinical Investigator
Department of Medicine and Physiology
Endocrine Research Unit and Biophysics Section
Mayo School of Graduate Medical Education
Mayo Clinic
Rochester, Minnesota
Chapter 13: The Hypothalamo-Pituitary Unit, Testis, and Male Accessory Organs

ERIC VILAIN, MD, PhD
Professor
Department of Human Genetics, Pediatrics, and Urology;
Chief, Division of Medical Genetics
Department of Pediatrics
University of California, Los Angeles School of Medicine;
Director, Institute for Society and Genetics
University of California, Los Angeles
Los Angeles, California

Chapter 17: Disorders of Sex Development

CARMEN J. WILLIAMS, MD, PhD
Clinical Investigator, Laboratory of Reproductive & Developmental Toxicology
National Institute of Environmental Health Sciences
Research Triangle Park, North Carolina
Chapter 9: The Ovarian Life Cycle

SELMA FELDMAN WITCHEL, MD
Associate Professor of Pediatrics
Director, Pediatric Endocrinology Fellowship Program
Division of Pediatric Endocrinology
Children's Hospital of Pittsburgh of UPMC
University of Pittsburgh
Pittsburgh, Pennsylvania
Chapter 18: Puberty: Gonadarche and Adrenarche

TERESA K. WOODRUFF, PhD
Thomas J. Watkins Professor of Obstetrics and Gynecology
Northwestern University
Feinberg School of Medicine
Chicago, Illinois
Chapter 33: Fertility Preservation

TRACEY J. WOODRUFF, PhD, MPH
Professor
Director, Program on Reproductive Health and the Environment
Department of Obstetrics, Gynecology, and Reproductive Sciences
University of California, San Francisco
San Francisco, California
Chapter 20: Environmental Factors and Reproduction

STEVEN L. YOUNG, MD, PhD
Associate Professor
Department of Obstetrics and Gynecology
Division of Reproductive Endocrinology
University of North Carolina School of Medicine
Chapel Hill, North Carolina
Chapter 10: The Structure, Function, and Evaluation of the Female Reproductive Tract

译 者 前 言

生殖内分泌学是一个充满了魅力与活力的学科。从精卵结合至胚胎种植，从胚胎发育至呱呱坠地；从幼儿到少年，从青春到垂暮；从生殖轴线到器官靶标，从基因遗传到表观修饰……各个点、线、面，纵横交错，起承转合，绘制出复杂而精妙的画册，无一不散发着迷人的科学魅力。自1978年诞生以来，它恰好经历了40个年头。虽已"不惑"，然而技术创新层出不穷，机制探索深入不懈，无一不勃发着青春的科学活力。这就是我们千千万万生殖内分泌学者在其中沉醉和徜徉的天高海阔。

Yen & Jaffe's Reproductive Endocrinology 作为生殖内分泌领域的经典巨著，至今已出版至第7版。它一直与时俱进，不断更新。在这一版中，依旧包括生殖内分泌学、病理生理学与治疗以及生殖技术三大部分；细分 *36* 个章节，系统阐述男性及女性生殖轴的调控、各期生殖发育的病理生理机制、生殖相关技术及其发展；此外，还对干细胞治疗不孕症和基因病、生育力及配子发生的相关基因和影响因素，以及表观遗传介导环境暴露对子代健康的影响等方面的临床和基础研究发现，做出补充和深入阐释。

书籍的更新，落后于互联网和即时发布的文献。但是，本著作全面而系统地阐述和剖析的思路，值得我们去学习和研究。沉下心来读一本书，尤其是这样的巨著，不仅是学识的增长，更是我们生殖内分泌学者内在的修养。

我们感恩Yen和Jaffe合编此书并不断延续，我们深切缅怀学界巨擘Yen的离去。唯有坚持初心，破浪前行，方不辜负前辈之引领，不辜负科研之盛世。

乔 杰
中国工程院 院士
北京大学第三医院 教授

原 著 前 言

生殖内分泌学的核心内容之一是利用辅助生育技术，包括体外受精（in vitro fertilization，IVF），去建立健康的家庭。1978年，由IVF诞生的第一个婴儿Louise Brown，证明通过IVF成功获得人类妊娠是可能的。在同一年，《Yen & Jaffe 生殖内分泌学》（第1版）出版了，代表了一个有坚实科研基础、研究发现直接应用于人类健康的新领域的诞生。30年后，诺贝尔医学或生理学奖颁发给了在生殖内分泌学和不孕症领域作出重大贡献的Robert G. Edwards, Ph. D.（1925—2013年）。仅以《Yen & Jaffe 生殖内分泌学》（第7版）的出版，献给Dr. Edwards和所有投身于推动该领域发展的领军人。

生殖内分泌学和不孕症领域发展的最初几年，学者们主要致力于研究支持最佳的卵子和精子发生的内分泌机制、精卵相互作用，以及胚胎在为发育准备的内膜上的植入。当前，生殖细胞发育和生殖细胞生理学研究显示了非常突出的重要性，应用干细胞治疗不孕症和基因病成为可能。通过冷冻精子和卵子保存生育力已经成为癌症患者和其他考虑保留生殖潜能的患者的关键方法。基于这些转化医学进步的重要性，该版本新加入了相关章节。

人类基因组测序的完成，全基因组分析费用的降低，为找到影响生殖不同方面的基因，如影响初潮和绝经年龄的基因，子宫内膜异位、子宫平滑肌瘤、多囊卵巢综合征的易感基因，影响卵巢储备和精子发生的基因，提供了新的机遇。这些将给诊断和治疗的病理生理学和新途径带来光明的重要发现，在目前这一版中作了着重阐明。

这本教科书第6版出版至今，我们对影响生育的环境因素，包括肥胖，有了更好地理解。这些热议话题在该新版进行了阐述。表观遗传因素被认为可能介导了环境暴露对配子、胚胎和发育中的胎儿的影响。它们也被认为是代际效应的原因。虽然仍处于发展初期，但我们看到了表观遗传学在解释生殖表现型和结局的希望。

我们感谢过去以及现在的作者，他们对于自身所在领域的状态作出了重要评估。他们的贡献大大丰富了这本教科书的内容，我们感谢他们的付出。正是他们的帮助，使得Jaffe和Yen撰写此书第1版时创造的卓越传统得以延续。

编辑们感谢Elsevier的William Drone，Kel McGowan，Stefanie Jewell-Thomas 和 Steven Stave，Virginia Commonwealth 大学的 Karen Olinger 和 Deborah Weir 对本书准备工作的协助。

Jerome F. Strauss Ⅲ, MD, PhD

Robert L. Barbieri, MD

（译者 周泽虹 审校 杨艳）

追 忆

2006年，内分泌学，尤其是生殖内分泌学，痛失了一位临床和转化生殖内分泌研究的巨擘，Samuel S. C. Yen（1927—2006年）。他深具洞察力，富于远见；对他的学生严格要求，自己更是追求卓越。在他的时代，他无疑是临床生殖神经内分泌学的领军人物。

我与他合编了这本教科书的前4版。至今它已从英语被翻译成5种语言，包括中国的一个翻印版。这本教科书诞生于华丽而充满诗情画意的Rockefeller基金会Villa Serbelloni会议中心，它坐落于意大利Como湖的三流汇合处。就在这里，与各个国家各学科学者（我和Sam是仅有的两名医生）一起，我们有时间与自由完成此书的篇章。我们共同选择的作者，大部分都是他们撰写的篇章相关领域的出色研究者和临床工作者（尽管可能不是全部都如我们希望的那么迅敏）。

幸运的是，我们的第一个编辑，John Hanley，是一位和我们一样拥有追求高质和卓越的热情的真正学者。我们的原出版商，W. B. Saunders，也是如此。

对每一个版本，Sam都延续他一贯以来对卓越的坚持，并劝导几位作者直至他们也如此。

Sam撰写的大脑和下丘脑-垂体-卵巢轴神经内分泌调节的章节可谓经典。他与他的挚友，诺贝尔奖获得者Roger Guillemin进行了深入及富有创造性的合作，以Sam临床研究中使用的许多下丘脑促分泌激素为特色，Sam在这本教科书中的许多评论都是基于他自己实验室的研究成果。

无论是对他自身、本书的作者，还是对与他共同工作和培训过的其他研究者，Sam都是严格要求却富有魅力的。他的人生，富有、充实、多产，充满创造性。他是一个出类拔萃、丰富多彩的人。

像他这样的人，绝无仅有。

Robert B. Jaffe, MD
University of California, San Francisco 2008
（译者 周泽虹 审校 杨 艳）

目 录

第一部分 生殖内分泌学

第1章 生殖神经内分泌学 …… 3
第2章 促性腺激素及其受体 …… 27
第3章 泌乳素在人类生殖中的作用 …… 43
第4章 甾体激素的合成与代谢 …… 65
第5章 类固醇激素效应 …… 95
第6章 生殖医学中前列腺素和其他脂类介质 …… 111
第7章 生长因子与生殖 …… 127
第8章 月经周期的神经内分泌调控 …… 145
第9章 卵巢的生命周期 …… 158
第10章 女性生殖道的结构、功能及其相关疾病的评价 …… 194
第11章 乳房 …… 239
第12章 人类妊娠的内分泌学和胎儿-胎盘的神经内分泌发育 …… 246
第13章 下丘脑-垂体轴、睾丸和男性附属器官 …… 275
第14章 免疫和生殖 …… 291
第15章 绝经和衰老 …… 313
第16章 男性生育力老化 …… 343

第二部分 病理生理学和治疗

第17章 性别发育异常 …… 355
第18章 青春期：性腺和肾上腺 …… 381
第19章 生殖与营养 …… 426
第20章 环境因素与生殖 …… 437
第21章 性腺轴神经内分泌组成成分的生理学与病理生理学改变 …… 445
第22章 多囊卵巢综合征和高雄状态 …… 492
第23章 女性不孕 …… 517

第24章　男性不育	541
第25章　内分泌紊乱对生殖的影响	555
第26章　子宫内膜异位症	570
第27章　良性子宫疾病	591
第28章　妊娠期内分泌疾病	609
第29章　激素相关性恶性肿瘤	656

第三部分　生殖技术

第30章　不孕症的促排卵治疗	705
第31章　辅助生殖	736
第32章　配子和胚胎操作	775
第33章　生育力保存	792
第34章　实验室评估	822
第35章　生殖内分泌盆腔成像	850
第36章　避孕	883
彩图	905

第一部分

生殖内分泌学

第1章

生殖神经内分泌学

（原著 Christopher R. McCartney, John C. Marshall）

一、生殖的中枢控制

正常的生殖功能保障着物种的繁衍生息。生物的生殖系统是一个包含多种组织与信号通路的高度复杂的功能系统，其正常运行保障着生殖过程中大量重要节点事件的发生，如产生足量配子（包括卵母细胞和精子），配子的运送与结合受精，以及雌性为可能的妊娠而发生的适应性变化等。神经内分泌系统为两性（包括雄性与雌性）生殖功能的正常运行提供原始的驱动力，其中以下丘脑促性腺激素释放激素（GnRH）的功能最为重要。目前我们认为，即使GnRH不是腺垂体促性腺激素细胞合成、分泌的黄体生成素（LH）和卵泡刺激素（FSH）唯一的刺激信号，它也是其中最重要、最基本的刺激信号，而这两种促性腺激素（LH和FSH）可直接介导生殖性腺轴的基本功能，即配子的发生与性腺甾体激素的合成。

正是由于生殖功能对物种如此重要，需要保证生殖系统在各种内在因素与外界影响的干扰下依旧能够正常运转。与此相对应的是，当面临强烈的外界应激时（如明显的能量利用障碍），个体的生育能力将会出现短暂且显著下降。虽然这对雌性而言（特别是短暂的生育期）代价相当高，但对个体甚至物种而言依然是相对有利的。而生殖功能的正常运转（或静息），离不开一系列错综复杂的信号系统的运行管理。例如，来自性腺的反馈信号（如性激素浓度变化）将向下丘脑-垂体轴反映性腺的功能状态，负反馈地影响GnRH和促性腺激素（Gn）的分泌，从而形成保障性腺功能在较窄范围内波动协同而紧密联系的反馈调节系统。生殖系统同时也与包括能量调节与应激适应在内的其他神经内分泌系统有着广泛的联系。生殖神经内分泌系统在整合无数反馈信号后，由GnRH分泌性神经网络充当着生殖中枢调控的最终共同通道。

因此，GnRH的分泌调节，是生殖神经内分泌学研究的核心和焦点。

鉴于临床研究在伦理上的限制，我们目前掌握的生殖神经内分泌学知识多来自于对啮齿类动物、羊类及非人灵长类动物的研究。由于许多神经生物学规律在哺乳动物中具有相当的普适性，因此，这些动物不论是现在还是未来都是我们了解生殖神经内分泌奥秘所不可或缺的工具。然而不可忽视的是，生殖神经内分泌的某些方面在不同物种间确实迥然不同。因此，在本章中，来源于人类的临床研究的数据将被放在首位，只有当讨论某些特定的来自动物研究的发现可能与人类吻合或不同时，我们才会引用。

二、神经内分泌学：神经生物学与内分泌学的分界面

内分泌学是研究特定的化学物质（如激素）通过循环血流完成远距的细胞信息传递，而"神经内分泌学"指的是中枢神经系统，尤其是下丘脑，也参与其中。该领域的研究既往主要关注下丘脑神经元性因子通过神经垂体分泌的激素，直接或间接地通过下丘脑释放的因子控制垂体激素的分泌作用于多种靶器官。神经内分泌系统介导着多种重要的生物学过程，比如机体生长与发育、能量与内环境稳态、应激反应及生殖过程等。

神经细胞（神经元）高度分化且形态各异，可通过一种称为动作电位的电冲动传递信息。神经元的细胞体内含有细胞核、线粒体和一些具有合成功能的细胞器。同时，神经元还有能够接收和传送电冲动的细胞突起（包括树突与轴突，图1-1）。树突较短，分支广泛，因而接触表面积相当大，以利于其接收信息（传入电冲动）。轴突是单个细胞突起，

能够将来自细胞体的所谓"神经兴奋"传递出去。

在静息态的神经元中，其细胞膜内相对细胞膜外为负电位（如这种"静息电位"在GnRH神经元中通常为-50~-75mV）。这种电位极性是由跨膜离子内外的分布差异所导致，而这种差异则是通过特异性的蛋白离子通道所介导与维持（如钠离子、钾离子、氯离子等）。跨膜离子的改变能够使膜电位（绝对值）增大或减小，即超极化或除极。当除极至某阈值时，膜电位将会产生快速而短暂的逆转（一个动作电位），其可迅速沿神经元细胞膜传递。值得注意的是，动作电位的幅度并不随着刺激强度的改变而发生变化，只要到达了阈值，一个完全的动作电位就会发生，这也就是所谓的"全或无"现象。虽然刺激的强度无法改变动作电位的幅度，但却可以改变动作电位发生的频率。这样，神经元就能够将信息传递给其他的神经元和效应器组织内的细胞了。

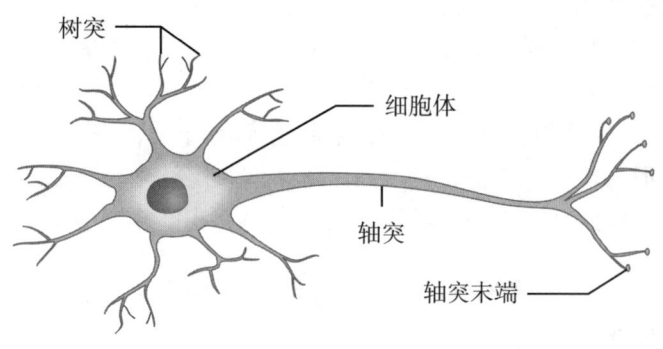

图1-1　神经元的形态结构

神经信号在神经元与神经元连接间（突触）的传导是通过化学性神经递质实现的。首先，神经冲动引起轴突末端钙离子通道开放，内流的钙离子能够促进含有神经递质的突触小泡的胞吐作用，从而释放神经递质到突触间隙。随着神经递质与突触后膜上的配体结合引起特异性的离子通道改变，突触后膜上将产生新的动作电位。参与突触间信号传导的神经递质的类型很多，包括氨基酸（如乙酰胆碱、谷氨酸、γ-氨基丁酸）、生物胺（如去甲肾上腺素、肾上腺素、多巴胺、5-羟色胺）及神经肽（如kisspeptin、神经激肽B、强啡肽、β-内啡肽、生长激素抑制素、阿黑皮素原、神经肽Y）。

神经冲动也能促进神经源性激素释放至血液循环（即神经激素的分泌）。促垂体神经元分布于下丘脑释放促激素释放激素，如促性腺激素释放激素（GnRH）、促肾上腺激素释放激素（CRH）、促甲状腺激素释放激素（TRH）、促生长激素释放激素（GHRH）等，属于垂体门脉系统的一类神经元。这些神经元释放的促激素释放激素反过来又能够刺激腺垂体细胞的增殖。不过并非所有下丘脑神经元都遵循这一模式，下丘脑释放至垂体门脉系统的多巴胺就抑制垂体泌乳素的释放。而下丘脑神经源性分泌的血管升压素和缩宫素会直接释放至血液循环，分别作用于肾小管和子宫等远处的靶器官。

神经胶质细胞（如星形胶质细胞、室管膜细胞、少突胶质细胞、小胶质细胞）在中枢神经系统中约占90%。胶质细胞并不传导动作电位，但它们执行着至关重要的支持功能。例如，星形胶质细胞构建了中枢神经系统的框架，并在各突触间隙之间起着绝缘的作用（防止神经冲动的非特异性传播）；它们还能易化神经细胞营养物质的转运，并在血-脑屏障中起着重要作用。除此以外，有研究发现，星形胶质细胞在GnRH分泌的调控和性成熟方面具有重要作用。比如，有研究者发现，星形胶质细胞大量分布于GnRH神经元，并能够分泌多种生长因子影响神经元的活动；而分布于GnRH神经元周围的星形胶质细胞通过接触能够影响突触前兴奋，并且该过程可能与雌激素相关（在啮齿类动物及非人灵长类动物中）。与之类似的是某种分布于正中隆起的室管膜细胞（伸长细胞），似乎能够影响GnRH神经元向垂体门脉系统的分泌。

（一）下丘脑-垂体轴的解剖结构

下丘脑及腺垂体的一部分共同构成了生殖中枢轴的原始效应器，即下丘脑神经组织分泌GnRH进入垂体门静脉，刺激腺垂体分泌黄体生成素（LH）和卵泡刺激素（FSH），而分泌的LH和FSH则介导着性腺（包括卵巢和睾丸）的功能。

1. 下丘脑　位于大脑基底部（图1-2），尽管体积微小（约10g，不到脑组织总重量的1%），但它对于机体整体稳态的维持具有至关重要的作用。它的主要功能有：调控饥饿感，维持机体的体重相对稳定；维持代谢、生长、渴觉与肾排水功能、体温、自主神经系统、睡眠、昼夜节律及情感等多种功能的稳定与稳态。更为重要的是，下丘脑还是调控生殖与性行为的初级中枢。

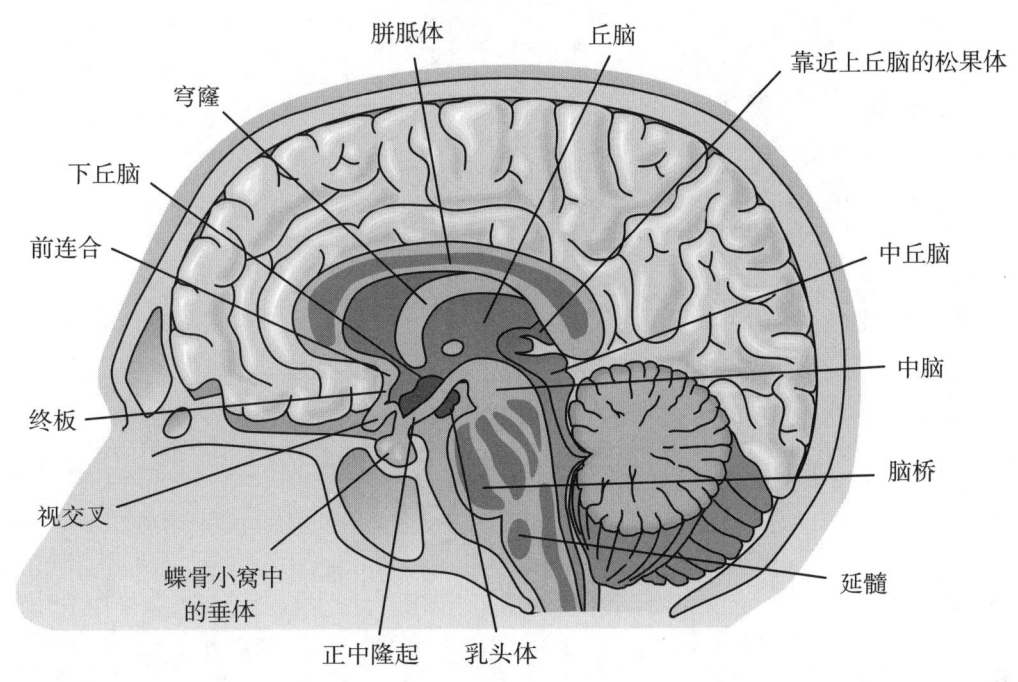

图 1-2　人类大脑的断层（矢状面），包括下丘脑、正中隆起和垂体

[图片来源于 Johnson MH, Everitt BJ. Essential reproduction, ed 5. Blackwell Science, 2000, Fig. 6.1.]

作为一个单独的解剖结构，下丘脑虽然并没有明确的分界线，但它构成了第三脑室的基底与下外侧壁（图1-3）。下丘脑的内部主要由细胞体组成，其外侧面则主要由神经纤维（轴突）组成，这些神经纤维能够将下丘脑与脑组织的其他部分连接起来（但应当特别指出的是，下丘脑大部分是相对独立的，与其他脑区并不相连）。依照惯例，我们将这些紧密相连的神经元细胞体集合称之为核团，也正是由室旁核、背内侧核、腹内侧核及弓状核（在人体也称漏斗状核）内的神经元向垂体门脉系统分泌着促垂体激素释放激素。GnRH神经元细胞体并不形成单独的细胞核团，而是散在分布于下丘脑视叶前区及内侧基底部（图1-4），通常是视叶前区的细胞轴突伸向内侧基底部，由视交叉后区（即视交叉后方区域）延伸至乳头状小体，它包含了弓状核（漏斗状核）及正中隆起。

2. 正中隆起　位于第三脑室基底部，是下丘脑与腺垂体的解剖学连接处。正中隆起的内侧部分位于第三脑室的腹侧底面，主要由大细胞型神经元（分泌血管升压素和缩宫素）和从下丘脑向神经垂体和正中隆起外侧部分迁徙中的促垂体性神经元的轴突构成（图1-5）。正中隆起的外侧部分包含促垂体性神经元的终末树突，它们释放的促激素释放激素将经毛细血管丛到达远端的垂体门脉系统。此外，该区域的某些终末树突还能够影响其他终末树突，调控激素的释放（如 kisspeptin 作用于 GnRH 神经元树突可能会影响 GnRH 的释放）。

第三脑室分界的室管膜层内存在有一群特别的细胞，我们称之为室管膜细胞。室管膜细胞（伸长细胞）的一个短足伸向脑室表面，而另一长足沿正中隆起伸向门脉毛细血管丛。当 GnRH 神经活动兴奋或静息时，室管膜细胞的长足会相应地包绕 GnRH 神经元终末树突或形变收缩，从而与 GnRH 神经元终末树突分离。因此，室管膜细胞可能通过 GnRH 神经元终末树突与门脉毛细血管丛隔离过程，实现对 GnRH 分泌的调节。也有研究认为，室管膜细胞可能是连接脑脊液与外侧区域的某些生理过程（如第三脑室至门脉血流的物质转运）的纽带。

正中隆起毗邻脑室，属于所谓的"室周器官"，是血 - 脑屏障的筛孔。尽管脂溶性的分子扩散进出中枢神经系统相对容易且细胞转运机制保证了离子的选择性通过，但血 - 脑屏障借由内皮细胞间的紧密连接及星形胶质细胞足部与小胶质细胞形成的神经元 - 毛细血管分隔，阻止了带有电荷的大分子进入大脑和下丘脑的某些特定区域。然而，中枢神经系统

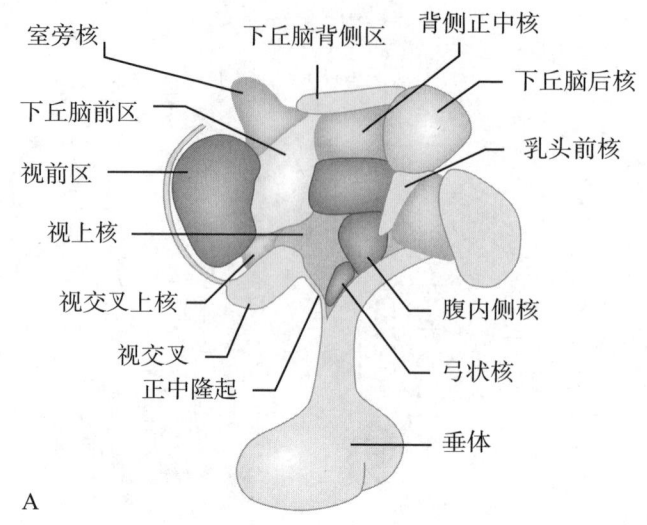

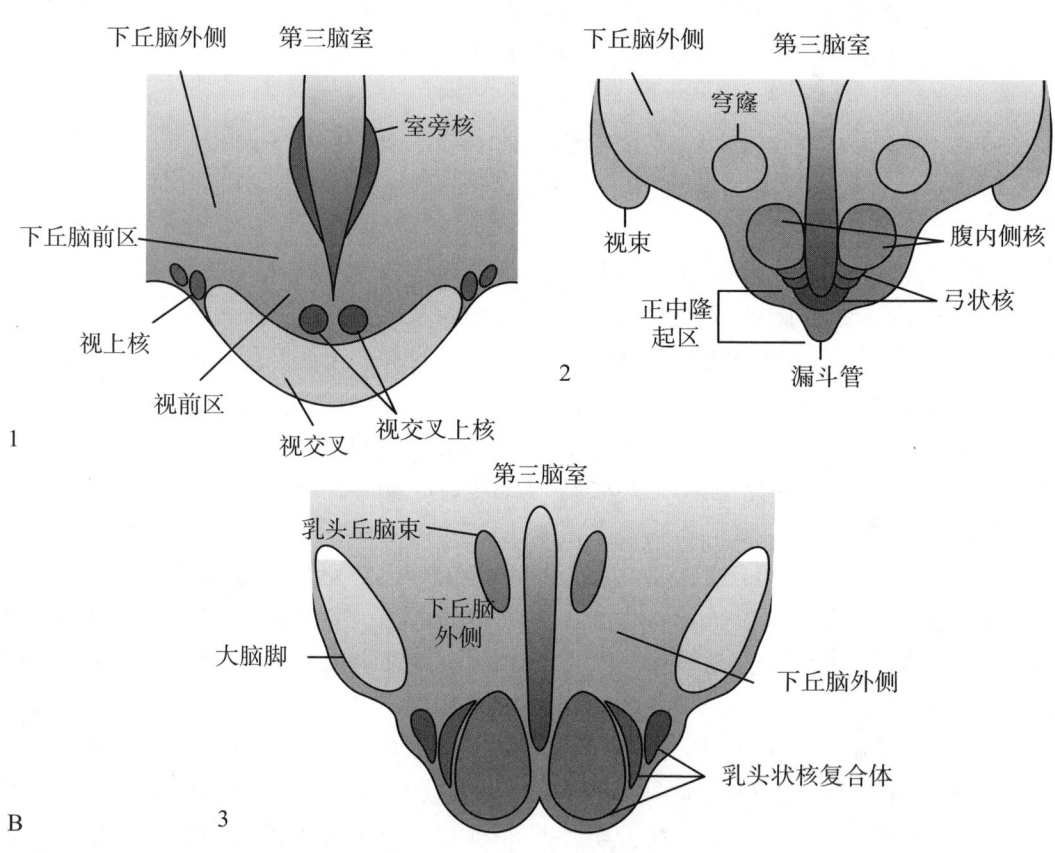

图 1-3 下丘脑核团与功能区域

A. 习惯上我们将下丘脑核团与功能区域根据从前到后的位置分为三组：前群、结节群、后群（乳头群）。前群由室旁核、视上核、视交叉上核及下丘脑前部与视前区组成。结节群——因其位于灰结节（垂体漏斗与垂体颈延伸部）上方而得名——包含背内侧核、腹内侧核、弓状核及正中隆起。结节群的核团与室旁核均包含能分泌促垂体分泌激素（即调节腺垂体细胞中的激素合成与释放的激素）。后群包括下丘脑后核与乳头核。B. 人类下丘脑断层（冠状面），包括①喙部；②中间部；③尾部

[图 B 来源于 Johnson MH, Everitt BJ. Essential reproduction, ed 5. Blackwell Science, 2000, Fig. 6.3.]

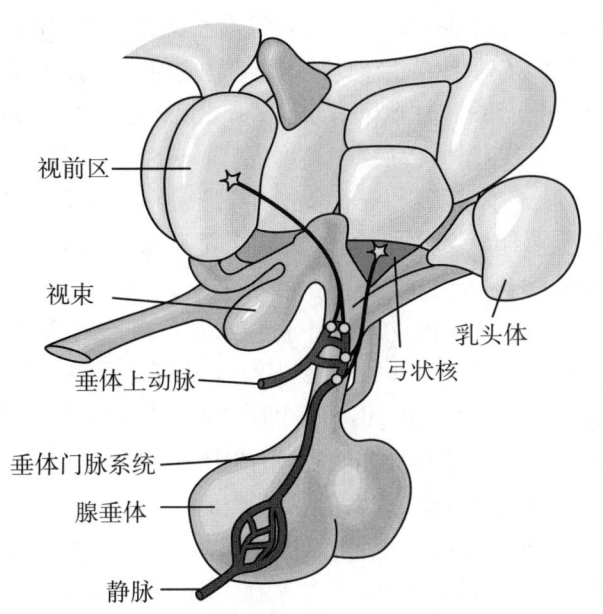

图1-4 下丘脑GnRH神经元与腺垂体（垂体前叶）中靶细胞的解剖关系。GnRH神经元细胞体位于视前区与下丘脑基底内侧部。GnRH神经元轴突向正中隆起投射，并于正中隆起向垂体门脉系统分泌

［图片来源于Johnson MH, Everitt BJ. Essential reproduction, ed 5. Blackwell Science, 2000, Fig. 6.4.］

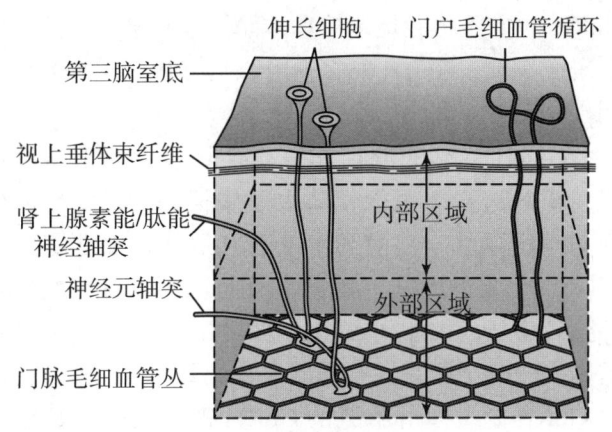

图1-5 正中隆起解剖

仍然需要包括激素、代谢物甚至毒物在内的部分生物大分子反馈信号通过血-脑屏障，而室周器官的毛细血管具有孔隙，能够允许带电荷的大分子通过。因此，正中隆起是作为中枢神经系统感受外周信息过程中的关键节点而存在的。同样，具有小孔的血管也能够使下丘脑释放的因子进入垂体门脉系统。

3. 垂体门脉系统 下丘脑与腺垂体之间并没有直接的神经性连接。然而，垂体门脉循环（下丘脑-垂体门脉系统、垂体门脉系统）却实现了正中隆起和腺垂体功能上的联结（图1-4）。垂体上动脉（颈内动脉的一个分支）在正中隆起外侧部分支成毛细血管网，形成的环路可到达正中隆起内侧部。毛细血管的血窦汇流至垂体门静脉。在跨过垂体颈后，垂体门脉系统将为腺垂体提供血液。血液的流动方向一般是由下丘脑流向腺垂体，不过也存在部分由腺垂体流向下丘脑的短回路回返血流。

4. 垂体（脑垂体） 垂体位于蝶鞍窝（蝶骨马鞍状凹陷）内，在解剖学上更像是下丘脑基底部的延伸（图1-2）。腺垂体源自外胚层，胚胎时期由咽上皮向上的反折部（拉特克憩室）发育而来。

腺垂体主要由垂体前叶（远侧部）构成，其内包含多种能够分泌特异性激素的细胞类型：如促性腺激素细胞（分泌LH和FSH）、泌乳素细胞（分泌泌乳素）、促皮质素细胞（分泌促肾上腺皮质激素）、促甲状腺素细胞（分泌促甲状腺激素，TSH）及促生长激素细胞（分泌生长激素）。成年人类的垂体中叶通常退化，但其内包含一小群与神经垂体存在联系的细胞（POMC细胞）；而垂体的结节部则环绕垂体的漏斗部与垂体颈，其细长的组织层内含有分泌LH的促性腺激素细胞与分泌TSH的促甲状腺素细胞。

与腺垂体不同，神经垂体主要由神经组织构成，在胚胎发育时期由漏斗管的神经外胚层向下延伸发育而成。因此，它是下丘脑的直接延伸。神经垂体包括垂体颈与垂体神经部（垂体后叶）。视上核与室旁核内分别包含能够产生催产素和血管升压素（AVP，也被称为抗利尿激素，ADH）的大细胞神经元。这些神经元的轴突投射至神经垂体，在那里将产生的催产素和血管升压素通过毛细血管网汇流至垂体静脉（即直接进入血液循环）。神经垂体内还存在一类称为垂体细胞的神经胶质细胞，当神经活动兴奋或静息时，垂体细胞也会相应地包绕分泌激素的大神经元终末树突或形变收缩与其终末树突分离。

（二）促性腺激素释放激素（GnRH）：生殖中枢调控的共同通路

促性腺激素释放激素（GnRH）曾被称作促黄体生成素释放激素，是由一小群特定的下丘脑神经元所合成与分泌的。GnRH最初是从猪的下丘脑中分离纯化得来，人们发现它可以刺激垂体促性腺激素的释放。

GnRH 的主要功能是调控垂体促性腺激素的分泌，但有研究发现，GnRH 对多种组织具有自分泌和旁分泌调控功能（如卵巢、胎盘等）。

GnRH 分泌的调控非常复杂且包含多条信号通路，正是这样才可能保障生殖中枢功能的稳定。但除 GnRH 以外，目前尚未发现其他调控促性腺激素（Gn）分泌的方式。因此，目前认为，自然的生育完全依赖于正常的 GnRH 分泌功能。例如，GnRH-1 基因突变的小鼠其性腺功能十分低下，但当外源性注射 GnRH-1 或移植胎鼠的 GnRH 神经元时，其生殖功能即可恢复。与之类似的是，许多 GnRH 基因突变导致的无 GnRH 分泌（或水平十分低下）的病人也会产生性成熟障碍、促性腺激素分泌不足、性生育力低下及不孕的症状，也能够通过外源性补充 GnRH 的治疗使症状完全消失。

GnRH 的分泌受包括性激素、摄食及应激状态等许多因素的影响。在某些哺乳动物中，GnRH 的分泌还受昼夜节律、光照周期（季节性哺乳的动物，如绵羊）、社交信号及信息素的影响。

1. GnRH 的结构 GnRH（主要指 GnRH-1）是一类十肽，其一级结构即氨基酸序列为（焦酚）谷氨酸-组氨酸-色氨酸-丝氨酸-酪氨酸-甘氨酸-亮氨酸-精氨酸-脯氨酸-甘氨酸-氨基。所有的哺乳动物的 GnRH 的蛋白质一级结构基本相同，除了中间的酪氨酸-甘氨酸-亮氨酸-精氨酸以外，GnRH 的氨基酸在脊椎动物中高度保守。GNRH-1 基因位于 8 号染色体短臂（8p11.2-p21），编码一个名为促性腺激素释放激素原的包含 92 个氨基酸的多肽前体。该多肽包括一个信号序列（23 个氨基酸），GnRH 十肽（10 个氨基酸），一个蛋白水解位点（3 个氨基酸）及 GnRH 相关肽（56 个氨基酸）（图 1-6）。其中，GnRH 相关肽能够促进促性腺激素分泌并抑制催乳素的分泌，尽管其具体的生理作用仍不清楚。GnRH 通过与 GnRH-I 型受体结合发挥作用。

GnRH 的另一亚型 GnRH-2 及其受体在包括人类在内的多个物种中均存在。GnRH-2 也是一类十肽，其一级结构与 GnRH-1 类似：（焦酚）谷氨酸-组氨酸-色氨酸-丝氨酸-<u>组氨酸</u>-甘氨酸-<u>色氨酸</u>-<u>酪氨酸</u>-脯氨酸-甘氨酸-氨基（下划线标记与 GnRH-1 结构不同之处）。与 GnRH-1 不同，编码 GnRH-2 的基因位于 20 号染色体（20p13）。GnRH-2 在中枢神经系统内外均广泛表达，在某些物种的生育行为的调控中可能具有一定的作用。在低等生物中，GnRH-2 通过其独有的受体，在结构功能方面发挥与

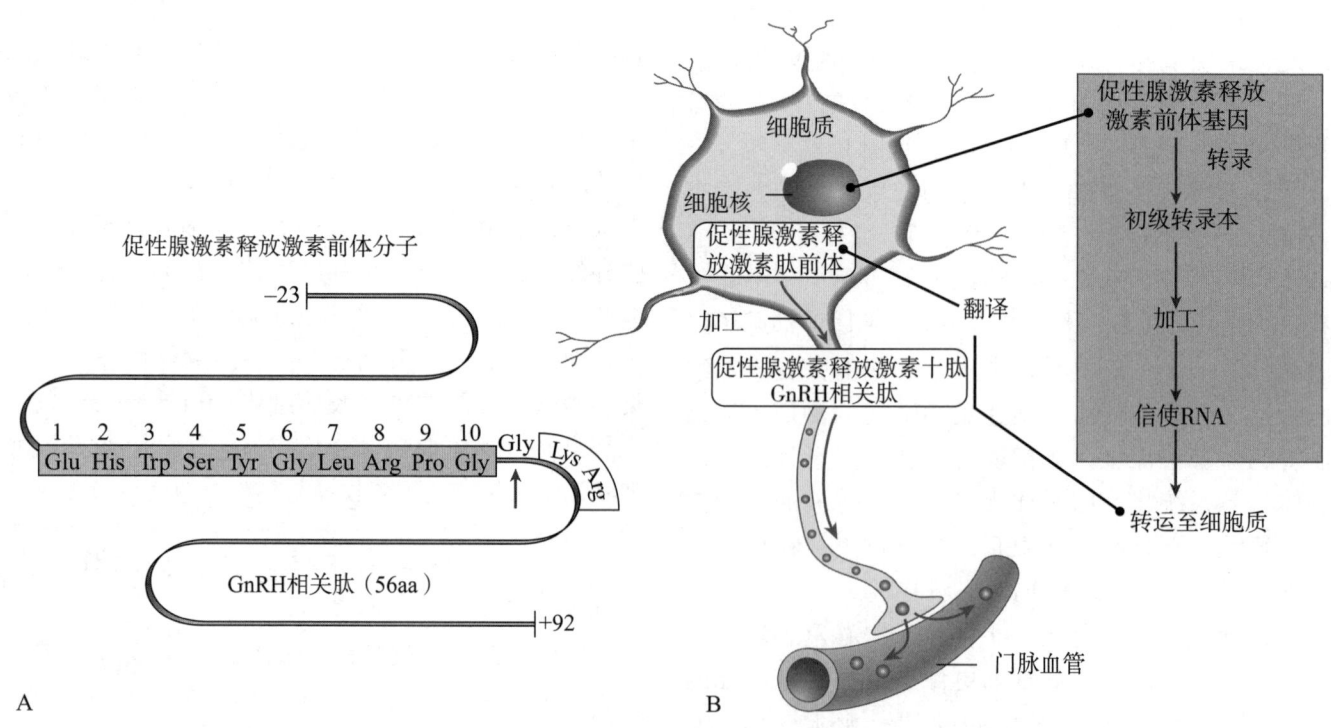

图 1-6 GnRH 分泌

A.GnRH 的前体分子，包含 23 个氨基酸的序列、GnRH、蛋白水解位点（甘氨酸-赖氨酸-精氨酸）及 GnRH 相关肽。箭头指示蛋白水解清除及 C-酰胺化位点。B. 神经性 GnRH 合成与分泌

GnRH-1型受体截然不同的作用。而尽管人体中存在GnRH-2受体的同源基因，但由于该基因存在一个移码突变而提前出现终止密码子，因此，人体中的GnRH-2信号也是通过GnRH-1型受体发挥作用的。目前尚不清楚人体中GnRH-2是否具有具体的生理作用。

2. GnRH神经元的解剖结构　GnRH神经元是下丘脑中一类异质性很强的细胞群体，总计仅有1500～2000个，大多数GnRH细胞体位于弓状核漏斗部（即下丘脑内侧基底部）和视前叶中部。尽管GnRH神经元在解剖上分布相对分散，但在功能上却具有协同性。除了与其他神经元有连接外，GnRH神经元之间也形成了大量的相互连接。目前认为，弓状核中的GnRH神经元对于促性腺激素的分泌必不可少，其轴突沿GnRH漏斗部向正中隆起投射。而下丘脑前叶和后叶的GnRH神经元分别向边缘系统和神经垂体投射，其生理功能仍不清楚，其中的某些回路系统可能与多种行为反应相关。

3. 胚胎期GnRH神经网络的发育　脊椎动物的GnRH神经元在中枢神经系统的发育中作用非常独特。其最初起源于中枢系统之外的鼻基板（有时也被称为嗅基板），但有胚胎鼻外植体培养试验及胚胎（小鼠）头部组织切片证实，GnRH神经元在胚胎发育期会迁徙进入中枢神经系统。GnRH神经元的迁徙路径最初是通过小鼠不同胚胎发育时期的GnRH免疫组化染色阳性的细胞的位置绘制的（图1-7）。具体来说，在小鼠胚胎10～11d，GnRH阳性细胞出现在鼻基板内。在胚胎13d时GnRH阳性细胞迁徙至筛板附近，而胚胎14d时则已到达下丘脑，逐渐接近胚胎16d时下丘脑中的终点。这条迁徙路径在哺乳动物中相对保守，在非人灵长类动物与人类中也已得到证实。

GnRH神经元的顺利迁徙与嗅觉系统的正常发育密不可分，可能也侧面反映了哺乳动物进化中生殖系统与嗅觉系统（如信息素）间的紧密联系。鼻基板可以发育产生鼻上皮与嗅觉神经元，而后者的轴突会投射到嗅球。目前认为，嗅觉神经元中的犁鼻神经元就有轴突从犁鼻神经发出后延伸至嗅球，它们与信息素的感受相关。还有一部分嗅觉神经元（犁鼻神经元）的轴突在鼻基板形成神经束后向下丘脑放射。这些轴突的重要意义还在于，它们可以引导GnRH神经元沿轴突迁徙，通过鼻上皮穿过前脑，之后到达最终的目的地下丘脑。

GnRH神经元的迁徙依赖于嗅觉系统的正常发育，可以用卡尔曼综合征（Kallmann syndrome）作为例证。卡尔曼综合征是一类先天性促性腺激素分泌缺失或低下，性腺功能减退，并伴有嗅觉缺失的疾病。患者由于嗅觉系统发育异常，其GnRH神经元无法沿正确的路径迁徙至下丘脑。卡尔曼综合征最先被鉴定出的病因是KAL1基因的缺失。KAL1基因位于X染色体（Xp22.3），编码一种表达于嗅球的分泌型糖蛋白anosmin-1。尽管具体机制尚不清楚，但目前认为，anosmin-1对于GnRH神经元迁徙出鼻基板时所依赖的嗅觉元件的形成具有重要作用。有1例对人妊娠19周的X连锁卡尔曼综合征胎儿的报道证实，位于筛板后表面的犁鼻神经和嗅神经丛中的GnRH阳性细胞，其嗅神经轴突与嗅球均缺失。在另一项对于人X连锁卡尔曼综合征胎儿（妊娠16周）的研究也发现，患病胎儿的GnRH神经元仅分布于鼻黏膜的神经束末端。该综合征提示，若嗅神经系统引导迁徙的框架缺失，GnRH迁徙至下丘脑的过程就不能实现，也就无法释放GnRH进入垂体门脉系统了。

目前，已陆续有若干和卡尔曼综合征发生有关的单基因突变被鉴定出来。例如，前动力蛋白2（PROK2）及其受体（PROKR2）、纤维母细胞生长因子-8（FGF8）及其受体（FGFR8）、鼻胚胎促黄体素释放激素因子（NELF）及染色质螺旋酶DNA结合蛋白7（CHD7）等基因的突变。这些基因的功能都通过基因敲除小鼠的实验进一步得到了验证。例如，PROK2或PROKR2缺失的胎鼠，其绝大多数GnRH神经元会滞留在嗅/犁鼻神经网内，只有极少数能够迁徙至下丘脑。然而，尽管这些基因的产物对于GnRH神经元的发生具有重要的作用，但具体的机制仍不清楚。

通过小鼠实验，人们还发掘出许多对于胚胎时期GnRH神经元迁徙可能具有重要影响的因素。例如，在小鼠GnRH神经元表达的趋化因子受体4（CXCR4）可以与一种趋化因子机制细胞衍生因子1（SDF-1）的分泌蛋白相互作用，在鼻间质中呈浓度梯度表达，其中以筛板处浓度最高。这种浓度梯度为GnRH神经元迁徙至筛板提供了方向信息——CXCR4基因敲除小鼠中，鼻间隔内迁徙的GnRH阳性细胞数量较正常小鼠显著减少。再例如，犁鼻神经向腹侧下丘脑的尾丛的延伸过程需要轴突导向因子1（netrin-1）间的互相作用。Netrin-1在下丘脑中也呈梯度表达，其受体是结肠癌缺失因子（DCC）。有研究发现，netrin-1或DCC敲除的胎鼠，其犁鼻神经尾丛并不向

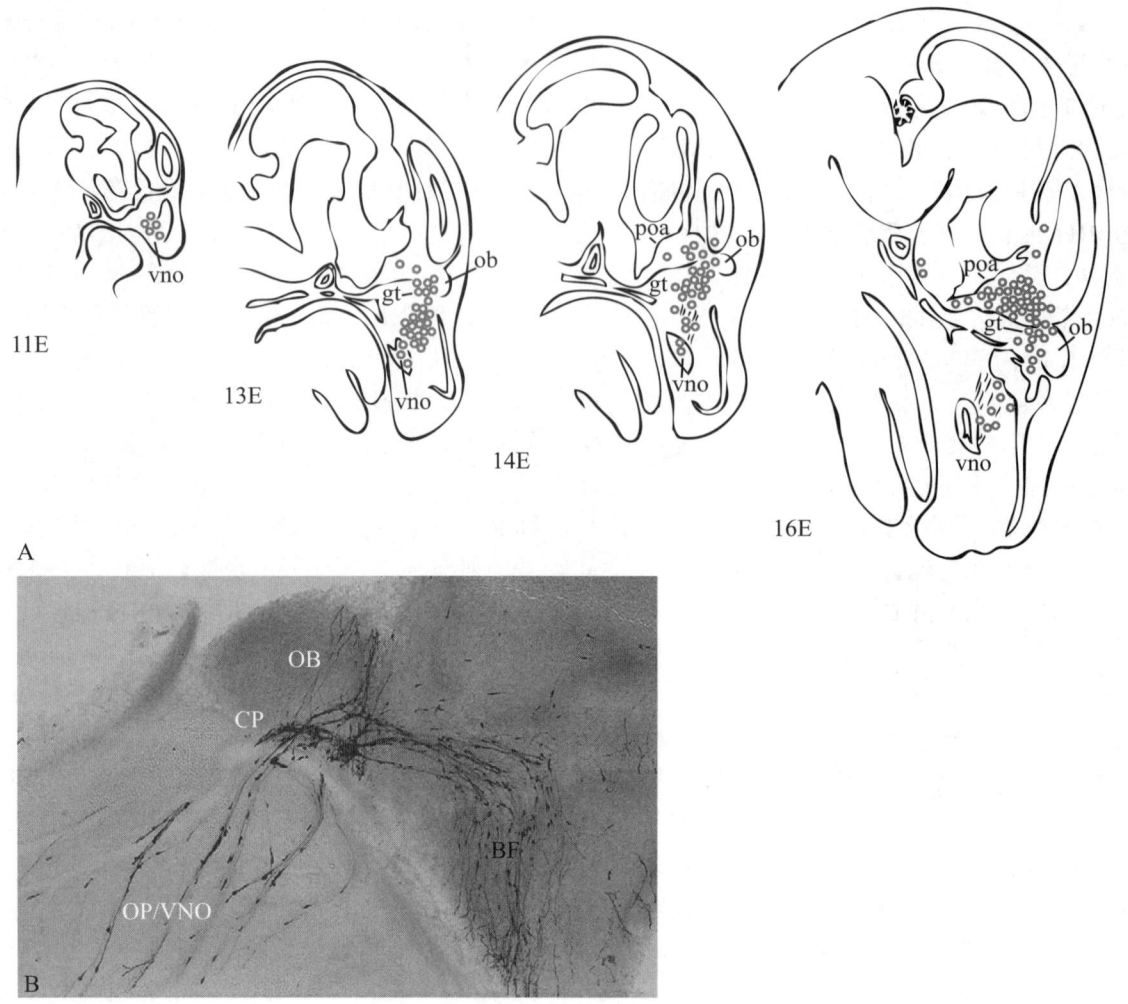

图1-7 胚胎发育期GnRH神经元的迁徙

A.GnRH阳性细胞（小圈）在不同胚胎发育时期的位置。胚胎11d时，GnRH细胞位于鼻（嗅）基板和犁鼻器（vno）处。GnRH细胞通过筛板向嗅球（ob）迁徙。随后GnRH神经元沿犁鼻神经尾部向前脑和下丘脑迁徙。而在胚胎16d时，GnRH神经元主要位于视前区（poa）。gt.终末神经节

［图片摘自 Schwanzel-Fukuda M, Pfaff DW. Origin of Luteinizing Hormone-Releasing Hormone Neurons. Nature, 1989（338）：161–164.］

B. 大脑矢状面切片（小鼠，胚胎15d）指示出GnRH细胞迁徙途径。阳性染色的是GnRH与外周蛋白（神经中间纤维）。OP/VNO. 嗅基板－犁鼻器；CP. 筛板；OB. 嗅球；BF. 前脑基底部分

［图片来源于 Wierman, ME, Pawlowski JE, Allen MP, et al. Molecular mechanisms of gonadotropin-releasing hormone neuronal migration. Trends Endocrinol Metab, 2004（15）：96–102.］

腹侧下丘脑方向延伸，而是向大脑皮质投射，因而其GnRH神经元也将沿着该路径迁徙至大脑皮质。在类似嗅神经向下丘脑的延伸和GnRH神经元与嗅/犁鼻神经间相联系中起作用的许多相互作用均已被研究证实，但在人体中是否也存在这些作用机制尚不知晓。目前尚未见人类DCC或netrin-1基因突变导致GnRH神经元迁徙停滞的相关报道。

在进入下丘脑后，GnRH神经元与嗅神经轴突分离并散布开来。接下来，在完成关键的GnRH神经元轴突向正中隆起投射这一步后，GnRH神经元就能够向垂体门脉系统释放GnRH了。

4. GnRH神经元兴奋与GnRH分泌 GnRH神经元兴奋的标志是产生动作电位，其动作电位的模式与频率是可变的。目前通常认为，GnRH分泌的变化与GnRH神经元兴奋频率的改变有关，尽管两者的具体关系仍不清楚。GnRH神经元似乎具有自己固有的兴奋模式（如高频兴奋和低频兴奋），但它们也会接受神经递质与神经调质（如谷氨酸、γ-氨基丁酸、kisspeptin）的调节。虽然性激素能够显著影响GnRH神经元的兴奋频率，但GnRH神经元并不

存在介导性激素负反馈的直接受体（如雌激素受体α、孕激素受体、雄激素受体）。目前的许多研究显示，性激素主要通过传入神经元（如分泌谷氨酸、γ-氨基丁酸、kisspeptin的神经元）介导影响GnRH神经元的活动。

GnRH神经元胞体在下丘脑与视前叶区域中的分布相对分散，但GnRH分泌却以脉冲的形式向垂体门脉系统释放。GnRH的这种脉冲式的间隔释放已在大鼠、绵羊及猴的动物实验中得到证实。一旦释放进入大血管腔，GnRH会被蛋白水解酶迅速降解，其血中的半衰期非常短，只有2～4min。因此，GnRH对促性腺激素细胞的影响也是呈间隔性的。

GnRH的这种脉冲式分泌模式对于刺激促性腺激素长时程的合成与分泌是必不可少的，且GnRH的脉冲分泌也只有在一个相对狭窄的频率和幅度范围内波动时，才能够正向刺激促性腺激素的分泌。GnRH对促性腺激素细胞脉冲式的刺激能够增加和保持促性腺细胞上GnRH细胞的数量，即"自启效应"。因此，GnRH的间隔性刺激能易化应保持促性腺细胞对GnRH的反应性。但是，GnRH脉冲频率过高反而会降低促性腺激素对GnRH的反应性；最极端的情况是，当GnRH受体被持续激活时，GnRH对促性腺细胞促进促性腺激素合成分泌的作用会显著脱敏。在一项关于损伤恒河猴下丘脑以消除其GnRH分泌的实验中，每小时间隔注射外源性GnRH能够重塑实验恒河猴的垂体促性腺激素分泌。然而，当把间隔GnRH注射改为持续GnRH注射后，促性腺激素的分泌反而由于脱敏效应而显著降低（图1-8）。这种脱敏效应主要是由于促性腺细胞上GnRH受体表达下降（即受体降调）所导致的。

这种效应恰巧成为了建立长效GnRH受体激动药方案的关键。促性腺激素释放激素激动药（GnRH-a）与GnRH的结构非常类似，但它与天然GnRH比较存在两个氨基酸的替换，致使其与受体的结合能力增强和（或）对抵抗蛋白水解酶降解的能力增强（图1-9），进而产生对GnRH受体的持续刺激。尽管GnRH受体激动药可以一过性地增加促性腺激素（促性腺激素）的分泌（促性腺激素"激发作用"），但持续的刺激会导致促性腺激素分泌的脱敏，性腺激素也随之降至极低的水平（即"药物去卵巢术""药物去垂体状态""假绝经状态"）。这种状态通常持续4～8周。这些激动药在促性腺素依赖疾病（如中枢性性早熟、子宫内膜异位症及前列腺癌）的治疗中也相当有效。

GnRH受体拮抗药在临床中亦有应用。GnRH拮抗药能够与GnRH受体可逆性结合，并不起激活作用（即竞争性拮抗）。因此，它们不会造成促性腺激素分泌的"激发作用"，且起效时间比GnRH激动药快得多，通常仅需24～72h。

5. GnRH刺激促性腺激素细胞 负责合成和分泌促性腺激素的促性腺激素细胞主要位于下丘脑前叶外侧区，占腺垂体细胞数的7%～10%。GnRH对促性腺细胞的作用始于GnRH与其细胞膜上的

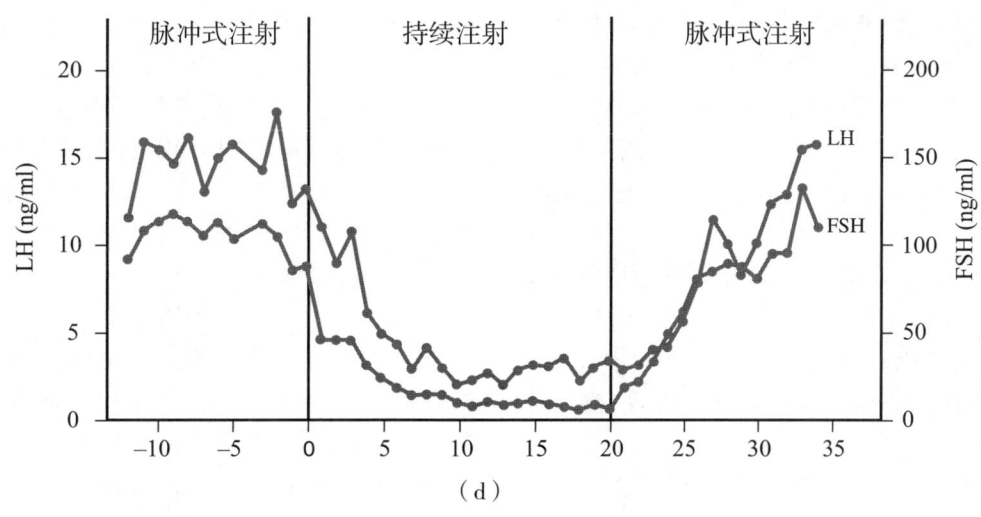

图1-8 脉冲式注射与持续注射对GnRH缺失猴的影响

间断外源性注射GnRH能够重新建立正常的促性腺激素的分泌。然而持续GnRH滴注能够导致LH（上曲线）与FSH（下曲线）分泌显著降低。恢复间断外源性注射GnRH能够恢复LH与FSH的分泌

［图片来源于Belchetz PE, Plant TM, Nakai Y, et al. Hypophysial responses to continuous and intermittent delivery of hypopthalamic gonadotropin-releasing hormone. Science, 1978（202）: 631–633.］

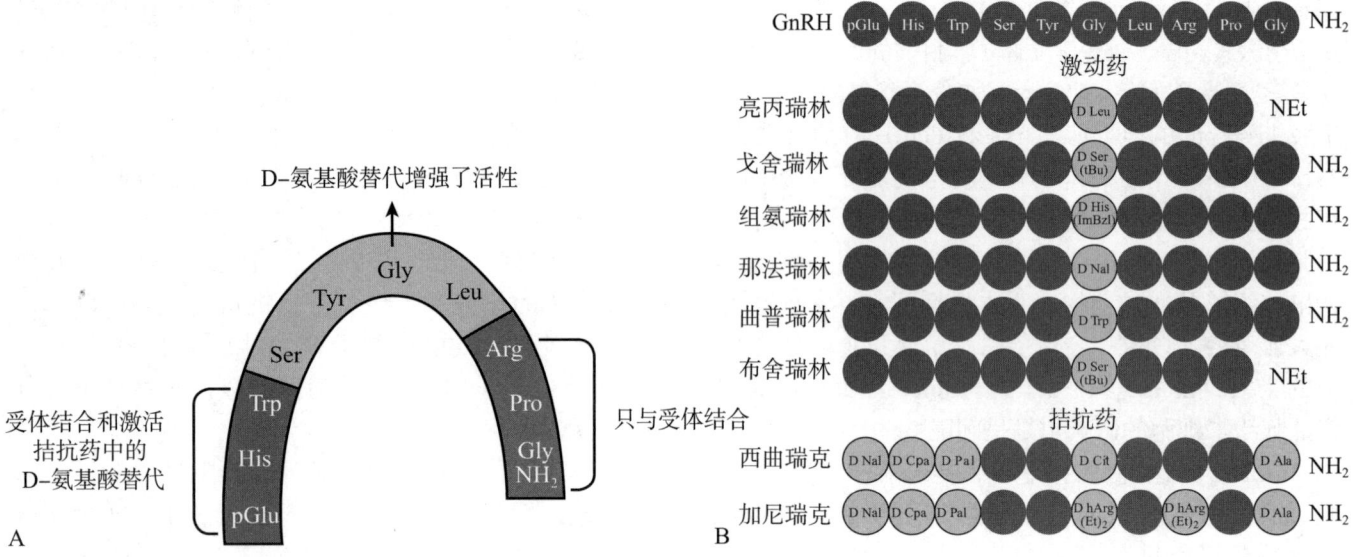

图 1-9　GnRH 受体激动药与拮抗药的结构

A.GnRH-1 折叠构象。在第 6 个位点甘氨酸附近的折叠能够增强 GnRH 受体的结合。此位点赖氨酸若被 D- 氨基酸替代能够增强折叠构象的稳定性，进而增强与 GnRH 受体的亲和力并降低代谢性清除。N 末端（左侧）与受体结合和激活有关，而 GnRH 拮抗药就包含对这些防止受体激活的残基的修饰。C 末端（右侧）参与受体结合，但并不激活受体。第 10 位点的替换（甘氨酰胺被乙胺代替）能够增强结合的亲和力。
B.GnRH 及选择性 GnRH 受体激动药和拮抗药的氨基酸结构。实心黑圆圈表示与 GnRH 本身相比没发生变化的氨基酸

[图片来源于 Millar RP, et al. Gonadotropin-releasing hormone receptors. Endocr Rev, 2004（25）: 235–275.]

GnRH-I 型受体的结合。GnRH-I 型受体是一种 G 蛋白偶联受体，属于 7 次跨膜受体家族的成员，由 4 号染色体上的基因编码。GnRH 受体在细胞膜上的分布密度在不同的生理状况下差别很大，与促性腺细胞对 GnRH 的反应性呈正相关（两者在排卵前的促性腺激素分泌高峰时均很高）。GnRH 受体的密度似乎主要由 GnRH 调控，有研究发现，GnRH 间断注射能够增加促性腺细胞表面 GnRH 受体的表达。这也正是 GnRH "自启效应" 的中心环节，其中的一个重要机制正是之前所述的不同生理状况下 GnRH 效能的不同。

大多数促性腺激素细胞同时合成分泌黄体生成素（LH）和卵泡刺激素（FSH）。GnRH 对促性腺激素细胞作用的胞内机制将在本书第 2 章中详述。简单来说，GnRH 与 GnRH 受体结合后激活三磷鸟苷（GTP）结合蛋白 $G_{q/11}$，导致细胞内第二信使 1，4，5- 三磷酸肌醇（IP_3）和 1，2- 二酰甘油（DAG）水平的升高。进而增加胞内钙离子（Ca^{2+}）的浓度，从而激活蛋白激酶 C（PKC）的异构体、丝裂原蛋白激活蛋白酶（如 ERK，JNK，p38）、钙通道依赖性激酶 Ⅱ（Ca/CaMK Ⅱ）及腺苷酸环化酶。

促性腺激素（Gn）分子是由 α 和 β 两个蛋白亚基组成。其中，由 92 个氨基酸构成的 α 亚基不仅构成 LH 与 FSH，还参与构成人绒毛膜促性腺激素（hCG）和促甲状腺激素释放激素（TSH）。而 LH 和 FSH 的 β 亚基则分别由 121 和 117 个氨基酸组成，它们产生了两种激素的生物活性。GnRH 能够促进 LHβ，FSHβ 及 α 亚基的表达，而 α 亚基能与 LHβ 或 FSHβ 非共价结合，从而分别形成 LH 或 FSH。促性腺激素还会发生多种翻译后修饰（主要是糖基化修饰，即向某些特定的氨基酸添加寡糖基团），这些修饰能够影响促性腺激素的生物活性及体内的半衰期。随后，促性腺激素被包入分泌小泡，等候分泌信号的到来。

尽管在 GnRH 刺激下 LH 和 FSH 均由促性腺激素细胞合成与释放，但 LH 与 FSH 的浓度在整个排卵周期中的变化是相当大的：FSH 在早卵泡期的分泌占据优势，而 LH 则在卵泡发育后期占有主导地位。这种 FSH 和 LH 序贯占优势的模式对于卵泡的成熟、卵巢性激素的产生及排卵均具有重要的意义。至少有两种重要的机制管控着这种 FSH 和 LH 的序贯占优势的分泌模式。其一，在卵泡中期和黄体期，雌激素和抑制素能够选择性地抑制促性腺激素细胞释放 FSH。其二，不同时期 GnRH 脉冲频率的变化能够

影响和调控促性腺激素的合成和分泌。具体来说，即高频 GnRH 脉冲会促进 LH 占优势，而低频的 GnRH 脉冲则会刺激 FSH 的合成和分泌。例如，GnRH 缺失猴切除卵巢后，将外源性注射 GnRH 的频率从每小时 1 次降到 3h 1 次后，猴血清 FSH 水平升高 65%，而 LH 水平却降低 50%（图 1-10）。有研究在绵羊与人体上也发现类似的规律。一项对大鼠的研究则发现，高频的 GnRH 脉冲能够促进 α 亚基和 LHβ mRNA 的表达，而低频 GnRH 脉冲则会促进 FSHβ mRNA 的表达。造成 LH 与 FSH 对 GnRH 频率反应异质性的机制包括促性腺激素细胞上 GnRH 受体表达量的变异及促性腺激素活素 $β_B$ 和卵泡抑素表达的改变（本章稍后会详细讨论）。

GnRH 的脉冲式释放将一一对应地产生 LH 的脉冲式释放，因此取外周血检测 LH（或 LH α 亚基）的脉冲模式，即可准确反映动物实验中 GnRH 的脉冲规律（图 1-11）。类似的，外源性 GnRH 脉冲也能诱导 GnRH 缺失的患者产生 LH 脉冲。由于人类 GnRH 局限于垂体门脉系统而几乎无法进行检测，因此在涉及人体的研究中，GnRH 脉冲可以通过 LH（或 LH α 亚基）的脉冲推测出来。尽管 GnRH 脉冲也能够刺激 FSH 的节律性分泌，但 FSH 在血清中半衰期较长，因而外周血的 FSH 脉冲的测量难度更大。同时，短期内的 LH 分泌非常依赖于 GnRH 的持续分泌，相对于利用 FSH 推测 GnRH 的分泌要准确得多。例如，使用 GnRH 拮抗药后，LH 的降低率比 FSH 更高。

（三）GnRH 神经元的传入冲动

GnRH 神经元是由众多神经递质与神经调质共同参与，由多个神经系统相互作用而共同调控。GnRH 神经元的上游神经元群在性成熟中扮演重要的角色，也是性激素负反馈调节和外界营养及压力信号对 GnRH 脉冲产生作用的重要中介。目前认为，多种神经递质可能参与了 GnRH 分泌的调节，包括多巴胺、去甲肾上腺素、谷氨酸、GABA 及一氧化氮（NO）等。目前，关于 GnRH 分泌的调控已有大量的研究，而最新的发现提示 GnRH 神经元上游存在许多神经元群（如 kisspeptin 神经元），这大大加深了我们对于生殖内分泌学的认识。

1. kisspeptin kisspeptin 系统目前被认为是 GnRH 正常分泌的先决条件，其作为性成熟的"门卫"，在介导性激素与代谢对 GnRH 分泌的影响方面发挥重要作用。kisspeptin 肽既往因能够抑制人类黑色素瘤和乳腺癌而得名"转移抑素"。但是，由于其发现地宾夕法尼亚州大学位于宾夕法尼亚州赫尔希市，因此，随后以赫尔希市著名的巧克力品牌好时（KISSES®）命名。所以我们现在使用 *KISS1* 和 *Kiss1* 分别作为 kisspeptin 同源基因在人类和非人类中的简写。*KISS1R*（*Kiss1R*）和 KISS1R（Kiss1R）分别作为人类（非人类）kisspeptin 受体基因及基因产物的简写。

KISS1 基因的产物是由 154 个氨基酸组成的多肽前体（kisspeptin1-145）。多种蛋白水解酶的修饰使

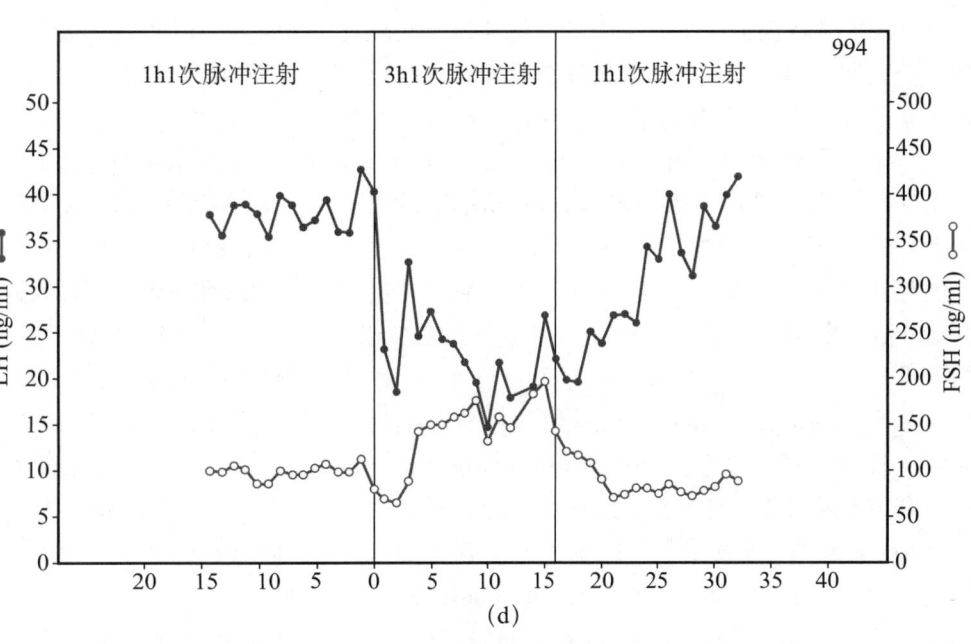

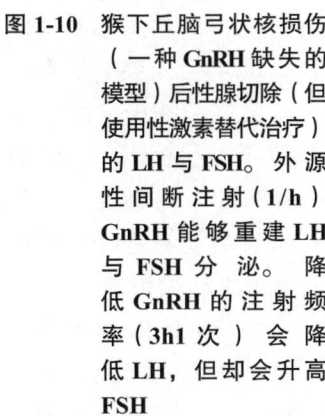

图 1-10 猴下丘脑弓状核损伤（一种 GnRH 缺失的模型）后性腺切除（但使用性激素替代治疗）的 LH 与 FSH。外源性间断注射（1/h）GnRH 能够重建 LH 与 FSH 分泌。降低 GnRH 的注射频率（3h 1 次）会降低 LH，但却会升高 FSH

[图片来源于 Wildt L., et al. Frequency and amplitude of gonadotropin-releasing hormone stimulation and gonadotropin secretion in the rhesus monkey. Endocrinol, 1981（109）: 376–385.]

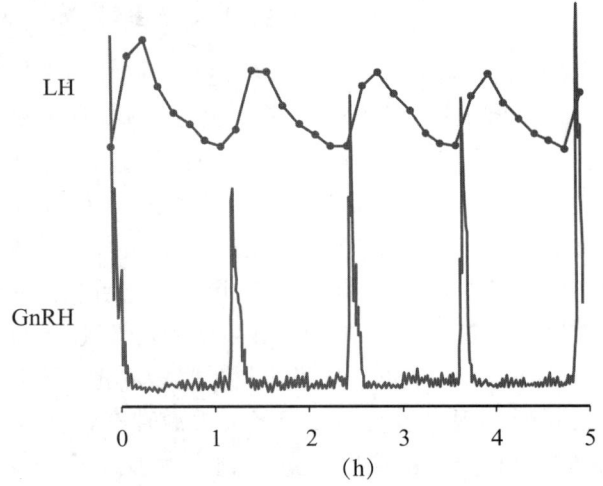

图1-11 羊模型的LH脉冲（颈静脉）与GnRH脉冲（垂体门脉系统）存在紧密的时效关系

［图片来源于 Moenter SM, et al. Dynamics of gonadotropin-releasing hormone release during a pulse. Endocrinology, 1992（130）: 503–510.］

kisspeptin多肽具有多种不同的长度：kisspeptin-54，kisspeptin-14，kisspeptin-13，kisspeptin-10（数字指的是具有kisspeptin生物活性片段的氨基酸的长度，彩图1）。这些具有生物活性的kisspeptin在C端均含有与受体结合和发挥作用具有重要意义的10个氨基酸（kisspeptin肽112～121）。kisspeptin的天然受体是KISS1R，别称是G-蛋白偶联受体54（GPR54），是一个具有7个跨膜结构域的G蛋白偶联受体。

kisspeptin系统在生殖中的作用最初由2个*KISS1R*基因突变家系中的成员出现性成熟障碍和促性腺激素分泌不足致生育力低下的表型而引起重视。另一个*KISS1*基因突变的家系中的姐妹4人也被发现有类似表型。*Kiss1*和*Kiss1R*敲除小鼠则表现为促性腺激素分泌不足致生育力低下、性成熟障碍、性腺变小、动情周期紊乱（雌性）、精子发生障碍，以及无生育能力。但是，对于kisspeptin是小鼠性成熟和生育绝对不可或缺的这一观点，目前在某种程度上仍存在争议。并且*KISS1R*和*KISS1*缺失既不会影响GnRH神经元向下丘脑的迁徙，也不会影响GnRH的合成。

单次大剂量给予kisspeptin能够显著刺激啮齿类动物、绵羊、猴及人类LH的释放。kisspeptin的这种效应主要通过GnRH神经元的刺激介导，证据如下：① kisspeptin神经元纤维似乎投射到GnRH神经元并形成突触；② kisspeptin受体在大多数GnRH神经元都有表达；③ kisspeptin能够直接使GnRH神经元除极；④ kisspeptin刺激促性腺激素释放的效应能够完全被GnRH拮抗药所阻断。不过kisspeptin也同样有可能是通过间接激活GnRH神经元而发挥作用的。有研究发现，在雌激素未缺失的小鼠中（雌激素不可或缺），kisspeptin能够增大GABA能神经元及谷氨酸能神经元向GnRH神经元投射的突触后膜的电流。kisspeptin在*Kiss1R*基因敲除小鼠中也并不刺激LH的分泌，提示kisspeptin是特异性地通过并与其自身受体结合而发挥作用的。

目前尚不清楚kisspeptin分别有多大比例作用于GnRH的细胞体和神经纤维，但有些研究发现，kisspeptin神经元在正中隆起外侧区域能够与GnRH神经元形成突触，并且kisspeptin能够（通过胞吐作用）促进GnRH的分泌。尽管kisspeptin也有可能对促性腺素细胞具有直接作用，但目前的数据提示在kisspeptin促进促性腺激素的分泌过程中可能并不起主导作用。例如，*KISS1R*基因突变的患者是可以通过外源性建立GnRH脉冲重建正常的生育功能的。

人类kisspeptin神经元与非人灵长类（猴）分布类似，主要富集于下丘脑弓状核（漏斗核）中。而大量涉及啮齿类动物的研究则发现，其kisspeptin神经元主要分布于两个区域，其一位于弓状核（下丘脑背内侧），另一则位于视前叶室周前腹侧室旁核（AVPV）。有意思的是，雌性啮齿类动物AVPV区的kisspeptin的表达远远高于雄性，可能反映了早期发育中性激素的"组织效应"；并且，AVPV区中的kisspeptin神经元似乎对于刺激产生LH峰更为重要。这种kisspeptin表达的二态性在绵羊与人类中也有报道。但是，包括人类在内的灵长类动物中，绝大多数kisspeptin神经元胞体还是位于弓状核内。尽管有一项研究发现，成年女性在视前叶区内侧也有少量kisspeptin神经元分布，但与啮齿类动物AVPV区同源的kisspeptin神经元团目前尚未见相关报道。

2. 神经激肽B（NKB） NKB是由速激肽3基因（*TAC3*）编码的多肽，属于速激肽家族成员。该家族还包括P物质及神经激肽A（*TAC1*基因编码）。神经激肽存在多种受体，如NK1R，NK2R，NK3R。尽管NKB可以通过与NK1R和NK2R结合产生效应，但NKB主要还是通过与NK3R受体结合后发挥作用（*TACR3*基因）。有一项对先天性促性腺激素分泌不足致生育力低下的家系的研究发现，

TAC3 或 *TACR3* 基因突变会产生性成熟障碍和严重的促性腺激素分泌不足性生育力降低，这一现象无疑揭示了 NKB 在人类生殖过程的重要意义。然而与 *Kiss1* 和 *Kiss1R* 基因敲除小鼠的表型不同，*Tacr3* 敲除的小鼠仍可产生子代，尽管有时它们也会存在生育缺陷。

有研究发现，大鼠、绵羊与猴注射 NK3R 激动药（senktide 多肽）可促进 LH 的分泌，但这种效应并没有 kisspeptin 明确。这种效应似乎会受到性激素水平的影响。例如，对母羊外源性注射 senktide 多肽能够增加卵泡期 LH 的分泌，却无法增加黄体期 LH 的分泌。再例如，senktide 多肽能够增加未去卵巢的啮齿类动物 LH 的释放，却会降低去卵巢啮齿类动物 LH 的分泌。目前尚不清楚这种现象发生的原因。

NKB 刺激 LH 的分泌主要通过 GnRH 介导。一项对猴的研究发现，GnRH 受体拮抗药能够消除外源性 senktide 多肽注射产生的 LH 改变。值得注意的是，GnRH 神经元上罕见 NKB 受体，并且外源性 senktide 多肽注射并不会让 LH 迅速升高。但是 kisspeptin 神经元却可以表达 NKB 受体 NK3R，在去卵巢外源性雌激素大鼠中，senktide 多肽可以增加 kisspeptin 神经元中 c-fos 的表达。也有报道称，Kiss1R 脱敏显著降低猴子 GnRH 对 senktide 多肽的反应性，同时并不影响 GnRH 对 kisspeptin 的反应性。此外，一项最近的研究提示，持续补充外源性 kisspeptin 能够重建 *TAC3* 或 *TACR3* 基因突变患者的 LH 节律。综上所述，这些研究均支持 NKB 间接通过刺激 kisspeptin 释放而影响 GnRH 的节律。

3. 内源性阿片肽（EOP） 内源性阿片肽包括内啡肽、脑啡肽及强啡肽，参与包括肌动活动、认知功能、摄食饮水及神经内分泌功能调节等诸多生理过程。大多数 EOP 在氨基末端有一个相同的氨基酸序列［酪氨酸-甘氨酸-甘氨酸-苯丙氨酸-（甲硫氨酸或亮氨酸）］，其中内啡肽、脑啡肽及强啡肽的蛋白前体不同并要经历转录后修饰（彩图2）。内啡肽（如 β-内啡肽）的前体蛋白为阿黑皮素原（POMC）。在促肾上腺素细胞（腺垂体）中，POMC 在促肾上腺激素释放激素（CRH）的作用下主要生成促肾上腺皮质激素（ACTH）和 β-促脂素。但是在下丘脑中，POMC 却主要生成 β-内啡肽和 α-黑素细胞刺激素。下丘脑 β-内啡肽通过与 μ 阿片受体结合，参与机体性功能调节、体温调节及呼吸循环系统的调控。脑啡肽的前体蛋白是脑啡肽原，其主要功能是通过 δ 阿片受体激活和调控自主神经系统。而强啡肽则由强啡肽原修饰而来，主要通过与 κ 阿片受体结合发挥生理作用。值得注意的是，虽然内啡肽、脑啡肽和强啡肽主要通过激活 μ、δ 和 κ 阿片受体发挥作用，但它们均具有激活多种受体的亚型的能力。

大量研究发现，下丘脑阿片类物质能够部分介导性激素对 GnRH 分泌的负反馈调节作用。例如，GnRH 神经元几乎不表达孕激素受体（PR），但垂体门脉系统中 β-内啡肽在黄体期浓度却会明显升高，黄体期正是性激素抑制 GnRH 分泌的关键时期（非人灵长类研究）。有证据表明，注射纳洛酮和纳曲酮（阿片类受体拮抗药，主要作用于 μ 和 κ 阿片受体）能够增加黄体期妇女和服用黄体酮的绝经后妇女 LH 脉冲节律。并且，吗啡在体外能够抑制胎儿或成年人下丘脑内侧基底部组织 GnRH 的分泌，且该效应能够被纳洛酮逆转；而长期高剂量使用阿片类药物也会由于抑制 GnRH 和 LH 的分泌而导致促性腺激素分泌不足，引起性腺功能减退。

有许多动物实验发现，强啡肽可能是介导孕激素对 GnRH 节律负反馈调节的重要因子。例如，强啡肽神经元在母羊下丘脑弓状核中与孕激素受体存在共定位，并且强啡肽静脉丛与 GnRH 神经元细胞体在下丘脑内侧基底部有着紧密的连接。使用外源性孕激素则会增加母羊第三脑室脑脊液中强啡肽 A 的水平，而脑室内注射强啡肽可降低下丘脑内侧基底部的神经活动并减慢 LH 节律。而向黄体期的母羊下丘脑内侧基底部注射 κ 受体特异性拮抗药（不会拮抗 μ 和 δ 受体），则能够逆转雌激素抑制的 LH 分泌和改变节律。虽然如此，但这并不排除下丘脑其他区域的其他 EOP（如 β-内啡肽）可能也参与了 GnRH 节律的调节。例如，前述的一项研究就发现，下丘脑视前叶区注射 μ 和 κ 受体拮抗药就能够增加 LH 及其脉冲频率。

4. kisspeptin，神经激肽 B 和强啡肽（KNDy）神经元 在下丘脑弓状核中，kisspeptin、神经激肽 B（NKB）和强啡肽常共表达于同一神经元。例如，小鼠、山羊及绵羊下丘脑弓状核中的 kisspeptin 神经元就能够共表达 NKB 及强啡肽。kisspeptin（因赫尔希市著名巧克力品牌 KISSES® 得名）的名称是为了方便起见，同时也是戏称。这些神经元逐渐被人们称为KNDy神经元（kisspeptin, neurokinin B, dynorphin）。目前通过人类尸检的研究也得到类似的结论，即弓状核中有77%的kisspeptin神经元细胞体（及56%的kisspeptin轴突）共表达NKB。

下丘脑弓状核中的KNDy神经元在第三脑室周边形成广泛连接的网络。有研究发现，KNDy轴突似乎能够投射至正中隆起：大鼠下丘脑弓状核的Kiss1/NKB轴突就能够投射到正中隆起的内侧，与GnRH神经元纤维毗邻。与kisspeptin神经元类似，KNDy神经元的在绵羊神经系统中解剖位置也表现有性别差异，该差异可能与围生期性激素暴露有关。

我们接下来要讨论的是KNDy神经元似乎与性激素对GnRH分泌的负反馈调节过程有着紧密的联系。有一些研究者甚至认为，KNDy神经元网络可能是GnRH"脉冲发生器"的重要元件，且NKB和强啡肽分别能够促进和抑制kisspeptin的释放。

5. 促性腺激素抑制激素　促性腺激素抑制激素（GnIH）及同源物，也被称为RF酰胺相关肽（RFRP），在"生殖的中枢控制"一节已有概述。简单来说，GnIH阳性细胞存在于包括猴子在内的许多物种，其神经纤维位于正中隆起，与GnRH毗邻。GnIH能够降低GnRH神经元活性，并且似乎能够直接抑制垂体促性腺激素的释放。一项最新的对绵羊的研究发现，GnIH在排卵前期表达下调，表明其与GnRH释放存在此消彼长的关系，且GnIH脑室内注射能够阻滞雌激素诱导的LH峰出现。还有研究发现，GnIH与摄食（增加）、性欲（降低）及应激对生殖功能的影响有关。总之，有大量的证据提示GnIH对于许多物种调控GnRH和促性腺激素的释放具有重要作用，其对于人体是否有类似作用仍有待研究。

（四）GnRH"脉冲发生器"

如前所述，间断的GnRH受体激活是促性腺激素正常分泌的必要条件。尽管GnRH脉冲的具体机制仍不清楚，但目前已有的大量研究表明，下丘脑内侧基底部的神经系统是GnRH脉冲向垂体门脉系统释放的根源。在动物模型中，下丘脑内侧基底部的复合电活动（在神经元周围放置电极检测）与LH的节律具有很好的同步性（图1-12）。同时，通过放置的电极对猴下丘脑背侧基底部电刺激，可以使GnRH释放进入垂体门脉系统。还有研究发现，胎儿（孕20～23周）及成年人下丘脑基底部在体外每60～100分钟释放1次GnRH，而猴的下丘脑也能使其维持LH的分泌节律。最后，选择性射频损伤雌猴的弓状核（下丘脑内侧基底部的一部分）会使促性腺激素分泌停止。这些研究均表明，下丘脑内侧基底部尤其是弓状核，包含GnRH脉冲发生所需的所有元件（即GnRH"脉冲发生器"），GnRH的脉冲节律并不需要内侧基底部以外的神经支配。但GnRH脉冲式分泌的具体机制及有哪些神经解剖元件参与组成了GnRH"脉冲发生器"，目前仍不清楚。

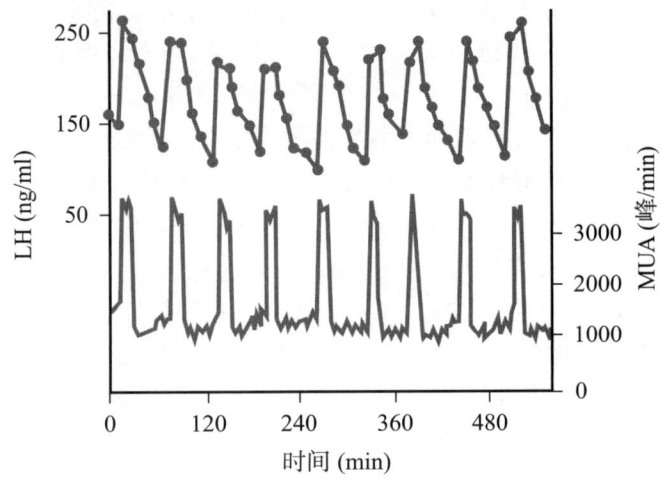

图1-12　卵巢切除猴的下丘脑多单元电活动（MUA）与外周血LH脉冲（上）间的时效关系

［图片来源于Knobil E. The electrophysiology of the GnRH pulse generator in the rhesus monkey. J Steroid Biochem, 1989（33）：669-671.］

许多研究提示，节律性有可能是GnRH神经元的固有性质。例如，GnRH神经元细胞系及来自胎鼠、绵羊和猴子的原代GnRH神经元均具有节律性分泌的特点。若节律性分泌是GnRH神经元的固有性质，则GnRH的分泌可以通过神经元与神经元之间的连结所易化。

最近的研究表明，传入冲动对于GnRH的正常分泌具有重要的作用。有研究者发现，kisspeptin（KNDy）神经元是GnRH"脉冲发生器"的关键元件，而NKB和强啡肽也能够影响kisspeptin刺激GnRH神经元的分泌。如前所述，弓状核中的复合电冲动在短期内可影响LH脉冲；但除了GnRH神经元之外，弓状核中还存在大量kisspeptin（KNDy）神经元。而且释放入垂体门脉系统的kisspeptin在绵羊与猴中似乎也存在节律，尽管在去卵巢母羊中kisspeptin的节律似乎并不与外周血中LH的节律同步,在性成熟中期的恒河猴中,kisspeptin的节律约60 min 1次,而GnRH的节律则约80min 1次。

虽然有研究称kisspeptin注射并不影响大鼠LH的节律与弓状核中的复合电冲动,但另一项研究发现,弓状核内注射kisspeptin选择性拮抗药能够降低LH的脉冲节律。有研究者发现,山羊脑室内注射强啡肽既能够抑制下丘脑内侧基底部复合电冲动,也能降低LH频率,而脑室内注射NKB则能引发复合电冲动。关于人体的研究也提示,kisspeptin可能在GnRH"脉冲发生器"中扮演重要角色。例如,成年人持续静脉输低剂量kisspeptin能够提高LH脉冲频率。最近的一项研究发现,成年人单次注射kisspeptin即可改变GnRH脉冲的起搏,其脉冲间隔短于内源性LH脉冲原本应当出现的时间间隔。但是,kisspeptin诱导后的LH脉冲与之前的LH脉冲的频率并没有发生显著改变(约2h 1次),提示kisspeptin重置了GnRH的起搏时间但并未重置其频率。

彩图3描绘了一种KNDy神经元参与形成GnRH脉冲起搏的理论模型。但是也有数据表明,kisspeptin可能并非GnRH脉冲发生所必需的。例如有研究通过多次抽血检测发现,KISSR基因突变的患者也存在LH的脉冲式分泌,尽管其脉冲的振幅较低。类似的,最近的一项研究提示,kisspeptin神经元或kiss1R神经元缺失的雌性小鼠,其性成熟能力和生育力均得到保留。因此总体来看,kisspeptin对于GnRH的节律性分泌也许并不是不可或缺的,但对于GnRH正常的节律性分泌和GnRH的脉冲起搏却具有非常重要的作用。

(五)生殖神经内分泌的生理发育过程

GnRH的分泌模式在人类的不同发育阶段具有显著的差别。生殖神经内分泌系统早期成熟过程中的重要生理事件,包括生殖功能建立前及建立的过程,都将在第18章中详细讨论。简而言之,GnRH和促性腺激素的分泌在妊娠中期达到高峰。促性腺激素的分泌可以促进男性胎儿睾丸雄激素的正常分泌,对于生殖嵴的性别分化具有重要的作用。而妊娠期胎儿胎盘所分泌的性激素(如雌激素)也会负反馈抑制胎儿GnRH和促性腺激素的分泌。胎儿在出生后会经历一个短暂而明显的GnRH和促性腺激素分泌的升高时期(一般3~9个月,所谓胎儿的"迷你青春期"),也可能与胎儿胎盘性激素的撤退有关。该阶段促性腺激素分泌存在显著的性别差异:男性的LH浓度显著高于女性,而FSH的浓度却显著低于女性。有研究发现,KISSR基因杂合突变的男性患者除小阴茎畸形与睾丸未正常下降(隐睾症)外,在2月龄(正常情况下促性腺激素水平较高)时检测不到血清中存在促性腺激素。该发现提示,kisspeptin对于胎儿的"迷你青春期"的发生可能具有重要的作用。

在婴儿后期或幼儿早期(男孩通常早于女孩),GnRH和促性腺激素的分泌会显著下降,血清性激素水平也会随之保持较低水平,被称为"幼儿期暂停"。有研究发现,此时幼儿体内LH与FSH水平低下,FSH/LH比值较高,同时LH的脉冲频率与幅度均较低。该时期产生的机制似乎与高级神经信号[如γ-氨基丁酸(GABA)及神经肽Y(NPY)]和发育性刺激消除(涉及谷氨酸能与去甲肾上腺素能神经元)抑制GnRH"脉冲发生器"(神经生物学性刹车),从而导致GnRH分泌降低有关。

当儿童10岁时,LH的节律分泌以夜间幅度逐渐增大为标志,开启了神经内分泌的青春期发育。目前大多数研究都认为,青春前期的个体睡眠时LH(GnRH)的脉冲频率及幅度会增加。促性腺激素在血清中的浓度在整个青春期会不断升高,刺激配子发生、性腺激素分泌及第二性征的发育。青春期发生的具体机制目前仍不清楚,但可能与下丘脑中抑制性及刺激性神经回路的发育性重塑有关。例如,青春期可能与GABA能抑制性神经信号的减少和谷氨酸能兴奋性神经递质增加有关。kisspeptin与神经激肽B在人类青春期发育中似乎也有重要作用,KISS1、KISS1R、TAC3及TACR3基因失活都会造成性成熟障碍;而有研究发现,KISS1R基因的功能突变与中枢性性早熟有关。除了这些跨突触的机制以外,神经胶质细胞也可能通过分泌生长因子参与青春期GnRH的重新激活。

(六)成年人GnRH脉冲式分泌的模式

有多个时间点检测的研究发现,女性LH脉冲频率(由GnRH脉冲频率决定)在排卵周期的各个阶段具有显著的差异。简而言之,在早卵泡期LH(GnRH)的脉冲频率约90 min 1次。随着卵泡的发育，LH（GnRH）的频率逐渐增加，在晚卵泡期可达60 min 1次。尽管有研究发现，猴子GnRH脉冲频率在月经中期放缓，但对人类的研究却并未发现LH或LHα的脉冲在月经中期有显著改变。LH（GnRH）的频率在黄体期会显著放缓，3～8h 1次。这种GnRH脉冲频率的每日变化对于排卵周期过程中激素的改变具有重要的意义。

在成年人及成年非人灵长类动物中，当性激素负反馈缺失或水平极低时（如手术或自然绝经），GnRH节律约为60 min 1次。与之相似，人下丘脑内侧基底部在体外每60～100分钟会分泌GnRH 1次，LH的频率在排卵周期的各个阶段均低于60 min 1次。这些发现衍生出了以下观点，即GnRH的节律性分泌（每小时1次）可能是成年人GnRH"脉冲发生器"的固有性质，而GnRH节律的每日变化则是性激素（主要是孕激素）负反馈调控的结果。

LH脉冲的幅度在月经周期的不同时期也有不同。LH脉冲的幅度在整个卵泡期都相对较低，但在中期LH峰出现后，其幅度明显增大。黄体期LH脉冲幅度虽时有波动，但整体上约为卵泡期的2倍。值得注意的是，LH脉冲幅度会受GnRH释放和（或）垂体促性腺细胞GnRH反应性的影响。更有意思的是，LH的脉冲幅度还与之前的LH脉冲间隔时间呈负相关。

女性促性腺激素分泌的动态改变能够为卵泡发育、排卵及受孕准备提供支持。男性GnRH与促性腺激素的分泌节律为120 min 1次，这为持续的精子发生过程及随时可能的受精提供了保障。此外，男性睾酮的分泌也是相对稳定的，尽管睾酮的浓度也有昼夜节律变化，并常于清晨达到顶峰。

（七）GnRH与促性腺激素分泌的负反馈调节

进入青春期后，性激素开始不断将性腺的功能状态反馈给下丘脑-垂体。下丘脑与GnRH分泌的相关区域（及垂体促性腺激素细胞）能够表达雌激素、孕激素及雄激素受体；而性激素的负反馈调节在GnRH和促性腺激素的生理性调控中占主导地位。这些负反馈调节信号可以通过调节GnRH的分泌和（或）促性腺素细胞对GnRH的敏感性来改变中枢向性腺的指令信号。在生理条件下，这种负反馈调节环路能够维持正常的性腺功能。而过量的性激素（如复合口服避孕药）则会抑制促性腺激素的释放，从而对女性起到短时间内避孕的作用。类似机制的男性避孕药也正在研发中。

1. 女性GnRH与促性腺激素分泌的负反馈调节 女性雌激素的水平在卵泡期和黄体期分别与卵泡发育和黄体功能的需求相适应。当浓度相对较低时（排卵前除外），雌激素会抑制促性腺激素的释放。这种效应最极端的情况是当处于绝经期或芳香化酶缺陷导致雌激素缺失时（开环状态），促性腺激素的水平会变得非常高。这种雌激素的负反馈调节似乎主要通过下丘脑介导。GnRH在去卵巢绵羊与猴子中均显著升高（直接检测），而雌激素替代疗法可以逆转该现象。在临床研究中也发现，因使用不完全GnRH拮抗药的LH抑制程度与内源性GnRH释放呈负相关，因此，GnRH的释放可以通过使用GnRH拮抗药来衡量。对绝经女性而言，使用不完全GnRH拮抗药的LH浓度降低程度在使用雌激素替代疗法后会进一步增大。

总之，目前的研究认为，雌激素会降低GnRH脉冲的幅度，但并不会改变GnRH脉冲的频率。尽管有一项对去卵巢猴子的研究提示，雌激素会同时降低下丘脑电冲动的频率和LH的脉冲频率，但目前对绝经后女性的研究提示，雌激素替代治疗主要还是降低LH脉冲的幅度而非频率。另一个能够支持该结论的证据是，LH脉冲频率在女性晚卵泡期达到约60min 1次的最高值，而此时体内雌激素的浓度也是相对较高的。

雌激素可能还能够降低垂体LH对GnRH的反应性，尽管目前对这一观点尚有争议。例如，有研究发现，尽管雌激素能够快速降低间断固定量注射GnRH的GnRH缺失猴与绵羊的LH的分泌，但低浓度雌激素（低于排卵前雌激素浓度）却不能显著降低间断固定量注射GnRH的GnRH缺失的女性的LH。有意思的是，雌激素注射在降低LH前会首先使其浓度升高，这种双向分泌模式反映了起始是负反馈随后是正反馈的调节模式。

孕激素是女性GnRH脉冲频率负反馈调节的主要信号。在黄体前期，LH脉冲的频率随着孕激素的升高（来自黄体）而同步减缓；而在黄体期-卵泡期的移行时期，LH脉冲的频率与孕激素的浓度变化更是呈显著负相关。而且，当在孕激素水平通常较低的卵泡期外源性使用孕激素时，LH的脉冲频率也会降低。同时，绝经后妇女使用孕激素加低剂量雌激素也会使LH的脉冲频率降低。更重要的是，孕激素降低GnRH的脉冲频率似乎需要雌激素的存在才能实现。这一现象目前认为可能是由于雌激素会增加下丘脑孕激素受体表达。与之相反，雄激素似乎能够拮抗孕激素抑制GnRH脉冲频率的效应。例如，有研究发现，雄激素能够增加小鼠模型中GnRH神经元的电冲动频率；而高雄激素血症的PCOS女性其GnRH脉冲频率升高并对孕激素和雌激素的负反馈调节相对具有抵抗性，可以被雄激素受体拮抗药所逆转。这些现象可能都是由于雄激素介导的下丘脑孕激素受体减少所导致的。

2. 正反馈调节与月经周期促性腺激素峰 大多数内分泌激素的调节都是通过负反馈调节环路来实现的。然而，排卵月经周期却由于性激素对下丘脑 - 垂体的正反馈调控而独树一帜。具体来说就是，优势卵泡释放的高浓度雌激素可以显著增加促性腺激素的释放，形成月经中期（排卵前）促性腺激素峰。这样，排卵前卵泡释放的雌激素就向下丘脑 - 垂体发送了信号，提示卵泡发育已经成熟，排卵时机已经成熟。在对猴与人类的试验中均发现，雌激素的正反馈调控似乎与雌激素的浓度、其升高持续的时间都有关系。尽管月经中期促性腺激素峰既包含LH，也包含FSH，但是LH的增加是处于主导地位的（LH增加约10倍，而FSH增加约4倍）。因此，促性腺激素峰又被称为LH峰。

月经中期促性腺激素峰作用于垂体，显著增加促性腺激素细胞的GnRH反应性，这是具有物种普适性的。但是，促性腺激素是否能够在正反馈调控下丘脑却具有物种差异性。LH峰能够诱导大鼠与绵羊GnRH分泌增加，GnRH峰在这些物种中具有重要的生理作用。与之类似，雌猴中也存在雌激素对GnRH分泌的正反馈调节。但是，在GnRH缺失的雌猴间断注射固定量外源性GnRH时（60min 1次），高浓度雌激素也能够诱导LH峰的出现。以上提示在这些动物中，GnRH峰对于LH峰的产生并非是不可或缺的。

一项通过不完全GnRH受体拮抗药估量女性GnRH分泌的研究发现，月经中期的GnRH分泌相较于晚卵泡期和早黄体期反而降低了。还有研究发现，间断固定量注射GnRH时，GnRH缺失的女性也会产生LH峰。事实上，当外源性注射的GnRH剂量减低时，这些女性在月经中期仍会出现LH峰。而且，正电子发射成像术（PET）证实，此时她们垂体的代谢率升高，而下丘脑的代谢活动却并没有明显改变。因此，尽管GnRH刺激对女性LH峰的形成具有重要的作用（如使用GnRH受体拮抗药时LH峰可被阻滞），但目前的数据提示，促性腺激素峰（LH峰）并不伴随GnRH峰的出现而出现。

孕激素也能够增加促性腺激素细胞对GnRH的反应性。当黄体期给予孕激素受体拮抗药米非司酮时，不仅LH的平均值与峰值均会降低，而且LH对外源性GnRH的反应性也会降低。但是，单独孕激素自身并不会诱导促性腺激素峰出现。事实上，如果绝经后女性先应用孕激素后应用雌激素，孕激素甚至会阻碍LH峰的发生。但是，在已经应用雌激素的女性中，孕激素却能够增加促性腺激素的分泌。尽管雌激素本身就足以引发LH峰，但晚卵泡期（LH峰出现前12h左右）孕激素的升高，可能对于完全的月经中期促性腺激素峰的发生具有重要作用。例如，孕激素能够增加LH峰的持续时间，而孕激素受体拮抗药则能延缓LH峰的出现。有研究提示，孕激素可能对于月经中期FSH的升高非常重要，但也有研究认为，雌激素本身就能够诱导产生FSH峰。

尽管人类某些下丘脑神经元群（如kisspeptin神经元）呈二态性分布，但雄性灵长类动物LH峰样活动似乎是由环路所介导的。举例来说，成年雄性去势猴子中，雌激素能够诱导LH峰出现，而卵巢移植不仅能诱导使其产生LH峰，还会诱导去势雄猴产生其他能够维持雌性周期的神经内分泌变化。雌激素和孕激素的正反馈效应也能在成年男性中诱导发生，但这并不属于男性正常的神经内分泌学范畴。

3. 男性GnRH与促性腺激素分泌的负反馈调节 与成年女性周期性变化不同，成年男性的LH节律一般稳定在120min 1次，并且性激素在负反馈效应的调控下（紧张性抑制），保持着每日相对稳定的状态。有报道称成年雄性去势猴子的平均LH和LH脉冲频率及LH峰值均会增加，而应用生理剂量睾酮的雄猴则不会出现这种现象。与之类似的是，睾酮缺乏的男性（如原发性睾丸衰竭或使用酮康唑"药物去势"）的平均LH和LH脉冲频率及LH峰值也会增加，而睾酮替代疗法则能够部分逆转该效应。

雄激素受体在介导睾酮负反馈调节 LH 分泌方面具有重要作用。有研究发现，当雄激素脱敏或雄激素受体阻滞时，男性血液中 LH 浓度会升高。而且，当外源性注射无法被芳香化酶转化为雌激素的双氢睾酮（DHT）时，男性 LH 的平均值会降低。但是，正常男性体内合成的部分睾酮会被芳香化酶在睾丸间质细胞或非性腺组织中转化为雌激素，进而对下丘脑-垂体产生负反馈调节效应。例如，有研究发现，应用雌激素能够降低正常男性及无性腺男性 LH 的分泌。综上所述，雄激素与雌激素能够对下丘脑-垂体产生负反馈调节。但是，对于雄激素和雌激素与下丘脑和腺垂体的受体结合后的具体作用机制，目前仍有争论。

许多研究提示，性激素对 GnRH "脉冲发生器"的部分负反馈是由雄激素受体所介导。例如，有研究发现，DHT 能够降低男性 LH 的脉冲频率，还有部分研究则发现，雄激素受体阻滞能增加男性 LH 的脉冲频率，不过该结论目前尚存争议。与之类似，高剂量酮康唑（抑制睾丸/肾上腺甾体激素形成和芳香化酶活性）升高 LH 脉冲频率的效应即使在低浓度雌激素的条件下也能够被雄激素替代疗法完全逆转，而雌激素补充疗法在低浓度雄激素的条件下却只能部分逆转酮康唑的升 LH 脉冲频率效应。另一方面，芳香化酶抑制药及抗雌激素类药物能够增加正常男性 LH 的脉冲频率，而使用雌激素的芳香化酶缺失的男性 LH 脉冲频率则降低。总之，目前认为雄激素和雌激素都参与介导下丘脑 GnRH 的负反馈调控。

与下丘脑 GnRH 脉冲节律的负反馈调控呈双重调控（雄激素、雌激素）不同，大量研究提示，男性垂体的负反馈调控主要是由雌激素来介导。例如，有研究发现，雄激素受体阻滞不会改变 LH 对外源性 GnRH 的反应性，而芳香化酶抑制药可能改善睾酮降低 LH 和 FSH 对 GnRH 反应性的效应。最具说服力的证据来自 GnRH 缺失的男性接受间隔注射固定量外源性 GnRH 的试验。在这种 "GnRH 钳夹"的模式下，单独使用睾酮（不是 DHT）或雌激素都能够降低 LH 和 FSH 的浓度。在另一项 "GnRH 钳夹"研究中，高剂量酮康唑会增加平均 LH 及 LH 峰值，使用雌激素能够逆转该效应，而应用雄激素却不能。总之，这些研究提示，雌激素是垂体促性腺激素细胞负反馈调节的主要中介信号。

4. Kisspeptin 和 KNDy 神经元是性激素负反馈的中介 通过对啮齿类动物、绵羊及猴子的实验，人们发现，性激素负反馈调控 GnRH 的分泌是通过（至少部分是通过）KNDy 神经元和 kisspeptin 介导。例如，kisspeptin 和 KNDy 神经元与下丘脑雌激素受体、孕激素受体及雄激素受体存在高度一致的定位。人和猴子的下丘脑弓状核中存在大量 kisspeptin 神经元。当猴子应用雌激素或雌激素加孕激素时，kisspeptin 的表达会显著下降。而在动物模型及绝经后女性中，性激素缺失则会增加弓状核中 kisspeptin 的表达（同时血中促性腺激素升高），且雌激素或雄激素替代疗法能够逆转该现象。除了影响 kisspeptin 的表达以外，雌激素还能够调节小鼠 kisspeptin 对 GnRH 的反应性。彩图 4 展示了 KNDy 神经元参与负反馈调节的理论模型。

kisspeptin 在啮齿类动物月经中期 LH 峰的形成中似乎也起着重要作用。有报道称 *Kiss1* 和 *Kiss1R* 突变小鼠不形成 LH 峰，还有研究发现 kisspeptin 拮抗剂或单抗能够阻碍 LH 峰的形成。非常耐人寻味的是，目前对于啮齿类动物的研究发现，雌激素能够刺激下丘脑 AVPV 区的 kisspeptin 神经元，但同时也会抑制下丘脑弓状核中的 kisspeptin 神经元。而且，直接进入视前叶正中区域（AVPV 区）的外源性雌激素诱导 LH 峰的出现，而直接进入下丘脑基底内侧部——能够提高垂体雌激素水平——却不会产生该效应。基于这些及其他在小鼠中的发现，人们提出了以下的理论模型，即弓状核中的 kisspeptin 神经元通过雌激素负反馈调节 GnRH 分泌，而 AVPV 中的 kisspeptin 神经元则介导雌激素的正反馈调节效应（彩图 5）。

不过，目前尚不清楚灵长类动物中是否也存在与啮齿类动物 AVPV 区 kisspeptin 神经元同源的一类神经细胞群且发挥相似的作用。对啮齿类动物而言，完好的视前叶区是 LH 峰产生的必要条件；但当切除猴子下丘脑基底内侧部后，其依然能够产生 LH 峰。还有一项研究发现，在破坏视交叉前叶区域（包括 AVPV 区和视交叉上核）后，猴子体内的 LH 峰依然存在。不过另一项的研究却并未重复出该结果。尽管对猴及人类的研究表明，kisspeptin 神经元位于视交叉前叶区域，但目前尚不清楚这些神经元是否真的与啮齿类动物中 AVPV 区的 kisspeptin 神经元同源。有意思的是，有研究发现，在绵羊及猴子弓状核尾端的kisspeptin在排卵前表达增加，这些神经元可能对于LH峰的产生具有重要的作用。然而，女性中是否真的存在这么一群特殊的kisspeptin神经元目前尚不明确，因为女性月经中期实际上并不出现所谓的GnRH峰。因此，这些动物模型中的发现是否与人类的神经生理学通行仍待阐明。

5. 垂体FSH分泌的选择性调节 抑制素、激活素及卵泡抑素主要参与FSH分泌的调控，对于整个月经周期中LH和FSH的调节具有重要的作用。当中卵泡期向晚卵泡期和黄体期过渡时，雌激素和抑制素会选择性抑制促性腺素细胞FSH的释放。抑制素是转化生长因子β（TGF-β）超家族异质二聚体成员。抑制素具有抑制素A和抑制素B两个亚型，两个亚型具有相同的α亚基和不同的β亚基（抑制素A为βA，而抑制素B为βB）。大多数抑制素来自卵巢：抑制素B早卵泡期在FSH的刺激下由卵巢颗粒细胞分泌；而抑制素A则主要在黄体期LH的刺激下由黄体分泌。两者的主要功能都是抑制垂体促性腺激素细胞FSH的释放。而男性的抑制素B主要由睾丸支持细胞分泌，是垂体FSH负反馈调节主要信号——尽管雌激素也能够抑制垂体FSH的释放。

激活素是具有3个亚型的二聚体多肽，3个亚型分别为激活素A（βAβA）、激活素B（βBβB）和激活素AB（βAβB）。激活素的β亚基与抑制素的β亚基的结构是相同的。激活素在垂体促性腺激素细胞产生，能够刺激FSH进行旁分泌。卵泡抑素在腺垂体（滤泡星形细胞）合成，是一种单体肽。卵泡抑素能够通过与激活素结合抑制垂体FSH分泌，因此，其表现抑制性作用。促性腺激素细胞的卵泡抑素与GnRH脉冲频率呈正相关，这一现象可能与GnRH脉冲频率对LH和FSH的分化效应有关。与抑制素通过内分泌信号通路起作用不同，垂体产生的激活素和卵泡抑素主要通过自分泌-旁分泌通路影响FSH的分泌。

（八）生殖过程与能量摄入的交界面

机体需要能量以完成大量的生理过程，包括细胞功能的维持、肌肉收缩（如心肌、骨骼肌）、产热和维持体温及生长发育等。由于各种原因，机体摄入能量的过程可能会受到限制，甚至是严重限制。例如，低能量摄入可能是因为短期或长期摄入热量过低（如饥饿、神经性厌食），可能是能量摄入不能满足代谢需求（如重体力劳动），也可能存在能量利用障碍的情况（如在严重的糖尿病时可能发生）。在这种情况下，能量的利用就会出现机会成本：即有限的能量如果满足一个生理过程，就无法满足另一个生理过程了。因此，能量会优先配给那些生命维持所必需的生理过程。

女性的生殖、妊娠、生产过程需要大量的能量。据估算，怀孕过程需要额外的80 000kcal以支持其完成。由于生殖过程对个体的生命维持并非是必不可少的，因此其也是代谢门控的过程，即：机体摄入能量不足时，生殖功能就显著降低（如营养不良性不孕）。这是个体的生物进化优势，最终也会使种群受益。因此，该现象可以被当作合理的适应性反应。目前认为，该现象也是下丘脑性闭经的核心环节。下丘脑性闭经是指在没有解剖异常的情况下，下丘脑-垂体的功能出现的可逆性的功能抑制，常伴有体重下降、摄食障碍（如饮食模式受限）、重体力劳动和（或）精神压力过大等。典型的例子就是神经性厌食：患者会出现明显的体重下降、体形改变、体重增加恐惧及"女运动员三联征"（经典三联征包括闭经、骨质疏松及过量运动与摄食失调）。介导代谢状态与生殖功能间的功能性联系的神经系统就位于下丘脑。

下丘脑功能性闭经通常会出现GnRH与促性腺激素分泌的显著降低。尽管大多数下丘脑功能性闭经的女性表现为LH脉冲频率降低，但这些患者并不限于此，她们还会出现多种LH脉冲的模式，例如脉冲缺失，低频加低峰，以及同一个体不同时期出现多种模式等。这些患者的GnRH与促性腺激素的分泌并不足以支持卵泡发育、雌激素产生及月经中期促性腺激素峰出现等生理过程，但是通过适量的外源性间断补充GnRH，她们的排卵周期与生育能力常常可以得到恢复。

有研究认为，下丘脑功能性闭经患者生育能力降低主要是由于体内脂肪"库存"不足，即"脂肪关键论"。这种观点目前尚存争议，因为大量数据表明，驱动生殖功能下降的是能量摄入障碍而非体脂含量。例如，大多数女性运动员的体脂含量都显著降低，但闭经和不闭经的女运动员间体脂含量并没有显著的差异。而且，能量摄入障碍患者可以在体重降低前就产生闭经症状，而对于有摄食障碍史的患者来说，其闭经症状可能在其体重已经恢复时仍未改善。类似的，因严重肥胖进行减肥手术的女性也会出现短暂的下丘脑功能性闭经，而这种闭经是在肥胖依然存在（约 35 kg/m²）但已出现能量负平衡时发生的。而且，有数据表明，控制性能量摄入障碍很快（5d 以内）就能够改变 LH 脉冲节律。总之，这些发现表明，下丘脑功能性闭经的生育能力下降主要是能量摄入障碍而非体脂成分改变。值得注意的是，当面临能量摄入障碍的风险时，机体有时会通过降低代谢率来保持能量平衡（体重平衡），其手段主要是通过降低包括生殖功能在内的"非关键性"功能。另外，当能量摄入率降低不超过 30% 时，人类女性及雌性猴子并不出现生育功能的下降（图 1-13）。

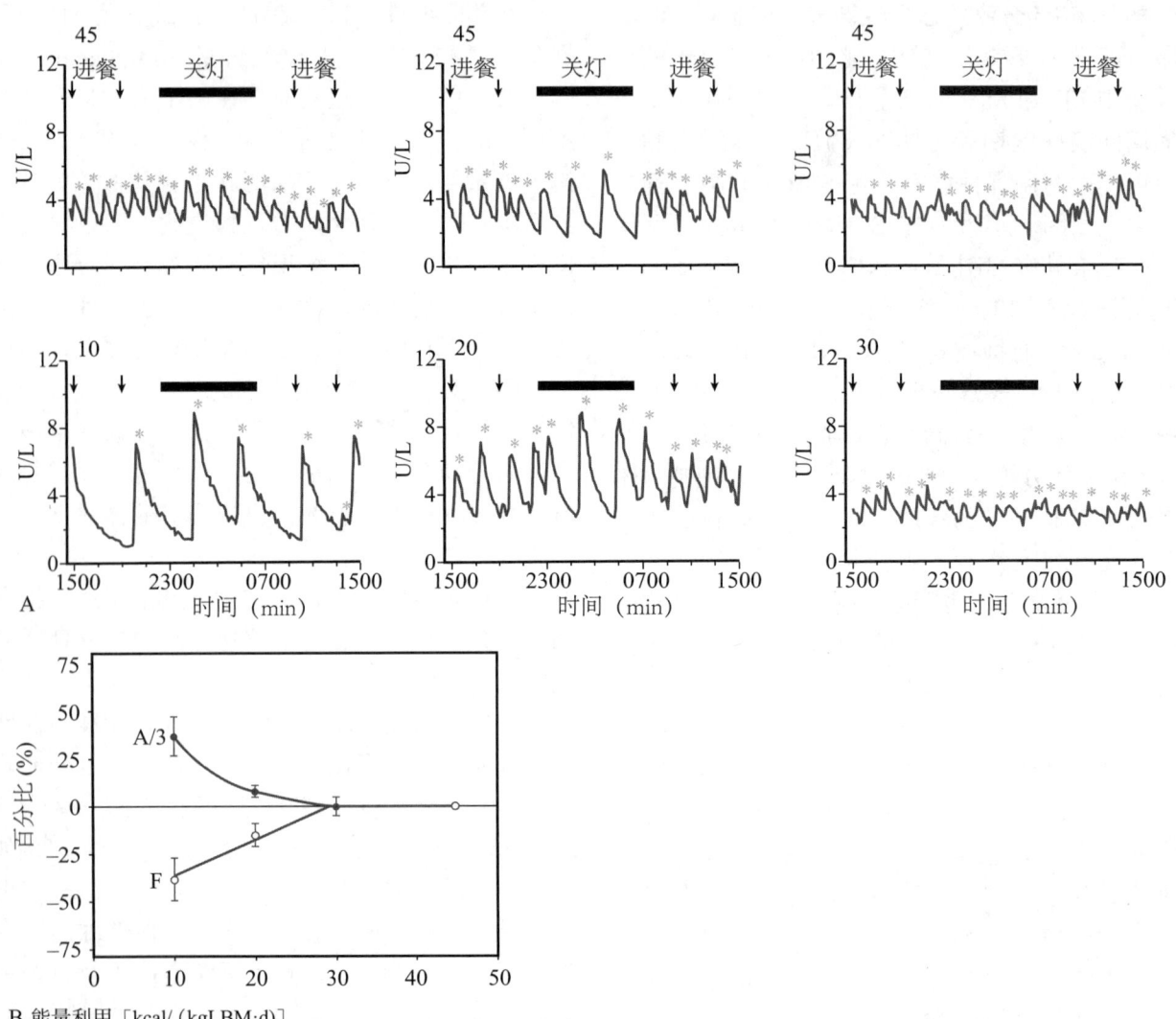

图 1-13 能量摄入对健康女性 LH 脉冲的影响

A. 3 位女性在不同能量摄入状态下 24h 连续 LH 分泌情况。这些研究目的是检测运动与能量摄入降低对具有正常月经周期的女性的影响。在该研究中，参加者每日摄取约 840 kcal/kg 以维持基本需求，额外能量摄入通过饮食进行调整。考虑到能量供给等于饮食摄入减去运动消耗——能量消耗主要考虑非运动相关的能量消耗——将其规范化为去脂体重［因此用 kcal/（kg LBM·d）表示］；能量平衡约为每日 45 kcal/kg LBM，其对应的 LH 分泌谱在上。而能量摄入受限（分别为 10kcal/kg LBM，20kcal/kg LBM，30kcal/kg LBM）时的 LH 分泌谱在下。LH 脉冲显著变化由星号表示；箭头指示饮食时间；黑色标尺标注关灯时间段

B. 能量摄入与 LH 脉冲间的关系。能量摄入为 X 轴；LH 脉冲幅度（实心圈）和 LH 脉冲频率（空心圈）在 Y 轴，其纵坐标表示与正常比较的变化幅度。能量摄入降至 30kcal/（kg LBM·d）时 LH 脉冲的特点并不发生明显改变，但当降至 30kcal/kg LBM 以下时，随着降低程度的增加，其 LH 脉冲幅度增加、频率降低，严重程度具有相关性

［图片来源于 Loucks AB, Thuma JR. Luteinizing hormone pulsatility is disrupted at a threshold of energy availability in regularly menstruating women. J Clin Endocrinol Metab, 2003（88）: 297–311.］

尽管有部分研究认为，运动会改变LH的脉冲节律，但也有研究证实，无论运动强度如何，充足的能量供给能够保证LH的分泌节律基本稳定。其他的研究也有相似的发现，即当摄入固定量食物而逐渐增加运动强度时，雌猴可以被诱导出闭经症状；但当提供额外的食物和热量时，无论运动量如何，其闭经症状都能够被逆转。

目前，我们对于下丘脑性闭经的神经生物学机制及营养状态对生育能力影响的机制仍然知之甚少。长期"能量剥夺"与多种神经内分泌适应和内分泌改变相关，包括瘦素、胰岛素、胰岛素样生长因子1（IGF-1）及甲状腺激素均会降低，而生长激素及胃饥饿素则会增加，下丘脑-垂体-性腺轴也会被激活。这些激素的改变能够影响GnRH和促性腺激素的分泌，并可能介导能量摄入受限对生育能力的影响。许多研究曾将关注点集中在瘦素上。瘦素是一种由脂肪组织分泌，将外周代谢状态反映给中枢神经系统的信号分子，它能够影响机体的食欲、能量消耗及生殖过程。瘦素或瘦素受体缺失的人或小鼠（分别是ob/ob和db/db小鼠）将出现性成熟障碍及不孕症；而外源性应用适量瘦素则能够逆转该现象。有研究发现，下丘脑功能性闭经的女性体内瘦素降低；而一个小样本量的研究发现，注射重组人瘦素能够改善这类女性的LH脉冲节律与卵巢功能指标（如雌激素），其中一个亚组的女性通过补充瘦素甚至恢复了排卵功能。尽管血清瘦素水平与体脂呈正相关，但当出现明显摄食受限时，瘦素水平会迅速发生变化。许多抑制LH分泌的刺激，例如短期内显著的摄食限制，也被认为能够抑制瘦素的分泌。外源性注射瘦素能够防止短期禁食的男性出现LH与睾酮释放下降的现象。因此，尽管瘦素在调控生殖神经内分泌中的具体作用尚不完全清楚，但瘦素已被认为在保证GnRH的正常分泌方面起着重要的作用。

与之相似，有许多神经肽被认为与能量受限对生殖功能的影响有关，包括kisspeptin、神经肽Y（NPY）、促生长激素神经肽样多肽（GALP）、β-内啡肽、促皮质激素释放激素（CRH）、胃饥饿素及多肽YY。尽管许多代谢信号有可能直接作用于GnRH神经元，但多数研究还是提示，它们是通过输入性神经回路来完成该过程。例如，最近的一项小鼠研究表明，代谢信号能够通过大脑中的不同区域[如腹乳头前核（瘦素效应）及极后区（当没有可利用的葡萄糖时）]中继影响GnRH"脉冲发生器"。有研究提示，阿片类受体途径激活可能是导致下丘脑功能性闭经患者GnRH脉冲频率降低的重要原因。

尽管在生殖过程中男性并不如女性一样需要消耗大量能量，但代谢应激同样会影响男性的生殖功能。例如，参加美国陆军军事训练的健康男性，由于会经受包括间断性严格摄食限制和体重降低（平均每人10~12 kg）在内的多种代谢应激，其LH和睾酮水平甚至一度会降至去势状态。有意思的是，当这些男性增加能量摄入后，其睾酮水平能够迅速恢复且不受其他相关应激因素（如训练量、睡眠剥夺）的影响。除此以外，神经性厌食的青春期男性会出现明显的下丘脑性性腺功能低下。男性生育功能对能量摄入敏感还表现在当能量摄入障碍时，其生育能力也会明显降低。这些调控途径之所以在雄性中存在，可能是因为这会更有利于传递给物种中的其他成员（如配偶与后代）。

（九）压力应激对生殖功能的影响

能量摄入受限导致下丘脑功能性闭经是压力应激导致生育能力下降的一种特殊形式。"压力应激"是指对身体稳态的潜在的威胁，例如天敌的靠近、受伤、生病（如系统性感染）、极端气温、能量摄入受限（禁食）及能够造成精神压力的情境等。应激反应的本质取决于应激刺激的性质，但通常包含神经性和神经内分泌性反应。下丘脑室旁核中存在一群向正中隆起投射的神经元，它们可将促肾上腺皮质激素释放激素（CRH）释放入垂体门脉系统。CRH[在某种程度上与血管升压素（AVP）共分泌]能够刺激腺垂体促肾上腺皮质激素细胞释放促肾上腺皮质激素（ACTH），继而能够促进糖皮质激素（皮质醇）的分泌。室旁核神经元的某个亚群还与自主神经系统的调控有关，包括与脑干、脊髓及肾上腺髓质相连的神经通路（交感肾上腺素轴）。压力应激反应的其他元件还包括中枢唤醒系统与蓝斑核（脑干中与情感和压力的认知反应相关的核）。因此，压力应激会刺激产生整合的神经、内分泌及行为学反应，促进机体短期的稳态维持与生存。例如，交感肾上腺素轴的激活能够增加肾上腺素的分泌——"战斗或逃跑"反应的一个重要元件，而下丘脑-垂体-肾上腺（HPA）轴激活导致的皮质醇分泌也会增加机体能量的动员。

慢性压力应激与强烈的急性压力应激均能够抑制生殖功能，这是一种机体稳态受到威胁时的合理的适应性反应。例如，许多急性病会产生可逆转的促性腺分泌不足性性腺功能低下。生殖功能在压力应激下被抑制的机制非常复杂：尽管 GnRH 分泌受抑制是其中的主要因素，但垂体与性腺功能也存在直接被抑制的效应。值得注意的是，压力应激对生殖功能的多方面影响似乎与多种因素有关，例如物种、性别、激素背景（如完整的个体相对去势的个体）及压力应激的类型。

压力应激对生育能力的抑制涉及大量中介物质的参与，包括 CRH（能激活 HPA 轴且具有中枢效应）、尿皮素（一种 CRH 样多肽）、AVP、ACTH、内源性阿片类肽（如 β-内啡肽）、皮质醇及去甲肾上腺素能、GABA 能及血清素源性神经通路等。例如，脑室内注射 CRH 能够降低猴下丘脑基底内侧的电活动，而 CRH 拮抗药则能够防止某些压力应激导致的 LH 抑制现象的出现。纳洛酮能够阻滞猴子中 CRH 所致的 LH 抑制现象，提示内源性阿片类物质可能也参与其中。而蓝斑核发出的去甲肾上腺素能传入神经可能也与 GnRH"脉冲发生器"抑制有关。

值得一提的是，有数据表明压力应激可能在下丘脑功能性闭经中发挥一定的作用。例如，闭经的运动员或神经性厌食症的女性其 HPA 轴处于激活状态（皮质醇升高）。而且有证据表明，下丘脑功能性闭经的女性具有更高的精神压力，包括完美主义倾向、孩提时期的痛苦经历和压力应激处理障碍等，而通过认知行为疗法和催眠疗法甚至可能改善生育能力障碍。对雌猴的一些研究也证实了这些观点，有研究发现，尽管单独的物理压力应激（搬进新处所与陌生雌猴相处）或单独的轻度摄食限制和锻炼都不会造成雌猴生育能力的改变，但两者联合却会造成大多数雌猴排卵周期及排卵功能的改变。

目前尚不清楚压力应激（如能量摄入受限）影响生殖功能的程度在女性个体及雌猴个体间的差异（如下丘脑不易感相对于下丘脑易感；压力敏感相对于压力抵抗）取决于什么。如前所述，GnRH 的分泌是通过多种因素相互作用来调控的。而且，一项最新的研究发现，下丘脑功能性闭经的女性相对于月经周期规律的女性，人群中 *KAL1*、*FGFR1*、*PROKR2*、*GNRHR* 等多个基因突变的概率更高。因此目前来看，与 GnRH 神经元相关的基因变异（也许还有基因的表观修饰）在生殖系统对能量摄入受限和压力应激的敏感性方面起着一定的作用。

（十）哺乳

妊娠及产后哺乳期高浓度泌乳素能够刺激乳汁分泌。在人类历史相当长的一段时期内，乳汁是新生儿唯一的营养来源。哺乳也会使神经垂体释放催产素，促进乳腺腺泡内的肌上皮细胞收缩，进而分泌乳汁。哺乳也与闭经及不孕有关。有研究发现，完全母乳喂养且闭经的妇女产后 6 个月内怀孕的概率很低，而有些哺乳的女性还会闭经 1 年以上。因为婴儿出生时间间隔过短有可能将婴儿暴露于更多风险中，因此产后的闭经在过去及现在的文化中被认为是有益于新生儿生存的重要的适应现象。

在妊娠期间，胎盘分泌的高浓度性激素（雌激素、孕激素）和催乳素能够显著抑制 GnRH 和促性腺激素的分泌，从而抑制卵泡的发育。如果没有哺乳的过程，下丘脑-垂体-卵巢（HPO）轴通常将在分娩后 8 周内恢复周期性。但如果存在哺乳的过程，GnRH 和 LH 的脉冲分泌就会持续被抑制（脉冲频率低），雌激素生成减少。对哺乳雌猴的研究发现，这种哺乳期间 GnRH 分泌的减少可能与下丘脑基底内侧电活动的减少有关。而哺乳期闭经女性间断注射外源性 GnRH 则能够恢复卵巢的功能。

哺乳期闭经的机制目前也并不完全清楚。哺乳是一个相当耗费能量的生理过程：为产生 750~1000ml 人乳，每天将需要 500~600kcal，这些热量将通过体内脂肪储存及增加的摄食获得。但是，哺乳的高额能量需求（约妊娠期的 2 倍）可能诱导前述的能量摄入受限所导致的 GnRH 脉冲节律受损过程部分或全部激活。正如最近的一篇综述所言，动物实验（主要是啮齿类动物）已发现，哺乳与促进饮食神经系统（如 NPY）的激活及下丘脑中抑制饮食的神经系统有关。这些变化可能与外周的许多代谢指标如瘦素、胰岛素等的改变存在一定的关系。这些改变能够促进摄食并可能通过直接作用或 kisspeptin 间接抑制 GnRH 的神经活性。例如，哺乳期间 NPY 神经元的激活可以直接抑制 GnRH 的神经活动，而哺乳期动物下丘脑弓状核中 kisspeptin 和 NKB 的表达降低则可间接抑制 GnRH 的活性。

研究发现，高催乳素血症能够抑制 GnRH 的节律，并且，至少一部分是通过增加下丘脑阿片类物质来实现的。而 GnRH 在哺乳期分泌的减少可能也部分反映出此时的高催乳素水平。但是随着哺乳持续进行，催乳素的水平会逐渐降至正常，因此，下丘脑-垂体-卵巢轴的活性可能与外周血催乳素的水平并不紧密相关。不过有一点很重要：哺乳的强度（如频率、持续时间）似乎是影响女性闭经情况的重要因素，它可能是通过另外的机制（如神经机制）来影响下丘脑-垂体-卵巢轴的。

（十一）多种生理因素对 GnRH 分泌的影响

1. 昼夜节律变化 日间节律（每日循环）在内分泌学中的影响被广为关注，这其中也包括对生殖内分泌的影响。存在内源性机制驱动的日间节律也被称为昼夜节律，尽管昼夜节律通常也受环境因素（如明环境-暗环境循环）的影响。昼夜节律是由下丘脑视交叉上核的"生物钟"所决定，并由多个所谓的"生物钟基因"相互作用产生。这些"生物钟基因"也参与反复发生的循环运动的负反馈相互作用。而视网膜接收到的明暗信号通过视神经（视下丘脑束）向视交叉上核传递，将影响其内"生物钟"的"走时"。

当物种或者性别不同时，促性腺激素基础分泌与 LH 峰也可能表现出昼夜节律。一个特别典型的例子是，雌性大鼠的 LH 峰通常只发生于傍晚，即大鼠的活动刚刚开始活跃之时（也是交配发生最活跃时期）。这可能反映了视交叉上核每日都会产生刺激，但只有达到排卵前雌激素水平时，该刺激才会向 GnRH 神经网络传导。因此，大鼠排卵的时间就能与交配时机及容受时间窗相吻合。

与啮齿类动物不同，猴子似乎只有在特殊的时间才会产生 LH 峰。例如，超生理剂量雌激素注射将使其 LH 峰提前 12～18h。对人类女性的研究表明，LH 峰似乎在清晨起始。例如，在一项涉及 19 例排卵女性的研究中，LH 峰在清晨时分开始起始（早 4：00～8：00）。而一项涉及 155 个自然周期的研究中，85% 周期的 LH 峰约在凌晨 0：00 至早晨 8：00 之间。但这些研究并没有确认昼夜节律的存在，排卵时间总是在清晨时分可能只是反映每日的光线环境。并且，女性排卵时间并非总是固定在每日特定的时间，因为排卵通常发生于 LH 峰 36h 之后，而排卵前日性生活的怀孕率与排卵日性生活的怀孕率也大致相同（40%）。尽管人类促性腺激素的分泌存在明显的昼夜节律，但最新的研究发现，在控制了睡眠状态、身体姿势、光照暴露、运动强度及饮食等因素后，早卵泡期和绝经期的 LH 与 FSH 指标都没有表现出日间节律。

2. 睡眠 尽管具体机制尚不清楚，但人们发现睡眠对 LH（GnRH）的脉冲分泌具有重要的影响。例如，青春期 LH 脉冲幅度夜间的升高与睡眠具有密切的联系，其通常在睡眠 1h 后开始，而在觉醒后结束。尽管 LH 脉冲节律与睡眠阶段间的联系尚未完全建立，但青春期睡眠相关的 LH 脉冲似乎主要发生于快动眼（REM）睡眠时期。

睡眠似乎也能够影响成人 LH 的脉冲节律，其表现形式为睡眠时 LH 脉冲节律减慢。该现象在早卵泡期最为明显，在晚卵泡期也能够发生。女性早卵泡期夜间 LH 脉冲节律的减慢与睡眠关系尤为密切，在觉醒时该现象即消失。而该时期，在睡眠的快动眼阶段（REM）与慢波阶段，LH 的脉冲分泌甚少发生，醒后却会频繁发生。这种现象可能通过下丘脑阿片类物质介导，因为纳洛酮能够阻断睡眠相关的 LH 脉冲节律降低。

综上所述，数据表明睡眠能够影响 LH 脉冲节律，而其效应受发育阶段与性激素水平的影响。睡眠相关的 GnRH 分泌改变的机制目前尚不清楚，但目前认为可能与青春期正常的性腺激素水平、与绝经后女性早卵泡期 FSH 分泌有关。

3. 信息素 信息素是通过空气传播的能够影响生育能力与求偶行为（如产生刻板行为、神经内分泌变化）的化学物质，其具有一定的物种普适性。例如，将一只新的性成熟雄鼠放入雌鼠中可改变其动情周期，这种"Whitten 效应"可能就是由信息素介导。类似的，绵羊与山羊产生的信息素也能够诱导雌性产生非动情季的排卵，称为"雄性效应"。

信息素在人类中的作用尚不清楚。月经周期同步（有时称为"McClintock 效应"）是指起居密切的女性的月经周期会出现逐渐同步的现象。有学者将这种现象归因于人类的信息素产生的作用，也有报道称晚卵泡期女性腋窝的分泌物能够使其他女性的排卵提前。但是，这类研究在方法学背景方面尚未得到认同，其研究结果目前也尚存争议。而且，尽管有研究认为犁鼻器与动物接收信息素有关，但人类的犁鼻器仅在宫内时发育，大多数研究认为其会逐渐退化，在性成熟后功能消失。

全部参考文献请在合作网站 Expert Consult Web Site 查询。网址：www.expertconsult.com。

（译者　崔岳毅　审校　马彩虹）

推荐阅读

Balasubramanian R, Crowley WF Jr. Isolated GnRH deficiency: a disease model serving as a unique prism into the systems biology of the GnRH neuronal network. Molecular and Cellular Endocrinology, 2011 (346): 4–12.

Burt Solorzano CM, Beller JP, Abshire MY, et al. Neuroendocrine dysfunction in polycystic ovary syndrome. Steroids, 2012 (77): 332–337.

Crown A, Clifton DK, Steiner RA. Neuropeptide signaling in the integration of metabolism and reproduction. Neuroendocrinology, 2007 (86): 175–182.

Herbison A. Physiology of the gonadotropin-releasing hormone neuronal network // Neill J. Knobil and Neill's Physiology of Reproduction. Oxford: Elsevier, 2006: 1415–1482.

Lehman MN, Coolen LM, Goodman RL. Minireview: kisspeptin/neurokinin B/dynorphin (KNDy) cells of the arcuate nucleus: a central node in the control of gonadotropin-releasing hormone secretion. Endocrinology, 2010 (151): 3479–3489.

Loucks AB. Energy availability and infertility, Current Opinion in Endocrinology. Diabetes, and Obesity, 2007 (14): 470–474.

McCartney CR. Maturation of sleep-wake gonadotrophin-releasing hormone secretion across puberty in girls: potential mechanisms and relevance to the pathogenesis of polycystic ovary syndrome. Journal of Neuroendocrinology, 2010 (22): 701–709.

McNeilly AS. Neuroendocrine changes and fertility in breast-feeding women. Progress in Brain Research, 2001 (133): 207–214.

Pauli SA, Berga SL. Athletic amenorrhea: energy deficit or psychogenic challenge? Annals of the New York Academy of Sciences, 2010 (1205): 33–38.

Plant TM. A comparison of the neuroendocrine mechanisms underlying the initiation of the preovulatory LH surge in the human, Old World monkey and rodent. Frontiers in Neuroendocrinology, 2012 (33): 160–168.

Roa J, Navarro VM, Tena-Sempere M. Kisspeptins in reproductive biology: consensus knowledge and recent developments. Biology of Reproduction, 2011 (85): 650–660.

Tilbrook AJ, Turner AI, Clarke IJ. Stress and reproduction: central mechanisms and sex differences in non-rodent species. Stress, 2002 (5): 83–100.

Tobet SA, Schwarting GA. Minireview: recent progress in gonadotropin-releasing hormone neuronal migration. Endocrinology, 2006 (147): 1159–1165.

Topaloglu AK, Semple RK. Neurokinin B signalling in the human reproductive axis. Molecular and Cellular Endocrinology, 2011 (346): 57–64.

Wahab F, Quinton R, Seminara SB. The kisspeptin signaling pathway and its role in human isolated GnRH deficiency. Molecular and Cellular Endocrinology, 2011 (346): 29–36.

第 2 章

促性腺激素及其受体

（原著 Mario Ascoli, Prema Narayan）

性腺是配子发生的场所，并具有类固醇生成的功能。在性腺中配子发生及类固醇生成由下丘脑合成的十肽——促性腺激素释放激素（gonadotropin-releasing hormone，GnRH），垂体前叶促性腺激素——黄体生成素（luteinizing hormone，LH）及卵泡刺激素（follicle stimulating hormone，FSH）所调控。LH 和 FSH 与胎盘分泌的人绒毛膜促性腺激素（human chorionic gonadotropin，hCG）为协同作用，并调控雄激素、雌激素及孕酮的合成，在卵子发生、精子发生、排卵及早期妊娠维持中发挥重要作用。

结构上，这 3 种促性腺激素（LH，FSH，hCG）和与其高度相关的促甲状腺激素（thyroid-stimulating hormone，TSH）均以异二聚体的形式存在，由相同的 α 亚基及同源的激素特异性 β 亚基组成。这些激素均为高度加长的分子链，由两条相互缠绕的亚基构成，并具有相似的构型。这些促性腺激素与转化生长因子（transforming growth factor β，TGFβ），活化素等其他因子一样，属于含有较大胱氨酸节点的生长因子家族成员。

这 3 种促性腺激素通过两种 G 蛋白偶联受体（G protein-coupled receptors，GPCRS）发挥作用。促性腺激素受体［促甲状腺激素受体（TSHR）及其他受体也类似］在结构上具有显著的特征，在其较大胞外区域存在几个富含亮氨酸的重复序列（leucinerich repeats，LRR），这一区域对于受体识别及与相应激素的高亲和性起主要作用。黄体生成素受体（luteinizing hormone receptor，LHR）既可以识别 LH，也可以识别 hCG，而卵泡刺激素受体（follicle stimulating hormone receptor，FSHR）只特异性识别 FSH。LHR 在睾丸间质细胞、卵泡膜细胞、颗粒细胞和黄体细胞中表达，FSHR 在颗粒细胞及支持细胞中表达。在一些非性腺组织中也发现了促性腺激素受体的表达，并显示出了重要的生理学意义，但这类发现目前还尚存争议，焦点在于促性腺激素受体是否在性腺外表达。

本章内容将集中对这 3 种促性腺激素及其 2 种受体进行介绍。

一、促性腺激素

促性腺激素蛋白（LH，hCG 及 FSH）

1. 氨基酸序列及三维结构 3 种促性腺激素蛋白（LH，hCG 和 FSH）及 TSH 由一类复杂的蛋白复合体——糖蛋白激素组成。这些蛋白通过非共价键结合形成异源二聚体，包含一个相同的 α 亚基以及不同的 β 亚基。相同的促性腺激素 α 亚基（α-gonadotropin subunit，α-GSU）由 CGA 基因编码，包含 92 个氨基酸残基，LHβ，FSHβ 及 hCGβ 亚基分别包含 121，110，145 个氨基酸残基。hCGβ 亚基的延长是由于羧基末端的加长，由 LHβ 基因移码突变导致的对非编码区的通读及可读框的延伸所致。这部分延长区域被称为羧基末端肽段（carboxyterminal peptide，CTP）。这几种蛋白在人中的氨基酸序列显示见彩图 6，可以看到在 α 及 β 亚基中均富含赖氨酸残基，并且在 β 亚基中存在大量的同源序列。

已经得到晶体结构的蛋白包括：去糖基化的 hCG，糖基化及与抗体结合的 hCG，部分去糖基化的 hFSH，单链部分去糖基化并与 N 端（1～268 残基）hFSHR 胞外功能区结合的 hFSH-hFSHR 复合体。彩图 7 显示了 hCG 及 hFSH 的晶体结构。

hCG 与 hFSH 的构型非常类似，均为高度加长的分子链，由两个相互缠绕并稍微扭曲的亚基组成。尽管缺少显著的同源序列，但是存在于两种异源二聚体的两个亚基有相似的折叠形式，包含 3 个主要的环状结构，每个亚基中均包含 1 个胱氨酸节点基序，并且在亚基的核心区域含有 3 个二硫键。α 和 β 亚基除了在胱氨酸节点处含有 3 个二硫键，在其他部位还存在 2~3 个二硫键。在 β 亚基中有 20 个氨基酸残基作为纽带，使其与部分 α 亚基相互缠绕。hCG 与 hFSH 结构上的主要差异在 C 末端的部分纽带区域，在这一区域显示出了显著不同的构型。在 hCG 和 hFSH 中，α 和 β 亚基均以头尾相接的方式排列（彩图 7）。尽管目前还没有解析出 LH 和 TSH 的结构，但通过 hCG 和 hFSH 相似的结构可以大胆的推测，LH 与 FSH 的结构应该和已知的这些结构类似。人去糖基化 α-GSU 的溶液结构目前已经通过磁共振（nuclear magnetic resonance，NMR）光谱获得。得到的最终确认的人 α-GSU 晶体结构与已知的 hCG 和 hFSH 结构类似。

通过已知的 FSH 及 FSH-FSHR 胞外区域复合体晶体结构（将在本综述的别处讨论），存在推测出未结合及与受体结合的异二聚体构象变化的可能性。未与受体结合的激素的结构较与受体结合后可变性稍强，主要是 C 末端的 α-GSU 在结构上会发生明显变化。另外，α-GSU 的两个 C 末端残基在晶体结构上是无序状态，而在其与受体结合之后则变得非常有序。

2. 糖基化 促性腺激素从内质网转运至顺面高尔基体，在穿过高尔基体到达高尔基体反面时发生了糖基化，从而产生成熟的激素。人促性腺激素亚基中包含 N 连接糖基链，其连接位点分别为：α-GSU 第 52 及 78 位天冬酰胺，CGβ 第 13 及 30 位天冬酰胺，FSHβ 第 7 及 24 位天冬酰胺，LHβ 第 30 位天冬酰胺。另外，hCGβ 亚基含有 4 个黏蛋白类型的 O 连接糖基链，分别位于第 121，127，132 及 138 位羧基末端丝氨酸（彩图 8）。亚基中的糖基链对激素的组装、细胞内定位、分泌及半衰期均具有非常重要的作用。尽管早期的研究显示 α-GSU 第 52 位天冬酰胺发生 N 连接糖基化对其受体激活有一定作用，但是最近的研究显示，这一糖基化的作用更加倾向于对激素构象及稳定性的调控。此外，越来越多的证据显示特定类型的糖基化可能影响激素的生物学活性。

在 hFSH 和 hCG 末端的唾液酸部位（有时会在延伸较短的硫酸盐部位）会形成双链 N 连接糖基链，这种结构在数目上可能为 0~2 个，这一差异主要由糖蛋白的微观不均一性所导致。LH 上双链 N 连接糖基链一般会在硫酸盐部位终止，但也存在一些特殊情况，例如 hFSH 包含三链和四链 N 连接糖基链，有些 hFSHβ 亚基完全缺失了 N 连接结构。多种糖基转移酶负责 N 连接及 O 连接糖基链的生物合成，值得注意的是，垂体中发生的磺化作用需要 N 乙酰半乳糖胺转移酶及磺基转移酶的作用，两种酶在胎盘中均缺失。海藻糖同样也在糖蛋白激素上经常出现。总结起来，在 hCGα 及 β 亚基上接近有 50 种 N 连接及 O 连接糖基链被报道。促性腺激素主要的 N 连接及 C 连接糖基链在彩图 8 中显示。

3. 折叠和组装 对 hCG 亚基动态折叠过程的研究得出了有意思的结论。首先，二硫键在激素成熟过程中发生动态变化；其次，在亚基完成折叠及二硫键形成之前，亚基之间已经发生相互作用。此外，亚基之间的相互作用早于 26 位半胱氨酸及 110 位半胱氨酸形成的纽带作用。与这些研究不同，有报道指出亚基之间通过两个 α 环形成纽带结构的方式进行组装。另外，也有对 hCG 折叠模式的研究表明，亚基之间的相互作用发生于折叠完成的 α 亚基和未成熟的 β 亚基之间。

激素除了以异源二聚体形式存在，也发现 LHβ 及 LHα 同源二聚体的存在形式。尽管有研究表明，单独的 α 亚基可以显著增强孕酮介导的蜕膜化，但是这些以同源二聚体形式存在的糖蛋白激素是否有相应的生物学活性仍然有待研究。

二、与促性腺激素相关的其他异源二聚体糖蛋白

对人类基因组的研究发现了 GPA2 和 GPB5 两个糖蛋白，分别与糖蛋白激素 α 及 β 亚基类似。GPA2 和 GPB5 可以形成异源二聚体，并且可以刺激 TSH 受体。这一异源二聚体被称作促甲状腺激素，推测这一激素可能通过旁分泌作用活化垂体 TSH 受体。对糖蛋白激素亚基 GPA2 和 GPB5 的结构分析表明，由于缺少胱氨酸残基，GPA2 和 GPB5 不能形成胱氨酸节点结构，并且 GPB5 不含有与纽带结构的同源序列，上述因素导致在循环过程中两者在低浓度

情况下不能形成稳定的异源二聚体。这也表明促甲状腺激素通过旁分泌而不是内分泌作用来发挥作用。系统发生学研究显示，促甲状腺激素可能是一种非常古老的激素，其亚基的演化在后生动物5亿年前出现时才发生。在低等脊索动物文昌鱼中，促甲状腺激素可能与胚胎发育相关，其异源二聚化对其活性可能是非必需的。最近的研究显示，促甲状腺激素在卵母细胞中具有一定的表达，在大鼠的卵巢颗粒细胞中，其作为旁分泌调控因子调控促甲状腺激素受体。

（一）结构功能研究

1. 氨基酸突变 正如本综述其他部分所讨论，只有非常有限的自然突变发生在糖蛋白激素的α及β亚基。与此对应，通过对具有点突变激素的生物学特征进行分析可以获得大量的有价值信息。目前，有部分突变被报道，其中有一个突变能显著提高激素生物学活性，大部分突变对激素的功能没有影响或引起其功能缺失，部分会引起折叠的紊乱或亚基组装的异常，另外，可能会对受体的结合或活化产生影响。通过替代hCG的N末端位于α亚基的单个或多赖氨酸残基可以得到其功能获得性突变体。将α-GSU第18位苯丙氨酸替代为苏氨酸后，其效价将提高2倍。第52位天冬酰胺缺失N连接低聚糖的α-GSU可以与hCGβ及FSHβ形成异源二聚体，并且可以与同源的受体结合，但是其作用显著降低。尽管目前还存在一定的争论，但有研究显示，第52位天冬酰胺发生的N连接糖基化可以通过与β亚基酪氨酸形成氢键，从而稳定异源二聚体的活化态构象。在α-GSU核心区域及C末端区域的突变体，可以和hCG和hFSH的β亚基发生相互作用，但是其与受体结合的功能受到影响。

很多β亚基的突变体被发现并且被鉴定。与α亚基的突变类似，β亚基的突变体影响折叠，亚基组装或者与受体结合。这些数据总的来说与hCG和FSH的结构一致。与α-GSU突变不一样的是，目前还没有关于β亚基的突变影响其形成异二聚体及与受体结合的能力的报道。

2. 蛋白工程 蛋白工程被广泛运用于合成各种亚基缺失的激素，对单链及嵌合链激素的研究得到了一些有趣的结果。正如之前所提及，α亚基C末端缺失突变导致N末端形成大的片段化区域，虽然这一突变体可以和β亚基结合，但形成的异源二聚体表现出与受体较低的结合能力。有几个研究组对hCGβ的N端及C端缺失突变进行了报道，结果显示，最短的能保留亚基组装、受体结合及受体活化的功能区包含从第8~100位氨基酸残基。

有许多嵌合型糖蛋白激素被设计并合成出来，这些激素特异性氨基酸位点的突变为研究受体的结合和活化提供了非常有用的信息。总的来说，这些结果强调了β亚基的纽带区域对受体结合的重要性，同时亚基的不同的部位对受体结合的特异性也非常重要。

利用新方法研究促性腺激素的结构与功能的关系需要合成单链激素（如α及β亚基融合蛋白合成）。第一个结合或连接型hCG的报道表明，单链促性腺激素处于N-hCGβ-α-C构象，并具有生物学活性。随后，类似的FSH及LH融合蛋白也被发现具有相应的生物学活性。另外，处于N-α-hCGβ-C构象的单链hCG及其他不同连接形式的蛋白已经被表达和鉴定，在很多情况下，这类构象激素中的1个或2个亚基包含了很有研究价值的突变。从这些研究可以看出，N-α-hCGβ-C构型具有生物学活性，令人感到意外的是，每个亚基二硫键的消失不影响其活性。与对应的异源二聚体类似物相比，单链激素在体外的稳定性及热抵抗能力相对较高。通过对2个亚基的连接方式进行更换，其他研究者设计并在体外表达出了二硫键连接的异源二聚体。这些结果进一步支持了第52位α-天冬酰胺维持了异源二聚体的稳定性，但与信号转导没有相关性，并且表明α-GSU的C末端与LHR的结合是非必需的，这一研究结果与剔除C末端5个残基而不影响与LHR结合的能力的研究相一致。对促性腺激素，特别是对N-α-β-C构象促性腺激素的研究，提出了关于FSH中α-GSU的C末端与FSHR胞外结合区域活动性是否发生变化的有趣问题，这一区域在与受体结合后，显示出了比以二聚体形式存在时较强的活动性。有关单链hCGβ同源二聚体的报道表明，hCGβ与LHR的亲和性较野生型hCG要低3倍，这一由工程学技术产生的同源二聚体不能形成相应的生物学效应，并且其会阻碍hCG与LHR的结合。第二种单链hCG拮抗药通过突变4个与LHR活化相关的4个N连接糖基化位点中的3个（β亚基中第13和30位天冬酰胺，α亚基中第52位天冬酰胺）来进行设计。由于α亚基中第78位天冬酰胺与受体结合相关，于是被保留下来没有进行突变。这种类似物可以作为一种竞争型拮抗药,并且可以抑制大鼠的卵巢过度刺激综合征。

将糖蛋白激素转换成单链的技术被用于合成具有 2~3 倍活力的融合蛋白。例如,包含 3 个结构域的融合蛋白 N-FSHβ-hCGβ-α-C 既显示出 LH,又表现出 FSH 的活力。有意思的是,这类具有两种功能的促性腺激素可以从两种类型细胞分泌,一种具有 LH 受体活性,另一种具有 FSH 受体活性。一种包含 4 个结构域的融合蛋白 N-FSHβ-hCGβ-α-C,尽管其不能正常分泌,但是其在细胞及动物研究中显示出 3 种显著不同的生物学功能。这些结果提出了关于亚基相互作用及构象的有趣问题,这一问题在受体的结合及活化中显现。最令人惊讶的发现是基于对包含 3 个结构域,具有两种功能的融合蛋白 N-FSHβ-hCGβ-α-C 的研究。这些研究表明,通过突变第 10~60 位半胱氨酸或者第 32~84 位半胱氨酸能阻断异源二聚体的形成,但是激素的活性不受影响,因此得出 α 与 β 亚基的结合对于其与受体结合能力以及活性是非必需的。这些在本书中讨论的研究结果与那些没有被囊括的研究结果一起,共同说明了单链糖蛋白激素显示出一些与异源二聚体显著不同的特征。稳定性增强的单链蛋白,单链 hCG 拮抗药,拥有与 LH/hCG 及 LH/FSH 类似功能的单链分子,均为非常有潜在临床使用价值的候选因子。

单链促性腺激素的设想被延伸至合成 hCG 与 LHR 融合蛋白(如通过共价结合的方式使单链 hCG 与 LHR 连接),这类蛋白表达之后,会在转染的细胞及转基因小鼠中持续活化。这一模型也可以用来说明单一的亚基不具有生物学活性。

(二)促性腺激素亚基基因及转录本

1. 促性腺激素亚基基因 黄体生成素(LH)、绒毛膜促性腺激素(CG)、卵泡刺激素(FSH)这 3 种促性腺激素的相同 α 亚基由一个基因所编码,LH 及 FSH 的 β 亚基由另一个基因所编码,相比之下,CG 的 β 亚基,在灵长类动物和马科动物中表达,由 6 个基因所编码。有学者提出糖蛋白激素 α 及 β 亚基由一个 9 亿年前的共同先祖基因分化而来,随后 β 亚基经历了复制及突变过程,产生了如今的 β 亚基家族。在人类中,编码相同 α 亚基的基因位于第 6 号染色体,编码 FSHβ 的基因位于第 11 号染色体,编码 LHβ 及 CGβ 的基因位于第 19 号染色体(http://www.ensembl.org)。人类 α 亚基基因长度为 9.4kb,包含 4 个外显子及 3 个内含子;FSHβ 基因长度为 4.2kb,包含 3 个外显子及 2 个内含子;LHβ 基因长度为 1.1kb,包含 3 个外显子及 2 个内含子;而 CGβ 的基因则根据长度不同而发生变化。

LHβ 及 CGβ 的 7 个基因存在于横跨 52kbp 的基因簇上。CG 的 β 亚基基因(如 CGB,CGB1,CGB2,CGB5,CGB7 及 CGB8)以串联重复形式存在。针对 CGβ 的基因已经进行过详细的分析。CGB,CGB5,CGB7 和 CGB8 这 4 个 CGβ 基因,有 97%~99% 的相同序列,与 LHβ 有 92%~93% 的相同序列。这些基因序列的相似性导致 4 个 CGβ 亚基蛋白序列有 98%~100% 的相同,与 LHβ 亚基蛋白序列有 85% 的相同。CGB,CGB5,CGB7 和 CGB8 的基因编码了包含碳末端延伸序列(carboxy-terminal extension,CTP)的蛋白,这段序列可能通过 LHβ 基因的移码突变导致对非翻译区的通读而产生,并且造成了读码框的延伸。在 CTP 区域包含的黏液素类型 O 连接糖基链导致了 hCG 具有了一些 LH 没有的特性。

2. 促性腺激素亚基转录本 现有的证据表明,除了已经报道的包含 4 种 mRNA 的人 FSHB 基因,促性腺激素单一的转录本产生了可变剪接形式及 2 个多聚腺苷酸位点。CGβ 家族的表达很有意思,其 6 个基因的转录本的长度也不同。CGB5 和 CGB8 在胎盘中高表达。尽管在胎盘、垂体、睾丸及乳腺癌中检测到 CGB1 和 CGB2 基因的转录,但是还没有检测到其蛋白。预测 CGβ1 及 CGβ2 比 hCGβ 要小,将这一结论与氨基酸序列一起进行推测,结果显示如果这些蛋白经过生物合成,可能与 hCG 具有显著不同的功能。在柯斯质粒中插入 6 个 CGB 基因,使其在转基因小鼠中表达,CGB1 及 CGB2 基因在脑中转录本的水平与其他 4 个 CGB 基因相当。

3. 自然情况下出现的 CGA、LHB 以及 FSHB 基因突变 有关 CGA 基因突变唯一的报道来自于人癌症,CGA 第 56 位谷氨酸突变为丙氨酸,形成 α-GSU 突变体而导致其不能与 LHβ 相互作用。相比之下,有很多关于 β 亚基基因突变的报道,这些突变会导致激素功能的丧失及性腺功能减退。第一个关于 LHB 基因突变的报道来自于雄性,这一错义突变导致青春期推迟以及性腺功能减退。这一突变是由于第 54 位谷氨酰胺被精氨酸所替代,虽然亚基的组装能发生，但是异源二聚体不能与LHR结合。其他的研究表明，LHβ及hCGβ亚基第54位谷氨酰胺被替换后，可以与α-GSU形成异源二聚体，但这些异源二聚体与LHR的结合能力降低。其他有关LHβ的错义突变是第36位甘氨酸突变为天冬氨酸，在雄性中发生这一突变会导致青春期推迟及不育。第36位甘氨酸位于LHβ的CAGYC序列，这部分序列对于形成二硫键结点非常重要，推测天冬氨酸突变的形成阻止了至少一个二硫键的形成。

最近报道了另外2个LHB基因的突变。第一个报道的突变位于2号内含子+1位，发生了G变换为C（5′剪接供体位点）的替换突变，使第41位甲硫氨酸后插入一段推测为异常的79个氨基酸残基的序列，并且造成3号外显子移码，从而导致重要的β纽带环结构和重要的半胱氨酸的缺失。人们对血缘性双亲的杂合子突变型后代进行了分析（第2代堂兄妹）。3个性腺功能减退及不育的纯合子兄妹出现了有趣的表型，妹妹的青春期发育正常，月经初潮发生在13岁。3个杂合子兄妹是可育的。对3个杂合子兄妹血清LHβ基因突变的激素浓度进行分析，LH低至检测不出水平，而自由型α-GSU的水平却非常高；2位男性有较高水平的FSH和低水平的睾酮，而女性FSH和雌二醇及孕酮的值在正常范围，但是处于正常性甾体含量的最低点。

第二例关于LHβ突变的报道为一位男性及其妹妹，在LHβ第2号外显子缺失了9个碱基，造成了第10～12位氨基酸残基的缺失。除了这2例纯合的缺失，也发现了另外2个不受影响的兄妹杂合突变。尽管被报道的男性纯合突变无法检测出其体内LH水平，并且血清和睾丸内睾酮水平很低，但是这一男性仍然有完整的精子发生过程，其精子数量也处于正常水平。推测在体外检测到的低活性的突变型LH足够维持正常的精子发生。这位男性的妹妹青春期正常，月经初潮也正常，但是后来发生发展为停经、不孕、卵巢囊肿及低水平的雌二醇。

最近，在北欧人群中鉴定了一个稀有的发生在hCGβ亚基中的杂合子突变。在复发性流产（recurrent miscarriage，RM）患者中，发现了CGB5基因第56位缬氨酸突变为亮氨酸的突变体。尽管只有很少一部分突变型hCGβ被组装到正常异源二聚体中，但是其与受体结合后仍然能引起强烈的信号应答。在复发性流产患者中，也发现了CGB5基因第8位精氨酸突变为色氨酸的突变体，但这一突变不影响亚基的组装。第73位脯氨酸突变为精氨酸在5个个体中发现（3个复发性流产患者及2个对照），这一突变导致一半分泌的β亚基具有可变化的构象，但是对其生物活性没有影响。目前还没有发现这些突变的纯合子个体，可能是因为这样的基因型会导致无法妊娠，这也表明只有那些对CGB基因功能影响较小的突变体才能存活。

在FSHB第3号外显子发现了一些突变型，这些突变会导致女性无青春期发育过程，停经及不孕，而在男性中会导致无精症。第一例关于这类突变型的报道是一位27岁的女性，这位女性具有上述描述的症状，在注射GnRH之前和之后，均不能在血清中检测出FSH。发现其FSHB 2个碱基配对在第61位密码子处（61位缬氨酸突变为终止密码子）缺失，从而造成移码纯合子突变，因此改变了密码子第61～86位，使β亚基的提前终止。相似的突变在一位18岁的男性中也被发现，其症状为青春期延迟。

其他的研究报道了一个复合型杂合子突变，在第51位密码子发生了甘氨酸替代半胱氨酸的突变，第76位酪氨酸突变为终止密码的无义突变。在一位28岁男性中发现了一个错义突变，表现为不育，第82位半胱氨酸被精氨酸所替代，最近还发现了一个第79位密码子的移码突变（79位丙氨酸突变为终止密码子），由一个碱基的缺失引起，导致了蛋白的提前终止。目前有一例关于FSH低糖基化的报道，结果是低糖基化导致激素活性的降低。

总之，尽管男性的生育力不像女性那样完全依赖于FSH，但这些观察到的表型与自然发生于LHB，CGB及FSHB中的突变相关，并且与促性腺激素已知的结构及活性一致。

4. LHB、CGB和FSHB基因的多态性 在世界范围内，LHβ基因的多态性有一个显著的特点，这一多态性表现为可变频率，主要由2个单核苷酸多态性（single nucelotide polymorphisms，SNPs）导致的第8位精氨酸由色氨酸替代，第15位苏氨酸由异亮氨酸替代所致。虽然这一多态性导致其体外生物活性的升高以及在循环过程中半衰期的改变，但是这一多态性与不育，多囊卵巢综合征或癌症表型的评估还没有显著的相关性。在拥有两个多态性位点的个体中，显示出低的LH免疫反应（如果可以检测出），但是这也可能是由于使用了不能识别改变型LH的抗体所导致。第15位突变形成的苏氨酸具有新增的糖基化位点，但是第8位原有的精氨酸对大多数可变特性起主要作用。

另外一个LHβ突变体由第102位甘氨酸被丝氨酸替代所产生，导致LH体外生物活性的降低。但是这一多态性发生的频率非常低。

一种不常见的多态性发生于LHβ亚基，由丙氨酸替代其信号肽前切割位点的3个苏氨酸残基。通过体外实验有令人惊奇的发现，研究显示来自于突变体的成熟蛋白比野生型LH诱导cAMP生成的能力稍差，但是其诱导生成肌醇磷酸的能力强于野生型。SNP造成的相应改变可能影响了β亚基的加工过程，但这一推测还没有被证实。

在CGB5基因中报道了3号外显子的多态性，第79位缬氨酸被甲硫氨酸替代，这导致β亚基在折叠及与α亚基相互作用过程中产生一些缺陷。这种多态性的生理学功能及发生频率还不清楚。来自于欧洲不到600例的样本没有检测出这样的结果。研究过程中也发现了其他的多态性，但是这类多态性处于沉默状态或者位于内含子区域。对来自爱沙尼亚及芬兰的184位复发性流产患者及195位对照可育人群进行关于CGB5和CGB8基因的个案研究，发现了71个多态性位点，其中48个为新发现的多态性位点（120）。在CGB5和CGB8基因中存在2个对抗复发性流产的单核苷酸多态性位点，一个位于CGB5和CGB8基因相同的位置，另一个多态性位点为4个CGB5基因启动子变体。这些发现表明CGB基因的多态性可能与复发性流产的易感性相关。这些多态性位点可以在SNP数据库中找到（http://www.ncbi.nlm.nih.gov/SNP/），登入号：ss105106983-ss105107053。

目前只有非常有限的关于FSHB沉默型多态性变体被报道。最近，FSHB启动子多态性（负211位G变为T）在一组爱沙尼亚男性中被发现，GT杂合子和TT纯合子的血清FSH的减少与之相关。这种多态性在不育男性中更加的常见。LHB和FSHB基因多态性的数据可以在以下数据库中找到：www.ncbi.nlm.nih.gov/projects/SNP/snp_ref.cgi?geneId=3972 和 www.ncbi.nlm.nih.gov/projects/SNP/snp_ref.cgi?geneId=2488。

（三）促性腺激素表达及分泌的调控

1. 转录调控　神经内分泌生殖轴包括下丘脑、垂体前叶及性腺。目前的研究表明，这一通路显著受KISS1基因产物kisspeptin蛋白的调控，经过位于GnRH神经元上的G蛋白偶联受体GPR54而活化。3种位于垂体中的促性腺激素亚基基因对GnRH脉冲的频率及强度的反应存在差异，CGA在高频的GnRH脉冲下容易被转录，而LHB在中频，FSHB在低频脉冲情况下容易被转录。对下丘脑及垂体直接的作用可能会导致性腺类固醇介导的对促性腺激素基因的调控，最近的证据表明kisspeptin-GPR54系统在性腺类固醇活化中有非常重要的作用。

在促性腺中GnRH与其受体的结合导致了$G\alpha_{q/11}$的活化，进一步造成了磷脂酶Cβ的活化，钙离子内流、蛋白激酶C（protein kinase C，PKC）及钙调素Ⅱ的活化。PKC介导了下游丝裂原活化蛋白激酶（mitogen activated protein kinase，MAPK）的级联反应：胞外信号调控激酶（extracellular signal regulated kinase，ERK1/2），jun N末端激酶（jun N-terminal kinase，JNK）及P38。MAPK信号通路也能通过GnRH对$G\alpha_s$的刺激而活化，当$G\alpha_s$及$G\alpha_{q/11}$对GnRH脉冲产生应答时，只有$G\alpha_{q/11}$通路对持续性GnRH有反应。最近的研究表明，GnRH通过不同的G蛋白调控FSH及LH。FSHβ主要由$G\alpha_{q/11}$所诱导，而LHβ的表达依赖于$G\alpha_s$。有意思的是$G\alpha_s$信号诱导抑制素α的表达，作为一种自分泌调控因子，抑制素α可以抑制FSHβ的表达。

我们对介导垂体促性腺激素转录机制的了解主要来自于对啮齿类动物的两种永生促性腺细胞系，分别为αT3和LβT2，最近也有很多关于这些基因调控机制的综述发表。GnRH活化MAPK信号通路级联反应，增加了一些即刻早期基因，例如Egr1、Jun和Atf3的转录，这些基因分别对应早期应答蛋白（early response protein 1，EGR1），JUN及活化转录因子3（activating transcription factor 3，ATF3）。孤儿核受体，类固醇生成因子1（steroidogenic factor 1，SF1），ATF3/JUN二聚体，LIM同源框蛋白3（LIM homeobox protein 3，LHX3）和配对样同源域转录因子1（paired-like homeodomain transcription factor 1，PITX1）对于Cga的活化是必需的。EGR1，SF1和PITX1形成一个三重复合物，与高度保守的近端启动子序列结合，协同活化LHB/Lhb基因。β联蛋白作为SF1的共同活化因子，可以在GnRH的刺激下，使Lhb基因到达最大的活化程度。激活蛋白1

（Activator protein 1，AP1），SF1，核因子 Y，PITX1 以及 LHX3 结合并活化 Fshb 启动子。

活化素与 Smads 协同作用并与活化素应答元件相互作用，诱导 Lhb 和 Fshb 的表达。Fshb 启动子区域与一种叉状家族转录因子 FOXL2 的结合对活化素的应答十分重要，另外，runt 相关转录因子 RUNX 是 Fshb 基因表达的负调控因子。

性腺类固醇与垂体中促性腺激素启动子区域结合，可以正向或负向调控促性腺激素表达。与配体结合的雌激素受体 α（estrogen receptor α，ER α）通过与 SF1 及 PITX1 相互作用，并通过非直接方式与 Lhb 启动子结合来诱导其表达。在啮齿类动物中，有少量的证据表明，Fshb 的表达受雌激素调控。雄激素通过与雄激素受体（androgen receptor，AR）结合，作用于启动子区域的激素应答元件，抑制 Lhb，提高 Fshb 的转录水平。孕酮与其受体（progesterone receptor，PR）结合后，通过非直接的方式作用于基因启动子区域，抑制促性腺细胞中 Lhb 基因的表达。相比之下，孕酮与其受体结合，通过直接作用于近端启动子的方式，诱导 Fshb 基因在促性腺细胞中的表达。最近的研究表明，活化素和孕酮协同作用，调控促性腺细胞中 Fshb 基因的转录，FOXL2 对这一完整的协同应答是必需的。

在胎盘绒毛膜滋养层中，cAMP 应答结合蛋白（cAMP response binding protein，CREB）与 v-ets 骨髓红细胞增多症病毒 E26 癌基因同系物 2（ETS2）的协同作用，这一作用被蛋白激酶 A 放大后，调控 CGA 的表达。CGA 基因上游调控元件包含几个转录因子的结合位点，第二个调控元件，α 活化元件（alpha-activating elements，αACT），这些位点可以结合 GATA 因子和 AP2γ。CGB5 启动子区域可以与 CREB 和 ETS2 结合，在这一启动子区域也证实发现了 AP1 样位点。

2. 翻译后修饰调控（糖基化） 目前，对几种糖蛋白激素在不同生理状态下的糖基化模式变化有一些认识。这些认识包括：由滋养细胞分化为合胞体滋养层细胞时 hCG 发生的 N 连接低聚糖发生的结构变化；LH 和 FSH 中 N 连接糖基化在月经周期中发生的改变；男孩青春期 FSH 中 N 连接多糖发生的变化。另外，部分 FSH 包含没有发生糖基化的 β 亚基。

循环中磺化促性腺激素的半衰期（特别是 LH）明显比包含唾液酸的激素要短，这是由于起源肝的受体识别其末端 N 乙酰硫化半乳糖胺，并将其快速从循环中移除。事实上，敲除负责 LH N 乙酰半乳糖胺修饰作用的编码 N 乙酰半途糖胺磺基转移酶的基因后，会导致小鼠体内循环 LH 半衰期的延长。

很多实验室的研究表明，在妊娠早期可以产生多种高糖基化的 hCG，例如在滋养细胞中，或者在发生于妊娠滋养细胞疾病由合胞体滋养层分泌的 hCG。高糖基化 hCG 分子具有增强的三线型分支及不常见的双线型 N 连接寡糖和常见的更为复杂的核心 2，后者与核心 1 的 O 连接糖类刚好相反。在临床研究中，可以通过单克隆抗体 B152 特异性识别高糖基化 hCG 结合核心 2 的 O 连接糖基链的 132 位丝氨酸对其进行鉴定。据研究，hCG 除了补充黄体的生理功能，高糖基化的 hCG 通过自分泌和旁分泌作用有促进胎盘滋养层的侵袭能力。有数据表明，细胞滋养层和绒膜癌分泌的 hCG 具有显著不同的糖链组成。在侵袭性葡萄胎及睾丸癌中，N 连接低聚糖既有双线也有三线型结构，并常含有岩藻糖，第 4 个 O 连接单元倾向于包含更多的核心 2 结构。

来自于绒毛膜癌、睾丸癌及侵袭性葡萄胎的样本的糖基化状态表现出惊人的差异。在绒毛膜癌中，hCG 第 30 位而不是第 13 位天冬酰胺发生的三线型 N 连接糖基化显著增强，而报道表明，单线型 N 连接的糖基化在第 13 及第 30 位天冬酰胺均增强。有几个研究小组对妊娠妇女及癌症患者 hCG 岩藻糖化进行了研究，但是结果存在一些差异。最近的研究表明，在恶性肿瘤中，岩藻糖化在 hCG 第 13 位，而不是第 30 位天冬酰胺处增强。

3. 分泌的调控 各种促性腺激素分泌及释放的极性不同。尽管 LH 和 FSH 由同一种细胞合成，但 LH 被包装为密集的存储颗粒，在脉冲型释放 GnRH 的作用下，规律性的由基底层表面分泌。相比之下，FSH 是组成型分泌，分泌过程与其合成相关并且没有显示出极性。调控 LH 分泌类型依赖于其 C 末端或羧基末端的疏水七肽，其 118 位单一的亮氨酸残基对于其调控途径类别比较重要。最近的研究表明，LH 的磺化作用对于其分泌无调控作用，但是对于其胞外生物活性可能发挥重要作用。

尽管 LHβ 和 CGβ 的序列有 85% 相同，并且其功能存在互补性，但 hCG 不在颗粒细胞中储存，并且在滋养层顶端以组成型分泌的方式进入母体循环。hCG 特有的 C 末端序列，对于其组成型分泌十分重要，并且这一部位的 O 连接低聚糖对于其从顶端释放非常关键。

4. 生理及病理条件下的表达 hCG 公认的生理作用是妊娠的启动及维持。在性腺中，hCG 维持黄体的功能及孕酮的产生，这一特点在妊娠的前 3 个月尤为明显。hCG 还介导了在胎盘，子宫及胎儿中的多种功能，包括滋养层侵袭、合胞体滋养层细胞发育、子宫细胞的生长及分化、胎盘发育及局部免疫系统的抑制。另外，hCG 在垂体中存在，其生理作用还未知。与垂体 hCG 一样，有报道表明，一小部分糖蛋白激素在各种非垂体及非胎盘组织中合成，但对这些异位合成的激素的特异性功能还没有相应报道。有研究已经对循环中主要的 LH 及 hCG 存在形式进行了描述，并且对其在正常生理状态及各种失调状态下的模式也进行了相应介绍。

有充分的证据表明在各种失调状态下激素会由异位产生。众所周知，hCG 在恶性妊娠滋养层细胞，侵袭性葡萄胎及绒毛膜癌中表达。在男性和女性中，hCGβ，高糖基化 hCGβ 及很少一部分完整的 hCG，在其他各种恶性肿瘤中表达，包括乳腺、膀胱、结肠、各种妇科、头与颈、血液、肺、神经内分泌、口腔、面部、胰腺、前列腺及睾丸癌。在这些恶性肿瘤中，能检测到的自由型 CGβ 常与不良预后相关。

在人乳腺癌中对 *CGA*、*LHB* 及 *CGB* 基因的表达进行分析，结果表明，大多数正常组织中只表达 *CGB7*，而 *CGB3*、*CGB5* 和 *CGB8* 在滋养层组织中表达，并且与乳腺癌的恶性转移及其他非滋养层恶性肿瘤相关。但是在人乳腺癌中，*CGA*、*LHB*、*CGB1*、*CGB2* 及 *CGB7* 基因表达上调。

对 LH 在阿尔茨海默病中可能的致病原因及途径进行了推测。令人意外的是，LH 介导了 β 淀粉样前体蛋白的加工，产生了 β 淀粉肽段的沉积。淀粉样前体蛋白转基因小鼠中敲除 Lhcgr 增加了淀粉样蛋白病变，表明慢性的 LH 增高可能促进了 β 淀粉样蛋白空斑的形成。

（四）促性腺激素诊断及治疗应用

基于免疫测定对血清中垂体分泌促性腺激素的分析已经被广泛运用于监测下丘脑-垂体-性腺轴的功能，对尿液中 hCG 浓度的检测已经被广泛运用于妊娠鉴定及护理，同时也可以运用于监测滋养层癌变。高糖基化的 hCG 是早期妊娠及并发症的主要存在形式，此特性广泛运用于临床检测。另外，研究显示高糖基化的 hCG 可以运用于妊娠期唐氏综合征筛查，特别是将其与其他血清标志物，例如 α 胎蛋白以及雌二醇相结合进行检查，会得到更可靠的结果。免疫细胞化学也被广泛运用于对 hCG 表达的检测，用以评价疑似肿瘤组织。几十年来，对各种 hCG 在正常妊娠中的出现有了较好的理解，产生了微观不均一及宏观不均一的观点。这些包括：完整或异源二聚体激素、切割型 hCG、在 hCGβ 第 43～48 区存在化学键断裂的异源二聚体激素、自由型 α 及 β 亚基、切割型 hCGβ 核心片段（也就是自由型 β 亚基在第 43～48 区存在化学键断裂），以及包括 6～40 及 55～92 区通过 2 个二硫键连接起来的 hCGβ 核心片段。高糖基化 hCG 能以衍生物的形式出现。这些衍生物中的某些成员对生殖细胞及妇科恶性肿瘤的诊断有很大的意义，因此，需要有精准的检测方法来区分这类 hCG 衍生物。目前有一些综述，研讨进展及报道提出了这一问题，指出获得及使用适合标准存在一定的难度。准备及制定统一的标准，完整的鉴定并揭示出抗体的特异性，将会极大的促进糖蛋白激素免疫试验的标准化。

尽管免疫反应是主要运用于测定体液中激素含量的技术，但是目前经常需要对激素的生物活性进行检测。早期一些比较繁琐的用于测定糖蛋白含量的体内试验，目前大部分已经被在转染细胞中进行放免及相应的信号试验所取代。这些检测提供了激素受体结合及信号转导效应的相关数据，但是对循环半衰期及体内功效没有相应数据。因此，动物及人体研究显得尤为重要。

在中国仓鼠卵巢细胞中表达的临床重组型促性腺激素被用于治疗不孕症。hCG 循环半衰期的延长主要由其 β 亚基及 CTP 所致，这一特性被用于生产作用时间较长的 FSH 及 TSH，可以通过将 CTP 设计至 β 亚基的 C 末端完成。另外一种成功延长 FSH 作用时间的方法为在其 α 亚基 N 末端添加两个 N 连接的糖基化位点。最终的类似物通过十二烷基苯磺酸钠-聚丙烯酰氨凝胶电泳（sodium dodecyl sulfate polyacrylamide gel electrophoresis，SDS-PAGE）证实其发生糖基化，并且显示出体内功效及循环半衰期的延长。

最近，有一些报道表明 hCG 可以用来治疗癌症。

最新的一期临床试验表明，向绝经期乳腺癌患者注射 hCG 导致增殖指数（Ki67）的减少，并且其雌激素和孕酮受体也相应减少。相比之下，过表达 hCG 或 LH 的雌性转基因小鼠显示出多个肿瘤发生位点。将裂解肽和 hecate（包含 23 个氨基酸残基的肽段，与蜂毒肽类似，可以破坏细胞膜）与 hCGβ 的 15 个氨基酸残基（81～95 位氨基酸）相连，其产物可以杀死培养的前列腺及卵巢癌细胞，并减少裸鼠中的移植瘤。在转基因小鼠模型中，发现 hecate-hCGβ 肽段能通过坏死或坏死样细胞死亡减少恶性间质细胞和颗粒细胞瘤。令人意外的是，如此短的 hCGβ 肽段可以与 LHR 结合，这一结果非常令人振奋，可能可以用来特异性治疗 LHR 阳性肿瘤。

三、促性腺激素受体

促性腺激素受体蛋白

1. 氨基酸序列及三维结构　经加工的人 LHR 及 FSHR 全长为 675 及 678 氨基酸残基（http://www.ncbi.nlm.nih.gov/gene/3973 及 http://www.ncbi.nlm.nih.gov/gene/2492）。按照惯例，hLHR 及 hFSHR 的氨基酸残基被从起始的甲硫氨酸开始编号，这一序列通过对 cDNA 可读框的虚拟翻译而获得。通过计算的方式预测 hLHR 最有可能的信号肽切割位点在第 24 及第 25 位氨基酸之间，而 hFSHR 的切割位点在第 17 及第 18 位氨基酸之间。因此，成熟的 hLHR 及 hFSHR 的 N 端预测分别为第 25 位亮氨酸及 18 位半胱氨酸。hLHR 及 hFSHR 的氨基酸序列如图所示（彩图 9）。

促性腺激素受体与 TSH 受体一起归类时，组成糖蛋白激素受体家族。有一种方法可以很容易区分这 3 种显著不同的受体，较大的 N 末端序列包含 300 个氨基酸残基，在胞外形成弯曲的 7 个跨膜区域。被 3 个胞外环及 3 个胞内环所连接，其 C 末端尾推测位于胞内（彩图 9）。7 次跨膜结构表明促性腺激素受体是 G 蛋白偶联型受体（G protein-coupled receptors，GPCRs）超家族成员。GPCR 超家族可以分为 7 种主要的亚家族，而糖蛋白激素受体属于类视紫红质/β₂肾上腺素受体亚家族。

各种促性腺激素受体胞外区域的氨基酸残基有 46% 相同，这一区域对激素与其受体的高亲和力相关。这段区域可以划分为 3 个亚区，包括 N 端富含半胱氨酸的区域，部分由富含亮氨酸及其他疏水氨基酸（the leucine-rich repeat，LRR）组成的几个重复序列，C 端同样富含半胱氨酸的铰链区（彩图 9）。

hFSHR 大部分胞外区域与 hFSH 类似物结合的晶体结构的发现对研究者提出了新的挑战，还需要对此重要的受体区域三维结构及其与配体结合进行深入的解析。从一级结构而预测形成的 9 个 LRRs 可以形成预期的 9 个 β 折叠区，另外的一个 β 折叠由 N 末端富含半胱氨酸的区域组成。前 7 个 β 折叠形成一个非常平滑的结构，后 3 个 β 折叠形成的马蹄样结构使胞外区域整体上呈现出弯曲的管装结构（彩图 10A）。每个 LRR 序列的长度及构象不规则，但是每个 LRR 均包含一个 β 链及缠绕结构，分别形成凹陷处及 LRR 的外部结构（彩图 10A）。FSH 结合于 FSHR 胞外区域的凹陷处，这一区域类似两个手掌相互紧扣，导致受体在激素的中间部分互相缠绕（彩图 10A）。hFSHR 中 LRRs 形成的所有的 10 个 β 折叠（如同其他的附加结构）均与激素相关，并且大部分这一区域的氨基酸残基在其他两种糖蛋白激素受体中保守存在（彩图 10A，B）。激素与受体的接触面较大，并且带有较多电荷。

与预期相符，激素的两个亚基均参与其与受体的结合。受体与激素重要的接触位点包含 α 与 β 亚基的 C 末端以及 α 与 ββL2 环（彩图 10C，D）。对自由型 hFSH 和与受体结合的 hFSH 晶体结构的对比发现，两者的结构十分类似，但是当激素与受体结合后，其结构柔韧性变差。最明显变化发生在 FSH α 亚基 C 末端，这一区域埋入与受体结合的区域，并在其他 3 种糖蛋白激素受体中高度保守。

TSHR 较大的胞外区域与 TSHR 自分泌抗体结合的晶体结构已经被阐明。尽管 LRRs 的数量在 TSHR 和 FSHR 中不同，但是两者胞外区域十分类似。有意思的是，TSHR 表面与自分泌抗体结合的结构与 FSHR 结合 FSH 的结构非常相似。

FSH/FSHR 复合体的晶体结构揭示两者通过 hFSHR 外表面 2～4 位的 LRRs 形成一个二聚体。然而，在异种细胞中，突变预测在此表面结合位点的一个残基（第 110 位酪氨酸，在彩图 9 中黄色高亮显示）对 hFSHR 的二聚体化无影响。晶体结构显示 TSHR 与 TSHR 抗体结合没有显示出任何二聚化现象。

由于在 2 个胞外区域晶体结构中缺少铰链区，所以目前对铰链区是否影响受体及胞外区域构象还知之甚少。研究发现 hFSHR 第 1～268 位氨基酸残基（用于晶体结构分析的片段）与 hFSH 具有极高的亲和性，这表明 hFSHR 铰链区不参与其与配体的结合。同样的，针对由实验室设计或天然存在的突变型 LHR 的研究显示，铰链区对 hLHR 与 hLH 及 hCG 的高亲和性是非必需的。尽管如此，这些糖蛋白激素受体（彩图 9）家族高度保守的铰链区在其他方面还发挥重要的作用，例如在受体活化过程中（文中后面有描述）。在细胞表面的 TSHR，高度保守并伴随磺化的酪氨酸出现在铰链区中，这一酪氨酸位点的突变会影响 TSH 与 TSHR 的结合和受体的活化。在 LHR 与 FSHR 中，同一酪氨酸位点的磺化作用还没有被发现，但这一位点的突变同样会影响激素的结合及受体的活化[1]。

促性腺激素受体弯曲的结构具有标准的 GPCR 结构特征，包含 7 次跨膜（transmembrane，TM）区域，这 7 个区域由 3 个可变胞内及胞外环所连接（彩图 9）。hLHR 和 hFSHR 氨基酸序列有 72% 的同源性（彩图 9）。促性腺激素受体跨膜区的三维结构还没有被解析，但是对其他几种包含较短胞外结构域的 GPCRs 的三维结构已经有足够的认识（参见 http://gpcr.scripps.edu），很有可能促性腺激素受体的跨膜区与其非常相似。在视紫红质/β_2 肾上腺素受体样亚家族中，高度保守的跨膜区残基被高亮显示（彩图 9）。

令人惊奇的是，促性腺激素受体胞内结构域在 3 个区域存在极大的差异（差异约为 27%，彩图 9）。GPCRs 超家族中类视紫红质/β_2 肾上腺素受体亚家族 C 末端近细胞内膜区的胞内半胱氨酸残基在这一超家族中高度保守，在类视紫红质/β_2 肾上腺素受体样家族中，这一位点均发现被棕榈酰化。这一半胱氨酸接近其他 GPCRs 的 C 末端细胞质第 8 个螺旋区域（http://gpcr.scripps.edu），并且这一高度保守区域出现的棕榈酸盐被认为包埋在细胞膜之下。LHR 在此位置含有两个不常见的相邻的半胱氨酸（彩图 9）。尽管对 hLHR 的棕榈酰化还没有相应研究，但研究表明，成熟的 rLHR 在 293 细胞中表达，并且在相应的氨基酸残基位点发生棕榈酰化。在 hFSHR 对应的半胱氨酸位点，棕榈酰化也被发现。

2. 糖基化 hLHR 和 hFSHR 各自的胞外区域分别含有 6 个和 3 个序列一致的 N 连接的糖基化位点（彩图 9）。尽管很明确 hLHR 和 hFSHR 包含 N 连接的糖类，但这些受体上发生糖基化的潜在位点是否全部在人类中发生还没有被确定。这一问题只在小鼠中通过异种细胞表达的 rLHR 及 rFSHR，在猪内源性表达的 LHR 进行过研究。在猪的 LHR 中，最少有 5 个或可能潜在的 6 个糖基化位点均被糖基化。有单一的研究表明，在哺乳动物细胞中表达的重组 rFSHR 中，预测 3 个糖基化位点只有 2 个可以发生糖基化。

用于 FSHR/FSHR 复合体晶体结构分析的样品部分发生了去糖基化，因此得到的其整体的糖基化结构不完整。但目前比较明确在激素 4 个推测的糖基化位点发生了糖基化（α 亚基第 52 位天冬氨酸，α 亚基第 78 位天冬氨酸，β 亚基第 7 位天冬氨酸，β 亚基第 24 位天冬氨酸），并且受体上第一个潜在的糖基化位点也发生了糖基化（第 191 位天冬氨酸）。这些位点不在激素与受体的交界面（彩图 10）。类似的，TSHR 潜在的糖基化位点存在可以表明，但是这一位点和自分泌抗体的结合无相应关系。这些数据与促性腺激素的糖基化与其和激素的结合能力不相关的研究结论相一致。

3. 折叠，成熟及转运至细胞膜 哺乳动物细胞表达的重组 hLHR 表现出几种显著不同的糖蛋白类型，分子量大小为 65～240 kDa。经实验证实，细胞表面成熟的 LHR 受体大小为 85～95 kDa，但在实验过程中也发现大小为 65～75 kDa 非成熟类型的 LHR，部分受体的糖基化前体定位于内质网。165～240 kDa 的较高分子量的条带代表的是非成熟或成熟受体的寡聚体。hFSHR 的前体，成熟体及寡聚体形式在转染的细胞中均能检测出，但在实验过程中能检测出的受体的分子量变化较多。据估计，细胞表面成熟的 FSHR 的分子量为 74～89 kDa，而细胞内 FSHR 前体的分子量为 67～82 kDa。已经发现了较高分子量的 FSHR 形式（约 170 kDa），可能是非成熟胞内前体寡聚化而形成。

两个针对 hLHR 或 rLHR 定点突变的研究表明，

---

[1] 在本章节提交后，FSHR 与 FSH 结合的完整胞外区域晶体结构就被发表（Jiang 等发表，在推荐读物的清单里面）。这一重要的发现显示，FSHR 的胞外区域包含一个较短的 N 末端区域，12 个连续的富含亮氨酸的重复序列以及一个较短的 C 末端。重要的是，在第 11 和第 12 重复序列之间，存在一个发夹环状结构。这一结构类似于右手握住一个橄榄球，而发夹结构是大拇指。从这一结构可以看出，FSH 首先与 1～8 号 LRR 结合，这一结合诱导构象的改变，形成 L2β 环，促使第二个结合位点的形成，在这一结合位点，环状结构进一步与第 8 及第 9 号 LRR 相互作用，受体磺化的酪氨酸残基插入 FSH α 及 β 亚基之间（彩图 9 中高亮显示）。这种受体上发生磺化的酪氨酸与 FSH 的相互作用被认为在受体活化及信号转导过程中起重要作用

通过糖苷酶移除或药物抑制受体糖基化的发生，非糖基化的LHR可以正常的折叠，转移至细胞表面（但在细胞表面的量会减少），仍然能与激素结合并进行信号传递。在rFSHR中一系列相似的研究表明，两种糖基化的一种在此受体上的出现（文中早期提及）对于初期受体折叠为正常构象，与FSH的高亲和力相关。有趣的是，胞内LHR前体表现出与LH和hCG高亲和力，但是胞内FSHR前体不能与FSH结合。

在异种细胞中，通过免疫检测附加表位的受体，对很多不同类型促性腺激素大小及特性进行了研究。在睾丸或在卵巢中，由于促性腺激素受体的表达量非常少并且可用的抗体难以获得，导致通过免疫学的方法检测内源性促性腺激素受体非常困难。通过单克隆或多克隆抗体严密的验证，以上描述的成熟型和非成熟型LHR及FSHR均能在目标组织中检测到。

四、促性腺激素低分子量的激动药及拮抗药

由于在促性腺激素的激素结合区（胞外区域）与受体活化区（跨膜区域，文中有过介绍）之间存在空间间隔，则必然存在当激素与受体结合后诱发跨膜区域构象改变的信号路径。与对GPCRs跨膜区构象改变的了解的程度相比，对促性腺激素受体构象的潜在变化了解很少。尽管如此，研究发现，一些低分子量物质与促性腺激素受体跨膜区相互作用，这些物质在此过程中可能扮演激动药或拮抗药角色，因此，促性腺激素受体活化过程中跨膜区具有重要的作用。

通过高通量扫描方式，对第一个促性腺激素受体非肽段的激动药和拮抗药进行了鉴定。高通量鉴定的物质中包含一种名为Org43553的物质（分子量约为500），浓度为纳摩尔级别，作为LHR激动药可以与内部LHR相互作用，并选择性激活腺苷酸环化酶信号通路。这一点与LH/CG相反，这两者与LHR的胞外结构域结合（文中前部分有介绍）。Org43553的循环半衰期比hCG短，可以刺激原始睾丸间质细胞产生睾酮，还可以通过单一口服途径刺激小鼠和大鼠排卵。Org43533是一种基于父方的LHR激动药，Org43533在啮齿动物模型中，不会导致卵巢过度刺激综合征（ovarian hyperstimulation syndrome，OHSS）的发生。最后，如下部分所述，另一种变构剂，低分子量的LHR激动药Org42599，可以在功能上挽救由于在细胞表明表达胞内LHR突变体而引起的男性间质细胞发育不全。

低分子量的FSHR拮抗药可以抑制排卵和体外类固醇生成应答，这一特性可能用于生产非甾醇避孕药。低分子量的FSHR拮抗药通过变构机制特异性活化FSHR。口服最近发现的两种低分子量短循环半衰期的FSHR激动药，会导致脉冲样信号及未破裂有腔卵泡的黄体化而造成对几种动物模型排卵的抑制，但对生理周期无影响。在一次周期中，对卵泡破裂的抑制是可以被逆转的。这些研究表明，使用短时间作用的低分子量FSHR激动药，是生产功效可逆避孕药的新方法。

这些低分子量化合物在临床治疗不孕症及可能的非甾醇避孕药研发上显示出巨大的潜能。较目前应用的促性腺激素治疗而言，这些低分子量化合物具有能口服使用的优点，并且这些低分子量化合物的合成成本较低，没有在合成重组激素时出现可变体的风险。

（一）其他与促性腺激素受体相关的受体

根据在N末端包含的几个LRRs（文中前部分有介绍），发现LHR，FSHR及TSHR属于GPCRs亚家族成员。这类糖蛋白激素受体家族被重命名为富含亮氨酸重复序列的G蛋白偶联受体家族（leucine-rich repeat-containing G-protein-coupled receptor，LGR），还包含另外5个LGRs，分别为LGR4-8。有意思的是，LGR8（RXFP2）是胰岛素样肽段受体，与睾丸下降相关。

（二）促性腺激素受体基因及转录本

1. 基因 人黄体生成素及卵泡刺激素受体由位于2号染色体短臂距离约为200 kb的单一基因所编码。LHCGR: http://www.ncbi.nlm.nih.gov/gene/3973 以及FSHR: http://www.ncbi.nlm.nih.gov/gene/2492。LHCGR长度约为70 kb，包含11个外显子；FSHR长度约为190 kb，包含10个外显子。FSHR的C末端跨膜区由10号外显子编码，LHCGR的C末端跨膜区由11号外显子编码。这些外显子同样编码了受体胞外结构域的C末端部位的铰链区。这些受体N端富含半胱氨酸，所有富含亮氨酸的重复序列和N端胞外区域的铰链区，均通过剩下的外显子的

可变剪接产生。

LHCGR 及 FSHR 基因 5′ 侧翼区富含 GC，并且两者近端启动子缺失 TATA 框。调控 LHCGR 在小鼠，大鼠及人中转录的顺式及反式作用元件已经有一些研究，有其他相应的综述进行了总结。利用包含报告基因的转基因小鼠对这些区域进行了初步研究，报告基因被 Lhcgr 约 7 或 0.17 kb 的 5′ 侧翼区所驱动，在成年动物的睾丸间质细胞中检测到了报告基因，而在胎儿睾丸间质细胞及卵巢细胞中没有检测到报告基因。最近的研究表明，在性腺、肾上腺、肾及外围和中枢神经系统的几个区域中，转基因小鼠的报告基因能被 Lhcgr 的 5′ 侧翼区 2~4 kb 起始表达。

对 FSHR 转录调控的研究大多是围绕啮齿类动物的基因进行，近期有报道对这些研究进行了相应总结。

2. 转录本　关于 FSHR 转录本的数目及其自然状态下的多样性存在一些争论。这部分的研究大多在绵羊及小鼠模型中进行，鉴定出的多达 4 种不同的转录本来自于可变剪接，推测这些不同的转录本被翻译为具有功能的蛋白，并已经报道这些蛋白具有显著不同的信号特性。目前也鉴定出了多种 LHR 的转录本，这些转录本来自于可变剪接或者在 LHCGR 的 3′ 侧翼区包含两个不同的多聚腺苷酸区。需要特别提出的是，尽管转录本多样性提出了关于其可能相应生理功能的有趣问题，但大多数转录本不能合成相应的蛋白。

3. 促性腺激素受体基因自然出现的突变　据报道，LHCGR 和 FSHR 发生的一些自然突变与人类生殖疾病相关。这些突变在彩图 11 和彩图 12 中显示，并且已经被广泛报道。

彩图 11 显示了自然出现的功能缺失或失活突变的 hLHR 的完整肽段序列。这些突变存在于生殖细胞系中，只有在纯合子或复合杂合子的个体中才出现明显的表型。在女性中，hLHR 失活突变与低雌激素表达量及稀发排卵相关。在男性中，这一突变引起的最严重的表型是睾丸间质细胞的完全缺失及假两性畸形。在 46XY 个体中，较为缓和的表型为尿道下裂和阴茎短小。

需要特别提出 hLHR 第 10 号外显子缺失引起的表型。这一突变最初在 46XY 个体中被发现，尽管其有正常的性别分化，但是其不能进入青春期。当在异种细胞系中表达缺失 10 号外显子的 hLHR 时（ECD 铰链区第 290 至 316 氨基酸残基，彩图 9），这一突变体能被转移至细胞表面，并且与 hLH 及 hCG 表现出高亲和力。有意思的是，虽然这一突变体表现出对 hCG 应答的正常，但是其对 hLH 的敏感性降低了 40 倍。因此，hLHR 第 10 号外显子编码的蛋白不参与激素结合的调控，与 hLH 而不是 hCG 介导的受体活化相关。狨猴的 LHR 提供了与 hLHR 缺失 10 号外显子有趣的并行演化的线索。狨猴的垂体不表达 LHβ，其 LHCGR 的 10 号外显子在成熟的 mRNA 中被移除，但这一受体仍然与 hCG 有很高的亲和力，并且对 hCG 的结合做出应答反应。最近开始了对影响 LHCGR 第 10 号外显子的调控元件进行研究。

正如彩图 11 所示，hLHR 的突变类型多种多样，包括单一氨基酸突变、无义突变导致受体变短、短片段的插入或缺失、长片段的插入或缺失。尽管有部分突变会阻碍激素的结合或受体活化（文中前部分有介绍），突变中的大多数会影响 hLHR 的成熟或转运，从而导致细胞表面成熟 hLHR 的消失或者至少部分减少。因此，大多数包含 hLHR 失活突变个体的表型最主要由细胞表面 hLHR 缺失引起，而不是由激素结合后不能引起受体活化而造成。

与自然出现的 hLHR 功能缺失性突变位置的不均一性相比，自然存在的功能获得性突变都发生于 11 号外显子，此区域编码 hLHR 胞外区域 C 末端铰链区的末尾区以及跨膜和胞内区域（彩图 11）。所有这些突变为单一位点突变，绝大多发生中于跨膜区的第 6 号螺旋和胞内第 3 号环结构（彩图 11）。这些突变中的 4 个与单一氨基酸残基相关（第 578 位天冬氨酸），突变后变为甘氨酸、谷氨酸、酪氨酸及组氨酸（彩图 11）。hLHR 发生的功能获得性突变在杂合子男孩中被发现，只在其家系的男性中发生青春期早熟，但是在女性携带者中没有表型。除了在几个不相关早熟的男孩睾丸间质细胞及间质瘤细胞中发现的第 578 位天冬氨酸突变为组氨酸，其他的 hLHR 突变均发生在生殖细胞中。

当这些功能获得突变体在异种细胞中表达时，突变体表现出各种组成型活化（如不依赖激素），当向这些表达突变体的细胞添加 LH 或 hCG 后，可能导致或不导致附加的受体活化。

自然出现的 FSHR 突变体数量很少，但也可以对其进行归类（彩图 12）。表型最严重的突变体为纯合子女性，发生第 189 位丙氨酸突变为缬氨酸，第 419 位丙氨酸突变为苏氨酸，表现出高促性腺素性腺功能减退，卵泡成熟过程被抑制在初级阶段之外，并对 hFSH 刺激完全无应答。较轻的表型在纯合子或复合型杂合子女性中出现，这些个体的突变位点与前者不一样，在其他位点发生突变，表现为继发性闭经，促性腺激素抵抗和卵泡发育只能到有腔期。男性纯合子突变体几乎没有相应表型，这一突变虽然使精子的质量降低，但是生育功能不受影响。在异种细胞中，通过表达这些 hFSHR 突变体，对这些突变体的功能进行了研究。如同 hLHR 一样，在 hFSHR 中的突变影响其转移至细胞膜，因此会引起 hFSH 结合的缺失及无应答。这些突变中至少有一个突变（跨膜区第 2 螺旋，419 位丙氨酸突变为苏氨酸）对信号转导有影响，但对受体与 hFSH 的结合或 hFSH 的包装后质膜运输影响较小或无影响。

目前只有 3 种 FSHR 活化类型突变体被研究过，这些突变发生在 10 号外显子编码的跨膜区及胞内区域部分（彩图 12）。发生在第 3 个环状结构处的第 567 位天冬氨酸突变为甘氨酸的 FSHR 突变体在垂体被切除的男性中发现，当用睾酮刺激时，虽然无法检测到其体内促性腺激素水平，但是其精子发生过程正常。当这些突变体在异种细胞中表达时，其活性不显著。另外两种 FSHR 活化突变体（彩图 12）在复发性卵巢过度刺激综合征的妇女中发现。当这些突变体在异种细胞中表达时，表现出低的可检测到的组成型活性，并且表现出对 hCG 及 TSH 敏感性的增强，并对 hFSH 敏感性维持正常水平，这类结合特异性的变化是导致卵巢过度刺激的原因，并被包含这些突变的女性所证实。值得在本文中提及的是，在 2 位妊娠过程中经历甲亢的女性中，发现一种发生在 TSHR 胞外区域的自然突变体，其对 hCG 更加敏感。

4. 促性腺激素受体基因多态性 在 LHCGR 及 FSHR 中，鉴定了许多单核苷酸多态性位点（single nucleotide polymorphisms，SNPs），相应网站：www.ncbi.nlm.nih.gov/SNP/snp_ref.cgi?locusId=3973；http://www.ncbi.nlm.nih.gov/SNP/snp_ref.cgi?locusId=2492）。

在 LHCGR 中只出现 3 个 SNP 位点。在 1 号外显子第 18～19 位密码子发生 6 个核苷酸在读码框的插入或缺失，导致两种 hLHR 突变体的产生，这两者的差别在于是否在 C 末端信号肽存在亮氨酸与谷氨酰胺配对结构（彩图 11），然而对这一片段出现或缺失的功能还不清楚。hLHR 的另外两个频繁的 SNP 位点在第 10 号外显子，在胞外铰链区的第 291 和 312 位密码子处，分别编码天冬酰胺和丝氨酸，这一位点被天冬酰胺或丝氨酸代替后，并不影响 hLHR 的表达和功能，这点非常有意思，因为 291 位天冬酰胺是糖基化位点（彩图 9）。

FSHR 中只存在 5 个位于外显子区域的 SNP 位点。这些位点均存在于 10 号外显子，但是只有 4 个引起编码氨基酸的改变（307 位丙氨酸突变为苏氨酸，524 位精氨酸突变为丝氨酸，665 位丙氨酸突变为苏氨酸，680 位丝氨酸突变为天冬酰胺）。关于 FSHR 多态性，最常见及研究最多的是 307 位丙氨酸突变为苏氨酸和 680 位丝氨酸突变为天冬酰胺（彩图 12）。这两种多态性有连锁不平衡现象，是最常见的等位基因突变型。在白种人中，307 位苏氨酸 680 位天冬酰胺及 307 丙氨酸 680 丝氨酸的组合均匀分布。307 位点及 680 位点的多态性存在潜在的临床价值，可以用来优化 FSH 控制针对卵巢过度刺激的用量。FSH 受体第 307 位为丙氨酸，680 位为丝氨酸的女性需要较高剂量的 FSH。这些突变位点也可用来预测 PCOS 患者对氯米芬的反应。然而，在异种细胞中表达 680 位点为丝氨酸或天冬酰胺的 hFSHR 没有显示出这两者任何功能上的差异。据报道，FSHR 的 5' 侧翼区多态性（负 29 位点 G 变为 A）通过影响其表达水平而影响其对 FSH 的应答能力，但目前还没有进一步支持这一研究的报道。

更完整及最新的促性腺激素受体多态性的资料可以在以下网站查询：http://gris.ulb.ac.be。

（三）促性腺激素受体表达的调控

1. 转录调控 除了调控 LHCGR 和 FSHR 基本的表达水平，还涉及激素调控受体在卵巢或在睾丸中转录水平的调控。例如，LHR 在鼠颗粒细胞增殖和分化过程中的表达量逐渐升高，在此过程中伴随着 LHR 的 mRNA 水平的升高，这一 mRNA 水平的升高部分由 LHCGR 转录的升高而引起。关于激素调控 LHCGR 与 FSHR 的讨论不在本章节之内，读者可以仔细研读关于这部分重要且复杂的一些相关资料。关于调控 LHCGR 和 FSHR 基础表达的元件在上述部分已经有过总结。

2. 翻译后修饰调控 在排卵前 LH 峰发生时，翻译后修饰是调控 LHR 的 mRNA 及 LHR 的重要方式。这一重要的调控方式通过甲羟戊酸激酶介导，这种酶参与胆固醇代谢，同样也是LHR的mRNA结合蛋白。LH介导了甾醇生成过程的活化和后续胆固醇的消耗，此过程触发胆固醇生物合成相关基因的转录，甲羟戊酸激酶在这些基因之中。甲羟戊酸激酶蛋白水平的升高可能发挥双向调控作用，一方面增强胆固醇合成（酶的催化作用），另一方面通过其结合LHR的mRNA增强其降解来途径来降低其mRNA的水平。

3. 翻译后修饰 大部分自然发生的hLHR突变体不能正常折叠从而被滞留在胞内，从而造成促性腺激素抵抗（文中前面有声明），所以是否能从内质网将非成熟的LHR加工并转运至细胞表面的过程与一些人类疾病的发生有很大的关联。有意思的是，当细胞表达错误折叠的hLHR时，有一种低分子量的LHR激动药（Org42599，文中前面有提及）可以部分挽救这些突变造成的表型，并且增强促性腺激素应答。

促性腺激素受体在内质网及质膜形成寡聚体，这一过程与受体活化无相关作用。需要特别说明的是，将错误折叠及野生型促性腺激素受体在细胞中共表达后，会影响野生型受体在细胞表面的表达，并且将信号传递减弱。共表达LHR的剪接变体可能会形成胞内寡聚体来抑制胞内LHR的加工，从而调控LHR及FSHR的表达。例如，在人卵巢中，第9外显子优势的LHR转录本很常见，但转录本翻译产生的蛋白不能与hCG结合，也不能被正常加工后在细胞表面表达。当缺失第9号外显子的LHR与野生型hLHR及hFSHR共表达时，这一外显子缺失的LHR会与非成熟的hLHR及hFSHR相互作用，降低后两者在细胞表面的表达。其他的研究表明，共表达信号传导功能缺失及结合功能缺失的LHR会导致两者的二聚化，两者在功能上可以互补，并且对LH信号有部分修复作用，但是有部分研究对这一结果的解释产生了质疑。

有些研究表明，在小鼠的发育过程中的部分组织，例如性腺、肾上腺及肾中表达不成熟的LHR，但是在神经组织中，既表达成熟类型的LHR，也表达非成熟类型的LHR。有意思的是，小鼠的性腺只有在出生后才表达成熟型LHR，表明小鼠发育中的性腺对LH敏感。这一发现与LHR敲除鼠表型一致，敲除鼠只有在出生后性腺的发育才受到抑制。在小鼠中，成熟类型的LHR表达也受激素的调控，因为有研究表明，在妊娠期小鼠中的肾上腺中，成熟类型的LHR变的可以被检测到。促性腺激素对肾的直接作用存在争议，但是功能型LHR的表达能直接诱导LH/CG在妊娠期肾上腺的作用，这一点有较多的研究可以证明（在文章后部分有讨论）。

另一种翻译后调控方式包含磷酸化及成熟型促性腺激素的降解调控。这些研究在LHR及FSHR两者中都有相应报道，但这些实验的大多数在异种细胞中进行，对这类翻译后修饰重要的生理功能还存在争论。

GPCRs磷酸化对抑制蛋白的结合非常重要，抑制蛋白是GPCR结合蛋白家族中的一员，参与信号传递、内化及脱敏等过程的调控。hLH的磷酸化对抑制蛋白的结合及内化是非必需的，但是rFSHR的磷酸化对抑制蛋白的结合及内化是必需的。目前的观点倾向于某些GPCRs显示出有偏好的信号传递通路，可以选择抑制蛋白或G蛋白来进行信号传递。最近的研究表明，马的LH和一种失活突变型FSHR（第189位丙氨酸突变为缬氨酸，彩图12）是通过抑制蛋白而不是G蛋白进行信号传递。

激素介导的促性腺激素受体的内化依赖于抑制蛋白的结合，这一过程非常重要，根据内化受体不同的命运，这一过程可以发挥保留或抑制激素应答的功能。有意思的是，在激素介导的内化作用发生之后，由hCG和鼠或者猪LHR形成的复合体的大部分会经历胞内降解途径，最终导致hCG的降解，细胞表面LHR的丢失及激素应答的终止。内化的hLHR经历不同的路径，大量的hCG-hLHR复合体能被重复利用，而不是被降解。表达hLHR的细胞循环使用了大多数内化的激素及受体，因此，由促性腺激素诱导的激素应答丢失在表达hLHR的细胞中不如表达rLHR的细胞显著。不同于内化的hLHR及rFSHR的命运，内化的hFSHR及rFSHR经历循环使用路径。表达这些受体的细胞循环使用大部分内化的FSH及FSHR，导致由FSH诱导的激素应答丢失相对于其他激素而言较少。

目前已经发现，hLHR的C末端的几个氨基酸以及一个胞内蛋白对其循环使用非常重要。对FSHR循环使用非常重要的氨基酸同样也存在于其C末端尾部。

（四）性腺外组织中促性腺受体的表达

很多年来，认为LHR及FSHR只在性腺细胞中存在。在睾丸中，认为LHR及FSHR分别只存在于睾丸间质细胞及支持细胞中。在卵巢中，LHR在泡膜细胞、间质细胞及颗粒细胞中表达，FSHR定位与颗粒细胞。比较明确的是，促性腺激素受体的生理作用主要在卵巢及睾丸中发挥，这一点已经通过各个基因活化及失活突变（文中前部分有阐述），以及在小鼠中敲除LHCGR及FSHR造成的表型而证实。

目前，有很多研究表明功能性的LHR可能会出现在一些性腺外组织中，但对这部分研究仍然存在争议。性腺外LHR表达的提出基于对LHR的mRNA片段的检测。通过免疫反应检测到的LHR蛋白常会与真实性腺LHR分子量（文中前部分有说明）不符。对野生型小鼠或LHR敲除型小鼠的分离胞或组织中LH/CG的活力进行比较，可能对这一争议性问题的阐明有一定帮助，但是还需要很长的时间，并且目前这一领域的研究还不够充分。最近对hCG促血管生成潜在作用的研究表明，在LHR敲除鼠中，hCG明显改善其血管生成。这一研究明确显示功能型及经典型LHR在血管中表达。

最明确证明性腺外组织表达功能性LHR的证据来自于一位孕期库欣综合征并且绝经后复发的女性。在绝经期之后，有显著的证据表明这一女性体内皮质醇水平受LH调控，因为在通过亮丙瑞林抑制下丘脑-垂体轴的功能之后，其皮质醇增多症得到控制。在肾上腺皮质瘤的临床研究中，发现一些表型与LHR不正常的表达相关。另外，在肾上腺皮质中异位表达功能性LHR在转基因或敲除鼠中很常见，其促性腺激素水平也相应升高，并且在孕鼠中很容易检测到成熟型LHR的表达。

对FSHR性腺外组织表达的研究比LHR更少，但是同样具有争议。由于在破骨细胞中FSHR表达的研究受到了质疑，近期的研究提出FSH在骨骼直接发挥作用。同样也有证据表明FSHR在前列腺及肿瘤血管中表达。

尽管有上述研究结果，但是基于基因工程技术得到的促性腺激素过表达或敲除鼠的表型，男性或女性拥有功能性或失活性突变型促性腺激素受体的表型，仍然可以通过LH和FSH在性腺组织中经典活化途径进行阐明。

（五）促性腺激素受体活化的信号通路

尽管大多数研究者认为，促性腺激素对其靶细胞发挥的不同功能大部分由G蛋白/腺苷酸环化酶/cAMP/PKA信号通路介导，但目前很清楚这不是仅有的一条被这些受体活化的通路。另外一些被活化的通路将在下面详细讨论，这些通路可能参与促性腺激素介导的其他事件，例如参与靶细胞增殖或分化的调控。

LHR是第一类不依赖腺苷酸环化酶和磷脂酶C活化的依赖G蛋白信号途径的GPCR家族成员之一。这一结果最初在表达重组鼠LHR的异种细胞中获得，但目前很多研究者通过转染鼠或人LHR进行重复研究，还没有广泛重复出现这一结果。FSHR在非靶细胞或靶细胞中同样活化这些信号通路。通常来说，促性腺激素介导的磷脂酶C的活化只有在细胞表达高密度的受体，并暴露于高浓度的促性腺激素时才能被检测到，但对这一活化过程的生理结果还没有定论。另外，有研究表明，LHR可以活化其他3种G蛋白家族成员，但对这些G蛋白活化后的功能还了解的很少。

卵巢中ERK1/2信号通路同样也由FSHR及LHR活化，但这一通路的活化机制非常复杂并且对其了解不够透彻。这一由LH活化信号通路的重要性被特异性敲除小鼠颗粒细胞ERK1/2后产生排卵障碍而导致不孕所体现。这一研究同样表明，卵巢中受LH上调或下调的大多数基因，同样也是ERK1/2的靶基因。

最新的研究表明，两种促性腺激素受体（特别是LHR）可以活化小GTP蛋白酶（如Ras）和酪氨酸激酶（如Src或ErB受体家族成员）。这些信号通路的活化机制仍然在研究中，但目前很明确由LHR介导的EGF网络信号活化过程涉及的几种EGF样生长因子和几种ErB受体，是LHR刺激的排卵反应过程中非常重要的中间调控蛋白。

完整的参考文献列表在专家咨询网址可以查询：www.expertconsult.com。

（译者　袁一峰　审校　马彩虹）

推荐阅读

Ahtiainen P, Rulli S, Pakarainen T, et al. Phenotypic characterisation of mice with exaggerated and missing Lh/Hcg action. Mol Cell Endocrinol Vol, 2007（260262）：255–263.

Ascoli M, Fanelli F, Segaloff DL. The lutropin/choriogonadotropin receptor. a 2002 perspective. Endocr Rev, 2002 (23): 141-174.

Conti M, Hsieh M, Musa Zamah A, et al. Novel signaling mechanisms in the ovary during oocyte maturation and ovulation. Mol Cell Endocrinol, 2011 http://dx.doi.org/10.1016/j.mce.2011.11.002.

Costagliola S, Urizar E, Mendive F, et al. Specificity and promiscuity of gonadotropin receptors. Reproduction, 2005 (130): 275-281.

Fan HY, Liu Z, Mullany LK, et al. Consequences of ras and mapk activation in the ovary: the good, the bad and the ugly. Mol Cell Endocrinol, 2011 http://dx.doi.org/10.1016/j.mce.2011.12.005.

Fan QR, Hendrickson WA: Structure of the human follicle-stimulating hormone in complex with its receptor. Nature, 2005 (433): 269-277.

Hearn MTW, Gomme PT. Molecular architecture and biorecognition: processes of the cystine knot protein superfamily: Part I. The glycoprotein hormones. Journal of Molecular Recognition, 2000 (13): 223-278.

Hunzicker-Dunn M, Maizels ET. FSH signaling pathways in immature granulosa cells that regulate target gene expression: branching out from protein kinase A. Cell Signal, 2006 (18): 1351-1359.

Jiang X, Liu H, Chen X, et al. Structure of follicle-stimulating hormone in complex with the entire ectodomain of its receptor. Proc Natl Acad Sci (USA), 2012 http://dx.doi.org/10.1073/pnas.1206643109.

Lapthorn AJ, Harris DC, Littlejohn A, et al. Crystal-structure of human chorionic-gonadotropin. Nature, 1994 (369): 455-461.

Nagirnaja L, Rull K, Uuskula L, et al. Genomics and genetics of gonadotropin beta-subunit genes: unique Fshb and duplicated Lhb/Cgb loci. Mol Cell Endocrinol, 2010 (329): 4-16.

Puett D, Wu CB, Narayan P. The tie that binds: design of biologically active single-chain human chorionic gonadotropins and a gonadotropin-receptor complex using protein engineering, Biol Reprod, 1998 (58): 1337-1342.

Richards JS, Pangas SA: The ovary: basic biology and clinical implications. J Clin Invest, 2010 (120): 963-972.

Segaloff DL. Diseases associated with mutations of the human lutropin receptor. In Ya-Xiong T, editor: Progress in Molecular Biology and Translational Science. Academic Press, 2009: 97-114.

Tegoni M, Spinelli S, Verhoeyen M, et al. Crystal structure of a ternary complex between human chorionic gonadotropin (Hcg) and two Fv fragments specific for the alpha and beta-subunits. J Mol Biol, 1999 (289): 1375-1385.

Themmen APN. An update of the pathophysiology of human gonadotrophin subunit and receptor gene mutations and polymorphisms. Reproduction, 2005 (130): 263-274.

Wu H, Lustbader JW, Liu Y, et al. Structure of human chorionic-gonadotropin at 2.6-Angstrom resolution from mad analysis of the selenomethionyl protein. Structure, 1994 (2): 545-558.

第 3 章

泌乳素在人类生殖中的作用

（原著 Mark E. Molitch）

泌乳素（Prolactin，PRL）是在生殖、哺乳、代谢中发挥作用的激素，由垂体泌乳素细胞产生。在正常人类垂体中，泌乳素细胞占细胞总数的 15%~25%。泌乳素细胞数量不随性别和年龄变化。在妊娠期及随后的哺乳期，由于妊娠激素环境的刺激作用，泌乳素细胞明显增生。在分娩后的几个月内这种增生都会持续，虽然哺乳会延缓这一进程。妊娠对泌乳素细胞的刺激作用同样适用于泌乳素瘤，这解释了妊娠期间肿瘤为什么会明显增大。如本章后文所述，泌乳素细胞的增生和 PRL 分泌的增加至少部分是由于垂体自分泌和旁分泌机制的调节作用。本章综述了 PRL 的生理及高泌乳素血症状态的病理生理、诊断和治疗。

一、解剖和生理

（一）泌乳素细胞的形态和个体发育

在胚胎发育过程中，垂体前叶和中间叶的原始外胚层细胞与间脑底部的神经外胚层接触。这些组织间发生了诱导的相互作用，这种诱导作用对它们接下来的交互发展是必需的。有许多转录因子（Six-3，Hesx1，Lhx3，Lhx4，Sox2，Sox3，Pitx2，Otx2，Bmp2，Bmp4，and GLi2）在下丘脑和垂体发育过程中依次表达，最终决定了 5 种成熟的垂体细胞类型以及下丘脑 - 垂体系统的功能整合。

POU 同源结构域转录因子——Pou1f1（Pit-1）对 PRL，生长激素（growth hormone，GH）、生长激素释放激素（GH releasing hormone，GHRH）和促甲状腺激素 β（thyroid-stimulating hormone β，TSHβ）基因的激活是必要的，同时对这些细胞系的分化和增殖也是必需的。Pou1f1 基因 POU 同源结构域的点突变是人类 GH，PRL，TSH 联合缺陷综合征的病因，导致生长激素细胞、泌乳素细胞和促甲状腺激素细胞的缺乏。另一个成对同源结构域转录因子——垂体特异性转录因子祖先蛋白（PROP 1）对 Pit-1 的表达是必要的，其突变会造成 GH，PRL，TSH，黄体生成素（luteinizing hormone，LH）、卵泡刺激素（follicle-stimulating hormone，FSH）的多种缺乏。Lhx4 和 Hesx1 基因的突变会造成多种垂体激素的缺乏和其他脑发育的异常。泌乳素细胞和生长激素细胞起源于共同的前体细胞 mammosomatotroph，在胚胎发育时期受这些以及其他转录因子的调控，但是有些泌乳素细胞可能直接起源于共同的垂体祖细胞，而不经过 mammosomatotroph 阶段。

（二）PRL 基因的结构与调节

人类 PRL 基因位于第 6 染色体上，长度约为 10kb，包括 5 个编码外显子，1 个非编码外显子和 4 个内含子。在 5′ 侧翼区有组织特异性的 Pou1f1 转录激活区。Pou1f1 介导的 PRL 基因转录增强可被其他因素影响，如促甲状腺激素释放激素（thyrotropin-releasing hormone，TRH）、表皮生长因子（epidermal growth factor，EGF）、环磷酸腺苷（cyclic adenosine monophosphate，cAMP）、糖皮质激素和雌激素。5′ 侧翼区的其他区域与甲状腺素对 PRL 基因的转录抑制和雌激素对其的促进作用有关。雌激素同时通过调节多巴胺（dopamine，DA）对 PRL 基因的转录抑制来促进 PRL 分泌。

有许多因素会影响 PRL 的分泌，包括 TRH 和 DA，它们通过磷酸肌醇信号传导途径导致内质网内钙释放、胞膜钙通道激活。细胞内钙的增加导致蛋白激酶 C 的激活，使下游效应蛋白磷酸化。

第二个涉及膜磷脂的途径是花生四烯酸途径。体外试验通过 TRH，血管紧张素Ⅱ，神经降压素和其他直接刺激因子，刺激膜结合磷脂酶 A_2 导致 PRL 和花生四烯酸从垂体细胞释放。这种刺激引起的花生四烯酸的释放可被磷酸酶 A_2 抑制药和 DA 所阻断。花生四烯酸促进 PRL 释放主要是通过增加钙内流，而不是通过动员细胞内钙储备。

除对蛋白激酶 C 的作用，钙也结合拓扑异构酶Ⅱ和钙调蛋白，拓扑异构酶Ⅱ随后与特定的 DNA 结合位点相互作用。然后，钙调蛋白可与许多不同的细胞内酶相结合。TRH 引起 PRL 快速释放是通过激活蛋白激酶 C 和动员钙储备，而不通过钙通道介导的转运，但是其对 PRL 基因转录和 PRL 合成的作用则包括上述所有 3 种途径。

多巴胺是主要的 PRL 抑制因子（PRL inhibitory factor，RIF），通过 D_2 DA 受体发挥作用，抑制腺苷酸环化酶、cAMP/ 蛋白激酶 A 通路或其他可能的机制。DA 阻断由钙通道激活和细胞内钙储备动员介导的 PRL 释放。相反，体外研究显示，钙通道阻滞药尼莫地平、维拉帕米和地尔硫䓬可拮抗多巴胺的抑制作用。然而，钙通道阻滞药维拉帕米在人体引起血清 PRL 水平升高，并且不能抑制 TRH 介导的 PRL 增加。研究表明，这是由于结节 - 漏斗的 DA 产生减少。二氢吡啶类和苄硫噻嗪钙通道阻滞药不影响人体 PRL 水平，而维拉帕米可能是通过存在于神经组织的 N 型钙通道发挥作用。

血管活性肠肽（vasoactive intestinal peptide，VIP）刺激泌乳素释放主要是通过腺苷酸环化酶的刺激和细胞内 cAMP 的生成。

（三）激素的生物合成

原始的不均一核 RNA 经处理后，形成成熟的 PRL mRNA，其长度仅约 1 kb，编码一个含 227 个氨基酸的序列，包括一个起始的含 28 个氨基酸的信号肽和含 199 个氨基酸的结构肽。

PRL 最终产物有相当大的异质性，这取决于翻译后修饰（包括裂解、聚合、糖基化、磷酸化和降解）的程度。脑垂体提取物及血清中的 PRL 80%~90% 是单体，8%~20% 是二聚体（分子量 45~50kDa），1%~5% 是多聚体。这些较大分子量的聚合物与受体的结合少，在多种受体检测中表现出较低的生物活性，但是在 Nb_2 淋巴瘤细胞的生物测定中有正常的生物活性。研究发现，一些 PRL 的裂解产物具有抗血管生成的功能，但其生理意义尚不清楚。

一些患者表现为基础血清 PRL 水平升高，但有正常的生育功能，其多聚 PRL 的比例升高。这种"大分子 PRL 血症"可能导致了 PRL 生物活性的降低。在其他病例中，分子量较大的多聚物由是单体 PRL 和免疫球蛋白结合组成的；然而，在这些病例中血中单体 PRL 的比例仍然是增加的（后文详述）。

（四）蜕膜泌乳素

在整个妊娠期，母体血液中垂体来源的 PRL 水平上升。但是羊水中 PRL 的浓度比母血或胎儿血液中的高 10~100 倍。培养的人绒毛膜和蜕膜细胞可合成和释放一种 PRL 进入羊水，这种 PRL 的结构和生物活性与垂体来源的 PRL 相同。除了有 4 个沉默核苷酸的差异，并且蜕膜 PRL 基因 5′非翻译区多了 150 个核苷酸外，蜕膜 PRL 的 mRNA 无法与垂体 PRL 的 mRNA 区分。

蜕膜 PRL 的合成调控与垂体 PRL 不同。DA 激动药和拮抗药可分别降低或升高母体血清 PRL 水平，但对羊水 PRL 水平没有影响。孕激素、孕激素及雌激素（但不是雌激素单独）、胰岛素、胰岛素样生长因子 1（insulin-like growth factor 1，IGF-1）和松弛素可以使蜕膜 PRL 合成增加。蜕膜 PRL 在人体内的作用仍不清楚，虽然有动物研究证据显示，它可能在调节羊水渗透压、胎儿肺成熟、子宫收缩和子宫免疫系统调节中发挥作用。最近的研究证据表明，蜕膜 PRL 可以使不利于妊娠的基因表达沉默。有趣的是，在一些动物中，在滋养层组织有大量的 PRL 相关基因发生了进化，其产物参与母体、胚外组织和胎儿组织的协调，包括免疫活性的调节。

（五）PRL 的测定

不同的实验室使用常规测定法测定的 PRL 水平有相当大的差别，每个实验室需要确定本实验室 PRL 的正常值。在过去的 10 年，双位点免疫放射测定法（two-site immunoradiometric assays，IRMA）和化学发光分析法（chemiluminometric assays，ICMA）已得到广泛应用，因为这两种方法灵敏度和精确度提高、孵育时间短。

1. 钩状效应 在大 PRL 腺瘤患者中，使用双位点检测法时，极高的PRL水平可能饱和抗体，阻止PRL-抗体夹心的形成。因此，标记的抗体将丢失，可能会得到一个错误的低PRL值。St. Jean等报道了69例临床考虑为非功能腺瘤的患者中，5.6%的患者有这种高端值的"钩状效应"。在患有大腺瘤的患者，当用双位点检测法测量PRL时，通常应使用未稀释和1∶100稀释的血清测量，以排除"钩状效应"。

2. 巨泌乳素 正常来说，血清中PRL的90%以上是23 kDa的单体，低于10%以较大分子量的形式存在（如前所述）。这些大的分子形式被称为巨泌乳素，通常包括与免疫球蛋白（immunoglobulin, IgG）结合的PRL，但有时是低聚物的形式。测量的金标准方法是将血清样本加入凝胶层析分级柱。然而，另一种更容易实现的方法是将聚乙二醇（PEG）加入血清；分子量较大的会沉淀，而单体留在上清液中。但是这种方法是非常依赖于分析，不是对于所有的商业测定都是可行的。

一些研究者指出，对于高泌乳素血症的患者，如果PEG沉淀后剩下的PRL的量<50%或40%，那么高泌乳素血症是由于巨泌乳素引起的。但其他人认为，由于正常血清中有巨泌乳素的存在，而且和（或）一些单体和PEG一同沉淀，即"正常"范围应该从PEG处理之后的正常样品计算；因此，只有在非沉淀PRL，比如单体PRL的水平处于正常范围时，泌乳素血症才可以归因于巨泌乳素。在很多研究中，即使当非沉淀PRL在总量中不足40%时，其水平仍明显高于正常范围。

一个重要的问题是关于巨泌乳素的生物活性，因为它没有生物学意义。在大多数巨泌乳素患者中，巨泌乳素引起高泌乳素血症的患者往往比真正的高泌乳素血症患者症状少。用巨泌乳素处理大鼠Nb_2淋巴瘤细胞培养体系，在泌乳素体外生物活性测定标准下，巨泌乳素与单体的PRL具有相同的生物活性。然而，在小鼠的Ba/F-3细胞或人类胚肾来源的293（HEK-293）细胞中人稳定转染并表达泌乳素受体，生物测定显示巨泌乳素的生物活性降低。

研究显示，在被认定为巨泌乳素造成的高泌乳素血症（常为回顾性研究）患者中，经多巴胺受体激动药治疗后，溢乳（如果存在）普遍消失，但对停经作用则有差别。长期随访研究显示，确诊为巨泌乳素血症的患者表现出相当不稳定的水平（最多5倍）。

在临床实践中，如果患者具有相对典型的症状，例如溢乳、闭经或阳痿，并发现有轻度高泌乳素血症，应排除一些常见的情况[用药史、甲状腺功能减退、肌酐升高、妊娠（本章后文将讨论）]，患者应该进行磁共振（magnetic resonance imaging, MRI）扫描，主要是为了排除大的病变，如颅咽管瘤或临床无功能腺瘤。如果患者有可疑症状（如头痛、性欲降低），但月经正常、无溢乳，并有轻度高泌乳素血症，使用PEG沉淀检测巨泌乳素是合理的。巨泌乳素引起的高泌乳素血症的诊断依赖于PEG沉淀性PRL量的异常，单体PRL的绝对水平处于正常范围内。只有这样的患者无须MRI扫描，但应当对临床和生化定期随访。

（六）激素分泌模式

1. 阵发性分泌 PRL呈阵发性分泌。年轻受试者每天有13~14个分泌高峰，最高的持续时间67~76 min，平均峰值幅度是3~4 ng/ml，脉冲间隔为93~95 min。病理状态下例如下丘脑肿瘤导致的基础PRL水平上升是由于脉冲振幅增加，而不是脉冲频率。PRL分泌幅度增大发生在入睡后60~90 min；在非快动眼睡眠分泌脉冲增加，而在下一阶段的快动眼睡眠期之前下降。循环PRL水平在餐后30 min内增加50%~100%，是由于来自膳食中蛋白质的氨基酸的作用，其中苯丙氨酸、酪氨酸和谷氨酸是最有效的。

2. PRL随年龄的变化 婴儿分娩后泌乳素水平几乎升高10倍，这是由于母体雌激素的刺激作用，但随后逐渐降低，在3个月时达到正常水平。在青春期PRL缓慢水平上升达到成年人水平。绝经后的前18个月，女性PRL水平逐渐下降约50%，但接受雌激素替代疗法治疗的妇女PRL下降明显减少（尽管一些研究显示激素替代疗法对PRL水平没有影响）。在高泌乳素血症的女性中，雌激素替代疗法不会改变PRL水平。在男性中，中老年男性平均血清PRL浓度比年轻男性低50%左右。

3. 月经周期中PRL水平的变化 有些女性（但不是所有）在月经周期的中期有较高PRL水平，在卵泡期水平较低。一些研究表明，在黄体期PRL和LH通常同步分泌，并且在这一时期非常小剂量的促性腺激素释放激素（GnRH）可以导致PRL和LH的分泌。

4. 妊娠期PRL水平的变化 基础PRL水平在

整个妊娠过程中逐渐增加。这通常是因为妊娠激素环境的刺激作用（主要是雌激素）导致泌乳素细胞增生。足月时，PRL 水平可提高 10 倍，超过 200 ng/ml，为乳腺泌乳做准备。

5. 产后哺乳期 PRL 水平的变化 产后最初的 4～6 周，哺乳期妇女基础 PRL 水平仍然升高，每次吸吮会触发垂体 PRL 的快速释放。在接下来的 4～12 周，基础 PRL 水平逐渐下降到正常，而每次吸吮引起的 PRL 增加逐渐消失。产后 3～6 个月，母乳喂养减少，婴儿饮食中加入了配方奶，因此，基础 PRL 水平和刺激后分泌的 PRL 下降。如果维持哺乳强度，基础 PRL 水平仍然较高并且保持产后闭经。在许多发展中国家，一直以强化哺乳引起的不排卵和闭经作为避孕的方法。

在一些不哺乳的健康女性中，刺激乳房可能会引起 PRL 水平上升；而在男性中并没有发现这种现象。有报道称乳环对乳头的慢性刺激可引起持续的溢乳。

6. 应激引起的 PRL 分泌的变化 泌乳素是可由应激引起释放的垂体激素之一，伴随促肾上腺皮质激素（adrenocorticotropic hormone，ACTH）和 GH 的释放。在人类，应激通常导致 PRL 水平增加 1～2 倍，持续不到 1h。然而，慢性严重疾病不会导致 PRL 持续升高；而是脉冲性分泌减少并且整体水平降低。急剧运动也被视为应激的一种形式，可导致 PRL 水平急性、暂时性增加。但是慢性的、高强度的锻炼，如马拉松选手的训练，往往导致月经紊乱，且不会引起持续高泌乳素血症。

二、神经内分泌调节

下丘脑主要通过一种或多种经下丘脑-门脉系统血管到达垂体的 PRL 抑制因子（PRL inhibitory factors，PIF），对 PRL 的分泌发挥以抑制为主的作用（图 3-1）。还有泌乳素释放因子（PRL-releasing factors，PRF），垂体柄的破坏导致 PRL 分泌中度升高，但其他垂体激素分泌下降。

（一）泌乳素抑制因子

1. 多巴胺 DA 是生理情况下主要的 PIF。其在垂体柄血浆中的浓度（约 6 ng/ml）能够充分降低 PRL 水平，且比在外周血浆中高出 5～10 倍。能够导致 PRL 的急剧释放的刺激通常同样能够导致门脉中 DA 水平的急剧下降。在大多数能够导致在 PRL 上升的生理情况下，例如哺乳期时，有可能同时存在 DA 的下降及 PRF 的上升（如 VIP）。

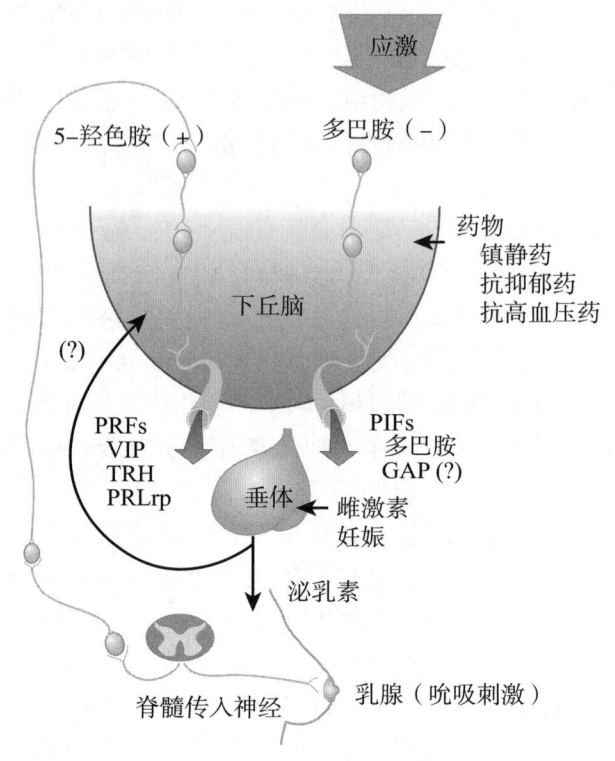

图 3-1 泌乳素分泌的调节

PRL 的释放受若干 PRF 的刺激，包括血管活性肠肽（vasoactive intestinal peptide，VIP）、TRH 和 PRL 释放肽（PRL releasing peptide，PRLrp），并且 PRL 的释放受 PIF 的抑制，主要是多巴胺，但也可能受 GnRH 前体含 56 个氨基酸的肽，也就是促性腺激素释放激素相关肽（GnRH associated peptide，GAP）的抑制。雌激素和妊娠的激素环境也刺激泌乳素的产生。PRL 的主要靶器官为乳腺。在产褥期，哺乳时的吸吮激活神经传入通路至下丘脑，可适当促进 PRF 同时和（或）适当减弱 PIF 对 PRL 释放的影响。在下丘脑内，血清素途径可以刺激 PRL 的释放，而多巴胺能通路会抑制 PRL 的释放

［经许可摘自 Molitch ME. Disorders of prolactin secretion. Endocrinol Metab Clin N Amer, 2001（30）: 585 – 610］

在小鼠中，用失活突变的方法将小鼠的 DA D_2 受体或 DA 转运体敲除，所得的结果证实了早期用药理学方法或破坏的方法得到的结果。被敲除掉 DA D_2 受体基因的小鼠出现了 PRL 细胞增生并伴散在多发性泌乳素腺瘤和持续高泌乳素血症。分泌 DA 的神经元通过 DA 转运体重吸收 DA，从而终止突触间隙 DA 的作用。与 DA 受体基因敲除小鼠的研究结果相反，敲除 DA 转运体基因的小鼠 DA 节律升高，同时泌乳素细胞萎缩。因此，虽然这种小鼠的 PRL 有正

常循环水平，但不能因各种刺激而升高，因此无法哺乳。

给人输入 DA 会迅速抑制 PRL 基础水平和刺激后的水平。研究表明，人类输注低剂量的 DA，当 DA 在血液中的浓度与在大鼠和猴下丘脑－垂体门脉血液中的浓度相似时，能够抑制泌乳素的分泌。通过多种药物阻断内源性 DA 受体时导致 PRL 上升。

负责将 DA 释放到正中隆起的轴突起源于弓状核的背部和下丘脑腹内侧核的下部。这些轴突终止于正中隆起，被称为结节漏斗 DA（tuberoinfundibular DA，TIDA）途径。通过这条途径运送的 DA 与泌乳素细胞膜上的 DA D_2 受体相结合。

DA 对 PRL 分泌的抑制作用可以被雌激素部分阻断。如前面提到的，这很大程度上是由于雌激素对 PRL 基因的雌激素效应元件的直接作用，雌激素能够部分地阻断 DA 对 PRL 分泌的抑制作用。在早卵泡期（雌激素水平较低的时相）给女性输入相同剂量 DA 时，对 PRL 的抑制比在晚卵泡期或围排卵期（雌激素水平较高的时相）强。

2. 其他抑制因子 是否只有 DA 影响下丘脑全部的 PIF 活性一直是一个问题。在各种实验研究中，已经发现 GnRH 相关蛋白〔（GnRH-associated protein，GAP）GnRH 前体羧基端区域的肽〕和 γ-氨基丁酸（γ-aminobutyric acid，GABA）对 PRL 有抑制作用，但他们对人类生理的重要性仍不明确。

（二）泌乳素释放因子

TRH 可引起 PRL 从培养的垂体细胞中迅速释放，静脉注射 TRH 也可引起垂体迅速释放 PRL。对于人类，能够引起 TSH 释放的最小剂量的 TRH，也能够引起 PRL 释放。在一些研究中发现，内源性的 TRH 被 TRH 抗血清中和后，可以抑制大鼠基础的 PRL 的分泌，然而在另一些研究中却没有得到相同的结果。小鼠的 TRH 基因被敲除后，会出现甲状腺功能减退，但是 PRL 的水平仍正常。哺乳可引小鼠的 PRL 升高，而 TSH 水平正常。另一方面，当甲状腺功能减退时，TSH 和 PRL 的基础水平均升高，使用甲状腺素治疗后均降至正常水平。相反的，当甲状腺功能亢进时，PRL 基础水平不降低，而对 TRH 刺激的反应则明显减弱，甲状腺功能亢进纠正后可恢复正常。这些有争议的研究资料表明，尽管不发挥首要的作用，甚至不属于发挥主要生理作用，但 TRH 也是一种生理性的 PRF。

1. 血管活性肠肽和组氨酸甲硫氨酸肽 VIP 在体外可刺激垂体细胞合成并释放 PRL，与人类的体内试验结果相似。VIP 神经元胞体存在于室旁核，而其轴突终止于正中隆起的外部区域。用 VIP 抗血清被动免疫中和大鼠体内的 VIP，部分抑制了 PRL 对哺乳、乙醚诱导应激和雌激素刺激的反应。当大鼠 DA 受体被阻断时，这种相同的中和作用抑制了 PRL 的脉冲式分泌，用 VIP 拮抗药阻断哺乳刺激 PRL 分泌的试验也得到了相似的结果。

在 VIP 的前体中有另一种同样大小的多肽，被称为组氨酸甲硫氨酸肽（peptide histidine methionine，PHM）。PHM 和 VIP 共定位于下丘脑和正中隆起。一些研究报道，给予人类 PHM 引起 PRL 升高，但也有其他不同的报道。

VIP 实际上是由垂体前叶组织合成，基于这一发现，人们认为 VIP 是一种 PRF。VIP 抗血清抑制体外垂体细胞悬液中 PRL 的基础分泌，这表明 VIP 对垂体内的 PRL 的调节是一种局部"自分泌"作用。VIP 对于 PHM 以及下丘脑 VIP 对于垂体 VIP 的确切生理作用尚不清楚。

2. 血清素 在大鼠实验中，将血清素及其前体 5-羟色胺通过全身给药或注入第三脑室，都可以引起 PRL 的释放。多种阻滞血清素合成、受体或神经末梢重吸收的试验表明，5-羟色胺部分介导了与哺乳及动情前期相关的 PRL 升高。给人类输注血清素前体——5-羟色胺，导致 PRL 水平迅速增加。夜间 PRL 的分泌可以受赛庚啶的抑制。芬氟拉明是一种 5-羟色胺释放药，可以使人类 PRL 水平升高 4 倍，赛庚啶可能部分的阻断这种作用。氟西汀是 5-羟色胺再摄取抑制药，也可以适度增加 PRL 水平（水平仍在正常范围内）。5-羟色胺可能是一种直接促进 PRL 分泌的促泌素，它是通过下丘脑由门脉转运或通过垂体内的自分泌作用完成其功能，但它在这方面的作用仍然是不确定的。5-羟色胺可能部分介导夜间的 PRL 峰，它很可能经由来自中缝背核的上行 5-羟色胺能通道引起 VIP 的释放，参与哺乳所致的 PRL 上升。

3. 其他神经活性肽和神经递质

（1）阿片肽：在大鼠中，多种阿片肽都可引起 PRL 的释放。研究表明，应用了特异性激动药和拮抗药时，μ 受体是参与 PRL 释放的最主要的受体。

大多数证据显示，阿片肽不会对垂体有直接的影响，它刺激PRL的释放是通过抑制DA的转换和经TIDA途径的释放。在人类中，吗啡和吗啡类似物可以急性和慢性地增加PRL的释放。然而，纳洛酮阻断μ受体对PRL水平的作用十分微小，无论是在基础状态下，还是在低血糖、运动、睡眠、TRH或应激后。

与这些发现相反的是，有研究报道了在给予纳洛酮后，月经周期的晚期卵泡期和黄体期中期PRL的水平会出现上升。虽然这些发现无法直接解释，但总体而言，内源性阿片肽途径对PRL分泌的调节只是起到很微弱的作用。

（2）生长激素释放激素：一些研究已经发现生长激素释放激素（GH releasing hormone，GHRH）有促进PRL释放的作用。最初发现GHRH这一特征是由于发现了一个临床现象：有肢端肥大表现的分泌GHRH的肿瘤患者有高PRL血症，且肿瘤被切除后PRL和GH会平行下降。也有报道称，GHRH会促进健康人体内PRL释放，有GH神经内分泌失调的儿童长期应用GHRH治疗可以使PRL持续升高。虽然大量GHRH显然可以促进PRL释放，但这些结论的生理意义尚不清楚。

（3）垂体后叶、缩宫素和血管加压素：在动物中的研究显示，当把缩宫素加入到垂体细胞的培养体系中或静脉注射到下丘脑-垂体门脉中至生理水平时，可以刺激泌乳素的释放，但直接注入第三脑室会使PRL水平降低。研究发现，用缩宫素的抗血清中和内源性缩宫素和使用缩宫素拮抗药使哺乳诱导的PRL峰降低或延迟出现。在非常有限的对人体的研究中表明，缩宫素静脉内给药，对基础PRL水平没有影响，仅仅导致VIP刺激的PRL水平轻微的增加。

迄今为止，血管加压素对人PRL分泌的作用还没有研究。垂体后叶内是否还有除缩宫素、血管加压素，以及它们相应的垂体后叶激素运载蛋白以外的其他的PRF，这一直是一个有争议的问题。

（4）促性腺激素释放激素：促性腺激素释放激素在体外促进大鼠垂体细胞PRL的释放。已发现GnRH能导致不排卵的妇女和正在接受绝经期促性腺激素治疗的不孕妇女的PRL升高。在24%~78%正常妇女中，PRL对GnRH有反应，依赖于月经周期时相，在围排卵期有反应的人数最多。

绝经后的妇女的PRL也对GnRH有反应，并且会在补充雌激素后增强。在健康的、性腺正常的男性中PRL对GnRH没有反应，但在使用高剂量雌激素的变性男子中，GnRH可以使PRL释放。在对妇女的PRL和LH分泌脉冲的分析中发现两者有高度的一致性。这种LH和PRL的共分泌表明，对GnRH的反应是生理性的，而抑制性共分泌GAP不是一种生理作用。

（5）泌乳素释放肽：Hinuma等发现了一种含31个氨基酸的多肽可以释放PRL，并将其称为泌乳素释放肽（prolactin releasing peptide，PrRP）；这种多肽是在为一种存在于人垂体中的孤儿受体（称为HGR3）寻找内源性配体时发现的。在垂体细胞制备物中，PrRP促进PRL释放的能力等同于TRH。然而，尽管PrRP是在室旁核和视上核神经元核周质体中发现的，但其免疫活性神经纤维仅见于正中隆起的内部区域，而不出现于外部区域，因此这种肽对PRL分泌的生理意义还不确定。虽然PrRP已被证明能影响下丘脑-垂体-肾上腺轴的应激反应和摄食行为，但目前认为PrRP在人或任何其他物种中对PRL的调节并没有显著的作用。

（6）其他神经活性肽和神经递质：在各种动物实验中发现，还有一些神经肽和神经递质能够影响PRL分泌，包括血管紧张素、神经紧张肽、P物质、缩胆囊素、蛙皮素、促胰液素、促胃液素、神经节肽、内皮素、生长抑素、松弛素、褪黑激素、碱性成纤维细胞生长因子、缓激肽、降钙素、降钙素基因相关肽、组胺、去甲肾上腺素和乙酰胆碱。然而它们的生理意义是未知的，特别是在人类中。

4. 泌乳素短环反馈 对大鼠进行的实验表明，PRL对自身分泌有负反馈作用（短环反馈或自身反馈）。多数证据表明，这样的反馈是通过放大下丘脑TIDA的转换而产生作用的。最近对靶向破坏PRL基因的小鼠的研究直接证实了这种反馈对啮齿类动物的重要性。敲除PRL基因的小鼠无垂体PRL，TIDA神经元内的DA明显下降，泌乳素细胞增生但不产生泌乳素。还没有直接证据证实在人类中有这样的PRL短环反馈。然而，高泌乳素血症患者的促性腺激素和促甲状腺激素分泌调节的改变为PRL可以诱导TIDA活性的放大提供了间接证据。

三、泌乳素的作用

PRL对不同物种的作用各有差异，包括渗透压调节、生长发育调节、新陈代谢、外胚层的表皮结构和生殖功能。然而 PRL 对人体最主要的生理功能是在产后为乳腺进行哺乳做准备。PRL 水平升高可影响多种组织，在很多组织中都发现了高浓度的 PRL 和 PRL 受体。

（一）泌乳素受体

PRL 受体属于 1 类细胞因子受体超家族。人类 PRL 受体基因位于 5 号染色体 p14-p13.2 位点上，有 10 个外显子，外显子 3～10 编码该长形受体的全长。PRL 受体的两个亚型是选择性剪接的结果，在长度和胞质内尾的组成方面有所不同，分别被称作长型和中间型，在鼠类发现的短型不存在于人类。

PRL 与其受体结合的亲和力高，解离常数（dissociation constant，K_d）为 10^{-10} mol/L。当激素浓度在 7 ng/ml 时达到半饱和。PRL 的结合促进了受体的二聚化，是信号传导的必需步骤。

PRL 受体在体内广泛地表达，其存在于乳腺、垂体、肝、肾小管、肾上腺皮质、前列腺、卵巢、睾丸、精囊、附睾、小肠、皮肤、胰岛、淋巴细胞、肺、心肌和脑。吮吸引起 PRL 释放，使乳腺和肝内的 PRL 受体增多，引起 PRL 结合活性比不哺乳的动物高。JAK-STAT 途径参与活化的、二聚受体的信号传导。也有报道当受体被激活后，MAP 激酶级联也被激活，但是还不了解它是否涉及 JAK2 途径。

在大部分 PRL 受体表达的组织中，PRL 的生理作用还尚不明了。有报道称 PRL 对乳腺癌和其他癌症有影响，但这个说法尚未被证实。未来在组织水平对 PRL 受体拮抗药的研究，可能更清楚地获得 PRL 更多的生理和病理功能。

（二）泌乳素对乳腺的作用

PRL、GH、皮质醇、胰岛素、雌激素、孕酮和甲状腺素均与乳腺发育有关。胎盘产生高浓度的雌激素和孕酮，与雌激素诱导的循环中高浓度 PRL，加上高浓度的胎盘泌乳素共同导致妊娠期小叶和腺泡组织的发育。一旦乳腺发育完全和激素准备充分，PRL 促进乳蛋白和其他成分的产生。在足月之前，高浓度雌激素抑制高浓度 PRL 产生乳汁，但是分娩后雌激素水平急速下降，使乳汁开始产生并持续分泌。由溴隐亭诱导的对产后高 PRL 血症的抑制导致乳汁停止产生。敲除 *PRL* 基因或敲除 PRL 受体基因的小鼠不能哺乳，这也进一步证实了 PRL 在乳汁形成过程中的关键作用。

溢乳：在正常分娩和停止哺乳后超过 1 年的持续溢乳，或在没有妊娠时发生的溢乳被称为乳汁分泌异常。据报道，在接受检测的正常妇女中，发生溢乳的概率为 1%～45%。这种差异可能是因为压出乳液的技术和非乳液样分泌分类方法不同所导致。

乳汁分泌异常，特别是伴有闭经时，可能是提示有下丘脑-垂体疾病的重要线索。14 个综合分析的研究资料显示，有正常月经周期的妇女中，有 27.9% PRL 水平升高。然而最近更多报道指出，正常月经周期妇女中，溢乳的发生率为 5%～10%，超过 90% 的妇女基础 PRL 水平是正常的。无论在开始时 PRL 水平是否升高，降低 PRL 水平通常导致溢乳减少或停止。

（三）泌乳素对促性腺激素分泌的影响

PRL 水平在正常范围内对促性腺激素分泌的影响还不为人知。然而，敲除 *PRL* 基因和 PRL 受体基因的雌鼠不育，并且动情周期不规律。敲除 PRL 受体的雌鼠初级卵泡减少，排卵量减少，卵子受精减少，卵子受精到囊胚期的发育较差，且子宫接受囊胚植入的能力较差，此外孕酮和雌二醇水平降低。

健康妇女在接受短期溴隐亭的治疗后，将其 PRL 水平降低为 5 ng/ml，这些妇女的 LH 和 FSH 的脉冲分泌没有改变，但是卵泡期最后 3d 的雌二醇水平较高，黄体期时孕酮水平较低。使用短效溴隐亭（Cycloset®）治疗糖尿病时的生殖功能和 PRL 水平还没有相应数据。

高 PRL 血症对生殖轴内各个步骤有多种影响。多数研究发现，高 PRL 血症通过降低脉冲的振幅和频率来抑制 LH 脉冲的分泌（图 3-2）。人类绝经期时，高 PRL 血症可以阻止促性腺激素水平的预期升高；用溴隐亭把 PRL 水平降低到正常会引起促性腺激素水平的升高，并出现潮热现象。

高 PRL 血症通过几种机制来抑制脉冲式促性腺激素的分泌。现在已有假说为：脉冲式促性腺激素的分泌是直接由下丘脑 GnRH 脉冲发生器控制的，脉冲分泌的改变必然意味着 PRL 对下丘脑的直接作用。与这个概念相一致的是，PRL 通过对下丘脑神经元细胞系上表达的 PRL 受体的一种作用抑制 GnRH 从这个细胞系释放。对大鼠门脉血管 GnRH 水平测量的一项研究表明，高 PRL 血症有明显的抑制作用，但是在另一项研究中却没有得到这个结果。

在高 PRL 血症的大鼠中，垂体促性腺激素对 GnRH 的反应一般是降低的；相比之下，在人类中，这种反应可能是正常、上升或者降低的。在高 PRL 血症的大鼠中，促性腺激素细胞上的 GnRH 的受体数量是减少的，即使使用动脉内脉冲式输入 GnRH 取代内源性的 GnRH 时，情况也一样。此外，高 PRL 血症的女性中，雌激素对促性腺激素分泌的正反馈作用消失。

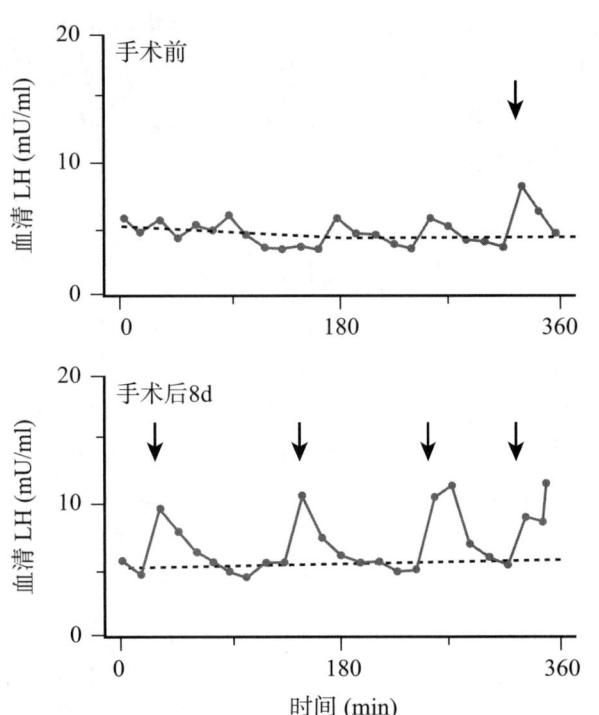

图 3-2 选择性泌乳素瘤切除术前及术后血清黄体生成素（luteinizing hormone，LH）浓度。箭头指示 LH 脉冲的开始

［来源于 Stevenaert, et al. early normalization of luteinizing hormone pulsatility in women with microprolactinomas. J Clin Endocrinol Metab, 1986（62）：1044－1047.］

（四）泌乳素对卵巢的影响

PRL 对大鼠的黄体功能是有营养作用的，因此有了促黄体激素之称。然而，PRL 在卵巢功能正常的人的作用还不清楚。McNatty 等证明，生理性低浓度的 PRL 为人类卵巢颗粒细胞孕酮合成所必需，但是体外研究表明，高浓度的 PRL 表现为抑制作用。其他研究表明，PRL 可以激活 II 型 3β-羟类固醇脱氢酶的表达，这是孕酮生物合成的最后一步酶促反应。Del Pozo 等发现用溴隐亭治疗降低正常女性的 PRL 水平，对黄体功能没有影响。然而，另一组研究发现，在以上情况中，PRL 的降低会导致孕酮水平的下降，并缩短黄体期。另一方面，高 PRL 血症妇女的黄体期缩短。

在人类中，血浆 PRL 水平 >100 ng/ml 会引起卵泡液内 PRL 水平升高、FSH 和雌二醇水平降低、颗粒细胞数量减少。体外对卵巢的灌注的试验表明，PRL 对卵巢分泌孕酮和雌二醇有直接的抑制作用。PRL 可通过拮抗 FSH 对芳香化酶活性的刺激作用来抑制雌激素生成，并且 PRL 对芳香化酶的合成有直接的抑制作用。

在一些研究中表明，多囊卵巢（polycystic ovaries，PCO）的女性中 PRL 水平升高。有 PCO 的高 PRL 血症的患者，在经过了溴隐亭的治疗后，睾酮和 LH 值通常会降低，并且恢复了排卵周期。有假设认为，PCO 患者雌激素水平的升高会刺激 PRL 分泌的增加，但 PCO 和高 PRL 血症之间的关系仍不清楚。

闭经或月经稀发和溢乳同时发生通常是高 PRL 血症的表现。在总计 471 例闭经-泌乳的病例中，75.4% 被发现有高 PRL 血症。虽然高 PRL 血症引起的闭经通常是继发性的，但是如果其在青春期前发病，也可以是原发性闭经。在两项包含 33 例促性腺激素水平低的原发性闭经患者的研究中，其中 9 例（27%）被发现是高 PRL 血症。在由高 PRL 血症引发的原发性闭经患者中，无正常发育的第二性征可能作为初次就诊的原因。溢乳表现多样，因为乳腺还没有经过雌激素和孕激素适当的作用。患高 PRL 血症和原发性闭经的年轻女性有大腺瘤倾向性高，大腺瘤的发生比继发闭经更常见；尚不清楚这种差别发生的原因。

正如先前提到的，在许多黄体期缩短的女性中发现有高 PRL 血症。黄体期短可能是由高 PRL 血症在干扰正常周期的第一个表现。黄体期缩短初期，孕酮水平低于正常水平，就提示了黄体功能有不足。

不孕可能是高 PRL 血症患者的首发症状，当促性腺激素受到抑制不能排卵时，不孕将持续存在。在包含 367 例女性不孕患者的多个研究结果中，发现 1/3 的患者都有高 PRL 血症。其中大多数的女性也有闭经和溢乳，而在一项包含 113 例不孕病例的研究中，22 例高 PRL 血症的女性中的 5 例既没有闭经也没有溢乳。对这类患者泌乳素过多可能有重要影响，用溴隐亭治疗类似的患者可恢复她们的生育能力。部分此类患者在经期会有暂时的高 PRL 血症，PRL 持续升高 1~2d；这些患者通常对溴隐亭有反应，在黄体期孕激素增加并且生育力改善。

大多数高 PRL 血症伴闭经的女性有性欲降低和性高潮缺乏。当 PRL 水平恢复到正常水平时，其中大多数患者可以恢复正常的性欲和性功能。

（五）泌乳素对睾丸的影响

PRL 对正常睾丸功能的作用还不清楚，在敲除 PRL 受体的雄性大鼠中，有 50% 生育能力完全正常，但是另外 50% 即使性行为和精子发生能力（睾丸通过组织学评价）是正常的，其生育能力完全或部分降低。敲除 PRL 基因的雄性大鼠生育能力完全正常，血浆睾酮水平和从睾丸中释放的睾酮均正常，尽管其血浆 LH 水平下降，体外试验中脑垂体分泌的 LH 和 FSH 的量减少，精囊和前列腺腹侧的重量下降。

在对健康男性的研究中，服用 8 周溴隐亭抑制正常 PRL 水平，可导致睾酮基础水平和经 hCG 刺激后的水平降低。这一发现表明，PRL 在人类正常睾酮分泌中发挥生理作用。PRL 在人类精液中有很高的浓度，且研究证明，人类精子中的 PRL 有刺激腺苷酸环化酶活性、促进果糖的利用、糖酵解和葡萄糖氧化的作用。

90% 以上的持续性高 PRL 血症男性有阳萎和性欲减退的症状。10%~20% 的男性患者有溢乳，这实际上是泌乳素瘤的症状。正如先前提出的，在高 PRL 血症的男性中，LH 和 FSH 的脉冲性分泌降低，睾酮水平降低或处于正常范围的低值。卡麦角林治疗泌乳素瘤后 PRL 水平恢复正常，同时约 2/3 的男性睾丸激素水平恢复正常，60% 的男性勃起功能恢复正常。

研究证明，睾酮对 hCG 刺激的反应可降低或正常；对 hCG 刺激反应下降的患者经过溴隐亭的治疗降低 PRL 后，对 hCG 反应有所改善。如果有足够的正常垂体组织，当高 PRL 降到正常之后，睾酮激素水平通常会恢复正常。虽然在大鼠的一些研究表明，药物引起的 PRL 水平升高可部分阻断 5-α 还原酶的活性，从而导致双氢睾酮水平降低，但是这个作用没有在人类男性泌乳素瘤的研究中发现。卡特等指出，睾酮治疗男性高 PRL 血症，通常直到 PRL 水平降低到正常，阳萎症状才得到改善。尚无直接证据说明这是由于双氢睾酮水平下降引起的。

高 PRL 血症男性中精子的数量和活力降低，形态异常发生率高。组织学研究显示精小管壁异常和 Sertoli 细胞超微结构发生改变。尽管睾酮和 PRL 水平可以恢复到正常水平，但是精液分析并不是总能回到正常。

若干调查试图评价在主诉阳萎或生育力减低的男性中高 PRL 血症的发生率。不同研究显示，在主诉阳萎的男性中，有 2%~25% 有高 PRL 血症。但是只有 1%~5% 的不育男性是高 PRL 血症。尽管这些比例相对较低，但是高 PRL 血症通常治疗不困难，PRL 测定的花费也适中，因此应该进行 PRL 的测定。

（六）泌乳素对肾上腺皮质的作用

虽然肾上腺皮质中有 PRL 受体，但其生理功能现在还不明了。在约 50% 的高 PRL 血症妇女中，血浆脱氢表雄酮（dehydroepiandrosterone，DHEA）和硫酸脱氢表雄酮（DHEA sulfate，DHEAS）的水平轻度上升，但不是所有研究都有这种结果。然而，在大多数研究中，研究者没有将雄激素与多毛症和其他高雄激素血症的指标进行相关分析。当用溴隐亭纠正高 PRL 血症后，异常的雄激素水平可降至正常。

（七）泌乳素对骨的作用

PRL 对钙和骨代谢有一定的影响。敲除 PRL 受体的小鼠骨生成速率和骨密度相对较低，同时甲状旁腺素水平上升，但是其雌激素孕激素也处于较低水平。因此，难以得知与雌激素的缺陷相比，骨代谢异常中的哪些部分可归因于对 PRL 刺激的反应能力丧失。

高 PRL 血症妇女的骨密度降低，但是这种影响是因为雌激素降低还是因为高 PRL 的直接作用，仍在争论中。骨量降低的同时还伴随着骨代谢指标的升高和骨折。高 PRL 血症纠正后骨量增加。研究显示，有高 PRL 血症但是没有闭经和低雌激素妇女的骨密度是正常的，这一结果证实了最初的假设，即雌激素不足导致了骨矿丢失。同样的，在高 PRL 血症的男性中，骨量也存在雄激素依赖，同时伴随着椎体骨折增加，这种情况可以随着低雄激素状态的纠正而逆转。

（八）泌乳素对免疫系统的作用

PRL 由 T 淋巴细胞和 B 淋巴细胞合成，但是其合成是在另一种上游启动子的控制下完成的。在动物实验中，溴隐亭或抗 PRL 抗体导致的 PRL 水平降低造成了淋巴细胞增殖和巨噬细胞活化因子产生受阻，但是在敲除 *PRL* 基因和 PRL 受体的小鼠中，并未发现 PRL 是正常免疫系统功能所必需的。相反的，在红斑狼疮大鼠模型中，PRL 水平升高，并且溴隐亭能改善各种自身免疫指标。

在人类的研究中是有争议的。研究显示，高 PRL 血症患者的自身免疫抗体升高（包括抗甲状腺质、抗双链 DNA、抗 Ro 抗体、抗磷脂抗体和抗核抗体），而无临床患病证据。相反的，很多患者体内的 PRL 水平升高，如红斑狼疮、类风湿关节炎、银屑病关节炎、多发性硬化、Reiter 综合征、Sjögren 综合征和葡萄膜炎。在一些研究中，传统的免疫抑制治疗导致 PRL 水平降低，相反，用溴隐亭治疗能够改善临床自身免疫状况（详见 Chuang 和 Molitch 的综述）。虽然 PRL 似乎有一定的免疫调节功能，但现在垂体和淋巴细胞与 PRL 的关系对人类的自身免疫情况的作用还不确定，这方面的治疗仍有待确立。

（九）泌乳素分泌的病理性状态

1. 低泌乳素血症　PRL 缺乏可能发生在脑垂体梗死或脑垂体术后的全垂体功能减退症。当垂体功能减退症的原因是下丘脑或垂体柄失调时，PRL 水平通常会随着 PRL 分泌抑制的解除而升高（详见后文）。但是，当脑垂体组织被破坏，如 Sheehan 综合征时，PRL 水平通常是低的。脑垂体肿瘤术后出现 PRL 低下通常暗示着非常严重的垂体功能减退症。人类中仅有一例原发性 PRL 缺乏的病例报道。临床上，低泌乳素血症表现出产后不能哺乳。

2. 高泌乳素血症　持续的高 PRL 血症的鉴别诊断包括了一系列药理性和病理性病因（表 3-1），本节讨论了高 PRL 血症的原因，而不讨论泌乳素瘤的病因。

表 3-1　高 PRL 血症的病因

垂体疾病
- 泌乳素瘤
- 肢端肥大症
- 库欣病
- "空蝶鞍综合征"
- 淋巴细胞性垂体炎

续表

下丘脑疾病
- 非分泌型垂体腺瘤
- 脑膜瘤
- 颅咽管瘤
- 结节病
- 嗜酸性肉芽肿
- 其他肿瘤
- 辐射性脑脊髓病
- 血管疾病
- 垂体柄切除

药物
- 抗精神病药
　　吩噻嗪类
　　丁酰苯类
　　非典型抗精神病药
- 抗抑郁药
　　三环类
　　SSRIs 类药物（罕见）
　　单胺氧化酶（MAO）抑制药
- 抗高血压药物
　　利血平
　　甲基多巴
　　维拉帕米
- 其他药物
　　甲氧普氯胺
　　可卡因
　　阿片类药物

神经源性
- 脊髓损伤
- 胸壁病变
- 乳房刺激

其他
- 妊娠
- 甲状腺功能减退症
- 慢性肾衰竭
- 肝硬变
- 假孕
- 肾上腺皮质功能不全
- 异位性病灶

巨泌乳素血症

原发性

3. 药物

（1）精神类药物：抗精神病药物（吩噻嗪类和丁酰苯类）是 DA 受体阻断药，均导致 PRL 水平升高——通常不超过 100 ng/ml，但据报道有些患者可以升高到 365 ng/ml。在停用抗精神病类药物治疗后 48~96 h，PRL 水平通常恢复正常。联用 5-羟色胺/DA 受体拮抗药，如瑞司哌酮和吗啉引酮，可导致 PRL 的升高。但是很多其他非典型抗精神病药物，如喹硫平、奥氮平和阿立哌唑并不导致高 PRL 血症，如果可行的话，服用利培酮或吩噻嗪类药物高 PRL 血症患者可换为此类药物。其他非典型抗精神病药物不导致 PRL 升高，可能是由于他们只是暂时性地、微弱地结合于 D_2 受体，也可能是因为它们同时发挥受体激动药和拮抗药作用。

三环类抗抑郁药使约 25% 的患者出现中度高 PRL 血症。长期使用单胺氧化酶（monoamine oxidase，MAO）抑制药可以使 PRL 水平轻微升高。这些药物导致 PRL 水平升高的机制尚不清楚，也许是易化了几种可能的刺激途径。5-羟色胺再摄取抑制药通过提高突触部位 5-羟色胺浓度，引起高 PRL 血症很罕见。其他抗抑郁药，如奈法唑酮、安非他酮、文拉法辛、曲唑酮和锂不导致高 PRL 血症。长期滥用阿片与轻度的高 PRL 血症和月经失调有关。可卡因滥用也与慢性轻度高 PRL 血症有关。

（2）抗高血压药：α-甲基多巴通过抑制 L-芳香族氨基酸脱羧酶（负责将左旋多巴转换为多巴胺）及作为假性神经递质，降低多巴胺合成，引起中度的高 PRL 血症。短期和长期的维拉帕米治疗，可增加基础 PRL 分泌及 TRH 刺激后的 PRL 分泌；患者可有持续的溢乳和高 PRL 血症。一项研究调查了正在服用维拉帕米的门诊患者，其中 PRL 升高的发生率为 8.5%。维拉帕米阻碍了下丘脑释放多巴胺。其他钙离子通道阻滞药如二氢吡啶类和地尔硫䓬类不影响 PRL 分泌，表明苯烷胺和维拉帕米可能作用于神经元 N 型钙通道。

（3）蛋白酶抑制药：一则报道称，一些接受蛋白酶抑制剂治疗的 HIV 阳性患者出现溢乳和高 PRL 血症，但也有报道称有些患者 PRL 的升高可能是因为其他药物和压力。其机制和发生率尚不明了。

（4）其他药物：甲氧氯普胺和多潘立酮这两种药物常用于增加胃肠蠕动，帮助糖尿病性胃轻瘫患者胃排空，他们是 D_2 受体阻滞药。这些药物能使超过 50% 的患者发生高 PRL 血症，还会引起女性的闭经与溢乳和男性勃起障碍。虽然有单独的案例报告称高 PRL 血症与 H_2 受体阻滞药和蛋白酶抑制药有关，但是更多的系统研究并不能支持这一说法。

4. 应激　前文已提到，躯体应激（如躯体不适、锻炼和低血糖）能够引起急剧的、短暂的 PRL 升高（详见前文）。长期的躯体应激所引起的慢性高 PRL 血症并无报道，且慢性疾病通常抑制 PRL 水平。心理压力可能会极小幅度的升高 PRL 水平，除了假孕外，其他慢性精神状态高 PRL 血症并无报道；而且这些情况下，PRL 水平随着精神治疗而下降。

5. 肾疾病　在终末期肾病患者中，高 PRL 血症发生于 73%~91% 的女性患者和 25%~57% 的男性患者中。这是由于 PRL 清除率降低、自主性产生增多，溴隐亭可抑制 PRL 水平。约 1/4 的肾功能不全但不需要透析的患者（血清肌酐在 2.0~12.0 ng/ml），PRL 水平在 25~100 ng/ml。当这种患者服用已知的改变下丘脑调节 PRL 的药物时（如甲基多巴和甲氧普氯胺），PRL 水平可能会升高至 2000 ng/ml 以上。利用肾移植来治疗肾衰竭能使 PRL 水平恢复正常。高 PRL 血症在慢性肾衰竭中性腺功能减退过程中发挥作用，但也许并不能解释所有异常情况。

6. 肝硬化　酒精性肝硬化的患者中基础 PRL 水平升高的发生率为 16%~100%，而在非酒精性肝硬化中为 5%~13%。在一项研究中，约 50% 肝性脑病的患者伴随高 PRL 血症。有假说推测，这些脑病患者发生高 PRL 血症的原因为下丘脑生成多巴胺不足。

7. 甲状腺功能减退　8%~36% 的甲状腺功能减退患者 PRL 水平中度升高，亚临床甲状腺功能减退患者中的发生率稍低；PRL 超过 25 ng/ml 的罕见。机制可能包括 TRH 的合成增加、泌乳素细胞对 TRH 的敏感性增加，也可能是垂体 VIP 产生量上升。L-甲状腺素治疗会使 PRL 水平恢复正常，甚至可使脑垂体大小回归正常（由促甲状腺激素细胞导致的脑垂体增生）。

8. 肾上腺功能不全　糖皮质激素抑制 PRL 基因转录和 PRL 释放。接受糖皮质激素替代治疗的肾上腺功能不全的患者，体内 PRL 水平恢复正常的现象罕见。

9. 神经源性刺激　性生活中刺激乳房和吮吸会引起 PRL 释放，这通过脊髓传入神经传输信号。已有报道称胸壁和颈脊髓损伤会导致 PRL 水平升高，并通过上述神经通路引起溢乳。也有报道称，在乳房切除、乳头穿孔环、胸廓切开术后和慢性脊髓损伤后会引起类似持续的 PRL 水平升高。

10. 异位 PRL 分泌　异位的 PRL 合成非常罕见；但是也有一些报道证实肾细胞癌、性腺母细胞瘤、卵巢畸胎瘤中的异位垂体组织能够产生 PRL 并导致高 PRL 血症。除了泌乳素瘤、"特发性高 PRL 血症"、和其他导致高 PRL 血症的原因，无须寻找异位 PRL 分泌的来源，除非其他肿瘤巧合地出现此种情况。

11. 下丘脑-垂体柄疾病 下丘脑和垂体柄引起的高 PRL 血症是由控制 PRL 分泌的神经内分泌机制紊乱引起。根据动物下丘脑损伤的研究，PRL 升高可能是由于持续作用于垂体泌乳素细胞的 PIF（DA）解除抑制所致。然而，许多这样的患者有正常的 TSH 和 ACTH 功能，提示仍有明确的下丘脑释放因子传递到垂体。

一般来说，完全切除垂体柄的患者（PRL 升高只是由于 DA 缺乏），其 PRL 水平比部分垂体柄-下丘脑功能失调的患者低，后者 DA 缺乏但 PRF 活性仍存在。在最近的一个对 226 名无功能垂体腺瘤患者的调查中，99% 的血清 PRL 水平低于 84 ng/ml。但是有其他研究发现，有些患者 PRL 水平在 104～219 ng/ml。垂体照射治疗和脑垂体瘤也可能导致垂体功能减退，同时伴随着高 PRL 血症，这可能是因为下丘脑损伤和调节异常。

12. 特发性高 PRL 血症 当没有找到导致高 PRL 血症的具体原因时，称为特发性高 PRL 血症。在很多情况下，一些 PRL 瘤太小以至于当前的影像学技术检测不到。还有一些情况下，高 PRL 血症可能是因为下丘脑调节功能障碍，但没有特定的导致高 PRL 血症的障碍被明确阐明。在对高 PRL 血症患者长期的随访中，约 1/3 的患者 PRL 水平恢复正常，10%～15% 的患者 PRL 水平高出了基线的 50%。而其他患者的 PRL 水平维持在稳定的状态。在 2～6 年随访的 199 名患者中，只有 23 人被证实发生了微腺瘤，而没有患者发展为大腺瘤。在一项研究中，约 25% 的特发性高 PRL 血症患者抗垂体抗体阳性，证明也许是因为亚临床垂体炎存在。

（十）高 PRL 血症的临床检查

由于 PRL 分泌是阵发性的，且白天的 PRL 分泌可能会高于实验室规定的正常上限，所以一些血样中 PRL 的小幅度升高需要多份血样的进一步证实。如前文所示，有很多情况会使 PRL 水平上升，但不高于 250 ng/ml。一些简单的查体和病史采集、血生化检查、甲状腺功能检查以及妊娠试验，可以排除几乎所有除下丘脑-垂体病变以外的原因。因为巨 PRL 血症特定的症状很少，还需更多的证据（详见前文）。

当常规检查中没有发现明显的引起高 RPL 血症的病因时，对下丘脑-垂体区域的影像学检查是必要的，也包括 PRL 水平轻微上升的患者。现在这种检查常通过增强磁共振成像（magnetic resonance imaging，MRI）和静脉增强计算机断层扫描（computed tomography，CT）。PRL 微腺瘤患者 PRL 水平很少超过 250 mg/dl。值得强调的是，大型非分泌型肿瘤引起的轻度 PRL 升高（通常 <250 ng/ml）和分泌性垂体大腺瘤所引起的 PRL 升高需要鉴别（PRL>>250 ng/ml），且这两者的治疗方法差别很大。在大腺瘤患者中通过按 1:100 比例稀释血清来排除"钩状效应"也是很重要的。关于高 PRL 血症的鉴别诊断，刺激和抑制试验只能给出非特异性结果，不会比只测量基础 PRL 水平获得更多信息。

四、泌乳素瘤

（一）分类和流行病学

泌乳素瘤是按大小来分类的：直径 <10mm 的微腺瘤；直径 >10mm 的大腺瘤；以及有蝶鞍外扩张的大腺瘤。蝶鞍外扩张的方向和程度有明确的临床意义。血清 PRL 浓度通常是跟肿瘤的大小同步的。恶性 PRL 瘤非常罕见。

PRL 瘤是一种很常见的垂体分泌性肿瘤，以前的研究报道发病率是百万分之六到百万分之十，患病率是百万分之六十到百万分之一百。但是，最近研究报道比利时、瑞士、芬兰和英国的发病率和患病率要比上述的高 5 倍。PRL 瘤在女性中更常见，特别是微腺瘤，然而在男性中大腺瘤更常见（详见后文）。

（二）PRL 瘤的自然转归

1. 尸检的研究 有 11% 死前未怀疑有垂体疾病的人，死后尸检后发现有垂体腺瘤。在对 PRL 进行免疫组织化学研究时，PRL 的染色阳性率为 40%。在这些尸检中，几乎全部（7 例除外）肿瘤直径都 <10mm（99.97%），但也有几例临床报告发现大腺瘤。

2. 未治疗 PRL 瘤的自然转归 有 6 个研究报道了发现后未经治疗的微腺瘤患者的随访。在这些研究中，经蝶鞍 X 线检查或 CT 确诊而拒绝接受手术和药物治疗的女性 PRL 瘤患者，被随访了 8 年。在 139 名确诊的女性患者中，用这些方法观察发现有肿瘤生长的只有 9 人（6.5%）。通过回顾性研究，可知多体层轨迹摄影的假阳性和假阴性率高。

有假说认为，使用口服避孕药是微腺瘤生长的一种潜在刺激因素。但是，通过对正常人或闭经妇女进行详细的病例对照研究和长期流行病调查，均没有没发现它们之间的联系。在其他研究中，对微腺瘤和特发性高 PRL 血症患者使用 2~4 年的雌激素，均无肿瘤增大的表现。然而，在一些个案研究中也有在雌激素治疗过程中肿瘤增大的现象，因此在使用雌激素治疗的高 PRL 血症患者应定期检测 PRL 水平。

调查显示，还有很多其他潜在原因导致一些肿瘤生长为大腺瘤，以及一些大腺瘤巨大且有侵袭性。组织学上，侵袭性 PRL 瘤的 Ki-67 标志指数升高，这表示细胞增殖增加。黏附分子、基质金属蛋白酶和细胞外基质成分的表达也发生了改变。在这些大肿瘤中，也发现血管再生的增加。

（三）泌乳素瘤的发病机制

原发于下丘脑调节 PRL 分泌的缺陷，如多巴胺能节律缺陷，早期被假定为引起 PRL 瘤或促进其生长的原因。然而，现在大多数研究支持以下假说：催乳素瘤发生于单细胞突变与单克隆细胞增殖引起的垂体内在障碍，肿瘤患者大部分下丘脑功能的变化对于肿瘤是次要因素。

关于可能导致人类 PRL 瘤的突变基因有很多报道。还没有发现导致多巴胺 D_2 受体功能缺失的突变和 TRH 受体功能增强的突变。评价 PRL 瘤中连接 D_2 受体到腺苷酸环化酶和 TRH 受体到其胞内活化途径的 G 蛋白的突变的研究也没有取得成功，虽然在对溴隐亭抵抗的 PRL 瘤患者的研究显示，将 D_2 受体耦联到腺苷酸环化酶上的 $Gi2\alpha$ 蛋白的水平下降。对溴隐亭抵抗的 PRL 瘤患者中，短 D_2 受体的同工型减少，导致对腺苷酸环化酶的抑制能力减弱。因此，在 D_2 同工型和 $G_{i2}\alpha$ 的这些改变可能在 DA 抵抗的 PRL 瘤发病中起一定作用，但是这种肿瘤只占 PRL 瘤的 8%~15%。

在许多其他研究中，对 PRL 瘤可能的癌基因和抑癌基因也进行了检测。没有发现可能的癌基因 Pit-1、Prop-1、N-ras、H-ras、K-ras、myc Ⅱ、N-myc、c-myc、myb、blc1、h-SF1、p16、p27、p53、sea、nm23，或 c-fos 或 menin 肿瘤抑制基因的扩增或重排。正在进行的研究包括细胞周期调节异常，但是尚不清楚他们在 PRL 瘤发病机制中的不同信号通路和转录调节因子作用以及刺激生长的作用。

（四）Ⅰ型多发性内分泌瘤中的 PRL 瘤

PRL 瘤发生于约 20% Ⅰ型多发内分泌瘤（MEN-I）的患者中。MEN-I 基因被认为是一种组成性的肿瘤抑制基因，所以其失活突变可导致肿瘤发展。如前文所述，在散发性 PRL 瘤中并没有发现类似的突变。PRL 瘤仅出现在一小组 MEN-I 突变的患者中，提示可能有一个在不同位点的继发修饰基因与 MENIN 基因共同作用导致了 PRL 瘤的发生。也有一种观点认为，有 MEN-Ⅰ 突变的 PRL 瘤可能较散发性 PRL 瘤更具侵袭性，更易对治疗产生抗性。

对散发的 PRL 瘤患者筛查高钙血症时，有 14.3% 的患者有甲状旁腺功能亢进，对这些患者进行胰腺肿瘤筛查时，发现其中 1/3 的患者有胃泌素瘤。这个数字较以往报道的 2%~3% 要高。然而即使是 2%，也提示在对 PRL 瘤进行评价时，仔细询问家族史并测定血钙水平是有必要的。

（五）家族性单纯性垂体腺瘤（familial isolated pituitary adenomas，FIPA）中的泌乳素瘤

研究表明，在芬兰患家族性单纯性垂体腺瘤的人群中，芳香烃受体相互作用蛋白（aryl hydrocarbon receptor interacting protein，AIP）基因的生殖系细胞突变和与生长激素瘤和 PRL 瘤相关。最初的研究报道，54 例来自几个家庭的有 PRL 瘤和生长激素瘤倾向的患者中，有 8 人存在 3 种不同的 AIP 基因生殖系突变之一。AIP 可能在野生型等位基因体细胞缺失的肿瘤患者中作为经典的肿瘤抑制基因。在遗传上是常染色体显性遗传，有可变的外显率，家庭内可存在不同类型的肿瘤，比如泌乳素瘤、生长激素腺瘤和生长激素/泌乳素腺瘤。在 FIPA 家系中，催乳素瘤倾向发生于儿童，具有侵袭性，鞍外侵袭率高，并对多巴胺耐药。

1. 病理学 PRL 瘤可以侵犯局部组织，可有多种组织学特征，但不能将其定义为真正的恶性肿瘤，除非有明确的远距离转移。幸运的是，恶性 PRL 瘤非常少见，仅报道了约 40 例。

分泌性 PRL 瘤也能分泌其他激素。最常见的组合是 PRL 比 GH，25%~40% 的分泌性 GH 肿瘤能产生 PRL。这些分泌 PRL-GH 肿瘤的一种特殊变异是嗜酸性干细胞腺瘤。这些肿瘤含不规则、长型的细胞，核不规则，可有嗜酸样改变和非常大的线粒体。相对于分泌两种激素的其他肿瘤，患这类肿瘤患者的 PRL 比 GH 升高更明显，常表现为月经异常、溢乳、性欲

降低或阳萎，而肢端肥大症较少见。这些肿瘤通常在发现时就是大腺瘤，病程相对较短。肿瘤分泌的其他激素组合有PRL和ACTH，PRL和TSH，PRL和FSH。有趣的是，这些分泌多种激素的肿瘤通常是单克隆起源，而且大部分是纯粹的PRL瘤（详见前文）。

2. 局部占位效应 大腺瘤患者局部占位症状的出现取决于肿瘤的大小和鞍外扩展的程度。由于这些患者通常有生殖系统或性功能的异常（详见后文），所以局部占位症状出现的频率较无分泌激素功能肿瘤患者低得多。视交叉压迫导致的视野缺损依赖于鞍上扩张的程度。由于这些肿瘤生长到视交叉之上的不同部位，因此视野缺损的表现可以从经典的、完全性双颞侧偏盲到小部分象限的视野缺损或盲点。与其他类型的肿瘤相比，PRL瘤没有特异性的视野缺损。

包含有第Ⅲ，Ⅳ，V_1，V_2和Ⅵ对脑神经的海绵窦受侵犯内陷所致的眼肌麻痹相对少见。一些患者有海绵窦症状，包括：眼肌麻痹、V_1分布区的疼痛和感觉过敏。颈动脉可被包裹在肿瘤之内但并未发现有狭窄。用DA激动药可使这些非常大的、具有侵袭性的肿瘤缩小，效果非常明显、令人满意，而手术治疗效果差，并发症的可能性比较大。

伴有大量骨质破坏的颅底广泛侵蚀可能发生，但很少导致脑神经内陷或重要脑结构受压。鞍外其他方向的扩张可引起颞叶癫痫和脑积水。这些大的、侵袭性的肿瘤不多见，但也并不罕见，应该与真正的癌鉴别，确定有距离原发肿瘤的远处转移对后续诊断是必需的。组织学上，这些侵袭性的肿瘤没有特异性特征，因此不能根据组织学表现与非侵袭性的泌乳素瘤相鉴别。这些患者中的大多数对DA激动药反应很好，有时肿瘤缩小到影像学检测不到的程度，PRL水平降至正常。在罕见情况下，这些肿瘤犹如颅底的一个"软木塞子"，当肿瘤明显缩小时，会发生脑脊液渗漏，这时有必要进行手术以治疗脑脊液漏，降低脑膜炎风险。对药物不敏感的肿瘤，可能有手术减压和放疗的必要（本章后文讨论）。

局部占位效应也可能导致垂体功能减退，因为肿瘤直接压迫垂体或下丘脑-垂体柄功能失调。肿瘤越大，有一种或更多种激素缺乏的可能性就更大。对所有大腺瘤患者，都应该评价可能发生的垂体功能减退。

3. 临床表现 上文讨论了高泌乳素血症造成的临床表现。PRL瘤患者的临床表现出现的频率有差别，根据转诊模式而不同。

（1）女性：在较早的研究中，几乎所有的绝经前妇女都是由于溢乳、闭经、不育的症状而就诊的。在一份21项研究的总结中，包括因PRL瘤接受经蝶手术的1621名女性，患者闭经和月经稀发的发生率为92.9%，溢乳为84.7%。

虽然继发性闭经较为常见，原发性闭经也可能发生。因为剧烈头痛或大的肿瘤而造成的视野障碍而就医的女性较罕见，因为她们通常是开始出现月经功能紊乱或溢乳（一般在PRL轻微升高、肿瘤体积增长巨大以前发生）即就医。绝经后女性PRL瘤患者通常因出现大肿瘤的占位效应而就诊，尽管其他时候肿瘤只是单纯地因为有"早绝经史"而被发现。

（2）男性：泌乳素腺瘤男性患者常因为与肿瘤大小有关的症状求医，而不是因为阳萎、性欲减退或不育。当男性出现高泌乳素血症时，前列腺体积缩小，这可能是由于他们的睾酮水平低下；当PRL水平矫正后，前列腺体积也恢复正常。在包含444名男性PRL瘤患者（没有全部接受手术）的16项研究的总结中，有77.9%的患者阳萎，36.6%有视野缺损，33.8%的患者发生部分或完全的垂体功能低下，29.1%的患者头痛，10.9%有溢乳。因此，有约1/3的男性有肿瘤体积相关的症状。大多数研究中，影像学诊断表明有80%~90%的病例是大腺瘤。

为什么男性患大腺瘤的比例比女性高得多，其原因有很多的猜测。一种假说认为，男性往往比女性忽视性功能障碍症状，将阳萎和性欲降低归结为年龄的增长。因此，病程迁延不治疗使得肿瘤生长。这种推理忽略了来自女性的数据，即微腺瘤体积很少会增大。这一观察结果表明，PRL瘤的生长在两性之间存在更基本的生物差异。这种差异不是因为靶器官性激素（如雌激素和睾酮）的差异，因为雌激素有强的促生长作用。对PRL瘤的生长，是否有肿瘤生长因子在不同性别中发挥的作用不同仍是未知的。使用与肿瘤生长相关的Ki-67（MIB-1）抗体的肿瘤免疫组织化学研究显示，当控制肿瘤体积时，性别之间没有差异。对这些问题的进一步研究，可获得关于肿瘤病理生理学的重要信息。

（3）儿童和青少年：可能表现为生长停滞、青春期延迟或原发性闭经，还有更典型的症状如溢乳、月经稀发和肿瘤占位症状，如头痛或视力障碍。骨密度低也常见。有大量巨大腺瘤的患者，与成年人的比例不同。巨大腺瘤患者可存在垂体功能减退。除此之外，患者抗多巴胺激动药的百分比可能会比成年人高；Colao 等报道在 26 个服用溴隐亭的儿童和青少年患者中仅有 10 个，在 15 例服用喹高利特的患者中仅有 5 个，在 20 例服用卡麦角林（cabergoline）的患者中只有 15 个患者的 PRL 水平正常化。大腺瘤比例高和多巴胺受体激动药的相对抵抗的原因尚不清楚，但很容易让人推测这些特点可能是有联系的。

4. 治疗 对 PRL 瘤患者治疗的适应证可分成两类：肿瘤体积的影响和高泌乳素血症的影响。如上所述，93% 的患者在 4～6 年的观察期中，微腺瘤不会增大。因此，为了防止微腺瘤生长而治疗是不合理的。另一方面，如果存在腺瘤，需要密切随访以确定它是否生长。如果血清 PRL 水平无增长，PRL 瘤不太可能显著增大，虽然也有这样的病例报道。因此，首次影像学检查证明有微腺瘤的多数患者只需连续随访检测 PRL 水平。如果 PRL 水平上升或患者出现肿瘤占位症状，如头痛，则重复影像学检查。当然，检查发现微腺瘤在生长，只是有体积增大也需要治疗，因为有 7% 的可能会发展成大腺瘤。

研究显示，大腺瘤有生长的倾向。因此，只进行观察是不恰当的，除非有特殊的治疗禁忌证。局部或弥漫浸润或者压迫邻近结构，如垂体柄和视交叉，是另外的治疗适应证。

其他适应证的治疗是相对的，是由于高泌乳素血症本身引起的。这些症状包括性欲下降、月经功能紊乱、溢乳、不孕、多毛症、阳萎及过早的发生骨质疏松症。如果患微腺瘤的女性有正常的月经和性欲，无溢乳困扰，则无须治疗。在另一方面，闭经和无排卵但希望怀孕的女性有治疗的适应证。然而，如果这样的女性不希望怀孕，那么除了降低 PRL 水平，预防骨质疏松症或提高性欲只是相对适应证。

采用 PRL 检测、CT 或 MRI 扫描和估算骨密度，联合对多种方式的治疗效果的准确评估，严密随访患者，可实现对患者的随访、治疗时机和方式的高度个体化。

5. 手术 经蝶手术的成功率高度依赖术者的经验和技术及肿瘤的大小。一项对已发表的 50 例手术结果的分析表明，在 2137 例微腺瘤患者中有 1596 例（74.7%）、在 2226 例大腺瘤患者中有 755 例（33.9%）实现了 PRL 水平的正常化。显然，大腺瘤的成功率较低在很大程度上是因为手术病例的肿瘤的大小。更确切地说，在很多病例中，目标是减小大的肿瘤的体积，而不是治愈，在其他一些研究中大的肿瘤并没有进行手术。

根据收集的研究结果，微腺瘤复发率（809 例中有 147 例，18.2%）和大腺瘤（465 例中有 106 例，22.8%）相似。这里要强调的是几乎所有这些复发是指高泌乳素血症，并没有肿瘤复发的影像学证据。随着复发的高泌乳素血症的存在，通常也就是复发性 / 生殖功能障碍，是药物治疗以降低 PRL 水平的指征。基于先前引用的治愈和复发率，使用正常的 PRL 水平为标准，最终长期的手术治愈率对于微腺瘤是 61.1%，大腺瘤是 26.2%。

Nelson 等对 84 名大腺瘤患者（36 例为催乳素瘤）进行的分析显示，术前垂体功能正常的患者，在术后只有 78% 维持正常的垂体功能。术前垂体功能部分减退的患者，手术后有 1/3 垂体功能改善，1/3 垂体功能恶化；没有一例术前全垂体功能减退的患者在术后垂体功能改善。

微腺瘤经蝶手术并发症相当罕见，死亡率为 0.6% 以下，主要的发病率约为 3.4%（视力丧失，卒中 / 血管损伤，脑膜炎 / 脓肿，动眼神经麻痹），1.9% 的患者发生脑脊液（cerebrospinal fluid，CSF）鼻漏。对所有类型的腺瘤的经蝶手术死亡率为 0.25%～1.2%，主要的病率为 6.5%（视力丧失，卒中 / 血管损伤，脑膜炎 / 脓肿，动眼神经麻痹），脑脊液鼻漏率约为 3%。微腺瘤和大腺瘤经蝶手术后短暂性尿崩症很常见，约 1% 的患者大腺瘤手术后发生永久性尿崩症（diabetes insipidus，DI）。虽然 74% 的视交叉附近巨大腺瘤患者视野缺损和视力下降可改善，少数视野正常的患者手术后可能有视力下降，由于视交叉疝入到空蝶、直接损伤或视通路血液断流、眶骨骨折、术后血肿，或脑血管痉挛。在一般情况下，随着神经外科医师经验增加，并发症的发生率下降。

近年来，内镜经鼻 - 蝶窦手术已经发展成为一个常用的技术。此方法能提供良好的视野，操作时间更短、局部并发症发生率低。但是，使用这种新方法，手术的缓解率并没有提高。

6. 放射治疗 由于经蝶手术和药物治疗有很好的疗效（如上文所述），放疗通常不作为 PRL 瘤治疗的首选治疗方式。据报道仅250多例的患者接受单纯常规放疗，或与溴隐亭结合，或用于手术治疗失败后。约35%的患者手术加放疗后可实现PRL水平正常，通常在放疗后5~15年。

放射治疗的主要不良反应是垂体功能低下。这一并发症的发生率高达93%。垂体腺瘤放疗后几个月到几年内，其他的并发症包括继发性恶变、脑血管意外、视神经损伤、放射性脑坏死、神经功能障碍，以及软组织反应。放射治疗会引起2%~5%的患者的视神经萎缩，这是由于视觉器官的缺血损伤。放疗引起脑病很罕见，但可能具有破坏性，并只发生在高剂量放疗时。

近年来越来越多地使用一种新式的放疗，可将单束坏死性剂量的射线精确定位到肿瘤，对周围组织的射线很少，被称为"立体定向"放射治疗（"伽马刀"和直线加速器）。海绵窦内脑神经对放疗相对抵抗，但视神经、视交叉和视束对放疗敏感，因此这种类型的治疗对术后海绵窦内有残存肿瘤的患者有利。对300名患者只延长至2~3年的数据表明，对于降低激素水平和缩小肿瘤体积，这种技术可比常规放疗疗效更好、时间更短、并发症更少。然而，只有一项研究报道，使用立体定向放射治疗为主要治疗，不联合多巴胺受体激动药，77名患者中只有16名（21%）达到正常PRL水平。虽然相比常规放疗，集中的放射治疗由于脑放射产生的并发症少，但迄今为止数据表明两种方法垂体功能减退的发生率可能是相同的。

因此，只有少量的患者放疗后多年才能达到PRL正常水平。放射治疗最好对药物和手术治疗无效的、病灶扩大的患者留作辅助治疗，更新的聚焦放射治疗在疗效、起效时间和减少副反应方面似乎更有优势，特别是对于海绵窦内残存肿瘤。然而，对于不能耐受多巴胺或对其反应较差的和经蝶手术后仍然有高泌乳素血症的患者，立体定向放疗后PRL正常化的患者只有18%。

7. 药物治疗

（1）溴隐亭：是第一个用于治疗高泌乳素血症的D_2多巴胺受体激动药。由于其半衰期短，通常必须每天2~3次用药。溴隐亭可成功使PRL水平恢复正常，并能使80%~90%的患者恢复排卵月经。研究同一患者的PRL水平和月经恢复情况，发现仅有70%~80%的患者PRL水平可达到正常值，尽管如此，将PRL大幅度降低到比正常值稍高的水平往往足以恢复排卵和月经。

药物吸收并达到血药浓度峰值个体内少有变异，但个体间差异较大。同时，给予溴隐亭后血清中溴隐亭水平与给定剂量没有关系，但不同剂量之间对PRL的降低效应有明显变化，这意味着对该药物的敏感性有差异。在手术后对同一肿瘤进行体外研究时发现，在体内对溴隐亭反应降低的肿瘤，泌乳素细胞膜上的DA受体数量减少，对腺苷酸环化酶的抑制作用减低。

体外研究已经表明溴隐亭不仅降低PRL的合成，而且降低DNA合成、抑制细胞增殖和肿瘤生长。Corenblum等首次报道溴隐亭能够使人体肿瘤体积缩小。对24个不同系列大腺瘤患者（共302例）肿瘤体积与溴隐亭的关系进行观察分析，历时6周至10年以上，发现76.8%的患者在使用溴隐亭之后肿瘤体积有不同程度的缩小（图3-3）。在对112例肿瘤体积已经定量的患者所进行的10项研究中，45例（40.2%）患者肿瘤体积缩小超过50%，32例（28.6%）患者肿瘤体积缩小25%~50%，14例（12.5%）患者肿瘤体积缩小25%以下，21例（18.7%）患者没有肿瘤体积缩小的证据。Bonneville等报道在对15例微腺瘤患者进行3~12个月的治疗之后，有6例肿瘤完全消失，5例肿瘤体积缩小约50%，4例没有变化。

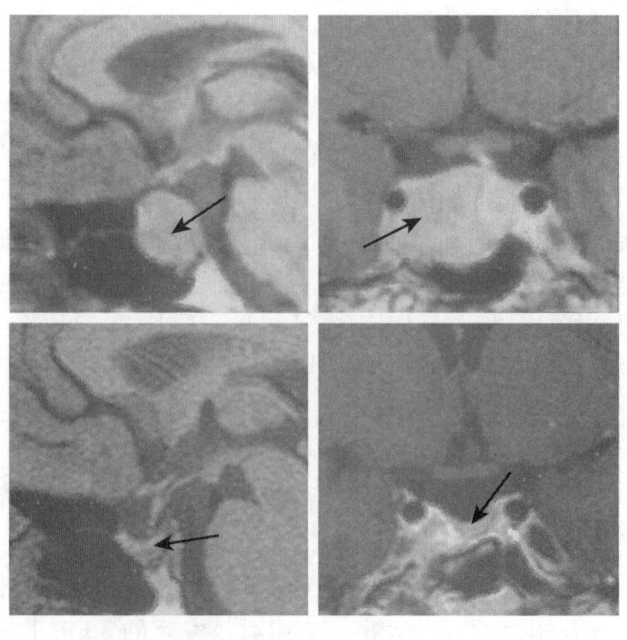

图3-3 大腺瘤患者溴隐亭治疗前（上）后（下）的MRI扫描

左：矢状位，右：冠状位。注意肿瘤的显著减小

肿瘤缩小的时程是有差别的。某些患者肿瘤缩小极其迅速，在 24~72h 即可见到视野显著变化，2 周内扫描可见明显改变。而另外一些患者，6 周内几乎没有变化可见，但在 6 个月时再次扫描会有显著变化。有许多患者，数年后可见到肿瘤体积的进行性缩小。

存在视野缺失的患者中，80%~90% 可有视野改善。总体来说视野的改善与扫描所见平行，并且常先于扫描改变。在治疗之前通常很难判断视野缺失是暂时的还是永久的，只能根据患者对治疗的反应来确定。令人欣慰的是，这些药物治疗能够在数周以上的时间内对视交叉进行缓慢减压，从而获得较好的视野恢复，因此，没有必要立刻施行视神经减压手术。通常，如果扫描发现肿瘤明显缩小时视野也没有明显改善，那么接下来的减压手术也无法使视野得到改善。肿瘤体积缩小可伴有垂体功能的改善。当青春期之前罹患 PRL 瘤时，垂体功能的改善可以恢复正常生长和青春期发育。

PRL 的基础水平、PRL 水平达到的最低点、PRL 降低的百分比、PRL 水平恢复正常与否均与肿瘤体积缩小的程度无关。有些患者 PRL 水平可很好降至正常范围，但其肿瘤体积变化轻微；而另外有些患者有持续的轻度高 PRL 血症（尽管已降低基础数值的 88% 以上），其肿瘤却几乎完全消失。在检测到肿瘤体积缩小之前总会先有 PRL 水平下降，因此患者 PRL 水平如果不随药物治疗而下降，其肿瘤体积也便不会缩小。一旦肿瘤体积达到最大程度的缩小，溴隐亭的剂量便可逐渐大幅度减小。

比较罕见的是 PRL 瘤其实充当了"软木塞"的作用，一旦溴隐亭缩小肿瘤体积反而有可能导致脑脊液鼻漏。已有报道某些明显皱缩的肿瘤发生纤维变性，从而阻碍使用手术方法治愈大腺瘤。不过，持续的多巴胺激动药治疗是大多数患者首选的治疗方法，而不是后期的手术。患者对持续长达 10 年的溴隐亭治疗依然能够很好地耐受并且维持剂量也会减至很低。

当停止短期治疗（数周至数月）后，大腺瘤可在 2 周内再次增大。但是，90% 以上的患者肿瘤经过数年治疗后有很好的缩小，并且在停药后肿瘤体积维持不变，尽管其 PRL 水平可超过正常值并且需要治疗。在一项对 69 例大腺瘤和 62 例微腺瘤的研究中，Passos 等发现，在停止治疗 47 个月（中位数）后，16% 的大腺瘤患者和 21% 的微腺瘤患者 PRL 水平维持正常。在最近两项研究中，约 50% 的微腺瘤患者在停止治疗后 PRL 水平维持在正常状态。

对于肿瘤非常巨大的患者，即便在治疗后肿瘤缩小非常明显，停药也必须非常谨慎。最好的方法是，随 PRL 水平下降逐渐减少药物剂量，直到在低剂量下 PRL 水平不再继续升高或肿瘤体积不再增大时方可停药。

最常见的不良反应是恶心，有时呕吐；这些症状通常短暂，但可随每次剂量增加而再次发生。只在治疗初期可发生直立性低血压，随着剂量增加，很少再次发生。5%~10% 的患者会出现轻微的恶心和呕吐，剂量 <7.5 mg/d 时，手指血管痉挛、鼻塞和抑郁等症状很少出现。

从 1.25 mg/d 小剂量开始，与食物同服，入睡前服用，不良反应可最大限度减轻。然后在 7~10d 可逐渐增加剂量到每次 2.5 mg, 2/d，进餐时服用。1~2 个月时应该检查 PRL 水平；绝大多数对治疗有反应的患者在此期间 PRL 水平会有变化。除了肿瘤体积巨大的患者，剂量一般不超过 7.5 mg/d。

另一个值得注意的不良反应是精神病反应。Turner 等报道在 600 例因高 PRL 血症或肢端肥大症接受溴隐亭或利舒脲（lisuride，麦角乙脲）治疗的患者中，有 8 例出现了精神病反应。症状包括幻听、妄想和情绪改变。另外也有原有精神分裂症的患者服用溴隐亭后病情加重的罕见报道，因此，对于这种患者应当谨慎给药。精神病反应一般在停药后 72h 内得到缓解。应该注意，此类患者所服用的吩噻嗪类抗精神病药物可能会减弱溴隐亭对 PRL 瘤的作用。

一个需要注意的问题是，多巴胺激动药治疗后肿瘤缩小，但是紧接着又增大了。这往往是因为没有按要求规范用药所致，更糟糕的是患者和医生又会因此直接重新开始最大剂量用药而不是从初始小剂量逐步增加剂量，而这又导致更加严重的不良反应，于是患者服药的规范性、依从性更差。当然，也有数例报道，患者用药依从性较好而肿瘤出现增大。Pelligrini 等报道，与药物治疗后肿瘤缩小或没有变化者相比，在溴隐亭治疗期间继续增长的肿瘤，其 DA 结合位点明显减少。

在其他研究中，Caccavelli 等研究显示，对治疗抵抗的细胞表达 DA D_2 短受体亚型的比例下降，这种短受体亚型与磷脂酶 C 的耦联效率比 DA D_2 长受体亚型更高。最近，Peverelli等发现这种D_2受体表达的减少与细丝蛋白的减少有关，细丝蛋白是一种与受体有关的细胞骨架蛋白。对溴隐亭有耐药性的PRL瘤对卡麦角林（cabergoline）常是敏感的。

尽管病例数非常少，在DA激动药治疗过程中继续增大的肿瘤可能会转变成癌。另有1例罕见病例报道，在溴隐亭治疗过程中腺瘤转变为肉瘤。

在某些病例中成功发现了溴隐亭给药的替代方法。Vermesh等报道口服溴隐亭片经阴道内给药与口服该药降低PRL水平的效果是相似的，但是阴道内给药单次剂量药效可持续24h，而胃肠道不良反应却要小得多。Katz等报道1例不能耐受口服溴隐亭的大腺瘤妇女对阴道内使用溴隐亭反应良好，使肿瘤变小。尽管有些患者用药局部会有刺激症状，目前许多妇女还是接受了阴道内使用溴隐亭并取得相似疗效。由此可见，胃肠道不良反应是因局部刺激所致而非由中枢介导。

（2）培高利特（硫丙麦角林，pergolide）：已证实培高利特是对PRL瘤有治疗效果的另一个多巴胺激动药，该药物本是美国FDA批准用于治疗帕金森病（Parkinson disease）的药物。培高利特在药物耐受性和有效性方面可与溴隐亭媲美，包括缩小肿瘤体积。然而，培高利特在2007年因为与心瓣膜损伤的相关性从美国市场撤柜，这种心瓣膜损伤与类癌综合征患者相似，而这种相关性仅在大剂量用于帕金森病时才能出现，使用溴隐亭治疗的患者并没有这种损伤。而小剂量用于PRL瘤的治疗时并没有心瓣膜损伤的病例报道。

（3）喹高利特（quinagolide，商品名：诺果宁）：喹高利特（CV205-502）是一种非麦角多巴胺激动药，可每天1次给药，耐受性和疗效与溴隐亭和培高利特相似。对溴隐亭有抵抗的患者中约有50%对该药有反应。尽管不良反应相似，但某些患者对喹高利特的耐受性似乎要比溴隐亭要好。在研究中使用半定量的方法对105例患者的肿瘤体积缩小进行了评价，其中50例（48.1%）肿瘤体积缩小超过50%，21例（20.2%）缩小在25%～50%，18例（17.3%）缩小25%以下，15例（14.4%）肿瘤体积没有变化。喹高利特在美国未能获得批准。

（4）卡麦角林（cabergoline）：卡麦角林与其他多巴胺激动药不同，它的半衰期很长，可每周口服1次或2次。其长效作用机制为该药从垂体组织中清除缓慢，与垂体DA受体的结合亲和力高，以及广泛的肝肠循环。口服该药后，在最初3h即可检测到PRL的降低，然后作用逐渐加强，在48～120h达到平台期；每周给药可维持PRL降低的效果。

多项研究表明，卡麦角林在降低PRL水平方面总体上要比溴隐亭更有效，不良反应更少。在一项包括459例女性患者（279例微腺瘤，3例大腺瘤，167例特发性高泌乳素血症，10例其他）的前瞻性双盲对照研究中，使用卡麦角林治疗的女性患者中有83%的患者PRL水平达到正常，72%有排卵周期，3%由于不良反应停药；而在使用溴隐亭治疗的女性患者中，59%的患者PRL水平正常，52%有排卵周期，12%因为不良反应停药。在另外一项研究中，卡麦角林用于男性患者治疗后精子数量和精子质量迅速改善。服用卡麦角林，患者较少出现恶心和呕吐，若出现这些不良反应，采用经阴道给药即可。

有多项研究评价了卡麦角林对大腺瘤体积的影响。在这一系列研究中，其中之一为130例患者用药时间3～24个月，采用半定量方法评价了治疗过程中肿瘤体积的变化。在这130例患者中，33例（25.4%）肿瘤体积缩小超过50%，61例（46.9%）缩小25%～50%，8例（6.9%）缩小25%以下，28例（21.5%）肿瘤体积没有变化。在许多研究中，很多患者以前曾经使用过其他DA激动药，因为不能耐受或抵抗而更换药物，这种情况可能会干扰研究发现。Colao等在一组患者对比中发现，在从未接受过多巴胺激动药治疗的26例患者中，有25例（96%）肿瘤体积缩小50%以上，而相同的肿瘤缩小效果在19例以前对溴隐亭不能耐受的患者中只有13例（68%），在33例对溴隐亭抵抗的患者中只有21例（64%），在20例对溴隐亭有反应的患者中有14例（70%）。因此，在初始用药治疗的患者中，卡麦角林在降低PRL至正常水平和缩小肿瘤体积方面效果显著，而且不良反应极小。使用卡麦角林后随着肿瘤体积缩小，视觉缺损会逐渐改善，这些与溴隐亭治疗中所见是相似的。

患者PRL水平降至正常数年后，卡麦角林可慢慢停用，观察高PRL血症是否会复发。Colao等报道在停用卡麦角林之后，在105例PRL水平正常的微腺瘤患者中，MRI扫描可见肿瘤的患者出现高PRL血症复发者为40%，而MRI扫描看不到肿瘤的患者高PRL血症复发率为24%；在70例PRL正常的大腺瘤患者中，有58例MRI扫描肿瘤仍然可见的患者出现高PRL血症复发，没有可见肿瘤的患者仅有26%复发率。Biswas等在对67例微腺瘤患者的类似研究中，仅有31%的患者没有高PRL血症复发。最近，Kharlip等发现31例微腺瘤患者的复发率为52%，11例大腺瘤患者的复发率为55%，Barber等发现45例微腺瘤患者的复发率为64%，15例大腺瘤患者的复发率为93%。总之，相对于溴隐亭来说，卡麦角林治疗的复发率是较低的。然而，有趣的是，与使用卡麦角林相比，使用溴隐亭时药物诱导的肿瘤纤维化的数量更大。

有些大腺瘤患者甚至对卡麦角林也有很大的抗药性，因而需要很大的剂量。卡麦角林的剂量可以逐渐增加，只要每次药物药量的阶梯式增加出现PRL的阶梯式下降即可，患者就不会出现不良反应。此外在男性患者，需要额外添加芳香酶抑制药，以减少睾酮向雌激素的转化。在极少数病例，发现烷基化剂如替莫唑胺，对侵袭性的非恶性巨大泌乳素瘤，可以有效地减少肿瘤的大小和PRL水平。替莫唑胺也已成功地用于某些非常罕见的PRL分泌性垂体腺癌病例。

与使用培高利特相似，在使用卡麦角林治疗时也发现有心瓣膜损害的发生，不过培高利特只是在大剂量用于帕金森病时才会发生。治疗PRL瘤的患者一般采用较低剂量，如剂量每周2 mg或更少，具有显著临床意义的心脏瓣膜损害目前尚未见到普遍报道。然而，对于剂量超过正常很多的药物抵抗患者，可能需要谨慎，要使用超声心动图监测心脏。其实没有临床意义的轻度心瓣膜反流在正常人群中非常普遍，未经过事前超声心动图检查，可能很难确定某个患者出现这样的结果是否具有临床意义。

8. 关于治疗的总结

（1）微腺瘤：微腺瘤进展到大腺瘤的风险在7%以内，因此，不打算生育的患者并不需要进行急切治疗。另外，无论是女性还是男性，高泌乳素血症导致的长期性腺功能减退可能与过早的骨质疏松有关；治疗可以逆转骨丢失的加速。有月经而没有低雌激素血症的妇女，不会增加骨质疏松症的风险。除非雌激素和睾酮水平正常，大多数患者应该接受治疗，以纠正性腺功能，预防骨质疏松症和恢复性欲。

若生育不是一个问题，可以试用雌激素替代疗法或尝试使用一种DA激动药。对于大多数有PRL瘤的患者，由于卡麦角林可有效降低PRL水平，不良反应更小，每周只需给药1～2次，可以作为首选药物。假如生育是恢复排卵最主要的原因，考虑到溴隐亭的安全性更加成熟，可能是更好的选择（在本章节的后面讨论）。

因为药物治疗的花费和需要数年服用药物，使得一些患者将经蝶窦手术作为首选治疗方法。因为有5%的患者不能耐受药物或对DA激动药没有反应，所以采取手术治疗也未尝不可。微腺瘤初次手术治愈率在65%～85%，约有20%的患者会有高PRL血症的复发（因此最终治愈率在60%以内）。放疗对于微腺瘤的作用非常有限，仅限于对DA激动药没有反应或者不能耐受和手术未能治愈的患者。

（2）大腺瘤：DA激动药对泌乳素分泌性大腺瘤有非常出色的治疗效果，而手术对于大多数患者的效果却很差，因此建议将DA激动药作为首选的治疗方法。如果肿瘤对药物治疗反应不佳，患者可再去选择手术治疗。即便药物治疗后仍需手术压缩肿瘤，手术也很少是为治愈而选择的，而DA激动药对于高泌乳素血症的治疗却是不可或缺的。由于卡麦角林良好的耐受性和有效性，可能是最好的DA激动药选择。放疗的作用仍然有限，仅用于那些对DA激动药没有反应或不能耐受的，或在DA激动药治疗过程中，证实肿瘤实际上仍在生长的，或手术未能完全切除病灶的患者。在这一点上，尽管尚未对长期并发症进行充分评价，立体定向放疗仍是最好的放疗形式。

停止DA激动药治疗，PRL瘤有可能会在数天至数周内恢复到初始大小。然而大多数对于长期药物治疗的研究发现，停止使用DA激动药治疗后仅有不到10%的患者肿瘤再次增大，尽管80%～85%的溴隐亭治疗患者出现高PRL血症复发，但是使用卡麦角林的患者复发率是相当低的。由于肿瘤有恢复到治疗前大小的潜在可能性，在停止DA激动药治疗时，应当谨慎，这是因为肿瘤的快速扩大要比缓慢生长产生更多更重的临床症状。通常是逐渐减少剂量，一旦体积缩小达到最大程度时，对合适病例，若没有再次扩大，可完全终止用药。

用CT或MRI检查的手段密切监测肿瘤对DA激动药治疗的解剖学反应，以便发现那些没有反应的肿瘤，包括极少见的癌和肿瘤再次增大的病例。

五、患泌乳素瘤妇女的妊娠

高泌乳素血症常与不排卵及不育相关,用DA激动药纠正高泌乳素血症后,可使约90%的病例恢复排卵。如果一个妇女的高泌乳素血症是由PRL瘤引起时,在排卵和生育能力恢复后,就产生了两个主要问题:一是DA激动药对早期胚胎发育的影响,再就是妊娠本身对PRL瘤的影响。

(一)多巴胺激动药对发育中胎儿的影响

基本原则是使胎儿暴露于药物限制在尽可能短的时间内。从DA激动药治疗开始到月经周期建立的最初2~3个周期内,大多建议采用工具避孕,这样就建立了一个月经周期的间隔。采用这种方式孕妇能够察觉月经的错过,就会马上去做妊娠试验,然后停用DA激动药,这样给药仅限于妊娠3~4周。

用这种方式给药,与正常人群中的妊娠预期对比,没有发现溴隐亭导致下列问题的增加:自然流产、异位妊娠、滋养细胞疾病、多胎妊娠和先天性畸形(表3-2)。对64名年龄在6个月至9岁的儿童进行长期随访,他们的母亲采用这种方式服用溴隐亭,未发现对胎儿有不良影响。仅有100多例妇女在整个妊娠期使用溴隐亭,除了一例隐睾和一例马蹄内翻足畸形,没有发现婴儿的其他异常。

表3-2 女性妊娠时服用溴隐亭或卡麦角林的妊娠结局总结

	溴隐亭(N)	溴隐亭(%)	卡麦角林(N)	卡麦角林(%)	正常(%)
妊娠	6.239	100	789	100	100
自然流产	620	9.9	60	7.6	10~15
终止妊娠	75	1.2	59[1]	7.5	20
异位妊娠	31	0.5	3	0.4	1.0~1.5
葡萄胎	11	0.2	1	0.1	0.1~0.15
分娩(已知时间)	4139	100	543	100	100
足月(>37周)	3620	87.5	480[2]	88.4	87.3
早产(<37周)	519	12.5	67	11.6	12.7
分娩(已知结局)	5120	100	471	100	100
单胎	5031	98.3	463	98.3	96.8
多胎	89	1.7	12	1.7	3.2
婴儿(已知详情)	5213	100	664	100	100
正常	5030	98.2	633	96.8	97
有畸形	93	1.8	21	3.2	3.0

(1) 11例因胎儿畸形终止妊娠; (2) 5例死产

[数据来源于 Molitch ME. Prolactinoma in pregnancy. Best Prac Res Clin Endocrinol Metab, 2011 (25): 885-896.]

在小鼠已证实培高利特可通过胎盘,少数资料证实该药有导致先天性畸形的风险。最初未发现接受喹高利特治疗期间怀孕的妇女,其妊娠或胎儿发育有不利影响。然而一项回顾性研究报道了176例使用喹高利特治疗的孕妇中,有24例自然流产、1例异位妊娠、1例死胎及9例胎儿畸形。因此,如果想要怀孕,培高利特和喹高利特都不推荐使用。

动物实验中证实卡麦角林可通过胎盘,但是在人类尚缺乏这种数据。有资料报道在约800例怀孕前几周有药物暴露的胎儿中,这种用药并没有增加自然流产、早产、多胎妊娠或先天性畸形的百分比。Ono等对妊娠期间有卡麦角林暴露的83个出生儿童进行12年以上的随访研究,没有发现身体或发育异常者,Lebbe等随访的88个儿童中,2例有轻微语言迟缓,1例4岁儿童有自控困难,Stalldecker等随访了61个儿童,2例有癫痫发作,2例有全身性发育迟缓,一种自闭症谱系障碍。

总之,对于使用多巴胺受体激动药促进排卵和生育来说，溴隐亭具有最大的安全数据支持和确定的安全妊娠记录。虽然在怀孕期间使用卡麦角林的数据很少，并不表示卡麦角林对孕妇有任何有害的影响，他们后代的畸形发病率并不比一般人群更大。培高利特和喹高利特的安全数据非常有限，但却很值得注意。当患者想要生育时，这些药物不能使用。在妊娠期施行经蝶手术的影响尚不清楚，但预计不会与其他类型手术的影响有明显不同，除非发生垂体功能减退。

（二）妊娠对 PRL 瘤体积的影响

雌激素对 PRL 的合成和分泌有明显的刺激作用，妊娠的激素环境能够刺激泌乳素细胞增生。那些显示妊娠过程中泌乳素细胞增生的尸检研究结果在体内研究中已被证实。在妊娠期，MRI 扫描显示垂体体积逐渐增加，妊娠第 2 个月开始，在产后 1 周达到高峰。在一些病例中，最终高度几乎能接近 12 mm。

妊娠期内激素环境的刺激作用也可能会导致怀孕期间 PRL 瘤的明显增大（图 3-4）。肿瘤也可能因为使得肿瘤缩小的多巴胺激动药已经停用而增大。从许多研究中的数据来看，分析孕妇肿瘤扩大的症状风险，应根据肿瘤大小划分（表 3-3）。患微腺瘤的孕妇，658 例中只有 18 例（2.7%）伴发肿瘤增大症状[头痛和（或）视力障碍]。在单一情况下不需要手术干预，有 5 例尝试恢复溴隐亭药物疗法以解决症状。在 214 例未经手术或者放疗的大腺瘤孕妇中，有 49 例（22.9%）有肿瘤增大相似症状。148 例大腺瘤妇女曾在怀孕前接受过手术或放疗，她们肿瘤扩大的风险较低（4.8%）。

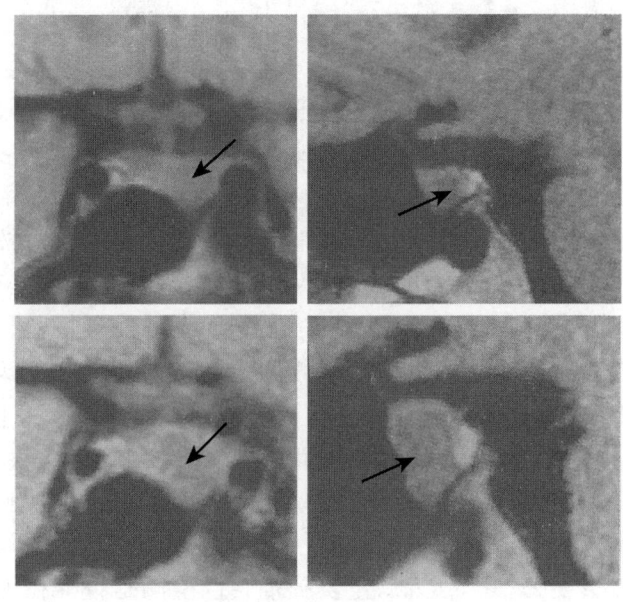

图 3-4 鞍内泌乳素分泌大腺瘤女性患者妊娠前（上）及妊娠 7 个月（下）冠状位和矢状位 MRI 扫描。注意后期肿瘤明显增大，此时患者诉头痛

[经许可摘自 Molitch ME. Medical treatment of prolactinomas. *Endocrinol Metab Clin N Amer*；1999（28）：143 − 169.]

表 3-3 妊娠对泌乳素瘤的影响

肿瘤类型	治疗史	患者数	症状性增大
微腺瘤	无	658	18（2.7%）
大腺瘤	无	214	49（22.9%）
大腺瘤	有	148	7（4.8%）

[数据来源于 Molitch ME. Prolactinoma in pregnancy. Best Prac Res Clin Endocrinol Metab, 2011(25): 885−896.]

（三）妊娠过程中的治疗建议

因为溴隐亭的安全记录已经很好地建立，而卡麦角林的资料相对较少，临床医生会更倾向于给那些希望怀孕的女性选用溴隐亭治疗。然而，并没有确切数据显示卡麦角林是不安全的，卡麦角林也常用于这种治疗中。对有微腺瘤或小的鞍内大腺瘤而只用一种 DA 激动药治疗的患者，在整个妊娠期内应进行密切随访。PRL 瘤妇女与健康妇女一样，妊娠期 PRL 水平并不总是升高，甚至在肿瘤增大时也不上升。因此，PRL 水平的定期检测并没有什么好处。由于肿瘤增大的发生率低，常规的定期的视野检查也不合算。视野检测和扫描只适用于有症状的患者。对于肿瘤增大、并对再次 DA 激动药治疗没有反应的患者，手术或提前分娩可能是必要的。

对于有鞍上扩展巨大大腺瘤的妇女，当只用一种 DA 激动药时，妊娠期间临床上出现肿瘤明显增大的危险性升高 23%。没有明确的最佳治疗方法，在清楚地讨论了多种治疗方案并有书面记录之后，应该对患者进行高度个体化的治疗。

第一种方法是孕前施行经蝶手术来缩小肿瘤，

这可大大降低严重的肿瘤增大的危险。但有病例报道在施行这种手术后，妊娠过程中仍然出现了严重的肿瘤增大。在手术缩小肿瘤后，仍需要用溴隐亭或卡麦角林恢复正常的 PRL 水平和排卵。

第二种方法是对微腺瘤患病妇女使用溴隐亭或者卡麦角林治疗以恢复排卵，怀孕后立即停止用药，这是通常的做法。

第三种方法是在整个妊娠期不间断使用溴隐亭，有人倡导使用这种方案。然而，关于持续溴隐亭治疗对发育中胎儿影响的资料还很少，不能毫无保留地使用这种治疗方法。在整个妊娠期使用卡麦角林安全性记录资料更是少之又少。如若一位服用溴隐亭或卡麦角林的妇女，到了妊娠晚期才发现怀孕，现在有资料认为继续妊娠是安全的，而且没有确认治疗性流产的必要性。

对单独使用 DA 激动药或手术后的大腺瘤患者，必须进行仔细的视野随访1~3个月。若患者出现肿瘤增大的症状及视野进展性缺损或兼而有之，则需要重复扫描。分娩后重复扫描，以检测是否存在无症状性肿瘤增大也是有必要的。

假如在使用这些方法的过程中，发生了症状性肿瘤增大，再次使用 DA 激动药对母亲和胎儿的危害可能比手术要小。已有报道一些病例再次用溴隐亭的效果非常满意，肿瘤体积迅速缩小，没有对胎儿产生不利的影响。同样，也有一例成功再次使用卡麦角林的病例报道。在妊娠期内任何手术均可导致妊娠早期流产率上升1.5倍，妊娠中期上升5倍，尽管这种手术不增加先天畸形的危险，因此，DA 激动药再次用药是应比手术减压更加可取。然而，对这种药物治疗需要进行严密监测，当对 DA 激动药没有反应及视力进行性恶化时，应施行经蝶手术和分娩（妊娠接近足月）。

没有证据表明哺乳刺激肿瘤生长，愿意哺乳的妇女，在停止哺乳时才能使用 DA 激动药，除非妊娠诱导的肿瘤生长需要治疗。

有趣的是，某些无任何治疗即可达到正常 PRL 水平的患者，产后 PRL 水平往往比产前更低，出现这种现象的机制尚不明确。然而，对许多患者来说，分娩和停止哺乳后观察几个月来确定她们的 PRL 和排卵情况，可能更加合理，而不是任由其服用 DA 激动药。

所有的参考文献可以在 www.expertconsult.com 网站上查询。

（译者　任一昕　郑丹妮　审校　马彩虹）

推荐阅读

Ciccarelli A, Daly AF, Beckers A. The epidemiology of prolactinomas, Pituitary, 2005（8）: 3-6.

Dekkers OM, Legro J, Burman P, et al. Recurrence of hyperprolactinemia after withdrawal of dopamine agonists: systematic review and meta-analysis. J Clin Endocrinol Metab, 2010（95）: 43-51.

Gillam MP, Molitch ME, Lombardi G, et al. Advances in the treatment of prolactinomas. Endocrine Revs, 2006（27）: 485-534.

Healy M-L, Smith TP, McKenna TJ. Diagnosis, misdiagnosis and management of hyperprolactinemia. Expert Rev Endocrinol Metab, 2006（1）: 123-132.

Kars M, Roelfsema F, Romijn JA, Pereira AM. Malignant prolactinoma: case report and review of the literature. Eur J Endocrinol, 2006（155）: 523-534.

Kelberman D, Rizzoti K, Lovell-Badge R, ea tl. Genetic regulation of pituitary gland development in human and mouse. Endocr Rev, 200（30）: 790-8299.

Melmed S. Pathogenesis of pituitary tumors. Nat Rev Endocrinol, 2011（7）: 257-266.

Melmed S, Casanueva FF, Hoffman AR, et al. Diagnosis and treatment of hyperprolactinemia: an Endocrine Society clinical practice guideline. J Clin Endocrinol Metab, 2011（96）: 273-288.

Molitch ME. Drugs and prolactin. Pituitary, 2008（11）: 209-218.

Molitch ME. Prolactinoma in pregnancy. Best Prac Res Clin Endocrinol Metab, 2011（25）: 885-896.

Steele CA, MacFarlane IA, Blair J, et al. Pituitary adenomas in childhood, adolescence and young adulthood: presentation, management, endocrine and metabolic outcomes. Eur J Endocrinol1, 2010（63）: 515-522.

Tanner MJ, Hadlow NC, Wardrop R. Variation of female prolactin levels with menopausal status and phase of menstrual cycle. Aust NZ J Obstet Gynecol, 2011（51）: 321-324.

Valassi E, Klibanski A, Biller BM. Clinical Review: Potential cardiac valve effects of dopamine agonists in hyperprolactinemia. J Clin Endocrinol Metab, 2010（95）: 1025-1033.

Vasilev V, Daly AF, Petrossians P, et al. Familial pituitary tumor syndromes. Endocrine Practice, 2011, 17（Suppl 3）: 41-46.

第 4 章

甾体激素的合成与代谢

（原著 Jerome F. Strauss III）

甾体激素与开环甾类化合物——维生素 D 均为经典信号传导分子，它们有着多种生物学功能，在调控女性和男性生殖过程中发挥重要作用。人体的甾体激素由胆固醇衍生而来，胆固醇是机体内含量丰富的一类血脂分子，同时也是细胞膜及细胞器的主要结构组分。表面上看，对甾醇分子骨架上的 4 个稠环及支链上结构进行细微修饰，即可导致甾醇分子在功能上的巨大差异。本章内容回顾了甾体激素的合成及代谢的基本特征、甾体激素的合成与代谢过程中的生理学调控机制、如何通过药物干预对这些过程进行改善，以及干扰正常的甾醇合成及代谢过程的遗传性疾病。

一、甾体激素的结构与命名

甾体激素都有一个环戊烷多氢菲骨架结构。稠环结构中的每个碳原子均有一个数字编号，而每个稠环结构则以单个字母编号进行区分（图 4-1）。自然界中的天然甾体激素分子是依据母体化合物，即胆甾烷的饱和链结构来命名的，例如：胆固醇（胆甾 -5- 烯 -3β- 醇）的主链有 27 个碳原子；孕甾烷（孕 -4- 烯 -3, 20- 二酮，又名黄体酮）的主链有 21 个碳原子；雄甾烷（如 17α- 羟基雄甾 -4- 烯 -3- 酮，又名睾酮）有 19 个碳原子，而雌甾烷（如 1, 2, 5- 雌三烯 -17β- 醇，又名雌二醇）有 18 个碳原子。以人工合成孕激素（如去氧孕烯、诺孕酯、孕二烯酮）为代表的甾烷主链由 17 个碳原子组成（环戊稠全氢化菲骨架）。甾体激素的命名并不能同义于其生物活性，它们的活性主要取决于下游信号中被活化的细胞核转录因子（即甾体激素受体）。例如，皮质醇和孕酮虽然均为孕甾烷家族成员，但它们有着迥然不同的生物活性，并且通过不同的受体分子发挥功能。

人工合成雌激素可激活孕酮受体，但从结构上却衍生于含 18 个碳原子的雄激素家族分子（19- 去甲睾酮），尽管如此，人工合成雌激素被归类为雌甾烷。27- 羟基胆甾醇为胆甾烷家族成员之一，同时也是选择性雌激素受体调节药。

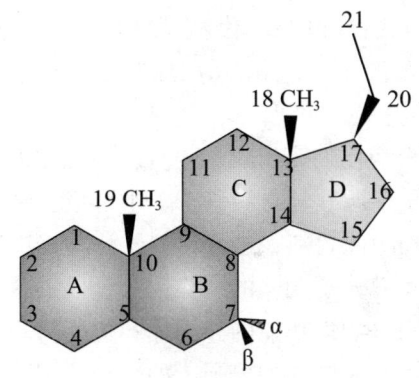

图 4-1 甾核

环结构以大写字母标注，碳原子则以数字编号。取代基和氢原子投射点位于甾核平面上方（β 构象）或下方（β 构象）

甾醇分子主链上的取代基团位置则根据它们所在的主链碳原子数字编号来进行标注。不同位置的取代基团对甾体激素代谢及生物活性有着巨大影响，比如位于 3，7，11 及 17 号碳原子的取代基。按照惯例，结合在非对称中心的原子如果其投射点位于环形结构平面的下方则认为是 α 构象（在结构图示中，用虚线或阴影三角形标注 α 构象）；而 β 构象（用实线或实心三角标注）指的是原子投射点位于结构平面上方的构象。激素受体和类固醇结合蛋白（如性激素结合球蛋白，SHBG）的立体异构体的生物活性各有不同。以雌激素受体为例，17β- 雌二醇可使其活化，而对 17α- 雌二醇的反应则为惰性。又如雄激素受体，带有 17β- 羟基构象的睾酮有生物活性，而带有17α-羟基构象的表睾酮则仅具微弱活性。

不同的酶可催化位于α及β碳原子上的羟基发生氧化或还原反应，减少类固醇分子A环中的Δ4双键从而形成5α或5β分子。这种5α位置羟基被还原的类固醇分子既可能具备生物活性（如5α-二氢睾酮，可活化雄激素受体），也可能不具备激活类固醇受体的活性（如5α-二氢黄体酮）。然而，关于孕甾烷的5α-羟基被还原的化合物不具备生物活性的结论已经受到挑战，近来研究揭示，5α-羟基被还原的糖皮质激素通过与糖皮质激素受体相作用，可能具备抗炎活性。尽管5β-羟基被还原的类固醇并不具有活化经典甾体激素受体的作用，它们以及部分5α-羟基被还原的类固醇分子除了活化类固醇受体家族外，还在其他方面发挥着生物学功能，比如调控神经递质受体功能。

天然类固醇分子在医学文献中极少以学名出现，即根据母体结构以及取代基团的位置、编号和定位（在适当情况下）。相反，医学文献中更多地采用它们的俗名。

甾体激素在临床实践中的应用情况如下：生物来源（如马尿来源共轭雌激素）；半合成类激素，通常由植物的固醇原材料，这些材料经化学修饰后可产生与天然类固醇分子相同的结构；全合成类激素，可产生具有不同生物学功能的异构体；类固醇药物，即不存在于动物及人体内的分子（如甲羟孕酮醋酸酯和甲基炔诺酮）。由化学合成产生的"生物同质"类固醇分子可能包含天然不存在的异构体，它们可能具备与人源类甾体激素迥异的生物学功能。因为这个问题，有观点认为"生物同质激素"这个术语会引起误解。

二、类固醇合成器官及细胞组成

机体的类固醇合成机制在器官、细胞及亚细胞层面有着不同分工，这对于机体调控激素的产生有着重要意义。类固醇合成过程包含了一系列胆固醇分子的有序修饰，如侧链的剪切、烯键的替换和羟基的增加，这些修饰方式从胆固醇到孕甾烷、雄甾烷，以及雌甾烷家族均保持一致（尽管有观点认为存在合成捷径）。

某些特定类型的细胞尽管可以完成上述加工过程中的其中一些步骤，但它们却很少能将胆固醇分子加工形成雌激素。事实上，需要两种不同的组织或细胞协同合作是雌激素生物合成过程的特征。这种合作机制使得调控雌、雄激素合成过程的因子可以分别作用于参与前体分子合成的细胞，以及参与最终的芳香化过程的细胞。卵泡内雌二醇的合成过程即为这种协同合作的典型例子，黄体生成素（uteinizing hormome，LH）作用于卵泡膜细胞进而刺激雄激素前体的生成，随后卵泡刺激素（follicle-stimulating hormone，FSH）作用于颗粒细胞以刺激雄激素的芳构化反应转变为雌激素。同样的，胎盘组织的雌激素合成也需要由另一组织（胎儿肾上腺）产生的前体分子，胎儿肾上腺受胎儿垂体促肾上腺皮质激素（fetal pituitary adrenocorticotropic hormone，ACTH）的调控。硫酸化的脱氢表雄酮由胎儿肾上腺的皮质区域分泌，其雄激素活性对胎儿的影响几乎可忽略，由于其血浆溶解度较高而被高效转运至胎盘，随后脱离硫酸基团并完成芳构化反应，这些过程均发生在合胞体滋养层。不同种类细胞间的协同作用对于调控大脑中甾体激素的产生，以及乳腺癌和子宫内膜癌病况下激素的生成有着重要意义。

关于类固醇的合成体系在器官水平进行分工合作的另一实例是肾上腺皮质，其在组织学层面及功能上都具备独立的区域用于控制盐皮质激素、糖皮质激素以及肾上腺雄激素的相对产率。肾上腺球状带合成盐皮质激素；束状带合成糖皮质激素；网状带和胎儿肾上腺皮质的胎儿带合成雄激素。球状带、束状带和网状带的主要功能性区别之一是醛固酮合成酶仅在球状带中特异表达，但17α-羟化酶则不是。然而，17α-羟化酶大量存在于束状带和网状带中，网状带的二型3β-羟基类固醇脱氢酶（type 2 3β-hydroxysteroid dehydrogenase，HSD3B2）却有着更低的表达水平。由于人体内17α-羟化酶并不能高效作用于孕酮，孕烯醇酮向孕酮的转化被减弱是因为3β-羟基类固醇脱氢酶的低活性促使孕烯醇酮在网状带转化为脱氢表雄甾酮。网状带中细胞色素B5的表达水平更高，细胞色素B5可通过变构机制使得17α-羟化酶的裂解酶活性升高，进而增强脱氢表雄甾酮的生成能力。网状带同时也有着较高的磺基转移酶水平，这一系列的酶活性有助于硫酸脱氢表雄酮的合成。

三、胆固醇的摄取、储存和运输

类固醇合成细胞的超微结构特征可使它们在类固醇生成过程中获取及储存胆固醇的能力增强（彩图13）。不同于产生蛋白质激素的细胞，产类固醇细胞并不储存预先加工完成的激素；激素的合成根据对胆固醇的需求而定，如细胞质中已获取的胆固醇、新合成的胆固醇、储存于细胞膜中的胆固醇和以胆甾醇酯形式存在于脂质小滴的胆固醇。由于胆固醇的水溶性有限［在25～40 nmol浓度时（临界胶团浓度）形成凝聚物］，将甾体激素前体从一个细胞器高效转运至另一细胞器的过程需要多种蛋白质的参与。

细胞膜有着最高的游离胆固醇含量，而这些胆固醇来源于细胞质中的脂蛋白以及新合成的甾醇。细胞膜的甾醇库并不是静态的，它可与细胞质中的游离胆固醇互相交换，并规律性地进行细胞内循环后再回到细胞膜上。在此过程中，甾醇分子可能被用于甾体激素合成，或是被酯化后储存于脂质小滴中。

细胞膜表面伸出的微绒毛上富集着大量脂蛋白受体，如低密度脂蛋白（LDL）受体家族［例：LDL受体；LDL受体相关蛋白；极低密度脂蛋白（VLDL）受体］。这些受体通过胞吞机制调节着脂蛋白的摄取，胞吞机制可将脂蛋白运输至溶酶体，至此载脂蛋白被降解。脂蛋白胆固醇酯随后被酸性脂肪酶（LIPA）水解并释放出游离胆固醇。多种酸性脂肪酶缺乏（沃尔曼病）与溶酶体内胆固醇酯和三酰甘油的积累相关联，这些状况可导致类固醇生成细胞受损并阻碍激素合成。游离胆固醇通过由类固醇结合蛋白（由NPC1，NPC2基因编码）组成的体系作用，从溶酶体中释放出来，当NPC1或NPC2基因发生突变时，可引起胆固醇储存异常，如尼曼-匹克病C型。NPC2蛋白可溶解于溶酶体内，并将游离胆固醇运输至NPC1蛋白，NPC1蛋白是可与胆固醇结合的膜联蛋白，并控制甾醇流出。其余固醇结合蛋白，包括类固醇合成急性调节蛋白-关联脂质转移（START）结构域3（STARD3），又名转移淋巴结64蛋白（MLN64）都有可能参与了该过程。用促激素刺激类固醇生成细胞可增加细胞表面LDL受体的数量，同时加快LDL内化及降解过程的速率。

高密度脂蛋白（HDL）也可以为激素合成提供胆固醇。HDL的受体［B类1型清道夫受体（简称SR-B1）］紧邻于嵌有HDL颗粒的"微绒毛通道"结构。内皮酯酶（肝酯酶或内皮细胞酯酶）或可助于HDL运载的固醇被类固醇生成细胞所吸收，包括HDL甾醇酯的选择性摄取。正如LDL受体的表达情况，受促激素刺激后SR-B1的表达水平上调，而这有助于HDL运载底物的利用。携带SR-B1错义突变（Pro297Ser）个体的HDL摄取功能减弱，从而造成HDL水平升高，在促肾上腺皮质激素刺激下的肾上腺类固醇合成活动减弱。

经"HDL通路"进行的胆固醇积累过程与"LDL通路"过程迥异。HDL胆固醇酯可选择性地被SR-B1所内化，载脂蛋白则残留于细胞表面。被内化的HDL胆固醇酯随后被细胞内的中性固醇酯酶［激素刺激性脂肪酶（LIPE）或中性胆固醇酯水解酶（NCEH1）之一］剪切，并由此释放出游离胆固醇。

胆固醇的从头合成过程包含了至少17种酶的参与，最初发生于滑面内质网（SER）中。类固醇合成细胞内滑面内质网的体积比粗面内质网高出10倍。在这些细胞内，滑面内质网呈现出特殊的形式，例如睾丸间质细胞内的涡形。参与类固醇形成及代谢过程的酶也被包裹在滑面内质网中。刺激类固醇生成的促激素通常可提高细胞内胆固醇合成量以及脂蛋白摄取量。值得注意的是，羊毛甾醇和胆固醇之间的生物合成中间体在体外试验中可促进卵母细胞成熟。这些4,4-二甲基甾醇，即促减数分裂甾醇，有29个碳原子，在睾丸与卵泡液中以微摩尔级浓度存在。但它们在体内配子成熟过程中的生理作用，以及在临床环境下的潜在应用仍有待商榷。

人体内由核素标记的血浆胆固醇几乎完全与类固醇合成库内的胆固醇相平衡，这充分表现出了由LDL及HDL运载的循环胆固醇，以及成年人体内作为类甾体激素前体的脂蛋白等的数量重要性。另一佐证循环脂蛋白中的胆固醇在类固醇生成过程中起着重要作用的实例来自针对低β脂蛋白血症的研究，低β脂蛋白血症患者的循环LDL水平几乎为零。这类罕见的代谢疾病与肾上腺皮质的类固醇合成减弱、妊娠期及黄体期的孕酮水平下降都相关联，尽管患者孕酮水平较低，但仍可以完成足月妊娠。

由于LDL受体的失活突变所引起的家族性高胆固醇血症的个体，其类固醇合成腺体的功能仅有微弱损害，由此可反映出类固醇摄取的替代机制足以补偿LDL受体的缺陷。常用于降胆固醇的他汀类药物［用于抑制3-羟基-3-甲基戊二酰辅酶A还原酶（HMG-CoA reductase），即胆固醇从头合成过程中的限速酶］并不会损伤成年人体内肾上腺、睾丸或黄体的类固醇生成，尽管血浆LDL水平被下调。

Smith-Lemli-Opitz综合征是一种常染色体隐性遗传疾病，为研究血浆胆固醇与胎儿类固醇从头合成过程中前体分子的来源之间的关系提供了新视角。这种疾病是因参与类固醇合成最后步骤的 3β-羟基类固醇 Δ^7-还原酶（DHCR7）发生失活突变。结果造成胆固醇水平降低而 7-脱氢胆固醇水平升高。尿道下裂或外阴性别不明是男性新生患儿的常见临床表现，这些状况反映出胎儿时期睾丸内睾酮合成减弱。由于胎儿肾上腺激素的生成受阻，患儿在妊娠期雌激素的产量也会降低。肾上腺功能不全的情况也在部分患者中被报道，尽管也有一些患者的 ACTH 分泌水平有微弱升高作为补偿。有趣的是，B 环不饱和马雌甾烯（雌甾 -1，3，5，7-四烯）由 7-脱氢胆固醇在体内合成，这表明类固醇合成酶并不把胆固醇作为起始原料的必要物质。Desmosterolosis 是一类由 3β-羟基固醇 Δ^{24} 还原酶突变所引起的罕见常染色体隐性遗传病，并且与男性外阴性别不明相关联，这有可能是胎儿睾丸睾酮合成受阻的结果。

细胞质内的脂质小滴是类固醇合成细胞中的另一种物质存储的主要方式：类固醇生成细胞内接近 80% 的总胆固醇量以酯化的形式存在于脂质小滴中。从脂蛋白中摄取或新合成的胆固醇在内质网中被合成为甾醇酯，胆固醇的合成受甾醇-O-酰基转移酶 1（SO4T1，旧称酰基辅酶 A，胆固醇酰基转移酶 -1 或 ACAT1）催化，该酶由两个相互关联的基因之一编码产生。由 SOAT1 生成的酯类在滑面内质网中积累，并随后以出芽的方式形成脂质小滴（彩图13）。小鼠体内针对 Soat1 基因的靶向突变可引起肾上腺皮质内的固醇酯储存显著降低，但肾上腺细胞的基础皮质酮量以及 ACTH 刺激产生的皮质酮量均不受损。这些结果表明，穿越固醇酯库的运输并非由甾体生成性胆固醇的必经途径。

脂滴包被蛋白（perilipin）家族构成脂质小滴的界膜，这些蛋白可保护脂滴内含物在基础状态下不被水解。同时，这些蛋白可作为支架以锚定脂质小滴表面的酯酶，并调控脂质小滴与其他细胞器之间的生理及功能互动，比如线粒体（perilipin 5）。当细胞受促激素刺激时，储存的胆固醇酯即发生转运。3′，5′ 环磷酸腺苷（cAMP）所调控的生理过程可导致围脂滴蛋白被蛋白激酶 A 磷酸化，和后期围脂滴蛋白从脂质小滴表面脱落，以便于酯酶与固醇酯相互作用。

将胆固醇分子从脂质小滴内的固醇酯中分离出来的酯酶，分别是激素敏感性酯酶（LIPE）和中性胆固醇酯水解酶（NCEH1），见彩图 13。蛋白激酶 A 以丝氨酸残基磷酸化的形式来激活 LIPE 酶，进而促使固醇酯酶结合在脂质小滴上。LIPE 在类固醇生成过程中的作用，从 LIPE 酶缺陷的小鼠模型可见一斑，LIPE 酶缺陷小鼠在 ACTH 刺激下的肾上腺皮质酮产量减少，同时脂质小滴积累在肾上腺皮质中。另有研究者发现针对 LIPE 和 NCEH1 基因的靶向突变可引起肾上腺肥大和脂质积累，但并不影响 ACTH 刺激下的皮质酮生成。不同的小鼠模型阐明了激素敏感性酯酶和中性胆固醇酯酶在类固醇酯的流动过程中所起的作用。类固醇生成的关键酶缺陷小鼠模型所呈现出的各种状况或与研究的时间点相关联，因为除了干扰类固醇酯的水解过程之外，脂质积累还可能对细胞功能产生其他的不良反应。

脂质小滴的尺寸和数量随着酯池的扩增或收缩而变化。类固醇酯的存储量则取决于细胞所摄取的胆固醇量、脂蛋白运载胆固醇的积累量以及细胞的类固醇合成活动。促激素的刺激可促使胆固醇酯的水解，分离出的胆固醇分子则进入类固醇生成池从而远离 SOAT1 蛋白，以避免脂质小滴内的胆固醇因二次酯化所造成的枯竭。相反的是，以药物手段阻遏甾体激素的合成（如氨鲁米特，胆固醇侧链裂解抑制物）或是类固醇生成过程中的胆固醇应用缺陷（如先天性类脂性肾上腺增生），均可以通过加强胆固醇与 SOAT1 之间的相互作用来增加固醇酯的储存量。

来源于脂蛋白、质膜及脂质小滴的胆固醇在细胞内所经的具体途径仍有待进一步研究探明。尤其是关于固醇分子通过何种途径被运至线粒体尚有诸多未知之处，而这一过程是类固醇生成的第一步骤。固醇分子在细胞器之间的分配很可能是通过呈动态囊泡-管状形态的晚期内体，或是脂质转运蛋白来完成的。参与该过程的脂质转运蛋白有可能包括 ATP 结合盒转运子 G1（ABCG1），以及与类固醇合成急性调节蛋白（STARD1）结构相似的蛋白，例如 STARD4，STARD5（彩图 13）及固醇载体蛋白 -2（SCP2）。

类固醇生成细胞内的线粒体多被发现与细胞质内的脂质小滴密切相关，而这可能有助于脂质小滴内的物质转移至线粒体。类固醇生成细胞有管泡状嵴的结构，与其他细胞中线粒体的典型片状嵴结构相异。通常认为人类合胞体滋养层细胞的嵴结构重塑有助于类固醇生成。线粒体内膜包含着胆固醇侧链裂解酶，该酶参与催化胆固醇转变为类固醇激素并最终形成孕烯醇酮的第一个步骤。疏水性的胆固醇底物必须从线粒体外膜穿越水状中间膜空间以到达内膜。这个转移过程是类固醇生成过程中的主要限速步骤。应对促激素刺激时产生大量甾体激素的生产力需要STARD1酶的作用，STARD1是START结构域家族的原型，可大大提高底物至侧链裂解体系的通量（彩图13）。线粒体胆固醇侧链裂解体系也作为内质网类固醇生成通路中的下游酶的并列通路，以保证高效的孕烯醇酮代谢。

四、细胞内胆固醇平衡的调控

细胞内的游离胆固醇（无酯化）平衡受到转录水平及转录后水平上的高度调控。胆固醇的生物合成过程中所相关联的基因表达（如编码3-羟基-3-甲基戊二酰辅酶A还原酶HMGCR），以及胞质胆固醇的摄取（LDLR）由主要转录因子，即固醇调节元件结合蛋白（SREBF1 and SREBF2）进行调控。SREBP成员以无活性前体的形式被合成后结合在内质网上。当细胞内的固醇枯竭后，SREBP裂解激活蛋白（SCAP）可将SREBP从内质网转运至高尔基体，随后在此受两种不同的蛋白酶作用裂解，释放出一个含氨基末端结构域的转录因子，该转录因子进入细胞核后可激活控制脂质合成与摄入的基因。胆固醇负载物抑制了SREBP进入高尔基体，并阻碍了之后的蛋白裂解过程，结果造成胆固醇合成及摄取基因的转录活动减弱。微小核糖核酸RNA，miR-33来源于SREBF2基因的内含子，可在转录后水平上调控细胞内胆固醇平衡过程中的相关基因。

胆固醇的代谢物，即侧链氧化固醇，包括22-，24-，25-和27-羟基胆固醇，以及7-羟化固醇分子都是细胞内通过肝X受体（如LXRalpha和LXRbeta，又名NR1H3和NR1H2）来调控胆固醇代谢的内源调节因子。除了LXR蛋白外，还有甾类生成因子1（SF-1，又名NR5A1）和一关联蛋白肝受体类似物homolog-1（LRH-1，又名NR5A2）也参与了调控编码胆固醇转运酶如SOAT1，LIPE，and STARD1的基因。

在转录后层面上影响固醇合成及摄入的机制包括由胆固醇诱导的HMG-CoA还原酶泛素化，该过程可标记被蛋白酶体降解的蛋白质。另一个在转录后层面上来调控固醇平衡的机制是LDL受体被蛋白质前体转化酶，即枯草溶菌素转化酶9（PCSK9）所降解。PCSK9是细胞分泌的一类丝氨酸蛋白酶，可结合在细胞表面LDL受体上并干扰其回收，因此，LDL受体被转运至溶酶体进而被降解。

细胞也会通过逆转胆固醇运输（固醇流出）来控制细胞内的固醇经济利用，而这个过程由ATP-结合盒亚家族成员A1（ABCA1）介导完成，ABCA1可将胆固醇运输至细胞质脂蛋白中。

灵长类的黄体在经历功能性黄体溶解的过程中，STARD1表达水平的下降会导致孕酮产量的减少。为了维持游离胆固醇的平衡，脂蛋白受体的表达水平会降低（摄入量减少），而ABCA1的表达增加（流出量增加），而这些情况或许是因为LXR转录因子被羟基固醇活化所引起的。过量的胆固醇无法被用于类固醇合成，而被酯化并储存于细胞质内的脂质小滴中。这些"自我平衡"的调节可部分反映出基因转录、转录后及翻译后层面上的变化。

五、类固醇生成概述

甾体激素的细胞生产过程包含了多种酶的活化：如细胞色素P450，即血红蛋白混合功能氧化酶（因其在被一氧化碳还原时出现450 nm的特异吸收峰而得名），羟类固醇脱氢酶以及还原酶。

细胞色素P450催化了固醇骨架的主要变化，包括侧链的裂解、羟基化作用及芳香化作用。这些血红蛋白需要分子氧合和还原当量（如电子）来完成一次催化周期。生成类固醇的细胞色素P450家族的基因被命名为"CYP"其后接特定的编号，通常为酶所作用的碳原子编号。

羟类固醇脱氢酶具备还原酮基或氧化羟基的功能，而这些功能需要利用嘧啶核苷酸辅因子，嘧啶核苷酸辅因子通常有立体专一性与反应导向性。除了在类固醇生成细胞中参与激素的生物合成，这个蛋白家族还能与还原酶、固醇磺基转移酶和固醇硫酸酯酶一起协作来调控具生物活性的激素在靶组织中的水平。羟化类固醇脱氢酶是细胞应对内源甾体激素以及固醇类药物刺激时的主要决定因素。

还原酶利用烟酰胺腺嘌呤二核苷酸磷酸（NADPH）作为辅因子，由Δ^4-甾醇生成饱和环A甾醇（同样具备立体专一性）。表 4-1 根据分类和代表基因名称列出了甾体激素的生物合成和分解代谢中的关键蛋白质。图 4-2 列举了类甾体激素合成的通路，包括特定酶的作用位点。

表 4-1　人体内的关键类固醇生成蛋白以及它们的编码基因

蛋白	基因	染色体位点	底物[1]	主要活性	已知缺乏状态
StAR STARD1	STARD1	8p11.2	线粒体内的胆固醇	准甾醇运输至 P450scc	先天性类脂性肾上腺增生
P450scc	CYP11A1	15q23-q24	胆固醇 甾醇	胆固醇侧链裂解	侧链裂解酶缺乏
P450c17	CYP17A1	10q24.3	Preg，17OH-PregProg，[17OH-Prog] DHEA	17α-羟化酶 16α-羟化酶 17,20-裂解酶	17α-羟化酶缺乏 17,20-裂解酶缺乏
P450c21	CYP21A2	6p21.1	Prog，17OH-Prog	21-羟化酶	21-羟化酶缺乏
P450c11β	CYP11B1	8q21-q22	11-去氧皮质醇	11-羟化酶	11-羟化酶缺乏
P450c11AS	CYP11B2	8q21-q22	肾上腺酮 11-DOC 18OH-肾上腺酮	11-羟化酶 18-羟化酶 18-氧化酶	CMO I 缺乏 CMO II 缺乏
P450arom	CYP19A1	15q21.1	雄烯二酮	19-羟化酶	芳香化酶缺乏
P450 氧化还原本酶	POR	7q11.2	雄性激素/肾上腺皮质类固醇睾酮	17α-羟化酶/17~20 碳链分解酶以及 21-羟化酶芳香化	部分结合 17α-羟化酶/17~20 碳链分解酶以及 21-羟化酶缺乏
3β-HSD1	HSD3B1	1p13	Preg，17OH-PregDHEA，Adiol	3β-去氢酶 $\Delta^{5,4}$-异构酶	
3β-HSD2	HSD3B2	1p13	Preg，17OH-PregDHEA，Adiol	3β-去氢酶 $\Delta^{5,4}$-异构酶	3β-HSD 缺乏
17β-HSD1	HSD17B1	17q21	雌素酮，[DHEA]	17β-酮类固醇还原酶	
17β-HSD2	HSD17B2	16q24	雌二醇，睾酮 DHT，20α-OH-prog	17β-羟基类固醇去氢酶 20α-羟基类固醇去氢酶	
17β-HSD3	HSD17B3	9q22	雄烯二酮	17β-酮类固醇还原酶	男性 17-甾酮还原酶缺乏
17β-HSD5	HSD17B5AKR1C3	10p14-15	雄烯二醇，DHT，3α-asdiol 3α-雄甾烷二醇 Asone，asdione	17β-酮类固醇还原酶 3α-羟基类固醇脱氢酶	
5α-还原酶 I 型	SRD5A1	5p15	睾酮，C21 类固醇	5α-还原酶	
5α-还原酶 II 型	SRD5A2	2p23	睾酮，C21 类固醇	5α-还原酶	5α-还原酶缺乏
11β-HSD I	HSD11B1	1q32.2	皮质醇、皮质酮、皮质脂酮、11-去氢皮质脂酮	11β-酮类固醇还原酶	肾上腺皮质酮还原酶缺乏
11β-HSD II	HSD11B2	16p22	皮质醇、皮质酮	11β-羟基类固醇去氢酶	皮质激素增多综合征
雌激素磺酸基转移酶	SULT1E1	4q13.1	雌二醇、雌素酮	磺化	

(续表)

蛋白	基因	染色体位点	底物[1]	主要活性	已知缺乏状态
DHEA 磺酸基转移酶	SULT2A1 SULT2B1	19q13.4	DHEA，Preg	磺化	
类固醇硫酸酯酶	STS	Xp23.3	DHEA 硫酸盐 胆固醇硫酸盐	硫酸酯酶	硫酸酯酶缺乏

[1] 缩进的物质是含量较少的物质

adiol. Δ^5,3β-雄甾烷二醇；3α-Asdiol.3α-雄甾烯二酮；11-DOC.11-脱氧皮质酮；Asdione.雄甾烯二酮；Asone.雄甾酮；COA.乙酸辅酶A；CMO.皮质酮甲基氧化酶；DHEA.脱氢表雄酮；DHT.二氢睾酮；HSD.羟基类固醇脱氢酶；Preg.孕烯醇酮；Prog.孕酮

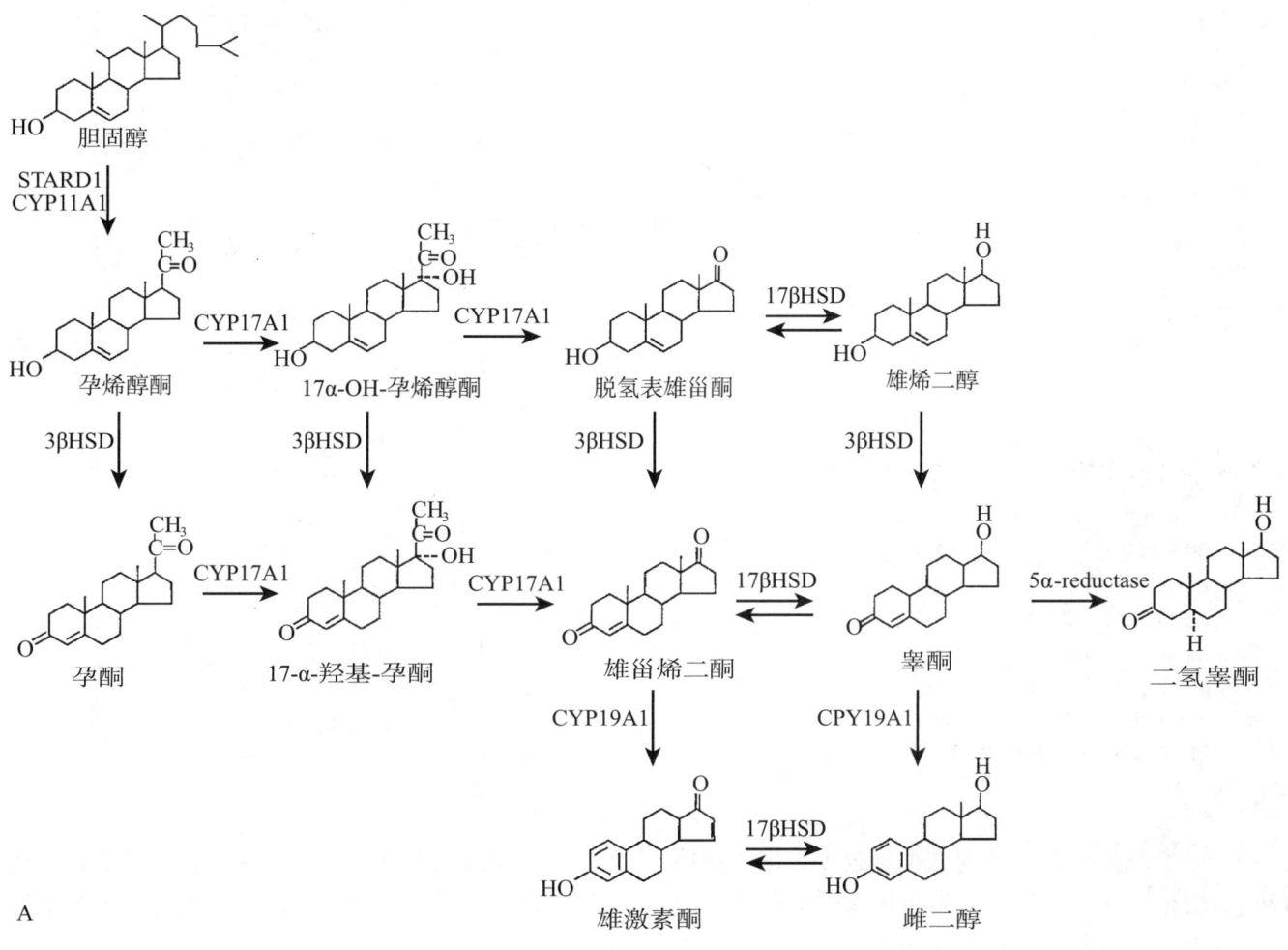

图 4-2A 性激素类固醇的生源合成路线

（一）类固醇激素的合成及分解代谢过程中的关键蛋白

1. 类固醇合成急性调节蛋白（STARD1）：性腺与肾上腺类固醇生成过程中的主要调控因子 胆固醇从线粒体外膜转移至内膜是类固醇生成过程中的关键步骤。在无特定效应物的情况下，这一转移过程的速率较低。而该过程的速率可被 STARD1，一类具有短生物半衰期的蛋白质显著提高。之后的研究成果确定了 STARD1 是底物转移至侧链裂解体系过程中的关键调控因子。

（1）STARD1 的表达与类固醇生成直接相关。

（2）STARD1 和胆固醇侧链裂解酶系统在非类固醇生成细胞中的共表达可引起孕烯醇酮的大量合成，其合成量高于仅具备侧链裂解酶系统的细胞。

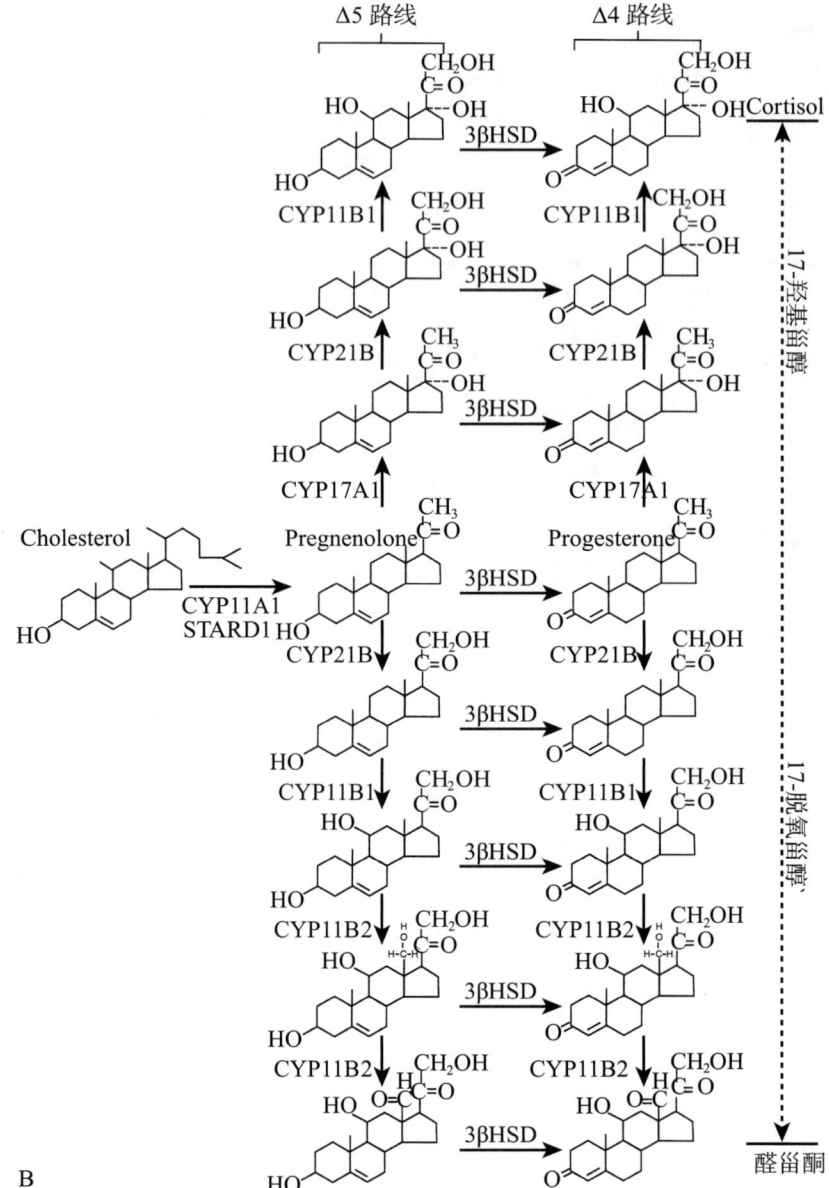

图 4-2B　肾上腺甾体激素的内源合成路线

注意：在生殖腺和肾上腺皮质中的 3β-羟基类固醇脱氢酶是 2 型酶，而 1 型酶主要负责胎盘中的此类活动。同时，如文中所述，在这些 17β-羟基类固醇的还原和氧化中，脱氢酶是不一样的。CYP. 细胞色素 P；HSD. 羟基固醇脱氢酶；STARD1. 类固醇生成快速调节蛋白；17-hydroxy steroids.17-羟基甾醇；17-deoxy steroids.17-脱氧甾醇；aldosterone. 醛甾酮

（3）STARD1 的失活突变可导致先天性类脂性肾上腺增生，一种罕见的常染色体隐性遗传病，表现为肾上腺和性腺的所有甾体激素合成在胆固醇侧链裂解步骤之前就已经重度受损。

（4）针对小鼠 STARD1 基因的靶向敲除可以在缺合子小鼠模型中产生模拟人类先天性类脂性肾上腺增生的表型。

人类 STARD1 是由 285 个氨基酸组成的蛋白质。STARD1 蛋白的 N- 端是典型的胞质内合成并随后转运进入线粒体的蛋白质结构特征，即前 26 位氨基酸残基可形成一个两亲性螺旋结构。新合成的 STARD1 前体蛋白（37 kDa）被快速转运进入线粒体中，并被加工为 30 kDa 长度的"成熟"蛋白形式。前体蛋白的半衰期极短（以分钟计），但其成熟形式的半衰期更长（以小时计）。

STARD1 包含着环腺苷酸（cAMP）依赖性蛋白激酶的两个共有序列，磷酸化位点分别位于 Ser57 和 Ser195。在模型系统中，人类 STARD1 的 Ser195 位点必须被磷酸化以保证类固醇生成活动的最大化。

大量表达 STARD1 的组织通过 cAMP 来进行促激素调控下的线粒体固醇羟基化作用。STARD1 信使 RNA（mRNA）和蛋白并不存在于人类胎盘中，该结果与先天性肾上腺增生的胎儿可顺利分娩降生相一致。尽管怀有先天性肾上腺增生胎儿的产妇，由于

胎儿肾上腺雄激素产量降低而导致孕期雌激素合成受阻，胎盘孕酮的合成并未受明显影响，这表明滋养层细胞胆固醇侧链裂解反应是独立于 STARD1 蛋白的。

类固醇生成细胞中 STARD1 蛋白的丰度主要取决于 STARD1 基因转录速率，而这一过程受到调控胆固醇新陈代谢相关基因（如 SREBFs，NR5A1，NR5A2，LXRs）的转录因子的影响，尽管 STARD1 的 mRNA 稳定性与翻译机制或也有一定影响。在已分化的细胞中，STARD1 基因在 15~20 min 被 cAMP 信号转导通路活化。在分化细胞内（如促黄体生成颗粒细胞），STARD1 转录的诱导要耗费数小时，并且需要进行中的蛋白质合成活动。

起初，当胆固醇被转运至线粒体后，STARD1 可能促使胆固醇从线粒体外膜移动至内膜。而这个转运过程则被认为是为两层膜创造接触位点，以便于胆固醇分子顺化学梯度转运。然而，一种缺乏 N-端 62 个氨基酸残基并包含线粒体靶向序列的 STARD1 蛋白（N-62STARD1）在刺激类固醇生成过程中等效于 STARD1 蛋白。而另有人工构建的可长时间黏附于线粒体表面的 STARD1 蛋白，在刺激孕烯醇酮生成的过程中，也具有活性，这表明蛋白质停留在线粒体表面的时间决定着类固醇生成信号刺激的持续长度。重组的人类 N-62 STARD1 蛋白以纳摩尔浓度作用于离体的卵巢线粒体时，孕烯醇酮的产量在几分钟内增加，合成量取决于浓度及作用时间。以上这些发现表明，STARD1 作用于线粒体外膜以促使胆固醇分子的转移。这也暗示着由于 STARD1 蛋白已脱离其活性位点，所以蛋白质转移进入线粒体基质是中断类固醇合成的信号，而并非促使类固醇生成的刺激源（图 4-2）。因此，STARD1 前体蛋白的产生是维持类固醇生成所必需的。

前述的实验结果与 STARD1 可增强胆固醇对固醇富集的外膜的解吸附作用并转移至固醇相对稀缺的内膜这一观点相一致。解吸附过程可能包含了 pH 依赖型构象变化（熔滴过渡）。尽管 STARD1 包含了疏水袋以结合胆固醇，固醇结合并不是类固醇生成活动所必需的。

STARD1 作用于线粒体外膜的分子或结构至今尚未阐明。可能是一类脂质构型或是某个蛋白质。其中一个候选蛋白是转运蛋白（TSPO），又名外周型苯二氮䓬类受体（PBR），是一类可结合胆固醇的线粒体外膜蛋白。敲除 TSPO 基因可阻碍细胞的类固醇生成，即使是在 STARD1 存在的情况下，这表明 TSPO 是 STARD1 发挥作用所必需的，TSPO 可能被用于激活由线粒体膜蛋白构成的孔道，如电压依赖性阴离子通道（VDAC），胆固醇分子经此通道在 STARD1 蛋白缺失的条件下流入线粒体内膜中。

STARD1-TSPO-VDAC 之间相互作用的原理仍有待研究。

综上所述，STARD1 基因的突变可导致先天性肾上腺增生——一种罕见的常染色体隐性遗传病。日本和韩国报道 STARD1 基因突变占先天性肾上腺增生病因的 5% 以上。这种疾病的病理生理学包括一个两步骤的发病过程，机体对于类固醇生成所需胆固醇的取用受阻，而导致固醇酯积累在脂质小滴中，这些小滴最终会挤压细胞器并产生脂类过氧化物而损害细胞器，这种损害常出现在肾上腺皮质和间质细胞中。

STARD1 基因由 7 个外显子组成，在 STARD1 基因中观察到的突变包括因碱基缺失或插入引起的移码突变、剪接错误、无义突变和错义突变。所有的突变都可引起 STARD1 蛋白的缺失或是产生无生物活性的蛋白质。多种无义突变被发现可导致 STARD1 蛋白 C-端断裂。其中一种突变 Gln258Stop 可导致 STARD1 蛋白末位 28 号氨基酸的缺失，而在 80% 的日本病患中发现该已知突变等位基因情况。由已知位点的突变所产生的氨基酸替换发生在该基因的外显子 5~7 之间，即编码 C-末端的外显子。导致 STARD1 活性部分丧失的突变与较轻微的疾病表型相关。

尽管 XY 染色体突变的个体为假两性畸形（46，XY 染色体性发育障碍），因为机体无法产生足够的胎儿睾酮来使外生殖器雄性化，而基因型为 XX 的个体拥有正常的外生殖器，可发育出第二性征并经历月经初潮。但是，她们无法周期性正常排卵和产生大量雌二醇及黄体酮。部分卵巢组织中出现的雌二醇合成反映出细胞中存在独立于 STARD1 的运输机制将底物送至胆固醇侧链裂解体系。

2. 其他含 START 结构域的蛋白质 类似于 STARD1 的蛋白家族，即 StAR-相关脂质转运结构域蛋白 C-末端结构域的蛋白家族。人类胎盘可产生大量的孕烯醇酮，而胎盘的 STARD1 缺失则表明存在着独立于 STARD1 的类固醇合成活动，但这也可能是因为有其他蛋白，如 STARD3 在胎盘组织中执行着 STARD1 的功能。其他的细胞质 START 结构域蛋白（STARD4，STARD5）或许参与了胆固醇被固醇载体蛋白转运至线粒体的过程，它们在固醇运输过程中的作用仍有待进一步探明（彩图13）。

3. 胆固醇侧链裂解酶（由CYP11A1基因编码的P450scc蛋白） 胆固醇侧链裂解由细胞色素P450scc和其相关的电子传输体系所催化，包括黄素蛋白还原酶［铁氧化还原蛋白或（肾上腺）皮质还原酶］和铁硫蛋白（铁氧化还原蛋白或肾上腺皮质铁氧还蛋白），该电子传输体系由FDX1基因编码产生后可将电子运输至细胞色素P450scc。侧链裂解反应包含3个催化周期：最初的2个周期可在C-22和C-20位点生成羟基基团，第3个周期可引起侧链碳原子间的断裂（图4-3）。每个催化周期都需要1分子NADPH和1分子氧，3mol NADPH和3mol氧可以产生1mol的裂解产物，即孕烯醇酮和isocroapraldehyde。

反应过程中的限速步骤是胆固醇结合在P450scc的疏水口袋上，该结构域含有亚铁血红素残基。固醇底物在3个周期内持续结合在细胞色素P450scc的单活性位点，而这是因反应中间物的紧密结合所引起的。胆固醇结合的解离常数（Kd），即衡量酶的底物亲和性指数约为5000nM，而中间产物22-羟基胆固醇的解离常数则

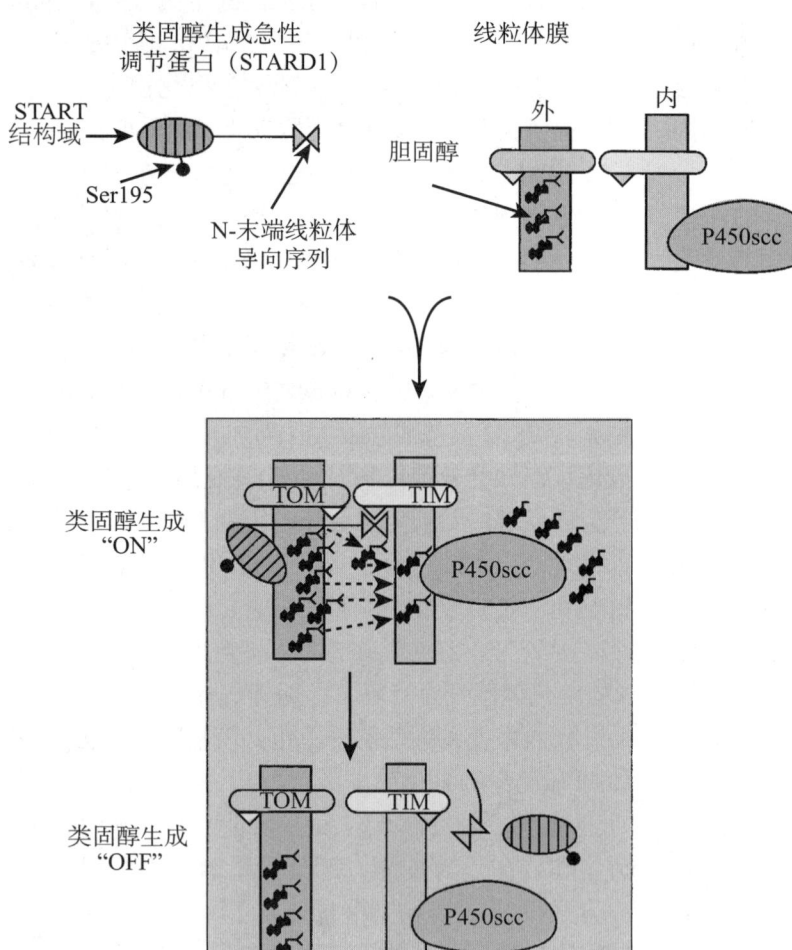

图4-3 类固醇合成快速调节蛋（STARD1）的结构以及其对线粒体内胆固醇迁移的作用机制模型

TIM. 线粒体内膜迁移；TOM. 线粒体外膜蛋白迁移

为4.9 nM；20, 22-二羟基胆固醇的解离常数为81 nM。然而，反应终产物孕烯醇酮的解离常数为2900 nM，这使得它可以在反应结束时与酶分离。

还原当量通过氧化还原周期的铁氧化还原蛋白传送至细胞色素P450scc中，该过程有助于蛋白质在氧化及还原状态时的亲和性差异。铁氧化还原蛋白可与催化铁-硫蛋白还原反应的铁氧还蛋白还原酶以1:1的比例形成复合物，被还原的铁氧化还原蛋白随后和底物解离并以1:1的比例与细胞色素P450scc形成复合物，其间铁氧化还原蛋白为细胞色素P450scc提供电子对并由此被氧化。氧化后的铁氧化还原蛋白回归至铁氧还蛋白还原酶以补充电

荷。电荷补充的过程有赖于铁氧还蛋白还原酶对氧化态的铁氧化还原蛋白的亲和度高于还原态。胆固醇与细胞色素 P450scc 的结合可以提高它对还原态铁氧化还原蛋白的亲和性，而这可以增加电子传输至底物运载酶上。

孕烯醇酮的合成速率取决于：①胆固醇与线粒体内膜的接触程度；②胆固醇侧链裂解酶量，其次是黄素蛋白和铁硫蛋白间的电子传输链；③P450scc 的催化活性，受翻译后修饰的影响。

类固醇合成过程中的剧烈变动通常源于胆固醇分子被运送至 P450scc 的过程中的变动，而长期的变化则与酶数量以及胆固醇运输的变化相关。

CYP11A1 基因位于染色体 15q23-q24，由 9 个外显子组成，该区域同为其他线粒体类固醇合成 P450 酶所共有，如 11β-羟化酶和醛固酮合成酶。

CYP11A1 基因的突变导致胆固醇侧链裂解能力显著降低已被报道与肾上腺功能不全和 XY 基因型的性翻转相关，该疾病表型类似于 STARD1 失活突变所关联的表型。CYP11A1 基因突变的 XY 基因型个体，早产并伴有性反转和肾上腺皮质功能减退。患病个体为单核苷酸缺失的纯合子，在 288 号密码子翻译提前终止而导致 C-末端 242 号氨基酸缺失，即亚铁血红素结合位点区域，这会导致编码的蛋白产物无生物功能。

人体内导致 P450scc 严重缺陷的突变挑战着除去在特定时期提供黄体孕酮外，胎儿及胎盘的 P450scc 失活与怀孕进程互不相容这一传统认知。因此，怀有 CYP11A1 突变胎儿的孕妇体内存在着补偿机制用以维持妊娠及胎儿活性。CYP11A1 突变个体的另一惊人特征是不出现肾上腺增生，而这种状况常见于 STARD1 突变。

4. 17α-羟化酶/17, 20-裂解酶（P450c17；CYP17A1） P450c17 是一类可催化两种反应：孕烯醇酮和孕酮在 17 号碳原子的羟基化作用，和孕酮转化为 19 碳原子类固醇（人体内的孕酮也会被转化，不过转化程度较少）的内质网酶。17α-羟基化反应需要一对电子和一分子氧。而裂解反应则需要第二对电子和分子氧。需要 NADPH-细胞色素 P450 还原酶（POR），将 NADPH 等价还原产生 P450c17 血红素铁。铁环氧乙烯机制中需要羟化酶和裂解酶催化反应使底物以相同的定向结合在酶的催化口袋上。P450c17 也可催化孕酮和脱氢表雄酮的 16α-羟化作用。

POR 在类固醇受内质网细胞色素 P450 所催化的代谢过程中的重要性已被 POR 缺陷的个体表型所阐明，POR 缺陷个体出现先天性肾上腺增生。这种常染色体隐性遗传病的固醇图谱呈现 21-羟化酶和 17-羟化酶/17-20 裂解酶缺陷，从而表现出一系列的表型，包括肾上腺功能不足、外阴性别不明及 Antley-Bixler 骨骼畸形综合征。

底物是否发生 17α-羟基化反应或后续 17, 20 碳碳键的断裂取决于如下几点因素：①底物性质；② POR 的数量和还原当量的通量；③变构效应物；④ P450c17 的翻译后修饰（图 4-4）。

综上，这些因素决定了酶催化反应的产物性质，在性腺和网状带结构中，通过积累裂解酶活性而利于雄激素的产生。相反的，17-α 羟基化是糖皮质激素和盐皮质激素的合成所必需的，因此多出现于束状带和球状带中。

人类 P450c17 倾向于选择 Δ5 底物进行 17, 20 键裂解反应。细胞色素 B5（CYB5A）作为变构效应物而非电子供体促使电子转移以用于裂解反应，因为载脂蛋白 B5 同样具有功能。细胞色素 B5 也可促使 17α-羟化孕酮作为底物参与雄烯二酮的合成。肾上腺皮质中细胞色素 B5 表达量在网状带的丰度最高，它的分配与调控与其调控裂解酶活性的功能相适宜。第二类细胞色素 B5 基因的编码产物（二型细胞色素 B5，CYB5B）在人睾丸和肾上腺中均有表达，也可增加裂解酶活性。

P450c17 受某种尚未被鉴定的蛋白激酶催化在丝氨酸和苏氨酸残基的磷酸化作用似乎是达到 17, 20-裂解酶最大活性所必需的。磷酸化的 P450c17 蛋白显然是蛋白质磷酸酶 2A（PP2A）的底物之一，而 PP2A 的抑制物可增加体外培养的肾上腺肿瘤细胞内裂解酶的活性。

肾上腺功能初现，即肾上腺雄激素产量在无皮质甾醇增量或 ACTH 水平上调的情况下增加，这可能是因细胞色素 B5 表达水平上调或是 P450c17 磷酸化所造成的 P450c17 裂解酶活性加强。电子到达 P450c17 的能力被认为可对 17, 20-裂解酶/17α-羟化酶活性的相对比值造成影响。然而，提高 P450-氧化还原酶/P450c17 的比值可增加 17α 羟化酶和裂解酶的活性，因此这种机制不太可能完成对裂解酶-羟化酶的差异性调控。

已有文献报道神经胶质肿瘤细胞的匀浆在 $FeSO_4$ 作用下，调节孕烯醇酮转化为脱氢表雄甾酮的一种

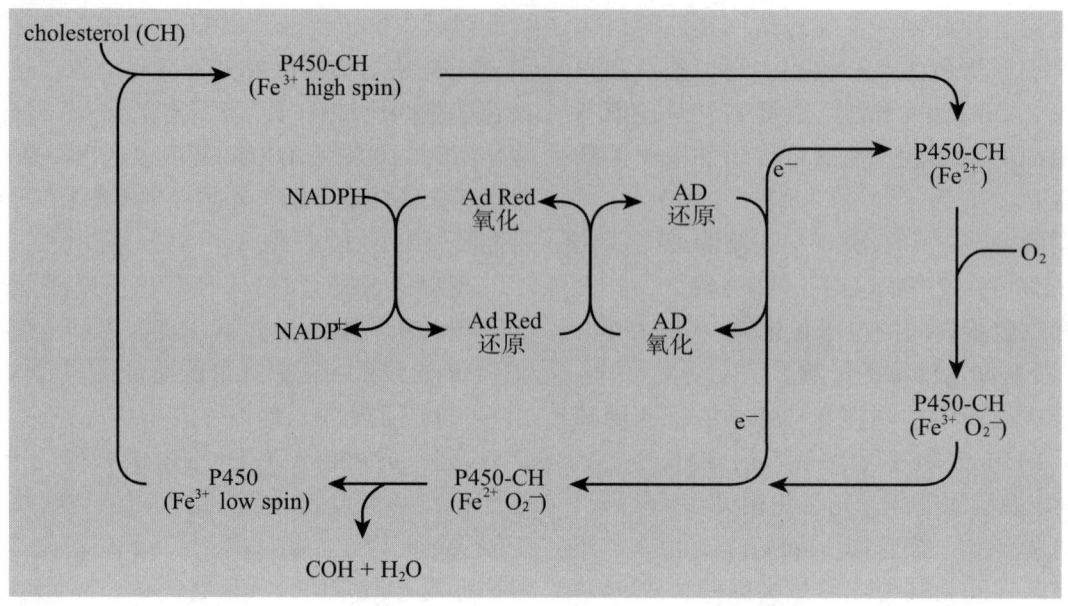

图 4-4　细胞色素 P450 侧链裂解酶（P450scc）的催化循环

胆固醇（cholesterol，CH）与 P450scc 结合。还原性物质通过肾上腺皮质铁氧还蛋白（adrenodoxin，AD）转移到 P450scc 上，P450scc 从 AD 还原酶处接受电子，同时氧化还原型烟酰胺腺嘌呤二核苷酸磷酸（NADPH）。P450scc 与底物和仍然结合在酶上的反应中间体通过连续的 3 个催化循环（未在上图中显示）消耗 3mol 的 NADPH 和氧分子转化为 1mol 的孕酮和异己酸。P450scc 血红素铁经历氧化和还原过程，改变其电子自旋共振态。NADP，烟酰胺腺嘌呤二核苷酸磷酸（Fe^{3+} high spin: 铁离子高自旋；Fe^{3+} low spin: 铁离子低自旋）

P450c17 依赖性转化机制。这种转化作用据推测可能是因叔氢过氧化物的分解所引起的，这种叔氢过氧化物很可能来源于孕烯醇酮分子在 17 及 20 号碳原子的氧化作用。这条通路在脑组织或其他组织中形成 19 碳原子类固醇的生理学意义尚未被阐明。

位于 10q24.3 的 CYP17A1 基因由 8 个外显子组成。发生在该基因上的突变可导致 P450c17 家族成员活性的组合型缺陷或独立缺陷。携带组合型缺陷的个体的 19 碳原子和 18 碳原子类固醇产量显著减少，低量的皮质甾醇以及随之引发的 ACTH 分泌量升高，和类似于 P40c17 反应中的类固醇过量。因钠潴留引起的高血压和低钾血症都是 11- 脱氧皮质脂酮产量升高的后续效应。性激素生成缺陷阻碍了肾上腺功能初现和女性青春期启动，以及雄性生殖器的不完全发育或发育缺失（46，XY 基因型 DSD）。

导致不同人群中 17α- 羟化酶和裂解酶的组合型缺陷的 4 种常见突变如下述：4-bp 长度的插入片段所引起的移码突变和 C- 末端序列更改（荷兰）；487 号和 489 号氨基酸残基的框内缺失突变（东南亚）；N- 末端苯丙氨酸的缺失突变（日本）；以及 Tryp406Arg 与 Arg362Cys 非同义突变（巴西）。单独的 17, 20- 裂解酶缺陷非常罕见。文献所记载的例子为因点突变而造成孕酮或孕烯醇酮结合并发生 17α- 羟基化，但这种突变阻碍了由 POR 供给 17, 20- 裂解酶反应的第二对电子的接收及利用。

5. 芳香化酶（P450aro，CYP19A1） 芳香化酶是一类内质网酶，可催化 19 碳原子底物依次发生 3 种羟基化作用，利用 3 分子 NADPH 和 3 分子氧可产生 1mol 带有酚类 A 环的 18 碳原子类固醇。第一步羟基化过程产生一个 19 碳原子的羟基衍生物，在第二步羟化反应中被转化为偕二醇随后分裂生成 C19 醛分子。羟基化反应的最后一步是产生 19- 羟基 -19- 氢过氧化物作为中间产物，消除 C19 碳原子上的甲基基团以形成甲酸并同时进行芳香化反应。这一系列反应均发生在酶的单一活性位点上，并伴随着还原当量被 POR 运输至 P450 芳香化酶。芳香化酶与雄甾烯二酮的复合物晶体结构含有氢键和疏水侧链的紧密包装，这些结构特征可以解释酶对雄激素底物的特异性。

芳香化酶蛋白质由位于染色体 15q21.1 的单基因 CYP19A1 编码产生。这个基因可引发不同启动子下细胞特异性转录本的产生（图 4-5）。促使卵巢组织的芳香化酶表达的启动子毗邻于编码翻译起始位点（启动子Ⅱa）的外显子。在颗粒细胞中，FSH 刺激

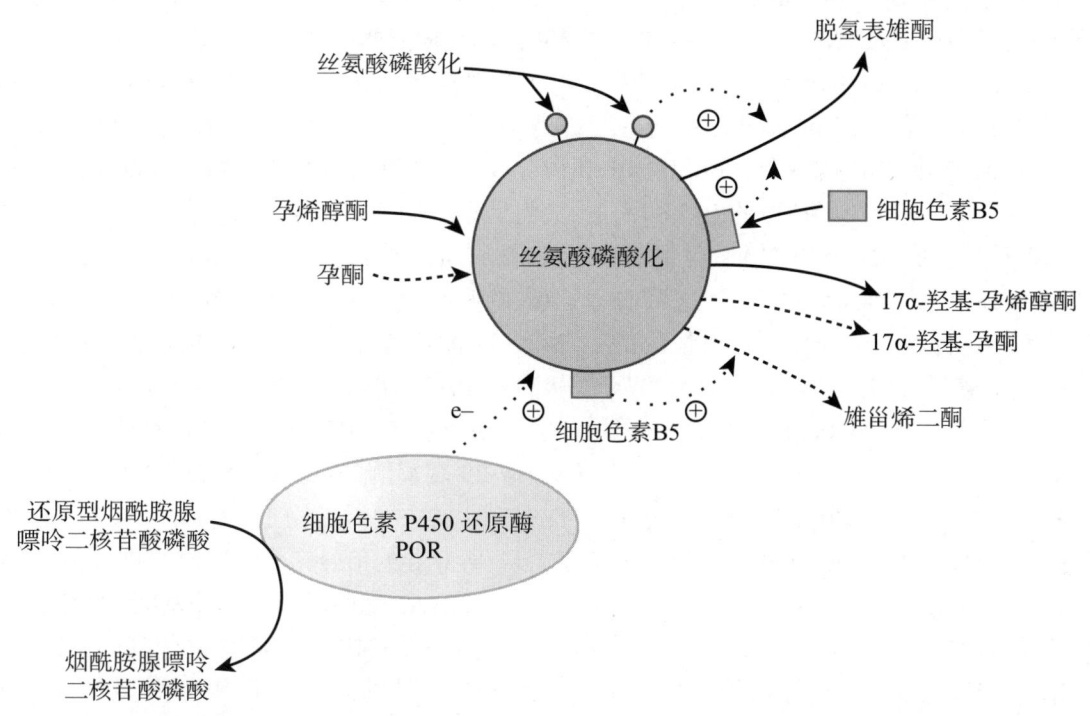

图 4-5 调控细胞色素 P450c17 的 17α- 羟化酶和 17,20- 裂解酶活性的因素

丝氨酸或者苏氨酸残基以及细胞色素 B5 的磷酰化能够使孕烯醇酮转化成裂解反应更适合的底物来刺激裂解酶的活性。通过蛋白磷酰化酶 2A 将丝氨酸或者苏氨酸残基进行去磷酰化反应能够降低裂解酶的活性。还原性物质（e-，电子）从细胞色素 P450 还原酶（P450 reductase，POR）的流动可以同时刺激 17α - 羟化酶和裂解酶的活性

这些基因的转录并解码产生芳香化酶和 POR，并以此作为它的还原当量。另一单独启动子位于翻译起始点上游约 100kb 处，调控着胎盘 CYP19A1 基因的转录。芳香化酶在脂肪、皮肤和脑组织中的表达受其他的启动子驱动。细胞因子（包括白介素 -11，白介素 -6，制瘤素 -M 和白血病抑制因子）可作用于 I.4 启动子来提高脂肪组织 P450 芳香化酶的表达水平。

多种芳香化酶缺陷的情况已被报道。芳香化酶缺陷胎儿妊娠中母亲表现为尿雌激素水平低，产妇雄性化明显，携带先天基因缺陷的雌性后代出现外阴性别不明或假两性畸形（46，XX DSD）。母体与胎儿在胎盘芳香化酶活性缺失条件下的出现雄性化现象，凸显出了胎盘在转化母体及胎儿雄激素为雌激素过程中的重要作用。

在已鉴定出的 CYP19A1 基因突变类型中，一段 87-bp 长度的片段插入位于外显子 6 和内含子 6 之间的剪接点而增加额外的 29 个框内氨基酸残基，其余的突变主要为外显子 4，9，10 的错义或无义突变。携带有 29 个框内氨基酸残基突变的蛋白质活性小于正常芳香化酶的 3%。突变体互补 DNA 的表达情况证实该蛋白仅有微弱的芳香化酶活性。编码序列的复合杂合型突变在芳香化酶缺陷的病患中被发现，该突变被证实也具备极低的活性。芳香化酶的活性在携带 CYP19A1 基因突变的子代胎盘中显著降低至正常值的 21%。

靶向失活 Cyp19a1 基因可构建出芳香化酶缺陷的小鼠模型。这种芳香化酶缺陷（ArKO）小鼠表现出诸多人类芳香化酶缺陷的特征和雌激素缺失，以及所有的骨矿化指数均降低的骨表型。

因芳香化酶过表达而引起的常染色体显性遗传的雌激素过量家系已有文献报道过。表型包括男性青春期前重度乳腺发育，女性巨乳症和性早熟。芳香化酶过表达在部分家系内是由杂合的基因组重排所导致的。而在一些病例中，染色体倒位可导致组成型活化的启动子移至 CYP19A1 基因控制区，促使芳香化酶的过量产生。

芳香化酶的异常表达在肿瘤及非肿瘤组织中均被发现。在这些病理条件下，以乳腺癌为例，似乎存在启动子功能的改变，以帮助性腺中的强启动子（启动子 Ⅱa 或 I.3）胜过脂肪组织中的弱启动子（启动

子I.4）。这个变化可促使cAMP依赖型信号通路活化，并引发芳香化酶的过量表达以及雌激素合成的增加。

6. 11β- 羟基化酶（P450c11β 和 P450c11AS） 人类基因组染色体8q24.3包含了两种基因，分别编码着参与了11β-羟基化和醛甾酮合成过程的相关线粒体酶，分别是由CYP11B1编码的P450c11β 和由CYP11B2编码生成的P450c11AS（又名"P450aldo""P450c18"或"P450cmo"）。这两种基因相距40kb，各自包含着9个外显子。所编码的蛋白质仅仅存在33个氨基酸残基的差异。两种酶都具备11β-羟化酶的活性，但P450c11AS可在18号碳原子上完成两步氧化反应，而18号碳原子是合成醛甾酮所必需的。该氧化反应的催化过程需要分子氧以及还原当量，还原当量通过皮质铁氧还蛋白还原酶-皮质铁氧还蛋白体系被传送至反应催化酶中。

CYP11B1基因的转录活动受到由ACTH刺激活化的cAMP通路的刺激，在肾上腺皮质的束状带和网状带中均有表达。相反的，CYP11B2的表达受制于球状带。该基因的转录受蛋白激酶C信号通路的刺激，而蛋白激酶C则由血管紧张素Ⅱ活化。

CYP11B1基因的突变导致11β-羟基化酶缺陷，而CYP11B2的突变则会引起18-羟化酶或皮质酮甲基氧化酶Ⅰ型缺陷，以及18-氧化酶或皮质酮甲基氧化酶Ⅱ型缺陷。相邻CYP11B1和CYP11B2基因之间的不等交换可创造出第3种杂合基因，受cAMP调控的CYP11B1启动子可促使该杂合基因表达产生具备醛甾酮合成酶活性的嵌合体蛋白。这将导致糖皮质激素抑制性的醛固酮增多症。

11β-羟基化酶缺陷的情况占据了欧洲先天性肾上腺素增生病例总数的5%~8%，中东地区则为15%。11β-羟基化酶缺陷的典型特征为高水平的11-脱氧皮质醇和脱氧皮质脂酮，以及由此引发的盐潴留及高血压。女性患者由于高水平ACTH所引发的肾上腺雄激素过量生成而出现男性第二性征。可引发11β-羟基化酶缺陷的CYP11B1突变包括非同义氨基酸突变和终止密码子前移。

皮质脂酮甲基氧化酶Ⅰ型缺陷是因P450c11AS完全失活所引发的。醛甾酮合成被停止，但皮质脂酮和皮质甾醇的合成被保留。在低醛甾酮水平和血浆肾素活性升高的条件下，临床上可诊断出皮质脂酮/18-羟基皮质脂酮比值的上升。皮质脂酮甲基氧化酶Ⅱ型缺陷是由18-甲基氧化酶的失活突变所造成的，而18-羟基化酶的活性却得以保留。这会引起18-羟基皮质脂酮量的升高和低水平的醛甾酮。

7. 21- 羟化酶（P450c21，CYP21A2） P450c21是肾上腺内质网酶，在盐皮质激素和糖皮质激素的生物合成过程中催化孕酮和17α-羟基孕酮发生21-羟基化反应。反应中，17α-羟基孕酮的米氏常数（Km）为1.2 μM，低于孕酮（2.8 μM），而且17α-羟基孕酮的底物表观最大速率（Vmax）是孕酮的2倍。P450c21酶需要1mol分子氧和还原当量（通过POR从NADPH中所获）来完成21号碳原子的羟基化作用。POR的失活突变可引起21-羟化酶、17-α羟化酶/17-20裂解酶的部分失活。CYP21A2在束状带结构中表达的主要调控物是ACTH，ACTH通过cAMP所介导的信号转导级联对其进行调控。

CYP21A2基因毗邻于一假基因（CYP21A1P），两者间相隔着C4B全基因。这些基因镶嵌于位于染色体6p21.1处的人类白细胞抗原区域。基因间频繁的不平等交换和基因转换使得21-羟化酶缺陷是最常见的常染色体隐性代谢遗传病之一，新生儿中的发生率在（1:10 000）~（1:15 000）。基因间的不平等交换，C4B基因的完全缺失，CYP21A2的净删减，以及发生在假基因上的基因反转等突变情况的出现，均可导致21-羟化酶水平的降低或催化活性受损（彩图14）。大规模的缺失/基因反转可能会波及附近编码肌糖蛋白-X的基因，当其发生双等位基因突变时可导致Ehlers-Danlos综合征的发生。

由21-羟化酶缺陷所引起的先天性肾上腺增生的征兆及症状反映出皮质醇的不足（因其无法将17α-羟基孕酮转化为11-脱氧皮质甾醇）和醛固酮缺乏（由于无法将孕酮转化为脱氧皮质酮）。另一影响因素是受ACTH上调而引发的肾上腺雄激素积累，这些都归因于下丘脑-肾上腺皮质激素轴上的皮质甾醇负反馈调节机制的缺失。

然而，21-羟化酶缺陷的临床表型更为多样化，且取决于缺失程度的严重与否。非耗盐型、耗盐型和非经典型的临床表型都与影响21-羟化酶活性的特定突变相关，而耗盐型是严重酶缺陷（基因缺失或大规模基因反转）的典型特征。单纯的雄性化表型（非耗盐型）与造成活性锐减的突变类型相关（如造成氨基酸非同义取代的错义突变，Ile172Asp）。非典型性（迟发性）表型是对P450c21的表达或活性影响微弱的突变所产生的（如Val28Leu，Pro30Leu）。

8. 羟基类固醇脱氢酶和还原酶 羟基类固醇脱氢酶（HSDs）或氧化还原酶以位置特异性和立体特异性的方式，催化了类固醇甾核和侧链上醇基-羰基间的相互转换作用。该催化过程以氧化型和还原型的NAD（H）或NADPH（H）为辅因子。在某些实例中，HSDs可执行两种功能（如它们即可氧化也可还原17β和20α含氧官能团），如HSD17B2。尽管HSDs可同时在体外的不同状态下（如底物、pH和辅因子）催化氧化和还原反应；在体内它们从单一方向上催化反应并被分为脱氢酶或还原酶。这些酶是短链脱氢酶还原酶或羟醛-酮超家族的成员。

HSD与辅因子相互作用的重要性，以发生在己糖-6-磷酸盐（H6PDH）基因的失活突变为例，H6PDH的失活突变可在内质网上生成NADPH为后续HSD11B1反应所用。携带这些突变的个体因HSD11B1活性受损而出现明显的皮质醇还原酶缺陷。

HSDs的多种异构体及其在特定组织中的表达水平决定了酶行使还原酶（酮还原）或脱氢酶（醇类氧化）的功能。在类固醇生成组织中，HSDs催化了孕酮、雄激素和雌激素生物合成过程中的最后步骤。类固醇的靶组织中的HSD可通过将活性类固醇激素转变为惰性代谢物或活性较低的固醇分子，以及具有强结合能力的分子来调控类固醇激素受体的使用状况。

人类二型11β-HSD（HSD11B2）是上述调控机制的实例，因为HSD11B2在肾中通过将皮质甾醇（对糖皮质激素和盐皮质激素受体都有强亲和性）转变为皮质酮（无法与盐皮质激素受体结合），盐皮质激素受体活化的特异性并非由受体来决定，但HSD的作用可以除去多余的潜在的盐皮质激素受体配合基，仅留下醛甾酮作为调控激活物（图4-6）。介于HSD在调控类固醇的生物利用度时所表现出组织特异性的催化功能，HSD是药物介导手段的靶点。

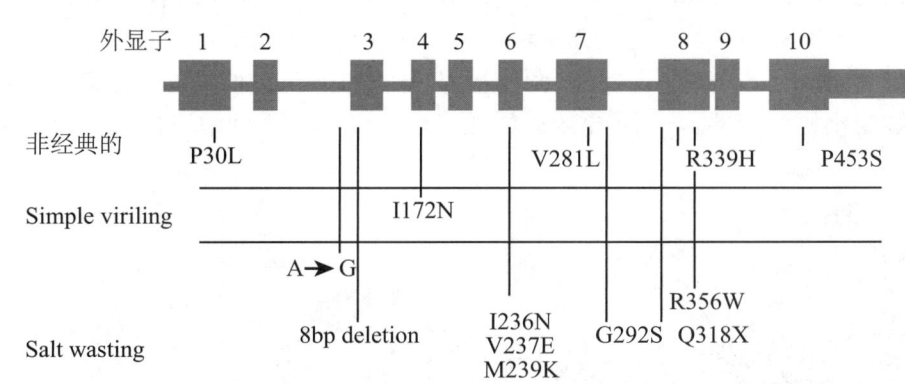

图4-6 CYP21A2基因的结构以及引起21-羟化酶缺陷表型的部分突变

[修改自White PC，Speiser PW. Congenital adrenal hyperplasia due to 21-hydroxylase deficiency. Endocr Rev, 2000（21）：245.]

9. 3β-羟基固醇脱氢酶/Δ$^{5-4}$异构酶 3β-HSD/Δ$^{5-4}$异构酶是位于内质网和线粒体的膜结合蛋白，以烟酰胺腺嘌呤二核苷酸（NAD$^+$）作为辅因子。这些酶可催化3β-羟基团和Δ^{5}烯键异构物并产生一个Δ^{4}酮结构。它们还可将孕烯醇酮转化为孕酮，3，17α-羟基孕烯醇酮转变为17α-羟基孕酮，脱氢表雄甾酮转变为雄甾烯二酮。

脱氢酶和异构酶反应发生在单一的双生物功能催化位点上，可根据每个反应采用不同的构象。3β-羟基胆固醇脱氢酶是整个反应序列中的限速步骤，该步骤所产生的NADH被认为可通过更改酶构象而激活反应酶的异构酶活性。

人类基因组有两类编码活性3β-HSD/Δ$^{5-4}$异构酶的基因：一种主要表达在胎盘、肝脏、乳房和大脑（HSD3B1），另一类主要在肾上腺皮质和性腺中表达（HSD3B2）。这两种基因都由4个外显子组成，均位于染色体1p13.1位置上，且两者相距100kb。人类基因组中还存在5种未加工假基因，与1p13.1位置上的HSD3B1和HSD3B2密切相关，其中的2个假基因位于HSD3B1和HSD3B2之间。HSD3B1和HSD3B2的外显子DNA序列非常相似，所编码产生的蛋白产物仅存在23号氨基酸残基的差异。然而，HSD3B1与底物之间的反应米氏常数低于HSD3B2（分别为<1μM和1~4μM），这有助于低浓度的Δ^{5}底物的代谢。电子显微镜下发现HSD3B2定位于线粒体附近的内质网上，其亚细胞组分包含STARD1和P450scc。在某些细胞种类中，HSD3B分子可以定位在线粒体内膜上。因此，这些酶的定位是

为了催化由胆固醇侧链裂解体系所产生的孕烯醇酮。

因为大部分类固醇生成细胞在应对外源孕烯醇酮时都具有大量生产孕酮的能力，3β-HSD/Δ^{5-4}异构酶并不被认为是反应速率决定酶。然而，导致HSD3B2缺陷的突变可造成先天性肾上腺增生，其特点是肾上腺及性腺类固醇生成功能受损，并伴随循环Δ^5类固醇的积累。肾上腺和性腺组织外的活性HSD3B1可产生一些Δ^4类固醇（如17α-羟基孕酮）。

在最严重的情况下的HSD3B2缺陷是耗盐型表型，因为盐皮质激素产量不足。变异蛋白与耗盐型及非耗盐型表型的动力学分析结果表明，孕烯醇酮转变为孕酮过程中的酶催化效率降低了4～50倍。该疾病的耗盐型表型与移码突变相关，移码突变造成了蛋白质截断及多个影响辅因子与酶结合和蛋白稳定性的错义突变。耗盐型表型的患病个体内所发现的变异蛋白的不稳定性高于非耗盐型表型的个体。

通过测定类固醇而确诊的所谓的轻微型，或迟发性3β-HSD缺陷已在文献内被报道。然而，尚未发现符合该临床诊断的个体内存在编码HSD3B1和HSD3B2基因的突变。并不排除因近端启动子或表观遗传因子的突变所造成的酶表达量变化的可能性。

3β-HSD活性的显著降低可能是由于膜环境变化所造成的催化活性改变或是酶经翻译后修饰而活性降低所引起的。

尽管已有多种无功能的序列变构体被报道，HSD3B1的突变至今尚未被检测到。由于HSD3B1是胎盘内最初的3β-HSD/Δ^{5-4}异构酶，HSD3B1的失活突变很可能因胎盘孕酮产量不足而导致流产或早产。

10. 11β-羟基类固醇脱氢酶：糖皮质激素活性的关键调控因子 靶组织内的皮质甾酮由两种不同的11β-羟基类固醇脱氢酶调控，它们均为短链醇脱氢酶家族成员（图4-7）。这些酶可催化活性糖皮质激素与惰性11-酮代谢产物之间的相互转换。二型酶（HSD11B2）是一种在体外条件下仍具备可逆氧化还原酶活性的内质网蛋白质，而在体内以NADPH为辅因子而选择性催化11-酮基团的还原反应。HSD11B2在肝、肺、脂肪组织、脑、血管和性腺中均有表达，在性腺中该酶调控着11-酮类固醇二次生成皮质甾醇。胎盘组织中的HSD11B2酶活性确保了具生物活性的皮质甾醇在孕期的前半阶段被运送至胎儿。

一型酶基因（Hsd11b1）在小鼠体内的靶向敲除可导致机体在过量进食和压力刺激下出现低血糖水

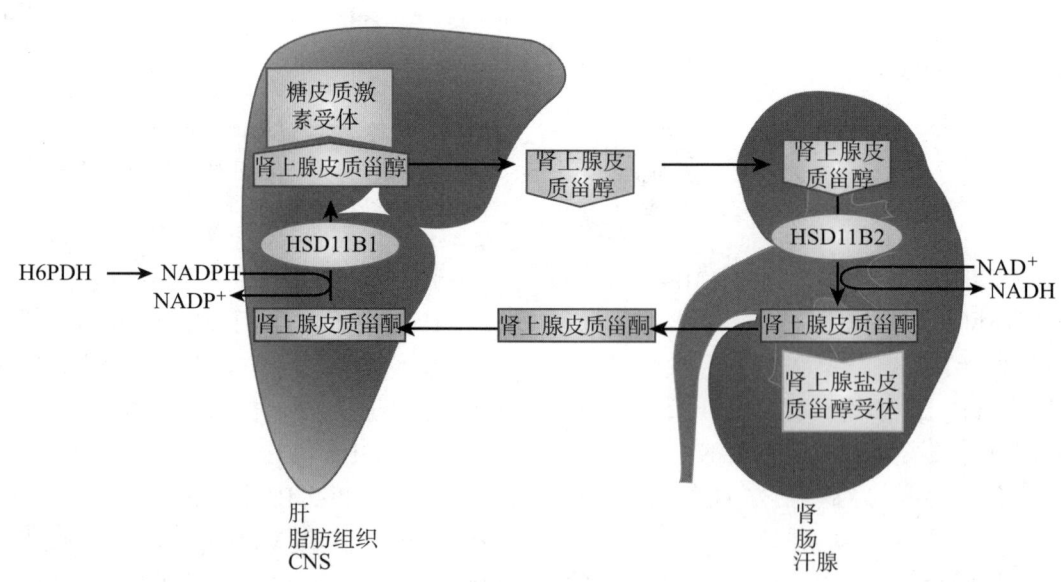

图4-7　1型11β-HSD（HSD11B1）及2型（HSD11B2）调控着具生物活性的糖皮质激素水平

HSD11B1能够将肝及其他组织中没有活性的皮质酮还原成皮质醇，而HSD11B2能够将皮质醇氧化成皮质酮。皮质酮不能活化盐皮质激素受体，因此使得醛固酮（一种含量比皮质醇更少的类固醇）能特异性地调控盐皮质激素受体。向HSD11B1供应NADPH是反应的重要因素。在H6PDH基因中的失活性突变能够产生NADPH，从而引起皮质酮还原酶的缺乏

［修改自Seckl J, Walker B. 11β-hydroxysteroid dehydrogenase type I-A tissue-specific amplifier of glucocorticoid action. Endocrinology, 2001（142）: 1371.］

平的症状，糖异生机制活化受损，以及对天然糖皮质激素不敏感等现象。这些发现表明 HSD11B1 在皮质甾醇和皮质脂酮的活性增强过程中所发挥的作用。HSD11B1 还参与了糖皮质激素的药理功能。肝 HSD11B1 可将皮质酮、泼尼松和惰性激素原转化为活性皮质甾醇和氢化波尼松。

如前文所述，H6PDH 基因的突变可导致由一系列症状所组成的综合征，如：皮质甾酮/皮质甾醇的比值升高、皮质甾醇负反馈受损以及由此所引发的 ACTH 分泌量增多，肾上腺雄激素产量升高与高雄血症、性早熟以及类似于多囊卵巢综合征的表型。携带有 H6pdh 基因靶向性突变的小鼠模型与 Hsd11b1 基因突变的小鼠模型有着诸多相同的表型。近期研究发现，HSD11B1 基因杂合突变可引起轻微的皮质酮还原酶缺陷。

HSD11B2 也是一种内质网酶，对底物的亲和性高于 HSD11B1 并能以 NAD^+ 为辅因子催化皮质醇的氧化反应，它与 HSD11B1 仅有 21% 的氨基酸序列相同。HSD11B2 在肾、结肠、涎腺、胎盘以及所有响应醛甾酮刺激的组织中有着较高的表达量，而胎盘则是作为分离母胎内分泌系统（在第三妊娠期阶段极为重要）的组织因而表达大量的 HSD11B2。通过将皮质甾醇和皮质脂酮转化为 11-酮基化合物，HSD11B2 保护了肾盐皮质激素受体不被糖皮质激素异常活化。其中，肾盐皮质激素受体不能将皮质甾醇或皮质脂酮与醛甾酮区分开。

HSD11B2 的失活突变所引起的综合征，表现为人体内过量的盐皮质激素，低钾血症以及肾结构异常，其中，过量盐皮质激素在体内积累的症状与因酶缺陷而引发高血压的小鼠模型相类似。甘草酸是甘草的组分之一，其代谢物甘珀酸是 HSD11B2 的竞争性抑制剂，但其在体内试验条件下，也可减少 HSD11B2 信使 RNA 的表达量。结果产生了药物诱导的表现的盐皮质激素过量综合征表现。

11. 17β-羟基胆固醇脱氢酶：多种具有特异性生物合成及催化功能的酶 肾上腺，性腺和胎盘中的 17-酮基类固醇转化为 17β-羟基类固醇（具备更大的生物效价）的活动减弱，而靶组织通过氧化 17β-羟基类固醇的方式来使其失活。人体内已知的 17β-HSD 酶共有 14 种，而发生在靶组织内的这些代谢过程至少是由其中 7 种 17β-HSD 酶所催化的。这 14 种酶根据它们被发现的时间顺序而被命名为 1 型至 14 型（图 4-8）。除了 5 型酶之外，它们都是短链脱氢酶还原酶家族的成员，而 5 型酶则是一种醛-酮还原酶。

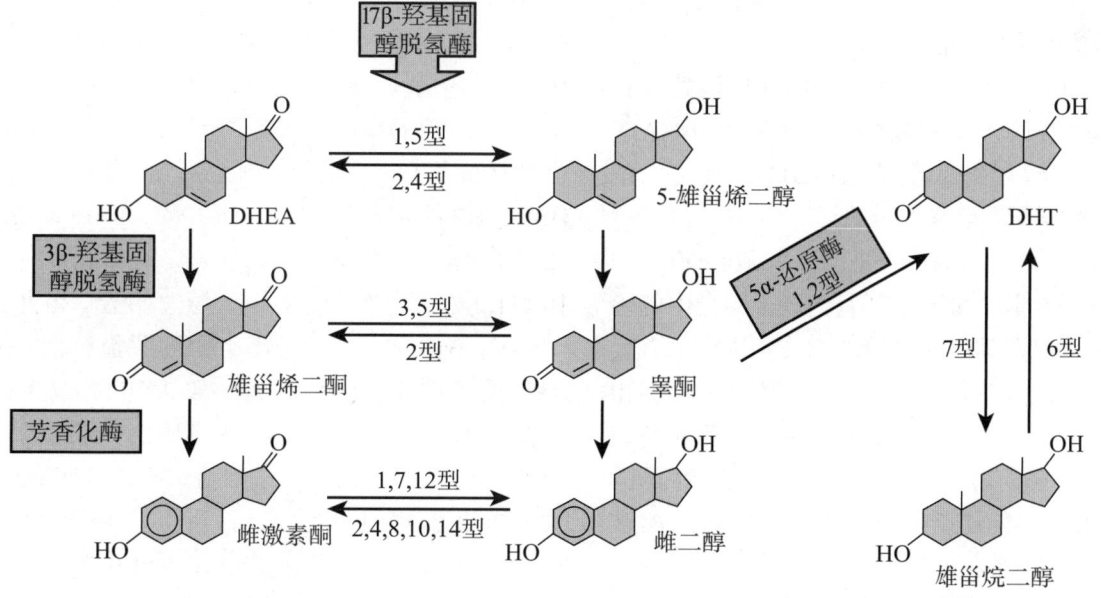

图 4-8　17β-HDS 家族及其中一部分成员在雄性激素和雌性激素合成代谢中的作用

［修改自 Luu-The V. Analysis and characteristics of multiple types of human 17β–hydroxysteroid dehydrogenase. Steroid Biochem Mol Biol, 2001（76）: 143.］

编码产生17β-HSD酶的基因结构迥异，而且它们的核苷酸序列同源性较低。它们可被分组为催化NAD^+依赖性氧化反应（2，4，6，8，9，10，11和14型）和催化NADPH依赖性还原反应（1，3，5和7型酶）。由于底物的广谱特异性，其中几种酶最初作用于与类固醇代谢不相关的基础代谢通路，这几种酶的失活将引发代谢性疾病。

1型酶（HSD17B1）指的是"雌激素"17β-HSD，因为它可以通过还原弱雌酮以产生强效17β-雌二醇的方式，来催化雌激素生物合成中的最后步骤。该酶是一种以NADH或NADPH为辅因子的细胞质蛋白，对18碳原子类固醇的亲和性高于19碳原子类固醇100倍。它既可催化16α-羟基雌酮转变为雌三醇，同时还具备微弱的20α-HSD活性。

编码HSD17B1的基因由6个外显子构成，位于染色体17q11-12并与高同源性的假基因相串联。该基因在卵巢颗粒细胞和胎盘合胞体滋养层细胞中均有表达。与HSD17B2相比，HSD17B1也在乳腺癌细胞中大量表达，HSD17B2可将雌二醇转变为雌酮。HSD17B1在雌激素受体阳性乳腺癌细胞中的效应放大与低存活率相关，相较于非效应放大的个体而言。底物结合与无底物结合的HSD17B1晶体结构已被解析至2.2Å分辨率，为特异性抑制物的设计提供了分子框架，可应用于雌激素敏感性癌症的化疗。

HSD17B2是一种可使激素失活的内质网酶；它能选择性地将睾酮氧化为雄甾烯二酮，并能以NAD^+为辅因子将雌二醇氧化为雌酮。HSD17B2还可以把20α-羟基孕酮转变为孕酮。

编码HSD17B2的基因位于染色体16q24，有5个外显子。该基因在肝、分泌期子宫内膜、胎盘中的胎儿毛细血管内皮细胞以及大血管的内皮细胞中都有表达。这种表达模式与其使睾酮及雌二醇失活的功能相一致，胎儿毛细血管中的HSD17B2保护着胎儿免疫由合胞体滋养层合成的雌二醇以及非芳香化的睾酮的影响。HSD17B2在分泌期子宫内膜中使得雌二醇被转化为雌酮。然而20α-羟基孕酮转变为孕酮使得HSD17B2的表达在妊娠期保持优势水平。正常乳腺组织的HSD17B2表达水平超过了HSD17B1。

HSD17B3指的是"雄激素"17β-HSD，因为它可催化睾丸间质细胞雄激素合成的最后步骤，以NADPH为辅因子将雄甾烯二酮转化为睾酮。它还能还原雌酮为雌二醇。HSD17B3是一类内质网酶，在卵巢中不表达，需要卵巢中的产雄激素细胞通过另一种酶，可能为HSD17B5来合成睾酮。HSD17B3基因由11个外显子构成，位于染色体9q22处。

在HSD17B3活性缺失的情况下，睾丸无法将雄甾烯二酮转化为睾酮，而这将导致雄性假两性畸形（46，XY DSD）及血液雄甾烯二酮/睾酮的比值上升10~15倍。携带HSD17B3突变的女性无临床症状，并可产生正常水平的雌激素和雄激素。针对患病个体的HSD17B3基因的分子生物学分析发现存在影响基因剪切的突变，导致9号与10号外显子上的氨基酸替换，以及小片段缺失所引起的移码突变。大部分的错义突变会导致真核细胞内无催化活性的蛋白质的表达。

HSD17B5位于染色体10p15-14，是醛-酮还原酶家族（AKR1C3）成员之一。拥有3α-HSD和20α-HSD活性及17β-HSD活性，可催化雄甾烯二酮生成睾酮。该基因在肾上腺皮质中表达，可能作为卵泡膜细胞的"雄激素生成"17β-HSD发挥功能。HSD17B5在前列腺、哺乳动物的性腺及睾丸间质细胞中也有表达。

HSD17B6（又名11-反式视黄醇脱氢酶，RODH）由位于染色体12q13.3的一个基因编码而成，具备3α-HSD活性并可催化前列腺中的雄甾烷二醇转变为二氢睾酮。同时，它也是一种3α-3β差向异构酶。部分研究中的HSD17B6基因的多态性分析，认为它与多囊卵巢综合征的表型相关。

人类HSD17B7参与了胆固醇合成，但同时它也被认为可以产生活性雌激素，并使雄激素失活。HSD17B7能把雌酮转变为雌二醇，它还具备了针对二氢睾酮的3-酮基还原酶活性。该基因位于染色体10P.11.2处，存在于卵巢、乳腺、胎盘、睾丸。

12. 3α和20α-羟基类固醇脱氢酶活性 多种HSD酶可催化类固醇激素（如AKR1C1）3和20号位置上的反应。这些3α-还原酶由一簇位于染色体10p14-p15的多拷贝串联基因所编码，这些酶均为醛-酮还原酶家族的成员。它们在肝、前列腺、乳房和子宫均有表达，但部分成员也在睾丸和肾上腺细胞中表达。在4个46，XY核型的个体中发现，AKR1C2发生基因隐性突变，携带该突变的个体患有性发育障碍，表明这种酶参与了活性雄激素的生物合成通路，该通路通过将雄甾酮转化为雄甾烷二醇，随后雄甾烷二醇被HSD17B6所介导的反应转化为二氢睾酮。

具备20α-HSD活性的醛-酮还原酶家族的成员

可还原孕酮生成不具备活性的 20α- 羟基孕酮。这些酶都是分子量约 34kDa 的胞质蛋白，在人类角质形成细胞及肝、前列腺、睾丸、肾上腺、脑、子宫和哺乳动物性腺等组织中有表达。相对于 NADH，它们以 NADPH 辅酶起作用。

具有 3α- 羟基类固醇氧化活性的酶是短链脱氢酶/还原酶家族的成员。正如前述，短链脱氢-还原酶家族成员，包括 HSD17B1 和 HSD17B2 都拥有 20α-HSD 活性。相较于孕酮，HSD17B2 更倾向于氧化 20α- 羟基孕酮。

13. Δ^{4-5} 还原酶　是一类膜相关蛋白，可通过催化 NADPH 的氢化物直接转运至类固醇底物的 5 号位碳原子的方式来还原类固醇激素分子的 Δ^{5-4} 双键。产物为 5α 或 5β- 二氢类固醇。

14. 5α- 还原酶　两种不同的人类 5α- 还原酶共享着 50% 氨基酸序列相似度，其中一个的分子量已被测定出，约为 29 kDa。编码 1 型（SRD5A1）和 2 型（SRD5A2）5α- 还原酶各自拥有 5 个外显子。5α- 还原酶的底物结合功能域由外显子 1 编码产生，辅酶结合功能域由外显子 4 和 5 编码。2 型 5α- 还原酶基因 SRD5A2 位于染色体 2p23 位置，1 型 5α- 还原酶基因 SRA5A1 位于染色体 5p15 位置，在染色体长臂末端 Xq24 处有一假基因。第 3 种包含 5α- 还原酶结构域的酶成员已被鉴定出，即 SRD5A3，它在类固醇代谢过程中的作用尚未被阐明。

SRD5A2 主要表达在雄性生殖器结构中，包括生殖器、皮肤和前列腺，睾酮在这些组织中被还原后产生更为强效的雄激素，即 5α- 二氢睾酮。SRD5A1 可催化 C21 和 C19 类固醇激素也发生类似反应，其在肝、肾、皮肤和脑组织中均有表达。尽管 SRD5A1 也可生成 5α- 二氢睾酮，但它在组织中的分布情况表明其主要功能是使类固醇激素失活。

SRD5A2 的最适 pH 为酸性，与睾酮的反应常数 Km 为纳摩尔级，而 SRD5A1 有着广泛的碱性适宜 pH 范围，以及在毫摩尔数量级上更低的底物亲和性。SRD5A2 也可通过其对非那雄胺的选择性抑制作用与其他的 1 型酶所区分开，SRD5A2 对非那雄胺的抑制反应常数（Ki）为 3 nM。

SRD5A2 的失活突变可引发雄性假两性畸形（46,XY DSD）。这种酶的缺陷以睾酮/5α- 二氢睾酮比值异常为特征。患病男性的外生殖器发育异常程度有着较大差异，从轻微的尿道下裂直至产生女性外生殖器的严重缺陷。Wolffian 管在受到适宜浓度睾酮的刺激后可以正常发育。

携带 SRD5A2 基因突变的女性拥有正常的表型和月经周期。患者很少出现多毛和痤疮，和男性患者一样，尿液中的 5α-/5β- 二氢类固醇代谢物比值较低。男女病患均为痤疮稀发，女性患者中罕见体表多毛，未见男性型秃发症状，以及男性前列腺萎缩等状况表明，SRD5A2 在皮肤的雄激素代谢和雄激素依赖型前列腺发育的过程中发挥着重要作用。

已报道的突变情况为致使 SRD5A2 失活的缺失突变，以及通过影响底物与辅因子结合而损害酶活性的错义突变。SRD5A2 的一种变型（Ala49Thr）有着更高的催化活性，被证实与前列腺癌发生风险的增加相关。

人类 SRD5A1 基因的突变尚未被报道。然而，在小鼠体内靶向敲除 SRD5A1 可引发诸如生育力下降，和因子宫成熟失败所导致的分娩障碍等雌性表型。这些缺陷经 5α- 雄甾烷二醇处理后可被逆转。

唯一已知的人类 5β- 还原酶（SRD5B1 或 AKR1D1）是醛-酮还原酶超家族成员之一。这种酶参与了肝内类固醇激素失活的过程。它的反应机制与 5α- 还原酶类似，除了最后产物为 A/B 反式-稠环结构。该酶可以高效催化 C27，C21 和 C19 类固醇分子 Δ^{5-4} 双键的 NADPH 依赖型还原反应，并产生 5β- 二氢类固醇，其对 C27 类固醇分子有着明显的催化选择性与该发现相一致，发生在 7q32-q33 处的 SRD5B1（AKR1D1）基因突变可导致胆汁酸合成异常，以及初级胆汁酸、5β- 还原型类固醇代谢物的显著减少。

15. 磺基转移酶　是一类将活化供体，3′-phosphoadenosine-5′-phosphosulfate（PAPS）中的磺酸盐阴离子（SO_3^-）转移至类固醇羟基化受体上，从而使激素失活的转移酶。参与该反应的主要酶包括由位于染色体 4q13.1 位置上的一个基因编码产生的雌激素磺基转移酶（SULT1E1），一种可磺化酚类固醇的 3-羟基的酶，以及由位于染色体 19q13.4 位置上的 SULT2A1 和 SULT2B1 基因所编码的羟基类固醇磺基转移酶。

SULT2A1 酶，又名二氢表雄酮磺基转移酶具备底物广谱性，如 3α-，3β- 和 17β- 羟基类固醇激素。SULT2A1 酶在肾上腺皮质的胎儿区、肾上腺功能初现后网状带、肝、肠以及睾丸组织中均有着较高的表达水平。该酶在肾上腺皮质中被发育性调节，表达水平在 5～13 岁伴随着肾上腺功能初现而逐渐上升。GATA- 结合因子 6（GATA6）转录因子可增加参与雄激素生物合成过程的基因转录水平，GATA6 也可激活 SULT2A1 基因的表达。

SULT2B1 基因可通过选择性剪切生成两种蛋白异构体。SULT2B1a 亚型可磺化孕烯醇酮，而 SULT2B1b 亚型则选择性磺化胆固醇。它们都可以磺化二氢睾酮。不同于 SULT2A1 基因在组织中的有限表达，SULT2B1 亚型在多种激素合成及激素敏感组织中均存在，如胎盘、卵巢、子宫和前列腺。

SULT1E1 在众多组织中均有表达，包括肾上腺、肝、肾、肌肉、脂肪和子宫。子宫内膜中的孕酮活性升高，有助于雌二醇在分泌期的失活。雌激素磺基转移酶在调控附近组织的活性雌激素水平过程中所起的作用，在特定基因敲除小鼠模型中已得到验证。雌激素磺基转移酶缺陷的雄性小鼠出现睾丸间质细胞增生，以及随年龄增长而不育等症状，这都是因为睾丸内活性雌激素水平升高而引起的。脂肪组织量也有所增长。多氯联苯的羟基化代谢产物是雌激素磺基转移酶的强抑制剂，其 IC50 值为皮摩尔级。由上述物质所引起的雌二醇失活受阻或可解释多氯联苯化合物的"雌激素生成"作用。

发生在编码磺酸基供体合成酶的 PAPS 基因家族成员之一〔（PAPS2 型合酶（PAPSS2）〕突变，可导致游离 DHEA 水平升高，随后 DHEA 被转化为具生物活性的雄激素。

16. 类固醇硫酸酯酶 硫酸盐对类固醇分子的作用由类固醇硫酸酯酶催化，该酶由位于染色体 Xp22.3 位置上的 STS 基因编码产生。它在调控由惰性磺化分子（如雌酮硫酸盐和二氢表雄酮硫酸盐）生成活性类固醇的过程中起着关键性作用。被磺酸化的类固醇底物疏水且不具备膜渗透性，被认为是通过特定转运蛋白，包括有机阴离子转运多肽 B（OATP-B）以被细胞吸收。

合胞体滋养层细胞富含类固醇硫酸酯酶，它们通过在芳香化反应前释放胎儿区的磺酸化雄激素前体，在胎盘雌激素合成过程中发挥着关键作用。类固醇硫酸酯酶在皮肤中也有表达，可催化胆固醇硫酸盐与硫酸化雌激素的代谢反应。

硫酸酯酶缺陷与妊娠期胎盘雌激素合成严重受阻和出生后鱼鳞癣的发生相关联。硫酸酯酶缺陷主要发生于男性，因为硫酸酯酶基因位于 X 染色体上，在男性中的发病率为 1∶2000～1∶6000。携带类固醇硫酸酯酶缺陷的个体都出现基因全缺失的情况，这是由基因位点两侧的重复性元件发生重组所引起的。STS 基因大范围缺失的发生与 Kallmann 综合征基因（KAL1）附近的突变相关联。STS 基因的部分缺失所导致的酶缺陷也已有报道。

怀有缺陷胎儿的母体血浆雌三醇和尿液雌三醇水平较低，只占正常妊娠状况水平的 5% 左右。雌酮和雌二醇的水平也降低，约占正常妊娠水平的 15%。母体血清中的 16α-羟基脱氢表雄酮水平升高，给母体静脉注射脱氢表雄酮硫酸盐不能引起雌激素水平增加，而注射脱氢表雄酮却可以。

类固醇硫酸酯酶在雌激素靶组织中表达，包括子宫内膜、骨以及乳腺。硫酸酯酶表达水平的升高或有助于提高雌二醇在肿瘤组织，如乳腺癌和子宫内膜癌的生物利用度。硫酸酯酶抑制药已被研发出并经过临床试验测试（irosustat）。

17. UDP-糖醛酸基转移酶 糖醛酸化反应，由尿苷 5′-二磷酸糖醛转移酶家族所催化，是肝脏及肝外组织类固醇激素代谢清除机制中的部分。共有 18 种已知的 UDP-糖醛酸基转移酶被分类为 3 个亚家族：UGT1A，UGT2A 和 UGT2B。UGT1A 由单基因编码产生，该基因可选择性生成剪切产物，产物可作用于雌激素。UGT2 酶是不同基因的产物，即 UGT2A 和 UGT2B。UGT2A 在嗅觉上皮细胞内表达，而 UGT2B 在肝、肾、乳腺、肺和前列腺中表达。至少 7 个 UGT2B 家族的成员被鉴定出，它们具有不同的类固醇底物特异性。3 种 UGT2B 酶，即 UGT2B7，UGT2B15 和 UGT2B17 似乎是导致 5α-二氢睾酮，雄甾酮和雄甾烷-3α-17β-二醇发生糖醛酸化反应的原因。当然，UGT2B15 和 UGT2B17 在前列腺中有表达，有猜测认为这两种酶在此调控着类固醇的功能。编码 UDP-糖醛酸基转移酶的基因多态性与雌激素水平相关联，表明这些Ⅱ期生物转化酶参与了调控活性类固醇经济。

（二）类固醇激素代谢的其他通路

类固醇激素面临着几种代谢命运，它们对活性类固醇的合成有着重要作用。雄激素的合成通路之一，即"后门通路"就是一个实例。类固醇激素的其他命运包括酯化后变为长链脂肪酸，形成苯邻二酚雌激素，以及雄激素的 7α-羟基化。马的类固醇生成组织也存在着雌激素生物合成的新通路，产生一个 A 酚环和一个不饱和 B 环。

1. 雄激素合成的一条替代通路 有袋目哺乳动物的胎儿雄激素合成包含了一条新通路，可使 17α-羟基孕酮不借助雄甾烯二酮或睾酮作为中间物而直接转变为 5α- 二氢睾酮（图 4-9）。近期，这条通路在人体内也被发现，当孕酮或 17α- 羟基孕酮之一发生 5α- 还原反应时这条通路被激活。所产生的 5α-5α-C_{21} 类固醇分子被 3α-HSD（AKR1C2/4）酶还原后，生成了 P450c17 的底物。由 P450c17 产生的雄甾酮最终可被 HSD17B6 转变为 5α- 二氢睾酮。这条通路在 21- 羟化酶缺陷的情况下有助于过量雄激素的产生。

2. 邻苯二酚雌激素 邻苯二酚雌激素是由 CYP1A1、CYP1A2（催化雌激素的 2- 羟化反应）和 CYP1B1 等基因的作用而生成的，CYP1B1 蛋白是一种雌激素 4- 羟化酶。尽管邻苯二酚雌激素在体内的寿命较短，猜测其作为原生信号分子来行使生理功能，它们也可产生强效生殖毒性分子进而参与癌变过程。4- 羟基雌激素也可被氧化为醌类中间物，与 DNA 的嘌呤碱基相互作用而生成脱嘌呤加合物，进而形成高突变性的脱嘌呤位点（图 4-10）。由 2- 羟基雌激素产生的醌类物可以生成稳定的 DNA 加合物并且具备低生殖毒性。邻苯二酚雌激素的代谢也可能产生氧自由基。

邻苯二酚雌激素被邻苯二酚 -O- 甲基转移酶催化而发生甲基化反应，并导致类儿茶酚胺的底物产生。甲基化的邻苯二酚雌激素同时拥有抗血管生成和抗癌活性，而这是通过抑制缺氧诱导因子-1α（HIF-1α）来完成的。HIF-1α 是一种促血管生成转录因子。已有证据表明，2- 甲氧基雌二醇的合成异常可能通过调控胎盘的抗血管生成因子产量而有助于先兆子痫的发病机制。

3. 类固醇脂肪酸酯 类固醇酯化而形成的长链脂肪酸在血液中以与脂蛋白结合的形式存在，在其他组织中也有分布，尤其是类固醇生成腺体和脂肪组织。这些疏水分子可能作为类固醇储存，但它们也有着独特的化学属性。雌二醇 17- 酯在血液中受卵磷脂 - 胆固醇酰基转移酶的作用而产生，在组织中则是受 SOAT 的作用。雌二醇脂肪酸酯有着显著的抗氧化活性。其他类固醇的脂肪酸酯，包括孕烯醇酮、睾酮、脱氢表雄酮以及糖皮质激素在内，也已被报道。

4. 类固醇 7α- 羟基化 类固醇甾核上 7 号碳原子的取代基对甾醇分子活性有着重要影响。由 CYP7B 基因编码产生的细胞色素 P450 可催化类固醇激素和含氧甾酮的 7α- 羟化反应。脱氢表雄酮的 7α- 羟化反应所产生的分子具有更强的免疫刺激活性，这个性质在动物模型的生物实验中已被验证。

5. B- 环不饱和类固醇 妊娠母马除了产生雌二醇与雌甾酮之外，也会产生 B- 环不饱和雌激素［马烯雌甾酮（带有 8，9- 烯键）、马萘雌酮（带有酚类 B 环）、17α- 二氢马烯雌酮、17α- 二氢马萘雌甾酮、

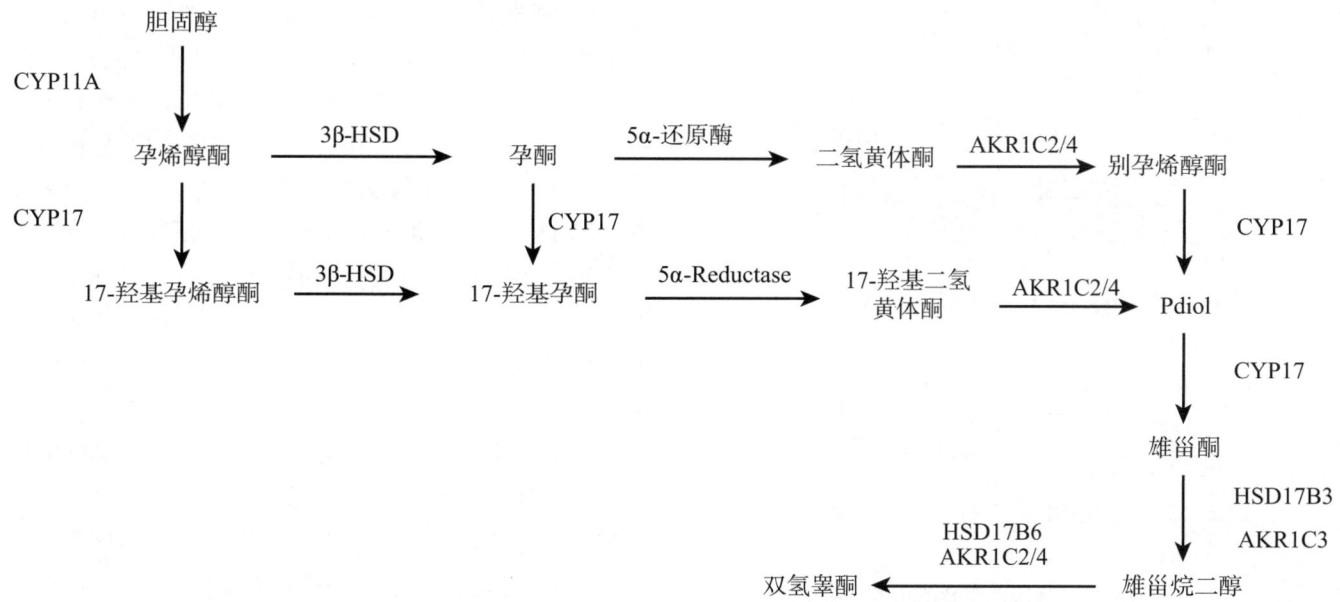

图 4-9 胎儿睾丸雄激素合成的替代通路，又称"后门"通路

［示意图摘自 R. J. Auchus and W. L. Miller. Defects in androgen biosynthesis causing 46, XY disorders of sexual development. Seminars in Reproductive Medicine, 2012（30）: 417 － 426.］

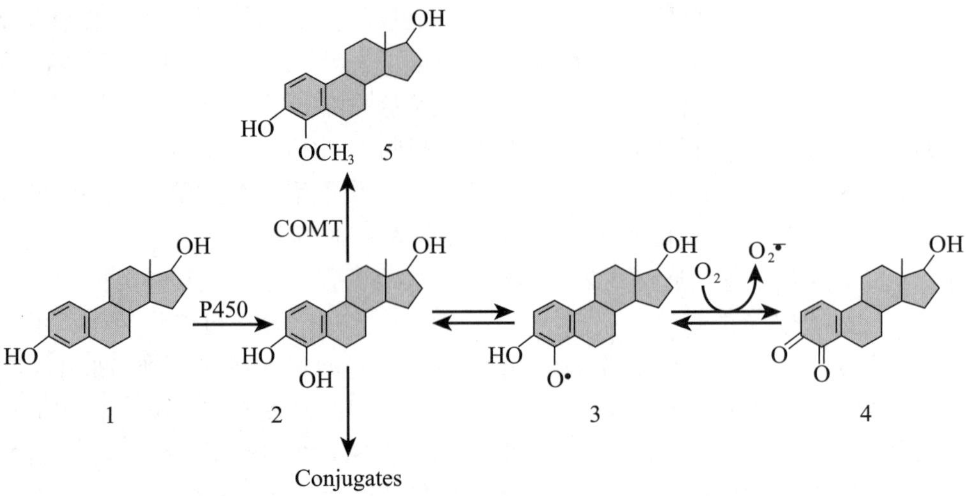

图 4-10 由 P450 酶催化的雌二醇（1）的代谢，包括 P4501B1 转变为成 4- 羟基雌二醇（2）。P4501A1 可以催化 4- 羟基雌二醇及雌二醇 3，4- 醌（4）的代谢循环中的氧化步骤，而细胞色素 P450 还原酶可以催化还原步骤。半醌中间体（3）以游离的自由基形式存在，能与分子氧进行反应形成超氧自由基和醌。4- 羟基雌二醇可以通过邻苯二酚 -O- 甲基转移酶转化成 4- 甲氧基雌二醇（5）通过邻苯二酚 -O- 甲基转移酶

[摘自 Liehr JG. Catecholestrogens in the induction of tumors in the kidney of the Syrian hamster In Goldstein DS, Eisenhofer G, McCarty R, [eds]. Advances in pharmacology: catecholamines. Bridging basic science with clinical medicine, vol 42. San Diego. Academic Press, 1998：824-828.]

17β- 二氢马烯雌酮以及 17β- 二氢马萘雌甾酮]（图 4-11）。

这些 B- 环不饱和化合物是机体内的强效雌激素。尽管 7- 脱氢胆固醇可以转变为 B- 环不饱和雌激素(如同 Smith-Lemli-Opitz 综合征中的情况)，这些化合物在孕马体内的生物合成是通过一种无须鲨烯或胆固醇合成的通路来完成的，因此并不涉及 7- 脱氢胆固醇。显然，这些化合物产生于一类 C25 二倍半萜通路，该通路与源自胆固醇前体的"标准"雌激素的常见生物合成通路共存。

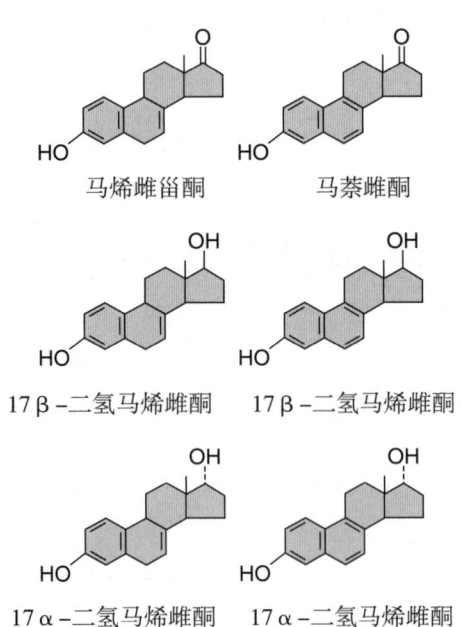

图 4-11 马雌性激素的结构

6. 维生素 D 的合成及代谢 越来越多的流行病学证据表明，除了钙与骨代谢之外，开环甾类化合物、维生素 D 在免疫与生殖功能方面发挥着重要作用，维生素 D 缺失与生殖功能失调相关联。维生素 D 对生殖的影响在基因敲除小鼠模型上已被验证。维生素 D 受体（Vdr）和 1α- 羟化酶（Cyp27b1）敲除雌鼠表现出生育能力减弱，卵泡生成障碍和排卵终止。这些生殖异常显然是由钙稳态失调所引起的，因为高剂量的钙饮食可在一定程度上恢复生殖力并增加 Vdr 缺陷小鼠的受孕率。

皮肤的最内层（基底层和棘层），紫外线与 7- 脱氢胆固醇相互作用，从而生成维生素 D_3（图 4-12）。然后维生素 D_3 被运输至肝，被肝中一种高度保守并具有底物特异性的 25- 羟化酶转化成为 25- 羟基维生素 D_3，该羟化酶即为内质网 P450 酶，CYP2R1。CYP2R1 基因的突变会导致 25- 羟基维生素 D_3 的缺陷。血浆中的 25- 羟基维生素 D_3 主要与维生素 D 结

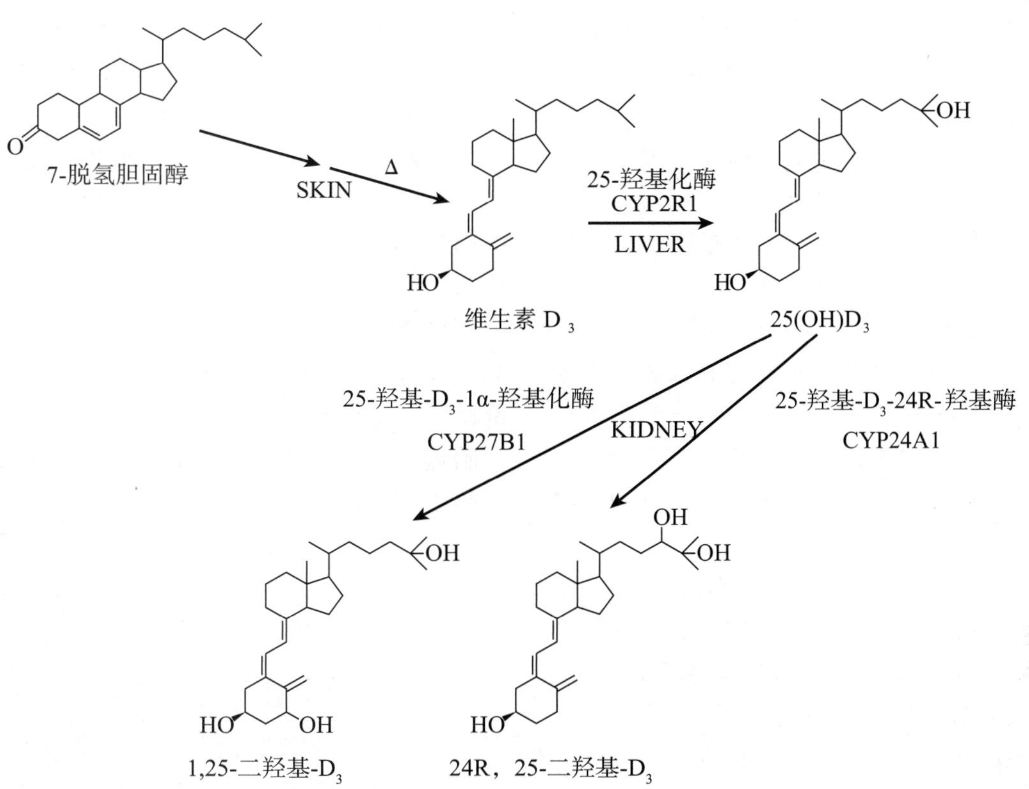

图 4-12 维生素 D_3 的代谢

通过紫外光的照射（Δ），皮肤中的 7-脱氢胆固醇可以转化为维生素 D_3，维生素 D_3 结合在蛋白上，运输到肝。并在肝中通过 CYP2R1 的催化在 C25 号位发生羟基化反应，形成 C25-羟基维生素 D_3，当维生素 D 的主要形式也可以在肾中由 CYP27B1 催化在 C1 号位羟基化反应，或者由 CYP24A1 催化，在 C24 号位发生羟基化反应，形成 1a，25-二羟基维生素 D_3 或者 24R，25-二羟基维生素 D_3

[摘自 Henry, HL. Regulation of vitamin D metabolism. Best Pract Res Clin Endocrinol Metab.2011, 25（4）: 531–541.]

合蛋白（也称为特异基因蛋白质）相组合。内吞受体巨蛋白（megalin）和 cubilin，参与了维生素 D 结合蛋白及与其结合的 25-羟基维生素 D_3 货物的摄取，从而进行进一步代谢。在肾、单核细胞、母体蜕膜和胎盘滋养层细胞中，25-羟基维生素 D_3 被一种线粒体酶，CYP27B1 转化为具有生物学活性的 1，25-二羟基维生素 D_3。CYP27B1 基因的失活突变与佝偻病、低钙血症等的临床表征和影像学特征有关，也与 1，25-二羟维生素 D_3 的低血清浓度有关。CYP27B1 基因以及肾中 1，25-二羟基维生素 D_3 的生成受到 1，25-二羟基维生素 D_3 的负反馈调节，受到甲状旁腺激素（PTH）的正向调节。PTH 的水平反映了钙水平，并受成纤维细胞生长因子 23（FGF23）的抑制，后者反映了机体的磷酸盐稳态。

24R-羟化酶，CYP24A1，作用于 25-羟基维生素 D_3 和 1，25-二羟基维生素 D_3。虽然有些学者认为 24 羟基维生素 D 分子可能具有生物学作用，但是一般认为该酶在 1，25-二羟基维生素 D_3 的灭活中起了关键作用。

（三）类固醇生成机制的表达调控

调控子宫、睾丸、肾上腺皮质中类固醇生成的基因所编码蛋白的表达与参与的顺式元件和转录因子有着许多相似性。核受体 SF-1，也被称为 Ad4BP，根据核受体家族命名法也称为 NR5A1。其在类固醇生成腺的发育过程中有着重要的作用。大部分基因编码的类固醇生成关键蛋白（如 SRB1，STARD1，CYP11A1，CYP11B2，CYP17A1，CYP19A1，CYP21A2）在其近端启动子都有一个或多个 NR5A1 的响应元件。这些元件对基因的基础表达或是刺激表达都有着重要作用，一般是通过 cAMP-介导的信号转导通路来完成的。

cAMP 信号在类固醇生成组织中的重要性主要表现在当特定的磷酸二酯酶被阻碍的时候，细胞内 cAMP 的水平升高，或者在蛋白激酶 A 的基因编码调控亚单位（PRKAR1A）中有突变产生，导致无限制的蛋白辅酶A活性时，能够加速类固醇的生成。似乎存在多种通过cAMP活动调节来NR5A1的机制，包括通过激酶对蛋白进行磷酰化，将转录因子和源自质膜受体的信号传递分子关联起来。

NR5A1在调控生成类固醇组织的重要性可以通过基因靶向试验证明。小鼠缺乏NR5A1会引发肾上腺和性腺缺失。而雄性则会最终发生性别反转。尽管基础类固醇生成不会受到代偿性肥大的影响，小鼠Nr5α1的单倍不足导致对压力响应的肾上腺类固醇生成不足。在人体中NR5A1单倍体不足会导致原发性肾上腺衰竭以及XY性反转。现已证实，NR5A1基因变化与一系列诸如46，XY性发育紊乱、尿道下裂、无睾症、男性不育症以及原发性卵巢功能不全等症状有关。被报道过的NR5A1突变有发生于DNA结合区域的错义突变，无义突变以及破坏RNA稳定性或者蛋白质功能的移码突变。针对错义突变（Cys33Ser，Arg84His）以及无义突变（Try138Stop）的功能性研究表明，突变会导致NR5A1的靶标基因的激活受损。

尽管NR5A1显然是一个重要的调控子，控制着类固醇生成腺体的胚胎发育、参与类固醇生成机制的蛋白以及其他参与后续反应的转录因子的转录过程。一个相关的转录因子，肝受体同源物-1（SF-2或NR5A2）可识别与NR5A1的DNA结合区域相似的DNA结构，并且可能与其在肾上腺、睾丸、卵巢等组织中一同作用于同类型DNA基序。研究NR5A1和NR5A2晶体结构发现，包含一个磷脂酰结合肌醇作为潜在配体的磷脂结合口袋。这些观察研究表明磷脂可能是控制表达类固醇生成表达基因的调控分子。

组织特异性基因调控表达在多种类固醇腺体中（比如CYP17A1）需要其他转录因子单独作用或者协同NR5A1联合作用。另外，NR5A1的活性调控可以通过转录因子结合在NR5A1响应元件以防止转录活动［鸡卵清蛋白上游启动子－转录因子（chicken ovalbumin upstream promoter-transcription factor，COUP-TF］或者结合在NR5A1上阻止其反式激活启动子（DAX-1，也被称为NR0B1）的能力。

其他转录因子，比如在生成类固醇基因表达中起着重要作用的GATA4以及GATA6，GATA转录因子家族的成员起初被认为参与造血作用、内胚层发育以及LXRalpha功能的重要一环。

值得注意的是，人类胎盘在有关类固醇生成调控的许多方面是一个例外。首先，胎盘无法表达性腺和肾上腺类固醇激素合成过程中的重要基因，包括NR5A1，STARD1，HSD3B2以及CYP17A1。另外，在胎盘中，由HSD3B1取代HSD3B2，带有一个START结构域的蛋白，STARD3（不受快速调节机制影响），或可促进STARD1在胆固醇移动至胎盘侧链裂解系统中的运输作用。

与性腺以及肾上腺皮质不同，胎盘产生孕酮的能力是由皮质铁氧还蛋白还原酶（用来调控还原性等价物）以及P450scc的水平决定的。此外，CYP19A1在胎盘中的转录激活子不同于性腺。因此，胎盘类固醇生成的调控途径与性腺以及肾上腺类固醇生成的方式完全不同。这个机制更为直接，类固醇生成的能力主要取决于滋养层细胞以及胎盘的生长而不是受到促激素的调控。

（四）腺体外类固醇生成的例子

尽管类固醇激素合成通常是在经典的类固醇生成腺（卵巢、睾丸、肾上腺皮质、胎盘）中研究，现在已被证明，尽管产生的类固醇水平较低，在一些腺体外部位如脑部、血管树、脂肪组织中分泌产生类固醇。类固醇合成在病理状态下的子宫内膜（子宫内膜异位以及子宫内膜癌）、乳腺（乳腺癌）以及前列腺（前列腺癌）中仍可进行。

1. 神经类固醇的合成 类固醇激素可以在中枢神经系统中合成的概念是从在性腺切除或者肾上腺切除的动物脑部发现一定数量的孕烯醇酮、去氢异雄酮及其相应的脂肪酸酯才开始形成的。接下来的研究发现，类固醇激素合成所需的酶可以表达在脑部、脊椎以及周围神经系统中，且在mRNA以及蛋白水平上均有表达。这个类别中的蛋白有STARD1，P450scc，P450c17，P450arom，P450c11β，P450c11AS，HSD17B1，HSD17B2和3β-HSD，5α-还原酶，3α-HSD和11β-HSD。

这些酶及它们相应的活动区分布在不同的脑部区域以及细胞类型中，包括神经胶质（星形胶质细胞以及少突细胞）和神经元中。它们可能作用于循环"激素原"以及参与类固醇的从头合成。尽管对于表达调控的机制知之甚少，在脑部中表达类固醇生成酶的机制可能是受到发育调控的。

已知的神经类固醇可能通过传统激素核受体起作用，但也有更好的证据表明，非经典的信号通路可能参与其中，包括作用在γ-氨基丁酸（gamma-aminobutyric acid，GABAA）、N-甲基-D-天冬氨酸（N-methyl-D-aspartic acid，NMDA）、α-氨基-3-羟基-5-甲基-4-异恶唑丙酸（alpha-amino-3-hydroxy-5-methyl-4-isoxazolepropionic acid AMPA）、甘氨酸、血清素、Sigma I 型、乙酰胆碱以及催产素受体。神经类固醇作用在这些受体上与压力响应，抗焦虑、癫痫、记忆、单极的以及产后抑郁和保护神经元受伤有关。然而这些概念主要通过体外研究以及动物实验得出。基于合成神经元类固醇（如短效麻醉阿法沙龙）人体药理学研究证据证实了动物实验得到的结论。

2. 类固醇激素在皮肤中的代谢 皮肤是产生维生素 D 前体的重要地方。它也在女性中通过新陈代谢激素原，比如去氢异雄酮硫酸盐以及雄烯二酮产生睾酮有着重要作用。HSD3B1，17BHSD3 以及 SRD5A1 和 SRD5A2 基因都在皮肤中有表达，使得局部形成雄性激素并且活化在基质，皮脂腺细胞以及乳头中的雄性激素受体。近来的研究表明，在皮肤中 STARD1 和芳香化酶的表达与皮肤中雄性激素和雌性激素的水平有关。

（五）类固醇激素的分泌、产生及代谢清除速率

循环中类固醇的浓度取决于腺体的分泌速度、类固醇前体或者前激素原的代谢速率、组织中提取以及代谢速率。类固醇的代谢受到性别、年龄、体重以及甲状腺功能的影响。类固醇的分泌速率是指一个腺体在单位时间内所分泌的化合物总量。

分泌速率可以通过对一个腺体随着时间的静脉流出物取样并减去动脉或者外周静脉激素浓度来进行评估。尽管定义十分简单，在实践中这项过程十分具有挑战性。主要的困难来自导管插入过程可能会影响腺体的功能（如过程中产生的压力会导致内分泌变化）并且取出的样品可能被稀释或者受到其他腺体排出的血液污染。比如，在卵巢静脉取样，绝经后子宫产生雄性激素的作用就有可能受到来自肾上腺静脉血液的污染。

类固醇的分泌清除速率定义为在单位时间内，完全清除激素的血液体积。通常测定整个身体的代谢清除速率来反应每个组织或器官的清除速率。实验上，这项测定通常通过以恒定的速率注入核素标记的类固醇来完成。在平衡时，在外围静脉血液中注入浓度恒定的类固醇，血液中清除速率就等于进入的速率。代谢清除速率通过将注入速率除以类固醇核素在外围血液中的浓度来计算得到，单位是毫升每天或升每天。

大部分循环中的类固醇通过肝排出血液。人体中肝血液流量约是 1500L/d，所以代谢清除速率超过这个数值通常会影响除了肝以外其他器官提取类固醇。肺，有着高速率的血液流量，是另一个 21 碳和 19 碳类固醇代谢的重要场所。除了性激素结合球蛋白（sex hormone binding globulin，SHBG）的数量以及因此结合的类固醇数量以外，肥胖、除了增加 SHBG 水平之外也会增加代谢清除速率。肝以及其他器官摄取类固醇与它们对于血浆中类固醇结合蛋白和清蛋白的亲和性相关。SHBG 结合类固醇激素以及皮质类固醇结合球蛋白（corticosteroid-binding globulin，CBG）减少外周血代谢清除速率。清蛋白对游离的类固醇通常亲和度较低，因此，清蛋白结合的类固醇的代谢清除速率相对于那些诸如睾酮、皮质醇这些与 SHBG 和 CBG 有着高亲和度激素的速率较高。与硫酸结合的类固醇是一个例外，因为它们与清蛋白结合紧密，在血液中的清除很慢。所以，类固醇硫酸盐在血液中的浓度通常要比它们对应的未结合形式的浓度高出许多倍。作为对比，类固醇葡萄糖醛酸酯与清蛋白结合较弱并且很快被清除。

类固醇激素的产生速率是指所有可能来源中进入血液的化合物，包括从腺体中分泌的以及从前激素原转化而来的特定类固醇。在稳定状态下，所有来源中进入血液的激素数量等于它清除的速率（代谢清除速率）乘以血液浓度（产生速率=代谢清除速率×浓度）。如果有前激素原代谢至类固醇循环池中，那么产生速率将会接近分泌速率。

代谢成特定类固醇的前激素比例，称为 rho（ρ）值，可以通过在一恒定的速率下注入原核素标记的前激素原来达到平衡，并测定未结合的前激素核素和原核素标记产物的血液浓度来估计。进入循环的前体激素能够通过 ρ 值和产生速率计算得到。

表 4-2 展示了主要类固醇的分泌、产生、代谢清除速率，表 4-3 显示了选定的类固醇性激素的 ρ 值。注意这些值在性别和不同的转换方向有所不同。这表明了不同 17β-羟基类固醇去氢酶选择性氧化或者还原雄性激素或者雌性激素的综合活性。

表 4-2 血液中类固醇性激素的产生速率、分泌速度、代谢清除速率以及血清正常浓度

类固醇激素	生殖期	MCR（L/d）	PR（mg/d）	SR（mg/d）	参考值
男				睾丸	
雄烯二酮		2200	2.8	1.6	2.8~7.3 nmol/L
睾酮		950	6.5	6.2	6.9~34.7 nmol/L
雌酮		2050	0.15	0.11	37~250 nmol/L
雌二醇		1600	0.06	0.05	<37~210 pmol/L
雌酮硫酸盐		167	0.08	不显著	600~2500 pmo/L
女				卵巢	
雄烯二酮		2000	3.2	2.8	3.1~12.2 nmol/L
睾酮		500	0.19	0.06	0.7~2.8 nmol/L
雌酮	卵泡期	2200	0.11	0.08	110~400 pmol/L
	黄体期	2200	0.26	0.15	310~660 pmol/L
	绝经后	1610	0.04	不显著	22~230 pmol/L
雌二醇	卵泡期	1200	0.09	0.08	<37~360 pmol/L
	黄体期	1200	0.25	0.24	699~1250 pmol/L
	绝经后	910	0.006	不显著	<37~140 pmol/L
雌酮硫酸盐	卵泡期	146	0.1	不显著	700~3600 pmol/L
	黄体期	146	0.18	不显著	1.1~7.3 nmol/L
孕酮	卵泡期	2100	2	1.7	0.3~3 nmol/L
	黄体期	2100	25	24	19~45 nmol/L

MCR. 代谢清除速率；PR. 产生速率；SR. 分泌速率

表 4-3 关键类固醇性激素互相转化的平均 ρ 值

相互转化			ρ 值	
			女性	男性
雄烯二酮	→	睾酮	0.03	0.052
睾酮	→	雄烯二酮	0.122	0.076
雄烯二酮	→	雌酮	0.007	0.011 4
睾酮	→	雌二醇	0.001 4	0.003 3
雌酮	→	雌二醇	0.041	0.05
雌二烯	→	雌酮	0.176	0.156

（六）血浆甾体激素结合蛋白

超过 97% 的循环睾酮、雌二醇、皮质醇和孕酮会与肝来源的血浆蛋白发生结合。SHBG 以及清蛋白结合睾酮和雌二醇，而 CBG 和清蛋白可以结合皮质醇和孕酮，以及很少量的睾酮。天然类固醇激素与 SHBG 高亲和性结合，需要 17β- 羟基基团和 5α 氢功能。双键的环或芳香环可降低亲和力。因此，睾酮比雌二醇与 SHBG 具有更大的亲和力；在男性和女性中，分别有 65% 和 78% 循环睾酮与 SHBG 结合，而只有分别 30% 和 58% 的雌二醇与 SHBG 结合。其余均与白蛋白结合。

蛋白结合类固醇激素可以看作为一个"水库"，限制激素分子自由扩散到细胞中，以防其在细胞中作用和代谢。这个说法通过 SHBG 基因的变构体的发现包含了错义突变（Pro156Leu）造成糖基化异常和分泌受损得以证实。女性携带这种变体变化会导致雄激素过量，产生大量生物相容性的睾酮。

相关的研究和全基因组关分析显示，在血清中 SHBG 水平的变化受 SHBG 基因的多态性以及其他一些在不同族群处于不同位置的基因位点影响。有趣的是，受 SHBG 基因的多态性影响的血清 SHBG 的水平也和 2 型糖尿病的发生有关。更高的 SHBG 水平对于糖尿病的发生起着保护作用。这个联系中的分子机制仍然有待商榷。

尽管 SHBG 被认为可以减少性类固醇进入靶组织中，也有观点认为类固醇结合在结合球蛋白后可以通过"受体"被一些细胞类型选择性聚集。并且靶组织仍然合成 SHBG 并在该处通过 cAMP 机制来促进信号传导。然而，还没有证实存在一个特定的 SHBG 受体，这表明 SHBG 的聚集可能和它在细胞外基质的结合元件相关；该结合元件可能是其他蛋白受体。

由于血清类固醇结合蛋白在影响生物相容的激素含量的重要性，任何基因上的生理上的或者药理学上的改变肝中这些蛋白的产生都会对类固醇激素活动和代谢造成重大的影响。对激素产生或者活动可能的紊乱所进行的临床评估可能需要对结合蛋白水平的评估或者生物相容的或者游离部分的激素测定明确临床表现的基础。SHBG 水平增加与游离雌二醇/睾酮比值增加、游离雌二醇睾酮比值降低和 SHBG 水平升高有关。比如，抑制 SHBG 水平会导致雄性素过多综合征以及多囊卵巢综合征，通常会伴随有肥胖，血胰岛素增多以及高血糖这些代谢表现型。表 4-4 总结了 SHBG 以及 CBG 结合能力在不同生理和病理生理学条件下的变化，包括药理学试剂影响。

编码维生素 D 结合蛋白（GC）基因具有等位基因多态性，根据皮肤色素沉积的不同在不同人群中有着不同的分布。结合蛋白水平会随着雌性激素的水平上升，但不受年龄或者身体体重指数（body mass index，BMI）影响。

表 4-4 影响性激素结合球蛋白以及皮质醇结合球蛋白结合能力的因素

因素以及内分泌状态	结合能力	
	SHBG	CBG
外源性雌激素	↑	↑
怀孕	↑	↑
外源性雄激素	↓	↓
合成类固醇	↓	NC
合成黄体酮（雄激素特征）	↓	NC
甲状腺激素（甲状腺功能亢进）	↑	↓
催乳激素（乳素血症）	↓	NC
生长激素（肢端肥大症）	↓	NC
老龄（男）	↑	NC
绝经后	↓	↓
肥胖	↓	NC
高胰岛素血	↓	

CBG. 皮质醇结合球蛋白；NC. 没有变化；SHBG. 性激素结合球蛋白

（七）类固醇生成酶抑制药

抑制类固醇生成酶被证明是一种有效终止妊娠以及治疗过量激素生成紊乱（包括库欣综合征、类固醇分泌性恶性肿瘤激素依赖性前列腺癌、子宫内膜癌、乳腺癌）的有效途径。芳香酶抑制药同样运用于诱导排卵。这些抑制药包括基于类固醇和不基于类固醇的分子，它们作为竞争抑制药或者基于机制的酶毒素（图 4-13）。

内分泌干扰素，通常认为直接作用于类固醇激素受体，现在也发现可以干扰类固醇生成酶和类固醇代谢中的酶。这些作用可能改变内源的类固醇激素产生和分解代谢从而改变激素响应性靶组织的反应。

1. P450scc 抑制药 氨鲁米特（aminoglutethimide）最初是一种抗癫痫的药物。也是一种 P450scc 和 P450arom 非类固醇竞争性抑制药。药物上的游离氨基（对药物抑制活性十分重要）与 P450 血红素结合从而阻止 P450 催化机制中关键的 Fe^{3+} 的还原。酮康唑（ketoconazole）以及相关化合物同样也能够抑制

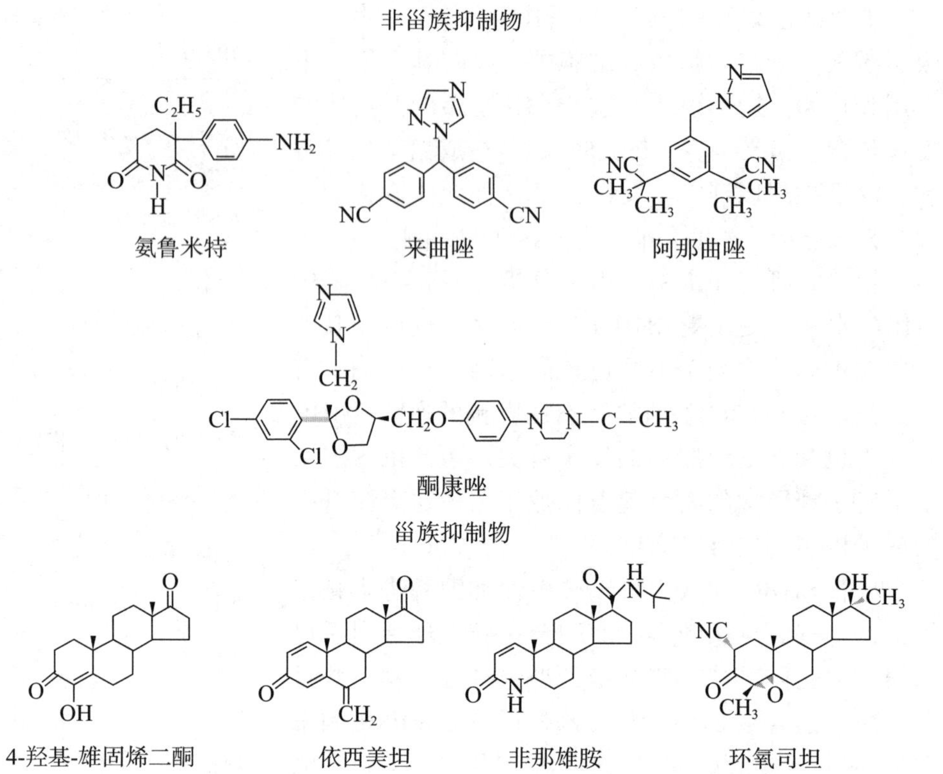

图 4-13 非类固醇及类固醇酶抑制药的结构

P450scc 和其他 P450b 类固醇生成酶。

2. P450c17 抑制药 酮康唑是一种抗菌药。它可以阻止 P450s 参与到麦角固醇的生物合成中。同时它也是 17，20-裂解酶的抑制药，阻止雄性激素的生物合成。而其他在实验系统中运用于抑制 17α-羟化酶/17，20-裂解酶的化合物由于毒性太大而不能用于临床运用。更新的化合物，包括 17-杂芳香环类固醇、醋酸阿比特龙以及 VN/124-1（TOK-001）[（3β）-17-（1H-苯并咪唑）雄烷-5，16-二烯-3-醇]的毒性较小，并且用于去势抵抗性前列腺癌的治疗中。

3. P450c11 抑制药 甲吡酮，一种 11β-羟化酶抑制因子，伴随着 11-去氧皮质醇的上升而减少皮质醇的产生。它用于下丘脑-垂体-肾上腺轴的诊断测试中，也可以用于库欣综合征的治疗。但由于药物不良反应使它的运用受到了限制。

4. 芳香酶抑制药 主要的芳香酶抑制药被分为两类，根据酮康唑开发的非类固醇类咪唑和三唑同系物以及依据类固醇机制开发的抑制药。第一类化合物通常没有特异性，因为它们也会抑制其他类固醇生成的 P450s。两种三唑化合物是 P450arom 的可逆性竞争抑制药从而得到了临床运用[来曲唑（femara）以及阿那曲唑（arimidex）]。这些药与血红蛋白中的铁原子结合将底物从催化口袋中剔除。

依据类固醇机制研发的抑制药包括 4-羟雄烯二酮（福美司坦）和 6-甲基雄烷-1,4-二烯-3,17-二酮[（依西美坦）图 4-14]。通常它们是无毒的，但是能够在 P450arom 的催化机制下产生亲电物质，继而对活化位点进行共价修饰。失活同时需要 NADPH 和氧气。这些药物的抑制通常是长效的，因为新的芳香化酶的合成必须超过失活量。机制依据的抑制药是有选择性的，因为它们只使目标酶失活。对于 4-羟雄烯二酮，最终造成酶失活的亲电物质仍然未知。

5. 5α-还原酶抑制药 由非那雄胺所代表的 4-氮杂类固醇通常是 5α-还原酶 II 型的选择性抑制药，可以有效地抑制雄性激素 5α-二氢睾酮的生成。这些抑制药通常还在 A 环的碳 4 号位上由氮原子取代。非那雄胺对 SRD5A2（Ki = 3 nM）有效的竞争性抑制是由于这个化合物能够形成类似于烯醇过渡态。现在证明非那雄胺用作 5α-还原酶失活剂的机制是形成 Ki 值为 $10 \sim 13$ M 异柠檬酸去氢酶（NADP$^+$）-二氢非那雄胺双化合物同系物（图 4-14）。

另一种基于类固醇机制的抑制药包括类固醇丙烯酸盐，在 C3 碳原子含有一个羧基取代基。羧酸基团可模拟烯醇的过渡状态。有趣的是，这些化合物是有效的非竞争性抑制剂，因为它们可以形成无用的酶-NADP$^+$-丙烯酸盐复合物。仍在开发中的双酶 5α-还原酶抑制剂（如 GI198745）可以在口服 24h 之后抑制二氢睾酮 99% 的产量。

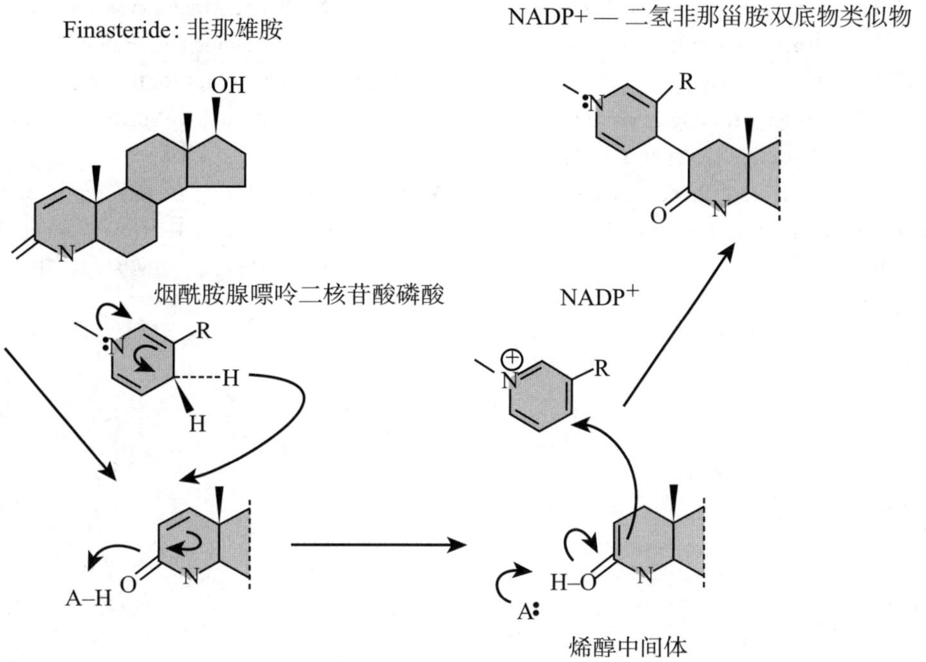

Finasteride: 非那雄胺

NADP+ — 二氢非那甾胺双底物类似物

烟酰胺腺嘌呤二核苷酸磷酸

NADP+

烯醇中间体

图 4-14 非那雄胺抑制 2 型 5α- 还原酶

非那雄胺是由 5α- 还原酶通过一种烯醇中间产物而被还原，而后与 NADP+ 反应产生 NADP+- 烟酰胺腺嘌呤二核苷酸磷酸双底物类似物。生成的底物类似物该中间产物是强效酶抑制药。enol intermediate. 烯醇中间体；NADP+-dihydrofinasteride bisubstrate analog.NADP+—二氢非那雄胺双底物类似物；NADP. 烟酰胺腺嘌呤二核苷酸磷酸

[修改自 Strauss JF Ⅲ, Penning TM. Synthesis of the sex steroid hormones: molecular and structural biology with application to clinical practice. In Fauser BCJM, Rutherford AJ, Strauss JF Ⅲ, et al [eds]. Molecular biology in reproductive medicine. New York: Parthenon, 1999: 201－232.]

6. 3β- 羟基类固醇脱氢酶 /Δ^{5-4} 异构酶抑制药 2α- 腈酮（2α- 氰基-4, 4, 17α- 三甲基雄烷-5 烯-17β- 醇-3- 酮）衍生物是针对 3β-HSD 的靶向药。后续开发的化合物曲洛司坦和环氧司坦是相对专一的竞争性抑制药，分别可以阻碍肾上腺皮质和胎盘中类固醇的生成。

7. HSD11B1 抑制药 HSD11B1 抑制药可以阻止皮质酮转变为皮质醇。现在也可以用来治疗 2 型糖尿病、胰岛素抵抗、血脂异常和肥胖。

8. 其他用来减少类固醇性激素产量的目标酶 HSD17B1 和类固醇硫酸酯酶的抑制可以减少生物相容的雌二醇水平。替勃龙，在欧洲用来激素替补疗法，对乳腺癌细胞抑制硫酸酯酶活性，而对于骨细胞不起作用。因此，替勃龙可以用来减少雌二醇在乳房中的生物相容性而对骨骼没有影响。先前提到的，多氯联苯的羟化代谢产物对于雌性激素磺基转移酶是一种强效抑制药，因此可以增加雌二醇的生物相容性。

所有参考文献可以在 www.expertconsult.com 网站上查询。

（译者　赖昱臣　审校　李　蓉）

推荐阅读

Auchus ML, Auchus R J. Human steroid biosynthesis for the oncologist. J Investig Med, 2012, 60（2）: 495－503.

Baird D T, Horton R, Longcope C, et al. Steroid dynamics under steadystate conditions. Recent Prog Horm Res, 1969（25）: 611.

Blair I A. Analysis of estrogens in serum and plasma from postmenopausal women: past present, and future. Steroids, 2010, 75（4～5）: 297－306.

Hammond G L. Diverse roles for sex hormone-binding globulin in reproduction. Biol Reprod, 2011, 85（3）: 431－441.

Henry H L. Regulation of vitamin D metabolism. Best Pract Res Clin Endocrinol Metab, 2011, 25（4）: 531－541.

King S R, Lavoie H A. Gonadal transactivation of STARD1, CYP11A1 and HSD3B. Front Biosci, 2012, 1（17）: 824－846.

Lerchbaum E, Obermayer-Pietsch B. Vitamin D and fertility: a systematic review. Eur J Endocrinol, 2012, 166（5）: 765－778.

Miller W L, Auchus R J. The molecular biology, biochemistry, and physiology of human steroidogenesis and its disorders. Endocr Rev, 2011, 32 (1) : 81 – 151.

Miller W L. Bose H S. Early steps in steroidogenesis: intracellular cholesterol trafficking. J Lipid Res, 2011, 52 (12) : 2111 – 2135.

Nimkarn S, Lin-Su K, New M I. Steroid 21 hydroxylase deficiency congenital adrenal hyperplasia. Endocrinol Metab Clin North Am, 2009, 38 (4) : 699 – 718.

Penning T M. Human hydroxysteroid dehydrogenases and pre-receptor regulation:insights into inhibitor design and evaluation. J Steroid Biochem Mol Biol, 2011, 125 (1-2) : 46 – 56.

Stocco C. Tissue physiology and pathology of aromatase. Steroids, 2012, 77 (1-2) : 27 – 35.

Ye J, DeBose-Boyd R A. Regulation of cholesterol and fatty acid synthesis. Cold Spring Harb Perspect Biol 3 (7) pii: a004754. doi: 10. 1101/cshperspect. a004754. 2011.

第 5 章

类固醇激素效应

（原著 John M. Busillo, Turk Rhen, John A. Cidlowski）

一、类固醇受体作为配体依赖的转录激动或阻遏因子的效应

类固醇是一种由肾上腺或性腺合成的，来源于同一种前体分子——胆固醇的脂性小分子（见第4章）。循环盐皮质激素和糖皮质激素主要来自于肾上腺，而循环性类固醇则主要来自于性腺，这些类固醇物质也被称为雌激素、孕激素和雄激素。盐皮质激素、糖皮质激素、雌激素、孕激素和雄激素尽管有着相同的分子来源和相似的结构，但是分属类固醇激素的不同类别，且通过与特异性的高亲和性受体结合来发挥它们的生物学效应。这些激素不仅参与调控多种生理过程和细胞生物学活动，事实上还影响到了脊椎动物生物学从性别分化、生长、生殖到免疫、脑功能、行为调控的方方面面。因此，清楚和全面认识类固醇激素作用的基本原理对于生殖健康和良好状态的维持是非常重要的。导致激素特异性效应功能和导致物种间激素反应性差异的独特机制也是非常重要的。

本章节综述了目前关于类固醇效应机制的认识。简单来说，经典效应模式指的是类固醇激素进入细胞与同源受体发生相互作用，从而刺激或抑制靶基因的转录（图5-1）。受体构象发生激素依赖性的改变最终影响了基因表达的转录激活和转录抑制，这可以通过以下几种方式实现：①干扰与分子伴侣的相互作用，使受体处于不依赖配体的状态；②促进受体二聚体的形成；③促进与靶基因启动子特定DNA序列的相互作用；④易化辅助激活蛋白或辅助阻遏蛋白的聚集，而这些蛋白质能改变染色质结构并接触基础转录机。

为充分理解类固醇激素效应的共性并领会不同种类类固醇信号传递的特异性，理解受体从祖先蛋白开始的演变过程是非常重要的〔盐皮质激素（mineralocorticoid，MR）、糖皮质激素（glucocorticoid，GR）、雌激素（estrogen，ER）、孕激素（progestin，PR）和雄激素（androgen，AR）〕。其次是关于激素依赖的基因表达活化和抑制以及这些受体在生理上所扮演角色的讨论。而这些是接在关于影响类固醇激素广泛因素的讨论之后的。最后，本章展现了最近一些开始阐明类固醇激素及其受体效应替代途径的成果。这些机制包括了与其他一些转录因子进行的相互作用和第二信使信号途径介导的非基因效应。

二、类固醇激素受体结构和功能的演变

类固醇受体属于核受体，一个在结构和进化上息息相关一个大蛋白家族。一项人类基因组生物信息学分析鉴定出了49个编码核受体的基因，这似乎代表了目前所有在人类上发现的种内同源基因。种内同源基因指一群相关基因，这些基因是由同一个基因组在基因复制过程中不断演化得来的。通过替代剪切和替代翻译，我们预测49个基因最终会产生在人类蛋白质组中产生75种受体。尽管对转录因子核受体家族进行详细综述已经超出了本章的范畴，但我们仍将对其进行简要讨论。

包括类固醇激素受体在内的所有核受体，都含有一些包含特定结构域的调节结构区（图5-2）。一般说来，这些受体含有一个可变的氨基端（A/B），一个高度保守的DNA结合域（C），一个高度可变的铰链区（D）和一个相对保守的激素或配体结合域（E）。一些受体还含有一个羧基端F域。图示人类固醇激素受体及其生理学配体的基本结构（图5-2）。DNA结合域（C）和配体结合域（E）中的特定残基在受体二聚化的过程中发挥重要作用，而大多数核受体只有在形成同源或异源二聚体后才具有转录活性。最后，核受体含有1个或2个被称为活

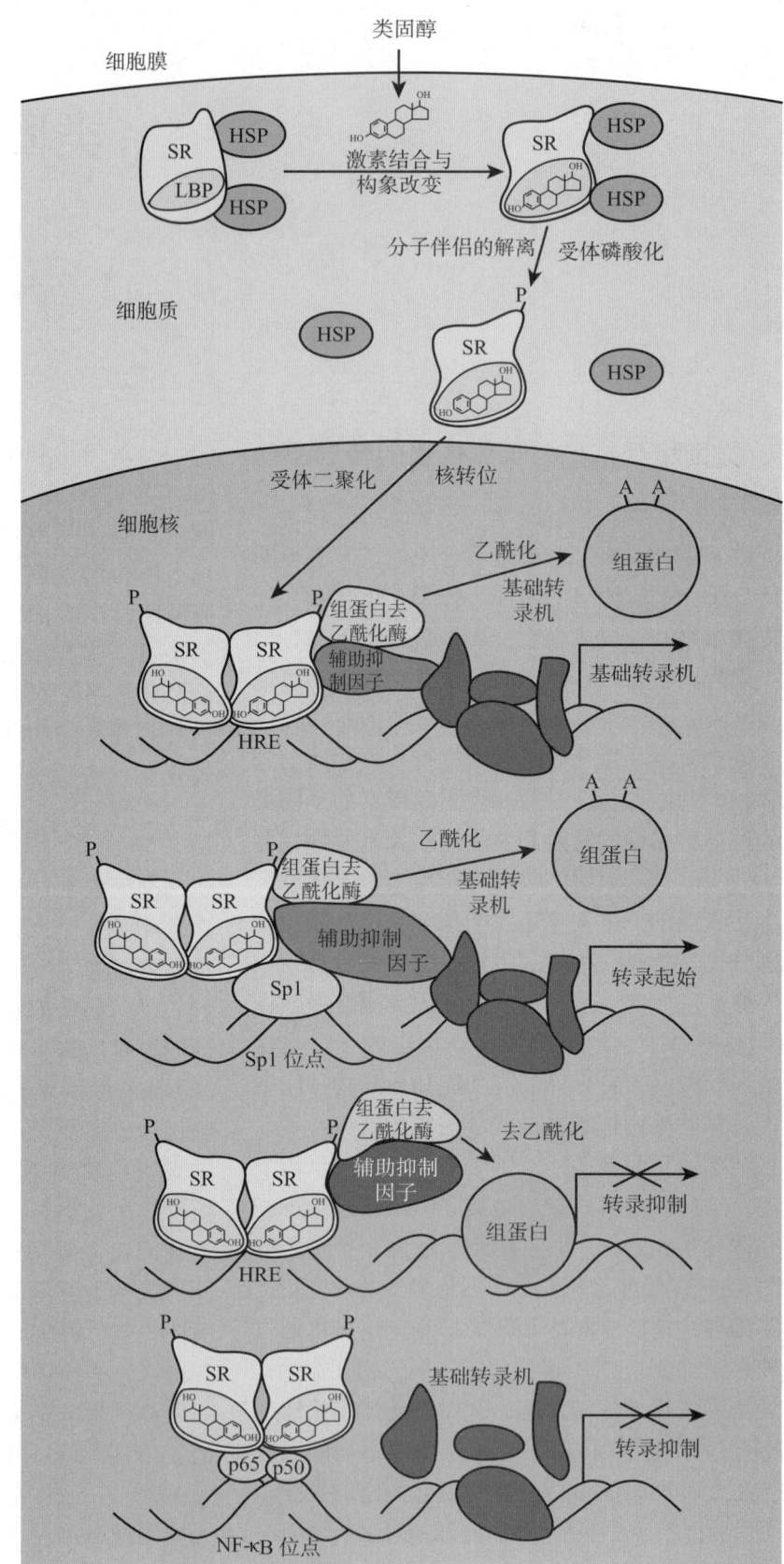

图 5-1 细胞质类固醇受体效应的如文本所述一般机制

核受体 KB 的两个亚基 p50 和 p65。A. 乙酰基；HSP. 热休克蛋白；HRE. 激素反应元件；LBP. 配体结合口袋；NF. 核因子；P. 磷酸集团；SR. 类固醇受体

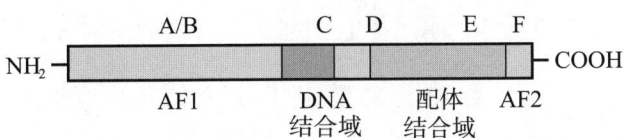
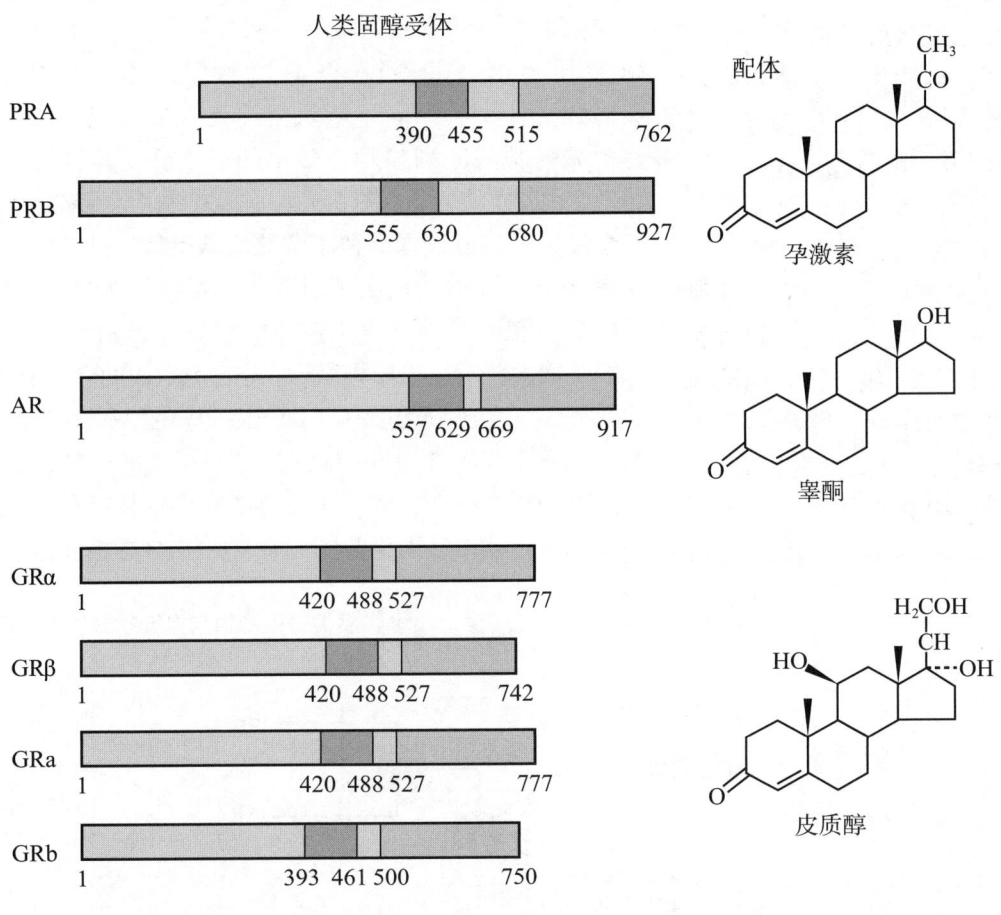
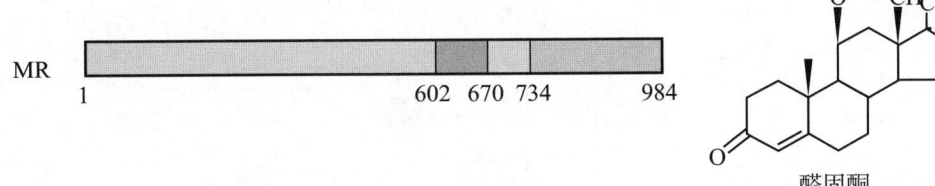
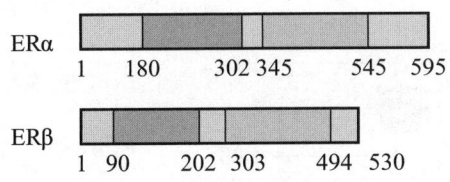
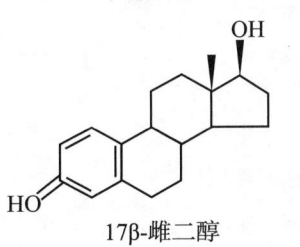

图 5-2 类固醇受体及其功能结构域的基本结构

区域 A/B 包含反式激活功能结构域 1（AF1）。区域 C 含有 DNA 结合域。区域 D 是铰链区。区域 E 含有配体结合域。区域 F 含有反式激活功能结构域 2（AF2）。人类固醇受体、受体亚型及其生理学配体的基本结构：AR. 雄激素受体；ER. 雌激素受体；GR. 糖皮质激素受体；MR. 盐皮质激素受体；PRA. 孕激素受体亚型 A；PRB. 孕激素受体亚型 B

化功能区 1 和 2（AF1 和 AF2）的区域，这些区域是反式激活基因表达所必需的。AF1 的活性通常不依赖配体并且定位在 A/B 域，而 AF2 却是配体依赖的结构域并且主要通过与激素结合来进行调控。

一些核受体有特定的天然配体，如类固醇激素、甲状腺激素、类视黄醇和维生素 D 等；但有一些受体尚无已鉴定出的配体，这些受体被称为孤儿受体。我们已经知道多种复合物能充当核受体的配体而且有些核受体没有明确的配体，这产生了一种假说，即祖先核受体是组成性的转录因子，随着进化才逐渐获得了结合配体的能力。而另一种假说则认为，祖先受体是依赖配体的转录因子，随着进化逐渐获得了针对不同配体产生的在基因复制、突变、功能差异上的特异性。类固醇受体家族配体结合的进化过程中有许多证据支持第二种假说。首先，不同类固醇受体配体结合域的蛋白质第一级、第二级和第三级结构都是高度相似的。其次，详细的序列、结构和功能分析强烈支持祖先类固醇受体能结合雌激素的假说，并且在该假说中，祖先基因的串联平行重复、编码特定氨基酸的核苷酸突变及种内同源基因在结构和功能上的差异逐渐导致了受体对不同类固醇反应的特异性。最后，类固醇激素受体是脊索动物种系中独特的核受体，暗示了它们起始于脊索动物的进化。

（一）祖先类固醇激素受体的基因复制

对颌类脊椎动物（如鱼、两栖类、爬行类、鸟类和哺乳动物）和一种无颌鱼类（海鳗）的 73 种类固醇激素受体的原始氨基酸序列系统分析提示我们，约 4.5 亿年前，在这些种系走上分岔路之前，在祖先类固醇受体中有两套串联重复序列。最大似然法重建祖先氨基酸序列显示，最早的类固醇受体很可能是一个 ER 样的分子（图 5-3）。在这个基因复制之后，一个拷贝受自然选择保留了"雌激素受体"的功能，而另一个拷贝则进化出了对 3- 酮类固醇样配体的特异性。后者的复制产生了皮质醇受体样蛋白和 3- 性腺酮类固醇样分子（如雄激素，孕激素，或两者兼具）的受体。三种类固醇受体（即 ER，皮质醇和 3- 性腺酮类固醇受体）在海鳗中存在，6 种类固醇受体在鱼和四足动物中存在，暗示了在颌类脊椎动物的最后一个共有祖先存在基因组范围的重复（图 5-3 方格所示）。

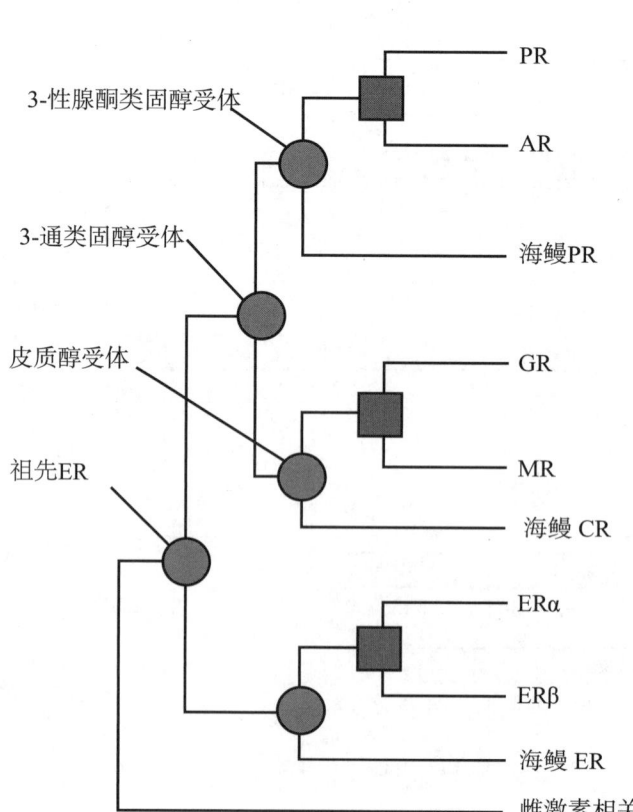

图 5-3 类固醇受体基因家族的系统变化

AR. 雄激素受体；CR. 皮质醇受体；ER. 雌激素受体；GR. 糖皮质激素受体；MR. 盐皮质激素受体；PR. 孕激素受体

最终的复制导致了祖先 3-性腺酮类固醇受体向真雄激素和黄体酮受体，祖先皮质醇受体向糖皮质激素和盐皮质激素受体的进化。其他基因家族种内同源基因［如同源异型框（homeobox，Hox）］的数目也支持许多基因在祖先颌类脊椎动物平行复制的假说。

（二）类固醇激素受体结构和功能的差异

大范围删除类固醇受体结构域的试验可以清楚地表明结构域 C 对 DNA 结合很重要，而结构域 E 则与配体结合相关（图5-2）。另外，不同受体间完整配体结合域的交换试验也表明该区域决定了受体对特定类固醇激素反应的特异性。然而，多种类固醇激素受体的晶体结构表明所有的配体结构域都折叠形成高度同源的中央有一个小配体结合口袋的 3 层结构。这个口袋由约 30 个氨基酸组成，当激素与其同源受体结合时，这个口袋接近或直接接触激素。与结构学研究一致，定向突变的实验暗示配体结合口袋部位特定但微小的氨基酸改变能导致类固醇受体的激素结合特异性发生剧烈变化。例如，人类的 PR，GR 和 MR 都含有一个保守的半胱氨酸残基，它与孕激素、糖皮质激素和盐皮质激素的 C20 酮羰基相互接触。AR 中相应位点苏氨酸向半胱氨酸的突变不仅会降低对雄激素的亲和性，而且允许受体在有孕酮和糖皮质激素存在时反式激活基因表达。基于此类的结构-功能研究和系统分析，Thornton 提出，一系列相对微小的氨基酸变化可能导致进化过程中类固醇受体激素特异性发生翻天覆地的变化。

对 DNA 结合域的类似研究已经明确了类固醇受体和特定 DNA 序列的相互作用的分子基础。核受体 DNA 结合域包含两个锌指结构。第一个锌指结构与 DNA 大沟相互作用，而第二个参与到受体二聚化过程。GR 第一个锌指结构中构成近端框（P box）模体的 5 个残基中 3 个氨基酸残基向与 ER 相对应残基的突变会导致结合 DNA 序列的特异性发生改变，糖皮质激素反应性元件会向雌激素反应性元件转变，反之亦然（图5-4）。尽管核受体的 DNA 结合域高度保守，但是不同受体中的氨基酸残基是可变的，这或许能部分解释不同类型基因的受体特异性调控模式。这些例子说明通过对受体 DNA 和配体结合域四级结构上氨基酸进行定位突变和精细对照，我们能得到不同类固醇调控基因表达及信号转导演化过程的更具检验性的假说。

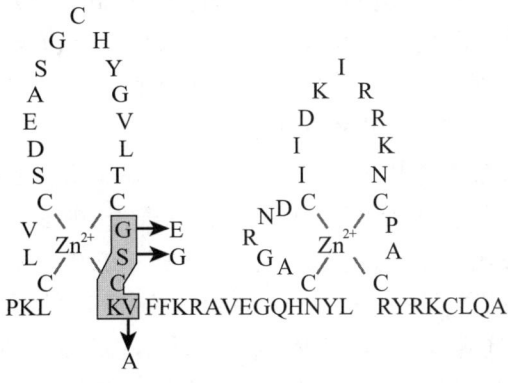

图 5-4　人糖皮质激素受体 DNA 结合域氨基酸序列显示大致的双锌指结构和 P 盒。糖皮质激素受体反应元件上 3 个改变糖皮质激素受体结合特异性突变残基，雌激素反应元件也用箭头标出

三、基因表达的活化与抑制

鉴于不同类固醇受体的进化背景不同，我们现在集中叙述这些受体的一般功能以及各种类固醇激素导致的基因表达活化与抑制效应。类固醇受体在进化中承担着或多或少的生理学角色。ERα，ERβ，PR 和 AR 主要与性别分化与生殖相关。雌激素和孕激素对女性正常发育和生殖至关重要。雄激素涉及男性生殖生理和发育的多方面。尽管雄激素、雌激素和孕激素是性别代表性的激素，它们却不是性别限制性的，而是在两种性别中均扮演重要生理角色。与此相反，虽然最近的研究暗示了糖皮质激素可能牵涉生殖系统一般功能，但 GR 和 MR 主要调控的是非生殖事件。糖皮质激素被认为是应激性激素，参与调控多种组织功能。而盐皮质激素在调节电解质平衡和其他一些事件中发挥有限作用。尽管这些功能大体上是分开的，但每种类固醇都能调控其他类固醇的一些功能。因此，类固醇激素之间的相互作用是研究的重点。

（一）雌激素受体

人们过去认为雌激素的生理学效应是由单个受体（如 ERα）进行调控的，直到第二种受体（如 ERβ）被克隆出来后才改变看法；两种受体，ERα 和 ERβ，是不同基因的产物。随后，人们发现两种受体在雌激素信号转导过程中扮演不同角色，编码

ERα 和 ERβ 的基因也在不同组织中差异性表达（表 5-1）。尽管 ERα 和 ERβ 均为卵巢正常功能所需，ERα 和 ERβ 敲除小鼠的表型却是不同的。ERα 敲除小鼠无卵且卵泡增生，而 ERβ 敲除小鼠有组织学上的正常卵巢，但排卵功能仍然下降。从已知证据上看，似乎在两性的其他组织中，ERα 主要承担了介导雌激素作用的角色。例如说，在子宫生长分化及乳腺发育中雌激素发挥的作用只通过 ERα 介导。雄性敲除 ERα 会导致不育，而缺少 ERβ 却能正常生育。尽管 ERα 和 ERβ 以相似的亲和力与天然雌激素结合（表 5-2），体外研究证实它们独特的氨基端（A/B）结构域在两种受体功能差异方面意义非凡。

表 5-1　大鼠 ERα 和 ERβ mRNA 组织特异性表达模式

组织	受体[1]	
	ERα	ERβ
附睾	+++	+
前列腺	+	+++
睾丸	+++	+
垂体	++	+
卵巢	+++	+++
子宫	+++	++
胆囊	+	++
肺	0	+
肝	+	0
肾	++	0
胸腺	+	+
肾上腺	++	0
嗅叶	0	+
小脑	0	+
脑干	0	+
脊髓	0	+
心脏	+	0

（1）相对表达水平用加号的个数来表示：0. 未检测到；+. 低；++. 中等；+++. 高

[摘自 Kuiper GGJM, Carlsson B, Grandien K, et al. Comparison of the ligand binding specificity and transcript tissue distribution of estrogen receptors α and β. Endocrinology, 1997(138): 863 - 870.]

子宫中已鉴定出一些雌激素调控基因，雌激素能大量诱生乳铁传递蛋白，因而乳铁传递蛋白被广泛用作子宫内雌激素效应的标志物。然而，乳铁传递蛋白在子宫中扮演的功能性角色目前仍未知。雌激素通过诱导胰岛素样生长因子 1（IGF-1）的表达及下调 IFG 结合蛋白 3 和 5 的表达，增强 IFG-1 信号传导，导致子宫上皮细胞增殖。雌激素同时也能诱导黏糖蛋白（mucin 1，Muc-1）的表达，而后者在囊胚黏附和形成子宫抗感染屏障中发挥作用。

除调节子宫正常功能外，雌激素也是乳腺癌发生和进展的一个危险因素。另外，ER 拮抗药通过阻止雌激素调节基因的表达延缓或阻滞卵巢癌的发展。雌激素在乳腺组织中的致癌效应也许部分是通过诱导血管上皮生长因子（vascular endothelial growth factor，VEGF）表达来介导的，因为肿瘤生长需要血管生成和稳定血供。有趣的是，乳腺癌易感基因（the breast cancer susceptibility gene，BRCA1）能直接与 ER 发生相互作用而且阻断 VEGF 的诱导表达效应。也许正是因其有对抗雌激素效应的能力，BRCA1 的失活突变增加了乳腺癌的风险。

体细胞突变与人 ER 自身的基因多样性也与多种疾病状态相关。缺乏功能性 ERα（提前产生终止子的突变）的成年男性会发生骨密度降低、骨转换增高与骨骺不完全闭合，这暗示雌激素（和 ERα）在人类骨生长和稳态中发挥重要作用。这一发现基本与 ERα 敲除小鼠研究相符，而该研究中小鼠的骨密度也表现为下降。ER 的基因多态性也与人类骨质疏松发病风险升高相关，其机制仍不甚明了（Gennari 等的工作中有所叙述）。一些 ER 突变也可在乳腺癌中检测到。例如，删除位于配体结合域的第 5 外显子，会产生不依赖雌激素就能持续活化的受体类型。而删除位于配体结合域的第 7 外显子，与正常野生型 ER 共同表达时会表现出显性负活性。其他一些突变，包括碱基对插入及删除或由替代剪切导致的其他一些外显子删除，会改变经由 ER 的信号通路。然而，这些突变究竟是发生在癌变之前还是之后，目前仍未知晓。

表 5-2　ERα 和 ERβ 的不同配体与 E_2 结合的亲和力

配体	相对结合亲和力[1]	
	ERα	ERβ
E_2	100	100
己烯雌酚	468	295
己雌酚	302	234
双烯雌酚	223	404
雌酮	60	37
17α - 雌二醇	58	11

配体	相对结合亲和力[1]	
	ERα	ERβ
甲氧基降孕三烯炔二醇	43	5
雌三醇	14	21
4-OH-雌二醇	13	7
2-OH-雌二醇	7	11
3-硫酸雌酮	<1	<1
4-OH-他莫昔芬	178	339
ICI-164384	85	166
萘福昔定	44	16
氯米芬	25	12
他莫昔芬	7	6
拟雌内酯	94	185
染料木素	5	36
双酚A	0.05	0.33
甲氧氯	0.01	0.13

(1) 相对结合亲和力是能替代50%的放射性特异结合时E_2剂量与竞争剂浓度之比。E_2的相对结合亲和力定为100%

[摘自 Kuiper GGJM, Carlsson B, Grandien K, et al. Comparison of the ligand binding specificity and transcript tissue distribution of estrogen receptors α and β Endocrinology, 1997 (138): 863-870.]

（二）孕激素受体

与雌激素相似，孕激素效应也十分广泛，包括妊娠的发生与维持、乳腺发育的调控、排卵和雌性生殖行为调控等。有趣的是，PR有两种亚型，PRA和PRB，它们来自同一基因。除PRB氨基末端有因替代翻译起始位点不同产生的附加164位氨基酸以外，PRA和PRB非常相似。靶向干扰PR基因的雌性小鼠（A、B亚型均无活性）对孕激素无反应，这强烈暗示了孕激素多效性是由PR介导的。与雌性相反，缺乏功能性PR的雄性小鼠表型正常且与野生型雄性小鼠一样具备生殖的能力。瞬时转染分析PRA和PRB活性表明，两种亚型在同一启动子上有不同转录活性，并且都可以识别特定的启动子。在大多数启动子环绕和细胞类型中PRB作为转录活化因子发挥作用，但PRA似乎对孕激素靶基因具有启动子和细胞特异性的效应，也在PRA单独失活的条件下能抑制PRB的活性。

在体内试验中靶向删除PRA或PRB的小鼠会导致不同组织中每种PR亚型的特定角色发生初始化。PRA为子宫发育和生殖过程所需，而PRB则为乳腺正常发育所需。然而，携带多一份PRA拷贝的转基因小鼠乳腺发育表型不正常。这些结构暗示过量表达PRA或PRA：PRB比例上升都有着重要的生理学意义。尽管PRA：PRB在不同组织发育过程中随着生殖阶段不断变化，这些变化是否会影响孕激素信号传导仍然有待证实。第3种可能的PR亚型，"PRC"，也已被克隆出，而且似乎是由从下游某个蛋氨酸起始翻译产生的。尽管PRC的DNA结合域缺乏第一个锌指结构，但它能调节位于报告基因上的PRA和PRB的转录活性。

PRB为乳腺导管完全分化和分支所必需，与该发现一致的是，孕激素参与调控一些乳腺癌相关基因。PR的等位基因PROGINS以外显子G上有一个插入的Alu为特征，与外显子4与5的突变相关，而在体外外显子4与5能增加受体的稳定性和转录活性。有趣的是，流行病学证据表明，携带PROGINS等位基因的个体乳腺癌风险降低，而患卵巢癌风险升高。后续工作证实这种多态性与卵巢癌风险升高有关，但只限于未使用口服避孕药的女性。

在子宫中，孕激素能上调细胞周期调控子、生长因子及其受体的表达，而抑制细胞周期阻遏蛋白的表达。而对于在非妊娠女性和孕育着半外源性胚胎的女性中发生的局部免疫抑制，孕激素和PR也在其中扮演必要角色。虽然在非妊娠女性中有哪些基因涉及该过程内目前仍不知晓，但在妊娠期间，子宫内膜间质细胞中的调节活化正常T细胞表达和分泌因子（regulated on activation, normal T cell expressed and secreted, RANTES）会下调。正因骨桥蛋白和催产素受体在子宫生理中发挥重要作用，孕激素参与调控的两关键基因则分别诱导骨桥蛋白产生和抑制催产素受体。

（三）雄激素受体

通过特异性活化AR，睾丸在性别决定期间或性别决定后能产生雄激素，与其他性别差异性组织的发育与分化保持一致。目前只鉴定出AR的一种亚型。胚胎睾丸的Leydig细胞产生的睾酮能指导男性外生殖器、输精管和其他从中肾管分化出的相关结构的发育。有证据表明，早期睾酮激增也能指导男性特异性神经系统和行为模式的发育，而这些将在生命的后期表现出来。在缺乏雄激素或 AR 敲除的小鼠中，中肾管发育受抑而女性外生殖器发育。此外，人 AR 发生突变后会导致对雄激素完全不敏感而使女性外生殖器发育，或对雄激素部分不敏感而呈现出双性外生殖器。正因为表型易于观察，人们才得以陆续描述了许多种 AR 突变。例如，氨基酸残基 689 位和 865 位的脯氨酸的替代突变会显著降低或消除二氢睾酮结合能力，并终止雄激素依赖的反式激活。有趣的是，同一氨基酸残基的不同突变能产生不同表型。第 807 位残基的甲硫氨酸替换为苏氨酸的突变，能通过降低但不完全阻止雄激素结合于 AR，产生部分雄激素不敏感和双性外生殖器的表型。相反，同一位点发生精氨酸或缬氨酸的突变则完全阻断了雄激素结合，并导致雄激素完全不敏感综合征。

性成熟期前的雄性中雄激素以低水平分泌，但随后在发育过程（如青春期和性成熟男性）中处于高水平。这时，雄激素掌管着第二性征的发育，激活雄性生殖与侵略行为，并容许精子发生。雄性生殖细胞的减数分裂始于青春期且自此以后不间断。精子发生过程中细胞程序性死亡（或凋亡）的速率对精子产量和雄性受精能力有很大影响。雄激素是重要的生存因子，因为成熟雄性睾酮的下降会增加生殖细胞凋亡。*Bax*，一个细胞凋亡正调控基因，当睾酮水平下降时表达上调，参与到生殖细胞死亡的生命活动过程中。有证据暗示，Fas 通路也许也在生殖细胞凋亡中发挥作用，因为在濒死的生殖细胞上 Fas 配体和 Fas 受体都是高水平表达。雄激素调控胚胎和成体前列腺的发育和分化，被认为是人前列腺癌的一个危险因素。二氢睾酮处理前列腺细胞能诱导细胞表型发生改变，调控涉及小分子运输、膜信号转导、细胞内信号转导和代谢等方面的许多基因。

AR 功能的另一个重要方面是不同雄激素在信号转导上具有生理学上的差异。尤其是，二氢睾酮比起睾酮是更为强效的雄激素，因其能使受体更加稳定，信号转导更加高效。而局部睾酮向二氢睾酮的转化能增强雄激素效应将在本章另一节中加以讨论。

（四）糖皮质激素受体

糖皮质激素被称作是应激性激素，这是因为其合成和分泌是机体对疼痛、情感伤害、节食、紧张的社会竞争和一般性焦虑做出的一种反应。纯合 GR 无效突变（如 GR 敲除）的小鼠在出生前后死亡，暗示 GR 和糖皮质激素对生命是十分必要的。对人类来说，从同一基因至少能产生 9 种 GR 亚型。但 GRα，GRβ 是通过 GR mRNA 3′ 末端替代剪切产生的，GR-A，GR-B，GR-C1-3 和 GR-D1-3 是由 GR mRNA 5′ 端替代翻译起始点不同产生的。糖皮质激素能在急性应激时改变全身多种组织的生理学。例如，应激对生殖的抑制效应是由糖皮质激素在下丘脑-垂体-性腺轴的各个水平上介导的。这些激素也能影响到脑功能和行为。糖皮质激素通过诱导肌肉组织蛋白质降解为自由氨基酸、脂肪组织脂肪降解和肝组织糖异生的方式调动能量储备。糖皮质激素能诱导淋巴细胞细胞程序性死亡和抑制炎性反应，在免疫系统和心血管系统中发挥作用。这些变化都是短期内的适应性变化，而慢性应激伴随持久性糖皮质激素分泌则是病理现象。

除介导应激反应外，糖皮质激素还在正常生理中扮演必要角色。例如，糖皮质激素能调节多种能量稳态相关基因的表达。磷酸烯醇丙酮酸羧激酶（phosphoenolpyruvate carboxykinase, PEPCK）的表达就是由糖皮质激素诱导的，而肝糖皮质激素依赖的转录辅助活化因子，即过氧化物酶体增殖物激活受体-γ 辅助活化因子 1（peroxisome proliferator-activated receptor gamma coactivator 1, PGC-1）能增强该效应。也有报道称糖皮质激素能升高丙酮酸脱氢酶激酶 4 的水平，而该激酶能使丙酮酸脱氢酶（pyruvate dehydrogenase complex, PDC）磷酸化并失活。反过来，PDC 失活使三碳底物积累，促进糖异生。糖皮质激素还能调控与其他生理学过程相关基因的表达。例如，糖皮质激素著名的抗炎效应是部分由诱导核因子 κBα 抑制物（inhibitor of nuclear factor kappa B alpha, IκBα）基因表达来介导的，而 IκBα 能维持促炎转录因子核因子 κB（nuclear factor kappa B, NF-κB）的在胞质中的失活状态。

（五）盐皮质激素受体

最主要的循环盐皮质激素醛固酮能特异性结合并活化 MR。相反，皮质醇（或啮齿类动物的肾上腺酮）能结合并活化 MR 和 GR。为防止糖皮质激素不恰当活化 MR，含 MR 细胞中存在的 11β 羟类固醇脱氢酶能将皮质酮（或肾上腺酮）转化为失活的代谢产物

（在第4章详细讨论）。醛固酮的一个重要功能就是调节电解质平衡和血压。醛固酮主要的靶组织是肾远端小管，在尿液形成过程中醛固酮保Na^+泌K^+。保Na^+导致远端小管水重吸收增多，导致血容量上升，从而维持血压。盐皮质激素缺乏则因失水失Na^+致血压下降和休克导致死亡。相应的，MR敲除的小鼠也因失水失Na^+死亡。另一方面，盐皮质激素超载会诱发高血压及其相关疾病。醛固酮其他靶器官和组织包括心脏、脑、平滑肌、上皮细胞和脂肪细胞，尽管目前在这些组织当中对于盐皮质激素效应的细胞和分子机制仍知之甚少。

已有工作证实了几种盐皮质激素诱导的致密上皮Na^+重吸收相关基因。例如，醛固酮能增加血清和糖皮质激素调控激酶（serum-and glucocorticoid-regulated kinase, Sgk）的 mRNA 和蛋白质含量，能活化磷酸肌醇3激酶（phosphatidylinositol-3-OH kinase, PI3K）通路，能稳定上皮细胞Na^+通道（epithelial Na^+ channel, ENaC）的开放状态且能增加 ENaC 在膜顶侧的数量。注意到醛固酮能诱导生成 ENaC 的 α 亚基和钠-钾 ATP 酶泵（sodium/potassium ATPase pump, Na^+/K^+-ATPase）的 $α_1$ 亚基，这是通过类固醇激素经典的转录调控机制实现的，而这对于在膜顶侧产生为进行Na^+重吸收的电化学梯度是十分重要的。醛固酮还能诱导Na^+/H^+转运体及其他与电解质平衡相关基因的表达。醛固酮抑制基因在生命过程中作用，目前还未明了。了解了不同类固醇受体的功能及其调控基因的背景知识后，我们现将集中叙述类固醇激素效应的共性，而这些共性极有可能在祖先类固醇受体中已表现出。

四、影响类固醇激素效应的一般因素

尽管体内多种因素会影响到类固醇激素信号传导，本章只集中叙述其中更重要的和弄得更清楚的一些调节机制。决定一个细胞内类固醇和能否对循环类固醇激素做出反应，最初的影响因素是类固醇能否进入细胞并能结合胞内受体。胞内酶代谢使活性类固醇失活或使无活性类固醇活化，优先调控着类固醇激素效应（见第4章）。胞内受体的数量也决定着对激素的反应性，而从转录到蛋白降解的各个水平都可以对受体表达进行调控。当一个细胞内存在足够的激素和受体时，配体结合并活化单体受体（图5-1）。与配体结合的受体经过构象变化，从调节性热休克蛋白上解离下来，并发生磷酸化。细胞质内受体转位至细胞核，并形成同源二聚体，结合在被称作激素反应元件的特定 DNA 序列上。MR，GR，PR 和 AR 在无配体的情况下主要存在于胞质。相反，ERα 和 ERβ 在无配体的情况下定位于细胞核，而且在行使它们转录活性功能时不需要历经转位至核的过程。在细胞核内，配受体复合物与辅助活化蛋白和辅助抑制蛋白相互作用，重塑染色质或与基础转录机相互接触，因此增加或降低转录起始的概率。大体讨论了基础调节机制的动态过程，以下详尽讲述具体机制。

（一）激素可获得性

胞内酶可以使类固醇激素活化或失活，产生组织特异性甚至细胞特异性的激素反应样式。表达于性腺、脑、脂肪组织、皮肤和胎盘的芳香酶 P450 就能将雄激素转化为雌激素。在大多雌性哺乳动物中，循环雌激素水平随月经周期或发情周期不断变化。在周期的最低点，循环雌激素含量通常低于活化 ER 所需浓度。与此相反，位于高峰期的雌激素水平足以活化 ER。于是，卵巢合成和分泌雌激素进入循环是调节雌性雌激素效应最主要的机制。而对雄性来说血浆雌激素水平低于活化 ER 所需浓度，但他们仍需要雌激素维持正常生殖功能和行为，该结论在 ERα 敲除小鼠上得以阐明。因此，多种雄性脊椎动物交配行为表达依赖于局部由芳香酶介导的睾酮向 17β 雌二醇的转化，并随后活化脑内侧视前区的 ER。

相似的，能将睾酮转化为二氢睾酮的 5α-还原酶局部表达也在调节雄激素效应上发挥重要作用。该反应尤其重要，因为二氢睾酮较之睾酮与 AR 有着更高的亲和力，对雄性发育期外生殖器的完全雄性化至关重要。有趣的是，敲除Ⅰ型 5α-还原酶的雌性小鼠表现为生育能力显著下降，暗示雄激素也在雌性生殖生理中扮演重要角色。与这些发现大体一致，敲除 AR 的雌性小鼠与同窝野生型小鼠相比体格较小。

还有另一个调节类固醇激素效应的固醇代谢酶可作为例子进行讲述，11β-羟类固醇脱氢酶（11β-hydroxysteroid dehydrogenase 11β-HSD）的两种亚型效应相互拮抗，调节局部活化与失活的糖皮质激素水平（见第4章）。1型 11β-HSD 是一个还原酶，能将弱糖皮质激素（如皮质酮和11-去氧皮质酮）转化为强效糖皮质激素（如皮质醇和肾上腺酮），而2

型 11β-HSD 是一个脱氢酶，能催化逆反应使得更加强效的糖皮质激素失活。临床和实验证据表明，特定组织中这些酶的相对活性，或许在糖皮质激素正常生理和病理过程中发挥重要作用。这些阐明了局部生化反应或类固醇激素的失活，如何以一种组织特异性或细胞特异性的方式易化或抑制类固醇激素效应的机制。

（二）受体表达

其他条件不变的情况下，类固醇受体表达水平是调节类固醇激素效应的主要因素。一些细胞或组织对类固醇激素不敏感是因为它们缺乏合适的受体，而另一些表达大量受体的细胞或组织则对于低浓度的激素也十分敏感。另外，激素反应性通常通过类固醇受体的上调或下调进行调控。最具代表性的敏感性机制是由雌激素诱导的 PR 基因表达机制。在鼠卵巢周期的过程中，17β-雌二醇浓度随排卵小幅上升，而排卵 4h 后孕激素的浓度激增。激素水平的变化引起下丘脑腹内侧核神经元的生化变化，促进雌性性行为的体现。17β-雌二醇的升高激活 ER 并增加了 PR 基因的转录及随后的翻译。雌激素诱导 PR 表达的相同模式和机制也同时发生在子宫间质细胞中，引起这些细胞在孕激素和植入囊胚作用下的蜕膜化。另一种子宫细胞类型，子宫腔上皮细胞，则展示出一种在生殖周期中与 PR 表达相对抗的模式。子宫上皮细胞组成性表达 PR 且在雌激素作用下快速下调 PR。然而，PR 蛋白减少的相关机制目前仍未知。在这些细胞中，PR 下调是否会导致激素敏感性下降也仍不清楚。

mRNA 稳定性改变是在组织受体表达水平上的第二种调节机制。排卵期前黄体生成素（luteinizing hormone，LH）的激增导致鼠排卵期前卵泡中颗粒细胞 ERβ mRNA 水平下降。ERβ mRNA 含量的降低是由于其半衰期由约 18h 下降到 5h，而并非由于 ERβ 基因转录下降。另外，LH 诱导的稳定状态 ERβ mRNA 水平下降的效应可被毛喉素模拟，暗示 LH 信号是通过腺苷环化酶的激活和环状 AMP（cyclic AMP，cAMP）的产生来介导的。有趣的是，相似的效应也发生在蛋白激酶 C（protein kinase C，PKC）活化因子肉豆蔻佛波酯（phorbol myristoyl acetate，PMA）上。ERα mRNA 的稳定性也在密歇根癌症基金会 -7（Michigan Cancer Foundation-7，MCF-7）人乳腺癌永生化细胞系中受到调控。在这些细胞中，17β-雌二醇通过增加多聚核糖体相关的核糖核酸酶活性，使得 ERα mRNA 半衰期由 4h 下降到 40min。相反，17β-雌二醇通过选择性使半衰期由 9h 上升至 24h，上调子宫内膜 ERα mRNA。这些研究阐明了在类固醇受体 mRNA 稳定性上的激素特异性和组织特异性效应。

另一种相当完备的类固醇受体调节机制发生在蛋白水平。使用特定类固醇治疗通常会产生时间依赖性的其同源受体水平下降的效应，这被称为同源下调。相应的，随后相同激素处理时，受体水平的下降通常会导致细胞对激素不敏感。受体经由泛素-蛋白酶体通路降解。蛋白酶体对类固醇激素效应的抑制作用仍需更加深入的研究，因其导致受体水平和受体功能变化的效应恰好矛盾。鉴于抑制蛋白酶体后 GR 的积累会导致受体转录活性的上升，蛋白酶体抑制 ER 和 PR 的降解会导致激素诱上导转录活性的下降。总而言之，从基因转录到 mRNA 稳定性到成熟蛋白质降解，类固醇受体表达是一种多层次的调节（图 5-5）。

（三）激素结合和受体构象变化

多重证据表明，配体诱导的类固醇受体构象的变化在激素信号到转录反应的转导过程中扮演中心角色。例如，早期研究发现用胰蛋白酶对无活性或有活性（如配体结合活性）的受体进行消化能产生不同模式的裂解产物，这暗示了配体结合于受体能导致构象改变从而隐藏或暴露胰蛋白酶切割位点。另一些实验则发现类固醇受体和热休克蛋白之间的蛋白与蛋白相互作用会因配体的加入而受扰乱。这些结果也可以由配体诱导构象改变从而导致假想中的蛋白接触位点改变来加以解释。释放分子伴侣对受体活化至关重要。近期的工作则通过直接检查 AR，ER，PR 和 GR 配体结合域，在有或无配体条件下的晶体结构证实了关于受体构象改变的推论。尤其是，这些研究表明配体结合域是由 12 个 α 螺旋和 4 个 β 片段折叠形成的 3 层三明治样结构（彩图 15）。同时也表明类固醇激素与配体结合域中心的疏水性口袋相结合，且在无配体和配体结合状态下，受体的结构有变化。

结构上的差异提供了配体诱导 AF-2 活性的基础。当配体进入激素结合口袋后，其 C 末端的螺旋 12 像门一样关闭起来。螺旋 12 上含有 AF-2 的新位点，允许受体与一些被称作辅助活化因子的蛋白质相互作用，而这些蛋白质又是配体依赖的转录所需的（彩

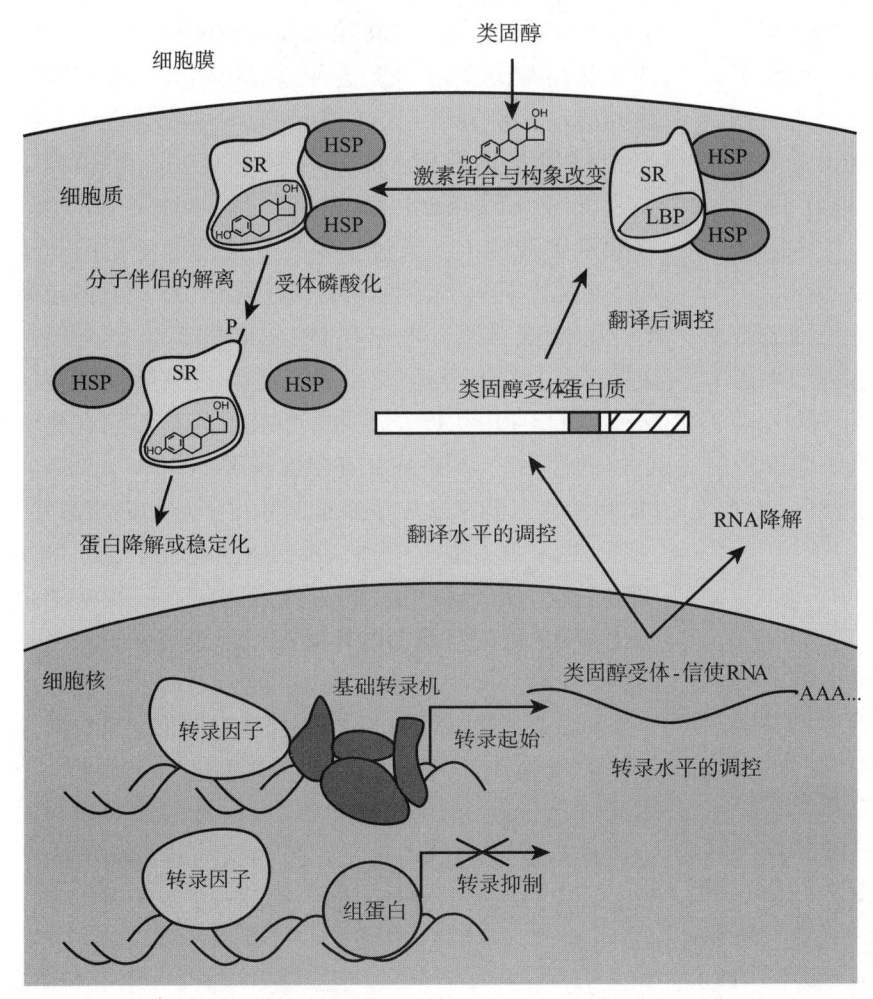

图 5-5 类固醇受体表达调节水平

AAA. 多聚腺苷酸的 mRNA 尾部；HSP. 热休克蛋白；LBP. 配体结合口袋；mRNA. 信使 RNA；SR. 类固醇受体

图 15）。尽管激素拮抗药与激活药结合于相同位点，它们导致受体构象发生不同变化（彩图 15）。一般来讲，拮抗药有一个庞大的侧链伸出配体结合口袋，阻止螺旋 12 移动到利于辅助活化因子聚集的位置。构象改变对于类固醇激素效应的其他方面也是非常重要的，包括激素结合和受体二聚化的协同性等。协同性仅仅意味着激素与单个受体结合易化了激素结合与第二个受体，而这可能是由受体二聚化实现。

在经历激素替代治疗的绝经期女性中，类固醇在不同组织中有着相反的效应（如降低结直肠癌和骨折风险，但升高心血管疾病、肺动脉栓塞、卒中和乳腺癌风险）。雌激素和孕激素联合治疗对某些组织有利而对其他一些组织有害，这些发现使得设计能使效应分离的新配体显得尤为重要。选择性 ER 调节药（selective ER modulators，SERMs）是一种保留雌激素有利效应而消除不良反应的复合物。雷洛昔芬和他莫昔芬是在该领域最具代表性的配体分子，可与 ERα 形成复合物并结晶。雷洛昔芬在骨组织中作为雌激素受体兴奋药，能增加骨矿物质密度并降低骨质疏松女性椎骨骨折风险。而恰好相反，雷洛昔芬在乳腺和子宫中作为拮抗药发挥作用。另一方面，他莫昔芬在乳腺中发挥拮抗雌激素的效应，而在子宫中发挥协同雌激素的效应。他莫昔芬能有效治疗乳腺癌，但同时增加子宫内膜癌风险。

有假说认为不同 SERMs 诱导的受体构象变化差异是这些复合物有组织特异性的原因。例如，雷洛昔芬和他莫昔芬也许诱导了一个特定 ER 亚型（如 ERα）和组织特异性辅助活化因子及辅助阻遏因子之间不同的相互作用。或者，一个给定 SERM 在不同 ER 亚型上（如 ERα 和 ERβ）有着相反效应，而 ER 亚型在雌激素反应性组织中差异性表达。四氢大麻酚这种物质正是这样一种配体，通过与辅助活化因子 GR 相互作用蛋白 1（GR-interacting protein，GRIP1）或转录中介因子 2（transcriptional intermediary factor 2，TIF2）发生相互作用来活化 ERα，并且通过组织与相同辅助活化因子的相互作用来抑制 ERβ。选择性孕激素受体和 AR 调节药的研究也有进展。尽管这些化合物已经非常有前景了，大量研究仍有待实施。最后，从完全和部分兴奋剂到完全拮抗药再到选择性类固醇激素调节药，为确定它们是否以相似或不同机制（如通过改变螺旋 12 的位置或改变激素结合和受体二聚化的协同性）产生效应，检查多种配体诱导的结构变化是非常必要的。

最近的结构学研究显示，DNA 自身序列的微小变化能改变 GR DNA 结合域的结构，这暗示 DNA 本身也可作为 GR 结构和功能的变构调节药。为全面了解配体和 DNA 诱导的结构变化究竟如何影响类固醇激素效应，我们需要弄清整个类固醇受体的结构，而不只是分散域的结构。

（四）受体磷酸化

类固醇受体是能在多位点上被磷酸化修饰的蛋白质。这些修饰在不同类固醇受体上有着不同效应，而且通常是以一种细胞特异性或启动子特异性方式发挥效应。磷酸化位点定位研究显示类固醇受体上与脯氨酸相邻的丝氨酸残基能被广泛磷酸化，尽管一些特定的苏氨酸和酪氨酸残基也可被磷酸化。尽管有些残基似乎是一开始就被磷酸化的，另一些氨基酸的磷酸化则是在配体结合或其他信号通路活化的情况下被修饰上的；这些信号通路包括细胞周期蛋白依赖性激酶、丝裂原活化蛋白（mitogen-activated protein，MAP）激酶和应激活化激酶。例如，在细胞周期中，GR 在合成（synthesis，S）期是基础磷酸化的，而在再生长/有丝分裂（growth again/mitotic，G2/M）期是高度磷酸化的，暗示了细胞周期蛋白依赖性激酶参与到该过程当中。有趣的是，GR 被糖皮质激素处理后能在 S 期发生磷酸化，而非 G2/M 期。这种 GR 表达模式与糖皮质激素活化细胞周期不同阶段基因表达的能力有关。瞬时转染分析小鼠 GR 磷酸化状态表明存在启动子特异性效应。磷酸化位点突变能降低只含有最简单糖皮质激素反应元件的最小启动子的转录活性，但并不能降低更加复杂的鼠乳腺癌病毒启动子的转录活性。

鉴于受体整体的磷酸化模式对其功能至关重要，核受体位点特异性磷酸化在其中的贡献逐渐被重视起来。GR 受体上第 404 位丝氨酸配体依赖的磷酸化扩充了该受体的转录谱。另外，GR 第 134 位丝氨酸磷酸化不依赖于配体，是细胞应激和糖皮质激素介导信号调节的传感器。ER 第 118 位丝氨酸的突变能降低 75% 的转录活性，但这种效应仍然具有细胞特异性和启动子特异性。这些特定氨基酸残基在体外能被 MAP 激酶磷酸化。而另一些研究显示，在体内生长因子作用下，MAP 激酶的活化能导致第 118 位丝氨酸发生磷酸化，通过聚集特异性辅助活化因子到 AF1 上来增强转录活性。也有报道 ER 在其他位点磷酸化能改变受体二聚化和 DNA 结合能力。AR 铰链区第 650 位的磷酸化似乎是该受体转录活性完全活化所需的。PR 和神经递质多巴胺的相互作用在雌性小鼠的性行为调控中扮演非常重要的生理学角色：PR 和性兴奋能在缺少孕激素的条件下被多巴胺激活。正如 ER，PR 也能通过 MAP 激酶活化在第 294 位丝氨酸上以非配体依赖性的方式磷酸化。该残基的磷酸化将 PR 靶向至蛋白酶体降解，但也增强了该受体的转录活性。

总之，多种激酶可以经由配体依赖的和非配体依赖的机制使类固醇受体发生磷酸化。反过来，受体磷酸化能改变类固醇激素效应。考虑到这些修饰过程具有普通的重要意义，蛋白磷酸酶影响类固醇激素效应的相关研究却不多，这倒有些令人诧异了。

（五）与 DNA 相互作用

类固醇受体通过形成同源二聚体与靶基因启动子特异 DNA 序列相互作用，增强或抑制基因转录。激素反应元件的核心模体包含两个中间由 3 个碱基对构成的间隔区隔开的回文排列 6 碱基对序列（如通用雌激素反应元件是 AGGTCAnnnTGACCT，n 可为任何一种核苷酸）。同源二聚体的一个受体与另一个受体的另一半结合。正如之前所说，DNA 结合域的 3 个氨基酸与 ER 和 GR 通用雌素反应元件及靶质激素反应元（例如，GGTACAnnnTGTTCT）之间的特异性相作用有关。然而，激素特异性基因调控模式并不能完全由此机制进行解释，体外研究已证实 GR，MR，AR 和 PR 有相似的通用反应元件。

一种关于糖皮质激素、盐皮质激素、雄激素和孕激素对基因表达的特异性调控的解释是天然激素反应元件与前述糖皮质激素反应元件通用序列差异显著。核苷酸突变尽管降低了类固醇受体与激素反应元件的亲和性，但提升了结合特异性。事实上，一项对多种不同激素反应元件的体外研究暗示，受体间隔区核苷酸的差异性与直接与受体相互作用的 6

碱基对模体序列的差异性导致了受体间的差异。换句话说，每种类固醇受体以一种特异的方式对不同激素反应元件发生反应。分析 ERα 和 ERβ 对不同天然雌激素反应元件活性的研究支持类固醇受体以变构方式与 DNA 相互作用的假说，这后来也为 GR 的晶体学研究所证实。反过来，DNA 诱导受体结构变化影响辅助活化因子向受体的聚集。雄激素敏感基因上对激素反应元件的研究暗示了另一种类固醇受体特异性机制；AR 直接与 6 碱基对模体结合，而不是与其他类固醇受体特异的回文对结合。另一些研究表明激素反应元件与启动子的距离影响类固醇受体的转录活性。总之，类固醇受体-DNA 相互作用，使类固醇激素效应和基因间激素反应性发生变化。

（六）辅助活化因子与辅助阻遏因子的相互作用

近几个年代，我们已经清楚类固醇受体诱导或阻滞基因转录的能力，依赖于与一些被称为辅助活化因子和辅助阻遏因子的蛋白质相互作用。类固醇受体聚集这些蛋白质形成一种分子开关，调节靶基因的染色质。辅助活化因子，例如环化 AMP 效应元件结合蛋白（cyclic AMP response element binding protein，CREB）的结合蛋白和 p300，有内在组蛋白乙酰化活性。乙酰基共价链接于特定赖氨酸残基修饰了核小体功能并使得基础转录因子更易接近启动子（图5-1）。相反的，低水平的组蛋白乙酰化与核小体的紧密包装与基因抑制有关（图5-1）。核受体辅助阻遏因子（nuclear receptor corepressor，NCoR）是一种能与一些但并非全部的核受体相互作用并阻滞转录的蛋白质。拮抗剂结合 ER 和 PR 后，NCoR 便与其他一些具有组蛋白去乙酰化活性的蛋白质，如组蛋白脱乙酰基酶 3（histone deacetylase 3，HDAC3）集聚在一起。

另一些辅助调节蛋白的相关发现拓展了相对简单的组蛋白乙酰化与去乙酰化转录调控模型。这些蛋白质有多种多样的功能，包括对类固醇受体、辅助活化因子、辅助阻遏因子和组蛋白进行的甲基化、去甲基化、磷酸化、去磷酸化、多聚（ADP-核糖基化、泛素化和小泛素样因子修饰。总的来说，类固醇对给定基因转录的活化或抑制效应，可能与这些辅助因子的高度动态变化和环境依赖性相互作用相关。

ER 依赖的招募辅助调节蛋白至启动子的动力学在两种雌激素反应性基因上已经详细地研究过了。这些研究勾勒出了大致图景，不同的辅助因子以一种特定的次序被募集到或离开启动子。另一个重要发现是辅助因子的聚集与释放是周期性循环的，这暗示了一个辅助因子被招募是下一个或几个辅助因子被招募的条件，直到最后的核心调控复合体装配完成为止。该循环的最后一步是起始复合物的形成和由 RNA 多聚体介导的转录。循环的重复暗示了细胞内类固醇依赖的转录是一波一波地发生的，而且在辅助因子交替的过程中的每一步都可通过辅助调节蛋白的可逆性共价修饰进行调控。

尽管有些辅助活化因子只能增强染色质模板上的转录，有些却能提升裸 DNA 上类固醇受体的转录活性。这些蛋白质作为分子桥连接 DNA 结合受体和基础转录机，因而，稳定起始复合物并易化转录起始。类固醇受体辅助活化因子 1（steroid receptor coactivator 1，SRC-1）和 GRIP1 是核受体相关辅助活化因子家族中的两种蛋白。这些蛋白含有多聚 Leu-X-X-Leu-Leu（LXXLL，X 可为任意氨基酸）模体，并为不同类固醇受体与 AF2 的特异性相互作用所需。例如，GRIP1 的第二个 LXXLL 模体与 ER 相互作用增强转录，而 GRIP1 的第三个 LXXLL 模体与 GR 相互作用增强转录。

尽管不同的转录活化因子能对基因表达的受体特异性模式做出贡献，辅助活化因子家族成员间仍存在一定程度的功能性重叠。近期的研究已经鉴定出其他一些辅助活化因子蛋白的宿主[如维生素 D 受体相互作用蛋白（vitamin D receptor interacting protein，DRIP）]、甲状腺雄激素受体活化蛋白（thyroid hormone receptor activating protein，TRAP）和 Brahma 相关蛋白（Brahma-related gene 1，Brg1）]，它们也许增加了类固醇激素效应的复杂性和特异性。

（七）与其他转录因子的相互作用

类固醇受体能与其他转录因子发生相互作用来易化或抑制它们的活性。有趣的是，这些效应通过蛋白-蛋白相互作用直接介导而不需要类固醇受体的 DNA 结合域。一个典型的例子就是相互拮抗的 GR 和 NF-κB。这些转录因子参与到许多促炎基因的调控，糖皮质激素抑制基因表达而 NF-κB 的活化因子则增强基因表达。GR 似乎以多种机制抑制了NF-κB的转录活性，这其中包括与NF-κB发生直接和间接的相互作用。有一些迹象表明，GR-NF-κB的相互作用能组织NF-κB结合κB-反应元件。在另一些情形下，GR不会阻滞DNA结合，但会与NF-κB的p65亚基的反式激活域发生相互作用（图5-1）。GR因此妨碍了NF-κB与基础转录机的相互作用。另一种假说认为GR会与一定数目的辅助活化因子相互竞争，而这些辅助活化因子形成了NF-κB与基础转录机的桥梁。仍需另一些研究来阐明这些机制的相对重要性，以及它们是否与糖皮质激素NF-κB信号拮抗作用的细胞特异性或组织特异性模式有关。

相互作用也发生于类固醇受体和转录因子AP-1（Jun：Fos异二聚体）。糖皮质激素和GR能广泛拮抗AP-1活性，雌激素和ER能通过与AP-1相互作用刺激转录。糖皮质激素与雌激素具有相反效应的机制目前仍未知，但有一些从瞬时转染研究得来的证据表明，糖皮质激素和雌激素之间的相互拮抗或许是通过AP-1反应位点上的相互作用来介导的。ER和AP-1相互作用有两种不同的通路。第一种途径是AP-1通过招募CBP/p300和例如GRIP1的p160辅助活化因子刺激转录。雌激素-ER复合体接着与GRIP1相互作用，且作用位点仍是与雌激素反应元件相同的AF1和AF2。而第二种途径是雌激素拮抗药结合于ER能增强AP-1的活性，但并不和AP-1复合体发生生理学上的相互作用。我们认为拮抗药-ER复合体能聚集例如NCoR等辅助阻遏蛋白离开AP-1复合体，从而解除抑制。

配体结合ER能与转录因子Sp1的C端DNA结合域发生相互作用。然而，这种相互作用不依赖ER的DNA结合域，因为DNA结合缺陷性的ER能通过通用富含GC的Sp1结合位点刺激转录。综合起来，这些结果提示蛋白-蛋白相互作用对ER与Sp1的相互作用至关重要。另一个相互作用的例子，信号转导与转录活化因子5（signal transducer and activator of transcription 5，STAT5）与GR协同活化β-酪蛋白基因。尽管在人工系统中，类固醇受体与多种转录因子相互作用来增强或抑制基因的表达，尚需进一步研究其在有机生命体中的生理机制。

五、类固醇的非基因效应

类固醇激素的一些效应完全不依赖于它们的经典基因效应，而且也不依赖与其他转录因子的相互作用。大体上，这些"非基因"效应发生得非常迅速，有时比需要转录活化的那些效应途径发生得更早。有趣的是，雌激素有快速的非基因效应，尽管ER主要定位于核。约有2%的ER位于或接近细胞质膜，暗示着它们或许参与雌激素的非基因信号传导通路。另外，这些早期类固醇效应不能通过转录抑制药被阻断，例如放线菌素D；也不能通过翻译抑制药被阻断，例如放线菌酮。尽管类固醇激素的快速非基因效应已经发现了几十年，该效应的相关机制直到最近开始为人们所认识。在本小节，我们将综述一些各种类固醇激素非基因效应。类固醇效应的研究是本领域的研究热点。

经由第二信使瀑布的信号转导

早期非基因效应的研究因使用类固醇的药理剂量试验而显得疑云密布。应用生理学上类固醇水平进行最早期研究之一显示，在有转录抑制因子的条件下，静脉注射17β-雌二醇会导致子宫cAMP含量快速升高。随后其他人的工作重复了并拓展这一结果，发现雌激素诱导cAMP产生可以经由cAMP反应元件途径实现而不直接刺激转录。乳腺癌细胞上的研究则显示，雌激素拮抗药活化腺苷酸环化酶时需要G蛋白耦联受体GPR30的参与。有趣的是，雌激素拮抗药能活化缺乏经典ER的细胞中的GPR30。然而，同样的机制是否也适用于解释雌激素激动药在子宫中的快速效应尚不得而知。

也有证据表明，雌激素能以一种依赖ER的方式活化磷酸肌醇3激酶（phosphatidylinositol-3-OH kinase，PI3K）并调节心血管功能。ER以一种配体依赖性的方式结合PI3K的p85α调节亚基，因而提升PI3K的活性。PI3K活化导致蛋白激酶B（protein kinase B，Akt）的活化，这直接导致内皮细胞一氧化氮合酶（endothelial nitric oxide synthase，eNOS）的磷酸化与活化。活化的eNOS产生NO，导致血管舒张并减少血管白细胞聚集。雌激素诱导的白细胞聚集抑制效应能保护机体免受缺血再灌注损伤。抑制PI3K和eNOS阻断了雌激素的保护效应。类似经由cAMP的非直接转录激活，雌激素能通过活化PI3K/Akt通路来间接激活转录。Hafezi-Moghadam及其同事的研究展现了配体活化后的GR对eNOS的活化作用的相似模式。简单来说，地塞米松刺激PI3K和Akt，因而活化eNOS。NO依赖性的血管舒张导致炎症反应减退并降低小鼠心脏缺血再灌注损伤后心肌梗死的范围。

糖皮质激素在多种脊椎动物中也产生快速的行为反应。向皱皮蝾螈注射皮质酮10min内就可以抑制其性行为。相反，糖皮质激素能在5min增强雌性大鼠的脊柱前弯症。尽管相关机制还不甚明了，但似乎是糖皮质激素影响了经由N-甲基-D-天冬氨酸（N-methyl-D-aspartic acid，NMDA）受体的神经元信号传导。肾上腺酮能降低雌性小鼠对雄性小鼠气味的敏感性。NMDA拮抗药与皮质酮同时施用时，NMDA拮抗药能阻断此效应。用糖皮质激素预孵育大鼠海马神经元仅10min就能延长NMDA诱导的胞内Ca^{2+}升高时间。大鼠研究显示，肾上腺酮作用于海马区细胞外天冬氨酸和谷氨酸盐（兴奋性神经递质）的水平会短暂上升。

盐皮质激素也能产生快速的非基因效应且该效应不受转录或翻译抑制药的阻断。例如，施用生理剂量醛固酮（约0.1nM），在3～20min就能活化Na^+/H^+转运体并使得肾细胞胞内pH上升。除在转运体活性上的快速效应之外，醛固酮也能经由传统类固醇激素效应模型诱导Na^+/H^+转运体基因的表达。醛固酮效应的非基因和基因机制或许在电解质平衡的短期和长期调节中分别发挥着重要作用。醛固酮也能在其他细胞类型上产生针对Na^+/H^+转运体活性的快速效应，这些细胞包括人类单核白细胞、上皮细胞和血管平滑肌细胞。糖皮质激素通常是不能活化Na^+/H^+转运体的，这暗示了这是盐皮质激素的特异性效应。在一些但并非所有的研究当中，暗示了醛固酮活化Na^+/H^+转运体可能与一个依赖于二酰甘油并涉及PKC的调控机制有关。直肠细胞施用盐皮质激素后胞内肌醇三磷酸（nositol trisphosphate，IP_3）和钙离子水平会快速上升。但培养基低水平Ca^{2+}能抑制胞内Ca^{2+}的升高，用毒胡萝卜素预处理耗尽细胞内Ca^{2+}储存就无此效应。于是，Ca^{2+}似乎是在醛固酮的影响下从细胞外进入细胞内的，而并非由细胞内钙库释放。不过，Ca^{2+}水平的快速非基因效应似乎并不需要MR，这暗示了仍然存在非经典型受体还未鉴定出。

孕激素能刺激精子运动、Ca^{2+}内流和顶体反应。这些效应极有可能是非基因的，因为它们在数秒到数分钟内就会发生，而且成熟精子的染色质紧密包装因而无转录活性。考虑到孕激素存在于受精过程的卵泡液、输卵管液和卵细胞细胞外基质当中，孕激素在顶体反应中也许也有其生理学角色。在任何情况下，孕激素都能诱导精子快速的Ca^{2+}内流，而这个过程能被Ca^{2+}螯合剂或La^{3+}所阻滞。毒胡萝卜素能通过释放细胞内储存的钙使得胞质Ca^{2+}浓度上升，也能触发顶体反应。PKC可能也参与介导孕激素诱导的Ca^{2+}上升过程当中。与这些变化一致的是，孕激素活化磷酸水解酶C，导致磷脂酰肌醇4,5二磷酸的快速水解，并刺激血小板活化因子的合成与分泌，而血小板活化因子本身就能诱发顶体反应。有证据表明，孕激素能活化不同膜受体，而这些膜受体能作用并激活γ氨基丁酸GABA（A）受体/氯离子通道。而这些通道调节了顶体反应。

雄激素与雌激素能快速激活MAP激酶[如肉瘤基因蛋白（Src）/含Src2同源区蛋白（Shc）/细胞外信号调节激酶（ERK）]通路并阻滞多种细胞类型的细胞程序性死亡（凋亡）。此通路的雄激素效应是由经典AR介导，并导致蛋白酪氨酸激酶Src的配体结合域与Src同源结构域3发生相互作用。此通路的雄激素活化依赖于Src构象的改变和随后与Shc的相互作用，而Shc可将受体酪氨酸激酶与细胞内信号转导蛋白连接起来。进一步的研究显示，在雄激素发挥效应的过程中，Shc是ERK1/2磷酸化与活化所必需的。尽管ERK1/2的下游事件还未阐明，但关于MAP激酶通路在细胞存活中扮演重要角色的证据日益积累。雌激素能激活相同的MAP激酶通路，但是通过ER与Src的SH2结构域相互作用实现的。基于这些结果，有学者提出在体内雄激素与雌激素的交互作用有可能部分由AR和ER与Src的相互作用介导。这项研究中的另一个重要发现是经典ER介导的非基因和基因效应可以使用人造配体进行分离。Estren不会激活含有雌激素反应元件（estrogen responsive element，ERE）的报告基因，但却能够抑制细胞免于凋亡。相反，pryazole能活化含有EREs的基因，却不能保护细胞免于凋亡。

六、总结

总之，类固醇激素和其他信号分子与类固醇激素间的多种相互作用增加了类固醇激素效应的复杂性。近年来，生理剂量类固醇能独立于其经典基因表达效应而活化第二信使通路的观点已广为接受（图5-6）。反过来，这些第二信使能显著改变细胞、器官甚至整个机体的生理状况。类固醇依赖的非经典通路的活化也能导致基因转录发生改变，认识到这点非常重要。类固醇激素因此有非常严格的非基因效应，由第二信使通路间接介导的基因效应和类固醇受体作为配体门控介导的基因效应。而与其他转录因子发生的拮抗或协同作用是类固醇受体效应的另一个重要模型。类固醇受体也能以一种非配体依赖的方式被多种因素（如MAP激酶、多巴胺）活化。随着类固醇激素效应的基础机制被进一步阐明，我们将得以解决疾病治疗和维持身体与心理健康方面的重要问题。例如，类固醇激素效应的不同机制是否互相独立，一种机制的激活或抑制是否会影响到其他机制，弄清楚这些问题至关重要。如果我们希望能在不干扰正常生命过程的前提下纠正不正常生理和细胞过程，获得这些信息显得尤为重要。

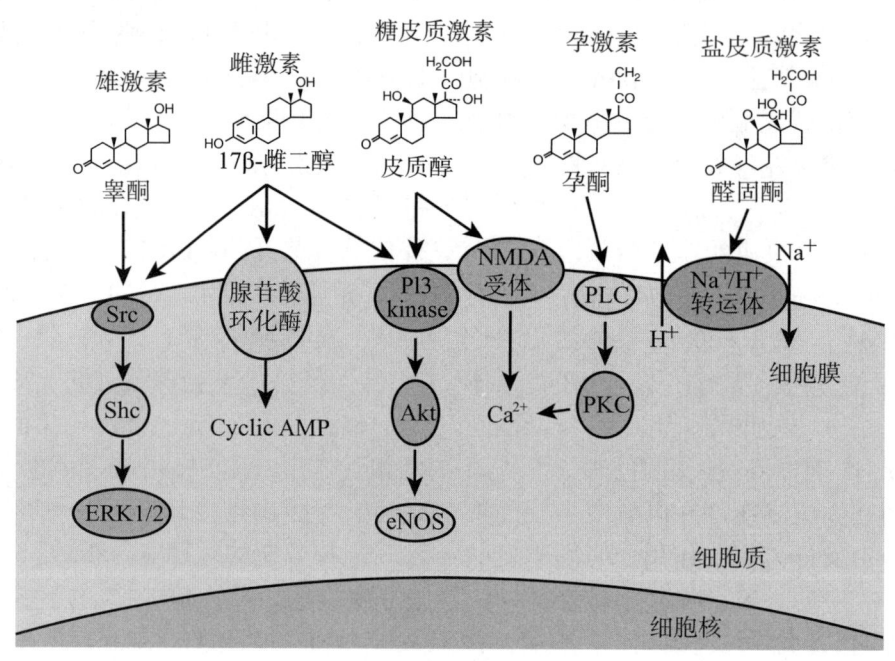

图5-6　类固醇典型非基因效应

Akt. 蛋白激酶B；eNOS. 上皮细胞一氧化碳合酶；ERK. 细胞内信号转导调节激酶；PI3. 磷脂酰肌醇3激酶；PKC. 蛋白激酶C；PLC. 磷酸水解酶C；Shc. Src同源结构域2；Src. 肉瘤诱导原癌基因

所有参考文献可以在www.expertconsult.com网站上查询。

（译者　曹汐　审校　李蓉）

推荐阅读

Boonyaratanakornkit V, Edwards DP. Receptor mechanisms of rapid extranuclear signalling initiated by steroid hormones. Essays Biochem, 2004 (40): 105–120.

Heemers HV, Tindall DJ. Androgen receptor (AR) coregulators: a diversity of functions converging on and regulating the AR transcriptional complex. Endocr Rev, 2007 (28): 778–808.

Lonard DM, Lanz RB, O'Malley BW. Nuclear receptor coregulators and human disease. Endocr Rev, 2007 (28): 575–587.

Oakley RH, Cidlowski JA. Cellular processing of the glucocorticoid receptor gene and protein: new mechanisms for generating tissue-specific actions of glucocorticoids. J Biol Chem, 2010 (286): 3177–3184.

Pike AC. Lessons learnt from structural studies of the oestrogen receptor. Best Pract Res Clin Endocrinol Metab, 2006 (20): 1–14.

Weigel NL, Moore NL. Kinases and protein phosphorylation as regulators of steroid hormone action. Nucl Recept Signal, 2007 (5): e005.

第 6 章

生殖医学中前列腺素和其他脂类介质

（原著 Colin D. Funk, Wen-Chao Song, Garret A. FitzGerald）

前列腺素的研究起始于生殖生物学。20世纪30年代，von Euler首先发现存在于精液中的活性物质可诱发子宫收缩。因当时错误地认为这些活性成分是前列腺产生的，故命名为前列腺素。现已知存在于精液中的大量前列腺素实际上是由精囊腺产生的，且前列腺素的生物合成也不仅限于男性生殖系统的附属腺体中。

前列腺素广泛存在，其生物学作用、化学结构、生物合成途径以及它们与非甾体抗炎药物（nonsteroidal anti-inflammatory drugs，NSAID）和阿司匹林作用机制的相关性，引起了几代生殖内分泌学家的注意。由于该领域与生物学不同方面的广泛联系，促发了一场在其他领域几乎从未经历过的深入而又广泛的研究。1982年，因阐明了前列腺素的结构和生物合成，并揭示了NSAIDs的作用机制，Bergström, Samuelsson和Vane被授予诺贝尔奖。

目前，前列腺素和相关的脂类介质均被归类于二十碳烷酸（花生酸）类物质。花生酸类是由（eicosi，希腊文为20）二十碳多不饱和脂肪酸酶解衍生的，特别是哺乳动物的二十碳（花生）四烯酸。在受到激素刺激或机械创伤时，身体内几乎所有的细胞都可以产生该类物质。它们以极低的浓度在不同的组织中（包括生殖系统）激发广泛的生物学反应。花生酸类作用的组织特异性是由生物合成酶的选择性表达以及细胞膜花生酸类物质受体（可能也有核受体）决定的。因它们对自发或代谢性失活易感，并作为细胞功能的旁分泌或自分泌调节因子，故寿命短暂。

在本章节，我们将首先总结花生酸类物质的生物合成和药理学特性，并回顾目前它们在生殖系统中作用的研究发现。在本章节末尾，将介绍在生殖医学中逐渐被认识的其他非花生酸类脂介质。关于花生酸类在生殖中的更详尽和全面的早期文献复习，读者可参考本书上一版的相关章节。

一、类花生酸类物质的生物合成

（一）名词解释

二十碳烷酸（花生酸）类物质指的是前列腺素（prostaglandins，PG）和血栓素［(thromboxanes，TX）两者为环加氧酶途径产物］，以及白三烯（leukotrienes，LT，脂加氧酶途径产物）。所有的PGs均有一发卡结构，包含一个五碳环以及环上两个反式结构的侧链。每一组PGs均用一个字母进行标记（如A，E，F），表示在五碳环C9和C11位置上的特殊功能团。

字母后面的注脚数字表面侧链的不饱和程度，也即 PGE_1，PGE_2 和 PGE_3 分别有1个、2个和3个双键。$PGF_2\alpha$ 中的 α 是指在五碳环中的9-羟基的立体化学。

同样的命名系统也用于TXs，只不过TXs中氧桥接的六碳环取代了PGs的五碳环。所有LTs均有3个共轭双键，脚注数字（如 LTA_4 和 LTC_4 中的4）表示分子中双键的总数。LTA_4 作为 LTB_4（水解产物），LTC_4，LTD_4 和 LTE_4（肽的衍生物）的前体物质，是一个不稳定的环氧化物。

（二）磷脂库中花生四烯酸的释放

当细胞被激素或机械性刺激激活时，花生酸类从头合成，而并非预先储存的。花生酸类物质生物合成的首要（常常是限速的）步骤，是从细胞膜磷脂库释放花生四烯酸（图6-1）。这个过程受宿主酶系的精细调控，尤其是不同类型的磷脂酶 A_2（phospholipase A_2，PLA_2），并似与下游花生酸类生物合成酶的诱导协同作用。

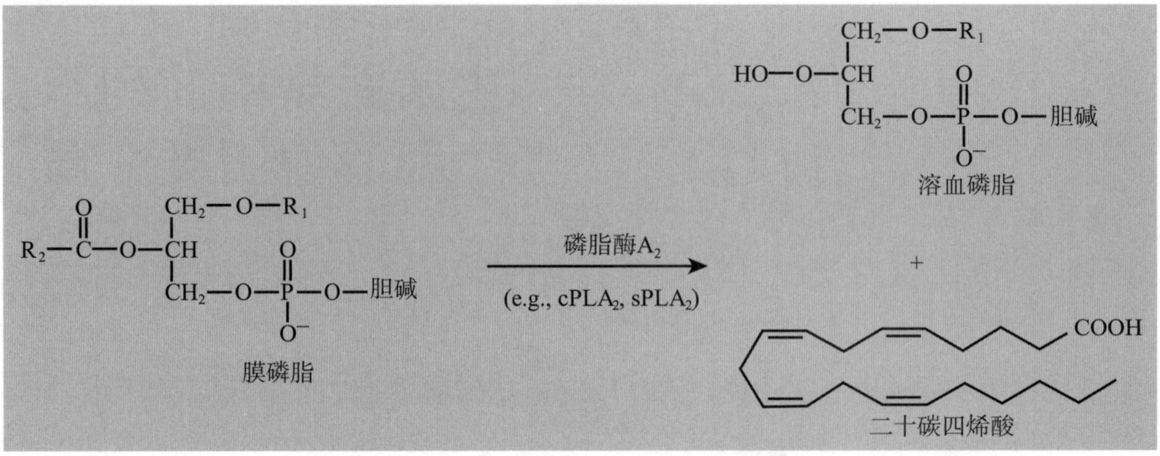

图 6-1 花生类生物合成的第一步是从膜磷脂库释放游离花生四烯酸。当细胞被激活，主要由 PLA_2 作用，使花生四烯酸（R_2—COOH）从磷脂（磷脂酰胆碱、磷脂酰乙醇胺和磷脂酰肌醇）sn-2 位上裂解。R_1 一般是酰基键连接的一个 C16 或 C18 不饱和或单不饱和脂肪酸

近期研究提示，在细胞激活的不同阶段，至少有 3 种 PLA_2 参与了花生四烯酸的释放。在基础状态下，不依赖 Ca^{2+} 的 PLA_2（the Ca^{2+}-independent PLA_2，$iPLA_2$）是参与花生四烯酸和其他多不饱和脂肪酸从膜磷脂中释放的主要磷脂酶。因 $iPLA_2$ 在花生四烯酸释放中的活性作用是由酰基酶调控的，它主要参与细胞膜的重构，且一般对刺激花生酸类的产生不起主要作用。然而，当酰基酶下调时，$iPLA_2$ 的活性可变得活跃。如，酰基辅酶 A 合成酶 4 缺陷的杂合小鼠出现了子宫 PGs 的高度积聚，表现为多囊子宫异常和生育能力下降。

当细胞被激活，如通过受体结合或钙离子载体刺激，细胞内钙离子水平升高，细胞溶质中 Ca^{2+}-依赖性 PLA_2（the Ca^{2+}-dependent cytosolic PLA_2，$cPLA_2$）参与作用。$cPLA_2$ 的活性大大超过了酰基酶，使组成型或诱导型花生酸类合成酶作用的游离花生四烯酸急速积聚。

在细胞持续激活的一些情况下，分泌型 PLA_2（secreted PLA_2，$sPLA_2$）家族成员开始参与，进一步增加游离花生四烯酸的合成以满足花生酸类合成酶的需要。在这些酶中 $cPLA_2$ 起了关键作用，缺乏 $cPLA_2$ 的细胞中花生酸类的生物合成减少。

（三）花生酸类物质的生物合成途径

花生四烯酸从膜磷脂库释放出来后，即通过多条途径被酶氧化成不同的花生酸类（图 6-2）。一条途径起始于前列腺素 H 合成酶（prostaglandin H synthase，PGHS），也即环加氧酶（cyclooxygenase，COX），最终合成 PGs，TX（TxA_2）和前列环素（prostacyclin，PGI_2）。这些环加氧酶衍生物也称为前列腺素类物质。

在该反应中最先形成的环状脂肪酸衍生物是前列腺素 G_2（prostaglandin G_2，PGG_2）。在 PGHS 固有的过氧化活性作用下，PGG_2 中 15-C 位上的半过氧化物被还原为乙醇基团，形成前列腺素 H_2 [（prostaglandin H_2，PGH_2）图 6-2]。PGG_2 和 PGH_2 都是半衰期很短的不稳定中间产物。

PGH_2 转化成各种 PGs 具有相对的组织特异性，取决于局部 PG 合成酶的特异性表达。如，TxA_2 在血小板和巨噬细胞中合成，然而 PGI_2 是大血管内皮细胞的主要 COX 产物。

花生四烯酸第二个主要代谢途径起始于脂加氧酶（lipoxygenases，LOX）。与环加氧酶相似，LOX 也是一种双加氧酶，催化分子氧进入花生四烯酸中形成过氧化氢衍生物。在脂肪酸链中的几个碳原子部位（如 5，12 和 15）都可以插入分子氧。酶的特异性和命名即由此而来，如 5-LOX 和 12-LOX。其中 5-LOX 尤为重要，因其产物 5-过氧化氢-二十碳四烯酸（5-hydroperoxy-eicosatetraenoic acid，5-HPETE）作为花生酸类物质 LT 家族的前体，参与了宿主防御和速发型过敏反应。

通过脂加氧酶途径产生的其他重要的花生酸类物质，包括脂氧素，主要是由中性粒细胞在血管区域和其他细胞相互作用产生的，在缓解炎症反应有

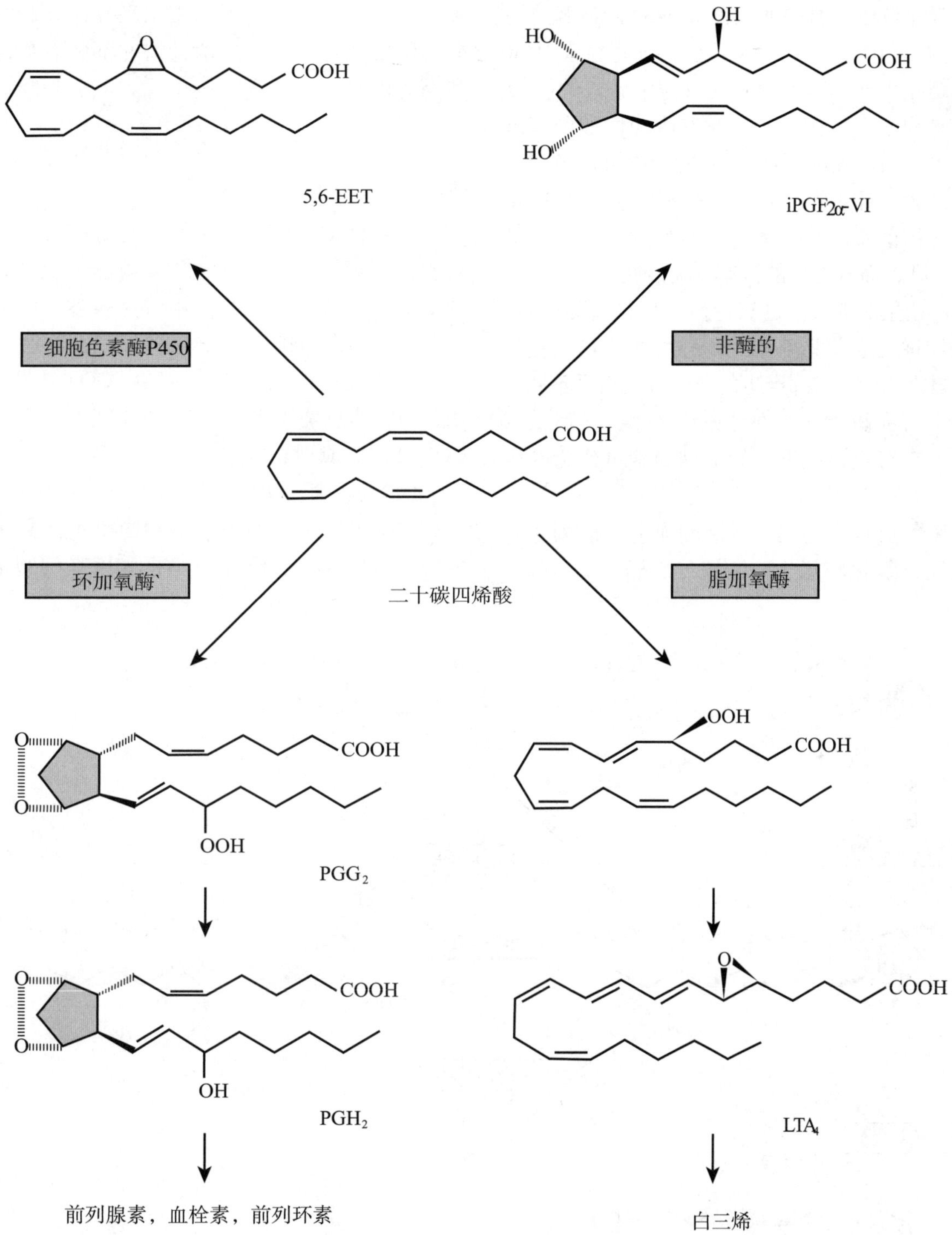

图 6-2　花生四烯酸合成花生酸类物质的主要途径

花生四烯酸被两种形式的环加氧酶（正式称为前列腺素 H 合成酶）转化为 PGH_2，然后转为前列腺素、血栓素和前列环素。通过脂加氧酶形成白三烯（文中已述）和其他代谢产物，如羟基二十碳四烯酸［（hydroxy-eicosatetraenoic acids, HETEs）图中未显示］。通过细胞色素酶 P450 形成环氧二十碳四烯酸（epoxy-eicosatrienoic acids, EETs；图中以 5，6-EET 为例）。不经酶催化而通过自由基催化，花生四烯酸能以过氧化和环化形成异前列腺素［共有 64 种潜在的异前列腺素异构体，前列腺素 F2a 异构体 VI（isomer VI of prostaglandin F2 alpha, iPGF2a-VI）为其一］。与酶催化途径不同的是，异前列腺素的形成能以磷脂为底物，游离花生四烯酸的释放不是必需的

一定的作用。

花生四烯酸还可通过细胞色素 P450 酶途径进行第三种代谢。与 COX 或 LOX 不同，细胞色素 P450 酶催化的是花生四烯酸的单氧化反应（插入的是 O_2 中的一个氧原子），主要产物是花生四烯酸的羟基或环氧基衍生物。细胞色素 P450 的产物可调节肾单位的离子转运和肾血管张力。一些细胞色素 P450 衍生的花生四烯酸环氧化代谢产物在妊娠诱导的高血压妇女中升高，而其他可能具有抗炎活性。

最后，花生四烯酸的过氧化物以及 PG 样复合物的环化物均称为异前列腺素，同样可通过自由基催化而非酶催化产生。与酶产生的花生酸类物质不同，异前列腺素可在磷脂存在部位原位产生，然后由磷脂酶释放。在特定情况下，异前列腺素可作为花生酸类物质受体的辅助配体。

在临床中更重要的是，尿液和血清异前列腺素可作为脂质过氧化和氧化应激的可靠标志物。如，在患男性型肥胖症的妇女和酒精性肝损伤患者的尿液中，可检测到异前列腺素水平升高。和其他独立标志物的测定一样，这两种情况都和氧化应激增加和炎症相关。

（四）环加氧酶途径的主要产物：前列腺素、血栓素和前列环素

在脊椎动物中，由两种不同基因编码的启动前列腺素形成（图 6-2）的 COX 酶已被识别。其中一种 COX（COX-1）主要是组成型表达，而另一种酶（COX-2）常由细胞因子、生长因子和激素诱导产生。这种组成型 COX-1 和诱导型 COX-2 的分类很有用，但并非总是如此（如在某些器官中，如肾小球，COX-2 以组成型表达）。

PGH_2 后续转化为各种前列腺素样物质的过程具有相对组织特异性，由相应的异构酶和合成酶催化（图 6-3）。如 TXA_2 合酶在血小板和巨噬细胞中表达，

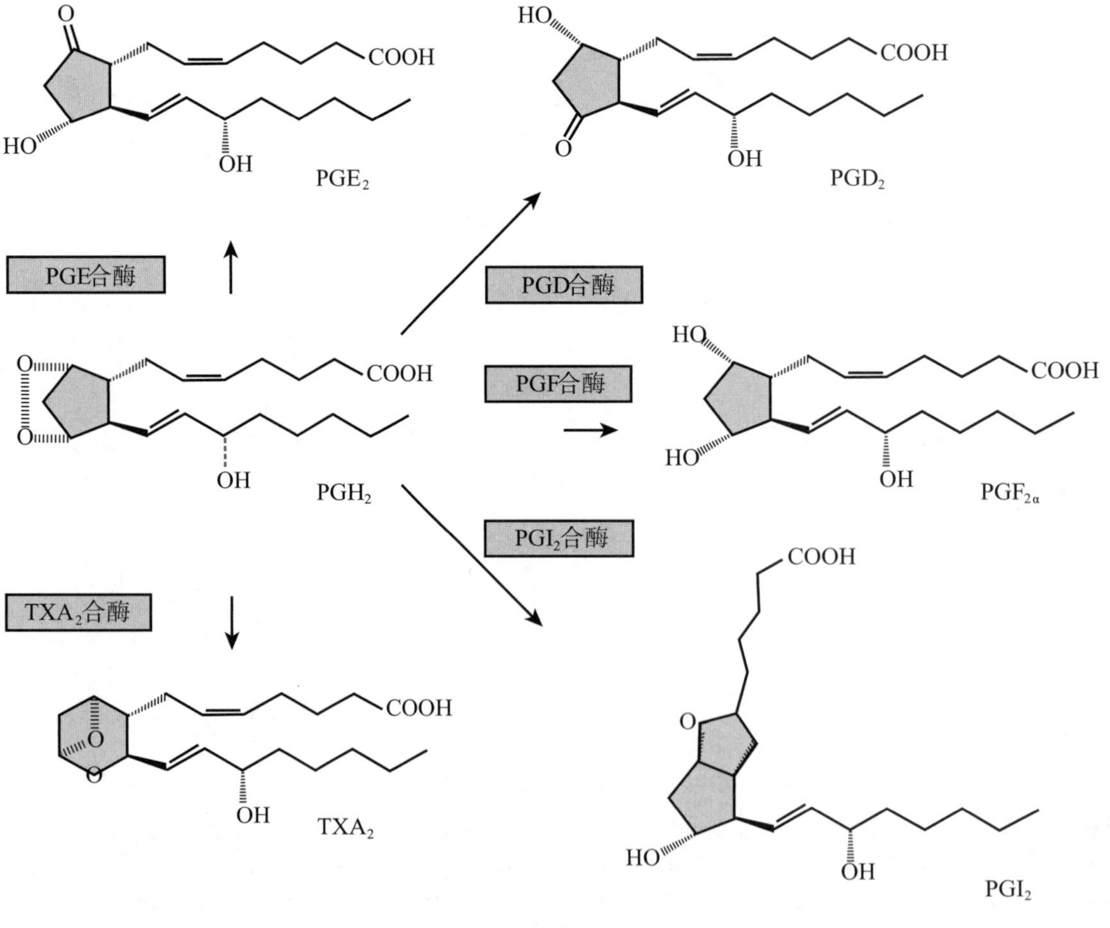

图 6-3　以 PGH_2 为底物形成的前列腺素类物质的结构和生物合成

PGE_2 的生成由 PGE 合成酶催化，至少有 3 种已经验证。PGD_2 的合成至少由 3 种不同的 PGD 合酶催化。$PGF_2\alpha$ 由 PGF 合酶催化，该酶是醛－酮还原酶族的一员。TXA_2 和 PGI_2 分别由 TXA_2 合酶和 PGI_2 合酶催化。两种酶均是与微粒体膜相关的细胞色素 P450 酶

第 6 章　生殖医学中前列腺素和其他脂类介质

PGI$_2$ 合酶在内皮细胞中发现，而子宫中有着大量的 PGF$_2\alpha$ 合酶。

至少有两种谷胱甘肽依赖的 PGE$_2$ 合酶。其中 cPGES 是一种 PGE$_2$ 合酶，在功能上与 COX-1 耦合组成型的胞液酶；另一种是和 COX-2 耦合的可诱导的微粒体酶，mPGES-1。还有一种酶，mPGES-2，在牛子宫内膜及其他部位发现，认识不多，在 PGE$_2$ 合成中的作用尚不明确。

（五）5-脂加氧酶途径的主要产物：白三烯

具有明确的生物活性的 5-脂加氧酶途径的产物主要由炎性细胞产生。白细胞中 5-脂加氧酶（5-lipoxygenase，5-LOX）途径的激活和生化级联反应已经了解比较清楚，因其产生了脂介质中具有趋化或平滑肌收缩特性的强效 LT 家族。

LTs 的生物合成是从 5-LOX 催化花生四烯酸形成 5-HPETE 开始的，这一 Ca^{2+} 依赖性过程涉及 5-LOX 和 cPLA$_2$ 向核膜的转移。在完整的细胞中，5-LOX 的活性也需要一种辅助蛋白，即 5-脂加氧酶活化蛋白（5-lipoxygenase–activating protein，FLAP）。

一些 5-HPETE 分子可以从 5-LOX 酶的活性部位逃逸，最终被细胞过氧化酶还原为相应的花生四烯酸的 5-羟基衍生物（5-HETE）。其他 5-HPETE 分子在 5-LOX 的第二次脱水作用下进一步转化为不稳定的环氧化物，白三烯 A$_4$〔（leukotriene A4，LTA4）图 6-4〕。根据细胞中所含物质的不同，LTA$_4$ 通过几

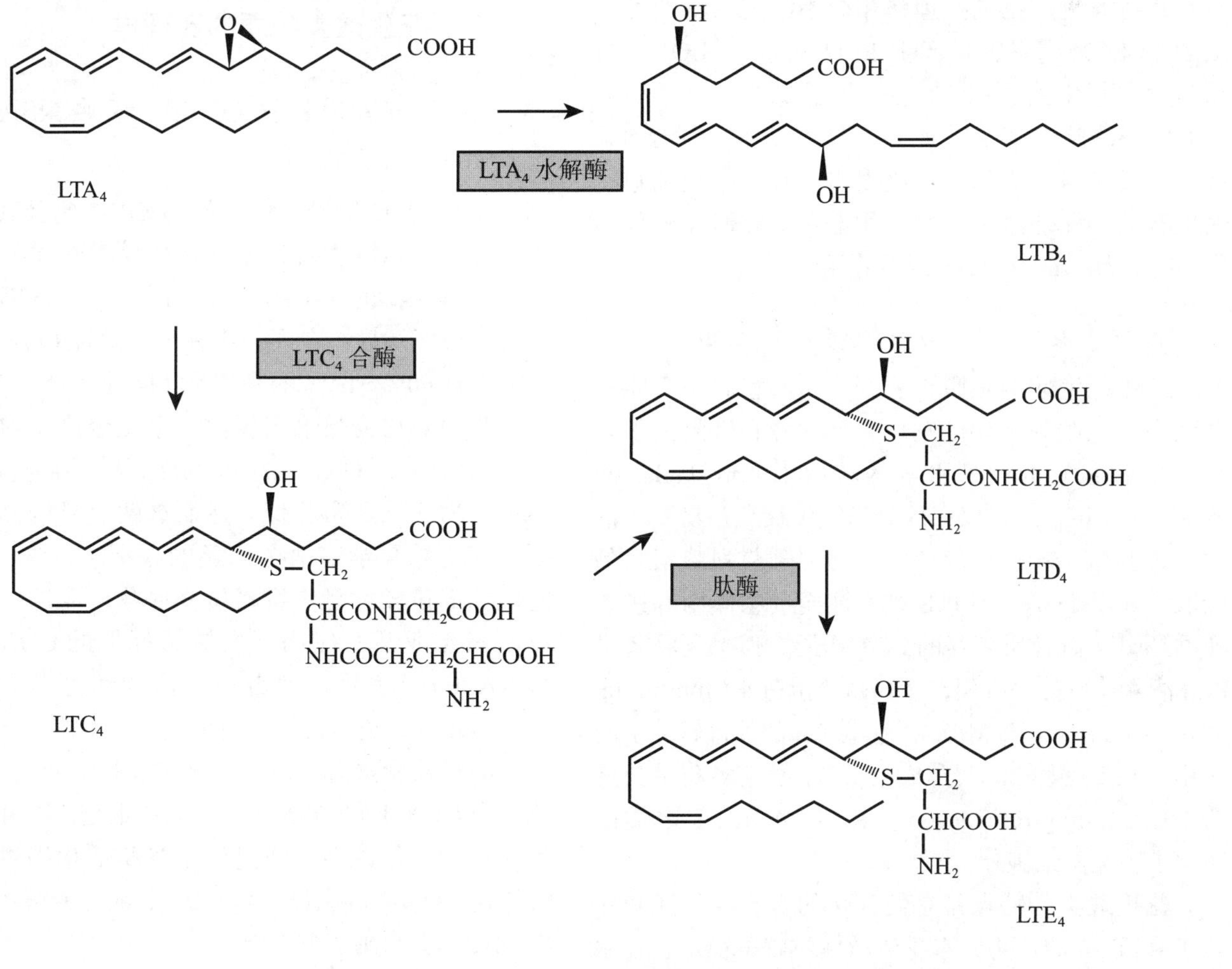

图 6-4　自 LTA$_4$ 形成的 LTs 的结构和生物合成

LTA$_4$ 是通过 5-脂加氧酶形成的，易于自发水解。通过 LTA$_4$ 水解酶作用产生 LTB$_4$。LTB$_4$ 是一种具有特殊羟基立体结构的花生四烯酸双羟基衍生物。LTA$_4$ 和谷胱甘肽的结合由 LTC$_4$ 合酶催化。经细胞外肽酶作用，LTC$_4$ 中寡肽部分的依次裂解产生 DLT$_4$ 和 LTE$_4$

种可能的转化途径之一进一步转化。

LTA$_4$水解酶将LTA$_4$分解产生LTB$_4$，这是一种强效的中性粒细胞趋化因子。在核膜，LTA$_4$与谷胱甘肽在LTC$_4$合酶催化下结合形成LTC$_4$。经细胞外肽酶作用，LTC$_4$中寡肽部分的依次裂解产生DLT$_4$和LTE$_4$（图6-4）。

3种半胱氨酸LTs，即LTC$_4$、LTD$_4$和LTE$_4$是过敏反应的慢反应物的主要成分。在60余年前，人们已经观察到它们可从抗原致敏的豚鼠肺中释放，引起小肠平滑肌条中平滑肌缓慢而持久的收缩。此外LTA$_4$还是脂氧素跨细胞生物合成的前体。现已发现脂氧素具有多种生物活性，尤其在缓解炎症反应方面。

在花生四烯酸不同碳原子位置上具有加氧酶催化特异性的脂加氧酶，如12-LOX和15-LOX，可产生相应的HETEs作为他们的主要终产物。这些酶及其特异性产物的生理作用尚不清楚，虽然已知鼠的15-LOX同系物可产生12-LOX和15-LOX，与动脉粥样硬化关系密切。令人关注的是，这个酶的HPETE产物参与低密度脂蛋白氧化过程的启动和维持，该反应与动脉粥样硬化损伤中脂载巨噬细胞的聚集有关。此外这种酶的产物也在动脉粥样硬化损伤中有调节局部IL-12合成的作用。

（六）花生酸类物质的转运和代谢

虽然花生酸类是脂类复合物，但它们并不能自由地穿过细胞膜。现已发现，有一种有机阴离子转运子多肽家族的前列腺素的转运子（prostaglandin transporter，PGT），仅在部分细胞中存在，易受体液和物理刺激。PGT介导细胞对大部分前列腺素类的摄取，除了PGI$_2$。当PGs被灌注至动物体内并进入肺循环时，血管所表达的PGT作用，似乎是将各类PGs清除掉。另一方面，多药耐药蛋白4（multidrug-resistance protein 4，MRP4）作为PG的外排转运子起作用。在LT途径，新合成的LTC$_4$通过多药耐药蛋白1（multidrug-resistance protein 1，MRP1）之类的转运子转运至细胞外。

花生酸类的特点是它们存在的短暂性。像PGI$_2$和TxA$_2$这样的产物，本身化学性质就不稳定，在水溶液中可自发降解，尤其是中性至酸性的溶液。PGI$_2$通过水解形成稳定且不活跃的产物6-酮PGF$_1$α，该物质的代谢产物2,3-二去甲基-6-酮PGF$_1$α可作为体内系统PGI$_2$生物合成的替代标记物。同样，TxA$_2$通过迅速的水解形成不活跃的产物TxB$_2$，并可进行β氧化。血清或尿中TxB$_2$的代谢产物可作为TxA$_2$体内合成的有价值的指标。

PGs降解最重要的代谢步骤，是在NAD（+）-依赖的15-羟前列腺素脱氢酶（15-hydroxyprostaglandin dehydrogenase，15-OH-PGDH）作用下，15-羟基向15-酮基的转化。15-OH-PGDH作为胞质蛋白，在肺、胎盘、脾和肾皮质中浓度最高。PGE$_2$和PGF$_2$α都是15-OH-PGDH的极好的底物。

PGs降解中第二个值得注意的步骤，是在Δ^{13,14}-前列腺素还原酶作用下将13位的双键还原，这对15-酮前列腺素类是高度特异的。这种酶的组织分布与15-OH-PGDH相似。代谢产物在经历了β（如羟基链）和ω氧化后，最终代谢产物经尿排出。

二、花生酸类物质的药理学

（一）COX-1，COX-2，经典NSAIDs和选择性COX-2抑制药

20世纪90年代早期以来，COX-2酶及其生理学和药理学特点的发现迎来了花生酸类物质研究的新纪元。COX-2的表达易受细胞因子、生长因子和激素的刺激所诱导。在同一物种中，两种COX酶的一级结构有60%~65%的序列是相同的。

两种酶均为膜锚定蛋白，主要定位于内质网腔表面和核膜。COX-1和COX-2的晶体结构、催化机制和动力学均非常相似。然而这两个异构体的精细结构和生物化学有两个明显的区别。首先，COX-2的活性部位较大且更容易接受底物，而这一特性已被制药工业开发应用于发展选择性的COX-2特异性NASIDs。其次，两者在大体的动力学方面（如Km，Vmax）基本相似，但在完整的细胞中当花生四烯酸的释放受限时，COX-2较COX-1活性更强。因此，当COX-1和COX-2均在同一细胞中存在时，花生四烯酸（外源性或通过细胞脂酶活化提供）的分解代谢COX-2占优势。当COX-2缺乏或被抑制时，COX-1才具有独立的功能。

有研究者曾提出，这两种酶对花生四烯酸浓度敏感性的不同，可能与它们的血红素基团对脂过氧化物催化的氧化反应的敏感性以及环加氧酶的活性相关。当花生四烯酸浓度低时，活化COX-1所需的

脂过氧化物浓度比 COX-2 所需的多 10 倍以上。

阿司匹林和经典 NSAIDs（如吲哚美辛）的作用是非选择性的 COX-1 和 COX-2 抑制药。早在 COX-2 发现以前，它们的作用机制已十分清楚。在治疗炎症性问题时，长期应用经典的 NSAIDs 会有明显的不良反应，如胃肠道出血（图 6-5）。炎性反应过程中的 PGs 可能主要由 COX-2 产生，这为研究选择性 COX-2 抑制药提供了理论基础。

根据这个"过时"的例子，COX-1 主要负责"管家"PGs 的合成，这些前列腺素是维持正常的生理功能（如保护胃黏膜和维持正常肾功能）所需的。因此，经典 NSAIDs 使用相关的不良反应可能是由于抑制了 COX-1 酶，而它们的抗炎效果归功于同时对 COX-2 也有抑制作用（图 6-5）。该理论为治疗关节炎的选择性 COX-2 抑制药昔布类[如塞来昔布（celecoxib）、罗非昔布（rofecoxib）和戈地昔布（valdecoxib）]的发展和上市提供了理论基础。但是若就此将 COX-1 和 COX-2 归为"好的"和"坏的"酶可能过于简单化了。

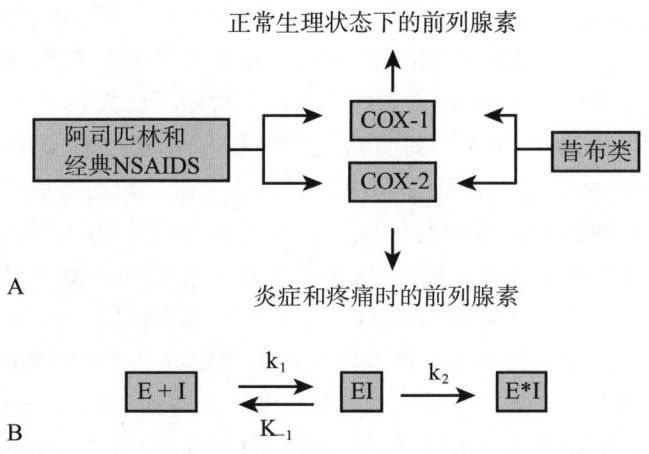

图 6-5 阿司匹林、经典 NSAIDs 和昔布类的作用机制

A. 阿司匹林和经典 NSAIDs 抑制 COX-1 和 COX-2，而昔布类优先抑制 COX-2。B. 所有 COX 酶（E）抑制药（I）表现 3 种抑制动力模型的一种：①快速、可逆地结合形成 EI（如布洛芬）；②快速的、较低亲和力的可逆结合，随之是时间依赖性的、较高亲和力的、缓慢的可逆结合（如氟布洛芬和昔布类）；③快速、可逆地结合，随之是 COX（阿司匹林）的丝氨酸残基的共价修饰（乙酰化）。关于时间依赖性抑制的机制尚未明确，但可能涉及酶（E*I）结构改变。昔布类通过引起 COX-2 时间依赖性抑制而表现对 COX-2 而非 COX-1 的选择性作用

即使在斑马鱼中，COX-1 和 COX-2 的基因和酶也存在，提示两种酶均具有基础的生理作用。实际上，COX-1 和 COX-2 基因缺失的小鼠均表现出多种发育和生理缺陷，包括生殖发育过程中的异常。在健康人体应用选择性的 COX-2 抑制药，也抑制系统前列环素的生物合成。这一发现进一步支持了一个观点，即 COX-2 在某些情况下（如内皮细胞经受血流动力学切力时）的表达和作用也是组成型的，参与正常的生理过程。

（二）花生酸类物质受体

在过去的 20 年，我们对花生酸类物质受体的表达、结构、信号通路和生理功能的认识有了突破性的进展。早期药理学证据支持花生酸类物质膜受体的存在，与花生酸类是局部释放后作用于自身和邻近细胞的旁分泌介质的观点一致。

1991 年，第一个花生酸类物质受体——人血栓素受体被克隆。目前已有 13 种不同的花生酸类物质受体被克隆及认识，其中 9 种是环加氧酶衍生的前列腺素类受体，另 4 种是白三烯受体（表 6-1）。迄今为止所发现的这 13 种受体，均为视紫红质样、含 7 个跨膜区域、为 G 蛋白偶联受体。哺乳类动物中从鼠到人所拥有的 9 种 G 蛋白偶联前列腺素类物质受体包括：血栓素受体（thromboxane receptor，TP）、前列环素受体（prostacyclin receptor，IP）、PGF2α 受体（FP）、两种 PGD 受体（DP1 和 DP2）和 4 种 PGE_2 受体（EP1，EP2，EP3 和 EP4）。这些受体由不同的基因编码。此外，EP3，FP 和 TP 受体还有几种剪接变异体，仅在 C-末端有差别（彩图 16）。

第二种 PGD 受体，DP2（也称为 CRTH2），诱导细胞内钙动员，在 2 型 T 辅助细胞中是趋化因子受体。在人嗜酸性粒细胞中也发现 DP2，在该类细胞中 PGD_2 和 15-脱氧-PGJ_2（PGD_2 的降解产物）两者可在纳摩尔浓度水平作为活化配体。

前列腺素类物质受体的其余 8 种，根据其功能特性和结合的第二信使系统分为三类。IP，DP1，EP2 和 EP4 是平滑肌"松弛型"受体，主要通过 Gs-介导的细胞内 cAMP 的增加来传导信号。EP，TP 和 EPI 受体组成了"收缩型"亚群，通过 Gq-介导的细胞内钙的增加来转导信号。EP3 被称为"抑制型"受体，因为它们与 Gi 结合可引起细胞内 cAMP 的抑制。

表 6-1 花生酸类物质受体类型及其特征的总结

受体	相关配体	特性(1)	细胞内信号
IP	PGI_2	松弛型	↑cAMP
TP	TXA_2	收缩型	↑Ca^{2+}
FP	$PGF_{2\alpha}$	收缩型	↑Ca^{2+}
DP1	PGD_2	松弛型	↑cAMP
DP2(CRTH2)	PGD_2	化学诱导物	↑Ca^{2+}
EP1	PGE_2	收缩型	↑Ca^{2+}
EP2	PGE_2	松弛型	↑cAMP
EP3	PGE_2	抑制型	↓cAMP
EP4	PGE_2	松弛型	↑cAMP
BLT1	LTB_4	局限于白细胞	↑Ca^{2+} ↓cAMP
BLT2	LTB_4	广泛分布	↑Ca^{2+} ↓cAMP
CysLT1	LTC_4	肺SMC,巨细胞	↑Ca^{2+}
CysLT2	LTC_4, LTD_4	脾,Purkinje纤维等	↑Ca^{2+}

(1)平滑肌细胞活性

cyclic AMP (cAMP). 环状 AMP; smooth muscle cells (SMC). 平滑肌细胞

关于前列腺素类物质受体生理和药理学的几个方面需要在此解释。第一，PGE_2 受体 4 个受体亚型的存在是非常特殊的，因为其他前列腺素类物质（除了 PGD_2）仅有一种受体。通过对前列腺素类物质受体的基于序列的系统进化树分析发现，4 种 PGE_2 受体是最先产生的，因为它们之间的同源性低于不同类型前列腺素类物质受体间的同源性。因此这 4 种 PGE_2 受体可能具有特殊的生理功能，而其他前列腺素类物质受体很可能是从功能相关的 PGE_2 受体亚群通过基因复制衍生而来的。第二，虽然每种前列腺素类物质受体均有很高的配体选择性，但仍可发生在前列腺素类物质间而不是相关配体间的交叉活化；同一配体在不同浓度时产生不同的下游信号通路也可能发生。第三，前列腺素类物质受体和信号通路的多样性，加上它们在组织中的差异性表达，解释了为什么同一个 PG 在不同的浓度或者不同的组织中有时可产生相反的作用。

至今已知的 4 种膜 LT 受体中，两种是 LTB_4 受体（BLT1 和 BLT2），另两种是半胱氨酰白三烯（cysteinyl LTs，CysLTs；CysLT1 和 CysLT2）受体。与配体结合亲和力高的 BLT1 主要在白细胞中表达，而 BLT2 在组织中分布广泛，与 LTB_4 亲和力较低。这两种受体都是通过细胞内钙动员和腺苷酸环化酶的抑制进行信号传递。

已有药理学证据支持 CysLTs 不同受体的存在。CysLT1 是研制控制哮喘症状的抗-LT 药物的最早靶标。CysLT1 的分子特点证实它是一个 G-蛋白偶联受体，而 LTD_4 是它的最佳内源性配体。CysLT1 在肺平滑肌细胞和组织巨细胞表达，受体的激活引起细胞内钙的升高。

CysLT2 最早在气管和肺部静脉标本中通过药理学方法发现，在脾、心脏 Purkinje 纤维、肾上腺和某些器官的微血管中有表达。LTD_4 和 LTC_4 都是这个受体的等效激动药，当激活时也引起细胞内钙的升高。其他 CysLT 受体可能存在，但尚未最终定性。

值得注意的是，花生酸类物质除了激活血浆膜受体外，还被认为可能是核受体的配体，尤其是过氧化物酶增殖物激活受体（peroxisomal proliferator-activated receptor，PPAR）家族的成员。然而，与已经公认的膜受体功能不同，花生酸类物质核受体信号传导通路在体内的机制尚不清楚。已发现 PGA 和 PGD 系列的一些前列腺类物质可作为 PPARα 或 PPARδ 在受体活化和功能试验的配体（如促进成纤维细胞分化为脂肪细胞）；这些前列腺类物质脱水的产物（如 15-脱氢-$\Delta^{12,14}$-PGJ_2）和脂加氧酶途径的产物，如 8(S)-HETE and LTB_4，均有相似的作用。

有学者推测从 COX-2 形成的 PGI_2 可作为 PPARδ 的天然配体，介导从结直肠癌发生，到细胞凋亡，到胚胎种植的一系列过程。然而，与传统的通过花生酸类 G 蛋白受体偶联信号传导相比，生理状态下花生酸类通过核受体传导信号的相对重要性仍有待推测。

三、花生酸类物质与生殖

花生酸类物质在生殖过程中的作用是对它们的生理学功能研究最深入的一个方面。事实上，PGs 促进子宫收缩这一特性引起了对它们的发现。PGs 在刺激子宫收缩和诱导宫颈成熟的作用使得该类物质及其合成类似物成为引产和终止妊娠的理想药物。如，PGE_1 类似物米索前列醇，可单独或与米非司酮联合应用于早期、中期和晚期妊娠的终止。

在一些哺乳动物种属中，经典 NSAIDs 通过抑制花生酸类物质的生物合成可抑制排卵，PGE_2 和 $PGF_{2\alpha}$ 作为有效的黄体溶解药物已被兽医中广泛接受。在胎儿期，前列腺素的生物合成参与维持动脉导管（ductus arteriosus，DA）开放的作用；有个案报道，妊娠期间使用 NSAID 与 DA 早闭和胎儿死亡风险增加有关。有关花生酸类物质途径的分子生物学方面的研究进展大大改善了我们对 PGs 在生殖方面的认识。表 6-2 总结了花生酸类物质发挥生理作用或有治疗相关性的主要生殖步骤。

表 6-2 花生酸类的生殖生理及治疗作用

功能	COX 酶	类花生酸类物质	受体	治疗
排卵	COX-2	PGE_2	EP_2	
黄体溶解		$PGE_{2\alpha}$	FP	
受精	COX-2			
着床	COX-2	PGI_2	PPAR	
蜕膜化	COX-2	PGI_2	PPAR	
痛经	COX-2	PGE_2/$PGF_{2\alpha}$/PGI_2		NSAIDs/昔布类
DA 重建	COX-2		EP_4	
先兆子痫		PGI_2/TXA_2		阿司匹林？
子宫颈软化				PCE 类似物
早产	COX-2	PGE_2/$PGF_{2\alpha}$		NSAIDs/昔布类
分娩	COX-1	$PGF_{2\alpha}$	FP	
勃起障碍				PGE_1

（一）促性腺激素的释放

前列腺素可调节黄体生成素（luteinizing hormone，LH）的分泌，并在一定程度上调节卵泡刺激素（follicle-stimulating hormone，FSH）的分泌。这个作用认为是通过调节下丘脑黄体生成素释放激素（luteinizing hormone-releasing hormone，LHRH）实现的，因 PGE_2 在体内刺激 LHRH 的释放，并不直接影响 LH 从垂体释放。此外，在永久神经元中存在 COX-1 和 COX-2 的转录子。PGE_2 对 LHRH 脉冲产生器也可能起调节作用。

但是对 COX 缺陷的小鼠研究发现，COX-1 缺陷和 COX-2 缺陷的小鼠与野生型的小鼠下丘脑 LHRH 的含量并不存在差异。这一发现提示，小鼠 LHRH 的产生中无论 COX-1 或 COX-2 均非独立起作用。动情周期中 COX 酶缺乏对 LHRH 脉冲释放的潜在作用仍有待研究。

与下丘脑 LHRH 情况相反，在 COX-1 和 COX-2 缺陷的小鼠中垂体 FSH 的水平是显著升高的。COX 缺陷的小鼠中垂体 LH 含量也有升高的趋势，尽管这种增加并不明显。COX 缺陷的小鼠垂体中 FSH 含量增加的机制并不清楚。然而，与野生型小鼠相比，COX-1 和 COX-2 缺陷的小鼠血浆促性腺激素和类固醇水平并没有改变。

另外，COX-1 和 COX-2 缺陷的小鼠表现有正常的动情周期及交配行为。因此，COX 酶可能并不参与神经内分泌轴的调节，提示 COX 缺陷的小鼠中观察到的生殖异常是源于外周生殖器官的缺陷。

（二）排卵

PGs 在卵巢功能中的重要作用许多年前已经发现，它们复杂的作用机制已有阐述（见第 9 章）。一系列精细的研究发现，鼠卵巢中排卵前卵泡 COX-2 的诱导在 LH 峰刺激的排卵过程中是一个必要过程。

COX-1 在卵泡膜细胞和黄体中以组成型表达，而 COX-2 经 LH-诱导在鼠排卵前卵泡的颗粒细胞中存在。这一发现在其他哺乳动物种属中也得到证实，其中包括牛和马。不同物种中 LH 峰诱导排卵前卵泡中 COX-2 的产生需要的时间差异相当大（大鼠需要 2~4h，牛需要 18h，而马需要 30h），然而每个哺乳动物种属中诱导 COX-2 的表达常均在排卵前近 10h 内发生。

LH 峰诱导的 COX-2 在猕猴（一种灵长类动物）颗粒细胞中的表达，已通过反转录酶-多聚酶链反应和免疫细胞化学方法确认。此外，研究证实猕猴卵泡中注入吲哚美辛，可以抑制卵子从卵巢释放。

因此，在灵长类动物、啮齿类动物和驯养动物种属中，诱导 COX-2 的出现可能作为排卵的预示信号。由 LH 峰引发一连串蛋白分解事件，最终引起卵泡破裂和卵子释放的排卵过程，常被比作一个炎症反应。从这一点出发，参与这个过程的应该是 COX-2，而不是 COX-1。

对 COX-1 和 COX-2 缺陷的小鼠进一步研究使 COX-2 在排卵过程中的主导作用得到认可。缺乏 COX-2 酶的小鼠有多种生殖缺陷，包括排卵障碍，而 COX-1 缺陷的小鼠虽然分娩困难但排卵正常。生物化学研究揭示，外源性促性腺激素［孕马血清促性腺激素（pregnant mare serum gonadotropin, PMSG）和人绒毛膜促性腺激素（human chorionic gonadotropin, hCG）］应用8h后，野生型和COX-1缺陷的小鼠卵巢内PGE2水平升高了4倍，而COX-2缺陷的小鼠没有这种升高的现象。

细胞水平的研究发现，COX-2缺陷小鼠排卵失败的初始缺陷是卵丘膨胀障碍。这种障碍可能是卵丘和卵泡壁蛋白多糖含量改变导致的。COX-2缺陷是否也影响参与卵泡壁破裂的蛋白分解酶的激活仍不清楚。然而吲哚美辛的治疗确实可以引起猿猴卵巢中的卵子滞留，但不影响卵泡的破裂。

在野生型动物中使用昔布类作为COX-2酶选择性抑制药的药理学研究证实了COX-2在排卵过程中的重要作用。给予塞来昔布的小鼠和给予NS-398的大鼠排卵明显减少。NS-398也可减少体外分离的LH-刺激的大鼠排卵前卵泡中PGE_2的合成。

在这个试验中NS-398对PGE_2合成的抑制程度与吲哚美辛达到的效果相似，从而支持了先前观察到的经典NSAIDs导致的排卵障碍是由COX-2介导的这一结论。最后，在一个随机双盲对照研究中观察到COX-2的选择性抑制药罗非昔布可引起卵泡破裂延迟，也支持了NSAID的应用与排卵障碍导致的可逆性女性不孕之间的相关性。

几个方面的证据提示，PGE_2是介导排卵过程的COX-2的主要产物。第一，随LH峰到来卵巢PGE_2产生增加。第二，促性腺激素预处理的COX-2缺乏的小鼠应用外源PGE_2后不排卵表现被纠正。同一个实验中应用$PGF_{2\alpha}$也可轻度改善排卵结局，但最可能的原因是$PGF_{2\alpha}$对PGE受体的交叉激活，因为在FP缺乏的小鼠中并未发现排卵异常。第三，在两个独立传代的EP2缺陷小鼠中，发现其排卵率中度下降，但在其他前列腺素类物质受体突变的小鼠中并没有观察到明显的排卵障碍。EP2缺陷的小鼠生育力严重受损，部分与排卵障碍相关，受精失败明显。

EP2在排卵前卵泡的卵丘细胞中特异表达，并受促性腺激素刺激而发生上调，支持它在排卵和受精过程中的作用。EP2缺陷的小鼠受精障碍是因为在输卵管中卵丘无法膨胀，这种现象在COX-2缺陷小鼠的排卵前卵泡中也可观察到。这些研究提示，EP2诱导排卵后卵丘的有序膨胀，确保成功受精，在排卵的后期事件中发挥关键作用；然而，它与卵泡破裂和卵子释放相关，但不是不可或缺的。

与这些前期发现相反，在COX-2和EP2缺陷成年小鼠中的一个随访研究发现，这些缺陷主要影响排卵过程，而不是卵泡生长、卵子成熟或受精。这个研究还发现，COX-2和EP2缺陷的成年小鼠中发生的严重排卵障碍，在同类型的未成年小鼠（3周龄）中并未出现。这些发现提示，成年鼠的排卵过程更多地依赖PGs。

在生理上，如果EP2是启动PGE_2诱导卵泡排卵作用的受体亚型，那么在EP2缺陷的小鼠中排卵表现型的不完全外显，提示其他EP受体亚型在这个过程中存在补偿作用。除了EP2，在小鼠和猴的卵子中也可检测到EP4信使RNA（messenger RNA, mRNA）和蛋白。近期更多数据表面，有多个EP受体参与灵长类动物排卵期卵泡蛋白水解的调节。

（三）黄体功能和黄体溶解

激素刺激后24h COX-1和COX-2突变小鼠卵巢的PGE_2水平被轻度抑制。该发现提示，虽排卵过程中主要受COX-2衍生的PGs的影响，在黄体形成过程中两种同工酶都有助于PG的产生。但在颗粒细胞生长或黄体形成中任何一种COX同工型都不是必须的，因为在促性腺激素刺激后24～30h，野生型小鼠与COX缺陷的小鼠卵巢形态和类固醇激素的产生都是相似的。而且野生型小鼠、COX-1缺陷小鼠与COX-2缺陷小鼠之间动情周期并没有明显差别。

现已确认，$PGF_{2\alpha}$是多种非灵长类哺乳动物种属的生理性黄体溶解剂，黄体退化依赖于子宫的存在。这一发现成为畜牧业的重大突破，$PGF_{2\alpha}$及其合成类似物被常规应用于调节家畜的饲养。

在正常的动情周期，虽然FP在小鼠的黄体中表达，但在FP缺陷的纯合子小鼠中并未发现动情周期或黄体数目的改变。另一方面，FP缺陷的孕小鼠由于在分娩发动前缺乏黄体溶解而表现出分娩障碍。因此，$PGF_{2\alpha}$作为黄体溶解剂在孕小鼠中，而不是在非孕的有正常动情周期的雌性小鼠中起作用。

PGs在灵长类动物黄体溶解中的作用尚不十分清楚（见第9章）。与其他哺乳动物不同，灵长类动物的黄体在缺乏子宫的情况下可发生黄体溶解。然而有证据表明，卵巢局部产生的PGs可能作为促进黄体溶解的介质。例如，人类黄体可产生$PGF_{2\alpha}$，而

$PGF_{2\alpha}$ 的特异性受体又定位在黄体组织。高剂量的 $PGF_{2\alpha}$ 直接注入人体内的黄体中，也可以导致黄体的过早退化和月经周期的缩短。

另一方面，猿猴中 PG 合成抑制药的实验结果尚不确定。同样，灵长类动物卵巢或黄体的黄体期中 PG 水平是否显著改变也不甚清楚。因此，尽管已有相当的证据显示卵巢或黄体来源的 PGs 可能参与诱导灵长类动物中黄体的退化，但要彻底地解释这个问题，仍需要进一步的研究。

（四）受精、植入和蜕膜化

COX-2 缺陷小鼠的表现型支持了 PGs 在卵子成熟和受精中的作用（见第 9 章）。除了排卵障碍，COX-2 缺陷的雌性小鼠经 PMSG 和 hCG 刺激产生的少数卵子完全不能受精。与此发现一致，免疫染色检测发现野生型小鼠卵丘细胞中的 COX-2 酶位于排出的卵子周围。因此，卵丘细胞局部 COX-2 衍生 PGE_2 可能作为自分泌因子，激活 EP 受体和诱导成功受精必需的卵丘细胞扩张。

另一方面，COX-1 不是胚胎植入和子宫蜕膜化所必需的。因 COX-2 缺陷小鼠在排卵和受精过程中均有障碍，这些动物的植入和蜕膜化过程只能通过胚胎移植（来自野生型小鼠）和腔内油灌注诱导人工蜕膜化的操作来进行研究。

最初发表的研究结果显示，假孕后 5d，50% 移植的胚胎可在野生型小鼠子宫中成功植入，但在 COX-2 缺陷小鼠中不到 2% 的胚胎植入成功。同样，诱导人工蜕膜化可使野生型小鼠子宫净重增加 16 倍，但未能使 COX-2 缺陷小鼠子宫重量有任何明显增加。COX-2 缺陷小鼠植入和蜕膜化的失败，并非由于卵巢功能障碍导致的类固醇激素不足，孕酮和雌激素的补充也不能改变这一表型。

小鼠子宫中 COX-2 表达的动态调节也支持 COX-2（而不是 COX-1）在这些过程中的特异作用。虽然 COX-2 一般情况下在子宫中表达很少，但在人工蜕膜化后 2h 其表达迅速被诱导，8h 内又回到基础水平。相反，COX-1 在小鼠子宫中组成型表达，在蜕膜化过程中它的表达几乎没有改变。

Cheng 和 Stewart 进行的一个独立研究中，COX-2 在植入中的重要作用是有争议的。他们关于 COX-2 在胚胎植入和子宫蜕膜化中的研究得出结论：COX-2 在介导初期子宫蜕膜化反应起作用，但在妊娠其他阶段，对胚胎植入、维持蜕膜生长或胚胎发育不是必需的。

PGI_2 可能是介导 COX-2 依赖的胚胎着床和子宫蜕膜化的花生酸类物质。有研究者提出，PGI_2 在这些过程中的作用是通过核受体 PPARδ 介导的。PGI_2 是植入和蜕膜化部位形成的含量最大的前列腺素类，且妊娠第 5～8 天 PGI_2 合酶转录子也在植入部位出现并上调。

两种 PGI_2 类似物［前列碳环素（carbaprostacyclin，cPGI）和伊洛前列腺素（iloprost）］可激活 PPARδ；IP 缺乏的小鼠生育功能正常。根据这些早期研究发现，有学者提出了以下假设：内源性 PGI_2 通过 PPARδ 介导胚胎植入和蜕膜化。蜕膜化阶段 PPARδ 和 PGI_2 在子宫的协同表达支持了这一点。此外，COX-2 缺陷小鼠植入和蜕膜化可由 PGI_2 激动药，如 cPGI 和伊洛前列素（也是一个经典的 PPARδ 选择性激动药，L-165,041）重建。并且，已发现 PPARδ 对自发的和植入前 PGI2 刺激的胚胎发育和囊胚孵化是必需的。通过激活 PPARδ，人工培养的胚胎植入情况得到改善。

然而，关于这个假设的可靠性还有许多问题有待解答。第一，有报道 PPARδ 缺乏的小鼠有不同的表现型。第二，cPGI 和伊洛前列素已显示可激活 PPARδ，但我们不能肯定地假设说内源性 PGI2 也如此。实际上，另一个膜 IP 的 PGI2 激动药西卡前列素并不是 PPARδ 的活化剂，提示当我们从 PGI2 类似物进行数据外推时应该慎重。第三，COX-2 和 PPARδ 介导的植入和蜕膜化可能通过不同的或复杂的途径。近期研究提示，IP 受体在植入前胚胎发育和介导胚胎对外源 PGI_2 的反应中起着重要作用，这更加混淆了我们的认知。一个 PPARδ 激动药在 IP 受体敲除的小鼠中不起作用，提示 IP 活化的下游可能是核受体途径。显然，关于这个话题需要更多的研究。即使 PGI_2-PPARδ 假说表面上被接受，子宫中这一信号通路的机制和下游事件仍有待确认。COX-2 缺陷小鼠子宫中并没有发现植入相关基因或类固醇反应的特异性缺陷。这些动物中植入障碍和蜕膜化失败的直接原因仍未知。然而明确的是，植入的胚胎发育至足月还需要其他花生酸类物质。因此，应用 cPGI 可改善 COX-2 缺陷小鼠的植入和蜕膜化，但这些植入的胚胎后续的生长，与在野生型小鼠中的情况没有可比性。有意义的是，cPGI 和 PGE_2 同时应用，可显著改善COX-2缺陷小鼠的胚胎发育和蜕膜生长。

（五）月经和痛经

痛经是一种妇科疾病，定义为月经相关的疼痛的发生，其发病机制涉及PG的生物合成异常（更详细的讨论见第27章）。痛经女性子宫内膜和经血中$PGF_{2\alpha}$和PGE_2水平升高，$PGF_{2\alpha}$与PGE_2比值升高。

在子宫内膜异位症组织中可检测到PGI_2合成的能力显著增强。这种增强被认为在子宫内膜异位症中可引起痛觉过敏，并对痛经起重要作用。另外，宫腔内注射$PGF_{2\alpha}$可引起子宫收缩和痛经样疼痛。

临床试验积累的数据显示，80%的严重原发性痛经的患者应用经典NSAIDs后可在相当程度上缓解疼痛。塞来昔布和伐地昔布，两种COX-2选择性抑制药，也用于治疗原发性痛经。然而，因为与Stevens-Johnson综合征发生和心血管风险增加相关，伐地昔布在2005年撤出临床应用，但塞来昔布仍在使用。

（六）分娩以及NSAID在早产中的应用

PGs在足月分娩和早产中的作用曾引起广泛的兴趣（见第12章和第28章）。30多年前就已发现阿司匹林样药物可延缓人类的分娩，NSAIDs在不同种属中作为延缓足月分娩和早产进程的有效药物也广为人知。妊娠期间母体和胎儿组织产生的PGE_2和$PGF_{2\alpha}$，在体外和体内均能刺激子宫收缩；它们还能促进引起子宫颈扩张和变薄的协调的炎症反应。对COX-1和前列腺素类受体缺陷的小鼠的研究使我们对PGs在分娩和早产过程中的作用及作用机制有了更深入的认识。

虽然FP缺陷的雌性小鼠可以正常地生长和发育，也能如期妊娠，但是它们不能正常地足月分娩。该并发症完全可归因为分娩受阻。在预产期或之前对FP缺陷小鼠进行剖宫产手术可挽救胎儿，使之正常存活。足月妊娠时子宫中催产素受体的诱导被认为可触发分娩，但这在FP缺陷小鼠子宫中并不发生。

此外，FP缺陷小鼠在临近足月时不会出现母体血浆中孕激素水平的下降；而这个下降在哺乳动物分娩前是常见的现象。在足月前切除卵巢可完全纠正FP缺陷小鼠的分娩异常。因此，FP缺陷孕鼠卵巢切除后降低血浆中孕激素的水平，诱导子宫中催产素受体的表达，在24h内启动分娩。这些发现提示，在啮齿类动物中，$PGF_{2\alpha}$通过在卵巢中的溶黄体作用诱发分娩；它在子宫肌层中的子宫张力作用不是分娩必需的。

COX-1缺陷小鼠中也有类似的分娩障碍，而应用$PGF_{2\alpha}$足以纠正这一缺陷。因此，COX-1是足月分娩正常启动和进展所必需的，不能通过正常的COX-2活性来补偿。引人注意的是，在COX-1基因敲除小鼠模型中，卵巢$PGF_{2\alpha}$的水平可减少85%，而剩余的PG仍足以促使分娩启动时黄体溶解的按时发生。胎儿$PGF_{2\alpha}$在这个过程中的作用仍不清楚。有试验将野生型小鼠和COX-1缺陷小鼠的囊胚交换移植，发现母体COX-1的表达对正常分娩的启动是充分且必要的。

然而在另一个研究中，COX-1缺陷雌性小鼠孕育的野生型胎儿可如期分娩且生存率正常，提示母源的$PGF_{2\alpha}$不是必需的。胎儿$PGF_{2\alpha}$有助于分娩这一观点也得到Cook及其同事研究的支持。研究发现，增加小鼠胎盘$PGF_{2\alpha}$的生物合成（至少部分是由于COX-2上调催化产生的）和子宫活化和如期分娩相关。

对FP缺陷小鼠的研究发现，就分娩而言$PGF_{2\alpha}$作用的最初靶组织是黄体，然而COX-1在卵巢中的mRNA水平非常低，且妊娠期没有改变。这与妊娠晚期子宫中COX-1呈40倍增加的现象截然相反。此外，PGF合酶和一种$PGF_{2\alpha}$代谢酶（15-OH-PGDH），在孕鼠子宫内受到的调节也呈时间依赖性，表现为妊娠晚期PGFS的显著增加和15-OH-PGDH的减少。因此，显然主要是子宫源性的$PGF_{2\alpha}$激活卵巢FP并且决定分娩的时机。

PG受体缺陷小鼠而非FP基因敲除小鼠分娩表型缺失，提示PGs在促进小鼠宫颈扩张和肌层收缩方面并不那么重要。$PGF_{2\alpha}$独有的的溶黄体作用使得它在鼠分娩中的功能是必不可少的，这一发现也支持了上述假说。而$PGF_{2\alpha}$的这个作用在人类分娩大不相同。人类子宫肌层中产生多种PGs，其中前列环素含量最高。近期研究显示，通过IP受体诱导收缩蛋白的基因编码，PGI_2刺激妊娠的人类子宫肌层在分娩中收缩反应增强。EP1，EP3和FP的受体位点在人类子宫肌层组织中，与产生PGs的酶（包括COX-2和PGE合酶异构体）一样。

PG产生的增加也与子宫颈扩张相关，一个局部应用的PG产物，包含地诺前列腺素或米索前列醇，在人类分娩诱导中常用于软化和扩张子宫颈。妊娠女性子宫颈局部应用PGs可引起与生理性宫颈扩张一致的临床、组织学及生物化学方面的改变。PGs在人类子宫颈扩张中的作用机制仍未知，但可能包括重要的降解酶的诱导，以及具有修饰蛋白多糖功能的蛋白其编码基因表达的改变。COX 和 PG 受体缺陷受体基因敲除小鼠其子宫颈扩张和子宫张力反应的表型缺失，提示可能存在种属差异性，或者在这些组织中两种 COX 酶之间可能存在代偿作用。

虽 COX-1 参与足月妊娠分娩，COX-2 的诱导很可能是 PG 介导的早产的首要原因。COX-2，而非 COX-1，在脂多糖（lipopolysaccharide, LPS）引发的炎症介导早产模型中被诱导产生。在一个小鼠模型中，COX-2 的选择性抑制药 SC-236 较 COX-1 的选择性抑制药 SC-560 更有效地中断 LPS 促进的早产及增加子宫 PG 的合成。并且，COX-1 缺陷小鼠足月妊娠分娩启动延迟，LPS 治疗后早产的启动没有延迟。

虽然在 LPS 诱导的小鼠早产模型中 COX-2 衍生的 $PGF_{2\alpha}$ 可能作为一个黄体溶解剂，我们仍不清楚 $PGF_{2\alpha}$ 的子宫张力作用和其他 COX-2 衍生的 PGs 是否也在这个过程中起作用。而后者可能与人类早产尤其相关，因为 COX-1 和 COX-2 共同的抑制药吲哚美辛，已经被成功地应用与治疗人类早产，无论是通过全身还是阴道局部给药。

但是出于对吲哚美辛在胎儿及新生儿并发症方面的担忧，如动脉导管狭窄，吲哚美辛作为子宫收缩抑制药的临床应用受限。应用 COX-1 和 COX-2 选择性抑制药的小鼠研究发现，吲哚美辛在早产中的应用相关的不良反应，主要是对 COX-2 的抑制作用。临床上应开发 COX-1 的选择性抑制药，以期在作为子宫收缩抑制药时较经典 NASAIDs 产生更少的不良反应。当以胎儿导管血流作为判断潜在不良反应的一个指标时，动物及妊娠女性中比较吲哚美辛和昔布类的相关研究产生了不同的结果。

（七）动脉导管重塑

如本章节前面提到的，使用 NSAIDs，如吲哚美辛，在治疗早产方面的一个并发症就是引起胎儿 DA 早闭。DA 是一个大的胎儿血管，将肺循环中的去氧血液分流至降主动脉和脐动脉胎盘循环中进行氧合作用。新生儿适应自发呼吸后，DA 的快速重塑使之闭合。虽然在子宫中 DA 的开放对胎儿的正常生长和发育是必需的，出生后 DA 无法关闭，称为持续性动脉导管未闭，通过引起循环系统并发症如肺动脉高压和充血性心力衰竭，影响产后胎儿健康。

前列腺素与 DA 的功能及其在围生期的重塑关系密切，关于它们作用机制的研究才刚刚开始。应用吲哚美辛导致胎儿 DA 早闭的发现提示胎儿 PGs 对维持 DA 开放是非常关键的。然而，缺乏 COX-1 和 COX-2 的小鼠不能产生任何 PGs，产后死于 DA 开放，提示我们子宫内胎儿来源的 PGs 不是维持 DA 开放所必需的。但是 PGs 在出生后 DA 重塑方面的作用是不可缺少的。

应如何统一这种表型和药理学抑制性研究的结果？研究者曾推测，胎儿循环中的 PGE_2（部分由胎盘提供）维持子宫中 DA 的开放，而在 DA 中的 COX-2 产生的收缩剂 PGs 对出生后 DA 的闭合非常重要。因此，吲哚美辛诱导的胎儿 DA 早闭可能反映了胎盘中起扩张作用的 PGE_2 合成的抑制，而减弱 DA 收缩的导管 COX-2 的抑制不充分。虽然仅 COX-1 的缺乏不会影响围生期 DA 的重塑，但在 COX-2 缺乏的背景下可加重 DA 开放的表型。

在其他研究中，平滑肌松弛受体 EP4 或 PGE_2 代谢酶 15-OH-PGDH 缺陷小鼠均由于 DA 开放出生后未能存活。出生当前 DA 中 EP4 的表达和胎肺中 15-OH-PGDH 的表达急速增加，支持了这些蛋白在围产期 DA 重塑中起重要作用的观点。

EP4 缺陷和 15-OH-PGDH 缺陷小鼠的表型，连同药理学研究的结果，支持 DA 重塑过程的替代模型。通过 EP4 传导的信号在 DA 开放和重塑中有两个重要作用，即血管扩张作用和心内膜垫形成（intimal cushion formation, ICF）。PGE_2 通过 EP4 的血管平滑肌松弛能力维持 DA 在胎儿时期的开放。当 PGE_2 的水平由于妊娠晚期诱导的 15-OH-PGDH 活性快速有效的代谢而骤然下降时，血管舒张作用是关键的，功能性 DA 闭合因氧分压增加被快速触发。出生后 ICF 堵塞血管腔并引起永久性闭合。DA 内 ICF 是血管平滑肌细胞迁移和增生、内皮层下透明质酸（hyaluronic acid, HA）产生以及弹性纤维成分减少的结果。妊娠晚期 PGE_2 通过 EP4 信号通路控制基因 HAS2 调节 HA 的合成和 ICF。

（八）妊娠诱发的高血压和先兆子痫

PGs 在妊娠诱发的高血压（pregnancy-induced hypertension, PIH）和先兆子痫中可能的作用，以及低剂量阿司匹林在它们的预防治疗中的潜在治疗效果已经引起广泛关注。PIH 和先兆子痫在妊娠中的发病率为 10%，被认为是危及母儿的重要和普遍的原因（见第 28 章）。

虽然该疾病确切的病因仍不清楚，PGI_2 和 TXA_2 的产生失衡被认为是多个潜在致病因素之一。PIH 发生之前已出现尿中 PGI_2 代谢产物的减少，并且重度先兆子痫患者 TXA_2 代谢产物分泌增加。

这些改变可能导致小动脉收缩、血小板活化和子宫胎盘功能不全这些与 PIH 和先兆子痫相关的临床结局。一个 TXA_2 活性增强的小鼠模型中，TP 在脉管系统中转基因过度表达，可引起宫内发育迟缓，但通过及时应用吲哚美辛抑制 TXA_2 可予以纠正。

许多临床试验致力于评估低剂量阿司匹林在预防先兆子痫中的作用。虽然一些随机对照研究提示对高危女性有保护作用，大多数大样本的临床试验并未发现低剂量阿司匹林在降低先兆子痫发病率以及改善先兆子痫高危孕妇的围生期结局方面有积极效果。

在一些研究中，入组时母体血清 TXB_2 浓度或摄入低剂量阿司匹林后的 TXB_2 水平降低，均与不良妊娠结局没有相关性，但这可能是由于研究设计缺陷，因为血清血栓素并不能充分反映血栓素生物合成的增加。阿司匹林临床试验失败的原因可能是 TX 产生增加并非初始的异常。较 ASA 改善先兆子痫胎儿结局的作用少有争议的是，低剂量阿司匹林在各类高血压群体中，包括先兆子痫女性，有时间依赖性的降压效果。

（九）花生酸类物质与男性生殖

如前所述，虽然 PGs 在女性生殖许多步骤中都起着重要作用，它们在男性生殖中的生理作用尚不清楚，基因敲除研究提示其作用并不明显。COX-1 缺陷或前列腺素类物质受体缺陷的小鼠并未发现雄性生殖缺陷。

另一方面，有相当多的研究发现，啮齿类动物和人类生殖系统中 COX-1 和 COX-2 酶表现出雄激素依赖性的调节以及独特的组织分布模式，PG 合成酶也是如此。已有研究发现，COX-2 衍生的 PGD_2 和 PGE_2 在介导 Leydig 细胞中细胞因子产生和调节大鼠附睾中的凋亡中有特殊作用。虽然这些研究并不明确，但提示我们 PGs 可能在男性生殖器官中以被调节的形式合成和发挥作用，尽管在这些部位它们的生理作用不是不可或缺的。

未来，对男性生殖系统中花生酸类物质作用网络的深入理解，可能使我们得以认识新的基于 PG 的治疗方法，或揭示现有治疗的机制。如，在大鼠输精管远端发现 COX-2 高度特异性的表达。因输精管远端有与阴茎海绵体相连的丰富的黏膜下静脉丛，来自输精管的 PGs 可能在勃起中起作用。在这个背景下，值得注意的是海绵体 PGE_1 注射在临床上已作为男性勃起功能障碍的有效治疗方法。虽然 PGs 最初是在男性精囊腺中被大量分离出来，它们在这个部位的作用还是一个谜。近期研究发现，卵巢 PGs 可能通过胰岛素和叉头框 O 亚族（Forkhead box class O，FOXO）转录因子途径作为精子诱导因子起作用，提示其与男性附属腺体来源的 PGs 可能协同作用。

（十）其他脂类介质：溶血磷脂酸和 1-磷酸鞘氨醇

除了花生酸类物质，其他脂类介质，尤其是溶血磷脂酸（lysophosphatidic acid, LPA）和 1-磷酸鞘氨醇（sphingosine-1-phosphate, S1P）也和生殖功能密切相关。首先，我们简短地剖析 LPA 的特点、合成和信号传导，然后再关注 SIP。

脂类介质 LPA 是一个脂质信号传导分子，同时也是磷脂类从头生物合成途径的中间产物，包含一个丙三醇骨架、磷酸头基团和一个长链脂肪酸（常为油酸或棕榈酸），最常见的是酰基连接（图 6-1）。LPA 的产生是复杂的，至少通过两条途径进行：由溶血磷脂或通过磷脂酸转化。几种磷脂酶活性是必需的，包括磷脂酶 A_1（phospholipase A_1，PLA_1）/PLA₂，溶血磷脂酶 D（lysophospholipase D，lysoPLD）和磷脂酶 D（phospholipase D，PLD）。其他细胞外磷脂酶，如分泌型 PLA_2（secretory PLA_2，$sPLA_2$-IIA）、膜相关 PA 选择性 PLA_1（membrane-associated PA-selective PLA1，$mPA\text{-}PLA_1$）和卵磷脂胆固醇酰基转移酶（lecithin–cholesterol acyltransferase，LCAT），也可能参与作用。LPA 信号转导主要通过 G 蛋白偶联受体家族的 6 个成员介导，目前被称为 LPA_1、LPA_2、LPA_3、LPA_4、LPA_5 和 LPA_6。

脂介质 S1P 是一个从充足的磷脂神经鞘磷脂衍生而来的具有生物活性的鞘脂类。神经鞘磷脂酶产生神经酰胺，由神经酰胺酶分解为鞘氨醇，随后被鞘氨醇激酶磷酸化为 S1P（图 6-6）。S1P 细胞内信号通过跨膜受体转运，但同时也有细胞内靶标。S1P 有 5 种受体，也属于 GPCP 家族的成员，为 $S1P_1$，

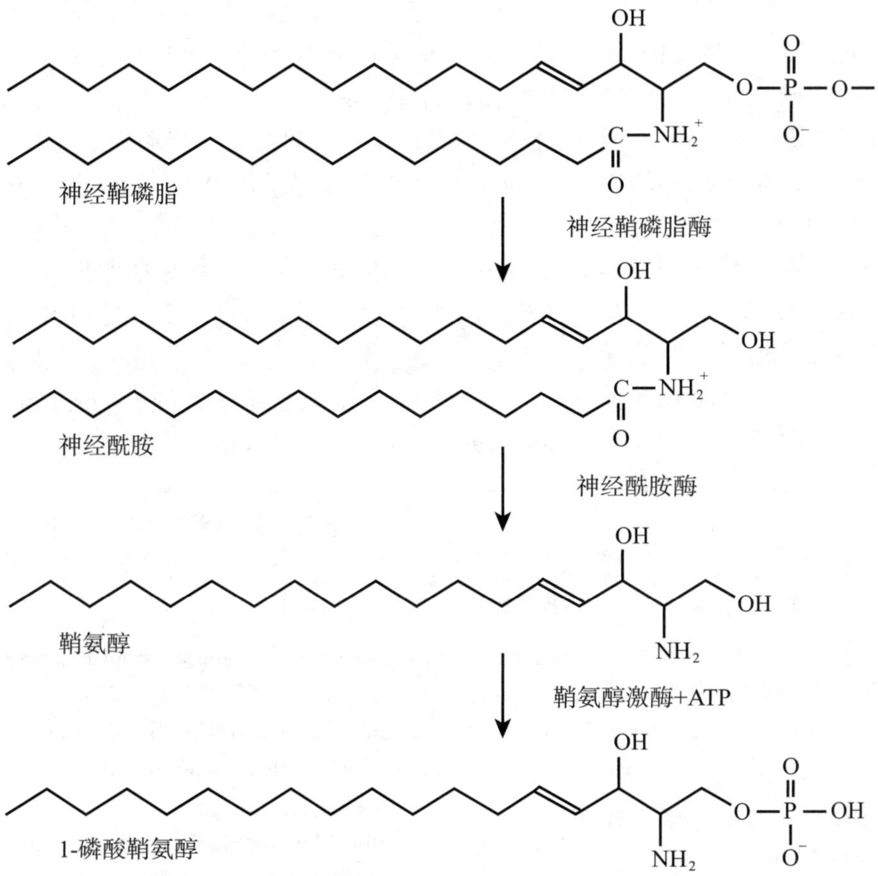

图 6-6　由神经鞘磷脂衍生的具有代表性的 S1P 脂介质的结构和生物合成

神经鞘磷脂酶移除磷酰胆碱头部基团产生神经酰胺。神经酰胺类裂解酰胺键移除一个脂肪链产生鞘氨醇。在 ATP 存在的情况下，鞘氨醇激酶磷酸化鞘氨醇产生 S1P

$S1P_2$，$S1P_3$，$S1P_4$ 和 $S1P_5$。S1P 对这些受体的刺激诱发一系列下游反应，包括 cAMP 的抑制、丝裂原活化蛋白激酶、磷脂酶 C 和 PI3 激酶的激活，引起大范围的细胞活动。

（十一）LPA 和 S1P 在生殖中的作用

早在 1980 年，人们发现具有不同脂肪酰基侧链长度和饱和度的一系列 LPA 分子可刺激大鼠子宫平滑肌收缩，LPA 在女性生殖系统中的作用已被认识。大部分 LPA 受体基因在小鼠中被打乱，部分影响生殖功能。LPA_3（也称作 Edg7）呈现女性生殖表型。在小鼠妊娠的极早期，大约胚胎第 3.5 天（E 3.5），LPA_3 的 mRNA 在输卵管、胎盘、子宫中表达，而卵巢和卵子中并没有检测到。LPA_3 被孕激素正调节，被雌激素负调节。LPA_3 缺陷的雌性小鼠产生小幼崽且妊娠期大概延长了 1.5d（正常孕期为 19.5d）。小鼠排卵、卵子转运或囊胚发育方面均未表现出明显的缺陷。然而，它们的缺陷和种植延迟、胚胎聚集或定位改变相关，导致胚胎发育延迟和死亡，使得幼崽个体变小。这些观察到的表型是母体而非胚胎 LPA_3 信号通路转导的结果。突出的是，这些表型和 $cPLA_2$ 基因敲除雌性小鼠和吲哚美辛治疗的啮齿类动物的表型相似。引人注意的是，LPA_3 缺陷雌性小鼠 E 3.5 子宫 COX-2 表达和 PGE_2/PGI_2 水平显著降低，因而将 LPA 信号通路与 PG 生物合成和生殖调控结合起来。总的来说，这一研究使我们提出一个设想，治疗上通过调控 LPA3 信号通路可能影响应用辅助生殖技术治疗不孕症时种植率低的问题。

LPA_1，LPA_2 和 LPA_3 在男性睾丸中差异性表达，后两者在生精小管的基底部，主要是不成熟生殖细胞（精原细胞和精母细胞）中，而 LPA_1 在生殖细胞中表现为阶段特异性表达。三联基因敲除小鼠表现为男性生殖缺陷，包括交配行为改变和导致不育的异源性生精功能中断。这些作用的机制还有许多疑问有待解答。

关于较新的LPA受体，LPA_4，LPA_5和LPA_6，目前没有证据提示它们参与这些生殖功能方面的信号通路。女性卵巢、子宫和胎盘中检测到LPA_4，但3个研究团队里仅有一个报道LPA_4缺陷小鼠的幼崽个体变小，但这明显归因于其他非生殖机制。

S1P在生殖功能中的作用有不同的线索来源。基于结合S1P的5种受体亚型的表达研究，我们得知仅有3种受体在小鼠中广泛分布，证据来源于蜕膜化时（E 4.5～7.5）的性腺组织和子宫。整个妊娠期中$S1P_1$和$S1P_2$与COX-2在母胎界面共定位，提示鞘脂类和PG信号通路间存在联系，也提示S1P在植入时协同子宫肌层血管形成。

因$S1P_1$缺陷小鼠，在胚胎发生中期死于血管形成并发症，因此，无法解读这一信号通路在生殖中的功能。$S1P_2$和$S1P_3$缺陷小鼠除了幼崽个体稍小外，没有明显的特异性表型。然而，当两种受体都被敲除时可出现不育。每个S1P受体亚型在女性生殖功能中的特异性作用还需要更多的研究。

人们已经认识到S1P在女性生育力保存中的作用。程序性细胞死亡（凋亡）在哺乳动物女性生殖系中是一个典型例子。由神经鞘磷脂在神经鞘磷脂酶作用下膜裂解，或在神经酰胺合酶作用下从头生物合成，产生神经酰胺，随后神经酰胺由卵丘细胞中被转运至相邻的卵细胞，诱导生殖细胞凋亡。这个过程可被在同一条信号通路中的神经酰胺代谢产物S1P或酸性鞘磷脂酶（acid sphingomyelinase, ASM）缺乏所阻断。S1P在早发停经以及癌症女性患者不孕治疗中，有较好的应用前景。

鞘脂类在男性生殖细胞凋亡中似乎也有一定作用。神经酰胺诱导男性生殖细胞中早期凋亡通路事件的发生，且可被S1P部分抑制。然而，虽然维持睾丸中神经鞘磷脂的正常水平和精子的正常活力依赖于ASM，睾丸神经酰胺产生以及生殖细胞抗凋亡的能力并不需要ASM。

四、总结

前列腺素和其他脂介质参与人类生殖过程的许多步骤。对于他们的作用机制的详细了解极大地得益于对两种COX酶、各个PG，LPA和S1P受体的认识，以及COX，PG和LPA受体基因缺陷动物模型的构建。这些研究揭示了两种COX酶中每一个酶，以及特定的PG和LPA受体通路，在哺乳动物生殖中的独特作用。

尽管至今已有许多进展，还有许多需要进一步学习，尤其是在PGs，LPA和S1P为关键因子的每个生殖步骤中，关于PG，LPA和S1P受体激活的下游分子事件。另一个挑战是，将动物模型中的发现整合到人类生殖内分泌学的PGs，LPA和S1P的研究中。对这个领域的持续关注和研究，将为生殖疾病（如子宫内膜异位症和早产）带来新的基于PG和其他脂介质的治疗方法，并减少育龄女性使用NSAID的不良反应。

完整的参考文献目录请查阅 Expert Consult Web site: www.expertconsult.com。

（译者 周泽虹 审校 李 蓉）

推荐阅读

Funk C D. Prostaglandins and leukotrienes: advances in eicosanoid biology. Science, 2001（294）: 1871 – 1875.

Gross G A, Imamura T, Luedke C, et al. Opposing actions of prostaglandins and oxytocin determine the onset of murine labor. Proc Natl Acad Sci U S A, 1998（5）: 11875 – 11879.

Kennedy T G, Gillio-Meina C, Phang S H. Prostaglandins and the initiation of blastocyst implantation and decidualization. Reproduction, 2007, 134（5）: 635 – 643.

Khan A H, Carson R J, Nelson S M. Prostaglandins in labor — a translational approach. Front Biosci, 2008（13）: 5794 – 5809.

Narumiya S, FitzGerald G A. Genetic and pharmacological analysis of prostanoid receptor function. J Clin Invest, 2001（108）: 25 – 30.

Reese J, Paria B C, Brown N, et al. Coordinated regulation of fetal and maternal prostaglandins directs successful birth and postnatal adaptation in the mouse. Proc Natl Acad Sci U S A, 2000（97）: 9759 – 9764.

Reese J, Zhao X, Ma W G, et al. Comparative analysis of pharmacologic and/or genetic disruption of cyclooxygenase-1 and cyclooxygenase-2 function in female reproduction in mice. Endocrinology, 2001（142）: 3198 – 3206.

Richards J S, Russell D L, Ochsner S, et al. Ovulation: new dimensions and new regulators of the inflammatory-like response. Annu Rev Physiol, 2002（64）: 69 – 92.

Sugimoto Y, Yamasaki A, Segi E, et al. Failure of parturition in mice lacking the prostaglandin F receptor. Science, 1997（277）: 681 – 683.

Tilly J L. Commuting the death sentence: how oocytes strive to survive. Nat Rev Mol Cell Biol, 2001（2）: 838 – 848.

Vermillion S T, Landen C N. Prostaglandin inhibitors as tocolytic agents. Semin Perinatol, 2001（25）: 256 – 262.

第 7 章

生长因子与生殖

（原著 Caterina Clementi, Stephanie A. Pangas, Martin M. Matzuk）

众多生长因子信号通路在胚胎发育的早期即被激活，对于胚胎的存活起着重要的作用。特别是转化生长因子 β（transforming growth factor beta，TGFβ）家族在胚胎生长和分化过程中十分关键，同时还会调控胚胎干细胞（embryonic stem cells，ESCs）的活性。比如激活素会维持胚胎干细胞的全能性，而骨成型蛋白（bone morphogenetic proteins，BMPs）却导致胚胎干细胞向特定方向分化。在生殖过程中，TGFβ 家族以及其他生长因子级联通路 [如 wingless-related（WNT），epidermal growth factor（EGF），steel-factor receptor（KIT）等] 会维持种系生殖系统的稳定性，还会调控生殖道的分化、生殖细胞的产生以及后代的繁衍过程（图 7-1）。在这一章中，我们将重点关注生长因子信号通路在哺乳动物生殖道及原始生殖细胞（primordial germ cells，PGCs）分化和发育过程中的作用，尤其是 TGFβ 家族的作用。

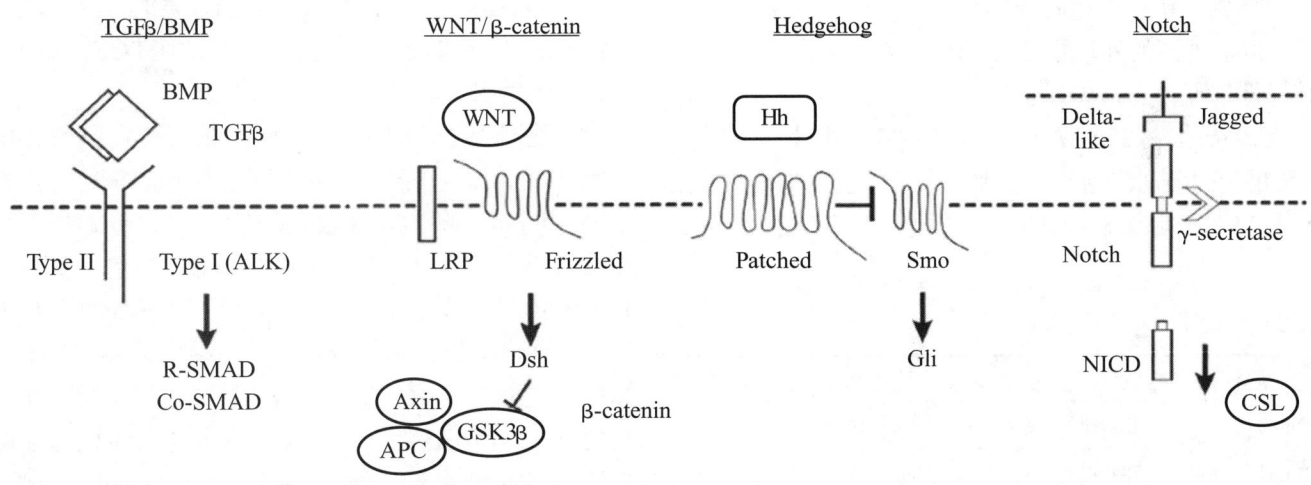

图 7-1　卵巢和子宫功能的 4 个主要信号通路

TGFβ/BMP．TGF-β 家族成员以二聚体蛋白形式被分泌到胞外，它们结合细胞表面的 1 型和 2 型丝氨酸苏氨酸激酶受体，使细胞内 SMAD 蛋白转录因子磷酸化（R-SMAD）。一旦这些蛋白磷酸化，R-SMAD 与普通 SMAD 便组成复合体，集聚于细胞核内，调控靶基因表达；WNT/β-catenin: 在 WNT 通路尚未发挥作用时，β-catenin 会被 GSK3（glycogen synthase kinase 3，GSK3），axin 和 APC（adenomatous polyposis coli，APC）构成的复合体所降解。WNT 通路发挥作用时，WNT 与 Frizzled 受体（跨膜受体）及其辅助受体 [低密度脂蛋白相关受体蛋白（low density lipoprotein receptor-related protein，LRP）] 相结合，这时由于磷酸蛋白分布零散（Disheveled，Dsh），GSK3β 复合体不能作用于 β-catenin，从而 β-catenin 状态稳定并且在胞质中不断累积，最终易位至核内构成 TCF/LEF 家族 [T-cell factor/lymphoid enhancer binding factor（TCF/LEF）family] 复合体的一部分。Hedgehog: Hedgehog 蛋白与跨膜受体 patched 结合，解除 Smoothened (Smo) 受体的抑制作用同时激活胶质瘤相关原癌基因（glioma associated oncogene，GLI）转录因子的活性。Notch：膜蛋白 Notch 受体与其邻近细胞膜上的配体 delta-like 和 Jagged 结合，激活 γ 分泌素复合体，导致 Notch 蛋白胞内区域（notch intracellular domain，NICD）被剪切掉。NICD 转移至胞核，激活 EB 病毒潜伏期 C 启动子结合因子（epstein-Barr virus latency C promoter binding factor, suppressor of hairless/Lag1，CSL 转录因子家族成员抑制剂）。本图显示的是不包括正、负调节在内的这些蛋白的核心信号通路

一、卵巢的发育

（一）生长因子在原始生殖细胞形成和迁移过程中的作用

在哺乳动物双侧性腺可以被确认之前，其卵巢和睾丸组织中的生殖细胞的发育需经历一段很长的时间（彩图17）。生长因子对于生殖细胞稳定性的维持以及它们向生殖嵴的迁移起着十分重要的调控作用。在原肠胚形成的起始阶段，原始生殖细胞祖细胞通过BMPs信号通路由外胚层而激发，这一点已由小鼠模型证实并列于表7-1中。外胚层分泌BMP4和BMP8B，内胚层分泌BMP2，由此可区分开早期胚胎中的原始生殖祖细胞和体细胞。这些BMPs信号通路是通过浓度依赖方式作用于外胚层上的BMP受体从而激起下游级联反应，包括对BMP SMADs的SMAD1和SMAD5的磷酸化作用，以及SMAD的协同蛋白SMAD4在这条通路中也具有功能。在胚胎形成后期胚龄（embryonic day，E）的E 5.5d和E 6.0d时，BMP2、BMP4和BMP8B会作用于多能性的外胚层干细胞上，诱导其具有向原始生殖祖细胞转变的能力。在～E 6.25d时6个邻近胚胎外围的外胚层细胞开始表达BMP调控和PGC特异性基因，如 *PRDM1*（PR domain containing 1，也称为 *BLIMP1*）和 *PRDM14*，同时这些细胞也即将成为真正的原始生殖祖细胞——胚胎中首批定型分化的细胞，到E 7.5d时40个初始PGCs已形成。

表7-1 PGC通路基因突变的小鼠表型（胚胎发育过程中所具有的功能）

基因名称	表型；研究发现
Bmp2	胚胎损伤；原始生殖细胞数量减少
Bmp4	胚胎损伤；原始生殖细胞缺如
Bmp8b	后代可存活；雄鼠不育；原始生殖细胞数量减少
Smad1	胚胎损伤；原始生殖细胞数量减少
Smad5	胚胎损伤；原始生殖细胞数量减少
Smad4	胚胎损伤；原始生殖细胞缺如
Prdm1（Blimp1）	胚胎损伤；原始生殖细胞特异性分化受损
Prdm14	不孕不育；原始生殖细胞特异性分化受损
Pou5f1（Oct4）	多能性标志物
Nanog	多能性标志物
Sox2	多能性标志物
Kitl	不同突变产生不同表型；原始生殖细胞迁移受损
Kit	不同突变产生不同表型；原始生殖细胞迁移受损
Tgfbr1（ALK5）	胚胎损伤；原始生殖细胞迁移性增强

表中所列项目的完整信息请参考：www.expertconsultbook.com

一旦PGC的特异性在E 7.5d时确定，PGCs将表达多能性标志物如 *POU5F1*、*OCT4*（octomer-binding transcription factor 4）、*SOX2*（SRY-box containing gene 2）、*NANOG*、*DPPA3*［(developmental pluripotency-associated 3) *Stella*］和 *ALPL*（alkaline phosphatase）。在E 7.5～8.5d时，PGCs的主要染色质发生变化，比如标志性地增多组蛋白H3的赖氨酸27三甲基作用（trimethylation of lysine 27 on histone H3，H3K27me3）和擦除其二甲基作用（H3K9me2），因此这些细胞在模式上与多能干细胞染色质的模式很相像。H3K27me3标志作用似乎对体细胞基因程序表达起到抑制作用，这也类似于ES细胞。在PGCs沿着后肠从卵黄囊的基质部位向生殖嵴迁徙时，这些改变会使PGC停滞于细胞周期的G2期，使PGCs瞬间变为转录沉默状态。

细胞外基质的浓度对于PGC的迁徙起到直接的影响作用，如果胞外基质堆积过多则PGCs迁移性减弱。例如，将TGFβ I型受体—— *Tgfbr1* 基因敲除或沉默来抑制TGFβ通路，从而使细胞外基质中TGFβ诱导的I型胶原蛋白减少，进一步增强PGC的迁移性。另外，体外研究发现一种生长因子KIT配体可以与PGCs上的KIT蛋白结合，通过化学趋化效应使PGC迁移至生殖嵴，这一点也与KIT蛋白通路功能的多向性一致，同时这些蛋白还会辅助PGC的生长分化和存活。其中PI3K/AKT和SRC信号通路也在下游参与KIT蛋白对于PGCs的功能调控。

（二）卵巢特异性分化

PGC向生殖嵴迁移过程中其自身不断分化并最终在合适位置"定居"下来。与此同时，性腺还没有开始分化并且这时的原始性腺具有双向分化的潜能。这具有双向分化潜能的性腺为迁移的PGCs形成壁龛，而其中BMP信号通路的作用是不可或缺的。生殖嵴上BMP I型受体基因缺失—— *Bmpr1a/Alk3*，会导致中肾间质中体细胞的死亡以及体腔上皮中 *Kitl*

水平下调，最终导致PGCs数量减少和迁移能力降低。鼠胚胎在E 10.5～11.5d时PGC的增殖便停止，相当于人类妊娠8～9周时期。对于生殖细胞来说Bmp7基因的作用不可小觑，研究发现Bmp7基因缺失的小鼠在E 11.5d后出现生殖细胞数量明显减少。而在人类胚胎中，BMP7可能被激活素所取代，因为人类卵巢中并不表达BMP7，同时BMP通路会导致生殖细胞凋亡。人类卵巢中，在PGCs进入减数分裂之前，激活素会增强生殖细胞存活和增殖能力。

只有多重信号通路被激发后，具有双向分化潜能的原始性腺才会向卵巢分化，而这其中就包括重要的WNT-β连环素通路。在Wnt4缺失的核型为XX小鼠中会出现部分性腺分化逆转的现象，其中WNT通路中的激活蛋白R-脊椎蛋白（R-spondin 1，Rspo1）、卵泡抑制素（follistatin，Fst）正是激活素和BMP通路的拮抗蛋白。核型为XX而RSPO1蛋白功能缺失的患者会出现完全的女性向男性性逆转分化，而染色体上WNT4和RSPO1区段的重复突变会导致核型为XY的患者出现男性向女性性逆转分化。在β-连环素持续过表达的核型为XY的小鼠身上也会出现同样雄性向雌性性逆转分化的现象。因此，β-连环素似乎是影响原始性腺特异性向卵巢分化的重要核心因子，同属于WNT和TGFβ家族通路的成员。WNT通路的活化维持着β-连环素的核转录及稳定性，β-连环素与众多TCF-LEF家族的转录因子相互作用从而启动特定基因的转录表达。转录因子SOX9通过诱导支持细胞的分化可以启动原始性腺向睾丸发育，而β-连环素水平的升高则会抑制SOX9的表达。β-连环素也可以增强Fst的表达，这一点正体现11.5dpc时雌性特异性蛋白表达的特点。Wnt4和Fst基因缺失的卵巢会发育出一个类似睾丸内部结构的腔脉管，与此同时会导致先天性生殖细胞缺失。Wnt4基因缺失的卵巢中Inhbb（activin B，激活素B）表达上调，Fst缺失的卵巢中也会表达Ingbb。Wnt4或Fst基因缺失小鼠与Inhbb基因缺失小鼠杂交后，其胚胎性腺发育时腔脉管形成被抑制从而挽救正常卵巢的发育，这一现象证明通过抑制Wnt4使Inhbb表达或拮抗卵泡抑制素使Inhbb激活，是卵巢特异性分化发育所必需的。研究发现Bmp2基因敲除小鼠会在E 11.5d之前死亡，而E 11.5d之后Bmp2也同样表达于雌性特异性组织中，然而在卵巢发育过程中Bmp2的具体作用仍需进一步研究。

男性生殖细胞在胚胎发育过程中停滞于有丝分裂阶段，直到胎儿出生前都不会进入减数分裂期。相反，女性生殖细胞在卵巢定位后不久便进入有丝分裂期，比如在小鼠机体这一现象约发生在E 13.5d。生殖细胞只有在内源性和外源性相关信号通路的共同作用下才会进入减数分裂期。小鼠胚胎中减数分裂的启动约在E 13.5d，早于卵巢的中肾源视黄酸（retinoic acid，RA）分泌后波。女性卵巢中RA的分泌促使生殖细胞中Stra8（stimulated by retinoic acid gene 8）的表达。Stra8基因缺失的雌鼠其生殖细胞则不会进入减数分裂期，减数分裂标志基因如Dmc1和Spo11也不会表达。男性生殖细胞中Stra8的表达被Cyp26b1的表达所抑制，同时导致RA降解。睾丸中Cyp26b1的缺失导致生殖细胞中Stra8的表达平行上升，正如一般卵巢发育中所见，而后续RA的持续存在及其通路对Stra8的调控使得生殖细胞启动减数分裂。男性生殖细胞中一些其他基因，如Nanos2（一种RNA结合蛋白）和Nodal（TGFβ家族成员）的表达会在胎儿出生前持续抑制Stra8的表达和作用，阻止生殖细胞进入减数分裂阶段。

（三）卵巢储备力的形成

在胚胎发育过程中卵巢中的卵母细胞成簇聚集，或可称之为生殖细胞囊（彩图17）。这些卵母细胞簇形成聚集团同时发生克隆分裂。卵母细胞的减数分裂进程在性腺具双向分化阶段时停留于第一次减数分裂前期，此时生殖细胞被体细胞分隔开并分化为始基卵泡。然而始基卵泡中的卵母细胞仍然停滞于第一次减数分裂前期，直到排卵时才会完成第一次减数分裂，卵泡和卵母细胞以这样的方式形成"卵巢储备力"，被认为是最终决定生育年限的关键因素。在小鼠出生时以及人类的妊娠中期胚胎中，生殖细胞囊会出现分解。小鼠的生殖细胞囊中的大多数生殖细胞会死亡，只有约1/3可以停留在始基卵泡阶段。人类也同样会发生大量生殖细胞的丢失，到出生时原来胎儿卵巢中的600万卵母细胞大约只有100万可存活。

是什么机制调控卵母细胞禁闭于卵泡中目前尚不清楚，但是研究发现这涉及大量的信号通路信息的参与，尤其是那些调控卵母细胞和生殖细胞相互作用的因子（图7-2）。目前研究发现，涉及生殖细胞囊分解的信号通路包括KITL（kit ligand），

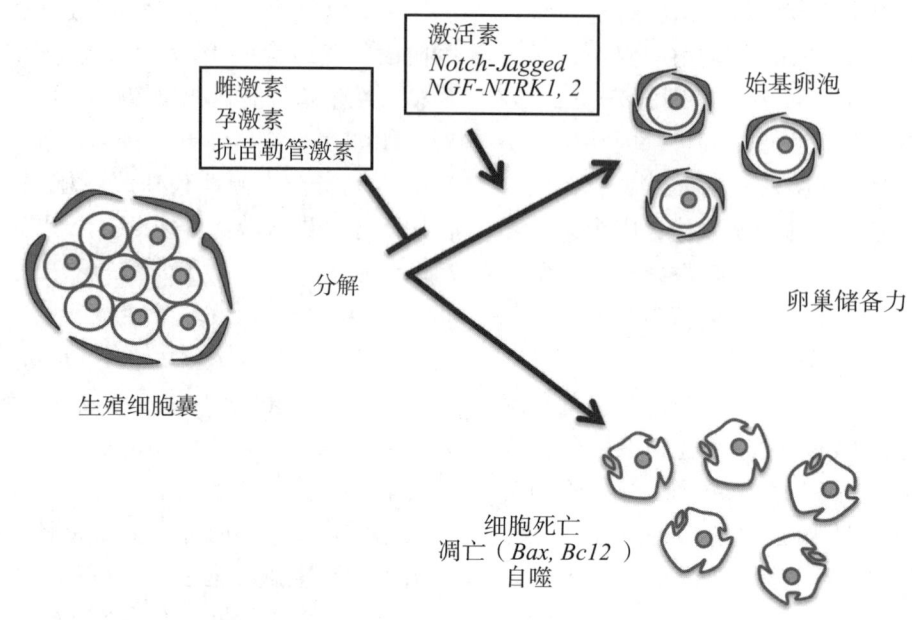

图 7-2 卵巢储备力形成时调控生殖细胞囊分解的关键信号通路

生殖细胞囊（左）中的卵母细胞在分解后形成始基卵泡（上面的通路所示）或凋亡（下面的通路所示）。休眠期始基卵泡的数量构成了"卵巢储备能力"。图中列出了调控这些过程的关键信号转导通路

NGF（never growth factor），BDNF（brain-derived neurotrophic factor），Notch-Jagged 及 AMH（anti-müllerian hormone）。如果生殖细胞囊溶解的时机不恰当，则会导致大量卵母细胞聚集在卵泡中，被称为"多卵卵泡"，这会导致生物体不孕，但是其生物学机制却尚不清楚。小鼠中 TGFβ 家族的基因突变，比如卵巢激活素 βA（*Inhba*）缺失，会抑制 α 亚基的过度表达；而卵母细胞表达的 *Bmp15* 基因敲除小鼠，通常会出现多卵卵泡形成增加的现象。另外，在暴露于高雌激素及雌激素样复合物的新出生小鼠中也会形成多卵卵泡，因为雌激素及雌激素样复合物可能会抑制卵巢激活素的表达，结果导致生殖细胞囊分解调控失衡。

围绕于初级卵母细胞的体细胞会逐步发展成卵泡周围的颗粒细胞，然而研究对于颗粒细胞的起源尚存争议。支持细胞和颗粒细胞可能源于体腔上皮细胞在性腺发育时的迁移进入，虽然它们特异性分化的时限可能有所不同。在睾丸中，睾丸决定因子对转录因子 *Sox9* 的调控，以及 Y 染色体性别决定区（sex determining region on chromosome Y，SRY）的存在对于支持细胞的分化是必不可少的。在卵巢中，FOXL2（forkhead box 2）支持颗粒细胞的分化，某种程度上也会抑制 *Sox9* 的表达。人类的一些疾病即与 *FOXL2* 基因突变相关。BPES 综合征（blepharophimosis ptosis epicanthus inversus syndrome）与 *FOXL2* 基因突变有关，也与原发性卵巢早衰的形成有关。随后有研究发现，*FOXL2* 基因缺失的小鼠出现卵巢体积过小，始基卵泡集聚及生长受限，从而导致不孕不育（图 7-3）。*FOXL2* 可以与多种转录因子相互作用，包括 SMAD2 和 SMAD3——调控非卵巢细胞特异型的基因转录，如 *FSHB*，*FST* 以及垂体前叶中的促性腺激素释放激素受体的合成。鼠卵巢发育时，BMP2 和 FOXL2 也会相互协调使 *Fst* 基因表达上调。体细胞中的 *FOXL2* 基因错义突变几乎与所有成年后颗粒细胞肿瘤（一种罕见的卵巢肿瘤）的发生有关。这一突变会导致 FOXL2 的 DNA 结合区氨基酸置换，但是其具体作用机制仍不完全清楚。

二、卵巢中卵泡的形成

（一）卵巢中卵泡的发育

当卵巢形成后，静止的始基卵泡将在女性的整个生育年限中提供所有的卵母细胞。虽然有研究报道哺乳动物体内原始的生殖细胞经过特异培养可以分化为卵母细胞，但是其实哺乳动物出生后已有的

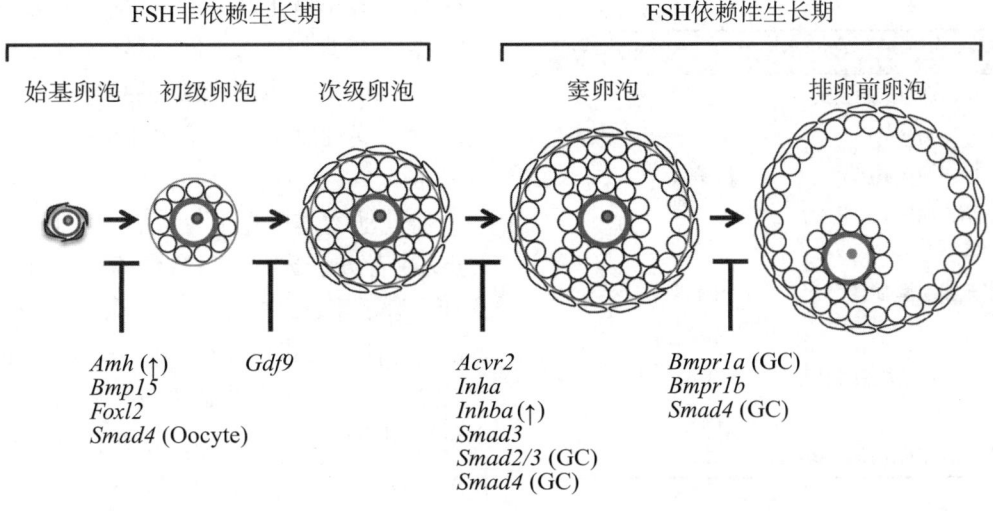

图7-3 卵泡发育图解

始基卵泡被招募进"生长池"并开始形成初级卵泡，此时颗粒细胞在卵母细胞周围形成立方状上皮并不断增殖。颗粒细胞层的多数细胞转变成膜颗粒细胞层并使卵泡进入次级卵泡阶段。在垂体促性腺激素的作用下，卵泡的窦腔形成，发育至窦卵泡阶段，而后继续分化至排卵前卵泡或称为Graafian阶段。各种基因敲除鼠阻断卵泡发育的相关研究揭示的内容，如上所述列于正文和表格中。带括号的箭头表示当相关基因被去除后卵泡状态会发生急速转变

卵母细胞数量将不再更新。当卵巢完成卵泡的原始募集之后，一群始基卵泡将决定后续可发育卵泡的数量（图7-3）。磷酸肌醇-3-蛋白激酶（phosphoinositide-3-kinase，PI3K）可以调控始基卵泡活化。小鼠中负性调控蛋白 *Pten* 缺失，或者抑制性转录因子 *Foxo3* 失活会活化PI3K信号通路，导致始基卵泡处于完全活化状态以及小鼠的不孕。其实卵母细胞对PI3K信号通路的需要可能仅限于始基卵泡阶段，因为将小鼠初级卵泡的 *Pten* 基因条件性去除后并未发现对生殖产生影响。调控早期卵母细胞发育的其他酶联反应特异性转录因子还包括 *Nobox*，*Sohlh1*，*Sohlh2*，和 *Figla*，它们可以启动卵母细胞特异性基因的表达。在原发性卵巢功能不全的女性中发现存在 *NOBOX* 和 *FIGLA* 基因突变或者其信号通路下游的靶基因 *GDF9* 和 *BMP15* 突变的情况。

随着始基卵泡被激活，前颗粒细胞便开始由鳞状向立方状转化，逐渐形成"初级卵泡"（图7-3）。之后颗粒细胞继续增殖，与此同时由卵巢基质招募而来的膜细胞开始形成第二层体壁细胞围绕在卵泡周围，构成类似基膜的颗粒细胞外层结构，这便形成"次级卵泡"。在这一阶段的分化中，卵母细胞特异性TGFβ家族成员——生长和分化因子9（growth and differentiation factor 9，*Gdf9*）的调控是必不可少的。*Gdf9* 基因缺失的小鼠其卵泡发育将停滞于初级至次级分化阶段，并且外围膜颗粒细胞层缺失（图7-3，表7-2）。类固醇的生成需要膜颗粒细胞参与，它们将分泌产生雄激素，这对于进一步雌激素的生成是必须的，同时膜颗粒细胞还会为卵泡的生长发育提供生长因子和营养。抑制素是激活素的拮抗药，*Inha* 是构成抑制素的亚基之一。发育停滞的 *Gdf9* 基因缺失的卵泡是因为抑制素α（inhibin α，*Inha*）会过量表达阻滞卵泡的发育。*Inha-Gdf9* 基因双敲除（double knockout，DKO）的小鼠卵巢中分化出具有多层外围的卵泡，这些显眼的外围层在形态上与正常膜颗粒细胞层类似。然而，*Inha-Gdf9* DKO小鼠卵巢中的多层外围膜却永远不会分化完全，并且由于关键基因如17α-羟化酶（17 alpha-hydroxylase，*Cyp17*）、黄体生成素受体（luteinizing hormone（LH）receptor，*Lhcgr*）和 *Kit* 的缺失，这些外层膜结构也不会具有正常的功能。

表7-2 小鼠模型中TGFβ家族的配体

突变基因	生殖表型	生育力水平
Amh	增强始基卵泡活性	正常
Bmp6	排卵减少	生育能力降低
Bmp7	原始生殖细胞数减少	N.A.
Bmp15	排卵减少和受精率降低	正常或至生育能力降低
Gdf9	卵泡停滞于初级阶段	不孕

（续表）

突变基因	生殖表型	生育力水平
Fst	出生后卵母细胞丢失	N.A.
Fst（条件性）	生长卵泡数减少，排卵和受精缺陷	生育能力降低或至不孕
Inha	不孕，卵泡生长异常，性索基质瘤发生	不孕
Inhba（条件性）	多卵泡增加	生育能力降低
Inhbb	泌乳缺陷	不孕
Inhba Inhbb（条件性）	窦卵泡数增加和黄体聚积	不孕
Tgfb2	出生时卵母细胞数量增加	N.A.

N.A. 由于胚胎或围生期死亡而无效
表格的完整信息请参考 www.expertconsultbook.com

抗苗勒激素（anti-Müllerian hormone，AMH）也是TGFβ家族成员之一，对于早期卵泡的发育调控至关重要，尤其对始基卵泡激活抑制作用的调控十分关键（表7-2）。男性生殖道发育过程中，AMH使得苗勒管退化从而发挥性别决定的作用，由此AMH也被人类逐渐认识（详见本章"苗勒管退化"部分）。卵巢中处于生长期卵泡的颗粒细胞会持续分泌AMH，直到卵泡发育到晚窦卵泡阶段被卵泡刺激素（follicle-stimulating hormone，FSH）所主控的时候。AMH基因缺失的小鼠与野生型小鼠相比，最初会具有正常大小的卵泡分布，但是随着生长卵泡数量的增加，始基卵泡的流失速度也会增加。这提示AMH对于始基卵泡的活化起着负性调控的作用。女性血清中AMH水平与窦卵泡数量相关，因此，AMH成为卵巢储备力和女性生殖疾病评估的标志之一。目前AMH的临床应用虽尚存争议，但是其价值却越来越被认可，临床上AMH可以作为卵巢储备力监测指标、促超排卵时卵巢反应性预测、颗粒细胞肿瘤复发、其他卵巢疾病如原发性卵巢功能不全和多囊卵巢综合征等的辅助参考指标。

卵泡生长发育的开始和维持离不开其内各种细胞间的交流和有序协调。大量的信号通路关键性地参与其中，比如WNT-β-catenin、类固醇激素通路、kit及其配体通路等。窦前卵泡的生长主要由卵巢的内部因素所决定，并不受FSH的影响（图7-3）。FSHβ亚基（FSHβ subunit，Fshb）基因缺失的小鼠由于窦状卵泡形成障碍而出现不孕。类似情况还在激活素结合受体（activin binding receptor，Acvr2a）基因缺失的小鼠上出现，因为垂体激活素信号通路失活导致FSH产生受阻。而外源性给予促性腺激素会诱发Fshb基因缺失雌鼠的排卵，使卵泡生长进入到后续由促性腺激素控制的阶段，从而挽救不孕的结局（图7-3）。

哺乳动物体内的激活素由β亚基二聚体构成，Inhba或者Inhbb是编码激活素的主要基因，其产物分别为激活素A（βA：βA二聚体）、激活素B（βB：βB）或者激活素AB（βA：βB）。抑制素是激活素的拮抗药，Inhba或者Inhbb基因产物与Inha基因产物（不同于α亚基）的二聚体共同构成抑制素（α：βA，抑制素A或α：βB，抑制素B）。人类最初发现激活素和抑制素是因为它们对于垂体FSH分泌的激发和抑制起着调控作用，如今研究已发现在胚胎及成年后组织内稳态的调控中，激活素和抑制素通过旁分泌、自分泌和内分泌的方式发挥着关键调控蛋白的作用，在卵巢中也是如此。抑制素与协同受体β蛋白聚糖共同作用来竞争结合激活素结合受体从而拮抗激活素。卵泡抑制素是一种高亲和性结合蛋白，通过阻止激活素与其受体相结合同样可以阻断激活素信号通路。

激活素的Inhba和Inhbb亚基主要在颗粒细胞中表达，虽然它们的受体在膜颗粒细胞、粒层颗粒细胞和卵母细胞上都有广泛分布。卵巢内的激活素发挥启动细胞增殖、调节FSH活性和类固醇激素生成的作用。Inhba和Fst基因缺失的小鼠由于颅面部缺损在出生后不久便很快死亡。Inhbb基因缺失的雌鼠虽然可以正常产仔，但是由于乳汁缺乏致使后代不能健康成长。Inhba和Fst卵巢组织特异性敲除后也可以产生颗粒细胞（表7-3），不过若将激活素的两个亚基的基因全部除去（即同时除去Inhba和Inhbb的全部基因），则会导致不孕。激活素缺乏的小鼠窦卵泡数量是增加的，但是排卵却出现障碍，这提示在窦前卵泡阶段激活素的作用十分有限或者与其他因子相比并不重要。激活素缺乏的卵巢中呈现出随着年龄增长黄体数量明显增加的现象，同时生殖内分泌轴中的FSH和孕酮也会增加。黄体是具有短暂的内分泌功能的结构，可以产生利于妊娠的孕酮，而在激活素缺乏的卵巢中黄体退化受阻，这也进一步支持了激活素在卵泡发育末期时也具有调控作用。Ctgf（connective tissue growth factor）基因是被TGFβ家族调控的关键基因之一，在激活素缺乏的卵巢中其

表 7-3 卵巢去除 SMAD 转录因子后小鼠的表型

基因	Cre	细胞特异性去除	生殖表型	生育能力水平
Smad1	Amhr2cre	颗粒细胞	无	正常
Smad2	Amhr2cre	颗粒细胞	无	正常
Smad3	Amhr2cre	颗粒细胞	无	正常
Smad4	Amhr2cre	颗粒细胞	窦卵泡数及排卵率下降，黄素化和孕酮增加	生育能力下降，6个月时超过50%出现不孕
Smad4	Gdf9-icre	卵母细胞	每窝产仔数减少	生育能力下降
Smad4	Zp3-cre	卵母细胞	无	正常
Smad5	Amhr2cre	颗粒细胞	无	正常
Smad8	Knockout	全部细胞	无	正常
Smad2 Smad3	Amhr2cre	颗粒细胞	窦卵泡数及排卵率下降，丘颗粒细胞缺陷	生育能力下降，5个月时出现不孕
Smad1 Smad8	Amhr2cre	颗粒细胞	无	正常
Smad5 Smad8	Amhr2cre	颗粒细胞	无	正常
Smad1 Smad5	Amhr2cre	颗粒细胞	颗粒细胞瘤	生育能力下降，4～6个月时出现不孕
Smad1 Smad5 Smad8	Amhr2cre	颗粒细胞	颗粒细胞瘤	生育能力下降，4～6个月时出现不孕

表格的完整信息请参考 www.expertconsultbook.com

表达下调。在激活素缺乏的卵巢中将 Ctgf 基因条件性去除后会导致排卵障碍同时卵巢中黄体数量增加。

卵泡抑素和抑制素是激活素的两种拮抗药。将颗粒细胞中的卵泡抑素条件性去除后会导致雌鼠不孕（表7-2）。将抑制素 α 亚基（Inha）去除后也会导致卵泡生长受限和不孕，但更重要的是这会导致性索间质细胞肿瘤进展（表 7-2）。Inha 基因缺失的小鼠在成年后不久由于这些肿瘤产生过多的激活素，会因恶病质而死亡。Inha 基因缺失的雌鼠若将 Acvr2a 也去除，则性索间质细胞瘤的进展得以延缓，因为这就如同删除了激活素信号通路下游的转录因子（Smad3；后续讨论）或者卵泡抑素的过量表达。这些动物模型的研究进一步支持激活素对于颗粒细胞生长增殖的启动作用和促进性索间质细胞瘤进展的作用。

SMAD2 和 SMAD3 是激活素、TGFβ 和 GDF9 信号通路中的重要转录因子。在颗粒细胞发育过程中，这两种蛋白似乎是可以相互替代的，因为单一敲除 Smad2 或者 Smad3 基因并不会导致生殖缺陷（表 7-3）。然而，Smad2 及 Smad3 条件性 DKO 后的雌鼠生育和繁殖力均下降，窦卵泡数量减少，卵巢中会存在黄素化不完全的卵泡。再者，卵丘扩张——细胞外基质的形成和排卵时卵母细胞 - 卵丘细胞失去联结的过程——会发生改变（本章后续会进一步讨论）。Smad2 Smad3 DKO 小鼠的表型与颗粒细胞特异性 Smad4 基因条件性敲除者类似，但是后者还会表现为窦前卵泡闭锁数量增加，这提示非 SMAD2-3 而是 SMAD4 依赖性信号通路可能对于防止窦前卵泡的闭锁至关重要。

窦前和窦状卵泡中的卵母细胞、粒层颗粒细胞、膜颗粒细胞均会表达 BMPs，分别是 Bmp6 和 Bmp5、Bmp2、Bmp4 和 Bmp7。BMP6 可能调控排卵的某些方面，Bmp6 基因缺失的小鼠在生殖力方面也会有轻微的改变。BMP15 在绵羊的生殖力调控方面扮演重要角色（本章后续会讨论到），它可能与 GDF9 相互作用，因为 Bmp15 和 Gdf9 等位基因之一均缺失的小鼠较 Bmp15 缺失者产仔体格小。将 BMP I 型受体的两个基因 Bmpr1a 和 Bmpr1b 条件性去除后，会导致卵巢中颗粒细胞肿瘤的发展，因为这就相当于去除 BMP 信号通路下游的 SMADs，Smad1 和 Smad5。Smad1 及 Smad5 DKO 小鼠在组织上、激素分泌和基因表达情况上类似于人类青少年颗粒细胞肿瘤的情况。Smad1 及 Smad5 DKO 小鼠会因肿瘤转移而死亡，但是不同于 Inha 缺失的小鼠那样死于恶病质，这提示 Smad1 及 Smad5 DKO 后的肿瘤并不会过量表达激活素。然而，在 Smad1 及 Smad5 DKO，Inha 缺失的小鼠肿瘤以及人类青少年颗粒细胞肿瘤标本中发现 SMAD2 和 SMAD3 磷酸化活跃，提示活化的 SMAD2/3 信号通路在颗粒细胞肿瘤的进展中具有保守作用。

（二）卵丘扩张及排卵

窦前卵泡继续生长便进入窦状卵泡阶段，此期的特点是卵泡液充盈整个卵泡腔（图 7-3）。在垂体促性腺激素的影响下，被选中的窦状卵泡会进入最后的生长分化阶段，直至排卵，而后形成黄体。由于卵泡腔的存在，排卵期卵泡的颗粒细胞可划分为两群：壁颗粒细胞，围绕于卵泡外围，邻近外膜和脉管系统；丘颗粒细胞，围绕于卵母细胞周围并且在功能上与卵母细胞联结密切（图 7-4）。壁颗粒细胞和丘颗粒细胞分泌的与排卵相关的生长因子，在排卵前 LH 峰值出现时表达最旺盛。LH 受体（Lhcgr）仅在壁颗粒细胞中有所表达，应答 LH 峰后启动下游的酶联反应通路导致卵母细胞恢复减数分裂，卵丘进一步扩张，卵泡破裂，以及最终残存颗粒细胞继续分化为黄体。卵丘细胞在扩张过程中会产生大量的透明质酸胞外基质围绕于卵母细胞，这也是由 LH 峰所启动，是正常排卵和妊娠必不可少的过程。然而，虽然丘颗粒细胞缺乏 LHCGR，可是对 LH 峰同样有反应，这表明 LH 峰对于它们的命运起着间接影响的作用。

LH 峰通过什么机制影响丘颗粒细胞基因表达从而使卵丘扩张呢？Conti 团队的研究发现，LH 峰会使壁颗粒细胞在排卵前迅速表达表皮生长因子（epidermal growth factor，EGF）样的蛋白，比如双调蛋白（amphiregulin，AREG）、表皮调节素（epiregulin，EREG）、细胞调节素（betacellulin，BTC），见图 7-4。这些配体蛋白被蛋白水解酶作用后，以膜蛋白的形式被释放入卵泡液中。在 LH 峰时，它们作用于丘颗粒细胞上的 EGF 受体使卵丘扩张并激发卵母细胞成熟。卵丘扩张的时候，这些 EGF 家族的因子使得一些关键基因表达上调，对于丘颗粒细胞外基质的形成和稳态维持起重要作用，比如透明质酸合成酶 2（hyaluronan synthase 2，Has2），穿透素 3（pentraxin 3，Ptx3），前列腺素合成酶 2[(prostaglandin synthase 2，Ptgs2）后续将详细讨论]。LH 峰之后也可以检测到 Areg，Ereg 和 Btc 基因的转录，提示在丘颗粒细胞中 EGF 样生长因子会以自我环路模式保

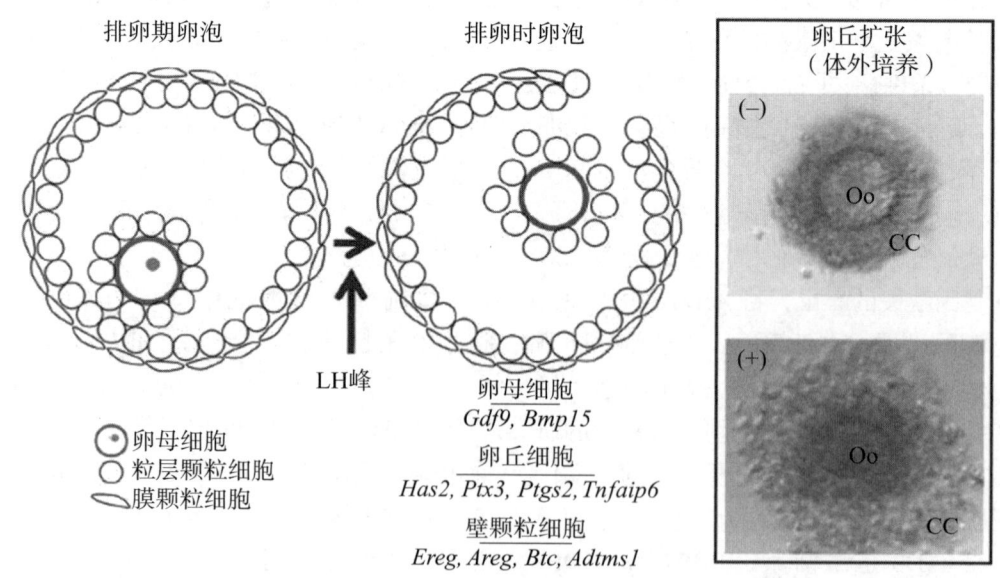

图 7-4 小鼠排卵及卵丘扩张

在 LH 峰之前，排卵前卵泡中的卵母细胞被丘颗粒细胞所包绕，充满卵泡液的窦腔将丘颗粒细胞和壁颗粒细胞分隔开来。黄体生成素（luteinizing hormone，LH）的飙升导致卵丘扩张并处于丰富的透明质酸基质中，而后卵丘－卵母细胞复合体从卵泡中排出。右图显示在 FSH 条件下体外培养的完整的小鼠卵丘－卵母细胞复合体，以及其卵丘扩张的过程。已知的在卵丘扩张时发挥重要作用的关键基因，列在不同的细胞下面。Oo. 卵母细胞；CC. 卵丘细胞；Tnfaip6，肿瘤坏死因子诱导蛋白 6

持一定水平的表达。这些研究并不仅局限于小鼠卵泡，因为在不孕症患者经体外受精助孕时，其卵泡液中也发现大量表达的双调蛋白。

EGF因子们在卵泡扩张和卵母细胞成熟过程中起着举足轻重的作用，同样，卵母细胞自身分泌的生长因子在卵丘扩张中也至关重要。体外培养时若在培养液中加入足够的EGF（培养液同时还包括FSH和AMP类似物）会促使分离出来的卵丘-卵母细胞复合体扩张。卵丘扩张时卵母细胞的存在是必不可少的，因为在卵母细胞被去除后的卵丘-卵母细胞复合体（oocytectomized cumulus oocyte complexes，OOX complexes）中加入FSH或EGF，卵丘的扩张仍会受阻。当OOX复合体与剥离的卵母细胞共培养或者条件性加入剥离的卵母细胞来源的介质，卵丘的扩张才得以挽救，这表明卵母细胞源性生长因子同样密切参与着卵丘的扩张。之前提到过 Gdf9 KO 小鼠的卵泡在发育时会停滞于初级卵母细胞阶段。然而，本章笔者 Caterina Clementi 等的团队研究发现，向培养体系中加入重组型 GDF9 可以使颗粒细胞中的 Has2，Ptgs2，Ptger2，Tnfaip6，Ptx3 基因表达上调。向小鼠卵母细胞中显微注射 Gdf9 而非 Bmp15 si-RNA 后，Has2 和 Ptgs2 的表达虽被抑制，但是 OOX 复合体与干扰后的卵母细胞共培养后其卵丘仍可扩张。

丘颗粒细胞外基质中含有很重要的透明质酸和蛋白质构成的网状结构。在这一网状结构中透明质酸是主干，它们与其他基质蛋白相互作用以维持着基质的稳定性。TNFAIP6 催化透明质酸与血清内-α-胰蛋白酶抑制剂（inter-α-trypsin inhibitor，IαI）重链的共价连接，同时 PTX3 与 IαI 相互作用以维持卵丘基质的稳态。PTGS 合成 PGE_2 和前列腺素 EP_2 受体（PTGER2），似乎在 TNFAIP6 通路的上游起作用。虽然还没有研究验证卵巢特异性敲除 Has2 基因后会有什么表现，但是体外研究卵丘扩张时，EGF/GDF9/BMP15 信号通路的其他基因在卵丘扩张中作用的重要性已显而易见。靶向阻断 Ptgs2、前列腺素 E 受体2（prostaglandin E receptor 2，Ptger2），Tnfaip2 或者 Ptx3 基因会导致卵丘扩张异常或受阻从而使生育力显著降低，而 Tnfaip6 基因缺失的雌鼠将完全不孕。体外培养卵丘-卵母细胞复合体时若将 Has2 基因敲除会抑制卵丘扩张。肝中 IαI 合成时需要 α-I-微球蛋白-双库尼茨抑制剂轻链（Ambp 编码）以完成组装和分泌，而 Ambp 基因缺失的雌鼠卵丘扩张受损出现生育力低下。因此，卵母细胞源生长因子（GDF9 和 BMP15）以及 EGF 样生长因子（AREG，EREG 和 BTC）会联合诱导一系列基因表达，致使哺乳动物卵泡发育时卵丘顺利扩张以备繁衍后代。

小鼠、绵羊、人类基因的突变对于 GDF9，BMP15 以及其他下游基因产物在卵丘扩张中作用的研究提供了十分重要的模型。如前所述，GDF9 信号通路中磷酸化的 SMAD2/3 的 1 型蛋白和 2 型受体二聚体与 SMAD4 构成复合体，如果体外培养时在颗粒细胞中用 Amhr2-cre 条件性去除 Smad2 和 Smad3 或者 Smad4 则会干扰卵丘扩张从而抑制生育能力。绵羊 BMP15 和 GDF9 或 BMP I 型受体 BMPR1B/ALK6 的基因自然突变会导致排卵率发生改变（表7-4）。对于大多数 BMP15 或 GDF9 基因突变的杂合子而言，排卵率是增加的，而突变纯合子导致基因缺失的动物会出现不孕不育。基因突变的绵羊纯合子卵巢表型与 Gdf9 基因缺失小鼠的卵巢表型相似，都会出现卵泡生长停滞于初级阶段。部分性免疫中和掉绵羊的 GDF9 或 BMP15 蛋白或两者同时被中和，将增加绵羊的排卵率及产仔数目，表明 GDF9 和 BMP15 在这一过程中都是调节因子。在卵巢早衰的患者或异卵双胞胎中发现存在 BMP15 或 GDF9 基因遗传变异的现象。

表7-4 绵羊 BMP15 和 GDF9 基因突变对排卵率及繁殖力的影响

基因	突变点	种系	蛋白区域	突变型
GDF9	FecG^H	Belclare, Cambridge	Mature	Substitution
BMP15	FecG^E	Santa Inês[1]	Mature	Substitution
	FecX^B	Belclare	Mature	Substitution
	FecX^I	Inverdale	Mature	Substitution
	FecX^H	Hanna	Mature	Premature stop
	FecX^G	Galway	Prepro	Substitution; Premature stop
	FecX^L	Lacaune	Mature	Substitution
	FecX^R	Rasa Aragonesa		Premature stop
BMPR1B	FecB	Booroola[2], Merlino, Hu, Han, Garole, Javenese Thin-tail	Kinase domain	Substitution

（1）杂合子有正常排卵率，但是纯合子的绵羊其排卵率增加；（2）杂合子和纯合子的排卵率均增加，杂合子排卵率介于纯合子和非携带者之间

表格的完整信息请参考 www.expertconsultbook.com

已有确凿的研究证据证明，足够的GDF9会作为卵丘扩张驱使因子（cumulus expansion-enabling factor，CEEF）之一调控这一过程，然而GDF9是否是唯一的CEEF目前尚存争议。BMP15也被证实参与调控卵丘扩张，在体外培养中发现BMP15可上调EGF样生长因子在丘颗粒细胞中的表达。虽然 *Bmp15−/−* 小鼠只有轻微的生殖缺陷，*Gdf9+/−* 小鼠表型基本正常，但是 *Gdf9+/−* 和 *Bmp15−/−* 双重基因突变小鼠（129SvEV近交系）会由于卵丘扩张受损而导致不孕。再者，OOX卵丘复合体与 *Gdf9+/− Bmp15−/−* 卵母细胞在FSH条件下共培养后也不会出现卵丘扩张，同时丘颗粒细胞的MAPK通路活性也降低，这提示BMP15作为CEEF成员协同作用于GDF9。BMP15通过Ⅰ型激活素受体样激酶ALK6（也被称为BMPR1B）来激活SMAD1/5/8信号通路。*Bmpr1b−/−* 雌鼠由于卵丘扩张受损而至继发性不孕，虽然 *Ptgs2* 会背道而驰地表现为上调。在不孕症患者体外受精（*in vitro* fertilization，IVF）助孕时的卵泡液中也会发现BMP15的存在，并与受孕率的增加和胚胎的发育密切相关。虽然在人类卵丘-卵母细胞复合体中BMP15与卵丘扩张的直接联系尚未明确，但是其他一些研究发现人类卵母细胞中高水平的HAS2和PTGS2与高质量胚胎具有相关性。人类卵丘-卵母细胞复合体中BMP15和GDF9均有所表达，但是这两者在卵丘扩张和卵泡发育时分别起着怎样的作用仍需进一步研究明确。然而在 *Bmp15−/−* 和 *Gdf9+/− Bmp15−/−* 小鼠的研究中发现这两者对于卵泡的发育及卵母细胞受精能力均产生影响。

核受体作用蛋白Ⅰ（nuclear receptor interacting protein 1，NRIP1）也被称为受体作用蛋白140（receptor interacting protein 140，RIP140），是核受体超家族的共调蛋白之一。*Nrip1−/−* 的雌鼠由于不排卵而致不孕；然而，这些未破裂的卵泡却带着其内受困的卵母细胞继续发育至黄体。*Nrip* 基因缺失的小鼠卵巢经组织学研究分析后发现其内卵丘扩张存在缺陷，提示NRIP1蛋白在卵丘扩张和排卵过程中也是一个十分重要的介导因子。对 *Nrip* 基因缺失的小鼠进行基因表达谱检测，发现给予促性腺激素刺激后，一些我们上述讨论过的对于卵丘扩张起到重要作用的基因表达缺失，包括EGF样生长因子（*Areg*、*Ereg* 和 *Btc*）、*Has2*、*Ptgs2*、*Tnfaip6*、*Cspg2*（多能蛋白聚糖）；而许多参与细胞间粘连的基因表达则会上调

（也许是导致扩张受阻的原因）。PMSG作用（模拟FSH的作用）后的壁颗粒细胞中 *Nrip1* 是最呈现显著上调的基因，而PMSG加入hCG共同作用后 *Cebpb* 的表达会增强。由于FSH和LH都激活cAMP/PKA/CREB通路来影响基因的表达，故排卵前NRIP1和C/EBPβ的增多可能会通过cAMP作用元件调控许多靶基因转录。

在正常的生殖过程中黄体形成的时间也十分重要，一般是在排卵后卵母细胞源抑制素的作用下形成，这也会防止黄体过早成熟。如上所述，卵母细胞分泌因子（oocyte-secreted factors，OSFs）拮抗FSH信号通路来决定窦卵泡中两种颗粒细胞的形成。在紧密围绕卵母细胞的丘颗粒细胞中，OSFs特异性通过SMAD2/3通路来拮抗FSH诱导的排卵（*Lhcgr*）和类固醇（*Cyp11a1*）的合成，这提示在黄体形成过程中，TGFβ家族的成员——GDF9可能是一个重要的抑制因子。这一点在条件性去除掉小鼠窦前卵泡颗粒细胞中的共通SMAD基因——Smad4后得以印证。虽然 *Smad4* cKO的卵巢存在大量有缺陷的卵泡（后续会详细讨论），包括卵丘扩张和排卵受限，但是也存在很多黄素化细胞围绕卵母细胞形成大大小小的卵泡，并且在只有3周大的小鼠中若外源性给予促性腺激素（PMSG）会加重这一现象。与对照组相比，PMSG刺激的 *Smad4* cKO小鼠颗粒细胞中关于类固醇合成和黄体生成的基因呈现高表达，包括 *Lhcgr*、*Cyp11a1*、*Hsd17b7*、*Star*，分泌型跨膜受体蛋白基因（*Sfrp4*），以及前列腺素F2α受体基因（*Ptgfr*）。然而SMAD4缺失也可导致颗粒细胞对周围基质中BMP/TGFβ/激活素通路的敏感性变差，同样也会抑制细胞的黄素化，Eppig的团队研究证实，SMAD通路激活的OSF对于防止颗粒细胞过早成熟分化是关键因素。

当我们试图去明确在排卵、卵丘扩张以及黄素化形成过程中的重要调节因子时，发现许多其他因子都会参与排卵前卵泡发育的过程。基因突变小鼠模型也说明了在卵泡的上述过程中各种各样的因子都会参与其中，具体总结详见表7-5。

三、生殖道的形成

哺乳动物性别分化的决定主要包括两方面机制的相互作用：首先，性染色体会诱导性腺向相应性别分化（初级性征分化），接下来，生物体在基因的

表 7-5　排卵前期缺陷的小鼠模型

突变基因	生殖表型	生育力水平
luteinizing hormone β（*Lhb*）	卵泡生成受阻；停留于早窦卵泡阶段	不孕
luteinizing hormone/choriogonadotropin receptor（*Lhcgr*）	卵泡生成受阻；停留于早窦卵泡阶段	不孕
prostaglandin-endoperoxide synthase 2（*Ptgs2*）	卵丘扩张、排卵、胚胎植入缺陷	多数不孕
prostaglandin E receptor 2, subtype EP2（*Ptger2*）	卵丘扩张缺陷；受精率下降	生育力下降
pentraxin 3（*Ptx3*）	卵丘-卵母细胞复合体完整性及排卵缺陷	生育力下降
tumor necrosis factor alpha induced protein 6（*Tnfaip6*）	卵丘基质缺损导致卵丘-卵母细胞复合体扩张受限	不孕
CCAAT/enhancer-binding protein β（*Cebpb*）	排卵减少；黄体生成障碍	不孕
nuclear receptor interacting protein（*Nrip1*;RIP40）	排卵缺陷；卵巢内黄素化未破裂卵泡聚积	不孕
progesterone receptor（*Pgr*;PR）	不排卵；黄体缺失	不孕
alpha 1microglobulin/bikunin（*Ambp*）	排卵及卵丘-卵母细胞复合体缺陷	生育力下降
amphiregulin（*Areg*）	卵丘扩张抑制；再次减数分裂延迟	生育力下降
bone morphogenetic protein 15（*Bmp15*）	卵丘扩张及排卵缺陷	生育力下降
bone morphogenetic protein receptor, type 1B（*Bmpr1b*）	动情周期、卵丘扩张、子宫内膜腺体发育缺陷	生育力下降
epiregulin（*Ereg*$^{wa2/wa2}$;hypomorph）	卵丘扩张抑制；减数分裂恢复缺陷；排卵缺陷	生育力下降
mAD homolog 4（*Smad4*）（cKO）	过早黄素化；带有卵母细胞的排卵降低	生育力下降

表格的完整信息请参考 www.expertconsultbook.com

决定下产生性别表型（第二性征分化）。携带 Y 染色体的个体遗传学上决定其分化为男性。*Sry* 基因位于 Y 染色体上并且对于性腺向睾丸的分化起着十分重要的影响。睾丸中男性激素和生长因子的产生影响个体发育为男性外貌特征。

哺乳动物胚胎性别分化前存在未分化的性腺及两对生殖管道：中肾管和苗勒管（规范词为中肾旁管）。男女生殖道及肾的发育起初源自中间中胚层。人类胚胎中，中肾旁管于卡内基阶段 10 期出现（相当于小鼠胚胎 E 9d），同时由中间中胚层分隔而来的间充质脊开始向上皮转变，形成生殖道的上皮层。中肾管最终发育成男性生殖系统的输精管和输精小管。苗勒管的原基形成于中肾卡内基阶段 16 期（相当于小鼠 E 11.5d）体腔上皮的内陷，而后继续延伸与中肾管相接，最终延伸至泄殖腔（取决于中肾管的存在）。在 E 15.5d，苗勒管继续分化至卵巢、子宫以及阴道上部（彩图 18）。

在过去的 15 年中，对于基因敲除鼠的研究已明确了一些在生殖道形成中起关键作用的因子（表 7-6）。比如双盒基因 *Pax2* 缺失的纯合子小鼠会出现生殖道完全缺如。*Emx2* 基因缺失的小鼠在胚胎发育的初期可以形成中肾管，但是后继于 E 11.5d 时开始退化；*Emx2* 基因缺失的雌鼠中，E 13d 时并未发现苗勒管的存在。*Lim1* 转录因子缺失的雌鼠在苗勒管及其产物完全缺如的情况下可以存活超过 E 10d。

表 7-6　影响生殖道发育的主要基因

基因	表型
Pax2	基因缺失的小鼠在出生时便死亡；而男性和女性表现为肾、子宫、生殖道缺如
Emx2	基因缺失的小鼠在出生时便死亡；而男性和女性表现为肾、子宫、性腺、生殖道缺如
Lim1	基因缺失的小鼠在出生时便死亡；女性苗勒管缺如

表格的完整信息详见参考：Expert Consult Web site at www.expertconsultbook.com

四、苗勒管退化

无论是雌鼠还是雄鼠，苗勒管都于 E 11.5d 时开始形成，但是从雄鼠第二性征开始分化，约在 E 13d 和 E 14d 时苗勒管开始退化。抗苗勒激素（anti-Müllerian hormone，AMH）是 TGFβ 超家族的成员之一，在雄性个体苗勒管退化中具有重要功能。胚胎睾丸中的支持细胞分泌 AMH，而它的受体（AMHR2）直到 E 13.5d 都会在小鼠苗勒管间质中有所表达。在雌性个体中，性腺将分化为卵巢，不会形成 AMH-生成的支持细胞，苗勒管也不会退化。足够的 AMH 对于苗勒管的退化是必要的，雄鼠的等位基因 *Amh*

或其2型受体（Amh type 2 receptor，*Amhr2*）突变的纯合子具有正常发育的雄性生殖管道，但是也同时存在子宫和输卵管（表7-7）。这些小鼠虽具有功能性精子，但是大多数精子在穿越雌鼠生殖道时受阻，最终导致不育。再者，雌鼠 *Amh* 若过量表达则导致苗勒管衍生物缺乏。AMH对于性别分化的调控如此重要，那么也就不奇怪它的表达为什么会受机体精准的调控。AMH上游的一些基因调控着它的表达，同时研究还发现AMH与睾丸-决定通路密切相关。SRY激活SRY-盒内含基因（SRY-box containing gene，*Sox9*）的表达，SOX9和类固醇生成因子1（steroidogenic factor 1，SF1）共同调控 *Amh* 的转录。另外，研究发现Wilms瘤（肾母细胞瘤）类似物（Wilms tumor homolog，WT1）可协同加强SF1来激活 *Amh* 的转录，而先天性计量敏感性性腺-肾上腺发育不全（dosage sensitive sex-adrenal hypoplasia congenital，DSS-AHC）致病基因X染色体基因1（X chromosome gene 1，DAX1）会对抗这一协同效应。

表7-7　影响苗勒管退化和发育的基因

基因	表型
Amh	基因缺失的雄鼠具有完整的雄性生殖道及具有功能的精子，但同时也具有子宫和卵巢；雌鼠有增大的卵巢但是不孕。雌鼠Amh表达过量时出现阴道盲端并且子宫和卵巢缺如
Amhr2	基因缺失的雄鼠有正常的雄性生殖道，但也同时具有子宫和卵巢
Alk2,Alk3	Alk2和Alk3基因缺失小鼠胚胎阶段便死亡；苗勒管间质中条件性去除Alk2和Alk3（Alk2和Alk3双重条件性敲除小鼠）导致苗勒管在雄鼠中保留
Smad1, Smad5, Smad8	Smad1和Smad5基因缺失小鼠胚胎阶段便死亡；Smad8基因缺失小鼠可存活并可繁育后代；去除苗勒管间质中Smad5、Smad1-5或Smad5-8导致苗勒管部分保留。Smad1-Smad5-Smad8三者共同被条件性敲除的小鼠其苗勒管会完全保留
Wnt7a	一部分基因缺失小鼠在围生期死亡；基因缺失雄鼠苗勒管退化障碍；雌鼠由于子宫和卵巢发育异常导致不孕
Wnt4	基因缺失小鼠出生时死亡；雌鼠出现雄性化；具有中肾管而缺乏苗勒管
Wnt5a	基因缺失小鼠围生期死亡；雌鼠生殖道末端和子宫腺体发育缺陷
Ctnnb1	基因缺失小鼠胚胎阶段便死亡；条件性去除雄鼠苗勒管间质中Ctnnb1基因导致苗勒管保留

表格的完整信息详见参考：Expert Consult Web site at www.expertconsultbook.com

无论是1型受体 *Acvr1(Alk2)* 还是 *Bmpr1a (Alk3)* 何者开始表达，都会出现条件性消融，雄性小鼠表型与 *Amh* 和 *Amhr2* 基因缺失小鼠类似，苗勒管间质不出现退化，提示这两种受体任何一个在AMH信号通路中都可承担转换作用。另外，BMP-特异性的3个SMADs（SMAD1，SMAD5和SMAD8）成员可以不同程度激活苗勒管的退化，缺失这些基因的小鼠其苗勒管衍生物也会持续分泌。

目前有一些研究结果支持这样的假设：AMH信号通路与wingless-关联小鼠乳腺肿瘤病毒（mouse mammary tumor virus，MMTV）整合位点（WNT）通路相互作用来调控苗勒管的退化（表7-7）。WNT通路似乎在AMH的上下游均扮演重要角色。尤其是WNT7A，参与着苗勒管的发育过程，在苗勒管间质周围对于管道上皮 *Amhr2* 的表达至关重要。WNT7A使得苗勒管对AMH产生应答，相应地携带 *Wnt7a* 基因缺失、突变的雄鼠其苗勒管则不会退化。在经典的WNT通路中，WNT配体与经典受体相结合导致核内β-连环素（β-catenin；CTNNB1）蓄积；β-连环素与其辅助因子形成的复合体激活通路下游靶基因。雄鼠苗勒管间质中 *Ctnnb1* 被条件性去除后，则苗勒管不会发生退化。间质中CTNNB1的缺失并不会对 *Amhr2* 的表达产生严重的影响，提示苗勒管退化时的间充质中WNT7A并不会受到影响而由其他WNT成员负责CTNNB1的激活。WNT4是其中值得关注的因子之一，因为在雄鼠苗勒管退化时的间质中 *Wnt4* 的表达必须要有足够的AMH存在的支持。值得注意的是，这些结果都是通过条件性敲除 *Amhr2-Cre* 的模型研究而来，可能存在cre重组酶活性不足致使 *Wnt4* 等位基因重组体未达到有效长度的情况。

苗勒管的发育：

女性生殖道的组成包括输卵管、子宫、子宫颈和阴道。不同物种的哺乳动物的生殖道在形态上有显著不同，这于苗勒管在最初发育和分化时（雌性生殖道的胚胎结构）即出现了差异。除了这些形态上的差异，维持不同哺乳动物物种繁衍下去的还依靠这些器官后续相互协同合作：卵母细胞受精发生在输卵管中；胚胎的发育需要适时植入子宫并在其内生长（卵生哺乳动物除外）；胎儿最终经子宫颈和阴道娩出。

雌性个体由于不存在SRY，机体对于性腺向卵巢发育提供了良好的环境（性腺初期分化，详见前述"卵巢分化"）；由于卵巢不会分泌睾酮或AMH，中肾管在发育过程中逐渐失去支持而退化。与此同时，AMH的缺乏使得苗勒管持续存在。研究发现WNT4在苗勒管的形成中扮演重要角色，无论是雌鼠还是雄鼠，一旦WNT4缺失则会导致苗勒管的缺失。在胚胎E 9.5～11d时中肾便开始表达 *Wnt4*，但是中肾小管或者中肾管不会表达 *Wnt4*；在初级性腺分化时期，雄性性腺中 *Wnt4* 的表达开始下降而雌性性腺中则持续表达。胚胎E 12d时体腔上皮区域的苗勒管 *Wnt4* 表达呈阳性，同时 *Wnt4* 还会在雌性胎儿个体苗勒管周围的间质细胞中表达。

Wnt4 基因缺失的小鼠在出生后不久会因为肾衰竭而死亡。由于WNT4蛋白缺乏，新生雌性小鼠的性腺表现为雄性化，苗勒管缺如以及具有完全发育的中肾管，表明性别表型发生了逆转。缺乏苗勒管的雌性个体不是性腺发育阻滞，就是发生雄性性征退化失败而致性别表型逆转。为了验证导致苗勒管缺如的原因，更早期的 *Wnt4* 基因缺失小鼠模型被用来研究分析，揭示出WNT4蛋白对于雌雄两性胚胎初期苗勒管的形成是不可或缺的。WNT4缺失的话，雌性小鼠还会表现为莱氏细胞（间质细胞）发育和性腺类固醇生成抑制调控失败。由于雌性个体中存在这些雄性-特异性发育因素，所以导致中肾管持续存在。

雌性生殖道发育过程中，另一个WNT家族成员WNT7A也具有重要作用。在苗勒管形成的E 12.5d时，*Wnt7a* 在雄性和雌性个体整个苗勒管上皮都有所表达。雌性个体的苗勒管中，*Wnt7a* 会在其衍生物中终身有所表达；雄性个体中，随着苗勒管的退化 *Wnt7a* 的表达也逐渐消失。无论是雌鼠还是雄鼠，*Wnt7a* 等位基因突变的纯合子均出现不孕不育。雌鼠不孕是由于苗勒管衍生物缺陷所致，比如输卵管缺失；由于上皮和间充质隔室发育不良子宫较对照组薄，这样的子宫腺体还存在严重缺陷，以及子宫基层肥厚。生殖道方面更进一步的研究发现，这些基因突变小鼠的输卵管和子宫局部发育异常：输卵管具有一些典型子宫的特征，子宫则具有阴道的一些特征。生殖道形成时正确的先后顺序需要 *Hoxa10* 和 *Hoxa11* 基因表达来调控，而在这样基因突变小鼠出生后这些重要基因的表达却下降。因此，WNT4启动生殖道的发育和形成后，WNT7A对于生殖道衍生物形态学上的形成具有重要调节作用。

子宫中第三个高表达的WNT家族成员是WNT5A，对于胚胎时期子宫的发育及出生后子宫继续生长均具有重要调控作用。在出生时女性生殖道其实并不成熟，出生后的前2周仍在继续分化。上皮与间充质隔室的相互作用对于子宫分化发育时的调控至关重要。尤其对于上皮来说，它具有发育可塑性，其分化的激活源于基质中的信号通路。在子宫生长发育时，*Wnt5a* 于子宫间质中呈现高表达并且调控基质-上皮间"对话"。*Wnt5a* 基因缺失的小鼠由于前后体轴发育缺陷，在出生时便死亡。*Wnt5a* 基因突变的新生小鼠则会出现生殖道后段（子宫颈和阴道）缺如，同时子宫角显著偏小。把 *Wnt5a* 基因缺失的新生小鼠生殖道嫁接于野生型成年小鼠体内，子宫腺体仍无法形成，提示WNT7A和WNT5A在子宫腺体形成中均分别具有重要作用。

五、生长因子在子宫内生物学中的作用

（一）子宫容受性的调控

良好的生育能力保证着物种的繁衍生息。哺乳动物在排卵时释放成熟的卵母细胞，而后在生殖道中与精子受精。一旦卵母细胞受精，受精卵便开始卵裂和分化，逐渐形成植入时最重要的胚胎结构——囊胚；囊胚主要包括两大细胞群：内细胞团和滋养层。胚胎在整个妊娠期完好地发育和分化需要一个可以为其提供营养和保护的支持结构，在哺乳动物中，子宫便是这个支持妊娠的温床。胚胎植入于子宫内膜的第一步是先与内膜发生接触，而后它们之间产生的分子交流如同两者间密切"对话"，逐渐介导胚胎植入。不同物种的胚胎在植入时方式也不尽相同，在大鼠和小鼠中，子宫腔上皮发生凋亡从而允许胚胎顺利浸入；在灵长类动物中，腔上皮始终保持着与胚胎的接触，胚胎自身逐渐浸入上皮细胞最终至基底层。其实，胚胎的植入发生在一个特定的有限时期，即子宫处于"容受窗"时。胚胎发育与子宫内膜良好的容受性同步进行是胚胎能够成功植入的关键。

性激素中的雌激素（尤其是雌二醇，17 β-estradiol，E_2）和孕激素（尤其是孕酮，progesterone，P_4）由卵巢周期性分泌，在小鼠的动情周期和人类的月经周期中，使子宫在不同时期呈现不同变化（彩图19）。P_4 和 E_2 分别作用于核受体PR和ER从而作用影响于子宫。一旦这些核受体被激活，它们便进入到细胞核内，启动信号通路下游靶

基因的转录。子宫的容受性呈周期性变化，并且被划分为容受前期，容受期，非容受期这几个阶段。容受前期的子宫并不适合胚胎植入但是却为胚胎的来到做好准备。无论是人类还是小鼠，在子宫分泌期时、胚胎植入前，血清P_4会显著升高；P_4作用于子宫内膜并激发它完全分化，为胚胎植入提供最充分的良好环境。在这一时期，内膜腺体和螺旋动脉均继续发育，子宫内膜也变得厚而松软如海绵状。子宫在进入容受期时，E_2的短暂升高也是必需的。小鼠的容受窗持续24~36h（怀孕后第4~第5天上午），女性的容受窗约有4d（月经周期的第20~23天）。如果这一时期胚胎并没有植入，小鼠的子宫内膜则会自行吸收，而人类的子宫内膜则会剥脱并以月经排出，这样既是一个完整的动情周期/月经周期。在这个退化过程之后，子宫内膜进入增殖期并且在E2的影响下重新修复增生，又一个新的周期由此开始。

影响子宫内膜容受性和胚胎植入的分子机制的研究不断进展，一些利用小鼠模型的研究也揭示出这个过程中不同因子所扮演的重要角色。在这一部分，我们会集中讨论调控哺乳动物早期妊娠的主要信号通路。

（二）胚胎植入

雌激素和孕酮共同作用于子宫，促发子宫进入容受期以利于胚胎的植入（彩图19）。研究表明，子宫进入容受阶段需要上皮层中ER的活性被基底层中的PR所抑制。因此，子宫为了完成进入容受阶段，在胚胎植入前雌、孕激素对其的调控是必不可少的，这会通过基底层和上皮层间密切地"交流"以及容受期时众多关键因子相互作用来完成。在植入前期，分泌型蛋白IHH（indian hedgehog，IHH）被证实在P_4的调节下其在子宫腔上皮和腺上皮中的基因表达是有明显差异的。IHH与跨膜受体PTCH1（Patched1，PTCH1）结合而发挥作用，同时会阻断另一个受体的抑制作用，即SMO〔（smootened，SMO）图7-1，表7-8〕。内膜失去了对SMO的抑制，会激活胶质瘤相关性原癌基因族系（Gil）家族的转录，以及转录因子和孤核受体COUP-TF Ⅱ（chicken ovalbumin upstream transcription factor Ⅱ，COUP-TF Ⅱ或者nuclear receptor subfamily 2, group F, member 2, NR2F2）的活性。因为 *Ihh* 表达于子宫内膜上皮，COUP-TFⅡ位于基底层，所以这条信号通路在子宫内膜上皮层和基底层的"对话"中起着中心调控的作用。尤其在胚胎与子宫内膜上皮接触时，IHH的存在和作用是必须的，子宫中缺乏IHH的小鼠会出现不孕。COUP-TF Ⅱ去除的小鼠子宫其表型与 *Ihh* cKO小鼠表型相似，都会引起子宫内膜上皮中ER活性增强。因此，IHH和COUP-TF Ⅱ通过调控P_4依赖性的ER活性抑制，在子宫内膜容受性上起着中心调控作用。

表7-8 调控胚胎植入的相关基因

基因	表型
Ihh	基因缺失的小鼠在出生前或者出生后不久即死亡。雌鼠子宫条件性去除Ihh后导致囊胚附着失败，蜕膜化缺陷
NR2F2	基因缺失的小鼠在胚胎时期便死亡。雌鼠子宫条件性去除COUP-TFII后会致不孕；胚胎附着及子宫内膜蜕膜化均受损
Bmp2	基因缺失的小鼠在胚胎时期便死亡；雌鼠子宫条件性去除Bmp2后会因子宫基底层细胞蜕膜化障碍而不孕
Wnt4	基因缺失小鼠出生时便死亡；雌鼠子宫条件性去除Wnt4后由于胚胎植入受损而出现严重的生育力低下

表格的完整信息详见参考：Expert Consult Web site at www.expertconsultbook.com

COUP-TF Ⅱ同样会启动另一个重要因子的表达，即BMP2，参与调控早期妊娠。原位杂交研究发现，在胚胎植入时 *Bmp2* 会在基底层有所表达，缺乏BMP2的小鼠会出现不孕。

对于野生型小鼠来说，子宫内膜上皮一旦接触到胚胎便会发生基底间质的激剧增殖和分化，这一过程称为蜕膜化，是需要BMP2参与的。BMP2参与调控蜕膜化的研究也在人类子宫内膜标本中有所探寻。类似于小鼠，人类子宫内膜基底层细胞在分化为蜕膜细胞时也需要BMP2的调控。这些结果与IHH相关研究的动物模型的发现相一致，IHH在BMP通路的上游发挥调控作用，IHH或COUP-TFII蛋白缺乏的小鼠，一方面会出现附件缺损，另一方面导致子宫内膜无法形成蜕膜。在蜕膜化过程中，BMP2激活下游通路中多个靶点。尤其是FK-506-结合蛋白3（FK-506-binding protein 3，FKBP3），FKBP4和FKBP5被认为是被BMP2诱导激活，通过与类固醇激素受体协同蛋白相互作用来调节PR活性。蜕膜化时 *Wnt4* 和 *Wnt6* 的表达同样需要BMP2来诱导，

Wnt4 cKO 的子宫蜕膜化出现障碍而无法支持胚胎着床时的浸润。人类子宫内膜中，当 *Wnt4* 被敲低后内膜的分化作用明显减弱，这些研究表明，无论在小鼠还是人类，WNT4 在内膜蜕膜化中均具有重要作用。再者，WNT4 除了参与调控胚胎着床时子宫的变化，还在后续妊娠子宫的发展中发挥作用，*Wnt4* cKO 小鼠的腔上皮出现异常分层，同时子宫腺体数量也明显减少。

（三）滋养层增殖、浸润和迁移的调控

滋养外胚层是囊胚的最外层结构。滋养层细胞的主要功能是分化成胎儿的胎盘部分，使胎儿与母体子宫连接和沟通，获得营养物质和分泌激素，同时排出废物，进行气体交换。大多数上皮细胞起源于滋养层祖细胞；在人类受精卵形成的第 6 天，胚胎的两大群滋养细胞可被辨别出来。内层由增殖性的单个核细胞所构成，称为细胞滋养层。这些细胞最终将融合在一起包绕胚胎，变成非增殖型的合体滋养层。合体滋养细胞覆盖于胎盘绒毛上（小鼠中是迷路），构成气体和营养物质交换的广泛表面，另外，这群细胞还具有内分泌活性。外层滋养细胞层（extravillous cytotrophoblasts，EVT；小鼠中是滋养巨细胞）起源于绒毛，并且其任务是使胎盘侵入母体子宫蜕膜，使子宫毛细血管断裂并重建成一个连接母体循环和胚胎外液的界面（图 7-5）。

蜕膜细胞、子宫中的自然杀伤细胞、以及巨噬细胞均分泌多种因子来调控滋养层与母体接触时的增殖和侵润。滋养层的活性被这些因子间的平衡精确地调控着（表 7-9）。调控滋养层活性的因子按其功能主要划分为三类：①促使 EVT 增殖的因子；②促使 EVT 迁移/浸润的因子；③抑制滋养层增殖、浸润和迁移的因子。同时，滋养层也是多种因子的主要分泌源，尤其是它可分泌基质金属蛋白酶（matrix metalloproteinases，MMPs），可以破坏掉细胞外基质，使得胚胎浸润进入子宫内膜。滋养层的侵袭作用一方面依靠 MMPs 和它的抑制因子 TIMPs 间的平衡来调控，另一方面是尿激酶型纤溶蛋白激活因子（urokinase-type plasminogen activator，uPA）和它的抑制剂（PAI-Ⅰ和PAI-Ⅱ）间的平衡来调控。uPA 是胚胎浸润时的关键蛋白酶之一，它一方面具有自身独立的活性作用，另一方面也是其他多种蛋白酶的激活物。细胞表面 uPA 与其受体 uPAR 间的相互作用可以调控原位蛋白水解并且促使滋养层浸润和迁移。再者，人类 EVT 于浸润面的 uPAR 呈明显极性表达。啮齿动物的 uPA-uPAR 系统与人类有所不同，uPA 基因敲除小鼠没有生育力或胎盘形成缺陷。

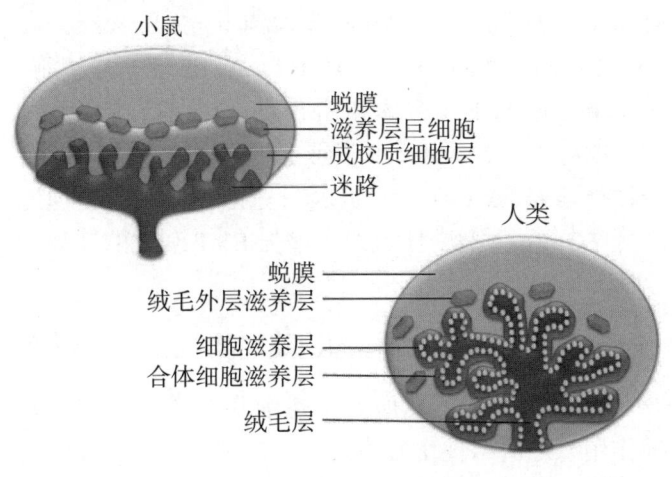

图 7-5 小鼠以及人的母婴界面图解

胎盘主要由两部分构成：母源性的蜕膜和胚胎源性的滋养层。在胚胎植入过程中，人类的绒毛外层滋养层和小鼠的滋养层巨细胞侵入子宫组织，并且重建母体血管构造以利于胎儿在后续妊娠中获得营养

表 7-9 母婴界面产生的因子及其在滋养层浸润、增殖和迁移中的作用以及它们所调控的细胞内分子通路

因子	表达	浸润	增殖	迁移	下游通路
EGF	胎盘、蜕膜	↑	↑	↑	MAPK, PI3K
CSF1	滋养层、胎盘、蜕膜	↔	↑	n.d.	MAPK, JAK/STAT
IGFII	滋养层	↑	↔	↑	G_i, MAPK
IGFBPI	蜕膜	↑	↔	↑	FAK, MAPK
HGF	胎盘	↑	n.d.	↑	PI3K, MAPK, iNOS
IL11	蜕膜、胎盘、滋养层	↑	↔	↑	JAK/STAT
LIF	蜕膜、胎盘	↑	↑	n.d.	JAK/STAT
TGFβ	蜕膜、滋养层	↓	↓	↓	SMAD2/3
NODAL	胎盘、滋养层	↓	↓	↓	SMAD2/3
DECORIN	蜕膜	↓	↓	↓	-

n.d. 不确定

表格的完整信息详见参考：Expert Consult Web site at www.expertconsultbook.com

免疫组化和原位分析显示多种生长因子和细胞因子都在母-婴界面有所表达。人类滋养层表达EGF受体（$Egfr$），其配体（EGF、AREG以及转化生长因子α，TGFA）在胎盘和子宫中也均有广泛表达。EGF促使EVT增殖、浸润和迁移。研究证实EGF通路在胎盘形成中具有重要作用，$Egfr$ KO小鼠会因为胎盘生长受损而致胚胎死亡（虽然这一现象仅在某些品系的小鼠中观察到）。在绒毛外滋养细胞系（HTR 8/Svneo）的浸润研究中，发现EGF通过活化磷脂酰肌醇-3蛋白激酶通路（phosphatylinositol 3-kinase，PI3K）和丝裂原激活蛋白激酶通路（mitogen-activated protein kinase，MAPK）来激活$Mmp9$和$Timp1$的转录。集落刺激因子（Colony-stimulating factor 1，CSF1）与EGF相似对于滋养层具有促进其增殖的效应。

滋养层源性胰岛素样生长因子2（insulin-like growth factor 2，IGF2）和蜕膜源性胰岛素样生长因子结合蛋白1（insulin-like growth factor binding protein 1，IGFBP1）分别通过自分泌和旁分泌途径，与EVT上的远隔受体结合，独立激活滋养层迁移和浸润。这两个因子通过其各自通路发挥作用：IGF2与IGFR2结合，激活MAPK通路，同时抑制EVT细胞上的G蛋白；IGFBP2与α5β1结合，与其RGD区域整合发挥作用，激活FAK通路和MAPK通路。另一个调控滋养层浸润的通路是肝细胞生长因子（hepatocyte growth factor，HGF）；HGF通过激活信号转化和转录激活因子3（signal transducer and activator of transcription 3，STAT3）来促使肿瘤细胞运动和迁移。虽然在滋养层细胞中还没有报道表明HGF诱导STAT3激活，但是HGF和STAT3在滋养层浸润中都发挥作用这一点早有描述。胎盘会分泌HGF并且以旁分泌方式与滋养层细胞上的受体结合。无论是体外研究还是体内研究，都揭示出了HGF在浸润过程中的调控作用。体外研究发现，HGF以浓度-依赖效应激活滋养层细胞的浸润；体内研究发现，Hgf基因敲除小鼠会发生胎盘致命性的缺陷。白介素11（Interleukin 11，IL11）是蜕膜细胞表达的又一个激活STATs及其通路的细胞因子。IL11受体α（IL11 receptor α，$Il11ra1$）KO的雌鼠会因为蜕膜化不完全而致不孕，结果最终导致滋养层失控般地浸润。STAT3通过LIF磷酸化后被激活，导致TIMP1和TIMP2分泌增加，从而增强人EVT细胞的侵袭性。

STAT3的活性必须被严密调控，一方面它可促使滋养层与母体血管建立功能性联系，另一方面还不能让滋养层浸润增殖过度导致子宫环境被破坏。研究发现，调控STAT3的一个重要机制是LIF通过抑制细胞因子信号3（suppression of cytokine signaling 3，SOCS3）来发挥负性调节作用。$SOCS3$ KO小鼠胚胎会因为胎盘衰竭而死亡，这也证明此信号通路在预防滋养层失控性浸润中十分重要。

妊娠时的蜕膜和滋养层都会产生TGFβ超家族的一些成员，它们通过旁分泌和自分泌的方式作用于EVT，抑制其浸润和增殖。TGFβ$_1$、TGFβ$_2$和TGFβ$_3$可致MMP9和uPA分泌下降；Nodal与其1型受体ALK7作用，可以抑制MMP2和MMP9的活性，同时激发TIMP1的活性。另外，Nodal通过SMAD2/3-依赖作用机制抑制人类滋养细胞增殖并促进凋亡。另一个负性调控EVT浸润、增殖和迁移的因子是TGFβ-结合蛋白多糖（decorin，DCN）。这个因子与TGFβ一起位于蜕膜化的细胞外基质中，虽然在增殖型EVT细胞系的研究中提示这两个因子具有联合效应，但是却发现DCN的抑制作用是独立于TGFβ而独立存在的。DCN仿佛是活化的TGFβ的容器，对EVT的蛋白水解作用导致TGFβ释放和激活，从而防止对蜕膜的过度浸润。TGFβ的效应也会被SMAD泛素化调节因子2（SMAD ubiquitination regulatory factor 2，SMURF2）所调控，SMURF2是同型E6-AP羟基端（homologous to the E6-AP carboxyl terminus，HECT）型E3泛素连接酶，靶位蛋白是TGFβ受体和SMADs蛋白调节降解酶；在早期妊娠中，SMURF2于绒毛中呈现高表达，同时当体外培养EVT细胞SMURF2过表达时，它会通过降低TGFβ I型受体蛋白来增强EVT细胞的迁移和浸润。

六、生长因子介导的通路对男性生殖的影响

生长因子除了在原始生殖细胞形成和迁移中发挥作用，还对男性生殖道发育、性别决定、睾丸和附睾产生影响。尤其是在睾丸的生殖细胞中，BMP7、BMP8a和BMP8b均有表达，它们共同调节支持细胞活性，在精子形成中发挥功能，对于男性生殖起着至关重要的作用。这些BMPs，连同BMP4，在附睾中也具有功能，调节精子活力。$Bmp7$、$Bmp8a$和$Bmp8b$基因突变的小鼠导致附睾头和尾部缺陷，而

Bmp4 基因突变的杂合子会特异性地导致附睾体部上皮退化。

激活素和抑制素不仅参与调节卵巢颗粒细胞肿瘤的形成，也在睾丸支持细胞肿瘤的发展中起着关键作用。*Inha* 缺失可导致支持细胞肿瘤生成，而 SMAD1 和 SMAD5 DKO 或者 INHA 和 AMH（或者 AMHR2）DKO 后会致支持细胞和间质细胞肿瘤进展。因为 *Inha Smad3* DKO 后的雄鼠不会发生上述肿瘤（与雌鼠 SMAD2 和 SMAD3 在颗粒细胞肿瘤中具有的功能不同），所以激活素通路是通过 SMAD3 在睾丸肿瘤中发挥其关键调控作用。

七、生长因子在临床中的应用

蛋白（如类似物和纯化的 FSH，LH，hCG 和 GnRH 类似物）和类固醇激素（如雌激素、孕激素和雄激素）在临床应用中十分主要，而生长因子在临床中的应用实例却显得较少。然而，通过我们之前的讨论，很显然生长因子在辅助生殖技术（assisted reproductive technology，ART）临床中也具有重要作用。比如，当在不同的培养液中加入人结肠刺激因子 2（GM-CSF；2ng/ml），人类 2～4 细胞胚胎可发育至囊胚的概率从 30% 显著升高到 76%。为了优化 ART 临床中卵母细胞体外成熟（in vitro mutation，IVM）的培养条件，重组型生长因子可能会被利用起来，因为它们在正常的壁颗粒细胞（如 EGF 样多肽）或卵母细胞（如 GDF9 和 BMP15）中都有所合成。在这一过程中发挥调节作用的小分子也可同时加入。

由于生长因子对于胚胎孵出时与子宫内膜的相互作用以及妊娠的建立都十分重要，一些研究发现，在体内生长因子的作用也大同小异。重组型人 BMP2 可以部分挽救 *Bmp2* 基因敲除鼠的蜕膜反应，表明对于胚胎植入时子宫反应性差的女性，这些物质可能改善其妊娠结局。胚胎植入时子宫内膜的免疫耐受对于成功妊娠也是十分关键的，一些因子如白介素 1b 和其他促炎细胞因子可能被用于对植入过程的调控。在诊断方面，测量卵泡液中的生长因子〔如集落刺激因子 3（colony stimulating factor 3，G-CSF）〕可能对于受精前卵母细胞能力的评估具有一定的价值，而黄体中期时子宫内膜中 IL15，IL18 和肿瘤坏死因子超家族成员 12（TWEAK）mRNA 的检测可用于 ART 反复失败的女性子宫内膜容受性的评估。这些基因似乎与一定数量的 CD56 阳性子宫自然杀伤（uterine natural killer，uNK）细胞有关系，uNK 是胚胎植入后子宫内膜螺旋动脉完全发育所必需的因素之一。

在一项罕见的多中心研究中，为了验证重组型人白血病抑制因子（leukemia inhibitory factor，LIF）的功效，将经 ART 助孕后不明原因胚胎种植失败的女性分为两组，分别给予 LIF 和安慰剂皮下注射超过 7d。然而，LIF 组妊娠率（17.6%）与安慰剂组（34.0%）相比显著降低，表明 LIF 是这一过程中的禁忌。

八、总结

这一章中，我们集中讨论了哺乳动物体内各种生长因子在生殖方面的作用及其相互影响。小鼠模型结合高通量数据分析为生长因子在生殖中的调控提供了大量的信息；一些通路如 TGFβ，WNTs，Hedgehog，EGF，IGF 和 Notch 被发现在生物生殖过程中占据核心调控地位，但是它们之间的相互调节及协同作用仍是一个复杂且有待进一步研究的问题。由于这其中的一些因子参与着生殖疾病的病理生理过程，例如多囊卵巢综合征（polycystic ovarian syndrome，PCOS）、卵巢早衰（premature ovarian failure，POF）、卵巢癌、子痫前期和子宫内膜异位，今后的目标在于利用已知的这些因子的效应为临床诊断提供更好的效力，为治疗提供新思路和方法。

（译者　包丝雨　审校　陈新娜）

推荐阅读

Chang H, Brown C W, Matzuk M M. Genetic analysis of the mammalian TGF-β superfamily. Endocrine Reviews, 2002（23）：787－823.

Conti M, et al. Novel signaling mechanisms in the ovary during oocyte maturation and ovulation. Mol Cell Endocrinol, 2012, 356（1-2）：65－73.

Edson M A, Nagaraja A K, Matzuk M M. The mammalian ovary from genesis to revelation. Endocr Rev, 2009, 30（6）：624－712.

Knofler M. Critical growth factors and signalling pathways controlling human trophoblast invasion. Int J Dev Biol, 2010, 54（2-3）：269－280.

Kobayashi A, Behringer R R. Developmental genetics of the female reproductive tract in mammals. Nat Rev Genet, 2003, 4（12）：969－980.

Lala P K, Chakraborty C. Factors regulating trophoblast migration and invasiveness:possible derangements contributing to pre-eclampsia and fetal injury. Placenta, 2003, 24 (6) : 575 – 587.

Matzuk M M, Burns K H. Genetics of mammalian reproduction: modeling the end of the germ line. Annual Review of Physiology, 2012. In press.

Matzuk M M, Lamb D J. The biolog y of infertility: research advances and clinical challenges. Nature Medicine, 2008 (14) : 1197 – 1213.

Matzuk M M, et al. Intercellular communication in the mammalian ovary:oocytes carry the conversation. Science, 2002 (296) : 2178 – 2180.

Paria B C, et al. Deciphering the cross-talk of implantation: advances and challenges. Science, 2002, 296 (5576) : 2185 – 2188.

Richards J S, Pangas S A. New insights into ovarian function. Handb Exp Pharmacol, 2010 (198) : 3 – 27.

Wang H, Dey S K. Roadmap to embryo implantation: clues from mouse models. Nat Rev Genet, 2006, 7 (3) : 185 – 199.

第 8 章

月经周期的神经内分泌调控

（原著 Janet E. Hall）

一、性腺轴

女性正常的生殖功能包括周期性卵泡发育、排卵及为该周期着床妊娠的内膜准备。这种规律的排卵周期的模式是通过下丘脑、垂体和卵巢的刺激及抑制信号精确的功能和时间的调整来实现的（图 8-1）。生殖系统功能以经典的内分泌方式从下丘脑促性腺激素释放激素 GnRH 脉冲分泌至垂体门静脉系统开始。促性腺激素释放激素调节卵泡刺激素（FSH）和黄体生成素（LH）的合成和随后的从垂体前叶释放进入循环。FSH 和 LH 刺激卵泡发育、排卵和黄体形成，并协同分泌雌、孕激素、抑制素 A 和抑制素 B。这个系统的一个关键组成部分是卵巢类固醇激素和抑制素对促性腺激素分泌的调节作用，直接作用在垂体水平或通过 GnRH 脉冲分泌的振幅或频率的变化来调节。通过负反馈抑制 FSH 的分泌对人类生殖周期单卵母细胞成熟的特征起关键作用。除了负反馈调控，月经周期中雌激素正反馈产生排卵前 LH 峰对于排卵是必不可少的。

二、生殖轴的神经内分泌成分

（一）促性腺激素释放激素

黄体生成素释放激素（LHRH）在 1971 年被分离、鉴定和合成，这一贡献使得 Schally 和 Guillemin 博士获得 1977 年诺贝尔医学和生理学奖。研究者本以为会发现分别的 LH 和 FSH 释放激素，随后的研究提供的证据表明，LH 和 FSH 都对 LHRH 有分泌反应，因而最初被认为是 LHRH，现通称为促性腺激素释放激素。现已知 GnRH 定位于 8 号染色体短臂，通过编码 4 号染色体上的自身受体起作用。

GnRH 神经元在嗅板分化，穿过筛板，移行到下丘脑中基底部，然后在正中隆起部位与垂体门脉系统建立联系，成为下丘脑结节漏斗系统的一部分。这一迁徙旅程途经嗅觉、犁鼻器和末梢神经。遗传研究显示，在促性腺激素释放激素分泌异常伴嗅觉系统异常的共存（卡尔曼综合征；KS）或不伴嗅觉缺失（嗅觉功能正常的特发性性腺功能减退；nIHH）的患者，在动物和细胞系统功能相结合的研究已经确定的发育调控 GnRH 神经元并阐明了这一过程的生长复杂性的关键组成部分（在与 KS 和 nIHH 有关

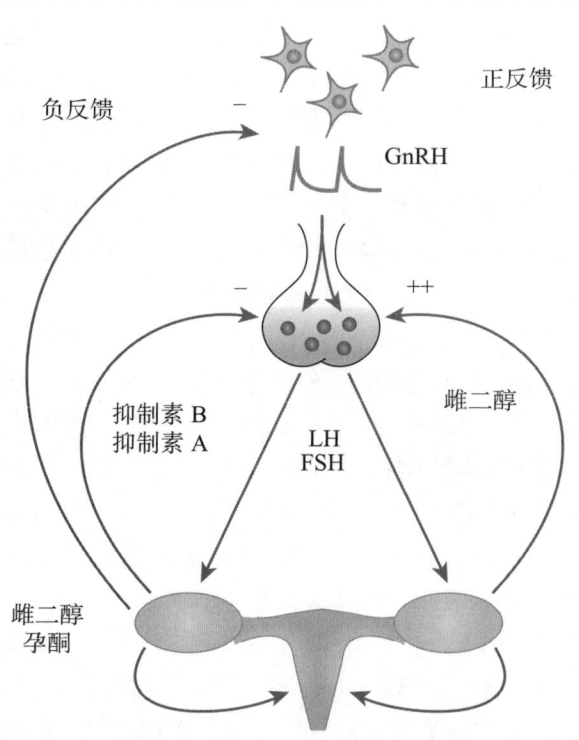

图 8-1 生殖系统的神经内分泌控制需要促性腺激素的脉冲分泌并且释放入垂体门脉系统，刺激促性腺激素细胞合成和分泌 LH 和 FSH，接下来，促性腺激素刺激卵泡发育和性腺甾体激素或肽类的分泌；后者负反馈作用于下丘脑和垂体，抑制促性腺激素的分泌。在月经中期，雌二醇水平升高的正反馈作用产生排卵前促性腺激素峰值

的基因中，KAL1，成纤维细胞生长因子8（FGF8）及其受体成纤维细胞生长因子1（FGFR1），前动力蛋白2（PROK2）及其受体（PROKR2）、硫酸肝素6-O-sulfotranferase 1（hs6st1），3染色质解旋酶DNA结合蛋白7（chg7），鼻胚胎黄体生产素释放激素因子（NELF），semaphorin-3A（Sema3A），和（WDR11）都涉及不同方面的早期GnRH神经元轴突导向的路径，最终位于下丘脑（表8-1）。在人类约有7000促性腺激素释放激素神经元在大脑分泌促性腺激素调节区。不像其他下丘脑释放因子神经元，GnRH神经元不在一个确定的核团，但分散在内侧基底下丘脑视前区。

现有证据表明，包括人类在内的哺乳动物，同时表达不止一种分子形式的GnRH（表8-2）。GnRH Ⅱ位于染色体20p13，通过位于1号染色体上的自身受体起作用。GnRH Ⅱ广泛表达在脑内和脑外。它可能在较低等的动物物种的繁殖行为中起作用。它是一种有效的在体外和在动物模型体内刺激LH和FSH分泌的因子，但它在人类的作用是未知的。促性腺激素释放激素Ⅲ已在人的大脑中用免疫组化和高效液相色谱鉴定，与GnRH在下丘脑中有一个类似分布，并可能通过促性腺激素释放激素受体发挥作用。虽然在较低的动物物种，GnRH Ⅲ可能有优先释放FSH的一些特性，但GnRH Ⅲ在人体中的作用不明，而且GnRH Ⅲ的序列在人类基因组未被发现。

表8-1 携带基因突变的KS和nIHH患者[1]

	GnRH		
	神经元迁移	分泌	作用
KAL1	X		
FGF8/FGFR1	X		
PROK2/PROKR2	X		
CHG7	X		
HS6ST1	X		
NELF	X		
SEMA3A	X		
WDR11	X		
KISS/KISSR1		X	
TAC3/TACR3		X	
GnRH1		X	
GnRHR			X

（1）根据它们在GnRH神经元的迁移、分泌和作用分类

表8-2 哺乳动物GnRH I，GnRH Ⅱ，GnRH Ⅲ的氨基酸序列

GnRH I（Mammal）	pGLu- His- Trp- Ser- Tyr- Gly- Leu- Arg- Pro- Gly- NH2
GnRH Ⅱ（Chicken I）	pGLu- His- Trp- Ser- His- Gly- Trp- Tyr- Pro- Gly- NH2
GnRH Ⅲ（Lamprey Ⅲ）	pGLu- His- Trp- Ser- His- Asp- Trp- Lys- Pro- Gly- NH2

GnRH. 促性腺激素释放激素

（二）促性腺激素释放激素脉冲分泌

生殖系统的一个突出的特点是为了促进正常分泌促性腺激素，绝对需要GnRH脉冲式分泌到垂体门脉系统。Knobil和同事的一项至今仍视为经典的研究是对下丘脑受损的猴子注射GnRH，首次发现间歇性刺激垂体可引起LH和FSH分泌，而持续性的GnRH刺激则抑制促性腺激素水平。分离出的GnRH神经元表现出一种内在的脉冲性，但也有研究表明，外部因素的影响可更改和调整GnRH分泌，影响脉冲GnRH分泌的幅度和频率。

GnRH分泌的神经调节：尽管一些神经递质参与动物GnRH分泌的控制，只有少数在人类被证明有效果。虽然有证据表明α-肾上腺素能系统在一些动物模型有刺激作用，但它对人月经周期的控制起作用的可能性却很小。多巴胺能系统的作用仍有争议，但已有研究表明在下丘脑性闭经患者使用多巴胺拮抗剂可使得LH脉冲频率增加，从而表明多巴胺可以抑制女性促性腺激素的分泌。

1. Kisspeptin 基因敲除模型表明，最终控制促性腺激素释放激素的分泌系统相当的冗余；然而，新出现的证据表明kisspeptin通路是GnRH分泌的关键上游调控因素。与目前已知控制GnRH神经元发育的基因一样，kisspeptin在生殖中的作用最初在kisspeptin受体基因突变的IHH患者通过基因组合的研究中发现［KISS1R，之前叫作G蛋白偶联受体54（GPR54）］。Kisspeptin是LH的一个非常强大的刺激因子，GnRH拮抗药研究表明，阻断LH的作用是通过阻断促性腺激素释放激素而达到的。kisspeptin系统对青春期的启动发挥主导作用，对弓状核的雌激素负反馈也有影响。该系统在啮齿类动物的腹侧脑室周围白质核的雌激素正反馈（AVPV）中也有影响。因为研究表明女性在下丘脑区缺乏kisspeptin神经元致使它对女性月经中期的LH峰的作用不清楚，以下讨论的证据质疑了女性伴随月经中期LH峰出现

的促性腺激素释放激素激素峰的存在。

2. 神经激肽 B（NKB） 这是由 tachychinin 3 基因编码（TAC3），及其受体由 TACR3 编码，在 KS 或 IHH 患者的遗传研究中发现与 GnRH 分泌的正常控制有关。NKB 刺激 LH 分泌，作用于促性腺激素释放激素神经元的上游，越来越多的证据表明，NKB 对 GnRH 的影响是通过 Kisspeptin 实现的。

3. 内源性活性肽/强啡肽 许多证据表明内啡肽参与了孕激素对 GnRH 脉冲分泌的负反馈作用。最近的研究已经确定将强啡肽结合 κ 阿片受体作为孕激素负反馈的关键因子，在各种动物和人类已发现 kisspeptin，NKB 和强啡肽在正中隆起细胞表达，现在被称为 KNDy 神经元。这些神经元表达雌激素、孕激素和雄激素受体，被认为是介导性激素对 GnRH 分泌的反馈更多的证据表明它还参与 GnRH 脉冲的特定合成。也有证据表明，γ-氨基丁酸（GABA）可能参与介导雌激素对 GnRH 分泌的负反馈。

4. 促性腺激素抑制激素（GnIH） 是下丘脑神经肽，抑制促性腺激素释放激素的分泌。在鹌鹑首次发现，现在有证据表明，它也存在于其他鸟类以及哺乳动物，包括人类。GnIH 分泌到垂体门脉体系及其受体、G 蛋白偶联受体 147（GPR147）存在于促性腺激素释放激素和性腺细胞，它的功能很可能是在下丘脑和垂体水平调节 LH 和 FSH 分泌。重要的是，也有证据表明，GnIH 可增加绵羊的食物摄入量而不减少能量消耗，GnIH 可能介导 LH 和女性的体重指数之间的负向关系。

（三）睡眠和昼夜节律对女性激素分泌的影响

睡眠和内源性昼夜节律对内分泌系统有严重影响，即使在不睡觉或其他环境事故诱因的情况下这种影响也存在。昼夜 LH 和性腺类固醇的节律已经在男性和女性中被阐明。在睡眠和其他环境因素被控制的研究中，在卵泡早期和绝经后妇女并没有表现 LH 或 FSH 的内源性昼夜节律（图 8-2），尽管有温度、皮质醇昼夜节律，泼尼松和 TSH 等因素影响。相反，有令人信服的证据表明，睡眠直接影响 LH 脉冲式分泌推测也影响 GnRH 的脉冲分泌。研究白天时睡眠的影响发现，青春期的男孩和女孩睡眠时 LH 脉冲分泌都是增加的。最近研究进一步表明，在青春期的孩子，LH 脉冲通常是在慢波睡眠（SWS）后。这些研究表明，SWS 相关因素刺激 GnRH 分泌或者说存在有 GnRH 分泌和深睡的上游调节机制。矛盾的是，随着生殖系统的发育成熟和排卵的月经周期的开始，LH 夜间脉冲分泌在早卵泡期显著放缓。女性颠倒睡眠的研究已经证明不仅是早卵泡期夜间 LH 脉冲减慢是由于睡眠而不是白天，而且在睡眠中短暂的觉醒与 LH 脉冲的发生相关，SWS 似乎抑制 LH 脉冲（图 8-3）。这令人推测之前孕激素暴露增敏 GnRH 脉冲发生器导致了早卵泡期睡眠的抑制作用，可能可以解释在早卵泡期与青春期睡眠对促性腺激素释放激素分泌的矛盾的影响。

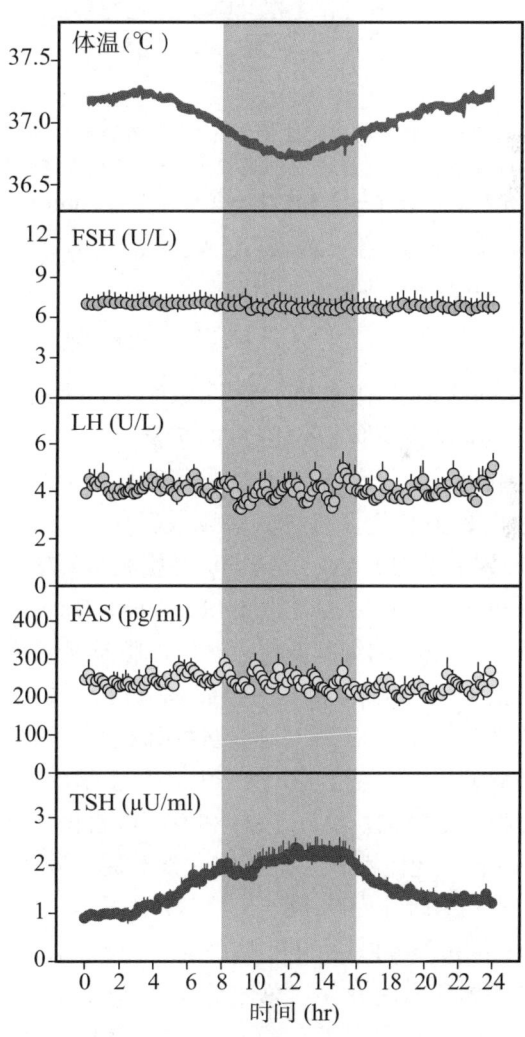

图 8-2 早卵泡期妇女（n=11）温度，LH，FAS 和 TSH 水平在稳定的光线，位置，清醒和营养摄入提示促性腺激素水平从早到晚在睡眠缺乏时较为稳定，与温度的昼夜节律和 TSH 一致。阴影区域表示传统的睡眠时间，在这些时间中他们保持清醒

［摘自 Klingman KM, Marsh EE, Klerman EB, et al. Absence of circadian rhythms of gonadotropin secretion in women. J Clin Endocrinol Metab, 2011（96）: 1456–1461.］

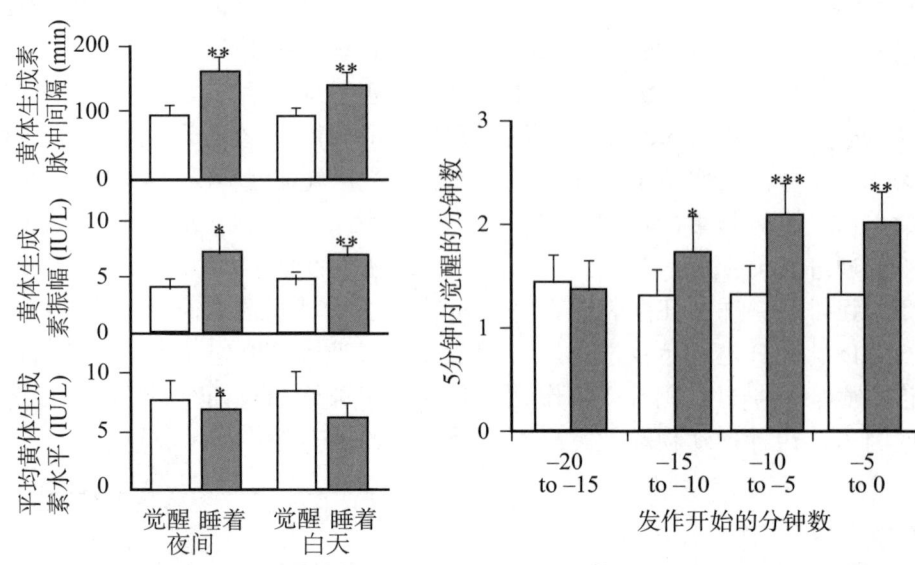

图 8-3 如左表示睡眠与黄体生成素（LH）放缓脉冲非常相关。在正常妇女睡眠时（浅色）与唤醒时（深色）相比，无论是在夜间或睡眠时，LH 脉冲间隔（IPI）长和幅值较高。如右边，相比一个与 LH 脉冲不相关的随机 LH 点而言（深色），觉醒更可能在一个 LH 脉冲开始前 5～10 min（浅色）

[摘自 Hall JE, Sullivan JP and Richardson GS. Brief wake episodes modulate sleep-inhibited luteinizing hormone secretion in the early follicular phase. J Clin Endocrinol Metab, 2005（90）：2050–2055.]

（四）垂体产生促性腺激素的细胞

LH 和 FSH 是在垂体的促性腺激素细胞中合成的，该类细胞占垂体总细胞数的 7%～15%。对大鼠的免疫组化研究显示，约 70% 的促性腺细胞中，LH 和 FSH 两种染色均阳性，其余则仅其中一种染色阳性（两种数量平均）。动物发情期促性腺激素峰出现前，monohormonal 细胞开始表达 βLH 和 FSHβ，而表达生长激素（GH）的细胞群也表达促性腺激素亚基。

完整的促性腺激素生物合成和分泌过程包括：①翻译 βLH，βFSH，和共同促性腺激素 α 亚单位；②翻译后修饰和折叠；③ β- 和 α- 亚基的结合；④包装和分泌激素。LH，FSH 和游离或自由 α 亚单位（FAS）都受促性腺激素释放激素对促性腺激素细胞的刺激和影响。

LH 和 FSH 的多种亚型有不同的糖类结构和电荷，在垂体和血清并存。总体看来越基础形式的 LH 和 FSH，体外活性越高，循环中的半衰期越短，偏离基础形式者则相反。在 FSH 的大量唾液酸残基延长其半衰期，而 LH 上大量 N- 乙酰氨基半乳糖（半乳糖胺多磺化）天冬酰胺连接的寡糖与更快速地清除有关，由于绑定到一个特定的肝受体。磺化和唾液酸化的 LH 和 FSH 在性腺类固醇缺失时在月经周期变化较大。绝经后的妇女与卵泡期及月经中期高峰（MCS）时的妇女比较，在 GnRH 拮抗药阻断 GnRH 受体后，LH 的清除明显延迟，而 Fas 是不受性腺功能缺失的影响（表 8-3）。LH 和 FSH 磺化和唾液酸残基的数量与女性激素的清除紧密相连。

也有证据表明，促性腺激素的分泌是与肥胖相关的因素调节。正常妇女与多囊卵巢综合征（PCOS）中血清 LH 与身体质量指数（BMI）呈负相关。进一步的研究表明，在肥胖 PCOS 患者 LH 分泌的抑制作用不由下丘脑介导，但与垂体促性腺激素释放激素和内源性 LH 的半衰期下降相关，但不是外源的 LH。后者的发现与 LH 和 FSH 的磺化异构体增加可增加 PCOS 病人的 BMI 指数相一致。

表 8-3 LH，而不是 FAS 的半衰期，受性腺甾体激素环境影响

	LH		FSH	
	基线 (U/L) mean ± SEM	$T_{1/2}$ (min) mean ± SEM	基线 (pg/ml) mean ± SEM	$T_{1/2}$ (min) mean ± SEM
绝经后	62 ± 3	139 ± 35	774 ± 45	51 ± 26
EFP, LFP, ELP	10 ± 1	57 ± 28	266 ± 44	41 ± 12
MCS	56 ± 11	78 ± 20	627 ± 122	41 ± 19

LH. 黄体生成素；FSH. 卵泡刺激素；mean. 平均数；SEM. 平均数标准误

[摘自 Sharpless JL, Supko JG, Martin KA, et al. Disappearance of endogenous luteinizing hormone is prolonged in postmenopausal women. J Clin Endocrinol Metab, 1999（84）：688–694, with permission.]

三、LH 和 FSH 分泌调控

虽然 LH 和 FSH 由共同的促性腺激素细胞分泌。但对卵巢的生理有明显不同的功能。正常的生殖周期的不同模式翻译了功能上的差异。LH 和 FSH 的控制是通过 GnRH 刺激 LH 和 FSH 实现。FSH 合成调控优先被激活素/卵泡抑素系统控制，通过这两种激素上的卵巢类固醇和抑制素来实现。了解 LH 和 FSH 分泌的调控是我们对月经周期的动态理解的关键。

（一）促性腺激素释放激素

促性腺激素释放激素急性刺激后 FSH 可随 LH 同时分泌，但 GnRH 对 FSH 的合成整体控制的相对作用比 LH 少。特异性 GnRH 受体拮抗药阻断 GnRH 受体，LH 分泌抑制 90%，但 FSH 抑制只有 40%～60%。

LH 和 FSH 的分泌和合成受不同幅度和频率的 GnRH 刺激控制。LH 的分泌随 GnRH 的剂量高度反应性增高，而 FSH 对 GnRH 的剂量却相对不敏感。生理频率刺激的 GnRH 导致有 3 个亚基的促性腺激素合成分泌。然而，生理频率的增加或减少对 LH 和 FSH 作用不同（表 8-4）。低频率的 GnRH 刺激促使 FSH 体外合成分泌，且当性腺反馈低时与体内 FSH 升高有关。GnRH 缺乏的男女中，增加 GnRH 刺激频率导致 LH 平均水平增高，FSH 没有能检测到变化（图 8-4），在 PCOS 的病理生理机制中 GnRH 的频率增加。GnRH 脉冲频率对 GnRH 受体数量的直接作用和受体数调节影响 LH 和 FSH 分泌频率的调节，至少在一定程度上是这样。

表 8-4　GnRH 脉冲频率对 LH 和 FSH 的差异化影响

	LH	FSH
增加的频率		
"体外"		
mRNA	↑	→
GnRH- 缺陷男性/女性		
平均	↑	→↓
振幅	↓	
降低的频率		
"体外"		
mRNA	↓	↑
GnRH- 缺陷男性/女性		
平均	↓	→↑
振幅	↑	

尽管 GnRH 脉冲频率的增加可增加 LH 的合成和平均水平，LH 脉冲幅度和 GnRH 脉冲频率成反比关系。因此，在促性腺激素释放激素缺乏的男性和女性的研究表明，更慢的 GnRH 脉冲频率与更高的 LH 脉冲幅度有关，而更快的频率与降低的脉冲幅度有关。高于生理状态的脉冲频率与 LH 幅度下降有关，后者是垂体脱敏的早期征象，这往往在持续输入 GnRH 或 GnRH 激动药时可见到。

（二）促性腺激素的自分泌/旁分泌调节：激活素，抑制素和卵泡抑素

激活素、抑制素和卵泡抑素被首先作为垂体因

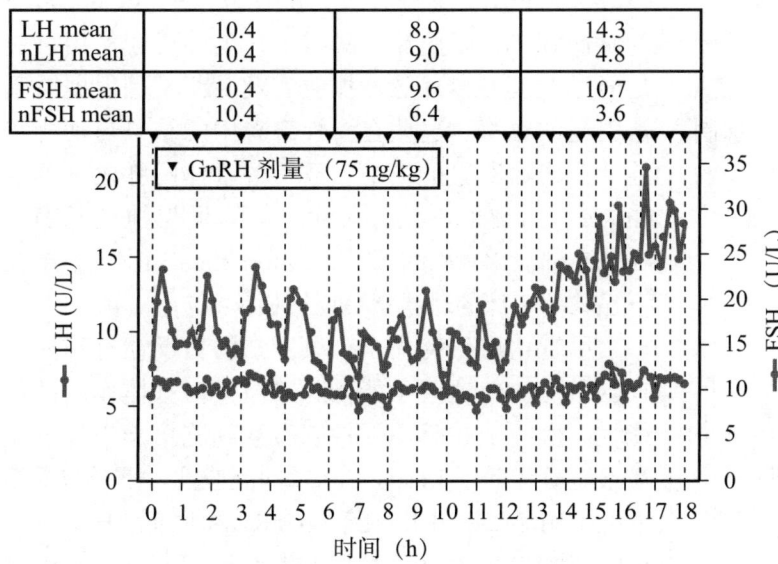

图 8-4　增加促性腺激素释放激素对 LH 和 FSH 脉冲频率的差异效应，在促性腺激素释放激素缺乏的女性接受静脉促性腺激素释放激素脉冲。7d 之后在剂量为 75mμg/kg 脉冲 GnRH 每 90 分钟 1 次，血液采样 6h，频率增加到每 60 分钟持续 6h 和每 30 分钟持续 6h，LH 升高，FSH 不升高。平均的（mean）LH 和 FSH 在各个频率中给出。平均的 LH 和 FSH 在总剂量的 GnRH 注射（nLH 和 nFSH）提示更快的 GnRH 脉冲频率与早期的垂体脱敏有关

［摘自 Hall JE, Taylor AE, Hayes FJ, et al. Insights into hypothalamic-pituitary dysfunction in polycystic ovary syndrome. J Endocrinol Invest, 1998 (21): 602-611.］

子被发现，通过垂体的促性腺激素细胞影响FSH分泌。抑制素，得名于它们对垂体细胞FSH分泌的抑制作用，是由一个两β-亚基，βA或βB，和一个密切相关的α-亚基形成抑制素A或抑制素B。相反，激活素，刺激分泌FSH的合成，是由两β-亚基组成。激活素通过促性腺激素细胞和垂体其他细胞群分泌，如同如TGF-β与家族其他生长和分化因子成员，激活素通过自分泌或旁分泌机制发挥其影响。激活素依次与一个已知的Ⅱ型激活素受体，与或ActRIIB和Ⅰ型受体，激活素受体样激酶4（ALK4）作用。FSHβ表达对激活素刺激极为敏感，协同促进对FSHβ和促性腺激素释放激素受体转录。

抑制素通过结合betaglyglycan可作为激活素刺激FSH的特异性拮抗药，螯合Ⅱ型激活素受体。尽管抑制素在垂体合成，循环抑制素来源于卵巢，在FSH的负反馈中发挥更大的作用。此外骨形态发生蛋白，BMP-6和BMP-7可调节促性腺激素中FSH的合成，提示其他系统也可能参与控制FSH。

卵泡抑素是一种单体蛋白，不同于激活素和抑制素家族，作为一个几乎不可逆的结合蛋白，络合与激活素，掩蔽在激活素的Ⅰ型和Ⅱ型受体的结合位点。FS 288亚型（fs288）对细胞表面的蛋白多糖的高亲和力被认为作用在垂体。卵泡抑素在体内合成，包括垂体，垂体滤泡细胞和促性腺激素的合成是通过激活素和促性腺激素释放激素控制，可以通过性腺类固醇调制。激活素合成在女性的生殖周期似乎无变化。然而，卵泡抑素的变化在鼠发情周期中被报道，这表明激活素对FSH的合成和分泌的作用可能是通过改变卵泡抑素调节。高频率GnRH刺激卵泡抑素升高，低频率时卵泡抑素降低，与激活素或卵泡抑素系统调节GnRH对FSH脉冲频率的假说一致。因此尽管GnRH控制LH合成和分泌，激活素-抑制素-卵泡抑素系统或BMP协同GnRH调节FSH的合成与分泌。

（三）卵巢对下丘脑和垂体的反馈

1. 负反馈

（1）雌激素：已经明确低剂量雌激素抑制促性腺激素的分泌，芳香化酶缺乏的患者促性腺激素水平上升，证明雌激素对男性和女性LH和FSH分泌的负反馈作用。绝经后与卵巢切除女性LH和FSH升高也支持这一结论。切除了卵巢的大鼠失去性腺的负反馈作用与LH和FSH的分泌增多有关。LHβ，FSHβ和α-mRNA表达增强，表达LHβ的细胞数目增加，细胞体积增大，每个细胞的表达量也增加，这些变化通过给予低剂量的雌二醇而发生逆转，切除卵巢的绵羊和猴子服用雌激素也可以逆转促性腺激素分泌的增加。

多数证据表明，雌激素对垂体促性腺激素的负反馈继发于GnRH的变化，对大鼠采用"push-pull"下丘脑灌注技术或者在绵羊或猴子垂体门脉系统插管测定下丘脑GnRH的分泌。这些研究显示，切除卵巢后GnRH上升，给予雌激素后GnRH下降。雌激素对下丘脑和GnRH神经元细胞GnRH表达量下降，雌激素对下丘脑和GnRH神经元细胞的间接或直接作用都有人报道。尽管在下丘脑中可找到两种受体，但对敲除雌激素受体动物的研究支持ERα对于介导雌激素负反馈具有重要作用。位于视交叉前区内接受雌激素的GABA神经元介导雌激素对GnRH的分泌负反馈中起某种作用，而β-内啡肽似乎不起作用。

已有广泛研究报道了绝经后和切除卵巢的妇女的雌激素负反馈机制。绝经后妇女GnRH值（通过次最大量的GnRH拮抗药的体内研究估算）高于绝经前妇女，与对绝经后妇女尸检发现GnRH的mRNA表达增强有关。服用低剂量的雌激素后GnRH可降低到卵泡期水平，提示无性腺反馈下GnRH上升的原因可能是雌激素缺乏。神经影像学研究表明，降低的下丘脑中基底代谢活动与雌激素水平降低有关，进一步支持女性下丘脑位点的雌激素负反馈。多数研究表明，绝经后妇女服用雌二醇不降低GnRH的脉冲频率，因此雌二醇对下丘脑的反馈作用可能是通过改变GnRH脉冲振幅实现，而不是根据雌激素引起的频率。这些在女性患者中的结果与动物实验（在切除卵巢的绵羊和猴子的垂体门脉血中测定GnRH）的结果一致。女性尸检结果与神经元表达kisspeptin，NKB，物质P，dynorphin，ERα介导在下丘脑基底部的雌激素负反馈相一致。

尽管这些研究显示，雌激素的负反馈有明显下丘脑效应。但这些不能排除雌激素对垂体作用的可能性。实际上在垂体促性腺激素细胞培养中发现雌激素短暂降低了LH对GnRH的反应性。下丘脑受损的猴子用雌二醇并脉冲给予GnRH可降低LH分泌。ERα和ERβ都在促性腺激素细胞中表达，基因敲除小鼠中特异性的 ERα 提供了在动物中雌激素对垂体抑制效应的直接证据。近来对绝经后女性垂体的（排除下丘脑的影响）研究表明，生理剂量雌激素对垂体促性腺激素的分泌有直接的作用，且对 FSH 的作用大于 LH。

（2）孕激素：对促性腺激素分泌有较深的影响，通过在下丘脑水平降低 GnRH 脉冲性分泌表现。这一作用需要雌激素激发可能通过上调垂体中孕激素受体起作用。在接受低剂量雌二醇的绝经后女性，加用孕激素可同样会抑制 GnRH 脉冲的分泌（LH 或 FAS 作为 GnRH 分泌的指标），孕激素的补充降低了总体的 GnRH 分泌。孕酮对 GnRH 分泌的影响可能通过直接或者间接作用。大量证据表明 β-内啡肽系统在孕酮对 GnRH 脉冲频率的影响中有关键作用，绵羊中的研究表明孕酮对 GnRH 的作用是通过强啡肽实现。

（3）抑制素、激活素和卵泡抑素：20 世纪初就有证据表明，性腺中非甾体成分参与对垂体的负反馈作用。但 1980 年之后抑制素才被分离，继而被发现是包括抑制素 A，抑制素 B，激活素以及功能相关蛋白，卵泡抑素家族成员。抑制素 B 在男性血液循环中，抑制素 A 和抑制素 B 在生育年龄的女性血清和卵泡液中能检测到。进一步研究显示，抑制素 B 在卵巢颗粒细胞中产生，抑制素 A 在黄体的黄素化的颗粒细胞中产生。抑制素亚单位在包括肾上腺等多种组织表达，然而，循环中二聚体的抑制素主要来自于性腺，抑制素对垂体 FSH 分泌的抑制主要是内分泌作用。

激活素主要作为一个在不同组织，包括垂体和卵巢的局部生长分化的因子。尽管激活素在血清中被检测到，循环中的激活素不可逆被卵泡抑素异构体 FS315 结合。尽管组织中没有发现能被卵泡抑素中和的机制，因此，几乎可以确定在垂体，激活素是通过自分泌和旁分泌而不是内分泌起作用。

（4）促性腺激素释放平抑因子（GnSAF）：也被称为促性腺激素释放抑制因子，是一种减少 GnRH 诱导 LH 分泌的卵巢因子。尽管经过多年的研究，对 GnSAF 分子结构尚未完全阐明，阻碍了充分理解其调节和生理作用。它的名字来自最初假设的作用，这种化合物预防早期激素激增及排卵前卵泡过早黄素化。然而，有证据表明，在动物模型和人类中 GnSAF 活性和卵泡大小呈反比关系，而且小生长卵泡中有高浓度，这表明它在周期中的作用时间可能比预期的更早。

2. 正反馈

雌激素：除了对促性腺激素的分泌有负反馈作用，还发挥着正反馈作用以产生排卵前 LH 峰。这种正反馈的作用在多数动物和人类女性中可见。有两个基础机制的关键问题可帮助理解促性腺激素峰的生成：第一个是雌激素是如何发挥对 LH 分泌的抑制和刺激作用的，第二，是否雌激素正反馈的位点是在垂体、下丘脑或两者都有。雌激素反馈的方向与程度取决于雌激素暴露水平和低雌激素导致 LH 分泌减少的持续时间（在 12～24h）。而正反馈要求高浓度暴露在一个更长期的持续时间。有充分的证据表明，高水平的雌激素在各物种中增加了垂体对 GnRH 的反应。在动物模型中的研究表明，促性腺激素亚基表达的细胞数量增加，在促性腺激素释放激素受体数量增加，在促性腺细胞中影响离子通道的功能并调节基因和第二信号系统表达。在 LβT2 垂体细胞的研究表明，激活素结合雌激素增加促性腺激素释放激素受体在垂体促性腺激素的分泌，而 NPY 从正中隆起可能通过其配体改变促性腺激素释放激素受体的亲和力的变化。

对鼠和绵羊研究表明，雌激素对促性腺激素的正反馈分泌需要 GnRH 分泌增加。在啮齿类动物，这种 GnRH 分泌的增加需要特殊的昼夜节律信号。在啮齿类动物中，雌激素负反馈和正反馈发生在不同的区域：下丘脑的内侧基底下丘脑弓状核和腹侧脑室旁核（AVPV）。尽管 kisspeptin 可能与雌激素负反馈和正反馈有关，kisspeptin 神经元在弓状核共表达 NKB 和强啡肽，在 AVPV 中则没有。

排卵前高峰在灵长类动物与啮齿类动物完全不同——尽管 GnRH 输入有改变，但并不受到视前区（AVPV 区域）控制。它不与生理信号相关，促性腺激素峰不需要在促性腺激素释放激素的增加。如同在灵长类动物，在人类女性中 GnRH 分泌的增加并不需要促性腺激素峰的产生。与灵长类动物不同，没有证据表明人类女性 GnRH 分泌或 GnRH 模式的改变与促性腺激素峰相关。这些数据表明促性腺激素峰在普通女性需要持续 GnRH 刺激，但通过垂体对 GnRH 敏感度增加介导（在月经中期峰的章节详细讨论）。因此，尽管在啮齿类和绵羊中 GnRH 的增加需要促性腺激素峰的产生，GnRH 似乎在人类和猴子中对排卵前 LH 峰的产生起到允许的作用。

四、正常月经周期

（一）临床特征

通常认为，月经开始日为第1日，标志着卵泡期的开始。卵泡期多个卵泡募集，优势卵泡生长（彩图20）。在卵泡期，雌激素的升高与内膜增殖有关。黄体期，从LH峰后开始，以黄体形成，孕酮分泌和内膜为着床做准备而出现的一系列改变为特征，随着未受孕后黄体的消失，血供开始消失。

Treloar的经典研究表明，月经周期长度的中位数为28d，正常范围为25～35d（图8-5）。虽然36～40岁月经周期的间隔会缩短，但在生育年龄的绝大多数时间内，月经周期长度少有变化。初潮后的短期和围绝经期，不同个体间及个体内，月经周期的间隔长度变化大。不同妇女之间及同一妇女随着年龄的增长将出现月经周期长度的不确定改变，月经周期长度主要取决于卵泡期长度的变化。周期的黄体期长度相对固定。95%在10～16d，在卵泡期，B超监测最大卵泡直径，平均每天增长约2mm直到排卵（彩图21）。同时，雌二醇水平不断升高，随之子宫内膜的厚度逐渐增厚（彩图21）。

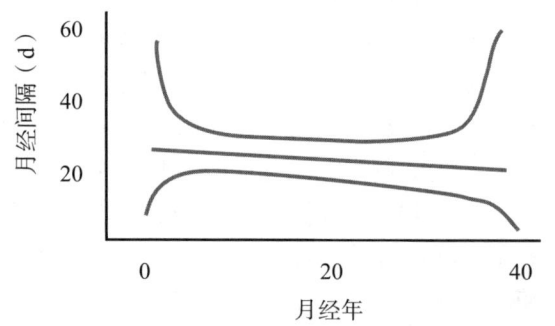

图8-5 从月经初潮（月经年为零）到绝经，月经周期平均长度的中位数，上下线之间为95%可信区间

[摘自 Treloar AE, Boynton RE, Behn BG, et al. Variation of the human menstrual cycle through reproductive life. Int J Fertil, 1967（12）：77–126.]

（二）GnRH动力学和垂体反应性

动物实验中可直接测定GnRH的分泌，研究表明在生理状态下，进入外周血的LH分泌与垂体门脉血中测到的促性腺激素释放激素分泌同时发生。因此，在人类LH被作为GnRH脉冲的标志。先天性孤立的GnRH缺乏者没有LH脉冲式分泌，脉冲式给予GnRH后恢复脉冲式LH，给予正常妇女GnRH拮抗药可逆性阻断脉冲式LH分泌。因此，LH脉冲的出现可作为此前出现刺激性GnRH脉冲的证据，而且LH脉冲频率可作为外周血中一种监测指标，以反映GnRH脉冲式分泌的频率。且LH脉冲可作为此前出现刺激性GnRH脉冲的证据，尽管GnRH及促甲状腺激素释放激素的控制下，促性腺细胞和促甲状腺细胞都分泌游离的α亚单位（FAS）糖蛋白，但甲状腺功能正常的妇女FAS脉冲分泌完全受GnRH控制。因此，FAS可作为GnRH脉冲分泌频率的替代性指标。由于FAS的清除比完整的LH快，当GnRH脉冲频率增加时，FAS是一种更优先的指标。LH或者FAS对GnRH的振幅取决于GnRH信号和垂体对GnRH的反应。其他技术必须用来测定GnRH分泌的振幅。

频繁的抽样研究结果（每5或10分钟到48h）显示出在正常月经周期，LH的脉冲的频率和振幅有显著的变化（彩图22），他们是根据排卵前LH峰进行精确调控的。

（三）卵泡期

早卵泡期（LH峰14d到9d），GnRH的频率的平均间隔时间为90～100 min。生殖周期的早卵泡期的建立是以睡眠期间GnRH脉冲频率的明显下降为特点（图8-3、彩图22）。可能有在这一卵泡募集的关键时期保持FSH合成的作用。

在卵泡中期，GnRH脉冲的频率增加，间隔时间缩短为约60 min。LH脉冲幅度在卵泡周期明显减弱，部分原因是由于GnRH本身分泌频率的增加及其对促性腺激素细胞反应性的作用，可能也反应了发育中卵泡分泌的雌二醇对脉冲GnRH刺激或振幅的负反馈。

促性腺激素释放激素的环状分泌频率在晚卵泡期维持，由于雌激素上升，促性腺激素对GnRH的反应性使LH脉冲幅度增加。

（四）中卵泡期

随着晚卵泡期分泌的雌二醇指数上升，在2～3dLH水平增高10倍，FSH水平增加4倍（图7-5）。月经中期LH峰是卵泡成熟和破裂所必需的。排卵通常发生于LH峰后36h。因而促性腺激素高峰是正常生理周期的重要组成部分。但是促性腺激素的这种显著增加的具体机制尚不完全清楚，似乎有种属特异性。Yen 和同事的研究表明，LH 和 FSH 对外源性 GnRH 的反应性明显与月经周期的不同时相有关。在月经中期，LH 和 FSH 分泌显著增加。

雌激素暴露的模式对正反馈非常重要。对绝经妇女或正常妇女早卵泡期外源性雌激素可诱导基础的和 GnRH 诱导的 LH 分泌，且取决于雌激素暴露的时间和剂量。更多证据表明该峰在雌激素上升而不是雌激素下降时出现。也就是说这个峰导致雌激素正反馈而不是雌激素负反馈的去除。

其他证据提示孕激素在这个峰轻微提升，孕激素的分泌主要和黄体期相关，然而，孕激素最早的升高在普通女性先于黄体期。尽管有优势卵泡的生长和雌激素的升高，RU486 对孕激素受体的阻断可使得这个峰延迟 3d。在研究中正常妇女早卵泡期的雌激素逐渐输入。尽管正常排卵前雌孕激素水平可诱发 LH 峰，然而这个峰的振幅比正常女性小。提示促发正常振幅的峰可能还需其他卵巢因子。一种可能是抑制素 A，在正常周期中 LH 峰前显著增加，且被证实在羊垂体细胞培养中可提高 GnRH 受体数目和 LH 分泌。

一个重要的问题是雌激素正反馈是否在下丘脑、垂体或者共同调控，越来越多的证据表明，这一机制可能有种属特异性。许多动物中有力的证据表明，雌激素直接作用于垂体增加促性腺素细胞对 GnRH 的敏感性。在低等动物，同样有证据表明下丘脑在排卵期峰中有重要作用，尽管绵羊的研究表明 GnRH 峰的振幅超过引发 LH 峰的振幅。GnRH 缺陷的妇女接受外源性 GnRH 替代治疗提供有力证据表明垂体对 GnRH 敏感性在月经中期峰产生中的作用。在单个优势卵泡发育的正常月经周期中，当 GnRH 模拟 GnRH 脉冲生理剂量注射时，可观察到 LH 和 FAS 脉冲频率突然的增加，GnRH 的剂量和频率不变（彩图23），出现正常的 LH 峰（彩图24）。这些研究提示女性体内正反馈可以通过垂体实现，不需要下丘脑信号输入的改变。

进一步研究提示促性腺激素峰在正常女性中并不增加 GnRH 分泌。正常女性中自发性和甾体诱导的 LH 峰开始时，GnRH 受体的完全阻断导致这个峰的终止，提示 GnRH 持续分泌对促性腺激素峰是必须的。然而，GnRH 的频率和总量并未随着促性腺激素峰的升高而提升。正常女性研究中在月经中期每 5 分钟抽 1 次血，持续 36h 提示 LH 和 FAS 脉冲振幅从晚卵泡期到峰的早中期逐渐增加，但是频率并未改变（彩图22）。

为了研究峰的产生是否与 GnRH 的振幅增加有关，GnRH 受体的阻断提供了一个估计内源性 GnRH 分泌的定量方法。结果提示没有证据表明 GnRH 总量的升高，提示 GnRH 在峰的总量比早或晚卵泡期少。与这一结果一致的是研究表明 GnRH 缺陷的女性，对于优势卵泡发育需要的 GnRH 替代剂量在晚卵泡期降低 2/3，不会影响峰的时间和高度以及接下来的黄体期（彩图25）。

总之，这些结果显示，GnRH 为正常妇女产生月经中期激素峰值所必需，但没有证据表明其频率或幅度此时增加。与之一致的是，绝经后通过雌激素补充诱导的促性腺激素峰的妇女神经影像学研究观察到垂体，而不是下丘脑的代谢增加，与 LH 的雌激素正反馈相关。

LH 峰的终止与其脉冲振幅的急剧下降有关，同时伴有频率的下降（约降至每 70 分钟 1 次（彩图 22）。脉冲频率的下降伴随着峰的终止，至少一定程度上由于孕酮对下丘脑 GnRH 脉冲发生器的影响。

（五）黄体期

脉冲式 GnRH 的分泌从 LH 峰的终止时开始减慢，并在早、中、晚黄体期持续（彩图22）。

在晚黄体期，脉冲的时间间隔长达 4～8h。GnRH 脉冲分泌的减慢是由于孕酮的作用，但必须同时有雌二醇存在。

黄体期 LH 脉冲的振幅高于卵泡期，已知 LH 对 GnRH 的反应与 GnRH 脉冲频率呈负相关。提示黄体期 LH 脉冲幅度的上升继发于 GnRH 脉冲频率的下降。但从对 GnRH 缺乏患者控制给药剂量的研究获得的另外证据表明，孕酮可直接作用于垂体，增加 LH 对 GnRH 的反应。

（六）黄体期 - 卵泡期转换

黄体期卵泡期转换以黄体功能和孕酮、雌激素和抑制素 A 水平下降为特征，负反馈的释放允许 FSH 升高，在月经开始前已经开始上升且对新的卵泡从卵泡池中募集起关键作用（彩图20）。黄体中期雌激素水平的维持阻止 FSH 的升高。因此，雌激素负反馈的释放是黄体 - 卵泡期 FSH 升高的关键，其他因子比如抑制素A在黄体的下降不一定发挥作用。然而，研究在正常周期中使用他莫昔芬阻断雌激素受体提示抑制素A在正常黄体期中限制FSH分泌发挥作用。

黄体期LH脉冲频率在月经开始前增加（图8-6）。LH脉冲频率与孕激素水平负相关且黄体中期孕激素和雌激素阻止了GnRH在正常黄体期脉冲频率的升高。足够证据表明GnRH在黄体期和卵泡期频率的增高有助于FSH分泌的增加。在正常妇女，FSH增加与LH频率相关，然而FSH和雌激素的负相关不明显。在GnRH缺陷的女性接受生理频率的GnRH用来建立正常周期，部分的FSH增加与雌激素和抑制素A的负反馈有关。然而，GnRH从黄体期开始频率从每4小时增加到每90分钟对于建立正常的周期间FSH升高非常关键（彩图26）。

因此，在黄体期GnRH分泌的慢频率可能直接或通过降低卵泡抑素和增加激活素信号来增加FSH的合成。然而，FSH分泌受雌激素和抑制素A抑制。随着黄体的消亡，雌激素和抑制素A水平如孕酮水平一样下降。FSH允许从负反馈的释放增加，进一步受到GnRH脉冲频率的增加所刺激，其卵泡早期频率增加。

现在有证据表明，逐步增加GnRH脉冲频率从早卵泡期到中卵泡期代表了低水平的孕激素对GnRH脉冲发生器的抑制逐渐丧失。早卵泡期的特点是LH脉冲分泌的睡眠相关的抑制，可以推测在这一周期孕激素的延长作用也参与增敏下丘脑对睡眠的抑制作用。

早卵泡期与睡眠有关的GnRH脉冲频率的下降可能对这一关键时期FSH的合成有重要作用。跨时区旅行或者昼夜倒班的妇女改变了睡眠觉醒周期而发生月经周期的紊乱也表明了这一点。

（七）抑制素A和抑制素B的分泌

抑制素A分泌的特点是围排卵期开始上升，黄体期达到最高水平（彩图20）。相反，抑制素B在黄体期达到最低点，在黄体-卵泡转换期开始上升，早卵泡期和中卵泡期达到最高水平，晚卵泡期开始下降，围排卵期有短暂上升（彩图20）。月经周期中抑制素A和抑制素B迥异的分泌方式说明正常生殖周期中，两种抑制素具有不同的来源和不同的控制系统。就抑制素与促性腺激素和雌二醇的关系而言不容易确定任何一种抑制素在调节FSH中有预期的内分泌作用。抑制素B与FSH呈正相关而非负相关，尤其在黄体-卵泡转换期；然而抑制素A对FSH可能有负反馈，容易被认为是抑制素A的变化平行改变雌二醇的作用。

1. 抑制素A和抑制素B的来源 黄体期抑制素A的水平达到峰值，随后随黄体的溶解而下降，这与它由黄体生成是一致的。正如抑制素A和B亚单位在黄体期高表达一样。在卵泡发生过程中，抑制素A在排卵前达到峰值，正常周期中，抑制素A和雌二醇一样与优势卵泡的大小相关。抑制素A主要产生自颗粒细胞，但也有证据表明它产生于成熟卵泡的泡膜细胞。研究抑制素A和B亚单位表达情况以及对卵泡液中抑制素A异二聚体检测表明，排卵前卵泡中抑制素A含量最高。目前认为，与以往由血清中的水平所提示的相比，抑制素A的合成和分泌是在卵泡发育的更早阶段。

与抑制素A不同，抑制素B血清中的研究显示它主要来自于小窦状卵泡，在有自发排卵周期中的妇女，抑制素B的水平与优势卵泡的大小不相关，提示对抑制素B的调节与优势卵泡的生长无关，且卵泡液

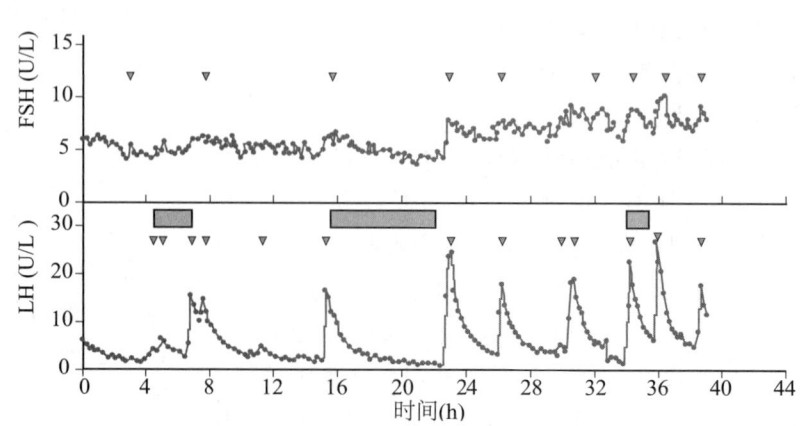

图8-6 在2d的黄体-卵泡期转换期间每10分钟抽1次血的FSH和LH，这个研究在LH峰后12d，月经前3d进行。注意FSH的升高明显在月经前，并且与LH脉冲分泌的持续性频率升高有关，水平条代表睡眠，倒三角表示有统计学意义的脉冲

［摘自Hall JE, Schoenfeld DA, Martin KA, et al. Hypothalamic gonadotropin-releasing hormone secretion and follicle-stimulating hormone dynamics during the luteal-follicular transition. J Clin Endocrinol Metab, 1992（74）: 600-607.］

中抑制素 B 的水平不随着卵泡的大小和成熟度而改变。与这些结果一致，早期研究表明，抑制素 B 的 β 亚单位 mRNA 水平在早期窦状卵泡中最高，在优势卵泡中较低，在黄体期没有表达。后来的研究也发现抑制素 B 的合成限于颗粒细胞，在泡膜细胞不存在。

2. 促性腺激素对抑制素 A 和抑制素 B 的调节　一组重要的数据表明，抑制素 B 的水平与生理水平 FSH 刺激的早期卵泡发育有关。最初是由于黄体 - 卵泡转换期 FSH 的升高与抑制素 B 的升高相一致得到这一结论（彩图 20）。在 GnRH 缺乏的女性患者，若在脉冲式的 GnRH 替代治疗中采用黄体期较慢的每 4 小时 1 次的脉冲频率，而不是早卵泡期每 90 分钟 1 次的频率，其结果是黄体 - 卵泡转换期的 FSH 不能上升到正常值，卵泡不能发育，抑制素 B 的分泌液不增加（彩图 26）。该研究表明，卵泡发育最早阶段血清抑制素 B 对生理范围内的 FSH 变化非常敏感。

为研究特殊的和生理促性腺激素反应的时间过程，应用 GnRH 强效激动药降调节内源性 GnRH 分泌后，注射基因重组人 LH 和 FSH。单独用 LH7d，每天 150U 对卵泡生长和激素的分泌没有作用，与在小窦状卵泡中观察不到 LH 相一致。但每天皮下注射 150U rh FSH 产生正常早卵泡期水平的 FSH 后，并在雌二醇和抑制素 A 增加后有抑制素 B 分泌的增加（图 8-7）。这结果的一个解释是 FSH 直接刺激颗粒细胞分泌抑制素 B。但在这个时期注射 FSH 可导致大群卵泡被募集进入发育池，颗粒细胞数目也显著增加。

为确定卵泡发育早期在体内观察到的抑制素 B 的增加，由于颗粒细胞受到刺激后分泌能力增高还是颗粒细胞数目的增加，有研究选择使用因非卵巢病变妇科手术中切除的卵巢，获取窦前卵泡及小窦状卵泡，结果提示抑制素 B 基本由窦前卵泡分泌，FSH 刺激增加抑制素 A 的分泌，对抑制素 B 分泌无影响。总之，这些研究表明抑制素 B 总体是颗粒细胞分泌，体内抑制素 B 随着 FSH 上升而增加是由于颗粒细胞数目增加而不是 FSH 直接刺激导致。卵泡发育晚期给予 LH 和 FSH 均刺激优势卵泡分泌抑制素 A 和雌二醇，但对抑制素 B 无作用。

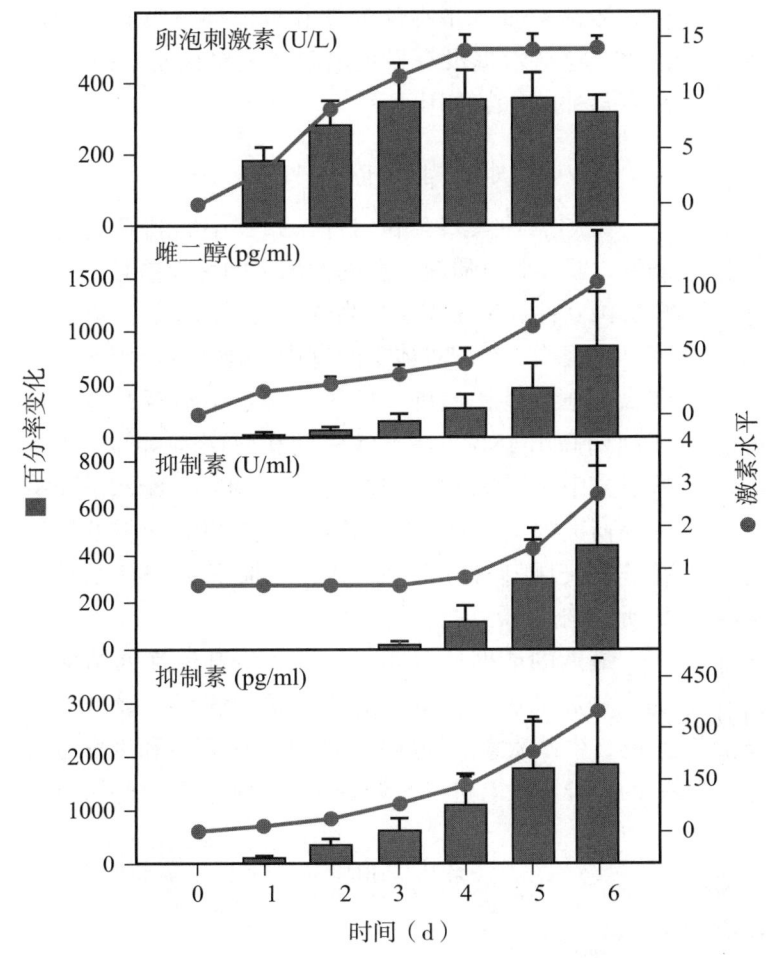

图 8-7　正常女性在促性腺激素释放激素激动药下调内源性促性腺激素后给予重组人卵泡雌激素（FSH；每天 150 U）6d 后的激素反应

[摘自 Welt CK, Smith ZA, Pauler DK, et al. Differential regulation of inhibin A and inhibin B by luteinizing hormone, follicle-stimulating hormone, and stage of follicle development. J Clin Endocrinol Metab, 2001（86）：2531–2537.]

3. 关于抑制素 A 和抑制素 B 内分泌作用的证据 正常月经周期中，通过分析抑制素 A 或抑制素 B 与 FSH 的关系不能得知其内分泌作用，但有线索提示其与 FSH 的负反馈调节有关。抑制素最初是因为在培养垂体时能够抑制 FSH 分泌而被发现。另外，卵泡期和黄体期给猕猴应用药理剂量的抑制素 A，其 FSH 呈下降反应。

正常生理环境下抑制素能调节 FSH 最有力的证据就是绝经后妇女服用生理水平性腺激素不能使得 FSH 恢复到正常水平。许多研究者已采用生殖衰老模型来细化这一证据。在 LH 上升或者雌激素下降之前，与年龄增长相关的 FSH 上升与抑制素 B 下降直接呈相反关系。

生殖衰老伴有生殖能力的下降，从 30 岁开始，35 岁之后加速。同期卵巢卵泡储备的加速下降看来是生育力下降的基础。也是在 35 岁首先可见卵泡期 FSH 水平上升，在 35 岁以上有规律排卵及卵泡期 FSH 水平正常的妇女，FSH 只在早卵泡期小幅度但显著上升，整个卵泡期抑制素 B 下降，雌二醇水平与 35 岁以下的妇女比较，在早卵泡期没有变化，但在中晚卵泡期上升。年纪大的有月经周期的妇女，黄体期的抑制素 A，抑制素 B 及黄体酮水平下降，但雌二醇没有变化。因此，抑制素 B 最早期下降，在卵泡快速减少时变得明显，预示着绝经即将来临。说明下降的抑制素 B 水平反映了随着年龄增长的卵泡数目的减少。抑制素 B 这一改变伴随着 FSH 水平上升，而雌激素没有改变，证实了妇女生殖衰老过程中，抑制素 B 具有控制 FSH 分泌的某种内分泌作用。在生殖衰老晚期过程中的研究已经证实，FSH 上升，而雌激素水平正常或升高，抑制素 B 水平低，进一步证实抑制素 B 对 FSH 的负反馈作用。而抑制素 A 的下降可能在生殖衰老过程中稍晚期发生，在雌二醇水平下降之前。

对生殖衰老过程的研究提示正常妇女抑制素 B 对 FSH 的分泌有负反馈作用，但这些研究没有阐明抑制素 A 或抑制素 B 和雌二醇相比，它们在正常月经周期中对 FSH 的精细调控的不同作用。而它们对 FSH 分泌的动态调控，对作为正常妇女生殖周期标志的单个卵泡发育起重要作用。通过应用抑制素或阻断抑制素来研究抑制素的功能是不可行的，然而可以通过研究 FSH 负反馈中雌二醇的作用来推断抑制素的生理作用。在该研究中，通过黄体-卵泡转换期服用雌二醇以维持雌激素的水平，结果表明，抑制素 A 和黄体期 FSH 的负反馈无关。另一途径是采用将雌激素的负反馈阻断的方法。用他莫昔芬阻断雌激素受体可研究雌二醇与抑制素在 FSH 负反馈中的相对作用。结果提示，早卵泡期低水平的雌二醇确实对 FSH 有负反馈作用，引起早卵泡期 FSH 水平的明显上升。GnRH 缺乏患者应用脉冲 GnRH 替代治疗，阻断雌激素受体，FSH 并没有上升，表明正常妇女早卵泡期雌二醇对 FSH 分泌的负反馈完全是通过下丘脑水平介导实现的。

总之，这些研究表明在黄体期和黄体-卵泡转换期，雌二醇对 FSH 的负反馈起到关键作用。而随着卵泡期的进展，抑制素的作用变得越来越重要。而黄体期 FSH 并未升高到绝经水平说明抑制素 A 对其有抑制作用。

对 FSH 分泌的调控不仅依赖于抑制素和雌二醇，而且激活素和卵泡抑素系统也起作用。正常月经周期中激活素的总体水平在月经中期和黄体-卵泡转换期最高。然而，卵泡发育过程中卵泡液中的激活素 A 水平没有变化。月经周期中游离激活素没有发生改变，激活素 B 水平在卵泡期和黄体期也没有差别。总之，这些数据没有显示出激活素对控制 FSH 的分泌有某种内分泌作用。

（八）月经周期中的种族差异

美国黑种人妇女和白种人妇女中的乳腺癌的发病率、肌瘤和骨质疏松症的发病率的种族差异说明非裔美国女性终生暴露于更高水平的雌激素。最近的研究已经表明，在配对体重的有排卵规律月经周期中，非裔美国女性比白种人的雌二醇水平显著升高，晚卵泡期高出 18%，在黄体中期和后期高 40%。在这些研究中，更高的雌二醇和相似的雄烯二酮水平表明非洲裔美国女性卵巢芳香化酶活性较高。重要的是，在非裔美国妇女芳香化酶活性增加不受 FSH 水平差异所影响。

最近的证据还表明，生育和生育治疗的结果也受到种族的影响。虽然这些差异的病因无疑是多因素的，生殖激素的种族差异表明，生育力和生育力结局的差异在没有进一步调查时不应归咎于心理影响。

（译者 张曜耀 审校 陈新娜）

推荐阅读

Clarke IJ, Smith JT, Henry BA, et al. Gonadotropin-inhibitory hormone is a hypothalamic peptide that provides a molecular switch between reproduction and feeding. Neuroendocrinology, 2012 (95) : 305 – 316.

Garcia-Galiano D, Pinilla L, Tena-Sempere M. Sex steroids and the control of the Kiss1 system: developmental roles and major regulatory actions. J Neuroendocrinol, 2012 (24) : 22 – 33.

Hanchate NK, Giacobini P, Lhuillier P, et al. SEMA3A, a gene involved in axonal pathfinding, is mutated in patients with Kallmann syndrome. PLoS Genet, 2012 (8) : e1002896.

Kim HG, Layman LC. The role of CHD7 and the newly identified WDR11 gene in patients with idiopathic hypogonadotropic hypogonadism and Kallmann syndrome. Mol Cell Endocrinol, 2011 (346) : 74 – 83.

Marsh EE, Shaw ND, Klingman KM, et al. Estrogen levels are higher across the menstrual cycle in African-American women compared with Caucasian women. J Clin Endocrinol Metab, 2011 (96) : 3199 – 3206.

Mittelman-Smith MA, Williams H, Krajewski-Hall SJ, et al. Arcuate kisspeptin/neurokinin B/dynorphin (KNDy) neurons mediate the estrogen suppression of gonadotropin secretion and body weight. Endocrinology, 2012 (153) : 2800 – 2812.

Navarro VM. New insights into the control of pulsatile GnRH release: the role of Kiss1/neurokinin B neurons. Front Endocrinol (Lausanne) , 2012 (3) : 48.

Shaw ND, Butler JP, McKinney SM, et al. Insights into puberty: the relationship between sleep stages and pulsatile LH secretion. J Clin Endocrinol Metab, 2012 (97) : E2055 – E2062.

Smith JT, Young IR, Veldhuis J, et al. Gonadotropin-inhibitory hormone (GnIH) secretion into the ovine hypophyseal portal system. Endocrinology, 2012 (153) : 3368 – 3375.

Tornberg J, Sykiotis GP, Keefe K, et al. Heparan sulfate 6-O-sulfotransferase 1, a gene involved in extracellular sugar modifications, is mutated in patients with idiopathic hypogonadotrophic hypogonadism. Proc Natl Acad Sci U S A, 2011 (108) : 11524 – 11529.

第 9 章

卵巢的生命周期

（原著 Jerome F. Strauss Ⅲ, Carmen J. Williams）

卵巢是一个长期处在动态变化中的器官，成年人的卵巢，不论其结构还是功能，都发生着巨大的变化（图 9-1）。卵泡是执行卵巢生殖和内分泌功能的主要单位，卵泡的质量与数量决定着生殖潜能和生殖时间。卵泡中的多种细胞之间协调作用完成了性激素和蛋白类激素的分泌并控制着卵母细胞的生长发育。卵泡分泌激素的量与促性腺激素的水平紧密相关。促性腺激素可以促进卵泡的生长发育，维持受精、着床和早期妊娠的全过程，黄体生成素的含量于卵泡成熟时达到高峰。卵母细胞是体内最大的并且数量有限的一类细胞，具有减数分裂和受精的能力，并且有发育成一个新个体的潜能。卵母细胞需要经过长期的生长与发育，直到完成卵母细胞的成熟，才能实现其功能。虽然卵巢中很多卵泡都启动了发育的过程，但是只有极少数卵泡（300～400 个或者整体的 1%）能发育成熟并进行排卵。对于卵巢生长发育及生殖过程中卵泡的这种选择性排卵的机制尚不明确。

一、原始生殖细胞

原始生殖细胞系于发育早期出现，起源于外胚层靠近胚外内胚层。少部分细胞的形成与转化生长因子家族的信号诱导有关，如骨形态发生蛋白 2（BMP-2）、骨形态发生蛋白 4（BMP-4）和骨形态发生蛋白 8B〔（BMP-8B）见第 7 章〕。通过对基因操作构建的小鼠模型的研究发现，当缺乏一些信号时，会阻碍全部或大部分生殖细胞的发育。

原始生殖细胞上需要表达骨形态发生蛋白的下游磷酸蛋白信号——SMAD1，SMAD5 和 SMAD8。这些 SMAD 蛋白的缺乏会引起生殖细胞系中的生成细胞明显减少。*Bmp-Smad* 基因的比例是非常重要的，其比例的失调会导致生殖细胞的发育异常。表达了 *Bmp2*，*Bmp4*，*Prdm1*（以前被称为 *Blimp1*）和 *Prdm14* 的纯合无效突变体的小鼠均失去了产生原始生殖细胞的能力。

早在妊娠 3 周末的时候，就可以通过细胞的特殊结构识别出原始生殖细胞——体积较大，胞质清晰，较其他内胚层细胞细胞器含量少。在小鼠中，可以通过检测生殖细胞发生过程中表达的 *Ifitm1*，*Ifitm3*（过去称 *Fragilis*）和 *Prdm1*（过去称 *Stella*）基因以及原始生殖细胞中表达的 *Prdm14* 和 *Dppa3* 基因确定。PRDM1 抑制了体细胞正常基因的表达，而 PRDM1 和 PRDM14 对保证原始生殖细胞全能性有重要作用。除了这些蛋白的调节，短链小 RNA 可以通过在转录和转录后水平抑制基因的表达调节原始生殖细胞的结构与功能。原始生殖细胞上表达的蛋白 LIN28 可以抑制 *Let7* 小 RNA 途径并阻断 *Let7* 对 *Prdm1* 的抑制。原始生殖细胞表面还有其他的一些标志物，比如无组织特异性的碱性磷酸酶以及在胚胎干细胞和原始生殖细胞上特异性表达的转录因子 POU5F1（以前被称为 OCT4）。

一旦确定了分化方向，原始生殖细胞便进入了迁移和增殖的阶段（图 9-2）。在人体，在受精后 4 周左右，原始生殖细胞开始从卵黄囊上皮向后肠迁移，之后向背侧肠系膜迁移，最后于受精后 6 周左右到达生殖腺嵴。在迁移的过程中，细胞逐渐从休眠状态长出突起和伪足，变为不规则的形状，以适应迁移过程中变形运动的需要。

原始生殖细胞通过不完全的胞质分裂进行繁殖，通过细胞内连接形成"卵母细胞群"的网状结构。异常迁移的原始生殖细胞会进入凋亡途径，正常的迁移是细胞增殖的关键一环。

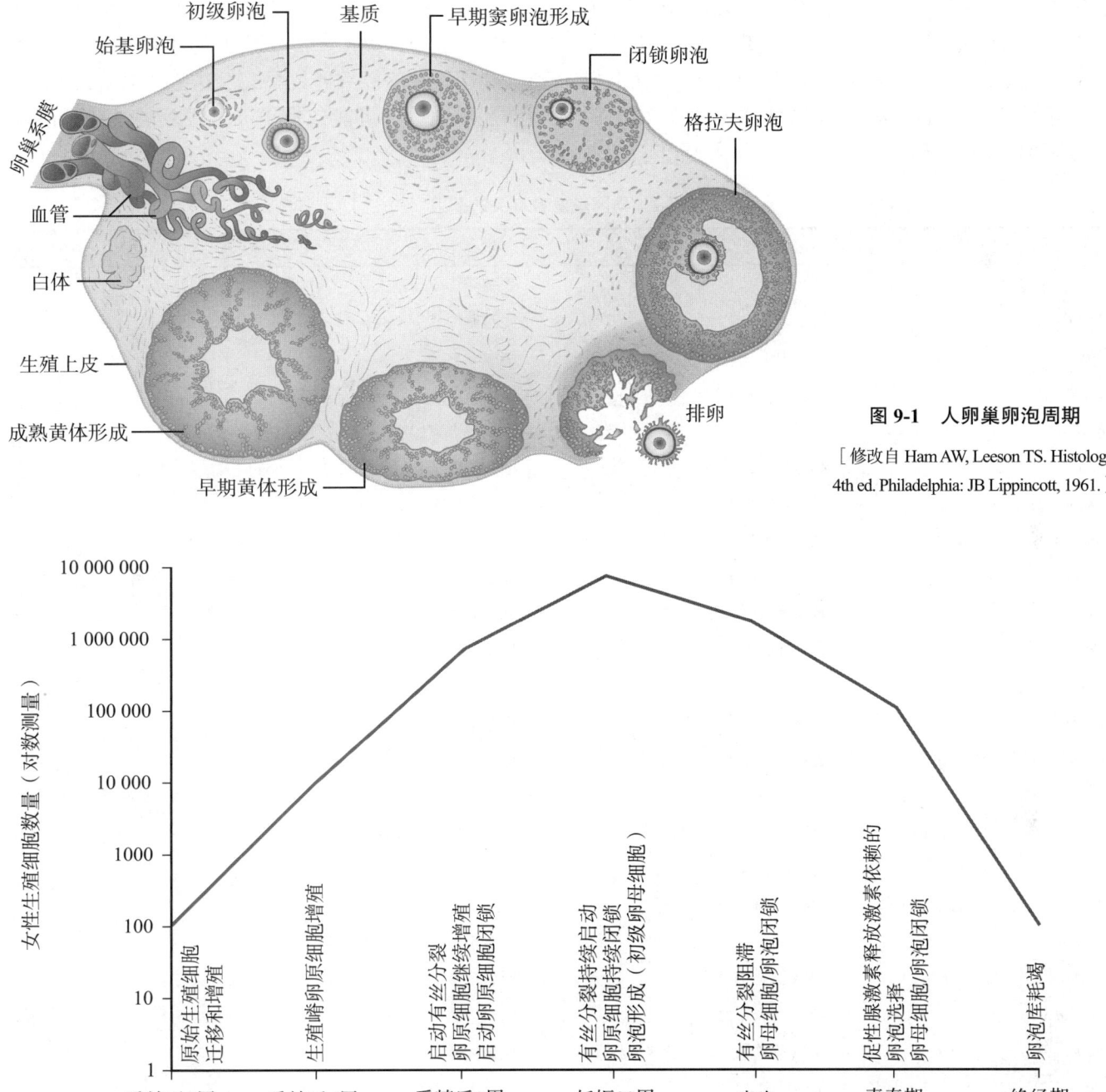

图 9-1 人卵巢卵泡周期

[修改自 Ham AW, Leeson TS. Histology. 4th ed. Philadelphia: JB Lippincott, 1961.]

图 9-2 胎儿期和出生后卵母细胞数量的变化。卵母细胞的总量处于卵母细胞增殖与闭锁的平衡中

小鼠原始生殖细胞增殖中涉及的基因有编码 RNA 结合蛋白 TIAR23 的 *Tiar1* 基因和导致小鼠生殖细胞缺陷突变的 *Fancl* 基因（范可尼贫血症相关基因，互补-组 L）。Fancl 基因可以编码一系列与 DNA 损伤修复功能有关的范科尼贫血症核蛋白复合体。除此以外，白血病抑制因子及其他相关因子对原始生殖细胞的增殖也有一定作用。

原始生殖细胞在后肠中的正确定位需要转录因子 LHX1 的协助。在迁移过程中，原始生殖细胞上表达的 2 个干扰素诱导的跨膜蛋白 IFITMI 和 IFITM3 可以分别促进原始生殖细胞的排斥和归巢。原始生殖细胞向生殖嵴的成功迁移依赖于原始生殖细胞表面表达的细胞黏附蛋白整合素 β_1。

原始生殖细胞的迁移依赖于 Kit 配体/Kit 受体酪氨酸激酶和 Cxcl12/Cxcr4 两配体/受体信号途径。编码成形素的基因 *Wnt5a* 对于原始生殖细胞的迁移也是非常重要的。存在转录因子 *Wt1*, *Nr5a1*, *Lhx1*, *Lhx9* 和 *Emx2* 纯合突变的小鼠会出现生殖嵴缺失或形成缺陷（表9-1）。另外，肾和肾上腺的发育也与这些基因有关，所以这些基因的缺失还会导致小鼠其他器官的功能障碍。

在原始生殖细胞中还高度表达了一些小RNA群如 *Mir290-295*，*Mir290-295* 缺失的小鼠会因原始生殖细胞迁移缺陷导致卵巢早衰。这些小RNA的下游靶点还未明确，可能包括了以上提到的一些蛋白调节因子。

表 9-1　与卵巢发育有关的基因

基因	别名	蛋白类型	作用
Wt1		转录因子	生殖嵴形成
Nr5-a1	Sf1	转录因子	生殖嵴形成
Lhx1	Lim1	转录因子	生殖嵴形成
Lhx9		转录因子	生殖嵴形成
Emx2		转录因子	生殖嵴形成
Bmp2		细胞外生长因子	原始生殖细胞定向分化
Bmp4		细胞外生长因子	原始生殖细胞定向分化
Bmp8B		细胞外生长因子	原始生殖细胞定向分化
Smad1		转录调节因子	原始生殖细胞定向分化
Smad5		转录调节因子	原始生殖细胞定向分化
Prdm1	Blimp1	转录抑制因子	原始生殖细胞发育
Prdm14		转录调节因子；表观遗传修饰	原始生殖细胞发育
Cxcl12		趋化因子配体	原始生殖细胞迁移
Cxcr4		趋化因子配体	原始生殖细胞迁移
Ifitm1	Fragilis2	跨膜蛋白	原始生殖细胞迁移
Ifitm3	Fragilis	跨膜蛋白	原始生殖细胞迁移
Dazl	Dazla	转录调节因子	原始生殖细胞发育
Tial1	Tiar	RNA结合蛋白	原始生殖细胞发育
Nanog		转录因子	原始生殖细胞的增殖与生存
Dnd1	Ter	RNA结合蛋白	原始生殖细胞的增殖与生存，影响siMRA途径
Apobec3		RNA结合蛋白	原始生殖细胞的增殖与生存，影响siMRA途径
Fancl	Pog	DNA损伤修复中的泛素连接酶	原始生殖细胞的增殖
Itgb1		细胞黏附	原始生殖细胞迁移
Kitl	Steel, SCF	跨膜生长因子	原始生殖细胞迁移，卵泡的形成与生长
Kit	W, c-kit	酪氨酸激酶受体	原始生殖细胞迁移，卵泡的形成与生长
Figla		转录因子	原始卵泡的形成与生长
Foxo3		转录因子	卵泡生长
Nobox		转录因子	卵泡生长
Gdf9		生长因子	卵泡生长
Bmp15		生长因子	卵泡生长
Zfx		转录因子	卵母细胞的增殖/生长
Atm		细胞周期激酶	减数分裂
Wnt4		分泌性配体	卵母细胞-体细胞连接，减数分裂启动、类固醇合成酶的表达

二、卵巢的形态发生

生殖细胞对于性腺的发育是必不可少的。当体内正常的 X 染色体发生缺失时，比如在 Turner 综合征中（45, X, 或其他的 X 染色体结构异常），原始生殖细胞虽然可以进行正常的增殖和迁移至性腺，但是因为性腺发育异常最终会导致生殖细胞凋亡。虽然个体的生殖细胞分散嵌顿在组织中，但是在上述情况下，残留的性腺在只能维持一些基质细胞的生存。

生殖细胞到达生殖嵴后转变为卵原细胞。受精后 6～7 周，卵原细胞群通过有丝分裂产生了 10 000 个细胞，受精后 8 周，其数量达到 600 000 个（图 9-2）。有 3 个过程伴随着卵原细胞的发生，即有丝分裂、减数分裂和卵原细胞闭锁。在这些过程的协调作用下，生殖细胞的数量于妊娠后 20 周到达 6 000 000～7 000 000 个，之后进入闭锁阶段。

妊娠 8～13 周，一些卵原细胞开始进入第一次减数分裂。胎儿卵巢或中肾分泌的维 A 酸对于卵原细胞进入减数分裂过程有一定的刺激作用。正常的减数分裂可以为卵原细胞的闭锁提供暂时的保护作用。妊娠第 7 周仍未进入减数分裂阶段的原始卵泡会发生凋亡。

妊娠后 20 周左右，随着细胞内连接的消失，卵母细胞群裂解，原始性腺细胞逐渐包绕初级卵母细胞，原始卵泡形成。妊娠中期，卵巢生殖细胞的发生达到高峰，2/3 的生殖细胞通过减数分裂进入初级卵母细胞时期，其余 1/3 仍处于卵原细胞阶段。对于之后生殖细胞数量的降低有两种解释，一方面可能是由于卵原细胞减数分裂率逐渐降低直至妊娠 7 个月时停止，另一方面可能是因为卵原细胞闭锁不断增加直至妊娠 5 个月达到高峰，妊娠 6 个月起开始发生卵泡闭锁。凋亡的发生可能是因为一些如 Kit 配体、LIF 或者成纤维细胞生长因子的生长因子的缺乏，也可能是因为一些促凋亡因子的产生，比如说 Fas 配体、β 转化生长因子及激活素。

人体卵巢中的原始卵泡（直径 30～60μm）由一单层扁平颗粒细胞围绕一个处于双线期的初级卵母细胞（直径 9～25μm）组成（图 9-3）。普遍认为这一阶段卵泡的生长不依赖于性激素。初级卵泡，直径>60μm，单层扁平细胞转化为单层立方形颗粒细胞包绕初级卵母细胞。次级卵泡，直径<120μm，由数层立方颗粒细胞（<600 个细胞）包绕一个初级卵母细胞形成，如图 9-3。

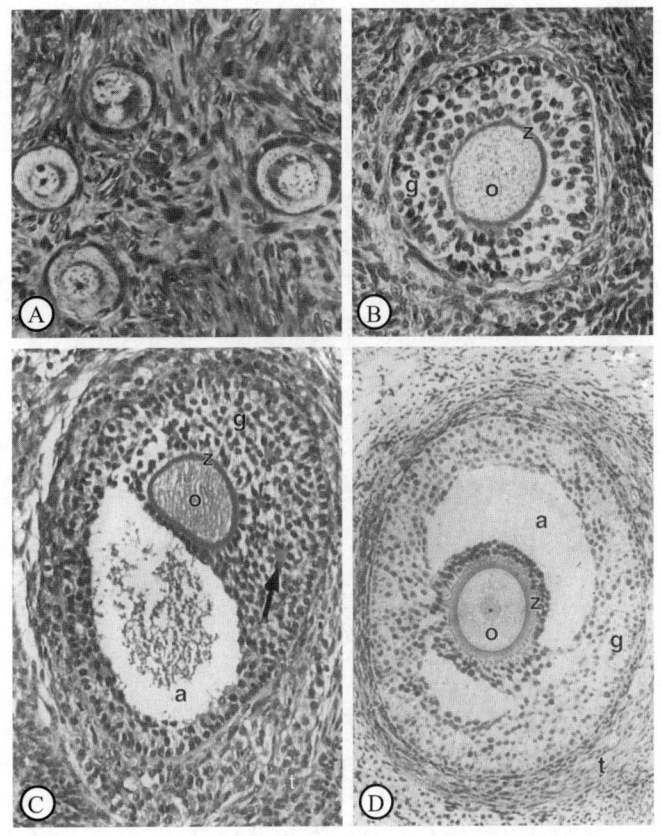

图 9-3 卵巢卵泡

A. 原始卵泡，初级卵母细胞周围围绕着一单层扁平颗粒细胞；B. 次级卵泡，卵母细胞周围围绕着早期透明带和若干层立方状颗粒细胞；C. 窦状卵泡，卵母细胞周围一层完全形成的透明带和许多层颗粒细胞；图中（箭头）颗粒细胞层有一个 Call-Exner 小体；卵泡液聚集形成卵泡腔，可以看到内膜细胞层；D. 格雷夫卵泡，卵母细胞周围围绕着完整的透明带和若干层卵丘细胞；卵泡液聚集，形成一个大卵泡腔；壁颗粒细胞和内膜细胞已经分化完全

a. 卵泡腔；g. 颗粒细胞；o. 卵母细胞；t. 卵泡内膜；z. 透明带

[原图发表在 Baca M, Zamboni L. The fine structure of the human follicular oocyte. J Ultrastruct Res, 1967（19）: 354; B to D adapted from Kurman RJ. Blaustein's Pathology of the Female Genital Tract, 3rd ed. New York: Springer-Verlag, 1989.]

卵母细胞特异性的转录因子 *Figla*（其保守结构域为卵泡发生特异性的基本结构螺旋—环—螺旋结构）的缺失会阻止原始卵泡的形成。锌指蛋白（*Zfx*）发生纯合突变的小鼠，其体内卵母细胞的数量会降低，导致其生殖周期降低。鼠的 *Atm* 基因是与人的共济失调-毛细血管扩张症同源的基因，其发生突变可以破坏减数分裂期细线期的形成从而导致不育。*Wnt4* 基因的缺失会影响卵巢类固醇合成酶的异常表达，产生睾酮过多综合征和中肾管男性化异常，并且影响生殖细胞的减数分裂。*Wnt4* 基因的缺陷也与

女性Müllerian缺陷（Mayer-Rokitansky-Kuster-Hauser综合征）和雄激素分泌过多有关。小鼠卵巢发育和卵泡形成过程中的相关基因见表9-1。

自妊娠中期起性腺生殖细胞不可逆的消耗不断地减少了生殖细胞的数量，胎儿出生时只有700 000左右的原始卵泡。青春期开始后生殖细胞的数量进一步减少至300 000个，在女性整个生育期中，只有400～500个卵泡发生了排卵（图9-2）。虽然有研究发现胚胎干细胞可以在培养中转变为卵母细胞样的细胞以及产生卵泡样的结构，但是在出生后的卵巢中，对于能否将干细胞群转化为生殖细胞和卵泡从而恢复卵巢功能的这一问题仍存在争议。

虽然胎儿卵巢中可以检测到胆固醇单链裂解和17α羟化酶／17,20胆固醇碳链酶的活动，但是相对于胎儿睾丸，普遍认为胎儿卵巢的类固醇合成活动处于静止状态。虽然卵泡形成于胎儿期卵巢，但是其类固醇合成能力却在青春期才渐趋明显。

三、表观遗传与生殖细胞发育

原始生殖细胞从开始分化发育至进入到腺体发育的全过程中，其表观遗传发生了巨大改变。几乎全基因组的DNA均发生了去甲基化，这一去甲基化过程促使静止状态的X染色体重新开始转录活动。整个甲基化过程是相对被动的，简单地说，就是DNA在缺乏甲基转移酶的情况下进行复制，因甲基化不能维持导致去甲基化。同时，为了维持DNA正常序列，DNA碱基切除修复途径中激活了酶介导的去甲基化过程。DNA相关的组蛋白的翻译后修饰可以短期或长期被抑制，因为大量的组蛋白可以被未修饰的组蛋白代替，而且组蛋白的修饰酶如组蛋白甲基转移酶会受到一定程度的抑制。这些修饰与核结构短暂的明显的改变有关，如染色质解聚和核体积增加。总之，这些表观遗传方面的改变可以在很大程度上消除遗传过程中产生的突变，使细胞维持其应有的遗传状态。

哺乳动物生殖细胞发育过程中至关重要的一步是表观遗传过程中的基因印迹修饰。在哺乳动物遗传的过程中，父母双方染色体都是必要的。这种需要形成的基础在于正常的发育必须来源于某一方等位基因的表达，而非双方都表达。基因印迹修饰的完成需要一整套父源和母源染色体的高度协调的修饰过程。包括父母双方起源的特定的印迹基因CpG序列的甲基化以及一些特殊的转录调控。原始生殖细胞阶段这些印迹基因被全部消除，父母双方印迹基因的表达对于子代性别决定有重要影响。在卵原细胞中，父母双方的印迹基因都发生了消除，而母方的印迹基因在之后胎儿卵巢的卵子发生和卵母细胞生长中重建（彩图27）。

四、卵泡及其周围

（一）卵母细胞

卵母细胞特异性基因：卵母细胞在发育过程中会表达许多维持正常卵泡发育、受精及着床前发育的基因。小鼠基因敲除模型研究已经确定了数个在卵母细胞上特异性表达的、卵泡生长所必需的转录因子。*Figla*，*Sohlh1*（精子发生和卵子发生的特异性蛋白，基本结构为螺旋-环-螺旋），*Lxh8*（LIM同源盒蛋白8）是裸露的卵母细胞向原始卵泡发育的重要因子，而*Nobox*（新生儿卵巢同源盒蛋白）是原始卵泡向初级卵泡转化的重要基因。*Dazl*（无精症相关缺失蛋白）、*Cpeb1*（胞质多聚核苷酸因子结合蛋白1）和*Ybx2*（过去被称为*Msy2*）均是卵母细胞内调节mRNA翻译的DNA和RNA结合蛋白。

透明带是围绕在卵母细胞外的一层细胞外基质，是卵母细胞生长过程中形成的重要结构。透明带对处于发育阶段的卵泡内的生殖细胞、排卵后停留在输卵管内的卵子以及处于分裂阶段的胚胎均具有保护作用。透明带是与精子最先结合的部位，受精后，透明带成为避免多精受精的关键屏障。透明带处的主要硫酸糖蛋白有3种，分别是透明带蛋白1（ZP1/ZPA）、透明带蛋白2（ZP2/ZPB）、透明带蛋白3（ZP3/ZPC），编码这3种蛋白的基因已经确定。ZP1蛋白是透明带上较小的部分，ZP2和ZP3蛋白形成丝状聚合物后与ZP1蛋白相连。在卵母细胞生长阶段，FIGLA蛋白负责协调这几个基因的表达。人和大鼠体内还表达了与ZP-1相似的ZP4蛋白，该蛋白在小鼠中未发现表达。

过去很多年来，小鼠体内的ZP3蛋白都被认为是精子的初级受体，而ZP2蛋白被认为是精子的次级受体。目前的研究发现，精子—ZP3的这种配体—受体的作用模式是不正确的，精子可以特异性地识别3种透明带蛋白的三维结构并与之结合，而非单独与

ZP3 结合。事实上，在人体内，精子与透明带的结合不止需要 ZP3 蛋白，还需要其他因子的辅助。受精后，卵子的皮质颗粒释放出一种称为"皮质颗粒蛋白酶"的物质，阻止其他精子与卵子结合。

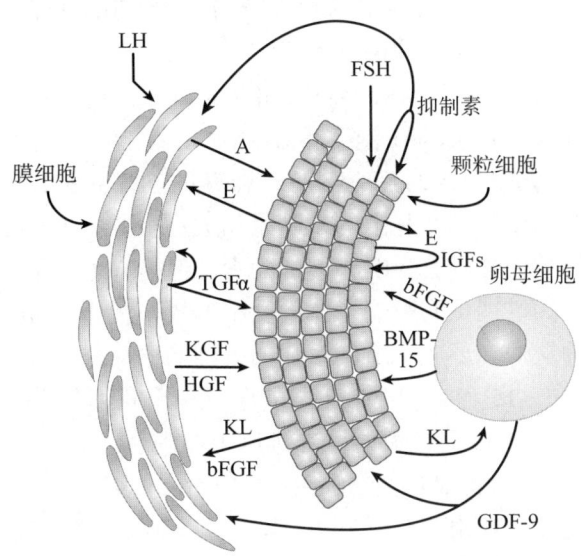

图 9-4 膜细胞、颗粒细胞及卵母细胞之间的旁分泌和自分泌联系

A. 雄烯二酮；BMP. 骨形态发生蛋白；E. 雌二醇；FGF. 成纤维细胞生长因子；FSH. 卵泡刺激素；GDF. 生长分化因子；HGF. 肝细胞生长因子；KGF. 角化细胞生长因子；KL.kit 配 - 体；LH. 黄体生成素；TGF. 转化生长因子；IGF. 胰岛素样生长因子

[摘自 Nillson E, Skinner MK. Cellular interactions that control primordial follicle development and folliculogenesis. J Soc Gynecol lnvestig, 2001（8）（Suppl 1）: S17 – S20.]

缺乏了 ZP1 的小鼠透明带的结构会发生异常并降低其生育能力。缺乏了 ZP2 的小鼠的透明带较窄，在排卵前卵泡中无法稳定存在，窦状卵泡的数量会减少，卵子排卵率降低，正常的两细胞胚胎形成受阻。在体外受精的过程中，如果卵母细胞内缺乏 ZP2，则不能发育成正常的囊胚。缺乏 ZP3 的小鼠，即使其他的透明带蛋白均正常表达，也无法形成正常的透明带，导致无排卵和女性不育。与 ZP2 缺乏相同，ZP3 缺乏的小鼠在体外受精时不能形成正常的囊胚。

在小鼠模型中发现了数个卵母细胞特异性表达的母系基因，但只与着床前胚胎发育有关。在卵母细胞内，由 4 个母系功能基因形成了一个"皮质下母系复合体"，包括 *Nlrp5*（NACHT, 富含亮氨酸重复序列和 PYD- 载体 5；也被称为 *MATER*），*Filia*, *Ooep*(卵母细胞表达蛋白；也称为 *Floped*) 及 *Tle6*（分裂转导增强子 6）。虽然在减数分裂时 *Nlrp5* 和 *Fili* 的转录会减少，但是这些蛋白在囊胚阶段依然存在。可能由于 NLRP5 蛋白有调节线粒体功能的作用，所以其在胚胎两细胞后的发育阶段至关重要。FILIA 因其具有调节纺锤体功能的作用，故对卵母细胞和早期胚胎的发育起到关键作用。*filia* 基因缺乏的小鼠因非整倍体发生率的增高严重影响了其正常发育。*ooep* 基因缺乏的女性，其卵母细胞的胞质缺乏母系遗传中对于胚胎发育必需的正常的连接。*Nlrp5* 基因的相关基因 *Nlrp2* 基因在卵泡发生时在卵母细胞和颗粒细胞中均有表达，其编码的母系蛋白对于正常的胚胎发育是不可缺少的。

Zar1（受精卵捕获基因1）编码的胞质蛋白负责受精卵向胚胎卵裂的转化过程，其机制不明。*Gclm* 基因（编码谷氨酸盐 - 半胱氨酸连接酶，属于修饰亚单位）编码的蛋白可以调节谷胱甘肽的合成，后者是维持细胞正常的氧化还原状态的关键物质。小鼠如果缺乏了母系遗传的 GCLM 蛋白，其向囊胚阶段发育的能力会发生缺陷。在卵母细胞成熟前，*Npm2*(核质蛋白 2) 编码的核蛋白与染色质组装和组蛋白去乙酰化有关。当缺乏 NPM2 时，虽然排卵和受精功能不受影响，但会造成着床前胚胎的发育完全停滞。*Dppa3* 基因，除了在原始生殖细胞分化中有作用外，还是正常着床前胚胎发育必需的母源效应基因。

（二）卵母细胞来源的调节因子及卵泡生长与成熟的控制机制

卵母细胞并非只是被动地待在卵泡中，其对于卵泡的功能有重要的作用，我们可以从两个方面观察到卵母细胞影响了卵泡正常功能的发挥：①卵泡的生存依赖于正常生殖细胞的存活；②如果将卵母细胞从窦状卵泡中移除，卵泡会进入黄素化过程，说明卵母细胞产生了一些可以抑制颗粒细胞分化的因子。有实验发现，如果将小鼠次级卵泡中中等大小的卵母细胞移植到原始卵泡中会导致移植后的原始卵泡向次级卵泡的发育速率加倍，这一实验进一步证明了卵母细胞产生了一些因子调节卵泡的生长和功能。

卵母细胞对卵泡生长的影响部分是通过卵母细胞选择性或特异性产生的转化生长因子 β 超家族来实现的。这些因子，如生长分化因子（GDF）-9 和 BMP-15，可以影响颗粒细胞和膜细胞的功能（图 9-5），见第 7 章。GDF-9 和 BMP-15 的重要性已经通过小鼠的基因操作模型得以验证，在羊中我们发现了自发性GDF-9和BMP-15的突变，这种突变会影响卵泡的迁移。

1. 生长分化因子9 由5号染色体长臂3区1带1亚带上的基因编码，受到卵母细胞和颗粒细胞（至少在灵长类动物中有颗粒细胞的调控）的调控。生长分化因子9缺失的小鼠卵泡会停滞在初级卵泡阶段，而其内的卵母细胞却以较野生型细胞更快的速度生长，直到生长至正常窦状卵泡阶段的卵母细胞形态。但是从超微结构观察，卵母细胞与颗粒细胞之间的连接出现了异常，最终，卵母细胞会走向死亡，仅留下一个透明带结构。在GDF-9缺失的卵泡中没有发现膜细胞的形成，说明GDF-9对于卵泡组分的生长发育至关重要。在大鼠中的研究也发现了GDF-9可以刺激初级卵泡的生长，这与在GDF-9缺陷型小鼠中观察到的初级卵泡发育停滞的结果是一致的。

GDF-9在颗粒细胞和膜细胞中的许多作用都存在种属特异性，其部分作用是通过与ALK5（TGF-βRI）和BMPⅡ型受体复合物相互作用实现的。在啮齿动物中，GDF-9可以刺激颗粒细胞的分化，包括诱导黄体生成素受体的产生和类固醇的合成。在卵丘细胞中，GDF-9可以促进透明质酸合酶2及穿透素3和肿瘤坏死因子诱导基因6的表达，这些基因表达的蛋白会参与卵丘复合体分泌的细胞外基质中蛋白聚糖的合成。GDF-9还可以抑制尿激酶的表达而激活COX-2的功能进而促进前列腺素和孕激素的合成。GDF-9可以抑制黄体生成素受体的表达进而阻止卵丘细胞黄素化的发生。卵母细胞周围的颗粒细胞中富含GDF-9，其功能促进了颗粒细胞特殊表型的形成。体外实验中GDF-9抑制了人卵泡膜细胞中类固醇的合成，但刺激了膜细胞的增殖。在小鼠卵巢中还发现了GDF-9有控制膜细胞发育的作用。

2. 骨形态发生蛋白15（BMP-15） 又称GDF-9b，由X染色体上基因编码，是卵母细胞产生的转化生长因子β超家族的另一个成员。其在结构和表达型上均与GDF-9相似。小鼠中卵巢 *Bmp15* 基因的完全缺失会导致排卵率和受精率的降低从而引发不育症。然而，不论是小鼠 *Bmp15* 基因的完全缺失还是 *Gdf9* 基因的杂合缺失都会引起卵泡发生和卵丘细胞功能异常并严重影响生育力。绵羊自发的 *Bmp15* 基因点突变形成的表型与 *Bmp15* 基因敲除的小鼠中的表型不同。绵羊的这种杂合突变导致其排卵数增加，从而提高了其生育力。然而，与 *Gdf9* 敲除的小鼠相似的是，这种杂合突变的母羊也出现了卵巢功能的异常。在体外，BMP-15刺激颗粒细胞的有丝分裂。因此，可以推测，体内BMP-15的缺乏会影响卵泡的生长，这与在纯合突变的羊中观察到的卵巢功能异常的结果是一致的。

BMP-15可以与骨形态蛋白受体BMPR1B（激活素受体样激酶6，ALK6）和BMPRⅡ结合。在布鲁拉羊中BMPR1B的点突变与排卵率的增加有关，其增加的程度与突变基因的复制量相关。小鼠中 *Bmpr2* 基因的缺失并没有影响卵泡的发育，但是它阻止了卵丘细胞的扩展从而影响了体内受精，故小鼠中 *Bmpr2* 基因的缺失会形成一个不育症的表型。

BMP-15和kit配体共同参与了一个负反馈环的调节：BMP-15可以刺激颗粒细胞上kit配体的表达，而kit配体会抑制卵母细胞中BMP-15的表达。在卵母细胞中，BMP-15和kit配体均可以刺激颗粒细胞的有丝分裂。研究发现只有卵母细胞上表达了kit及kit配体受体，而kit配体卵母细胞上表达的促颗粒细胞分裂的BMP-15有抑制作用，说明卵母细胞产生的促颗粒细胞分裂的作用不是通过BMP-15介导的，而是产生了其他的物质。

GDF-9和BMP-5最初的合成产物都是二聚体的原蛋白，后在蛋白水解酶的作用下形成有活性的分子。有证据证实GDF-9和BMP-5都可以聚合成异二聚体，而这种聚合对细胞是不利的。在BMP-15和GDF-9同时表达的细胞中，如果BMP-15发生了Inverdale突变会导致BMP-15失活，继而破坏了突变后的BMP-15和未发生突变的GDF-9的蛋白水解作用。这一结果说明羊突变的BMP-15对于野生型GDF-9的影响部分是因为Inverdale突变表型造成的。同样的，当细胞中BMP-15和GDF-9均发生了突变时，促进卵巢成熟的蛋白的数量会因翻译后修饰的异常而减少。

（三）颗粒细胞

一般认为颗粒细胞起源于卵巢表面上皮细胞。每一个卵母细胞周围的一群颗粒细胞起源于一个寡克隆。在一个成熟卵泡的颗粒细胞中约有3/5的亲本细胞。因为颗粒细胞与内膜细胞之间存在一层基膜，内膜细胞之间的血管不能进入颗粒细胞，所以颗粒细胞没有直接的血液供应，基膜的存在也形成了一个相对隔离的血液-卵泡屏障，可以阻止白细胞和一些高分子量的物质（如低密度脂蛋白）的进入。血供的不足促使卵母细胞与相邻的颗粒细胞之间形成紧密的细胞间连接以维持血供。

1. 颗粒细胞与卵母细胞间的联系 颗粒细胞间存在大量缝隙连接，其对于相邻细胞之间的代谢交换和小分子转运非常重要。随着卵泡的发育，每个颗粒细胞上缝隙连接的数目不断增加，使所有的颗粒细胞在功能上形成了一个合胞体。而且，颗粒细胞的胞膜可以穿过透明带与卵母细胞之间形成缝隙连接。颗粒细胞产生的环磷酸鸟苷就是通过缝隙连接进入卵母细胞，从而维持卵母细胞的发育停止在成熟前期。

缝隙连接由6个被称为连接蛋白的蛋白质组成。连接蛋白-37和连接蛋白-43是两个重要的卵泡连接蛋白，他们构成的缝隙连接使卵泡拥有了与其他细胞不同的物质穿透性。目前认为连接蛋白-37是卵母细胞处缝隙连接的主要连接蛋白，而连接蛋白-43主要位于颗粒细胞一侧。但是，卵母细胞周围的第一层颗粒细胞也表达连接蛋白-37。颗粒细胞与卵母细胞之间的信息传递主要是通过连接蛋白-37组成的缝隙连接，而颗粒细胞之间的信息传递则是通过连接蛋白-43复合体进行。卵泡刺激素可以促进颗粒细胞上连接蛋白-43的表达，而当排卵时，黄体生成素峰的形成抑制了连接蛋白-43mRNA的翻译并且在促分裂原活化蛋白激酶的催化下导致了连接蛋白-43的磷酸化，从而导致缝隙连接关闭。

利用连接蛋白-37和连接蛋白-43敲除的小鼠卵巢模型观察连接蛋白与卵泡的关系可以发现连接蛋白对于卵泡功能至关重要。通过敲除 *Gja4* 基因构建的连接蛋白-37缺陷的小鼠，观察发现，这类小鼠卵泡的生长会停滞在窦前卵泡阶段，卵母细胞的生长会停滞在减数分裂前期，导致卵母细胞凋亡，黄体形成。通过敲除 *Gja1* 基因构建连接蛋白-43缺陷的小鼠，发现这类表型特征的小鼠，生殖细胞的数量大量减少，初级卵泡以后阶段的卵泡生长异常。

2. 颗粒细胞与多条信号途径的汇合 许多因子都可以诱导颗粒细胞表面受体的表达，无论是卵泡局部产生的物质还是血液中分泌的物质。这些物质包括卵母细胞来源的因子、颗粒细胞自分泌的物质、膜细胞分泌的产物以及血液循环中的因子。通过对大量信号分子的分析发现，无论是在体内还是体外，无论是在灵长类动物还是在其他动物，颗粒细胞除了受到卵泡刺激素和黄体生成素的调节，还受到了其他多种激素的调节，如下丘脑分泌的激素（促性腺激素释放激素，GnRH）、其他垂体来源的激素（如生长激素和泌乳素）、大量的生长因子［如表皮生长因子家族（EGF）、转化生长因子β家族及胰岛素样生长因子］、代谢调控的相关激素（如胰岛素）以及血管处的调节激素（如内皮素）、细胞因子［肿瘤坏死因子（F-α）］及脂肪因子（如脂联素）。与上述的GDF-9和BMP-15类似，通过对人体内这些因子的突变表型以及动物中这些因子的自发性或诱发型突变模型的观察发现，这些因子对于生长发育有至关重要的作用。然而，功能基因组学的研究还没有发现这些因子在生理或病理情况下对颗粒细胞和卵泡的重要作用。

3. 颗粒细胞的内分泌活动 排卵前卵泡的颗粒细胞最先产生的类固醇激素是雌二醇。雌二醇的合成需要颗粒细胞与相邻的内膜细胞协同完成，内膜细胞摄取胆固醇并将其处理为可供芳香化作用的初级底物。雌激素的合成反应需要黄体生成素与卵泡膜细胞上的黄体生成素受体结合、卵泡刺激素与颗粒细胞上的卵泡刺激素受体结合后通过多种途径包括蛋白激酶A或Akt途径调节反应（彩图28）。两细胞—两促性腺激素模型是卵泡内不同类型细胞协调作用的典型例子。

研究发现，将分离的颗粒细胞置于只有FSH而无LH的环境并为其提供芳香化作用的底物时，颗粒细胞单独产生雌二醇。相同的条件下，当环磷腺苷酶活动增加时，卵泡膜细胞则无法产生等量的雌二醇，但是却合成了脱氢表雄酮、雄烯二酮和少量的睾酮。在较大的排卵前卵泡中，颗粒细胞上芳香化酶的活动较膜细胞至少强700倍，强有力得支持了雌二醇的两细胞协同合成的两细胞两促性腺激素学说。

颗粒细胞还可以合成转化生长因子β蛋白超家族的成员之一——抑制素。抑制素是一个32kDa的异二聚体糖蛋白，由α（18kDa）和β（12kDa）2个亚单位通过二硫键连接。抑制素A与抑制素B有相同的α亚单位，但β亚单位有区别，分别由$β_A$和$β_B$亚单位组成$αβ_A$和$αβ_B$。在卵巢中，抑制素主要由颗粒细胞产生。与它的发现与命名一样，抑制素的主要功能是抑制垂体卵泡刺激素的合成。在体外，抑制素的作用可以增强黄体生成素和胰岛素样生长因子刺激下的卵泡膜细胞中雄激素的合成。

这一作用可能是多囊卵巢综合征患者高雄激素血症的重要原因。

虽然两种构型的抑制素具有相似的生物活性，但它们却合成于不同的卵泡生长阶段，抑制素A主要分泌于黄体期，而抑制素B主要在卵泡生长期分泌。抑制素B主要在早期卵泡生长阶段分泌，于卵泡生长中期分泌量逐渐降低，黄体生成素峰产生时几乎测不到。而抑制素A的分泌量在卵泡生长的前半阶段非常低，在卵泡生长中期不断增长，在黄体生成素峰产生时达到高峰。

抑制素A的分泌受促性腺激素的调节，而抑制素B的合成却与促性腺激素无关。我们可以通过测量卵泡体积验证抑制素A和抑制素B的不同调节途径。结果显示，抑制素A开始分泌于<6mm的卵泡中，随着卵泡体积的增大，抑制素A的量不断增加。而抑制素B的含量与卵泡的大小和成熟状态无关。

4. 颗粒细胞表型的异质性 卵泡中的颗粒细胞因分布位置的不同会出现不同的表型。壁颗粒细胞、窦颗粒细胞以及卵丘颗粒细胞不同的表型取决于它们与卵母细胞和膜细胞的距离以及它们产生的不同的旁分泌物质。窦状卵泡的壁颗粒细胞有很强的类固醇激素合成能力（图9-5）。而且，排卵前卵泡的壁颗粒细胞上表达了大量的LH受体。近邻卵泡腔颗粒细胞因其内的合成酶较少导致其合成类固醇激素的能力较低，而那些位于中间部分的颗粒细胞较窦颗粒细胞和壁颗粒细胞有更强的有丝分裂能力。

排卵时伴随卵母细胞共同排出的卵丘颗粒细胞不表达芳香酶，而且其黄体生成素受体的含量以及对黄体生成素的应答能力都较壁颗粒细胞低。在小鼠中，丘颗粒细胞较壁颗粒细胞有不同的基因表型，如可以编码钠偶联的中性氨基酸载体的Slc38a3基因和高表达控制抗苗勒管激素合成的Amh基因。LH峰产生后，丘颗粒细胞发生增殖，排卵前卵泡液中前列腺素的增加促使丘颗粒细胞分泌含有透明质酸、蛋白聚糖以及蛋白聚糖结合蛋白的细胞外基质。排卵前细胞外基质的产生导致了对于排卵至关重要的卵丘-卵母细胞复合体的扩展（图9-6）。前列腺素受体在卵泡的不同区域表达的亚型不同，排卵时颗粒细胞表面独特地表达了前列腺素2受体，从而对前列腺素2产生应答。卵丘细胞主要是在前列腺素2和前列腺素3的作用下应答，而卵泡的一些特定区域的破裂则是通过靠近外侧的颗粒细胞上的前列腺素1受体的作用。大量文献证实了卵丘细胞的生存力和其内的许多蛋白及mRNA的表达与辅助生殖技术中卵母细胞的质量相关。

排卵后卵泡中的黄体颗粒细胞发生终末分化产生黄体内的大量黄体细胞群。黄体细胞有较强的合成孕激素的能力，为了满足孕激素的合成需要，黄体的形成过程中伴随着大量血管化的发生以维持对循环中脂蛋白和胆固醇的摄取。黄体颗粒细胞依旧存有合成雌激素的能力，但黄体颗粒细胞是通过将膜细胞合成的雄激素转化为雌激素。

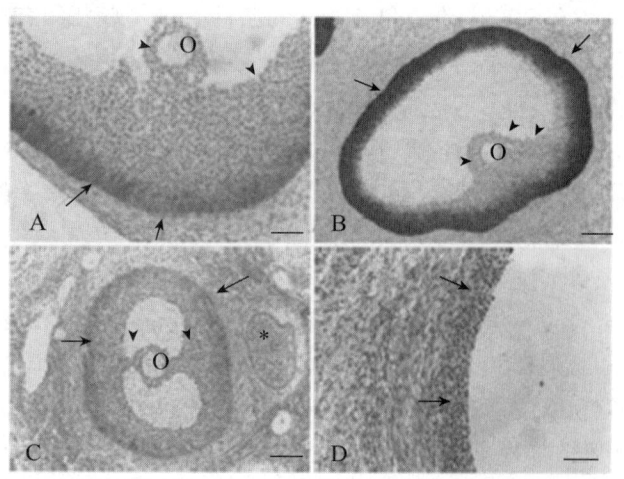

图9-5 处在发育阶段的卵泡中颗粒细胞功能的异质性

一个大鼠卵巢（A和B）和一个猿猴卵巢（C和D）中芳香化酶的不同程度表达。箭头指的是免疫组化染色的颗粒细胞；三角指的是缺乏染色的卵丘细胞。*. 窦前卵泡；O. 卵母细胞。条= 50μm（A，C，D）/ 100μm（B）

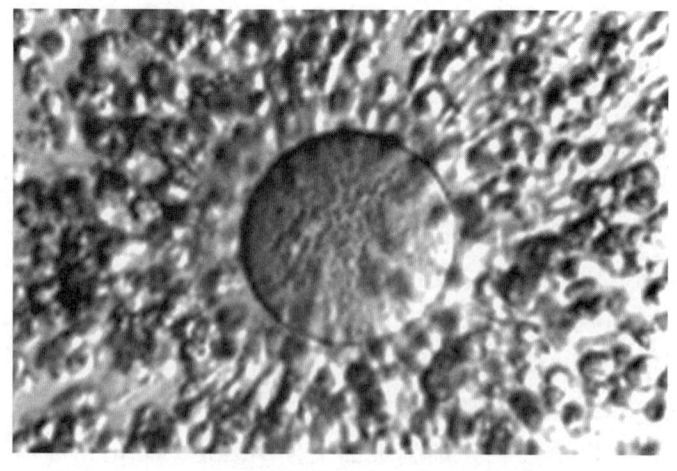

图9-6 一个已排卵的成熟人卵母细胞

停止在减数分裂Ⅱ期的卵母细胞周围绕着高度扩展的卵丘细胞层。卵母细胞周围透明带不清（100×）

［摘自 Veeck LL. An Atlas of Human Gametes and Conceptuses. New York: Parthenon Publishing, 1999.］

（四）膜细胞

一般认为膜细胞和间质细胞起源于基质部分的成纤维细胞样的间质细胞。当卵泡外出现两层或更多层颗粒细胞时，膜细胞开始包围卵泡（图9-7）。

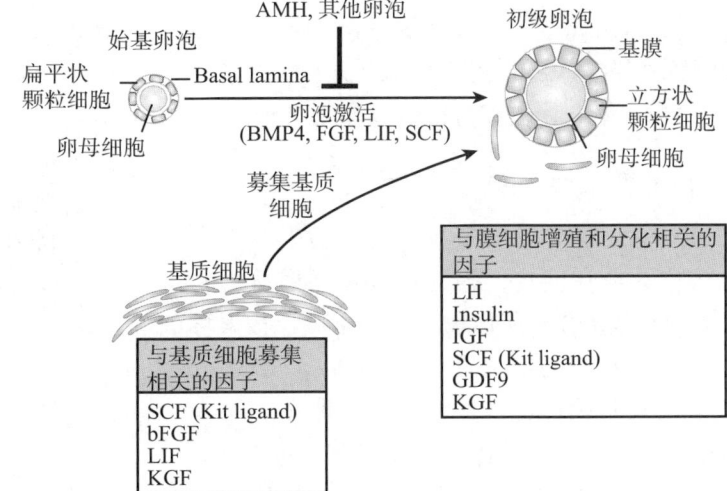

图 9-7　发育卵泡中膜细胞的募集和分化

AMH. 抗苗勒管激素；bFGF. 成纤维细胞生长因子；BMP. 骨形态发生蛋白；GDF9. 生长分化因子9；IGF. 胰岛素样生长因子；KGF. 角化细胞生长因子；LIF. 白血病抑制因子；SCF. 干细胞因子，也成为 Kit- 配体

［摘自 Young and McNeilly Reproduction, 2010（140）：489 – 504.］

Kit 和 Kit 配体系统在卵巢和睾丸的雄激素合成细胞的生长早期发挥了重要作用。卵母细胞产生的 GDF-9 对于膜细胞层的发育非常重要。当缺乏 GDF-9 时，膜细胞可以围绕在卵泡周围但是不能进行正常的功能分化。膜细胞也表达 Kit 配体的受体 Kit 而且学者推测颗粒细胞产生的 Kit 配体对于将膜细胞层募集到发育卵泡外侧起到了关键作用。

膜细胞可以通过角化细胞生长因子（KGF）和肝细胞生长因子（HGF）与颗粒细胞相互调节。KGF 和 HGF 与 FSH 的作用相似，可以诱导颗粒细胞产生 Kit 配体，而 Kit 配体又可以作用于膜细胞正反馈刺激膜细胞上 KGF 和 HGF 的表达（图9-4）。KGF，HGF 和 Kit 配体在较大的窦卵泡阶段表达量最大。因为 Kit 配体表达于卵母细胞上，所以这个反馈环会影响到卵母细胞的功能。而且，膜细胞来源的胰岛素样因子 –3 也可以作用于卵母细胞从而促进卵母细胞的成熟。

排卵后，卵泡中的膜细胞参与黄体的形成，形成大量小黄体细胞（膜黄体细胞）。膜黄体细胞仍然可以合成雄激素的前体物质并将其转移至黄体期卵泡中存在芳香化酶活性的较大的颗粒黄体细胞从而合成类固醇激素。

闭锁卵泡中可以发现大量残存的内膜细胞。这些细胞在去甲肾上腺素的调节下控制类固醇激素的合成。门细胞在结构和功能上与分化后的睾丸间质细胞类似，在结构上均是六边晶体结构。门细胞主要受无髓鞘的交感神经支配。这些细胞的内分泌活动贯穿整个青春期、妊娠期直至绝经期。

（五）卵巢基质

卵巢基质内包含大量与类固醇合成酶表达有关的成纤维细胞（图9-8）。一些雄激素合成细胞的前体细胞也存在于卵巢基质内。卵巢基质细胞表达雄激素受体并且可以在雄激素的刺激下发生增殖，因此，当卵巢基质细胞密度增加时会产生卵巢来源的高雄激素血症（如多囊卵巢综合征和雄激素敏感的卵巢肿瘤）。

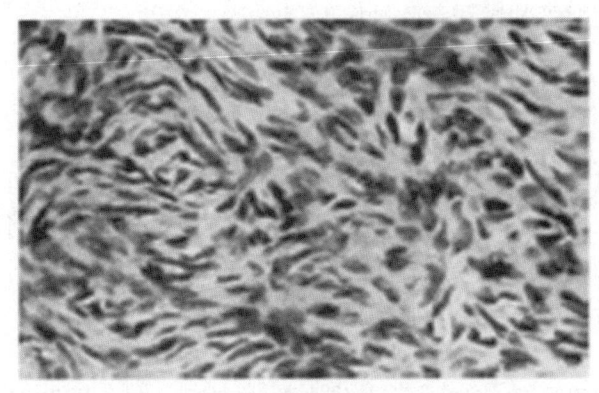

图 9-8　卵巢基质中包含的螺旋状的成纤维细胞

［摘自 Kurman RJ. Blaustein's Pathology of the Female Genital Tract, 3rd ed. New York: Springer-Verlag, 1989.］

卵巢中的基质细胞有绝缘作用，无论是从生理角度还是生化角度来看，都可以将卵泡和黄体中相邻

的结构隔开。基质细胞可以分泌生长因子和生长因子结合蛋白，而后者是其发挥绝缘作用的主要物质。卵巢基质细胞可以合成大量的活性物质，如结合BMP并使其失活的gremlin蛋白；结合并诱导激活素失活的卵泡抑制素；结合WNT途径家族成员的胰岛素样生长因子（IGF）结合蛋白和分泌型卷曲相关蛋白。

（六）卵巢表面上皮

卵巢表面上皮是中胚层来源的单层扁平或立方细胞，也被称为卵巢间皮，因为过去错误地认为生殖细胞起源于卵巢上皮，所以卵巢表面上皮也被误称为生发上皮。在卵泡的生长发育过程中，卵巢表面上皮与卵巢网有共同起源，除此以外，卵巢表面上皮可能是颗粒细胞的前体细胞。在成年女性的卵巢，卵巢表面上皮在卵巢与腹腔物质转运以及排卵后表面缺损上皮修复中发挥着重要作用。在排卵过程中，覆盖在卵泡上的上皮细胞先发生细胞凋亡而后激活一系列的修复途径。这一途径包括与排卵开始时立即启动的细胞增殖过程以及细胞外基质的重合成。促炎性细胞因子有助于这一途径的启动。

表面上皮细胞向卵巢内内陷会形成包涵囊肿。这些包涵囊肿中的卵巢表面上皮细胞会发生转化和成瘤。一些学者通过观察稀发排卵或无排卵的多囊卵巢综合征患者的卵巢，认为包涵囊肿主要形成于排卵的位置。而另一些学者则认为，由于这些囊肿中含有正常卵巢组织并不存在的苗勒管上皮，所以这些囊肿应该与卵巢的上皮来源肿瘤有关，可能与输卵管肿瘤和腹膜肿瘤也存在一定关系。

（七）卵巢白细胞与巨噬细胞

在卵巢生命周期的各个阶段都有巨噬细胞、淋巴细胞和多核粒细胞的存在。这些细胞不仅有助于维持卵巢正常功能，在卵巢病理中也有特殊的作用，如在自身免疫性卵巢衰竭中出现的淋巴细胞渗出，特别是在内膜细胞中，是其典型的病理特征。

巨噬细胞是卵巢间质的重要细胞成分，尤其在卵泡旁的毛细血管中分布尤为广泛。在卵泡发育早期卵巢内几乎没有白细胞，但是在排卵前期会出现大量白细胞渗出并与卵泡闭锁有密切关系。卵泡后期，肥大细胞的数量不断增加，肥大细胞分泌的组胺有促进排卵时卵巢充血的作用。

排卵后，在化学趋化物的募集下，嗜酸性粒细胞与T淋巴细胞逐渐迁移至黄体。在黄体结构及功能退化前，白细胞渗出并激活。激活的T淋巴细胞可以产生淋巴因子吸引和激活巨噬细胞。黄体中分散分布的深色星状K细胞被普遍认为是巨噬细胞。它们可以通过分泌生长因子和细胞因子以及分散的细胞间联系影响黄体细胞的功能。调节性T细胞是一群维持T细胞特异性抗原耐受的淋巴细胞，对于卵巢的功能有非常重要的作用。黄体中期大量的白细胞有抗炎和促进免疫耐受的作用。黄体溶解与大量具有抗炎作用的调节性T细胞丢失有关。妊娠时T淋巴细胞和巨噬细胞向黄体的入侵延迟，说明T淋巴细胞和巨噬细胞向黄体的入侵对于黄体溶解有重要作用。

（八）卵巢的神经支配

卵巢接受外来神经和内在神经的双重支配。卵巢的外来神经支配主要是大量的交感神经和少量的副交感神经，通过卵巢门血管丛进入卵巢。外来神经的主要作用是调节卵巢的血液供应。在一些病例情况下，如子宫腺肌症和部分卵巢内分泌疾病，外来神经也可以传导疼痛。内膜细胞雄激素受体过度激活会导致卵巢来源的高雄激素血症。对多囊卵巢综合征患者的卵巢组织进行组化分析发现膜间质细胞中的血液供应确实有所加强。

人体的卵巢也受到内在神经的控制。这些神经中的一些可以分泌儿茶酚胺，可以通过测定儿茶酚胺合成过程中的速度限制酪氨酸羟化酶的表达来确定这些神经的分布。这些神经中的大部分都表达了神经营养分子受体。

神经营养因子是维持神经存活和分化的重要因子。神经营养因子可以作用于高亲和力的酪氨酸激酶（TRK）原癌基因受体家族或低亲和力的神经生长因子（NGF）受体家族。神经营养因子对早期卵泡发育起支持作用。神经生长因子或神经生长因子受体NTPK1缺乏的小鼠的始基卵泡数量会减少，虽然卵巢中卵母细胞可以增殖，但是缺乏卵泡的结构。神经营养因子-4和脑源神经营养因子（BDNF）的受体NTRK2的缺乏也会导致始基卵泡减少。小鼠敲除模型发现始基卵泡的形成以及早期卵泡的发育需要NTRK1和NTRK2受体的参与，而且NGF对于卵泡发育的影响部分是通过FSH受体诱导的。

小鼠的卵母细胞中表达有BDNF的受体TRK-B.

BDNF 在 LH 和 NT-4/5 而非 NT-3 的作用下可以刺激小鼠卵母细胞的成熟，包括第一极体的排出和促进体外胚胎的早期发育。总之，这些发现证明了卵巢内的神经营养因子系统对于早期的卵泡发育和晚期的卵母细胞成熟有重要作用。

胎儿卵巢中也表达了神经营养因子及其受体，TRK-B 受体表达于生殖细胞上而 p75NGF 受体表达于基质上。在接受控制性促排卵的女性中抽取的卵泡液可以检测出 BDNF，NT-4／5，NT-3 的存在。

（九）卵巢干细胞

胚胎干细胞具有全能型，故在体外可以产生卵母细胞样结构，据此推测，成年人卵巢内的干细胞群可以产生生殖细胞。虽然这个观点存在争议，但确实有实验证明了这个观点。用细胞表面广泛表达的 DDX4 的 N 末端抗体进行免疫标记，采用荧光分选，从小鼠和人的卵巢中分离出卵原干细胞。将分离出的细胞进行培养形成了卵母细胞样的结构并表达了卵母细胞特异性的标志物如 DDX4 和 LHX8。这些小鼠卵巢中的卵母细胞样的细胞可以在体内或体外发育成卵母细胞并进行受精和胚胎发育。从人卵巢皮质中分离出的卵原干细胞也表现出了相同的特征。将用绿色荧光蛋白（GFP）标记的种系标志物转染到卵原干细胞中并将其注入成年小鼠的卵巢中，在注入后 5～6 个月后形成了有 GFP 表达的卵母细胞。一些获得了绿色荧光蛋白标记的卵母细胞成功受精，其中的一部分发育到了囊胚阶段。从成年人的卵巢皮质带中分离出卵原干细胞，用绿色荧光蛋白进行标记，将标记后的细胞注入人的卵巢皮质带并移植入免疫缺陷的小鼠体内或与皮质带内其他的细胞聚合。在移植后 7～14d 可以观察到带有减数分裂标志的卵母细胞样细胞及周围的包裹卵母细胞样细胞的体细胞。虽然这些卵母细胞样细胞的特征还不完全清楚，但是这些研究为证实卵巢细胞内细胞的全能型提供了有力的证据。然而，这些细胞并没有促进卵泡的增殖，但是可以阻止卵巢衰老。目前，对于这些干细胞是否可以明显增加正常女性和卵巢功能异常、卵泡数量缺乏的女性的卵泡数还不得而知。

五、卵泡生命周期

Gougeon 认为用颗粒细胞的大小和数量确定的卵泡分级可以代表卵泡从发育到成熟的各个阶段的变化（图 9-9）。基于这种分类，从始基卵泡发育至优势卵泡需要近 1 年的时间。在这段长时间的发育中，绝大部分时间（约 300d）的发育是不依赖于促性腺激素的，只有成熟过程的最后 50d 受到促性腺激素的影响。

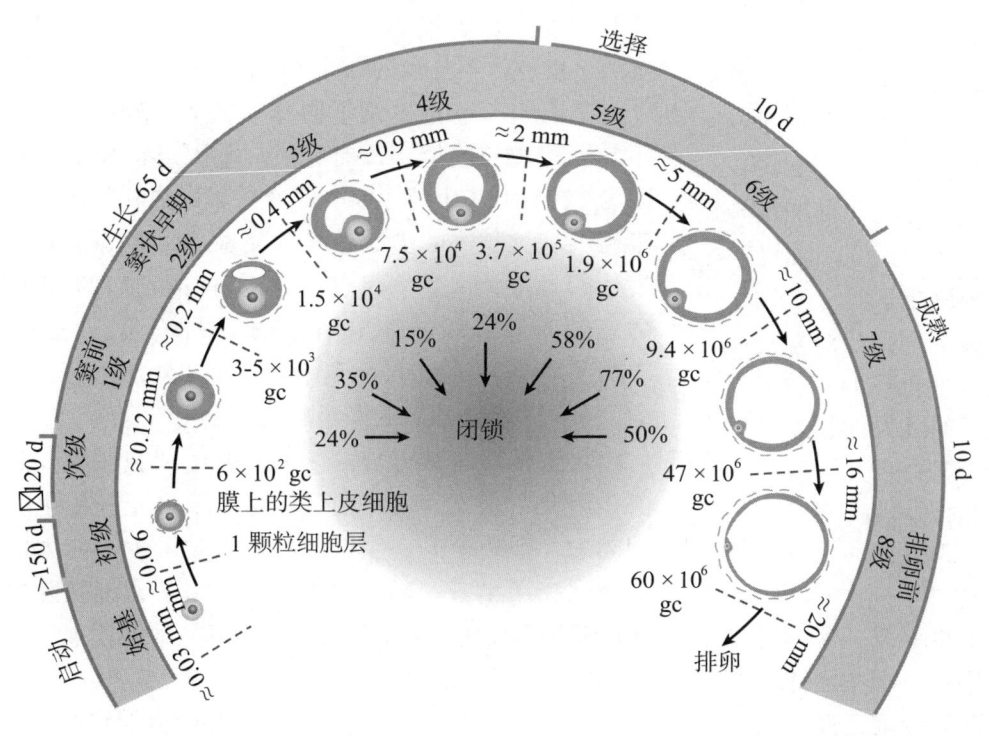

图 9-9 成年人卵巢中卵泡发育的各个阶段以及卵泡成熟至闭锁的 8 个阶段。阶段的确定以颗粒细胞数目和相应的卵泡提及（mm）为标准

[摘自 Gougeon A. Dynamics of follicular growth in the human: a model- from preliminary results. Hum Reprod, 1986（1）：81－87.]

（一）卵泡生长过程的启动

始基卵泡从静止状态开始生长是卵泡生长的标志，卵泡生长的整个过程始于青春期前5~6个月直至绝经期结束。虽然一些学者认为只有第一个发生排卵的卵泡才能认为是第一个真正形成的卵泡，但是卵泡在生长过程中生长周期的变化似乎是一个无法确定的无序的随机事件。

卵泡生长的开始阶段出现了一些形态学的改变，包括颗粒细胞由扁平型变为立方形，颗粒细胞的增殖，卵母细胞的生长以及透明带的形成（彩图29）。颗粒细胞由扁平型向立方形的转变与其特定的功能有关，如一些特定的mRNA（如卵泡抑制素）表达的需要。颗粒细胞的增殖以及向立方形转变的发生要比卵母细胞体积的增加更早。在人体卵巢中最大的卵泡周围围绕的颗粒细胞数达到15个时，卵母细胞的体积发生第一次显著增加。在卵母细胞的生长过程中，发现其周围逐渐出现了Schiff阳性反应的物质，说明透明带的形成伴随着卵母细胞的生长。在次级卵泡形成前的阶段，卵母细胞体积的增长与卵泡体积的增长呈正相关，直至卵母细胞的体积达到80μm。此时，卵泡的直径可以达到110~120μm，颗粒细胞的数量达到约600个，卵泡腔的体积最大可以达到26~27μm。

早期的内膜细胞形成于初级卵泡末期。外膜细胞形成于卵泡扩展阶段并且有助于压缩周围的基质（图9-3）。膜前体细胞向卵巢外表面的迁移需要在颗粒细胞分泌的Kit配体和胰岛素样生长因子Ⅰ的刺激下完成。卵母细胞分泌的一些物质如成纤维细胞生长因子（FGF_2）、血小板衍生生长因子（PDGF）、GDF-9以及BMP-15也有促进膜细胞迁移和增殖的作用（图9-5）。

次级卵泡形成后，颗粒细胞上表达了FSH，雌激素和雄激素的受体并在彼此之间形成缝隙连接。膜细胞层的形成伴随着卵泡血液供应的完善，毛细血管于基膜旁呈花冠状分布。与此同时，膜细胞获得了LH受体及合成类固醇激素的能力。在FSH的作用下，刺激卵泡募集形成窦前卵泡群。

（二）卵母细胞的生长

次级卵泡生长阶段的一个重要改变是卵母细胞的分化和生长。卵母细胞在生长过程中新陈代谢非常活跃，合成了大量支持早期着床前胚胎生长和发育所需的mRNA和蛋白质。卵母细胞在生长过程中，可以通过穿过透明带的缝隙连接与颗粒细胞进行营养物质、生长因子及其他一些因子的双向转运。

卵母细胞的形态结构在生长过程中发生了巨大的改变。分泌蛋白聚集产生完整的透明带。卵母细胞内的细胞器数量增加，尤其是线粒体，其在成熟的人体卵母细胞中数量可达到近50 000个。但是卵原细胞内的中心粒在卵母细胞生长阶段会消失。卵母细胞内的细胞器重分布，线粒体、内质网和高尔基体聚集围绕在卵泡腔周围。

卵母细胞在生长过程中获得了减数分裂成熟的能力，但是获取这种能力的分子机制还不清楚。但是，只有当卵母细胞生长到一定体积才能进行减数分裂。能够进行减数分裂的卵母细胞有一些特殊的特征，如细胞周期蛋白CDK1，cyclineB，CDC25表达会增多。这些蛋白质中的大部分是细胞周期顺利进行的必备物质。更重要的是，减数分裂中染色体的正常分裂依赖于正常的卵泡发生和卵母细胞生长，而后者需要大量的能量供应。能量供应需要通过缝隙连接从颗粒细胞中获取ATP和能量底物以及发育正常的卵母细胞中丙酮酸盐的氧化磷酸化。小鼠的卵母细胞如果缺乏了一种丙酮酸脱氢酶亚型PDH1A，会因无法顺利进行丙酮酸盐的氧化磷酸化出现ATP和烟酰胺腺嘌呤二核苷酸磷酸（NADPH）的降低。这些卵母细胞可以生长和排卵，但是不能成功地完成减数分裂。在老年女性体内也发现了相同的过程，导致了染色体不分离的和非整倍体胚胎。

基因组印迹重建始于卵母细胞生长阶段，至着床前胚胎生长晚期还没有完成，基因组重建部分是因为DNA甲基化的原因。不论是卵母细胞还是男性生殖细胞，印迹的失败会导致父源或母源等位基因表达的异常。这些基因表达的缺陷与多种人类遗传病有关，包括Beckwith-Wiedemann综合征、Prader-Willi综合征及Angelman综合征。卵母细胞母源印迹的完全缺失会形成一整个囊状胎块。

除了获得减数分裂的能力，卵母细胞在生长阶段还需要获得支持着床前胚胎生长及终止胚胎生长的能力，即所谓的"生长能力"。对于生长能力的功能现在还没有明确，但是至少包括了卵母细胞质适应精子DNA的能力及钙离子转移能力的增强。母源mRNA的产生是生长能力的重要部分，其高度稳定，但在卵母细胞成熟和受精后其翻译会受到抑制。

卵母细胞生长结束后，蛋白质的转录和翻译大幅度减弱。转录的停止需要通过缝隙连接接受卵丘颗粒细胞的信息，同时伴随着大量促进生长的卵母细胞有丝分裂和生长能力的染色质结构的改变。这些染色质结构改变的维持需要组蛋白的去乙酰化。转录抑制后，排卵前的卵母细胞依赖于母源的蛋白质和mRNA去支持卵母细胞减数分裂及受精后第一次卵裂所需的能量消耗。

（三）卵泡生长的启动因子

卵巢内的因子在调节卵泡早期生长中起重要作用，包括激活作用和抑制作用。在卵泡的生长发育过程中包括白细胞抑制因子（LIF）、成纤维细胞生长因子（FGF）和Kit配体。Kit配体由颗粒细胞产生，作用于卵母细胞和膜细胞上受体Kit，启动卵泡和卵母细胞的生长。注入新生小鼠体内的抗Kit抗体可以阻断Kit的结合从而干扰卵泡生长过程中原始卵泡的发育。相反，向新生的大鼠卵巢补充重组的Kit配体可以加快原始卵泡向初级卵泡的转化。抗苗勒管激素（AMH）、激活素A以及通过其受体CXCR4作用的趋化因子SDF-1/CXCL12，都可以抑制卵泡的生长。

通过观察 gdf9 基因敲除的小鼠卵巢以及 gdf9 和 bmp15 纯和突变的羊的改变发现，卵母细胞来源的GDF-9和BMP-15以种族特异的方式影响着颗粒细胞的增殖。当GDF-9缺失时，颗粒细胞的增殖会降低约2倍。虽然卵母细胞的生长不受影响，但是由于颗粒细胞的增殖受限，形成了卵泡呈单层颗粒细胞围绕较大的卵母细胞，最终这种卵泡退化。

在初级卵泡的激活中已经确定了两条发挥着重要作用的传导途径：3磷酸肌醇激酶（PI3激酶）/Akt途径和mTOR（哺乳动物西罗莫司靶点）途径。当这两条途径被破坏时，会导致小鼠卵泡生长的异常激活并最终导致原始卵泡的耗竭。

PI3可以催化磷脂的合成，3，4，5-三磷酸磷脂酰肌醇可以激活蛋白激酶PDKI，PDKI激活后磷酸化激酶AKT，后者可以磷酸化O3转录因子FOXO3。颗粒细胞合成的Kit配体可以作用于卵母细胞上表达的Kit并且激活下游途径，最终引起FOXO3的磷酸化和失活，抑制卵泡生长启动因子。小鼠缺乏Foxo3基因并不会抑制其原始卵泡的激活，但会引起小鼠出生后全部卵泡迅速激活继而在未成熟阶段不断耗竭，导致不育。在这个过程中涉及PDK1和PTEN（第10号染色体缺失的磷酸酶及张力蛋白同源的基因）的调节。卵母细胞特异性pdk1基因的缺失会因原始卵泡的消耗导致不育。PTEN是一个PIP3磷酸酶，因此是磷脂酰肌醇3激酶的负性调节因子。卵母细胞PTEN的缺失会抑制PDK1和Akt的激活，导致FOXO3的磷酸化，激活原始卵泡的生长，促进早期卵泡的耗竭。

mTOR是磷脂酰肌醇3激酶家族的一个成员。mTOR复合体1（mTORC1），是两个功能不同的mTOR复合体之一，可以通过下游途径调节转录、翻译和代谢。两个不相关的蛋白TSC1/TSC2组成的复合体通过调节小分子GTP水解酶RHEB对mTORC1起负性调解作用，RHEB激活mTORC1并相应地激活核糖体S6激酶和4E-结合蛋白1的磷酸化从而促进翻译。小鼠卵母细胞中 Tsc1 和 Tsc2 功能不足时不会影响原始卵泡群的形成但是因卵泡群中未成熟卵泡的发育异常会导致不育。缺乏了TSC1的小鼠，其卵泡激活能力可以被mTOR的抑制药西罗莫司抑制。虽然以上的这些结果充分地证实了mTOR信号途径在卵泡生长控制中起到重要作用，但是启动这一途径的上游因子还没有确定。

除了PI3激酶和mTOR途径，小鼠的功能基因组研究发现，有几个转录因子在促进原始卵泡向初级卵泡转化中也发挥着重要作用，如NOBOX（新生儿卵巢同源盒基因），SOHLH1（精子发生与卵子发生螺旋—环—螺旋1基因）以及SOHLH2。以上3个基因突变的小鼠会发生原始卵泡向初级卵泡转化异常从而导致不育。

通过观察垂体切除小鼠的特征证实了FSH对于卵泡生长的启动并不是必须的。当人或小鼠发生FSHβ亚单位或FSH受体失活突变时，卵泡可以生长到次级或早期窦状卵泡阶段，但是相较于正常FSH作用的人或小鼠来说，卵泡的生长速度减慢，生长时间延长。对采取垂体切除术的胎儿期恒河猴进行观察发现垂体切除术导致了恒河猴发生的卵母细胞的耗竭，说明垂体分泌的因子（不仅仅是FSH）对卵泡的生长和胎儿的生存有重要作用。而且，在对啮齿动物卵巢的研究发现，窦前卵泡的生长依赖于促性腺激素。将人类的卵巢异种移植于免疫缺陷和性腺功能减退的小鼠中发现两颗粒细胞层以后阶段的卵泡发育依赖于FSH。因此，窦状卵泡前的卵泡生长阶段可能受到了FSH的影响。

（四）窦卵泡的形成

已经明确次级卵泡向窦卵泡阶段的转化需要FSH的刺激。在缺乏FSH（不提供外源性FSH）或卵巢上缺乏FSH受体的动物或人体内几乎没有观察到窦卵泡的发育。卵泡腔内的卵泡液可以促进排卵时卵丘-卵母细胞复合体的释放，在卵母细胞颗粒细胞的无血管环境中，卵泡液是能量交换和废物代谢的重要通道。卵泡腔也为卵丘-卵母细胞复合体的生长和成熟提供了一个独特的环境。

卵泡腔的发育需要水的渗透，水的渗透可能是一个水通道蛋白7，8，9介导的细胞间交换过程。因为水通道蛋白介导的渗透过程需要一个渗透梯度，所以一般认为颗粒细胞的离子转运过程形成了这一浓度梯度。而且，卵泡腔内的黏多糖的水解作用也增加了卵泡腔内液体的浓度，促进了水的流入。

在排卵前的5~6d，卵泡发生了迅速的膨胀（颗粒细胞增殖，卵泡液聚集）并迁移到卵巢表面。排卵前卵泡的迅速扩张会导致中骨盆疼痛（经间痛）。细胞周期基因，cyclinD2的表达对于这一扩张过程是非常重要的，因为cyclinD2完全缺陷的小鼠颗粒细胞的增殖和排卵会受到影响。这一阶段的生长会促使卵泡生长为准备排卵的Graafian卵泡。

（五）卵泡的募集、选择和优势化

"募集"用来描述卵泡脱离静止状态启动生长发育的过程。然而，一些学者也用这个词去描述一群窦卵泡进入下一步的生长发育轨道的过程。前一种情况被称为启动募集，后一种情况被称为周期募集。周期募集虽然是卵泡发育的一个必须过程，但其不能保证发生了募集的卵泡一定会发生排卵，因为生长中的一些卵泡会发生闭锁而脱离生长轨道。"选择"是指成熟卵泡通过减少不合适的卵泡的数量挑选出最合适排卵的卵泡的过程。对于不适合排卵的卵泡来说，选择是一个负性调节过程促进了卵泡的闭锁，而对于适合排卵的卵泡来说，选择是一个正性调节过程促进了优势卵泡的形成。

虽然传统的观点认为，在月经周期中只有一群卵泡进入生长发育轨道，但超声的结果显示在一个月经周期中，卵巢中有多群卵泡进入了生长发育轨道。对正常排卵女性进行连续经阴道超声检测以及一些募集的卵泡的早期组织学检查发现，在一个卵巢周期中，有两群甚至更多群的卵泡进入了发育轨道，每群募集卵泡中有4~14个卵泡的直径在4~5mm，优势卵泡出现在两次排卵的间期，其生长发育达到了最佳，最适合进行排卵。

在卵泡发育早期，优势卵泡与其他卵泡在整体形态特征上并没有什么区别。然而，可以通过卵泡的大小和颗粒细胞有丝分裂的程度区别优势卵泡和其他卵泡。只有优势卵泡的卵泡液可检出FSH的水平。优势卵泡的一个明显标志是其较其他卵泡更高的雌二醇水平。选择的过程不能保证排卵的进行，但是因为选择与排卵离得更近，选择的正常进行可以认为是排卵的前兆。

次级卵泡向窦前卵泡的转化必须要有FSH的协助。FSH对于维持窦状卵泡的生存是必须的，FSH不足会导致卵泡无法形成对FSH的高敏感性而促使卵泡发生程序性细胞死亡。随着上一个黄体期孕激素、雌二醇和抑制素A的含量降到最低促进了新一个月经周期的FSH不断升高，从而启动卵泡成熟。窦前卵泡的生长需要超过阈值FSH的量来维持，这个阈值水平于黄体晚期达到。很明显，这个阈值水平至少要比FSH的基础水平高出10%~30%，意味着颗粒细胞对FSH的敏感性更高，目前的检测系统还无法解释这种FSH聚集的水平。即便在缺乏LH的情况下，FSH依旧可以诱导卵泡生长到至少17mm的排卵前卵泡。虽然在这些情况下，雌二醇的合成会受到影响，但是抑制素的量证实了颗粒细胞对于FSH的反应能力是正常的。

颗粒细胞在FSH的作用下开始分裂，FSH的作用可能是通过一个间接的机制。这一过程可能是通过体细胞或者卵母细胞产生的一些生长因子介导的。例如，在啮齿动物体内，FSH作用下产生的雌二醇是颗粒细胞的一个重要的丝裂原。FSH也可以增加颗粒细胞之间缝隙连接的数量。优势卵泡被选择的早期征象是其颗粒细胞增殖的速率高于非优势卵泡。在晚期卵泡阶段可以发现不同有丝分裂速度的颗粒细胞。

颗粒细胞中FSH的主要作用之一是诱导芳香化酶的产生（彩图28）。因此，无FSH作用的颗粒细胞即使存在可进行芳香化作用的雄激素底物，也几乎无雌激素产生。FSH也可以刺激细胞色素P450还原酶的表达，其可以转移电子给芳香化酶，通过1型17β-羟甾类固醇脱氢酶（17BHSD1）将雌酮氧化为雌二醇。

卵泡刺激素可以诱导排卵前卵泡颗粒细胞上 LH 受体的出现。黄体生成素受体的 mRNA 出现于窦状卵泡（直径已达 3～10 mm）并在排卵前卵泡的颗粒细胞中达到最高水平。相比之下，随着卵泡直径的增加，颗粒细胞上 FSH 受体的 mRNA 水平不断降低。在卵泡成熟的晚期阶段，黄体生成素可以促进卵泡刺激素的促卵泡成熟的功能。这一特征有助于卵泡在 FSH 不断下降的情况下依旧可以发展成优势卵泡；除此之外，也有助于优势卵泡做好应答 LH 峰的准备。

FSH 在卵泡发育过程中的重要性可以通过 FSHβ 亚单位或 FSH 受体失活的患者或者 FSH 相关基因缺失的小鼠的表现中看出。FSH 受体纯和突变的女性会产生高促性腺激素的性腺功能不良，同时伴有第二性征发育不良或缺失，高 FSH，高 LH 水平。存在这种突变的患者其卵巢中的表型与 FSHβ 亚单位或 FSH 受体敲除的小鼠的表型相似。在缺乏功能型 FSHβ 亚单位或 FSH 受体时，卵巢体积较小，卵泡的发育停滞在窦前卵泡前的阶段。人体内 FSH 受体突变导致的基因型与表型之间的联系可以通过小鼠敲除模型阐述，FSH 受体基因杂合突变的小鼠其卵巢内卵母细胞的丢失加快，生殖腺体的成熟受限，衰老加快。

FSH 受体的跨膜螺旋区和胞外区突变可以发生自发性的卵巢过度刺激综合征。跨膜螺旋区的突变增加了配体的多样性，促使 FSH 的受体产生了对人绒毛膜促性腺激素（hCG）和促甲状腺激素（TSH）的反应，而胞外域的突变导致了对 hCG 的反应，但不产生对 TSH 的反应。

优势是为了确定有排卵能力的卵泡，其在调节排卵卵泡的数量上有重要作用。约在上一个周期黄体消失后的 5～7d，卵泡发生优势化获得排卵能力。卵巢静脉中雌二醇的水平在月经周期 5～7d 时发生了明显的变化，验证了优势卵泡产生于这个阶段。优势卵泡在卵巢中继续生长并逐渐脱离与其他卵泡的竞争。

通过对类人猿的灵长类动物的切除实验以及对优势卵泡或黄体损伤的女性的观察可以确定这一连串的调节过程。在月经周期 8～12d 的时候破坏灵长类动物体内最大的卵泡会延迟垂体促性腺激素峰的产生。相反，在月经周期中期（16～19d）进行黄体切除术会加快促性腺激素峰的产生。在女性体内，从优势卵泡切除或黄体切除到下次排卵的间隔期约是 14d。这些发现说明优势卵巢（包含着优势卵泡或黄体的卵巢）的周期性结构变化与月经周期变化一致。所以，28d 的月经周期是优势卵泡（卵泡期）和黄体（黄体期）持续时间的根本控制因素，而不是大脑或垂体。这些经典的实验是在超声检测卵巢生长技术之前做的，所以这些实验的结果与超声下观察到的女性月经周期卵泡的动态变化不可能完全相同。

灵长类动物卵巢中的研究发现，早在月经周期第 8 天时就已经开始了优势卵泡的选择。卵泡群非优势化的卵泡无法替代优势卵泡，一旦优势卵泡破坏，促性腺激素的峰值便无法及时产生。至于黄体，只有排除了黄体的干扰，无论是自然产生的（黄体溶解）还是人工干预的（黄体切除），卵泡才能开始下一轮的生长。采用激素替代治疗黄体切除的灵长类动物发现孕激素是黄体期抑制卵泡生长的主要激素。然而，黄体分泌的抑制素 A 在抑制 FSH，诱导卵泡成熟中也起到重要作用。卵泡血管化也是卵泡发育过程中的重要环节。血管内皮生长因子功能的抑制会降低卵泡血管的密度，减少血管的渗透性，限制卵泡生长的一些必需的生长因子和激素的进入，阻止卵泡的成熟。

卵泡优势化过程中的内分泌特征：直径 <8 mm 的卵泡，卵泡内雌激素：雄激素的比率相对会比较低，但是从卵泡中期开始，这个比率会发生逆转（图 9-10）。被选择的卵泡有能力合成足够量的雌激素并分泌入血液循环，月经周期 5～7d 两侧卵巢雌激素开始不对称的合成和分泌。在卵泡生长的晚期，卵泡内雌激素的浓度与卵泡的大小直接相关，当循环中雌激素的浓度达到顶峰时，卵泡内雌激素的浓度约为 1μg/ml。当黄体生成素峰诱导排卵后，卵泡内雌激素的浓度下降，雄烯二酮以相同的程度下降。同时，孕激素和 17α-羟基孕酮的浓度增加，预示着颗粒细胞发生黄体化。

随着卵泡的成熟，卵泡液中抑制素 A 的浓度增加，然而抑制素 B 和激活素 A 以及游离的卵泡抑制素并没有随卵泡体积的改变发生明显的变化。因此，随着卵泡的成熟，激活素主导的卵泡环境会逐渐转化为抑制素 A 主导。抑制素 A 水平的增加与颗粒细胞中抑制素 Aα 和 β 亚单位 mRNA 表达增加有关。

IGFs 是一群低分子量单链的肽类生长因子家族，因其结构和功能类似于胰岛素而命名为胰岛素样生

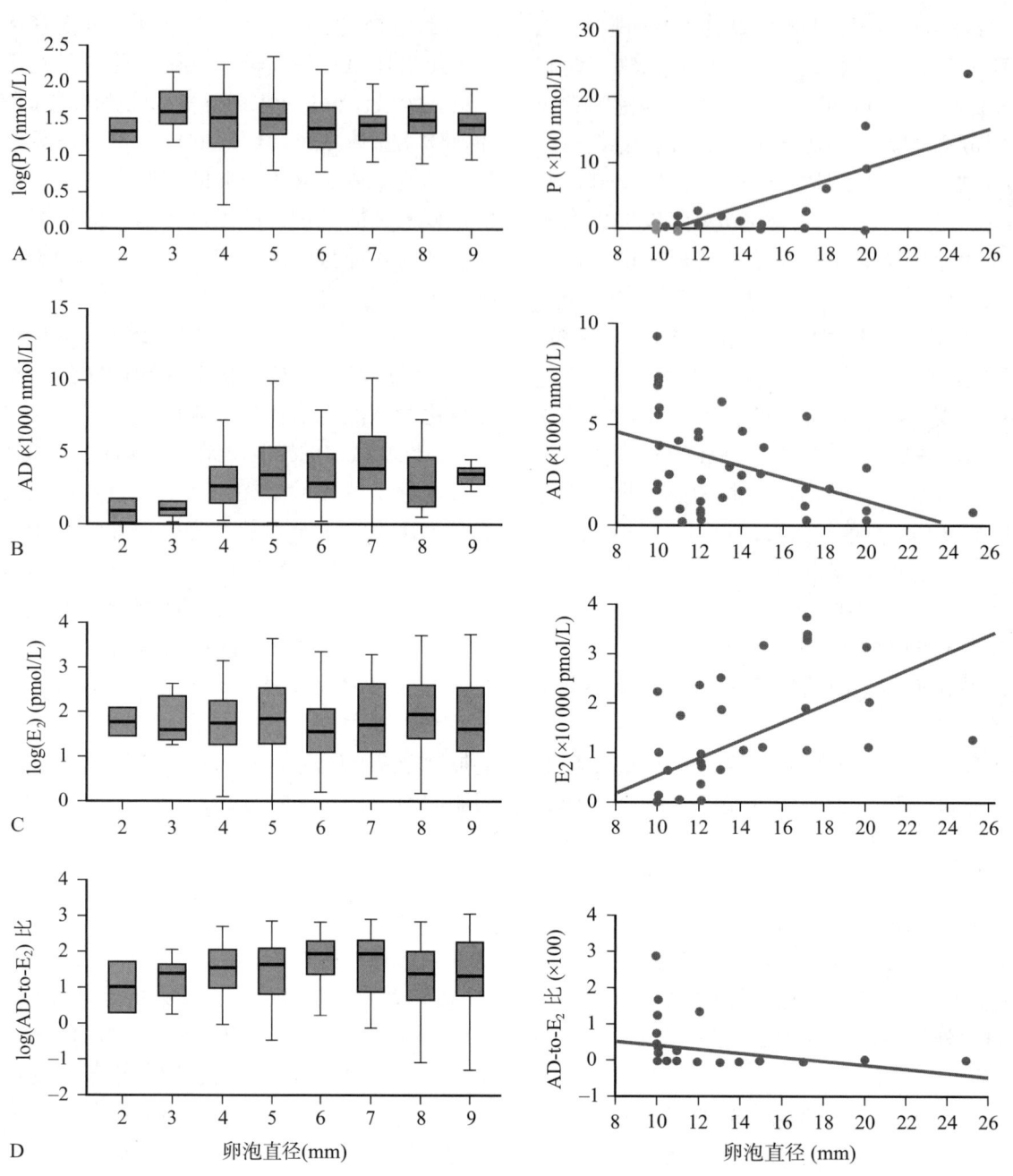

图 9-10 卵泡液中类固醇的水平和卵泡直径

AD. 雄烯二酮；E_2. 雌二醇；P. 孕激素

（摘自 KurmanRJ. Blaustein's Pathology of the Female Gehital Tract, 3rd ed.New York, Springer-Verlag, 1989.）

长因子（图9-11）。IGF-1和IGF-2在卵泡液中均有分布。卵泡液中的IGF-1主要来源于血浆，而IGF-2主要是小窦状卵泡的颗粒细胞和膜细胞分泌和所有卵泡周围的血管或卵泡膜间的血管渗透而产生，广泛表达于排卵前颗粒细胞中。缺乏IGF-1的小鼠，卵泡的发育会受到阻碍；同时，会并发不育症，卵巢颗粒细胞在一般状态下的增殖以及对雌激素的应答均会产生损害。用GnRH刺激绝经期妇女产生的促性腺激素对患有垂体性侏儒症（一种以IGF-1缺乏为特征的疾病）的妇女进行促排卵，结果可以产生成熟卵泡的发育以及可受精的卵母细胞。这个发现意味着，在人体内，IGF-1对于正常卵泡的发育并不是必需的。然而，IGF-2却是卵泡发育的必需因子。血中IGF-1的浓度提高2倍并没有对猕猴的卵巢功能产生任何影响。因此，局部产生的 IGF 足以维持卵泡的正常功能，IGF 水平的提高不会干扰卵巢功能。

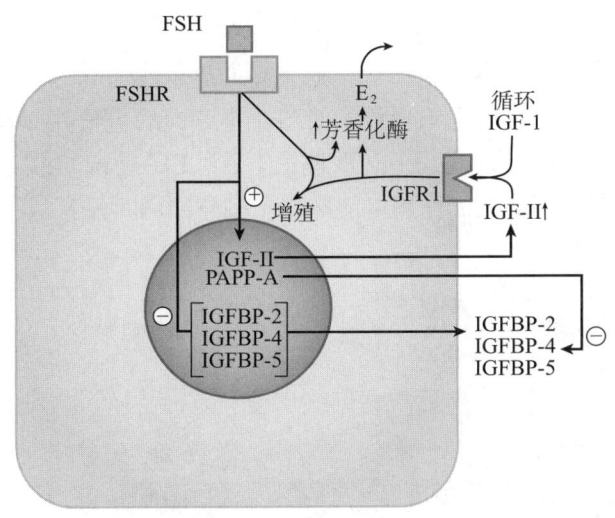

图 9-11 卵巢内胰岛素样生长因子（IGFs）和 IGF 样结合蛋白在调节颗粒细胞功能上的作用

E_2. 雌二醇；FSH. 卵泡雌激素；FSHR. 卵泡刺激素受体；IGFR1.IGF 1 型受体；PAPP-A. 妊娠相关血浆蛋白 A

原位杂交试验发现分布在优势卵泡颗粒细胞上的 IGF-1 的受体既可以被 IGF-1 激活也可以被 IGF-2 激活。膜细胞和颗粒细胞上也发现了 IGF-2 受体，但其在信号通路中可能并不起作用。IGF-1 和 IGF-2 都可以刺激 DNA 合成、颗粒细胞增殖以及促进培养的人的颗粒细胞和颗粒黄体细胞合成类固醇。然而，通过限制培养物的成分发现对于一般营养因子的控制有可能提高细胞的功能。

IGFs 的活动受到局部结合蛋白的调控。目前已知的 IGF 结合蛋白（IGDBPs）有 7 种，其中至少有 5 种在人类卵巢中均有表达。IGFBPs 结合 IGFs 从而减弱 IGFs 的作用，IGFBPs 对于卵巢细胞也有直接的作用。卵泡液和颗粒细胞 mRNA 的分析都显示有 IGFBP-1，IGFBP-2，IGFBP-3，IGFBP-4，IGFBP-5 的存在。在这些结合蛋白中，IGFBP-4 的作用最特别，因为它可有效地拮抗 FSH 刺激人颗粒细胞产生雌激素的作用。闭锁的卵泡中也有 IGFBP-4 的存在，说明 IGFBP-4 有可能会促进卵泡闭锁。

促性腺激素与 IGFs 可以抑制 IGFBPs 的分泌从而增强 IGF 的生物利用度和促性腺激素的功能。IGFBPs 的蛋白水解是控制 IGF 生物利用度的另一个重要机制。IGFBP-4 蛋白水解酶只表达于正常卵泡的黄体中。妊娠相关血浆蛋白 A（PAPP-A）是一个大分子二聚体蛋白，其金属蛋白水解酶的作用可以使 IGFBP-4 失活。小卵泡内的颗粒细胞可以分泌低水平的 PAPP-A，但是优势卵泡的颗粒细胞可以分泌高水平的 PAPP-A。在促排卵方案中，缺乏 PAPP-A 的小鼠排卵数会降低，这可能与血清中低水平的雌激素、孕激素和类固醇合成酶基因的表达减少有关。

通过对雌激素合成障碍的患者的调研确定了雌激素对于卵巢功能的重要性。有限的研究发现缺乏 17α- 羟化酶 / 17，20 裂解酶的妇女失去了产生雄激素的能力，从而影响了雌激素的合成。对于一些垂体激素缺乏的患者，如果进行外源促性腺激素的补充，有可能使其卵泡发育至排卵前卵泡阶段。相似地，给严重的促性腺激素释放激素分泌不足的患者补充 FSH 也可以产生相同的效果。但是如果卵泡的生长过程中缺乏黄体生成素，会导致雌二醇分泌不足。当女性因类固醇合成急性调节蛋白（STARD1）、17α- 羟化酶 / 17，20 裂解酶或芳香化酶不足导致雌激素水平过低时，卵泡囊肿的发生率明显升高。因此，与卵泡成熟相关的高雌激素的水平并不影响卵泡体积的生长和向排卵前卵泡的发育。

通过观察卵巢雌激素合成障碍的患者的表现，研究在缺乏雌激素环境中生长发育的卵母细胞能否在受精后成功完成胚胎发育，由于样本量有限，尚不能得出明确的结果。芳香化酶抑制的动物实验证明，雌激素对卵巢功能有重要作用。用一定量的芳香化酶抑制药处理正处于卵泡成熟期的猕猴发现血中雌激素水平迅速下降，但是并没有影响到卵泡的生长。但是，大量的处于有丝分裂前期 I 期的卵母细胞经芳香化酶补充处理后虽然可以继续分裂，但是会停滞在有丝分裂 II 期。通过芳香化酶抑制药及雌激素不足时的内分泌激素补充实验并不能确定雌激素对卵泡的直接影响。但是，临床试验发现在卵泡生长期，一些芳香化酶的竞争药抑制药如来曲唑会阻碍卵母细胞的成熟。

人体卵巢中的多种细胞都存在雌激素的受体，但是雌激素对卵泡生长、成熟以及黄体功能的生理作用还不清楚。虽然卵巢中雌激素 α，$β_1$，$β_2$ 受体都有表达（后两种受体主要在黄体颗粒细胞中表达），但是排卵前卵泡腔中极高浓度的雌激素是否以经典的激素受体方式发挥作用，现在还不清楚，因为受体与激素的结合存在饱和的问题。而且，如上文所述，卵泡本身的生长并不需要高水平的雌激素。

雄激素对于灵长类动物卵巢的生长发育有很大的影响。给猕猴补充睾酮或5α-二氢睾酮会促进猕猴初级卵泡的聚集，增强卵泡的生存能力，意味着雄激素有支持卵泡发育的作用。通过这一实验发现雄激素的受体广泛分布在正常窦前和窦状卵泡的颗粒细胞中，而在膜细胞和间质细胞中表达量较少。而且，雄激素受体可以促进细胞增殖，减少细胞凋亡。这一实验与其他的实验观点相悖。在啮齿类动物的实验中发现雄激素阻止了体外颗粒细胞增殖并促进了卵泡闭锁，所以认为雄激素属于闭锁基因。

有证据证明，雄激素对于人卵泡功能有不利的影响，观察发现在富含5α-二氢睾酮而雌激素含量较少的卵泡液中卵泡会发生闭锁。然而，类固醇的含量可能只是卵泡闭锁的结果而非原因。卵泡内5α类雄激素如5α-二氢睾酮浓度的降低会竞争性抑制芳香化酶的功能，而多囊卵巢综合征患者体内5α类雄激素的浓度高于正常卵巢功能的人群，这些结论支持了类固醇激素与卵泡闭锁有关。因此，雄激素可能对卵泡的生长有双向的作用，可以通过与雄激素受体结合或非结合的方式发挥作用，而且这一作用依赖于卵泡生长的不同阶段。

（六）排卵

月经周期中期，优势卵泡分泌的雌激素达到高峰，使促性腺激素释放增加，从而形成FSH峰甚至LH峰（有时只有FSH峰）。LH峰的出现促进了减数分裂的恢复，排卵和黄素化（图9-12）。

在正常的月经周期中，FSH诱导排卵前卵泡中颗粒细胞上LH受体的表达使得卵泡成熟末期时LH可以分担FSH的作用。黄体生成素峰与颗粒细胞上的黄体生成素受体结合启动了减数分裂的恢复、排卵及后面的颗粒细胞和膜细胞的黄体化。黄体生成素峰的发生时间对这一过程的产生至关重要。腺苷酸环化酶激活促进了颗粒细胞上FSH依赖的功能激活，但是并没有诱导排卵和黄体化。黄体生成素对于卵泡成熟的作用需要黄体生成素的量达到一定的阈值，也就是"LH阈值窗"。黄体生成素可以刺激膜细胞产生雄激素，与FSH协同作用促进卵泡成熟，更高水平的黄体生成素可以促进未成熟卵泡的黄体化甚至可能引起未成熟卵泡的闭锁。"LH阈值窗"的概念对于诱导排卵有特殊的药理学及临床意义。黄体生成素需要达到刺激优势卵泡形成同时阻止小卵泡的生长并抑制芳香化酶活性的水平。从理论上看，LH或hCG促进卵泡末期成熟的作用可能减少了多卵泡同时发育。

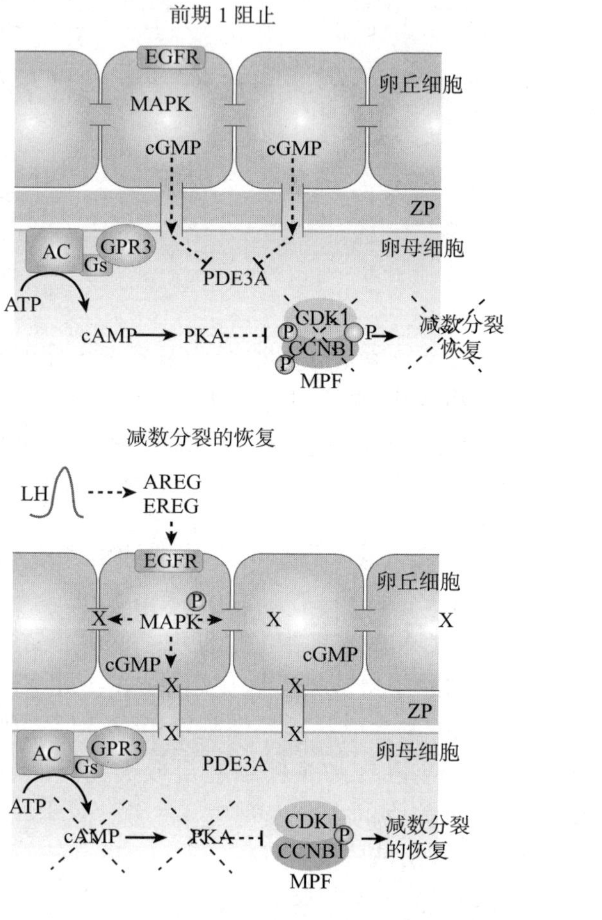

图9-12 减数分裂的阻止和恢复与环磷酸腺苷对成熟促进因子的调节有关

A. 阻止于第一次减数分裂前期。持续激活的Gαs偶联的受体GRP3可以刺激环磷酸腺苷酶产生cAMP。因为颗粒细胞和卵丘细胞中产生的cGMP可以通过缝隙连接进入卵母细胞并抑制cAMP磷酸二酯酶P-DE2A，所以卵母细胞中cAMP的水平一直维持在很高水平。cAMP激活PKA，间接阻止了MPF的去磷酸化和激活；B. 减数分裂的恢复。垂体分泌的LH峰促进了颗粒细胞主要是壁颗粒细胞中EGF样因子、ADEG和EREG的表达。这些因子可以通过卵丘细胞上的EGF受体激活MAPK途径，导致缝隙连接关闭。LH峰的其他的一些未知的信号途径会导致卵丘细胞中cGMP的大量下降。与缝隙连接关闭同时发生的还有卵母细胞中cGMP水平的下降和抑制药PDE3A的释放。PDE3A降解cAMP，减少PKA的活动，间接导致了CDK1抑制位点的去磷酸化和MPF的激活。MPF可以磷酸化相应的靶点包括核纤层蛋白、组蛋白和其他细胞内成分从而导致减数分裂的恢复

颗粒细胞与膜细胞上的受体激活后，会激活一系列的信号途径促使信使强度（如 cAMP 的浓度的增加）超过阈值（一些旁信号途径的激活也可以增加 cAMP 的量），激活排卵 - 黄素化过程。LH 受体激活 cAMP 和 IP3 信号途径依赖于 LH 的量，LH 需升高到基础水平的 10～100 倍才能激活 LH 受体并引发后面的一系列反应。这些途径会影响到非编码 RNAs 的表达，而后者在优势卵泡的发育及对排卵时 LH 峰的应答过程中起到协调基因表达的重要作用。

LH 诱发排卵的过程中启动了许多信号途径，包括丝裂原活化蛋白激酶途径（MAPK）。在 Mapk1 和 Mapk3 双突变的小鼠研究中发现这类小鼠出现了不育的表型伴随着卵丘扩展、排卵、黄素化和卵母细胞减数分裂的异常。但是颗粒细胞的增殖和芳香化酶的活动依旧存在，说明 LH 峰是通过 MAPK 信号途径对颗粒细胞的分化产生了影响。

LH 敲除的小鼠卵泡周围膜细胞层相对是正常的。然而，卵泡的成熟受限，停止在窦卵泡早期，而且没有发现排卵和黄体化相关的信号。这一表型与体内 LH 受体基因（LHCGR）失活突变的女性的表现是相似的。这类女性患者的临床表现包括第一性征与第二性征正常，闭经，血液中高 FSH 和 LH；卵巢包含了从原始到窦状的各个发育阶段的卵泡，但是无排卵前卵泡和黄体。这一表型说明了黄体生成素是卵泡雌激素合成、排卵、黄素化的必需因素，但是与膜细胞层的形成无关。

人体内黄体生成素受体激活突变表型也可以发现黄体生成素在卵巢功能中的作用。男性中这些突变会引起性早熟，与男性相比，存在这些突变的女性并没有明显的生殖异常的表现。女性体内可能出现与多囊卵巢综合征膜细胞异常相似的高雄激素血症。而且，在这些受体激活突变中黄素化需要的 cAMP 或其他第二信使分子的浓度会发生改变，因此卵泡的黄素化无法形成。

黄体生成素峰形成于排卵前 38h 左右。排卵前，颗粒细胞和卵母细胞发生了许多重要的变化，包括抑制调控颗粒细胞增殖的转录基因；连接颗粒细胞间及卵母细胞与颗粒细胞之间的缝隙连接消失；诱导颗粒细胞上与排卵相关的基因的表达，包括编码类似于表皮生长因子（EGF）的双调蛋白、上皮调节蛋白和细胞调节素的基因（彩图 30）。在小鼠中，这几种生长因子可以激活表面生长因子的受体，促进颗粒细胞上编码环氧化酶 -2 的表达继而导致前列腺素 E_2 的合成。同时，这些因子还可以促进卵丘细胞产生富含透明质酸的基质从而诱导卵丘扩展。如后面所述，缺乏 Pgs2 和前列腺素受体 EP2（Ptger2）的小鼠会因卵丘扩展的异常影响排卵。

细胞外基质的改变会促进排卵过程中的一个重要步骤，即卵丘扩展的发生，卵丘扩展需要以下几个基因的介导：细胞外基质主要成分透明质酸的合成酶基因（Has2）；透明质酸相关的蛋白多糖（Cpg2）；肿瘤坏死因子活化基因 -6（TSG-6,Tnfaip6）；穿透素 3（Ptx3）。支持卵丘扩展的细胞外基质是由透明质酸链结合 TSG-6 构成，TSG-6 将透明质酸与血清来源的 α - 胰蛋白酶抑制剂连接起来，后者是一个高分子复合物，其两条重链共价结合硫酸软骨素和胰蛋白酶抑制剂 bikunin。穿透素 3 是一个五聚物，是组成细胞外基质的另一个成分。缺乏 TSG-6 的胰蛋白酶抑制剂 bikunin 的小鼠会因卵丘扩展的异常造成其排卵的障碍。

卵泡破裂前，卵泡表面形成了一个尖端部分。尖端部分破裂后，卵母细胞与卵泡液缓缓流出（而不是快速涌出），这意味着卵泡内的压力并不高。

通过观察卵泡周期中黄体期产生的孕激素的局部活动，一般认为灵长类动物的排卵是两个卵巢交替进行的。但是，对于这一观点尚无明确的证据。虽然一些研究认为排卵时左右卵巢排卵的频率是相等的，但是其他的一些学者仍然认为右侧卵巢的排卵比较频繁。

1. 孕激素的作用 排卵前几小时内 LH 峰的出现可以诱导颗粒细胞上孕激素受体的形成。hCG 可以通过蛋白激酶 A 途径上调培养的人体颗粒细胞中孕激素受体的表达。孕激素受体的上调有重要的功能，抑制孕激素合成的孕激素受体的拮抗药或药物可以阻止实验室动物和猕猴的排卵。在排卵前服用孕激素受体抑制药口服埃拉片可以阻止卵泡破裂。

孕激素受体，尤其是 A 型受体缺陷的小鼠无法进行排卵。同样的，缺乏肝同源转录因子受体 1（NR5A2）的小鼠也无法正常排卵。NR5A2 在孕激素合成中发挥重要诱导作用，所以其对排卵的影响与孕激素相同。缺乏另一个孕激素受体调节基因 PPARγ 的小鼠亦表现出排卵的缺陷。最初被认为是转录抑制物的核受体作用蛋白 RIP140（NRIP1）对与小鼠的排卵也非常重要。小鼠缺乏这种核蛋白会导致无排卵，而且这种突变的卵巢内多种 LH 诱导的基因发生了减少。突变小鼠在卵丘细胞功能和控制卵丘-卵母细胞复合体扩展的基因表达上都存在缺陷。

以上的现象说明了孕激素通过经典的机制调节着排卵相关基因的表达。然而，孕激素的 A 型受体一般是一个转录抑制因子，说明孕激素在排卵中的一个重要作用可能是抑制基因表达。已确定的与排卵前孕激素相关的基因有很多，如金属蛋白酶基因和阻止蛋白酶 L 基因。在孕激素受体缺陷的小鼠中 COX-2 的表达是正常的，说明孕激素对排卵过程的调节并不涉及对前列腺素的影响。

2. 前列腺素的作用 LH 峰可以通过诱导排卵前颗粒细胞内 COX-2 酶的作用刺激卵巢卵泡内前列腺素的合成。因为颗粒细胞中并不表达 COX-1，所以在排卵刺激中 Graafian 卵泡中 COX-1 酶的量不会发生变化。

小鼠的药理及基因靶向突变实验证明了前列腺素在整个排卵的过程中有重要作用。前列腺素合成的抑制剂可以通过血液循环作用于整个卵巢或分泌到卵泡腔作用于局部卵泡，抑制实验动物或猕猴排卵并诱导了黄体化，但是对卵泡的破裂作用不明显。对于前列腺素对人体卵巢的功能的认识最早是从 COX-2 抑制药罗菲昔布抑制排卵发现的。超声检查发现，在 LH 峰产生后，罗菲昔布的服用使卵泡破裂推迟了超过 48h。安慰剂对照组的卵泡破裂征兆出现的时间在 36h 以内。

Ptgs2 靶基因突变导致小鼠排卵的缺陷可以通过外源性前列腺素 E_2（被认为使排卵过程中发挥作用的前列腺素亚型）得到改善。*Ptgs2* 敲除小鼠的异常表现之一就是卵丘扩展的缺陷。前列腺素 E_2 对应的 EP_2 受体缺陷的小鼠同样会产生排卵的异常和排卵前卵丘扩展的缺陷。这些现象意味着前列腺素是排卵和卵丘扩展不可缺少的因子。COX-2 缺陷的小鼠中孕激素的作用并没有受到影响，进一步说明了排卵中孕激素和前列腺素的作用是独立的。

3. 表皮生长因子类似物的作用 黄体激素的刺激会诱导一系列的表皮生长因子类似物如双调蛋白、上皮调节蛋白、细胞调节素和神经调节蛋白 1 的迅速、短暂的表达。这些蛋白以颗粒细胞上整合蛋白的形式合成并在蛋白水解酶的作用下裂解释放出细胞外的部分。释放后的蛋白部分会与表皮生长因子酪氨酸激酶受体（ERBB2 和 ERBB3）结合。体外将啮齿动物的卵泡与这些因子共同孵育可以观察到 LH 促使卵泡形态学和生物化学的改变，包括卵丘扩展和卵母细胞生长的必要过程。*Are*（双调蛋白）基因或 *Ereg*（上皮调节蛋白）基因突变的小鼠在应答外源性促性腺激素时卵丘的扩展减弱，说明了这些因子在体内是有作用的。因此，EGF 的类似物对于卵泡应答 LH 及诱导排卵是必需因子。

4. 卵泡破裂的机制 对于卵泡破裂过程的机制有很多种解释。流体压力的增加明显是不正确的，因为直接的测量证实排卵前卵泡内的压力是非常低的。也有学者认为是胶体渗透压力增加导致，因为颗粒细胞产生的蛋白多糖的浓度发生了变化。然而，卵泡液成分的变化与卵泡的扩展与破裂的因果关系目前仍不明确。

尖端部分的形成与破裂同样反映了卵泡壁局部酶的活动。向卵泡液内缓慢注入蛋白酶抑制剂会抑制排卵。排卵中涉及的一些主要的蛋白酶有纤溶酶原激活物和基质金属蛋白酶（MMP）家族。只有排卵前大鼠卵巢卵泡壁上纤溶酶原激活物的浓度增加。但是在尿激酶、组织纤溶酶原激活剂以及纤溶酶原敲除的小鼠中并没有发现纤溶酶直接影响卵泡破裂，或者说，可能还有其他蛋白酶参与了排卵。

缺乏 MMP-3（溶基质素 -1），MMP-7（基质溶解因子），MMP-9 以及 MMP-11（溶基质素 -3）的小鼠生殖能力正常，说明这些酶对于排卵没有作用。其他的金属蛋白酶家族成员对排卵的作用还未确定，因为这些蛋白酶突变的小鼠还未出生或刚刚出生就死亡了。

A 解聚素、金属蛋白酶、血小板反应蛋白（ADAMTS）家族的成员在排卵中均发挥着一定的作用排卵前卵泡的颗粒细胞上表达了 ADAMTS，但是孕激素受体缺陷的小鼠上没有发现 ADAMTS 的表达。说明在排卵过程中这一基因的表达受到孕激素的调控。Adamts1 基因缺陷的小鼠会发生卵泡生长和排卵的缺陷，因此导致女性不育，也可能会导致卵丘扩展或生长因子释放的异常。ADAMTS4 有相似的作用。组织蛋白酶 L 是另一个孕激素调节的基因可以降低卵泡壁上 I 型胶原、IV 型胶原、弹性蛋白和纤连蛋白。

hCG 诱导排卵后 12h，猕猴优势卵泡内的 MMP1，MMP10，MMP19，ADAMTS4，ADAMTS9，ADAMTS15，组织蛋白酶 L、尿激酶型纤溶酶原激活剂的 mRNA 的含量明显上调。而且，在 hCG 处理后，向排卵前卵泡中注入金属蛋白酶抑制剂（GM6001）会阻止尖端部分的形成。

（七）卵母细胞的成熟

很多年前就已经证实了卵泡会产生抑制卵母细胞成熟的抑制剂使卵母细胞的减数分裂停滞，因为如果将卵母细胞从卵泡中移除会导致其自然恢复减数分裂。因此减数分裂的抑制需要周围颗粒细胞与卵母细胞的信息交换。虽然抑制卵母细胞的抑制剂的生物化学成分目前尚不清楚，但是在小鼠中的实验已经确定了多条抑制减数分裂的信号途径。

与体细胞相似，卵母细胞分裂周期受到蛋白质如细胞周期蛋白或细胞周期蛋白激酶的量和活动的控制。成熟促进因子（MPF）是这些蛋白中的一种，通过将 MPF 显微注射到卵母细胞诱导减数分裂的实验证实了 MPF 在卵母细胞减数分裂周期中的作用。确定了 MPF 后又发现了两个蛋白的异二聚体：细胞周期蛋白 B 和周期蛋白依赖性激酶-1（CDK-1）。在卵母细胞生长的整个阶段都表达有 MPF，但排卵 LH 峰产生之前，MPF 的作用被环磷腺苷（cAMP）和环磷鸟苷（cGMP）这两个环磷核苷的活动所抑制（图 9-12）。

在分裂前期，颗粒细胞产生的 cGMP 持续地通过缝隙连接从颗粒细胞进入卵母细胞中。一旦到达卵母细胞，cGMP 抑制 cAMP 磷酸二酯酶 3A（PDE3A），促进了 cAMP 的产生。因为质膜上 GRP3 受体的持续激活导致了大量卵母细胞产生 cAMP。GRP3 偶联激活的 G 蛋白 Gs，进而激活腺苷酸环化酶导致 cAMP 的持续产生。Gpr3 敲除的小鼠的卵母细胞无法产生 cAMP，因此，LH 峰无法诱导这类卵母细胞恢复减数分裂。大鼠卵母细胞上表达的 GRP12 也有相同的作用。卵母细胞内 cAMP 的稳定水平依赖于腺苷酸环化酶诱导的 cAMP 的产生过程与质膜上 PDE3A 活动诱导的 cAMP 的降解过程之间的平衡。

卵母细胞来源的 cAMP 通过激活 cAMP 依赖的蛋白激酶 A（PKA）阻止减数分裂。PKA 可以磷酸化至少 3 种不同的蛋白如 WEE1B，MYT1 和 CDC25B，抑制 MPF 的活动和减数分裂。只要颗粒细胞产生的 cGMP 阻止了 PDE3A 的活动，cAMP 的数量增加激活 G 蛋白受体并诱导 PKA 的活动使 MPF 保持失活的状态。cGMP 从颗粒细胞进入卵母细胞的过程解释了卵母细胞离开卵泡后自发恢复减数分裂的原因。

1. 减数分裂的作用　月经周期 LH 峰启动成熟的窦状卵泡发生了一系列的变化，如 MPF 的激活和减数分裂周期的重新激活。核纤维层的破坏导致生发泡破裂从而使成熟的核第一次在形态学上可见。随着核暴露于卵母细胞质，染色质开始凝集并移向卵皮质外层，接着包含有卵母细胞一半染色体部分的第一极体排出（图 9-13 和表 9-2）。第一次减数分裂后，卵母细胞立即进入第二次减数分裂并停止于此阶段，即卵母细胞成为之前提到过的次级卵母细胞或停止于分裂 II 期的卵泡（图 9-13）。卵母细胞停止于分裂 II 期发生于排卵前，也就是说此时卵母细胞还未排出。而卵母细胞直到受精后才能重新启动第二次减数分裂并排出第二极体。

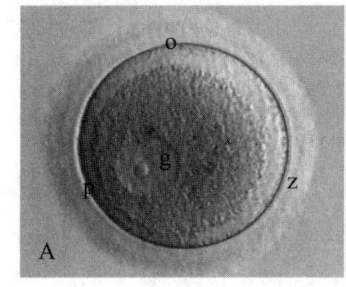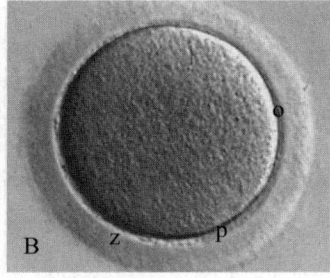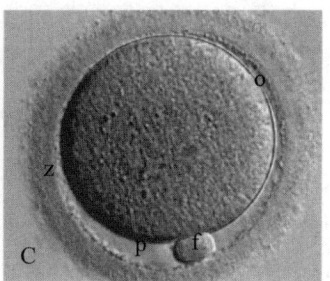

图 9-13　减数分裂成熟过程中人卵母细胞的变化

A. 未成熟，生发泡完整。核染色质停止在第一次减数分裂前期；减数分裂成熟过程还没有开始。B. 生发泡破裂阶段。第一次减数分裂恢复，生发泡破裂；染色质在第一次减数分裂后分离。C. 成熟的卵母细胞。第一极体排出，剩余的染色体-停留在第二次减数分裂中期

f. 第一极体；g. 生发泡；o. 卵母细胞膜；p. 卵周隙；z. 透明带（200×）

［摘自 Veeck LL. An Atlas of Human Gametes and Conceptuses. New York: Parthenon Publishing, 1999.］

表 9-2　卵母细胞减数分裂能力及发育能力

	原始卵泡卵母细胞	初级卵泡卵母细胞	窦前卵泡卵母细胞	窦状卵泡卵母细胞	完全发育的卵母细胞	停止在减数分裂Ⅱ期的卵子
生长	静止	早期生长	中期生长	晚期生长	完全成熟	完全成熟
转录	静止	激活	激活	激活	静止	静止
生发泡破裂	无能力	无能力	有能力	有能力	有能力	完成
第二次减数分裂	无能力	无能力	无能力	有能力	有能力	完成
胚胎形成	无能力	无能力	无能力	静止	静止	有能力

卵泡细胞和卵母细胞内 cGMP 和 cAMP 浓度的调节是减数分裂调节的重要因素。中期 LH 峰于卵泡上 G 蛋白偶联的 LH 受体作用激活了 G 蛋白的功能，继而激活了卵泡细胞跨膜蛋白环磷腺苷酶使卵泡内 cAMP 浓度增加。cAMP 作为第二信使可以激活多种转录因子相关调节蛋白如 cAMP 应答元件结合蛋白 1（CRB1）和 cAMP 应答元件调节蛋白（CREM），进而诱导或抑制多种与卵母细胞成熟或排卵过程中卵泡功能调节有关的特殊基因的转录。

随着卵丘细胞内 cGMP 的合成减少以及卵母细胞与卵丘细胞之间的缝隙连接关闭，卵母细胞内 cGMP 的含量急剧下降，LH 受体诱导的下游途径减弱。在应答中，卵母细胞内 PDE3A 的功能被激活，cAMP 的含量降低，PKA 功能丧失，减数分裂成熟过程中受到阻止的 MPF 激活。颗粒细胞间表皮生长因子配体双调蛋白和上皮调节蛋白的合成和释放是导致 LH 峰诱导的缝隙连接关闭的原因之一。这些配体导致了 EGFR 激酶的活动增加，从而诱导缝隙连接关闭。卵泡细胞也可以分泌其他的一些促进卵母细胞成熟的旁分泌因子。例如，膜细胞可以分泌胰岛素样因子 3，后者可以激活卵母细胞质膜上表达的抑制性 G 蛋白耦联受体 LGR8，减少卵母细胞内 cAMP 的含量。

已经有明确的证据证实在诱导卵母细胞成熟的过程中所需的类固醇的量较低。虽然一直认为哺乳动物内卵母细胞减数分裂成熟的激活需要类固醇的参与，但是卵泡内类固醇合成的功能的抑制剂并没有阻止 LH 峰诱导的减数分裂的恢复，所以类固醇在这个过程中并不是必需的。

除了激活卵母细胞内 MPF 的活动，LH 峰还可以促进母源 mRNA 的翻译，在减数分裂开始前，这些 mRNA 并不在专职翻译的细胞器内进行翻译。这些新翻译的 mRNA 中的一类可以编码丝氨酸-苏氨酸激酶 MOS，而后者是一类重要的生长抑素，因将其显微注射到正在分裂的细胞中可以促使分裂期停止而确定了其功能。MOS 间接地激活了一个丝裂原激活蛋白（MAP）激酶，MAP 激酶是卵母细胞停止在减数分裂Ⅱ期的原因之一。缺乏 MOS 的小鼠因卵母细胞分裂不能停止在减数分裂Ⅱ期而出现不育症。如果卵母细胞在不受精的情况下持续分裂（孤雌生殖）会导致小鼠产生畸胎瘤。足够的 MOS 可以保证卵母细胞保持在减数分裂Ⅱ期直至受精。受精后的精子通过诱导钙离子浓度的变化导致细胞周期蛋白破坏，MOS 蛋白降解，卵母细胞减数分裂恢复，第二极体排出。

羊毛固醇向胆固醇转移的中间载体 C29 4,4-二甲基甾醇家族可以诱导卵母细胞重新恢复减数分裂。这些甾醇中的一种即 3β-开环-8,14,24-三烯-4,4-二甲基-5α-甾醇存在于人的卵泡液中，被命名为卵泡液减数分裂激活物质（FF-MAS）。另一个与之相似的复合物从牛睾丸中提取的化合物 3β-开环-8,24-二烯-4,4-二甲基-5α-甾醇被称为 T-MAS。这些物质的合成依赖于 CYP51 基因编码的 P450 脱甲基酶对羊毛固醇的作用。在排卵前卵泡的卵泡液中 FF-MAS 和 T-MAS 的含量只有微摩尔，其中 FF-MAS 的含量为 $1.6\mu M$，而 T-MAS 的含量只有 FF-MAS 的一半。

成熟卵泡中 FF-MAS 和 T-MAS 的聚集是其合成增加以及与 FF-MAS 和 T-MAS 合成相竞争的胆固醇的合成被抑制的结果。促性腺激素可以促使啮齿动物卵巢内 Cyp51 基因的表达增加数倍，进而导致 MAS 的合成增加。除此之外，排卵前卵泡液中孕酮浓度的升高阻止了胆固醇合成，进一步增加了 FF-MAS 和 T-MAS 的聚集。

向啮齿动物的卵巢中注入 FF-MAS，可以诱导卵母细胞和去卵丘的卵母细胞的成熟。然而，使用各种类固醇合成抑制剂 - 包括阻断 14α- 脱甲基酶或抑制 MAS 合成酶都产生了相反的结果。14α- 脱甲基酶的抑制剂阻止了促性腺激素刺激的啮齿动物的减数分裂但不会阻止体内自发的减数分裂，然而阻断 MAS 合成的药物却阻断了卵丘细胞包裹的卵母细胞的生发泡破裂。因此，FF-MAS 和 T-MAS 对卵母细胞的成熟是否具有生理作用还不确定。FF-MAS 和 T-MAS 的药理作用也还不清楚。一些关于卵母细胞体外成熟的研究（并不是所有）发现，这些成熟复合体的作用可能是刺激Ⅱ期减数分裂或在无其他影响卵母细胞成熟因子的存在下增加卵母细胞的生存能力。

2. 胞质成熟　与卵母细胞核成熟相比，卵母细胞胞质成熟的形态学改变并不明显。卵母细胞质成熟发生于 LH 峰形成后，对于卵子受精后卵子的活动和着床前胚胎的发育至关重要。从微观结构看，胞质成熟过程中细胞器的分布发生了变化，内质网、线粒体和皮质颗粒都移到了卵母细胞皮质侧。细胞器的迁移与微管和微丝的活动有关，并且依赖于卵母细胞质中被称为"胞质网格"的纤维状结构的存在。高尔基体的降解意味着成熟卵子合成新蛋白的能力广泛下降。随着卵母细胞内的染色质也移到皮质区，卵母细胞内的结构开始变得高度不对称。细胞骨架肌动蛋白发生变化，大量的肌动蛋白迁移到皮质侧覆盖纺锤体。与卵母细胞膜的其他富含微绒毛部位不同，这一区域的质膜上缺少微绒毛。微绒毛的缺失减少了精子进入分裂Ⅱ期纺锤体区域干扰正常卵母细胞减数分裂的可能性。

金属锌是维持细胞内多种蛋白结构和活性的必需物质，比如锌指蛋白和金属酶。在减数分裂期间，大量的锌聚集与细胞内，使细胞内锌总量提高了约 50%。停止在第一次减数分裂前期的卵母细胞如果缺乏可利用的锌离子，会因细胞内锌结合蛋白 FBXO43 的异常，导致生发泡内的卵母细胞恢复减数分裂并且导致皮质层重组减弱细胞极性。卵母细胞内锌离子吸收和储存的机制现在还不明确，可能与细胞膜上锌离子载体和细胞器的重排有关。

从分子水平上，胞质成熟伴随着一些特殊的处于静止期的母源 mRNA 被募集开始转录成蛋白质。在啮齿类动物中，这些被募集的 mRNAs 有 Mos，组织纤溶酶原激活物（Plat）以及 1 型 1，4，5- 三磷酸肌醇受体（Itpr1）。如上文所述，Mos 的翻译对于阻止卵母细胞减数分裂，稳定其停止于第二次减数分裂期非常重要。小鼠内的研究发现 IP3R-Ⅰ蛋白促进了卵子产生钙离子浓度波动，对于维持卵子的正常活动非常重要。组织纤溶酶原激活物的作用还不明确。

母源 mRNA 募集的主要分子机制是胞质的多聚腺苷酸化。这些 mRNAs 的 3' 端非翻译区都存在着特定的核苷酸序列，即胞质多聚腺苷酸元件，有助于多聚（A）聚合酶结合到这些 mRNAs 和额外的多聚 A 尾上。调节这一过程的蛋白包括胞质内多聚腺苷酸化成分结合蛋白 1（CPEB1）以及无精症缺失相关蛋白（DAZL）。多聚腺苷酸化使得特定的母源 mRNAs 结合到多核糖体上启动翻译，进而增加编码蛋白的含量。

在卵母细胞成熟过程中同样发生了细胞质内蛋白质的翻译后修饰。例如，在第一次减数分裂向第二次减数分裂转化时微管蛋白发生了乙酰化。微管蛋白的乙酰化是保证器官的正确定位和移动的必需过程，其机制可能是通过影响微管蛋白和细胞质晶格之间的相互作用。除此之外，胞质蛋白，尤其是与细胞周期调节相关的蛋白的磷酸化和去磷酸化，对于胞质成熟起到了关键作用。

（八）卵泡闭锁

卵泡发育的各个阶段都伴随着卵泡闭锁，有的是自发产生的，有的是环境因素或药物导致的。自发性闭锁主要是卵泡发育或成熟过程中某些关键点处的必需营养因子缺乏导致的（如 FSH，IGFs 或其他生长因子）。在胎儿的卵巢中，凋亡性细胞死亡主要是为了减少生殖细胞。在成年人休眠期的卵泡中，卵母细胞和颗粒细胞都可以发生细胞凋亡，而在成长的卵泡中颗粒细胞的凋亡导致了卵泡的闭锁。在发生闭锁的成长期卵泡中，凋亡的颗粒细胞发生聚集，而卵母细胞或膜细胞并没有发现明显的凋亡。

凋亡在卵泡生长发育中的重要性可以通过突变小鼠的表型分析中看出。缺乏酸性鞘磷脂酶（一种可以产生促凋亡信号分子神经酰胺的酶）的小鼠会出现大量卵母细胞滞留并且产生了对药物性或放射性卵泡减少的抵抗。Fas 缺乏的小鼠（lpr/lpr 型小鼠）次级卵泡的数量增加，大窦状卵泡减少，FAS 配体导致的卵母细胞和颗粒细胞的凋亡减少。缺失促凋亡蛋白 BAX 的小鼠，因为凋亡的减少，其卵巢的储备增加。相反，缺失抗凋亡蛋白 BCL-2 的小鼠其卵巢储备降低。缺失 Bcl-w 的小鼠也出现了相同的表型。缺失死亡效应相关酶如 caspase-2, caspase-9, caspase-11 的小鼠也会因出生后生殖细胞凋亡减少而表现为卵巢储备增加。缺失 caspase-12 的小鼠可以抵抗抗癌药物诱导的生殖细胞死亡，而 caspase-3 缺失的小鼠因颗粒细胞凋亡受损表现出异常的卵泡闭锁。除此之外，TNF-α 及 TNF-α 相关的凋亡诱导配体在卵泡闭锁时颗粒细胞的凋亡中也起到了作用（图 9-14）。

P13K 和 AKT 激酶是重要的抗凋亡分子。它们可以通过磷酸化其叉头状转录因子 FOXO1 和 FOXO3 扩大其生理效应，而后者的磷酸化与核无关。当发生去磷酸化时，这些因子会激活一些促凋亡基因如 FAS 配体的转录并且激活促凋亡蛋白 BCL2 家族，最终导致 caspase(caspase8，9，3) 的激活。

自然形成的异卵双胎是多卵成熟的结果，与体内 FSH 水平升高有关，在年龄较大的妇女身上更常见，有遗传性。异卵双胎发生率最高的是尼日利亚的约鲁巴人，其比例较白种人高出近 4 倍。控制这一特性的基因可能既能提高 FSH 的水平又能增加卵泡对 FSH 的敏感性，但是尚不清楚这一基因的定位。若干候选基因如抑制素 α 亚单位和 BMPRIB 受体的突变和转化都否定了其在这一过程的促进作用。然而，有报道发现 FSH 受体基因 5′ 非翻译端区域的功能性突变会降低异卵双胎的发生率。也有研究发现，异卵双胎的母亲很少有 *GDF9* 基因的突变，但是其因果联系还未明确。目前尚无证据证明 *BMP15* 和其同源受体的突变与女性异卵双胎存在直接关系。然而，目前越来越多的研究认为在女性，至少在白种女性体内存在着与异卵双胎相关的复杂的遗传表型。

自发性卵巢过度刺激综合征是极其罕见的。自发性卵巢过度刺激综合征的发生与 FSH 受体基因突变有关，后者可以导致一个氨基酸的非同义替换从而降低了其配体结合的特异性，使得多种配体包括 hCG 和 TSH 均可与其结合发生反应。FSH 的 5 种突变体已经确定，均位于 FSH 受体的第七个跨膜蛋白区域。

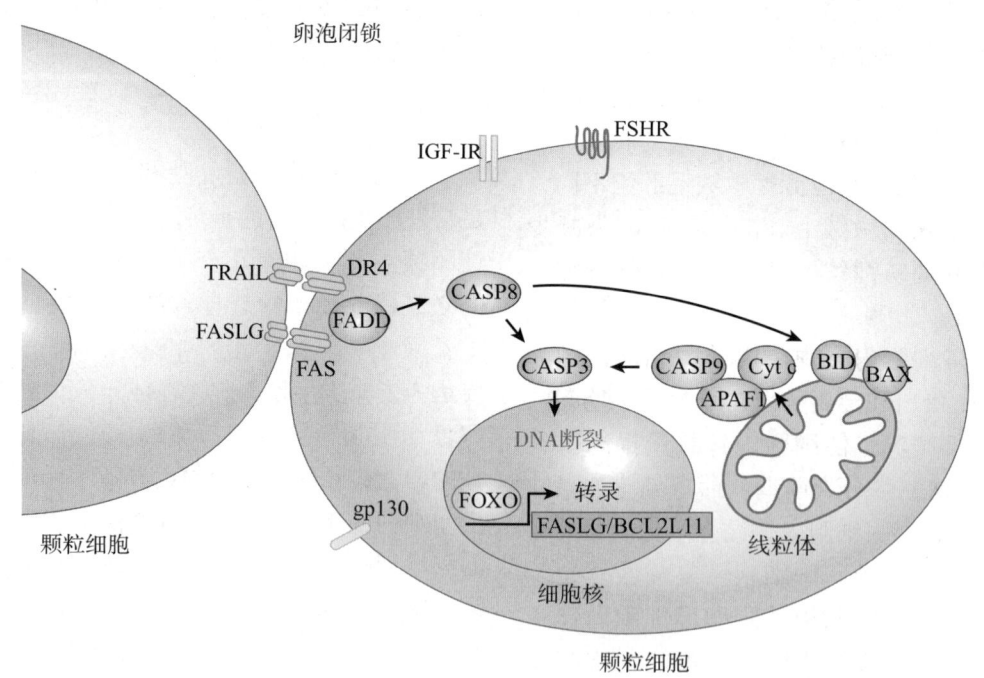

图 9-14 与颗粒细胞凋亡有关的因子

细胞内的一些促生长因子如 FSH 及胰岛素样生长因子（IGF）减少，叉头框转录因子（FOXO）去磷酸化进入核内促进促凋亡基因如 Fas 配体（FASLG）和 BCL2LII 的合成。凋亡配体的受体（FASLG-FAS 和 TRAIL-DR4）在质膜上的表达增加，进而促进一系列的途径激活包括通过线粒体细胞色素 C 释放增加导致 caspases（CASP）激活，引起核 DNA 裂解［摘自 Matsuda; et al. J Reprod Develop, 2012（58）：44–50.］

（九）黄体的形成、功能和溶解

1. 黄体形成的启动阶段 排卵后，破裂的卵泡重组为黄体。黄体化与黄体形成的过程与颗粒细胞中数百种不同基因表达的明显改变有关。这一重组过程明显的特征是一个富血管网状结构的形成。卵泡腔内的血液可能是卵泡破裂导致的，同时伴随着基质周围成纤维细胞的增生、毛细血管的形成以及毛细血管通透性的增加。黄体成长过程中伴随的血管形成使得大量血管内的物质能够到达颗粒细胞和膜黄体细胞，如向孕激素合成转运底物胆固醇的LDL，同时，血管形成也保证了卵泡内的代谢产物可以有效得转运到血液循环。因此，黄体血供的形成与孕激素的合成密切相关。在完全形成的黄体中，内皮细胞在所有细胞成分中占了约50%。

黄体的血管化过程受到包括VEGF和bFGF等血管形成因子的调节，这些血管因子在LH的刺激下产生。排卵刺激后6h内猴卵泡液中VEGF的量增加了6倍并保持这种高浓度达36h。颗粒细胞被认为是VEGF的来源。因为在黄体期间VEGF的mRNA并没有出现明显变化，VEGF蛋白的增加被认为是一种转录后调节。

促性腺激素处理的大鼠内可溶性VEGF受体（FLT-1）明显抑制了黄体的产生，这一现象说明了VEGF在黄体血管形成中有重要作用。Notch配体，δ样配体4可以减少VEGF介导的血管形成和血管分支，在黄体血管化过程中有重要作用，因为在黄体血管化过程中伴随着这些因子被中和，从而增加了血管形成和血管密度。

而且，如之前所述，VEGF在LH峰出现前的卵泡发育中起到了重要作用。因为如果用抗体中和或者切断FLT-1的方法抑制VEGF时会干扰排卵前卵泡的发育。内皮细胞上表达的血管生成素和TIE-2受体也可以促进黄体血管网的形成和维持，它们的这一作用与其空间结构和短暂表型有关。

LH峰产生时，壁颗粒细胞在形态学上发生了巨大的变化，即黄体化。随着壁颗粒细胞中与增殖有关的基因的变化，如周期蛋白cyclinD2的表达终止，而细胞周期抑制物p21cip和p21kip增加，壁颗粒细胞的有丝分裂潜能消失。与孕激素合成有关（包括STARD1和3BHSD2）的基因表达也明显增加。

人黄体中类固醇合成细胞在大小和功能上并不相同。黄体中既出现了颗粒黄体细胞也出现了膜黄体细胞。通过免疫组化和纯化后对其类固醇合成功能的测定证实这两种细胞类型在功能上是不同的。颗粒黄体细胞可能发挥着更大的合成孕激素的能力并且因其内有芳香化酶的表达故认为其是黄体雌激素合成的主要场所。膜黄体细胞中存在17α-羟化酶/17，20裂解酶的活动。膜黄体细胞可能产生了供黄体颗粒细胞芳香化作用的前体物质，而且它们可能是黄体17α-脱氢表雄酮合成的主要场所。因此，在黄体中依然存在与卵泡中一样的两细胞合成系统。

关于孕激素的合成，黄体内不同大小的细胞的功能和它们在体外对于营养刺激的应答都是有区别的。可以通过密度梯度纯化的方法将不同的细胞分开以研究其功能的多样性。

松弛素可以促进子宫内膜的蜕膜化、抑制子宫肌层的收缩活动以及维持母体对妊娠的适应性，黄体中的大黄体细胞可以通过表达该激素的两个基因中的任一个（*RLN2*基因）来合成这种激素。免疫组化研究发现黄体早期这种激素不断聚集，至晚期黄体中包含了大量的松弛素。妊娠前3个月松弛素在循环中的水平达到最高，后下降了约20%并在整个妊娠中维持该水平。

2. 黄体激素的作用 除了诱导排卵和黄素化，LH还有维持黄体功能的作用。在大量的试验中LH支持的长期不足会促使黄体溶解。在猴的黄体期去除LH，不论是通过被动免疫的方法还是通过减少GnRh的浓度从而减少依赖GnRH的促性腺激素的分泌的方法，均导致了孕激素和其他类固醇激素的降低。在猴的模型中，如果LH去除的较短，当LH恢复时，黄体孕激素的合成可以恢复（图9-15）。在人的黄体中期和黄体晚期，LH控制黄体孕激素合成的营养作用是很明显的，当黄体生成素的分泌出现明显峰值的时候，孕激素分泌出现相应的波峰。

黄体在失去LH支持几天后会发生黄体溶解，但是当LH支持恢复后其内分泌功能恢复，但是时间不能超过14d，因为在一个月经周期中黄体的生存时间只有短暂的14d。这种固有的特征意味着在非妊娠的情况下，黄体化过程产生是一个已确定的程序化周期。这一周期性的分子和细胞机制尚需阐明。其中的一个假设是这一周期中一系列连续事件的时间依赖性，即先是白细胞或免疫细胞产生细胞因子，从而抑制黄体的功能进而调节类固醇的合成。

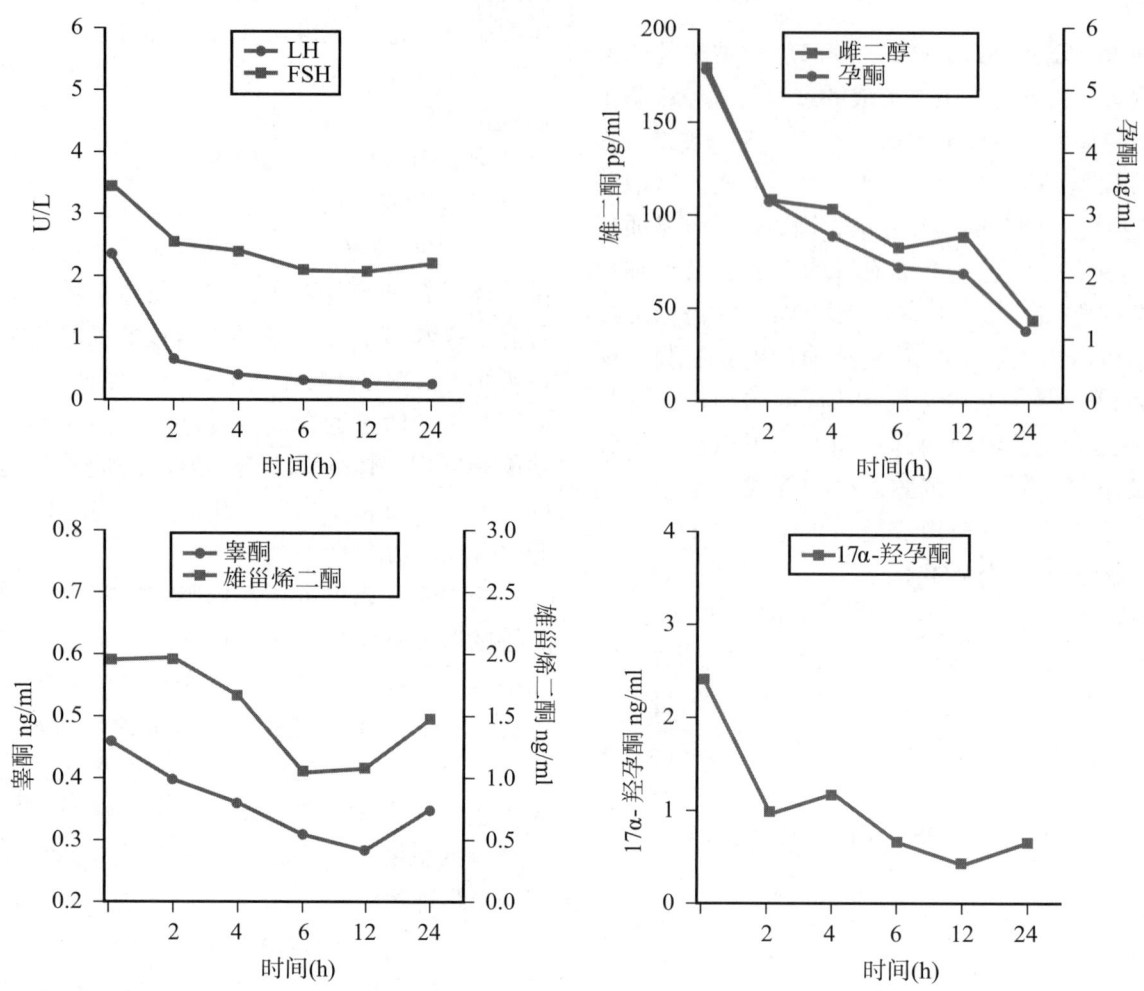

图 9-15 促性腺激素释放激素受体拮抗药西曲瑞克（皮下注射 2mg）在黄体中期的作用。黄体中期接受西曲瑞克的女性质膜上促性腺激素和类固醇的浓度

FSH. 卵泡雌激素；LH. 黄体生成素

黄体膜上 LH/CG 受体的水平在黄体期先逐渐上升后逐渐下降，但即使在黄体晚期，结合试验依旧可以检测到。在内生性 LH 峰后这种受体立即饱和，因为在排卵后的几天里就算注入 10 000 U hCG 也不会引起孕激素的大量产生。然而，在黄体中期和晚期，黄体对外源性的 hCG 表现出了良好的反应性。LH 和 hCG 受体 mRNA 的表达水平与 LH 和 hCG 的产生量平行，黄体期早期到中期转录活跃，月经期明显下降。但是一旦发生妊娠，LH 和 hCG 受体的转录会长时间维持在较高水平。在猕猴中，LH 受体 mRNA 的表达在黄体晚期仍维持在较高水平直至月经后才下降。

3. 孕激素是一种黄体生成素 人的黄体每天可以产生 25～50 mg 的孕激素。孕激素对黄体细胞的功能也有调解作用，所以孕激素在生殖内分泌和外分泌中均有作用。在猕猴中，孕激素受体的拮抗药米非司酮和 HRP2000 都可以抑制 hCG 介导的颗粒黄体细胞中的孕激素和松弛素的产生。而且，孕激素 R5020 的治疗可以恢复猕猴黄体中 GnRH 拮抗剂产生的 STARD1 表达的降低。LH 和 hCG 对 STARD1 的调节作用间接得影响了孕激素的功能。

在猕猴和人的黄体中同时存在着孕激素的 A 型和 B 型受体并且孕激素受体的水平从早期黄体到中期黄体逐渐升高。黄体早期到黄体晚期孕激素受体 B 与孕激素受体 A 的比率不断升高。上文提到的孕激素受体拮抗药对黄体细胞类固醇合成的影响可能是通过对核受体的转录调节实现的。

（十）黄体溶解

在没有妊娠的情况下，黄体的功能周期是(14 ± 2)d。除非妊娠，否则黄体会转化成没有血管的白体。黄体退化，即黄体溶解，伴随着功能改变（如内分泌的改变，最明显的是孕激素的降低）和结构变化（如凋亡和组织退化）。

灵长类动物中黄体溶解与LH和LH受体的减少无关。然而，在黄体溶解过程中黄体对于hCG的应答减弱，这可能与LH受体的减少有关。黄体后期信号途径的减弱会引起 STARD1 基因的表达降低，从而同时减少了孕激素的mRNA和蛋白质水平。

STARD1 基因表达的降低也会引起其他类固醇合成酶的表达降低。黄体晚期大量hCG处理会将 STARD1 mRNA和蛋白质水平维持在黄体中期水平并引起血浆中孕激素水平明显上升。将LH和hCG以指数增长的方式注入体内会延长猴子黄体的寿命。这些现象说明，STARD1 的表达降低是人体功能性黄体溶解的一个重要特征。高水平的hCG阻止 STARD1 的降低，维持孕激素的合成能力。

猕猴黄体的微序列研究发现可以通过一些人工方法，如GnRH拮抗药、前列腺素$F_{2\alpha}$（$PGF_{2\alpha}$），诱导黄体退化。人工方法诱导的黄体退化与自然发生的黄体退化相比，虽然与胆固醇吸收和合成相关基因的mRNA丰度降低，但是整体的表达信号并不一致。

黄体结构以两种方式退化：凋亡和自噬。早期黄体中没有发现DNA碎片，但是中期和晚期黄体中出现了DNA碎片；相较于中期黄体，退化的黄体中凋亡细胞上文比率增加。与非妊娠情况的黄体改变不同，早期妊娠的黄体中没有检测到凋亡相关的DNA碎片。

黄体中控制细胞生存和死亡的因子具体是什么现在还存在争议。BCL2是细胞内的一类促生存因子，在黄体颗粒细胞、黄体膜细胞、内皮细胞和血管中均有分布。一些学者发现在正常黄体期或hCG处理后BCL2的水平并没有发生变化，然而，其他一些学者却认为在黄体晚期BCL2发生了大量变化。黄体中期，促凋亡蛋白BAX维持在较低水平，黄体开始溶解后，BAX迅速上升到高水平，而在妊娠的黄体中并未检测到BAX的存在。在黄体溶解时，FAS和FAS配体的表达增加，这一部分将在后面描述。已有的数据证实，凋亡是人黄体溶解的一个重要特征，一些文献报道了细胞促生存（BCL2）和促凋亡（BAX和FAS）表达因子之间的相互作用；然而，形态学的研究强烈提示自噬促进了黄体溶解。当然，在黄体溶解的过程中凋亡和自噬是共存的。

究竟是什么导致了非妊娠条件下灵长类动物的黄体对LH的反应力降低并继发黄体溶解呢？虽然$PGF_{2\alpha}$是动物体内公认的一类黄体溶解素，但是它调节灵长类动物黄体溶解的具体机制还不明确。在体外，$PGF_{2\alpha}$减少了促性腺激素介导的颗粒黄体细胞的孕激素分泌作用。$PGF_{2\alpha}$也抑制了体外培养的人黄体细胞中 STARD1 的基因表达。在体内，$PGF_{2\alpha}$的注入可以短暂地减少人黄体期孕激素的水平，但是如果将$PGF_{2\alpha}$注入黄体内可以导致孕激素水平的迅速下降和组织退化。人的黄体在晚期较早期表达了更高的$PGF_{2\alpha}$及其受体。而且，$PGF_{2\alpha}$对于hCG刺激导致的孕激素合成的抑制作用在黄体晚期更明显。总之，这些现象预示了$PGF_{2\alpha}$可能是通过抑制黄体孕激素的合成潜在地启动了黄体溶解。然而，$PGF_{2\alpha}$可能并不是灵长类动物黄体溶解的唯一诱导物。

对于驯养的动物，子宫内产生的$PGF_{2\alpha}$可以刺激黄体溶解，但是人子宫切除术后对黄体的维持却没有产生任何影响。因此，如果确定前列腺素促进黄体溶解，那么这些前列腺素一定不是在子宫产生的。黄体本身可能是这些前列腺素的来源。雌激素可以促进猴子的黄体溶解并且提高卵巢血液中$PGF_{2\alpha}$的水平。雌激素诱导的黄体溶解作用可以迅速被吲哚美辛阻断；然而，其他的一些学者提出雌激素引起灵长类动物黄体溶解的机制可能是通过分泌的促性腺激素介导的。

有证据证实TNFα超家族和γ干扰素在人黄体溶解中发挥着重要作用。FAS和FAS配体mRNA和蛋白质的暂时表达与动物和人体黄体溶解有显著的联系。FAS-FAS配体信号途径可以诱导细胞死亡。在晚期黄体阶段，FAS蛋白质的表达增加，只有当黄体转化为白体后FAS蛋白质的表达才开始降低。

肿瘤坏死因子α（TNFα）可以抑制体外人黄体细胞的类固醇合成作用。巨噬细胞、白细胞或者内皮细胞都有可能分泌TNFα，TNFα的含量在黄体晚期增加。巨噬细胞和白细胞来源的TNFα在黄体晚期聚集并引起黄体溶解，TNFα诱导黄体溶解的作用可能是因为上调了内皮细胞产生的单核细胞化学诱导蛋白-1（MCP-1）。其他的一些白细胞产生的促炎细胞因子也可以抑制类固醇的产生。γ干扰素抑制了体外人黄体细胞中促性腺激素刺激的孕激素的合成。γ干扰素也是巨噬细胞和白细胞产生的另外一个可以促进黄体结构溶解，功能丧失的细胞因子。正如之前的对于卵巢白细胞和淋巴细胞的讨论，丰富的调节性T淋巴细胞对维持黄体功能和抗炎状态非常重要，一般认为淋巴细胞的减少可以诱导产生一个炎性环境，细胞因子在这种环境中可以抑制黄体细胞类固醇的合成。

黄体中的血管可以产生一些因子直接地或间接地促进黄体溶解，如TNF-α，内皮素-1以及MCP-1。有的溶黄体类物质是通过影响内皮细胞的功能如促进内皮细胞凋亡而影响黄体的血供。$PGF_{2\alpha}$也可以影响内皮细胞的功能，其在黄体溶解过程中的作用已经在动物实验中获得了很好的验证并逐渐推广到人黄体溶解中。

白细胞产生的活性氧从黄体中漏出是黄体溶解的另一个机制。地塞米松免疫抑制实验阻断了一个大鼠模型的黄体溶解过程。不管是人还是鼠的黄体细胞，在暴露于H_2O_2的环境中时，孕激素的分泌和促性腺激素的应答能力都会产生明显的下降。H_2O_2的作用是通过OH^-介导的，后者可以抑制蛋白质的合成，减少ATP的含量，诱导DNA损伤。H_2O_2还会导致LH受体与腺苷酸环化酶失偶联并引起线粒体损伤，致使类固醇合成底物胆固醇的转运异常。

（十一）妊娠对黄体的维持作用

妊娠周期中滋养层产生的hCG使黄体避免了溶解过程。在妊娠黄体中，hCG抑制了凋亡并轻度抑制了自噬，维持了黄体的结构和STARD1基因的表达。排卵后8d在外周血中可以检测到hCG，随着妊娠的进行，其浓度不断增加。hCG作为一种促黄体素，既可以刺激类固醇的产生，也可以阻止黄体的退化，而妊娠黄体是妊娠10周内孕激素的主要来源。在妊娠最初的6周，由于颗粒黄体细胞和膜黄体细胞肥大，连接组织以及一些非类固醇产生细胞，特别是内皮细胞的聚集，导致黄体的体积增加了1倍。用实验方法注入大量hCG可以恢复人和猴的黄体功能。目前的研究认为hCG可以激活黄体1型11β-羟基类固醇脱氢酶的表达，增加黄体内皮质醇的含量，后者被认为可以通过黄体细胞上糖皮质激素受体维持妊娠周期中黄体的。

黄体在妊娠的最初几周是必不可少的，妊娠7周内行黄体切除术会导致流产。然而，尽管有hCG的存在，黄体的内分泌功能并没有在整个妊娠期都保持在高水平状态。这一特征可以通过监测17α-羟孕酮的含量得以证实，17α-羟孕酮并不是胎盘产生的类固醇激素并且可以极大地影响黄体的功能。17α-羟孕酮的水平在妊娠后6周达到顶峰然后开始下降。类固醇合成活动的降低部分是由于黄体在早期肥大后收缩导致。关于妊娠黄体结构和功能改变的生物化学机制尚不明确。

妊娠黄体也可以分泌蛋白质类激素，包括抑制素A和松弛素。松弛素可以促进子宫内膜蜕膜化并抑制子宫平滑肌的收缩活动并且加强母体对妊娠状态的适应性。

（十二）妊娠黄体瘤与高反应性黄素化

妊娠黄体瘤是一种罕见的良性肿瘤，其是在hCG的作用下由黄体细胞形成的囊状结构。这种肿瘤更常见于多囊卵巢综合征的患者。这些肿瘤产生的雄激素水平从中度到重度不等，导致了孕妇体内一系列高雄激素血症的症状以及女胎男性化。同时也可以产生孕激素和雌激素。这些肿瘤在妊娠结束后自行消退。

高反应性黄素化是因膜黄体囊肿导致的卵巢扩大，常发生于妊娠的前3个月，与多胎妊娠、葡萄胎和绒毛膜癌引起的hCG水平升高有关。约30%的病例中母体出现了高雄激素血症的症状但胎儿因胎盘具有芳香化作用受到了保护。

六、卵巢衰老

随着年龄的增长，卵泡和卵巢的质量和数量都出现了明显的降低。正常月经周期的女性体内卵泡的损耗呈线性增长，到约50岁的时候，每侧卵巢中还剩余2500~4000个原始卵泡。因为绝经期卵巢中卵泡量非常少，所以一般认为，生育年龄的最后10年中卵泡的损耗会加速。通过对已知数据的重新分析认为卵泡的丢失可以卵泡丢失率的幂函数进行描述（图9-16）。平均年龄在45~46岁时卵泡的数量低于10 000，月经开始变得不规律。因此，即使人体卵巢内有卵原干细胞的存在，它们产生新卵泡的能力也已经枯竭。白种妇女绝经期的平均年龄为50岁。研究发现单侧卵巢切除术的妇女绝经时间提前，

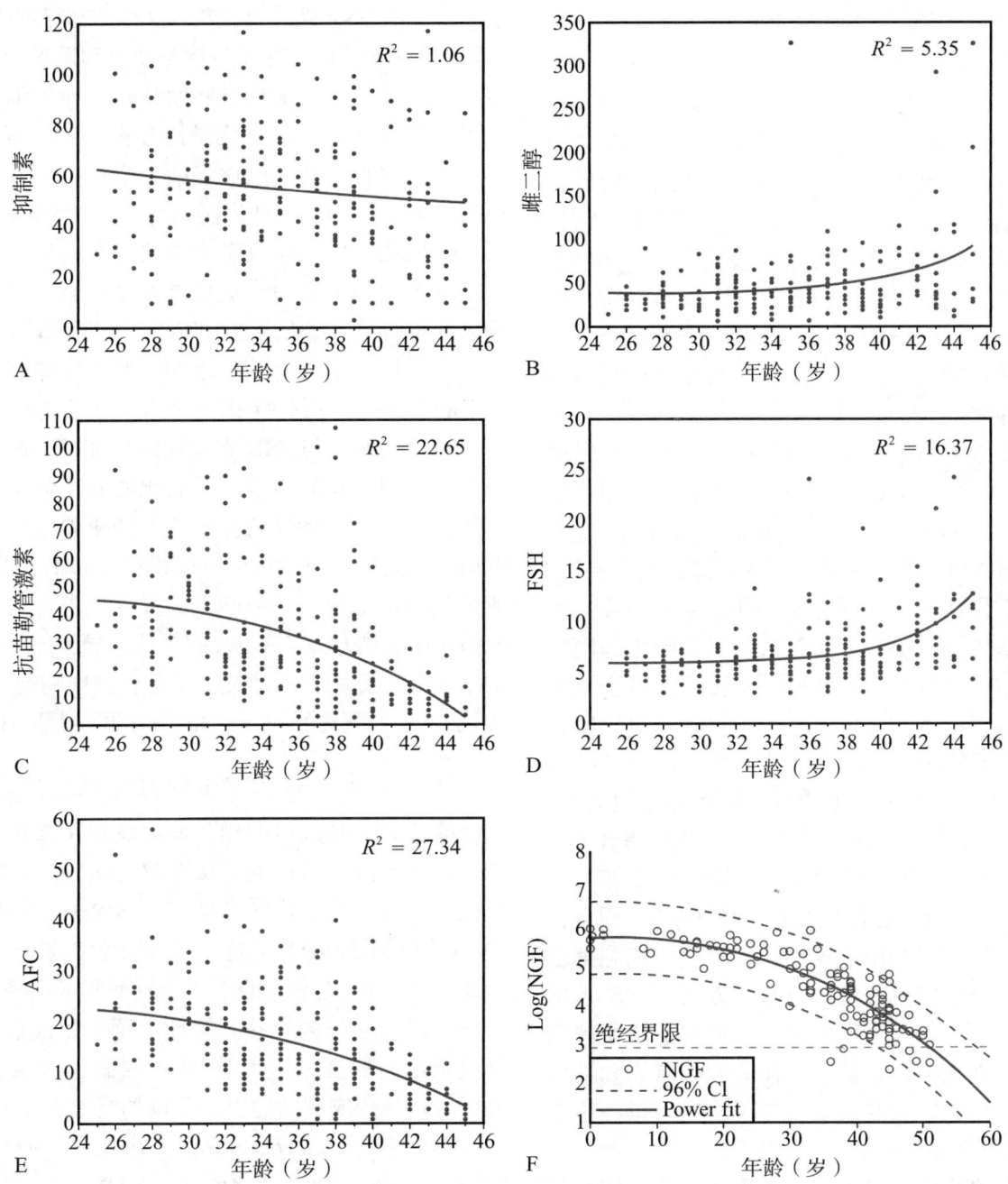

图 9-16 卵巢储备与年龄和卵巢组织卵泡计数之间的幂关系

所有的血清标志物（除外一个）均反映出了与年龄的关系（F）。血清标志物和窦卵泡计数反映出了卵母细胞随着年龄的增长丢失速度加快，而且 FSH 和雌二醇（E_2）水平随着年龄的增长上调，但是这种上调发生在组织学标本 - 上卵泡细胞下调后。抑制素 B 与组织学曲线并不平行［摘自 Rosen; et al. Fertility & Sterility, 2012（97）: 238 – 243.］

而未产妇绝经时间推迟。1% 的妇女会在 40 岁前发生绝经，0.1% 的妇女绝经期提前到 30 岁。40 岁以前发生绝经被定义为卵巢早衰。

绝经后的卵巢重量降到了 10 g 以下，卵巢表面皱褶无光泽。在形态学上，衰老卵巢的主要改变是体积减小，皮质纤维化增加，连接组织和瘢痕组织聚集。在绝经后 5 年，卵巢中的原始卵泡、成熟或闭锁卵泡已所剩无几。血管网的减少以血管腔缩小、血管壁增厚或硬化为特征，血管网的减少致使卵巢皮质血流减少，这种变化可以在多普勒超声下观察到。

卵巢衰老时表面上皮会发生变化。卵巢上皮变得平坦，很少见到突起和陷窝，只有少量短的微绒毛。凋亡和坏死的细胞增多。

（一）正常卵巢衰老的机制

卵巢的衰老是卵泡生长相关基因、正常细胞代谢以外的损害以及影响卵泡生存力的环境因素之间的相互作用。母女、姐妹、同卵双胎之间绝经年龄的相似性强调了基因因素的重要性。姐妹之间的研究发现绝经年龄的变异有85%都源于基因因素，而且与自然绝经年龄相关的候选基因已经确定，这一部分将会在下文论述。绝经前子宫切除会使得卵巢早衰的风险加倍。现在还不清楚这是由于手术导致的，还是与损伤了卵巢的血管，或者是与子宫切除相关的病因有关。

卵母细胞的衰老与减数分裂中染色体不分离的增加有关。这一现象产生的原因目前还不清楚，尽管可能是因为卵母细胞内染色体的凝聚力减弱，随着年龄的增加卵母细胞在减数分裂中更容易出现错误。二次打击学说认为，在卵巢发育开始就有一部分卵泡重组频率较低，第二次的打击与优势卵泡周围年龄相关的损伤如氧化应激和微环境损伤导致染色体不分离的频率增加有关，卵泡液中可溶的氧化物以及低氧应答基因（如VEGF等）的表达暗示了排卵前卵泡处于低氧环境，这可能与卵母细胞胞质损伤的高频率、着床后卵裂异常以及染色体分离障碍有关。有研究发现从年老女性中收集的卵母细胞，其第一次减数分裂时潜在着中心粒不成熟分离的特点。而且，对于年老女性卵母细胞的观察还发现这些细胞第二次减数分裂时纺锤体松散而且缺乏双极性，染色体与纺锤体的结合松散而不规则。这些现象说明减数分裂器官出现异常，包括纺锤体装配检测点和染色体粘着带的消失，这些改变促进了衰老卵母细胞中染色体不分裂的发生。

在衰老的肌肉细胞中出现了聚集的线粒体基因组自然缺失，这种现象在30～40岁时逐渐加重。这些缺失与大量的疾病和病理过程有关，可能与线粒体内氧化应激与抗氧化过程失调导致的损伤有关。从超过38岁的年老妇女中收集的黄体颗粒细胞中线粒体DNA缺失的频率明显大于年龄低于38岁的女性。

卵母细胞线粒体内大量缺失基因的聚集是卵巢衰老的另一个机制。事实上，33%～50.5%的卵母细胞中都发现了δmtDNA4977的缺失，但是在胚胎中这种缺失相对较少（8%～32.5%）。这一发现意味着存在线粒体DNA缺陷的卵母细胞支持胚胎发育的能力降低。而且，一些研究发现老年女性的卵母细胞中线粒体DNA缺陷要比年轻女性的卵母细胞中多。氧化应激被认为是线粒体DNA缺失和诱导凋亡的原因之一。然而体外受精／胚胎移植中卵母细胞的生殖潜力与卵泡液中氧化应激标志物（如共轭双烯、脂质过氧化物、硫代巴比妥酸反应产物）并不存在直接关系。女性绝经期提前可能与端粒缩短有关。

吸烟是一种与卵巢衰老有关的环境因素。吸烟可以减少卵泡的数量，促使绝经期提前2年左右。吸烟也与辅助生殖中生育力降低，不良妊娠结局以及唐氏综合征的发生有关。吸烟会使女性卵泡液中尼古丁的含量增加，促进脂质过氧化，降低抗氧化能力。因为抗氧化物质与FSH有相同的功能可以阻止卵泡凋亡，吸烟妇女卵泡液内过氧化物和抗氧化物质的不平衡可能是吸烟导致卵巢衰老的重要原因之一。吸烟导致的氧化应激也会造成线粒体DNA的缺失。动物模型中发现，吸烟产生的芳香烃类物质可以上调卵巢中促凋亡基因BAX的表达，导致卵泡闭锁。化疗导致的基因组双链DNA的损伤会影响绝经年龄，这与DNA修复途径对于绝经年龄的影响是一样的。

（二）自然绝经中基因对于衰老的影响

最近对于基因组的相关研究发现了遗传基因位点与自然绝经导致的衰老以及绝经提前／卵巢衰竭的关系。最初的研究描述了20p12.3，19q13.42，13q34，5q35.2，6p24.2这几个基因位点。之后对于22个全基因组基因的荟萃分析证实了这些基因中的一些以及额外的一些有统计学意义的候选基因。目前确定的候选基因涉及DNA复制、DNA损伤修复、激素的合成和功能以及免疫功能（表9-3）。这些基因包括了 *EXO1*，*HELQ*，*UIMC1*，*FAM175A*，*FANCI*，*TLK1*，*POLG*，*MCM8* 与 DNA 修复有关的 *PRIM1*，与免疫功能有关的 *IL11*，*NLRP11*，*PRRC2A*。这些候选基因中有一些是在早期基因组相关研究（*MCM8*）中确定的或者在卵巢衰竭、绝经提前以及卵巢发育中提到的（如 *FANC1*，*POLG*）。候选基因分析的时候还包括了一些与参与细胞死亡的炎症（NF-κB）和线粒体功能不良有关的基因。虽然这些发现对于我们了解遗传因素在生殖周期中的影响前进了一大步，但是，对于以上提到的促进绝经衰老的候选基因的功能性基因突变、作用机制以及与一些影响卵巢功能的环境和性腺毒素物质的相互作用仍需进一步的研究。

表 9-3 单核苷酸多态性（SNPs）与绝经年龄密切相关

SNP	Chromosome	Gene	Feature
rs4246511	1	RHBDL2	内含子（Intron）
rs1635501	1	EXO1	内含子（Intron）
rs2303369	2	FNDC4	内含子（Intron）
rs10183486	2	TLK1	内含子（Intron）
rs4693089	4	HELQ	内含子（Intron）
rs890835	5	RNF44	内含子（Intron）
rs365132	5	UIMC1	同义编码（synonymous）（Coding）
rs2153157	6	SYCP2L	内含子（Intron）
rs1046089	6	PRRC2A	错义编码（Missense）
rs2517388	8	ASH2L	内含子（Intron）
rs12294104	11	—	—
rs2277339	12	PRIM1	错义编码（Missense）
rs3736830	13	KPNA3	内含子（Intron）
rs4886238	13	TDRD3	内含子（Intron）
rs2307449	15	POLG	内含子（Intron）
rs10852344	16	—	—
rs11668344	19	TMEM150B	内含子（Intron）
rs12461110	19	NLRP11	错义编码（Missense）
rs16991615	20	MCM8	错义编码（Missense）

［改编自 Stolk et al.，Nature Genetics 44：260-268，2011.］

（三）卵巢早衰的相关基因

原发性卵巢功能不全，也叫作卵巢早衰，是一个复杂的多因素疾病，其主要指女性在 40 岁以前即闭经同时伴随着高促性腺激素（FSH 水平升高）和低性腺激素（雌激素水平降低）血症。卵巢早衰可能与遗传有关，其患者携带有各种卵巢表型，有的卵巢早衰是综合征的一种表现（如 Turner 综合征、1 型自身免疫性多囊卵巢综合征、半乳糖血症），也有非综合征的，也有医源性的。约 25% 的卵巢早衰是医源性的，与一些性腺毒性治疗有关，还有 50% 是先天性的。

1. X 染色体上的相关基因 正常卵巢发育需要常染色体和两条 X 染色体的正常功能。在一个群组研究中发现，超过 500 名的中国卵巢早衰女性患者中，12.1% 的患者存在 X 染色体结构异常、X 染色体与常染色体易位以及 X 染色体非整倍体。虽然很久以前就已经确定了两条 X 染色体对于卵巢的发育是必需的，但是对于 X 染色体上相关的基因及其功能还不清楚。

细胞遗传学的研究发现 Xp11 到 Xp22.1 片段的缺失与原发性闭经有关，而 Xq13 到 Xq27 之间片段的缺失与原发性闭经和卵巢早衰有关。X 染色体上的 Xq13 到 Xq27 之间的片段被认为是维持正常卵巢功能所必需的重要片段。根据这个片段断裂点和缺失的相关研究，可以把这个重要的区域再分为 Xq13-21 和 Xq23-27 两个区域。这个重要区域的缺失因为导致了其中一些重要基因的缺失而引起卵巢早衰。然而，除了这些已报道的少见的突变以外，对于异常基因位点中的基因及其周围的基因尚不清楚。一个已知的 X 染色体上的基因是 POF1B，定位在 Xq21，可以编码非肌肉型肌动蛋白结合蛋白。卵巢早衰中可以发现 POF1B 的肌动蛋白结合区域出现了一个纯合点突变。对于这个重要区域中特定基因缺失后的功能的研究还很少，一般认为染色体分裂和位置的异常以及侧端基因表观遗传受损，包括与常染色体基因的易位都会干扰卵巢的功能。

Xq27.3 上脆性 X 综合征基因（FMR1）编码的一个 RNA 结合蛋白 FMRP 控制着 mRNA 的稳定性，这一基因的前突变与非综合征型卵巢早衰有关。虽然目前的研究认为前突变的 RNA 通过 Akt 和 mTOR 的活动减少了生长卵泡的数量，但是前突变导致卵巢早衰的潜在机制还未确定。FMR 前突变导致了 5′ 非翻译区胞嘧啶 - 鸟嘌呤 - 鸟嘌呤（CGG）重复序列从 56 个拷贝扩大到 200 个拷贝，导致 FMR1 mRNA 翻译减少。携带有前突变的女性约有 20% 患有卵巢早衰。有趣的是，当 CGG 重复序列>200 时，FMR1 的表达会因 CPG 岛甲基化而沉默，引起脆性 X 综合征，但不会引起卵巢早衰。群体研究发现，CGG 重复序列前突变的数量与卵巢早衰的发病并没有呈线性相关，携带 80～100 个 CGG 重复序列发生卵巢早衰的危险性最高。其他的基因和环境因素如吸烟也可以引起前突变从而导致卵巢早衰。Xq28 上的 AFF2（FMR2）基因（与 FMR1 远端的 600kb 碱基相似）的微缺失也与卵巢早衰有关，尽管这些女性卵巢早衰的发病率和与基因相关的病理生理机制还不明确。一些学者认为，通过对 FMR1 等位基因的分析可以明确一些妇女体内的卵巢储备减少，但这种方法还没有被推荐为主要筛选方法。

X 染色体断臂上的基因，如 Xp11.2 上的 *BMP15*，在人卵巢功能上发挥了重要作用。*BMP15* 可以阻止羊卵泡的发育，所以也是卵巢早衰的候选基因。BMP15 中的多种罕见变化被认为与女性卵巢早衰或异卵多胎有关，如产生一些非保守性氨基酸替代物的可能突变。这些变化中有许多可以影响 BMP-15 的二聚化与翻译后修饰过程使 BMP-15 失去了其本身的生物活性。受影响的个体可能是一些突变杂合子，这些突变可能会通过影响二聚化而干扰 BMP-15 或 GDF-9 的信号途径。然而，在正常个体中也会存在这些突变中的一些，所以仍无法确定这些突变体的病理生理作用。Xp22.1 上的锌脂蛋白基因 *ZFX* 在鼠卵巢发育中发挥着重要作用，*ZFX* 的同二聚体和异二聚体突变与生殖细胞数量的减少有关，因此，*ZFX* 被认为是卵巢早衰的另一个候选基因，但是对于 ZFX 对人卵巢的作用尚不明确。

2. 常染色体基因 许多常染色体基因与一些罕见类型的异常卵巢分化或卵巢衰竭有关，这些基因的异常可能会引起正常卵泡的发育障碍、卵泡破坏增加或者卵泡对于促性腺激素反应降低。

编码半乳糖 -1- 磷酸尿苷转移酶的 *GALT* 基因的突变会导致半乳糖血症，大多数患有卵巢早衰综合征的妇女体内都发现有该基因的纯合失活突变。半乳糖代谢物聚集产生的毒性物质以及半乳糖相关糖蛋白或糖脂的缺乏是生殖细胞丢失的可能原因，即便是控制饮食，这些也会发生。

卵巢早衰与控制 DNA 修复功能和细胞周期的 *ATM* 基因引起的共济失调 – 毛细血管扩张症有关。*TRIM37* 基因的突变会导致穆利布瑞［mulibrey: muscle（肌肉）- liver（肝）- brain（脑）- eye（眼）］侏儒综合征，一种以严重宫内生长受限、心肌病、肝大和未成熟卵巢早衰为特征的过氧化物酶病。

叉头型转录因子基因 *FOXL2* 的突变导致了综合征型卵巢早衰和 1 型睑裂狭小、倒转型内眦赘皮和上睑下垂综合征（BPES）。这一表型反映了 *FOXL2* 在调节颗粒细胞功能中的作用，包括与卵巢类固醇合成、凋亡、活性氧解毒和细胞增殖有关的基因表达。缺乏 *FOXL2* 的小鼠，其卵巢组织小而紊乱、原始卵泡与初级卵泡形成异常，说明小鼠体内颗粒细胞异常。卵母细胞在出生前并没有受到影响，但是在出生后，大量早期卵泡发生闭锁。有趣的是，在超过 95% 的成年人颗粒细胞肿瘤（最常见的一种恶性卵巢性索间质肿瘤）中都发现了 *FOXL2* 基因的一种特殊体细胞突变。

线粒体 DNA 多聚酶 γ（POLG）的突变是一种少见的常染色体原因导致的综合征性卵巢早衰，同时伴随着进行性眼外肌麻痹或帕金森综合征。*POLG* 基因被认为是控制绝经年龄的一类候选基因。

自身免疫调节基因（*AIRE*）突变会导致 1 型自身免疫多内分泌腺病综合征，这种疾病因自身免疫细胞介导的卵巢卵泡的缺失导致卵巢衰竭。

其他的一些罕见综合征型卵巢早衰包括 Demirhan 综合征，因编码 GDF5 受体的 *BMPR1B* 基因突变导致肌肉生长异常；腺苷酸环化酶的印记基因 *GNAS1* 突变导致的 1a 型假性甲状旁腺功能减退症，母源的突变等位基因导致广泛的激素抵抗；*EIF2B* 基因突变导致的卵巢性脑白质营养不良。

泌尿生殖畸形，包括性分化异常和条状性腺，均是与 *WT1* 和 *NR5A1* 基因杂合突变相关的综合征。*PSMC3IP* 基因纯合突变由于影响了雌激素受体介导转录的相关激活因子导致性腺发育异常。这些现象都提示卵巢雌激素的功能与卵泡生存有关系。

卵泡刺激素受体（FSHR）基因突变是卵巢早衰伴特殊性腺表型的一种罕见原因。有这种突变的女性，第二性征缺乏，高 FSH 和 LH 血症，卵巢中大多是原始卵泡和发育早期的卵泡。虽然一些学者认为 *FSHR* 基因的多态性与刺激周期中对外源性促性腺激素应答减少有关，但是在大量群组研究中并没有发现这种联系。

小鼠和其他动物中卵巢发育和卵泡形成必需的基因的极罕见的突变也可以导致人的卵巢早衰。目前确定的同源盒基因包括 *NOBOX* 及基本转录因子基因 *FIGLA*。*GDF9* 基因的突变被认为是人非综合征性卵巢早衰的原因。相反的，多胎妊娠的妇女体内 *GDF* 基因突变的频率增加，而且在中国妇女多囊卵巢综合征的患者中发现了 *GDF9* 的错义突变。然而，*GDF9* 变异与多胎妊娠及多囊卵巢综合征的关系模型还没有复制，*GDF9* 基因突变与多胎妊娠和多囊卵巢综合征表型之间的因果关系也没有明确。

有研究认为，编码抑制素 α 亚单位（INHA 769G＞A，A257T）的基因的多态性与卵巢早衰可能也存在着一定关系，但是其他学者并不认同这种观点。很明显关于绝经衰老的相关基因组研究还没有确定以上的大多数基因的功能。

（四）卵巢储备的评估

已有多种检测方法可以评估卵巢储备包括评估基础卵巢功能（如窦卵泡计数，AMH 水平）和对刺激的反应性［（如氯米芬刺激试验，GnRH 拮抗药刺激试验）图 9-16］。有证据证实，这些检测中的一些可以预测卵巢的反应性和辅助生殖的治疗结局。虽然这些检测使用的措施不同，但是这些检测得出的关于卵巢应答和临床结局的结果是受争议的。

阴道超声可探测到有卵泡液的卵泡的大小是从 2～10 mm（窦卵泡）。这些卵泡（以 2～5 mm 或 2～10 mm 大小定义）的数目与目前技术还无法测的非常小的原始卵泡和发育早期卵泡的数目的增长是平行的。窦卵泡计数与年龄和卵巢对控制性促排卵包括卵母细胞产生密切相关。然而，超声检查并不能分辨出正常卵泡与闭锁卵泡。

第 3 天 FSH 和雌激素水平升高是卵巢储备降低的标志。一般来说，正常卵巢储备的标准包括一个周期中第 3 天 FSH 水平低于 10 mU/ml，雌激素水平低于 80 pg/ml。然而，因为老年女性和年轻女性的测量值有很大的重叠，所以 FSH 的量有较大的变异。而且，FSH 的升高还在一定程度上反映了卵母细胞的质量，后者与年龄有关，而且在老年女性卵母细胞的质量和卵母细胞的数量有密切相关。

颗粒细胞产生的抑制素 B 和 AMH 也是卵巢储备的生物标志物。抑制素 B 的水平不随年龄的增长而降低，抑制素 B 的下降是卵泡数目减少的重要标志。因此，基础抑制素 B 的水平不能预测功能不良的卵巢对过度刺激的低反应性。

AMH 由小卵泡的颗粒细胞产生，在周期中并没有出现明显的波动。而且，因为 AMH 的含量与促性腺激素的分泌无关，其水平在周期内和周期间的变化都很小。因此，AMH 的水平可以在周期的任何时间检测。

AMH 的水平随年龄的增长而下降并且与超声观察下窦卵泡的数目高度相关。在卵巢储备的所有潜在标志物中，AMH 是随年龄增长时最早变化的标志物，随意可以用 AMH 的水平预测自然绝经时间以及生殖潜力。除此之外，AMH 的水平在多囊卵巢综合征的患者中持续升高，即便是在有疾病表型的青年患者中也是一样。因此，AMH 对于卵巢衰老是一种有价值的标志物，而且可以用来预测控制性促排卵时卵巢的反应性高低，还可以用来预测癌症患者在进行有性腺损伤风险的治疗后卵巢的功能。不幸的是，AMH 的标准化检测还未用于临床。

为了改善对卵巢储备的评估能力以及对控制性促排卵反应性和妊娠率的预测，出现了一些刺激实验。并不推荐常规使用这些刺激试验，因为它们的准确性并没有优于基础评估试验，特别是窦卵泡计数和 AMH 的测量。

柠檬酸盐氯米芬刺激试验是一种卵巢储备的评估试验，当周期第 3 天确定了 FSH 的水平后，在第 5～9 天进行氯米芬（100 mg/d）刺激试验。在周期的第 10 天再次确定 FSH 的水平。如果第一次和第二次测量的 FSH 值均升高的话，说明卵巢储备减少。虽然这个试验比基础试验麻烦，但是它并不只是依赖第 3 天 FSH 的水平确定卵巢储备的降低。

另一个刺激试验是在 GnRH 激动药（GnRH 激动剂刺激试验）使用后 24h 评估 FSH 敏感的卵泡。一些研究已经评估过这个试验的效果，这个试验可以预测 IVF 中卵巢低反应性和低妊娠率。

第三个刺激试验是在雌二醇和抑制素 B 处理后对单剂量 FSH 的反应试验，该试验也只有在有限的中心进行。一些研究显示 FSH 敏感的卵泡的大小与窦卵泡计数有明显关系。

（五）绝经后卵巢的内分泌活动

虽然缺乏卵泡，绝经后的卵巢也不是一个完全没有内分泌功能的器官，它仍有动态产生雄激素的能力。绝经后的卵巢是睾酮产生的来源，但是对于雄激素的产生，存在较大的个体差异（图 9-17）。这可能与门细胞的数量和功能差异有关。绝经后妇女循环中睾酮的含量比绝经前妇女仅仅低了一点。卵巢切除术后血清中的睾酮减少了约 50%，与外周血相比，卵巢静脉中睾酮下降得更明显。

绝经后的卵巢每日雄烯二酮的合成量不到体内总量的 20%，肾上腺成为主要的来源。这一观点可以通过以下的观察论证：①卵巢切除术后血清中雄激素的含量轻度下降；②血清中雄烯二酮每日的合成量不固定（意味着有大量肾上腺来源的雄烯二酮）；③地塞米松处理后血清中雄烯二酮含量明显下降；④在用促肾上腺激素处理，而不是 hCG 处理后，雄烯二酮的含量增加；⑤绝经后妇女卵巢静脉与外周血中雄烯二酮的差异与绝经前妇女相比差异减小。

一些学者认为,绝经后的卵巢已经不是雄激素合成的主要器官。Caukey 和他的同事检测了绝经后有卵巢和没有卵巢的妇女激素的水平,发现两组血清中睾酮和雄烯二酮的水平并没有明显的统计学差异。Couzinet 和同事发现所有肾上腺功能不足的绝经后妇女血浆中雄激素的水平非常低,而正常肾上腺功能的绝经后妇女不论有没有进行卵巢切除,其雄激素的水平基本相似。这些研究者也发现,地塞米松可以大量抑制血浆中雄激素的含量,而 hCG 的处理对于血浆性激素的含量没有影响,这与雄激素主要产生于肾上腺的结论一致。

绝经后妇女的雌二醇大部分是雄激素腺外芳香化产生。绝经后妇女的尿雌二醇并没有因卵巢切除产生大量的降低。然而,卵巢切除术后再行肾上腺切除术会导致尿雌二醇几乎消失。Longcope 和同事发现绝经后卵巢中存在明显雌二醇梯度的女性不足 20%。体外试验中,学者发现绝经后的卵巢基质不再具有芳香化雄激素的作用。

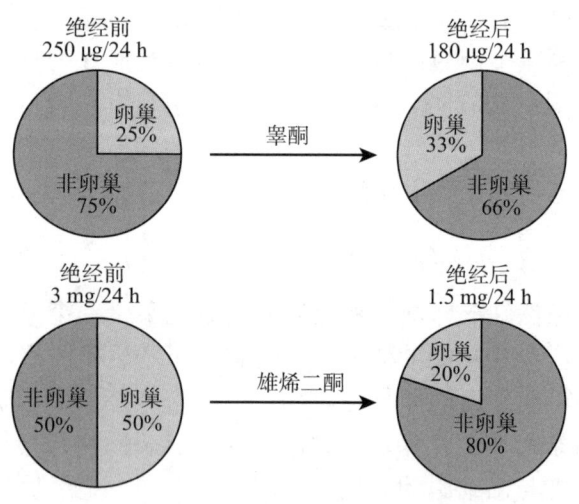

图 9-17 绝经前和绝经后雄激素的来源

绝经后的卵巢基质可以将孕烯醇酮转化为孕酮、脱氢表雄酮和睾酮。绝经后妇女条状的卵巢门组织培养过程中与绝经后卵巢基质表现了相似的类固醇合成状态。然而,门细胞合成的类固醇的量高于基质细胞。这些发现表明绝经后卵巢门细胞的类固醇合成潜能高于卵巢基质细胞。绝经后卵巢的免疫组化分析发现基质细胞中 3 种必需的雄激素合成酶 P450scc,3β-羟基类固醇脱氢酶以及 P450c17 并不是很活跃,这与上文中的结论一致。与雄激素生物合成相关的类固醇合成酶的表达在子宫内膜癌和子宫内膜增生的患者中明显增多。

有证据证实绝经后妇女卵巢雄激素的合成依赖于促性腺激素的作用。绝经后的妇女注入 hCG 后引起血循环中睾酮的含量增加。每日注入的 hCG 会导致卵巢门细胞增生,免疫化学检测证实门细胞中类固醇合成活跃。hCG 而非 ACTH 的处理会使卵巢中雄激素合成增加但不影响雌二醇的含量。绝经后的妇女行长时间 GnRH 拮抗药治疗后,循环中睾酮的含量会减少,雌二醇的含量也会下降约 22%。血清中雌二醇的下降被认为是血清睾酮含量下降的结果。总之,这些现象说明卵巢雄激素的合成至少部分依赖于促性腺激素。

综合以上的结论,类固醇合成的主要场所应该是门细胞。皮质基质和门细胞上都有 LH 和 FSH 的结合位点。门细胞上 hCG 的增加会引起 cAMP 和类固醇的合成增加,意味着门细胞对促性腺激素有应答。

绝经期卵巢中会发生基质增生,增生的基质结节中含有一些富含脂质的,类似膜间质的黄体化细胞。基质增生的卵巢可以合成大量的雄烯二酮,引起多毛症和女性男性化。门细胞可以产生功能性赘生物(如门细胞肿瘤)。这些肿瘤会产生过多的雄激素,导致女性男性化,当外周芳香化增加时,也会出现雌激素过多的表现。

完整的参考文献列表见 www.expertconsult.com。

(译者 黄 宁 审校 陈新娜)

推荐阅读

Baley J, Li J. MicroRNAs and ovarian function. J Ovarian Res, 2012(5):8.

Broekmans FJ, Soules MR, Fauser BC. Ovarian aging: mechanisms and clinical consequences. Endocr Rev, 2009(30):465–493.

Conti M, Hsieh M, Zamah AM, Oh JS. Novel signaling mechanisms in the ovary during oocyte maturation and ovulation. Mol Cell Endocrinol, 2012(356):65–73.

Devoto L, Fuentes A, Kohen P, et al. The human corpus luteum: life cycle and function in natural cycles. Fertil Steril, 2009(92):1067–1079.

Edson MA, Nagaraja AK, Matzuk MM. The mammalian ovary from genesis to revelation, Endocr Rev, 2009(30):624–712.

Jones KT. Meiosis in oocytes: predisposition to aneuploidy and its increased incidence with age, Hum Reprod Update, 2008(14):

143-158.

Matsuda F, Inoue N, Manabe N, et al. Follicular growth and atresia in mammalian ovaries: regulation by survival and death of granulosa cells. J Reprod Dev, 2012（58）: 44-50.

Morgan S, Anderson RA, Gourley C, et al How do chemotherapeutic agents damage the ovary? Hum Reprod Update, 2012（18）: 525-535.

Nelson SM, Telfer EE, Anderson RA. The ageing ovary and uterus: new biological insights. Hum Reprod Update, 2013（19）: 67-83.

Persani L, Rossetti R, Cacciatore C. Genes involved in human premature ovarian failure. J Mol Endocrinol, 2010（45）: 257-279.

Stolk L, Perry JR, Chasman DI, et al. Meta-analyses identify 13 loci associated with age at menopause and highlight DNA repair and immune pathways. Nat Genet, 2012（44）: 260-268.

Young JM, McNeilly AS. Theca: the forgotten cell of the ovarian follicle. Reproduction, 2010（40）: 489-504.

Zuccotti M, Cecconi S, Marico V, etal. What does it take to make a developmentally competent mammalian egg? Hum Reprod Update, 2011（17）:525-540.

第10章

女性生殖道的结构、功能及其相关疾病的评价

（原著 Bruce A. Lessey, Steven L. Young）

输卵管、子宫内膜、子宫肌层与宫颈协同促进配子的移动，促使精卵结合，支持胚胎发育，直至成熟胎儿的及时娩出。生殖道的容受性取决于卵巢类固醇激素直接作用于其同源受体或间接通过各种甾体激素调节生长因子和细胞因子的作用。本章描述了正常月经周期和妊娠过程中生殖道的结构和生化变化，生殖道功能的临床评估及相关疾病的病理生理学（见第26章、第27章）。

子宫内膜的容受性成分包括腔上皮，其通过顶端细胞特化作用表达的黏附分子允许囊胚黏附；腺上皮细胞，分泌支持囊胚发育的物质；蜕膜细胞、大颗粒淋巴细胞通过分泌生长因子、生长因子连接蛋白、血管生成因子和细胞因子调控滋养细胞功能和子宫内膜血管形成；细胞外基质有利于滋养细胞侵入。局部分子效应与细胞外基质共同作用促使滋养层细胞生长并穿透子宫内膜同时避免其过度穿透内膜组织。

胎儿先天性免疫和适应性免疫系统在类固醇激素的调控下共同抵御生殖道环境，但也被母体宿主调节使得胎儿这种半异体移植体同时也能够被接受。在着床初期，血管系统为子宫内膜提供营养之后，被侵入子宫内膜的滋养层细胞重塑逐步建立起胎盘血供。子宫肌层协调收缩促使精子在生殖道内向前运动，同时在黏附前促使胚胎移动到宫腔内。妊娠过程中，在激素的作用下，子宫肌层增生、收缩静止以适应胎儿的生长。若未妊娠，包含基质金属蛋白酶（matrix metalloproteinases，MMPS）在内的控制性类炎症反应、血管活性物质及子宫收缩分别促进血管重建、血止，最终导致子宫内膜脱落。独立而特异性的子宫内膜细胞具有非常卓越的再生能力，确保新生的腔上皮细胞为下一周期的排卵和可能受精做好准备。

一、结构和形态

（一）女性生殖道的形态发生学

女性生殖道来源于泌尿生殖脊，在胚胎发育第6周，体腔上皮内陷形成纵向、成对的中胚层管（苗勒管）。其形成的输卵管的尾端在胚胎发育的第10周发生融合形成原始的子宫及阴道上段（图1-5）。融合后的中隔最终被吸收掉，形成单腔的子宫和阴道。原始的子宫最初是衬以单层立方上皮，随后成为假复层上皮柱状细胞。上皮细胞下是密集的间充质细胞，间充质细胞产生子宫内膜基质及周围肌层。来自于腔上皮的腺上皮芽内陷到基质中。胎儿发育至22周时，其子宫的结构与成年人相似。胚胎发育至32周时，在胎盘分泌的类固醇激素的影响下，腺体分泌活性增强，糖原累积，间质水肿明显。分娩后，胎盘源性雌激素及孕激素水平迅速降落，子宫内膜逐渐变成萎缩状态，含些许小口径的腺体，间质血管含量少。

（二）Wnt家族和homeobox基因的作用

以上描述的胚胎发育过程在很大程度上是在无翅型MMTV整合位点（Wnt）家族（WNT4，WNTa，WNT7a）和转录调节因子homeobox（HOX）家族分泌配体表达的作用下进行的（图10-1）。胚胎的这种形态学变化只有在缺乏抗苗勒管激素（anti-Müllerian-hormone，AMH）时才会出现，AMH是胎儿睾丸组织支持细胞分泌的转化生长因子β家族的一员。在缺乏睾酮的情况下，苗勒管伸长和发育成为输卵管、子宫、子宫颈及阴道上段。苗勒管的伸长阶段需要很多因素调控。由于组织发育的胚胎同源性，小鼠胚胎早期肾、输尿管、生殖道的发育是紧密联系的，受到特异性基因 *Pax2*，*Lim1*，*Emx2* 以及Wnt家族基

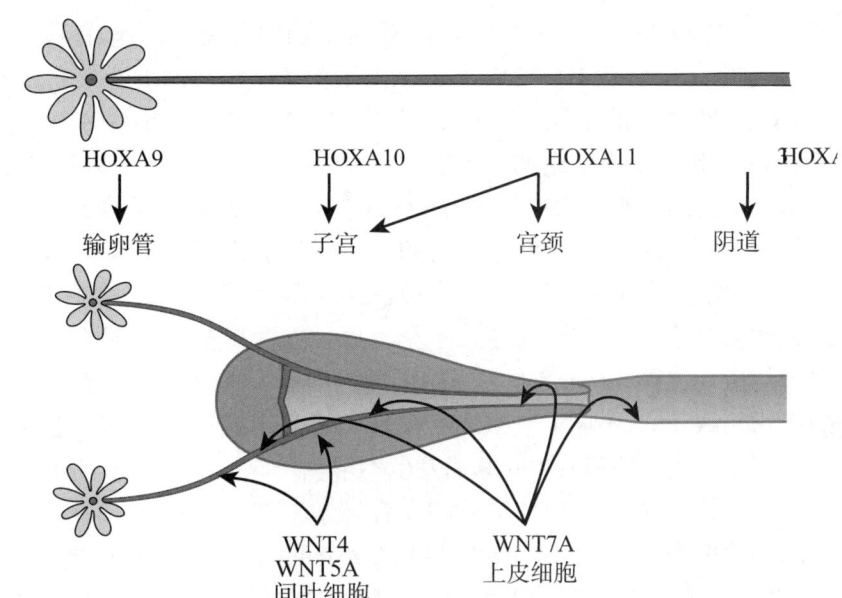

图 10-1 发育过程中女性生殖道 HOX 和 WNT 基因的表达模式

[摘自 Taylor HS. The role of HOX genes on the development and function of the female reproductive tract. Semin Reprod Med, 2000, 18 : 81–89.]

因腹 −B HOXA 基因家族的调控。*Lim1* 编码的转录因子协同 PAX2 基因对于泌尿生殖道的发育起重要作用。*Lim1* 基因缺失的小鼠没有子宫和输卵管。*Pax2* 基因缺失的小鼠没有肾脏、输尿管和生殖道的发育。中肾旁管尾端伸长缺失。EMX2 转录因子是另一个对泌尿生殖道发育起重要作用的同源盒基因家族成员。EMX2 在成年女性子宫中高表达，与细胞增殖相关，受到 homebox 基因家族的 *HOXA10* 抑制。缺失 EMX2 基因的小鼠，PAX2 和 LIM1 基因表达下调，间充质性基因产物 WNT4 缺失，说明了 EMX2 是重要的转录因子。

对于 *Wnt* 基因靶向失活小鼠的研究提示了这些信号分子在生殖道发育过程中的重要作用。间叶细胞缺失 *Wnt4* 的表达导致米勒管缺失。此外，雌鼠缺失 WNT4 导致不完全性反转，原因为午非管残留。WNT4 缺失突变的病例伴有苗勒管退化和特定显型，包括高雄激素血症，类似于已报道的敲掉 WNT4 的小鼠。WNT9b 在午非管上皮细胞中表达，对苗勒管的延长起重要作用。在生殖器结节和生殖道间叶细胞的 *Wnt5a* 基因表达缺失，导致小鼠生殖器结节发育延迟及外生殖器缺失。WNT7a 在苗勒管腔上皮细胞上表达，参与子宫内膜间质旁分泌信号通路。尽管在苗勒管异常的女性中没有发现 WNT7A 基因突变，但是在缺失 *WNTta* 的小鼠中观察到输卵管与宫角上段分界不清，子宫的细胞组织学特征类似于阴道组织（复层上皮，缺乏子宫腺体），子宫平滑肌排列紊乱。出生后子宫仍缺失 *HOXA10* 和 *HOXA11* 表达。间叶细胞 β 连环蛋白是 WNT7A 通路的重要下游感受器，调节输卵管和子宫的发育。*Wnt* 家族的基因，包括感受器和下游信号分子，以某种方式表达于成年女性生殖器官中，说明其除了在早期生殖器官形态学发育中起作用外，还有其他作用，包括调节成年人生殖系统类固醇激素的功能。

HOX 基因编码在进化上是高度保守的一个转录因子家族，其含有一个标志性的由 60 个氨基酸构成的 DNA 结合同源区。这些因子在安排细胞沿前后轴排列，并指导细胞选择特定的发育路径等方面，发挥关键作用。哺乳动物的 *HOX* 基因被分成 4 个不同的簇，分别命名为 A、B、C、D，每个基因簇成线性排列，并与身体的前后轴基因表达按序平行。在人和小鼠生殖道中，*HOXA* 基因表达高度一致，在输卵管表达 *HOXA9* 基因，在子宫表达 *HOXA10* 和 *HOXA11* 基因，在子宫颈表达 *HOXA11* 基因，而 *HOXA13* 基因在阴道上段表达。尽管 *HOXA* 基因的表达在生殖道有固定的区域分布，但是有证据表明，相邻的基因也有一定的功能重叠。类似于 *WNT* 基因，成年女性子宫中也表达 *HOX* 基因家族，且其表达也受控于类固醇激素（雌激素和孕激素）的调节。*HOXA10* 基因和 *HOX11* 基因还参与植入过程。

通过基因靶向缺失特异 *HOXA* 基因的研究，表明同源异形盒基因家族在调节生殖功能的过程中发挥重要作用。另一个重要发现是常染色体显性遗传疾病，即手−足−生殖器综合征和 Guttmacher 综合征，是由 *HOXA13* 基因突变引起的，可影响手、足的骨组织并引起生殖道异常（包括双角子宫）。但是目前，在先天缺乏子宫和阴道的患者中还未发现 *HOXA7*

突变为 *HOXA13* 和 *HOX* 基因家族辅因子前 B 细胞白血病同源异形盒 1（PBX1）。靶向缺失 *HOXA10* 和 *HOXA11* 基因的小鼠，子宫形态轻微异常，包括子宫的上半部分转化成类似于输卵管的组织学特征（*HOXA* 基因突变所致）；在 *HOXA11* 基因突变中可表现为子宫内膜基质发育不良和白血病抑制因子（LIF）表达下调。显然，*HOXA10* 和 *HOXA11* 基因缺失的女性会因子宫因素导致不孕，提示这两个基因参与植入过程。*HmX3* 是另一个同源异形盒区基因的产物，缺乏它的小鼠也会因 *WNT* 和 *LIF* 基因表达混乱，导致植入缺陷有关问题而发生不孕。

苗勒管异常是复杂且罕见的发育异常，在人群中的发病率为 5%。苗勒管异常出现在不同的发育阶段，其造成的生殖道缺陷也不同，可为轻微缺陷（包括子宫隔），也可为严重缺陷伴有子宫颈、子宫和输卵管的全部缺失。这些缺陷可引起不孕，子宫内膜异位症和流产，通常在青春期或之前被发现，需要手术矫正。由于苗勒管和泌尿系统在发育过程中紧密相连，有些患者同时患有肾发育异常和苗勒管异常不足为奇。苗勒管异常的模式和遗传学特点为进一步了解生殖道形态提供了依据。

Mayer-Rokitansky-Küster-Hauser 综合征（MRKH）表现为先天性生殖道闭锁或严重的苗勒管衍生物发育不全，包括输卵管、子宫、子宫颈和阴道上段的发育不全。尽管其他遗传综合征也可表现为米勒管发育不全，但这是 MRKH 综合征最主要的异常。每 4500 位女性中就有 1 人患有 MRKH 综合征，最常见的为 I 型，游离型苗勒管发育不全和 II 型 MRKH 综合征，即苗勒管、肾、颈胸部和体节异常（MURCS 相关的），包括肾、骨骼和听力缺陷，偶见心脏与手指异常。最常见的肾异常包括单侧不发育，异位肾和马蹄肾；最常见的骨骼异常包括脊椎融合（通常是颈椎）和脊柱侧弯。超过两个颈椎融合，短颈，发际线低，颈部活动受限可见于 Klippel Feil 综合征。引起这些综合征的遗传学改变目前还不清楚，但有一些基因缺陷与此相关。拷贝数变异（copy number variants, CNVs），最多见于微缺失和微重复，尤其是在 16p11.2 and 17q12。另外，在某些 MRKH 患者中可在 Xp22 区域检测到矮小同源盒（short stature homeobox，SHOX）的 CNVs，在其他患者中不能检测到。人和鼠突变核型候选基因的研究不能将 MRKH 综合征与 AMH 受体、肾母细胞瘤 1（Wilms Tumor 1，WT1），PAX2，半乳糖-1-磷酸尿苷酰转移酶（GALT），囊性纤维化跨膜电导调节（cystic fibrosis transmembrane conductance regulator，CFTR）和 *HOXA* 基因簇联系在一起。

最近报道了 *WNT4* 基因的 4 种缺陷与 MRKH 综合征合并高雄明确相关。WNT4 基因蛋白在细胞培养及 MNT4 基因缺失小鼠中的研究提示，*WNT4* 基因介导抑制 *CYP17A1* 和 *HSD3B2* 基因或仅 *CYP17A1* 基因的失败导致高雄。WNT4/β-链蛋白信号通路异常导致苗勒管不发育。不伴有高雄的 MRKH 综合征患者不能找到与 *WNT4* 基因突变相关联系，进一步支持 MRKH 综合征伴有高雄是临床和基因特异性疾病的假说。

临床对于 MRKH 综合征患者的评估应该包括盆腔解剖、肾解剖、卵泡刺激素（follicle stimulating hormone，FSH）、雌激素和睾酮。根据相关的症状和体征，辅助检查包括心电图（ECG）、听力图、骨骼 X 线、盆腔腹腔镜检查。阴道扩张治疗或阴道再造有助于患者性生活。代孕可以使 MRKH 综合征患者拥有自己的孩子，可做遗传学筛查或胚胎植入前诊断。

女性生殖道的形态发生不需要雌激素。雌激素受体（ERα）和雌激素受体（ERβ）均失活突变的小鼠中，输卵管、子宫、子宫颈和阴道仍会形成。尽管女性生殖道的发生不依赖于卵巢和雌激素，但是外源性雌激素却能阻断女性生殖器官的正常分化。己烯雌酚（DES）是一种人工合成的雌激素，暴露于它的女性可引起子宫及子宫颈的发育异常（将在本章的后面讨论），其可以通过与 ERα 结合，抑制小鼠生殖道 *Wnt7a* 基因的表达，改变 *HOXA9* 和 *HOX10* 基因的表达模式。这表明 *HOX* 基因和 *WNT* 基因表达的改变，很可能是女性患者在宫内暴露于 DES 后解剖结构异常的分子机制。通过刚出生的母羊可以观察到出生后孕激素也可以抑制子宫内膜腺体的发育。使用这个模型可以观察到子宫内膜腺体缺失与 WNT 信号通路的破坏相关，这说明，生殖道正常发育不需要类固醇激素的参与，在错误的时间暴露于类固醇激素可改变发育过程。

二、类固醇激素调节女性生殖道的生长发育和分化

（一）类固醇激素在生殖道中的作用

生殖道对类固醇激素的反应有许多（但不全是）

是由核受体介导的。在灵长类动物的月经周期中，这些核转录因子的表达经历显著的空间和时间变化。子宫对类固醇激素的反应取决于生物可利用的性类固醇激素量，后者又受到多种因素的影响，这些影响包括激素的生成率、局部类固醇激素的代谢、类固醇激素受体、辅激活物和辅阻遏物表达谱，以及调节类固醇激素受体功能的细胞因子和生长因子的作用。类固醇激素受体形式多样，各自有不同的转录活性，并具有细胞和组织特异的表达模式，使生殖道功能的调控变得更为复杂。辅激活物和辅阻遏物的细胞和组织特异性表达模式，从另一方面增加了这种复杂性，目前状况还仅仅是研究的开始。特异性识别类固醇激素受体的膜结合受体协调自分泌、旁分泌和近泌性细胞作用机制，使得类固醇激素得以快速作用及与生长因子相互作用。雌激素的快速反应至少受到2种独特的受体调控，一种为膜相关受体ERα，另一种最近描述为整合膜蛋白包括G蛋白偶联雌激素受体（GPER）和G蛋白偶联受体30（GPR30）。GPR30是特征性雌激素受体，可转变为GPR30特异性激动剂G-1，拮抗剂G-15，这些非经典雌激素受体在多种生理和病理过程中发挥重要作用。这种受体表达于增殖晚期的子宫内膜上皮细胞，在月经后期转变为间质，妊娠后转变为蜕膜。在这一时期，因孕激素的作用，经典的ERα表达下调，这种受体可以提供雌激素的替代机会，并保持孕激素受体和其他重要的雌激素作用。这些激素通过多样性的反应以保证妊娠这一精确复杂的过程顺利进行。

雌二醇是子宫主要的营养激素。ERα介导子宫的生长，增殖期该受体表达最高，而在排卵后迅速下降（图10-2）。这些变化和子宫内膜的增殖活性一致。免疫组织化学的表明，雌激素受体表达于子宫内膜增殖期的子宫上皮、基质和肌细胞的细胞核中，其中上皮细胞的染色最强。黄体期孕酮水平升高后，雌激素受体的染色局限于深层的基底腺体和血管平滑肌。通过能够区分ERα和ERβ表达的原位杂交研究表明，在整个月经周期中，子宫内膜上皮细胞、基质和平滑肌细胞均表达这两种受体的转录体。但是子宫内膜的表达ERα更强。ERα的信使核糖核酸（mRNA）可在增殖期上皮细胞和基质细胞中检测到，而ERβ mRNA主要表达于腺上皮细胞。子宫内膜分泌期，这两种受体转录均下降，基底层ERα受体的表达下降最少，与先前免疫组织化学的发现一致。ERα受体在植入时下降的现象在许多种属中普遍存在，可能具有重要的生理意义。雌激素降调失败说明类固醇激素相互调节失衡，与子宫内膜功能不全、子宫内膜异位症和不孕相关。子宫内膜异位症（将在后面的章节详细讨论）和局部雌激素产物增多相关（P450芳香化酶过表达），对孕激素表达下调有抵抗作用。

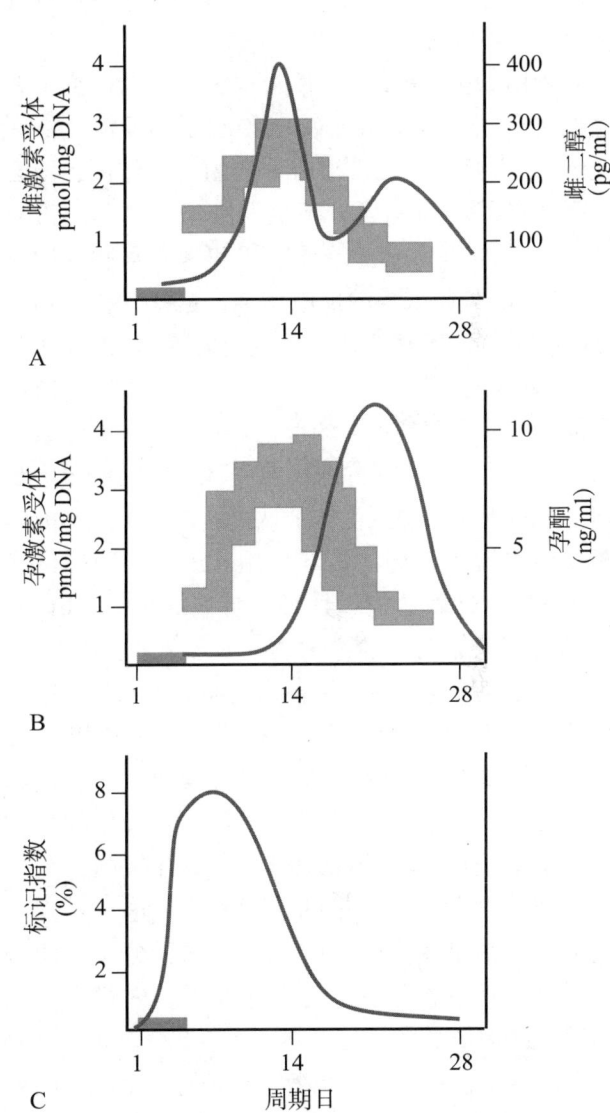

图10-2 在正常月经周期中子宫内膜细胞雌激素和孕激素受体的表达情况

雌激素受体（阴影部分，A）和孕激素受体浓度（阴影部分，B），血浆雌二醇和孕酮的平均值（曲线，A和B），以及体外用 ^{3}H 标记胸腺嘧啶掺入实验评价的子宫内膜增殖情况（标记指数，C）。黑条指示月经

[摘自 Frolich M, Brand EC, van Hall EV. Serum levels of unconjugated aetiocholanolone, androstenedione, testosterone, dehydroepiandrosterone, aldosterone, progesterone, and oestrogens during the normal menstrual cycle. Acta Endocrinol, 1976,（Copenh）81：548-562.]

ERβ的一个亚型，ERβcx/β₂，通过选择性的剪接"经典"ERβ（ERb1）第8外显子，具有独特的配体和辅因子亲和力。这些亚型对于配体和亲和性辅因子具有不同的选择性。ERβ₁和ERβ₂在子宫内膜的蛋白表达模式不同：ERβ₁的表达高于ERβ₂，ERβ₁表达蛋白量在月经周期中保持不变，而ERβ₂在分泌中期的表达水平在功能层腺体而不是基底层中降低。这些ERβ亚型在子宫内膜中的重要生理功能需要进一步明确。

对靶向缺失ERα和ERβ基因的小鼠研究，提示这两种分子参与介导子宫对雌激素的反应。雌激素受体α主要负责雌二醇对子宫的营养作用，缺乏这一受体的小鼠子宫发育不良，给予雌二醇时没有典型的细胞增殖、子宫湿重增加和基质水肿。缺乏ERβ的小鼠对雌二醇的反应增强，这些变化包括子宫分泌物聚集、子宫体积增大。这提示ERβ作用是削弱ERα对子宫的作用。在ERα和ERβ均缺失的小鼠中可以观察到严重的子宫发育不全。雌激素可上调孕激素受体，在敲除雌激素受体基因的小鼠中观察到，子宫表达孕激素受体下调，但这一下降不能阻止对孕激素调节基因的诱导作用。子宫内膜异位症患者中ERβ过表达提示其可能与致病相关。ERβ/ERα比值高可能导致雌激素诱导的孕激素受体减少，其中一个原因为这种状态下会出现孕激素抵抗。

其他的雌激素受体家族包括雌激素受体相关α（ERRα）和β（ERRβ），是与经典的ERα同源的孤儿受体。ERRα和其共激活物，过氧化物酶体增殖物激活受体γ共激活因子1α，在蜕膜组织中显著表达，刺激产生能量的代谢通路，这一过程可能是为植入做准备。ERRβ在子宫内膜分布广泛，包括子宫自然杀伤细胞，此受体在子宫内膜中的确切作用需进一步明确。

在诱导子宫生长时，雌激素是否有一个临界的诱导剂量？Key与Pike提出，雌激素的临界值为50~100 pg/ml，此浓度下雌激素启动子宫内膜增殖，而高于这一浓度，对子宫内膜增殖并没有更多的刺激。体外试验中，将胸腺嘧啶掺入在月经周期的不同时期获得的子宫内膜移植物，对比子宫内膜的增殖状态，并对应于取样不同时相的雌二醇水平得出了此估测。对绝经后妇女补充的不同剂量外源雌激素对骨骼、心血管与子宫内膜的不同影响也与这一假说相关。

孕激素能拮抗雌激素，并通过与孕激素受体结合促进子宫腺体和基质的分化。对雌二醇营养子宫的拮抗作用涉及多个方面，包括改变雌激素受体的表达、抑制雌激素诱导的细胞周期调节因子的转位以及诱导雌激素分解代谢的酶。这些效应是由雌激素诱导的特异性、同源性核受体调节。

现已确定3种孕激素受体形式，分别命名为PR-A、PR-B和PR-C。这3种形式是同一个基因通过选用不同的启动子和改变翻译起始位点而形成的同工酶。PR-A受体缺乏PR-B受体含有的164个氨基酸N末端序列。来自于不同的翻译起始位点PR-C受体是最小的孕激素受体。A型和B型孕激素受体具有不同的功能，而这两个同工型的差异表达决定了组织的反应。B型受体是对孕激素反应的多种基因的转录强激活子，而这些基因对A型受体却没有反应。另外，PR-B包含了一个模体，能够与包浆内信号分子Src的tSrc同源3（SH3）域结合；Src的快速激活保证了丝裂原活化蛋白（MAP）激酶信号的传导。当PR-B标记到猿猴病毒（SV40）核区信号时，受体转移至核内，不能与Src连接或激活MAP激酶信号通路。另外，PR-B受体的延伸部分提供了一个黑素瘤A11（MAGE-11）连接位点，MAGE-11是一个周期相关的子宫内膜共激活物蛋白，在PR-B受体特殊亚型上调FK506连接蛋白5（FKBP5）亲免素时发挥作用，维持PR-B受体稳定性。

PR-A受体可以作为B型受体和其他类固醇激素受体（包括雌激素受体）的转录抑制子。在3个受体当中对C型受体的了解相对比较少，其可以与孕激素结合，但并没有明显的转录活性。C型受体可能通过形成异二聚体，充当A型和B型孕激素受体活性的抑制子或调节子，或者作为一个孕激素结合的"沉默子"来发挥调节作用。不同的亚细胞定位（PR-B在核外而PR-A在核内）同样可以决定这两种亚型的特异体活性。

有趣的是，已经发现了一类膜受体，具有高亲和性，与孕激素结合能力差，但与上述经典的PR受体结构完全不一致。这类非经典的膜孕激素受体，被称为mPRα（PAQR Ⅶ），mPRβ（PAQR Ⅷ）和mPRγ（PAQR Ⅴ），最早在鱼类中发现，随后在哺乳动物和两栖动物中发现。每一种哺乳动物mPR均能特异性结合孕激素并可以激活G蛋白偶联信号通路。在人类子宫内膜、子宫肌层及胎盘中都能找到这类受体的表达，但是它们在孕激素调控子宫功能方面的作用仍然不清楚。

子宫内膜孕激素受体的表达在排卵期达到最高峰，位于上皮和间质细胞，随后下降。这种变化反映了雌激素对孕激素受体表达能力的诱导及孕激素对其自身受体的降调节作用。子宫上皮细胞核内孕激素受体的染色在排卵后第 4 天明显减弱，而在分泌期孕激素受体染色一直很弱，甚至不着色。与之相反，子宫内膜基质细胞孕激素受体却保持着中度到重度的染色。在基质细胞中以 A 型受体表达为主，但在周期的分泌中期，B 型受体的表达较 A 型高。在血管内皮细胞及血管平滑肌内未检测到孕激素受体的表达，但在血管周隙组织中表达丰富。因此，孕激素或其撤退效应可能通过间接或膜孕激素受体作用于血管（前面章节已讨论）。

在人类子宫基因表达的调节方面，两种孕激素受体表达差异的意义正在被广泛研究。小鼠靶向缺失这两型受体的研究已经提供了一些有意义的信息。当这两型孕激素受体均缺乏时，小鼠子宫增生并有炎性浸润。这表明雌激素促进子宫生长的作用没有被拮抗。通过选择性靶向敲除 A 型孕激素受体的研究，提示其在孕激素介导的植入和蜕膜反应中是必不可少的。现已知，孕激素调节子宫容受性窗口，但与此相关的基因研究提示，A 受体只调控一个基因亚群的表达，其他则受 B 受体的调节。去除 A 型受体小鼠的研究揭示 B 型受体在诱导子宫内膜增殖方面的一个未预料到的作用。用雌二醇处理 A 型孕激素受体缺乏的小鼠可导致子宫增生，但联合应用雌二醇和孕酮则导致更加明显的子宫增生。因此，A 型孕激素受体能拮抗 ER α 和 B 型孕激素受体介导的促子宫生长效应。关于着床和蜕膜化过程，当检测 PR-A 受体缺乏的小鼠时，发现其表现与同时缺乏 PR-A 和 PR-B 亚基的小鼠相似，但是 PR-B 敲除的小鼠（PR-B knock out mice，PRBKO）是可受孕的。在临床实践中，PR-B 受体的减少与增殖状态，如子宫内膜异位症，联系在一起，支持 PR 受体亚型参与这种相对调节机制的理论。

此外，还有一些实验数据证明了孕激素对子宫内膜增殖的双重作用。通过 ^{3}H 标记胸腺嘧啶掺入技术，在体内观察猕猴子宫内膜细胞 DNA 合成，或体外观察人子宫内膜移植物 DNA 合成的研究结果表明，在子宫内膜增殖期，子宫内膜功能层上皮细胞 DNA 合成最活跃，而深部基底层细胞 DNA 合成缓慢。除基底层外，在黄体期，子宫标记指数急剧下降，^{3}H 标记胸腺嘧啶的掺入随孕激素水平增加。使用双荧光技术标记 ER α 和核标记物 Ki-67，Okulicz 证实 ER α 与细胞增殖直接相关。排卵后，基底层上部缺乏 ER α 与细胞增殖差相关，但是在 ER α 仍存在的基底层，即使在血清高孕激素的情况下，细胞增殖增加。天然孕激素抵抗的现象可能在子宫内膜快速增殖、月经后修复方面发挥重要作用，可以在失去上层功能层后快速开始重建子宫内膜。

除了以上类固醇激素受体外，辅激活物和伴侣蛋白在调节对雌激素和孕激素的反应性方面可能发挥重要的作用。经免疫细胞化学研究证实，子宫能表达 P160 辅激活物、类固醇激素受体辅激活物 -1（SRC-1）、类固醇激素受体辅激活物 -2（SRC-2）、类固醇激素受体辅激活物 -3（SRC-3）。在分泌期晚期，腺上皮 SRC3 水平增加，SRC-1 和 SRC-2 表达没有变化。然而，通过多囊卵巢综合征妇女的子宫内膜活检组织显示，在基质细胞和腺上皮细胞中 SRC2，SRC3 与 ER α 一起增高，表明一种异常的子宫内分泌环境也能改变辅激活物的水平，进而表示这些因子又导致子宫内膜的功能紊乱。

雌激素间接的参与对上皮细胞增殖和孕激素受体表达的作用，涉及基质中雌激素受体的激活，后者产生旁分泌物质作用于上皮细胞促进 DNA 合成。此外，在上皮细胞和基质细胞之间还存在相互的旁分泌影响。如在孕激素的作用下，上皮分泌物质可影响基质对雌激素的反应。相反，基质对孕激素的反应表现为抑制雌激素诱导的上皮细胞 DNA 的合成。

雌二醇对上皮细胞增殖的间接作用已经通过将来自野生型和敲除雌激素受体基因小鼠的基质和上皮进行的精巧重组和移植实验证实。将来源于敲除 ER α 小鼠的基质和来源于野生型子宫上皮配对时，并不发生上皮细胞的增殖。与之相反，当将来源于野生型的基质和来源于敲除 ER α 受体的上皮配对时，雌激素促进上皮细胞 DNA 合成的作用就表现出来了。体外培养的人类子宫内膜细胞与小鼠的研究结果一致。与基质细胞共培养时，雌二醇可促进上皮细胞的增殖，相反，若培养中缺乏基质细胞，雌激素对上皮细胞的无促增殖作用。

那么，基质细胞分泌的促进雌激素刺激子宫上皮细胞增殖的信号包括哪些？可能包括雌激素受体转录调控的各种生长因子，如胰岛素样生长因子-1（insulin-like growth factor-1，IGF-1），转化生长因子（transforming growth factor alpha，TGF-α）和表皮生长因子（epidermal growth factor，EGF）。另外，雌二醇还可能抑制限制上皮细胞增殖的基质因子的产生，其中 EGF 和 IGF-1 的研究尤其多。以小鼠作为模型，包括来源于 EGF 受体基因敲除小鼠的子宫和阴道的移植物，结果提示对于雌激素的促增殖反应，纤维肌基质的最大生长需要 EGF 受体的存在，但在上皮细胞中却不需要。

IGF-1 和 IGF-2 均能通过与 I 型 IGF 受体结合刺激人子宫内膜基质细胞增殖。在增殖期晚期和分泌期早期 IGF-1 的表达最高，而 IGF-2 在分泌中期子宫内膜和妊娠期头 3 个月的蜕膜中表达最显著。IGF 结合蛋白（IGFBPs）家族可结合并隔离 IGF，也可调节 IGF 在靶组织中的生物活性。IGFBP-1 是一种 IGF 结合蛋白，主要产生于蜕膜中的基质细胞，假定其可能参与调控滋养细胞层细胞侵入过程。

雌激素是子宫表达 IGF-1 的主要调节因子，主要由基质表达。其能增加 IGF-1 受体的表达，后者主要是在上皮细胞中发现的。在靶向缺失 IGF-1 基因的小鼠中，其子宫对雌激素的促有丝分裂作用没有反应。此外，过度表达 IGFBP-1 的小鼠，IGF-1 的生物可利用度降低，因此在雌激素的作用下，小鼠子宫上皮细胞 DNA 合成能力降低。总而言之，上述观察提示，在雌激素的作用下，子宫基质分泌的 IGF-1 可刺激上皮细胞 DNA 的合成。然而，组织移植实验显示，将敲除 IGF-1 基因小鼠的子宫移入野生型小鼠体内，该子宫对雌激素可产生应答，而将野生型小鼠的子宫移入敲除 IGF 的小鼠体内，该子宫的生长则十分缓慢，表明外周 IGF-1 就足以维持雌激素驱动的子宫生长发育。这些发现证实了 IGF-1 在雌激素诱导的子宫生长过程中发挥的重要作用。尽管在缺乏旁分泌 IGF-1 系统的情况下子宫也能生长，但是这些研究并不能排除局部产生的 IGF-1 作为额外的信号分子发挥作用，也不能排除局部产生的其他生长因子的作用。

（二）孕激素信号转导

孕激素是重要的类固醇激素，参与植入过程的分泌准备、内膜蜕膜化及妊娠期抑制子宫收缩。在稍后也会讲到孕激素在妊娠后期发挥抗炎症作用及增加妊娠期间母体对胎儿的免疫耐受能力。孕激素直接或间接协同子宫内膜分泌的蛋白支持植入过程及胚胎的发育。

孕激素在子宫内膜的信号转导是个复杂的过程，关系到对每种细胞成分进行不同的信号激活，包括上皮细胞、基质细胞、骨髓来源的免疫细胞以及临近细胞之间的旁分泌。其复杂性随着孕激素受体的动态表达而增加。

如第 5 章所述，ERα 和 PR 受体密度在月经增生期循环雌激素水平的变化下增加。排卵后，雌激素对分泌期内膜可能不是必须的，也许会抑制植入过程。目前研究发现在很多哺乳动物，包括人在内，子宫内膜上皮细胞雌激素受体通常在植入时消失。

特异性和选择性敲除 ERα 和 PR 的小鼠以及对基质和上皮细胞的研究提示了这些受体在每个部位的相对作用。这些研究使得我们越来越清楚孕激素对基质和上皮直接或间接的作用。但孕激素受体与人类组织的相关研究仍然需要进一步研究。

在增殖期早期，孕激素受体密度低，热休克蛋白以及孕激素受体与共激活蛋白（SCR1，SCR2）、伴侣蛋白（FKBP4，FKBP5）的接触可保护细胞内孕激素受体不被降解。与缺乏 *FKBP4* 基因的小鼠相似，敲掉 *SRC2* 基因（*Ncoa2*$^{-/-}$）的小鼠也不孕，表现为不能着床或不能蜕膜化。妇女体内的 FKBP4 和 FKPB5 表达通常在分泌期增加，这种现象可能是受 *HOXA10* 基因的调控。在不孕和患有子宫内膜异位症的女性子宫内膜中可观察到 FKBP4 基因的表达延迟增加，这种现象部分被调控 mRNA 编码 FKBP4 降解的 microRNA 和其他孕激素调控基因调控。最近的研究也将子宫内膜异位症进展与 *SRC1* 基因联系在一起。肿瘤坏死因子（tumor necrosis factor-alpha，TNFα）诱导的 MMP-9 裂解的 SRC1 蛋白水解片段，可以阻止 TNFα 诱导的内膜上皮细胞的凋亡，促进上皮向间质的转化，这是子宫内膜异位症的部分病理变化。

我们目前对于植入过程和孕激素作用的认识大多是通过小鼠实验获得的。在关键性诱导基因印度刺猬（Indian Hedgehog，IHH）被诱导后，上皮细胞 PR 和孕激素结合，孕激素开始发挥作用。被分泌出来的 IHH 与子宫内膜基质相互作用，通过受体 Patched-1（PTCH1）使基质转录因子增加，鸡卵清蛋白上游启动子转录因子 Ⅱ（chicken ovalbumin upstream promoter transcription factor Ⅱ，COUP-

TFⅡ）转录增加，以及下游的效应器包括骨形态蛋白（bone morphogenic protein-2，BMP2）和WNT4转录增加。与缺乏FKBP4的小鼠相似，COUP-TFII缺失的小鼠不孕，雌激素活性过高，ERα受体下调失败。如本章前述，苗勒氏管的发育需要WNT4，成年女性内膜蜕膜化过程中同样需要WNT4。同样认为WNT4对运送叉头盒蛋白1（forkhead box protein 1，FOXO1）起重要作用，FOXO1是蜕膜化过程的重要转录因子，在细胞核到胞质内发挥作用，阻止细胞凋亡的激活。这些重要的信号通路如图10-3所示。

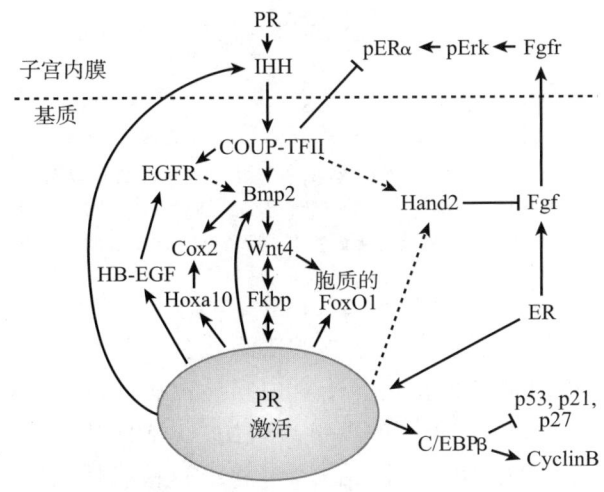

图10-3 上皮细胞及基质间孕激素信号系统，IHH及WNT间复杂的信号通路。在上皮细胞及基质中，孕激素的下游效应之一为雌激素信号的降调节

[摘自 Large MJ, Demayo FJ. The regulation of embryo implantation and endometrial decidualization by progesterone receptor signaling. Molecular and Cellular Endocrinology, 2012（358）: 155-165.]

对孕激素激活反应的基质基因表达包括HOXA10，肝素结合表皮生长因子（heparin-binding EGF-like growth factor，Hbegf），环氧化酶（COX-2，Ptgs2基因编辑），有丝分裂诱导基因6（Mig-6）。Mig-6对EGF受体起负性调节作用，敲除此蛋白的小鼠表现为子宫内膜增生，表示这种孕激素调节蛋白对于子宫内膜增生发挥重要的阻滞作用。同源盒基因家族的HOXA10，对子宫的发育起重要作用，但对于成年女性FKPB4基因有调控作用，因此在孕激素激活及植入过程中均发挥作用。HOXA10同样可以直接上调上皮受体基因如ανβ3整合蛋白。转基因小鼠缺乏PR，HOXA10，Cox-2或LIF均表现为蜕膜化障碍和不孕。

子宫也是雄激素、雌激素与孕激素作用的靶器官。子宫内膜和肌层均表达雄激素受体（AR），在增殖期的基质细胞和分泌期的上皮细胞中表达尤为丰富。MAGE-11，最早被认为是一种AR共激活物，在分泌期表达到达高峰，并与AR共定位。有趣的是，5α还原酶Ⅰ型和Ⅱ型（可将睾酮转变为双腔睾酮），在整个周期中均在子宫上皮细胞中表达。雌二醇治疗能增加猕猴基质细胞中雄激素受体的表达，雌二醇与睾酮或孕酮联合应用均能增强上皮和肌层中雄激素受体的水平。患多囊卵巢综合征的妇女，其子宫内膜雄激素受体表达增高，这与上述观察一致；该发现至少可以部分解释PCOS出现植入缺陷和早期流产的原因。雄激素和AR可能也在女性生殖道的功能方面发挥重要作用，该方向的研究已经成为热点。

研究者们对功能性、非传统的雌激素和孕激素受体在生殖道的作用兴趣增加。当雌激素受体被发现后，雌激素快速反应的机制清晰，尽管直到近些年才对其反应机制有透彻理解。雌激素可以在数分钟内活化并刺激第二信使产生及使激酶磷酸化。雌激素快速信号活化的一种媒介为器官G蛋白耦联受体，GPR30。这种血清膜蛋白被认为是ERα的选择性类固醇激素受体。有证据表明这种蛋白调节EGF和下游激酶活性，其中有可能有生长因子EGF的释放和MAP激酶的激活。孕激素类可能也通过此通道产生作用，增加了雌激素/孕激素相互作用的复杂性。GPR30是位于细胞外膜上还是位于内质网上目前尚不清楚。在月经周期的增殖期晚期，子宫内膜GPR30的表达量最高，类似于ERα，子宫内膜异位症的妇女中，其表达量亦增加。

现已发现位于细胞膜的几种PR形式，包括mPRα、mPRβ和mPRγ。膜PR可快速激活MAP激酶和抑制环磷腺苷（cAMP）。mPRα，mPRβ定位于人类子宫肌层，其抑制cAMP的作用可能为足月分娩促进子宫收缩。

（三）类固醇激素在生殖道中的代谢

子宫内具有生物活性的类固醇激素的含量，部分是由子宫内酶的活性所决定，这些酶催化激素原转变为有活性的激素，并分解代谢有活性的激素（图10-4）。促进类固醇激素转化的酶在月经周期中也受多种因素的调节。从血浆中摄取的雌二醇在17β-羟甾脱氢酶（17β-hydroxysteroid dehydrogenases，

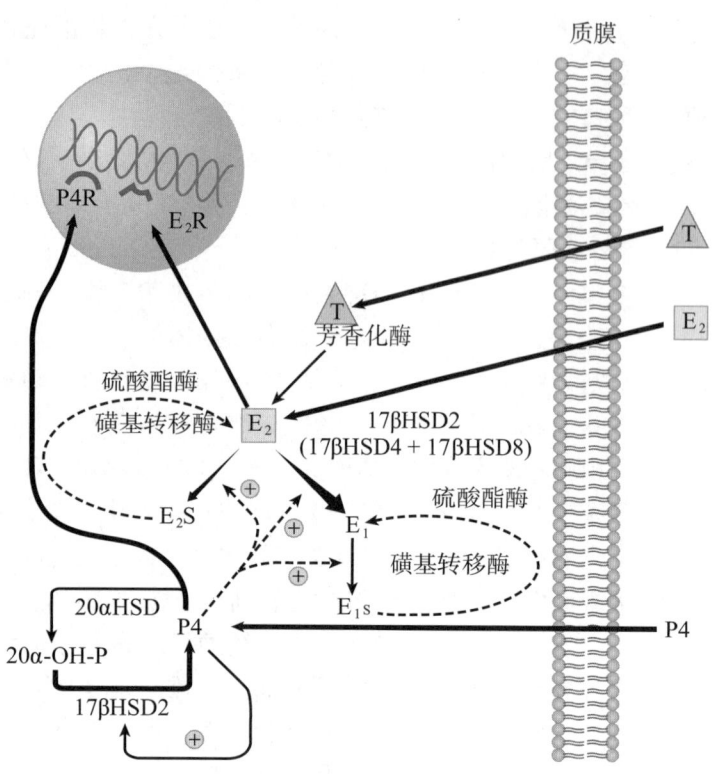

图10-4 类固醇激素在子宫内膜的代谢和作用

(+) 激活；E_1. 雌酮；E_1S. 硫酸雌酮；E_2. 雌二醇；E_2R. 雌二醇受体；P4. 孕激素；HSD. 羟甾脱氢酶；T. 睾酮；P4R. 孕激素受体；E_2S. 硫酸雌二醇。P4可抑制E_2诱导的异位细胞周期蛋白Di和Cdk4进入到细胞核内，同时激活Cdk2（细胞周期蛋白A激酶），后者可以抑制E_2的氮效应

17β-HSD）的作用下转变为雌酮，或者在雌激素磺基转移酶的作用下转变为硫酸化的结合物。在灵长类动物的子宫内膜已检测到3种不同类型能氧化雌二醇形成雌酮的17β-HSD，它们分别是2型、4型和8型酶。2型和8型酶与微粒体有关，4型酶在过氧化物酶体中。2型和4型酶以氧化型烟酰胺腺嘌呤二核苷酸作为辅助因子，主要存在于分泌期的腺上皮细胞中。月经周期中，子宫内膜2型酶的表达变化最大，在分泌期达峰。8型酶的表达没有变化并不受调节。孕激素能通过诱导2型和4型17β-HSD的表达增强子宫内膜细胞中雌二醇向雌酮的转变，4型酶的作用相对弱一些。孕激素也能通过增强雌激素磺基转移酶的活性来增加子宫内膜雌二醇的硫酸化。因此，孕激素可激活多条酶作用途径使雌激素失活。然而，在子宫清除和保留雌二醇的平衡系统中有区域性差异。例如，雌激素硫酸酶只能在子宫基底层的腺上皮细胞中检测到，此酶参与将雌二醇硫酸盐转变为雌二醇、升高雌二醇水平的作用。人类正常子宫不具有合成大量雌激素的功能（不管是从头合成，还是将血循环中的雌激素原转变为雌激素），但是在子宫内膜癌、子宫内膜病变和在较轻的程度上患子宫内膜异位症妇女的在位子宫内膜能异常表达合成类固醇激素所需的成分（$P450_{arom}$），使内膜组织具有利用血循环中的肾上腺或卵巢来源的雄激素合成雌激素或从头合成雌激素的能力。子宫内膜异位病灶基质细胞能表达StAR，胆固醇侧链裂解酶、P450c17及芳香化酶和17β-HSD（详见第4章）。这些病灶内产生的雌二醇能增强前列腺素E_2的合成，后者会刺激芳香化酶基因的转录，这种正调控机制最终使雌激素的局部水平增高。此外，异位灶不表达受激素调节的能将雌二醇转化为雌酮的2型17β-HSD，因此有效地提高了雌二醇的生物利用度。子宫内膜异位症和多囊卵巢综合征（PCOS）患者的在位病灶均可表现出孕激素抵抗，这种现象可通过2型17β-HSD的降低进行评估；雌二醇失活的缺乏导致了雌激素活性的增高。雌激素水平的升高或许能解释子宫内膜异位症患者子宫内膜增生，也可能与此情况下子宫内膜容受性降低相关。

在子宫内膜异位症患者中，其内膜异常表达芳香化酶，部分原因可能为SF-1（steroidogenic factor 1）的存在而引起。SF-1是一个孤立的核转录因子，在正常的内膜组织中通常不表达。有研究认为，子宫内膜异位症患者内膜基质细胞中SF-1替代了COUP-TF（正常子宫内膜基质中含量丰富），后者为芳香化酶启动子上的SF-1位点的抑制转录因子，促进了总转录机制和芳香化酶基因的表达。此外，通过对孕激素活性调节因子COUP-TF Ⅱ的替代，可能会引起子宫内膜异位症患者的孕激素抵抗。在子宫内膜异位病灶中，还发现了其他与类固醇激素生成相关的蛋白如StAR，P450scc和P450cl7，这些蛋白是由SF-1（NR5A1）调控的基因编码；这些蛋白在异位病灶的表达可能通过相似的机制。内异症患者缺乏2型17β-HSD导致孕激素受体A的异常表达，其作用远超过B型受体的作用。研究表明，ERα、ERβ和其他子宫内膜异位症的特征性病变的异常表达促进细胞增殖及延长细胞寿命。

孕酮在子宫内在20α-HSDs的作用下转化为没有活性的20α-羟孕酮。在分泌期，2型17β-HSD的表达增加，它也是一种20α-羟甾氧化酶，可以将20α-羟孕酮转化为孕酮。分泌期孕酮诱导的2型17β-HSD的表达，不仅参与雌激素的代谢，而且参与子宫内膜孕激素水平的维持。

三、成年女性生殖道及其在月经周期中的动态变化

（一）输卵管

输卵管促进配子的运输，提供受精的地点，参与早期胚胎的运输。这些功能由输卵管上皮和位于其下的平滑肌共同完成。尽管体外受精-胚胎移植技术已清楚地表明，输卵管对于动物和人类受精来说不是至关重要的，但是对于现代辅助生殖技术的发展来说，理解输卵管生理是非常重要的。此外，对于输卵管环境的进一步阐明可以提高辅助生殖技术的成功率。

输卵管在解剖上分为4个部分，从远端到近端为：伞部和漏斗部、壶腹部、峡部和间质部。输卵管内膜和输卵管肌层的结构是独特的，这与其在配子运输及受精过程中的作用是一致的。此外，壶腹部与峡部之间、子宫和输卵管之间的连接为重要的生理性括约肌，可调节卵和早期胚胎在输卵管内停留的时间。

1. 配子运输 排卵时，伞部变肿胀、充血，表现出脉冲波浪式运动。在输卵管伞部和漏斗部的纤毛密度最高，在围排卵期向子宫方向摆动。输卵管伞部和纤毛协调一致的运动使其轻拾起排出的卵并将其轻推向壶腹部，壶腹部平滑肌层薄，黏膜延展成大量的皱襞，为卵子的运输和交换提供了充足的表面积。当卵子运输到壶腹部与峡部交界的地方时停止，在此进行受精。与壶腹部相反，峡部仅有很少的黏膜皱襞，但有比较厚的输卵管肌层，因此，通过峡部需要几天的时间。

输卵管间质部内部被厚厚的平滑肌包裹，组成第二个生理性括约肌。此括约肌的活性似乎是受到肾上腺能神经、类固醇激素及前列腺激素的调控。输卵管肌层的收缩和舒张促使配子和受精卵的运输。光学显微镜研究区分输卵管肌层为纵向和环向，但是壶腹部似乎与之结构不同，由随机吻合的平滑肌束反复缠绕形成连续的网络组成，并有分支伸向各个方向。此种平滑肌纤维编织而成的单一网可以产生随机的收缩波以"搅拌"输卵管内容物，这一过程可通过增强接受生长因子、营养和代谢交换而促使受精卵及早期胚胎发育。局部产物前列腺素$F_{2\alpha}$和E_2（可引起肌肉收缩）和环前列腺素（可引起肌肉放松）可能在调节输卵管纵向和环向收缩与松弛类型中发挥重要作用。早期胚胎分泌的人绒毛膜促性腺激素（Human chorionic gonadotropin，hCG）可诱导输卵管上皮细胞表达COX-2 mRNA，其可促进环前列腺素的产生，从而有利于输卵管括约肌的开放。

实验室研究和驯养动物研究表明，精子到达输卵管后储存在峡部的尾侧端，通过与表面相关精子凝集素与输卵管上皮细胞的糖结合物相互作用。这些相互作用似乎能通过改变精子细胞内的钙离子浓度而增加精子的活力，抑制精子获能及运动。在接近卵子进入壶腹部的时刻，精子启动获能过程，从输卵管上皮释放出来处于高激活状态。尽管有大量的文献表明动物精子结合于输卵管，但没有证据表明这种现象发生于人类。然而，人类精子体外与输卵管上皮共培养时可延长其存活时间，尽管精子与上皮细胞未紧密结合。

2. 输卵管上皮和输卵管液 人类输卵管上皮细胞由纤毛和分泌细胞组成，随着卵巢类固醇激素水平的变化而发生周期性的变化。在卵泡期晚期，输卵管伞部及壶腹部的上皮细胞均达到最高、纤毛达到最长、摆动频率最大。在黄体期，可以观察到某些细胞萎缩及纤毛丢失，尤其是伞部，在随后的卵泡期，细胞肥大，再生纤毛出现。相反，如果妊娠期细胞进一步萎缩，纤毛丢失。这些观察表明，雌激素优势能促进纤毛发生而孕激素优势导致细胞萎缩和去纤毛化。输卵管因素导致的女性不孕，是原发纤毛运动障碍和Kartagener综合征的可变特征，表明纤毛功

能在女性生殖道中有重要功能，但对于体内受精而言并不是绝对必要。

配子运输、受精及胚胎早期发育是在输卵管上皮细胞分泌的液体环境中进行的。在灵长类动物周期中，输卵管选择性渗出和分泌形成的输卵管液的量是变化的。输卵管液以每24小时能蓄积1～3 ml的速率聚集，在排卵期附近其分泌量达到最大。输卵管中负责分泌的主要细胞被认为是无纤毛细胞，这种细胞可以通过氯离子流保持跨膜潜在电位的可能性。输卵管分泌液体及其被类固醇激素、神经递质、炎症因子调节的机制尚未研究清楚。对于输卵管液成分的了解，有助于体外受精及胚胎早期发育营养基的改进。与血浆相比，输卵管液碳酸氢盐含量较为丰富，通过激活精子可溶性腺苷酸环化酶促进精子获能；碳酸氢盐同时也促进卵细胞放射冠分离。输卵管液中高浓度的碳酸氢盐是由输卵管上皮细胞中碳酸酐酶的活性来维持的。

输卵管液的营养成分有周期性变化，可以影响人胚胎体外发育。例如，从卵泡期到排卵期，葡萄糖的含量降低了6倍，从3.1 mM到0.5 mM，而乳酸盐的分泌从4.9 mM增加至10.5 mM。丙酮酸盐作为胚胎早期的重要能源物质，在月经周期中无明显改变（0.14～0.17 mM）。输卵管中精氨酸、丙氨酸和谷氨酰胺含量最为丰富；除天冬氨酸外，这些氨基酸在分泌期浓度最高。牛磺酸和亚牛磺酸也是输卵管液的主要成分，可能参与改善配子和植入前胚胎的成活率。

输卵管液中的主要蛋白质是白蛋白，也含有上皮细胞分泌的蛋白质。高分子量的黏蛋白样糖蛋白，称为输卵管素（输卵管特异性糖蛋白）只有在雌激素的调节下的输卵管上皮中表达。输卵管素具有壳多糖酶样的结构域，促使其与卵子透明带的寡糖结合。输卵管素在胚胎和输卵管上皮之间形成一层屏障以阻止异位妊娠。输卵管还可以分泌多种生长因子和细胞因子影响胚胎的生长和发育。

动物和人类输卵管上皮细胞的代谢特点和分泌活性已被应用于人类辅助生殖技术。多种共培养方案使得种植率和妊娠率提高，表明存在"输卵管样"的有益的微环境。然而人们并不了解共培养的任何一种有益效应是否为输卵管上皮所特有还是相反仅为一体细胞层普遍的有益作用。

（二）输卵管妊娠

输卵管在配子和胚胎的运输过程中发挥重要功能，但并不是胚胎植入的合适部位。在子宫内膜中看到的着床容受期改变在输卵管上皮中并没有发现。了解人类胚胎的异位植入提供了进一步对于子宫内膜植入机制的深刻理解。

异位妊娠发生率高，占妊娠总数的1%～2%，通常认为受精卵植入对于要植入其中的组织要求不如受精卵本身黏附和侵袭的潜力发挥作用大。然而，子宫内膜植入短暂而紧密的控制提示包含有植入部位组织的强烈影响。这些明显矛盾的数据可以通过对异位妊娠的更进一步的理解而统一。因输卵管上皮通常对于植入没有容受性，输卵管上皮细胞的改变可能导致了分子对话或者内分泌环境的改变有助于胚胎异位植入。

输卵管异位妊娠，占异位妊娠总数的90%以上，与输卵管炎症及手术史密切相关。导致输卵管异位妊娠的最常见的单一因素为衣原体感染史。鼠的输卵管衣原体感染依赖Toll-样受体2（Toll-like receptor 2, TLR2）受Toll样受体4（Toll-like receptor 4, TLR4）调节，导致炎性细胞因子的产生，包括TNFα，白细胞介素1β（interleukin（IL）-1beta）、IL-6，这些炎性细胞因子部分通过MMP-9导致输卵管上皮损伤。有意思的是，IFN-γ，与IFN-α或IFN-β不同，保护输卵管在鼠支原体感染后抵抗炎症及破坏。介导人类输卵管衣原体感染损伤的因素并未研究清楚，但TLR2，TNF-α，IL-1β，IL-1R，IFN-γ和MMP-9在人类输卵管上皮的表达和调控已研究清楚，输卵管异位妊娠的女性输卵管上皮缺乏MMP-9免疫活性。

最近有报道雌激素的作用是发射信号使输卵管运送胚胎。因为TLR2和TLR4炎症激活是通过NF-kB的激活来介导的，而NF-kB被认为在多种细胞类型中抑制类固醇激素激活，作者认为，在输卵管中缺乏雌激素活性可能导致胚胎停滞继而在受损的输卵管上皮细胞植入。因此，输卵管炎症和损伤在异位着床中的作用为研究正常胚胎植入的主导机制提供了一个窗口。

（三）子宫内膜

讨论子宫内膜的结构和功能时，灵长类动物的内膜通常分为两层：功能层和基底层（图10-5）。

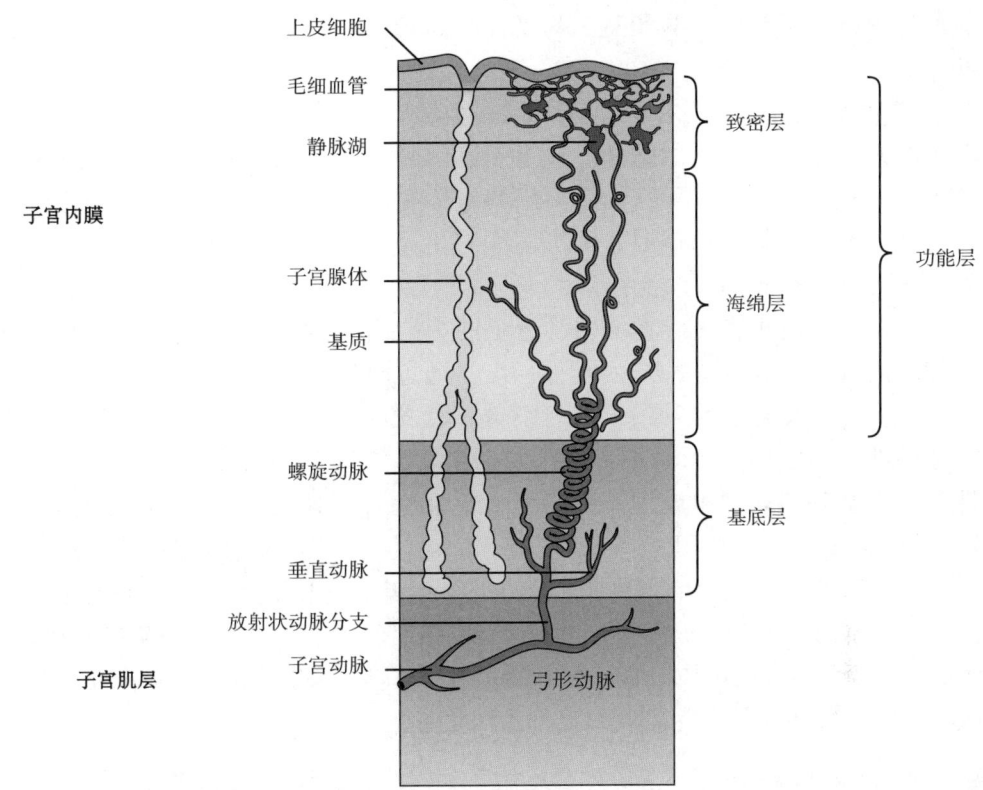

图 10-5 人类子宫内膜分泌期组织学构成

[摘自 Weiss L, Creep RO, eds. Histology. 4th ed. New York: McGraw-Hill, 1977：911.]

功能层存在短暂，由一个致密区和一个中间海绵区组成，致密区由紧邻腔上皮的基质形成，海绵区由较密集排列的弯曲腺体构成，功能层形成蕾丝样外观的组织学。基底层位于海绵区的下方，与肌层相接。基底层含有子宫腺体的底部和支持血管，当月经期功能层内膜脱落后基底层能重新生成功能层。分泌期，这些子宫内膜的层次在组织学上是明确定义的。然而，在功能方面来说，子宫内膜最好被视为具有不同表型的极性的细胞。在月经周期中，子宫内膜上层经历了显著地进展性组织学变化，而基底层仅表现出中度变化。细胞增殖模式、程序性细胞死亡及基因表达同样表现出逐层渐进性，这部分内容将在后续章节讨论。在月经周期的增殖期，功能层的上层大部分细胞表现为上皮细胞增生。在月经周期的增生期，基底层腺体的增殖活性表现为中度增殖，在分泌期早期及中期，增殖活性增强，在此时期功能层上层上皮细胞 ER 和 PR 受体缺失。

1. 增殖期早期 子宫内膜的厚度通常 <2mm。子宫下部和宫角处的基底层细胞和上皮细胞持续增殖，使腔上皮在月经第 5 天时修复。此时，腺上皮和基质有丝分裂活跃。很显然，这种反复"伤口愈合"通常不会产生瘢痕。子宫内膜干细胞能够产生基质和上皮成分的祖细胞，认为有助于内膜再生过程。

子宫内膜的迅速修复依赖于许多因素，这些因素同样参与生殖道的形成过程。WNT7A，完全由腔上皮中表达，是一种扩散因子，通过复杂的途径触发细胞增殖。可溶性 WNT7A 与 FZL（frizzled）受体结合，作用于位于底部的基质，可使细胞内蛋白 DSH 磷酸化（彩图 31A）。这种蛋白可以抑制糖原合成酶激酶 β（GSKβ）通过泛素化作用关闭 β-连环蛋白的降解。β-连环蛋白的蓄积标志着细胞增殖活动，而这种增殖活动作为细胞核的转录因子与子宫内膜生长作用相关。WNT7A 下行梯度扩散到生长的子宫内膜通过自我调节机制来决定子宫内膜生长，这是一个引人注目的模型。

反调节机制使 WNT7A/FZL/DSH 信号通路失活包括孕激素的激活，后者可以刺激 DKK-1（dickkopf-1）蛋白的分泌（彩图 31B）。DKK-1 结合于共受体，LRP6 阻滞 FZL 受体关闭 WNT7A 的激活过程，这一过程是通过抑制 β-连环蛋白蓄积实现的。子宫内膜异位症患者中可观察到 DKK-1 生成缺陷，表现为孕激素抵抗，可能是此状态下内膜异位症患者内膜增生表型的原因。

增殖期早期，子宫内膜腺体窄、直、呈管状，由低柱状细胞构成，其胞核呈圆形，位于基底部（图 10-6）。在超微结构水平，上皮细胞内胞质内含有大量多聚核糖体，但其内质网和高尔基复合体尚未完全发育。

2. 增殖期晚期 子宫内膜增厚，其原因为腺体的增生和间质细胞外基质的增加。靠近子宫内膜表面的腺体被宽松地隔开，子宫内膜深层的腺体更加拥挤和弯曲。当接近排卵期时，腺上皮细胞更高，形成假复层上皮（图10-6）。

类固醇激素对子宫内膜在增殖和分泌的影响高度依赖于内膜的层次（基底层 vs 功能层）。通过应用特异性标签技术对恒河猕猴子宫内膜研究，发现在"增殖期"子宫内膜的增殖仅限于功能层。至分泌期中期，基底层表现出增生，推测是由于维持上皮和基质雌激素受体的作用。

3. 分泌期早期 排卵为内膜周期中分泌期的起始标志，尽管在增殖期子宫内膜腔上皮细胞和腺上皮细胞有分泌活性。在排卵后的3d内，可以观察到腔上皮和基质细胞的有丝分裂，此后的月经周期中难以观察到此现象。在分泌期早期，腺上皮和基质细胞的细胞核出现异染色质（彩图31）。腺上皮细胞开始在基底部蓄积富含糖原的空泡，使细胞核至柱状上皮的中央。证明其中度分泌活性的证据为腺腔内可见轻度嗜酸性物质积聚。子宫内膜上皮细胞的超微结构显示其富含丰富的内质网，线粒体体积大，脊明显凸起。在分泌期早期，在内膜基质中已形成纤维状胶原（胶原纤维Ⅰ型和Ⅲ型）组成的嗜银纤维组织网。此时，基质水肿促使内膜变厚。

4. 分泌期中期 月经周期中此期的特点为螺旋动脉的生长。这些血管变得越来越弯曲，其血管伸长的速度快于内膜增厚的速度。在分泌期中、晚期，子宫内膜腺体变得弯曲。其分泌活性在排卵后6d达到高峰，表现为上皮细胞内空泡的消失（图10-6）。

在月经的16~24d，5%~10%的分泌期上皮细胞核中会短暂的出现核仁管道系统，此为球性有

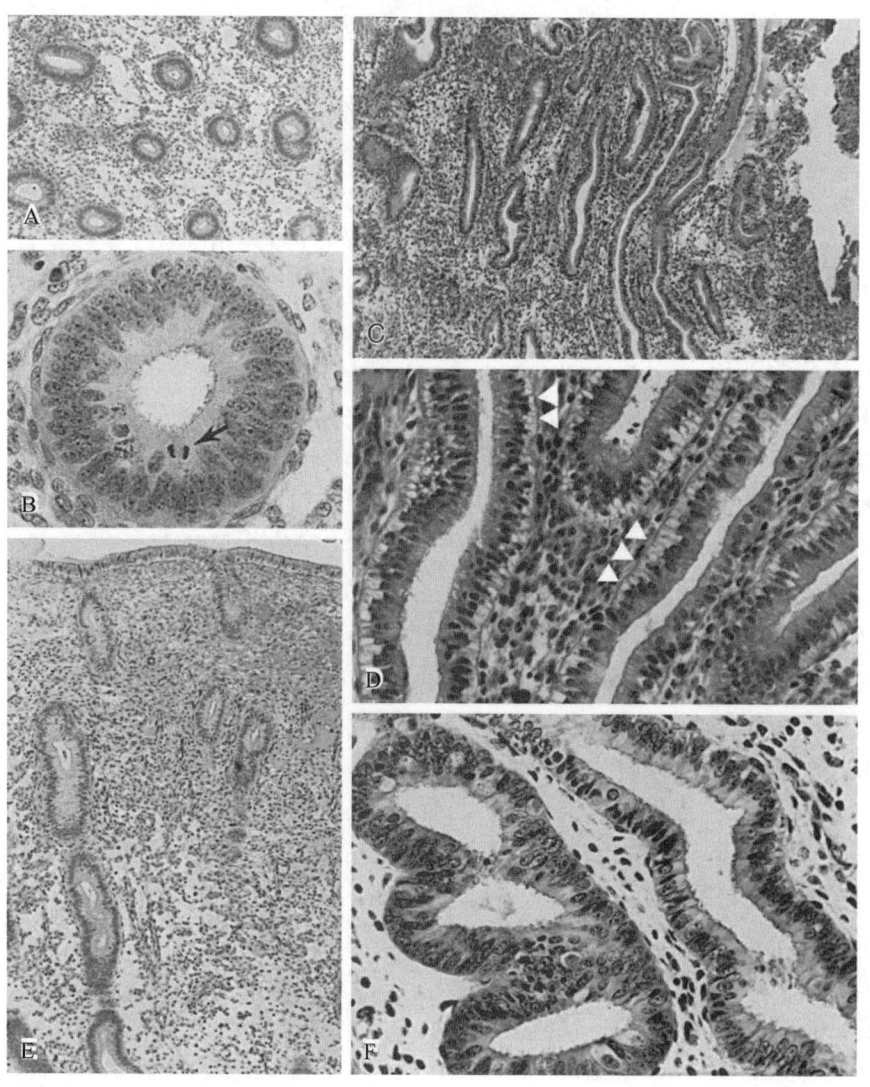

图10-6 月经周期子宫内膜的组织学改变

A，B. 增殖期子宫内膜。可见有丝分裂（箭头所示）。腺上皮细胞核为假复层。C，D. 月经周期第18天，分泌期子宫内膜。腺上皮细胞可见核下糖原空泡（白色箭头），分布均匀。E，F. 分泌中期子宫内膜。显示腺体分泌活动，基质水肿。表层的基质细胞及血管周围的基质细胞假蜕膜化，细胞扁平多角形，境界清楚

序堆叠的相互交叉的小管组成（图10-7）。核仁管道系统被认为是由核膜内层向内凹陷形成，提供与核周的直接联系，以便运输mRNA至细胞质中。Nopp140，可能参与诱导这种核内内质网的过程，这是一个高度磷酸化的蛋白质，其与RNA加工过程所需要的小核仁核蛋白颗粒相关。核仁管道系统对孕激素产生应答，推测在受精卵植入时间时，是分泌期的超微结构标志。

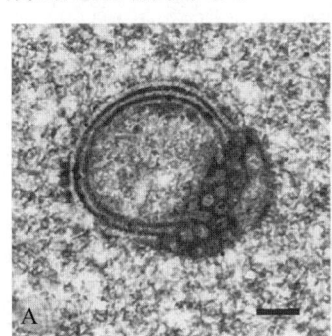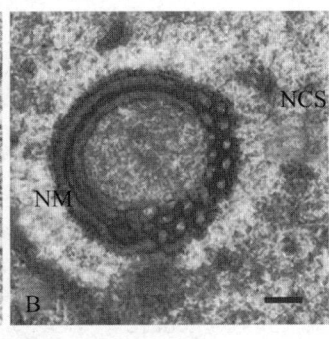

图10-7 电子显微镜下的核仁管道系统（NCS）

A. 转染了Nopp140的COS细胞的核仁通道样结构；B. 子宫内膜细胞在孕激素作用下的核仁管道系统。NM. 核膜

[摘自Isaac C, Pollard JW, Meier UT. Intranuclear endoplasmic reticulum induced by Nopp140 mimics the nucleolar channel system of human endometrium. Cell Sci, 2001（114）: 4253－4264.]

从分泌中期到分泌晚期，血管周围的基质细胞增大，胞质嗜酸性，细胞周围有细胞外基质。基质细胞的这些改变称为前蜕膜化，以便于将其与妊娠期基质细胞的进一步改变区分开来，随后这些变化愈加明显，使上皮下致密区和海绵区界限明显。与许多动物种属不同，人类子宫蜕膜化的启动不需要来自胚胎的信号。

子宫内膜前蜕膜化最初发生在血管附近，这表明激素或局部因素刺激了这些变化。这些局部因素可能与蜕膜化的颗粒淋巴细胞，也叫作子宫自然杀伤细胞（natural killer，NK）相互作用。NK细胞包绕小动脉，与基质细胞紧密联系，其相互联系方式非常类似于缝隙连接。在超微结构水平，前蜕膜化基质细胞有发育完善的高尔基复合体和平行片状排列的内质网。其周围的基质中有层粘连蛋白、纤维结合素、硫酸肝素和Ⅳ型胶原。通过微阵列技术，人类基质细胞体外蜕膜化基因的表达谱被解析，121个基因被诱导，110个基因发生了降调节，50个基因表达呈双相反应。

在分泌期中、晚期，基质细胞表达一系列促进止血的蛋白质-包括组织因子，一种膜蛋白相关的蛋白质，当其接触血液时启动凝血，和纤溶酶原激活剂抑制因子Ⅰ型（plasminogen activator inhibitor type 1，PAI-1），也称为丝氨酸蛋白酶抑制剂，其抑制纤溶。此基因表达模式可以阻止滋养层植入导致的局部出血。

5. 月经前期 主要组织学特征为基质金属蛋白酶催化的基质网降解；多形核白细胞和单核白细胞浸润基质；子宫内膜腺体"分泌耗竭"，其上皮细胞核位于基底部。颗粒淋巴细胞核的形态学变化包括预示细胞凋亡的核溶解和核破碎，这种形态学变化被认为是月经来临的前兆之一；这些变化发生在细胞外基质破裂和白细胞浸润之前。在腺上皮细胞中，分泌期早、中期特征性的核仁管道系统和巨大线粒体均已消失。月经开始前，子宫内膜萎缩，一部分原因为分泌活性的消失和细胞外基质的降解。

（四）月经期

月经，是由于雌、孕激素的自发撤退而形成，标志着此周期中未能获得妊娠，通过自发蜕膜化形式使子宫内膜表面的内膜脱落。月经这个非常特殊的生理过程只发生在人类女性和古老的灵长类动物身上，尽管在所有动物的非生殖周期中，都能观察到黄体退化伴有循环中雌、孕激素水平的下降。在有月经的物种中，对雌、孕激素产生应答的器官如输卵管、阴道、乳腺，却不随着月经周期中类固醇激素水平的变化而脱落。孕激素撤退触发的分子机制包括NF-κB转录通路的激活（细胞因子的主要靶点）和基因表达的结果，如子宫内膜出血相关因子（endometrial bleeding—associated factor, EBAF; AKA Lefty）；一种可干扰TGF-β家族其他成员促进子宫内膜完整性的抗TGF-β因子。这种TGF-β活性的协调性阻断似乎启动后续月经过程的很多过程，包括MMPs的作用。

月经是由孕激素撤退引发的一系列复杂改变。人类子宫内膜的功能层富含螺旋动脉，与注入它们的放射动脉和基底动脉相比，螺旋动脉对类固醇激素极其敏感。在Markee的经典实验中，经期将自体子宫内膜移植至前眼室进行观察，在月经前4~24h，小动脉和螺旋动脉收缩引起了一个缺血期。也有研究认为，出血发生在小动脉和螺旋动脉舒张后，因舒张引起了缺氧或再灌注损伤。

Markee 的这些发现构成了月经期血管收缩模型的基础。然而，月经是子宫内膜功能层血管广泛收缩和低氧/缺氧导致的观点没有得到子宫内膜灌注研究的支持，该研究未在围月经期和月经期观察到明显的子宫内膜血流减少。此外，一项对于缺氧诱导因子表达和定位的研究显示，由缺氧诱导产生的异二聚体转录因子（hypoxia-induciblefactor,HIF）可作为氧利用度低的生化标志，其在月经期没有发生变化。在围月经期子宫内膜，未观察到 HIF 的亚基 HIF-1α 和 HIF-1β 表达上调，也未在细胞核中观察到 HIF 亚基的定位。然而这些研究并不能除外在子宫内膜局部发生血管收缩与缺氧的可能性。

除了血管收缩模型之外还有另外一个假说认为月经是孕激素撤退引起的一种炎症反应。此炎症反应假说被两种特征证据支持：月经前白细胞在子宫内膜内大量蓄积并释放出炎症反应特有的基质降解酶。在孕激素受体缺失的小鼠模型上观察到的子宫炎症反应，也支持孕激素撤退 - 诱导炎症反应假说。在分泌期晚期基质细胞中最早可以观察到炎症介质触发细胞凋亡，随后这种现象逐渐在整个功能层中被观察到。给予孕激素或外源性 hCG 时，体内可出现挽救细胞凋亡情况。

参与凋亡的蛋白质变化似乎有助于子宫内膜局部细胞的程序性凋亡。抗凋亡蛋白 Bcl-2（B cell CLL/lymphoma 2，Bcl-2）主要表达于增殖期的腺上皮细胞；在分泌期其表达下降，至分泌期晚期细胞凋亡出现时，其表达降至最低。研究表明，生存素表现出与 Bcl-2 相反的表达特点，生存素是最近发现的凋亡抑制剂。生存素与细胞凋亡蛋白酶 caspase-3，caspase-7 结合并阻断其功能。在分泌期，caspase-3，caspase-8，caspase-9 的活性较高。在增殖期，子宫内膜腺上皮生存素低表达，分泌期晚期分泌量增大至峰值。生存素位于功能层细胞的细胞核中及基底层细胞的细胞质中。其在功能层与基底层的差异表达似乎能解释分泌期晚期生存素不能抑制细胞凋亡而可以抑制基底层凋亡，这与已经观察到的细胞凋亡模式是一致的。异位的子宫内膜病灶中生存素水平升高，与这些病灶细胞凋亡减少相关。

尽管关于月经成因的血管收缩假说和炎症反应假说看起来相互独立，但缺氧和炎症反应的生化特征交叉存在，这些特征包括前炎症因子的释放和细胞凋亡，这些特征模糊了两种假说的界限。围月经期子宫内膜缺血 - 缺氧或炎症反应使血管发生变化，导致血液外渗。类似于细胞凋亡过程，自噬和异噬现象很明显。表层的子宫内膜因出血血肿而肿胀；随着肿胀的进行，子宫内膜组织碎片分离最终导致功能层的脱落。月经血混杂着组织碎片，子宫内膜纤溶活性使这些碎片液化。若出血量大，会伴有大小不等的血凝块。

在子宫内膜脱落后，月经血中炎性成分可能在组织完整性修复的过程中发挥重要作用。随着孕激素的撤退，现已知许多分泌期抗炎症介质，如参与炎症起始改变阶段的 MMPs，尿激酶型纤维蛋白溶酶原激活质（urokinase-type plasminogen activator, uPA），组织型纤溶酶原激活剂及 PAI-1 的表达。在月经期伴随着孕激素的撤退，在前列腺素和脂肪化酶（lipoxygenases，LOX）的诱导下通过 NF-κB 使 COX-2 水平急剧上升。孕激素撤退时，一种脂肪氧合酶 LOX15 表达。因为 LOX15 决定抗炎类花生酸脂氧素 A4（LXA4）的产物，其表达可能缩短炎症反应。令人惊奇的是，最近的研究发现 LXA4 可能是潜在的雌激素激动剂，可以促进子宫内膜的修复，尤其是在月经期，循环雌激素水平低，ERα（至少在基底层）表达仍然升高。

在排卵周期中月经期的持续时间是不同的，通常是 4~6d，但是对于任何有排卵的妇女自己，月经周期是相似的。若流血持续时间<2d 或>7d 则认为是异常。正常经期的出血量在 25~60 ml，当凝血或血小板功能异常时，出血量增加。当出血量>60 ml 时，易出现缺铁性贫血。

月经及其随后的功能层再生过程明显缺少内膜相互粘连。大部分宫腔粘连导致 Asherman 综合征继发于妊娠相关的刮宫，尤其是产后 4 周内进行刮宫，此时的子宫发生粘连的概率尤其高。Asherman 综合征同样与感染有关。

（五）干细胞和端粒酶在子宫内膜再生中的作用

月经及子宫内膜周期性修复需要干细胞和端粒酶，后者使子宫内膜同身体其他组织相比，内膜处于接近于持续存在的状态。2014 年，在进行骨髓移植的女性子宫内膜中进行检查并发现了其中包含子宫内膜上皮及基质细胞，这些细胞明显是来自于骨髓捐赠者。这个发现的标志性意义体现在如下两方面：首先，这个结果提示有可能骨髓来源的干细胞游走并种植于子宫内膜，其次，这些未分化的骨髓干细胞经历了向间充质及上皮组织的转化以形成与其宿主器官一致的表型。这个最初的实验观察后来在老鼠实验中得以确认，将雄性供者骨髓移入至雌性受者小鼠内，实验结果证实新生的上皮及基质组织来源于骨髓多能干细胞而非骨髓中子宫内膜干细胞。

子宫内膜来源的多能干细胞，不论是来源于子宫内膜或是来源于骨髓，似乎具有不同寻常的性质，可能会彻底改变我们对干细胞研究的看法。这些细胞已在小鼠模型中进行试验，以分化成具有产生多巴胺潜力的神经元细胞类型，以及产生胰岛素的胰腺 B 细胞。Gargett 和他的同事已经确定表达一系列分化因子（CD）40b 和 CD146 的间充质干细胞样细胞可以分化成脂肪细胞、骨细胞、软骨细胞、肌细胞和内皮细胞。基于这些早期的研究，子宫内膜来源的干细胞可以避免骨髓活检，提供多种细胞类型自体干细胞移植，这可应用于多种人类疾病包括帕金森病或 1 型糖尿病，同样也可以治疗 Asherman 综合征，因其可能会使内膜再生。

最早使用保留 5-溴-2-脱氧鸟苷（BrdU）标记的细胞来识别子宫内膜干细胞。这些数量极少的，具有高度增殖能力和未分化的处于静止状态的细胞保持群落活性，具有重建其起源组织的能力。识别侧群细胞的能力应用在子宫内膜中，这些侧群细胞（side population，SP）在女性的育龄期内，维持在恒定的水平（1%）。最近认为骨髓来源的细胞不分化成子宫内膜侧群细胞，提示侧群细胞为子宫内膜的常驻细胞，因此有可能成为内源性子宫内膜再生干细胞。

不同于其他组织，子宫内膜具有显著的持续存在的特性。尽管女性一生中有 450 个周期的月经和内膜再生，典型的内膜在再生过程中始终保持着高度的保真性。年龄与端粒酶的长度相关，在其他组织中其长度决定了细胞的寿命。子宫内膜表达端粒酶的水平类似于特定的肿瘤。端粒酶的水平变化依赖于月经周期，在增殖期达到最高水平，在分泌期中期达到最低点。有趣的是，这种酶在上皮细胞中表达，而在基质成分中未发现。根据最近的研究显示，雌激素可能通过包含 β-连环蛋白表达的 WNT 通路间接调控端粒酶。在表现为孕激素抵抗的人类女性和狒狒子宫内膜异位症患者中，端粒酶水平升高，提示与此疾病相关，其病理生理过程与疾病的慢性持续性存在及复发趋势相关。

（六）血管重建与血管生成

血管生成是指既往存在的血管中形成新的血管，这种现象在正常成年人中很少见，但在女性生殖系统及卵巢中可见。在周期性子宫内膜脱落、再生、黄体形成的过程中经历了显著的血管生长和重建的过程。血管生成的过程经历了许多步骤，这个过程被激活剂和抑制剂严密的调控。在月经周期中，有 4 个与血管形成相关的重大事件。①月经期：破裂的血管修复；②增殖期：子宫内膜迅速增长；③分泌期：螺旋动脉生长至上皮下毛细血管丛；④月经前期：血管退化。如血管生成过程异常，则可导致子宫内膜功能异常，包括闭经。

增殖期通过血管的伸长来进行血管生成。分泌期，血管的套叠似乎使血管分支增加；血管内内皮细胞的增殖最终使血管腔变宽，被毛细血管梁分割，或者导致血管融合或分开。尽管内皮细胞显著增殖出现在月经期晚期、增殖期早期或晚期，但整个月经周期中内皮细胞持续增殖。在分泌期，尽管其周围的子宫内膜组织停止生长，但血管持续生长，导致螺旋动脉的弯曲。

子宫内膜血管生成和血管重建受分子信号网络和受体的调控，包括血管内皮生长因子家族，成纤维生长因子，促血管新生蛋白因子、血管生成素、红藻氨酸及其同家族的受体，后者也可能为分泌的配体-结合域存在，被选择性剪接后起抑制因子的作用。尽管其他一些局限于子宫内膜的促血管生成因子及其受体表达呈现出时间和空间的表达，这些因子在月经周期中血管生成-重建中发挥的特殊作用仍然有待于研究。

血管内皮生长椅子家族包括 VEGF-A，VEGF-B，VEGF-C 及 VEGF-D，VEGF-A 是最重要的促进子宫内膜血管生成因子。VEGF-A 主要作用于两种不同的受体：VEGFR2（VEGF receptor-2），主要在内皮细胞增殖过程中发挥信号传导作用；另一种受体为络氨酸激酶受体 VEGFR1（即 FLT-1），在调节 VEGF 对血管渗透性方面发挥主要作用。所有的受体都表达于内皮细胞上。VEGFR2，即通常所说的激酶结合域受体（kinase domain receptor，KDR），表达于月经前期的基质和上皮细胞上；这种表达分布提示其可以作用于非血管成分。

在月经前期可以观察到一个特征性变化：子宫内膜浅层基质细胞 VEGFR2 受体表达急剧升高以应对孕激素撤退。此时，VEGF 对 VEGFR2 的作用可能参与基质细胞内 MMP-1 表达增加。

在增殖期，雌激素通过缺氧诱导因子-1α（HIF-1α）的作用，刺激腺上皮细胞及基质细胞表达 VEGF-A。前列腺素 E_2 也可诱导产生 HIF-1α，在月经期其诱导产生 HIF-1α 量最大。中性粒细胞与内皮细胞密切接触释放 VEGF，认为其可以刺激内皮血管生长。它也可以存在于子宫 NK 细胞中。分泌期，表层上皮细胞中可检测到 VEGF-A，推测其可能被分泌至子宫腔内，此时，上皮下 NK 细胞释放 VEGF 被认为在上皮下毛细血管网形成过程中发挥调控作用。

VEGF-A 有 4 个常见的亚基，4 个常见的异构体（VEGF121，VEGF165，VEGF189，VEGF206）。排卵后，子宫血管周围基质中出现标志性的 VEGF-A 异构体表达转化为 VEGF-A189；VEGF-A189 可以被血纤溶蛋白酶水解。VEGF-A189 作用于 VEGFR1 增加血管渗透性，随后结合于 VEGFR2 受体，调节内皮细胞有丝分裂活动。

月经期检测到 VEGF-A 表达量最高，可能为应对促炎性因子所致。该峰值也有可能是局部缺氧造成的，因缺氧为刺激 VEGF-A 转录的潜在因素。在月经期，VEGFR1 和 VEGFR2 的表达同样达到峰值。VEGF 及其相应受体的升高被认为对增殖期血管修复及血管生成的准备发挥重要作用。值得注意的是，VEGFR2 的功能活性（以受体磷酸化评价）是配体激活的标志性指示，其在月经期早期含量相对低，而此时可溶性 VEGFR1（sFLT-1）的活性达到峰值，后者可以阻断 VEGF 的作用。VEGFR2 受体在月经期晚期磷酸化程度升高，在增殖期早期及晚期当 sFLT-1 降低时，VEGFR2 表达量仍保持中度升高。

成纤维生长因子（FGF）家族的蛋白质通过与 VEGF 家族相互作用参与子宫内膜血管生成。FGFs 通过前馈回路上调 VEGFR2 和 VEGF-A 的表达，VEGF-A 促进细胞外基质释放 FGFs。基础 FGF 为刺激 $\alpha\nu\beta_3$ 整合素的潜在刺激因子。此整合素表达于活化的血管生成区，在血管生成过程中对血管伸长及内皮细胞侵入起基础作用。

血管生成素（angiopoietins，Ang）调节血管的稳定性。Ang-1 表达于血管平滑肌，与其位于内皮细胞上的相应受体 Tie-2 结合，使血管保持稳定。Ang-2 是 Ang-1 的生理性拮抗剂。Ang-2 也可以与 Tie-2 结合。在 VEGF-A 缺失的情况下，Ang-2 使血管萎缩，在 VEGF-A 存在的情况下，Ang-2 促使血管生成。原位杂交技术显示，Ang-1 在增殖期早、中期在腺体和基质中表达最丰富，在增殖期晚期减少。整个月经周期中，Ang-2 表达于腺体和基质，峰值出现在增殖期早期及分泌期中、晚期。闭经女性的子宫内膜 Ang-1 被持续性降调节，使 Ang-1 和 Ang-2 的比值降低，导致血管不稳定。

血管原蛋白（angiogenin）是一种肝素结合分子，表达于子宫内膜上皮及基质细胞中，其表达峰值出现于分泌期中、晚期及妊娠早期蜕膜组织中。血管原蛋白被认为有助于螺旋动脉旁血管平滑肌增殖。类似于 VEGF-A，缺氧也可以诱导血管原蛋白的表达。孕激素也可使其表达增加。

红藻氨酸（ephrins）是一个分子家族，与其相应的络氨酸激酶受体被认为可指导内皮细胞作用于特异的靶点。红藻氨酸表达于子宫内膜内皮细胞及基质，但这些分子及其受体在子宫中的作用仍需进一步研究。

子宫内膜血流量的变化反映了血管生成的生理结局。通过检测放射性氙标记的清除率得出，子宫内膜的最大灌注量出现在月经周期的 10～12d、21～26d。激光多普勒灌注流速仪可通过经阴道内放置在宫腔中纤维光探针来评估子宫内膜微血管的灌注情况。通过这项技术发现增殖期及分泌期早期子宫内膜血流灌注量最大，与氙标记计算清除率的结果基本一致。宫底部血流量最大，好的辅助生育结果与高血流量相关。值得注意的是，围经期子宫底血流量未减少，但是这些方法不易检测到局部区域的血管收缩。

（七）细胞外基质的重建

围经期子宫内膜剧烈变化的生化基础包括特异性基质降解酶，MMPs 的作用。对人子宫内膜移植物的体外培养提示，当缺乏雌孕激素时，细胞外基质发生降解，因雌孕激素能抑制 MMPs 的表达。此外，细胞外基质的降解过程可以被 MMP 抑制剂阻断，但溶酶体半胱氨酸蛋白酶抑制剂却不能抑制降解过程－直接表明 MMPs 参与子宫内膜细胞外基质的分解代谢。

围经期孕激素撤退时，子宫内膜纤溶系统的酶如尿激酶和组织纤溶酶原激活物的表达增加。此外，PAI-I 表达降低，使纤溶酶原激活物激活纤溶酶，蛋白水解样裂解，激活潜在的 MMP 酶原。

MMPs 代表一个大的蛋白酶家族，在细胞外基质的重建过程中发挥主要作用（图 10-8）。原位杂交和免疫组织化学技术分析了灵长类动物的子宫内膜 MMPs，内源性抑制因子和组织基质金属蛋白酶抑制因子（TIMPs）的表达谱。研究揭示了细胞特异和周期特异性的表达类型，在围经期的变化最大。排卵后，子宫内膜基质中基质胶原酶（interstitial collagenase, MMP-1）基质溶解素-1（stromelysin-1, MMP-3）和基质溶解素-2、（stromelysin-2, MMP-10）的表达仅限于围经期及月经期。

在增殖期和分泌期可检测到其他 MMPs，但是这些 MMPs 的表达在围经期显著升高，主要包括 IV 胶原降解酶、MMP-2 和 MMP-9。在月经期的基质炎症细胞和上皮细胞内可检测到膜结合 MMP,MMP-14（可激活 MMP-2）。TIMP-1 可以在整个月经周期的子宫内膜中检测到，其表达量在月经期的基质、上皮细胞及小动脉中增加。

体内和体外实验已充分证明，孕激素撤退对子宫内膜 MMPs 和不同时间表达模式的调控发挥重要作用。在一个灵长类动物模型中，体内激素水平被类固醇激素控制，孕激素撤退导致 MMP-1，MMP-2，MMP-3，MMP-7，MMP-10，MMP-11，MMP-14 的上调。值得强调的是，子宫内膜 MMPs 的表达具有异质性。

月经初期，在子宫内膜浅层基质细胞中可检测到 MMP-1；在此区域，基质细胞和上皮细胞表达孕激素和雌激素受体减少和细胞外基质嗜银纤维网格局部断裂-反映了 MMP-1 发挥了降解作用。随着月经的进展，MMP-1 表达于整个子宫内膜功能层。月经期，MMP-1，MMP-2，MMP-3，MMP-9 主要表达于动脉壁内及其周围。MMP 的异质性表达提示其转录受局部因素的调控而非系统因素（类固醇激素）的调控。换言之，类固醇激素间接调控 MMP 的表达。

在体外培养的子宫内膜移植物中，孕激素，特别是在雌激素存在的情况下，可以抑制特定的 MMPs 的表达（如 MMP-1，MMP-2，MMP-7，MMP-9，MMP-11）。孕激素的这种抑制作用很可能是通过自分泌/旁分泌信号改变引起-特别是前炎性因子或转化生长因子家族成员分别可作为 MMP 基因转录的潜在诱导或抑制因子。体外培养环境下，IL-1α 参与孕激素撤退时，对 MMP-1，MMP-3，MMP-7 表达调控。抗体中和 TGF-β 可以阻止孕激素对 MMP-3 及 MMP-7 表达的阻断作用。

子宫内膜出血因子（endometrial bleeding factor, EBAF）是小鼠 *Lefty* 基因的同源基因，可能是孕激素调节细胞因子调控 MMP 基因表达的候选因子。Lefty 最初发现于人类的子宫内膜，其在正常月经的分泌期晚期及月经期表达上调，在增殖期、分泌期早期及中期表达缺失。*EBAF* 基因主要表达于子宫内膜基质，在腺上皮细胞中表达的少，其表达可被孕激素抑制。有意思的是，有异常出血史及子宫内膜异位症患者的子宫内膜在增殖期，分泌

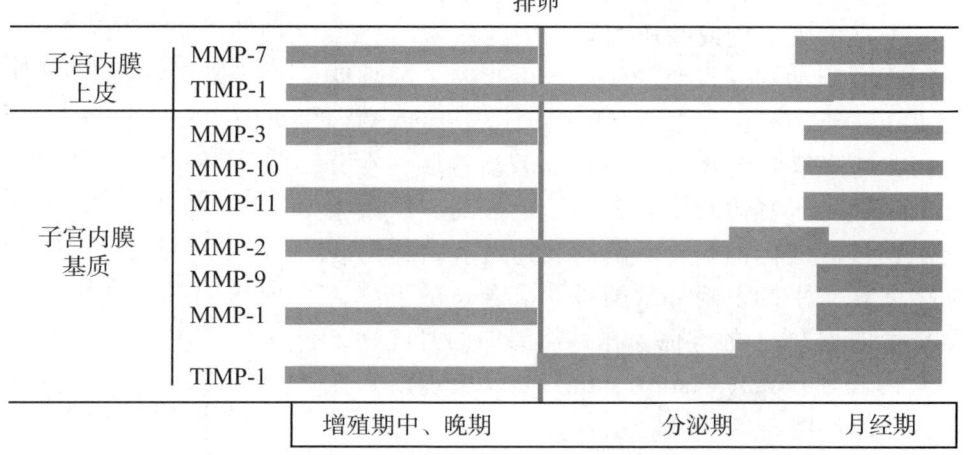

图 10-8 人类月经周期子宫内膜基质金属蛋白酶（MMP）的表达谱

[摘自 Rodgers WH, Matrisian LM, Ciudice LC, el al. Patterns of matrix metalloproteinase expression in cycling endometrium imply differential functions and regulation by steroid hormones. J Clin Invest, 1994 (94): 946–953.]

期早、中期表达 Lefty 基因。这种表达模式也许可以解释月经前子宫异常出血，与子宫内膜异位症的发病相关。

TGF-β 家族可促进细胞外基质的形成及保持其稳定性，与之不同，EBAF 降低结缔组织生长因子的表达，使胶原形成减少，同时上调胶原溶解酶和弹性纤维溶解酶的表达。这些 EBAF 发挥作用是通过阻断 SMAD（是由两种蛋白的名字混杂而成，针对 decapentaplegic 蛋白的果蝇 MAD 及小体型的线虫 SMA）信号通路传导，后者可被其他 TGF-β 生长因子激活。因此，黄体期晚期雌、孕激素水平的下降导致子宫内膜的改变，这些改变包括前炎症因子（某些因此能促进子宫内膜免疫细胞的积聚）和自然 TGF-β 拮抗剂的表达上调。这些因子作用效果局部累积，之后扩展，基质降解酶大量表达，使子宫内膜功能层基质及血管重建。EBAF/Lefty 同样可以通过调控转录因子 FOXO1 和 EST1 的表达来抑制蜕膜化关键蛋白 IGFBP-1 和 PRL，导致后者不成熟表达时引起不孕。

溶酶体参与月经过程主要基于 3 个观察：①分泌期晚期，子宫内膜含大量溶酶体酶；②细胞化学提示围月经期子宫内膜含有酸性磷酸酶；③月经期，某些溶酶体水解酶的活性特别高。然而，这些酶的抑制剂、亮肽素和 E-64，却不像 MMP 抑制剂那样，抑制孕激素撤退－诱导的子宫内膜移植物细胞外基质的降解。这些观察结果表明，蛋白水解酶不是围经期子宫内膜修复的主要作用因子。

（八）血管活性物质

内皮素（endothelins）是一组血管收缩因子，由内皮细胞产生，主要作用于平滑肌上的两种受体。子宫内膜上皮或基质细胞产生内皮素-1，可作用于螺旋动脉平滑肌，使之产生收缩。脑啡肽酶（enkephalinase），是一种膜结合金属肽链内切酶，能降解内皮素-1 及其他血管活性肽，在分泌期中期的子宫内膜中，其表达量最高。孕激素能上调基因编码的脑啡肽酶的表达量。黄体期晚期孕激素水平的下降导致脑啡肽酶含量的下降，延长了内皮素-1 的寿命。在月经周期的月经期，子宫内膜加压素（vasopressin）可以表现出致血管收缩的作用。

在分泌期，溶酶体酶磷酸化产生花生四烯酸蓄积于子宫内膜，使前列腺素的产物增多，特别是子宫内膜 $PGF_{2\alpha}$ 和类花生酸。反过来，花生四烯酸经过代谢形成前列腺类物质（详见第 6 章）。月经前期孕激素水平下降后，前列腺素合酶 COX-2 合成增加及 15-羟前列腺素脱氢酶活性下降，后者使 $PGF_{2\alpha}$ 失活。前列腺素合酶 COX-2 合成增加及 15-羟前列腺素脱氢酶活性下降导致 $PGF_{2\alpha}$ 的生成增加及活性增强，后者触发子宫平滑肌收缩，挤压子宫内膜血管及促进止血（图 10-9）。

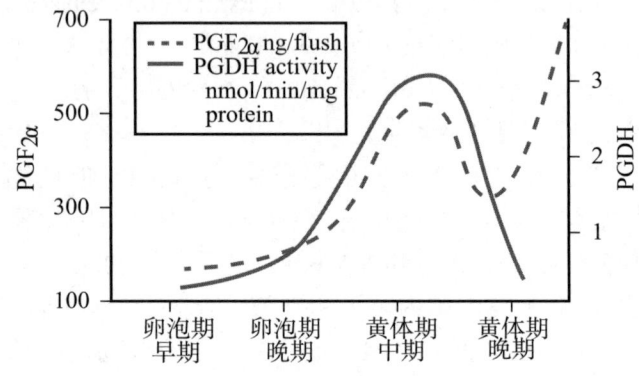

图 10-9 PCF_2 和子宫内膜 15-羟前列腺素脱氢酶（PGDH）活性的变化

[摘自 Casey ML, Hemsell DL, MacDonald PC, et al. NAD+ dependent 15-hydroxy prostaglandin dehydrogenase activity in human endometrium. Prostaglandins, 1980（19）：115.]

（九）止血和纤维蛋白溶解机制

围经期子宫内膜止血和纤溶系统的相对活性发生变化，如凝血活性降低、纤溶活性增加。因此，月经血通常是不凝的，即使延长储存。在孕激素的作用下，蜕膜化的基质细胞表达组织因子（tissue factor，TF），其首先触发形成血栓及凝血机制。在前列腺素的作用下，子宫内膜表达 TF 和另一种凝血因子血纤维蛋白溶酶原激活物抑制剂-1（plasminogen activator inhibitor-1，PAI-1），后者可以抑制 MMP 的生成。随着孕激素的撤退，蜕膜化的基质细胞产生 TF 减少，同时 MMP 生成增多。

子宫内膜纤溶系统包括尿激酶型纤溶酶原激活物和组织型纤溶酶原激活物。此系统受激素水平的调节，也可被药物调控。在培养的子宫内膜细胞中，孕激素能减少尿激酶型纤溶酶原激活物的表达，增加 PAI-1 的表达。撤掉孕激素或添加孕激素拮抗剂 RU486 可以使这种现象发生逆转。

氨甲环酸，抗纤维蛋白溶解剂，是赖氨酸的合成衍生物，可逆地阻断赖氨酸结合位点，抑制纤溶酶，纤溶酶原激活纤维蛋白溶酶。此药可通过口服或静脉内给药，可用于控制异常子宫出血或肌瘤引起的出血。

（十）受精周期及妊娠期的子宫

在受精过程中，已植入的胚胎分泌的 HCG 使黄体免于凋亡和退化，得以维持血清孕激素分泌及子宫内膜完整性。这种内膜完整性机制提示了内膜同步化的重要性，创造了对于妊娠非常重要的子宫内膜和卵巢容受性的窗口期。如果胚胎延迟植入，超过植入的窗口期（排卵后 7～10d），则流产的风险增加。

通过对子宫切除术切除后的子宫标本进行检查，发现第一个一致性结构改变是妊娠期早期子宫内膜腺体分泌功能恢复或亢进，伴有水肿及出现前蜕膜反应。突出的血管被认为是血流量增加的表现，与 VEGF 产物（一种血管通透性因子）一起促进水肿。受孕周期子宫内膜活检提示妊娠期子宫内膜基质水肿、血管充血，这是最早的一致性子宫内膜形态学特征。

在妊娠的第 1 周，子宫内膜经历了特征性的改变，即子宫内膜腺上皮细胞肿胀，胞质透明（图10-10）。许多上皮细胞体积变大，染色质丰富。增大的核是多倍体的。腺上皮细胞中有丰富的平行排列的内质网和巨大的线粒体，高尔基复合体有许多堆叠的卵泡。这些改变通常称为 A-S 反应（Arias-Stella reaction）。子宫内膜的超微结构特征表现为一致的高分泌状态，这可为早期胚胎发育提供营养，也为胚胎与母体之间提供交流。由于血液流动到胎盘需要血管重建，而后者是随后进行的，因此来自于子宫内膜腺体的"牛奶"为早期胎儿发育提供了直接且重要的营养支持。

A-S 反应在子宫内的分布不规律，约 50% 的异位妊娠的女性内膜也表现为 A-S 反应。A-S 反应可以体现类固醇激素的变化水平，同样也是 HCG 直接作用于子宫内膜的表现，这部分内容将于本章后面部分讨论。子宫内膜细胞成分的显著改变主要为合成和分泌子宫内膜蛋白质的巨大改变。随着妊娠过程的演变，子宫内膜腺体萎缩，至足月时已罕见。

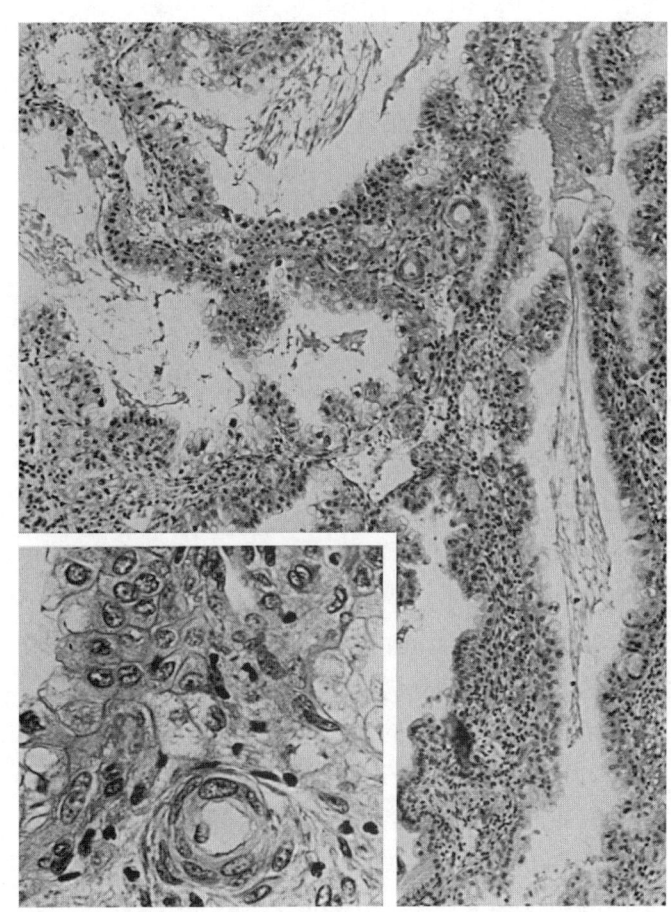

图 10-10 A-S 反应

高分泌活性的腺体，染色质丰富。腺体边界呈扇贝样。插图：高倍镜视野

孕激素持续作用于子宫，早期由黄体分泌，后期由胎盘分泌，使子宫内膜蜕膜化。根据体内研究提示，其他因素（HCG 和松弛素）也许同孕激素协同促进子宫内膜蜕膜化。在孕激素存在的体外情况下，外源性环磷酸腺苷（cAMP）已充分诱导基质细胞分化成蜕膜细胞，松弛素和 HCG 可能通过 cAMP 这个第二信使发挥作用。小鼠实验表明，敲除了双调蛋白，HOXA10，HOXA11，IL-11，LIF，Cox-2 及前列腺素的小鼠出现蜕膜化缺陷，说明其在人类蜕膜化的过程中发挥一定的作用。

蜕膜化的基质形成，允许同时又限制滋养细胞入侵和胎盘形成；其重建对于胎盘的形态发生及子宫胎盘循环的建立发挥关键作用。此外，蜕膜化的基质形成的区域是胎儿这个半同种移植物暴露于母体免疫细胞成分的部位。在为滋养层细胞入侵提供良好的环境的同时，蜕膜化的基质也同样限制滋养细胞过度入侵，以免损伤组织。

形态丰满，呈多边形样的蜕膜细胞排列成鹅卵石样。蜕膜细胞的亚显微结构特征包括明显的高尔基体、扩张的粗面内质网及密集的膜相关的分泌腺体，这些都是分泌细胞的特征性改变。组织学上，蜕膜细胞边界清楚，表明在细胞周围有基质堆积（图10-11）。蜕膜细胞中有丰富的脯氨酸羟化酶，后者参与胶原合成的过程，表明蜕膜细胞在细胞外基质的产生过程中发挥重要作用。蜕膜细胞内还含有大量的无定型成分，包含带有大体积多糖的高分子量蛋白质（如硫酸肝素蛋白多糖）。胶原纤维部分发生断裂并重新组合。V型胶原蛋白抗原决定簇是裸露的；VI型胶原蛋白，不表达于大部分的基质中，而仅在与血管相关的腺体基底部，质硬而短，像桥一样搭在其他纤维蛋白上。

基底膜型基质的构成包含层粘连蛋白和II型胶原蛋白，在蜕膜细胞周围促进形成"疏松的基质"，后者是滋养细胞入侵的底物。如巢蛋白，是基底膜样基质的成分之一，促进滋养细胞入侵及迁移。蜕膜化的基质同样含有丰富的细胞因子、蛋白酶抑制剂、蛋白前体及其他调节细胞行为的因子。这些因子或蛋白酶至少是来自于能分泌 IGFBP-1 和 TGF-β 的蜕膜细胞，IGFBP-1 和 TGF-β 可抑制滋养细胞的入侵。

叉头盒 OA1 基因（Forkhead box OA1, FOXO1A）已被证实能调节蜕膜化过程中诱导的基因的表达，包括 IGFPB-1 和 prolactin 基因。胃饥饿素是一种内源性生长激素（GH）分泌受体的配体，研究证实其同样参与子宫内膜蜕膜化的过程。胃饥饿素协同雌、孕激素及 cAMP 促进泌乳素及 IGFBP-1 的表达，但其单独存在时抑制 cAMP 的活性。胃饥饿素表达下降与不孕相关。

（十一）随着年龄变化的子宫内膜

绝经后的女性，若没有子宫器质性改变，生殖道在外源性类固醇激素的支持下，是可以接受赠卵而获得妊娠至足月的。子宫内膜能够不间断的修复提示了子宫内膜可以存在很长时间。子宫内膜含有丰富的端粒酶，其也许可以延迟正常细胞的老化过程。然而，子宫的结构随着年龄、妊娠、卵巢功能的衰竭而发生变化。子宫的这些变化是否影响子宫的"生育潜能"以及是否增加高龄妊娠相关并发症（如死产率及围生期并发症升高）的发生率仍然未知。

随着年龄的增长，子宫内膜基底层与子宫肌层交叉，导致某种程度的表浅的子宫肌腺症，这种情

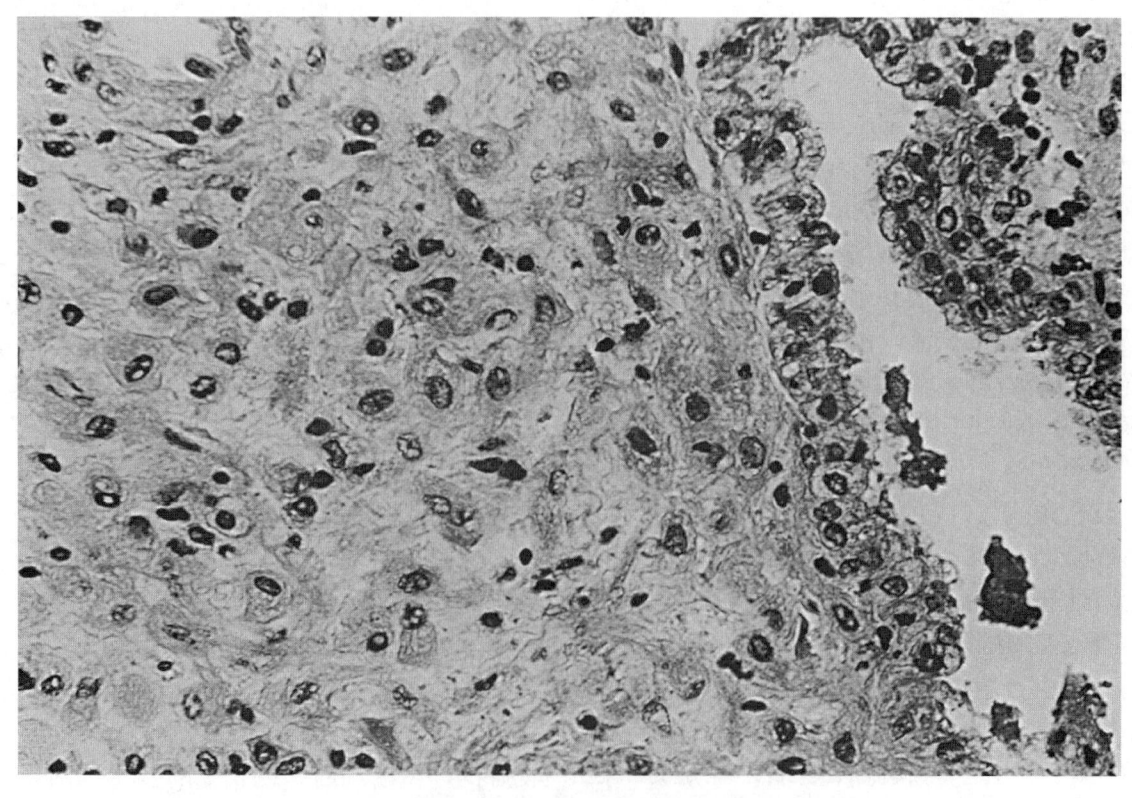

图 10-11　妊娠期蜕膜化的子宫内膜。蜕膜化的基质细胞丰满，细胞边界清楚。腺体萎缩

况在 50 岁以上的女性常见。这些侵润的子宫内膜不随月经周期发生改变。这可能是既往妊娠的结果。

绝经后，在不进行激素替代的情况下，子宫内膜萎缩明显，有丝分裂停止。上皮细胞形状萎缩，基质纤维化。子宫内膜腺腔内可见致密的嗜酸性物质，偶尔会充满官腔，形成了一种组织学类型，称为囊性萎缩。

（十二）子宫颈

子宫颈是位于子宫下部的标志性的特殊的结构，其功能是作为"生物门"，控制精子和微生物进出子宫腔。在妊娠期，子宫颈有助于胎儿及胚外组织、液体保留于宫腔内直至生产。子宫颈内膜为高柱状纤毛细胞和无纤毛分泌细胞。子宫内膜上皮下含有丰富的基质，包含胶原纤维，弹性纤维及一小部分平滑肌细胞（约 10%）。子宫颈没有真正的腺体，但有由隐窝和小沟组成的复杂的系统。子宫颈内膜细胞与成层被覆在子宫颈阴道部的鳞状细胞形成鲜明的界限。

生育期的女性，子宫颈内膜分泌细胞平均每天分泌 20~60 mg 的黏液。在月经中期，黏液分泌量增加 10~20 倍。黏液是由水、电解质、黏蛋白混合而成，黏蛋白是大分子糖蛋白，含 O-连接寡肽。人类子宫颈黏液含水量在 92%~94%，但在排卵期这一比例会升高至 98%。无机盐占黏液重量的 1%。

黏蛋白占子宫颈黏液蛋白总量的 45%。其核心蛋白通常含有丝氨酸、苏氨酸和脯氨酸的串联重复结构。这些分子通过包围微生物，在保护上生殖道免受细菌克隆繁殖的过程中发挥一定的作用；其同时保护上皮细胞，水化形成一层胶状物保持子宫颈开放。

子宫颈表达一系列黏蛋白基因，包括 $MUC1$，$M17C4$，$M17C5AC$，$M17C5B$，$MUC6$，$MUC8$。在排卵期附近，黏蛋白形成凝胶，后者网眼较大，能使有活力的精子通过。形成黏胶的最主要的蛋白为 $MUC5B$，其在排卵前含量最丰富；排卵时，子宫颈黏液中每单位蛋白质中 $MUC5B$ 的含量达到峰值。排卵后，子宫颈表达 $MUC5B$ 迅速下降。

黏蛋白的组成成分决定了其流变学特征，包括黏液的一致性，流动的弹性，拉丝能力（即黏液被拉成丝的能力），摇溶性及干燥后蛋白质中盐（氯化钠、氯化钾）结晶化形成蕨类植物样改变。在围排卵期，黏液量大，稀薄，透明而 pH 呈碱性。现在已使用半定量的方法测量黏液的流变学性质如拉丝能力、形成蕨类植物样能力，子宫颈及子宫颈外口的形态来判断女性体内雌激素的状态。单孕激素避孕，包括孕激素长效制剂和皮下埋植剂导致宫颈黏液黏稠以阻止精子穿透。在皮下植入左炔诺孕酮缓释剂 3d 后可以观察到上述现象。

（十三）子宫肌层

子宫肌层分为如下几层：最外面的一层像钩子一样盖在子宫底，其下是一层致密的纤维网，最内层包绕着子宫颈外口及输卵管开口。育龄期女性子宫磁共振成像（magnetic resonance imaging，MRI）显示肌层分为境界清楚的 2 层：子宫内膜下的连接层（低密度信号）和外层子宫肌（相对高密度信号）。连接层对应着子宫的低回声层，B 超表现为子宫内膜下的晕圈。因为连接层含水量低（多数情况下此区域收缩引起血流量减少），细胞外基质少，平滑肌排列紧密，因此其 T_2 加权信号较低。连接层的解剖结构明显的依赖于性激素，初潮前的女孩及绝经后未使用激素替代治疗的女性此区域并不明显。MRI 显示在妊娠早期此区域发生改变，很显然是胚胎因素造成的。

子宫肌层连接层的功能似乎于月经周期及早期妊娠的建立相关；子宫肌层的外层与妊娠及生产相关。连接层在生化和功能上有一些独特的功能，与子宫肌层的外层不同。尽管类固醇激素受体表达于整个子宫肌层，连接层雌孕激素受体的表达改变与子宫内膜的周期性改变一致。与之不同，"外层"子宫肌层受体的表达没有明显的周期性改变。

在月经周期中，通过超声或超速 MRI 可以观察到子宫内膜下蠕动。子宫内膜下收缩的频率、密度及方向在月经周期中是变化的。在月经中期，每分钟由 2~3 次子宫颈向宫底移动的蠕动波；黄体期此蠕动波减弱；在月经期蠕动增强，但方向为子宫底向子宫颈。类固醇激素的水平、激素受体的表达及前列腺素控制蠕动的强弱。有些学者认为，连接层的收缩活性改变子宫的形态：卵泡期子宫的形态为伸长的，黄体期变为梨形的结构，这些改变使得子宫腔在排卵后更加近似于球形。

在某些病理状态下，包括子宫内膜异位症及子宫肌腺症，可以观察到子宫扩张受限。是否这些异常收缩导致不孕或其他子宫内膜异位症的症状仍然需要进一步研究。有研究推测正常的宫底到宫颈的收缩过程破坏后，可能会加重子宫内膜异位症痉挛性疼痛，甚至有可能是子宫内膜异位症潜在的发病基础。

子宫肌层间隙在妊娠期间发生巨大的改变，主要是因为肌组织肥大，细胞外基质的增多及淋巴细胞、血管数量的增多。妊娠期间，人类子宫的湿重增加了10倍，宫腔由300 ml增加至4.5 L，这主要是由于肌细胞增生和肥大引起。子宫肌层的增生是依赖于类固醇激素的，这一过程可能受生长因子，尤其是IGFs的调控。灵长类动物子宫肌层表达IGF信号系统的全部成分，包括IGF-1，IGF-2，1型生长因子受体，同样表达IGF结合蛋白（IGFBPs 2，IGFBPs 3，IGFBPs 4，IGFBPs 5）。孕酮可增加雌激素刺激产生的IGF-1 mRNA的表达。在刺激IGF-1表达的同时也出现Ki-67阳性肌细胞的增加，提示肌细胞的增殖。

四、生殖系统的免疫学

子宫是一个具有免疫特殊性的器官：其可以容纳半同种移植物，如胎儿及胚外组织，同时也具有黏膜免疫能力，可抵御外来生物入侵；也可清除月经期子宫内膜碎片（见第14章）。人类生殖道具有内源性及适应性免疫成分。子宫上皮细胞表达Toll样受体家族的成员（Toll-like receptor family，TLR 2～6，TLR 9，TLR 10），其可以检测到病原体的代谢物，如革兰阳性细菌的肽聚糖（TLR2），革兰阴性菌lipopolysaccharide（TLR4）及在细菌DNA（TLR4）中发现的非甲基化CpG岛，这些物质可以引起细胞反应。子宫内膜同样产生宿主抵抗分子、防御素以及细胞因子和趋化因子。子宫内的淋巴细胞和骨髓细胞在组织防御、免疫调节、血管形成及组织重建方面发挥一定的作用。这些细胞表达于输卵管、子宫及子宫颈，其中输卵管和子宫中性粒细胞的含量高于子宫颈和阴道。

子宫内膜的先天性和适应性免疫应答都接受类固醇激素的调节。孕酮具有很强的免疫调节作用；它可以在子宫局部诱导产生Th2型细胞因子应答，包括促进IL-4，IL-5，IL-15表达上调和IL-13受体α_2的下调，后者是抗炎症因子，IL-13的负性调节剂及Th2型应答的强抑制剂。Th2型应答被认为能抑制子宫内膜的炎症前反应，导致胚胎植入失败。类固醇激素引起的子宫内膜趋化因子量的变化导致血中粒细胞向生殖道运输。此外，孕酮的作用在子宫内膜容受性的总体免疫抑制表型中具有重要作用。孕酮发挥此作用依赖于PR亚型（A和B型）的参与。

在分泌期，白细胞被大量募集至子宫内膜，最先开始的部位为螺旋动脉的血管周隙及腺上皮。孕酮诱导子宫内膜趋化因子/细胞因子量的改变促使了该募集过程。细胞因子IL-1，IL-11，IL-15，LIF，TGF-β调节白细胞向子宫内膜的迁移。缺乏IL-15的小鼠缺乏uNK细胞证明IL-15可以诱导NK细胞向子宫内膜迁移。局部发挥作用的前列腺素包括PGE，其协同VEGF调节血管渗透性。环氧合酶-2（COX-2）是一种限速酶，调节PGE_2的生物合成速度，在动物植入模型中起关键作用，COX-2和PGE_2在蜕膜化的初始及维持过程中发挥作用。在小鼠实验中，COX-2的阻滞可抑制蜕膜化，表明COX-2在植入期子宫内膜的功能变化过程中起重要作用。Cox-2的减少与植入失败及不明原因反复流产有关，在子宫内膜异位症患者中可以观察到COX-2量的增多，这也许与此疾病其他免疫因子改变有关，如Th1或Th17应答增加。母源性免疫耐受应答对于子宫内膜容受性及后续妊娠过程非常重要。能够维持一个更加免疫抑制环境的因子包括T调节细胞（T regulatory cells，Tregs）的募集、炎症反应前的分流，Th1/Th17应答似乎对于正常妊娠的建立发挥重要作用，缺乏这些免疫反应及子宫内膜炎症环境如子宫内膜异位症（将在后续章节讨论）可能会导致不孕及妊娠丢失。

（一）白细胞和淋巴细胞

子宫内膜免疫细胞数量在月经周期内发生显著的改变。中性粒细胞是免疫系统中含量最多的白细胞，在正常的子宫内膜中含量少，至围经期，白细胞蓄积占所有细胞总数的6%～15%。嗜酸性粒细胞在正常内膜组织中含量也很少，在围经期，嗜酸性粒细胞蓄积-通常是聚集-其活性表达，可以在细胞外基质观察到嗜酸性蛋白聚集。整个月经周期中可见巨噬细胞，其数量从增生期开始增多至月经期。月经前期，子宫内膜功能层巨噬细胞的数量与中性粒细胞的数量相似。

在人类子宫内膜中，有表达胰蛋白酶的细胞（黏膜肥大细胞的一个特征）和表达胃促胰酶的细胞（结缔组织肥大细胞的一个特征）。在子宫内膜功能层，有表达胰蛋白酶的肥大细胞，而在基底层则有表达这两种酶的细胞。这些细胞脱颗粒也许可以启动基质金属蛋白酶的激活，因胰蛋白酶和胃促胰酶可以作用于 MMP-1 及 MMP-3 的前体而发挥作用。

子宫内膜淋巴系统具有独特的构成与活性。T 细胞表达抗原是其被激活的特征，因此，能很好地证明子宫内膜 T 细胞是原位激活。这些抗原包括主要组织相容性复合体（major histocompatibility complex，MHC）II 类分子（也称为 HLA），包括 HLA-DR，HLA-DP，HLA-DQ 和非常迟抗原 1。在人类子宫内膜检测到的淋巴髓样细胞中，$CD3^+$ 细胞仅占 1%～2%。$CD3^+$ 在基底层聚集，在基质和上皮细胞以散在的方式存在。这些细胞的数量在月经前期增加。子宫内膜 $CD4^+$ 辅助细胞与 $CD8^+$ 细胞毒细胞的比值相较于外周血而言是倒置的。$CD8^+$ 在增殖期有溶细胞的作用，这个作用在分泌期减弱。细胞溶解活性的降低可能反映了孕酮调节的组织环境变化的影响，也有可能是由于删除或募集不同表型的 $CD8^+$ 细胞导致白细胞群结构改变。人类子宫内膜几乎不表达 B 细胞和浆细胞。

白细胞占子宫内膜细胞的 15%～30%。白细胞通过复杂的细胞因子网与子宫内膜上皮及滋养层细胞进行信息交流，可能参与子宫内膜白细胞的进一步募集过程。这些细胞因子的减少与妊娠失败相关。

对于人类来说，孕激素对于妊娠建立发挥重要作用，其可以使子宫内膜发生协调的生化改变以调节胚胎这个半同种移植物入侵子宫内膜，包括免疫耐受的建立。孕激素对免疫作用的调节部分是通过维 A 酸（retinoic acid RA），TGF-β，和过氧化物酶体增殖物激活受体 γ（peroxisome proliferator-activated receptor γ，PPAR-γ），后者对 $CD4^+$ 白细胞的分化过程起重要作用。孕激素的作用（RA 和 PPAR-γ）可以被特定的妇科疾病扰乱，如子宫内膜异位症，导致子宫内膜表型的改变，引起不孕和早期流产。正常位置的子宫内膜基质及上皮区域内含有白细胞。最近的证据表明，母源性免疫应答对于子宫内膜容受性的获得发挥重要作用，免疫细胞可直接调节上皮细胞容受性，同时与基因表达相关。巨噬细胞可调节小鼠及人类子宫内膜上皮细胞的基因表达，提示可能为子宫内膜在位膜差异性表达的一个机制。相反的，子宫内膜异位症患者的腹膜液或外周血中的炎症细胞因子可以使单核细胞分化成更加不利的类型。

（二）T 调节细胞、Th17 细胞及子宫内膜容受性

如第 14 章所述，免疫系统被分为"先天性"免疫包括单核细胞、巨噬细胞、树突状细胞（dendritic cells，DC）、中性粒细胞、肥大细胞及淋巴系统的自然杀伤细胞。适应性免疫包括 T 细胞和 B 细胞，适应性免疫需要先天性免疫参与建立免疫记忆。现已知骨髓（bone marrow，BM）来源的细胞通过趋化因子产物被运输至子宫内膜，趋化因子受类固醇激素的调节。在合适的环境下，植入部位的 DC 和 Treg 细胞数量增加，连同 uNK 细胞与侵入的胎盘细胞相互作用，指导同时抑制滋养细胞入侵。骨髓来源的蜕膜化的细胞最终决定了妊娠结局。单核细胞来源的白细胞及子宫自然杀伤细胞（uterine natural killer，uNK）占分泌期子宫内膜细胞总数的 20%～40%，对于子宫内膜容受性的建立发挥关键作用，这些细胞功能的丧失可导致子宫内膜异位症女性不孕症及复发性流产。

妊娠过程及半同种移植物的存活需要母体对先天性免疫力耐受。这种免疫耐受部分被 T-regs 调节。Treg 细胞是炎症免疫应答的抑制剂，调节机体免疫活性平衡。在小鼠模型中，Treg 细胞增殖，在子宫内对父源性抗原应答而激活，是激素非特异性调节因素。相反，炎性 T 细胞的亚型 Th17 细胞，与多种自体免疫病及炎状态相关，如大肠炎，多发性硬化症和风湿性关节炎。IL-9 诱导 Th17 细胞分化减少，诱导 IL-6 产生巨噬细胞，促进 Th17 的分化。T 细胞分化的平衡可能最终决定子宫内膜是否能够接受受精卵及妊娠结局。

（三）子宫自然杀伤细胞

子宫自然杀伤细胞，即颗粒状淋巴细胞，是子宫内膜淋巴系统的一种独特的成员。这是一群圆形的细胞，其特征为分页核或锯齿状核，胞质淡染，含嗜酸性颗粒。根据细胞表面表达不同的抗原（$CD3^-$，$CD16^+$，and NCAM/$CD56^{bright}$）将其分为特殊亚型的 NK 细胞。与血液中表现为 $CD56^{dim}$ 和 $CD16^+$ 的 NK 细胞不同。

围经期子宫内膜中，NK 细胞通常是含量最丰富的淋巴细胞。增殖期子宫内膜中很少见到 NK 细胞，在分泌期 NK 细胞的数量增加，占子宫内膜基质细胞数量的 15%～25%。有假说提出月经周期中 NK 细胞数量的改变是由子宫内膜催乳素产物调控的，后者

受控于卵巢类固醇激素。这种假说是基于已知催乳素为一种免疫调节药，且子宫内膜催乳素水平与NK细胞数量相关。

在妊娠初期，NK细胞表达于蜕膜中，占蜕膜白细胞总数的70%。由于NK细胞与基质密切相关，有假说提出NK细胞在蜕膜化的启动和维持中发挥重要作用。在非妊娠月经周期中，分泌期大量NK细胞进入程序性凋亡过程。

在体外，当NK细胞被IL-2激活时，可以通过释放细胞毒性蛋白如穿孔素杀死恶性细胞（也可杀死正常细胞）。从增殖期晚期开始，NK细胞表达细胞毒性，被认为在保护子宫内膜抵御感染过程中发挥作用。因为在妊娠早期蜕膜中NK细胞含量丰富，研究认为，这对植入及胎盘形成过程中对滋养细胞入侵发挥调节作用。

虽然体外实验证实细胞因子激活NK细胞后有杀伤活性，很少的证据能证明NK细胞在体内破坏滋养细胞。因此，NK细胞对于入侵的滋养细胞的抑制作用似乎是通过一种非-细胞毒性机制来实现，可能包括分泌细胞因子，如集落刺激因子（colony-stimulating factor-1，CSF-1）、IL-1、LIF、INF-γ。体内体外滋养细胞存活的原因，有可能是滋养细胞表达非经典的、非多态性主要组织相容性复合物Ⅰ类抗原，HLA-G；NK细胞的杀伤活性同样可以被子宫内膜基质细胞抑制。

在缺乏NK细胞的转基因系小鼠TgE26中，观察到异常胚胎植入部位。随后出现与子宫小动脉变化相关的胚胎死亡，这些血管变化包括子宫动脉硬化与高血压这种组织病理变化与人类子痫前期相似。相反，缺乏IL-15的小鼠具有循环的以及蜕膜的NK细胞，可以生育，子宫血管壁增厚。这些发现共同表明NK细胞在血管重建过程中发挥作用，这与其表达血管生成因子相一致。

（四）调节子宫内膜免疫细胞动态改变的因素

子宫内膜淋巴髓样细胞群的改变，尤其是月经前期淋巴细胞的蓄积，似乎是由外周循环与子宫内膜增殖期募集淋巴细胞的结果。在化学诱导物细胞因子、趋化因子及细胞间黏附分子的作用下迁移细胞聚集，这些化学诱导物将白细胞趋化至内皮为渗透和穿越子宫内膜做准备。在类固醇激素及外源性炎症的影响下，月经周期中这些化学诱导物的表达有改变，子宫内膜异位症患者可见到这些改变。

在人类内膜已证实可表达若干趋化因子，如趋化因子CX3CL1，正常T淋巴细胞表达和分泌的活性调节蛋白（regulated on activation, normal T expressed and secreted，RANTES，CCL5）、IL-8、MCP-1（CCL2）、MCP-2（CCL8）和嗜酸性活化趋化因子（CCL11）。这些趋化因子结合于白细胞上的受体，促进分子暴露以调节子宫内膜黏附过程，随着趋化因子浓度梯度进行渗透和趋化，使特定表型的白细胞迁移至特定的子宫内膜区域。子宫内膜黏附分子的表达谱包括细胞间黏附分子-1（intercellular adhesion molecule-1，ICAM-1）、ICAM-2、VCAM-1、E-选择素及PECAM，这些黏附分子使白细胞的募集、定位及血小板的蓄积具有特异性。ICAM-1表达于月经期的功能层；ICAM-2表达受限于子宫内膜血管且不受月经周期变化而变化，血管细胞黏附分子-1（vascular cell adhesion molecule-1，VCAM-1）和E-选择素表达于分泌期子宫内膜功能层的上部，血小板内皮黏附分子（platelet endothelial adhesion molecule，PECAM）在月经期基质中表达丰富。

在分泌期NK细胞表达Ki-67和BrdU（代表增生的标志物）明显增加，这是子宫内膜白细胞增殖的证据。在体外孕激素处理的子宫内膜组织中，孕激素调节基质因素如$CD56^+$细胞增殖，驱使子宫NK细胞增殖。

正常的妊娠过程需要Th1细胞向Th2细胞转换，LIF与这一过程相关，在复发性流产的小鼠身上观察不到这一过程。父源性抗原及滋养层促进母源性T细胞LIF表达增加，这一应答过程的减弱与不良妊娠结局相关。孕激素在妊娠期是一种抗炎症免疫调节剂，通过诱导LIF及其他细胞因子支持滋养层入侵。

LIF及另外一种反映子宫容受性的标志物$\alpha\nu\beta_3$整合素，人类及小鼠的子宫内膜共同表达，与$\alpha\nu\beta_3$整合素相似，LIF表达障碍与多种生殖病理状态相关。最近的研究将这两种重要的标记物联系在一起，这两者对子宫内膜的协同调节作用刚刚证实。

$\alpha\nu\beta_3$整合素与LIF的异常表达于体外IVF成功率降低相关。子宫内膜异位症患者进行腹膜腔灌注后，小鼠子宫内LIF和$\alpha\nu\beta_3$整合素的表达下降，提示炎症因子与病因相关。P（HB-EGF）旁分泌活性可正向调节LIF和$\alpha\nu\beta_3$整合素表达，子宫内膜异位症患者的在位内膜及输卵管炎性疾病对其发挥负向调节作用。LIF具有抗炎症活性，可调节细胞因子活性，在小鼠模型中可抵御感染性休克，ανβ₃整合素被证实可与延迟衰变因子（decay accelerating factor，DAF）及骨桥连接蛋白（osteopontin，OPN）相互作用，共同抑制先天性免疫中的补体活性。复发性流产的女性中，T细胞分泌LIF量少于正常女性，LIF的缺失与Th2细胞减少相关及复发性流产相关。

（五）补体系统

人类输卵管、子宫内膜及子宫颈黏膜表达补体成分。补体C3和C4的激活引起炎症细胞的趋化，增强吞噬能力，调节细胞溶解。这种天然的免疫必须严密的调控，使其能以外来的器官和细胞为靶点，避免对组织的损伤。在妊娠早期尤为重要，此时植入过程可能被阻断。延迟衰变因子（DAF，即CD55）调控补体激活，其可以通过使C3转化酶失活而不激活C3；膜辅蛋白（MCP，即CD46）同样调节补体激活，可作为因子I介导已活化的C3及C4退化的公因子。

第3种蛋白仅见于啮齿动物中，命名为补体调节子衰变加速因子（complement regulator decay accelerating factor，Crry），具有DAF和MCP样活性。Crry控制激活的C3和C4在自体细胞上的聚集。在缺失Crry的小鼠中，补体聚集及胎盘炎症导致胎儿死亡，表明了补体系统尚有未检测到的活性。补体激活似乎在抗磷脂综合征引起的流产中发挥重要作用，而使用肝素可以阻止这种类型的流产。这些观察说明，补体激活的控制对胎儿-母体免疫耐受至关重要，保护胎儿免受先天性免疫的攻击。

补体C3，因子B及DAF表达于子宫内膜腺上皮细胞，在分泌期其表达上调。在整个月经周期中，MCP表达于腺上皮细胞。在分泌期，1型补体受体表达于基质；2型补体受体检测不到，3型补体受体于月经期白细胞入侵相关。在月经周期中，C3，因子B及DAF的周期性表达变化提示孕激素对其有调控作用。在人子宫内膜上皮细胞培养模型中，类固醇激素并没有改变DAF的表达，但肝素结合上皮样细胞因子（heparin-binding epidermal-like growth factor，HB-EGF）增加了DAF的表达。因此，类固醇激素对某些补体系统蛋白质的表达的调控可能是间接的，也许是通过基质成分发挥作用。

现认为整合素家族的成员参与C3的调节，可作为组织补体系统级联激活的保护性蛋白。DAF或因子H可能通过骨桥蛋白（osteopontin，OPN）与这些细胞的表面受体（包括ανβ₃整合，也可能包括CD44）相互作用，使C3b降解而阻止其激活。ανβ₃整合素，OPN及DAF在胚胎植入子宫内膜时同步表达，可能为胚胎植入时抵御补体激活的主要屏障，因此在早期妊娠时，避免母体免疫系统攻击胎儿。

（六）抗微生物肽类

女性生殖系统上皮细胞有复杂的抗微生物肽类，可能发挥抵御上行性感染的作用。这些肽存在于上皮细胞表面及子宫颈黏液中。这些微生物肽除了表达补体外还表达乳铁传递蛋白，溶解酶素，分泌型白细胞蛋白酶抑制剂（secretory leukocyte protease inhibitor，SLP1）及防御素。白细胞和上皮细胞分泌α防御素，上皮细胞分泌β防御素。防御素5和α防御素表达于阴道和子宫颈鳞状上皮的上半部，输卵管及子宫内膜柱状上皮。子宫内膜腺上皮细胞表达β防御素1，β防御素2和分泌型蛋白酶抑制剂。前炎症因子可增加β防御素2的表达，炎症同样可以上调防御素5的表达。防御素5及分泌型白细胞蛋白酶抑制剂的水平随着月经周期的变化而变化，在分泌期达峰。

五、子宫内膜容受性及胚胎植入

受精时间与卵巢活动精确地同步化。排卵后，新形成的黄体分泌的孕激素使增殖期子宫内膜转变为分泌期子宫内膜并为新形成的胚胎植入做好准备（图10-12A、B）。在合适的内分泌环境下，生长着的胚胎与上皮细胞表面接触并侵入到基质下，启动妊娠过程（图10-12C）。植入过程可分为独立的不同的阶段，在类固醇激素的调节下，随着时间的变化精确地进行（图10-13）。排卵后，卵子进入输卵管，并在这里完成受精过程。受精后发生细胞分裂，受精后2～3d，受精卵在桑椹胚时期进入子宫腔。几天后，受精后6～7d进行植入过程。最初的黏附过程（定位）是植入的限速步骤，黏附失败将导致后续植入过程不能进行。

对驯养动物的实验表明，胚胎的正常植入和发育需要子宫内膜和胚胎的同步发育。研究发现，实验

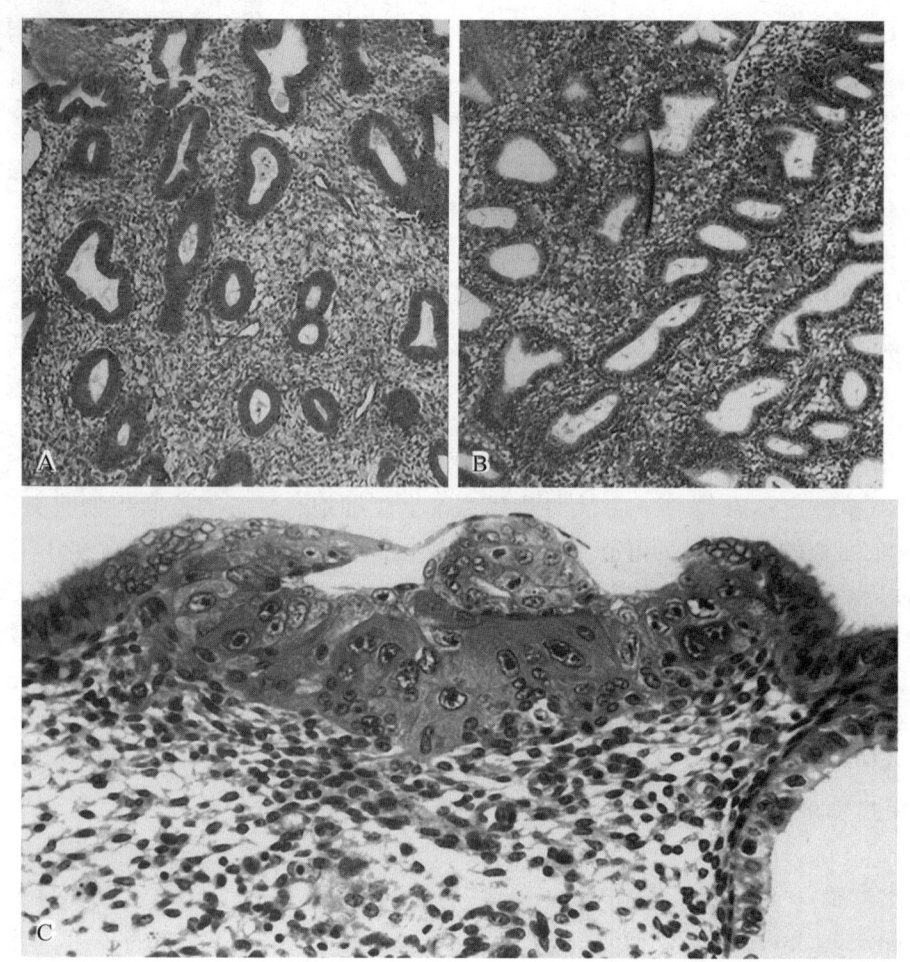

图10-12 卵巢类固醇激素调节增殖期子宫内膜（A，容受前状态）和分泌中期子宫内膜（B，容受状态），使人类胚胎成功植入子宫内膜（C）

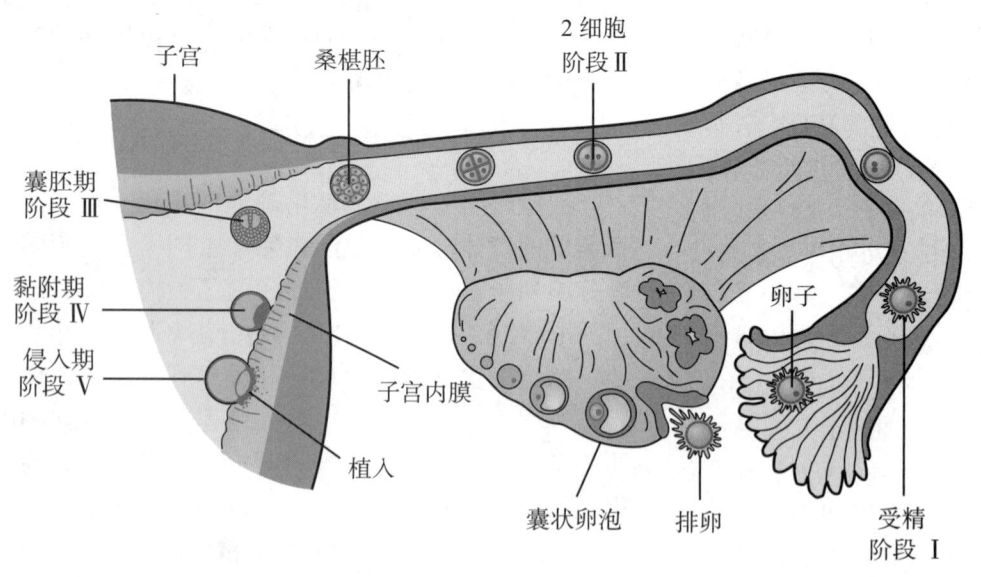

图10-13 排卵、受精后胚胎被运送至子宫内膜植入的过程。植入需要子宫内膜和胚胎的同步发育

动物植入时存在植入窗，在某些物种这一过程仅持续几个小时。对于人类女性子宫内膜来说，也有"植入窗"的概念，其中的分子机制仍需要进一步研究。

子宫内膜容受性定义为子宫内膜成熟期，在这个时期内，囊胚的滋养层细胞接触子宫内膜上皮细胞，随后侵入至子宫内膜基质及血管。由非容受性子宫内膜变为容受性内膜是由膜相关，可溶性的，分泌型的因子决定的，这些因子可以支持滋养细胞黏附，继而埋入内膜。在这个短暂的窗口期内表达的因子已被使用作为检测容受状态的生物标记。

在过去的50年里，植入的时间已经能被日益精确的检测方法测出。在20世纪50年代，黄体期切除妊娠女性的子宫标本提示胚胎在为期 28d 的月经周期中，直到月经第 20 天才发生黏附。Bergh 和 Navot 通过将捐赠的受精卵植入到有激素作用的子宫内膜，发现植入时间为月经周期的 20～24d。最近，Wilcox 与同事通过检查 221 名月经正常的备孕女性的怀孕时间，发现植入通常发生在排卵后 7～10d（月经周期的 21～24d）。在这些研究中，胚胎延迟植入与高流产率相关，可能是因为植入时间发生变化，子宫内膜与胚胎发育不一致导致（图 10-14）。这些解释可为不明原因不孕及复发性流产提供一些信息。

植入可被看作是来自母体的子宫内膜与新形成的胚胎一个高度复杂且一致的相互作用过程。如图 10-15 所描述，现已知多种可溶性、膜结合因子与胚胎生长、分化、黏附、侵入及避免免疫排斥相关。母源性因素似乎在允许胚胎植入的同时限制其侵入母体组织的深度。在母体细胞表面，很多胚胎源性的信号或受体含有其相应的配体或共受体。在胚胎植入子宫内膜的过程中，胚胎分泌类似于母体抗原的抗原，可以避免触发母源性免疫攻击。图 10-15 列举了现在已知的发挥此作用的某些蛋白质。

（一）子宫内膜分泌的蛋白质

子宫内膜可产生大量分泌型蛋白，统称为子宫内膜分泌性，在发育着的内膜和胚胎中发挥自分泌、旁分泌和邻分泌的作用。子宫腺上皮同样分泌糖原，后者为妊娠 10 周前为胚胎的组织营养来源。除了大分子，子宫内膜同样可能选择性分泌许多小分子，因其含有大量三磷腺苷结合匣子转运体家族，其参与到多种小分子分泌调节中，这些小分子包括药物、脂质和结合分子。

子宫内膜分泌子宫腔内可观察到，其中部分分泌物也可在外周循环中检测到（图 10-15）。黄体期及妊娠早期，分泌活动显著增加，主要集中在腺上皮细胞，随后出现在蜕膜。大部分的蛋白因孕激素直接或间接作用而被表达分泌，其在胚胎植入 / 早期胚胎存活方面发挥复杂的作用。因此，了解孕激素的作用机制可为研究子宫内膜功能提供重要信息。

1. 妊娠相关蛋白（glycodelin） 是分泌期子宫内膜腺体及蜕膜含量最丰富的蛋白之一，又称为孕激素相关子宫内膜蛋白、α 子宫蛋白、妊娠相关子宫内膜 α 球蛋白、内膜蛋白 15，绒毛膜 $α_2$ 巨球蛋白，

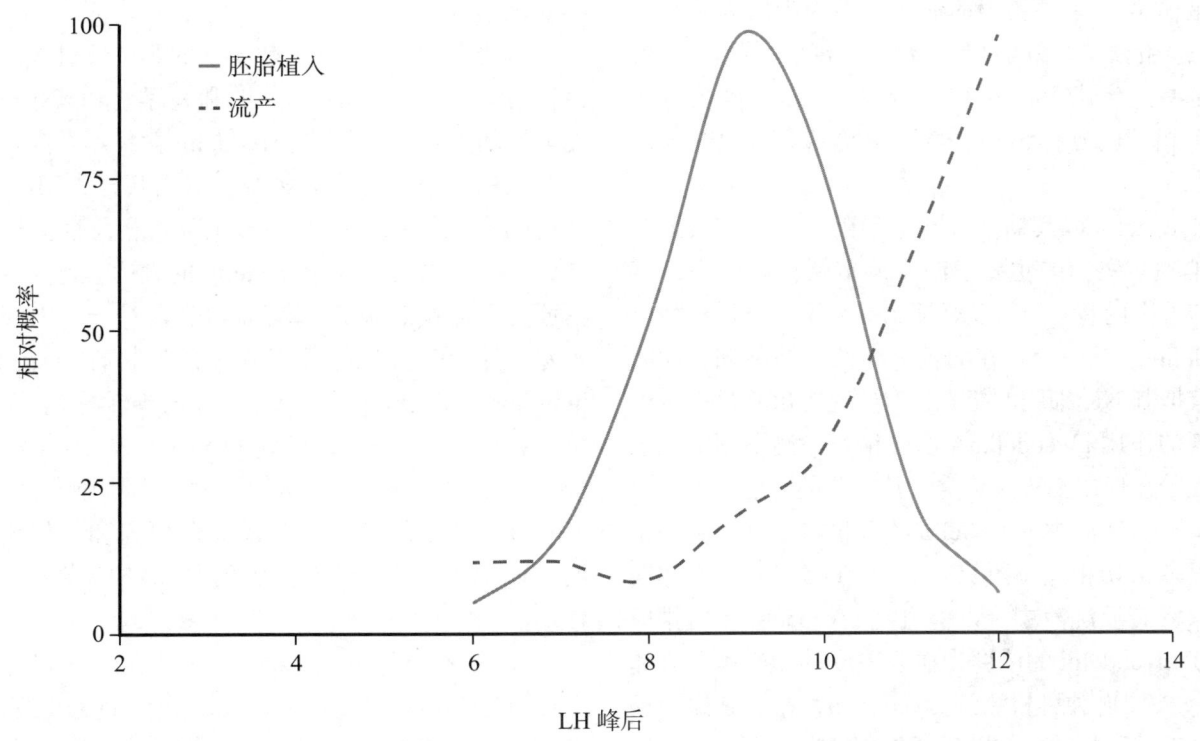

图 10-14　生育年龄女性胚胎植入时间。大部分成功妊娠在尿黄体激素峰值后 7～10d 着床（实线），但植入时间若发生在此 4d 窗口之外，流产的概率增加（虚线）

［摘自 Wilcox A, Barid DD, Winberg CR. Time of implantation of the conceptus and loss of pregnancy. N Engl J Med, 1999 (240): 1796–1799.］

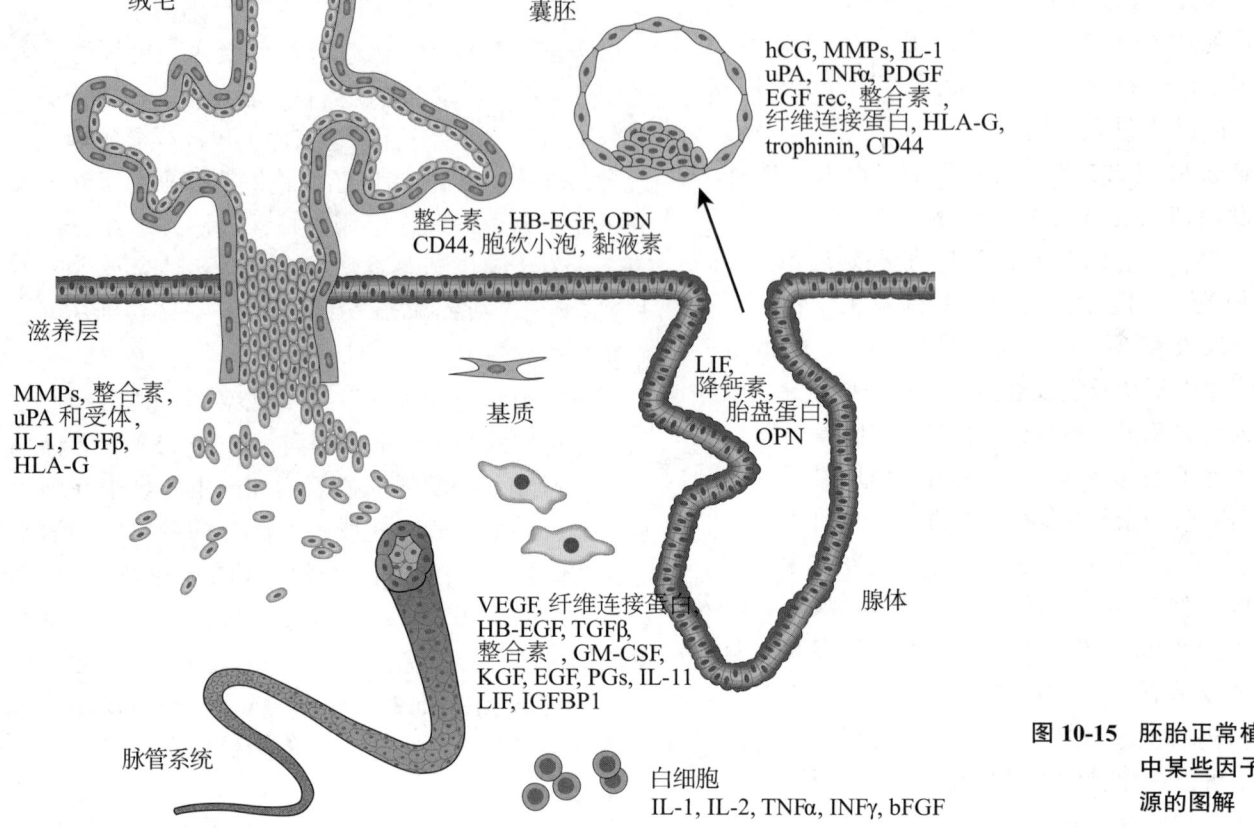

图 10-15 胚胎正常植入过程中某些因子及其来源的图解

胎盘蛋白14（一种错误的命名，因为蛋白为子宫内膜/蜕膜蛋白）。妊娠相关蛋白的成熟形式包含162个氨基酸残疾，含有17.5%的糖类。其与β乳球蛋白具有相同的延伸结构，与视黄醇结合蛋白的同源性较小。

glycodelin以其糖基化同工型存在。glycodelin A是分泌到宫腔内的主要孕激素调节蛋白。然而，其功能与子宫内膜、植入及妊娠的关系仍十分不清楚。glycodelin A是一个潜在的精-卵结合抑制剂，同时因其有抑制NK细胞的能力，有研究提出其具有免疫调节剂的作用glycodelin A在受精时检测不到，在植入期及胎盘形成期表达，这与其推测的功能一致。

子宫灌洗液中glycodelin的含量与子宫内膜的组织学日期密切相关（图10-16）。在卵泡期和黄体期早期，宫腔灌洗液中难以检测到glycodelin。但排卵后6d，glycodelin的浓度为血浆浓度的100倍。排卵后5d，外周血肿可检测到glycodelin，在非妊娠周期的月经期达到峰值；在随后周期中的卵泡期中期，其值最低。在受精周期中，glycodelin的水平在植入后迅速上升，在8~10周时达到峰值后下降，与hCG的变化相似。

血清中glycodelin和孕激素的不一致可能反映蛋白质的缓慢转换。服用复方口服避孕药和某些黄体功能障碍的患者中，血清glycodelin含量不升高。类固醇激素的促孕活性与其刺激子宫内膜合成glycodelin的能力有较好的（但不够理想）的相关性。松弛肽作为刺激物密切参与glycodelin的表达。特异性组蛋白脱乙酰基酶抑制剂可增强孕激素对子宫内膜上皮和基质的活性。组蛋白脱乙酰基酶抑制剂（deacetylase inhibitor trichostatin，TSA）可以诱导石川细胞分泌glycodelin。Uchida及其同事用体外植入模型发现TSA诱导的glycodelin可增强胎盘细胞（placental cell，JAR）黏附于石川细胞。此研究和其他研究说明glycodelin在容受性内膜的分化和功能方面发挥作用。

在不孕女性中包括黄体功能不足及多囊卵巢综合征患者（polycystic ovary syndrome，PCOS）在内，发现glycodelin表达下降。在使用含IUD的左炔诺孕酮或服用紧急避孕药的女性当中，发现glycodelin表达不受影响或表达增加。

表达导致了胎盘形态异常，其原因是滋养细胞侵入及分化过程中的缺陷。因IGFBP-1含有Arg-Gly-Asp（RGD）模体，可被能结合纤维连接蛋白的细胞表面整合素识别。因此当细胞表达RGD-结合整合素时，其作用远比单纯IGF螯合作用复杂。

IGFs，胰岛素、松弛肽、低氧及其他生长因子可调节基质细胞IGFBP-1 mRNA的水平。IGF和胰岛素降低蜕膜IGFBP-1的释放，松弛素通过剂量依赖的模式增加IGFBP-1的释放。HOXA10对IGFBP-1影响轻微，但是在叉头-翼状螺旋转录因子，FOX01的存在时，可显著刺激IGFBP-1表达。FOXO1，泌乳素和IGFBP-1在蜕膜化过程中被诱导产生，可能参与孕激素调节的基质分化过程及阻止着床过程中的凋亡过程。

子宫微量渗析技术显示IGFBP-1在分泌期晚期（排卵后10d或更久）被释放到子宫腔内，随着hCG的增加而增加。通过DNA微阵列技术对异位妊娠患者的子宫内膜分析，发现IGFBP-1在分泌期中期至妊娠6周期间表达量增加。其含量在妊娠中期下降，在妊娠晚期升高，在羊水中有蓄积。使用孕激素拮抗药RU486终止妊娠时，在hCG水平下降前，IGFBP-1水平显著下降，证实蜕膜细胞分泌IGFBP-1依赖于孕激素。

在与不孕及流产相关的特定状态中，如PCOS及子宫内膜异位症，可检测到IGFBP-1表达缺陷。这些现象说明子宫内分泌的改变，如高胰岛素水平，或者这种情况下引起的相对胰岛素抵抗（将在本章后续详述）。在体外实验中发现，胰岛素抑制子宫内膜基质分化（蜕膜化）的正常过程。此外，高胰岛素血症下调肝IGFBP-1的表达，导致外周血游离IGF-1的升高。因此，伴有高雄激素和雌激素PCOS患者不排卵，孕激素水平低，可能导致子宫内膜功能障碍，不孕，流产率升高，子宫内膜增生，患子宫内膜癌风险增高。

3. 骨桥蛋白（osteopontin，OPN） 是SIBLING蛋白家族的成员。此家族的蛋白成员含有3个RGD氨基酸序列及与主要细胞表面受体$\alpha\nu\beta_3$与CD44结合的特异位点。在分泌期中期，腺上皮细胞分泌骨桥蛋白，骨桥蛋白为70kDa的糖基化的含磷蛋白，定位于腔上皮细胞。孕激素调节骨桥蛋白。骨桥蛋白的分泌及其结合于腔上皮表面说明在整合素和此分子之间发生了直接接触，骨桥蛋白作为"三

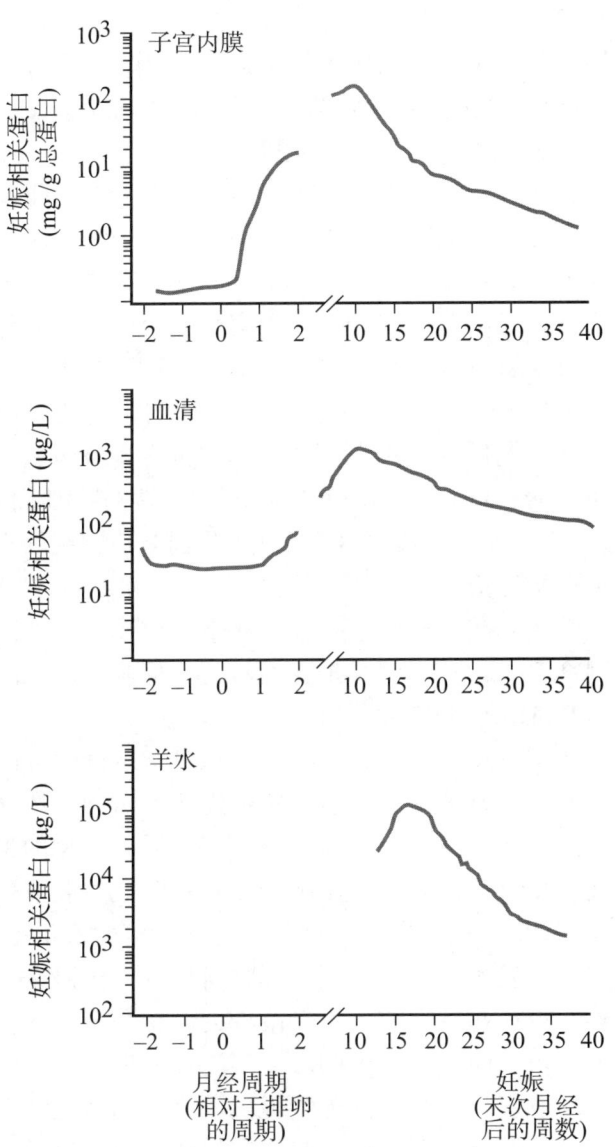

图10-16 妊娠相关蛋白（glycodelin）在子宫内膜、血清及羊水中的含量

[摘自 Seppala M, Koistinen H, Koistinen R. Glycodelins. Trends Endocrinol Metab, 2001 (72): 111-117.]

2. 胰岛素样生长因子结合蛋白-1（IGFBP-1） 即胎盘蛋白12或PP12，是蜕膜细胞的主要分泌成分，可与IGF-1及IGF-2相结合，影响这些生长因子与IGF受体结合的能力。因此，结合蛋白在调节IGF功能方面发挥重要作用。IGFBP-1在翻译前经磷酸化修饰，增加了其与IGF-1的亲和性，能中和IGF-1的作用。

来源于蜕膜细胞的IGFBP-1在植入期及胎盘形成期通过隔离IGFs，控制滋养层细胞侵入和增生。在一个转基因小鼠模型中，蜕膜细胞中IGFBP-1的过

明治"配体将子宫内膜表面受体和胚胎表面连接起来。骨桥蛋白和这些受体的另一个作用是作为保护性机制参与到先天性免疫中，即阻止补体聚集。

4. 泌乳素 子宫内膜和子宫肌层产生泌乳素。泌乳素水平在月经周期中保持恒定，但在妊娠的前3个月，其水平与子宫内膜蜕膜化的水平成正比，在受精后15~20周达峰。与IGFBP-1相同，泌乳素是人类子宫内膜基质细胞蜕膜化的下游生物标志物。蜕膜化过程的调节物包括卵巢激素、cAMP，毛喉素及IL-11。最近的研究提示，蜕膜化过程的上游调节剂可以调节泌乳素的表达，这些调节剂包括在分泌期表达的多种蛋白如生长激素释放肽，IGFBP相关蛋白-1，瘦蛋白及制瘤素-M。蜕膜化过程中子宫内膜的增殖可能被基质因子如IL-6或制瘤素-M所抑制。泌乳素在蜕膜化过程中的作用仍不清楚。子宫内膜基质表达泌乳素受体（prolactin receptor，PRL-R），PRL-R敲除小鼠存在蜕膜化缺陷，其表现包括LIF，双调蛋白，HB-EGF，COX-1，COX-2，PPARδ，HOXA10，细胞周期蛋白-D_3，VEGF及其受体，Flk-1，神经纤毛蛋白-1的表达下调，添加外源性孕激素时可以逆转这些变化。这表明，泌乳素诱导孕激素分泌刺激卵巢PRL-R是关键事件，而非泌乳素直接作用于蜕膜化的基质而产生的任何作用。最近研究认为，泌乳素有调控NK细胞的作用。妊娠期蜕膜产生的泌乳素在羊水中蓄积，认为其在羊水渗透压及胎儿肺发育方面发挥作用。

（二）植入窗期间全基因组表达模式

利用DNA微阵列技术可以在分子水平研究植入期间生长、分泌、细胞生长及死亡的显著的改变。2002年研究发现了子宫内膜容受状态前（分泌期早期）和容受状态（分泌期中期）基因表达的关键模式；370（3.1%）个基因表现为降调节，降调幅度为2~100倍，323（2.7%）个基因表现为表达上调，上调幅度为2~45倍。最近已完成了对正常生育能力女性基因表达模式的调查。基因的上调或下调表达模式似乎能很好对应子宫内膜发育的4个阶段，建议用每个阶段蛋白的表达来说明其功能特征。增殖期子宫内膜主要表达细胞周期蛋白，基因表达的分泌性是分泌期早期的特点。在植入的准备阶段，基因表达模式反映了一系列的变化，这些变化包括细胞外基质、细胞间相互作用和黏附、增殖的负效应，氨基酸合成，细胞离子动态平衡，先天性免疫的变化。最终，在细胞死亡、酶消化过程、自噬作用/吞噬作用，止血，抗微生物反应方面的基因表达显著改变，以应对月经期子宫内膜脱落过程。

通过DNA微阵列技术以及包含人类全基因组基因的芯片对从具有正常生育能力的女性子宫内膜活检标本中提取的RNA进行分析，已了解分泌中期人类子宫内膜的分子表型。在子宫内膜容受期，芯片上有很少的基因（少于6%）出现显著的表达上调或下调（幅度>2倍）。微阵列分析证实了先前已知的在植入期发生转录上调的基因（包括骨桥蛋白、DAF，glycodelin和IGFBP-1）和转录下调的基因（包括MMP-7和周期蛋白B）。几种先前未检测到的表达水平发生变化的基因，其中变化最显著的是WNT信号通路（彩图31A、B）。这种变化诱导Wnt通路抑制剂DKK1的表达增加，而另一种抑制剂，可溶性的FrpHE（SFRP4）表达显著下降。

微阵列技术同样证实编码水和离子运输的基因表达发生了显著改变，包括紧密连接蛋白-4，产气荚膜梭菌肠毒素受体。编码前列腺素合成及作用的相关蛋白基因表达也发生改变，包括磷脂酶A_2和前列腺E_2受体（EP1）的表达上调。这些基因功能的重要性，如同其他发生改变的基因一样，需要进一步研究。此外，对这些基因表达水平改变的解释是复杂的，特定子宫内膜细胞发生的改变不能代表大部分基因表达的改变。这个数据确实提供了第一个小范围生育力正常的女性群体中，在假定的植入期相似子宫内膜分子表达特征。这些信息可以用来建立一个诊断性的"芯片"以检测正常子宫功能。

目前月经周期中子宫内膜转录组的变化已经被粗略的检测出来，根据组织学阶段的不同，研究者可以看到月经周期中每个阶段转录组的改变，后者是类固醇激素及子宫内膜上其相应的受体的独特的印记。在增殖期对雌激素应答而表达的基因在细胞黏附、细胞间信号传递、细胞周期调节和细胞分裂方面发挥作用。排卵后的分泌期早期，基因表达整体改变以应对卵巢分泌雌激素及孕激素，这些变化包括代谢酶、转运蛋白，WNT信号抑制剂及表达显著上调的脂质代谢水平、磷脂酶活性和前列腺素代谢水平。此时期内，EGF信号表达增加。分泌期ERα和PR在上皮细胞表达发生降调节，反映了基因表达模式的改变，这使得分泌期与月经周期其他阶段不同。雌激素和孕激素失活首先影响基质，细胞黏附、细胞间交流及运动发生转变，反映出细胞内信号转导、抗凋亡和免疫应答能力增强，包括 DAF、抵御素、补体成分 4 及编码白细胞分化和免疫耐受的基因表达上调。

在分泌期晚期，孕激素撤退最终引起月经来潮和基质金属蛋白酶，EBAF（Lefty；抗 TGF-β 细胞因子）表达上调，通过 IL-2 受体的信号转导增强。与基因表达模式反映白细胞整合素细胞浸润的证据。编码体液免疫应答的蛋白质在容受期表达进一步上调，然而若出现降调节则预示着容受期窗口的关闭，伴随着 LIF，DKK-1，IGF-1 和补体的水平下降。

（三）子宫内膜异位症和不孕症女性基因表达差异

研究最多的影响女性妇科症状为子宫内膜异位症。已经对伴或不伴有子宫内膜异位症的女性内膜做了全面比较，这为研究植入过程提供了一些信息。对两组的分泌期子宫内膜进行比较，总的结论是子宫内膜异位症女性在位内膜对孕激素不敏感。对于病变较轻的患者，基因表达的改变较轻微，有 91 个基因表达增加（0.7%），115 个基因表达减少（0.9%）。例如 I 型胶原蛋白 α_2 和胆盐运输泵表现为过表达。此外，L-选择素配体的关键酶（N-乙酰-D-葡萄糖胺）降调节可能产生重要作用，因 L-选择素被认为是胎儿表面与子宫内膜黏附相关的受体。妊娠相关蛋白，是主要的孕激素诱导的分泌蛋白（如本章前述），在子宫内膜异位症患者中表达也下降。这些表达差异也许能为子宫内膜异位症患者内膜功能障碍和其他与植入缺陷相关的诊断提供一些信息。有意思的是，轻度子宫内膜异位症与中度/重度患者相比，在分泌期早期孕激素抵抗发生转变，提示子宫内膜异位症的疾病阶段对在位内膜的影响是不同的。多项研究同样检测了在位内膜和异位内膜的不同。

microRNAs（miRNAs）是小的非编码蛋白质的核糖核酸序列，特异性的针对转录后 mRNA 退化进行调控。在拥有高度加工序列能力的高等生命体中，来自于大 RNA 转录的编码 miRNA 的基因为 1%～4%。这些小的 miRNAs 前体由 70～90 个核苷酸组成，被运输到胞质内后经过核糖核酸酶 III 家族的 Dicer 酶裂解后，产生一个双链 miRNA，最终形成一股单链 miRNA 结合于目标 mRNA 上的补体以阻止其转录。目前已经在人类子宫内膜上研究转录极其复杂的调节机制。对于子宫内膜异位症，复杂的基因表达网络改变似乎是基于 miRNA 的特异性改变，为研究子宫内膜容受性提供了一个新的视野。

六、生长因子、细胞因子及促性腺激素在子宫内膜容受性建立过程中的作用

在子宫内膜月经周期及妊娠期剧烈形态变化的过程中，生长因子和细胞因子发挥重要作用。已证实表达于人类子宫内膜和蜕膜的生长因子为 EGF 和 EGF 样分子，包括 TGF-α 和 HB-EGF；酸性和碱性成纤维生长因子（FGF）；IGF-1 和 IGF-2；IL-1，IL-11 和 IL-6；LIF；巨噬细胞集落刺激因子（M-CSF，又称为 CSF-1）；粒细胞-巨噬细胞集落刺激因子（GM-CSF）；TGF-β 超家族的成员；血小板来源的生长因子（PDGF）；肿瘤坏死因子 α(TNF-α)；内皮素（1，2，3）。其中很多因子在子宫内膜功能及妊娠期发挥重要作用。已证明子宫内膜、蜕膜及胚胎/囊胚表达其中很多因子的受体，包括 EGF/TGF-α、IGF-1、IGF-2、IL-1、CSF-1、GM-CSF、PDGF、VEGF。由于存在如此之多的生长因子，很难清晰的说明每个因子在子宫内膜生长及分化过程中的具体作用，或者每个因子在母体-胎儿相互作用及胎盘形成中的具体作用。

已证实几种生长因子在细胞外基质蛋白质表达及其细胞受体（整合素、选择素、钙黏素）表达及酶（MMPs）的表达中发挥调节作用，同时影响细胞生长、分化及重建过程。

（一）白血病抑制因子（LIF）和 IL-11

IL-6、LIF、IL-11 是属于相同细胞因子家族的糖蛋白，其受体利用 gp130 作为信号分子。LIF 因能抑制小鼠肿瘤细胞系增殖而命名，可在输卵管壶腹部持续表达，在子宫内膜上皮细胞及基质细胞中周期性表达，在上皮细胞中的表达更强。有功能的 LIF 受体表达于整个月经周期的腔上皮细胞，由 LIF 受体 β（连接 LIF）和 gp130（调节信号转导）组成复合体而发挥作用。LIF 受体表达于各种滋养细胞，尤其是在绒毛合体滋养层细胞和细胞滋养层细胞，在绒毛外滋养细胞中表达较少。

通过对小鼠的观察得知子宫内膜来源的 LIF 对于植入，尤其是蜕膜化反应过程发挥关键作用。LIF 缺乏的小鼠不能怀孕或不能对子宫蜕膜刺激产生应

答。然而，将 LIF 缺乏的小鼠胚胎移植到假孕的野生型小鼠中却可以正常妊娠 - 给缺乏 LIF 的小鼠注射 LIF 也可以正常怀孕。LIF 似乎主要作用于子宫。然而，妊娠小鼠随后的胎盘形成过程被破坏，可能是因为 LIF 调节滋养细胞分化及 MMPs 表达的作用缺失。在人类，缺乏 LIF 受体时仍然可以植入，但其后代患有 2 型 Stuve-Wiedemann/Schwartz-Jampel 综合征。

LIFmRNA 和蛋白表达于子宫内膜，在腺上皮和腔上皮表达最丰富，在分泌期达峰。人类子宫内膜周期性表达可能是其他生长因子的作用，而不是类固醇激素的直接作用。当植入时，LIF 在子宫内膜腺体的表达下调，同时伴有子宫内膜 NK 细胞和 T 细胞导致的 LIF 表达上调。已证实 LIF 可促进人类囊胚形成及在体外调节滋养层分化。在排卵后 7d 的宫腔冲洗液中可见到 LIF 值升高，再过 5d 后达峰。在反复着床失败和不明原因不孕患者中观察到，其宫腔冲洗液中 LIF 的水平下降，取其内膜培养发现 LIF 的分泌也减少，在某些反复流产的患者中，LIF 缺失表现复杂。

瘦蛋白被认为是调节剂或 LIF，通过其受体 OB-R 发挥作用。LIF 刺激滋养细胞分泌 hCG。LIF 密切参与信号转导的激活，是转录因子 3（STAT-3）的激活剂；纯合子小鼠位于 gp130 上 STAT 激活位点的缺失与 LIF 缺失小鼠几乎一致。LIF 可刺激细胞因子信号蛋白 3（SOCS-3）的抑制剂表达，同时阻止 gp130 和 STATs 的磷酸化。在 LIF 缺失小鼠中可以观察到植入部位缺失 Cox-2 和上皮 HB-EGF 的表达。EGF 家族的另外两种成员双调蛋白及表皮调节素在 LIF 缺乏小鼠中同样表达减少。前列腺素通过 PPARγ 发挥作用，这对于蜕膜化过程十分重要。COX-2 缺失小鼠在排卵、受精及植入过程中表现出多发缺陷。同时，LIF 刺激腔上皮和囊胚，这一过程刺激 IL-1 表达，最终导致蜕膜化改变。

可在小部分不孕女性中（3/74 位未孕对象）发现 LIF 的一个拷贝编码序列突变，在 1/75 位对照组已产女性中发现了假定多态性基因，而在 131 位非产科患者中未发现。在不孕女性组中发现的一个突变位于 LIF 基因的 5' 调节区；另外两个突变在编码区，被认为在 LIF 结合其受体的过程中发挥重要作用。可惜的是，作者并未阐述宫腔冲洗液中或子宫内膜活检组织中的 LIF 水平或生物活性是否与基因型相关。

总的来说，这些发现都一致说明 LIF 在人类胚胎植入、滋养细胞分化或胎盘形成过程中发挥重要作用。IL-11 是 IL-6 家族中另一个成员，密切参与蜕膜化应答过程。在敲除 LIF 基因的小鼠及缺乏 IL-11 受体 α 的雌鼠中，都可观察到因蜕膜化障碍而不孕。

IL-11 表达于人类子宫内膜，可促进孕激素诱导体外培养的子宫内膜基质细胞蜕膜化。松弛素和前列腺素 E_2 促进 IL-11 表达。在 RLX 和 PGE_2 促 IL-11 表达的信号级联反应中，IL-11 的抑制剂 W147AIL-11 抑制 ESC 分泌泌乳素，说明 IL-11 在此过程中发挥关键作用。类似于 LIF，IL-11 通过 STAT3 激活 JAK/STAT 信号通路，可激活细胞因子 -3（SOCS3）抑制序列，后者发挥受体活性的负反馈调节机制。在体外，卵巢类固醇激素和 cAMP 可分别通过不同途径刺激 STAT3 和 SOCS3，而 IL-11 可通过磷酸化作用激活 STAT3 和 SOCS。抗孕激素治疗可促进 SCOS，减弱 IL-11 诱导 STAT3 的作用，提示孕激素参与多种调节过程。最近的研究显示，于对照组女性相比，不孕女性子宫内膜中 IL-11 及磷酸化的 STAT3 水平显著降低，而 IL-11 受体及 LIF 水平并无差异。

（二）生长因子 EGF 家族

EGF 生长因子家族似乎在子宫发育和生理功能方面发挥作用。EGF 配体家族由一系列的基因家族组成，这些基因包括上皮生长因子（EGF），肝素结合 EGF 样生长因子（HB-EGF），双调蛋白（AMP），β 细胞素（BTC）、表皮调节素（EPR）、肿瘤生长因子 α（TGF-α）及 NEU 基因调节剂（NRG）。EGF 配体家族通过一个保守的由 60 个氨基酸组成的"表皮生长因子样"结合结构域，可结合和激活一个或多个由 4 个结构相似的 ErbB 受体构成的亚单位。EGF 配体家族的受体亚单位 ErbB1，ErbB2，ErbB3 和 ErbB4，结构上相似，其细胞外域序列的不同使其能特异性的与配体结合（图 10-17）。ErbB 蛋白质可发挥同源或异源二聚体或多聚体的功能。ErbB2 缺乏配体结合活性，ErbB 缺乏酪氨酸激酶活性。因此，ErbB2 和 ErbB3 可能发挥异二聚体的功能，与其他 ErbB 蛋白提供二聚体缺失的功能。

通过与其受体相互作用，EGF 家族成员被蛋白水解酶分解后通过自分泌或旁分泌或膜结合的方式发挥作用。细胞表面的金属蛋白水解酶可水解蛋白，类似于 L 选择素配体和 MUC-1 的水解，提示金属蛋白水解酶在母体-胎儿界面发挥重要作用。

EGF 和 TGF-α 刺激子宫内膜基质细胞的增生。EGF 可以促进上皮细胞合成纤维连接蛋白和玻璃体结合蛋白。EGF 同样可以促进基质细胞分化和增强层粘连蛋白和纤维连接蛋白的合成。这些生长因子也可以促进体外蜕膜细胞形态及功能分化。在正常月经周期及绝经后女性中未发现 EGF，但是在妊娠女性血清中可检测到 EGF，且在妊娠早期达峰。多个研究提示 EGF-R 在排卵后（或紧随排卵后）达峰，在分泌期表达下降，在月经前期达到最低值。目前认为 EGF 结合位点位于基质和上皮细胞，妊娠时亦表达于蜕膜。免疫组织化学技术推断蜕膜化过程与 EGF-R 表达增加相关。妊娠过程中出现胎儿生长受限的患者中报道出现 EGF 和 EGF-R 表达异常。现提出假说认为 EGF 及其相关分子在诱导滋养层细胞分化过程中发挥作用。

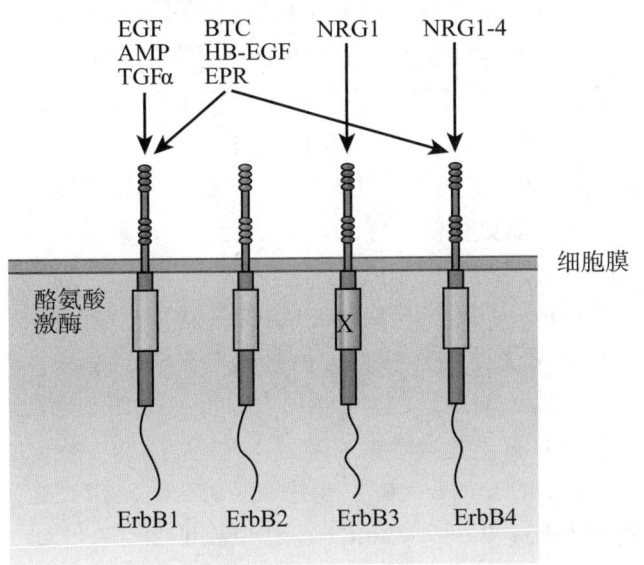

图 10-17　EGF 生长因子家族及其受体。EGF 及其家族成员与特异性受体相互作用通过细胞内酪氨酸激酶激活传递信号。4 种受体通过可预测的方式形成二聚体

多种 EGF 家族成员似乎直接参与到植入过程中。HBEGF 作为一个膜锚定前体（HB-EGF™），增加可溶性形式的存在。这些蛋白可以结合于两种不同的 EGF 受体，HER1/ErbB1 和 HER4/ErbB4。在增殖期的基质中可发现 HB-EGF mRNA，在分泌期的腔及腺上皮中同样可以检测到 HB-EGF mRNA。这种表达模式似乎是由雌、孕激素联合驱动的。

HB-EGF 被认为参与通过膜锚定前体（结合于滋养细胞顶端表面的 HER/ErRb）介导的黏附过程和刺激胚胎生长的过程。HB-EGF 是在啮齿动物中植入胚胎周围最早发现的一个细胞因子。在人类子宫内膜中观察到，在分泌期 HB-RGF 的 mRNA 表达升高，在植入期达峰。HB-EGF™ 在体外可调节植入的黏附过程。HB-EGF 也可以促进胚胎发育。当添加无血清培养基时，生长至囊胚时期的胚胎数量增加，并能刺激孵化。HB-EGF 同样参与子宫内膜的旁分泌过程。基质来源的 HB-EGF 在体外可促进子宫内膜表达 LIF、HOXA10、$\alpha\nu\beta_3$ 整合素和 DAF。其他 EGF 家族的成员在早期妊娠中同样发挥重要作用。

（三）TGF-β 家族

TGF-β 家族包含有 5 种由相关基因编码的二聚多肽，主要是用于调节细胞生长和分化的多功能蛋白质。这些生长因子成员与 3 种特定的 I 型、II 型和 III 型受体细胞表面蛋白相结合。I 型和 II 型受体被认为通过 SMAD 信号通道调解 TGF-β 的活性。所有的 3 种 TGF-β 的亚型都可以在人子宫内膜组织中发现，这 3 种亚型包括 TGF-β_1、TGF-β_2 和 TGF-β_3。分别携带 3 种 TGFβ 突变基因的无效突变小鼠会产生一种独特的表现型，这暗示了此生长因子家族的每个类型都具有不同的作用。所有的 3 种亚型和 II 型受体都在子宫内膜所有类型细胞中发现。TGF-β_1 和 TGF-β_3 在子宫内膜上皮细胞和基质细胞中发现，而 TGF-β_2 最初是在基质中发现而在分泌期会不断增加。TGF-β_3 在月经期间会增加并在增殖期保持较高的水平，而 TGF-β_1 是在月经期最高。卵巢类固醇会强烈抑制间质中的 TGF-β_2 和 TGF-β_3，但是只有 TGF-β_2 在腺上皮被抑制。cAMP 利用孕激素防止对 TGF-β_2 的抑制，而 MAP 激酶（MAPK）抑制剂会有区别地刺激 TGF-β_2 和 TGF-β_3。这些相反的作用效果会为月经期间 TGF 细胞因子的稳定的、高度的时间和空间的表达提供重要信息。

TGF-β 对细胞外基质会产生深刻的影响，它会增加胶原蛋白的合成同时减少其降解。在分泌期，TGF-β 是基质蛋白酶（MMP-3）和上皮细胞（MMP-7）上 MMP 活性的强效抑制剂，同时它还会促进 TIMP 的表达。这种细胞因子是由孕激素诱导的，与视黄酸共同维持这些预先纤维化的活性。在怀孕的情况下，通过孕激素作用的 TGF-β 将保持妊娠期间子宫内膜的完整性。未怀孕时，孕激素的下降会释放 MMP 抑

制因子，这会造成随后细胞外基质在月经周期中的程序化脱落。

TGF-β 家族的其他成员会在子宫内膜上表达。EBAF（Lefty）可能会作为 TGF-β 的一种有效抑制剂参与月经过程。TGFβ₁ 拮抗剂通过对于 EBAF（Lefty；一种 TGFβ 拮抗剂）的过表达来降低啮齿动物模型着床位点的数量，该结果与人类的数据中不孕妇女中左撇子占的比例更高是一致的。

激活素在子宫内膜中的含量非常丰富。已经发现激活素 β（βA 和 βB）在分泌期间在腺上皮细胞的表达会达到峰值。激活素 A 促进体内蜕膜化而卵泡抑素却会抵制激活素的活性。激活素 A 在蜕膜化过程中会增加 LIF 的产生和增加 MMP-2。MMP 和 LIF 的活性对于小鼠和灵长类动物的蜕膜化都至关重要。

已经有报道称 TGF-β₁ 和 TGF-β₂ 位于胚胎和子宫内膜的接口处，它们有可能在胚胎附着和侵入时起着多种作用。在妊娠阶段，TGF-β 在妊娠前期在子宫蜕膜的含量最丰富，它被认为会通过促进滋养层细胞分化并且远离侵入性表现型来抑制滋养层细胞入侵。TGF-β 被隔离在细胞外间质，在那里可以由胚胎衍生的蛋白酶激活。TGF-β 通过滋养层细胞上调细胞纤连蛋白的表达，并且诱导滋养层上的整合素，滋养层在入侵促进 MMP 活性的过程中会与 EMC 相互作用。TGF-β 诱导 TIMP 和 PAI-1 产生活性从而与滋养层的入侵相抗衡。TGF-β 作为一种强效免疫抑制药可能会预防胎儿移植的母体免疫排斥反应。它的行为包括抑制趋化性、巨噬细胞和 T 细胞的活性。ADAMTS（一种解聚素和金属蛋白酶，与凝血酶致密蛋白有重复序列）已被认为在着床期间对于 ECM 的重构发挥着重要作用。IL-1 会有所增加，但是 TGF-β₁ 的抗炎作用会降低 ADAMTS 的表达。这些相反的行为说明支持胚胎侵入的因子和极力控制侵入的孕妇之间会保持平衡，同时反映了 TGF-β 在此过程中具有重要作用。

（四）参与子宫内膜生长、分化和免疫功能的其他生长因子和细胞因子

血小板衍生生长因子（PDGF）是由子宫内膜间质细胞产生的，并且在子宫内膜内由活化血小板释放。PDGF 是一种强效的作用在子宫内膜受体上的有丝分裂原，这些子宫内膜受体在增殖周期最丰富。

FGF 包括一系列的生长因子，它们能刺激子宫内膜细胞和平滑肌细胞的生长。酸性和碱性的 FGF 会与蛋白多糖相结合。因为这些蛋白质不包含分泌信号序列，它们可能是子宫内膜中最重要的，当月经期间时它们可以从濒死细胞中释放。碱性 FGF 会生成血管，但是也会在孕激素出现时刺激间质细胞的增殖。FGF-7，也称为角质细胞生长因子，会刺激上皮细胞增殖。FGF-7 的 mRNA 在子宫内膜分泌晚期时在基质上的表达水平最高；其受体在增殖后期的腺上皮细胞上最丰富。这些结果表明 FGF-7 依赖孕激素，鉴于它的受体对雌激素敏感。FGF-8 是从牛子宫中分离出的子宫生长因子，并且 FGF-9 最近在人子宫内膜增殖晚期被描述。

生长因子的 IGF 系统不仅包括 IGF-1 和 IGF-2 激素，而且还包括两个不同的受体和多种不同的调节 IGF 活性的连接蛋白质。IGF-1 和 IGF-2 是促进有丝分裂，与胰岛素的结构相似的生长因子，IGF-1 和 IGF-2 出现在小鼠的子宫里，并且贯穿在妇女的整个月经周期中。虽然受体都存在于上皮细胞和基质细胞中，但是这两种激素却都存在于间质中。IGF-1 在增殖期更加丰富，并且可能会对上皮增殖起作用，而 IGF-2 却以更稳健的方式在分泌期表达，并且被认为是有丝分裂的妊娠基质。

IGF-1 与 1 型 IGF 受体（IGF-1 受体）相结合，它与胰岛素受体结构相似，另外也与具有高亲和力的 2 型受体（IGF-2 受体）相结合。而 IGF-2 却与具有高亲和力的 2 型受体相结合。

IGF-1 的 mRNA 主要利用原位杂交法定位在合胞体滋养层。IGF-2 的 mRNA 已经被证明存在于绒毛核心的间质成纤维细胞中，并且在妊娠早期和足月滋养细胞中表达。IGF 在胎盘中的表达似乎由激素（胰岛素、人胎盘催乳素和雌激素）和生长因子调节控制，包括 PDGF。IGF-1 类型的受体已经在妊娠的早期阶段在胎盘中被检测到，并假设 IGF 会促进滋养层增殖。

TNF-α 是一种在各种组织中起作用的多效因子，它在炎症、促有丝分裂、有丝分裂静止，血管生成和免疫调节等过程中发挥作用。它是一种有膜的 14 kDa 多肽，此多肽是由蛋白酶从 26 kDa 前导衍生的。TNF-α 的 mRNA 和蛋白质的表达已经在人类子宫内膜、蜕膜和滋养层细胞中证实；它的受体也已在所有这些组织中发现。TNF-α 在人类子宫内膜内由类

固醇激素（雌激素和孕激素）调节。

TNF-α及其受体（TNF-R）是在早期和晚期妊娠中通过滋养层细胞表达。两个基因编码的TNF-R具有不同的表达，从而允许对TNF-α活性进行一些调节。在体外培养的人绒毛细胞中，TNF-α影响细胞纤连蛋白的分泌。科学家们推测，连同其他的子宫内膜因子和滋养层因子在内，TNF-α控制滋养层细胞的黏附和侵入并且改变子宫内膜基质中整合素的表达模式。

集落刺激因子是一系列的细胞因子，它们最初由其刺激造血干细胞在半固体培养基中形成菌落的能力而被识别出来的。CSF-1是一种糖基化的二硫键连接的同型二聚体。CSF-1和它的受体在子宫内膜、蜕膜和胎盘中表达。与增殖期相比，分泌期时CSF-1在子宫内膜腺体的水平更高，并且CSF-1的mRNA和蛋白质的蜕膜比增殖期子宫内膜表达的水平更高。CSF-1受体（由FMS编码的CSF1R）是由锚定胎盘到子宫的细胞柱中的绒毛外滋养层细胞高效表达。由局部和骨髓产生的接近锚定滋养层细胞的子宫内膜细胞似乎是在胎盘与子宫的接触界面中发现的CSF-1的主要来源。目前已经有报道，习惯性流产的妇女会有更低的血清水平。虽然已经有学者提出，CSF-1用来调节滋养层细胞增殖和分化，但是这种作用还没有在缺乏CSF-1的op/op（骨硬化）显性小鼠上被证实。这种老鼠的生育能力下降、窝产仔数更少，这种情况显然是由排卵缺陷而不是着床或胎盘而造成的。

（五）人体绒毛膜促性腺激素

体外研究表明，促卵泡激素、促黄体激素（LH）、hCG及促甲状腺激素和游离β亚基的增加对人类生殖道组织有影响，这些影响包括刺激泌乳素产生、蜕膜化增强和子宫肌层松弛。也有实验在输卵管、子宫肌层和子宫内膜内faxianLH/hCG受体。然而，检测到的转录比那些编码性腺LH/hCG受体的转录较小；与在性腺组织（83～95 kDa的）上观察到的受体分子量相比，所述蛋白质也较小，因为检测到的为50～60 kDa分子。因此，性腺外LH/hCG受体似乎被截断，缺乏细胞外域。但是它仍保留在连接LH和hCG之后发送信号的能力。由截断的子宫内膜LH/hCG受体发起的最初信号传递或许不涉及经典的cAMP-蛋白激酶A系统路径，而是促细胞分裂原活化蛋白激酶通路或前列腺素合成激活。

虽然已经有学者提出性腺外LH/hCG受体在生殖道中具有重要作用，但是它们可能对于怀孕具有最重要的作用，因为怀孕时hCG的含量最高。因此，hCG是在早期胚胎和子宫之间进行双向对话最重要的胚胎信号。性腺外LH-hCG受体对于灵长类动物的繁殖具有重要作用的直接证据来源于对狒狒的研究，其中重组hCG的使用会引起上皮和间质细胞的改变。对妇女的初步研究表明hCG也可以影响子宫内膜，包括抑制子宫内膜细胞凋亡。

排卵6d后，狒狒子宫内使用为期4d的渗透性微型泵hCG可观察到上皮斑块、表面上皮肥大，失去了这个物种怀孕时的腺体特性。在子宫内膜腺上皮的胎盘蛋白表达会增加，并且α-平滑肌细胞肌动蛋白会在基质上表达。在体外，hCG抑制基质细胞凋亡并刺激蜕膜变化，此改变由增加的IGFBP-1表达和增加的*Cox-2*表达反映出来。如前所述，体外研究表明，糖蛋白α亚基刺激产生子宫分泌产物泌乳素。子宫肌层LH/hCG受体在体外激活会导致子宫肌层松弛，这可能有利于在体内着床。具有子宫内膜异位症的动物对hCG的反应迟钝。在人体内使用宫内微透析，可以表明hCG的使用会显著降低人体排卵10d之后的IGFBP1和M-CSF表达，而LIF，VEGF和MMP-9的表达均会显著增加，这表明hCG是妊娠早期的一种重要调节因子。由体外研究可以得出，使用hCG可以表明当IL-1出现时，trophinin感应会出现在子宫内膜上皮细胞，这暗示了在母胎层面存在着增强的胚胎和子宫内膜相互作用的一种机制。LIF和它的受体上调会对体外hCG治疗有响应。作为内分泌因子，hCG可能对多种子宫内膜基因有独特的影响，独立于滋养层直接相互作用。

（六）前列腺素类和其他脂质

前列腺素在着床过程中的作用一直被怀疑，因为他们对血管系统及与炎症过程相结合有影响。在着床过程中（尤其是特别是早期的蜕膜反应）显示异常小鼠*COX-2*酶缺陷的事实与此观点相一致。有证据显示，在人类着床过程中前列腺素类的作用包括在推断着床期在人体子宫内膜上（主要是腺上皮细胞）产生*COX-1*和*COX-2*酶；产前会检查非甾体抗炎药（NSAIDs）的使用，这种药物会抑制COX酶的活性，因此这预示使用阿司匹林和其他NSAID药物的患者会增加流产的风险。前列环素被认为是涉及着床的关键前列腺素类之一，它的配体是活性过氧化物酶体增殖剂δ（PPARδ），它作为啮齿动物子宫内表达在阈基质细胞上的核受体家族一员，在着床中的作用已被认可。

其他涉及着床的脂质是花生四烯酸酯衍生物，它被称为花生四烯酸乙醇胺或者内源性大麻素，它是大麻素受体的配体。内源性大麻素，与大麻素受体CB1-R和CB2-R相结合，它们在着床早期胚胎和生殖道（CB1-R）内表达。胚胎富含CB1-R，在囊胚中该受体的表达在滋养外胚层最丰富。小鼠子宫内源性大麻素的水平在着床时会降低而在植入位点内侧处最高。内源性大麻素（endocannabinoids）含量较低时会加快滋养层细胞分化，但在含量较高时会抑制滋养层细胞分化和阻止胚胎发育。四氢大麻酚和内源性大麻素受体的合成激动药具有同样的作用。因此，可以推断，内源性大麻素在控制啮齿类动物着床过程中胚胎发育的同步具有重要作用。内源性大麻素存在于人类生殖道体液中，体外受精失败与大麻素含量高有关。

七、早期着床事件

与表层上皮细胞相互作用之前，囊胚必须在透明带的范围之内孵化。胚胎逐渐透明变薄和孵化完成的过程，都可以在体外观察到。异位植入的存在表明，子宫内膜对于植入并不是必需的。不过，也有可能是在子宫内膜腔内孵化时有更细微的调节。虽然透明带的降解是由胚胎诱导控制的过程，然而诱导"透明硬化"的抑制剂或药剂可能会影响这个过程的时间。

有关于类人灵长类的研究工作表明，囊胚的滋养外胚层的单核细胞滋养层在这些细胞附着到子宫内膜上皮细胞之前就已经融合成合胞体。有关早期胚胎着床位点（如Hertig和他的同事所做的研究）的详细的组织学描述表明，在着床最初几天内，人体胚胎的合体滋养层首先侵入子宫内膜。因此，研究人员所得出的结论似乎是合体滋养层细胞最初与子宫内膜上皮细胞相互作用并且附着在其上；只有胚胎完全进入到子宫内膜之后，滋养层细胞开始流出并且进一步进入到子宫之内。这个过程大约出现在最初的着床1周之后并且继续顺利地进入到妊娠中期。

利用组织学方式检查的早期胚胎着床位点表明，在排卵12d之后，胚胎几乎完全被子宫内膜覆盖。植入位点周围的子宫内膜基质会表现出经前的反应和水肿的症状。根据Noyes和他的同事所设定的经典的组织学标准，着床位点的子宫内膜与未怀孕的分泌中期的子宫内膜没有明显的区别。与胚胎接近的腺体本身通过入侵滋养层产生偏转但是却维持月经周期的这个阶段的典型的弯曲度和分泌物填充的外观。可以使用人类胚胎和滋养层进行体外观察来描述早期事件中滋养层和子宫内膜相互作用的某些形态特征。

越来越多的共识是在植入的初始阶段，最初的定位和黏附是短暂的限速步骤。现已假设一个受体介导的模式用于胚胎黏附和入侵。众多子宫内膜和滋养层细胞黏附分子和相关联的部分已被提议作为附着受体的候选对象。多糖-蛋白质复合物的表面修改历来吸引研究的兴趣，但最近关于聚积在细胞腔表面的分子的研究已经受到密切注意。与子宫内膜内的其他细胞相比，该表面上的受体和配体在某种程序上受到了严格的限制。如图10-18所示，已经提出了有限数量的黏附-附着部件。MUC-1（未在图中列出）是很多物种在进行着床时子宫内膜表面的一种很大的下调糖蛋白，但是只在人类的月经周期中表达。不过，关于这个大的糖蛋白作为人类胚胎一种可能附着受体的争论还在继续。其他较小的分子会出现并且可以用于初始附着，包括细胞黏附分子trophinin，整合素、CD44，L-选择素和HB-EGF™。

植入过程的一系列级联事件可能需要不同功能关键蛋白质。称为trophinin的一种新的细胞表面蛋白质已被提议作为植入过程中滋养层和子宫内膜间的同源配对体。$\alpha v \beta_3$整合素和它的配体骨桥蛋白在植入时在容受性子宫内膜腔的表面表达。分泌骨桥蛋白通过RGD序列连接于这一整合素上。由于骨桥蛋白也可以通过非RGD连接位点连接到CD44透明质酸受体，因此有研究认为除了RGD模式外，在连接处尚存在"三明治"配对模式。对于人类来说，在胚胎和子宫内膜上的表面上皮细胞也会表达$\alpha v \beta_3$整合素和CD44。也有充分的证据，证明连接模式对于着床过程来说也是至关重要的，包含这种序列的肽减少了动物模型的植入效率，这些动物

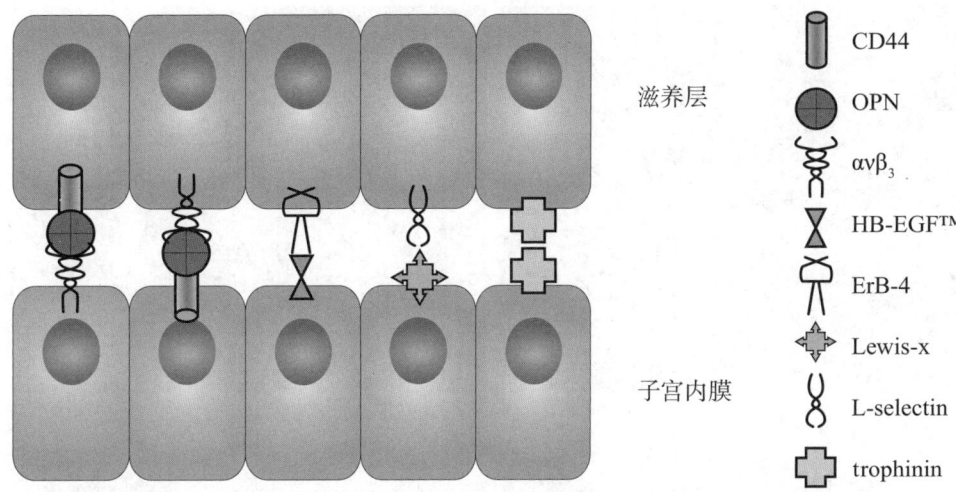

图10-18 能与胚胎表面互补蛋白相互作用的腔表面蛋白。每一个可能的黏附反应都有试验证据支持，在这些系统中，可能每一种都有特异的功能，比如，在植入开始阶段的信号转导或黏附过程

包括兔子和老鼠。因此，整合素介导的黏附在某种程度上或者对于成功着床起到重要作用。最近，已经有学者提出骨桥蛋白、$\alpha\nu\beta_3$整合素和CD44联合，通过促衰变因子（DAF）介导干扰补体亚单位C3的作用抑制先天免疫系统，这种联合可能在初始黏附和入侵时对胚胎的保护有重要的作用。

HB-EGF的跨膜形式和其受体ErbB-4分别在子宫内膜的表面和胚胎外面的细胞分别表达。对啮齿动物和人类的研究都表明，在植入过程中这些分子可作为黏附受体配体对。水溶性的HB-EGF可能会通过竞争性抑制来干扰这个过程。跨膜HB-EGF也可能会发挥旁分泌作用，特别是当胚胎进入子宫腔时如果从它的跨膜位置裂开时。

也许最有可能的机制涉及了先前阐述的白细胞-内皮细胞相互作用。L选择素和低聚糖配体上分别在人囊胚和子宫内膜表面表达。这种在植入时胚胎与子宫内膜的黏附反应类型是相当吸引人并且有可能涉及胚胎侵入的整合素机制，与白细胞嵌入到炎症位点类似。

通过对人类进行研究表明L选择素配体表达在腔上皮细胞和和腺上皮细胞时会进行时间和空间调节。同样的，对于不孕妇女来说，每种机制都可能会被打乱，从而导致植入失败。诊断和纠正这些缺陷的方法可能会对其他不明原因造成的不孕或习惯性流产提供新的希望。

结构变化会伴随着表面上皮细胞的显著生化改变。扫描电子显微镜可以观察到，人类子宫内膜上皮细胞包括分泌细胞和纤毛细胞（图10-19）。月经周期期间非纤毛细胞转变为纤毛细胞的比率在增殖晚期阶段降低而在分泌期增加。一般情况下，雌二醇水平与纤毛细胞的出现直接相关，并且雌激素忽然降低与纤毛细胞损失相关。在月经周期内纤毛细胞不会出现表面形态的变化，而分泌细胞则显示出显著的周期依赖性表面修饰。

分泌细胞瞬态的，特殊的表面修饰被称为胞饮小泡，也被称为pinopods或uterodomes，这个已经成为目前研究的焦点，因为表达的时间模式似乎与子宫容受性最大时的时间相一致。这些表面结构首次发现在啮齿动物子宫内膜腔上皮上，这些表面结构在子宫接受植入物后很有限的时间（约12h）内被发现；它们会参与胞饮作用，pinopode（源自希腊文"饮足"）的名称由此得来。虽然具有不同的形态，但类似的结构随后又在包括人类在内的许多物种中发现；它们的形态又通常与植入的时间有关。

虽然可以肯定的是胞饮小泡参与了啮齿动物子宫的胞饮作用，体外研究未能证明在妇女体内胞饮小泡具有这种功能——因此有建议该结构应该被命名为"uterodomes"而不是"pinopodes"。在人体子宫内膜内形成胞饮小泡形态的机制尚未阐明清楚。作为分泌活动的结果，它们可能从膜成分的积聚或细胞骨架的重组而形成。一些研究人员认为，胞饮小泡使子宫内膜覆盖于纤毛细胞之上，为表面黏附受体的补充提供了平台。

在人类胚胎着床时胞饮小泡的作用（超出其出现和估计着床时间之间的时间相关性）由体外研究所支持，研究结果表明人类的囊胚植入在子宫内膜上皮细胞生长胞饮小泡的区域（图10-20）。其他的研究结果已经表明，表面生物标志物存在于胞饮小泡上。作为膜连接配体和近分泌-旁分泌因子的分子，HB-EGGF对于向胚胎传递信号具有重要作用，

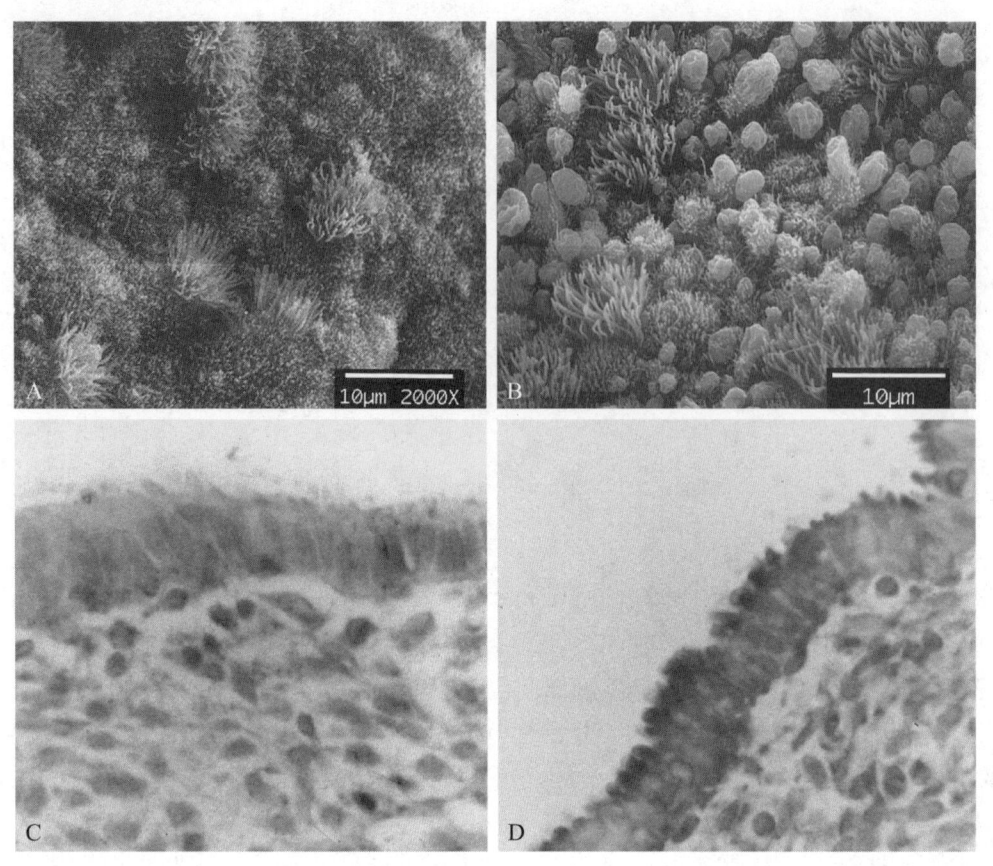

图10-19 A. 人类子宫内膜上皮细胞由纤毛细胞类型和分泌细胞类型组成。B. 在容受性最大时，这些细胞表面转变为在许多物种都可以观察到的囊状突起，现在它们被称为胞饮小泡。在预容受时期，表面受体如 $\alpha v\beta_3$ 整合素并不存在（C），但在着床的窗口期却表达在胞饮小泡结构上（D）

［图片由 Human Reproduction 授权使用．］

它会在着床的预期时间内出现在胞饮小泡的表面上。在着床的预期时间内，$\alpha v\beta_3$ 整合素及其配体会出现在胞饮小泡尖端凸起处（图10-19和图10-21）。根据电子免疫组织化学，MUC-1和骨桥蛋白似乎出现在不同类型细胞的腔表面上；MUC-1仅存在于纤毛细胞上而骨桥蛋白则存在于分泌细胞或含有胞饮突的细胞中表达。

胞饮小泡的形成似乎依赖于孕激素，而雌激素则导致它们退化。在控制组卵巢刺激周期中，胞饮小泡的最初出现与排卵前期血浆孕激素的升高有关。在一个周期的第14天和第15天使用低剂量的孕激素受体拮抗药米非司酮会延迟胞饮小泡形成。虽然胞饮小泡已经在 LIF 和 HOXA10 基因敲除的小鼠上出现，但是通过对小鼠的研究表明，孕激素调节基因 HOXA10 对于胞饮小泡的形成是必需的。在过去的几年里，有关胞饮小泡的实际时间分布也产生了进一步的疑问，因为有很多研究表明，它与着床的实际窗口几乎没有关联。虽然有可能参与了胚胎和子宫内膜的相互作用，但是使用这些结构作为子宫容受性的标志物所产生的作用似乎有限。

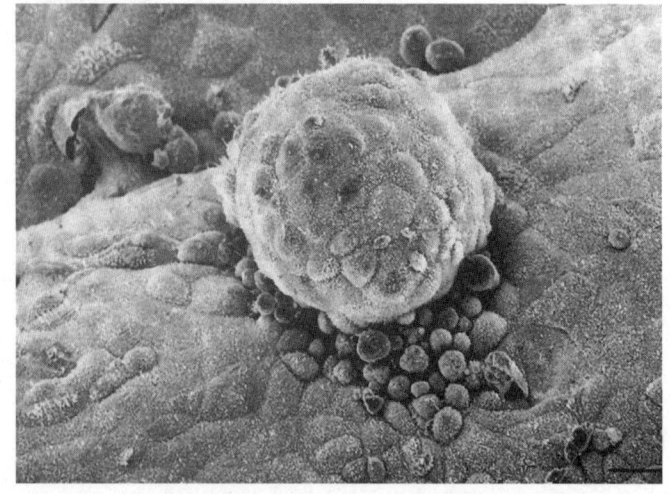

图10-20 在人工培养的子宫内膜上皮细胞上进行体外培养的人体胚胎表明，胚胎似乎倾向于附着在胞饮小泡表达的区域上

［摘自 Bentin-Ley U. Relevance of endometrial pinopodes for human blastocyst implantation. Hum Reprod, 2000. 15（Suppl 6）：67-73.］

八、子宫内膜的生物化学评价

子宫内膜容受性的生化标志物：人们尝试寻找合适的子宫内膜容受性生化标志物。表10-1列出了

容受性标志物的列表。这些子宫内膜因素似乎与它们的时间表达模式的基础相关,这种表达与一个周期第20~24天时假定植入窗口相关联。虽然某些确定的生物标志物,如降血钙素或LIF,在这个窗口内紧密排列,其他的标志物具有一种表达模式,该表达模式与子宫内膜容受性(ERα,PR和端粒酶)最大时的时间负相关。

一些评估子宫容受性最具特征生化标志物是整合素。如图10-21所示,3种上皮整合素在黄体期的表达有所改变。目前这种表达模式已经在多个研究中被持续观察到。在这些研究中,有关αvβ3的研究是最多的。子宫内膜的不同步成熟或者延迟成熟与αvβ3整合素的延迟表达有关。虽然整合素表达模式对细胞黏附和组织结构维持起作用,αvβ3

表10-1 用于评价子宫内膜容受性的子宫内膜生化标志物

功能分类	生化标志物	表达模式	注释
趋化因子/细胞因子	LIF	m----------o----▬▬▬--m	对于着床来说,所有的都是必要的
	IL1,11	m----------o----▬▬▬--m	
Enzymes 酶	17HSD-II	m----------o----▬▬▬--m	将E_2转化为活性较低的E_1,不应该出现在正常的子宫内膜中
	芳香化酶	m----------o--------m	
细胞外基质/受体/配体	整合素		
	$\alpha_1\beta_1$	m----------o----▬▬▬--m	
	$\alpha_4\beta_4$	m---▬▬▬--o--------m	这3种整合素形成了着床窗口的框架
	$\alpha v \beta_3$	m----------o----▬▬▬--m	MMPS和lefty(EBAF)出现在月经期
	MMPs	m▬▬▬------o--------m	上皮糖蛋白
	EBAF(lefty)	m▬▬▬------o----▬▬▬--m	连接L选择素
	MUC-1	m----------o----▬▬▬--m	基质标志物
	L-selectin ligand	m----------o----▬▬▬--m	
	Cadherin-11	m----------o----▬▬▬--m	
生长因子	TGFβ	m----------o----▬▬▬--m	调节P动作
	EGF Ligand family	m▬▬▬▬▬▬o----▬▬▬--m	参与增殖期和着床期
	Hepatocyte growth factor(HGF)	m----------o----▬▬▬--m	参与蜕膜化
	Heparin binding-EGF like growth factor(HB-EGF)	m----------o--▬▬▬▬--m	基质和上皮表达
	IGF-I	m▬▬▬▬▬▬o--------m	增殖期
	IGF-II	m----------o----▬▬▬--m	分泌期
主要的分泌蛋白	Glycodelin	m----------o----▬▬▬--m	
	Calcitonin	m----------o--▬▬----m	所有的3种都是上皮蛋白
	Osteopontin	m----------o----▬▬▬--m	
旁分泌或自分泌	Indian hedgehog(IHH)	m----------o----▬▬▬--m	由P诱导
	Bone morphogenic protein 2(BMP2/TGFb1)	m----------o----▬▬▬--m	由IHH诱导
类固醇受体和相关的辅助因子	ERα	m▬▬▬▬o--------m	雌激素诱导和P抑制
	PR-A/PR-B	m▬▬▬▬▬▬o▬▬▬▬--m	*PRA坚持蜕膜
	FKBP51,FKPB52	m----------o----▬▬▬--m	每个由P诱导;
	MAGE-11	m----------o-▬▬----m	在分泌中期表达
转录因子	HOXA10	m----------o----▬▬▬--m	对于着床都是必要的
	HOXA11	m----------o----▬▬▬--m	窗口期表达
	CCAAT enhancer binding protein-β(C/EBPβ)	m----------o----▬▬▬--m	对于蜕膜化是必要的
	Forkhead box O1(FOXO1)	m▬▬▬▬▬▬o--------m	增殖期表达
	Beta catenin	m----------o--▬▬----m	
杂项	CD44	m----------o----▬▬---m	在窗口期
	Prolactin	m----------o----▬▬▬--m	蜕膜化时的标志物

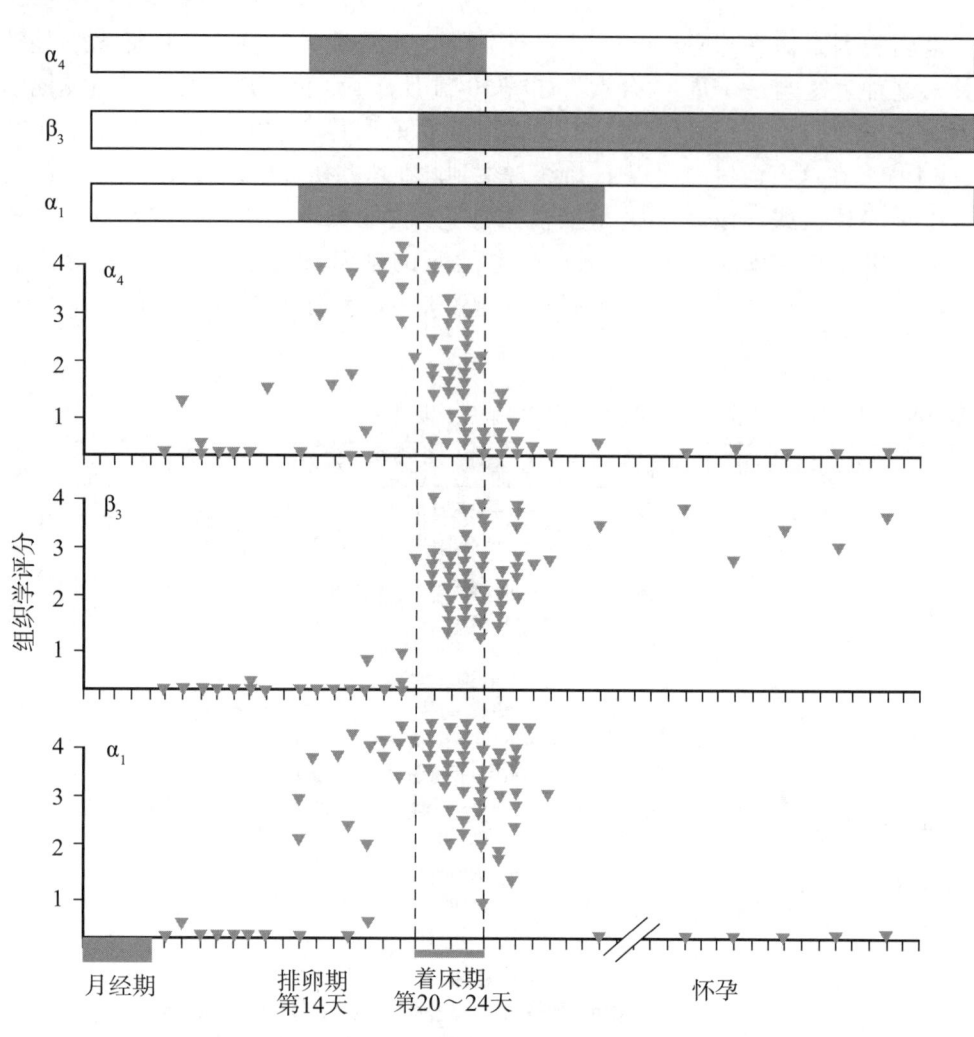

图 10-21 散点图表示在一个子宫内膜周期中 3 个具有周期依赖性的上皮细胞整合素的子单元的分布。每一个整合素子单元都有一个独特的表述模式，在 1 个周期的第 20~24 天，这 3 个亚单位在子宫内膜的容受性最大时共同表达

[摘自 Lessey BA. Two pathways of progesterone action in the human endometrium: implications for implantation and contraception. Steroids, 2003 (68): 809-815.]

整合素现在存在于与骨桥蛋白和胞饮小泡的局部对应的腔上皮的最上部。这个整合素已经被用于评估患有子宫内膜异位症和其他良性状况的妇女的子宫内膜，这些良性状况包括积水、原因不明的不孕和多囊卵巢综合征，然而并不是所有研究都同意这种评估方式的有效性。

使用如整合素之类的生化标志物，已经确定不孕妇女两种不同类型的缺陷。这种模式与 Wilcox 和他的同事所提出的数据非常匹配，他们认为延迟着床可能会降低周期受孕率。正常的子宫容受性为胚胎黏附和侵入母体提供机会。在某些情况下，比如黄体不足时，这个窗口可能会转移或延迟，从而导致流产或受孕失败。这种情况可能发生在孕激素未达最佳标准或孕激素反应减少时。在其他的情况下，组织发育是正常的，但是与容受性子宫内膜相关联的生物化学改变却难以及时发育。隐匿缺陷的机制已被认为是患有子宫内膜异位症和输卵管积水症妇女在着床时潜在缺陷。引起这种容受性缺陷的原因仍然有争论，并且也是活跃的研究领域。

九、子宫内膜的临床评价

（一）子宫内膜活检

子宫内膜活检用于评估子宫内膜组织。作为广泛用于检查异常出血从而进行子宫内膜癌或增生诊断的工具，子宫内膜活检在评价不育夫妇时最重要作用是黄体期功能评估。然而，正如下面所描述的，子宫内膜活检是否作为临床应用的一项常规测试还是需要商榷的。现有文献反映了多种使用这种测试的观点，包括活检时间、可以认为是样本异常的滞后时间天数，以及用来评估黄体期的实用性。尽管已经使用了超过 50 年，但是用来评价组织学标准的子宫内膜活检的真正标准去从来没有建立起来，并且目前研究结果正在质疑子宫内膜活检的价值。对于解释活检结果至关重要的周期时间参考点在此 50 年间已由回顾性的确定转变为前瞻性的定义。这种子宫内膜分期上的多种变化可以部分解释不同文献中所出现的多种观点，以及黄体功能不足（LPD）的发病率与临床重要性。

根据很多研究可以断定，LPD 并不常见而且可能占不育患者的比例不超过 3%～5%。考虑到不同妇女之间或者同一个妇女在连续周期中子宫内膜组织的多变性，一些报道中出现 LPD 高患病率是可以理解的。另外，由于不同时间段活检、不同观察者以及同一观察者自身观察偏差所导致的差异，黄体期活检的真正重要性或许只有历史意义。

作为子宫内膜活检技术的基础的子宫内膜组织的改变最早是在 1950 年由 Noyes 和他的同事在一篇很经典的论文中描述的。然而，这些标准只能大概表现黄体酮对子宫内膜的累积作用。不同周期之间的变化、不同观察者和同一观察者的观察偏差所导致的大的差异和排卵期不确定性都会减小这些按不同日期诊断标准的总体可靠性。根据论文的定义，最开始时指标只是从不育患者中获得，这样就在一定程度上很难确定子宫内膜组织改变是否同样会在正常生育的妇女体内出现。事实上，最近以正常妊娠妇女为研究对象所得到的研究结果并不支持这种技术可以作为精确的、可重复的对子宫内膜的评估方法。现阶段中最好的诊断黄体功能不足的方式可能就是判断黄体期时间缩短，可以利用如图 10-22 所示的基础体温图表方法来判断。而正常黄体期应该为 12～14d，而未成熟黄体退化可能会威胁到怀孕。这种图表也可以用来解释无排卵周期。

值得注意的是，关于值得做进一步考虑黄体功能的一些观察或许存在一定基础。随着人类基因组计划完成和高通量 DNA 微阵列分析的有效利用，基于患子宫内膜异位症妇女和可生育妇女基因表达模式的对比，似乎孕激素抵抗确实存在。但究竟是先于子宫内膜病变或者是子宫内膜病变所导致的结果并没有得到定论。尽管患有子宫内膜异位妇女是第一组与这种现象相关联的，此现象似乎在患有 PCOS 的排卵期妇女中比较常见。这类改变或许导致了与这些病症相关的不孕或流产。细胞生长和分化过程中孕激素受体或孕激素介导调节器的缺陷都会涉及孕激素抵抗，包括 HOXA 基因、整合素、MIG-6、FKBP4、PR-B 或 DKK-1 等的改变。尽管早在 60 年前就已经有这些发现，如今这些发现仍能提供激素反应细微缺陷基础的新的解释，同时提供重点关注 LPD 的希望。

（二）超声波检查法

子宫先天性缺陷、肿瘤、粘连等结构异常都会影响生育能力。超声波诊断成像方法在子宫缺陷的评估中发挥重要作用。

阴道超声（transvaginal sonography，TVS）作为女性内生殖器官的高分辨率成像工具已被广泛接受，因为它具有非侵入性、方便、安全，并可以快速做出与病理高度相关的诊断。TVS 最初用于监测不育患者外源性激素处理过程中的卵泡发育和子宫内膜厚度。该方法作为多种子宫内膜异常表现辅助诊断工具或许具有显著的优势，这些子宫内膜异常表现包括子宫内膜息肉、黏膜下和壁间肌瘤，子宫内膜增生和肿瘤。TVS 已经主要用于妊娠早期的评估。

子宫内膜生长可以很容易地使用超声测量。在使用人绝经期促性腺激素进行治疗时，通常使用超声对子宫内膜的厚度和性质进行连续监测。月经期之后早期增殖阶段的子宫内膜一般很薄；作为对雌激素的反应，子宫内膜增厚并且看起来变成了 3 层，每天以 0.1～0.5 mm 的速度生长。排卵之后，分泌期子宫内膜表现为高回声。已经尝试利用多种基于厚度和纹理的方式进行模式分类。很多研究者认为厚度为 8 mm 或者看起来有 3 层时是适合进行体外受精着床的。然而，高出一个确定的临界值后，着床率和子宫内膜厚度之间没有其他相关性。

通过改变雌激素和孕激素水平而诱导的子宫内膜周期性变化会产生可预见的超声像图改变，包括血流和血管密度两方面的改变。子宫内膜厚度及超声回声模式已经被研究作为子宫容受性的潜在标志和胚胎成功着床的预测。阴道脉冲多普勒超声波测量子宫内动脉血流（或流动阻抗），并且被表示为脉动指数（PI）。在月经周期中 PI 是不断变化的，并可以作为辅助生育后预测植入结果的另一个指标。除了子宫内膜厚度，形态、血流量和子宫动脉脉动都被作为检查子宫内膜容受性的可能标志。PI 指数增大与妊娠丢失相关的标志物升高相关，包括抗心磷脂抗体。有关妊娠期多普勒超声图像和妊娠结局的研究一直没有定论。

（三）超声子宫造影术和三维超声技术

现在鉴定子宫肌瘤、子宫内膜异位和子宫纵隔

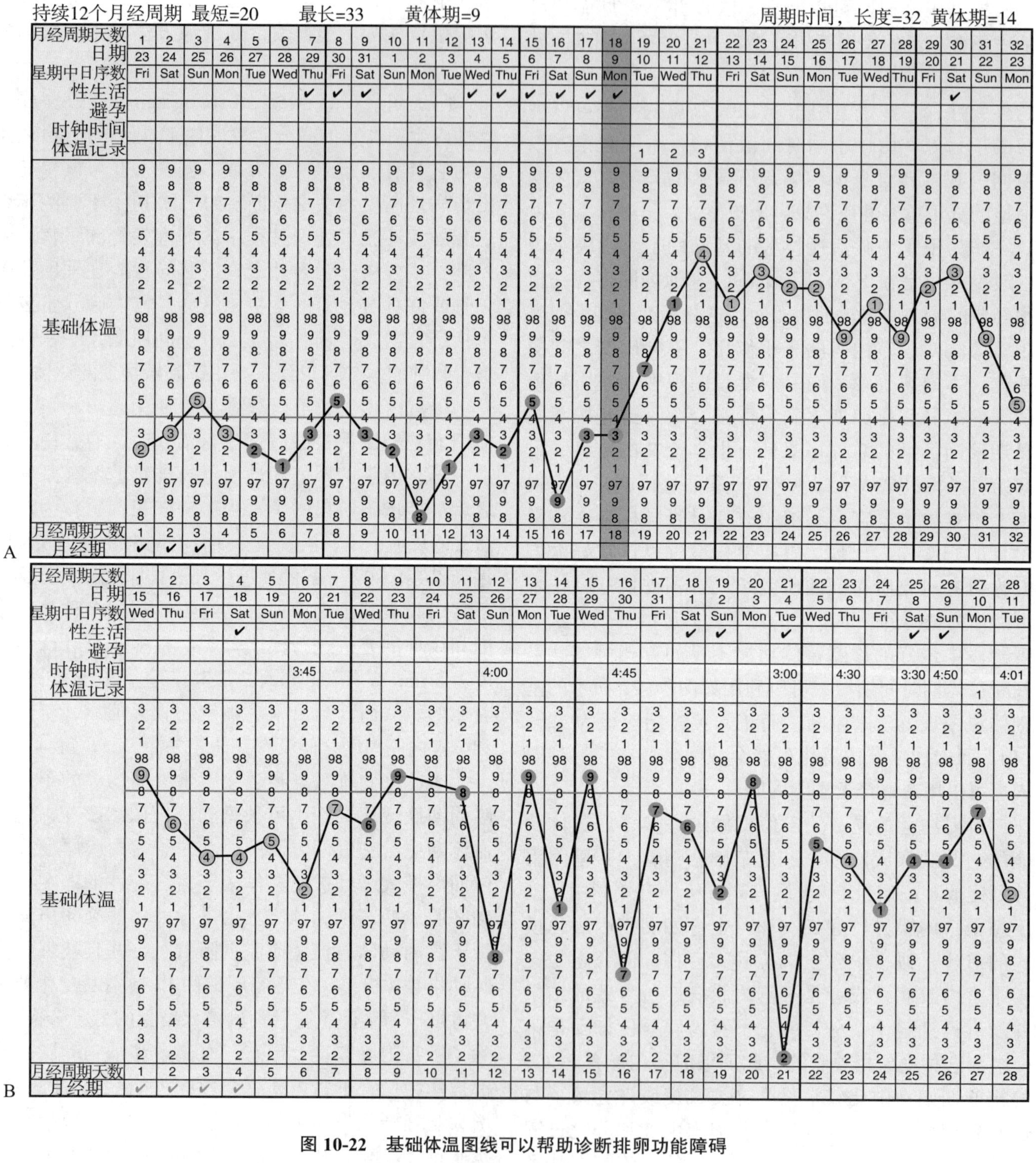

图 10-22 基础体温图线可以帮助诊断排卵功能障碍

与正常的 14d 黄体期（A）相比，无排卵周期体温没有上升（B）

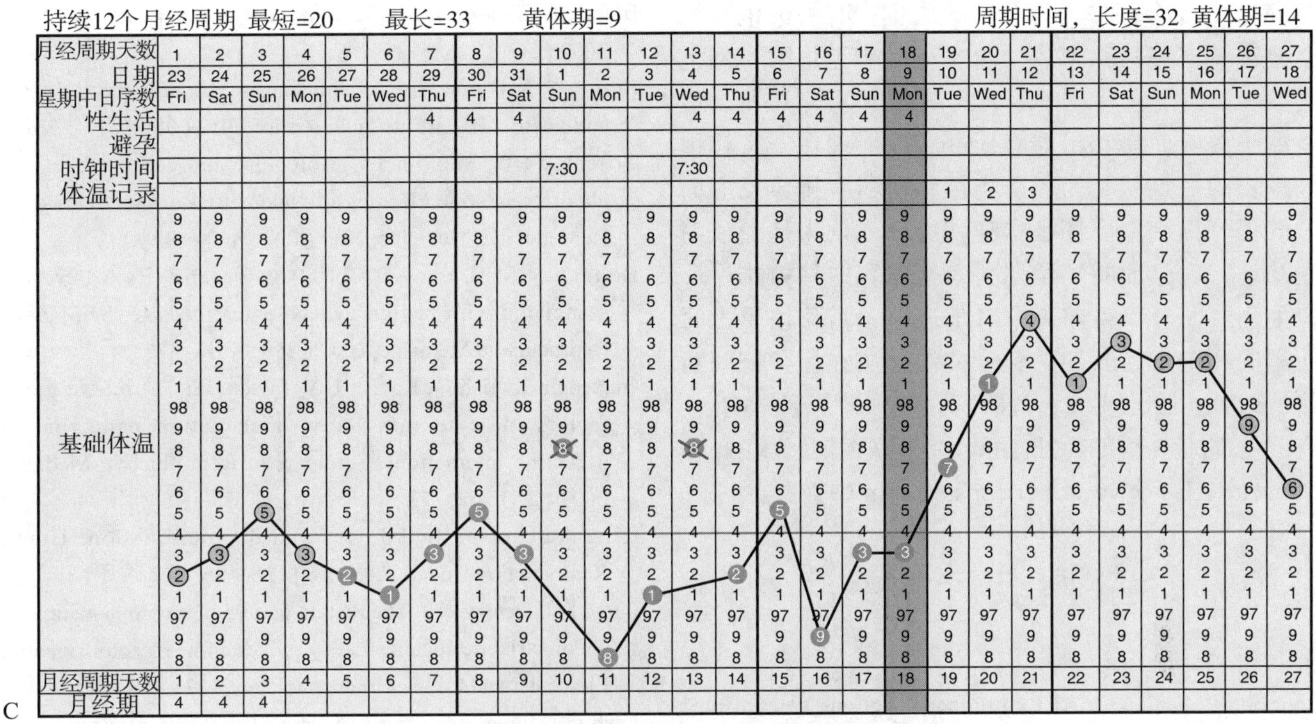

图 10-22　基础体温图线可以帮助诊断排卵功能障碍（续）

有些病例表现为黄体期短（C）

的方法已经非常常规了（参见第 27 章）。宫腔内的息肉等病变可能会被误认为子宫内膜增厚，从而没有被确诊。作为超声子宫造影术的一部分，滴注无菌生理盐水进入宫腔可以提供子宫腔的增强视图，这就可能会检测到很小的病变。这种方法在评估子宫内膜选择性雌激素受体调节剂（如他莫昔芬）功效时是很有价值的。一个正常子宫的超声子宫造影会显示出平滑的轮廓线，如彩图 32A 所示。在一些情况下，使用无菌生理盐水可以更清楚地看到子宫腔内的异常，如彩图 32B 所示。三维宫腔声学造影技术可以提供子宫腔的更生动的 3D 效果，从而对此种病变提供一个更好更全面的评估，并且能更好地确定病变位置和附着点，如彩图 32C 所示。这项不断进展的科技可以进一步提高用于检测小息肉或肌瘤的技术灵敏度和特异性。随着三维超声技术出现，子宫纵隔与双角子宫的鉴别诊断可以更容易地确定，同时避免使用更昂贵的检查仪器方法（如 MRI 检查）。采用三维超声进行子宫容受性的评估的技术也在不断进化。

（四）宫腔镜

宫腔镜检查是非常有效的一种工具，它可以用来识别和诊断通过超声子宫造影术所确定的病变，如图彩图 32D 所示。子宫内膜腔的可视化已被证明有助于检查异常出血、不孕和反复流产。病灶一旦被确定，医生可以利用直观的图像直接对病灶切除或者进行活组织切片检查。子宫纵隔切除术在苗勒管融合缺陷中经常会使用到。最近，宫腔镜灭菌技术发展迅速，可替代其他技术，并且可以很容易地在世界各地的许多医学中心使用。

（五）磁共振成像

磁共振成像偶尔会对包括子宫肌瘤和子宫腺肌症等子宫肌层病变的诊断有作用（参见第 27 章）。T_2 加权图像可以为子宫底外面的子宫内膜异位提供证据，同时可以在手术矫正前诊断出先天性子宫畸形。

十、子宫移植

对于切除了子宫或由于苗勒管发育不全而导致的子宫缺陷的妇女，除了利用干细胞技术产生女性生殖道，也许很快就可以利用子宫颈和子宫修复技术恢复妇女生育能力。心脏、肺、肝甚至面部或手等很多器官的移植手术都已经很常见。另外，很多女性后天性妇科病如子宫肌瘤和子宫腺肌症及妇科恶性肿瘤、

Asherman 综合征先天性子宫缺失也许有一天也有机会通过子宫移植手术成功治愈。目前为止第一例也是唯一一例子宫移植手术的尝试在 2000 年进行，最后由于血栓而将移植器官全部移除。现在子宫移植最重要的一点就是为了防止被移植器官排异反应而做的免疫抑制。而怀孕本身就可以被认为是免疫耐受状态，现已证明怀孕期间其他器官的移植排斥反应更高。此外，目前尚不清楚进行子宫移植手术时使用的环孢素或其他的免疫抑制疗法在怀孕期间对移植患者、胎儿或被移植器官会带来的什么影响。

全部的参考文献列表可以在专家咨询网（Expert Consult Web）www.expertconsult.com 中查看。

（译者 杨 岑 审校 王 颖）

推荐阅读

Banerjee P, Fazleabas AT. Extragonadal actions of chorionic gonadotropin. Reviews in endocrine & metabolic disorders, 2011 (12): 323-332.

Barnhart KT: Clinical practice. Ectopic pregnancy. The New England Journal of Medicine, 2009 (361): 379-387.

Biason-Lauber A, Konrad D. WNT4 and sex development. Sexual development: genetics, molecular biology, evolution, endocrinology, embryology, and pathology of sex determination and differentiation, 2008 (2): 210-218.

Bulun SE: Endometriosis, The New England Journal of Medicine, 2009 (360): 268-279.

Burney RO, Giudice LC: Pathogenesis and pathophysiology of endometriosis, Fertility and Sterility, 2012 (98): 511-519.

Critchley HO, Maybin JA. Molecular and cellular causes of abnormal uterine bleeding of endometrial origin. Seminars in Reproductive Medicine, 2011 (29): 400-409.

Donaghay M, Lessey BA. Uterine receptivity: alterations associated with benign gynecological disease, Seminars in Reproductive Medicine, 2007 (25): 461-475.

Guzeloglu-Kayisli O, Kayisli UA, Taylor HS: The role of growth factors and cytokines during implantation. endocrine and paracrine interactions, Seminars in Reproductive Medicine, 2009 (27): 62-79.

King A: Uterine leukocytes and decidualization. Human Reproduction Update, 2000 (6): 28-36.

Large MJ, Demayo FJ. The regulation of embryo implantation and endometrial decidualization by progesterone receptor signaling. Molecular and Cellular Endocrinology, 2012 (358): 155-165.

Lash GE, Innes BA, Drury JA, et al. Localization of angiogenic growth factors and their receptors in the human endometrium throughout the menstrual cycle and in recurrent miscarriage. Hum Reprod, 2012 (27): 183-195.

Young SL, Lessey BA: Progesterone function in human endometrium: clinical perspectives, Seminars in Reproductive Medicine, 2010 (28): 5-16.

第 11 章

乳 房

（原著 Robert L. Barbieri）

乳房的生理功能主要是产生乳汁和哺育新生儿。哺乳动物以拥有皮肤毛发和乳房可产生乳汁哺育新生儿的特征区别于其他动物。mammal（哺乳动物）的来源是拉丁文"mamma"，意思是"像乳腺或乳房"。解剖结构上，双侧乳房平对第 2～6 肋，内侧缘是胸骨，外侧缘是背阔肌，上下缘是锁骨、肋缘和腹直肌上缘。乳房由腺体、脂肪组织和结缔组织构成。左乳房常较右乳房偏大。

乳腺由 15～20 个腺叶组成（图 11-1）。每个腺叶由腺小叶和腺泡构成的分支结构组成。腺泡由分泌乳汁的表皮细胞进行单层排列而成。每一个腺泡由收缩的肌皮细胞相互交织环绕。腺泡腔与小叶收集管相连，小叶收集管收集的乳汁全部进入 15～20 个腺叶收集后汇集到乳头。乳头由色素沉着的乳晕包围。皮脂腺位于乳晕边缘，也称蒙哥马利腺。腺体组织藏于脂肪下面，占据乳房的绝大部分体积。腺小叶由分布于皮下组织至胸壁的结缔组织隔（Cooper 韧带）分开。

乳房对性类固醇激素敏感，包括雌二醇、孕酮、睾酮以及泌乳素和缩宫素等大量蛋白类激素。在青春期和孕期，乳房受激素刺激体积增大。哺乳动物中，雌二醇对刺激乳管系统增殖尤其重要，孕激素对刺激腺泡和基质生长很重要。孕期里，雌二醇、孕激素和泌乳素都是刺激乳房增大的重要因素。雄激素抗雌激素的作用抑制乳房增大。

一、乳房发育

乳房发育主要发生在 3 个时期：母体子宫内、青春期和孕期。乳房发育的过程可以通过研究实验老鼠进行推测。乳房的宫内发育过程中，表皮基质长成潜在的基质，发育成初步的导管系统。这一过程的发生与雌二醇、孕激素、泌乳素和生长激素的刺激无关。出生后，初级乳管系统静息。进行发育的老鼠模型上，大部分乳腺乳管形态在青春期。

乳腺是青春期完全以分支形态发育的管状结构。分支乳管网形成并伸入基质脂肪层，延伸过程由上皮原始细胞组成的末梢终端蓓蕾引导。已分化完全的乳腺由腔上皮细胞和环绕周围的基底肌上皮细胞构成。雌二醇对雌激素受体（aestrogen receptor alpha，ERα）的刺激是青春期乳腺发育的关键。无雌激素受体 α 的老鼠没有乳腺发育。雌激素受体 β（estrogen receptor beta，ERβ）大量存在于乳腺中，但无雌激素受体 β 的老鼠乳腺发育正常。叉头蛋白

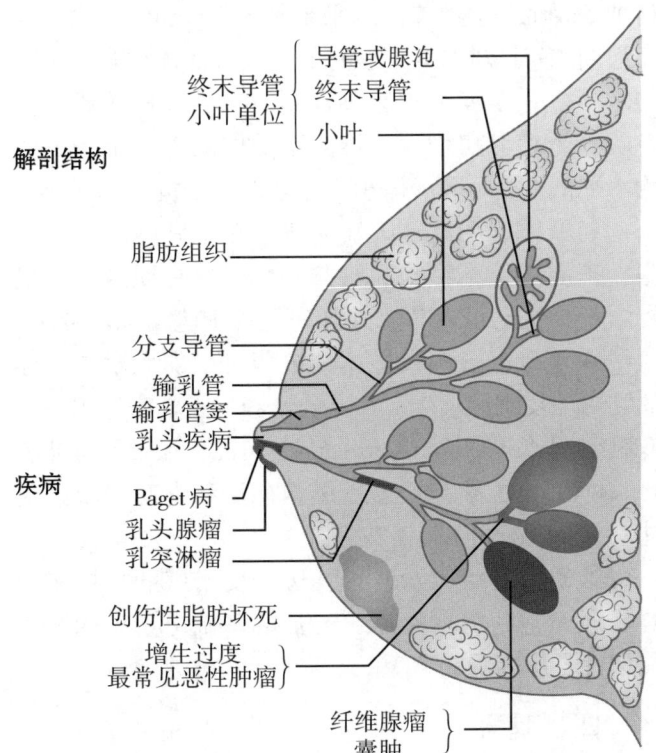

图 11-1　乳房的解剖和乳房每个部位的主要疾病

（摘自 Cotran RS, Kumar V, Robbins SL. Pathologic Basis of Disease, 5th ed. Philadelphia: WB Saunders, 1994, p 1090.）

A1（a1 forkhead box protein A1，FOXA1）打开染色质，使雌激素受体等转录调控因子可以接近并与脱氧核糖核酸（deoxyribonucleic acid，DNA）调控原件有更好的结合。无叉头蛋白A1的老鼠无正常的乳腺发育但终端蓓蕾的导管结构发育异常。调控雌孕激素受体（progesterone receptor，PR）活性的共激活剂和共阻遏剂的相关细节参见第5章：类固醇激素活性。

老鼠模型中，通过同源重组方法敲除泌乳素基因能导致雌鼠不孕，不会导致雄鼠不育。泌乳素基因敲除的老鼠乳腺有正常的乳管树，但乳管不能发育成小叶。通过同源重组方法敲除泌乳素受体基因制造不孕的老鼠模型中，乳腺发育一直到青春期都正常。青春期时，乳管发育但分支导管数目减少，末梢终端蓓蕾无法分化成腺泡结构。

青春期老鼠模型中，参与细胞特异性分化的T细胞特异的转录因子GATA3在腔细胞高表达。GATA3条件性缺失导致乳房组织末梢终端蓓蕾无法形成。此外，乳腺乳管发育高度依赖跨膜金属蛋白酶17（a disintegrin and metalloproteinase domain 17，ADAM17）激活的腔上皮细胞双调蛋白的释放。而双调蛋白通过结合基质细胞上的表皮生长因子受体（epidermal growth factor receptor，EGFR），刺激导管形成。成年老鼠中，导管系统的第三位侧支的形成与由孕激素激发。

随着妊娠的开始，乳房上皮和腺体增殖陆续发生。大量激素参与了这一过程，包括雌二醇、黄体酮、雄激素、泌乳素和其他催乳因子、甲状腺素、糖皮质激素、胰岛素、生长激素、转化生长因子-β和表皮生长因子（epidermal growth factor，EGF）。老鼠模型中，妊娠及哺乳过程中雌激素受体α的条件性敲除导致无导管侧支和小叶肺泡单位数量减少。

乳房的增生随正常月经周期变化。乳管细胞在早卵泡期增生，并在其余的卵泡期持续增生。黄体期，孕酮诱导末梢乳管结构、基础上皮细胞和基质细胞的增生。伴随增生进行的是基质水肿和上皮细胞空泡形成增加。这些改变可能是女性在黄体后期乳房肿胀感觉的原因。月经期，雌二醇和黄体酮的减少与细胞增生、基质水肿和乳管及腺泡的大小下降有关。

乳腺最常见的2个先天异常是多乳头和副乳。多乳头的原因是胚胎学乳线的持续性表皮增厚，范围从腋窝部到耻骨联合上方。有时候，乳房组织可延展至腋窝。这一区域的异位脂肪组织有可能被错认为腋窝肿块，或由于组织涨奶导致孕期后疼痛。

二、乳腺干细胞

老鼠和人的乳腺上皮结构是由多能干细胞分化成上皮结构的原始细胞，最终分化成成熟的腔细胞形成的。乳腺干细胞（mammary stem cells，MaSCs）在青春期发育和妊娠时高度活化。位于基层表皮的乳腺干细胞不表达雌激素受体α和孕激素受体，但对雌鼠给予雌二醇、黄体酮或泌乳素可刺激乳腺干细胞的数量增加，提示腔上皮和基质乳腺干细胞存在旁分泌对话。黄体酮和泌乳素刺激腔上皮细胞产生和分泌核因子kB配体的受体激活物（receptor activator of nuclear factor kappa-B ligand，RANKL），而Wnt4可刺激乳腺干细胞数量增加。

三、雌二醇和睾酮：相互拮抗的甾体激素

原发性雄激素不敏感综合征的基因水平研究可以为雌激素和雄激素在调控乳房发育上存在重要相互作用提供临床证据。因雄激素受体突变导致的雄激素不敏感。睾丸产生睾酮，但靶组织不能对循环系统高水平的雄激素产生反应。基因学男性（46，XY）并不能有完善的雄激素受体的功能产生反应。这种综合征中，雌二醇水平小于50 pg/ml，相当于早卵泡期水平。雄激素不敏感的个人乳房体积常高于平均水平。完全没有雄激素抑制时，中等量的雌二醇能明显诱使乳房增大，雄激素受体缺乏的个人黄体酮水平低，提示乳房体积不完全依赖于黄体酮诱导。

老鼠模型中，雄激素受体存在于乳腺腔上皮细胞、基质成纤维细胞和脂肪细胞。青春期给予雌鼠雄激素拮抗药可显著增加乳房上皮细胞增加的数量。给予成年雌猴雄激素受体拮抗药可增加雌激素诱导的乳房上皮细胞增生。在体外培养的人乳房组织中，双氢睾酮（dihydrotestosterone，DHT）和睾酮可抑制雌二醇诱导的细胞增殖、细胞存活和含有雌激素受体α的细胞密度。

雄激素对雌激素诱导乳房上皮增殖的拮抗作用是雄激素治疗乳房疼痛综合征的基础（参见标题为周期性乳房痛的章节）。

四、哺乳

生育过程中，乳房的主要作用是分泌乳汁。母乳喂养对婴儿很重要，因为母乳可降低新生儿发生

感染、免疫性疾病和其他罕见病的风险，并降低新生儿死亡率。对母亲来说，母乳喂养可显著降低母亲罹患乳腺癌、卵巢癌、2型糖尿病、心血管疾病和绝经后髋部骨折的风险。乳汁含酪蛋白和乳白蛋白等乳蛋白、游离脂肪酸、乳糖、水、矿物质和维生素。乳糖是含葡萄糖和半乳糖的二糖。孕期，乳房由雌二醇、黄体酮和包括胎盘泌乳素的其他因素活化，为泌乳做好准备。

乳糖、水和一些蛋白积聚在高尔基体，随后通过出胞过程分泌到乳管系统。免疫球蛋白和白蛋白等激素，通过蛋白介导的跨膜过程进入乳管系统。油脂通过反向胞饮作用分泌到乳管系统。油脂聚集在内质网，形成脂滴，之后由顶端质膜包被，进入乳管系统，排空脂滴。

孕期，乳房受泌乳素、人胎盘泌乳素和胎盘生长素等高水平催乳激素的作用。非孕期妇女中，泌乳素水平通常低于25 ng/ml。孕期的第3个月，泌乳素水平通常高出正常水平15倍，200～300 ng/ml。在第3个月，人胎盘泌乳素浓度高达到6000 ng/ml。

这些催乳刺激使乳房增大，并使腺泡为泌乳做好准备。妊娠期间，高浓度孕激素阻止乳汁生成。分娩后，血中雌二醇和孕激素水平的下降和泌乳素水平的持续性升高使构成乳汁的所有组分都增加。其影响的分子机制将在这一章后一部分进行探讨。

雌二醇和黄体酮水平下降之后，乳汁的产生需要2～5d。产后的2～5d，机体通过清除雌二醇和黄体酮或抑制泌乳素分泌的方式抑制乳汁产生。产生乳汁也需要生长激素、胰岛素、甲状腺激素和皮质醇等激素协同作用。

通过吸吮，源自乳头的感觉信号通过胸4，5，6神经传至中枢神经系统。当吸吮诱导信号到达室旁核和室上核，信号刺激垂体后叶催产素释放。去甲肾上腺素、组胺及激动性氨基酸在催产素的释放中起重要作用。吸吮过程中催产素的释放使乳腺腺泡和乳管肌上皮细胞收缩，产生乳汁。除吸吮外，催产素可通过视觉和听觉刺激从垂体后叶释放。

泌乳素通过刺激酪蛋白和乳白蛋白基因以及其他合成游离脂肪酸和乳糖所需要基因的转录维持乳汁形成。吸吮诱导信号也可以诱导下丘脑快速释放泌乳素，或可通过抑制多巴胺分泌的方式起作用。在哺乳妇女中，产后6周内，基线泌乳素水平升高，每次哺乳都使催乳素脉冲性增加，峰值为基线值的8倍。产后7～28周，基线泌乳素水平在正常范围内，泌乳素峰值高出基线6倍。使用吸奶器获得的泌乳素峰值与吸吮获得的峰值相似，但对乳晕进行刺激并不能诱导产生泌乳素的分泌峰。哺乳时母亲与婴儿的互动可促进乳汁流出，但不会产生泌乳素峰。随着吸吮频率和持续时间下降，吸吮伴随的泌乳素峰值下降，最终消失。

（一）泌乳素对β-酪蛋白基因功能的影响

乳汁产生过程中涉及β-酪蛋白和酸化的蛋白基因相关的分子机制已被清晰阐述。β-酪蛋白基因的功能受泌乳素、黄体酮、雌二醇、胰岛素、糖皮质激素、甲状腺激素、细胞基质蛋白和EGF类生长因子等激素的影响。在老鼠乳腺上皮细胞系HC11中，β-酪蛋白基因的表达主要在转录水平。

泌乳素是β-酪蛋白基因转录的关键调控因子。泌乳素受体是胞外有半胱氨酸活性的一类受体，是一种单一跨膜结构域，伴随胞内结构域原有受体相关的酪氨酸激酶缺失。泌乳素结合同源受体产生受体的二聚化，并激活了受体近细胞膜，细胞内结构域相关的Janus激酶2（Janus kinase 2，JAK2）（参见第3章：泌乳素在人类生殖中的作用）。

与之相反JAK2使STAT5磷酸化并活化，STAT5是信号转导和转录激活（signal transducers and activators of transcription，STAT）家族成员。STAT5曾被认为是乳腺生长因子(MGF)的一种，可增加β-酪氨酸基因的转录。多种自身调控的磷酸酶使STAT5去磷酸化并减少β-酪氨酸的基因转录。

体外试验中，泌乳素用于乳腺上皮细胞的培养可使酪蛋白基因于30 min内转录。这一过程需要胰岛素和糖皮质激素共同发挥作用。通过对老鼠乳腺上皮HC11细胞转染大鼠β-酪氨酸激活剂的基因缺失和点突变形成的研究证实转录起始位点上游的340个碱基是基因调控的主要位点。340个碱基转录起始的5′端包含胰岛素、糖皮质激素和泌乳素诱导的基因形成的碱基。

（二）泌乳和闭经

哺乳动物中，吸吮激活了抑制促性腺激素释放激素（gonadotropin-releasing hormone，GnRH）分泌的多个系统（参见第1章及第3章）。其中包括多巴胺、血清素、γ-氨基丁酸记忆促肾上腺皮质激素释放因子等激素共同参与。而抑制GnRH的分泌可导致稀发排卵和无排卵。大鼠中，哺乳降低了弓状细胞核和正中隆起的神经元等神经激肽的数量。

哺乳抑制 GnRH 分泌的程度与哺乳频率、母亲营养状况和母亲体重有关。哺乳存在能量的代谢负荷。当母亲所获得的营养充足，基础体重和身体组成成分正常时，短时间内多次哺乳很可能不会造成 GnRH 抑制延长。当母亲所获得的营养不足以满足每日生活和哺乳的能量需求时，稀发排卵和无排卵可能会持续一段很长时间。

单一母乳喂养新生儿的女性中有 40% 产后 6 个月仍处于闭经状态（图 11-2）。阿拉伯联合酋长国进行的观察性研究中，哺乳女性产后闭经的中位时间为 7 个月。哺乳期间闭经的女性较哺乳期间排卵的女性泌乳素水平更高。产后不哺乳的女性中，排卵恢复常发生于产后 45~94d。每天至少哺乳 6 次，24h 累计哺乳时间超过 80min 的单一母乳喂养新生儿女性，基线泌乳素升高持续到产后 52 周，闭经可持续 1 年。

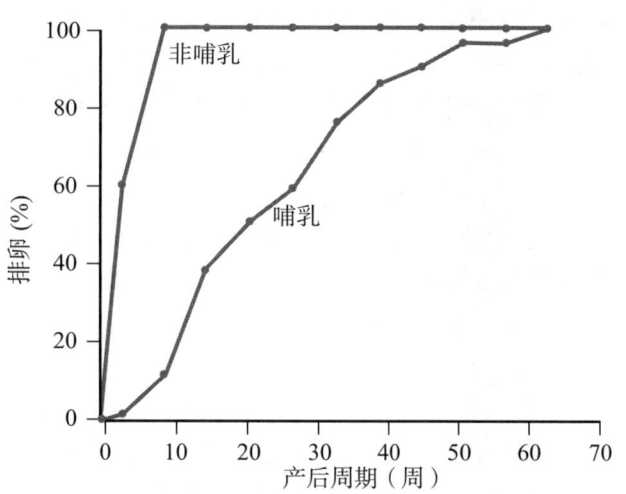

图 11-2　哺乳妇女和非哺乳妇女产后累计排卵率

（摘自 Campbell OMR, Gray RH. Characteristics and determinants of post-partum ovarian function in women in the United States. Am J Obstet Gynecol, 1993,169:55.）

（三）类固醇类避孕药对哺乳的影响

有数据证实，雌孕激素联合避孕药可降低乳汁总量并改变乳汁成分，单纯孕激素避孕药对乳汁量无影响，对乳汁成分影响微小。对服用雌孕激素避孕药或单纯孕激素避孕药的女性中进行的母乳喂养婴儿的长期研究显示，类固醇避孕药的使用对婴儿的生长及神经发育无不利影响。综合看来，以上数据提示哺乳女性口服类固醇类避孕药对接受哺乳的新生儿发育无明确影响。尽管如此，当患者表现出关注类固醇避孕药在哺乳期间对母亲和新生儿发育的潜在影响的态度时，可推荐患者使用单一孕激素避孕药。单一孕激素避孕药包括单一孕激素迷你避孕丸、依托孕烯释放植入物和药效持久的醋酸甲羟孕酮。

大量实验报道了雌激素孕激素联合避孕药较孕激素避孕药相比，产乳量减少。例如，在一项入组 170 余名哺乳期女性的研究中，30 μg 乙炔雌二醇和 150 μg 左炔诺孕酮联合应用可降低 31% 日产乳量。应用 75 μg 甲基炔诺酮的单一孕激素迷你避孕丸可增加 10% 日产乳量。与之相似，药性持久的醋酸甲羟孕酮可增加 10% 日产乳量。雌孕激素联合避孕药会降低乳汁中的氮、乳白蛋白、乳铁蛋白和乳糖的含量，但这些成分改变并不大，改变的组分含量尚处于未服用避孕药的哺乳女性中观察到的正常生理变化范围内。与此相反，一项新近的关于单一应用孕激素（每天应用 0.35 mg 炔诺酮）迷你避孕药丸与周期性应用雌孕激素避孕药（35 μg 乙炔雌二醇和 1 mg 炔诺酮，每应用 21d，停药 7d）对母乳喂养影响的短期随机实验报道母亲并未感到两种给药方式对乳汁产生量的影响。此外，与其他研究一致，接受哺乳的新生组间儿未观察到生长差异。

新生儿的发育受使用雌孕激素联合口服避孕药相关的乳汁成分改变和乳汁总量的影响不明显。一项研究中，服用雌孕激素联合避孕药的女性哺乳的新生儿体重和神经发育与未哺乳的新生儿相似。比较单一孕激素避孕植入物和铜质宫内节育器对泌乳影响的研究报道的 2 组新生儿生长情况相似。含药物和不含药物的宫内节育器（intrauterine device，IUD）对母乳喂养长大的孩子生长无影响。哺乳期应用单一孕激素避孕药与使用宫内节育器相比，可能与闭经时间延长有关。

（四）回乳

分泌泌乳素对泌乳的维持至关重要。可使用溴麦角环肽等多巴胺激动药抑制泌乳素的分泌抑制泌乳。产褥期使用溴麦角环肽相关的不良反应较少，但有一些产后使用溴麦角环肽的女性发生严重高血压和癫痫的病例报道。因为这些不良反应，很多权威人士不推荐溴麦角环肽作为抑制泌乳的一线药物。一些临床情况，例如母亲将新生儿赠予他人抚养，推荐其使用溴麦角环肽或卡麦角林抑制泌乳。多数女性可通过尽量减少乳房和乳头的机械性刺激、冰袋冰敷和抗前列腺素治疗达到抑制泌乳的目的。无乳汁分泌可降低乳汁蛋白主要的细胞内激活物 STAT5 生成。

(五)诱导泌乳

诱导泌乳的目的是期望在新近无妊娠的情况下哺乳。有时,收养婴儿的女性希望哺乳。在一些法律不健全的国家,如果生物学上的母亲不继续哺乳,代理母亲诱导泌乳非常重要。涉及泌乳的主要激素是泌乳素。提高泌乳素水平的药物可用于诱导泌乳。例如,甲氧氯普胺,每次口服 10 mg,每天 3 次用药,可增加泌乳素分泌。口服甲氧氯普胺联合电乳房泵刺激乳头,数小时 1 次,可成功诱导大多数女性泌乳。但大多数情况下,其产生的乳汁不足以喂养孩子。舒必利(每天 50 mg)和氯丙嗪等药物也可用于诱导泌乳,但这些药物可能与困倦和锥体束外症状相关。

据报道,重组泌乳素在诊断为泌乳素缺乏或不能泵出足够乳汁喂养早产儿的母亲中可有效用于治疗乳汁产生不足。另一组入组女性给药方式是,每 12 小时皮下给予 60 μg/kg 泌乳素一次,上述两组女性泌乳素水平和乳汁量均明显增加。泌乳素治疗可导致乳糖和钙水平升高。

(六)哺乳和激素反应类生殖疾病

进行母乳喂养的闭经母亲血液中雌二醇浓度参考值范围是 20~40 pg/ml。而正常排卵周期的女性,排卵前雌二醇浓度为 250~300 pg/ml。子宫内膜异位症和子宫平滑肌瘤等很多妇科疾病受高水平雌二醇的影响。低剂量雌激素与闭经有关,故母乳喂养能改善雌激素依赖性疾病。低剂量雌激素可能是实验研究和流行病学观察到哺乳女性雌激素依赖性疾病发生风险率下降的原因之一。在一项哺乳和腔镜诊断子宫内膜异位症发病风险关系的研究中,哺乳期>23 个月可降低终身诊断为子宫内膜异位症风险的 80%。这种保护作用不仅仅体现在最后生产的 5 年内。

哺乳也可降低终身罹患乳腺癌(彩图 33)和卵巢癌的风险。

(七)哺乳和糖尿病及心血管疾病的发生风险

有报道称,哺乳能降低母亲罹患 2 型糖尿病和心血管疾病的风险。在护士健康研究中,大于 1 年的哺乳史可减少 15% 被诊断为糖尿病的概率。另一项涉及 522 名妊娠糖尿病女性的前瞻性研究中,有母乳喂养史的母亲与无母乳喂养史的母亲相比,空腹血糖、空腹胰岛素和糖耐量试验餐后 2h 胰岛素水平更低。此外,随访发现,有母乳喂养史的母亲有更低的糖尿病和糖耐量异常发病率。在另一项大型前瞻性队列研究中,非单一母乳喂养的母亲与单一母乳喂养的母亲相比,诊断为糖尿病的风险增加[比值比(odds ratio,OR)1.52,95% 可信区间(confidence interval,CI)1.11~2.10]。母乳喂养的母亲通过增加代谢率和能量消耗的方式,相对于非母乳喂养的母亲,可获得更小的体重和腰围,从而提高代谢功能,降低糖尿病发生风险。

母乳喂养可能降低动脉硬化和心血管事件发生风险。一项涉及母乳喂养婴儿时间超过 3 个月的涉及整个美国女性的研究认为,这些母亲较从未哺乳的母亲相比,颈动脉、冠状动脉和主动脉钙化更少。女性和婴儿健康心脏研究中,每次生产后均母乳喂养时间超过 3 个月的母亲与从未哺乳的母亲相比,通过高分辨率超声检查认为颈动脉狭窄更少。

护士健康研究中,母乳喂养超过 2 年的母亲较从未哺乳的母亲相比,罹患心肌梗死的风险下降 37%(95% 可信区间 23%~49%,$P<0.001$)。母乳喂养可降低母亲动脉硬化和冠状动脉事件严重程度的机制不清,动物模型相关的机制是哺乳降低母亲血液中三酰甘油水平,增加高密度脂蛋白胆固醇水平。人体和动物实验均证实,哺乳可降低血压和心率。

(八)哺乳和骨代谢

孕期,一部分钙从骨骼中动员出来,为胎儿生长提供稳定的钙来源。通过双重 X 线吸光测定法测量认为妊娠与 1%~2% 骨密度下降相关。婴儿出生后,母乳中的钙来自腰椎的骨质。未哺乳的女性可补回她们在孕期丢失的钙,哺乳停止后,骨密度可恢复孕前水平。尽管哺乳可能与骨密度下降相关,长期随访研究报道,母乳喂养史可轻度降低女性绝经后髋部骨折的风险。

(九)哺乳和人免疫缺陷病毒的传播

人免疫缺陷病毒(human immunodeficiency virus,HIV)可通过乳汁垂直传播。发达国家,女性易获得清洁水,婴儿因腹泻相关疾病的死亡率低,故推荐 HIV 感染的女性避免哺乳。但在婴儿因腹泻相关疾病死亡率高的国家,因为清洁水难以获得,母乳喂养好于人工喂养。

如果可以获得清洁水,人工喂养可能较母乳喂养更好。在肯尼亚的一项研究中,HIV 阳性的女性随机使用人工喂养或母乳喂养新生儿。对人工喂养组的女性进行腹泻疾病相关宣教，并提供清洁水。在这项研究中，跟踪观察 2 年，人工喂养组婴儿 HIV 的感染率与母乳喂养组分别为 17% 和 33%。研究中人工喂养组的女性可以获得清洁水，婴儿不存在腹泻相关疾病增加的风险。HIV 阳性的哺乳女性接受高活性的抗反转率病毒的药物治疗，把 HIV 垂直传染给哺乳婴儿的概率很低。HIV 疾病的代谢能量负荷和哺乳常与这些女性的体重丢失相关。

（十）溢乳

溢乳是哺乳后一段时间的乳汁分泌。与其他乳房分泌物不同之处在于，溢乳的特征是分泌物包含乳汁。这一观点可以通过将分泌物置于玻片上烘干，并进行脂肪染色得到证实。溢乳的原因常常是高泌乳素血症或乳房对血液中正常水平泌乳素的过度敏感。正常排卵周期时出现溢乳，最可能的原因是乳房对血液中正常水平泌乳素的过度敏感。绝经期出现溢乳，可能的原因是血液中泌乳素水平升高。约 75% 溢乳的绝经期女性存在高泌乳素血症。有关高泌乳素血症的原因参见第 3 章。高泌乳素血症的最常见原因是分泌高泌乳素的垂体瘤，使用甲氧氯普胺、吩噻嗪类、利培酮等多巴胺拮抗药，以及妊娠、肾病和原发性甲状腺功能低下。

任何原因的溢乳都可以通过使用溴麦角环肽或卡麦角林等多巴胺激动药得到抑制。溢乳、正常排卵周期和正常泌乳素水平的女性中，低剂量的溴麦角环肽（1.25~2.5 mg）或卡麦角林（0.25 mg，每周 1 次或 2 次）常可有效抑制泌乳。单侧乳头溢乳或乳头溢乳为血性，提示患者需要向乳腺科医师寻求专业帮助。

五、良性乳房疾病

（一）周期性乳房疼痛

很多女性在晚分泌期发生周期性乳房不适，并持续到月经期前几天。周期性乳房疼痛是乳房疼痛一种更加严重和持续的表现，与日常活动相关。周期性乳房疼痛时，激素变化不清，但很可能涉及雌孕激素的变化。降低咖啡因摄入的饮食干预对周期性乳房疼痛的女性可能有效。弱雄激素药物达那唑和抗雌激素药物他莫昔芬是治疗周期性乳房疼痛的

有效内分泌药物。周期性乳房疼痛的女性中，每天 100~400 mg 达那唑可减轻 80% 女性的乳房痛。达那唑的使用过程中需要注意的是其致畸性，剂量需高于 400 mg 有效抑制排卵，以及服用达那唑期间，应使用屏障避孕。有报道称每天 10 mg 他莫昔芬，持续服用 3 个月，可减轻 90% 女性的周期性乳房疼痛。每天 2.5 mg 溴麦角环肽，每日 2 次服用，对减轻周期性乳房疼痛可能有一定效果。

（二）乳房纤维腺瘤

纤维腺瘤是乳房最常见的良性肿瘤，以上皮和间质细胞的增生为特征。基质细胞围绕管状腺体或压缩导管生长。80% 病例表现为单灶性病变，20% 病例表现为一侧或双侧乳房存在多于 2 个肿瘤。需要进行中心活检以明确诊断。雌激素促进纤维腺瘤生长，绝经后，纤维腺瘤缩小。有报道称，雌孕激素联合避孕药能降低纤维腺瘤发生风险。

纤维腺瘤发生的分子机制尚不清楚。某些病例中，纤维腺瘤组织上可发现导致泌乳素受体活化的基因（I146L）突变。在一项涉及 74 名单侧乳房多于 3 个纤维腺瘤的病例研究中，检测到 4 名女性泌乳素受体基因的 6 号外显子存在 A 到 C 的替代，导致纤维腺瘤组织检测到亮氨酸替换了异亮氨酸，而健康组织中检测不到这种替换。有调查认为，这个等位基因导致了 3 种不同细胞模型泌乳素受体结构的活化。这项研究提示泌乳素受体拮抗药可能是纤维腺瘤的潜在治疗靶点。

六、乳腺癌

乳腺癌的风险包括年龄增长、基因突变、乳腺癌家族史、乳房密度高、个人生育史（初潮年龄小、绝经年龄晚，二者等价，哺乳期短）以及体重大等。调节乳腺癌发病风险的内分泌因子和乳腺癌的内分泌治疗参见第 29 章：激素反应性癌症。

全部参考文献于合作网络 Expert Consult 网可得，网址为 www.expertconsult.com。

（译者　张博淳　审校　王　颖）

推荐阅读

Asselin-Labat ML, Vaillant F, Sheridan JM, et al. Control of mammary stem cell function by steroid hormone signaling.

Nature, 2010 (465): 798-802.

Bogorad RL, Courtillot C, Mestayer C, et al. Identification of a gain-of-function mutation of the prolactin receptor in women with benign breast tumors. PNAS, 2008 (105): 14533-14538.

Eigeliene N, Elo T, Linhala M, et al. Androgens inhibit the stimulatory action of 17β-estradiol on normal human breast tissue in explant cultures. J Clin Endocrinol Metab, 2012 (97): E1116-E1127.

Gurtcheff SE, Turok DK, Stoddard G, et al. Lactogenesis after early postpartum use of the contraceptive implant. Obstet Gynecol, 2011 (117): 1114-1121.

Natland ST, Lund Nilsen TI, Midthjell K, et al. Lactation and cardiovascular risk factors in mothers in a population-based study: the HUNT-study. Int Breastfeed J, 2012 (7): 8-13.

Pearlman MD, Griffin JL. Benign breast disease. Obstet Gynecol, 2010 (116): 747-758.

Powe CE, Allen M, Puopolo KM, et al. Recombinant human prolactin for the treatment of lactation insufficiency. Clin Endocrinol, 2010 (73): 645-653.

Srivastava A, Mansel RE, Arvind N, et al. Evidence-based management of mastalgia: a meta-analysis of randomized trials. The Breast, 2007 (16): 503-512.

第 12 章

人类妊娠的内分泌学和胎儿 - 胎盘的神经内分泌发育

（原著 Sam Mesiano）

一个健康宝宝的出生依赖于怀孕期间一系列生物学事件按序发生。其中重要的几点如下。

1. 发育中的胚胎能够成功植入。
2. 母亲生理上能够适应接受一个胎儿异质物，并满足其营养，代谢及生理需求。
3. 胎儿正常生长，主要器官功能发育正常，内环境处于稳态，为子宫外的生活做好准备。
4. 合适的出生时机，保证胎儿在出生时身体足够成熟，以适应子宫外的生活。

这一章要讨论的是胎儿、胎盘及母体之间控制以上一系列事件的激素交流。

这一章的开头先简要回顾一下月经周期中控制子宫内膜生长和功能，及其接受囊胚着床和建立妊娠的激素变化。植入过程、胎盘发育及胎儿作为异质物克服母体免疫系统攻击的机制也将在本章讨论。

一旦妊娠建立，胎儿、胎盘和母亲便通过内分泌系统启动和维持交流。人类妊娠的内分泌环境是由胎盘激素主导的，胎盘的主要功能是辅助母体生理来满足生长中胎儿对营养、代谢和生理的需求。在这个章节中将讨论关键胎盘激素的生理学功能。

足月时胎儿的神经内分泌系统功能必须发育良好，才能在出生后维持新生儿体内稳态。这些系统对胎儿将来的健康也至关重要。胎儿发育进程假说认为胎儿主要神经内分泌系统对子宫内环境的适应性会成为成年后某些疾病如代谢异常和肥胖的起因。因此，胎儿神经内分泌系统发育和母胎环境的影响将分开讨论。

最后，将回顾胎儿、胎盘和母亲之间的内分泌相互作用如何最终引起分娩。胎儿在合适的时机出生，以保证胎儿充分成熟，能够在出生后存活下来，这是决定所有胎生物种出生后生存的主要因素。本章将叙述目前所知的控制人分娩过程和时机的激素作用。

一、妊娠建立

建立妊娠的第一步是囊胚植入到子宫内膜内。胚胎的目标是建立一个能够从母亲获取营养供应的通道。胚胎靠近、黏附和侵入子宫内膜需要囊胚和子宫内膜之间激素的双向交流，以保证胚胎活力和内膜容受性的同步，这样胚胎才能成功植入并建立妊娠。胚胎对于母亲来说是半异质源，胚胎向子宫内膜的植入是对母亲免疫系统的重大挑战。胚胎和母体在植入位点的激素对话对防止母体免疫体统的攻击至关重要。

（一）内膜容受性

月经周期中，卵巢分泌的甾类激素雌二醇和孕酮，诱导内膜结构和功能上的变化，为植入和建立妊娠做准备（详见第 10 章）。黄体期，主要在孕酮的影响下，内膜由增殖型转变为分泌型。内膜变厚（5~6 mm）变疏松，并高度血管化。腺上皮分泌的激素在子宫内建立起有利于胚胎生存的内环境，上皮细胞产生许多趋化因子，生长因子，细胞黏附分子（CAMs），来吸引胚胎在特定的位点植入。内膜基质中血管的增加和螺旋动脉的发育为植入和胎盘发育提供优化的基础。

内膜对囊胚黏附和植入的容受性具有时间和空间特性。人胚胎在月经周期第 21~25 天的时候植入成功率很高（85%），而第 25 天之后植入成功率很低（11%）。内膜的接受态也叫作植入窗，植入窗开放时间为排卵后第 5 天或第 6 天，3~4d 后关闭。在植入窗开放期，内膜上皮变为穹形结构，也叫作胞饮突，同植入位点关联。胞饮突末端表达趋化因子和 CAMs，吸引胚胎并成为胚胎黏附的最佳位点。有趣的是，胞饮突之间表达一种叫 MUC-1 的分子阻止胚胎黏附。对人的内膜转录组分析发现了许多在植入窗期相比增殖期上调和下调的基因，说明了内膜分化时分子相互作用的复杂性。

（二）植入

受精后，胚胎自发的发育，细胞分裂和分化不受输卵管和子宫内激素的调控，因为受精和胚胎早期发育能够在体外成功进行。受精后第 3～4 天，胚胎发育成一个由细胞组成，外面包裹着透明带的结实小球。大约受精后第 5 天，胚胎中形成一个充满液体的腔——囊胚腔。这个时期的胚胎叫作囊胚。囊胚外层连接透明带的细胞层叫作滋养外胚层。这些细胞将来发育为胎盘和绒毛膜。胎儿、羊膜和间充质，以及胎盘中的血管部分则由内细胞团发育而来，内细胞团是滋养外胚层下位于囊胚腔一侧的一团细胞。

虽然真哺乳亚纲动物植入过程差异很大，最终的结局是一样的：囊胚位置变得固定，并形成跟子宫之间生理上和功能上的连接。

人的囊胚在受精后第 5 天进入子宫，并在子宫内游离 2～3d。这时候，囊胚脱离透明带的禁锢（孵化）并处于植入的最佳状态。发育中的囊胚通过产生各种细胞因子、趋化因子及 CAMs 以旁分泌的形式跟内膜上皮相互作用，促进胚胎黏附。

几乎是受精一完成，孕体发出的激素信号就开始传导给母亲。在通过输卵管的过程中，胚胎周围的颗粒细胞产生孕酮和雌激素。这些激素被认为作用于输卵管，调节输卵管的运动，协助孕体向子宫腔运动。对植入前胚胎分泌蛋白的研究（分泌组学）显示，每隔 24h 胚胎分泌的蛋白谱随着胚胎发育阶段发生变化。因此胚胎分泌蛋白的特定顺序在胚胎同内膜上皮细胞旁分泌交流中至关重要。胚胎发育滞后或者通过输卵管滞后会扰乱囊胚发育和内膜容受性的同步化，增加妊娠失败的可能性。因此"种子"的发育和"土壤"的状态是同步的。这种平衡很脆弱，所以植入前阶段的胚胎流失发生率最高。

胚胎的植入具有极性，从透明带孵出后，胚胎极的滋养层细胞首先接触到子宫上皮（图 12-1）这

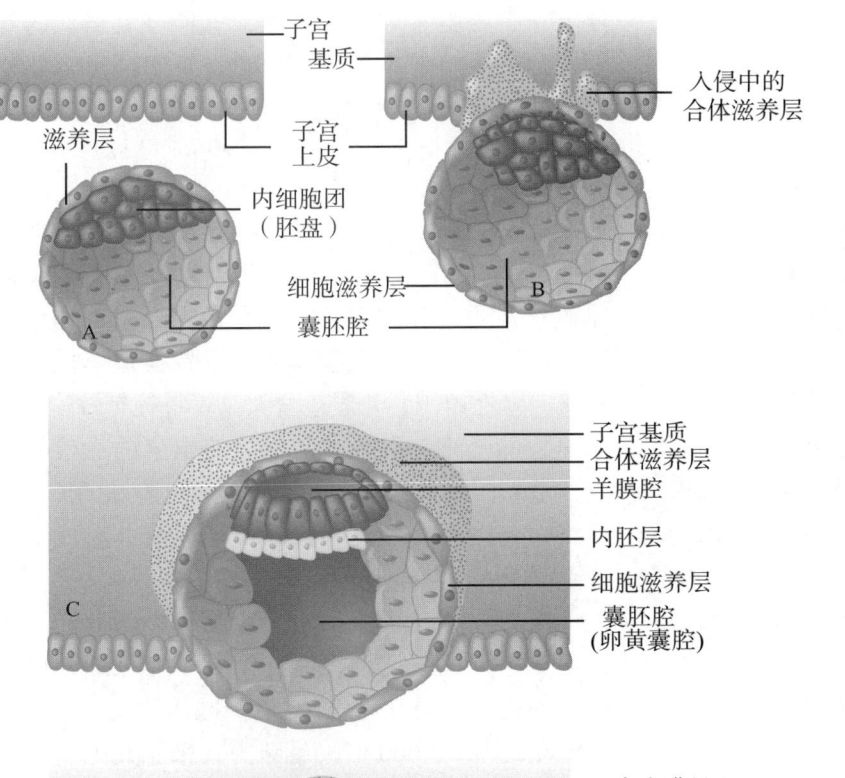

图 12-1 人类胚胎的植入

A. 漂浮的囊胚；B. 合体滋养层细胞附着于子宫上皮和初步侵入；C. 囊胚更深一步穿入子宫基质并形成羊膜腔；D. 完全植入的胚胎侵袭母体血管，子宫上皮生长、覆盖植入部位并蜕膜化

（摘自 Jones RE. 1997 Human Reproductive Biology by Academic Press, San Diego, p 189.）

些滋养层细胞停靠在内膜上皮的特定位点，很可能就是胞饮突的位置。滋养层细胞增殖并分泌蛋白酶消化内膜细胞间的细胞外基质，为囊胚进入子宫基质形成一条通道。这个时期的滋养层细胞叫作细胞滋养层细胞，沿着两个方向分化：绒毛和绒毛外。绒毛外细胞滋养层具有高浸润性，形成柱状结构渗入蜕膜细胞下的基底膜，进入子宫肌层。最终整个胚胎被包裹进子宫基质中并被绒毛的细胞滋养层固定。在这个过程中，一些细胞滋养层细胞发生细胞膜融合形成一个单一的多核细胞，叫作合体滋养层，合体滋养层成为漂浮绒毛的外层与母体血液直接接触。

植入时的黏附过程涉及胚胎和内膜-蜕膜之间复杂的旁分泌对话。很多参与植入过程的分子（由内膜或囊胚产生）被鉴定出来，包括：

- 白血病抑制因子
- 白细胞介素-11
- 肝素结合表皮生长因子样生长因子
- 前列环素
- 前列腺素 E_2
- 过氧物酶体增殖剂激活受体
- HOXA10 和 HOXA11
- 金属蛋白酶-2 和金属蛋白酶-9
- 碱性和酸性成纤维细胞生长因子
- 骨形态生成蛋白（BMPs）和 BMP 拮抗剂 Noggin
- Wnt 和 Indian Hedgehog 信号分子

（三）子宫内膜蜕膜化

黄体期后期，子宫内膜经历一系列形态上和功能上的变化，称为蜕膜化。蜕膜化过程依赖于孕酮，但不依赖于怀孕和植入。分泌中期血管周围开始蜕膜化，到分泌期末期逐渐包围整个内膜基质。充分蜕膜化的内膜基质由大型的多面体细胞组成，含有高水平的糖原和脂质体，在细胞周围分泌一层由胶原、层粘连蛋白、纤维连接蛋白和硫酸类肝素蛋白多糖构成的坚实被膜。骨髓来源的免疫细胞，主要是大型颗粒状淋巴细胞（large granular lymphocytes, LGLs）也聚集起来，淋巴细胞和基质细胞间，尤其是在血管周围形成大量的细胞连接。

蜕膜化的子宫内膜对植入是抵制的，因此，在蜕膜化屏障形成之前囊胚只有在有限的植入窗口期能成功建立植入。囊胚黏附到子宫上皮会加速蜕膜化过程，进一步限制了植入窗口期。在一个未受精的周期会产生月经，以去除非容受性的蜕膜化内膜。下一个周期内膜再更新为容受性状态。因此，蜕膜这个词非常形象，因为这些组织在月经，流产或生产的时候脱落下来。

蜕膜被认为是母亲和孕体之间的重要屏障，表示母亲试图限制囊胚侵入。蜕膜组织内大量的免疫细胞（主要是LGLs）也可能限制胎儿抗原通过进入母体层面。有趣的是，子宫内膜蜕膜化只出现在缝隙植入型的物种中，也就是囊胚完全包裹进内膜基质内，这进一步支持了蜕膜限制植入过程中囊胚侵入的论点。

一旦妊娠建立，根据解剖学位置蜕膜可以分为3种类型：①基蜕膜，位于植入位点的下方并形成胎盘中母体的部分；②包蜕膜，位于孕囊上方（这部分在怀孕后期消失）；③壁蜕膜，跟子宫腔其他部分相邻，并渐渐同绒毛膜紧密贴合。

孕期跟胎膜相连的蜕膜被认为是一个分泌器官。蜕膜分泌的激素能够作用于相连的组织（如绒毛膜和子宫肌层）或者通过羊水跟胎儿交流。蜕膜分泌催乳素、松弛素和前列腺素，这些激素被认为参与分娩过程（将在本章后面讨论）。它同子宫肌层的紧密靠近为这一事件提供了理想条件。

（四）胎盘发育

植入过程早期一些细胞滋养层细胞聚集形成迁移柱渗入子宫肌层1/3处。侵入的细胞滋养层靶向母体血管，通过缝隙和血管内途径完全包围和堵塞螺旋小动脉。然后细胞滋养层细胞置换母体内皮细胞和肌肉弹性组织，并通过增大血管直径有效建立一个低阻力的毛细动脉系统。血管流出来的血液充满侵入性滋养层细胞柱之间的腔隙，通过静脉回流回去。最终，合体滋养层开始接触母体血液并形成绒毛膜绒毛浸浴在母体血池中。

根据泊瓦泽伊流动定律，圆管中的液流量同半径的4次方成正比。人类怀孕后子宫毛细动脉的半径平均比未怀孕状态大10倍。这样的变化将导致血管流量增加10 000倍，足够为将来胎儿的生长提供需求。螺旋小动脉内的细胞滋养层不仅协助母体流向孕体的血液发生巨大变化，还防止母体血管收缩舒张调控。通过这个过程，向孕体提供的能源得到优化，而母体子宫血流量受限的情况也被解除。

所有真哺乳动物的胎盘生成都具有高血管生成和生长活性的特点，尤其是在胎盘附着的位点。人的胎盘已知能产生几种血管生成因子，包括血小板来源的内皮细胞生长因子，血管内皮生长因子（vascular endothelial growth factor, VEGF），促血管生成素 1 和促血管生成素 2。此外两种潜在的血管再生抑制因子在小鼠胎盘中分离出来。胎盘血管生成因子和它们的抑制因子之间确切的相互作用还不是很明确。然而胎盘中抗血管生成因子的存在可能是为了控制血管生长，防止母体内皮细胞再次封闭已经被滋养层细胞侵占的螺旋小动脉末端。另外，抗血管生成因子可能抑制母体和胎儿血管的过度生长，从而防止母体血管进入胎儿部分和防止胎儿血管穿过子宫。

胎盘侵入的广度和深度代表了滋养层浸润的能力和母体组织生理及生化上的阻隔程度。这两者之间平衡的失调会导致植入失败和病理状况。植入发生和胎盘形成时期的血管生成是影响怀孕期间血流动力学失调的重要病因因素。例如先兆子痫的细胞滋养层浸润只限于蜕膜浅表，而子宫肌层的螺旋小动脉不受细胞滋养层改造，且依然能够对母体血管舒缩做出反应。这些病理学改变引起植入浅表及对胎盘的血液供应减少，为了代偿血液供应不足母体系统血压上升，导致先兆子痫等血压高症状（图 12-2）。

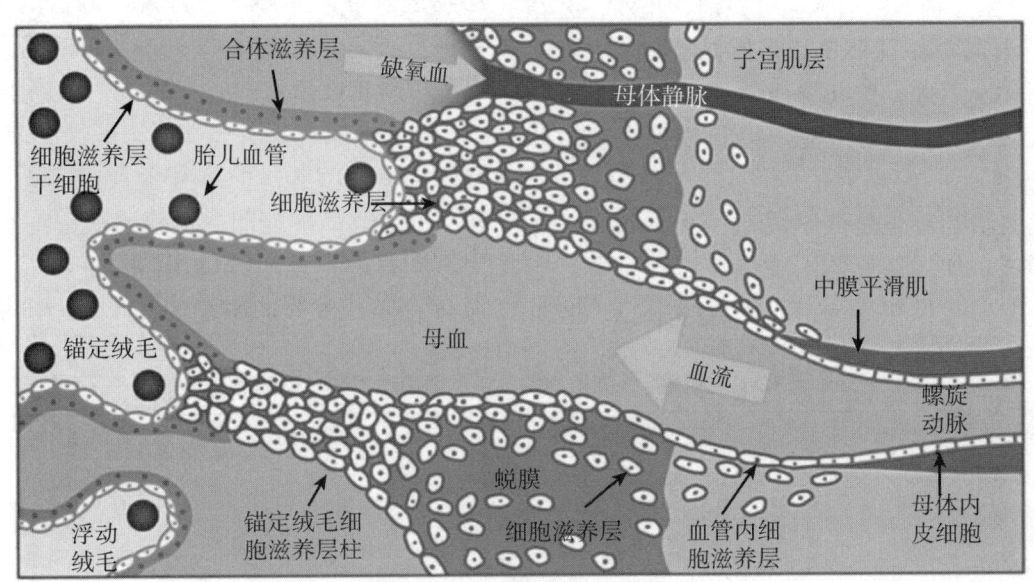

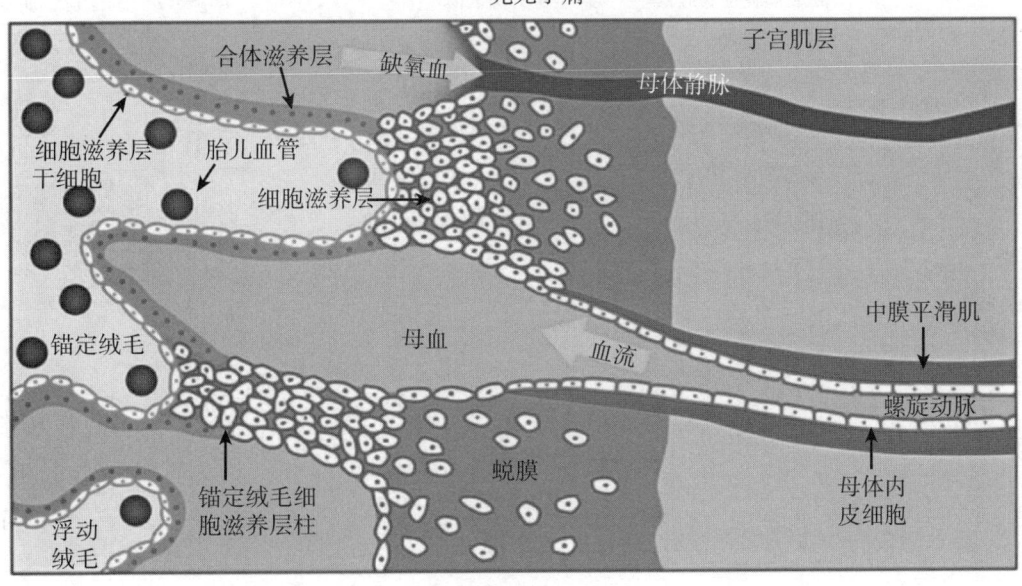

图 12-2 细胞滋养层细胞向螺旋动脉的侵入。侵入浅表限制流向胎盘的血流，并被认为是先兆子痫发生的前兆

［摘自 Chun Lam, Kee-Hak Lim, S. Circulating angiogenic factors in the pathogenesis and prediction of preeclampsia. Ananth Karumanchi Hypertension. 2005（46）：1077－1085.］

细胞滋养层和母体组织起源不同，因此植入过程代表了母体免疫防御的一个强大分支。母亲必须分辨作为外来免疫源的胎儿异质体和自体（或）胎盘滋养层必须保护自身不被母体免疫细胞破坏。蜕膜主要由子宫特异自然杀伤细胞（natural killer，NK）的LGL细胞亚群组成。NK细胞倾向于攻击缺少多态Ⅰ型和Ⅱ型的人白细胞抗原（human leukocyte antigens，HLAs）。滋养层不表达Ⅰ型和Ⅱ型HLAs，因此非常容易被蜕膜的NK细胞攻击。然而分化后位于母-胎界面的细胞滋养层表达一种特异的Ⅰ型分子HLA-G。由于存在这种多态抗原，HLA-G的免疫原性减弱并能够阻止被NK细胞免疫识别。此外，滋养层表达Fas配体，Fas配体诱导带有Fas受体的免疫细胞发生凋亡。因此，胎儿异质体能够通过表达特异的HLA-G或通过Fas配体破坏免疫识别来逃逸母体的免疫攻击。

人胎盘的功能单位是绒膜绒毛，由一个芽状合体滋养层形成，伸入到母体围绕囊胚的血池中。指状绒毛有一个由松散相连的组织构成的中心，里面是连接胎儿循环的延伸的毛细血管网。中心周围是外层的合体滋养层和内层的细胞滋养层细胞，构成母体和胎儿循环之间的功能屏障。合体滋养层将母亲和胎儿的血液循环分开，因此这样的构成称为绒毛受血性胎盘。

二、胎盘内分泌

胎盘激素占人怀孕内分泌的主要部分。这个特别的器官产生过量的蛋白质（包括细胞因子和生长因子）和激素，大量的分泌物主要进入母体循环（表12-1）。人胎盘这种绒毛膜受血的解剖学构造对于分泌物进入母体循环非常理想。胎盘的细胞滋养层和合体滋养层细胞能直接进入母体循环。相反，合体滋养层阻止母亲激素进入胎儿部分。因此，胎儿-胎盘内分泌系统的发育和功能不依赖于母亲的内分泌。

大部分的胎盘激素和未怀孕成年人产生的激素相对应，因此，能够同母亲的激素受体结合。这一章节中的胎盘激素指多种分泌因子，比如，激素由一个器官—胎儿分泌激素—作用于另一个器官—母亲的

表12-1 人类胎盘产生的多肽、类固醇激素和单胺类物质

神经多肽	垂体样激素	类固醇激素	单胺类和肾上腺样多肽
促肾上腺皮质激素释放激素	促肾上腺皮质激素	孕酮	肾上腺素
促甲状腺激素释放激素	促甲状腺激素	雌二醇	去甲肾上腺素
促性腺激素释放激素	促生长激素	雌激素酮	多巴胺
褪黑激素	胎盘泌乳素	雌三醇	血清素
胆囊收缩素	绒毛膜促性腺激素	雌四醇	肾上腺髓质素
Met-脑啡肽	黄体生成素	2-甲氧基雌二醇	
强啡肽	促卵泡激素	别孕烯醇酮	
神经降压素	β-内啡肽	孕烯醇酮	
血管活性肠肽	泌乳素	5α-二氢孕酮	
甘丙肽	催产素		
生长激素抑制素	瘦素		
降钙素基因相关肽	活性素		
神经肽-Y	卵泡抑素		
P物质	抑制素		
内皮素			
心钠肽			
肾素			
血管紧张素			
尿皮质素			

[摘自 Reis FM, Petraglia F. The placenta as a neuroendocrine organ. Front Horm Res, 2001（27）：216.]

受体。更为重要的是，胎盘受下丘脑和垂体激素的作用，作为二级神经内分泌调控中心发挥作用。这个额外的"大脑"在很多方面覆盖母体系统，从而使母体生理适应优先满足胎儿的需求。主要的胎盘激素对妊娠内分泌调控将在后面讨论。

（一）胎盘促性腺激素

促性腺激素是糖蛋白激素，主要影响性腺的生长和功能，由前叶垂体和胎盘产生。绒毛膜促性腺激素（CG，人类称为 hCG）是来自胚胎内分泌建立妊娠的主要信号。早期胚胎滋养层细胞产生的 hCG 作用于黄体（corpus luteum，CL），阻止黄体溶解和维持类固醇生成功能，从而支撑孕酮水平，防止内膜坍塌。一般在未受孕周期中，排卵约2周后 CL 退化，随后孕酮降低引起月经。要建立妊娠就必须阻止黄体萎缩和孕酮下降。因此孕体和母亲之间最早的内分泌交流就是早期胚胎发出妊娠即将发生、黄体功能需要延长的信号。这个过程受 hCG 的介导，被认为是母体对怀孕的识别。

和其他糖蛋白激素如黄体化激素（luteinizing hormone，LH）和促卵泡激素（follicle stimulating hormone，FSH）一样，hCG 也是异源二聚体，由 α 和 β 亚基构成。hCG，LH 和 FSH 的 α 亚基相同，但 β 亚基不同，为每个激素特有。hCG 和垂体 LH 在生物学和免疫学上相似。植入分化时 hCG 的 α 亚基由细胞滋养层细胞产生，hCG 的 β 亚基则主要在合体滋养层细胞产生，也可以在成熟的即将融合的细胞滋养层细胞中检测到。合体滋养层能产生两种亚基，是功能性 hCG 的主要来源。

人胎盘中发现了多种 hCG 的亚型。除了内源 hCG，人胎盘中还产生一种高度糖基化的 hCG 和这种高糖基化 hCG 游离的 β 亚基单体。hCG 亚型由不同的滋养层细胞产生。合体滋养层分泌内源 hCG，绒毛外浸润性细胞滋养层细胞分泌高糖基化 hCG，其游离的 β 亚基单体由非滋养层的晚期恶性肿瘤产生。

这3种 hCG 亚型具有不同的生理功能。内源 hCG 和 LH 一样，是有效的催乳素并刺激 CL 分泌孕酮。重要的是，hCG 延长了 CL 的功能寿命并将月经周期黄体转化为妊娠黄体，保证建立妊娠所必需的孕酮的产生。在一段有关进化的文字中提到，这可能是一个选择过程，因为如果胚胎有缺陷或不能控制 CL 妊娠就不能发生。胚胎产生大量的 hCG 可能是对胚

胎内分泌能力的一个选择测试。胚胎试图控制 CL，而母体对此予以抵制，母体的抵制水平使得内分泌功能更为强大的胚胎被选择。高糖基化 hCG 和 β 亚基单体的主要作用在性腺外，同恶性肿瘤相关。所有 hCG 亚型的作用通过和 LH 受体结合介导。

怀孕最开始的5～7周，孕酮由 CL 在 hCG 的作用下分泌产生。所以这段时间卵巢是维持妊娠的主要器官，卵巢如果被切除，流产随后很快发生。然而怀孕6～7周后胎盘开始产生大量的孕酮，与此同时 CL 分泌孕酮量下降。孕酮来源的变化称为黄体-胎盘转换，胎盘为之后的妊娠维持提供大量孕酮。

在正常的妊娠中，LH 峰值中期后9～11d 能够检测到 hCG，也就是排卵后8d 和植入后仅仅1d，因此，在停经之前就可以检测到怀孕。这很有临床应用价值，尤其是需要在早期鉴定妊娠时。早期妊娠期间 hCG 水平大概每隔2～3d 就增加1倍，怀孕60～90d hCG 浓度达到高峰水平。之后 hCG 水平下降至一个平稳期维持之后的妊娠（图12-3）。母体血液中的 LH 和 FSH 水平在整个孕期逐渐检测不到。

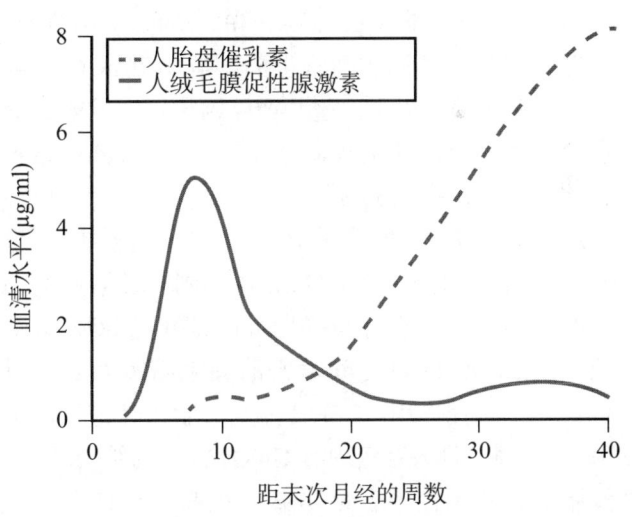

图 12-3　整个妊娠期间人绒毛膜促性腺激素（hCG）和人胎盘泌乳素（hPL）的浓度

注意两种激素浓度值在妊娠早期和晚期均明显不同

1. hCG 的性腺外功能　hCG 的功能不仅限于维持 CL 产生孕酮。怀孕期间甲状腺活性的上升主要是因为 hCG，hCG 特异结合甲状腺细胞膜，取代促甲状腺激素（thyroid-stimulating hormone，TSH）。hCG 还影响胎儿肾上腺和睾丸的功能发育。此外 hCG 还可能作用于母亲生殖系统，包括蜕膜化反应，CL 产生松弛素和子宫平滑肌舒张。胎膜中发

现了 hCG 受体且体外 hCG 能抑制人子宫肌层肌束的自发收缩。

浸润中的囊胚产生的 hCG 可能通过旁分泌行为作用于植入过程。非人类灵长类的体外和体内研究说明 hCG 能促进内膜基质蜕膜化。循环中还不能检测出来 hCG 的时候这种激素就开始很大程度上作用于植入位点的内膜生理。研究显示，囊胚产生的 hCG 通过抑制内膜的胰岛素样生长因子结合蛋白 1（insulin-like growth factor binding protein-1，IGFBP-1）来延长植入窗口期，通过上调 VEGF 的表达增加植入位点的血管生成，调节区域细胞因子和趋化因子的表达，增加位点的蛋白酶活性，以及通过自分泌作用于滋养层自身，促进分化和增加浸润能力。

胎盘可能不是 hCG 的唯一来源，胎儿的肾和垂体腺体能合成和分泌有生物活性的 hCG。人胎盘外 hCG 对妊娠的作用还不明确。

胎盘滋养层 hCG 的合成可能具有自我调控的机制，包括类似于下丘脑－垂体－性腺轴（hypothalamic-pituitary-gonadal，HPG）的激素调节轴。垂体促性腺激素的调控因子也能影响胎盘 hCG 的生成（至少在体外可以）。这些调控因子包括孕酮、抑制素、活性素及促性腺激素释放激素（gonadotropin-releasing hormone，GnRH）。

2. 促性腺激素释放激素 人胎盘能产生 GnRH，跟丘脑下部产生的 GnRH 相同。怀孕妇女循环中的 GnRH 水平在怀孕早期最高，并同 hCG 水平一致。GnRH 和 hCG 之间紧密的关系暗示 GnRH 对 hCG 产生有调控作用。GnRH 能刺激胎盘外植体产生 α 和 β 亚基，且人胎盘中有 GnRH 特异的结合位点。因而胎盘自我调控产生 hCG 提示胎盘 GnRH 对早期妊娠的建立和维持是必要的。

hCG 可能还影响胎盘类固醇生成，提示胎盘内部有完整的调控体系。这样的概念进一步被胎盘中 GnRH 的调控因子证实，这些因子包括抑制素和活性素。

3. 抑制素和活性素 抑制素是由一个 α 亚基和一个 β 亚基组成的异源二聚体，β 亚基有两种，βA 和 βB。抑制素（αβA 和 αβB）的命名来源于它们优先抑制垂体分泌 FSH 的能力。跟抑制素相反，同源二聚体 βAβA 和 βBβB 促进 FSH 的分泌，这两种物质被称为活性素。

人胎盘产生抑制素，3 种亚基都在合体滋养层中产生，且表达量不随孕期变化。活性素 A 在孕期还可以在黄体、蜕膜和胎膜中产生。胎盘还产生卵泡抑素，是活性素的结合蛋白。这些因子分泌到母体和胎儿循环以及羊水中，且分泌水平随孕周期发生变化。

抑制素－活性素体系在人怀孕中的具体作用还不清楚，但已有的几篇研究发现它们可能与妊娠疾病的发病机制相关。尽管抑制素 A 和激活素 A 对胎盘肿瘤、妊高症、胎儿宫内发育受限、胎儿缺氧、唐氏综合征、胎儿死亡及早产的预测价值不是很高，但它们在母体循环中的水平有一定的指示性。

由于抑制素和活性素在滋养层中合成，它们可能通过调控 GnRH 的活性来自我调节 hCG 的产生。体外培养胎盘细胞发现抑制素会降低 GnRH 诱导的 hCG 的合成，同时抗抑制素血清增加 GnRH 的释放并引起相应 hCG 分泌的增加。加入 GnRH 的拮抗药引起抑制内源抑制素活性的效果降低，进一步说明了内源性抑制素和 GnRH 与 hCG 分泌之间的相互作用。因而抑制素可能通过自分泌和旁分泌抑制 GnRH 活性，以此来调控 hCG 的分泌。相对而言，培养的滋养层细胞中活性素增加 GnRH 诱导的 hCG 释放，而加入抑制素后这种诱导效果降低。因此至少在体外情况下活性素和抑制素通过它们对 GnRH 生成的旁分泌作用来调控 hCG 的分泌。

（二）胎盘生长激素

大部分真哺乳动物的胎盘表达和分泌多种生长激素（growth hormone，GH）－胎盘泌乳素（placental lactogen，PL）基因家族的成员。这些基因由染色体 17q22-q24 上的一段 66kb 的片段转录。这个位置包括 5 个紧靠的基因：*GH1*，*GH2*，*CSH1*，*CSH2* 和 *CSHL1*，这些基因由同一个祖先基因复制而来。*GH1* 编码垂体 GH 且只在垂体中表达，其他 4 种都只在胎盘中表达。*GH2* 编码一个 GH 的异型，同垂体 GH 差 13 个氨基酸。*CSH1* 和 *CSH2* 两个基因一样并且都编码人胎盘泌乳素（human placental lactogen，hPL）。*CSHL1* 基因同 *CSH1* 和 *CSH2* 的同源性很高，但是由于在第二个内含子的剪切位点发生了 G 到 A 的转变，因而认为它是一个假基因。

1. 人胎盘泌乳素 hPL 是一个 191 个氨基酸组成的单链多肽，有两个二硫键，并且同 hGH 有 96%

的同源性。妊娠第18天能在胎盘中检测到，妊娠第3周能在母体循环中检测到。怀孕第20~40天能检测到低水平的hPL（7~10 ng/ml）。之后hPL在母体循环中呈指数增长，足月到达5~10 μg/ml。

相对于母体循环中的高水平hPL，胎儿循环中的hPL在中期为4~500 ng/ml，而足月只有20~30 ng/ml。这说明hPL优先进入母体部分。母体外周血中的hPL是脐静脉血中的大约300倍，且从怀孕子宫出来的血液中hPL的浓度比外周血中显著升高。

正常妊娠和葡萄胎妊娠的血清和尿液中都能检测到hPL，但在胎盘娩出后很快从血清和尿中消失——产后第一天就检测不到hPL。胎盘娩出后，hPL消失的半衰期是9~15 min。要维持循环中的浓度需要足月胎盘每天产生1~4 g的激素。因此，产生hPL代表了合体滋养层主要的一个代谢和生物合成活性。

正常妊娠最开始6周的hPL是由发育胎盘的细胞滋养层合成的，之后变为合体滋养层表达，并成为hPL的唯一来源。随着妊娠的进程合体滋养层表达hPL的能力没有改变，但是总的胎盘产量显著增加，因此，造成hPL产量上升的原因被认为是由于胎盘质量的增加，随着妊娠的进行，母体hPL水平的增加同合体滋养层组织的增加一致（图12-4）。hPL跟hCG一样在所有类型的滋养层组织中都有表达，已经发现滋养层肿瘤患者和睾丸绒毛癌男性的尿液中有hPL。

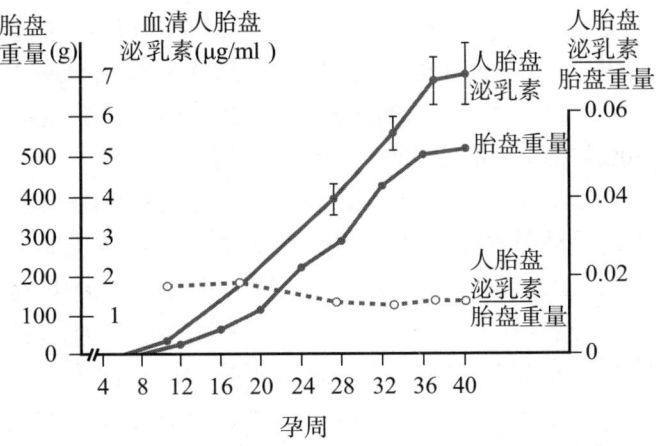

图12-4 母体循环中人胎盘泌乳素与胎盘重量的关系

[摘自 Selenkow HA, Saxena BM, Dana CL, Emerson K Jr. Measurement and pathologic significance of human placental lactogen. In // Pecile A, Fenzi C, eds. The foeto-placental Unit. Amsterdam Ecerpta Medica: Elesvier Science Publishers; 1969: 340 – 362.]

调控hPL表达的因子从体外培养细胞滋养层细胞研究中得到一些结果。胰岛素和生长激素释放因子（growth hormone-releasing factor，GRF）能促进hPL分泌，而生长激素抑制素（somatostatin，SS）抑制其分泌。hPL，hPGH，SS和GRF出现在同一细胞中暗示另一种跟下丘脑-垂体轴类似的自分泌调控回路在调控胎盘。

有几项研究表明，母体hPL水平的变化是对代谢压力的反应，尤其是孕中期持续进食受限及胰岛素引起的低血糖会引起母体hPL浓度升高。然而hPL水平不随着特定24h的代谢波动改变。虽然极端代谢压力影响hPL的生成，但是正常范围内的代谢状态不调节hPL表达。

2. 人胎盘生长激素 已经发现hPGH有两种亚型，都由合体滋养层细胞表达。分子量比较小的22kDa的亚型几乎同垂体GH完全一样，只相差13个氨基酸。大分子量的26kDa的hPGH是一个剪切异型体，保留包含了内含子4。hPGH的表达显著低于hPL，且hPGH不分泌到胎儿部分。结果是循环中hPGH的量约比hPL少1000倍，怀孕后期（21~26周）能在母体循环中检测到。孕晚期母体hPGH和hPL一样呈指数上升，足月达到最高约20 ng/ml。

随着孕期进行hPGH逐渐成为主导激素，而母体的垂体GH生成渐渐减少。孕早期GH能检测到并且呈强脉冲形式分泌。但从第15周开始垂体GH生成逐渐减少，到30周检测不到，这段时间胎盘分泌的非脉冲hPGH显著增加。所以母体垂体GH在孕中期减少到孕晚期检测不到。这个阶段hPGH代替GH在怀孕中的功能。

3. hPL和hPGH的生物学功能 几例hPL和hPGH缺失的病例显示它们在人妊娠中的作用。所有hPL完全缺失（母体血液和胎盘中检测不到hPL）的病例妊娠和胎儿发育正常。因此虽然hPL的水平很高，但不是正常妊娠所需的。但是由于GH/PL基因簇突变造成的hPL和hPGH缺失有的引起严重的胎儿生长受限，但也有的是正常妊娠。hPGH单独缺失的妊娠还没有发现。这些自然状态下的实验说明hPL对于正常妊娠并非必须，但是胎儿生长依赖于hPGH。这也可能说明胎儿生长只依赖hPGH或者只依赖hPL，这些激素可能是一种过剩体系。

对hPL的原始鉴定是基于它在生物分析中的泌乳活性，因此猜测hPL在人妊娠中起到泌乳素作用是有道理的。然而"活性"跟生理上的"功能"是不同的，需要注意的是，给未怀孕妇女使用足够剂量的hPL模仿孕期水平并不能诱导泌乳，这样就排除了hPL是一种泌乳素，它对于乳腺的作用可能依赖其他孕期的内分泌因子（如雌激素和孕酮）。尽管如此，体内hPL在人妊娠中的泌乳功能（如果有功能的话）还需要进一步确认。此外母体泌乳素的水平到怀孕后期显著增加，加上雌激素和孕酮，似乎足够诱导乳腺生长和泌乳。因此虽然hPL的分泌量很大，但是看起来是一种多余的激素。

由于hPL和hPGH具有很高的同源性，它们可能通过共同的膜受体发挥作用。而hPGH和hPL确实都能结合GH受体，但是hPGH的亲和力比hPL高大约2000倍。但是hPL在母体循环中的水平相比较hPGH很高，一定程度上补偿了与受体的低亲和力。两种激素跟泌乳素受体亲和力相同。至今还没有发现hPL的特异受体。

由于hPGH不进入胎儿一侧，它主要应该作用于母亲。相对而言，母亲和胎儿中都有hPL。然而单独缺失hPL对胎儿生长没有影响，而同时缺失hPL和hPGH伴随着严重的胎儿生长受限。总而言之，这些现象说明hPL和hPGH通过母亲影响胎儿生长。这与之前的观点是一致的，那就是hPL和hPGH调节母体代谢来满足胎儿对营养的需求。

怀孕是一个易发糖尿病的状态，母体糖耐受能力受损，对胰岛素相对不敏感且循环中游离脂肪酸的含量上升。这样的状态对胎儿来说是有利的，因为这样增加了胎儿能利用的母体能量供应，对胎儿脑发育尤其重要，因为大脑只能以葡萄糖作为能量来源。对于未怀孕的人来说，hPL降低糖类耐受并引起胰岛素和游离脂肪酸水平升高，跟怀孕时的易发糖尿病状态一致。hPL的这些特性结合向母体循环中分泌高水平的hPL，说明它是怀孕期间调节代谢稳定的重要因子。

分娩后很快胰岛素抵抗就恢复到正常未怀孕状态，说明母体糖代谢稳态受胎儿 - 胎盘分泌的激素因子影响。要维持孕期糖代谢稳态母体需要增加胰岛素的分泌补偿对胰岛素敏感度的降低。患有妊娠糖尿病的妇女其胰岛素的分泌不足以平衡胰岛素敏感度降低，结果导致血糖升高并引起胎儿巨大等异常现象。

随着孕期的进行，胎儿对营养的需求增加，引出hPL和hPGH在孕中期和晚期的其他功能。这些激素类似GH和抗胰岛素的效应引起糖分摄入减少和刺激自由脂肪酸释放。自由脂肪酸能穿过胎盘，脂肪酸代谢引起酮增加，酮是胎儿能源的重要来源。胰岛素抵抗的结果之一是肌肉蛋白水解及酮的生成增加。另外hPL和hPGH引起的母体糖消耗减少能保证为胎儿提供稳定的糖供应。hPL和hPGH对脂肪和糖类代谢的作用同GH处理后的效果类似。通过这种方式，母体代谢转变，以为发育中胎儿提供能量为导向。

就像David Haig提出的，这种激素间的相互作用可以说是胎儿同母体之间冲突的一个例证。这种模式说明胎儿经过自然选择获得了一些特性，比如产生生长激素，倾向于从母体吸收能源物质。相对的，母亲进化出抵制胎儿需求的机制。通过自然选择胎儿需求和母体健康最终相互妥协。其中任何一方的平衡被打破都将引起妊娠病理生理疾病。

（三）胎盘促肾上腺皮质激素

1. POMC和POMC来源的激素　人胎盘表达阿黑皮素原（proopiomelanocortin，POMC）。垂体的促皮质激素细胞中这个31 kDa的糖蛋白是促肾上腺皮质激素（adrenocorticotropic hormone，ACTH）——脑内啡家族肽的前体。POMC在酶的作用下被剪切成几个激素肽，包括ACTH，β促脂解素（β-lipotrophic hormone，β-LPH），α黑素细胞刺激素（α-melanocyte-stimulating hormone，α-MSH）和β脑内啡（β-endorphin，β-EP）。这些神经内分泌激素对压力生理反应和行为控制起主要作用。所有这些多肽包括POMC都能在人胎盘中检测到。

胎盘合体滋养层在转录水平表达POMC的形式同垂体外肿瘤类似。但是胎盘细胞和垂体皮质细胞对POMC的剪切却不同。虽然胎盘的POMC有一部分被剪切，但仍有相当一部分完整的POMC被胎盘分泌到母体循环中。这是不寻常的，因为至少在垂体皮质中POMC被完全剪切，且在非怀孕的成年人循环中检测不到POMC。而怀孕期间母体循环中的POMC在第3个月就能检测到，之后稳定增加一直到孕中期，到28周和足月达到平台期大约为300 U/ml。分娩之后很快POMC就恢复到检测不到的水平。胎盘POMC的分泌量每天是恒定的——不像垂体前叶的分泌形式——且不受糖皮质激素抑制。

有趣的是母体POMC水平跟血浆中ACTH及皮质醇的水平不相关。但在孕晚期血浆中POMC水平同血浆促肾上腺皮质激素释放激素（corticotropin releasing hormone，CRH）紧密相关。

胎盘ACTH和其他POMC来源蛋白在调控人妊娠过程中的生理作用还需要进一步阐述。胎盘ACTH对胎儿肾上腺的生长几乎不起作用，因为它不能防止因胎儿无脑垂体功能减退引起的肾上腺细胞减生。不过胎盘ACTH可能影响母体生理以及负责抵制孕期糖皮质激素对垂体ACTH的负反馈抑制作用。

整个孕期母体循环中的免疫反应性β-EP维持相对低水平，平均浓度约为15 pg/ml，滞产期上升至70 pg/ml，生产时进一步上升（平均为113 pg/ml）。足月脐带血中含有相似浓度的β-EP（平均为105pg/ml），说明胎盘分泌到胎儿一侧或者由胎儿垂体分泌。很多促进垂体ACTH分泌的因子（如低氧和酸毒症）也能促进β-EP分泌。

除了β-EP和β-LPH，还有两种内源性类阿片活性肽家族：脑啡肽和强啡肽。已经在人胎盘中发现免疫反应性甲硫氨酸-脑啡肽的存在，且同原有的分子化学结构相同。整个孕期循环中甲硫氨酸-脑啡肽的变化不大。人胎盘中发现了3种类型的强啡肽。足月胎盘中强啡肽含量同垂体腺和脑中的含量差不多。羊水和脐静脉血中的强啡肽浓度相对较高，孕晚期和分娩时母体血中的水平比非怀孕妇女高。强啡肽结合kappa阿片类受体，kappa阿片类受体在人胎盘上非常丰富且到足月时增多。由于强啡肽受体拮抗药能刺激hPL的释放，强啡肽可能起到原位调节hPL分泌的作用。

2. 促肾上腺皮质激素释放激素 CRH最早在下丘脑中鉴定，是一个有41个氨基酸的多肽，能够通过垂体促皮质细胞促进POMC的表达和剪切以及像它的名字一样促进ACTH的表达。人胎盘，胎膜及蜕膜也能表达和下丘脑中相同的CRH。胎盘CRH在怀孕第7周能够检测出来然后慢慢增加直到足月。孕期最后5~7周胎盘表达的CRH上升20倍以上。

胎盘CRH主要释放到母体一侧。怀孕第15周就能从母体循环中检测到CRH，之后孕期不断增加到足月达到高峰为1~10 ng/ml。值得注意的是怀孕妇女外周血中的CRH是非怀孕妇女的1000倍。胎盘CRH也能分泌到胎儿循环中，虽然比母体循环中的量少。

CRH有一个结合蛋白（binding protein，BP），大多数怀孕妇女循环中的CRH-BP比CRH多。CRH-BP结合CRH的亲和力比CRH受体高，因此，大多数怀孕情况下大量的胎盘CRH被CRH-BP结合失活，而怀孕最后4周CRH-BP的量急剧下降，与同期呈指数增长的胎盘CRH相符，使得CRH的生物活性显著增加（图12-5）。

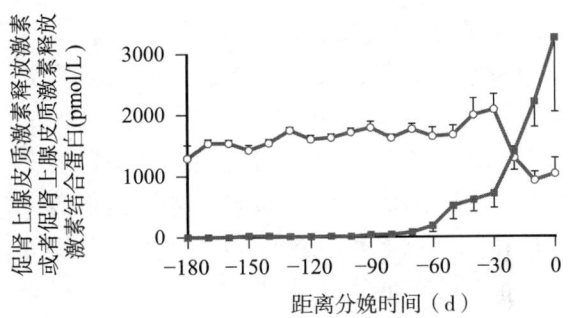

图12-5 人怀孕期间母体循环中的促肾上腺皮质激素释放激素（CRH）和促肾上腺皮质激素释放激素结合蛋白（CRH-BP）的水平

[摘自McLean M, Bisits A, Davies J, et al. A placental clock controlling the length of human pregnancy. Nature Med, 1995（1）：460.]

虽然孕期CRH浓度上升，但是母体ACTH的分泌并不相应增加。实际上垂体ACTH在孕期仍然维持低水平。这可能是由于CRH-BP抑制了CRH的诱导作用。但是孕晚期在CRH上升及CRH-BP下降的情况下母体ACTH水平依然很低。体内研究发现孕期母亲的垂体对CRH的反应显著下降，且体外试验显示CRH下调其受体在垂体皮质细胞中的表达。

CRH的功能受细胞膜特异受体的介导。已经鉴定出两种CRH受体（CRH receptor，CRH-R）的亚型，CRH-R_1和CRH-R_2。CRH结合CRH-R_1的亲和力比CRH-R_2的亲和力强。这些受体及每种受体内不同亚型的表达具有组织特异性，可能和CRH在不同类型细胞中的功能不同有关。

体外研究发现，能够通过下丘脑增加CRH表达的药物也能促进体外培养的胎盘细胞产生CRH。这些药物包括前列腺素E_2和$F_{2\alpha}$（PGE_2和$PGF_{2\alpha}$）、去甲肾上腺素、乙酰胆碱、抗利尿激素、血管收缩素-Ⅱ、缩宫素（oxytocin，OT）、白细胞介素-Ⅰ和NPY。相反，孕酮和一氧化氮供体抑制胎盘CRH

在体外的表达。

有意思的是糖皮质激素能促进胎盘 CRH 的表达和分泌，但是相反的是糖皮质激素抑制下丘脑 CRH 的表达。体内给孕晚期的妇女使用糖皮质激素及体外培养胎盘细胞也能观察到这种诱导效应。由于胎盘 CRH 和下丘脑 CRH 由同一个基因表达，因此，糖皮质激素对胎盘 CRH 和下丘脑 CRH 不同的调控分子基础可能涉及胎盘特异转录因子调控 CRH 启动子区域的不同反应原件。

糖皮质激素促进胎盘 CRH 的产生可能是一个正调控内分泌反馈链。胎盘可能通过胎儿垂体促进 ACTH 的产生，从而通过胎儿肾上腺增加皮质醇的分泌。胎儿肾上腺皮质醇进一步促进胎盘 CRH 的产生。孕期最后 10 周胎盘 CRH 大幅上升可能就是通过这种正反馈作用。这个内分泌循环链可能同分娩过程有关（将在本章后面讨论）。

CRH 可能直接促进硫酸脱氢表雄酮（dehydroepiandrosterone sulfate，DHEA-S）的产生，从而影响胎儿肾上腺类固醇生成。有趣的是 CRH 和 ACTH 一样能有效诱导 DHEA-S 的产生，但是中期人胎儿肾上腺糖皮质细胞的原代培养显示 CRH 诱导皮质醇的能力比 ACTH 差 70%（图 12-6）。成年男人的体内结果显示 CRH 具有肾上腺雄激素促分泌素的功能。肾上腺雄激素的优先诱导作用说明胎盘 CRH 间接促进胎盘雌激素的产生（本章后面将讨论）。胎盘 CRH 和胎儿肾上腺 DHEA-S 在孕晚期的增加一致，说明这两种激素的产生是相关的。这个内分泌轴调节分娩的内容将在本章后面讨论。

胎盘 CRH 调控人妊娠的几种功能已经被发现。CRH 可能在胎盘内通过调控 POMC 的表达和剪切发挥自分泌 - 旁分泌功能。CRH 能诱导体外培养胎盘细胞产生 ACTH，β-LPH，β-EP 及 α-MSH，其作用能被 CRH 拮抗药抑制。胎盘 CRH 可能是胎盘 - 胎儿对压力反应的部分机制。对压力做出反应后胎盘产生的 CRH 和下丘脑产生的 CRH 相当。神经传递素和神经肽在体外对压力反应后激活，然后诱导胎盘 CRH 的表达。其生理学意义可能是胎儿通过 CRH 来克服应激和压力，这在子痫前期、胎盘血管发育不足和宫内感染情况下尤为重要。

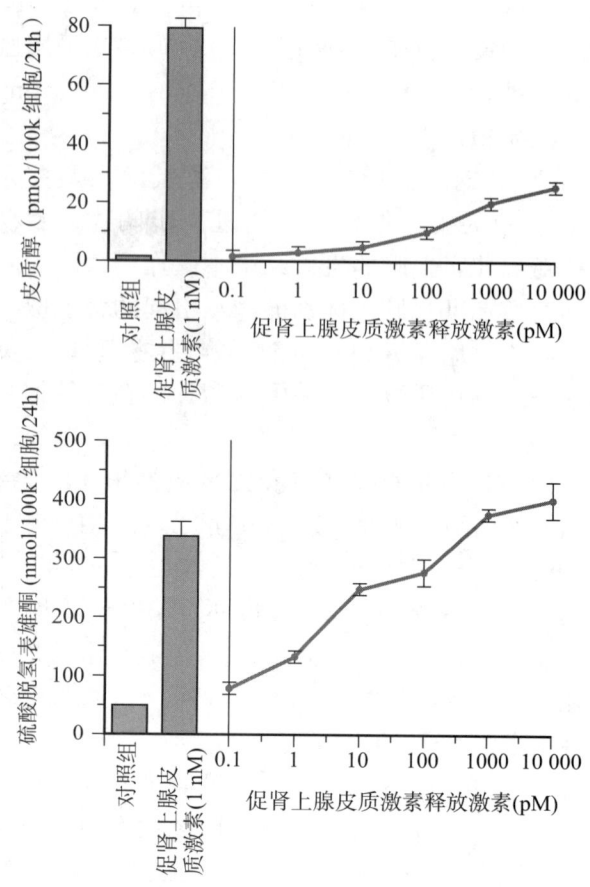

图 12-6　在培养的人胎儿（中期妊娠）肾上腺皮质细胞内，促肾上腺皮质激素释放激素（CRH）对皮质醇和硫酸脱氢表雄酮 (DHEA-S) 合成的作用

［改编自 Smith R, Mesiano S, Chan EC, et al. 1998Corticotropin-releasing hormone directly and preferentially stimulates dehydroepiandrosterone sulfate secretion by human fetal adrenal cortical cells. J Clin Endocrinol Metab, 1998（83）：2916 - 2920.］

3. 尿皮质素　CRH- 神经肽家族还影响一组结构上和功能上相关的蛋白质叫作尿皮质素。已经有 3 种尿皮质素被鉴定出来：尿皮质素 -1、尿皮质素 -2 和尿皮质素 -3。尿皮质素 -1 同 CRH-R1 和 CRH-R2 两种 CRH 受体的亲和力都很高，而尿皮质素 -2 和尿皮质素 -3 优先结合 CRH-R2。3 种尿皮质素都由合体滋养层、绒毛外滋养层细胞、蜕膜和胎膜表达。孕期循环中的尿皮质素相对于 CRH 较低，说明这种多肽主要在怀孕组织内部进行旁分泌作用。

对胎盘尿皮质素在人妊娠中作用的理解主要集中在尿皮质激素 -1。尿皮质激素 -1 通过滋养层细胞促进 ACTH 和前列腺的产生，且通过 CRH-R2 激活一氧化氮 -cGMP 系统引起子宫 - 胎盘脉管系统的血管舒张。孕中期子宫螺旋动脉血流减少的妇女循环中的尿皮质激素 -1 水平的降低同子宫动脉阻力的增加成正比。有趣的是，子痫前期妇女的胎盘对 cGMP 介导尿皮质激素的反应性降低说明尿皮质激素 -1 具有促进胎儿胎盘循环血管舒张的重要功能。动物实验模型也显示尿皮质激素 -1 具有血管舒张增加胎盘血流的功能，说明它的一个主要功能是保护胎儿免受低氧损伤。虽然现在还不太清楚尿皮质激素 -2 和尿皮质激素 -3 的功能，但是对足月子宫肌层细胞的研究显示，尿皮质激素 -2 通过 CRH-R2 增加细胞收缩能力，说明它在分娩过程中起作用。

（四）促甲状腺激素释放激素

人胎盘中发现一种和下丘脑促甲状腺激素释放激素（thyrotropin-releasing hormone，TRH）类似的物质，在体内和体外试验中都能诱导大鼠垂体释放促甲状腺激素（thyrotropin，TSH），但是和下丘脑 TRH 又不完全相同。至今还没有发现胎盘来源的 TSH。胎盘 TRH 是否有诱导胎儿或母亲垂体 TSH 的功能还需要进一步明确。就像之前讨论过的，甲状腺在胎盘中的诱导作用其实是由 hCG 所致。

（五）瘦蛋白

瘦蛋白是一个由 146 个氨基酸组成的蛋白，主要在脂肪细胞中产生，是饱足感和体重指数的重要调节因子，它的水平被认为能反映能量的储存量和营养状况。瘦蛋白通过下丘脑受体减少食物的摄入和体重。瘦蛋白在生殖系统中的作用被认为是协调体重状态和生育功能。一般来说瘦蛋白对生殖起到一个容受作用——只有瘦蛋白水平达到一个阈值的时候下丘脑才能分泌脉冲式 GnRH。这样的机制保证有足够的能量支持妊娠进行。

瘦蛋白的作用可能不只是调节饱足感和能量储存，因为瘦蛋白及其受体在多种组织中被发现。这种表达和靶向上的多源分布提示，瘦蛋白在多种生理学过程中起到旁分泌作用。

胎盘是孕期瘦蛋白的主要来源。大部分瘦蛋白被胎盘分泌到母体循环中，造成孕期瘦蛋白水平升高。孕早期母体血液中的瘦蛋白水平是非孕期的 2 倍，且在孕中期和孕晚期持续增长。孕中期和晚期绒毛膜和羊膜也产生瘦蛋白。进入胎儿的胎盘瘦蛋白比例还不清楚，也不知道它对胎儿发育有什么作用。娩出后 24h 瘦蛋白水平降至非怀孕正常状态。

胎盘瘦蛋白对母体生物学的影响还不清楚。现有的数据显示胎盘瘦蛋白分泌量过高同母体糖尿病和高血压相关，且脐血瘦蛋白同胎儿肥胖相关。有趣的是，孕期瘦蛋白并不像非孕期那样和体重指数相关。怀孕呈现出高瘦素血症和抗瘦蛋白的状态，且摄食行为、饱足感和代谢活性不与之对应。瘦蛋白能分解脂肪，从脂肪组织中动员脂肪酸。基于下丘脑，瘦蛋白可能在孕期调控饱足感和母体能量消耗。它可能还作用于肝、胰腺及肌肉来减少对胰岛素的敏感度和对葡萄糖的动员。所以瘦蛋白是另一种胎盘用来调节母体代谢和向胎儿分配能量需求的激素。

人胎盘表达瘦蛋白受体，因此瘦蛋白能够通过旁分泌形式调节胎盘功能。瘦蛋白诱导滋养层细胞分泌 hCG，并可能通过增加有丝分裂、吸收氨基酸和细胞外基质合成来促进胎盘生长。

（六）神经肽 Y

神经肽 Y（neuropeptide Y，NPY）存在于中枢和外周神经系统，是一个 36 个氨基酸的蛋白，影响神经内分泌功能和摄食及饱足感等行为。人足月胎盘中发现存在免疫反应性 NPY 及 NPY 的结合位点。先兆子痫妇女的胎盘 NPY 表达量低于正常妊娠，且伴随瘦蛋白表达量上升。胎盘 NPY 和瘦蛋白这种刚好相反的关系类似下丘脑中 NPY 的调控，即瘦蛋白抑制下丘脑 NPY 的释放。

母体 NPY 水平在怀孕早期就增加到高于非怀孕妇女的水平。怀孕后期持续增长并一直持续到生产，到子宫颈扩大和生产时达到顶峰。剖宫产的妇女不进行生产，其循环中 NPY 浓度没有显著改变。分娩之后 NPY 水平下降很快，也说明这个神经肽是来源于胎盘。

由于 NPY 诱导体外培养胎盘细胞释放 CRH，而不诱导释放 GnRH，hCG 或者 hPL，NPY 可能起到调节 CRH 分泌的作用。

（七）生长因子和细胞因子

人类胎盘中已经发现许多生长因子、细胞因子及它们的同源受体。这些因子的作用是控制胎儿和胎盘的生长和发育。其中值得注意的是胰岛素样生长因子（insulin-like growth factors，IGFs）。通过同源重组对小鼠的研究发现 IGF-Ⅰ 和 IGF-Ⅱ 对胎盘和胎儿的生长非常重要。干扰胎盘 IGF-Ⅱ 的表达或者蜕膜中过表达 IGF 的抑制蛋白 IGFBP-Ⅰ 引起胎盘和胎儿生长受限。

有趣的是 IGF-Ⅱ 是一个印记基因，只有父源的等位基因表达。这个发现说明父源基因促进胎盘生长，恰好支持母亲和胎儿基因之间存在冲突的说法。胎儿大小和基本健康很大程度上取决于胎盘的大小。使胎盘增大的生长因子对胎儿是一个优势，因为它们允许胎儿更加有效地从母体吸取能量。当胎儿营养能量输送最大化的时候父源基因优先传递给子代，但它们也必须保证现行的妊娠不会影响母亲将来的生育能力。母源基因因而也会抵制和控制父源印记基因如 IGF-Ⅱ。有趣的是 IGFBP-Ⅰ 在蜕膜中表达，蜕膜是母体组织，所以羊水中的 IGFBP-Ⅰ 基本上都来源于母体。因此胎盘的生长，最终胎儿的生长是刺激生长（如 IGF-Ⅱ）和限制生长（如 IGFBP-Ⅰ）这些因子之间平衡的结果。

（八）类固醇激素和胎儿胎盘结构

胎盘对类固醇激素的产生和代谢依赖于胎儿和母亲提供的前体。人妊娠中胎儿、胎盘和母亲之间对类固醇激素产生的相互依赖使胎儿-胎盘-母体组成一个综合的类固醇生成单位。回顾一下类固醇生物合成途径对于理解这个概念会有帮助（图 12-7，另见第 4 章）。

1. 孕酮 整个孕期人的胎盘产生大量孕酮。胎盘从母体循环中吸收低密度脂蛋白胆固醇转化为孕烯醇酮，再转化为孕酮。胆固醇是在滋养层细胞的线粒体中经细胞色素 P450scc 酶转化为孕烯醇酮，这一步是胎盘生成孕酮的限速步骤。孕烯醇酮转化为孕酮也发生在线粒体中，由 3β-羟基类固醇脱氢酶 1 型（hydroxysteroid dehydrogenase，3β-HSD-Ⅰ）催化生成。人胎盘将孕酮转化为 17α-羟基孕酮的效率很低，最后类固醇代谢从胆固醇开始并在胎盘中积累大量孕酮。对此最初的解释是人胎盘缺乏将孕酮转化为 17α-羟基孕酮进而雄烯二酮（如 Δ4 途径）的 17α-羟化酶和 17, 20-裂合酶（P450c17），造成类固醇代谢途径阻滞在孕酮这一步。但是最近的研究显示，人胎盘确实表达 P450c17，且具有完整的 Δ4 类固醇代谢途径。尽管如此孕酮合成的效率还是远远高于其经 Δ4 途径代谢的效率，造成孕酮的净积累和分泌。孕期最后每天产生约 250 mg 的孕酮，此时循环中的水平约为 130 ng/ml。

就像其英文名字寓意一样，孕酮是一种保护妊娠的激素——维持妊娠必需的激素，且妊娠中干扰它的合成或功能引起生产和分娩。

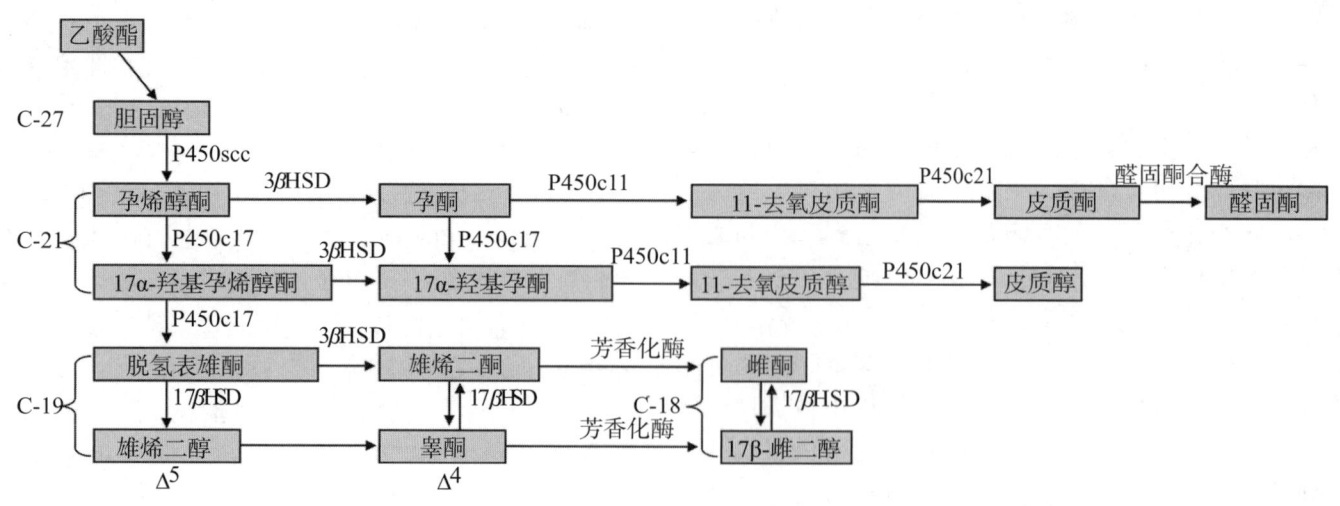

图 12-7 类固醇激素的生物合成途径

C-21 复合物包括孕激素和肾上腺皮质激素类。C-19 复合物包括雄激素。C-18 复合物包括雌激素。在甾体环的第 5 位和第 6 位有双键的甾体（Δ5-甾体）显示在左侧，在第 4 位和第 5 位（Δ4-甾体）有双键的甾体显示在右侧。主要的甾体代谢酶用斜体字表示

孕酮在妊娠中的主要作用是促进子宫肌层松弛和休眠。孕酮对孕期子宫肌层的的松弛作用是通过调节表达肌肉收缩相关蛋白（contraction-associated proteins，CAPs）的基因表达和抑制雌激素对孕期子宫肌层的作用来实现。孕酮可能还通过它的抗炎作用促进子宫肌层松弛。有一种推测是孕酮通过抑制T淋巴细胞介导的组织反应帮助建立妊娠，阻止母体免疫系统对孕体产生排斥。分娩被看作是一个炎症事件，生产的发动被认为是子宫肌层组织水平炎症的二级反应。因此，孕酮可能间接通过抑制子宫内膜炎症间接阻止生产发动（本章后面将讨论）。

发现孕酮具有保护妊娠的作用后，很快临床上开始探索其是否有阻止早产的功能。19世纪50年代和60年代的研究显示，使用大剂量的孕酮（通过静脉注射或直接注入羊水中）能减少自动宫缩的频率及降低对缩宫素的敏感度。这些发现说明，孕酮可被用于抑制生产和防止早产的治疗，然而临床研究由于患者数量不够对这个假说得出的结果很复杂且相互冲突。近来临床用预防性孕酮防止早产得出更有意义但仍然模棱两可的结果。在阴道使用天然的孕酮进行预防性治疗或者从孕中期开始长期肌内注射合成的17α-羟基孕酮（17α-hydroxyprogesterone，17HPC）乙酸酯对之前有过早产经历或孕中期经超声检测子宫颈短的早产高风险妇女能降低早产的发生，且能改善的胎儿产出情况。但是预防性阴道使用孕酮不能降低大众人群早产率，而对怀双胞胎的妇女（一般来说都会早产）使用17HPC也不能降低早产的发生。孕酮治疗只对少部分高危妊娠的人起作用，其中的原因还不清楚，预防性孕酮治疗防止大众人群早产的评估还需要建立。

2. 雌激素 对人妊娠主要的功能是刺激子宫生长和增加子宫血流。雌激素还影响乳腺发育，为泌乳做准备。分娩时雌激素增加子宫收缩和诱导子宫变软，对抗孕酮的作用。雌激素在孕期的生理学作用主要是使母体适应妊娠和母亲的角色。

雌激素在人胎盘中从C19类固醇转化合成，合成胎盘雌激素的主要前体是硫酸脱氢表雄酮（DHEA-S），主要由胎儿肾上腺提供。胎盘中有丰富的硫酸酯酶（剪切硫酸酯键），DHEA-S很快转变为游离的DHEA，再经3βHSD-I转化为雄烯二酮。人胎盘还表达高水平的芳香化酶将雄烯二酮转变为雌酮。雌酮和雌二醇在17β羟基类固醇脱氢酶（17β-hydroxysteroid dehydrogenase，17β-HSD）的作用下相互转化（图12-8）。

目前人怀孕期间合成的主要雌激素是雌三醇，在第16位多一个羟基。妊娠尿液中90%的雌激素是雌三醇，它以硫酸盐和葡萄糖苷酸结合物的形式排出。雌三醇浓度随着孕周期增加，26周时每24小时约2 mg，到足月为35～45 mg/24h。足月母体循环中的雌三醇浓度为8～13 ng/dl。相对的，非怀孕妇女卵巢产生的雌三醇几乎检测不到。

胎盘雌三醇从胎儿肾上腺分泌的DHEA-S开始的生物合成过程是人（及高级灵长类）妊娠特有的。当来源于胎儿或者母体的DHEA-S到达胎盘时生成雌酮和雌二醇，但是雌酮和雌二醇在胎盘中都不转化成雌三醇。而DHEA-S进行16α羟基化，主要发生在胎儿肝中，在胎儿肾上腺中也有少量。当新生成的16α羟基DHEA-S（16α-hydroxyDHEA-S，16α-OH-DHEA-S）到达胎盘时，胎盘硫酸酯酶催化剪切掉硫酸基团侧链，得到的16α-OH-DHEA经过进一步代谢，经芳香化生成雌三醇，再分泌到母体循环中。因此，雌三醇在母体血液中的浓度反映了胎儿HPA轴的活性，尤其是胎儿肾上腺皮质类固醇生成的活性。母亲肝中雌三醇连接生成硫酸雌三醇葡萄糖苷酸雌三醇，从尿液中排出。另一种前体来源于胎儿的胎盘雌激素是雌四醇，是由16α-OH-DHEA-S被15羟基化生成，它的功能还不清楚。孕酮和雌激素（雌激素酮、雌二醇、雌三醇和雌四醇）在孕期母体循环中的相对水平间图12-9。

人胎儿类固醇代谢的一个有趣的特性是在类固醇激素上连接硫酸基团。羟基化类固醇连接硫酸基团的过程广泛存在于胎儿中，在多个位置都有发生，包括肺、肠、肝和肾上腺。肾上腺中的硫基化引起一系列硫酸类固醇的形成，包括硫酸孕烯醇酮、17α-羟基化硫酸孕烯醇酮和硫酸脱氢表雄酮（DHEA-S）——在量上最重要的是C19雄激素。

人胎盘产生的雌激素非常高，且孕期循环中的雌激素水平比非怀孕妇女生理水平高出非常多倍。因此，一个关键的科学问题就是为什么人的胎盘要产生这么多的雌激素呢？一些胎盘雌激素合成显著下降的情况（如无脑儿、先天性肾上腺皮质增生、胎盘芳香酶缺失及胎盘硫酸酯酶缺失）为胎盘雌激素对人妊娠的作用提供了一些见解。虽然在一些胎盘芳香化

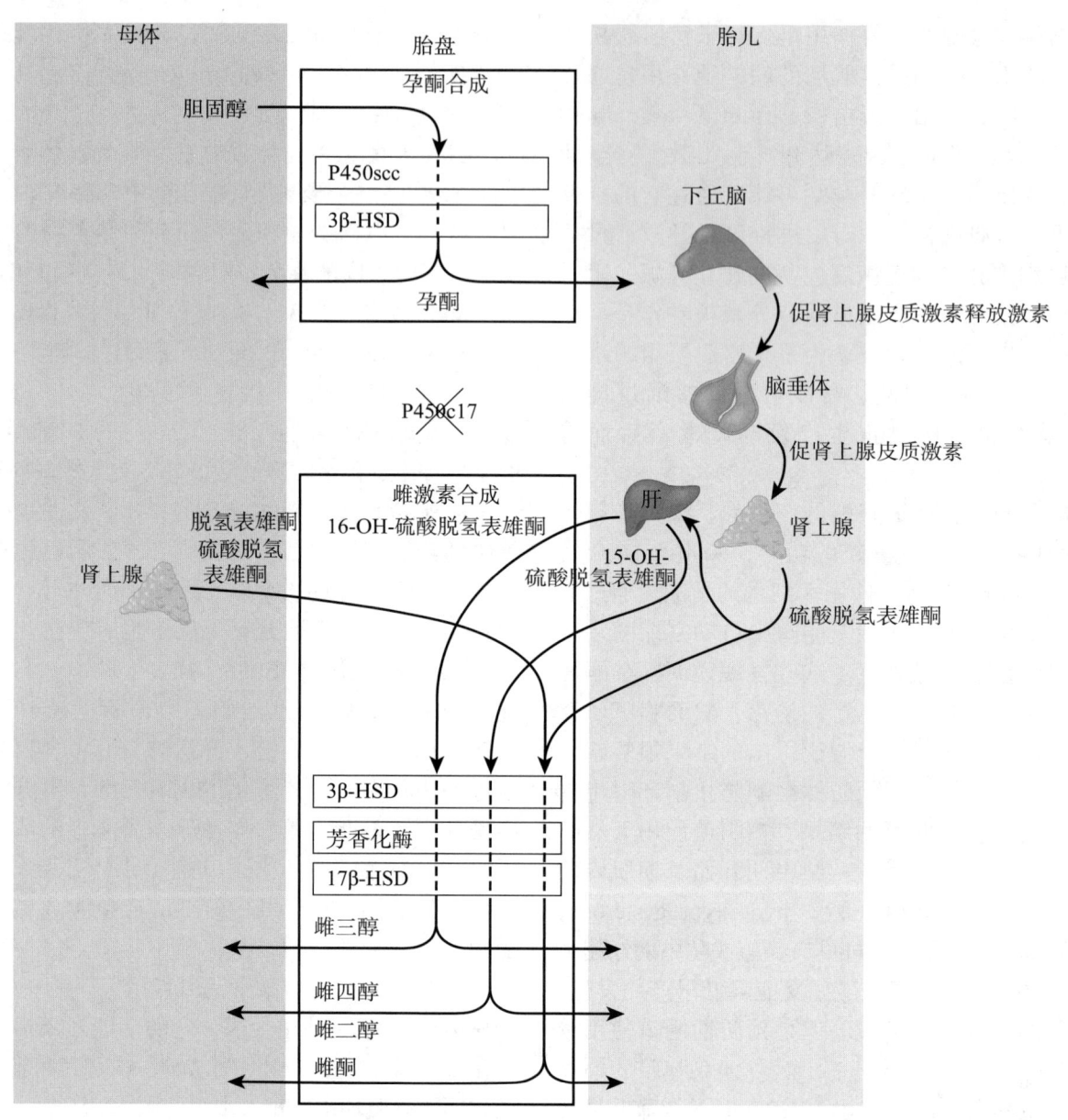

图 12-8 人胎盘孕酮和雌激素的生物合成

孕酮主要由母体胆固醇合成。人胎盘不表达 P450c17,因此孕酮不能转化为 C19 雄激素。作为替代,从母体和胎儿肾上腺来源的 C19 雄激素前体(主要是 DHEA-S)生物合成为雌激素

[摘自 Mesiano S. Roles of estrogen and progesterone in human parturition. Front Horm Res, 2001(27):86.]

酶缺失和发生无脑儿的病例中妊娠滞产,但在很多情况下胎盘雌激素显著降低对胎儿和胎盘的发育及分娩时间没有影响。同样胎盘芳香化酶缺失的妊娠雌激素水平低下对妊娠结局的影响也很小,只是母亲或女性胎儿由于雄激素过多呈现出男性特征。因此,高水平胎盘来源的雌激素可能对正常妊娠和分娩不是必需的,而是因为胎盘芳香化酶代谢掉循环中的雄激素以保护女性胎儿和母亲不出现男性化特征。

然而这些结果不足以排除雌激素在调控妊娠中发挥作用。虽然胎盘雌激素合成有缺陷的怀孕妇女体内雌激素水平低于正常怀孕妇女,但它们仍然达到一个有效的生理水平(1~1.6 nmol/L)且同月经周期中期黄体期的水平相当(0.6~2 nmol/L)。因此,虽然因缺少芳香化酶等异常引起胎盘不能生成雌激素,但是雌激素的靶组织仍然暴露在相对高水平的雌激素中。这说明人妊娠对雌激素水平有一个最低需求,

而胎盘产生过量的雌激素使雌激素水平过高。而确实也还没有发现自然情况下人的妊娠完全不需要雌激素的状况。

人们对雌三醇在妊娠中的作用做出了多种猜想。在很多生物体系中，雌三醇是一种弱生物活性的雌激素，相同重量的基础上大概是雌二醇的1%，雌激素酮的10%。但有一个功能雌三醇跟其他雌激素一样有效：增加子宫胎盘的血流量，这可能是大量胎盘雌三醇的主要功能。

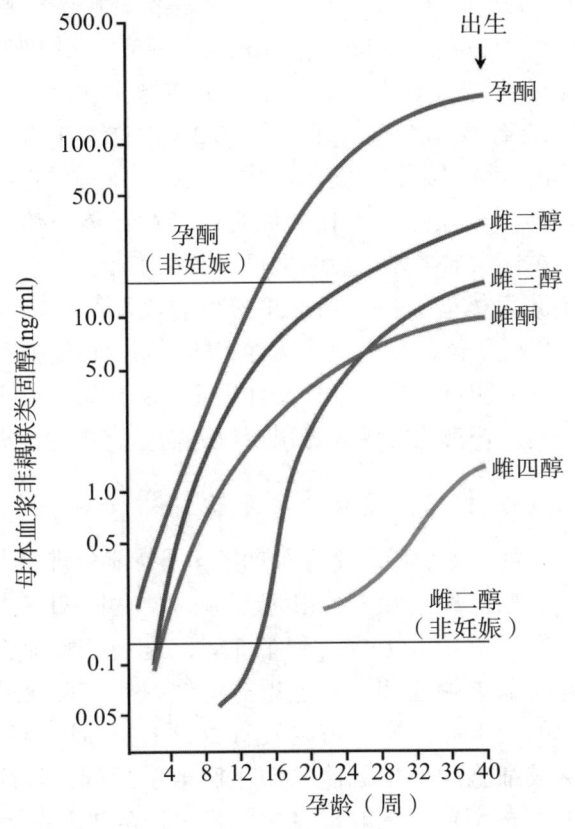

图12-9 在妊娠期间母体孕酮和雌激素（雌二醇、雌激素酮和雌三醇）的浓度

3. 胎盘糖皮质激素代谢 大部分妊娠过程中胎盘表达11β羟化类固醇脱氢酶2型（11-β-hydroxysteroid dehydrogenase type 2，11β-HSD-2），催化皮质醇转化为皮质酮使之失活。母体皮质醇水平是胎儿的3倍，胎盘中的11β-羟化类固醇脱氢酶2型这一生化屏障能阻止过多皮质醇进入胎儿部分。这一屏障至关重要，因为胎儿暴露于高水平的皮质醇不仅影响胎儿下丘脑-垂体轴，还伴随出生重量减轻和高血压的症状。

对狒狒胎盘的研究说明雌激素上调11β-HSD-2的表达，因为胎盘合成雌激素需要胎儿肾上腺提供雄激素受体（部分由垂体ACTH刺激产生），雌激素对胎盘11β-HSD-2的调控是确保母体皮质醇不影响胎儿HPA轴的一个调节回路。

三、胎儿神经内分泌系统的发育

（一）下丘脑激素

怀孕第5周末，在间脑神经管内壁可见隆起的一部分为原始丘脑下部。然后分化形成核互联的复合体。第9～10周，丘脑下部的中部隆起变得明显，下丘脑核的互联纤维束可在第15～18周鉴别出来。促垂体激素GnRH，TRH，CRH，生长激素释放激素（growth hormone-releasing hormone，GHRH）及SS在这一时期出现在胎儿下丘脑（表12-2）。

表12-2 人胎儿下丘脑和垂体激素的个体发生学

激素	检测出的妊娠周龄
下丘脑激素	
促性腺激素释放激素	14
促甲状腺激素释放激素	10
生长激素抑制素	14
多巴胺	11
生长激素释放激素	18
促肾上腺皮质激素释放激素	16
垂体激素	
泌乳素	16.5
生长激素	10.5
促肾上腺皮质激素（ACTH）	7
促甲状腺激素	13
黄体化激素	10.5
促卵泡激素	10.5

1. 促性腺激素释放激素 怀孕10周人类胎儿下丘脑产生免疫反应性和生物活性GnRH。10～22周胎儿下丘脑中GnRH的浓度维持不变（0.27～13.1 pg/mg）且不具有性别差异。人类胎儿下丘脑外植体呈脉冲式释放GnRH。孕晚期的雄性恒河猴胎儿其垂体-性腺轴很活跃。垂体在GnRH的作用下产生LH，睾丸又在LH作用下产生睾酮。人类男性胎儿也存在着类似的情况，但是女性胎儿是否也是这样还不清楚。

2. 促甲状腺激素释放激素 人类胎儿妊娠早期的下丘脑中发现有相当水平的免疫反应性TRH。同

GnRH 一样胎儿下丘脑 TRH 水平与性别或孕龄不相关。孕早期和中期胎儿下丘脑中存在 TRH 的现象说明它对 TSH，可能也对 PRL 的分泌有调控作用。

3. 生长激素释放激素和生长激素抑制素 第 18 周可以在胎儿下丘脑神经元和神经管道中检测到 GHRH，水平上升一直到 30 周。孕中期同时在神经元细胞胞体和纤维管检测到 GHRH 说明它被释放到门静脉血管中。10~22 周能在人类胎儿下丘脑中检测到免疫反应性 SS。同 GnRH 及 TRH 不同，胎儿下丘脑 SS 随孕周期增加。

4. 促肾上腺皮质激素释放激素和精氨酸抗利尿激素 CRH 是人类胎儿垂体腺分泌 ACTH 和 β 内啡肽的一种潜在促分泌素。精氨酸抗利尿激素（arginine vasopressin，AVP）也能直接刺激胎儿垂体分泌 ACTH 且能增加 CRH 的效应。CRH- 免疫反应性纤维能在 14~16 周的中段隆起部检测到。已知 CRH 的免疫反应性和生物活性及 AVP 的免疫性能在 12~13 周的人下丘脑提取物中被检测到。

下丘脑 CRH 和 AVP 随着孕周龄增长，且在分离的大鼠垂体前叶细胞中测试胎儿下丘脑提取物 CRH 的生物活性，显示 AVP 能增加 CRH 的生物活性。因此，胎儿下丘脑能够调节早期到中期妊娠垂体分泌 ACTH。胎儿下丘脑 CRH 和 AVP 以及胎盘 CRH 相互作用调节胎儿 ACTH 释放的能力还不确定。

5. 儿茶酚胺－多巴胺 12~16 周能从中段隆起的内层和外层弓形细胞核而来的细胞中看到儿茶酚胺荧光。11~15 周胎儿下丘脑中存在多巴胺，且是成年人浓度的 2 倍。就像之前发现的多巴胺具有抑制 PRL 释放的功能，在这段时间内胎儿下丘脑也有抑制 PRL 释放的活性。

（二）垂体激素

腊特克囊肿从口道的憩室发育而来，当腊特克囊肿上皮外翻的时候出现垂体原始基芽。外翻垂体基芽在 4 周时出现，5 周时同口道分开。蝶鞍底部在 7 周时到达相应位置并将垂体同它的原始上皮质分开。垂体激素分泌细胞的原始细胞起源于原始神经管的神经腹部突起。这部分还将发育成间脑，说明下丘脑和垂体有相同的胚胎起源。

第 6 周垂体细胞索向间质转化，通过细胞增殖使体积增大，细胞数增多。第 8 周毛细管在克拉囊肿间脑的间质组织中交叉分布，中段隆起在第 9 周可以分辨出来。第 11~16 周胎儿下丘脑-垂体的血管系统发育完整。

垂体前叶腺体由 5 种特异的上皮来源的分泌细胞组成：①垂体泌乳素细胞分泌 PRL；②亲躯体细胞产生 GH；③促皮质激素细胞产生 ACTH；④促甲状腺细胞分泌 TSH；⑤促性腺细胞分泌 LH 和 FSH。

垂体内第 7 周能检测到表达 ACTH 的细胞，第 8 周能检测到表达 β 促脂素和 β 内啡肽的细胞，10.5 周检测到含有 GH 和 LH 的细胞，第 13 周检测到 TSH 阳性细胞。表达黑素细胞诱导激素（Melanocyte-stimulating hormone，MSH）的细胞，可能也表达 β 促脂素，能在第 14 周被检测到，PRL 阳性细胞第 16.5 周出现（表 12-2）。许多正常调控垂体前叶分泌细胞所需的因子，比如由下丘脑控制的促垂体因子及连接下丘脑和垂体的神经体液传接因子，在怀孕前半段最后时期已经存在于胎儿中。灵长类胎儿垂体能在体外情况下对所有已知孕中期前的促垂体因子做出反应。虽然导管插入研究恒河猴胎儿在子宫内能对至少一种促垂体因子 GnRH 做出反应，但它们是否都能在体内做出反应还需要直接的证据。

（三）胎儿垂体-肾上腺轴

人肾上腺皮质原基在孕期第 4 周就能分辨出来，位于原始泌尿生殖器脊和肠系膜背侧之间凹口内，是变厚的一块腔上皮。到第 5 周，这些原始细胞向中肾头盖末端迁移，在这里这些细胞聚集形成最早可辨的肾上腺形态。将要发育成肾上腺和性腺类固醇生成细胞的原始细胞来源于腔上皮附近，且这些细胞形态一致。一般来说，中肾中段的细胞将发育成肾上腺皮质，而中肾腹面的细胞将发育成性腺。

人类和高级灵长类动物怀孕中后期，胎儿肾上腺的增大同体型不成比例，且生长迅速，类固醇生成异常活跃。这种快速生长源于生长激素促进皮质增生，这些激素包括 ACTH 诱导的 FGF 和 IGF-II。

对大多数妊娠来讲，人类胎儿肾上腺皮质由形态上不同的两个区组成，一个是胎儿皮质，一个是永久皮质。胎儿皮质组成 80%~90% 的皮质，且是主要的生长点和类固醇生成点。孕中期胎儿皮质每天生产 100~200 mg 的 DHEA-S，是孕期胎儿肾上腺分泌的最主要类固醇。就像其名字的字面意思一样，胎儿皮质只存在于胎儿阶段，出生后不久就消失或重建。胎儿皮质细胞最深处有成簇的未成熟成神经细胞，这些细胞在出生时聚集形成有功能的肾上腺髓质。

永久皮质（也叫作成年皮质或新生皮质）由一束窄的小而紧密排列的嗜碱性细胞组成，这些细胞在结构上具有典型的增殖细胞的特性。永久皮质内层形成拱形的脊索，向胎儿皮质外缘伸出指状的细胞柱。怀孕后期永久皮质细胞开始出现具有类似生成类固醇活性的细胞，孕晚期开始分泌盐皮质激素。

超微结构和功能研究显示，胎儿皮质和永久皮质之间还有第3个区，叫作过渡皮质，这个皮质的细胞特性处于胎儿皮质和永久皮质细胞的中间态（图12-10）。孕中期之后，过渡皮质细胞具有合成皮质醇的能力，可能同成年人肾上腺束状带的细胞具有相同的功能。妊娠第30周，永久皮质和过渡皮质开始分别呈现球状带和束状带。因此，到孕晚期胎儿肾上腺皮质呈现类似成年人肾上腺皮质的基本结构。

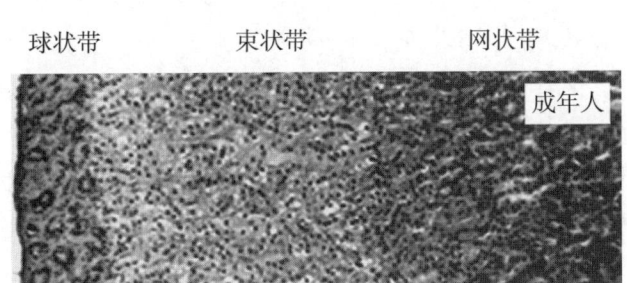

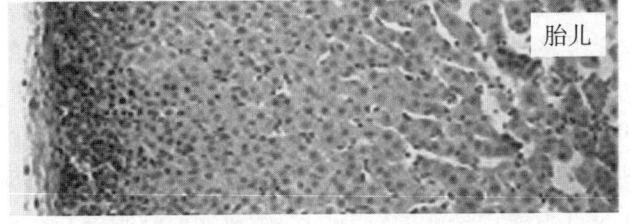

图12-10 人类成年人和胎儿肾上腺皮质的形态学

灵长类动物肾上腺皮质出生后的改造涉及一个复杂的分化过程，在这个过程中胎儿区萎缩，而球状带和束状带进一步发育。人类胎儿皮质的改造是一个凋亡过程。一般认为成年人皮质区由永久皮质发育而来，然而出生后肾上腺皮质改造的高峰期并没有迹象显示肾上腺皮质缺乏。这看起来更像是新生的成年人皮质区在出生前就已经存在并具有功能。的确孕晚期已经能够在形态上和功能上看到基本的束状带和球状带。进一步支持了灵长类动物肾上腺皮质出生后改造是一个胎儿区凋亡和已经存在的束状带和球状带功能区自发增长的概念。

胎儿垂体分泌的ACTH是主要调控胎儿肾上腺皮质的向性激素。然而ACTH可能并不是直接发挥作用。孕中晚期，ACTH浓度的上升并不显著，但是胎儿区生长迅速并且产生大量类固醇。出生后很快胎儿区萎缩但是仍然暴露于低浓度的ACTH中。子宫内环境特异的因子，可能对调控胎儿肾上腺皮质的生长和功能发挥作用。已经发现胎盘产生的物质（例如hCG）对此起作用，胎儿肾上腺产生的肽生长因子也显示能通过调节ACTH的向性作用影响胎儿肾上腺皮质的生长和功能。

胎儿肾上腺产生类固醇的现象最早于第6～8周观察到，这个时期发育中的肾上腺细胞分化并获得生成类固醇的能力。大约12周，母体循环中的雌三醇浓度快速上升（约100倍）。雌三醇的增长和胎儿区增大以及胎儿垂体腺分泌ACTH处于同一时期。胎儿肾上腺皮质继续生成DHEA-S以维持妊娠，且孕中晚期上升迅速。足月时人胎儿的肾上腺每天能产生200 mg DHEA-S。因此，胎盘雌三醇的生成直接反映胎儿HPA轴的类固醇生成活性。出于这个原因，母体雌三醇曾被用于评估胎儿发育是否良好的内分泌标志物。

胎儿肾上腺皮质开始生成生理上适量皮质醇的时间点还没有被确定。而对幼儿先天性肾上腺增生（congenital adrenal hyperplasia, CAH）的观察在一定程度上回答了这个问题。CAH患儿由于缺少21-羟化酶（P450c21）不能合成皮质醇，结果糖皮质激素负反馈路径缺失，导致产生过量的ACTH。CAH女孩常常在出生时伴随泌尿生殖器瘘管缺陷和男性化特征，主要是因为泌尿生殖器瘘管暴露于过量的肾上腺雄激素中。这种情况源于肾上腺糖皮质激素缺失，说明孕10周以前女性胎儿肾上腺产生足够皮质醇来调节ACTH的水平并防止过量产生肾上腺雄激素而使女性泌尿生殖器瘘管雄性化。关键类固醇代谢酶的表达说明30周之前胎儿肾上腺皮质不能将胆固醇生成皮质醇。但这不能排除孕早期孕酮作为前体生成皮质醇的可能性。

孕烯醇酮的代谢命运一开始就被代谢分支类固醇生成酶P450c17和3β-HSD决定，因此，细胞生成类固醇的能力可能受这两种酶表达模式的影响（图12-7）。胎儿肾上腺皮质表达3β-HSD是孕烯醇酮代谢的关键步骤，因为3β-HSD能使细胞获得将Δ5-3β羟基类固醇转变为Δ4-3酮类固醇的能力，是生成盐皮质激素和糖皮质激素所必需的。12～22周人类胎儿肾上腺皮质不表达3β-HSD。22周之后3β-HSD首先在永久皮质细胞中检测到，之后在决定区和过渡区细胞中能检测到。从始至终胎儿皮质都检测不到3β-HSD的表达。相反，过渡皮质和胎儿皮质高表达P450c17，而永久皮质整个孕期都不表达。

胎儿皮质持续的3β-HSD缺乏和P450c17高水平表达同皮质区只表达C19/Δ5类固醇，尤其是DHEA的现象是一致的。永久皮质不表达P450c17而表达3β-HSD，同这个皮质在孕晚期表达盐皮质激素是一致的。过渡皮质表达3β-HSD和P450c17说明这个皮质能产生糖皮质激素（图12-11）。

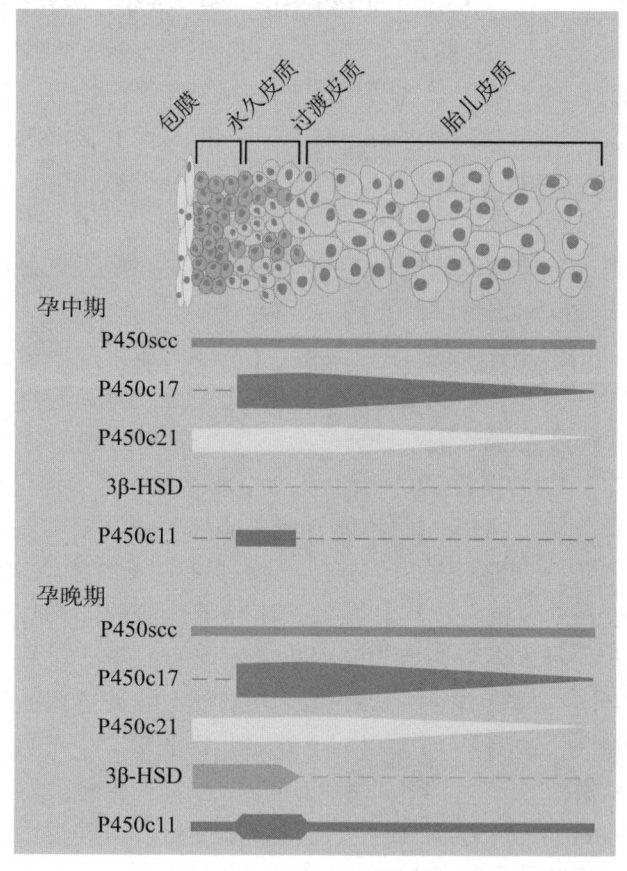

图12-11　P450scc，3β-羟基类固醇脱氢酶（3β-HSD）、P450c17，P450c21和P450c11在孕中期和孕晚期灵长类胎儿肾上腺皮质中的表达部位

　　线条的粗细表示表达的相对丰度。虚线表示缺乏表达。注意永久皮质P450c17在孕期各个阶段都缺乏表达，只在妊娠晚期永久皮质和过渡皮质有个体发生的3β-HSD表达

［摘自 Mesiano S, Jaffe RB. Developmental and functional biology of the primate fetal adrenal cortex. Endocr Rev 18：378－403.］

P450c17和3β～HSD下游的类固醇生成酶也已经有所研究。它们的位置和个体发生同之前的概念一致，即决定区发育形成球状带，过渡区和束状带相对应，胎儿区同网状带对应。

孕早期灵长类胎儿肾上腺皮质产生的盐皮质激素比较少，到孕晚期的分泌量增加。足月人类或灵长类胎儿血液中80%的醛固酮来源于胎儿肾上腺。18～21周人类胎儿肾上腺盐皮质激素代谢途径位于决定区，但是其活性较低且不能对促分泌素做出反应。

孕周16周后血管收缩素受体AT1和AT2出现在人胎儿肾上腺皮质细胞中。AT2受体主要位于永久皮质细胞内，而胎儿皮质和永久皮质细胞上都能检测到较低水平的AT1受体。因此在孕早期和中期，虽然人胎儿肾上腺皮质细胞表达AT受体，但是肾上腺合成盐皮质激素很低。

（四）胎儿垂体-性腺轴

正常青春期和成年生殖功能的基础在胎儿时期就已经建立。子宫内性腺发育是正常性别发育所必需的。这个系统受到损伤会造成生殖细胞和生殖能力不可挽回的损害。第17章讲述胎儿睾丸发育，第9章和第17章介绍胎儿卵巢发育。

对无脑胎儿的研究说明，胚胎性别分化和早期性腺发育不依赖于胎儿垂体的促性腺物质。男性无脑胎儿的睾丸间质细胞数减少，而精原细胞数减少的情况并不常见。无脑儿和正常胎儿输精管出现的时间接近。孕32周之前女性无脑胎儿的卵巢发育正常。到足月时无脑胎儿的卵巢比正常胎儿小，没有中央卵泡，且不能启动卵原细胞的增殖及卵原细胞经减数分裂发育成原始卵泡。因此，接近足月时期颗粒细胞-卵泡的增殖需要垂体促性腺激素；卵母细胞的存活也需要低浓度的垂体促性腺激素通过颗粒细胞来调控。对恒河猴胎儿的基础研究，怀孕后期颗粒细胞增殖和卵泡液的生成需要胎儿垂体促性腺激素。

相较于卵巢，胎儿睾丸具有类固醇生成活性，能合成睾酮。睾酮由睾丸间质细胞分泌，且是孕期各个阶段内外生殖器充分生长所必需的。宫内恒河猴胎儿能在hCG的诱导下产生睾酮，也能通过GnRH刺激胎儿垂体-睾丸轴产生睾酮。低密度脂蛋白睾酮可以作为胎儿睾丸合成类固醇的前体，可能也具有诱导睾丸类固醇生成的作用。雌激素生成所必需的芳香化酶在胎儿睾丸中活性水平很低。

与雄性不同，雌性表型的发育不依赖于卵巢类固醇的生成。此外卵巢的减数分裂开始的相对较早，然而即使怀孕第8周就已经具备芳香酶活性，雌激素直到胎儿发育后期才出现显著增加。时间上的差别说明虽然胎儿卵巢中能检测到相应酶的活性，却不能生成雌激素，可能孕期的大部分时间里类固醇生成活性处于休眠状态。

跟胎儿肾上腺皮质一样，性腺自身产生的生长因子可能通过自分泌的形式对其生长和发育起到重要的调控作用。

（五）胎儿垂体-甲状腺轴

人胎儿在10～12周出现甲状腺形态特征和浓缩放射碘及生成碘化甲腺氨酸的能力。下丘脑TRH恰巧也是10～12周的时候检测到；这个时期胎儿垂体中能检测到促甲状腺物质，通过放射性免疫测定能在胎儿垂体和血清中检测到TSH。胎儿循环中还发现有甲状腺素（thyroxine，T_4）。

孕中期之前甲状腺只具有最基本的功能。这个时期甲状腺腺体的分泌活性和血清T_4浓度开始上升。这个上升可能跟连接下丘脑和垂体的入口处血管系统建立相关。垂体和血清TSH浓度上升之后很快T_4水平上升，孕晚期初期TSH浓度达到最大，且一直到足月不再升高。

给孕晚期初期的恒河猴注射TRH后反应产生TSH。跟成年人相比，给灵长类胎儿注射三碘甲腺原氨酸（triiodothyronine，T_3）不能抑制TSH对TRH做出反应。怀孕26～28周出生的婴儿也能像成年人一样对注射外源TRH反应，使循环中的TSH水平升高。

注射T_4能抑制足月胎儿分泌TSH。另外新生儿T_4的升高伴随TSH峰的显著降低。T_4的抑制作用可能是源于垂体将T_4转化为T_3。孕晚期人胎儿血清中的T_4和游离T_4水平逐渐上升，而血清TSH水平不上升。

孕30周之前人胎儿血清中的T_3浓度检测不到。之后浓度上升，到足月浓度平均约为50 ng/dl。出生前血清T_3浓度上升发生在几周之内，可能同皮质醇浓度升高有关。出生后循环中T_3浓度很快（4～6h）进一步上升至在宫内时的3～6倍。

孕晚期初期人胎儿反式T_3（3,3′,5′-triiodothy-ronine，3,3′,5′-三碘甲腺原氨酸）浓度达到250 ng/dl以上；之后到足月逐渐下降。相较于T_3水平，足月出生的婴儿出生后短时间内体内反式T_3浓度不变。

当足月胎儿暴露于子宫外环境时垂体TSH水平急剧升高。TSH升高又刺激甲状腺吸收碘和启动甲状腺激素的释放。出生后30min TSH浓度达到最高。之后1d内活血清TSH浓度快速下降，随后2d下降速度减慢。血清T_4和游离T_4水平在24h达到最高，之后1周的时间慢慢下降。

人胎儿碘化甲腺氨酸的结合和甲状腺激素受体的成熟还没有相关报道。大鼠出生后几周之内肝的T_3核受体成熟。T_3受体的结合能力，可能也包括亲和力，在出生后3～4周上升。大脑（相对于肝）T_3核受体结合能力发育较早，同成年大脑相当，出生后前3d进一步增长。

然而不管是新生儿还是成年大脑组织对T_3核受体的结合和相应反应并不相符。新生儿和成年都不能对体外来源的T_3反应，都不能出现含氧量升高，α-甘油磷脂升高或者苹果酸酶消耗增加。有趣的是甲状腺激素能增加成年和新生小鼠大脑的神经生长因子；人们推测神经生长因子可能介导甲状腺激素对大脑发育的影响作用。

（六）胎儿垂体-生长激素

GH在孕期8～10周由胎儿垂体产生分泌。孕中期胎儿循环中的GH水平达到峰值约为（6 nmol/L），之后逐渐下降，到足月时降至约1.5 nmol/L。孕中期GH水平最高可能是源于GH分泌不受控制，因为体外培养9～16周胎儿的垂体细胞在GHRH诱导下GH的分泌量增加，但是SS的抑制效果差很多。另外调控GH分泌的负反馈通路的发育晚于GHRH的诱导作用。到足月时，垂体GH生成和分泌的生理调控机制成熟。

胎儿垂体GH的作用还不明确。无脑胎儿的平均大小和重量正常，说明胎儿的生长不受胎儿垂体GH的控制，而是受其他因子调控，GH和PL可能是其中的两种。显然垂体GH是出生后生长和发育所需，因此这个系统在出生时必须成熟。而垂体GH对胎儿的躯体生长作用很小。

（七）胎儿垂体-泌乳素

人的前半孕期胎儿循环中PRL水平非常低。垂体在25～30周开始分泌PRL，之后分泌量逐渐增加，到足月达到顶峰。胎儿垂体分泌 PRL 的水平从第 15 周开始逐步增加。无脑胎儿的垂体 PRL 水平在正常范围，说明孕期大部分时期垂体分泌 PRL 不依赖下丘脑的控制。

TRH 和多巴胺调节 PRL 分泌的机制于怀孕晚期和出生后的头几个月成熟。体外培养人孕中期胎儿的垂体细胞发现雌激素刺激 PRL 分泌，而多巴胺抑制 PRL 分泌。

（八）胎儿神经内分泌系统成熟的长效作用

胎儿时期神经内分泌系统的适当成熟对成年后的健康有着深远而长效的影响。流行病学观察发现，子宫内营养状态紊乱和成年后的高血压、胰岛素抵抗、有心血管疾病倾向的肥胖症、糖尿病和代谢病等之间存在关联，这种现象被称为成年疾病的发育根源。

发育起源模型能预测胎儿神经内分泌和器官系统发育的功能可塑性，单个基因型能对不同的经母体介导的环境（例如母体的营养情况和所承受的压力情况）做出反应而出现多种"正常"表型。因此，胎儿通过调节自己的生理使之与以母体为基础的环境相吻合，以此来为子宫外的生活做准备。有趣的是，神经内分泌的可塑期只有一段时间，之后不再发生变化，而生理变化却是一直持续的。例如有动物研究显示，由于母体饥饿引起的基础性和诱导性胎儿 HPA 活性能持续到出生之后。压力反应途径改变可能会加固病理生理学状态在成年后的发育。值得注意的是，对绵羊的研究说明怀孕前母体的营养状况影响胎儿生长和孕期长短，说明植入前胚胎和（或）内膜受营养状况的影响。

介导胎儿神经内分泌发育可塑性的生理学、生物化学和遗传学机制还不明确。胎盘被认为在其中具有积极作用，但是环境信息是怎样从母体传递到胎盘，又从胎盘传递给胎儿的还不是很确定。如之前所述，胎盘产生的过量激素能影响胎儿神经内分泌轴的发育轨迹。例如，胎盘 CRH 可能调控胎儿肾上腺皮质对 ACTH 的反应，进而影响 HPA 阈点的建立。

怀孕内环境的紊乱可能引起胚胎或胎儿染色质结构如表观遗传修饰等的静态变化，这些变化将持续到成年之后。最常见的表观遗传修饰（也叫作印记）是 CpG 二核苷酸的胞嘧啶发生甲基化以及组蛋白的翻译后修饰（如乙酰化）。基因启动子区域的甲基化一般会抑制下游基因的表达，组蛋白修饰改变染色质的二级结构从而影响转录原件的活性。这些化学修饰并不改变 DNA 的初级序列，且能够经有丝分裂从一代细胞传递给下一代细胞。值得注意的是，植入前阶段的胚胎细胞经历数次去甲基化，有效地将所有表观遗传印记擦除，产生具有广泛发育潜能的细胞。随着胚胎的发育 DNA 再次被甲基化。这个过程为环境提供了影响表观遗传的机会（基因组水平的表观遗传印记）。因此，发育过程中的表观遗传修饰被认为是环境-诱导的表型塑造的主要机制，也为出生前和围生期的环境暴露影响出生后疾病给出了解释。

四、胎儿成熟和分娩时机

（一）胎儿器官成熟及为子宫外生活做准备

胎儿出生时突然需要建立和维持不依赖于胎盘的生理平衡能力，且要面对一个突变的环境。新生儿的存活依赖于器官系统功能上的成熟，这些是适应宫外生活所必需的。其中最为重要的是直接接触外界环境和从环境中吸取能源的器官（如肺、肠及免疫系统）以及维持稳态的器官（如 HPA 轴、肾、肝和胰）。胎儿成熟的调节和胎儿充分成熟后才启动分娩的时间对新生儿的存活至关重要。

很多在不同动物中的研究发现，糖皮质激素促进胎儿器官系统的功能成熟。糖皮质激素诱导的重要过程有：胎儿肺部产生表面活性剂；胎儿肠道、视网膜、胰腺、甲状腺及大脑的酶活系统，以及胎儿肝沉积糖原。绵羊胎儿器官成熟受产前胎儿肾上腺分泌激增的皮质醇诱导。皮质醇激增同时能启动生产（将在之后的章节讨论）。因此，绵羊胎儿的 HPA 轴通过皮质醇介导生产时间和胎儿器官成熟之间的生理联系。

糖皮质激素对胎儿肺部的成熟作用尤其重要。肺部不成熟导致的气体交换障碍（呼吸窘迫综合征）是引起早产新生儿发病和死亡的最主要原因。合成的糖皮质激素能轻易穿过胎盘屏障，是治疗早产妇女的标准方法。该治疗显著提高了早产儿的存活率，主要是促进肺部成熟和减少呼吸窘迫综合征的程度。

来源于胎儿肾上腺的皮质醇对胎儿器官成熟的

能力还不确定。自然实验显示，人怀孕晚期胎儿的成熟不依赖胎儿肾上腺皮质醇生成。由于 P450c21 缺失造成的 CAH 胎儿皮质醇生成明显减少，但是这些孩子出生后往往没有器官不成熟的现象。这个现象说明胎儿肾上腺产生的皮质醇对胎儿器官成熟不是必需的；糖皮质激素的另一个来源可能是母体肾上腺，能刺激怀孕后期胎儿器官成熟；又或者人胎儿的成熟不只依赖糖皮质激素，可能其他因子也有参与。

皮质醇既能诱导胎儿器官成熟，也能对胎儿发育产生负作用。为了保护胎儿不受该负作用的影响，人胎盘通过表达 11β-HSD-2 酶将皮质醇转化为皮质酮来阻止母体皮质醇进入胎儿部分。因此，大部分妊娠的胎盘形成阻止母体皮质醇的一道生物化学屏障。

然而人怀孕后期（34～35 周）胎盘对母体皮质醇的屏障作用减弱。对此观察到的证据是妊娠后期母体循环中每天的雌三醇水平变化和皮质醇水平变化负相关。也就是说当母体循环中的皮质醇升高时，雌三醇水平降低。这说明怀孕后期部分皮质醇越过胎盘到达胎儿并抑制胎儿垂体腺生成 ACTH，引起胎儿肾上腺生成 DHEA-S 下降，而后又导致胎盘产生雌三醇减少。母体向胎儿转移的皮质醇增多可能是一个保证胎儿肺成熟的反馈机制。这可能可以解释为什么缺少糖皮质激素的胎儿出生时器官系统没有明显的不成熟迹象。

（二）人的分娩过程

分娩过程包括：①子宫肌层从静态向高度收缩状态的转变；②子宫颈的改造，变软增大能使胎儿通过；③胎膜破裂。根据子宫肌层收缩的程度，这些按时间顺序协调进行的事件可以分成几个不同的时期（图 12-12）。

0 期（静止期）：对于大多数妊娠而言，子宫肌层处于放松状态且对诱导性子宫收缩药（影响子宫收缩的因子）如 PGs 和 OT 相对不敏感。此外，子宫颈仍处于闭合和僵硬状态。这个时期称为 0 期或静止期，受孕前由以下因子调控：松弛性子宫收缩药如 β-肾上腺制剂、前列环素、促肾上腺皮质激素释放激素、松弛素、副甲状腺激素相关肽和一氧化氮，以及子宫松弛药（调节子宫功能和生长的因子）尤其是孕酮。一般说来，能激活腺苷酸环化酶或鸟苷酰环化酶的因子，以及能相应增加细胞内 cAMP 和 cGMP 的因子（如通过 Gαs-蛋白-耦联受体）能促进子宫肌层的放松。

1 期（转变期）：子宫肌层进行表型转变是启动分娩的必要前提，这个时期子宫肌层强制性和有节奏性收缩，且对子宫收缩剂更为敏感，称为 I 期。把子宫从静止状态唤醒的孕酮退去后，雌激素类作用于基因表达引起子宫肌层和子宫颈明显的生物物理变化。

子宫肌层的变化涉及一批特异基因的表达上升，都被称作收缩-相关蛋白（contraction-associated proteins，CAPs）。重要的 CAPs 包括结合素（如结合素-43），形成子宫肌层细胞之间的缝隙连接，使细胞之间进行快速的电信号和化学信号传递，协调收缩；离子通道（如钙离子通道），决定休眠膜的潜力和可激发性；子宫收缩素受体（如 OT 受体和 PG 受体）；以及决定原位子宫收缩素合成的酶，如 PG 内过氧化物合成酶 2（PG endoperoxide synthase-2，PTGS2）。同时子宫颈逐渐变软，且由于胶原酶和金

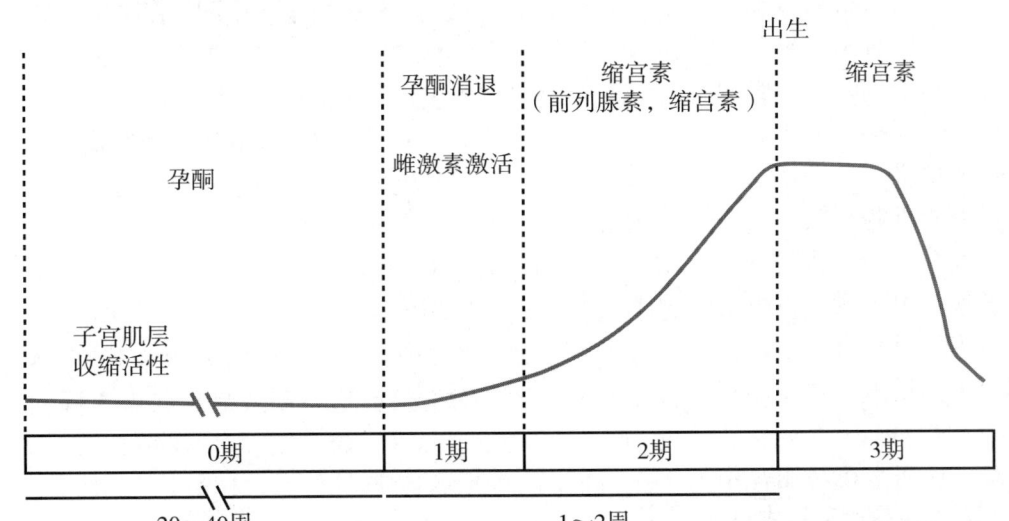

图 12-12 人类分娩时基于子宫肌层收缩活性和涉及的主要调节子宫收缩和子宫松弛因子的各个时期

［改编自 Casey ML, Macdonald PC. Endocrine changes of pregnancy// Endocrinology, Wilson JD Foster DW, Kronenberg HM, et al. Williams Textbook of W.B. Saunders Co: Philadelphia, 1998：1259.］

属蛋白酶的表达增加变得更有弹性。此外子宫内的PGE2 和 PGF2α 分泌上升。

2 期（激活期）：子宫肌层在 PGs 中的暴露增加及其对 PGs 和 OT 的反应增强最终启动 2 期，2 期是指活跃的生产过程开始。2 期子宫收缩物质促使节奏性宫缩加强。生产最活跃的时候子宫肌层是人身体最强壮的肌肉之一（基于单位重量）。宫颈消失并变得平滑，宫缩逐步将胎儿推向产道。当宫缩更明显的时候子宫下部顶着胎儿使变软的宫颈膨大到足够让胎儿和胎盘通过产道。

3 期（止血和恢复）：3 期始于胎盘、胎膜和蜕膜剥落。值得注意的是这个时期子宫肌层收缩还在持续（主要受 OT 刺激），收缩有助于压迫螺旋动脉促进产后子宫止血。之后几周的时间通过肌层细胞凋亡和自噬作用子宫渐渐恢复到经期状态。此外子宫颈重塑并回复到闭合和僵硬状态。

（三）人分娩过程的激素调控

调控分娩的激素主要涉及孕酮和雌激素，这两者对子宫收缩具有相反效果。对大多数妊娠而言，孕酮通过促进维持子宫静态来阻止分娩发生，当妊娠结束时孕酮的松弛效果退去，生产过程开始启动。相对的，雌激素（主要是雌二醇）通过诱导子宫和胎膜生物化学和生理变化对抗孕酮的作用促进生产。因此孕期子宫的收缩是靠孕酮的松弛作用和雌激素的诱导作用相互平衡实现的。大多数妊娠中孕酮的松弛效果（如孕酮抑制生产）占优势。分娩的启动始于孕酮的消退，孕酮消退之后雌激素诱导子宫肌层收缩兴奋及促进子宫颈变软的作用才开始增强。

1. 孕酮消退和雌激素激活 主要启动分娩的机制之一是孕酮消退。目前研究过的所有胎生动物，干扰其孕酮的合成或功能都能启动分娩，且大多数物种的正常分娩是在足月分娩前循环中的孕酮水平下降启动的，也就是系统性的孕酮消退。

物种之间孕酮消退及其调控的机制不同。有些动物（如啮齿目）的孕酮是由孕期 CL 分泌提供的，引起孕酮消退的激素信号从子宫发出，诱导黄体溶解。其他物种（如羊、牛）的孕酮由胎盘产生，分娩时引起孕酮消退的信号是由胎儿发出的减少胎盘分泌孕酮的激素。羊的分娩是受足月前 1~2 周胎儿HPA 轴分泌的皮质醇激增诱导，皮质醇刺激胎盘中P450c17 酶的表达，将孕酮转化为雄烯二酮，引起胎盘孕酮分泌量的明显下降。雄烯二酮的增加使其芳香化产物增加，引起胎盘雌激素产量上升（图 12-7）。循环中孕酮水平下降，同时伴随雌激素水平上升，促使子宫和宫颈向生产状态转变。由于皮质醇是刺激胎儿器官成熟的主要因子，产前皮质醇上升保证分娩和胎儿成熟协调发生。

皮质醇虽然具有跟山羊一样促进人胎儿器官系统的功能成熟为子宫外生活做准备的作用，但是胎儿 HPA 轴对人类分娩却不是必需的。如上所述，因不能产生皮质醇所致的 CAH 胎儿足月时能正常分娩。母体向胎儿转移的皮质醇能够补偿 CAH 妊娠中胎儿肾上腺皮质醇的缺失，但是不一定对发动分娩起作用，因为给有早产风险的妇女注射糖皮质激素并不能促进分娩进程。

人类和一些非人灵长类分娩有一个特别之处就是妊娠大部分时间及生产分娩过程中循环内孕酮和雌激素的水平很高（图 12-9）。因此，人分娩时虽然暴露于高水平的孕酮中子宫依然能够转为生产状态，而妊娠大部分时间虽然暴露于高水平的雌激素下子宫依然处于静止状态。尽管如此，在任何阶段干扰抑制孕酮（如注射孕酮拮抗药米非司酮）的作用都能诱发生产。对此可能的解释是人类分娩需要功能性而不是系统性的孕酮消退，即子宫细胞对孕酮变得耐受；以及功能性雌激素激活，即子宫细胞对雌激素的生产刺激作用变得敏感。因此，人类分娩的生理学调控主要在于调节子宫内靶细胞（主要是子宫肌层细胞）对孕酮和雌激素反应性的激素相互作用。

2. 功能性孕酮消退 对孕酮的反应性主要由核孕酮受体（nuclear progesterone receptor，nPR）的表达量和转录活性决定，nPR 属于一个配体激活的核转录因子家族。转录人 nPR 的基因受两个启动子控制，这两个启动子主要表达两个 nPR 亚型：PR-A（83kD）和 PR-B（99kD）。PR-A 是 PR-B 剪切后的形式（从 N 端切去 165 个氨基酸）。其他由不同转录起始点、外显子剪切、内含子插入及外显子缺失而来的 nPR 转录本也有描述，但是它们在多数组织中的表达水平都较低，且它们的生理学意义还不确定。

目前，研究过的所有孕酮的靶组织共表达 PR-A 和 PR-B 的量根据组织类型不同或病理状态不同而差别很大，而基因组对孕酮的反应性依赖 PR-A 和 PR-B 的协同作用。原始研究工作用公认的孕酮反应 DNA 原件检测了 PR-A 和 PR-B 的转录活性，发现当暴露于孕酮中时，PR-B 具有较强的转录活性，而 PR-A 单独几乎没有转录活性，并且根据 PR-A 和 PR-B 的相对量，能抑制 PR-B 的转录活性。这些观察引出一个概念就是 PR-A 和 PR-B 组成一个控制对孕酮反应性的二重系统，这样孕酮对基因组的作用同 PR-A/PR-B 比例成反比。据此对孕酮的反应性主要受 PR-B 介导，而 PR-A 作为内源的 PR-B 的抑制子。

这个概念引出 PR-A/PR-B 对功能性孕酮消退的假设，即假设人分娩时孕酮的消退由子宫肌层细胞 PR-A/PR-B 比例介导。支持这个假设的几项研究发现 PR-A 抑制 PR-B 在人子宫肌层细胞内的转录活性，生产的发动伴随子宫肌层 PR-A 表达的显著升高和 PR-A/PR-B 表达比例的上升（图 12-13）。功能性孕酮消退还能被其他抑制 PR-B 转录活性的机制介导。因此，现有数据说明人分娩时的功能性孕酮消退受多种途径通过抑制能促进松弛的配体激活 PR-B 的功能介导。

3. 功能性雌激素激活 多数物种母体雌激素水平在分娩前上升。对人类而言，雌激素上升开始于孕中期，之后的孕期中逐渐升高，它主要依赖因胎儿 HPA 轴（本章之前有讨论）活性增加引起的胎盘 DHEA-S 升高。然而胎盘雌激素在人分娩过程中作用还有歧义，因为影响胎儿-胎盘产生雌激素的先天性异常如无脑、先天性肾上腺脂性肥大、胎盘芳香化酶缺失及胎盘硫酸酯酶缺失不影响出生时间。似乎人正常妊娠和分娩需要的雌激素很少。

胎盘合成雌激素的增加对分娩启动的时间也没有影响。因 P450c21 缺失引起的 CAH 胎儿妊娠，胎儿肾上腺产生的皮质醇显著减少，引起胎儿垂体表达异常高的 ACTH。ACTH 导致胎儿肾上腺生成 DHEA-S 升高，而后又由胎盘产生雌激素。虽然妊娠大部分时间胎盘都产生显著升高的雌激素，CAH 胎儿一般不会在足月前出生。因此，人类胎儿胎盘合成雌激素活性在已经很高的水平上继续升高并不能发动分娩。显然雌激素调控分娩并不只是从母体循环中的雌激素水平上。就像孕酮的作用一样，雌激素对人怀孕子宫的活性由雌激素反应性的变化调控。

分娩时雌激素的功能性激活由雌激素受体（estrogen receptor，ER）在靶细胞中的表达量和转录活性介导调控。人 ER 有两种主要亚基 ERα 和 ERβ（见第 5 章）。人怀孕子宫肌层表达的 ERα 在足月时激增同时伴随生产发动，而 ERβ 的表达非常低且不受生产发动的影响。ERα 表达上升直接跟 connexin-43 的表达相关，connexin-43 是一个关键的雌激素反应 CAP 基因。这说明分娩时 ERα 表达上升，通过增加肌层细胞对循环雌激素的反应性来介导功能性雌激素激活。

4. 功能性孕酮消退和雌激素激活的协调作用 许多在不同动物中的研究发现，ER 和 PR 系统之间相互作用，即孕酮通过减少 ERα 的表达降低子宫对雌激素的反应性，雌激素通过增加 PR-B 的表达增强子宫对孕酮的反应性。足月静态期（生产前）人子宫肌层 ERα 的表达同 PR-A/PR-B 的表达比

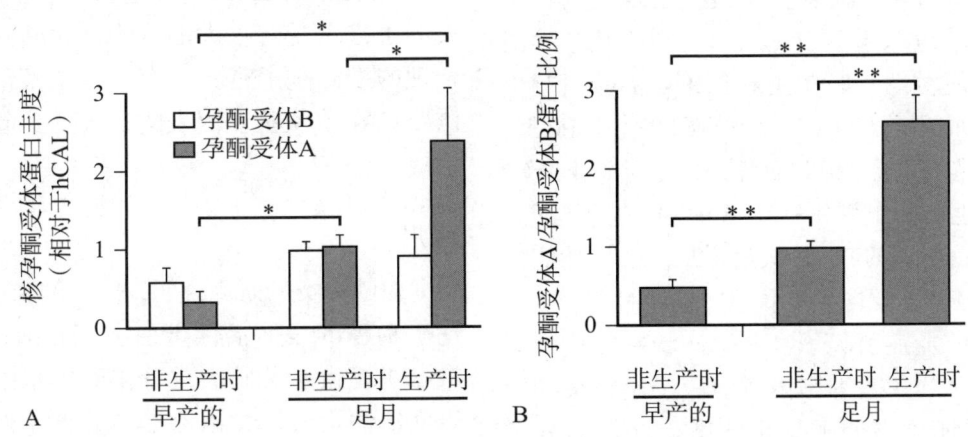

图 12-13 足月和早产剖宫产子宫底部肌层内 PR-A 和 PR-B 蛋白的相对丰度（A）和 PR-A/PR-B 蛋白比例（B）
每个条形柱代表平均值 ± 标准误（$*P<0.05$；$**P<0.001$）

[摘自 Merlino AA, Welsh TN, Tan H, et al. Nuclear progesterone receptors in the human pregnancy myometrium: evidence that parturition involves functional progesterone withdrawal mediated by increased expression of progesterone receptor-A. The Journal of Clinical Endocrinology and Metabolism, 2007 (92): 1927.]

例正相关，说明当对孕酮反应性降低时肌层细胞表达 ERα 上升。对恒河猴的研究发现，孕酮抑制孕期子宫肌层表达 ERα。因此，孕酮可能通过抑制肌层 ERα 的表达降低子宫对雌激素的反应性。这可能可以解释为什么妊娠的大部分时间肌层对雌激素的作用耐受。这样的一个体系激素作用受靶细胞反应性调控，需要循环中存在激素，但激素的水平并不重要，只需要足够能激活相应受体的激素。这可能可以解释为什么单独抑制孕酮的作用（如使用米非司酮）不能完全启动分娩反应链。另外，孕酮抑制雌激素反应性可能可以解释为什么自然状态下当雌激素高于正常水平时不能启动早产分娩。

5. 孕酮消退的调控 人类生理调控出生时机的一般模式是通过诱导功能性孕酮消退进行激素调节分娩，这是一个重要的整体阶段。因此多种出生前信号汇集到子宫通过首先诱导功能性孕酮消退启动分娩过程。尤其是子宫肌层和子宫颈的炎症前诱导在分娩反应链中起到重要作用。

许多研究显示，人类分娩是一个炎症过程，且在肌层和子宫颈内生产是炎症的次级反应。相当一部分早产伴随子宫内部感染，包括临床上未察觉的上生殖道感染和阴道细菌感染。激活恒河猴怀孕组织包括子宫肌层的炎症系统能引起发动分娩，且对恒河猴和小鼠的研究显示，使用炎症刺激因子能启动早产分娩。胎膜产生的 PG 增加可能也对分娩有促进作用，这可能是一个重要诱发分娩的胎儿信号。对人子宫肌层细胞系的研究发现 $PGF_{2\alpha}$ 刺激 PR-A 的表达和增加 PR-A/PR-B 的表达比例。这些发现说明，炎症因子诱导怀孕组织产生 $PGF_{2\alpha}$ 引起功能性孕酮消退。给怀孕任何时期的妇女注射 $PGF_{2\alpha}$ 都能引起生产和分娩。然而给活跃期（2期）的妇女使用 $PGF_{2\alpha}$ 能引起快速的宫缩反应，相对而言 $PGF_{2\alpha}$ 对静止期（0期）子宫诱导生产的作用有一个 15~20h 的潜伏期。这段时间可能是所需的 PR-A 表达增加，诱导功能性孕酮消退以及子宫肌层向生产状态转化的时期。

组织水平的炎症引起子宫向生产状态转化的假说其深层含义是当子宫细胞内炎症因子通路被抑制的时候就能保证子宫处于静止状态。近来的分子研究也确实说明这是孕酮促进子宫肌层松弛的主要机制。孕酮通过 PR-B 抑制核因子-κB（nuclear factor-κB，NFκB）转录因子复合体的活性来抑制肌层细胞对炎症因子刺激的反应性，NFκB 是一个介导炎症诱导和调控炎症基因表达的主要因子。在人子宫肌层细胞中，孕酮通过抑制白细胞介素-1β（interleukin-1β，IL-1β）激活 NFκB 的能力，诱导 PTGS2 的表达，PTGS2 是合成 $PGF_{2\alpha}$ 的关键限速和诱导性酶。值得注意的是 PR-A 抑制 PR-B 的抗炎症作用，同 PR-A/PR-B 假设一致。基于以上观察怀孕后期及在对病理状态（如子宫内感染）做出反应后子宫肌层部分的 $PGF_{2\alpha}$ 水平增加并促使 PR-A 水平增加，当 PR-A 增加到能完全消除 PR-B 的抗炎症作用时引起组织水平的炎症反应正调控状态，即子宫肌层产生的 $PGF_{2\alpha}$ 通过自分泌-旁分泌作用进一步增加炎症反应和 $PGF_{2\alpha}$ 的表达。最终 $PGF_{2\alpha}$ 水平升高到能够作为缩宫素引起生产。这可以解释为什么一旦生产开始就不能停止。一个推测的子宫肌层炎症伴随功能性孕酮消退和 $PGF_{2\alpha}$ 表达的综合模型在图 12-14 中显示。

（四）人类分娩过程中子宫张力的作用

子宫张力也被认为是诱导分娩的一种信号。这种机制保证胎儿的生长不超过骨盆张开大小。一般来说双胞胎的妊娠期较短，可能是由于张力的增加压迫到子宫壁。对大鼠的研究发现，拉伸未怀孕子宫角能诱导 CAP 基因表达变化，这种变化同怀孕子宫角受孕酮抑制的张力诱导的 CAP 基因类似。体外培养人的子宫肌层细胞也能观察到张力对 CAP 基因表达的诱导效果。体外培养的子宫肌细胞被拉伸后表达和释放 IF-8 增加，IF-8 是一个炎症反应化学因子，能促进活化的巨噬细胞和嗜中性粒细胞的扩散。人的子宫承受着很大的张力，尤其是孕晚期。一个合理的推测是子宫张力存在一个阈值，超过阈值将诱导 CAP 和炎症基因表达，从而引起分娩反应链。

（五）胎儿肺成熟在人类分娩过程中的作用

对啮齿类的研究说明，胎儿的肺影响分娩过程。这个物种的表面活性蛋白 A（surfactant protein-A，SP-A）是由胎儿肺表皮分泌到羊水中的一种重要的表面活性蛋白，SP-A 在羊水中激活胎儿巨噬细胞，使它们向子宫肌层迁移。子宫肌层内的胎儿巨噬细胞产生细胞因子诱导肌层细胞 NFκB 激活，导致功能性孕酮消退（将在稍后讨论）。SP-A 的产生说明胎儿肺部已成熟，因此，这种相互作用保证胎儿肺成熟

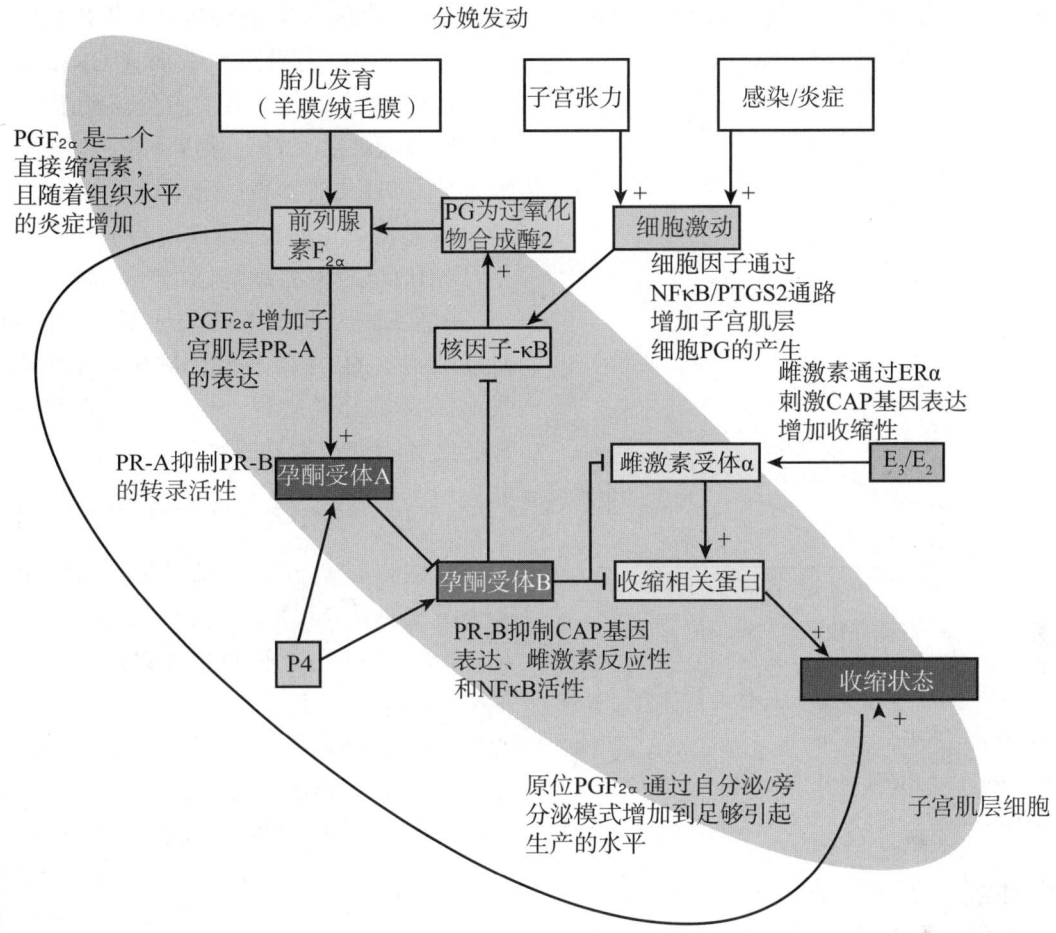

图 12-14 多种出生前生理因子通过增加子宫肌层细胞暴露于 $PGF_{2\alpha}$，而后通过增加 PR-A 表达抑制抗炎症因子和 PR-B 的抗雌激素作用进而诱导功能性孕酮消退，启动人类分娩反应链的理论模式图。最终在子宫肌层部位形成一个 NFκB/$PGF_{2\alpha}$ 介导的炎症反应状态，增加原位 $PGF_{2\alpha}$ 达到诱导生产的水平

和分娩时机相互协调。然而这种体系在人上不明显，且人类胎儿巨噬细胞在肌层中的迁移和在小鼠中有本质不同。而有些研究显示，SP-A 通过特异受体直接作用于子宫肌层细胞增加前列腺素的产生和收缩能力。因此，人类胎儿肺产生的 SP-A 可能直接影响子宫肌层的收缩和妊娠组织产生炎症反应的能力。这可能会影响妊娠组织对炎症诱导的分娩的敏感性。这种模式的一个有趣现象是胎膜在糖皮质激素作用下表达 SP-A，SP-A 又诱导绒毛膜滋养层生成肾上腺素。这可能是协调出生时机和胎儿肺成熟的一个重要相互作用机制。

（六）胎盘 CRH 和尿皮质素在人类分娩过程中的作用

灵长类妊娠特有的一个特点是胎盘产生 CRH，且随孕期增加。对人类怀孕时母体循环 CRH 水平的研究发现胎盘 CRH 对分娩有生理学作用。CRH 在母体循环中的浓度以及随孕期的变化频率可以根据妊娠时间预测。孕中期母体 CRH 的水平可以指示分娩发生时是足月、早产还是过期生产（图 12-15）。

有趣的是，妊娠后期母血中 CRH 浓度的呈指数增长伴随 CRH 结合蛋白的浓度降低（图 12-5）。这两者浓度曲线相反变化的意义是使循环中游离 CRH 的浓度在分娩启动时快速上升。

CRH 可能通过调节子宫肌层收缩性来直接参与人类分娩的调控。子宫肌层和胎膜中已经鉴定出来 CRH 的受体。体外研究显示，CRH 刺激蜕膜和羊膜释放 PGs，且能提高 OT 和 $PGF_{2\alpha}$ 对子宫肌层收缩的作用力。妊娠的大部分时间肌层处于静止状态，CRH 增加腺苷酸环化酶的活性引起细胞内 cAMP 增多，cAMP 能促进松弛。而分娩前后情况相反，CRH 促进 cAMP 的能力下降，尤其是在阵缩的子宫肌层中。因此，妊娠大部分时间 CRH 维持肌层松弛，而在分娩过程中这种能力降低来促进分娩。目前还不知道CRH受体信号的变化是否对生产启动有作用。

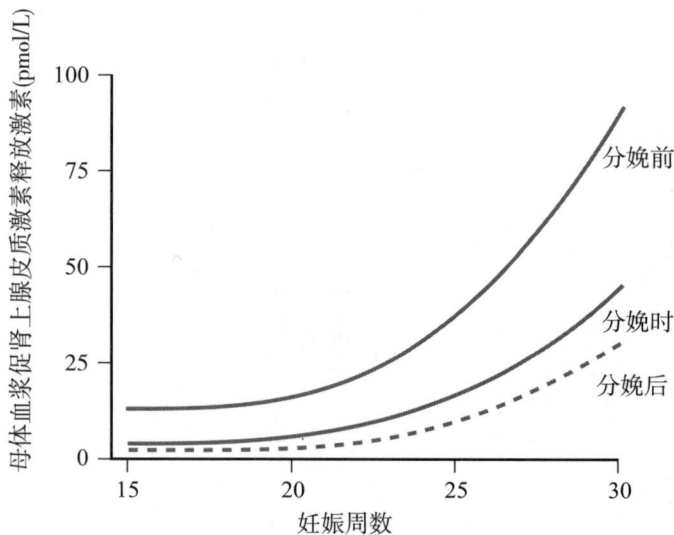

图 12-15 从妊娠 15~30 周至出生期间母体血浆促肾上腺皮质激素释放激素水平变化关系

[摘自 McLean M, Bisits A, Davies J, et al. A placental clock controlling the length of human pregnancy. Nature Med, 1995（1）：460.]

如之前提到的，CRH 有一个下丘脑之外的来源，可能对胎儿-胎盘单位的活性有重要作用。尤其是胎盘 CRH 直接作用于胎儿肾上腺皮质，而皮质醇又刺激胎盘 CRH 的表达，从而在 CRH 和胎儿肾上腺皮质之间形成一个正反馈内分泌调节弧。此外 CRH 可以通过增加胎儿肾上腺皮质细胞（尤其是过渡皮质细胞）ACTH 受体的表达来增强其对 ACTH 的反应性。最终结果是通过胎盘 CRH 参与的正反馈调节弧使胎儿肾上腺皮质和胎盘雌激素合成增加（图 12-16）。

尿皮质素，尤其是尿皮质素 - Ⅱ 也可能通过它与肌层细胞上的 CRH 二型受体相互作用调节子宫肌层收缩和人类分娩过程。也有一些研究显示，尿皮质素能增加胎盘产生 PG。

（七）缩宫素在人类分娩过程中的作用

宫缩素是调节子宫肌层张力和收缩的一类物质（也可参见第 28 章）。参与人类分娩的主要缩宫素是 OT 和 PGs（主要有 PGE_2，PGI_2 和 $PGF_{2\alpha}$）。此外，PGs（尤其是 PGE_2）能促进子宫颈成熟。PGs 和 OT 的生理作用被认为是人类分娩反应链的最终结果，且在孕酮消退和雌激素激活之后。因此干扰 PG 和 OT 作用作为治疗早产的抗分娩措施引起了广泛关注。

1. 前列腺素 最近 30~40 年的大量资料表明，宫内组织生成的 PGs 是子宫肌层收缩的重要调控因

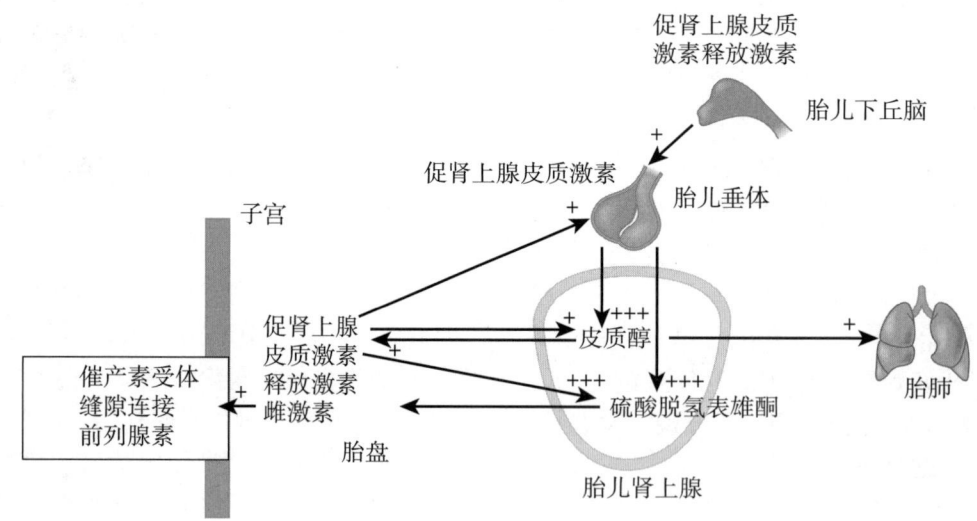

图 12-16 胎盘促肾上腺皮质激素释放激素（CRH）对胎儿-胎盘单位活性的调节模式

足月时，胎盘 CRH 生物活性的增加对胎儿和母体均产生影响。在胎儿中，CRH 直接刺激胎儿肾上腺合成硫酸脱氢表雄酮（DHEA-S），然后胎盘将 DHEA-S 转化为雌激素，接着促使子宫收缩和分娩必需的 CAPs 基因表达。胎盘 CRH 也可以通过刺激胎儿垂体合成促肾上腺皮质激素（ACTH），间接地对胎儿肾上腺皮质起作用，促使胎儿肾上腺永久皮质合成皮质醇和胎儿皮质合成 DHEA-S。因此前馈环起始于胎儿肾上腺皮质醇的合成，接着刺激胎盘合成 CRH

[摘自 Smith R, Mesiano S, Chan EC, Brown S, Jaffe RB. Corticotropin-releasing hormone directly and preferentially stimulates dehydroepiandrosterone sulfate secretion by human fetal adrenal cortical cells. J Clin Endocrinol Metab, 1998（83）：2916-2920.]

子（参见第 6 章）。其中关键的研究结果有：①在人类妊娠的任何阶段给予 PGE_2 或 $PGF_{2\alpha}$ 都能诱发子宫收缩和宫颈成熟并引起阵缩和分娩；②用阿司匹林、茚甲新或 PTGS2 的特异抑制因子抑制 PG 的生物合成会抑制分娩和延长妊娠时间；③子宫内组织（尤其是羊膜、绒毛膜、蜕膜和子宫肌层）产生的 PGE_2 和 $PGF_{2\alpha}$ 在妊娠后期增加并与生产发动有关。

PGE_2 和 $PGF_{2\alpha}$ 通过增加细胞内的钙诱导子宫收缩，然后通过促进肌球蛋白轻链磷酸化开启收缩反应。目前妊娠组织尤其是子宫肌层内最丰富的 PG 是 PGI_2，PGI_2 被认为是通过增加子宫肌层细胞的 cAMP 使肌层松弛。然而研究 PGI_2 特异受体（PGI_2 receptor，IP）拮抗药显示，它同时也能增加收缩蛋白如 connexin-43 的表达。这说明虽然 PGI_2 被认为是松弛性 PG，却也能对分娩产生作用。

调节子宫内 PG 的表达被认为是人类分娩的关键事件。PG 生物合成的限速步骤主要由两种酶催化：PTGS1 和 PTGS2（也叫作环氧合酶-1 和环氧合酶-2，参见第 6 章）。PTGS1 在大多数类型的组织中呈组成型表达，而 PTGS2 的表达是诱导型的，受多种生理条件尤其是炎症刺激的诱导增多。PGs 能被前列腺素脱氢酶（prostaglandin dehydrogenase，PGDH）代谢掉，不可逆的转化为非活化形式 PGE_2 和 $PGF_{2\alpha}$。

子宫内生物合成 PGs 主要发生在羊膜上，绒毛膜也有较少生成。这两种组织都表达 PTGS2，PTGS2 在足月和早产生产启动时都会上升。PGs 在蜕膜和子宫肌层中也有表达，且分娩时两个位置的表达都上升。胎膜中 PTGS2 在孕晚期和生产发动前几周表达增加。这个发现支持宫内 PG 生成上升是分娩过程一部分而非结局的看法。

子宫肌层是否暴露于胎膜来源的 PGs 取决于绒毛膜中 PTGS2 和 PGHD 活性的平衡。羊膜产生的 PGs 在羊水中积累，但不一定能到达子宫肌细胞的靶受体，因为绒毛膜处于羊膜和母体子宫组织之间且表达高水平的 PDGH。因此妊娠大部分时间绒毛膜作为一道屏障阻止羊膜来源的 PGs 激活子宫肌层（图 12-17）。一些研究显示，维持妊娠的因子，如孕酮，通过刺激 PGHD 和抑制 PTGS2 阻止子宫肌层暴露于 PGs 中，导致子宫肌层的活性 PGs 净增多。因此 PG 在胎膜中合成活性与代谢活性的平衡可能是控制子宫收缩的重要因素。

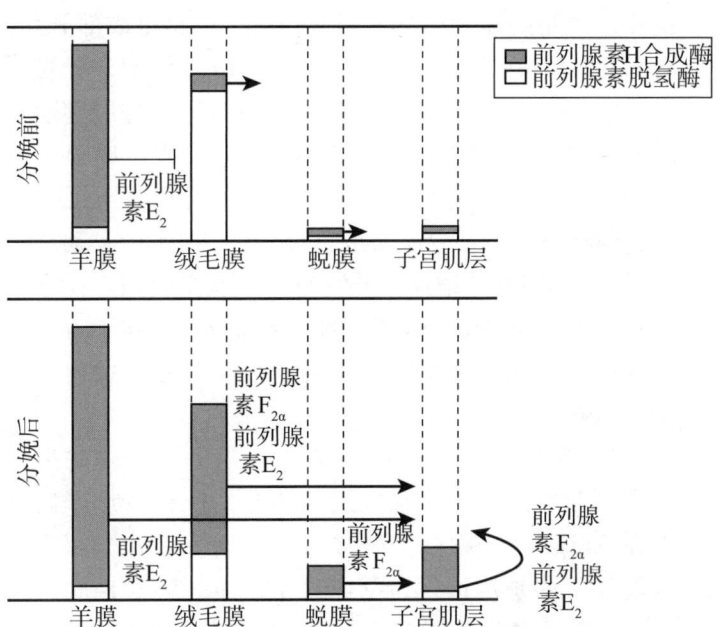

图 12-17 在胎膜、蜕膜和子宫肌层中与人分娩阵痛发动相关的前列腺素 H 合成酶（PGHS）和前列腺素脱氢酶（PGDH）活性的变化

分娩与所有组织中 PGHS 活性的显著增加相关。绒毛膜优先表达 PGDH，并有效阻断羊膜前列腺素（PGs）到达子宫肌层。分娩与绒毛膜内 PGDH 活性降低有关，而可以允许更多的活性 PG 到达子宫肌层

在妊娠期间，人类子宫肌层表达 PGE_2，$PGF_{2\alpha}$，PGI_2 和血栓素的受体。PGs 在不同组织中的作用具有多效性，这是因为存在多种受体，连接细胞内不同的信号通路。例如，PGE_2 和 4 种 PGE_2 受体亚型（PGE_2 receptors，EPs）：EP1，EP2，EP3 及 EP4 作用。此外已经发现 EP3 有 8 种剪接异变体。

关于子宫肌层收缩，PGE_2 受体类型的多样性可能形成重要的生理网络。PGE_2 同 EP1 及 EP3 的相互作用使细胞内钙增加而 cAMP 减少，引起收缩。相反 PGE_2 同 EP1 及 EP3 的相互作用激活腺苷酸环化酶，引起 cAMP 增加和松弛。因此 PGE_2 能引起子宫收缩或松弛主要取决于 EPs 表达的类型和组合。相对而言 $PGF_{2\alpha}$ 只同单一的 $PGF_{2\alpha}$ 受体（$PGF_{2\alpha}$ receptor，FP）作用，使细胞内钙增加引起收缩。PGI_2 与 PGI_2 受体（PGI_2 receptor，IP）结合，受体连接腺苷酸环化酶，引起细胞内 cAMP 增多和松弛；虽然 IP 也可能引起 CAP 基因表达增加。血栓素同血栓素受体（thromboxane receptor，TP）结合，引起钙增多和收缩加强。

特异性 PG 受体在子宫肌层和宫颈内的调节和定位被认为是妊娠和内分泌调节的一个重要组成部分。对 EP 和 FP 在人足月子宫中表达的研究显示，分娩发动之前 EP2 的表达比 FP 高，随着妊娠的进展逐渐降低，而 FP 受体在分娩前表达低，生产发动时显著升高。这些发现说明，妊娠大部分时间子宫肌层维持松弛状态至少部分原因是因为 EP2，而生产发动涉及子宫肌层 FP 的增加，诱使 $PGF_{2\alpha}$ 刺激收缩。介导松弛和收缩的 PG 受体之间的平衡以及它们在子宫中的分布（宫底或宫颈）可能决定 PGs 对分娩过程的净作用效果。

2. 缩宫素（oxytocin，OT） 是子宫收缩的最有力刺激物质之一。常规用其诱导生产和治疗产后出血。OT 是个 9-氨基酸多肽，由垂体后叶分泌，也能在一些外周组织包括卵巢中产生。怀孕期间，羊膜、绒毛膜和蜕膜产生 OT。一般不认为 OT 具有启动生产的作用，因为循环中的水平一直到排除阶段才开始上升。这也在意料之中，因为人类分娩时阴道扩张是刺激垂体释放 OT 的主要因素，这是通过一种神经病学反馈机制叫作 Ferguson 反射（Ferguson reflex）实现的。

然而同 PGs 一样，OT 在调节子宫收缩中可能起到重要的旁分泌作用。控制宫内 OT 产生及其刺激子宫收缩的机制还不清楚。即便如此，OT 对人类分娩时收缩环境的作用是很清楚的，因为通过特异合成拮抗药抑制 OT 的作用后会干扰正常的分娩，有早产风险的妇女子宫收缩性降低，以及显著延长妊娠时间。

OT 作用的调控是通过改变 OT 受体（OT receptor，OTr）的表达改变靶组织的反应性实现。人子宫肌层和蜕膜 OTr 的含量和表达逐渐增加一直到妊娠最后，而到启动生产后显著增加。雌激素能上调子宫肌层细胞表达 OTr，是通过将子宫肌层转化为生产状态的 CAPs 基因盒的一部分。因此通过增加 OTr 的表达诱导 OT 反应性上升可能是原位及垂体表达 OT 在人类妊娠中促进子宫收缩的主要机制。分娩之后，垂体催产素促进子宫恢复，尤其是子宫肌层产后止血需要恢复性的收缩。OT 还影响乳腺为泌乳做准备（参见第 3 章和第 10 章）。

所有的参考文献都可以在 www. expertconsult. com 网上找到。

（译者　刘丹丹　审校　王　颖）

推荐阅读

Achache H, Revel A. Endometrial receptivity markers, the journey to successful embryo implantation, Hum Reprod Update, 2006（12）：731.

Bazer FW, Spencer TE, Johnson GA, et al. Uterine receptivity to implantation of blastocysts in mammals.Front Biosci, 2011（3）：745（Schol Ed）.

Diedrich K, Fauser BC, Devroey P, et al. The role of the endometrium and embryo in human implantation. Hum Reprod Update, 2007（13）：365.

Dimitriadis E, Nie G, Hannan NJ, et al Local regulation of implantation at the human fetal-maternal interface.Int J Dev Biol, 2010（54）（2-3）：313.

Gluckman PD, Hanson MA, Pinal C. The developmental origins of adult disease. Matern Child Nutr, 2005（1）：130.

Haig D. Genetic conflicts in human pregnancy. Quart Rev Biol, 1993（68）：495.

Huppertz B. The anatomy of the normal placenta.J Clin Pathol, 2008, 61（12）：1296.

Mesiano S, Wang Y, Norwitz ER. Progesterone receptors in the human pregnancy uterus: do they hold the key to birth timing? Reprod Sci, 2011（18）：6–19.

Young IR, Renfree MB, Mesiano S, Shaw G, et al. The comparative physiology of parturition in mammals: hormones and parturition in mammals//Norris D, Lopez K. Hormones and reproduction in vertebrates. London: Academic Press, 2010.

第 13 章

下丘脑-垂体轴、睾丸和男性附属器官

（原著 Peter Y. Liu, Johannes D. Veldhuis）

下丘脑-垂体-睾丸-附属器官轴的正常功能确保男性不同时期（包括胚胎期、婴儿期、青春期和成年期性成熟）的正常雄性特征、男性性行为和生育力。因此，生殖内分泌系统对维持个体健康和人类繁衍都是非常重要的。在这个系统中，各个调节因素作为一个有机整体共同调控了男性生殖健康，其中任何环节的功能障碍都可导致生殖器性别不清、性反转、青春期延迟、无睾症、生精功能障碍和全身性的雄激素缺乏等一系列异常症状。此外，生殖激素的部分缺乏会表现出一些男性老龄化特征，慢性危重症患者恢复能力较弱，诱发腹型肥胖并发胰岛素抵抗。本章节将会回顾下丘脑-垂体-睾丸轴的具体构成及调控机制，对于其在人类中的新发现我们将会重点阐述。通过激素疗法调节男性生育力是将男性生殖系统生理知识应用到临床实践的例证。

一、男性性腺轴生理学

（一）综述：生殖系统的特征

男性生殖激素包括下丘脑十肽、促性腺激素释放激素（GnRH）、垂体促性腺素、黄体生成素（LH）和卵泡刺激素（FSH）、睾丸类固醇激素、睾酮（Te）、雌二醇（E_2）以及公认的具有生殖系统活性的性腺多肽类物质如抑制素 B。生殖内分泌系统的稳定需要神经、激素不断地进行正反馈和负反馈的调节作用（图 13-1）。外源性睾酮可通过负反馈作用抑制精子发生，调节男性生育力。促性腺激素和睾酮缺乏常导致男性不育、生育力低下、性成熟障碍、肌肉和骨密度降低、胰岛素抵抗、内脏脂肪堆积、红细胞生成减少、性欲降低、精力和整体健康状况变差。

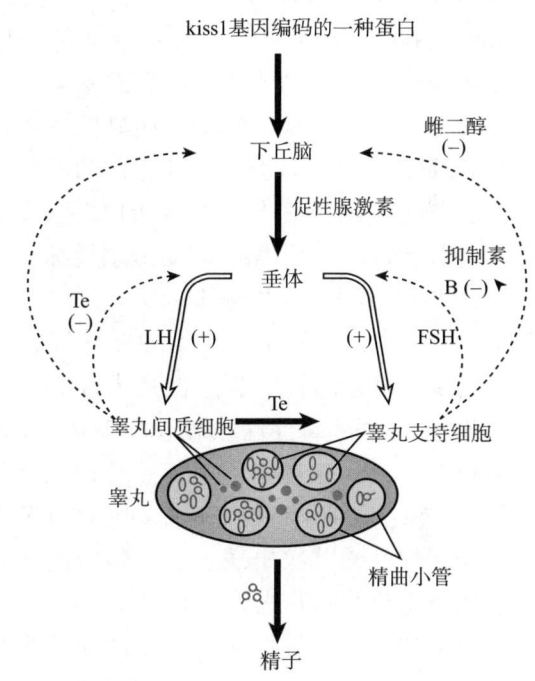

图 13-1 人类男性性腺轴

图左侧表示促性腺激素释放激素（GnRH）对黄体生成素（LH）分泌和 LH 对睾酮分泌的正反馈效应（刺激作用），以及睾酮对下丘脑 GnRH 和垂体 LH 分泌的负反馈效应（抑制作用）。图右侧表示 GnRH 对卵泡雌激素（FSH）分泌和 FSH 对抑制素 B/ 雌二醇的正反馈效应，以及抑制素 B/ 雌二醇的负反馈作用。抑制素 B 负反馈环路在男性中尚未得到证实

[摘自 Liu PY, Takahashi PY, Nehra AX, et al. Neuroendocrine aging: pituitary-gonadal axis in males. Encyclopedia of Neuroscience, 2009, 6 (12): 317–326. Oxford, Academic Press 图 6.]

（二）GnRH 及其上游 KiSS1 神经元的作用

在成年男性，下丘脑内部基底部的弓形核中存在一种特殊的神经元（人类约有 1200 个）以脉冲式分泌 GnRH 并释放入门脉微血管系统。GnRH 脉冲刺

激位于垂体前叶的促性腺细胞分泌 LH 和 FSH。在胎儿期，GnRH 神经元从嗅基板迁移至间脑上部，这为下丘脑-垂体轴发挥作用提供了解剖学基础。在嗅基板的形态发生和分泌 GnRH 的神经元迁移的过程中，多种基因如（KAL1，KAL2 和 PROK2）均起着重要作用。KAL1，KAL2 和 PROK2 分别位于 X、8 号和 3 号染色体上，编码 anosmin-1，成纤维细胞生长因子受体 1（FGFR1）和前肌动蛋白（prokineticin-2）。其中任何一个基因失活性突变都可能导致发育异常，如 FGFR1 的配体 FGF8 和罕见的神经胚胎源性 LHRH 因子（NELF）的突变可导致卡尔曼综合征（Kallmann syndrome）。卡尔曼综合征的临床表现为嗅觉减退或丧失，单纯性的促性腺激素缺乏，其遗传方式分别为 X 连锁，常染色体显性和隐性的 anosmin，FGFR1，前动力蛋白及其受体的缺陷。最近又发现了染色质 DNA 解旋酶结合蛋白 7 的突变可导致 CHARGE 综合征，临床表现与卡尔曼综合征相似的先天性低促性腺素性功能减退症。

GnRH 的脉冲式释放是分泌 GnRH 神经元簇的特性并且对 LH 分泌的长期刺激也是十分必要的。GnRH 的持续产生可下调促性腺细胞的 GnRH 受体及其信号通路的活性，这也是使用长效 GnRH 激动药治疗前列腺癌和青春期早熟的理论基础。在胚胎发育时期当 GnRH 神经元首次出现于下丘脑内侧基底部时，这些神经元开始阵发式分泌 GnRH。第二次 LH 高幅度的脉冲出现在男性胎儿出生后的前几个月。在幼儿期 GnRH 分泌减少，在青春期 GnRH 分泌逐渐恢复为显著地高幅度且稍高频率的节律。

Kisspeptin-kiss1R 系统控制青春期的来临，也可能在生命的其他周期调节 GnRH 的分泌。Kiss1R（曾经被称为 GPR54）是表达于 GnRH 神经元上的 G 蛋白耦联受体。KiSS-1 基因编码 kisspeptin-121，后者被蛋白酶分解为一个 54 个氨基酸组成的多肽 kisspeptin-54（也被称为 metastin）和 kisspeptin-14，kisspeptin-13。Kisspeptin-54 是 Kiss1R 的天然配体。小鼠中 KiSS-1 或 Kiss1R 和男性患者的 KiSS-1 失活性突变均可导致非嵌合型低促性腺素型性腺功能减退症，因此，可以推断 kisspeptin 及其同源性受体是 GnRH 神经元必要的上游激活剂。编码神经激肽（neurokinin）B 蛋白及其受体的 tachykinin3（TAC3）及 TACR3 基因的突变也可导致低促性腺素型性腺功能减退症。另外，位于下丘脑弓状核的一类特殊神经元［kisspeptin neuroadism B dynorphin（KNDy）神经元］同时表达 kisspeptin，神经激肽 B，内源性阿片肽（opioid peptide）和强啡肽（dynorphin），这类神经元对性激素反馈调节 GnRH 分泌有着重要作用。性激素和神经递质对 kisspeptin 神经元及其受体 Kiss1R 直接调控的研究近年来备受关注。表 13-1 描述了多种 GnRH 调节因素，但这些调节因素的作用位点仍需进一步研究。这些调节因素包括季节相关的、欲求相关的、厌食相关的、精神压力相关的和合成代谢（营养性）相关的。

表 13-1 GnRH 神经元可能的部分性非甾体类调节因子

配体	作用
促性腺激素释放激素	自抑制（或促进）作用
神经激肽 B	激活 GnRH 神经元上的 GPR54 受体
甘丙肽、神经调节肽 B	促进 GnRH 的释放
谷氨酸	激活 N-甲基-D-天冬氨酸受体
去甲肾上腺素	促进（β_1 受体）或抑制（α_1 受体）
GABA[1]	抑制或促进作用
一氧化氮	促进作用
多巴胺	抑制药或激活药
神经肽 Y	结合不同的受体亚型表现促进或抑制作用
CART[2]	促进作用
Opiatergic peptides	抑制作用（如强啡肽）
催乳素	结合同源性受体表现为抑制作用
降钙素基因相关肽	抑制作用
睫状神经营养因子	促进作用
瘦素，食欲肽 A/B	促进 GnRH 的快速分泌
生长抑素	抑制 GnRH 神经元
血清素	抑制或促进作用（通过 5HT-1A 或 2C 和 4）
速激肽、神经激肽 B 和 P 物质	促进作用

（1）γ 氨基丁酸结合 A 型或 B 型受体发挥作用；（2）可卡因和苯丙胺调节的转录本

CRH，AVP，and α-MSH 抑制 GnRH 释放，而黑色素浓集激素起促进作用（数据未展示）

性激素在大脑以区域特异性表达方式部分通过雌激素受体 α 起作用调节 KiSS1，神经激肽 B 和强啡肽的基因表达。在弓状核中，雌激素和雄激素抑制 KNDy 神经元中 Kiss1 和强啡肽的表达，因此，可以推断出性激素抑制 GnRH 的分泌。然而在下丘脑室周核前腹侧区的作用机制却不尽相同，在雌性啮齿类动物中雌激素可以起到正反馈的调节作用（图 13-2）。在雄性下丘脑室周核前腹侧区仅存在少量 KiSS1 神经元。神经递质在这些调节过程中可能也起着重要作用，因为抗抑郁药（特别是 α 肾上腺素受体阻滞药，选择性 5-羟色胺再摄取抑制药，γ-氨基丁酸激动药和多巴胺）的使用可以影响 LH 的分泌。然而这些影响是否因为直接或间接作用于 KiSS1 和 GnRH 神经元目前尚不清楚。

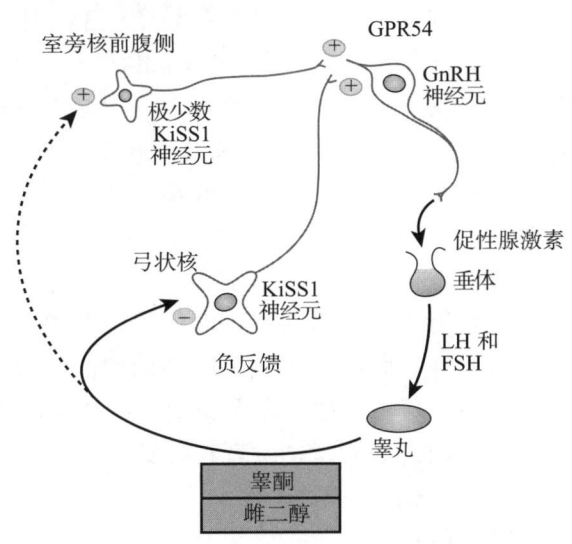

图 13-2 雄性啮齿类动物脑中 kisspeptin-GPR54 的调节通路

弓状核中的 KiSS1 神经元分泌 kisspeptin，后者对 GnRH 神经元具有刺激作用。kisspeptin 信号通路是通过 GnRH 神经元表达的 GPR54 完成的。KiSS1 神经元亦表达 neurokininB 和 dynorphin。KiSS1 基因受性腺中性激素的负向调控，这是睾酮和雌二醇对下丘脑 GnRH 及其下游垂体 LH 和 FSH 的分泌具有抑制作用的一个可能机制。KiSS1 神经元在男性中较少，但在女性腹侧室旁核（AVPV）中大量存在

［摘自 Kauffman AS, Clifton DK, Steiner RA. Emerging ideas about kisspeptin-GPR54 signaling in the neuroendocrine regulation of reproduction. Trends Neurosci, 2007 (30): 504 – 511, 图 1］

（三）LH 和 FSH 分泌的差异控制

GnRH 在儿童期优先刺激 FSH 分泌，而在婴儿期、青春期和成人期优先刺激 LH 的分泌。与 GnRH 的作用相似，在正常男性中 kisspeptin 刺激 LH 的分泌量是 FSH 分泌量的 2 倍。这种差异可能是因为正反馈和负反馈调节机制造成的。在正反馈调节机制中，青春期之前较慢的 GnRH 脉冲频率使促性腺激素细胞更优先合成 FSH-β 而非 LH-β 亚基。另外，在青春期前的大鼠和非人灵长类动物中，二聚体糖蛋白激活素 A（activin）可刺激 FSH 分泌。血液循环中的 FSH 可促使生精小管中的 Sertoli 细胞分泌抑制素 B（inhibin）和 E_2，而 LH 则刺激睾丸间质中的 Leydig 细胞产生 Te。有一些间接地证据表明 FSH 可通过 Sertoli 细胞分泌的非甾体类因子提高 Te 的产生，但这些作用效果特别微弱。关于因而产生的负反馈调节，青春期升高的抑制素 B 和 E_2 可降低 FSH 对 GnRH 的反应性。同理 Te 水平的升高可能会抑制 LH 的水平，然而这一抑制作用并不存在，可以推断出 Te 的负反馈作用较弱或 GnRH 的刺激作用较强。从在男性跨青春期的队列研究结果来看，以上两种推论均有较合理的解释。

睾酮对 LH 的负反馈调节主要是通过芳香化酶作用转化为雌二醇来实现的，但这种调节方式并非唯一的途径。这种负反馈的主要作用靶点在垂体水平。性激素抑制 GnRH 的分泌，但这种抑制并非直接起作用，因为 GnRH 神经元上并不表达雄激素受体或雌激素受体 α。虽然雌激素受体 β 表达于 GnRH 神经元并增强钙离子依赖性的神经元同步化，但在动物模型上发现雄激素受体或雌激素受体 α 的转基因沉默而非雌激素受体 β 能提高 LH 和睾酮水平。以上研究表明，表达雄激素受体和雌激素受体 α 的 KiSS1 神经元存在负反馈作用。另外在某些物种中，通过膜依赖性的信号通路介导的睾酮与雌二醇的非基因调控转化作用也可参与负反馈调节。

（四）GnRH 和 GnRH 受体

在不同物种中存在 23 种以上的 GnRH 多肽。人 GnRH 十肽至少存在两种不同的形式 GnRH Ⅰ 和 GnRH Ⅱ，分别首先是在哺乳类动物和鸡中克隆出来的，编码这些多肽的基因分别位于染色体 8p11-21 和 20p13 上。GnRH 的快速和慢速半衰期分别为 2.6min 和 5.2 min。在人类中 GnRH Ⅰ 是调节促性腺激素分泌的主要激动剂肽类。在动物中 GnRH Ⅱ 可能主要负责提高性欲和求偶行为，而在七鳃鳗中 GnRH Ⅲ 可显著诱导 FSH 分泌。在 hpg/hpg 小鼠中曾发现 GnRH Ⅰ 基因突变，但在人类中尚无报道。

到目前为止至少已有23种GnRH受体被克隆出来。GnRH受体是钙依赖性的G蛋白耦联受体（GPR'S），它可以通过促进鸟嘌呤-核苷酸交换，激活腺苷环化酶和跨膜钙离子流或增加细胞内钙离子动员来调节细胞内异源三聚体G蛋白活性。GPR'S包括了由3个细胞内环和3个细胞外环连接的7次跨膜组成的α螺旋。G蛋白耦联受体的激活引起相关G蛋白α亚基的构象变化，促进GDP的释放和GTP的结合。GTP结合α亚基并从受体中分离，而βγ亚基形成一个稳定的二聚体。分离的亚基调节细胞内信号通路如α亚基调节cAMP蛋白激酶A通路，βγ二聚体调节磷脂酶C-蛋白激酶C通路。下丘脑内GnRH水平升高可通过Gi亚基启动自动抑制调节机制。

在人类中已有2种不同的GnRH受体被鉴定出来。GnRH I受体是与LH和FSH合成相关的下丘脑受体，其编码基因位于4号染色体。GnRH I受体存在两个剪切变异体。GnRH I（分泌型）和GnRH II（脑型）均可激活GnRH I受体。GnRH II受体的编码基因位于1号染色体，但其在人类、黑猩猩、牛和羊中均不表达。在啮齿类动物中GnRH通过GnRH II受体调节神经传递和性行为。GnRH I受体基因或同源框基因（LHX3）基因的丢失、无义或错义突变可导致受体的不表达、失活、折叠异常或定位异常，进一步引起常染色体隐性遗传的低促性腺素型性腺功能减退但不并发嗅觉丧失。GnRH受体激活突变可能会导致青春期同性性早熟，但目前尚未证实。在动物模型的垂体中，某些非GnRH信号通路（如IGF-1，激活素A，抑制素B，甘丙肽、卵泡抑素、细胞因子、促性腺激素抑制激素）可增强或抑制GnRH的作用。

（五）促性腺激素及其同源性受体

促性腺激素包括促黄体素（LH和人绒毛膜促性腺激素，hCG）和促卵泡素（FSH）。促性腺激素和促甲状腺激素是一个30~40 kDa大小的低聚糖修饰的二聚体蛋白。以上4个相关基因均表达于人垂体腺，但hCG的表达量较少。每种蛋白均含有α亚基和激素特异性的β亚基。亚基之间为非共价结合，但亚基内部的半胱氨酸残基（α亚基中有10个，β亚基中有12个）可通过二硫键的方式连接。编码α亚基的基因位于染色体6q12.21。但这个基因的突变尚未见报道，可能是因为所有糖蛋白激素的缺失可能会直接导致胚胎致死。α亚基中由于存在一个非编码外显子1和一个长的内含子，其长度要大于β亚基，但二者所编码的蛋白大小相似。编码β亚基的基因位于染色体19q13.32（LH-hCG簇）和11p13（FSH）。LH-hCG簇含有1个LHβ，6个hCGβ和1个假基因。在α亚基（两个位点）和β亚基（LH中存在1个位点，FSH和TSH中存在2个位点）中通过N-或O-连接位点的糖基化、末端涎酸化或硫酸化可影响其在体内的生物活性、受体结合和代谢清除。特别是在hCGβ延长的C-末端中出现的4个O-连接的糖基化连接可使hCG的半衰期由24h增加至30h（LH的半衰期仅有1h），从而增加了它的生物效能但同时也限制了hCG与受体的分离。

各个促性腺激素β亚基（hCG，LH和FSH）所编码基因的外显子多态性和突变在上文中已有描述。在小鼠中敲除LHβ可导致睾酮水平降低，延长型精细胞数量减少。LHβ的一种基因多态性被命名为LHβ变异体，它在北欧和澳大利亚土著人中的发病率为30%，这种基因包括两个氨基酸颠倒（Ile15Thr和Trp8Arg）和一个多余的与hCGβ相似的糖基化位点（Asn13-Ala-Thr）。与野生型相比，LH变异体的生物效能更强，但其在体内的半衰期更短，这可能是由于存在肽酶抵抗或末端低聚糖的涎酸化或硫酸化受损。与之相比，在人类中FSHβ基因突变较少，在仅有的3例报道中发现其突变均与无精症有关，一例突变与雄激素低下有关。

LH-hCG受体是一个G蛋白耦联受体，编码该受体的基因有11个外显子位于染色体2p21。与FSH受体不同的是，促黄体素受体在性腺以外的其他部位如脑部也广泛表达，表明LH或hCG可能存在促性腺作用外的其他功能。LH受体失活突变的患者表现为男性假两性畸形，表型可能为阴茎短小、尿道下裂或完全女性化，但所有病例均无性腺外表型。LH-hCG受体的突变激活显示促性腺激素非依赖性（家族性）的男性性早熟或睾酮中毒症。研究发现，LH受体多态性（Asn291Ser和Asn312Ser）与雄性激素不敏感和Leydig细胞发育不良相关。有文献报道，由于其抑制特性发现一种罕见的剪切变异体（外显子9缺失）。因此，LH受体、配体及其相关G蛋白之间的相互作用的结构分析有助于新的目标配体的发现。

FSH受体也是一个G蛋白耦联受体，但编码该蛋白的基因包含有10个外显子位于染色体2p21上。

FSH受体的晶体结构显示FSH及其受体之间存在一个卡扣连接，具体的构象为糖基化蛋白激素垂直于配体结合结构域的长轴。促卵泡素特异性的表达在Sertoli细胞上，而Sertoli细胞存在于由紧密连接构成的血睾屏障中，由此我们可以推断出FSH主要参与精子发生的调节过程。另外有一些有争议的研究发现，FSH及其受体也表达于Sertoli细胞之外的部位，如精原细胞和破骨细胞中，但这些发现均需要进一步的研究证实。

FSH受体也存在基因多态性，但它们对信号传导和精子发生的作用目前尚不清楚。在已发现的5例FSH受体失活突变的患者中，其中3例生育力低下而另外两例生育力正常，临床表现包括少精子症和正常精子。以上数据表明，精子发生仅需要极少量的FSH受体活性，或者其他内分泌或睾丸内因素可不同程度地代偿FSH的作用。也有学者报道一例FSH受体发生激活突变，但其具体功能也未得到证实。在青年男性中，FSH是B型精原细胞和粗线期精母细胞形成所必需的，LH/hCG在圆形精子的形成所必需的，而LH是甾体合成的主要激活剂。

（六）睾丸内甾体合成

睾丸内产生的睾酮是局部性和全身性最重要的雄激素。不同种族人群之间睾酮水平相似，但随着腹部内脏脂肪增多和年龄的增长睾酮水平逐渐降低。非裔美国男性的雌二醇和性激素结合蛋白（sex-hormone binding globulin，SHBG）的水平高于白种人。雄激素对男性生育和身体健康是至关重要的。睾酮在青春期可诱发男性第二性征，在成年期维持性行为和性功能，并可以不依赖其代谢产物5α-二氢睾酮（DHT）而独立启动精子发生末期的过程。在胚胎发育时期，Te是男性泌尿生殖系统内部分化所必需的，而DHT是外部分化所必需的。小鼠中Ⅰ型5α-还原酶的失活可导致胚胎致死，这可能是因为对抗脑内雌激素毒性；人和小鼠中Ⅱ型5α还原酶的失活可导致男性假两性畸形，包括会阴阴囊部假阴道尿道下裂，前列腺发育不全，男性特征性毛发胡须减少。尽管在这些XY个体中DHT表达减少或缺乏，但其体内有足够的Te确保吴氏管（woffian-duct）的分化（即附睾、输精管和精囊腺）。其他雄激素，如还原代谢产物5α-雄甾烷-3α，17β-二醇，对有袋类动物胎儿期性成熟非常重要，但它们在灵长类动物的作用目前尚不清楚。

Leydig细胞位于睾丸组织间质内，它能够分泌睾酮和雌二醇并释放入生精小管，性腺淋巴管和静脉。在妊娠第12~14周，胎儿的Leydig细胞和母体的hCG共同导致了宫内睾酮分泌峰，这个高峰对男性泌尿生殖系统器官发育非常重要。在妊娠后期随着胎儿Leydig细胞数量减少，睾酮产生随之减少。在出生后的2~3个月时，LH脉冲式分泌增加和新生儿Leydig细胞的增殖导致了雄激素合成的第二个高峰。这个分泌高峰至少在动物中对雄性行为印记有着重要作用。胎儿Leydig细胞发生凋亡，逐渐被睾丸间质内的间充质干细胞所取代，并分化成不成熟的Leydig细胞，后者分泌3α-和5α-还原性性激素而非睾酮。在青春期Leydig细胞完成进一步增殖和分化，成熟的Leydig细胞分泌大量睾酮（图13-3）。从青年期开始，总睾酮水平以每年0.6%~1.1%的速度下降，从青年期的最高值到80岁时睾酮水平总体下降35%~50%。

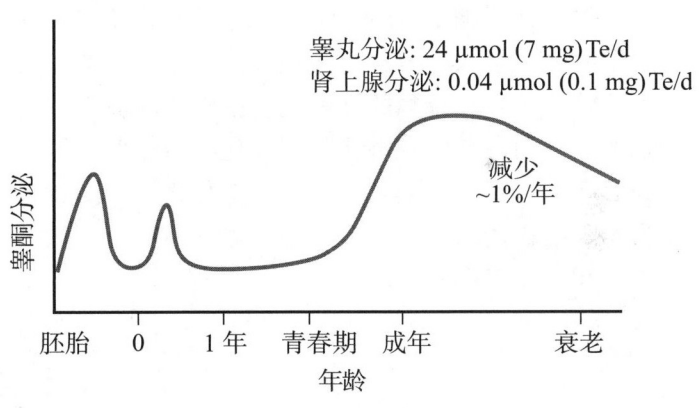

图13-3 男性生命周期中睾酮分泌变化

在男性一生中有3个明显的睾酮分泌高峰

睾酮是由胆固醇经过细胞色素P450酶复合体介导的一系列反应后合成的，其中任何一个环节的缺陷均可导致不同程度的男性假两性畸形（46XY婴儿外阴男性特征发育不全）。这个反应体系中有5个重要步骤，分别是胆固醇C20，22碳链酶（CYP11A胆固醇侧链裂解酶）、3β-羟类固醇脱氢酶/Δβ[4,5]-异构酶（3β-OHSDH）、C17,20-碳链酶/17α羟化酶（CYP17A）、Ⅲ型17β-羟类固醇脱氢酶（图13-4）。细胞色素P450是指450 nm光吸收的血红素结合的多肽片段。甾类合成的限速酶是由CYP11A基因编码的，它在线粒体膜内部可将胆固醇转化成孕烯醇酮。然而，动力学限速环节是类固醇急性调节蛋白（steroidogenic acute regulatory, StAR）将LDL源性、膜源性和胆固醇酯源性的游离胆固醇转运至线粒体内小叶中。LH通过翻译后修饰的快速方式和调节基因转录的慢速方式来激活StAR。联合调控方式确保了胆固醇能快速并持续地进入线粒体侧链裂解系统。

孕烯醇酮离开线粒体进入内质网，并进一步发生酶修饰反应。孕烯醇酮（或它的3β-还原性代谢产物，孕酮）在CYP17A编码的C17,20裂解酶/17α-羟化酶（同一种酶具有两种功能）的催化下进一步发生裂解和羟化，从而为雄激素的产生奠定基础。这些产物为活性较弱的甾酮和雄甾烯二酮，它们经过Ⅲ型17β-羟类固醇脱氢酶的催化转化为活性更强的羟固醇和睾酮。

在男性中，超过95%的睾酮是由性腺中的甾类合成作用产生的，其余的睾酮由肾上腺和性腺以外组织由雄激素前体、脱氢表雄酮和雄烯二酮转化产生的。青年男性平均每天产生15~30 μmol（4~9 mg）睾酮。通过稳定或放射性核素检测和最近发明的非侵入性分析法两种方法测定睾酮浓度显示一致性较好。睾酮的分泌是由基因和环境共同决定的。例如，男性中由外周芳香化酶催化睾酮转化为E_2和由17β-羟类固醇脱氢酶催化雄烯二酮转化为睾酮的比例高于女性。另外，在亚洲和西方社会居住的中国裔男性的睾酮水平存在差异。这些因素也解释了在不同人群中5α-还原性代谢产物和前列腺体积存在差异的原因。

睾丸内Leydig细胞的调节十分复杂，其机制到目前为止也尚未完全清楚。各级生精细胞、管周肌细胞和Sertoli细胞均对Leydig细胞的甾类激素合成产生一定的影响。中枢神经系统和脊髓通过神经支配调节睾丸甾类激素的产生，特别是当炎性应激、乙醇中毒和中枢肾上腺能调节的时候这种作用尤为明显。

（七）芳香化反应，5α-还原酶和睾酮的失活

未经转化的睾酮具有很强的促进代谢合成的功能。睾酮也可以作为一种激素前体，转化为E_2和DHT等其他甾体类激素。经睾酮转化后的激素活性具有多样性，可能会发生活性丧失或活性增强，这主要依赖于受体-配体和共激活物的特异性（图13-5）。例如，DHT结合ERα的能力很弱，但E_2结合AR的能力仅次于睾酮。睾酮可直接刺激AR，但是在作用于不同的靶组织时睾酮的效能要比DHT弱20~30倍。因此，睾酮在被还原或者芳香化反应后可抑制或增强E_2对某些基因的作用。

雌二醇可通过两种主要的雌激素受体和多种变异体发挥作用，而睾酮和DHT仅通过一种雄激素受

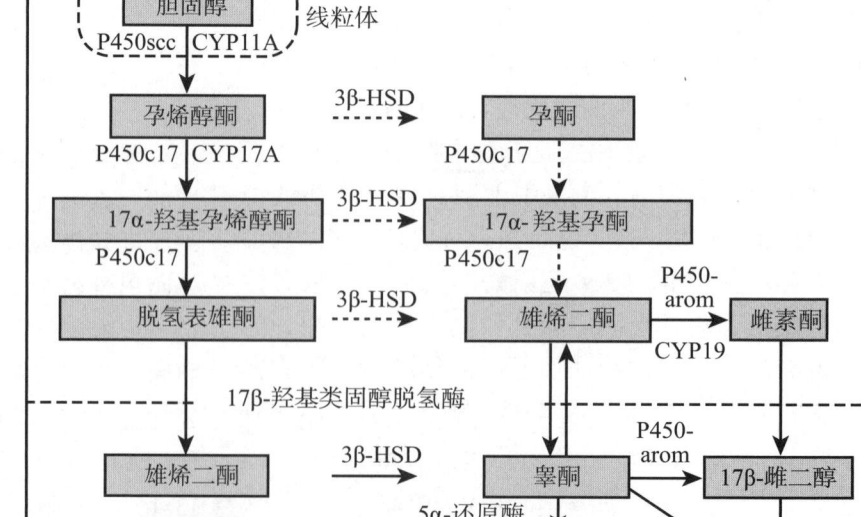

图13-4 Leydig细胞中睾酮合成

实线箭头表示在人类中睾酮合成的主要通路（Δ5）。虚线箭头表示在其他物种中睾酮分泌通路（Δ4）。一些睾酮被Sertoli细胞所摄取并转化为雌二醇和DHT。LDL.低密度脂蛋白；P450scc、细胞色素P450胆固醇侧链裂解酶（CYP11A）；3β-HSD.3β-羟甾类脱氢酶；P450c17.C17,20-裂解酶/17-α羟化酶（CYP17A）；P450arom.芳香化酶（CYP19）；StAR.类固醇合成急性调节蛋白。DHT可被3α-和3β-二醇所灭活

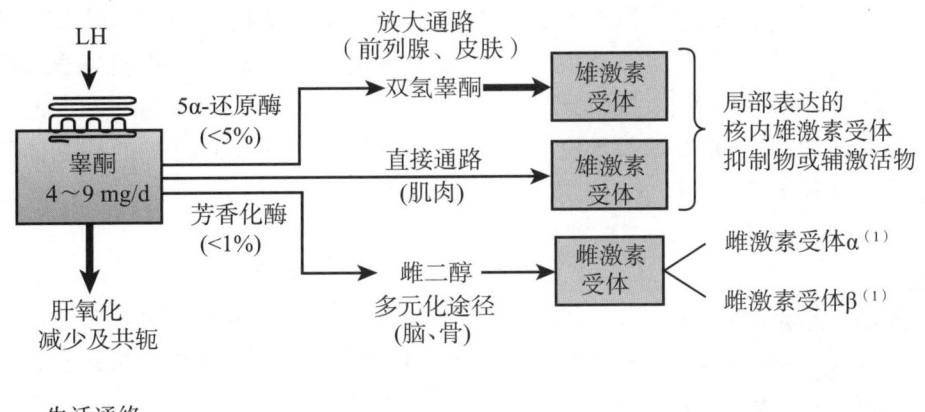

图 13-5 睾酮通过转化为二氢睾酮（DHT）、雌二醇及其下游受体特异性结合物而发生活性增强、活性改变或灭活

(1) 表示可能被 DHT 代谢物激活

[摘自 Liu PY, Death AK, Handelsman DJ. Androgens and cardiovascular disease. Endocr Rev, 2003 (24): 313-340]

体发挥作用。生殖激素在体内不同组织表现出异质性的原因可能是不同细胞中雄激素受体的表达及其激活剂、抑制剂表达的不同。由于核内雄激素受体作用具有组织选择性调控，可以利用这种特性开发药物选择性雄激素调控剂（pharmacologically selective AR modulators, ASAR's）用来调节骨骼肌和脑中的成骨细胞、红细胞前体和星状细胞的合成代谢，但在脂肪细胞和前列腺中无该作用或非常微弱。许多 SARM's 药物可以作为男性避孕药来使用。由于 DHT 具有与雄激素受体高亲和力和不易分离的特点，它的效能比睾酮更强。DHT 因为不能被芳香化而被认为是纯雄激素。血液中仅有 4% 的睾酮转化为 DHT，少于 1% 的睾酮被转化为 E_2，还有约 2% 的睾酮可转换为雄烯二酮（图 13-5）。虽然全身性的睾酮转化比例很小，但组织特异性的雄烯二酮向睾酮转化、睾酮向 DHT 或 E_2 转化对表达雄激素受体或雌激素受体的器官非常重要。例如，全身性的睾酮给药可通过给 II 型 5α- 还原酶提供底物以提高前列腺内 DHT 含量，而外源性的 DHT 通过抑制 LH 和睾酮分泌降低前列腺内 DHT 水平。其他激素如维生素 D，糖皮质激素和孕酮在一定的药物浓度时可影响 5α- 还原酶的作用。

编码芳香化酶的 CYP19 基因定位于染色体 15q21.1，它能催化睾酮向雌二醇转化和雄烯二酮向雌素酮转化。芳香化酶在人体内广泛分布于睾丸（Leydig 细胞，Sertoli 细胞和各级生精细胞）、骨、脑、垂体、肝、肠、皮肤成纤维细胞、脂肪细胞和乳腺基质细胞。全身性的芳香化反应主要 (>60%) 是在腹外部脂肪组织中完成的。CYP19 和雌激素受体共表达于脑、垂体和睾酮，表明局部雌激素的产生在这些器官中具有重要的生理意义。有证据表明，

雌二醇和雌激素受体可提高性欲和性交频率，这种作用在动物中尤为明显，它还可以通过抑制 INSL-3 基因的表达使睾酮不能顺利下降入阴囊，在老年动物中抑制生殖细胞凋亡，减少 LH 分泌，抑制 Leydig 细胞生长和分化，维持生精输出小管的水分重新收和内吞作用，刺激乳房间叶原基（表 13-2）。通过 CYP19 和 ERα 转基因沉默或基因稀有突变的研究发现雌二醇对骨矿物质密度，脂肪分布规律，欲求行为，LH 和 FSH 的负反馈都有着重要影响。CYP19 基因存在剪切变异体和基因多态性，它可能会影响前列腺癌和骨质疏松的发病风险。

表 13-2 雌激素对男性性腺轴的影响

作用	机制(1)
下调 GnRH 基因转录	GnRH 神经元雌激素受体 β 和神经激肽 雌激素受体 α
降低 Gonadotropin 浓度	降低 LH 和 FSH 脉冲振幅
降低 GnRH 刺激的 LH 分泌	降低垂体水平的 GnRH 效能
下调睾酮合成	下调 CYP17A, StAR 和 LH 受体
抑制睾丸下降	通过雌激素受体 α 下调胰岛素样因子 3
抑制精子发生	在成年人中通过负反馈抑制 FSH
抑制附睾和输精管液吸收	可能通过雌激素受体 α 维持水通道蛋白 -1 的表达
抑制生殖细胞凋亡	老年雄性动物
抑制 Leydig 细胞增殖	胎儿和青春期睾丸
增强男性性欲和攻击行为	新生儿脑中雌激素 α 信号通路

(1) 雌激素 β 敲除的雄性小鼠表现为可育

在人体中存在两种 5α- 还原酶的亚型（I 型和 II 型），其编码基因分别位于染色体 5p15 和 2q23。I 型 5α- 还原酶主要存在于皮肤、肝和脑部，II 型

5α-还原酶主要存在于男性附属性腺、肝和脑部。两种同工酶大概有50%的多肽结构具有同源性，并且这两种同工酶的基因多态性均有报道，如V89L影响酶的活性，A49TT和V89LV影响精子发生。DHT合成和代谢的基因多样性可能会影响睾酮类避孕药在不同个体中抑制生精的效果，从而影响其治疗方式，但这仍需要进一步的研究证实。

睾酮和DHT在肝、肾和前列腺中可被氧化还原酶（如3α-和3β-羟甾类脱氢酶）或葡萄糖醛酸酶（结合反应）所灭活。DHT的3α-还原酶可使DHT与雄激素结合受体的亲和力减少至1/100 000。DHT的氧化还原代谢物和共轭代谢物分别随尿和胆汁排出体外。DHT的某些代谢产物，如5α-雄烷-3β，17β-二醇可能通过雌激素受体β或调节神经传递模拟雌二醇的作用（图13-5）。

（八）孕酮

虽然在促性腺激素和KiSS1神经元上表达孕酮核受体，但目前尚无证据表明孕酮在成年男性的生殖系统中发挥生理功能。外源性或合成的孕酮在体内可通过下丘脑孕酮受体抑制促性腺激素的产生，它在体外还能通过下调Leydig细胞LH受体抑制睾酮合成。在实验模型上孕烯醇酮和孕酮的还原性代谢产物可抑制神经传递，但其在人体内是否有相同作用目前尚不清楚。

二、性激素受体

性激素是脂溶性的，这就使得它们能够通过被动扩散通过细胞膜，进而与细胞核内特异性受体发生作用。主动跨膜运转亦可能存在，但并未被证实。配体受体结合作用促进伴侣蛋白［热休克蛋白（Hsp）90和免疫亲和素（Hsp 56）］分解、受体二聚化和称为"类固醇应答元件"的特殊回文结构DNA序列反应。典型的模体由被3个非保守碱基对分隔的六碱基反向重复序列构成（GGTACAnnnTGTTCT）。类固醇激素受体被配体激活，作为转录因子参与经典的染色体反应。

众多细胞体系中均有间接证据表明，类固醇可能还通过非基因的细胞膜相关信号机制发挥作用。一般来说非基因通路在如下情况下可能发生作用：①发生频率太高以致核效应来不及被唤起；②胞内缺乏性激素受体；③转录和蛋白合成的抑制因子持续存在；④有证据表明类固醇同其他物质结合而无法入胞。当非基因通路发生作用时，膜相关通路引发钙离子流动、产生环腺苷酸、实现胞外调控或丝裂原激活蛋白激酶。但是目前膜和已知的核受体间的确切作用机制仍不清楚。

（一）睾丸雄激素受体

雄激素受体（AR）的编码基因位于X染色体。存在AR的剪接变异体，但在包括男性生殖器官在内的很多组织中全长度同种型的表达是唯一或占据压倒性优势的。在睾丸中，AR表达在与生精周期第三阶段有关的早期Sertoli细胞中占绝对优势，在小部分Leydig和肌样细胞中存在类似表达，但在精子细胞中未发现此现象。小鼠的基因敲除模型提示Sertoli和Leydig细胞中AR的活性对于精子生成和性激素合成有重要作用。相反的，AR对于小管周围肌样细胞的增殖来说不是必需的。其他组织也存在AR，如前列腺、精囊、皮肤、脂肪组织、肝、平滑肌、骨骼肌和心肌、脑组织、松果体、骨组织和软骨。Leydig细胞产生的睾酮刺激脊髓运动神经元中的AR，从而使得性腺经由睾丸引带外层的肌肉降入阴囊。一种Leydig细胞源性的多肽——胰岛素样因子（INSL3），即使在缺乏睾酮的条件下分泌不足，也依旧是引带发育的必要因子，它的存在能够预防隐睾的发生。INSL3是一种类松弛肽配体，通过与LGR8-GREAT受体结合实现信号转导。

AR的失活性突变导致男性基因型患者的雄激素不敏感（睾丸女性化）综合征，是导致男性间性体的最常见原因。突变严重损害了受体功能并导致了显著的雄激素不敏感，再一次印证了基因型和表型间的强烈关联性。关于AR突变的定期更新电子数据库目前可查，网址为http://www.androgendb.mcgill.ca（2012年7月19日上线）。

AR多态性对其功能的修饰作用已被阐述，如多态聚甘氨酸的多态性及多聚谷氨酰胺的序列重复。有部分研究认为，多聚谷氨酰胺重复序列的长度增加能够降低AR的转录活性，损害精子生成，损害生育能力并可能造成生殖器畸形。多聚谷氨酰胺重复序列的长度差异可能导致不同男性个体使用雄激素避孕时生精功能抑制的效果不一致。AR的选择性核辅助调节因子可能与组织特异的雄激素受体调节因子结合。

（二）雌激素受体

编码ERα和ERβ的基因已经被定位，位于6和14号染色体上。上述两个基因表达的受体蛋白拥有惊人相似的DNA识别和配体结合域。ERα在垂体、脑组织、神经激肽b（除外促性腺激素）能神经元、脂肪组织、皮肤、骨组织、精囊、Leydig细胞、圆精母细胞和精子中均有表达，而ERβ在若干种哺乳动物的促性腺细胞、神经激肽b及促性腺激素能神经元、前列腺上皮细胞、Sertoli细胞、Leydig细胞以及生精细胞中均有表达。敲除ERα基因的雄性小鼠由于负反馈机制的损害表现为LH水平增高、Leydig细胞的睾酮生成功能增强以及输出小管梗阻导致的无精症。相反的，ERβ基因敲除小鼠的LH和睾酮水平正常，个体成熟后期精子细胞凋亡的情况相对较少，Leydig细胞畸形率相对较低，生育力正常。ERα和ERβ能够独立地或以异二聚体的形式发挥作用，能对目的基因产生拮抗或协同作用，这就产生了信号差异（图13-5）。ER的剪接变异体及多态性以往均有描述，某些与精子生成量减少及不育有关。环境外源性雌激素及植物性雌激素能够显著影响基因易感人群的精子生成。雌二醇也能激活膜结合受体，如与环化腺核苷一磷酸连接的G蛋白耦联受体30（GRP30），部分雌二醇能与胞外调节性激酶或Ca^{2+}结合。部分E_2的作用依赖雌激素应答元件（ERE），比如男性性功能的维持需要ERα和ERE的共同作用，而单纯ERα或非ERE介导通路则能够抑制小鼠LH和睾酮的分泌。

（三）孕酮受体

定位在11q33-3上的单一基因通过不同的转录起始位点编码两种孕酮受体的异构体（A和B）。这两种异构体通过与称为孕酮反应元件的特定DNA模体反应产生交互影响。孕酮受体在KiSS1神经元、促性腺细胞、乳腺、脑组织和脂肪组织中有广泛表达。睾丸组织是否能够表达孕酮受体还存在争议。虽然孕酮在男性体内的生理作用还有待阐明，但药理剂量的孕酮和黄体酮能够抑制促性腺激素的分泌，可以作为男性激素避孕方案的制定依据。

（四）性激素结合球蛋白（SHBG）：类固醇的转运体及其可能的配体

性激素结合球蛋白在雄性灵长类动物体内的表达位于肝、肾上腺皮质、前列腺腺泡、附睾及曲细精管。雄性猴子体内快速输入性激素结合球蛋白能够降低睾酮和E_2的清除率。SHBG的晶体结构研究表明，它是一种二聚体结构，同蛋白质的穿透素家族类似。每个亚基的氨基N端都包含一个疏水的类固醇结合口袋以及串联G形层黏蛋白结构域，上述结构对于二聚体的形成十分重要。类固醇配体的存在诱发了同源二聚体的形成，钙离子对同源二聚体的形成有稳定作用。两个单体上的类固醇结合区域均被睾酮占据。SHBG包含若干个糖基化位点，这就使得转录后可能出现多种等电异构体，通过异构或基因突变的方式产生不同的糖基化位点可能导致SHBG分泌不足或清除不足。基因突变研究认为SHBG-C′端的糖基化位点可能与细胞表面识别有关。

睾酮、E_2以及孕激素结合SHBG，小部分与皮质类固醇结合球蛋白结合。血液中45%的睾酮同SHBG密切结合，4%同皮质类固醇结合球蛋白结合，剩余的50%与高含量但亲和力低的蛋白如白蛋白结合，1%~2%的睾酮在血液中呈现游离状态。双氢睾酮及合成蛋白类固醇与SHBG的亲和力大于睾酮。虽然它们的亲和力更高，但生理状态pH和温度下男性体内睾酮浓度是E_2浓度的1000倍，使得E_2抑制睾酮与SHBG结合的作用受到限制。睾酮（或E_2）与白蛋白以低亲和力结合后可以作为游离睾酮（或E_2）的储备库使后者在0.2s即可达到半数解离平衡，而与SHBG高亲和力结合后这一数字为3.8s。目前认为单次解离存在于肝、脑组织及内脏血液循环系统中，尚不清楚毛细血管床的解离机制是否有器官选择性。有研究认为控制游离睾酮、生物活性的睾酮和总睾酮水平能够等效预测对健康男性的反馈GnTH-LH。

传统观点认为蛋白结合调节性激素水平及运输，控制性激素代谢及失活。但近期的试验结论对传统观点提出了挑战——SHBG和白蛋白结合类固醇能够被组织特异性的摄取并发挥生物学作用。虽然目前认为只有游离（非结合）激素能够通过扩散作用进入细胞，但SHBG本身可能跟高亲和力的膜结合受体发生作用，譬如Megalin，后者能够使得SHBG结合的睾酮进入细胞。基因突变研究认为SHBG-C′端的特定糖基化位点对于细胞表面受体（不仅限于Megalin）识别具有重要作用。Megalin敲除的小鼠表现出明显的雄激素抵抗，这些小鼠的睾丸下降受到抑制。基因研究亦发现2型糖尿病与特定的SHBG基因多态性有关，这一作用可能跟 SHBG- 类固醇结合本身无关。此外，经 G 蛋白耦联和丝裂原激酶信号通路，与睾酮、双氢睾酮或 E_2 结合的 SHBG 可能激活跨膜 Ca^{2+} 或 cAMP。

SHBG 和睾丸雄激素结合蛋白（ABP）均由位于 17 号染色体短臂上的单一基因编码。表达上述两种蛋白的组织存在差异（SHBG 在肝细胞、脑、胎盘中表达，ABP 在 Sertoli 细胞或可能在脑组织中表达），且在寡糖构成方面也存在不同。SHBG 在肝细胞表达的激活剂包括雌激素、甲状腺素及某些抗惊厥药物，抑制剂包括胰岛素、促性腺激素-胰岛素样生长因子-I，非芳香化雄激素。目前认为睾丸内 ABP 的作用是为睾丸内精子生成提供足够高浓度的小管内总睾酮。近期发现，转基因小鼠 ABP 过表达时精子凋亡增加、生育力降低，这一发现支持前述观点。

（五）下丘脑-垂体-睾丸网络生理

神经激肽 B，促性腺激素、LH 及睾酮均不能独立发挥作用。四者通常网络化整体化产生作用（图 13-6A）。促性腺激素的脉冲式分泌导致 LH 的脉冲式分泌，后者再导致睾酮的脉冲式分泌。对人精索静脉血直接取样分析表明：①睾酮对 LH 和 FSH 的负反馈调节作用生效时间为 30～45min（LH）或稍长（FSH）。②与 FSH 不同，LH 能够调节睾酮分泌，延迟时间为 40～90min。③分泌的睾酮有 3 种存在方式，分别为游离态（水溶）、白蛋白结合及 SHBG 结合（图 13-6B）。以上理论构成了促性腺激素、LH 和睾酮三者间的以次昼夜节律（脉冲式分泌）和昼夜节律（24h 节律）为特点的时间延迟、非线性交互作用的生物机制模型。尚需更合理的模型纳入局部受 ER 及 AR 和膜受体调节的睾酮反应进行分析。

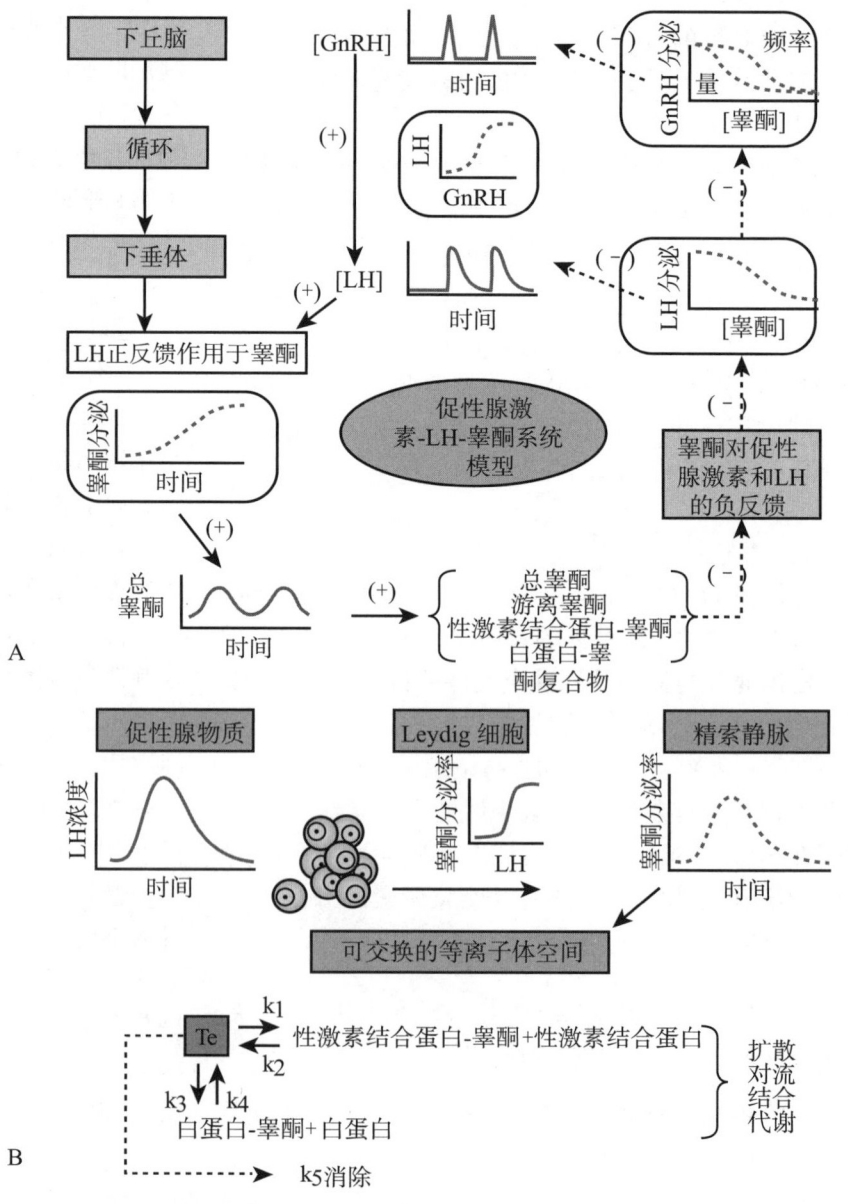

图 13-6 A. 促性腺激素→LH 及 LH→睾酮的前馈，和睾酮→LH 及睾酮→促性腺激素负反馈通路。雄性生殖能力的维持并非由单一通路或单一反应完成。B. LH 脉冲分泌对睾酮分泌调节、体液分布、蛋白结合以及终止分泌

［摘自 Keenan DM, Veldhuis JD. Divergent gonadotropin-gonadal dose-responsive coupling in healthy young and aging men. Am J Physiol, 2004（286）：R381-R389. Keenan DM, Veldhuis JD. Divergent gonadotropin-gonadal dose-responsive coupling in healthy young and aging men. Am J Physiol, 2004（286）：R381-R389.］

促性腺激素和 LH 的分泌均受睾酮和 E_2 的负反馈作用的调节。睾酮的负反馈调节幅度较大，但并不完全，其中还受转化为 E_2 的芳香化作用调节和（或）受下丘脑－垂体单元的调节。外源性 E_2 通过作用于垂体在不影响 LH 分泌节律的前提下减少 LH 的分泌量，而外源性睾酮则作用于下丘脑和垂体降低促性腺激素-LH 脉冲性分泌的频率和分泌量。相反的，抑制芳香化反应或使用雌激素受体 α 拮抗药造成内源性 E_2 浓度降低将使得 LH 脉冲性分泌的频率和量增加，能够模拟非甾体类抗雄激素物质的作用。由于是 E_2 损耗而不是超量分泌在调节促性腺激素-LH 的分泌节律，所以正常男性体内内源性雌激素对促性腺激素分泌的调节（而不是促性腺激素始动的 LH 分泌调节）作用可能已经达到了最大化。

睾酮分泌的特点能够调节 LH 的抑制作用，研究证实，外源性持续输注睾酮产生的抑制效果要大于脉冲性输入。这一现象进一步印证了男性使用雄激素避孕法时持续给药能够抑制 LH 并降低睾丸内睾酮浓度。Ⅱ型 5α 还原酶缺陷的患者表现为轻度的 LH 水平增高，说明内源性双氢睾酮对于促性腺激素和 LH 的反馈抑制作用相对较弱。在健康年轻男性联合使用有效的Ⅰ型和Ⅱ型 5α-还原酶抑制药度他雄胺能够减少 95% 的双氢睾酮并刺激基础 LH（及睾酮）分泌。这一机制可能对 5α-还原酶缺陷患者 LH 平均、基线及峰值 3 个浓度升高的现象给出了解释。

FSH 浓度也受负反馈作用调节。因为如下几个原因，从睾酮到 E_2 的芳香化过程显得很重要：①同时降低睾酮及 E_2 的浓度或单独降低 E_2 的浓度能够使得 FSH 浓度显著增加。②对性腺功能低下患者补充使用生理剂量的睾酮或 E_2 能够使 FSH 浓度恢复正常。③芳香化抑制药能够反转睾酮对 FSH 的抑制作用。虽然非芳香化的雄激素也能够抑制 FSH 和 LH 分泌，但这一研究目前仅在药理学研究中得到证实，尚缺乏生理学试验证据。

睾丸分泌的非类固醇产物，如来源于 Sertoli 细胞的抑制素 B，可能跟动物的反馈调节有关。在人类，抑制素 B 浓度在生命不同阶段呈现多峰分泌。男性婴儿出声时脐带血和外周静脉中的抑制素 B 含量相近，在婴儿时期升高，儿童后期降低，青春期增高，80 岁以后降低 25%。抑制素 B 浓度的上述变化与 FSH，LH 和睾酮分泌时而一致（出生到幼儿时期）时而相反（成年后），提示可能存在其他因素能够同时调节 FSH 和抑制素 B 分泌。虽然依照推论抑制素 B 能够抑制活体动物 FSH 分泌，但这一现象目前仅在成年雄性啮齿类动物和猴子的动物实验中得到证实。目前缺乏针对抑制素 B 的观察及介入性临床研究，亦无关于人类编码抑制素 B 及其受体的基因突变的报道。同样的现状也存在于激活素 A——一种具有激活 FSH-β 基因的同源二聚体，及卵泡抑素——一种结合于抑制素 A 并抑制其正反馈作用的线性多肽。抑制素和激活素信号通路通过转化生长因子 β 受体和 β 聚糖协同受体实现。转化生长因子受体同时还能有效调节细胞增殖、凋亡、肿瘤发生和造血。抑制素 B 和激活素 A 拮抗药在避孕方面的应用还有待探索。

三、睾丸

成年人的睾丸是由精索悬垂在阴囊中的成对的卵圆形器官。青春期前睾丸容积 <7 ml，青春期后 >12 ml。睾丸被白膜包裹，白膜从后方发出纤维隔进入睾丸组织，期内有神经血管淋巴管以及输出管通过。输出小管起源于睾丸网状组织，收纳曲细精管。纤维隔自白膜伸出，进入睾丸组织并将其分隔为 250～300 个小叶。每个小叶包含 1～4 条曲细精管。曲细精管在青春期开始发育形成精子发生的管道状结构。小管周围肌样细胞及 Sertoli 细胞相互作用调节曲细精管的形成。生精管道内部排列有 Sertoli 细胞，具有促进精原细胞增殖和分化的作用，其分泌的营养和促存活因子如干细胞因子（c-kit 配体）能够为精子提供营养并抑制精子凋亡。Sertoli 细胞通过紧密连接复合体参与构成血-睾屏障以维系利于生精的独特的小管内微环境。相反的，精原细胞和小管周肌样细胞均向 Sertoli 细胞发送信号。Sertoli 细胞毗邻基底膜，基底膜外层包绕小管周围肌样细胞。肌样细胞再被包含 Leydig 细胞、淋巴细胞、血管和神经纤维的间隙环绕。小管周围肌样细胞、Leydig 细胞和 Sertoli 细胞共同调节精子生成。

睾丸在腹腔内发育，围生期下降到阴囊中。胰岛素样生长因子 3 感应引带的发育，这一作用对于睾丸经腹股沟管迁移的过程至关重要。男性性别决定和睾丸形态发育由 SRY 统筹（Y 染色体的性别决定域），SRY 是睾丸组织形成的充分必要条件（图 13-7）。SRY 激活同源盒相关基因家族，特别是 Lim1 和 SOX9，以及类固醇生成因子 1（SF1）。SF1 是睾丸、肾上腺及促性腺物质生成所必需的核受体——NR5A

亚家族的成员。SRY，SOX9，SF-1或其受体、剂量敏感X染色体相关性别反转基因的突变是导致目前已知性发育异常的主要原因。

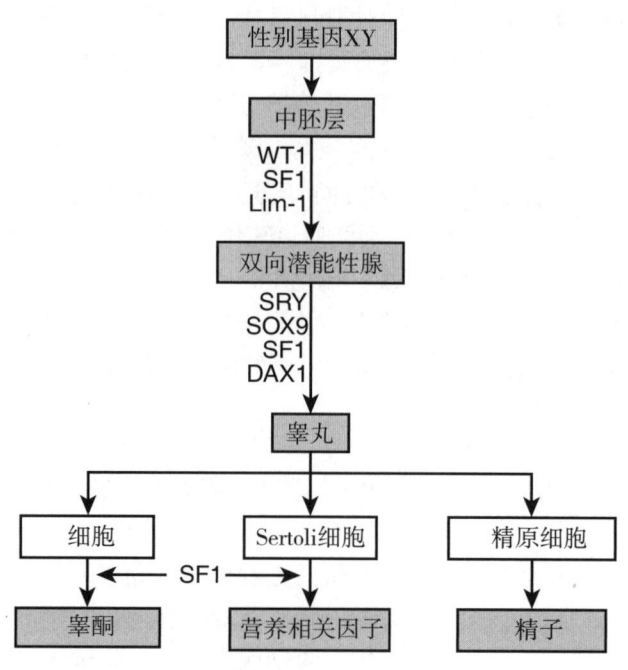

图13-7　遗传性别——46XY是胚胎睾丸形成的决定性因素

中肾起始的双向潜能性腺发育由SRY基因（Y染色体的性别决定簇）主导发育方向。SOX9. SRY相关HMG-box9；ST1.肾母细胞瘤；DAX1，剂量敏感性别反转；SF1.类固醇合成因子1；DMRT.位于9号染色体短臂上的性别反转基因。针对男性原始性腺的进一步区分有赖于对Leydig细胞、Sertoli细胞和生殖细胞的深化了解。睾丸形成和退化过程均能够被雌激素中止。

（一）附属器官

在睾酮的影响下，胚胎中肾管发育成为男性生殖系统，即附睾（上段），输精管（中段）及射精管和精囊（下段）。在胚胎的第四周，射精管弓形弯曲并加入泄殖腔的前部。泄殖腔随后分化为尿生殖窦。双氢睾酮是前列腺、尿道、阴囊和阴茎自尿生殖窦发育的必需条件。

（二）输精管

输精管通过肌层的推动作用实现射精时精子的运输。不射精时储存在输精管中的精子从末端膨大的壶腹部进入射精管，在这里被尿液冲走。远端尿道排出精液或尿液。

（三）附睾

附睾由单一管道构成，精子在其中通行、成熟、获得生育能力并在进入输精管和射精管前获得运动能力。人类附睾长4～5 cm，由头、体、尾三部分构成。人类附睾起始段与其他种族相比分化程度更低，同时头端运送精子的速度更快（2～4d）。主细胞分泌多肽和非蛋白类分子进入附睾管。虽然对附睾液调节精子成熟和活力的具体机制仍知之甚少，但是针对人类附睾组织的微阵列芯片分析显示基因表达在头端极度复杂，在体部复杂程度最低。成熟过程在精子进入临近（尾端）附睾时宣告完成，此时精子能够获能，结合卵细胞的透明带并开始顶体反应。

精子储存在附睾尾端的微环境仍不甚清楚。附睾黏膜应当在控制溶质浓度和精子水合程度方面起着至关重要的作用。肌细胞仅出现在附睾尾端及输精管，所以反复的射精动作仅会增加这些区域的精子转移率。

附睾的形成和功能的完善有赖于雄激素、雌激素和其他非类固醇附睾管内因子。附睾管内雄激素浓度高于外周，因此系统性雄激素暴露对于附睾管形成和功能发生的影响有限。附睾管内睾酮效用的放大依赖于局部性腺内依赖于5α-还原酶Ⅱ的双氢睾酮的合成。

（四）精囊

精囊分泌精液中的大部分液体成分。分泌果糖、前列腺素、精液凝固蛋白Ⅰ（使精液凝固）、活性氧清除剂（超氧化物歧化酶、过氧化物酶）以及免疫球蛋白G受体Ⅲ。在胚胎发育过程中，雄激素使得简单的间叶原基分化发育为活跃的内分泌上皮，形成表面积广阔的高度折叠结构。确切的分子机制尚不清楚。

四、前列腺

前列腺是最大的附属性腺，与附睾及精囊不同，它起源于尿生殖窦而不是中肾管，且需要双氢睾酮的作用（彩图34）。前列腺液占精液液体成分的1/3，含有高浓度的锌、柠檬酸、胆碱和酸性磷酸酶、精子素、纤溶酶原激活物及前列腺特异性抗原（PSA）类的蛋白质。血液中的PSA是评价前列腺体积和增殖状态的重要指标。良性前列腺增生、感染及前列腺癌时PSA水平均上升。前列腺以散在多叶形式起源而成的一套管道，成年后融合为连续整体。因此，成年人前列腺可以依据功能和形态不同而不是依据结构分为外周部、中心部和移行区。周围部位于被膜下并包绕远端尿道，中央部环绕射精管，移行区包绕近端尿道。外周部和中央部在年轻男性约占前列腺总体积的 70% 和 25%，上述区域百分比同样也是前列腺癌发病的位置百分比。相反的，前列腺癌在移行区（总体积的 5%）的发生率很低，这一区域良性前列腺增生的发生率很高。

五、精子发生

精子发生是一个依赖于系统性激素支持和 SRY 及 SOX9 介导的局部细胞、自分泌、旁分泌反应参与的动力性的复杂过程。所有种族的精子发生过程均呈现有序特点（图 13-8）。曲细精管内生精过程呈现层次分布，精原细胞位于基底膜，相对成熟的精子细胞则位于较高层面。在人类和其他灵长类动物中，各个不同的精子发育阶段在曲细精管内呈螺旋状分布，所以小管的横断面上观察通常可以看到精子发生的 6 个不同阶段。

胚胎的精原细胞从原生殖细胞发育而来，最初位于卵黄囊，继而在胚胎第 4 周时迁移到尾肠及生殖脊并形成性索。曲细精管中精子发生过程主要经历下述 4 个基本环节：源自干细胞的精原细胞以有丝分裂形式发育增殖，干细胞得以更新，并产生 A 和 B 型精原细胞；减数分裂中 DNA 复制，2 次减数分裂产生单倍体的精子细胞，即初级和次级精母细胞，精子形成以精子头部和尾部的生成和分化为评价依

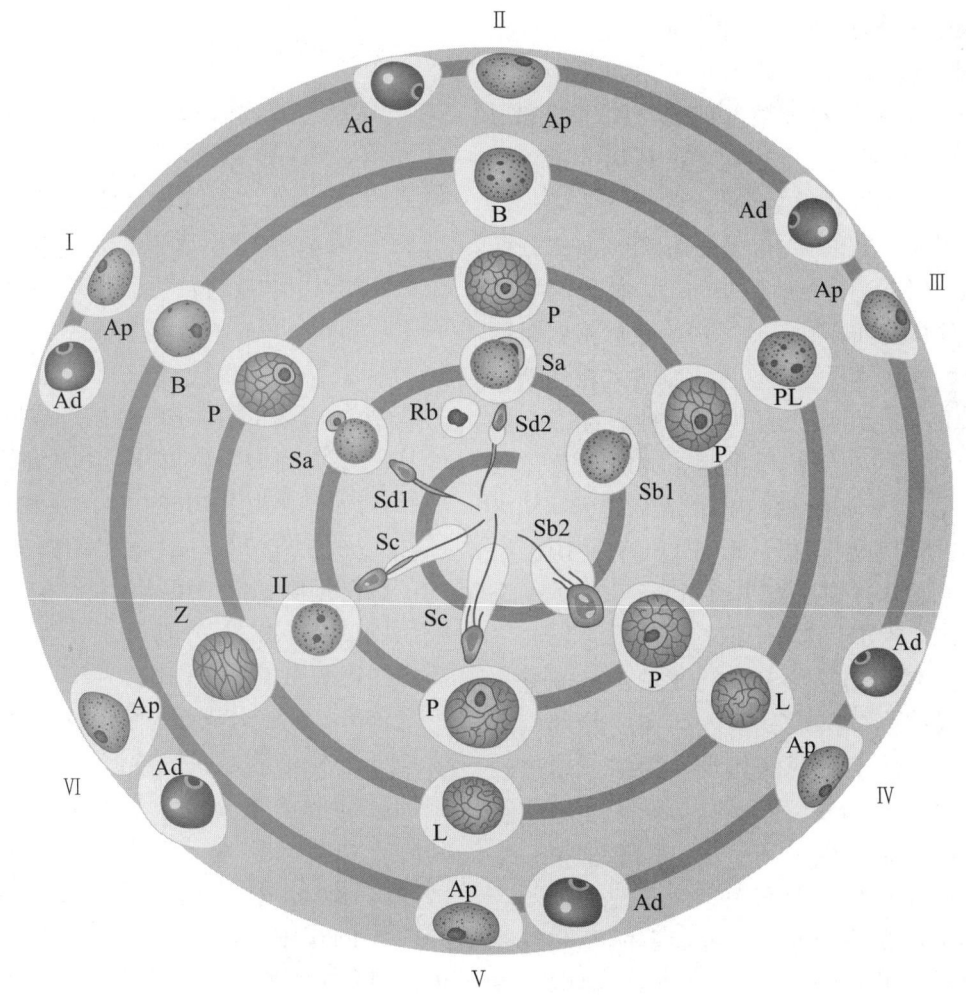

图 13-8　精子发生周期

示意图展示了人类精子发生周期的 6 个阶段和相关生殖细胞的位置，以不断扩大的螺旋形区域表示精子发生的过程。在实际的小管中，图示的某些细胞可能比图中的位置更浅或更深。Ad，Ap 及 B 分别代表暗 A，亮 A 型和 B 型精母细胞；PL，L，Z，P，Ⅰ和Ⅱ代表精母细胞分裂周期的细线前期、细线期、偶线期、粗线期和减数分裂Ⅰ期、Ⅱ期；Sa，Sb1，Sb2，Sc，Sd1 和 Sd2 表示精子生成的不同阶段；RB 表示精子产生的多余胞质

［摘自 Kerr JB. Functional cytology of the human testis. Baillieres Clin Endocrinol Metab, 1992, 6（2）: 235-250，图 4］

据，精子排出指成熟精子进入曲细精管管腔。

A型精母细胞依据核染色质着色程度分为A型深染和A型淡染精母细胞。A型深染精母细胞被认为是成体干细胞，但也有学者认为A型淡染/深染细胞均具有自我更新能力。目前认为曲细精管内的相关体系和局部分泌细胞因子的Sertoli细胞为精子发生提供了维持自我更新所必需的微环境。作用于精子发生有丝分裂的内分泌、旁分泌和自分泌信号包括FSH、维甲酸、干细胞因子（kit配体）及胶质细胞系分泌的嗜神经组织因子。后两种多肽由Sertoli细胞分泌。C-KIT基因（干细胞因子受体）的失活突变诱发无精症、骨髓衰竭及肥大细胞缺失。

B型精原细胞以颗粒状核染色质及核仁为特点，与其分化程度较高和参与有丝分裂的生理特征一致。男性精原细胞有丝分裂需要3.5周时间，分为前期（细线期、偶线期、粗线期和双线期）、中期和后期。发生有丝分裂的细胞是初级精母细胞，细线前期以DNA复制为特征（精子发生过程中的最后一次）。染色体数量仍保持不变，但是DNA含量变为双倍呈颗粒状均匀分布在核染色质中。而后精母细胞离开曲细精管内皮（图13-8）。细线期（细、线状的）精母细胞自有丝分裂前期开始，当同源染色体配对时逐渐进入偶线期。细胞体积持续增大直到进入粗线期，减数分裂前染色体重组产生基因多态性。接下来的第一次减数分裂产生次级精母细胞，此时染色体数目减半成为单倍体，每个细胞内DNA含量从4N减少到2N。次级精母细胞较难从形态上区分，因为第二次减数分裂通常快速惯序发生而不会经历DNA合成的S期，直接变为1N的精子细胞。

精子发生过程中精子形态或圆或长，可以分为3个相继的阶段即高尔基期、顶体期和成熟期。高尔基期的特点是蛋白合成显著增加。顶体由高尔基体分泌的前顶体囊泡构成。同时圆形精子细胞胞核浓缩。瘦长精子通常产生于进一步结构重建和分化之后。虽然经常使用精子形态判定精子发育阶段，精子发生实际上还是一种连续过程而不能够割裂地看作若干独立过程的集合。顶体形成始自胞核一端并最终形成精子头部，中心粒在对侧集中形成精子尾端。尾端由中段、主段和尾段构成。线粒体随鞭毛轴丝发育而迁移，轴丝是精子尾部主要的骨架结构。胞质体积的浓缩导致剩余的细浆体包含衰老的细胞器和多余的核膜。

随着精子细胞拉长，细胞外质特化使得鞭毛朝向曲细精管管腔。外质特化是一种特殊的细胞间连接，连接精子顶体质膜和Sertoli细胞。精子释放过程涉及外质特化的分解。释放过程中残余的胞质小体被Sertoli细胞保留，最终被吞噬。

有丝分裂和精子发生在啮齿类动物体内由激素调节，灵长类动物的精子发生以及排出也受类似机制调节。FSH和LH足够的分泌量及活性是灵长类动物精子生成的必要条件。FSH在维持精子发生方面的相对重要性不似睾酮，仍有争议。LH作用下睾丸内睾酮富集，浓度为外周的65倍，这一浓度是精子生成的必要条件。Sertoli细胞表达FSH诱导的芳香化酶体系，使得小管内部能够合成E_2。睾酮刺激Sertoli细胞而不是生殖细胞表达雄激素受体。

六、支持细胞

成年人的Sertoli细胞是一种瘦长的具有典型三叶核、核仁突出的不分裂非对称柱状细胞，有大量光滑内质网、高尔基复合体、线粒体、溶酶体及细胞骨架成分。不成熟的Sertoli细胞在胚胎和出生后12～18个月龄及青春期期间有增殖活性。胚胎Sertoli细胞分泌的苗勒管抑制物对于胚胎苗勒管的退化具有重要作用，使得前列腺囊在发育过程中退化为残余物。Sertoli细胞的增殖和成熟受内分泌控制，FSH刺激增殖而睾酮和甲状腺素调节Sertoli细胞的成熟。随着新生儿出生后LH及FSH和睾酮浓度的迅速上升，两种Sertoli细胞的合成产物：抑制素B和苗勒管抑制物的浓度均增加。Sertoli细胞的数量能够反映成年人的生精能力，因为每个Sertoli细胞仅提供固定数量的生殖细胞。

Sertoli细胞分泌雌二醇和多种蛋白，这些物质作为局部旁分泌信号，能够调节精子生成或Leydig细胞的类固醇激素合成。举例来说，FSH诱导Sertoli细胞源性的IGF-Ⅰ与LH协同作用促进睾酮分泌，同样由Sertoli细胞分泌的IGF结合蛋白-3能够削弱IGF-Ⅰ的作用。其他能够作用于睾丸的系统性激素包括白介素、瘦素、促性腺激素、甲状腺素和皮质醇。在人类，大量的皮质醇抑制睾酮的分泌但生长激素并不影响其分泌。睾丸内介质可能进一步通过局部释放E_2、激活素A、抑制素A、卵泡抑素、心房利钠激素、儿茶酚胺、胃饥饿素、生长激素释放激素、促肾上腺皮质激素释放激素、神经肽Y、5-羟色胺和精氨酸加压素指导调控性腺发育和功能应激。值得注意的是 E_2 是精子生成所必需的，相比目前更为人所知的其对下丘脑-垂体的抑制作用，激活素则影响细胞凋亡、增殖和分化。

在人类，使用稳定同位素动力学研究测定的精子发生周期（从精原细胞到精液射出）为 60～70d。这一周期长度比早先认为的 90d 要短。种族间精子细胞移植试验提示，周期长度由精子细胞本身调控，而不是 Sertoli 细胞。目前发现精原细胞增殖抑制仅在射精动作发生 2 个月后才有效果，故此精子发生的生理学原理为深入了解男性导向的避孕方法（激素或非激素性）提供了基础。

七、男性生育力调控

生育是生命的基本需要，一旦实现生育，有生育能力的夫妇继而制订避孕计划以避免意外怀孕，同时依照幼儿成长的需要和家庭本身的经济能力制订相应的抚养计划。因此，增加可供选择的避孕方式能够为夫妻双方提供共同承担家庭义务提供可能，对满足个人和社会需要具有重要意义。调查显示，如果存在方便且可逆的有效安全的男性导向避孕方式，将有为数众多的夫妻选择这一方式。使用外源性的激素手段对促性腺激素分泌实现负反馈抑制，等同于联合使用雌激素-孕酮抑制排卵进行避孕，是短期的有效、可逆转且安全的方式。雄激素或雄激素-孕酮联合治疗能够诱发精子细胞凋亡并抑制精子发生，能够在保证机体不出现明显异常的前提下实现无精（射出精液中无精子）或近似无精（每毫升精液≤100 万精子）。双激素疗法更有效，白种人的疗效比亚裔人群更高。精子生成显著抑制作用使得避孕成功率达到 97%～100%。停止用药后所有男性的生精能力均能恢复到正常水平。

目前有更多针对男性避孕的研究正在进行。长效的促性腺激素受体拮抗药联合后续睾酮反向治疗是可能的方案。将附睾当作作用靶点是可行的，因为定位于附睾的精子成熟过程对精子获得完整的运动能力至关重要。另有研究正在探索使用促性腺激素或透明带蛋白作为目的抗原的避孕疫苗。

八、促性腺激素-LH-睾酮轴随年龄增长的衰退

诊断迟发性性腺功能减退需要 3 个性相关症状（性欲减退、晨勃和勃起功能退化）并结合血清总睾酮<11 nmol/L 及游离睾酮<220 pmol/L。然而目前造成老年男性性腺功能减退的基本机制仍不清楚。实际上，近期的临床和动物实验已经为我们解释了老年患者性腺轴的若干变化，即：①低水平的 LH 脉冲性分泌，提示促性腺激素的分泌减少或性激素抑制作用的增强；② LH 脉冲性分泌的频率增高，节律性减弱，提示负反馈作用的减弱；③ LH 对外源性脉冲式给药的促性腺激素反应性降低而 FSH 的反应性增强，提示促性腺激素功能完整；④睾酮的脉冲性分泌减弱，每日分泌的总睾酮量降低；⑤睾酮分泌减少受内源性 LH 分泌升高（受氟他胺、他莫昔芬、促性腺激素或阿那曲唑刺激）或外源性脉冲输入人重组 LH 有关。这些变化见图 13-9。

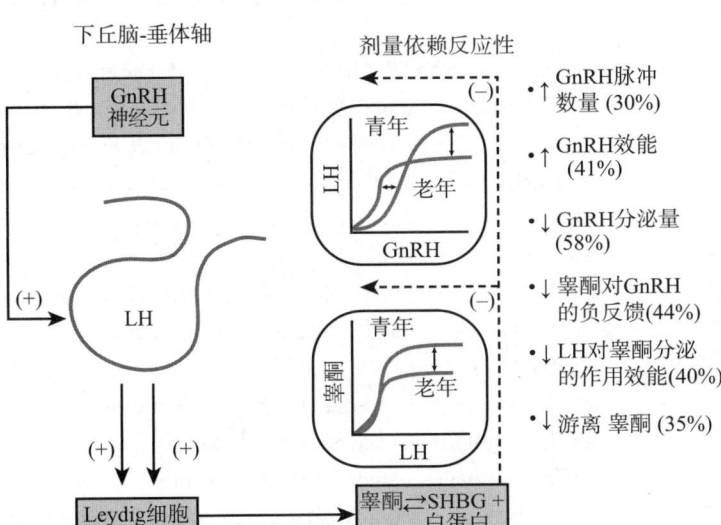

图 13-9 图示推测的健康老年男性（>60 岁）更年期与年轻男性（<35 岁）各自的解剖（左）和适应机制（右）

箭头所示刺激作用（+）和抑制作用（-）。两个圈展示了 GnRH→LH 刺激（上中）和 LH→睾酮负反馈（底中）的年龄相关差异

［摘自 Liu PY, Takahashi PY, Nehra AX, et al. Neuroendocrine aging: pituitary-gonadal axis in males. In Squire, LR. Encyclopedia of Neuroscience. Oxford, Academic Press, 2009（6）：317-326，图 8］

临床研究使得老年男性相对雄激素缺乏导致促性腺激素-LH-睾酮轴的多点失效的假设得以形成，这一假设目前还没有在个体男性得到证实。一种可能的非侵入性方法是建立一体化涉及促性腺激素、LH和睾酮的正负反馈交互反应的生物数学模型。分析的原理是重建将3个交互影响的信号联系起来的年龄相关适应模型，而不是孤立分析它们三者中的任何一个。根据这种整体分析的思路，结合目前的资料，最简单的解释是老龄化：①减弱下丘脑促性腺激素的合成；②损害睾丸对于脉冲性LH的反应性；③减弱雄激素的负反馈效应。需要纵向研究进一步明确健康老年男性调控机制退化的重要性，此外年龄相关机制会在多大程度上导致低促性腺激素性性腺减退症相关症状，如心血管疾病、腹部肥胖、2型糖尿病、尿毒症、遗传性肝衰竭、慢性压力－焦虑状态等，目前研究均未涉及。

致谢

感谢Jill Smith对稿件筹备的支持以及Ashley Bryant的精美绘图。感谢科研转化中心（CTSA）的1 UL 1 RR024150号、美国国立科研资源中心（洛克威尔）的1UL1-RR033176号经费支持，感谢美国国立卫生研究院（贝塞斯达）的AG029362、DK072095、DK063609号经费支持及澳大利亚国家健康与医学研究委员会编号1025248的经费支持。

完整的参考文献列表可在专家咨询网站获取，网址：www.expertconsult.com。

（译者　张　哲　吴　寒　审校　甄秀梅）

推荐阅读

Adham IM, Agoulnik AI. Insulin-like 3 signalling in testicular descent. Int J Androl, 2004（27）：257.

Cunha GR, Ricke W, Thomson A, et al. Hormonal, cellular, and molecular regulation of normal and neoplastic prostatic development. J Steroid Biochem Mol Biol, 2004（92）：221.

Heinlein CA, Chang C. Androgen receptor（AR）coregulators: an overview. Endocr Rev, 2002（23）：175.

Keenan DM, Takahashi PY, Liu PY, et al. An ensemble model of the male gonadal axis: illustrative application in aging men. Endocrinol, 2006（147）：2817.

Liu PY, Swerdloff RS, Christenson PD, et al. Rate, extent, and modifiers of spermatogenic recovery after hormonal male contraception: an integrated analysis. Lancet, 2006（367）：1412.

Liu PY, Takahashi PY, Nehra AX, et al. Neuroendocrine aging: pituitary-gonadal axis in males. Encyclopedia of Neuroscience, 2009, 6（12）：317-326：Oxford, Academic Press.

Matzuk MM, Lamb DJ. Genetic dissection of mammalian fertility pathways. Nat Cell Biol, 2002, 4（Suppl）：s41.

McLachlan RI, Rajpert-De ME, Hoei-Hansen CE, et al. Histological evaluation of the human testis–approaches to optimizing the clinical value of the assessment: mini review. Hum Reprod, 2007（22）：2-16.

O'Donnell L, Robertson KM, Jones ME, et al. Estrogen and spermatogenesis. Endocr Rev, 2001（22）：289.

Phillips DJ. Activins, inhibins and follistatins in the large domestic species. Domest Anim Endocrinol, 2005（28）：1.

Plant TM. The role of KiSS-1 in the regulation of puberty in higher primates. Eur J Endocrinol, 2006, 155（Suppl 1）：S11.

Revelli A, Massobrio M, Tesarik J. Nongenomic actions of steroid hormones in reproductive tissues. Endocr Rev, 1998（19）：3.

Schnorr JA, Bray MJ, Veldhuis JD. Aromatization mediates testosterone's short-term feedback restraint of 24-hour endogenously driven and acute exogenous GnRH-stimulated LH and FSH secretion in young men. J Clin Endocrinol Metab, 2001（86）：2600.

Sharpe RM, McKinnell C, Kivlin C, et al. Proliferation and functional maturation of Sertoli cells, and their relevance to disorders of testis function in adulthood. Reproduction, 2003（125）：769.

Stocco DM, Clark BJ. Regulation of the acute production of steroids in steroidogenic cells. Endocr Rev, 1996（17）：221.

Trarbach EB, Silveira LG, Latronico Ac. Genetic insights into human isolated gonadotropin deficiency. Pituitary, 2007（10）：381.

Tsai MY, Yeh SD, Wang RS, et al. Differential effects on spermatogenesis and fertility in mice lacking androgen receptor in individual testis cells. Proc Natl Acad Sci U S A, 2006（103）：18975.

Veldhuis JD, Keenan DM, Iranmanesh A, et al. The ensemble male hypothalamo-pituitary-gonadal axis. Physiological Basis of Aging and Geriatrics.Ed_4 New York: Taylor & Francis Group, LLC, Health Science Division,2007: 185-203.

Winters SJ, Moore JP. Paracrine control of gonadotrophs. Semin Reprod Med, 2007（25）：379.

Wu FC, Tajar A, Beynon JM, et al. Identification of late-onset hypogonadism in middle-aged and elderly men. N Engl J Med, 2010（363）：123-135.

Wu FCW, Butler GE, Kelnar CJH, et al. Patterns of pulsatile luteinizing hormone secretion from childhood to adulthood in the human male: a study using deconvolution analysis and an ultrasensitive immunofluorometric assay. J Clin Endocrinol Metab, 1996（81）：1798.

… 第 14 章

免疫和生殖

（原著 William Hannah Kutteh, Dale W. Stovall, Danny J. Schust）

免疫系统既可发挥益处，亦可造成危害作用。幸运的是，人体具有精细的机制去保护机体免受外来病原体的侵害。发育过程中，免疫系统经过训练，学会区分自我和异己。认识到健康机体内存有大量潜在的具有自身攻击力的细胞，促使抑制自身免疫病理的调控机制成为关注的焦点。尽管免疫系统具有安全保护措施，一些具有自身免疫反应的淋巴细胞没有失活，或未被杀死而导致自身免疫性疾病的发生。免疫学家深知如果能够阐明所有诱导免疫耐受的机制，或许可以预防自身免疫性疾病的发生。

免疫系统能够通过 3 个关键过程来识别外来抗原，这些外来抗原的化学性质与自身分子略有不同。

- 特异性方法来识别外来抗原，包括 B 淋巴细胞和 T 淋巴细胞上的抗原特异性受体。
- 在 T 细胞和 B 细胞水平通过特有网络进行调控。
- 处理和提呈自身抗原是调控自身免疫的关键因素，尤其是在个体发生过程中与免疫耐受诱导相关的抗原。

抗原、主要组织相容性复合体和 T 细胞受体这三方面间的相互作用是关注的焦点。

防止免疫系统识别自身抗原的内在机制失败可引起自身免疫反应。因此，自身免疫指机体对正常存在于体内物质的免疫反应。要了解自身免疫，重要的是首先了解免疫耐受。免疫耐受最佳定义为抗原诱导的免疫无应答（自身免疫认为是一种免疫耐受的失败）。免疫耐受不同于广义上的免疫抑制；它是抗原特异性的，除了通常用于诱导免疫耐受的抗原，它对抗原的免疫反应无损伤。

因为免疫耐受是抗原特异性的，所以这个过程必定包含了 T 淋巴细胞、B 淋巴细胞或者二者抗原特异性的克隆群体。在克隆水平上，仅克隆缺失或者克隆无能就可导致免疫耐受。克隆缺失的理论认为，在发育过程中，针对自身抗原反应的 T 细胞克隆在胸腺中就被彻底消除了。克隆无能的理论认为，针对自身抗原反应的 T 细胞克隆群体仍然存在，但是长期处于无应答状态。抑制 T 细胞理论认为，外周自身反应的 T 细胞受到特殊组织的 T 细胞调控。

着床是妊娠过程中最重要的一个方面，因此免疫研究将此作为研究目标。着床代表了一个关键的过程，此过程需要不同组织间免疫和遗传的相互反应。免疫系统可能影响着床的任何一个关键步骤，从而影响妊娠成功或失败。囊胚黏附只发生在"胚胎着床期"，着床期子宫上皮具有容受性。正如在人类胚胎着床研究中揭示的那样，如果子宫内膜不能和囊胚同步化，则会导致妊娠失败。

着床是人类生殖中最重要的限制因素。只有 25% 的受精卵能够活产，50% 会着床期失败。对早期复发性流产妊娠物的染色体核型研究表明，仅靠染色体异常并不能解释妊娠丢失的数量，提示大部分妊娠丢失的是染色体正常的胚胎，尤其是在 <36 岁的女性人群中。人类着床前胚胎表达主要组织相容性抗原，理论上来说可以诱导免疫反应，但是这些抗原在妊娠中的作用尚未明确。母体免疫反应可能对着床失败发挥一定的作用。

一、基本免疫原理

（一）固有和获得性免疫防御系统

对外来病原体入侵有效防御的重要性导致了固有（或天然）免疫和获得性（或特异性）免疫防御系统的发展。这两种免疫系统经常在抵御外来病原体中相互合作，但它们反应的强度、时长和特异性是不同的（表14-1）。

表14-1 固有免疫和获得性免疫的特点

特点	固有免疫	获得性免疫
特异性	非特异性	抗原特异性
理化屏障	皮肤、黏膜	外周和黏膜免疫系统
效应细胞	自然杀伤细胞、巨噬细胞	B和T淋巴细胞
循环分子	补体	抗体
可溶性介质	巨噬细胞产生的细胞因子（IFN-α, IFN-β, TNF-α）	淋巴细胞产生的细胞因子（IFN-γ）
反应时间	快速	初次和再次
记忆性	无	长久性

1. 固有免疫 由某些组织、吞噬细胞、细胞毒细胞及各种效应分子构成固有或者天然免疫，用以抵御外来病原体。皮肤和黏膜的防御系统足以清除周围环境中的潜在有害抗原。外来机体或细胞一旦侵入机体，引起初始炎症反应，该反应可通过血清补体成分的激活而放大，产生大量的酶和产物沉积在外来抗原的表面。固有免疫系统能够通过产生不同的攻击环境来识别区分有害的入侵者，例如细菌或病毒。其他的入侵者，例如精子或囊胚，引起与宿主相适应的炎症反应。但是，不考虑反应强度，与抗原初次暴露相比较，当组织再次受到外来抗原侵入，固有免疫反应的类型和幅度并无任何改变。因此，遇到不相关的抗原或者再次遇到同样的抗原，固有免疫反应完全一致，并无特异性，与抗原初次暴露相比，也无适应性改变。

2. 获得性免疫 获得性免疫以对外来抗原初次暴露产生的适应性改变为特征，称为初始应答。再次暴露于同一种抗原会引起再次免疫应答，其反应的数量和性质与初始应答不同。获得性免疫反应由具有抗原特异性的细胞和分子组成，通常与固有免疫系统的成分相互作用。在调理作用中，抗体与细菌表面抗原结合，有利于巨噬细胞的吞噬作用。另外，在初始免疫应答过程中，巨噬细胞能够处理并提呈蛋白抗原给特异性T细胞。

具有抗原特异性的淋巴细胞反应以其增殖和功能分化为特征，例如产生包括抗体、细胞因子这些可溶性介质，以及抗原特异性记忆的发展。对抗原典型的初始免疫应答大约有5d的滞后阶段，以较慢的增长速度达到低平台期，此时对抗原敏感性低。产生的低亲和力抗体以免疫球蛋白M（Immunoglobulin M, IgM）为主。相反，对同种抗原的再次免疫反应（及所有获得性记忆反应）在数量和性质上是不同的。反应在1～2d发生，迅速升高至高平台期，对抗原有高度的敏感性。抗体亲和力高，可以免疫球蛋白G（Immunoglobulin G, IgG）及免疫球蛋白A（IgA）或免疫球蛋白E（IgE）为主，抗体的类型取决于免疫反应发生的场所。

特异性免疫反应的主要特点与Burnett的克隆选择理论一致。这一假说认为：①单个淋巴细胞的抗原特异性建立在初始成熟阶段无抗原呈现的基础上；②每个淋巴细胞通过相同受体的多次复制表现独特的抗原特异性；③抗原与特异性受体结合诱导淋巴细胞的增殖和分化。抗原和淋巴细胞受体的相互作用是由抗原与受体间的相对亲和力决定的。克隆选择假说解释了针对同种抗原的再次应答反应更快速、强烈及持久。抗原引起的特异性淋巴细胞增殖引起了抗原反应性克隆细胞的产生。

抗原诱导产生的一部分增殖淋巴细胞可能发展为长期记忆性细胞并在体内存在多年。活化B细胞可以经过亚型转换，由IgM转换为IgG、IgE或者IgA，从而产生不同的生理和生物学特性。通过这些机制，成熟的免疫反应维持抗原特异性，同时建立记忆和功能的多样性。

基于淋巴细胞克隆选择的适应性免疫与特异性受体相关，它的发展至关重要，不管病原体如何不同，都可被识别并促进免疫记忆的发展。

（二）免疫反应的基本效应

1. 细胞效应 白细胞是免疫的细胞效应物，包括淋巴细胞、单核细胞、巨噬细胞、树突状细胞、中性粒细胞、嗜碱粒细胞和嗜酸粒细胞（表14-2）。根据功能和细胞表面标志物，淋巴细胞可进一步分为亚群，这些细胞表面分子称为"分化抗原簇"或者CD标志物。淋巴细胞亚群包括T细胞、B细胞和自然杀伤（natural killer, NK）细胞。B细胞和T细胞来源于骨髓，参与抗原特异性免疫反应。

（1）胸腺来源的T细胞：在人类，T细胞循环经过胸腺，在此获得特异性CD标志、抗原特异性及对自身抗原耐受（在本章中稍后讨论）。早期发育时，在胸腺成熟的T淋巴细胞同时表达CD4和CD8细胞表面受体，但在胸腺中最终存活的T细胞只能表达CD4和CD8细胞表面标记中的一个。当CD4阳性T

表 14-2 T，B 和 NK 淋巴细胞的特点

特点	T 细胞毒性 抑制性 T 细胞	辅助性 T 细胞 T 细胞诱导剂	B 细胞	自然杀伤细胞
符号	Tc/s	Th	B	NK
表面抗原	CD8$^+$	CD4$^+$	CD19$^+$	CD56$^+$
MHC 限制性	Ⅰ类	Ⅱ类	Ⅰ类和Ⅱ类	无
靶细胞	肿瘤，病毒感染细胞，同种异体移植物	B 细胞 Tc 细胞和前体细胞，巨噬细胞		肿瘤细胞，病毒感染的自体细胞
功能	杀伤外来细胞，下调细胞	分泌细胞介素	产生免疫球蛋白	免疫监视，细胞毒性
分化	胸腺	胸腺	骨髓	骨髓
特异性	抗原肽	抗原肽	天然抗原表位	不明确
抗原受体	T 细胞受体	T 细胞受体	细胞表面免疫球蛋白	免疫球蛋白的 Fc 段

细胞进入外周淋巴组织时，通常发展为辅助性 T 细胞。辅助性 T 细胞效应的功能包括在免疫反应中分泌可溶性介质，例如细胞因子。这些细胞因子又反过来调控 B 细胞、T 细胞和巨噬细胞的反应。CD8 阳性 T 细胞离开胸腺后，最终成熟分化为细胞毒性 T 细胞（cytolytic T cells，CTLs），它可裂解感染的或改变的靶细胞；或者分化为抑制性 T 细胞，目前称为调控性 T 细胞（regulatory T，Treg）。与辅助性 T 细胞和细胞毒性 T 细胞相比，目前对于 Treg 细胞的了解较少。

（2）骨髓来源的 B 细胞：在进入外周免疫系统之前，B 细胞似乎在骨髓中已经被训导过。与 T 淋巴细胞类似，B 淋巴细胞是抗原特异性的。与 T 淋巴细胞不一样的是，B 细胞分泌抗体，是体液免疫反应的特征（在本章中稍后讨论）。

（3）自然杀伤（natural killer，NK）细胞：淋巴细胞循环的第 3 种类型是自然杀伤细胞。NK 细胞有特征性的细胞表面标志物和受体，尽管这一概念在不断发展，但它们的活性通常没有抗原特异性。NK 细胞功能在于识别缺乏主要组织相容性复合体（major histocompatibility complex，MHC）类别Ⅰ的细胞（稍后在本章中讨论），以及在一线对抗防御病毒感染或癌变的靶细胞。NK 细胞同样通过表达表面受体来识别抗体包被的靶细胞。通过这些受体，NK 细胞发挥它的主要效应——抗体依赖的细胞毒效应（antibody-dependant cellular cytotoxicity，ADCC）。

（4）单核细胞，巨噬细胞和树突状细胞：像其他白细胞一样，单核细胞来源于骨髓干细胞。单核细胞进入外周血循环，并存在于几乎所有组织中。在特定组织中，单核细胞成熟分化为巨噬细胞。在一些组织中，巨噬细胞被赋予特有名称（如肺组织中的肺泡巨噬细胞和肝中的库普弗细胞）。巨噬细胞就是吞噬细胞，参与固有免疫和抗原特异性免疫反应。它们通过分泌细胞因子传递信号给 T 细胞和 B 细胞，或者以 T 细胞和 B 细胞识别的方式递呈抗原（抗原提呈），也可以直接裂解靶细胞。树突状细胞与巨噬细胞密切相关，大部分树突状细胞来源于骨髓中与巨噬细胞相似的细胞系。像巨噬细胞一样，树突状细胞是吞噬细胞，在抗原提呈中发挥重要作用。树突状细胞参与抗原特异性 B 细胞反应过程。

（5）其他效应细胞：中性粒细胞、嗜酸性粒细胞和嗜碱性粒细胞是效应细胞，在固有免疫防御病原体中具有重要性。每种细胞与特异性免疫介导的疾病相关，例如嗜酸性粒细胞常与抵抗寄生虫感染相关，并在哮喘中发挥重要的病理生理作用。

2. 免疫应答的可溶性成分

（1）免疫球蛋白和体液免疫：免疫球蛋白分子由重链和轻链组成的二聚体构成（图 14-1）。每一个重链和轻链的 N-末端部分具有高度多态性，被称为它们的可变区。一条重链的可变区与一条轻链的可变区组合，赋予免疫球蛋白其抗原特异性。免疫球蛋白重链和轻链的 C 末端部分称为恒定区，并具有很小的多态性。免疫球蛋白重链的恒定区可与其他免疫反应的组分相互作用。因为这些相互作用受重链恒定区亚型调控，因此，免疫球蛋白的功能效应也是如此。免疫球蛋白分子亚型包括 IgA，IgD，

IgE，IgG 和 IgM。IgG，IgE 和 IgD 分子是典型的单一免疫球蛋白分子（单体）。IgA 分子通常为二聚体，IgM 分子通常为五聚体（图 14-2）。

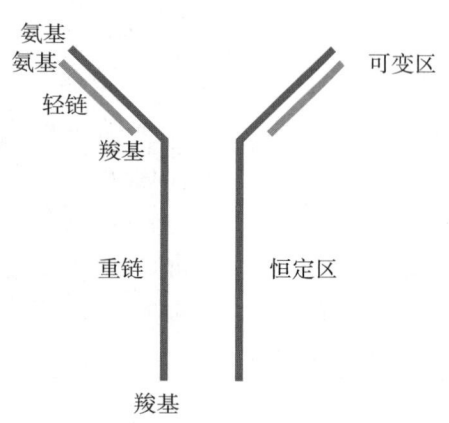

图 14-1 典型的免疫球蛋白分子

重链恒定区［羧基（COOH）端］的亚型决定功能。重链和轻链组合可变区的［氨基（NH₂）端］决定抗原特异性。IgG，IgE 和 IgD 亚型是这种结构中典型的单体

每种免疫球蛋白亚型具有独特的功能。IgA 二聚体通过 J 链或结合片段连接，在肠道和女性生殖道黏膜组织中得到最好的描述，在这些部位，IgA 二聚体通过 J 链与黏膜来源的分泌组分相互作用，被主动转运到黏膜腔，这使 IgA 暴露于黏膜表面并与抗原相结合。在寄生虫感染中，IgE 分子在寄生虫感染中与嗜酸性粒细胞相互作用，并引起嗜酸性粒细胞介导的靶细胞裂解。IgE 分子也可通过与肥大细胞相互作用，参与迟发型超敏反应。膜结合的 IgD 和 IgM 单体是位于幼稚 B 细胞上抗原识别 B 细胞受体的组成部分。五聚体的 IgM 分子激活补体级联反应。对于幼稚 B 细胞，分泌型的 IgM 多聚体是幼稚细胞特征性的早期抗原特异性反应。

（2）初次和再次免疫反应：如果幼稚 B 淋巴细胞识别的抗原不是多肽，T 细胞不会参与此反应。反过来，尽管初始免疫反应具有抗原特异性，但亲和力低，更多的分泌 IgM，而不是 IgG，不会产生免疫记忆。相反的，如果幼稚 B 细胞识别多肽抗原，CD4⁺T 细胞会辅助 B 细胞，促进初始免疫反应，当再次遇到相同抗原刺激，会促进再次体液免疫反应的发生。如前所述，固有或初始免疫反应需要强烈的抗原刺激，通常抗原暴露后 5～10d 反应到达高峰。初次免疫反应通常分泌更多的 IgM 而不是 IgG，反应的强度也弱于再次遇到多肽抗原时的免疫反应。初次遇到多肽抗原会促进记忆性 B 细胞的产生，从而引起特征性的再次体液免疫反应。抗原暴露与 T 细胞的辅助作用，这两者结合活化了 B 细胞，引起再次免疫反应中典型的抗体亚型转换。当再次暴露于同种多肽抗原，再次免疫反应随之而生。与初始免疫反应相比，更少的抗原刺激就能诱发再次免疫应答，且更快地到达顶峰（一般暴露后 2～5d），也比初始免疫反应更强烈。因为抗体亚型转换，再次免疫应答中主要的免疫球蛋白亚型是 IgG，而不是 IgM。

这些 IgG 分子有多种免疫功能效应。IgG 能通过胎盘，将免疫力从母亲传递给胎儿。IgG 通过可变区能与抗原直接结合，这使 IgG 重链的自由恒定部分（free constant portion，Fc portion）可被巨噬

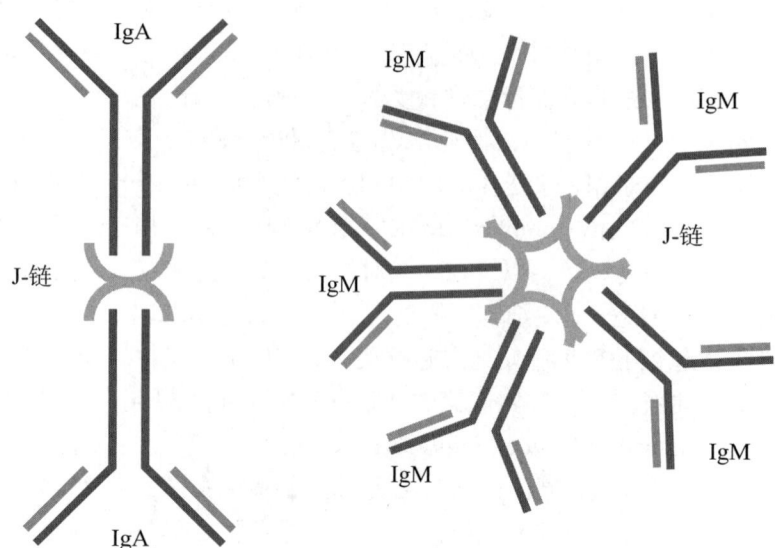

图 14-2 IgA 二聚体和 IgM 五聚体

每个结构通过连接链（j-链）连接

细胞识别、内吞，这个过程称为调理作用。相似的是，与细胞相关抗原结合的 IgG 可通过细胞毒性 T 细胞、NK 细胞或 NKT 细胞传递裂解信号，导致抗体依赖性细胞毒作用（antibody-dependant cellular cytotoxicity, ADCC）发生。最终，IgG 分子激活补体级联反应。

（3）补体：补体级联是固有免疫的重要组成部分。可能将补体级联比作更熟悉的临床实例——凝血级联反应是有用的。两者组分均以失活的形式循环。每条通路的活化可通过两种机制发生，内源性和外源性凝结通路，补体级联可通过经典途径和旁路途径激活（图 14-3）。当补体 C1 与抗原-抗体复合物（IgG 或 IgM）结合时，经典途径活化。当补体 C3b 与活化表面如细菌病原体的胞壁结合时，旁路途径被激活。每条通路引起一系列活化酶对后续补体级联组分的消化。像凝集级联反应一样，两种补体级联的活化途径交叉、结合，最终形成一个共同的效应途径结束。补体级联后期的组分可与特异性补体受体结合，引发病原体吞噬、体液免疫活化，或两者同时发生。此外，补体级联活化可导致膜攻击复合物（membrane attack complex，MAC）的形成，通过在靶细胞上形成离子渗透膜孔，间接导致靶细胞渗透性裂解。

（4）细胞因子：迅速扩增、丰富多态性的细胞因子家族与免疫球蛋白和补体级联组分共同组成免疫反应的可溶性介质。细胞因子由免疫细胞产生，属于分泌性蛋白家族，包括白介素、干扰素、肿瘤坏死因子、转化生长因子和趋化因子。这些细胞因子可能是自分泌、旁分泌或者内分泌，由特异性细胞因子受体介导产生效应。大多数细胞因子半衰期短，所以直接作用持续时间通常较短。然而，通过级联反应的细胞因子分泌和效应，细胞因子通常刺激其他免疫细胞的活性。这类可溶性免疫介质家族的成员通常具有互补和（或）过高的活性。除了在免疫学中的许多作用外，细胞因子可直接调控辅助性 T 细胞分化。从胸腺到外周组织循环过程中，$CD4^+T$ 细胞呈现为功能不成熟的状态（Th0）。辅助性 T 细胞表型/极化模型认为，首次识别抗原并在 Th0 细胞表面表达辅助受体，Th0 细胞分化为成熟 T 的表型在很大程度上取决于所处的细胞因子微环境（图 14-4）。某些细胞因子在辅助性 T 细胞的极化反应中具有特别重要的作用。如果在以白介素-12（cytokines interleukin 12，IL-12）、IL-18 和干扰素 γ（interferon gamma，IFN-γ）为主的环境里，抗原被 Th0 细胞识别，辅助性 T 细胞以分泌促炎性细胞因子为主，包括干扰素 γ、白介素-2（interleukin 2，IL-2）和肿瘤坏死因子 α（tumor necrosis factor alpha，TNF-α）。这种类型反应称为辅助性 T 细胞 1 型（Th1）反应。如果 Th0 细胞识别抗原发生在以 IL-4 为主的微环境中，辅助性 T 细胞反应主要是 Th2 型，以分泌 IL-4，IL-5，IL-9 和 IL-13 为主。这些 Th2 型细胞因子反过来引起过敏反应的发生，包括肥大细胞和嗜酸性粒细胞活化及抗体生成。Th1 型反应促进 Th1 型免疫反应，抑制 Th2 型反应。

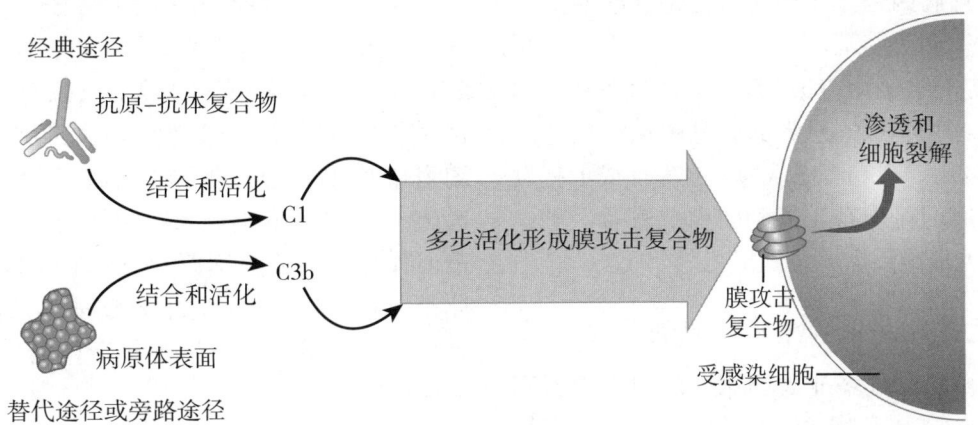

图 14-3 补体介导细胞溶解的活化通路

补体成分 C1 与抗原抗体复合物结合启动补体活化的经典通路。补体 C3b 与活化表面如细菌壁结合激活旁路途径。任何一条通路的激活可导致一系列酶的活化。这些通路聚集并形成膜攻击复合物（MAC）。MAC 使渗透压改变并裂解靶细胞。补体激活可引起炎症反应的发生，对致病物质的直接调理作用及清除多余的免疫复合物

Th2 型反应启动正反馈环路促进 Th2 反应活性增加，抑制 Th1 效应。一些其他的辅助性 T 细胞反应也被区分出来。Th3 和 Tr1 反应以分泌转化生长因子 β（transforming growth factor beta, TGF-β）为主；调节性 T 细胞（T regulatory, Treg）以分泌 IL-10 为特征；而 Th17 反应则以分泌 IL-17 为主。

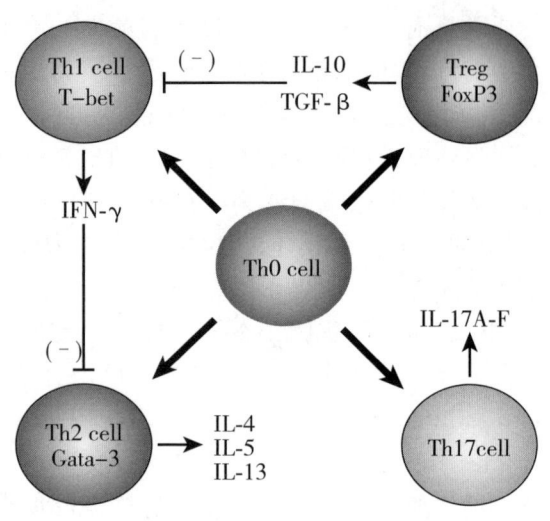

图 14-4　TH1/TH2 极化模式

抗原被抗原递呈细胞提呈给未成熟的辅助性 TH0 细胞所处的细胞因子微环境促使 TH0 细胞发育成 ThH1，TH2，TH17 和 Treg 细胞表型。每种辅助性 T 细胞表型通过抑制其他细胞的发育，从而促进自身细胞的发育。Th1 cell，1 型辅助性 T 细胞；Th2 cell，2 型辅助性 T 细胞；Th17 cell，17 型辅助性 T 细胞；Treg，调节性 T 细胞；Th0 cell，不成熟 T 细胞；IL-10，白介素 -10；IL-4，白介素 -4；IL-5，白介素 -5；IL-13，白介素 -13；TGF-β，转化生长因子 β；IL-17A-F，白介素 17A-F；IFN-γ，γ-干扰素

辅助性 T 细胞极化的改变可能会导致免疫性疾病的发生。尽管病因未完全阐明，但是这些疾病以细胞因子分泌失调为特征。例如，一些类型的哮喘患者，肺部因趋向 Th2 和 Th17 反应而产生不适当的免疫极化反应。克罗恩病患者的肠黏膜免疫反应向 Th1 表型发生极化。现有假说认为，自发性或者复发性妊娠丢失的原因可能在于遇到胎盘抗原时，母体淋巴细胞 Th2 型极化反应不足。

（三）免疫特异性和免疫细胞训导的基础

虽然免疫系统的许多显著特点可以用免疫反应的细胞和可溶性成分来描述，但是免疫反应还有另外两种特征需要特别讨论：免疫系统抗原识别的特异性和 T 淋巴细胞训导。

1. 抗原递呈　获得性免疫反应中效应细胞所识别的大部分抗原不能以孤立的状态检测到，而需要被特异性的递呈给效应细胞。在抗原递呈过程中，抗原被放置在这样一种环境下：抗原被细胞递呈后，能够被效应细胞识别为"自身来源"或者是外来抗原。这个过程称为抗原递呈，是细胞免疫和体液免疫反应中实现抗原特异性所必需的。

2. 主要组织相容性复合体　位于人类 6 号染色体短臂上的主要组织相容性复合体是一个由 400 万碱基对脱氧核糖核酸（deoxyribonucleic acid, DNA）组成的片段，编码许多参与固有和获得性免疫反应的分子（图 14-5）。这个高度多态性的 NDA 区域包含大约 130 个基因和约 100 个假基因。并不是所有这些基因都与免疫功能关，但是其中两组基因在抗原递呈中发挥主要作用。这些基因位点编码 MHC-I 类、MHC-II 类产物（图 14-6）和参与抗原递呈的一些其他分子。MHC-I 类分子，如人类白细胞抗原（human leukocyte antigen, HLA）-A，B 和 C，几乎在人类所有细胞表面表达。它们通过在感染细胞表面呈现递呈的病毒抗原来防御细胞内病原体，如病毒，或者通过递呈致癌性转化的细胞内异常蛋白来检测癌变细胞。MHC-I 类产物也在移植物识别和排斥中发挥核心作用。在前面的每一种情况下，MHC-I 类分子作为 CD8$^+$ 细胞毒抑制性 T 细胞上 T 细胞受体（T-cell receptor, TCR）的重要配体。它们同样也是 NK 细胞上许多受体的重要配体。MHC-I 类分子介导的细胞内相互作用通常活化免疫反应的细胞内部分，从而导致表达 I 类分子的抗原递呈细胞凋亡（如病毒感染、肿瘤或移植）。

与广泛表达的 MHC-I 类分子不同，MHC-II 类分子（人类白细胞抗原 HLA-DR，HLA-DP 和 HLA-DQ）只表达在有限的"专职"抗原递呈细胞的表面。这些细胞包括树突状细胞、巨噬细胞、单核细胞、B 细胞和组织特异性抗原递呈细胞（如皮肤的朗格汉斯细胞）。MHC-II 类分子在防御细胞外病原体中发挥重要作用，主要是细菌。CD4$^+$T 细胞上的 T 细胞受体是 MHC-II 类分子的主要配体。因此，MHC-II 类分子与这些辅助性 T 细胞相互作用，主要调控体液免疫反应。

具有显著多态性的经典 MHC-I 类和 MHC-II 类基因可以识别、递呈各种各样的多肽。事实上，通常在每个物种的所有位点里，MHC 基因的多态性最高。在 MHC-I 类（细胞内病原体蛋白）和 II 类（细胞外病原体蛋白）抗原递呈通路中，人体内几乎每一个

蛋白都可以找到。它们通常是外来抗原（非自身抗原）或者改变的自身抗原，被识别后激发免疫应答反应。未患自身免疫性疾病的情况下，自身抗原未改变的多肽不会激发免疫反应。

许多其他免疫相关基因位于 HLA 位点。这些包括许多编码补体组分和细胞因子的基因（图 14-5）。其他的 MHC 分子同样也是由 6 号染色体上 HLA 区域的基因编码。这些包括非经典的 MHC-I 类分子（HLA-E，HLA-F 和 HLA-G）和 MHC-I 类样分子，如 MHC-I 类多肽相关序列 A 和 B（MHC class I polypeptide-related sequence A and B, MICA 和 MICB）。与经典的 MHC 分子相比，这些分子具有较少的多态性，因此在抗原递呈中的作用相对较小。非经典和 MHC-I 类相关分子在黏膜免疫反应中发挥重要作用，包括生殖道中的分子（稍后在本章中讲述）。

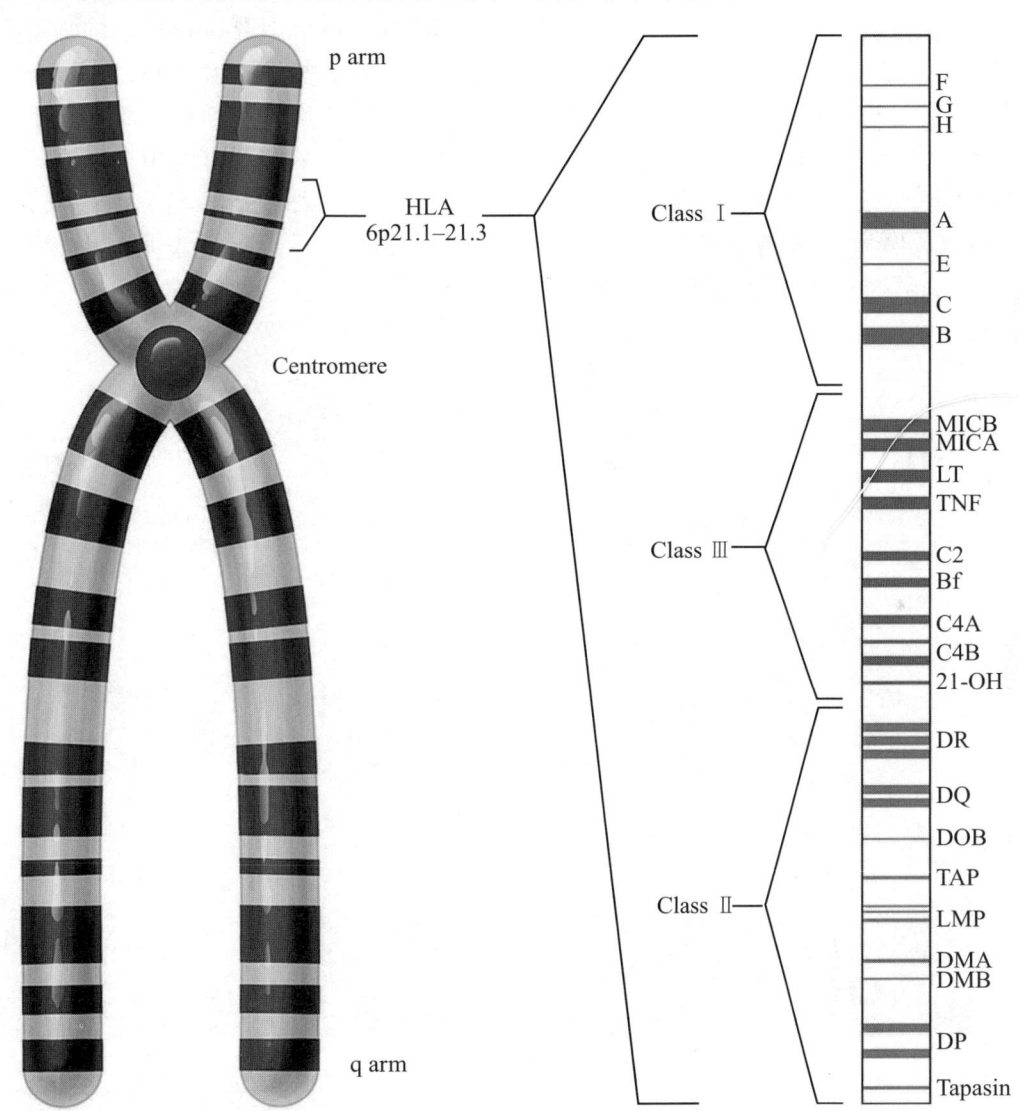

图 14-5 主要组织相容性复合体

主要组织相容性复合体（MHC）是位于人类 6 号染色体短臂上的区域，编码人类白细胞抗原和一些与抗原递呈和免疫反应相关的分子。MHC 包含 400 多万个碱基对（6p21.1-21.3）和 200 多个基因，其中很多具有多态性。编码基因可分为 MHC-Ⅰ类、MHC-Ⅱ类和 MHC-Ⅲ类区域。着丝粒区域编码 MHC-I 类分子重链区域，这些都认为是经典分子，并具有高度多态性（HLA-A 和 HLA-B 具有有限的分子多态性，HLA-C），以及那些非经典分子（HLA-E，HLA-F，HLA-G 和 HLA-H）。MHC 的着丝粒区域编码 MHC-Ⅱ类分子重链（HLA-DR，HLA-DQ 和 HLA-DP）和其他参与抗原递呈的分子。其中有抗原递呈转运体［（TAP）把多肽从细胞质转运到内质网中并转载到 MHC-I 类分子多肽结合槽中］和一些参与 MHC-II 类分子（DMA，DMB，DOB）装载多肽的蛋白质。Tapasin 是一个 TAP 相关的糖蛋白。MHC-Ⅲ类区域位于 MHC 分子的中间位置，并编码许多补体级联的组成成分（C2，B/Bf 因子，C4A 和 C4B），肿瘤坏死因子 α 和 β（TNF-α 和 TNF-β），淋巴内毒素（LT）和 MHC-I 类样分子，MICA 和 MICB。p arm，短臂；q arm，长臂；Centromere，着丝粒；Class I，I 类分子；Class Ⅱ，Ⅱ类分子；Class Ⅲ，Ⅲ类分子；MICA，MHC-I 类多肽相关序列 A；MICB，MHC-I 类多肽相关序列 B；TNF，肿瘤坏死因子；LT，淋巴内毒素；TAP，抗原递呈转运体

3. 淋巴细胞训导 免疫系统中的细胞能够区分自己和非己是必需的,在这点上,B 淋巴细胞的训导可能只涉及一个步骤——阴性选择。那些表达受体的未成熟 B 细胞,可以高亲和力识别自身抗原,被杀死而不能离开骨髓。这是针对自身抗原的阴性选择过程,促使 B 细胞可以识别并耐受自身抗原。B 细胞诱导的自身耐受不依赖于 MHC 分子。

相比而言,T 淋巴细胞在胸腺中通过两个步骤完成训导过程。胸腺中的未成熟 T 细胞既不表达 T 细胞受体(TCR)也不表达 CD4 或 CD8 共同受体。一旦进入胸腺,所有的这 3 种细胞表面分子都会表达出来。经过胸腺训导的过程,CD4/CD8 双阳性的细胞经过阳性选择和阴性选择后,T 细胞从 CD4/CD8 双阳性的细胞成熟为 CD4 或者 CD8 单阳性的细胞。这两步成熟过程选择出了带有 T 细胞受体,能够识别自身 MHC 分子的 T 细胞。那些能够识别自身 MHC-I 类分子注定要成为 CD8 单阳性的细胞毒性 T 细胞/抑制性 T 细胞。那些能够识别自身 MHC-II 类分子注定成熟为 CD4 单阳性辅助性 T 细胞(图 14-6)。那些不能识别自身 MHC 分子的未成熟 CD4/CD8 双阳性胸腺细胞将通过凋亡机制而死亡。胸腺内 T 细胞成熟过程的第二步是阴性选择。胸腺内发育期中 T 细胞的阴性选择似乎依赖于 TCR 与 MHC-多肽抗原复合物识别的强度。如果识别力特别强,那这些细胞就会凋亡。这个功能将会消除与自身抗原肽反应的细胞,而它似乎在胸腺抗原提呈细胞的抗原结合裂口内相当丰富。因此存在于胸腺内的 T 淋巴细胞应该能识别自身 MHC 分子而忽视自身抗原。最近证据表明,NK 细胞可能也在效应部位被训导。

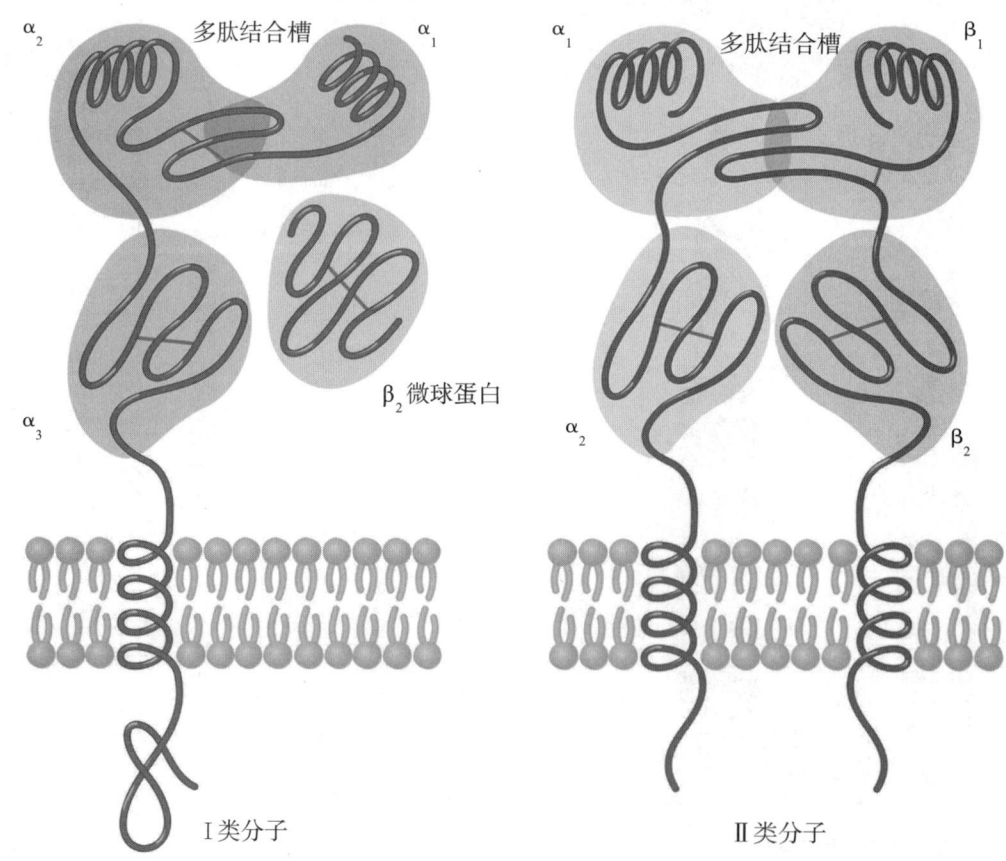

图 14-6 HLA 系统中 MHC- I 类和 II 类分子的分子结构

为了稳定表达在细胞表面,MHC-I 类分子必须包含一个由重链、轻链(β2 微球蛋白;β2m)和结合到多肽结合槽的抗原多肽组成的三聚体。MHC I 类分子重链由 3 个亚单位组成。α1 亚单位包含重链的氨基端与 α2 区域结合组成具有高度多态性多肽结合槽的分子。这些区域与 α3 区域的大部分位于细胞内。α3 区域同样包含 I 类分子重链的羧基端和跨膜部分。羧基端的尾部位于细胞质内。不像大部分其他的 MHC-I 类分子,HLA-G 的羧基端是缩短的,并只包含 6 个氨基酸分子。MHC- II 类分子是一个由两条重链 α 和 β 组成的二聚体。重链的 α1 和 β1 区域共同组成 II 类分子多肽结合槽。α2 和 β2 区域包含跨膜区域和胞内的羧基尾端

（四）黏膜免疫系统

1. 共同黏膜免疫系统 机体黏膜表面的大部分区域由先天的体液因素和细胞及被选择性地转运到外部分泌物的特异性抗体保护。这些抗体主要是 IgA 亚型。来自于摄取食物、空气中吸入的颗粒、黏膜表面的常驻微生物等环境抗原代表了整个免疫系统外部刺激的最重要来源。黏膜表面积大约有几百平方米，而皮肤只有约 $1.8m^2$。在黏膜组织有大量细胞处理抗原、产生抗体和产生先天体液因子，如溶菌酶、乳铁蛋白、过氧化物酶，这有助于保护黏膜表面。人类普通黏膜免疫系统的存在和黏膜 IgA 浆细胞的起源都基于大量的间接研究。远离抗原刺激部位的腺体所产生的外分泌物质含有分泌型 IgA 抗体，它对微生物和食物抗原是特异性的。细菌和病毒的摄入导致唾液、乳汁和眼泪中同时出现特异的分泌性 IgA 抗体，但在血清中并不存在。最有名的例子就是通过母乳中的分泌型 IgA 抗体，母亲将特异性免疫传递到婴儿。口服免疫后 7~12d，在外周血单核细胞中能短暂检测到特异性抗体生成细胞，之后唾液和眼泪中出现特异性分泌型 IgA 抗体。对来自刺激后人类外周血单核细胞的 IgA 特性分析发现，这些细胞主要产生聚合型的 IgA，提示 IgA 亚型的分布并联想起黏膜组织中的 IgA 细胞。

共同黏膜免疫系统总结如下（图 14-7）。各种

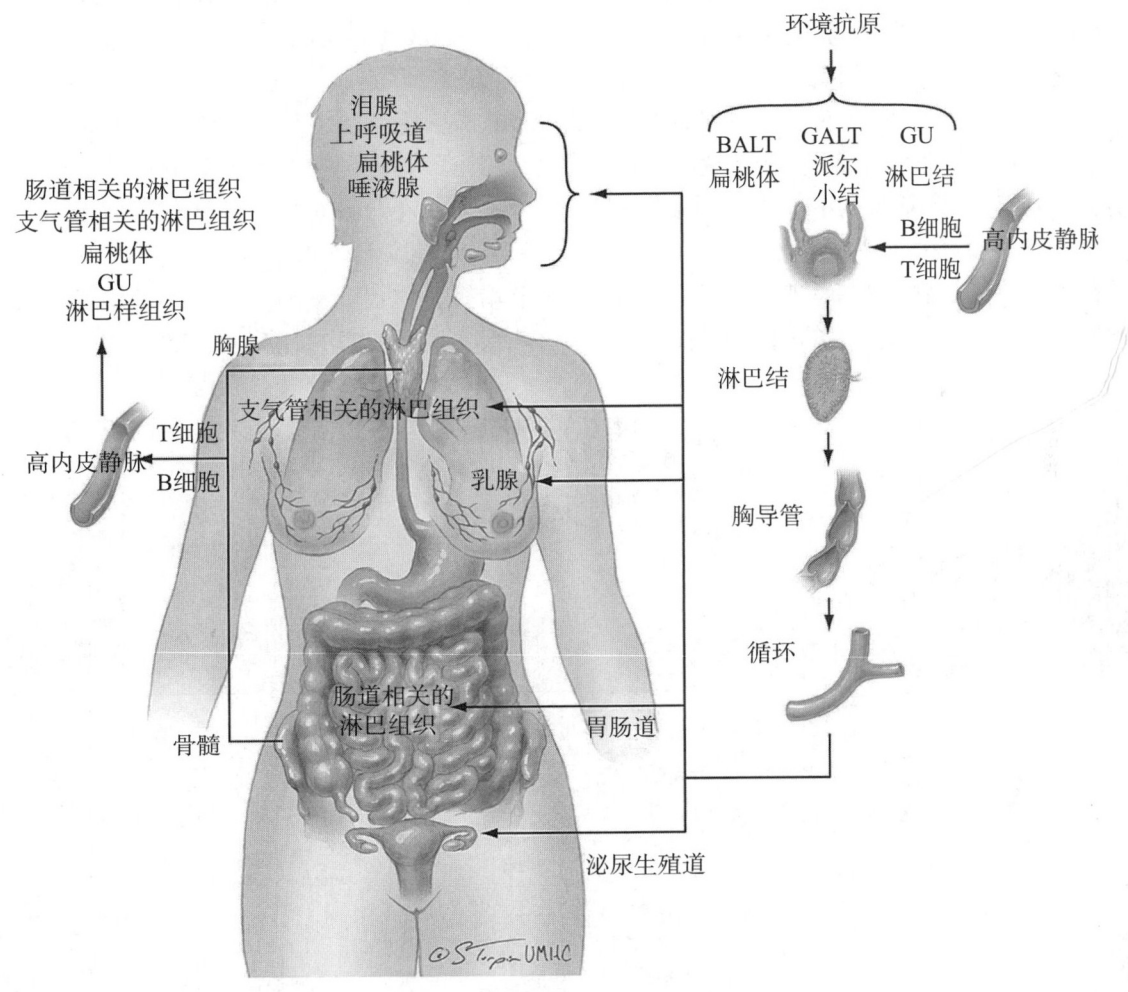

图 14-7 人类共同黏膜免疫系统模型

人类免疫细胞主要通过位于口腔、胃肠道、呼吸道和泌尿生殖道的黏膜表面接触环境抗原。在这些部位诱导抗原反应通常会引起其他部位的免疫反应。尽管黏膜诱导部位发生在这些黏膜表面的任何一个部位，但是研究最深入的是胃肠道。在这里，大量的环境抗原被专门的上皮细胞摄入，这些细胞包括一个专门的免疫细胞群体，称为派尔集合淋巴结。经典的免疫细胞穿过高皮内小静脉（high endothelial venules, HEV）到达并定居于派尔集合淋巴结中，这些细胞包括 T 细胞、B 细胞和树突状细胞。此部位中抗原处理和提呈能力很强，可能包括局部黏膜上皮细胞。来自于黏膜诱导部位的亚型专一和抗原敏感的黏膜 IgA 浆细胞的前体细胞 [主要是肠道和支气管相关的淋巴组织（GALT 和 BALT），但还有扁桃体和泌尿生殖道黏膜组织] 通过淋巴结和胸导管进入总循环。这些细胞归巢并定位于黏膜组织和外分泌腺。诱导部位的 B 细胞最终分化为 IgA 浆细胞。$CD4^+$ 和 $CD8^+T$ 细胞同样归巢到黏膜效应部位

环境抗原可被派尔集合淋巴结（Peyer 斑）专职的上皮细胞（M 细胞）摄入，进入富含大量抗原处理和抗原提呈细胞的派尔集合淋巴结。据推测，来源于骨髓的不成熟 IgM⁺B 细胞在特异性 T 细胞、派尔集合淋巴结树突状细胞或者 T 细胞来源的细胞因子作用下，转变成 IgA⁺ 的 B 细胞。这些亚型和抗原定型细胞离开派尔集合淋巴结，在肠系膜淋巴结中成熟，通过胸导管进入外周血液循环，定居于黏膜组织和腺体（主要是肠道），最终分化为产生 IgA 的浆细胞。

2. 女性生殖道的黏膜免疫系统 尽管女性生殖道被认为是一个完整的黏膜免疫系统，但是生殖免疫系统不同于其他典型黏膜部位的黏膜免疫，具有其独特的特点。最重要的是，女性生殖道的黏膜免疫系统受到大量激素调控，在生殖周期，这些激素调节生殖道中免疫球蛋白的转运，细胞因子的水平，各种细胞的分布和抗原递呈。除了免受潜在危险的感染因素，还必须适应一系列生理事件，包括受精、着床、妊娠及分娩。在整个月经周期中，维持免疫平衡以应对细菌、酵母、病毒的挑战，而且不能干扰妊娠。在妊娠过程中，除了防御感染，黏膜免疫系统经历了进一步的调整以支持免疫独特性的胎儿-胎盘单元。

为了满足这些挑战，生殖道分成几个部分，包括卵巢、输卵管、子宫、宫颈和阴道，由内分泌系统进行精确调控。黏膜免疫系统在每一个部位的表现，有利于母体和胎儿存活。不同于其他黏膜分泌物，生殖道分泌物具有独特性，其中分泌型 IgA 是主要亚型，下生殖道中 IgG 水平相当于或者高于分泌型 IgA 水平。最后，因为缺少经典的黏膜淋巴上皮诱导部位，女性下生殖道中局部抗原刺激引起的免疫反应较弱，例如：肠道派尔集合淋巴结（图 14-8）。

（1）生殖道分泌物中的免疫球蛋白：其浓度依赖于激素和局部因素，如炎症的存在。很多关于女性生殖道分泌物中抗体特异性 IgG 来源的研究表明，局部产生的 IgG 和浆细胞来源的 IgG 都是生殖道分泌物中 IgG 的来源。不管何种来源，IgG 通过细胞间扩散-被动方式，或者通过受体介导的转运-主动方式进入生殖道管腔的途径尚未阐明。

宫颈黏液中的 IgA 主要是分泌型 IgA，还有少部分的 IgA 单体。IgA 亚型分布类似于下肠道中 IgA1 和 IgA2，以大致相同的比例存在。IgA2 比例增加可能增强某些特定抗体的功能优势，因为他们能够抵抗很多致病细菌的 IgA1 蛋白酶。

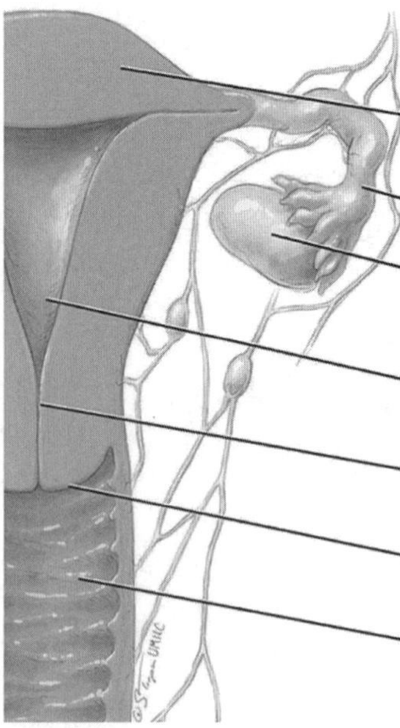

	体液免疫			细胞免疫					
	产生免疫球蛋白的细胞	J链	上皮	T细胞 CD4	CD8	自然杀伤细胞	巨噬细胞/单核细胞	树突状细胞	中性粒细胞
子宫肌层	-	-	-	-	-	-	-	-	-
输卵管	+	+	+	++	++	+	+	+	+++
卵巢	-	-	-	+	+	-	+/-	+/-	+
子宫内膜	+/-	-	-	++	++	++	++	+	++
宫颈内口	+++ IgA=IgG >IgM	+	+++	++ ++ 聚合物		+	+	++	++
宫颈外口	++	+	+	+++	+++	++	+	+	++
阴道	+	-	-	+++	+++	++	+	+	++

图 14-8 女性生殖道黏膜免疫系统的组成成分

-. 阴性；+/-. 偶尔阳性或可疑；+. 弱阳性；++. 中度阳性；+++. 强阳性

（2）生殖道分泌物中的细胞因子：与其他黏膜组织不同，生殖道的特点是在每个月经周期中，都有进行性组织生长和重塑。细胞增殖、凋亡和细胞迁移是生殖道更新所必然产生的。为准备受精、着床的黏膜组织生长和成功妊娠是由一系列不断变化的细胞因子和黏附分子的表达介导的，而这些都受到性甾体激素的调控。如IL-1β，IL-6和IL-10这些在整个生殖道产生的多功能细胞因子，在B淋巴细胞成熟为产生免疫球蛋白的浆细胞中发挥重要作用。当用IL-4和IFN-γ处理体外培养的人类内膜细胞后，雌激素促进多聚体IgA受体的表达，从而促进IgA转运到管腔中。人类宫颈黏液中存在调控性细胞因子，如IL-10，IL-1β和IL-6，并且它们的水平与周期性生殖激素雌二醇和孕酮相关。细胞因子和趋化因子是由永生化的人宫颈上皮细胞系分泌的，至于分泌哪一种，取决于细胞暴露的激素环境。

（3）女性生殖道中的细胞：月经周期中分泌的雌二醇和孕酮都直接和间接地作用于上皮细胞和其他免疫细胞，在女性生殖道中以一种独特的方式调整免疫功能。女性生殖道包含全部种类的白细胞，与其他黏膜组织和外周血中的白细胞相同，以类似的方式发挥作用。巨噬细胞主要分布在上皮和肌肉层，散在于输卵管、宫颈、阴道，并在子宫中形成小聚集体。子宫NK细胞是$CD56^+/CD16^-$，与外周血中的$CD56^-/CD16^+$NK细胞表型不同，存在于子宫内膜，数量在月经分泌期和早孕期增加。免疫细胞占输卵管、子宫、宫颈内膜、外宫颈和阴道组织中总的非肌细胞的6%~20%，月经周期各阶段并无显著变化。生殖道中大约50%的淋巴细胞是$CD3^+$T细胞，其他细胞由中性粒细胞（$CD66b^+$）、B细胞（$CD19^+$）和单核细胞（$CD14^+$）组成。特殊的是，NK细胞和$CD3^+$T淋巴细胞，包括$CD4^+$T辅助细胞和$CD8^+$细胞毒细胞-抑制性细胞，是内膜淋巴细胞中两个主要的淋巴细胞亚群。研究表明，宫颈组织的MHC-Ⅰ类分子限制性$CD8^+$和MHC-Ⅱ类分子限制性$CD4^+$细胞毒性T细胞能够裂解表达HIV-1和其他病毒蛋白的自体靶细胞。

子宫内膜中分散的淋巴聚集（滤泡）主要是以B细胞（$CD19^+$）为核心，外周被T细胞（$CD3^+$，CD8+，$CD4^-$）包围及巨噬细胞（$CD14^+$）形成外晕。生殖道中的抗原递呈细胞，按照比例来源于生殖道细胞和外周血单个核细胞，负责递呈抗原给T淋巴细胞来启动免疫反应。

3. 分泌性和全身免疫系统的独立性 把血清和分泌物中IgA的分子特性与分泌组织和骨髓细胞中的IgA相比较，显示人类血清和分泌型IgA系统表现出很大程度的独立性（表14-3）。骨髓组织产生的IgA（血清IgA的主要来源）分子特性与分泌组织和腺体产生的IgA（分泌型IgA的来源）是不同的，不同之处在于血清IgA主要是单体型的，而分泌型IgA是由带J链的聚合物组成。另外，一方面是血清和骨髓细胞中IgA亚型，另一方面是分泌性组织和腺体中的外分泌物和细胞，二者平行分布，强烈提示这两个系统由不同特性的IgA分子和细胞群体作为代表。血清和分泌型IgA系统的个体发生明显表现出独立成熟模式的特点。早在出生后1个月至2岁前，外分泌物中的IgA已达到成年人水平，但是直到青春期，血清中IgA的水平才达到成年人水平。

表14-3 人类血清和分泌型IgA抗体特性及非黏膜和黏膜组成部分IgA细胞的特点

特点	血清/系统	分泌型/黏膜
IgA的分子形式	IgA单体	IgA多聚体
IgA亚型	IgA1 >> IgA2	IgA1 ≥ IgA2
分泌物转运	否	是
个体发生	成熟晚	成熟早
J链表达	大部分阴性	大部分阳性
分泌成分结合	大部分阴性	大部分阳性
前体来源	骨髓	派尔小结

把外周血和女性生殖道外分泌物中免疫球蛋白的水平和分子特性相比较，结果表明，人类全身免疫系统和黏膜免疫组分显示出很大程度的独立性。与普通黏膜免疫系统的其他组分相比，女性生殖道黏膜免疫系统的特点在于其系统组分的显著不同，包括免疫球蛋白亚型分布，B细胞和T细胞的表型和独特的分布，激素依赖性强，缺少典型的淋巴上皮诱导部位，对局部感染和某些抗原的免疫反应相对不足。

二、同种异体免疫和生殖

（一）胎儿同种异体移植物

人类妊娠的维持需要母体和胎儿之间努力达到紧密的平衡和合作。尽管胎儿作为同种异体移植物的概念是由Billingham和其同事在60年前第一次提出来的，更重要的是，母体和胎儿之间免疫的相互作用是双向的，比简单的同种异体移植模型更复杂。胎儿携带了母体和父系抗原，更准确的称为半同种异体移植，但是仍然必须规避潜在的灾难性的同种异体免疫。这要通过改变抗原递呈和分泌免疫调控的妊娠激素实现。反过来，母体必须在对父系抗原的耐受和免疫防御病原体入侵之间达到平衡。母体通过局部改变蜕膜免疫细胞亚群以及局部和全身免疫调控激素及趋化因子-细胞因子分泌的变化而达到目的。

1. 母-胎界面免疫反应中细胞和可溶性介导因素

（1）免疫细胞亚型：如上所述，人类子宫内膜中免疫细胞的群体与外周血中的免疫细胞明显不同，包括极少的B淋巴细胞、大量的T细胞、巨噬细胞、NK样细胞和大量专职的免疫效应细胞亚群。这些驻留细胞的相对比例表现出显著的月经周期性变化。这些细胞群体的一部分值得特别描述，因为它们在女性生殖道和着床前蜕膜中都存在，并且对着床期和早孕期的固有免疫相互作用中发挥重要作用。

据报道外周免疫细胞同时具有NK细胞和T细胞的特性。在人类子宫内膜和蜕膜中检测到NKT细胞和其配体（如CD1）。NKT细胞与MHC样的抗原递呈分子CD1d相互作用，可导致促炎症反应或者免疫耐受效应，这表明这些相互作用在维持母-胎界面微妙的免疫平衡中发挥重要作用。其他NK样细胞同样存在于女性黄体晚期的内膜和蜕膜中。这些不寻常的细胞称为蜕膜颗粒淋巴细胞、大颗粒淋巴细胞（large granular lymphocytes，LGLs）和蜕膜NK细胞（decidual natural killer cells，dNKs），它们与外周血中典型的NK细胞不同，细胞表面CD分子表达出不同的表型。不过，大多数研究者认为它们是NK细胞的变异体。早孕期蜕膜中NK细胞的比例增加到占内膜淋巴细胞总数的70%~90%。在NK细胞表面分布着激活性和抑制性受体，蜕膜中的主要相互作用包括杀伤抑制性受体（killer inhibitory receptor，KIR）的配体与滋养细胞的MHC I类产物（在本章中已讲述）之间的作用，这些相互作用的结局不可能是细胞毒性的。然而，蜕膜NK细胞产生的细胞因子和趋化因子一般是免疫耐受性的，有助于滋养细胞侵袭和蜕膜螺旋动脉重塑。部分研究表明，蜕膜NK细胞来源于少量的内膜NK细胞，在妊娠期可大量扩增。如同先前的假设，这些细胞不是来自于外周血细胞。

因此，测定外周血NK细胞的数量或活性来预测妊娠结局不可能反映妊娠过程中蜕膜NK细胞的功能。

动物实验和人类研究的数据同样表明，巨噬细胞和TCRγδ+T淋巴细胞在早孕期免疫反应中的抑制作用。模拟辅助性T细胞的亚群，根据细胞因子分泌模式将巨噬细胞进行分类，子宫蜕膜中大量的巨噬细胞表现为典型的免疫抑制表型或者M2极化。M1表型发挥促炎症反应。相反，M2细胞分泌大量的白介素-10（interleukin-10，IL-10）和具有吲哚胺2,3双加氧酶酶（indoleamine 2,3 dioxygenase）活性。如上所述，推测TCRγδ+T细胞在固有免疫反应中具有重要作用。它在早孕期人类子宫内膜中大量增加，主要分泌IL-10和TGF-β，支持滋养细胞侵袭和抑制滋养细胞凋亡。所有这些应该有利于妊娠的维持。

（2）可溶性免疫效应：人类内膜和蜕膜中充满了能够分泌细胞因子和趋化因子的免疫细胞和炎性细胞，但是它们各自在妊娠维持中发挥的作用相当有限。在动物模型中分别敲除大部分细胞因子基因，没有任何因子在妊娠维持中是绝对需要不可替代的。虽然如此，仍然有两个因子经常作为特殊整体来进行讨论。白血病抑制因子（leukemia inhibitory factor，lIF）和IL-11是两个IL-6家族细胞因子，已经证实在小鼠囊胚着床过程中，这两个因子是必需的，但是在胚胎发育中并非如此，这提示它们的缺失可引起母体部分的缺陷。对这些着床异常的机制进一步描述，提示LIF在囊胚定位、黏附阶段发挥功能，IL-11对着床后的囊胚发生反应。单个细胞因子在妊娠维持中的必需作用是有限的，这说明单个因子可能在系统中冗余，应加快研究多种细胞因子的总体效应。

妊娠维持中应用Th1/Th2模式引起了这一假设，即人类正常妊娠的子宫内环境是Th2型优势，体外实验数据表明当胎盘抗原暴露时，具有正常妊娠史的妇女外周血细胞分泌Th2型细胞因子，而一些有复发性妊娠丢失史的妇女则存在Th1型免疫反应。典型Th1型反应的炎症因子（如IFN-γ）被证明对着床胚胎是有害的。而Th1/Th2模式可以作为我们理解妊娠维持中免疫学的基石，也有助于描述辅助性T细胞亚群和细胞因子/趋化因子活性的快速增加，说明Th1/Th2模式必然扩展，涵盖了Th17，Th3，调节性T细胞，甚至可能包括了母-胎界面更多分泌细胞因子的免疫细胞。另外，着床部位识别的抗原可能引起局部辅助性 T 细胞反应表型功能异常，这点在体内试验尚未得到证实。体外试验数据基于以下假设，即抗原来源于胎盘，这是一个合理但尚未被证实的假说。胚胎着床部位微环境的细胞因子特性难以得到证实，妊娠失败中的细胞因子失调也一直被是原因还是结果的关系所困惑。辅助性 T 细胞反应失调可能导致妊娠丢失的观点很有吸引力，但尚未证实。

2. 胎盘中抗原提呈 胎盘抗原递呈的特点是独特的。Medawar 的关于胎儿同种异体移植的悖论与胎盘缺乏 MHC-Ⅰ 类和 Ⅱ 类移植抗原这一假设相一致。但是这个假设只是部分正确的。MHC-Ⅱ 类分子并不表达在胎盘滋养细胞表面，经典的 MHC-Ⅰ 类移植抗原 HLA-A 和 HLA-B 也如此。经典的 MHC-Ⅰ 类产物 HLA-C 和两个非经典的产物 HLA-G 和 HLA-E 也只在滋养细胞的特殊亚群中表达。

人类胎盘是一个绒毛膜性的复杂结构，主要通过下面两种类型的细胞与母体组织间形成紧密的联系：①合体滋养（syncytiotrophoblast，SynT）细胞是胎儿来源的滋养细胞亚群，包被在胎盘绒毛的表面，直接与母体血液接触；②绒毛外滋养细胞（extravillous trophoblast，EvT）深入侵袭到母体蜕膜，直接与母体蜕膜免疫细胞相互作用，并重塑子宫螺旋动脉。这两种滋养细胞亚群都是来源于一个不明确的、干细胞样的细胞滋养细胞（cytotrophoblast，cytoT）亚群（图 14-9）。在胎盘绒毛表面、蜕膜和蜕膜螺旋动脉内，胎儿来源的滋养细胞与母体免疫效应细胞密切接触，由此暴露胎儿给潜在 MHC 限制性识别为非己成分。

尽管胎盘绒毛的合体滋养细胞缺乏 MHC-Ⅰ 类和 Ⅱ 类分子，但是绒毛外滋养细胞（EvT）和蜕膜血管内滋养细胞（endovascular trophoblast，EnT）并不缺

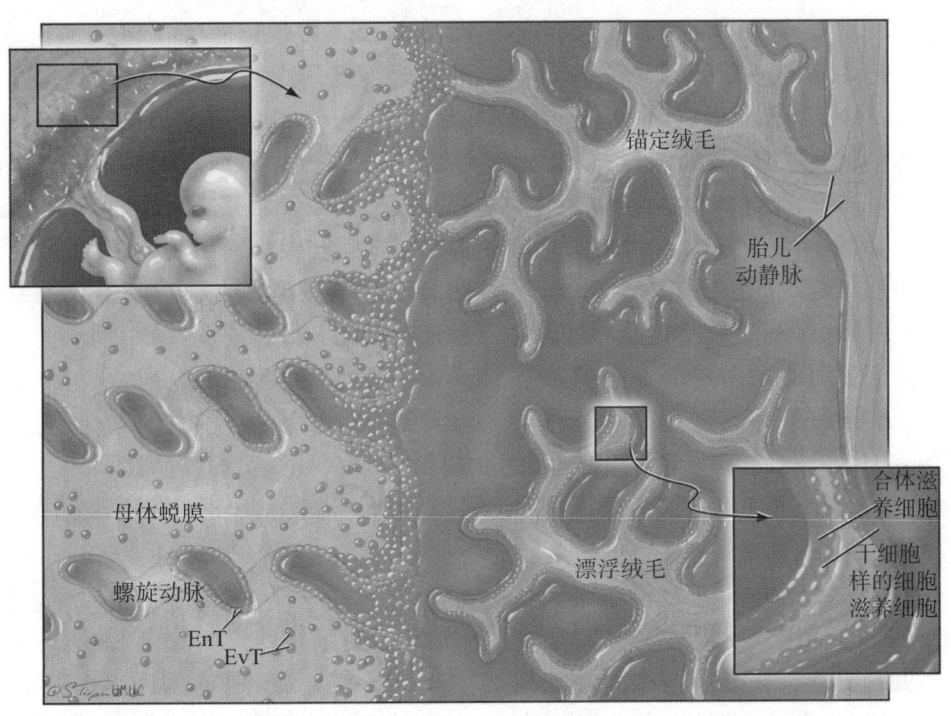

图 14-9 母-胎界面的滋养细胞

只有着床囊胚和发育胚胎中的滋养细胞可直接与母体组织接触，包括母体免疫细胞。这些细胞包括合体滋养细胞（Synt）、绒毛外滋养细胞（EvT）和血管内滋养细胞（EnT）。合体滋养细胞和血管内滋养细胞来源于干细胞样的滋养细胞。在整个胎盘漂浮和锚定绒毛组织的表面，细胞滋养细胞表面被一层多核的合体滋养细胞覆盖，这些合体滋养细胞直接与绒毛间隙中的母体血液接触。在锚定绒毛和母体蜕膜的接触点，一群细胞滋养细胞可分化为具有侵袭能力的绒毛外滋养细胞。在人类（不像小鼠）这些细胞可侵袭整个母体蜕膜组织（在这里与母体免疫细胞接触）并侵入子宫肌层的内 1/3。这些血管内滋养细胞重塑和取代母体螺旋动脉壁的典型细胞，使它们相对弛缓地提供母体血液到间隙组织。在这里，可看到血管内滋养细胞直接与母体血液接触。尚不明确血管内滋养细胞是否由绒毛外滋养细胞发展而来，或直接由细胞滋养细胞发展而来，或者由这两种滋养细胞发展而来。在这里，我们描述胎盘滋养细胞进入间隙组织堵塞螺旋动脉。这些滋养细胞堵塞在孕 12～13 周可消失

乏。绒毛外和血管内细胞滋养细胞上独特的 MHC I 类分子表达模式，以及与母体免疫系统的接触已经引起许多的假设和研究去解释为什么所有胎盘细胞下调经典移植抗原（HLA-A 和 B）的表达，但是侵袭性的绒毛外滋养细胞表达 HLA-C，E 和 G，可能不表达 HLA-F。这些特定的经典（HLA-C）和非经典（HLA-E，F 和 G）分子引起人们的兴趣，他们似乎表现出一个相当有限的多态性，对抗原递呈的有效性要比具有高度多态性的典型 MHC-I 类分子（HLA-A 和 B）组合要低。现在多数研究者认为滋养细胞抗原递呈分子在妊娠的固有免疫中发挥中心作用，尤其是在与大量神秘的蜕膜 NK 细胞之间的相互作用时（dNK；在本章中稍后讲述）。尽管这个新方法完全偏离 Medawar 的同种异体移植理论，但是得到了进化理论的支持。例如，因为 NK 细胞会识别和杀伤缺乏 MHC-I 类产物的细胞，有限多态性 I 类分子（HLA-G 和 E）的表达或者有限半衰期表面表达（HLA-C）可能保护绒毛外滋养细胞免受 NK 样 dNK 细胞介导的攻击。与 Medawar 及其同事不同的是，在所有滋养细胞上，经典移植抗原（HLA-A 和 B）的下调可能保护滋养细胞本身并免受同种异体 T 细胞攻击。实际上，在体外实验中，滋养细胞能够抵抗 $CD8^+$T 细胞的裂解，但是胎儿成纤维细胞不会。另外，滋养细胞表达的 HLA-C，-E，-F 或 -G 与母体免疫效应细胞表面受体的相互作用可能调控免疫细胞的细胞因子——趋化因子表达特性，滋养细胞 MHC 分子与蜕膜 NK 细胞及巨噬细胞上活化和抑制性受体间的相互作用也受到特别关注。这些相互作用很难引起细胞毒性作用，但是它在促进免疫效应功能中发挥重要作用，用以支持妊娠、促进蜕膜和血管滋养细胞侵袭、螺旋动脉重塑和血管生成。母体对同种异体妊娠产生适应性的改变过程中，对滋养细胞 MHC-I 类产物效应的需要并不是直接的。例如，循环的可溶性 MHC-I 类产物如 HLA-B，已经被证实可以促进免疫耐受。类似的可溶性滋养细胞 HLA-G，当分泌进入母体循环，可能促进母体对妊娠相关组织的免疫耐受。最终，滋养细胞 I 类分子和它的免疫细胞受体的多态性，以及改变的 I 类分子 /NK 受体库，这些都与不利的妊娠结局相关，尤其是分散性和复发性妊娠丢失。有趣的是，小鼠实验表明妊娠中抗原递呈受到严格限制，只是在血管内侵袭后参与（在人类妊娠 9～12 周后）。

3. 免疫调控和妊娠维持 现在大多数研究者认为在正常妊娠中，着床的胚胎通常可被母体免疫系统和免疫反应识别，包括对胎儿抗原的炎性血管生成反应，都已被证实。但是这些反应发生在一个以系统、局部激素和代谢大量变化为特征的环境中。这些变化可能具有潜在的免疫调控效应，任何一个或者所有变化对妊娠维持都可能是重要的。但是妊娠一直被认为是一个相对免疫抑制的状态以利于保护同种异体胎儿，这似乎过于简化了妊娠免疫学。妊娠并不是全身性免疫抑制的状态，而是一个免疫调控的状态。

一些研究支持正常妊娠时母体系统性免疫反应降低的说法，这对妊娠维持可能是必需的。例如，母体对破伤风类毒素和流行性感冒这类记忆性抗原的反应未能下调，就与复发性流产（recurrent pregnancy loss，RPL）患者的不良结局相关。辅助性 T 细胞 1 型反应（T helper cell type 1，Th1）介导的自身免疫性疾病，如类风湿关节炎（rheumatoid arthritis，RA）和多发性硬化症（multiple sclerosis，MS），通常在妊娠过程中会减轻。然而辅助性 T 细胞 2 型反应（T helper cell type 2，Th2）介导的疾病，如系统性红斑狼疮（systemic lupus erythematosus，SLE），在妊娠过程中会加重。此外，一些病毒性疾病和寄生虫病在妊娠期间第一次发病时，会尤其具有攻击力。然而，孕妇对绝大多数感染性疾病并不易感，也不会受大多数自身免疫性疾病的影响。

一般而言，无论妊娠与否，女性比男性更容易患自身免疫性疾病。这种在免疫反应中显著的性别差异认为是反映了生殖激素对周围细胞介导免疫的效应。生殖甾体激素（如雌激素、孕酮和睾酮）和蛋白激素（如泌乳素）都是强效的免疫调节剂。因为在母-胎界面微环境中生殖激素的浓度显著高于其在母体循环中的浓度，所以它们的效应可被进一步加强。

母体雌激素和孕酮的循环水平在妊娠早期升高，并且在整个孕期维持高水平（图 14-10）。这些激素中所描述的免疫调控效应被认为有助于妊娠。孕激素的免疫抑制特点包括抑制丝裂原诱导的 $CD8^+$T 细胞增殖及抑制这些细胞分泌细胞因子，促进 Th2 型免疫反应并伴随 LIF 表达增加。推测这两种反应促进免疫环境改善，有利于妊娠维持。有趣的是，孕酮对免疫细胞功能的效应并不是必须由经典的胞-核受体介导的，而是直接通过细胞膜改变或者通过胞膜上孕酮受体发生。推测雌激素相关的免疫变化促进妊娠维持，包括下调迟发型超敏反应（delayed type hypersensitivity，DTH）、促进 Th2 型免疫反应以及保护免受慢性同种异体排斥反应。泌乳素对细胞和体液免疫反应都有刺激作用。这些效应的强度依赖于泌乳素分子转录后的修饰，可能延伸到依赖于天然免疫效应细胞如 γδT 细胞。最近报道在人类妊娠早期，人绒毛膜促性腺激素通过募集调节性 T 细胞到达着床部位，参与妊娠免疫调控。

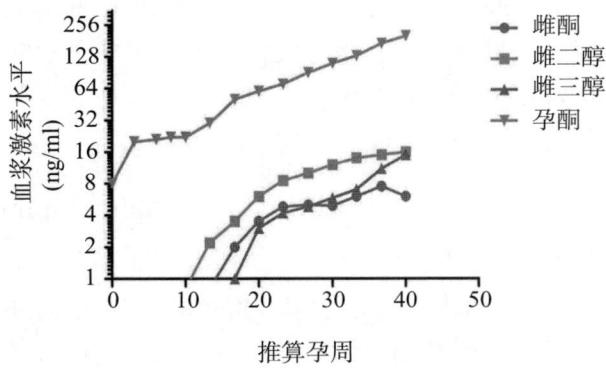

图 14-10　妊娠血浆中激素的水平

人类妊娠至孕 40 周中雌酮、雌二醇、雌三醇和孕酮的水平（ng/ml）

孕期代谢变化同样也在保护性免疫调控中发挥作用。吲哚胺 2，3- 双加氧酶（indoleamine 2，3 dioxygenase，IDO）参与氨基酸分解代谢——色氨酸。因为 T 细胞活化和增殖需要色氨酸，色氨酸供应和（或）IDO 活性发生局部变化能够改变 T 细胞介导的免疫活性。最近研究表明，IDO 活性促进调节性 T 细胞的抑制功能。色氨酸浓度和 IDO 活性的变化与一些不良妊娠结局相关，包括妊娠丢失和先兆子痫。

（二）同种异体免疫和复发性流产

因为胎儿的抗原与母体不同，母体的免疫系统认为胎儿是外来抗原，发挥免疫效应。蜕膜内大量免疫细胞和母-胎界面许多免疫性的细胞因子使免疫相关的妊娠排斥成为可能，除非存在合适的机制来调整母体免疫过程，否则半同种异体的胎儿将会被排斥。推测多种同种免疫因素引起复发性流产，进行了大量研究阐述复发性流产（recurrent pregnancy loss，RPL）中同种免疫因素的潜在作用。诊断同种免疫导致 RPL 的方法已经几乎考虑到各种细节，包括父系细胞毒性抗体试验、混合淋巴细胞培养活性试验、胚胎毒性评估、免疫细胞表型、外周细胞因子表型和人类白细胞抗原（HLA）谱。虽然这些实验尚未有一项在临床上证实其有用，但是这些诊断方法中的许多方法，目前已经在临床实践中应用。在此处之所以将其简要概述，是因为它们有历史和机制方面的意义，而不是由于其临床应用上的认可。

胚胎毒性实验已经被作为一种方法用来检测针对人滋养细胞来源抗原的异常外周细胞免疫反应。胚胎毒性因素（embryotoxic factor，ETF）方法用来检测胎盘抗原存在下母体外周免疫细胞炎症反应的发展，这可能预测后续妊娠过程中体内的类似反应。虽然应用 ETF 方法可能在理论基础上有些优点，但是商业上使用的实验证实该方法既无一致性，也不能预测妊娠结局。

利用流式细胞术分析外周血细胞的免疫表型，尤其是 CD56⁺NK 细胞，已经被广泛用于评价复发性流产；对 2011 年报道中超过 780 个发表的资料进行全面复核，其中只有 12 个认为质量可靠并纳入分析。这篇综述的作者并无一致性的证据表明检测外周 NK 细胞可预测 RPL 妇女的妊娠结局。最近流式细胞术已经证实 RPL 非妊娠妇女外周血中 NK 细胞的表型与内膜 NK 细胞的表型显著不同，进一步表明外周血表型在帮助我们提高对母-胎界面免疫的理解上可能用处甚少。总之，基于这些方法的结果，目前临床文献既不支持测量外周血 NK 细胞活性，也不支持免疫调节治疗。

抗父系细胞毒性抗体试验和抗白细胞抗体实验同样在评估复发性流产夫妇中几乎没有价值。这些抗体在孕 28 周前通常检测不到，在非孕妇女体内也经常检测不到。因为它们不能前瞻性和预测性的直接进行观测，所以这使它们在临床上作为筛查工具几乎没有用。利用混合淋巴细胞培养（mixed lymphocyte culture，MLC）活性方法来检测封闭抗体对预测妊娠结局没有帮助，但是可以反映之前妊娠的数量和持续时间。

外周细胞因子谱的研究使人困惑，这源于细胞因子失调是妊娠丢失的原因还是妊娠丢失造成的结果。此外，由于检测外周细胞因子的水平似乎不能反映发生在母-胎界面局部的变化，特定的细胞因子或细胞因子模式在人类妊娠丢失中的病因学重要性尚不明确，在复发性流产女性人群中进行的这些检测仍然处于实验水平，应仅在获得 IRB 批准的协议前提下进行，无须患者或者第三方保险人提供费用。

对复发性流产患者使用 HLA 分型用于诊断检查进行了特别的研究。最恰当的研究假说是母体和父体 MHC 单倍体的相似性可能导致妊娠丢失。从一个局限的、稳定的和近亲繁殖的群体得到初始数据并不支持不良妊娠结局中 HLA 配型的作用。然而，最近在相同群体中扩大样本的一个研究表明，母体和父体 HLA 配型与不良妊娠结局相关。但是，如同本章中的讨论，准确的 HLA 配型在远亲繁殖的人群中几乎没有，因此，针对复发性流产患者不建议 HLA 分型。最近一项较大的研究表明，HLA-DQ α 纯合性与 RPL 不相关。

总结长期大量的文献，目前尚无同种异体免疫相关妊娠丢失的实验用于评估 RPL，除非作为 IRB 批准研究项目的一部分，不能实施基于本实验治疗干预措施。为了比较静脉注射免疫球蛋白和生理盐水治疗特发性复发性流产的效果，进行了一项多中心、前瞻性、随机、安慰剂-对照试验，结论表明静脉注射免疫球蛋白对治疗潜在同种异体免疫因素的患者并无益处。

三、自身免疫和生殖

大量研究试图找到与妊娠失败相关的自身抗体。复发性流产和不孕症患者中研究最多的抗体包括抗磷脂抗体和抗甲状腺抗体。已经证实抗卵巢抗体与多腺体自身免疫综合征相关，包括卵巢功能不全和卵巢衰竭。引起生殖内分泌专家兴趣的其他潜在免疫因素包括抗谷蛋白抗体、抗核抗体、抗精子抗体以及与子宫内膜异位症相关的免疫反应。

在流产患者中可以找到自身抗体，可能的解释如下。

- 直接刺激产生的自身抗体可能影响妊娠健康（如自身免疫性溶血性免疫）。
- 很久以前患过的某一疾病过程导致组织损伤，这可能致使抗体生成从而间接影响妊娠（如甲状腺炎）。
- 目前存在的一个因素对妊娠产生不利影响，并诱导自身抗体生成（如病毒）。

自身抗体可能是器官特异性的，如慢性淋巴细胞性甲状腺炎。在这个疾病中，甲状腺发生特异性损伤，其中包括单核细胞浸润和滤泡细胞破坏，随后生成了针对甲状腺球蛋白和甲状腺过氧化物酶的绝对特异性抗体。另一方面，自身抗体可能是非器官特异性的。例如，系统性红斑狼疮患者体内存在抗体，但是损伤和抗体并不局限在任何一个器官。尽管在确诊疾病后抗体可存在很多年，但是它们的存在并不总是提示这种疾病的过程。自身抗体的特异性可能有相当大的重叠，所以非器官特异性抗体更为常见。

基于对同卵和非同卵双胞胎的研究，家族内发病率不断增加的自身免疫性疾病已被确定属于遗传性疾病。家族自身免疫性疾病更多是器官特异性的，主要组织相容性复合物和自身免疫性疾病之间存在很强的关联性。与人类白细胞抗原（MHC Ⅱ类）单倍型的关联使个人易罹患慢性淋巴细胞性甲状腺炎（DR4 和 DR3）、乳糜泻（DQ2 和 DQ8）和 1 型糖尿病（DR3，DR4 和 DQ β 1）。

（一）抗磷脂抗体（antiphospholipid antibodies，aPL）

抗磷脂抗体（aPL）是以哺乳动物细胞膜内外带负电荷的磷脂为抗原的获得性抗体[IgG，IgM 和（或）IgA 亚型]。产科抗磷脂抗体综合征（antiphospholipid antibody syndrome，APS）以某些临床特征结合实验室检查阳性发现来诊断。尽管产科 APS 最初是以胎盘中慢性进展性血栓形成和梗死作为报道，但是它最常与产科预后差相关。事实上，产科 APS 是被确认的造成复发性流产的最常见原因之一。因此，产科 APS 区别于其他器官系统的 APS，其他器官系统的 APS 最常见的表现是血栓形成。目前在总人群中有 2%~5% 人存在 aPL，aPL 通常与其他自身免疫性疾病相关（继发性 APS，如系统性红斑狼疮），但是也以原发性抗磷脂综合征的形式孤立存在。

抗磷脂抗体综合征首次于 1983 年在系统性红斑狼疮患者中描述，存在抗心磷脂抗体和血栓形成。由于它的发现，对诊断标准进行了修订。要想将患者诊断为抗磷脂抗体综合征，至少要满足一个临床标准和实验室标准（表 14-4）。

表 14-4 抗磷脂抗体综合征的诊断标准研究

临床标准
(1) 血管血栓形成：任何组织或器官中的动脉、静脉或小血管中的一段或多段血栓形成
(2) 妊娠并发症
- 形态正常的胚胎在孕第 10 周或 10 周以后发生的一个或多个不明原因死亡
- 孕 34 周前继发于子痫或先兆子痫或胎盘功能不全的一个或多个形态正常胎儿的早产
- 3 次或更多次在孕 10 周前发生的不明原因的连续自发性流产

（续表）

实验室标准
（必须至少间隔12周出现在两个或更多时期）
存在狼疮抗凝物
抗心磷脂抗体；中或高滴度的IgG或IgM亚型（IgG或IgM磷脂＞40μg，或者大于第99百分位数）
抗β_2糖蛋白；中或高滴度的IgG或IgM亚型（IgG或IgM磷脂＞40μg，或者大于第99百分位数）

1. 复发性流产和抗磷脂抗体 复发性流产影响到5%的育龄妇女。除非确认上次流产的胚胎染色体是正常的，或者伴有不孕或高龄产妇，否则经典的评断标准为达到连续发生3次＜10周妊娠的流产。经过遗传、解剖、免疫和内分泌因素（表14-5）这些可能的病因检查后，还有约50%的夫妇需要通过检查确定PRL病因。

表14-5 复发性流产的评估标准和管理

病因学	诊断评价	异常结果	治疗
结构遗传	夫妇双方的细胞遗传学分析	3%～5%	遗传咨询、配子捐赠，胚胎植入前筛查
解剖	子宫输卵管造影，宫腔镜检查或宫腔造影	15%～20%	宫腔镜下子宫纵隔切除术，子宫肌瘤剔除术，粘连松解术
内分泌	黄体中期孕酮	8%～12%	孕酮
	促甲状腺激素		左旋甲状腺素
	泌乳素		溴隐亭、卡麦角林
	糖化血红蛋白		二甲双胍
免疫	狼疮抗凝物		
	抗磷脂抗体	15%～20%	肝素＋阿司匹林
	β_2糖蛋白1		
生活方式问题	吸烟	15%～20%	戒除
	过量饮酒		减少饮酒
	接触有毒物质		消除暴露
	肥胖		减轻体重

经过认真评估，可以确定大量RPL妇女体内存在抗磷脂抗体（aPL）。aPL与母-胎界面以多种方式相互作用，并与RPL相关。参与不良妊娠结局的aPL，更多的被认为是一个自身免疫因素，而不是易栓因素；自发性流产后胎盘组织的组化研究发现，血管内滋养细胞侵袭能力缺陷而不是绒毛间隙血凝块。研究发现，aPL与下列活动有关：人类胎盘移植物中hCG释放减少、阻止体外试验中滋养细胞迁移和侵袭、抑制滋养细胞黏附分子和在滋养细胞表面激活补体诱导炎症反应。对生殖内分泌专家而言，有APS和早期妊娠丢失历史的妇女，之前血栓栓塞事件的发生率低。然而，这些患者仍然存在发生血栓栓塞的风险。含雌激素的口服避孕药（oral contraceptive pills，OCPs）应避免用于aPL反复阳性的女性。

在15%的复发性早孕期妊娠丢失患者中可发现抗磷脂抗体。最初治疗产科APS的临床试验表明普通肝素治疗的优势，最近一个系统的文献回顾和Meta分析再次证实，低剂量阿司匹林的有效性。许多独立的研究者发现，aPL相关的复发性流产患者经过普通肝素和低剂量阿司匹林治疗后，活产率得到提高。然而，研究表明对未伴有aPL的不明原因RPL女性采用抗凝治疗并无益处。

关于针对其他磷脂抗体检测的争论仍然存在，但越来越多的研究结果表明，抗磷脂酰丝氨酸抗体也与妊娠丢失相关。美国病理学家协会在2012年将磷脂酰丝氨酸抗体加入有效检测项目内。必须满足临床和实验室标准的女性才能诊断为APS，成功妊娠的机会也会降低。对于这些病患，尤其是那些之前发生血栓栓塞事件的患者，治疗似乎是一个明确的选择。目前临床指南支持使用肝素和阿司匹林进行治疗。这项治疗应该以阳性妊娠试验为开端，孕期持续使用直至产后。

2. 不孕症和aPL 文献报道在体外受精的复发性着床失败和不明原因不孕的妇女中，抗磷脂抗体的阳性率增加。血清中aPL能显著影响排卵、受精或者早期胚胎发育，这似乎是合理的。因为已证实aPL在与母-胎界面相互作用中，导致血管内滋养细胞侵袭能力缺陷，aPL可能通过对着床的不良作用从而导致不孕，这是很有道理的。

评估aPL对生育和着床作用的一个方法是评估aPL对妇女IVF成功率的影响，这些妇女未接受过aPL相关的抗凝治疗。更具体来说，可以比较aPL阳性与aPL阴性妇女的IVF成功率。美国生殖医学协会分析推论，尽管aPL在IVF治疗的不孕症患者中出现的频率增加，但是这些累积证据并不能证实aPL对IVF成功存在明显的负性作用。因此，由于不孕的结局，包括IVF，并未证实aPL在其中起到明显的损伤作用，这些患者不应该常规筛查aPL。

（二）抗甲状腺抗体（antithyroid antibodies，ATA）

针对甲状腺球蛋白和甲状腺过氧化物酶的抗甲状腺抗体（ATA）经常存在于Graves病、产后甲状腺炎和慢性淋巴细胞性甲状腺炎患者中。但是，文献报道在健康人群中发现有ATA，生育期妇女中更为常见。正常女性中ATA的阳性率在15%～20%，复发性流产妇女中ATA的阳性率在20%～25%，甲状腺功能减退症的妊娠女性中ATA的阳性率是46%。

1. 流产和ATA 关于RPL患者中甲状腺自身免疫作用的研究已有大量报道，但是把证据作为整体难以解释研究设计中的众多变化。先前研究已经表明，甲状腺功能正常的RPL妇女患甲状腺自身免疫的风险明显增加，但是这些研究大多采用TSH正常值的上限值为4.5mU/ml或5.0 mU/ml作为定义标准。目前美国内分泌协会将早孕期正常TSH值的水平定义在1.0～2.5 mU/ml，TSH＞2.5 mU/ml定义为甲状腺功能减退症。很多研究表明，ATA妇女的TSH水平＞2.5 mU/ml＜5.0 mU/ml，因此，是临床甲状腺功能减退而不是ATA解释了RPL发生率增加的原因。

最可能的解释是ATA导致甲状腺功能减退症（TSH＞2.5 mU/ml），可能引起人群中RPL发生率增加。已有报道ATA在RPL妇女中的发生率增加并可能导致甲状腺功能失调。然而，如果患者甲状腺功能正常，抗甲状腺抗体的存在并不影响妊娠结局。甲状腺抗体阳性但甲状腺功能正常的妇女在孕期和产后患甲状腺功能减退症的风险增加。这些妇女应该在孕期和产后检查促甲状腺激素的水平以预防甲状腺炎的发生。

亚临床甲状腺功能减退症的治疗研究是可变的，现在筛查RPL患者以预防甲状腺功能失调和自身免疫的指南是冲突的。目前，建议采用超灵敏的方法对所有RPL妇女检测TSH。当TSH值在1.0～2.5 mU/ml时，不需要采取进一步的治疗。如果TSH＞2.5 mU/ml，有些临床医师会检查ATA，并给予患者左甲状腺素，使TSH值为1.0～2.5 mU/ml。孕期替代治疗的需求通常增加25%，因此临床医师可在孕期增加替代治疗的剂量或密切监测TSH水平。由于产后甲状腺炎的风险，应该监测甲状腺功能失调的患者并据此调整替代治疗的药物剂量。

2. 不孕症和ATA 原发甲状腺疾病导致的临床甲状腺功能减退症通常会引起不排卵和不孕症。在不排卵女性中临床甲状腺功能减退症的总体发生率是4%～7%。这些患者排卵障碍的机制是通过TRH增加引起促性腺激素释放激素（GnRH）脉冲性的变化，从而影响泌乳素的生成。因此，任何不孕症和月经不规律的患者都应该筛查血清TSH水平。亚临床甲状腺功能减退症对生育的影响尚不清楚。但是，亚临床甲状腺功能减退症的孕妇需要在孕期重新评估甲状腺功能，因为孕期甲状腺激素的需求增加，继发hCG对甲状腺生成的刺激效应，孕妇所谓"新正常"的TSH水平会下降。

不同于甲状腺功能减退症对排卵障碍和继发性不孕症的显著作用，ATA对生育的影响不太明显。既往对不孕症女性进行IVF治疗的研究并未表明ATA阳性率在这个人群中增加，也未表明ATA对IVF结局的负面影响。尽管有数据不支持ATA和不良IVF结局之间存在关联作用，一些研究者已经在不孕症治疗中，评估了免疫导向治疗对伴有ATA水平上升的甲状腺功能正常妇女的作用效果。ATA和不孕症之间的关系仍然是一个未被广泛研究的问题，到目前为止，显然没有任何迹象提示对不孕症女性常规检测ATA。

（三）自身免疫性卵巢功能不全（autoimmune ovarian insufficiency，AOI）

越来越多的卵巢自身免疫性疾病成为卵巢功能不全的病因，之前称为卵巢早衰或者过早绝经。由于缺乏疾病特异性和敏感性的标志物，阻碍了自身免疫介导的卵巢功能不全的诊断。抗卵巢抗体包括一组针对异质性抗原的抗体，其中包括针对透明带、卵泡内膜、颗粒细胞、卵胞质和热休克蛋白90-β的分子靶标。最典型的抗卵巢抗体与多腺体自身免疫综合征相关。

当两个或更多内分泌腺体功能障碍与循环中针对这些腺体的器官特异性抗体发生关联时，它被称之为多腺体自身免疫综合征（polyglandular autoimmune syndrome，PAS）。根据发病年龄、内分泌缺陷表现的特征性模式和遗传模式，将PAS分成两个主要亚型，Ⅰ型和Ⅱ型（表14-6）。原则上内分泌组成是肾上腺皮质功能不全、甲状腺功能亢进或减退、胰岛素依赖性糖尿病和过早性腺衰竭。与多腺体自身免疫相关的潜在基本异常是抑制性T细胞功能缺陷，Ⅰ型PAS是由21号染色体上自身免疫调控基因突变导致的。越来越多的证据表明，6号染色体上的HLA等位基因B8和DR3的异常表达，在Ⅱ型PAS的发病机制中发挥重要作用。由于HLA-DR抗原在抗原递呈和T细胞与B细胞活化过程中发挥关键作用，因此认为 HLA 等位基因 DR3 和 DR$ 通过自身反应性 T 细胞决定特定组织的靶向性，由此，失去免疫耐受而导致器官特异性自身免疫的发生。

表 14-6 多腺体自身免疫综合征的特点

特点	PAS I 型（Blizzard 综合征）	PAS II 型（施密特综合征）
发病年龄	儿童	成年
发生率	<1:100 000	1:10 000
遗传学	单基因（AIRE 基因）	多基因
遗传性	常染色体隐性遗传	常染色体显性遗传，与 HLA 单倍体特异性相关
自身免疫性疾病		
甲状旁腺功能减退	85%	100%
肾上腺功能不全	65%	15%
性腺衰竭	45%	60%
I 型糖尿病	10%	55%
甲状腺疾病	10%	70%
慢性皮肤黏膜念珠菌病	75%	无

免疫活化通过多种机制导致组织损伤和功能障碍。补体的固定和活化、补体活化伴随免疫复合物形成，或者通过促进自然杀伤细胞结合，这些可导致组织损伤。多腺体自身免疫综合征包括一系列自身免疫性内分泌失调，分为罕见的幼稚型（PAS I）和相对常见的成熟型伴有（PAS II）或不伴有肾上腺衰竭（PAS III）。

1. 多腺体自身免疫综合征 I 型 满足以下 3 种条件中的任何两条诊断为这个类型的综合征：甲状旁腺功能减退、肾上腺皮质功能不全或慢性皮肤黏膜念珠菌病。超过 70% 的患者同时患有甲状旁腺功能减退和慢性皮肤黏膜念珠菌病，也不存在其他形式的多腺体免疫。这种疾病在儿童期首次发病，持续直至进展到 15 岁。念珠菌病、甲状旁腺功能减退发病或者两者同时发病的平均年龄是 5 岁，通常在发生肾上腺皮质功能不全之前发病，肾上腺皮质功能不全一般发生在 13 岁。大约一半的人发生原发性性腺衰竭。

导致 I 型 PAS 的突变基因映射到 21 号染色体上的自身免疫调节基因（autoimmune regulator gene，AIRE 基因）。此基因突变导致中央型免疫耐受缺失，在胸腺早期分化过程中，对自身抗原有潜在反应性的发育中 T 细胞将会被淘汰。I 型 PAS 是常染色体隐性遗传。女性与男性的发病频率基本相等。

循环器官特异性抗体常见于 I 型 PAS 患者。Addison 病患者有针对肾上腺皮质的循环特异性自身抗体。类固醇细胞抗体与其他类固醇组织交叉反应如胎盘合体滋养细胞、睾丸间质细胞和卵巢卵泡内膜 - 颗粒细胞层。

早期诊断和治疗甲状旁腺功能减退和肾上腺功能不全患者的预后较好。对发展变化的 Addison 病患者经常进行临床和实验室的检测是重要的，能够在急性肾上腺危象发生前明确诊断和开始替代治疗。应该至少每年进行 1 次常规生化筛查，如果临床表象或症状表明肾上腺皮质功能不全发展，应增加检查频率。早期症状包括自述无力、易疲劳，伴有或不伴有盐的需求，在儿童表现为线性生长速率下降。在过去，常规利用生化指标和 ACTH 刺激试验来监测肾上腺状态。与 ACTH 试验相比，最近已证实肾上腺抗体试验有类似的阳性预测值和更高的阴性预测值，因此在临床上肾上腺抗体试验是一个更有效的工具。

2. 多腺体自身免疫综合征 II 型（施密特综合征，PAS II） 定义为原发性肾上腺皮质功能不全伴有自身免疫性甲状腺疾病或胰岛素依赖型糖尿病。与 I 型 PAS 患者相比，II 型 PAS 患者的发病年龄稍大，20～60 岁迅速达到发病高峰期，大部分在 30～40 岁发病。患者往往有家族聚集性，因此考虑完全综合征患者中是否有受影响的亲戚是重要的，这些患者自己有一个或多个基本疾病成分但肾上腺功能正常。不到一半的病例，初次表现为肾上腺功能不全，随后伴有疾病的其他表现，可以持续至 20 年以后。大约 30% 的患者，艾迪生病可能继发于其他内分泌失调（表 14-6）。大约 10% 的 II 型 PAS 患者发生原发性性腺功能减退，可作为此疾病唯一的肾上腺皮质表现。

II 型 PAS 的遗传模式很复杂。自身免疫疾病的易感性可能以与特异的 HLA 单倍型相关的常染色体显性遗传的方式遗传下去。在单卵孪生双胞胎中少于 100% 的一致性，表明环境因素或许参与了疾病的发病机制，导致失去自体免疫耐受性。发现等位基因 HLA B8 和 HLA DR3 同时出现的频率高于普通人群中预测的频率（连锁不平衡）。等位基因 DR3 与自身免疫性内分泌疾病是最常见的关联。因此，认为 II 型 PAS 是一个常染色体显性遗传和不完全外显的多基因疾病。

3. 卵巢功能不全的免疫病因 卵巢早衰定义为青春期和40岁之间的持续性闭经，且与高促性腺激素状态相关。临床表现与雌激素减少有关，包括继发性闭经、血管舒缩不稳定、心理症状、阴道和尿道萎缩、骨质疏松和不孕症。对有规律月经周期和FSH升高的女性并伴有初发性卵巢衰竭进行亚分类，然而其他过渡期卵巢衰竭患者可表现为月经稀发和FSH升高。最终这种卵巢功能不全的异质性主要通过两种主要机制发展，即卵泡功能失调和卵泡衰竭。抗苗勒管激素水平和窦卵泡计数是用于评估FSH升高的年轻女性滤泡池枯竭更准确的方法。

大量证据表明，卵巢功能不全来源于针对卵泡中甾类生成细胞的自身免疫过程。卵巢组织病理研究表明，伴有卵巢早衰的类固醇细胞抗体阳性患者表现为淋巴细胞性卵巢炎。$CD4^+$和$CD8^+$T淋巴细胞和浆细胞占浸润细胞的大部分。这使人想起其他破坏性的自身免疫性内分泌疾病如艾迪生病。微粒体酶是催化类固醇激素合成的关键步骤，是通过免疫荧光技术检测到的靶向组织抗原。这些酶包括细胞色素P450 21-羟化酶，它是一种肾上腺特异性抗原，还包括细胞色素P450 17-羟化酶和细胞色素P450侧链裂解酶，它们存在于肾上腺皮质、性腺和胎盘组织中。类固醇细胞抗体可作为艾迪生病患者卵巢功能不全的标志物；但是患有艾迪生病的卵巢早衰妇女很少有卵巢抗体。

卵巢早衰病因的研究很少会为那些被此疾病困扰的患者提供答案。患者的病史会揭示那些经过化疗和（或）盆腔放疗的病例，而染色体核型会揭示特纳综合征和卵巢衰竭的交错成因。其他类似的病例应该了解其家族史及其他自身免疫性疾病的病史。最初关于FSH，LH，雌二醇和TSH的评估应该包括抗苗勒管激素。大多数临床医师开始时会检测血清中钙、磷及全血细胞计数。超声评估卵巢窦卵泡数目也是一个有效的预测指标。肾上腺抗体、细胞色素P450微粒体抗体和甲状腺抗体的自身免疫检测越来越常见。定期筛查的价值尚不明确；但是对于早期卵巢功能不全患者中相关内分泌疾病的怀疑，应引起医师的高度重视。已经报道约有25%患卵巢早衰并经卵泡超声检查证实的年轻妇女，她们的卵巢功能可自发性恢复，随后一些病例产下了活产婴儿。由于间歇性的卵巢活性在卵巢早衰患者中常见，因此应避免应用糖皮质激素来进行免疫抑制治疗。定期监测卵巢储备功能可能对帮助那些最终决定通过卵子捐赠得到孩子的患者是有利的。

（四）生殖中其他自身免疫因素

1. 抗精子抗体（antisperm antibodies，ASA） 对男性和女性免疫系统来说，精子抗原都是外来抗原。与精子结合的精子抗体可在输精管切除术后超过一半男性的精液或血清中持续存在，血-睾屏障被破坏，精子抗原暴露于免疫系统。在这种情况下，与精子结合的ASA可以结合到精子头部、中段或尾部。输精管复通术后ASA仍持续存在，这些中的一部分人可以成为孩子的父亲，因此以这种方式产生的ASA，并不一定会导致所有人都受精失败。

精子导致的女性免疫发病机制尚不明确；但是，在丈夫精液中含有精子自身抗体的妇女，她们的发病机制包括与微生物抗原的交叉反应、肠黏膜表面破坏或致敏、体内由γ-干扰素介导的抗精子免疫反应。这表明女性体内ASA是引起不明原因不孕症的一个原因。精子制动、抑制穿透宫颈黏液和干扰精-卵结合是精子抗体阻碍受精的机制。推测ASA通过抑制早期胚胎着床从而干扰妊娠成功。一些回顾性研究表明，与精子结合的抗精子抗体会降低胚胎质量和着床率。然而，这些数据尚未在大规模前瞻性研究中被重复。

大量关于循环中存在ASA的夫妇妊娠率的回顾性和前瞻性分析引起对问题的考虑，即ASA筛查是否对不孕症有预测价值。这些研究不确定和不一致的结果可能是由于不同人群中ASA的异质化，抗体滴度的不同，研究的人群不同，样本来源不同（血清、宫颈黏液、精液）及检测方法的不同。对几个精子抗原的抗体鉴定，可解释为何来自大量不孕症患者的ASA研究并未能明确某一特殊抗体在生育障碍中的作用。现在认为并不是所有ASA同种程度地干扰或损害受精。解释这个问题的一个更实际的方法可能是首次确定结合到特定抗原的抗体，这个抗原抗体结合损伤了特定过程如顶体反应。在发现更特异性的检测方法之前，不建议对不孕症夫妇或复发性流产夫妇常规检测ASA。然而，首先考虑男性弱精症，再考虑ASA，此时对这些患者应该考虑卵胞浆内单精子注射（intracytoplasmic sperm injection，ICSI），因为宫腔内人工授精（intrauterine insemination，IUI）并不消除输卵管或子宫内这些抗体的作用。

2. 抗谷蛋白抗体（antigliadin antibodies，AGA） 乳糜泻是一个免疫介导的肠道疾病，在易感人群消化含麸质的饮食中发生。乳糜泻或麸质敏感性肠病包括下面3个特点：①绒毛萎缩；②吸收不良症状如脂肪泻、体重减轻、其他营养或维生素缺乏的症状；③取消含麸质食物后，黏膜损伤的表现和症状通常在几周到几个月的时间内消失。乳糜泻患者有麦胶蛋白抗体（AGA）、组织谷氨酰胺转移酶（tissue transglutaminase，IgA-tTG）或者抗肌内膜抗体（anti-endomysial antibodies，EMA-IgA）。除了一个或更多抗体存在，乳糜泻的诊断还包括内镜下十二指肠活检发现肠上皮内淋巴细胞。乳糜泻与其他自身免疫内分泌疾病紧密相关。在前瞻性研究中，乳糜泻在1型糖尿病患者中的发病率是1%~19%，在自身免疫甲状腺疾病中发病率是2%~5%，在原发性胆汁性肝硬化中发病率在3%~7%。乳糜泻和其他自身免疫性疾病共同发生的致病机制尚不明确。

未治疗的乳糜泻与妊娠丢失相关。未治疗的乳糜泻和妊娠丢失之间的关系可能与免疫系统有关，因为肠道固有层是人体最大的免疫器官。乳糜泻患者有针对麦胶蛋白组分的免疫反应，主要发生在小肠上段，以固有层和上皮中存在炎性细胞和绒毛萎缩为特征。这种关联可导致流产风险增加。利用无麸质饮食（饮食中降低小麦、大麦和黑麦）治疗乳糜泻似乎可以预防流产问题。目前关于乳糜泻、相关的自身抗体和不孕症之间并不存在明显的联系。

尽管不建议常规筛查不孕症或RPL妇女体内的麦胶蛋白抗体、抗转氨酶抗体或者抗肌内膜抗体，但是表现为脂肪泻、体重减轻或营养不良等吸收不良的患者应该筛查来排除乳糜泻。已经诊断为乳糜泻的患者在无麸质饮食稳定下来之前，应该推迟妊娠。

3. 抗核抗体（antinuclear antibodies，ANA） 是一组针对细胞核和细胞质内抗原的抗体。这些抗原对细胞功能是必需的，在转录、翻译和细胞周期调控中发挥作用。在20%~30%的生育期妇女中发现有低滴度的ANA（<1:80），不知有何作用。但是，更高的ANA滴度与多种自身免疫性疾病相关如系统性红斑狼疮。

在SLE患者，这些抗体尤其抗Ro/SSA抗体，对他们的后代有重要影响。更具体来说，在子宫内诊断为房室传导阻滞，在出生时或者新生儿期（出生后0~27d）诊断为先天性心脏传导阻滞，在抗Ro/SSA抗体阳性妇女后代中，它的发生率是1%~2%。另外，这些婴儿中的10%~20%有新生儿红斑性狼疮。然而，没有临床疾病的诊断如SLE，ANA阳性对生育力或者RPL的影响尚不明确。一个前瞻性的随机对照试验评估了泼尼松和阿司匹林对ANA和RPL妇女的作用，但是得到的结论是它们对治疗并无益处。在同样的研究中，RPL妇女在孕期接受泼尼松治疗后，妊娠期糖尿病和高血压的发病率增加，婴儿出生早并伴有低体重。

基于以上研究，不建议对对无症状的RPL妇女或者不孕症患者筛查ANA。有自身免疫性疾病病史如系统性红斑狼疮、类风湿关节炎或雷诺现象的患者应筛查ANA，尤其是这些抗体可能对她们的新生儿有影响。

4. 子宫内膜异位症相关的免疫反应 子宫内膜异位症是一个良性妇科疾病，在生育年龄女性中发病率在5%~10%。这个疾病以存在异位的子宫内膜组织为特征，通常黏附在腹膜后壁和卵巢表面。由于子宫内膜异位症是一个家族性疾病，可能会携带一个家族性自身免疫性致病反应。该疾病也与慢性炎症性盆腔炎和粘连形成有关。子宫内膜异位症与不孕症和盆腔疼痛明显相关。

尽管经过数十年的深入研究，关于子宫内膜异位症的细胞发病制知之甚少。尽管子宫内膜异位症可能是一个多因素疾病，该疾病最认可的发病机制是月经反流。月经反流的发病机制包括发生子宫内膜异位症女性的免疫系统缺陷，不能有效地清除腹膜表面的子宫内膜组织，或者免疫系统对每月反流入腹膜腔的子宫内膜发生耐受。内异症患者的腹膜腔内，免疫细胞如巨噬细胞、树突状细胞和自然杀伤细胞呈现出异常水平。然而这些细胞似乎没有能力检测到和清除异位的子宫内膜细胞。在这方面，很多研究已经表明，子宫内膜异位症患者的腹膜免疫细胞功能障碍，可能有助于子宫内膜异位症的发展。免疫监视在该疾病发病机制中的作用尚不明确。在子宫内膜异位症患者的正常子宫内膜组织中，IgG抗体、IgA抗体和淋巴细胞水平升高。是否免疫异常有利于子宫内膜异位症的发展，或者是否子宫内膜简单的逆行沉积便诱导炎症反应尚不清楚。尽管应用非甾体抗炎药（non-steroidal anti-inflammatory drugs，NSAIDs）可帮助减轻子宫内膜异位症引起的疼痛，但到目前为止，尚无免疫导向治疗能够改善子宫内膜异位症相关的不孕症或减轻子宫内膜异位症引起的盆腔疼痛。此外，除非用于研究的目的，不建议子宫内膜异位症患者进行抗体或者免疫细胞检测。

（五）结论

对于一个成功的妊娠，免疫性和基因不同的两个组织必须共存。在着床过程中，局部和系统性免疫因素、细胞因子和生长因子可与黏附分子、其他基质相关的蛋白、糖蛋白和多肽类相互作用。研究了几种自身免疫性因素，它们可能影响了妊娠成功或失败。自身抗体作为先前自身免疫攻击的标志分子，可在循环中持续存在许多年，但是它们单独存在并不一定代表了目前的疾病过程。我们只是刚开始了解内分泌系统和免疫系统之间复杂的相互作用，它们的相互作用支撑着人类胎儿半同种异体移植。

完整的参考文献列表可在专家咨询网站获取，网址为 www.expertconsult.com。

（译者　孟玉菡　审校　甄秀梅）

推荐阅读

Ernest JM, Marshburn P B, Kutteh W H. Obstetric antiphospholipid syndrome:an update on pathophysiology and management. Semin Reprod Med, 2011 (29) : 522 – 539.

Jackson D L, Schust D J. The Role of the Placenta in Autoimmune Disease and Early Pregnancy Loss. // Kay H H, Nelson D M, Wang Y. The Placenta: From Development to Disease. Hoboken, NJ : Wiley-Blackwell, 2011 : 215 – 221.

Koga K, Mor G. Toll-like receptors at the maternal-fetal interface in normal pregnancy and pregnancy disorders, Am J Reprod Immunol, 2010,63 (6) : 587 – 600.

Kutteh W H, Mestecky J, Wira C R. Mucosal Immunity in the Human Female Reproductive Tract // Mestecky J, Lamm M E, McGhee J R, et al. Mucosal Immunology. ed 3, Burlington, MA : Elsevier Academic Press 95, 2005 : 1631 – 1646.

Nagamatsu T, Schust D J. The Role of Intrauterine Immune Privilege in Perinatal Infectious Diseases // Stein-Streilein J. Infection, Immune Homeostasis and Immune Privilege. Basel, Switzerland: Springer Basel, 2012 : 12 – 39.

Nagamatsu T, Schust D J. The immunomodulatory roles of macrophages at the maternal-fetal interface. Reprod Sci, 2010 (17) : 209 – 218.

Nelson L M. Clinical practice. Primary ovarian insufficiency. New England J Medicine, 2009 (360) : 606 – 614.

Red-Horse K , et al. Trophoblast differentiation during embryo implantation and formation of the maternal-fetal interface. J Clin Invest, 2004 (114) : 744 – 574.

Roberts R M, Fisher S J. Trophoblast stem cells. Biol Reprod, 2011 (84) : 412 – 421.

Stephenson M, Kutteh W. Evaluation and management of recurrent early pregnancy loss. Clin Obstet Gynecol, 2007 (50) : 132 – 145.

第 15 章

绝经和衰老

（原著 Rogerio A. Lobo）

一、流行病学

绝经指最后一次月经周期。

由于绝经表现的多种多样，而且其他与绝经相关的症状大都发生在月经停止之前，所以很难用一个准确的时间定义绝经。其他概念诸如"围绝经期"是指绝经开始前几年到发生后几年之间的时间。而"更年期"仅指生殖功能停止后的时间。此外，"绝经期"和"绝经后"经常互相通用，但是前者概念欠准确，因为绝经期应该仅指月经停止的时间。

世界范围内平均期望寿命已经超过 80 岁，尤其是在发达国家绝经后妇女的比例在持续上升。考虑到平均绝经年龄在 51 岁，那么超过 1/3 的妇女都处于绝经后期。这些妇女不仅有雌激素缺乏的症状，还会出现机体自然衰老的现象。随着世界人口的增长，50 岁以上的人口比例也随之增加，绝经后妇女的医疗保健也将成为当代医学的重要组成部分。从 2000 年到 2005 年，60 岁以上的人口数量从 5.9 亿增长到 10 亿，增加一倍。预计美国 2020 年进入绝经期的妇女将是 30 年前 1990 年的 2 倍（表 15-1）。

表 15-1 美国进入绝经后妇女（年龄在 55～64 岁）人口数量

年份	人口
1990	10 800 000
2000	12 100 000
2010	17 100 000
2020	19 300 000

［摘自 U.S. Bureau of the Census.Current population reports: projections of the population of the United States 1977 to 2050. Washington, D.C: U.S. Government Printing Office, 1993.］

不同个体绝经的年龄不同。这是由基因调控的程序化事件。在西方国家绝经年龄（51～52 岁）与全身健康状况有关。而社会经济地位与绝经年龄提前有关。相反，孕产次的增多与绝经延迟有关。吸烟通常会导致绝经提前 1～2 年。然而也有报道认为绝经年龄与体重有关（体重越重，绝经年龄越晚），但这些数据还存在争议。还有研究报道营养不良和素食主义均会导致绝经年龄提前。但是，没有研究表明体育运动会影响绝经年龄。

不同种族绝经的表现也各不相同。非洲裔美国妇女和西班牙裔妇女绝经时间比白种妇女提前大约 2 年。虽然美国妇女的孕产次低于世界水平，但是绝经年龄反而延迟。马来西亚妇女大约在 45 岁绝经，泰国妇女在 49.5 岁绝经，而菲律宾妇女在 47～48 岁绝经。高海拔国家（位于喜马拉雅山或者安第斯山）妇女绝经年龄提前 1～1.5 年。因为美国白种妇女绝经年龄平均在 51～53 岁，所以认为 40 岁之前绝经的白种妇女属于卵巢早衰。相反，97% 的妇女在 58 岁时完全进入绝经期。

遗传因素是决定绝经年龄的重要因素。由家系研究结果可以得知，绝经年龄的平均遗传系数是 0.87。这就意味着遗传可以解释 87% 的绝经年龄多变性。现已证实绝经年龄属于多基因遗传。这些基因与 DNA 修复和免疫功能有关。

（一）卵巢早衰

卵巢早衰（Premature ovarian failure，POF）指 40 岁之前发生的伴有高促性腺激素的卵巢功能衰竭。近年来，大多认为"卵巢功能减退"（premature ovarian insufficiency，POI）一词比"卵巢早衰"更能反映其多样化本质。这两个词在临床实践中经常互相替换。在闭经妇女中卵巢早衰的发病率是 5%～10%。由于不同种族妇女闭经的发生率不同，所以卵巢早衰的发病率也不尽相同。在妇女群体中，卵巢早衰的总发病率在0.3%~0.9%。

在整个生命周期中，有一个卵母细胞闭锁持续发生率。因为在X染色体缺失引发的性腺发育不全疾病中，卵母细胞闭锁持续发生率非常高，所以推测卵母细胞闭锁持续发生率升高很可能是卵巢早衰的病因之一。生殖细胞的数目减少或者破坏增多都是卵巢早衰发病的原因。然而，卵巢早衰的患者可能仍然有1000个初级卵泡（出生时有2百万个）。而其中大部分卵母细胞很可能功能缺陷，偶有年轻的卵巢早衰患者在诊断后的前几年自然妊娠。

表15-2列出几种卵巢早衰可能的发病机制。X染色体缺失引发的各种类型性腺发育不全疾病，同时都会伴有不同时期的卵巢早衰。典型的性腺发育不全患者（例如45，X0）也会有正常的青春期，由于嵌合基因也会偶然怀孕。X染色体微小缺失更容易引发卵巢功能衰竭。家族遗传性卵巢早衰可能属于常染色体显性遗传病或者性连锁遗传病。

表15-2 骨质疏松的检测技术

技术	检测部位	体内精度（%）	检查和分析时间（min）	有效剂量预计当量（μSv）
传统放射线照射技术	脊柱、臀部	NA(不适用的)	<5	2000
放射线测量术	手部	1~3	5~10	<1
放射线照射吸光测定术	手部	1~2	5~10	<1
单X线吸光测定术	前臂、足后跟	1~2	5~10	<1
双X线吸光测定术	脊柱、臀部、前臂、整个身体	1~3	5~20	1~10
定量电脑X线断层摄影术	脊柱、前臂、臀部	2~4	10~15	50~100
定量超声	足后跟、手、小腿	1~3	5~10	无

[摘自 van Kuijk C, Genant HK. Detection of osteopenia. // Lobo RA (ed). Treatment of the Postmenopausal Woman: Basic and Clinica. l Aspects, 2nd ed. Philadelphia: Lippincott Wiliams & Wilkins, 1999：287–292]

编码卵泡刺激素（follicle-stimulating hormone, FSH）受体的基因突变（例如2号染色体短臂上第7个外显子基因突变）已被发现，这种突变最早在芬兰人群中发现，但是芬兰人群以外非常少见。FMR1基因（Xq 27.3）上第一个外显子中三核苷酸重复序列的扩大会引起脆性X染色体综合征，这也是导致男性发育障碍的主要原因。有文献报道脆性X染色体综合征的基因突变与卵巢早衰有关。1型眼睑裂狭小／眼睑下垂／倒转型内眦赘皮综合征（BPES, blepharophi-mosis/ptosis/epicanthus inversus syndrome）和卵巢早衰都是由于叉头转录因子FOXL2突变引起的常染色体显性遗传病。X三体综合征与卵巢早衰有关，营养不良性肌强直也与卵巢早衰有关，但是这其中的机制尚不明确。

在先天性酶缺陷这类疾病中，半乳糖血症女性患者发生卵巢早衰的原因可能与其糖代谢异常导致血中大量半乳糖毒性积聚有关。即使这些患者无半乳糖饮食控制非常好，也有可能发生卵巢早衰。另一个伴有卵巢早衰的酶缺陷疾病是17α-羟化酶缺乏症。这种罕见病的病因不属于本文讨论范畴，因为它是由于性激素生成障碍而导致的以性幼稚症和高血压为主要症状的疾病。

自身免疫病在女性中高发，但自身免疫力的强弱是否导致卵巢早衰至今还不明确。一项研究表明，17.5%的卵巢早衰患者与自身免疫病有关。已经证实所有自身免疫病都与卵巢早衰有关，包括自身免疫性多发内分泌疾病，如自身免疫多发内分泌病-念珠菌病-外胚层营养失调性疾病（autoimmune polyendocrinopathy-candidiasis-ectodermal dystrophy, APECED）。这个疾病是由于21q22.3上自身免疫基因（AIRE）突变导致的。胸腺是卵巢维持正常功能所必需的器官，这是因为卵巢早衰与胸腺发育不全有关。这类患者在卵巢活检评估时发现卵泡周围大量淋巴细胞浸润，给予免疫抑制治疗后月经恢复。

针对卵巢抗原的免疫芯片技术进展十分迅速，已在部分卵巢早衰患者的卵巢上发现阳性结果，但这些结果之间的相关性还有待于进一步研究。卵巢自身抗体相当于细胞免疫中的产物。特有的酶如3β-羟化类固醇脱氢酶也可能是卵巢自身免疫的靶点。从实践的角度来看，常规自身免疫疾病筛查有利于在妇女中发现卵巢早衰。2%～4% 的卵巢早衰患者抗肾上腺抗体阳性，有肾上腺衰竭的风险，但这种情况比较少见。与其他肾上腺皮质抗体试剂盒一样，21-羟化酶的商品化抗体也比较常见。有文献报道使用硫酸脱氢表雄酮 [dehydroepiandrosterone sulfate, DHEA(S)] 进行妇女筛查的同时，也可能有助于发现肾上腺皮质功能不全。

理论上讲，促性腺激素结构异常、受体结构异常或者与受体异常结合，都会导致卵巢早衰。有研究报道，卵巢早衰患者的促性腺激素尿形式异常，但此结果未能重复。也有报道，血清抑制剂介导的 FSH 受体结合异常。前面也提到遗传缺陷可能导致 FSH 受体结构异常。

以卵巢受损原因分类，电离辐射，诱导化疗，或过于激进的卵巢手术都可能引起卵巢早衰。虽然没有大量数据证实，但是已经发现病毒感染，特别是腮腺炎病毒在卵巢早衰发病过程中发挥作用。已经证实 400～500 rads 放射剂量照射后会导致 50% 的女性随之出现卵巢功能衰竭，而年龄大的妇女更容易发生永久性衰竭。约 800 rads 放射剂量会导致所有女性卵巢功能衰竭。虽然年轻女性患者接受这种治疗后有更好的预后，但是化疗药物可能诱发暂时性或永久性卵巢衰竭。烷化剂药物，尤其是环磷酰胺，可能是卵巢毒性最强的化疗药物。

大部分卵巢早衰妇女没有明确的病因，只能通过排除性诊断为特发性卵巢早衰。这类患者的病因有可能是来自 X 染色体上小的基因突变或尚未被发现的常染色体基因突变。

（二）原发性卵巢衰竭或功能不全的管理

评估 30 岁以下卵巢早衰患者的卵巢功能时，应做自身免疫疾病筛查和染色体核型分析，这类筛查具体内容很常见。此外，阴道超声检查有助于评估卵巢的大小和卵泡发育程度，如果存在异常，可能意味着患有免疫缺陷疾病。

治疗通常包括雌激素替代疗法。如果有生育需求，最有效的治疗是卵母细胞捐赠。即使各种刺激卵巢的方法都失败了，也可能会出现偶然的怀孕机会，这是干预手段下的自然妊娠率（~5%）。这类自然妊娠大多发生在接受雌激素替代治疗的女性患者中。值得注意的是，不规则阴道出血（在接受激素治疗过程中）是一个重要的内源性性激素产物升高的迹象。血清抗苗勒管激素（Anti-Mullerian Hormone, AMH）已成为卵巢功能不全患者的特征性指标，用于判断卵巢衰竭的程度。但是 AMH 水平不能预测自然妊娠的机会。一个大型队列研究（$n = 358$）显示 24% 的卵巢早衰患者在诊断后的一年内出现自发性卵巢功能。在这个纵向随访中，有 4.4% 的女性患者自然妊娠。

研究已证实，正常绝经前行双侧卵巢切除术的卵巢早衰患者，患心血管疾病（CVD, cardiovascular disease）的风险和死亡率增加（图 15-1）。特别是心

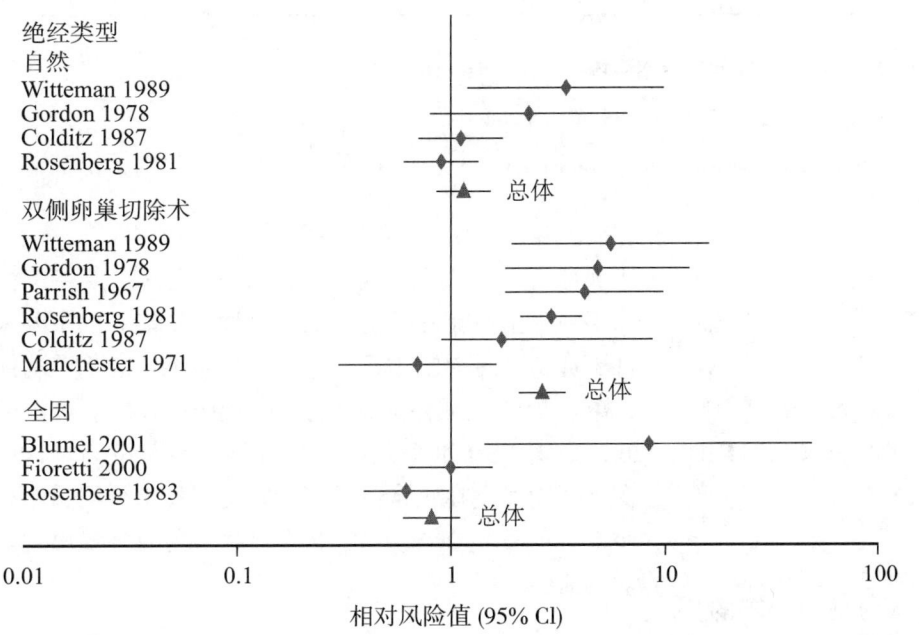

图 15-1 "早"绝经类型对心血管疾病的影响。数据来自荟萃分析

［摘自 Atsma F, Bartelink ML, Grobbee DE, et al. Postmenopausal status and early menopause as independent risk factors for cardiovascular disease: a meta-analysis. Menopause, 2006, 13（2）: 265–279 ［review］］

血管疾病死亡率增加了 2～4 倍。而观察性研究表明，使用激素治疗（HT，hormonal treatment）能降低这种风险。因此，除非有禁忌证，雌激素应作为所有年轻的卵巢早衰女性患者的治疗方案，至少用到自然绝经的年龄。

（三）绝经过渡期（围绝经期）

2001 年召开的研讨会对不同阶段的绝经期过渡达成了共识。10 年后召开的研讨会对分期系统进行了数据更新。生殖衰老 10 期（The Stages of Reproductive Aging Workshop + 10，STRAW + 10）简化了绝经过渡早期和晚期的出血标准，并修改了生殖期的晚期阶段（-3 期）和绝经后期的早期阶段（+1 期）的标准（图 15-2）。此外，扩展了生殖期晚期阶段，其囊括了能反映绝经期激素水平波动最新纵向数据的 AMH 和抑制素 B 水平下降的内容，这将在下面详细描述。

分期	-5	-4	-3b	-3a	-2	-1	+1a	+1b	+1c	+2
术语	生殖期				绝经过渡期		绝经后期			
	早期	高峰期	晚期		早期	晚期	早期			晚期
					围绝经期					
持续时间	变化				变化	1～3年	2年（1+1）		3～6年	剩余时间
主要标准										
月经周期	欠规律到逐渐规律	规律	规律	经量和周期长短微小改变	连续周期中不规律的时间超过7d以上	闭经60d以上				
辅助标准										
内分泌 FSH AMH Inhibin B			低 低	变化(1) 低 低	↑变化(1) 低 低	↑>25 U/L(2) 低 低	↑变化 低 低	稳定 非常低 非常低		
窦卵泡数量			低	低	低	低	非常低	非常低		
描述性状										
症状						可能伴有血管舒缩症状	最有可能伴有血管舒缩症状			增加泌尿生殖系统萎缩

图 15-2 妇女生殖衰老分期系统：生殖衰老 +10 期

（1）月经周期第 2～5 天抽血，↑ = 升高；（2）基于当前国际垂体标准检测的近似期望值

[摘自 Harlow SD, et al. Executive summary of the stages of reproductive aging workshop + 10: addressing the unfinished agenda of staging reproductive aging. J Clin Endocrinol Metab, 2012, 97（4）: 1159–1168.]

卵巢从出生到绝经发生的显著变化（图 15-3）。原始卵泡数目最多的时期是在孕 20 周时，此后直到 37 岁左右卵泡按照一定速率闭锁。37 岁之后，原始卵泡的数目迅速下降，到绝经时只剩下不超过 1000 个卵泡（彩图 35）。这些残存的卵泡主要是自然闭锁的卵泡。

（四）卵巢变化的类型

虽然围绝经期的变化通常被认为是内分泌的自然现象并伴有月经周期的改变，但这一时期持续的几年内，生殖能力显著降低。这种生殖能力的下降来自于卵巢配子生成障碍，更恰当的概念是卵巢功能分离。配子生成障碍表现为早卵泡期抑制素分泌降低，血清 FSH 水平升高和生育能力显著下降。这些变化可能发生在正常月经周期，无明显内分泌异常，但也可能发生在部分 35 岁的妇女（在内分泌出现异常之前的 10 年或 10 年以上）。

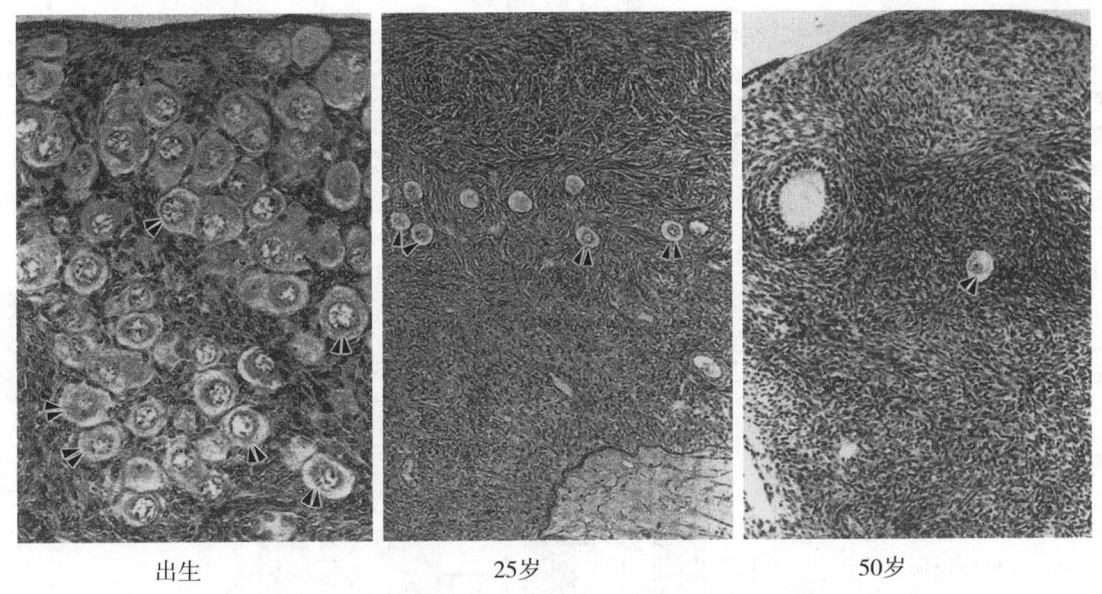

出生　　　　　　　　　　25岁　　　　　　　　　　50岁

图 15-3　人卵巢的皮质从出生到 50 岁的显微图像

不生长的小原始卵泡（箭头所示）有单层鳞状颗粒细胞

［摘自 Erickson CF. An analysis of follicle development and ovum maturation. Semin Reprod Endocrinol, 1986（4）: 233–254.］

最近的全美妇女研究（study of women across the nation，SWAN）纵向数据表明，雌激素水平在最后一次月经的前 2 年开始下降（彩图 36）。以前的数据显示，这只发生在最后一次月经的前半年。FSH 水平从绝经前几年开始升高，到绝经前 2 年显著升高，然后一直到绝经后 2 年稳定保持高水平状态。到了绝经后期再开始下降（70 岁）。此外雄激素水平（即雄烯二酮和睾酮）也缓慢下降，直到围绝经期不能充分检测到。

颗粒细胞分泌的激素是调控 FSH 反馈的最重要的因子。由于卵泡功能下降，那些抑制 FSH 分泌的因子也降低。最值得注意的是，30 多岁妇女的抑制素 B 水平在早卵泡期就很低（彩图 37）。可以明确的是，在整个月经周期中年龄偏大的育龄妇女 FSH 水平高于年轻妇女（彩图 38）。

当女性进入围绝经期，卵巢功能也开始下降。促性腺激素刺激后，年龄大的妇女和年轻妇女体内的雌二醇（E_2）水平无明显差异，但是 35 岁以上妇女体内颗粒细胞产生的总抑制素水平明显下降。从临床的角度来看，FSH 水平在月经周期第 3 天略微升高，或在氯米芬兴奋试验中升高，都与卵巢对刺激的反应降低和生育能力降低有关。

随着年龄的增长，卵母细胞数量普遍下降，但在 37 岁或 38 岁以后卵泡闭锁速度加快（彩图 35）。虽然加快的原因尚不清楚，但可能与激活素的分泌有关。由于来源于颗粒细胞的激活素可以刺激 FSH 受体表达，FSH 水平升高可能会导致更多激活素生成，进而反过来增强 FSH 的作用。在年龄偏大的妇女中发现抑制素 B 处于低水平而激活素处于高水平状态（图 15-4）。这个自分泌作用的激活素，可增强 FSH 的作用，预计可能会加速颗粒细胞的生长和分化。此外，已证实激活素可以提高大鼠窦前卵泡的大小，同时促进这些卵泡闭锁。

围绝经期妇女的临床管理应关注 3 点：

1. 不规则出血。
2. 绝经早期症状，如潮热。
3. 不孕。

不规则出血的治疗很复杂，因为这与激素的波动有关。虽然不是所有的月经周期都会排卵，但在早卵泡期雌激素水平可能高于正常而孕酮水平是正常的。基于上述因素，对不吸烟的健康妇女来说，短期口服避孕药（通常是 20μg 乙炔雌二醇）可能是帮助她们治疗不规则出血的好方法。

绝经的早期症状，特别是血管舒缩变化，可能是由于激素水平的波动造成的。这种情况下，如果症状需要治疗，口服避孕药可以是一种方法。单独使用低剂量雌激素也是另一种选择。由于生育能力逐年下降，生殖问题往往需要更积极的治疗。一旦

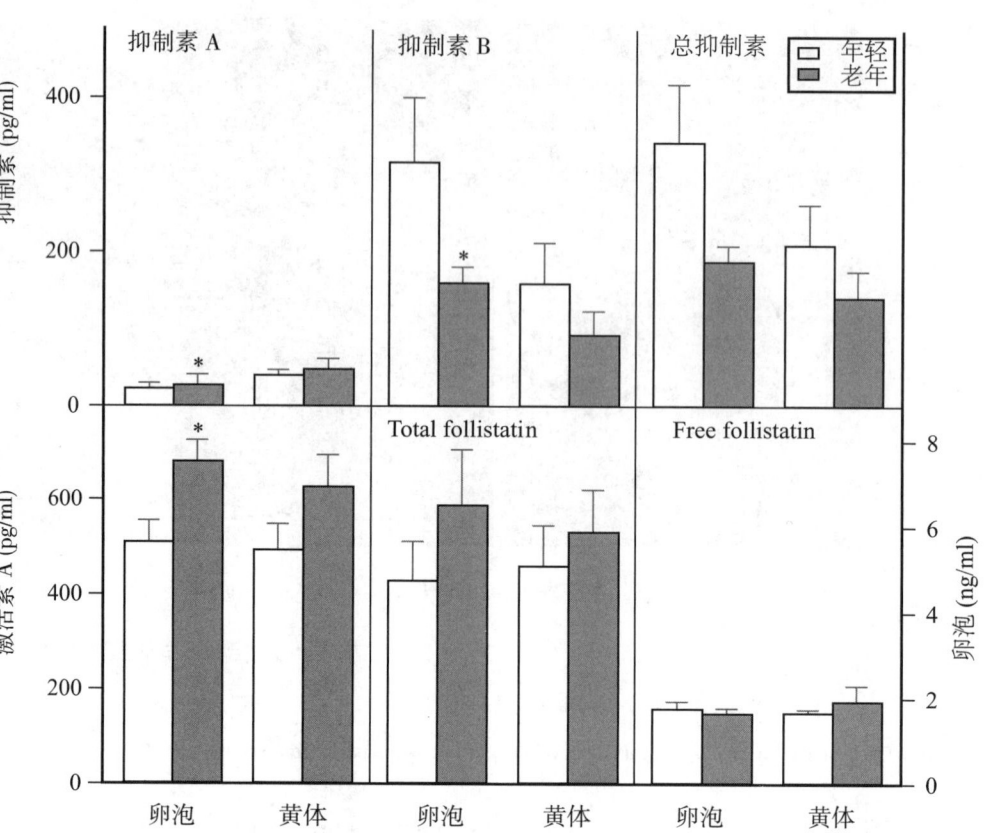

图15-4 相同受试者性腺蛋白的浓度。总抑制素是指抑制素A和抑制素B之和。*群体有差异；$P<0.05$。老龄妇女月经周期抑制素B的减少和激活素A的升高可能促使卵泡期卵泡刺激素的上升

［摘自Reame NE, Wyman TL, Phillips DJ, et al. Net increase in stimulatory input resulting from a decrease in inhibin B and an increase in activin A may contribute in part to the rise in follicular phase follicle-stimulating of hormone of aging cyclic women. J Clin Endocrinol Metab, 1998（83）：3302-3307.］

在月经第3天FSH水平高于正常标准，而AMH水平低于正常标准（通常<0.4ng/ml），那么妊娠的可能性就会明显下降。在下一节中将对AMH水平进行更详细的探讨。

（五）绝经期激素变化

图15-5描绘的是与正常排卵妇女相比，绝经后妇女在早卵泡期激素水平的特征性变化。最明显的表现是雌二醇（E_2）和雌酮（E_1）的显著下降。血清E_2比E_1下降的幅度更大。另一方面，血清E_1主要是由雄激素芳香化而来，而雄激素随着年龄增长下降较为缓慢。E_2水平平均在15pg/ml，在10~25pg/ml波动，但卵巢切除后的妇女E_2水平<10pg/ml。血清E_1值平均在30pg/ml，但在肥胖妇女中会比较高，这可能与脂肪组织较强的芳香化作用有关。

硫酸雌酮（Estrone sulfate, E_1S）是雌激素在体内循环的稳定结合状态，在绝经后妇女体内E_1S水平是雌激素中最高的。在绝经前妇女，E_1S值通常高于1000 pg/ml；绝经后妇女的平均水平在350 pg/ml。除了FSH和黄体生成素（luteinizing hormone，LH）升高，其他垂体激素不受影响。FSH上升始于—3期，早在38岁时（图15-2），然后大幅度波动直到绝经后4年左右数值稳定在20 mU/ml以上。而生长激素，促甲状腺激素和促肾上腺皮质激素（adrenocorticotropic hormone，ACTH）水平均正常。血清泌乳素水平可能会因受到雌激素的影响而略有下降。绝经后卵巢和肾上腺继续分泌雄激素。卵巢继续产生雄烯二酮和睾酮而不是雌二醇，这个过程又部分依赖于LH。双侧卵巢切除的妇女体内雄烯二酮和睾酮水平较低，平均值分别在0.8 ng/ml和0.1 ng/ml。肾上腺也继续产生雄烯二酮，脱氢表雄酮（dehydroepiandrosterone，DHEA）和硫酸脱氢表雄酮（dehydroepiandrosterone sulfate，DHEAS）；主要是作为功能老化的指标，虽然皮质醇的分泌不受影响，但这些值或多或少有所降低（肾上腺功能抑制）。一些数据表明，很多"卵巢"睾丸激素产物实际上是来自肾上腺。最有可能的是这些产物间接来自肾上腺供应前体（DHEA和雄烯二酮）。

虽然DHEAS水平随着年龄的增长逐渐降低（每年下降约2%），但最新的研究数据表明，DHEAS在围绝经期出现短暂上升随后连续下降（彩图39）。这一有趣的发现来自美国妇女研究（Study of Women Across the Nation，SWAN），研究中还指

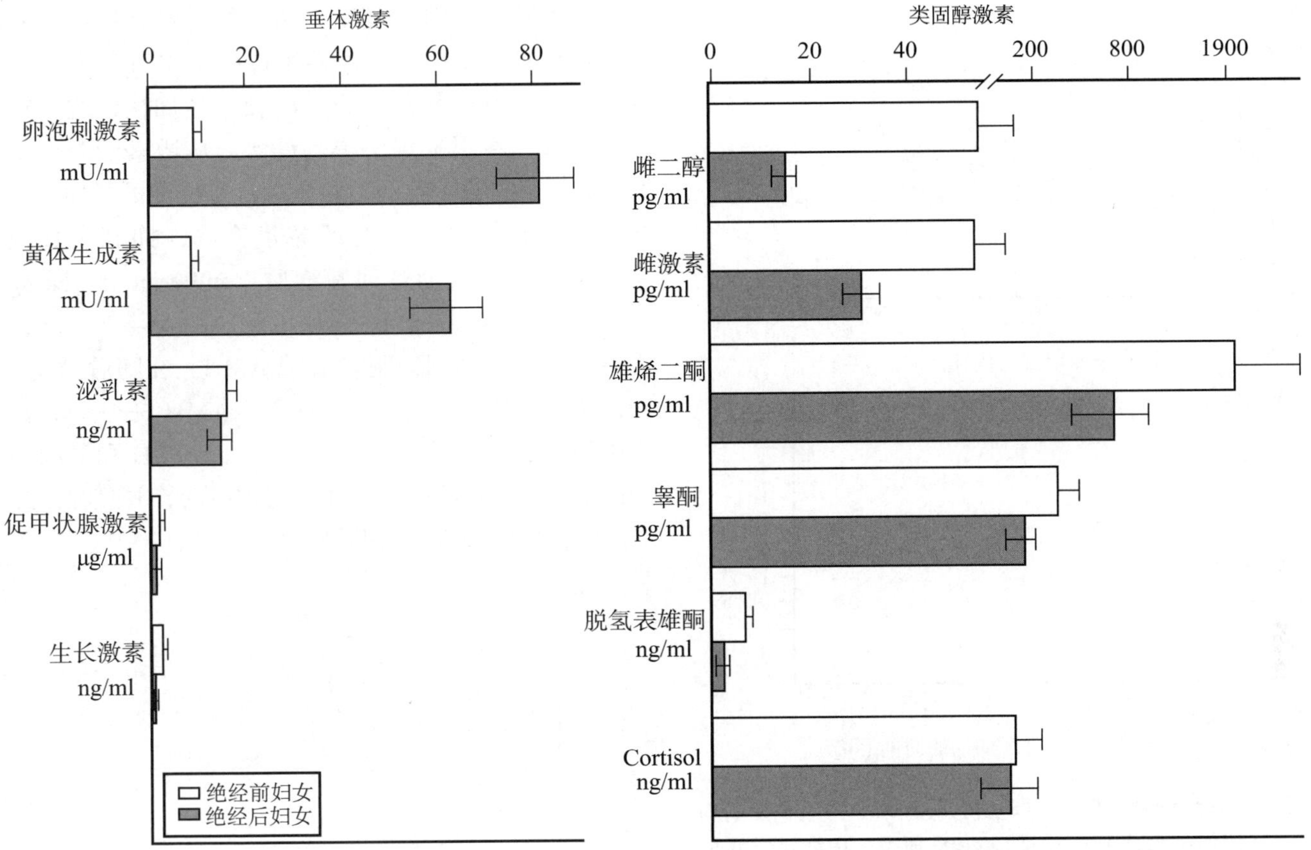

图 15-5 绝经后妇女与绝经前妇女月经周期第 1 周垂体激素水平（第 2～4 天）

[摘自 Yen SSC. The biology of menopause. J Reprod Med, 1977 (18) : 287.]

出 DHEAS 水平在华裔妇女中最高，在非洲裔美国妇女中最低。

睾酮水平也随着年龄的增长而下降，利用 24h 平均水平的减少很好地证明了这个现象（图 15-6）。由于绝经后睾酮来源于肾上腺，所以肾上腺切除术或地塞米松治疗后都会导致无法检测到血清睾酮。与总睾酮相比，有生物活性或"游离"的睾酮检测对绝经后妇女更有用。绝经后性激素结合球蛋白（sex hormone—binding globulin, SHBG）水平降低，导致有生物活性的睾酮或者游离雄激素指数相对升高（图 15-7）。在接受口服雌激素的妇女体内，由于 SHBG 水平升高而导致有生物活性的睾酮水平极低。本章将稍后探讨，这是如何与绝经后妇女开始雄激素治疗决策相联系的。

如前所述，E_2 和抑制素的分泌降低，导致促性腺激素水平升高（FSH-LH）。雌激素是调控 1 型神经元 GnRH mRNA 产生的重要因素。此外，绝经期 E_2 的下降，导致 P 物质以及由肥大的神经元细胞产生的速激肽，共同促使促性腺激素的升高。

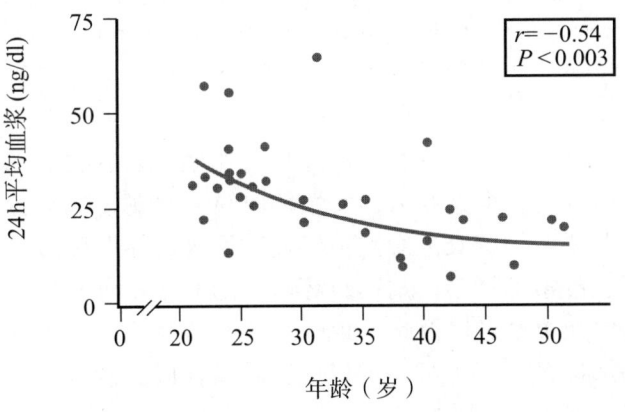

图 15-6 与正常年龄妇女的 24h 平均血浆总睾酮水平相比较。回归方程为 T（nmol / L）$= 37.8 \times$ 年龄（岁）-1.12（$R = -0.54$; $P < 0.003$）

[摘自 Zumoff B, Strain GW, Miller LK, et al. Twenty-four hour mean plasma testosterone concentration declines with age in normal premenopausal women. J Clin Endocrinol Metab, 1995 (80) : 1429–1430.]

绝经后几年开始缓慢下降；后者显然与衰老本身有关。

卵巢衰老是一个程序性事件，从 37.5 岁左右开始到自然绝经的年龄，卵泡闭锁速度加快，这一精确事件现已在黑猩猩中得到证实。从激素的观点出发，卵巢衰老最重要的特点是在月经周期的早期（第 2～3 天）出现血清 FSH 小幅度升高，抑制素 B 减少，以及血清苗勒管抑制物质（müllerian inhibiting substance，MIS）或 AMH 急剧下降（图 15-8）。已证实一旦无法检测到抑制素 B 或 AMH，在随后的 4～5 年将会出现绝经（图 15-8A）。AMH 是一个非常有用的和有实践价值的决定因素，与 FSH 和抑制素 B 相比，它在月经周期中往往很少波动，并且在月经周期的任何阶段都可以监测到。

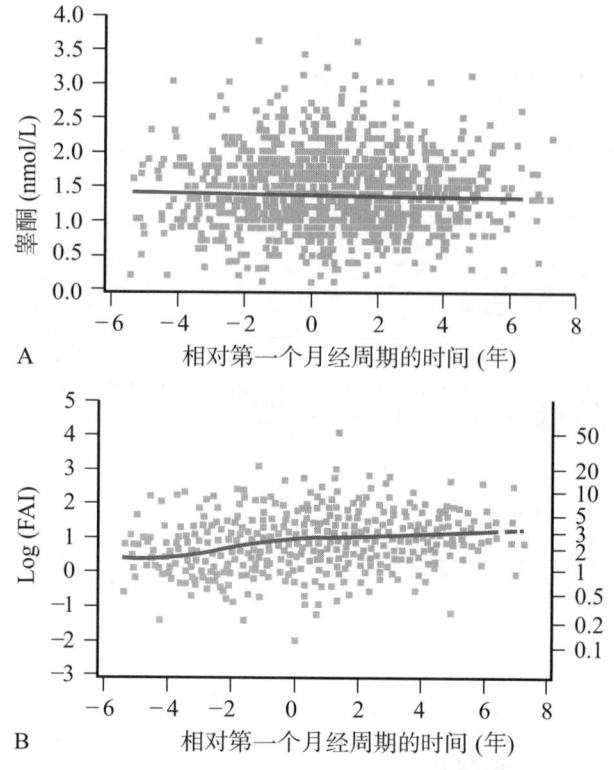

图 15-7 A. 线性回归模型：在绝经过渡期观察睾酮和睾酮均值的拟合水平；B. 双 Logistic 模型：在绝经过渡期观察游离雄激素指数（free androgen index，FAI）和 FAI 均值的拟合水平

左、右轴分别显示 FAI 水平对对数和反对数标尺。横轴代表相对于第一个月经期（first menstrual period，FMP）的时间（年）；负（正）数字显示 FMP 前（后）时间

［摘自 Burger HG, Dudley EC, Cui J, et al. A prospective longitudinal study of serum testosterone, dehydroepiandrosterone sulfate, and sex hormone-binding globulin levels through the menopause transition. J Clin Endocrinol Metab, 2000 (85): 2832–2838.］

已在啮齿类动物体内发现与卵巢衰老有关的下丘脑因子，但这在人类女性体内尚未发现。Wise 提出假说：大脑衰老影响神经递质系统对促性腺激素释放激素的调节，从而破坏卵巢的卵泡发育并最终导致卵巢衰老。因此，推测在 30 多岁出现的卵泡损失加速是与年龄相关的促性腺激素释放激素分泌节律不同步而导致的。

虽然有可能存在某些大脑的衰老作用，但是大量的人类研究证实卵巢诱导了绝经。在啮齿类动物中，随着衰老 LH 脉冲变慢，而在人类绝经妇女中，LH 脉冲频率和振幅增强（彩图 40）。在绝经后妇女中观察到 GnRH 脉冲动力学中出现睡眠夹带的改变，即不能在晚上出现 GnRH 脉冲振幅的升高。一些证据表明，在绝经后的前几年 LH 脉冲波出现高频和高幅，而在

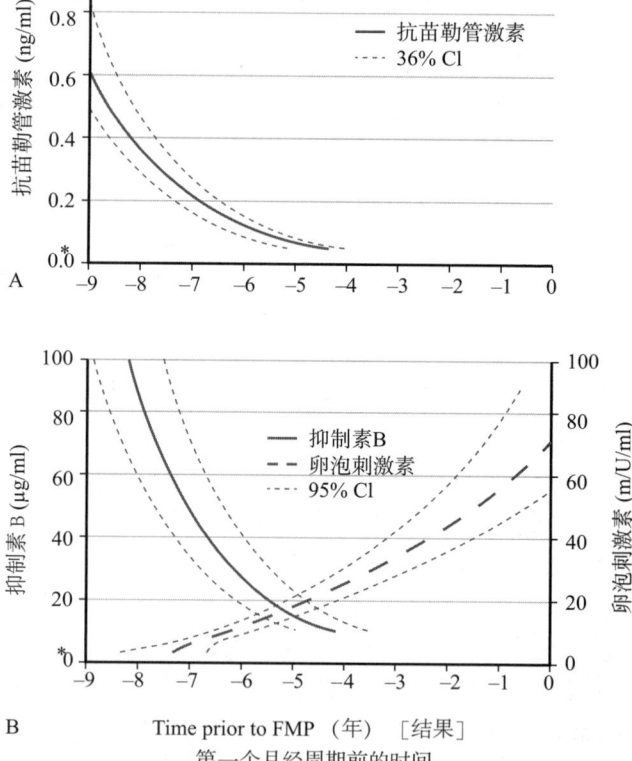

图 15-8 A. 抗苗勒管激素（anti-Müllerian Hormone, AMH）在最后月经的前 5 年下降到检测不到的水平（0.05 ng/ml）和抑制素 B 在最后月经的前 4 年下降到检测不到的水平（10 pg/ml）；B. 随着年龄增长 AMH/MIS 在绝经前迅速下降到检测不到的水平

［摘自 Sowers MR, Eyvazzadeth AD, McConnell D, et al. Anti-Müllerian hormone and inhibin in the definition of ovarian aging and the menopause transition. J Clin Endocrinol Metab 93 (9): L34768–L34783.］

（六）对各种器官系统的影响

1. 中枢神经系统 大脑是雌激素作用的活性部

位，同时也是雌激素的形成部位。大脑内雌激素是通过雌激素受体α和β（ERα/ERβ）介导其活性的。对是否存在一种新的膜受体（非雌激素受体α/β）仍有争议。但是，大脑中明确显示有雌激素作用的基因和非基因调节机制。图15-9说明在大鼠大脑皮质（额叶和顶叶）和小脑中雌激素受体β明显占主导地位。虽然$17\beta\text{-}E_2$是这两种受体的特异性配体，但某些合成的雌激素比雌激素受体β有更大的亲和力。

Henderson对大脑中雌激素的多种作用进行了综述（表15-3），因此得知雌激素对整体健康，尤其是认知和情绪方面有非常重要的作用。大脑内雌激素下降的特征性表现是潮热，这通常称为血管舒缩性发作。潮热通常指热的敏锐感觉，而脸红或血管舒缩性发作包括早期知觉的变化及其他皮肤改变（包括出汗）。潮热通常发生在雌激素缺乏开始的前2年，但可持续10年以上。有10%~15%的妇女，这些症状非常严重甚至致残。在美国，不同的种族群体这些症状的发生率各不相同。西班牙裔和非洲裔美国妇女症状最严重，白种人妇女症状居中，亚洲裔妇女的症状最轻（彩图41）。

表15-3　雌激素对脑功能的作用

对组织的作用
- 对发育关键阶段产生神经元的数目，形态和连接的作用

神经营养作用
- 神经元分化
- 轴突延伸
- 突触形成
- 与神经营养因子的相互作用

神经保护作用
- 保护细胞凋亡
- 抗氧化性能
- 反炎症性质
- 脑血流量的增加
- 强化脑内葡萄糖转运
- 缓和对行为压力的肾上腺皮质醇反应
- 与神经营养因子的相互作用

对神经递质的作用
- 乙酰胆碱
- 去甲肾上腺素
- 5-羟色胺
- 多巴胺
- 谷氨酸
- γ-氨基丁酸
- 神经肽

对胶质细胞的作用

对与阿尔茨海默病相关蛋白的作用
- 淀粉样前体蛋白
- 头蛋白
- 载脂蛋白E

[摘自 Henderson VW. Estrogen, cognition, and a woman's risk of Alzheimer's disease. Am J Med, 1997, 103（suppl 3A）: 11-18.]

雌激素水平下降促使血管舒缩症状的出现。虽然潮热的直接原因仍然不明确，但其发作是由下丘脑对雌激素状态变化的反应而导致的（可能是儿茶酚胺介导）。潮热的生理学机制已经十分明确。它造成机体热损耗，主要表现为周围温度升高（手指、脚趾）；与出汗相关的皮肤抵抗力下降；机体核心体温降低（彩图42）。

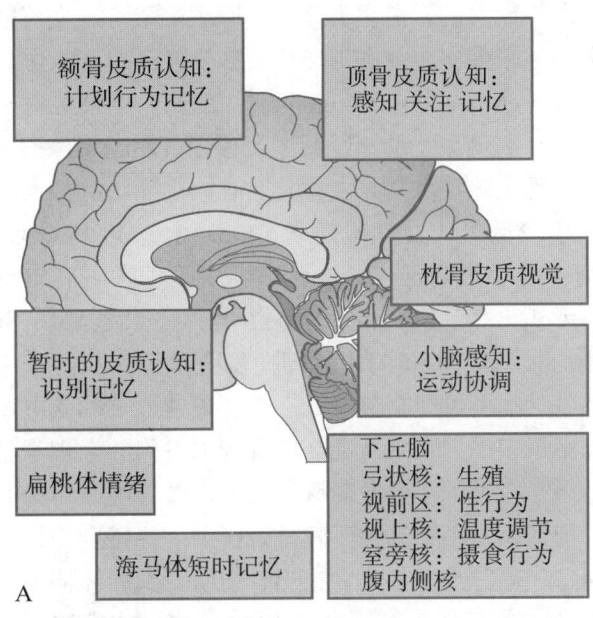

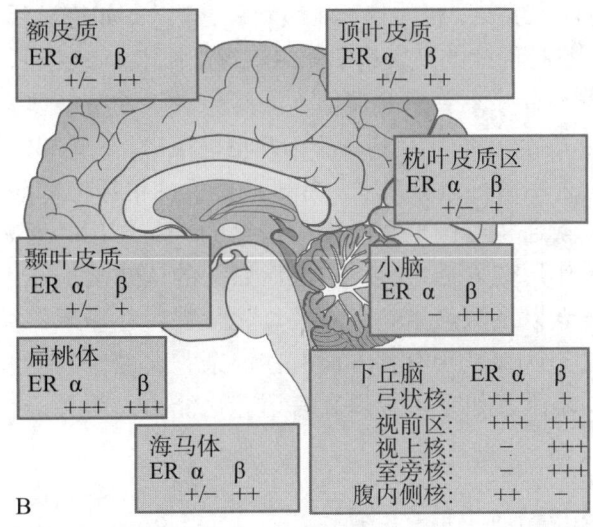

图15-9　A. 大脑的每个区域在特定的脑功能方面起到重要作用。通过神经束连接不同区域的整合作用支持着脑最佳的活动。B. 大鼠脑内雌激素受体ERα和ERβ mRNA的分布

[B. 摘自 Cela V, Naftolin F. Clinical effects of sex steroids on the brain. // Lobo RA, ed. The Treatment of Postmenopausal Woman: Basic and Clinical Aspects. 2nd ed. Philadelphia: Lippincott Williams & Wilkins, 1999: 247-262.]

潮热发作与激素相关，如潮热时血清 LH 和血浆中的阿片促黑皮素前原肽（促肾上腺皮质激素 ACTH，β-内啡肽）水平的升高，但这些事件被认为是伴发现象，即是由潮热导致的结果，而与其病因无关。从 Freedman 得来的数据表明有潮热症状的妇女与无潮热症状的妇女生理性表现的主要不同之处在于出汗、颤抖症状的温度阈值缩小（图 15-10）。

潮热妇女的常见主诉之一是睡眠障碍。她们可能会夜间醒来多次，并由于出汗而需要换床单和衣服。脑电图（electroencephalographic，EEG）记录可以充分证实有潮热症状的绝经后妇女存在夜间睡眠障碍。

与无潮热症状的妇女相比，有潮热症状的妇女睡眠效率较低，快速动眼睡眠（rapid eye movement，REM）的潜伏期延长。这种被干扰了的睡眠经常导致白天疲乏和易怒。雌激素治疗可以明显减轻觉醒和潮热的频率（图 15-11）。即使没有意识到从睡眠中觉醒，睡眠也可能会被打乱。在这种情形下的脑电图监测结果表明，睡眠紊乱与血管舒缩发作的生理学检测结果是一致的。已发现雌激素可以改善绝经后妇女的抑郁情绪，不管这项研究是否得到一些特别的评论（对这一研究的一些批评指出，情绪受到症候群和睡眠剥夺的影响）。在无症状妇女中进行的盲法研究也显示其益处。机体处于雌激素缺乏状态，如绝经后，易引发抑郁症的高发病率（临床或亚临床）。然而，绝经本身并不会引起抑郁，虽然雌激素通常能改善抑郁情绪，但它不应该用于治疗精神疾病。尽管如此，在过去用高剂量雌激素治疗某些类型的精神抑郁症。孕激素通常可削弱雌激素对情绪的有益作用，但是这种作用变异性很大。绝经后妇女的认知功能减退与衰老以及雌激素缺乏有关。文献资料在显示雌激素对于认知是否有益方面有些混杂。在最近的研究中，雌激素似乎可以提高言语记忆能力，而且语言

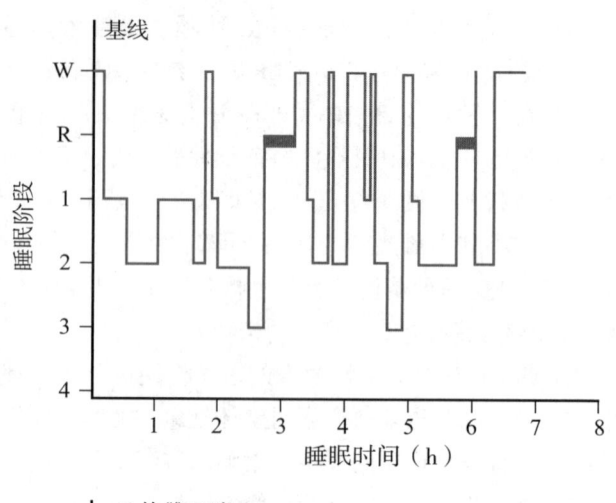

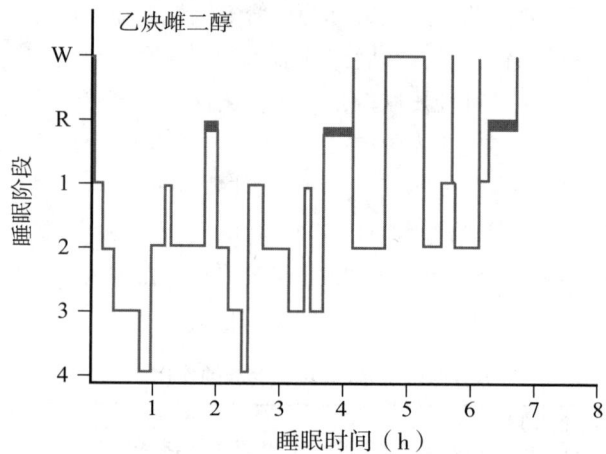

图 15-11 有症状患者炔雌醇治疗 30d 前后的睡眠图（50μg，4/d）

［摘自 Erlik Y, Tataryn IV, Meldrum DR, et al. Association of waking episodes with menopausal hot flushes. JAMA, 1981（245）: 1741-1744.］

记忆力与代表大脑活性的大脑影像急性改变有关。痴呆症随着女性年龄的增长而增加，最常见的痴呆症是阿尔茨海默病（Alzheimer disease，AD）。在表 15-3 中列出的是几种神经营养因子和神经保护因子，这些因子与雌激素缺乏可能会导致抵抗阿尔茨海默病进展的保护作用丧失有关。此外，雌激素在增强

图 15-10 有症状的妇女体温调节区的缩小

HF.hf: 潮热

［数据来于 Freedman RR. Menopausal hot flashes. // Lobo RA, ed. Treatment of the Postmenopausal Woman, 3rd ed. New York: Academic Press, 2007: 187-198.］

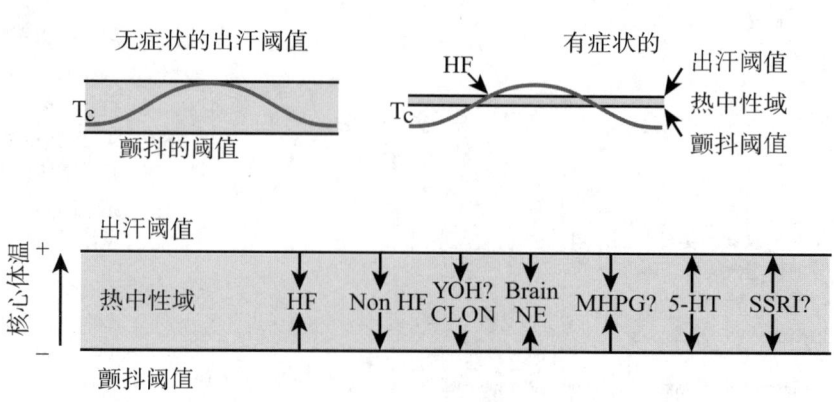

神经递质功能中起到积极作用，而阿尔茨海默病女性的神经递质功能低下。雌激素的这种功能对阿尔茨海默病中受到累及的胆碱能系统十分重要，并有极大的相关性。

在观察性研究中发现，绝经后雌激素的使用可以降低阿尔茨海默病的进展或延迟其发病（图15-12）。但是，这方面尚未有随机前瞻性研究。很显然，即使雌激素有益处，那也只是针对那些刚开始绝经的妇女，对于老年妇女而言，它没有任何益处。一旦患有阿尔茨海默病，雌激素是没有任何积极作用的。

2. 胶原蛋白 雌激素对胶原蛋白有积极的作用，胶原蛋白是骨和皮肤的重要组成部分，是骨盆和泌尿系统结构的主要支撑组织。已经明确了在皮肤成纤维细胞中存在雌激素受体和雄激素受体。绝经后的前5年内大约丢失30%的皮肤胶原蛋白，并且绝经后的前10年每年胶原蛋白大约下降2%。这一统计数据与绝经后骨丢失的统计值相似，这就更有力地证明了在皮肤厚度、骨丢失和骨质疏松的风险之间存在相关性。虽然文献报道并不完全一致，但是雌激素治疗可以普遍改善绝经后的胶原蛋白含量，大约治疗2年后可以改善皮肤厚度。高剂量的雌激素可能存在着导致皮肤厚度减少的生物模式作用。雌激素对胶原蛋白的支持作用在绝经后骨代谢的平衡和骨盆结构方面具有重要意义。胶原蛋白的减少和阴道、尿道黏膜的萎缩与子宫脱垂、尿失禁等一系列症状有关。在围绝经期和绝经后妇女中，尿失禁和膀胱刺激症状的发生率在20%~40%。与胶原蛋白不足相关的子宫脱垂及其他妇科症状、泌尿器官症状，都可通过雌激素治疗获得改善。尽管雌激素可以普遍改善症状，但是没有证据表明其对尿流动力学的改变。雌激素还能降低尿路感染的复发率。这些数据涉及阴道雌激素的使用，而不是雌激素的全身用药。有时候全身使用雌激素反而会增加压力性尿失禁的发生，而局部阴道用药可改善急迫性尿失禁。在瑞典，使用雌激素的老年妇女可以恢复膀胱控制力，降低对入住老年疗养院的需求。雌激素对正常创面的愈合也有重要作用。在这种情况下，雌激素可以增强生长因子如转化生长因子（transforming growth factor-β，TGF-β β）的作用。

3. 生殖器萎缩 外阴阴道主诉往往与雌激素缺乏有关。围绝经期妇女阴道干涩、萎缩性改变的发生率分别为21%和15%。并且会随着年龄的增长而升高，到绝经后4年，发生率分别增加到47%和55%。这一变化也导致性生活不和谐，60岁有性生活的妇女发生性交困难的概率为41%。雌激素缺乏导致阴道黏膜薄而苍白。湿润度低，pH升高（通常大于5），黏膜可能会出现炎症和小出血点。已经报道，雌激素治疗后，阴道细胞学发生从基底细胞到

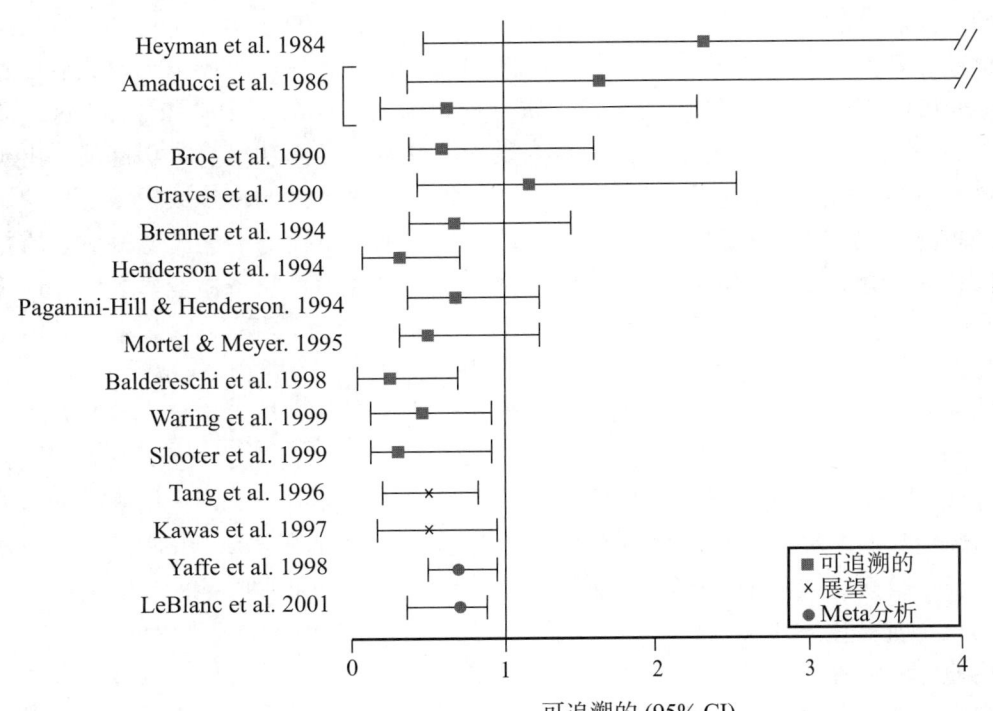

图15-12 雌激素和激素替代疗法的使用与老年痴呆症的风险

［摘自 LeBlanc ES, Janoowsky J, Chan BK, Nelson HD. Hormone replacement therapy and cognition: systematic review and meta-analysis. JAMA, 2001（285）：1489-1499.］

表层细胞数增加的变化。随着这一变化，阴道 pH 降低，阴道血流量增加，跨越阴道黏膜电极电位差增加到绝经前妇女的水平。最近的研究表明，阴道内 DHEA（0.25%～1%）对改变阴道细胞学和萎缩症状有效，可能是因为局部 DHEA 转换为其他的雄激素和雌激素。但是需要更多的研究予以证明。

4. 骨丢失 现在已明确雌激素缺乏是导致骨丢失的原因之一。当在围绝经期月经周期变得不规律时，就可首次观察到骨丢失。从绝经前 1.5 年前到绝经后 1.5 年，脊柱骨密度每年降低 2.5%，而绝经前每年骨丢失率仅为 0.13%。雌激素缺乏时，小梁骨（脊柱）的丢失要多于皮质骨的丢失。绝经后骨丢失导致骨质疏松症，这实际上是一个健康保健问题。在绝经后白种人妇女中，预计有 35% 的妇女患有骨质疏松症。此外，这些妇女终身骨折风险为 40%。已充分证实了骨质疏松症的发病率和造成的经济负担。需要关注的是，有资料表明，多达 19% 的白种人男性也有骨质疏松症。本章稍后将通过经典机制来描述性激素对骨质量的影响。骨质量在近 30 岁时达到峰值，这是确保之后由于衰老和雌激素缺乏所致的骨丢失不会导致骨质疏松症早发的关键（图 15-13）。雌二醇，与生长激素（GH）和胰岛素样生长因子-1（insulin-like growth factor-1）一起，在青春期使骨量成倍增长，开始了骨量向峰值的增长。青春期后雌激素的缺乏（各种原因引起的闭经）实际上危及了骨量峰值的获得。充足的营养和钙的摄入也是关键的决定因素。雌激素是男性和女性骨质量的决定性影响因素，而睾酮在刺激骨膜附着生长方面有重要作用；因此，男性骨皮质较大较厚。在成骨细胞、破骨细胞和骨细胞中存在雌激素受体（ERs），在骨皮质中 ERα 和 ERβ 两者都存在，而在骨松质和骨小梁中 ERβ 占优势。目前认为雌二醇较重要的作用大多是通过雌激素受体 ERα 介导的。雌激素抑制骨转换，并能保持一定的骨形成率。骨重塑的功能单位，称为骨多中心单位（bone multicenter units，BMUs），在该功能单位中骨吸收和骨形成保持着平衡。骨的多个位点每时每刻都在进行此种转换过程。雌激素通过增加破骨细胞的凋亡从而缩短破骨细胞寿命导致其数量的减少。关于雌激素对成骨细胞的作用尚未达成一致，但 E_2 可以拮抗糖皮质激素诱导的成骨细胞凋亡。雌激素缺乏可增加骨重塑单位的活性，延长骨吸收，缩短骨形成期；同时促进破骨细胞在 BMUs 的募集，从而导致骨吸收大于骨形成。

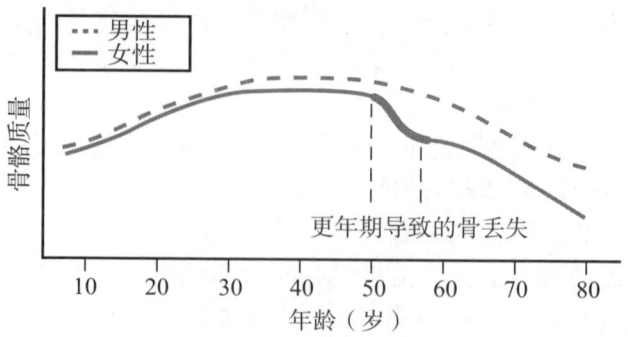

图 15-13 骨质量和年龄性别的关系

［摘自 Finkelstein JS. In Cecil RL, Goldman L, Bennett JC，eds. Cecil Textbook of Medicine, 21st ed. Philadelphia：Saunders, 1999：1366-1373; and Riggs BL, Melton LJ Ⅲ. Involutional osteoporosis. N Engl J Med, 1986（314）：1676-1686.］

雌激素对骨作用的分子机制，是通过抑制前炎性细胞因子的产生，包括：白介素-1（interleukin-1,IL-1），白介素-6（interleukin-6，IL-6）等，肿瘤坏死因子（tumor necrosis factor，TNF），来抑制骨吸收。核因子 κB 受体活化因子配体（receptor-activation of NFKB ligand，RANKL）对破骨细胞的分化和功能有影响。Riggs 用一个示意图解释了所有因子之间的相互作用（彩图 43）。

Riggs 认为，女性骨丢失有两个阶段。绝经开始时雌激素水平下降，进入骨丢失的加速阶段，该阶段是以骨松质丢失为主。在 4～8 年的时间，骨松质丢失 20%～30%，骨皮质丢失 5%～10%。此后，进入骨皮质低速丢失阶段（每年 1%～2%）。这一阶段被认为是继发性甲状旁腺功能亢进引起的。由于雌激素缺乏导致促进骨平衡的牵拉或机械因素的影响减弱，还会加重第一阶段的丢失。遗传对骨质量的影响主要在于骨量峰值的获得而非骨丢失（遗传部分占 50%～70%）。研究发现，维生素 D 受体基因、TGFβ 基因和 1 型胶原蛋白 AI 基因 Spl 结合位点的多态性对骨质量都有重要影响。虽然睾丸激素对骨形成和骨质量的刺激十分重要，但即使在男性，雌激素的作用也是占主导地位。芳香化酶缺乏的男子雌激素治疗后出现骨量的增加。骨质量可利用各种影像学方法检测（表 15-2）。双能X线吸收测量法（Dual energy x-ray absorptiometry，DEXA）扫描已经成为检测骨质缺乏和骨质疏松症的标准方法。按照惯例，T 值用于反映与年轻成年人平均骨量峰值相比，丢失骨量相对应的标准差。骨质缺乏定义为T值−1～−2.5个标准差；骨质疏松症定义为>2.5个标准差。因为骨质量并不能完全反映骨强度，而骨强度才是真正评估骨折风险的指标。所以用一些其他方法评价骨强度。

除了骨质量，生化骨转换的评估（稍后在本章中讨论）也是非常重要的。虚拟骨活检，是一种评估骨显微结构的新方法，采用高分辨率外周（peripheral，P）QCT（图15-14）。这种技术是目前唯一可用的研究工具。各种生化分析也可评估血尿样本中的骨吸收和骨形成（表15-4）。目前，血清标记物的出现是评价抗骨吸收治疗变化最有用的指标。现在有很多药物可以预防骨质疏松症。雌激素疗法取决于是否有雌激素治疗的其他适应证和禁忌证。已证实雌激素可以降低骨质疏松症的风险和骨质疏松性骨折的风险。在妇女健康倡议研究（Women's Health Initiative study，WHI）中，联合使用马结合雌激素（conjugated equine estrogens，CEE）和醋酸甲羟孕酮（medroxyprogesterone acetate，MPA）或单独使用马结合雌激素，均可降低无骨质疏松症妇女群体的髋部骨折以及全身骨折。事实上，在WHI的研究结果发表以后，对这些妇女进行随访发现，停药妇女比继续雌激素治疗的妇女髋部骨折风险和骨密度降低的风险明显增加。曾经认为预防骨质疏松症需要

表15-4 骨更新标记

标志	样品
骨吸收标志物	
交联的1型胶原氨基端肽（NTX）	尿、血清
1型胶原C端肽交联（CTX）	尿（αα和ββ型）血清（ββ型）
MMP生成1型胶原肽（ICTP或CTX-MMP）	血清
脱氧吡啶啉，游离和肽结合（fDPD，DPD）	尿、血清
吡啶，游离和肽结合（fPYD，PYD）	尿、血清
尿羟脯氨酸（OHP）	尿
糖基化尿羟赖氨酸（gylhyl）、血清糖基化羟赖氨酸	尿、血清
尿螺旋肽（HelP）	尿
抗酒石酸酸性磷酸酶	血清、血浆
破骨细胞特异性亚型（TRACP5B）	
组织蛋白酶K（Cath K）	尿、血清
骨钙蛋白片段（UOC）	尿
骨形成标志物	
血清骨钙素（OC）	血清
1型前胶原羧基端肽（PICP）	血清
1型前胶原氨基端肽（PINP）	血清
骨特异性碱性磷酸酶（骨ALP）	血清

[摘自 Eastell R, Hannon RA. Biochemical markers of bone turnover. // Lobo RA, ed. Treatment of the Postmenopausal Woman Basic and Clinical Aspects. ed. 3, St. Louis: Elsevier Academic Press, 2007: 337–350.]

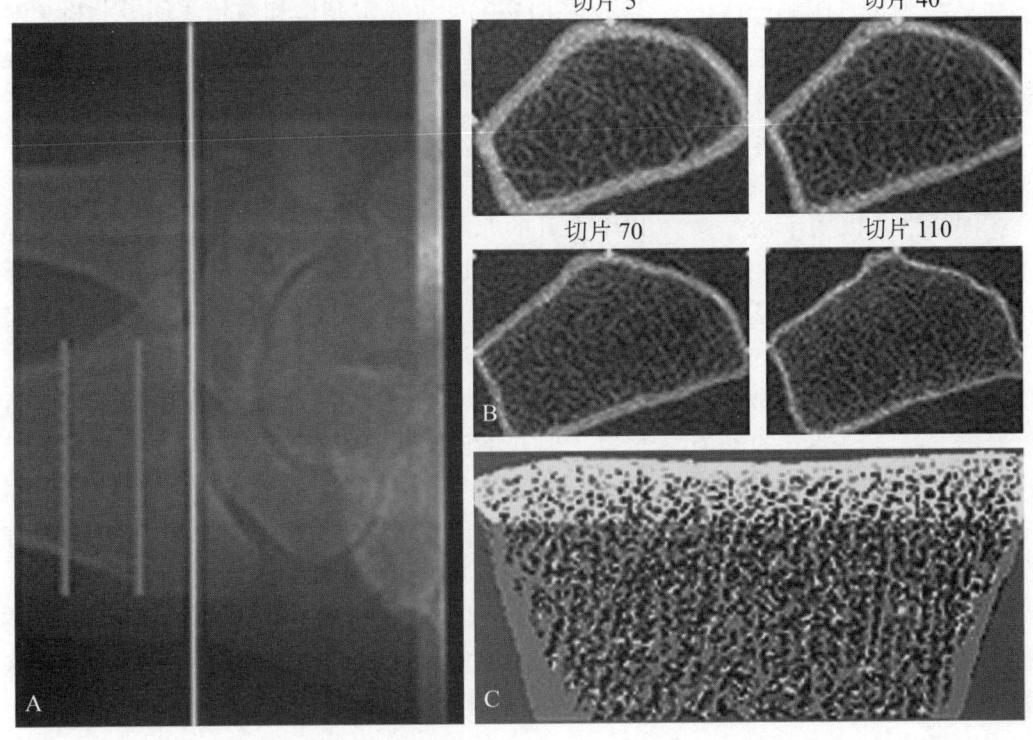

图15-14 高分辨率外周定量CT（pQCT）

A.桡骨远端X线图像；显示截面分析；B.具有代表性的断面图像CT片；C.代表性三维图像

[摘自 Khosla S, Riggs BL, Atkinson EJ, et al. Effects of sex and age on bone microstructure at the ultradistal radius: a population-based noninvasive in vivo assessment. J Bone Miner Res, 2006(21): 124–131.]

相当于0.625mg的马结合雌激素（CEE），但现在发现，低剂量（0.3mg CEE 或其相当剂量）雌激素联合孕激素治疗能够预防骨丢失。虽然还没有骨折方面的数据。添加孕激素，是否会比单独使用雌激素，能更刺激骨形成并增加骨质量尚不清楚。某种孕激素如醋酸炔诺酮的雄激素活性也被认为在骨丢失方面有作用。

选择性雌激素受体调节剂（Selective estrogen receptor modulators, SERMs）如雷洛昔芬（raloxifene），他莫昔芬（tamoxifen）和屈洛昔芬（droloxifene），都已被证实可以减少骨吸收。大型前瞻性研究证明雷洛昔芬可降低锥体骨折。替勃龙（tibolone）也被证明是治疗骨质疏松的有效药物。替勃龙（尚未在美国销售）具有选择性雌激素受体调节剂的特性，但它不是选择性雌激素受体调节剂，因为它兼有雌激素，抗雌激素、雄激素和孕激素的特性。它不会造成子宫或乳腺细胞增生，但能改善血管舒缩症状。它还可以预防骨质疏松症，并能有效治疗骨质疏松症。已证实双膦酸盐类药物在骨质疏松症预防和治疗方面有显著疗效。这类药物包括羟乙膦酸钠、阿仑膦酸钠、利塞膦酸钠和伊班膦酸钠，唑来膦酸与双膦酸盐和骨中羟基磷灰石结合，共同作用从而增加骨质量。

双膦酸盐在骨中的半衰期可长达10年。大多数数据来自于对阿仑膦酸钠的研究，每天5mg（每周35mg）阿仑膦酸钠可预防骨丢失；每天10mg（每周70mg）可治疗骨质疏松症，已证实这种治疗能降低椎体骨折和髋骨骨折。伊班膦酸钠每月服用一次，或者注射一次，主要用于预防脊椎骨折。5mg唑来膦酸可用于静脉治疗。降钙素每日皮下注射50 IU，或者鼻喷200 IU，均可以抑制骨吸收。降钙素治疗还可以减少椎体骨折。但其远期疗效还尚未得到证实。氟化物因其增加骨密度的特性，被用于治疗女性骨质疏松症。目前，低剂量（每日50μg）缓释氟化钠似乎不会引起不良反应（胃炎），并且对预防椎体骨折有疗效。间断应用甲状旁腺激素（PTH 1-34，特立帕肽）能够增加骨质疏松妇女的骨密度。一项持续3年的随机试验显示，髋骨和椎骨的平均骨密度增加，骨折发生率降低。这种疗法目前在美国已经开始应用，但费用较昂贵，可以作为难治性女性患者和有骨折史的女性患者的保留治疗方法。预防骨质疏松症的辅助措施有钙，维生素D和运动。钙联合维生素D疗法只增加老年人的骨量。现在并不认为单独使用这些方法对治疗骨质疏松有效。若没有服用抑制钙吸收的药物，一名妇女每日钙元素的总摄入量应该是1500mg，维生素D的摄入量在400～800 IU。在一个大群体妇女中，尤其是生活在日光照射较少的地区的妇女，发现血清中25羟基维生素D异常偏低（＜20ng/ml）。运动有益于增加肌肉量和骨质量，并减少跌倒的发生。2008年2月美国骨质疏松基金会出版了骨质疏松症治疗指南(www.nof.org)。最新数据分析表明，37%的女性治疗后可以预防骨折。同时，世界卫生组织（World Health Organization, WHO）出台了基于病史、人体测量学和骨密度（bone mineral density, BMD）的骨质疏松症个体风险评估指南。这种新的模式，称为骨折风险评估工具，可在www.shef.ac.uk/FRAX下载。

5. 心血管作用 毫无疑问，绝经后妇女心血管疾病的风险增加。来自Framingham研究数据表明，绝经前妇女心血管疾病的发病率比男性低3倍（45～49岁女性中每1000人年发生率为3.1）。75～79岁时，男性和女性的心血管疾病发病率大约相等（每1000人年发生率分别为53例和50.4例）。这种趋势与心血管疾病病死率的性别差异一致。冠状动脉疾病是女性死亡的主要原因，绝经后妇女冠状动脉疾病的终身死亡风险是31%，而乳腺癌的死亡风险是3%。尽管心血管疾病在自然绝经后晚期更为常见，但卵巢功能的过早停止（在平均绝经年龄之前）也会造成高风险。35岁之前过早绝经，心肌梗死的风险增加2～3倍，35岁之前切除卵巢风险则增加数倍。回顾分析了对这一问题的一些研究，如图15-15中所示，早期绝经对心血管疾病患病率和心血管疾病类型的影响。

已经表明，如果双侧卵巢都切除，即使在自然绝经后60岁左右才切除，总死亡率也会上升。总死亡率上升的原因是冠状动脉疾病的增加，这表明即使在自然绝经以后，卵巢也有一定的保护作用。导致心血管疾病上升最常见的病因是绝经后妇女总胆固醇的快速升高。

随着年龄增长，体重、血压和血糖的变化固然重要，但并不认为与总胆固醇升高速度一样重要，后者是女性和男性之间实质性差异所在。总胆固醇的增加是由于低密度脂蛋白胆固醇（low-density lipoprotein cholesterol, LDL-C）水平上升导致的。LDL-C的氧化增强，极低密度脂蛋白和脂蛋白Lp(a)水平升高。HDL-C水平随着时间趋于下降，但是这些改变很小，且与LDL-C的增加并不一致。当平衡

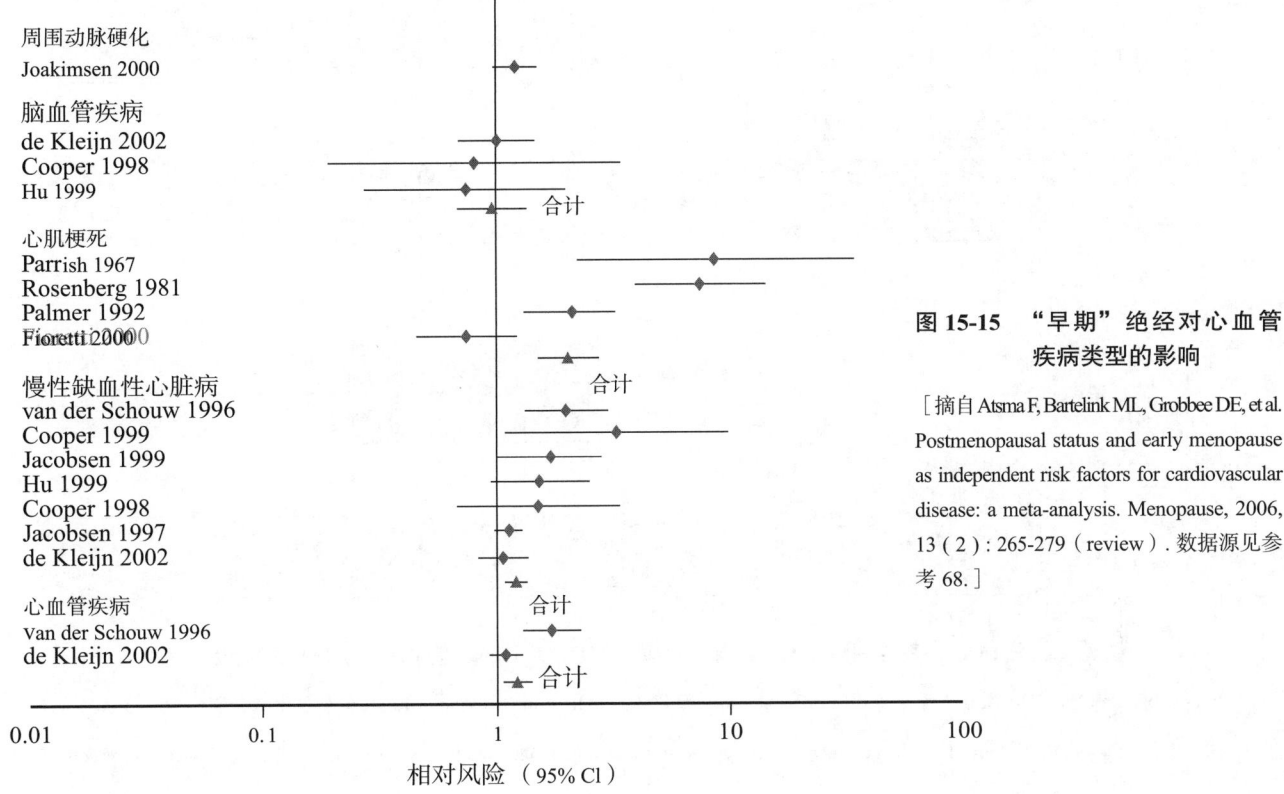

图15-15 "早期"绝经对心血管疾病类型的影响

[摘自 Atsma F, Bartelink ML, Grobbee DE, et al. Postmenopausal status and early menopause as independent risk factors for cardiovascular disease: a meta-analysis. Menopause, 2006, 13（2）: 265-279（review）. 数据源见参考68.]

发生变化时，凝血系统实际上并未失去平衡。一些促凝因子增加[凝血因子Ⅶ，纤维蛋白原和纤溶酶原激活物抑制剂（plasminogen activator inhibitor, PAI-1）]，但一些平衡因子如抗凝血酶因子Ⅲ，纤溶酶原、蛋白C和蛋白S也会增加。绝经后C反应蛋白和细胞因子等炎症标记物增加，血管床血流量减少。前列环素的生成减少，内皮素水平上升，血管对乙酰胆碱的反应是收缩，表明对一氧化氮合成酶活性的反应降低。雌激素治疗后，所有这些参数（普遍地）有所改善，冠状动脉对乙酰胆碱的反应为舒张，并有相应的血流增加。给予雌激素治疗还可以使血循环中亚硝酸盐和硝酸盐增加，使血管紧张素转化酶水平趋于下降。血管组织包括冠状动脉在内发现有雌激素受体（主要是ERβ）和孕激素受体。此外，雌激素介导的细胞膜作用可能与ERα或者ERβ有或者没有关系。总体而言，绝经后雌激素对血管的直接作用与脂类和脂蛋白的变化同样重要，或更重要。虽然基于上述理论认可雌激素的疗效，但对动脉的有益作用只在较年轻的绝经后妇女（+1期）中看到。在二级预防试验研究中的妇女中发现，有明确动脉粥样硬化症状或有危险因素的妇女，疗效不明显（彩图44）。这种疗效的缺失，部分原因可能是由于动脉粥样硬化和衰老过程中ERα启动子区过度甲基化导致的。另一个理论提出雌激素有不同疗效的原因是，在早期而不是晚期给予雌激素可干扰内源性27-羟基胆固醇的作用。胆固醇水平的提高，导致这种内源性胆固醇代谢物增加，它们可以与E_2竞争性结合血管内皮细胞上的雌激素受体。因此，当胆固醇升高，高水平的27-羟基胆固醇可拮抗雌激素作用（图15-16）。在正常非肥胖的绝经后妇女中，由于胰岛素抵抗增加导致糖耐量降低。雌激素也可以部分逆转这种情况。与绝经前妇女相比，绝经后妇女对应激（应激反应）的生物物理反应和神经激素反应增强，雌激素可以减弱这种高反应。尚不清楚这些变化是否对雌激素缺乏时的心血管疾病风险有影响，但很清楚的是，雌激素治疗可以使早期的绝经后妇女的许多指标恢复到绝经前的范围。

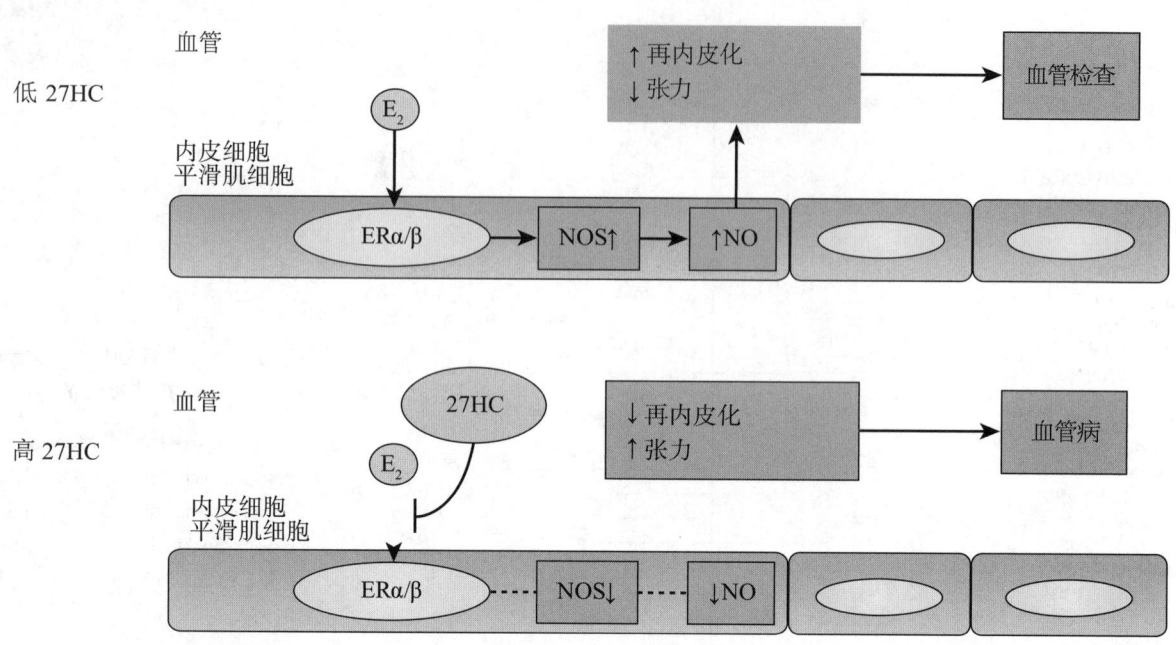

图 15-16　高胆固醇（27 - 羟基胆醇，27HC）影响雌激素（E_2）作用的假设

ER.（estrogen receptor）雌激素受体；NO.（nitric oxide）一氧化氮；NOS.（nitric oxide synthase）一氧化氮合酶

[摘自 Umetani M, Domoto H, Gormley AK, et al. 27–Hydroxycholesterol as an endogenous SERM that inhibits the cardiovascular effects of estrogen. Nat Med , 2007, 13（10）: 1185–1192.]

　　这些有关雌激素对心血管系统保护作用的一致、有力的基础研究和临床数据，连同雌激素保护作用的有力的流行病学证据（图 15-17），得出结论：雌激素应该作为妇女心血管疾病的预防药物。然而，在已有前述疾病的妇女中进行的临床随机对照试验（randomized clinical trials，RCTs）反驳了这一论点。一些随机试验发现首次给予雌激素后，老年妇女冠心病事件发生率更高。在年龄更大的妇女或者有明确冠状动脉疾病的妇女雌激素治疗的第 1～2 年，心血管事件的发生率呈增加趋势。妇女健康倡议研究（The Women's Health Initiative，WHI）试验，通过比较 CEE/MPA 组与安慰剂组，也得出了类似的结论。这项试验被认为是评价无心血管危险因素的较年轻妇女的一级预防试验；在年龄较大妇女（平均年龄 63 岁）中心血管事件的发生率较高（表 15-5）。而这些妇女没有血管舒缩症状，却比健康妇女人群有着更多的危险因素。

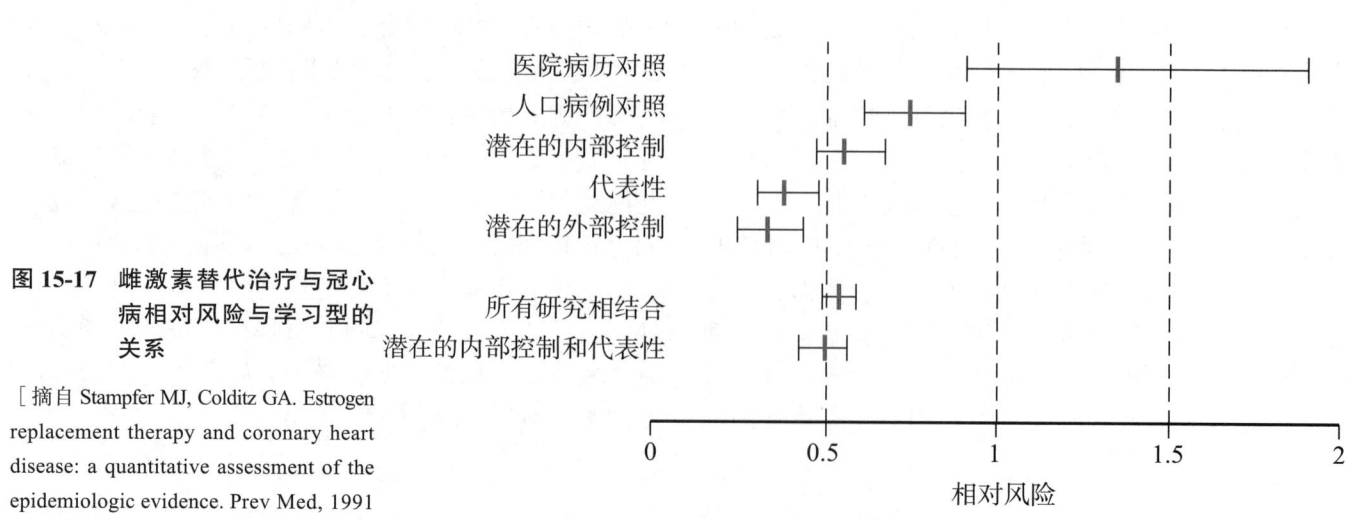

图 15-17　雌激素替代治疗与冠心病相对风险与学习型的关系

[摘自 Stampfer MJ, Colditz GA. Estrogen replacement therapy and coronary heart disease: a quantitative assessment of the epidemiologic evidence. Prev Med, 1991（20）: 47 – 63.]

表 15-5 比较了 WHI 和 NHS 参与者的人口统计学资料

特点	NHS	WHI
平均年龄或年龄	30—55	63
吸烟者（过去和现在）	55%	49.9%
体重指数（平均）	25.1 kg/m²	28.5 kg/m² (1)
阿司匹林使用者	43.9%	19.1%
激素治疗方案	不反对或是连续的	持续结合
绝经症状（潮红）	主要	不常见

（1）34.1% 有 BMI ≥ 30 kg/m²

[数据来源于 Colditz GA, Stampher MJ, Willet WC, et al. A prospective study of parental history of myocardial infarction and coronary heart postmenopausal hormone therapy and primary prevention of cardiovascular disease. Ann Intern Med, 2001 (133): 933-941; Grodstein F, Stampfer MJ, Manson JE, et al. Postmenopausal estrogen and progestin use and the risk of cardiovascular disease. N Engl J Med, 1996 (335): 453-461; and Writing Group for the WHI Investigators. Risks and benefits of estrogen plus progestin in healthy postmenopausal women. JAMA, 2002 (288): 321–333.]

在以年轻、健康、有症状妇女为主的人群中进行的护士健康研究 [（Nurse's Health Study，NHS）] 显示雌激素有保护作用。在猴子模型中的研究表明，不管给或不给致动脉粥样硬化饮食，当在卵巢切除时开始给予雌激素治疗，有 50%～70% 的抗冠状动脉粥样硬化的保护作用，延迟 2 年开始激素治疗会阻止这种保护作用（图 15-18）。没有明确的证据表明药物的"早期危害"作用，在同时接受他汀类药物治疗的妇女中也没有观察到不良反应。这项研究发现，激素治疗（使用剂量）可能会导致一些冠心病妇女粥样斑块不稳定和血栓形成。其中的分子机制可能是由于雌激素上调附着在斑块壁上的基质金属蛋白酶 -9，从而破坏壁上覆盖的胶状物，导致血栓形成。他汀类药物可以抑制这个过程。长期接受雌激素治疗的妇女，心肌梗死的死亡率明显下降。在临床试验中，各种激素疗法的最初 2 年内，年轻健康的有症状妇女心血管事件的发生率并没有增加。现在已经证实，绝经后妇女雌激素治疗较晚，即使是标准剂量也可能是有害的，而且没有冠状动脉保护作用。正如上面提到的，改变激素疗法和给药途径，也并未改变这些研究中冠状动脉事件的临床结局或血管造影明确的病变。而且无法确定妇女是否会一直有冠心病。由于动脉粥样硬化与年龄高度相关，即使没有发生冠心病的妇女也可能有动脉病变（彩图 45）。此外，图 15-18 所示，WHI 研究预计超过 70% 的妇女患有血管动脉粥样硬化。对绝经后妇女（较年轻）早期给予雌激素，其产生的作用可能不同。与这个结果相对应的是一项 WHI 研究对 50～59 岁绝经时间在 10 年以内的年龄组数据分析。WHI 对绝经的定义不十分精确，50～59 岁妇女大多超过 55 岁。相反，与 WHI 中高龄组 [（2/3 超过 60 岁）子宫切除的妇女）手臂注射 CEE 0.625mg 相比，反而是 50～59 岁年龄组有临界意义的冠心病事件评分减少，有统计意义的复合冠状动脉评分也减少。20 个随机对照试验分析结果显示，较年轻妇女（包括 WHI）冠状动脉事件发生率和死亡率明显降低。WHI 研究中单用雌激素治疗的年轻妇女冠状动脉钙化的发生率也显著下降。2011 年发表的手臂雌激素单独治疗 10 年随访数据显示，50～59 岁年龄组冠心病（coronary heart disease，CHD) 事件发生率和死亡率显著降低（图 15-19）。

WHI 研究对联合使用激素治疗（CEE/MPA）的数据并不充分，很难断定 MPA 减弱疗效或可能增加危险性，原因是在 WHI 中的两个试验不同，而且是研究不同群体的妇女。WHI 进行随机对照试验的平行观察性研究。观察性试验的结果与年龄较大妇女的观察性数据一致，这说明具有冠状动脉保护作用并没有脑卒中的不良影响。这些结果与随机对照试验结果不一致，但可以肯定的是早期开始治疗和治疗的时间长短均会影响这些结果。WHI 对这两个试验（CEE 和 CEE-MPA）中 50～59 岁年龄组所有结果重新进行了分析。这些数据更有利于评估有症状的绝经后妇女是否是激素治疗的适宜人群。在 50～59 岁年龄组，接收 CEE 和 MPA 治疗的妇女冠心病风险比（hazards ratio，HR）为 0.93（0.65～1.33），单独 CEE 治疗的妇女风险比为 0.63（0.36～1.09）。对于所有组别来说，这个年龄组总死亡率显著下降，风险比0.70（0.51～0.96）。这些结果和预测非常符合年龄较大妇女的观察性数据。一个对随机试验和观察性数据进行Bayesian荟萃分析的研究，证实了年轻妇女病死率减少大约30%（图15-20），这与年龄较大妇女的数据结果完全一致。虽然"时机"假说认为，年轻妇女在绝经早期接受激素治疗可能降低心血管疾病的发生，而年龄大的妇女接受雌激素后则可能会有危害，但直到现在还没有严密的随机临床试验给予证实。因为年轻妇女心血管事件发生率本来就低，因此需要进行一项长期试验以证明疗效。因此，一项持续大约4～5年时间的试验，只能研究心血管终点的中间事件，如颈动脉内膜中层厚度和冠状动脉钙化，这些指标可能涉及也可能不会涉及硬性终点事件如心肌梗死和心血管疾病病死率。Kronos早期雌激素预防研究（the kronos early estrogen prevention study，KEEPS）和雌二醇早期与晚期干预试验（early versus late intervention trial with estradiol，ELITE）是最近2个有关这方面的试验研究。KEEPS试验用了4年时间，比较了CEE 0.45mg和经皮雌二醇50μg，以及安慰剂之间的疗效，虽然看到雌激素有其他的疗效，但颈动脉内膜中层厚度在三组之间没有统计学差异。雌激素治疗后冠状动脉钙化有降低的趋势（图15-21）。由此推测，在年轻健康妇女绝经开始时，没有超过4年的动脉粥样硬化病情用以区别安慰剂和雌激素的不同作用。ELITE的研究结果目前尚未发表。

然而，最近一项对年轻丹麦妇女绝经开始行激素治疗进行的长达10年随访16年的前瞻性研究，发现无论是否加服醋酸炔诺酮，口服2mg雌二醇的妇女心血管事件发生率显著减少（图15-22）。

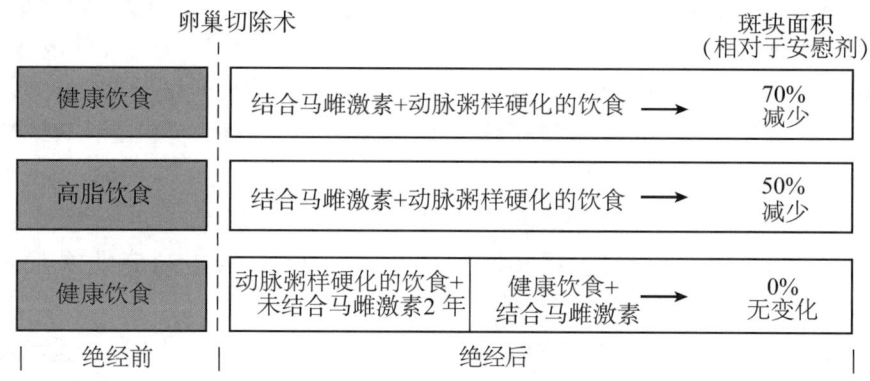

图15-18 雌激素对非人类灵长类动物的动脉粥样硬化形成的作用介入治疗时机的重要性

［摘自 Clarkson TB, Anthony MS, Jerome CP. Lack of effect of raloxifene on coronary artery atherosclerosis of postmenopausal monkeys. J Clin Endocrinol Metab, 1998（83）: 721-726; Adams MR, Register TC, Golden DL, et al. Medroxyprogesterone acetate antagonizes inhibitory effects of conjugated equine estrogens on coronary artery atherosclerosis. Arterioscler Thromb Vasc Biol, 1997（17）: 217-221; Clarkson TB, Anthony MS, Morgan TM. Inhibition of postmenopausal atherosclerosis progression: a comparison of the effects of conjugated equine estrogens and soy phytoestrogens. J Clin Endocrinol Metab, 2001（86）: 41-47; and Williams JK, Anthony MS, Honore EK, et al. Regression of atherosclerosis in female monkeys. Arterioscler Thromb Vasc Biol, 1995（15）: 827-836.］

6. 脑卒中 是女性死亡的第三大病因，有关女性激素和脑卒中风险之间的相互作用也有所研究。WHI的研究中显示，接受CEE-MPA或者CEE的妇女整体脑卒中的风险明显增加。但是年轻妇女本来就很少发生脑卒中风险增高的事件。显然，年龄、尤其是高血压，影响绝经后妇女脑卒中的风险，这也受到雌激素剂量和给药途径的显著影响。激素治疗影响的是缺血性脑卒中而不是出血性脑卒中。对大量妇女进行了荟萃分析和观察性研究的结果表明，标准剂量激素治疗明显增加缺血性脑卒中的风险。这个增加范围在30%（相对风险值1～3），因为年轻绝经后妇女脑卒中的风险是10 000名妇女年发生率为6～8例，10 000名妇女年绝对风险值不到1～2，这是一个非常罕见的事件。最近的分析表明，在年轻绝经后妇女发生的那些与血栓形成相关的罕见事件，正如很少在口服避孕药的妇女中发生血栓一样，不是由于动脉粥样硬化导致的。这与年龄偏大的妇女不同。与之相应的是，（经皮）激素治疗可以减少血栓形成，低剂量雌激素也并未增加缺血性脑卒中的风险。

现认为，口服雌激素会增加绝经后妇女静脉血栓形成和血栓栓塞的风险（venous thromboembolism，VTE）。这种风险往往发生在治疗早期（在治疗的第1~2年），如果有潜在血栓形成倾向，则风险明显增加（约增加15倍）。然而，对于那些没有家族病史或既往未发生血栓事件的妇女，这不是筛选因子V Leiden突变或其他异常的标准方法。虽然口服雌激素的血栓形成的相对风险范围是在2~3，但是这个发病率很低，特别是在年轻人群中。例如，每100 000例激素治疗的妇女年发生肺栓塞的风险从20例增加到40例，但这比孕妇静脉血栓栓塞的一般风险还要低（100 000例年风险60例）。如上所述，WHI报道的静脉血栓栓塞的总体相对风险为2~3，但这与单独使用雌激素的子宫切除组没有统计学差异。虽然这是一个比较肥胖的群体，原以为风险较高，但也可能存在其他2种可能性。第一种可能，大约有50%的妇女在过去使用过雌激素，而静脉血栓栓塞通常发生在易感妇女人群中，而这类已经经过雌激素暴露再接受治疗超过1年或2年的妇女通常属于不易感人群。第二种可能，雌激素（CEE）联合孕激素（MPA）治疗将增加远期风险。法国的一项大型观察性研究发现，孕激素的类型可以影响静脉血栓栓塞的发生风险，天然孕激素不会增加这种风险。ESTHER更多的队列研究数据表明经皮雌激素也不会增加静脉血栓栓塞的风险。近期一些其他的研究也显示，即使在高风险患者经皮雌激素相对于口服给药更安全，除非给药剂量较高（≥50μg/d）（图15-23）。如前所述，绝经后血压升高，会增加心血管疾病风险。除了某些妇女口服雌激素有特异性高血压反应外，雌激素对血压的总体影响是中性的，包括高血压妇女。有研究显示一小部分妇女血压会升高，一部分人没有表现出变化，而另一部分人表现为血压降低，即使在高血压妇女人群中也一样。绝经后妇女不能控制的高血压是脑卒中的一个主要因素，这可能会加重激素治疗的使用风险。

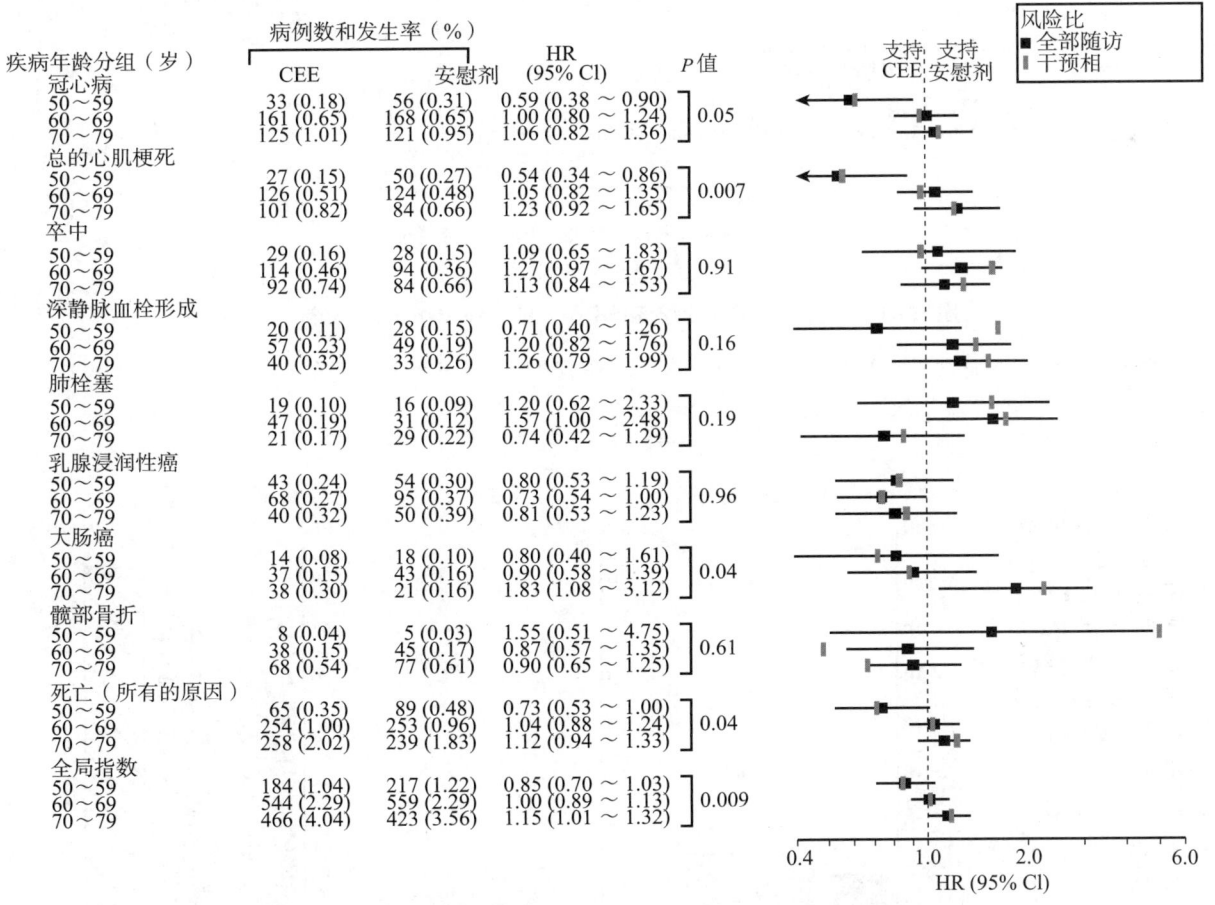

图15-19 妇女健康倡议（WHI）单用雌激素治疗臂在50~59岁年龄组10年随访显示冠心病和总病死率显著降低，目前还没有分析雌二醇早期与晚期干预试验

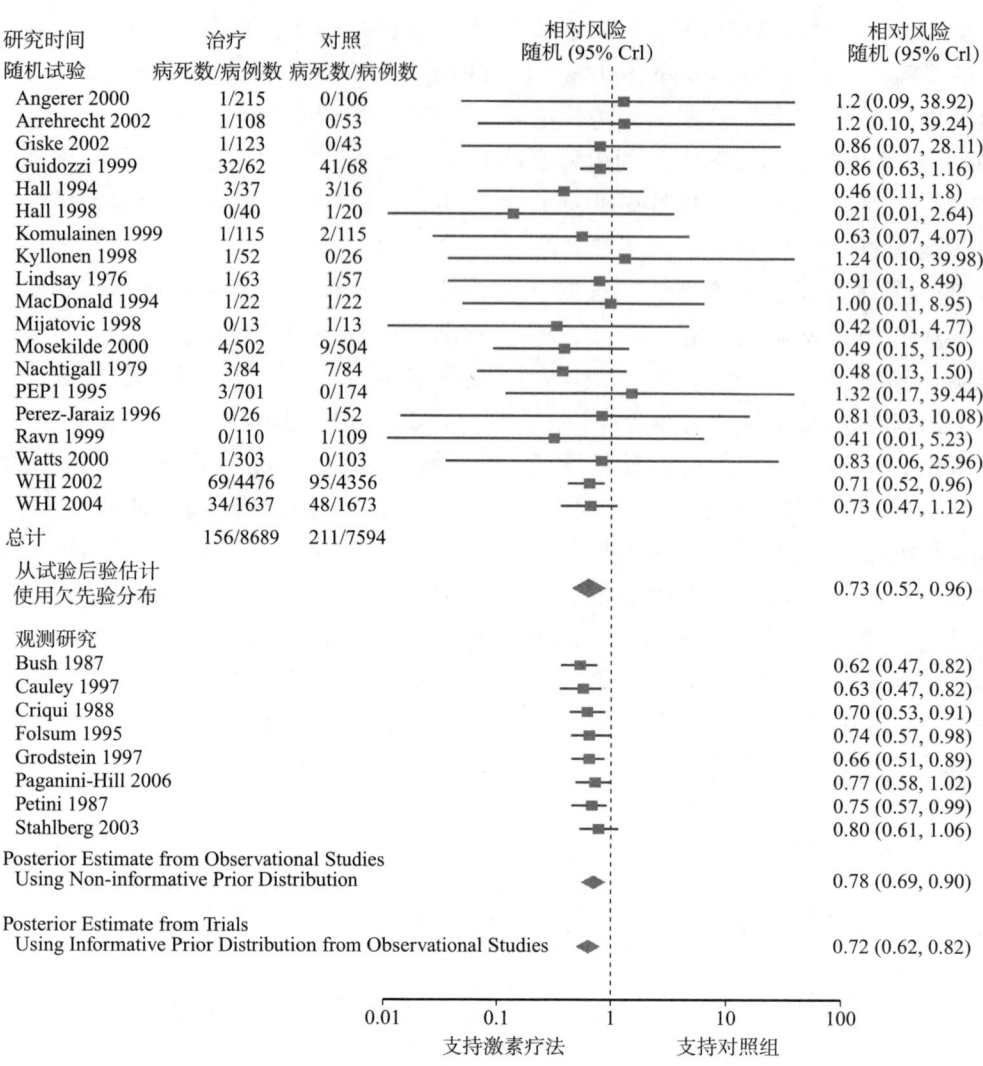

图 15-20　年轻女性激素治疗病死率降低的 Bayesian Meta 分析

［摘自 Salpeter SR. Bayesian meta-analysis of hormone therapy and mortality in younger postmenopausal women. Am J Med，2009;（12）2:1016-1022.］

图 15-21　数据来自 Kronos 早期雌激素预防研究（KEEPS）表明使用 HT 治疗的妇女冠状动脉钙化的发生率较低（无统计学意义）

［摘自 Harman M. Primary findings of the KEEPS. 23rd annual meeting of the North American Menopause Society, Oct.3, 2011, (submitted).］

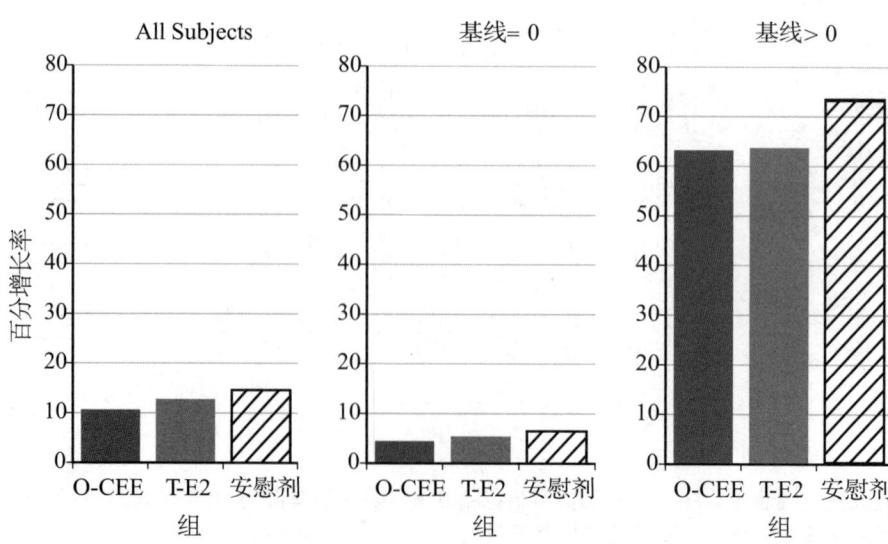

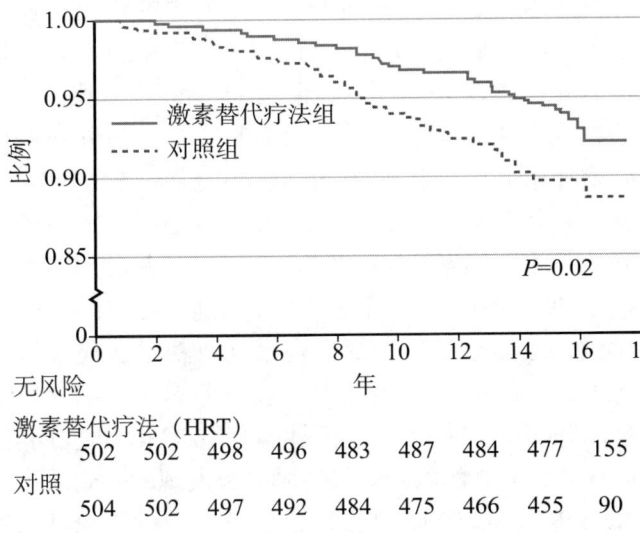

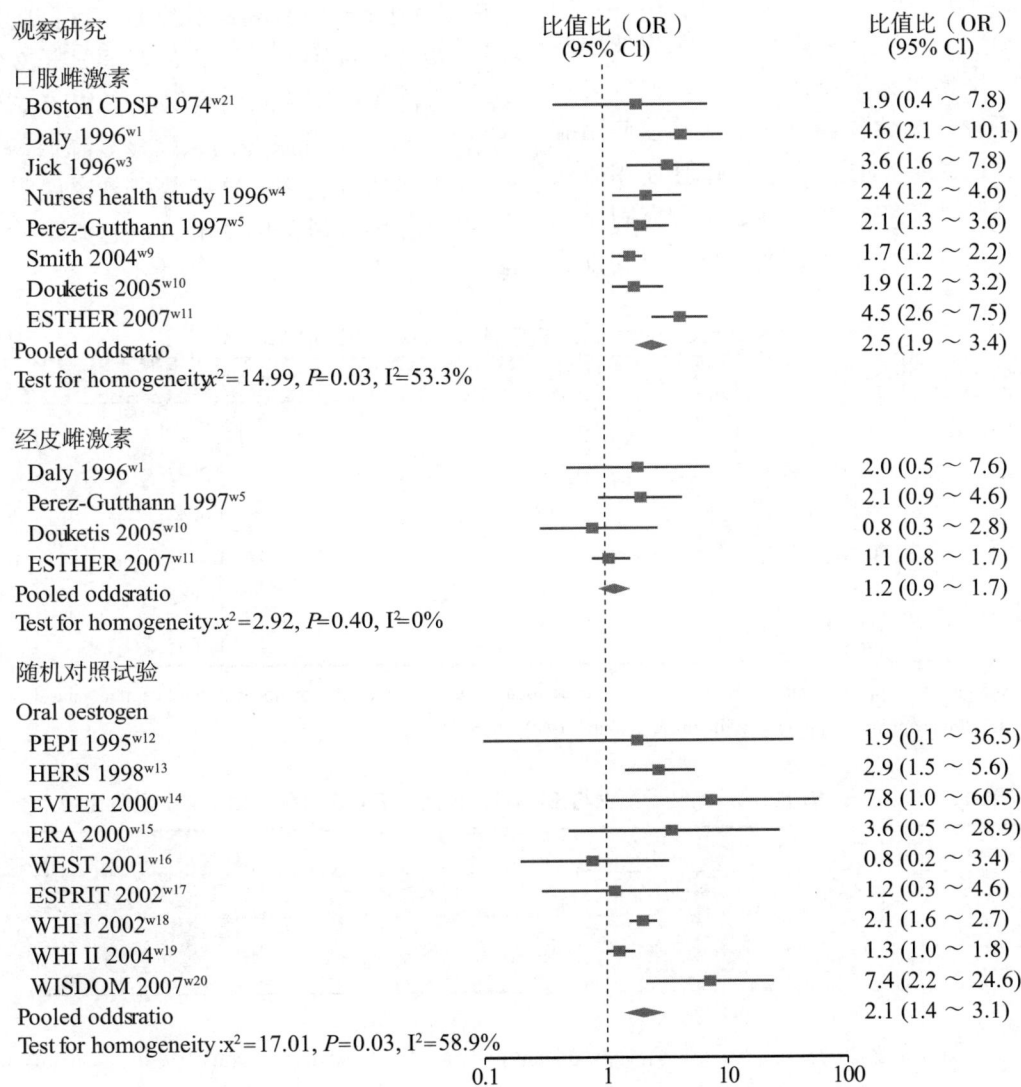

图 15-22 随机对激素治疗（HT）妇女的 16 年随访显示，病死率、心脏衰竭和心肌梗死（MI）的发生率都明显降低

[摘自 Schierbeck L. Effect of hormone replacement on cardiovascular events in recently postmenopausal women: randomized trial. BMJ, 2012 (345): e6409.]

图 15-23 不同研究的荟萃分析显示经皮治疗不增加血栓形成的风险

[摘自 Canonico M, et al. Hormone replacement therapy and risk of venous thromboembolism in postmenopausal women: systemic review and meta-analysis. BMJ, 2008 (336): 1227–1231.]

二、乳腺癌

考虑到乳腺癌的重要性，将在下文分别探讨乳腺癌、乳腺癌与激素治疗的关系以及其风险效益评估。表15-6中列出的是以10年为单位的乳腺癌发病率，很明显年龄是风险的主要决定因素。更多的基线风险内容详见第11章。然而，幸运的是，绝经后乳腺癌并不像肺癌或心血管疾病那样致命。彩图46中所示的年龄特异性病死率中，乳腺癌患者在绝经早期死亡率下降，而肺癌患者绝经后病死率上升，同时心血管疾病的病死率也从这时候开始急剧上升。有关激素治疗对乳腺癌风险的影响至少研究了30年，最近才对这个问题有更清晰的认识。大多数有关乳腺癌风险的数据都来自病例对照和队列观察研究。已经有几个大的随机对照研究，如WHI（至少使用两种特殊方案），下面将分别阐述。总之，随机对照研究比观察性研究数据的预计值还低，单独使用雌激素的风险略有增高。WHI研究表明单独使用雌激素风险降低，而其他研究包括百万妇女研究则显示风险有所增加。后者虽然是大数据研究，但其方法广被批判。护士健康研究（NHS）的更新数据显示子宫切除的妇女使用0.625mg CEE高达20年都未增加风险。如表15-7所示，使用15～20年的整体风险数据主要来自消瘦妇女。因为肥胖本身与乳腺癌风险增加相关，与激素治疗的额外风险尚未得到证实。基于尸检的研究已经证实一种"神秘的"或尚未找到病因的乳腺癌发病率约为15.6%。这种肿瘤需要双倍于70～350d的时间在其直径达到0.88～1.66cm的时候，才能通过钼靶摄影观察到。基于迭代分析和建模为主的WHI研究估计，在手臂E+P治疗组发现的肿瘤中，93.3%为隐匿性病变，6.7%为再发病变。因此，E+P的联合效果使肿瘤被发现的时间从平均200d缩短到150d，在试验终点就可通过钼靶早期检测到。WHI单用雌激素治疗的不良反应是雌激素使得一些肿瘤细胞发生凋亡的时间延长2倍，导致肿瘤细胞检测率比安慰剂组低。在WHI试验中单独使用CEE组，患乳腺癌的风险显著降低，尤其是浸润性导管癌的发生率。这些数据再次说明单独使用雌激素对乳腺癌风险的影响可以忽略不计，但不应被解释为雌激素是乳腺癌的保护性药物。

表15-6　什么样的女性会患有乳腺癌疾病：年龄相关风险

10年生活	发生率
第三	1 of 250
第四	1 of 77
第五	1 of 42
第六	1 of 36
第七	1 of 34
第八	1 of 45

［摘自 Lobo RA. Treatment of the postmenopausal woman: where we are today. // Lobo RA, ed. Treatment of the Postmenopausal Woman: Basic and Clinical Aspects. 2nd ed. Philadelphia： Lippincott Williams & Wilkins, 1999：655–659.］

表15-7　经历子宫切除术的绝经后妇女与 ER^+/PR^+ 仅癌症 ET 使用和持续（年）风险比较

ET使用和持续（年）	经历子宫切除术的绝经后妇女				ER^+/PR^+ 仅癌症			
	所有的		屏蔽群(1)		所有的		屏蔽群(2)	
	病例数	风险	病例数	风险	病例数	风险	病例数	风险
不用	226	1.00	104	—	87	—	48	—
<5	99	0.96 (0.75～1.22)	59	1.06 (0.76～1.47)	38	1.00 (0.67～1.49)	26	1.04 (0.64～1.70)
5～9.9	145	0.90 (0.73～1.12)	95	0.91 (0.68～1.21)	70	1.19 (0.86～1.66)	50	1.08 (0.72～1.62)
10～14.9	190	1.06 (0.87～1.30)	141	1.11 (0.85～1.44)	85	1.27 (0.93～1.73)	77	1.29 (0.89～1.86)
15～19.9	129	1.18 (0.95～1.48)	95	1.19 (0.89～1.58)	61	1.48 (1.05～2.07)	58	1.50 (1.02～2.21)

（续表）

ET 使用和持续（年）	经历子宫切除术的绝经后妇女				ER$^+$/PR$^+$ 仅癌症			
	所有的		屏蔽群(1)		所有的		屏蔽群(2)	
	病例数	风险	病例数	风险	病例数	风险	病例数	风险
≥20	145	1.42（1.13～1.77）	127	1.58（1.20～2.07）	69	1.73（1.24～2.43）	74	1.83（1.25～2.68）
P 为当前的使用趋势		<0.001	—	<0.001		<0.001		<0.001

（1）所有病例报告病例数；风险报告为多变量相对风险（95% CI）；年龄控制（连续性）；绝经年龄（连续性）；初潮年龄（连续性）；体重指数（五分位）；良性乳腺疾病史（是或否）；乳腺癌家族史的一级亲属（是或否）；平均每日饮酒量（0g/d，0.5～5g/d，5～10g/d，10～20g/d 或 ≥20 g/d）；初产次/年龄（未生育过的；初产年龄≤22 岁，初产 1～2 个孩子；初产年龄 23～25 岁，初产 3 个以上孩子；初产年龄 >25 岁，初产 3 个以上孩子）。
（2）筛选队列定义为在 1988 年开始报道的那些妇女在过去的 2 年间要么乳房 X 线筛查或临床乳腺检查筛查。所有 1988 年之前的病例均被排除在外
CI，（confidence interval）：置信区间；ER$^+$/PR$^+$，（positive for both esgtrogen and progesterone receptors）：雌激素受体和孕激素受体均阳性；ET（estrogen therapy）unopposed：雌激素治疗，非对抗性的

［摘自 Chen WY, Manson JE, Hankinson SE, et al. Unopposed estrogen therapy and the risk of invasive breast cancer. Arch Intern Med, 2006（166）：1027–1032.］

雌激素和孕激素 5 年治疗风险增加的程度相似。这一风险的估计为 1.2～1.7，其与剂量大小有关，还与孕激素的类型和使用时间有关。但是，没有明确的数据显示连续联合治疗和孕激素序贯治疗方案之间的差异。WHI 在一个不太知名的出版物上发表的结果显示，当乳腺癌危险因素校正后，CEE 和 MPA 治疗 5～6 年的总风险是 1.20（0.94～1.53），没有显著差异。这个重要的发现来自于从未接受激素治疗的妇女（占 WHI 应征者人群的 70%），其相对风险值（the relative risk，RR）为 1.02（0.77～1.36）。若既往使用过并长期累积暴露在雌孕激素下，则风险有增加的趋势。此外还提出，雌激素和孕激素治疗通常增加小叶癌的相对发生率，小叶癌是一种高分化、侵袭性较小的罕见癌症。但这还未被证实。对 WHI 单独使用手臂雌激素治疗的妇女，超过 10 年的随访，证实了乳腺癌的发病率显著降低。此外，使用雌激素的妇女乳腺癌死亡率也显著降低，这在之前已有所提及。这项研究也证实了使用雌激素的妇女总病死率也明显下降（彩图 47）。如果雌孕激素标准剂量治疗超过 5 年，则患乳腺癌的风险增加 24%（RR 1.24），那么按照绝对价值计算的结果如何呢？如果 50～60 岁的背景风险为 2.8%（100 名女性中 2.8 个女性 10 年以后将患有乳腺癌），那么该比率将提高到 3.4%（增加幅度小于 1%）。显然，长达 5 年没有治疗的妇女也可能不增加风险，特别是治疗剂量低于标准剂量的妇女。另外，来自法国的观察性数据表明，与合成孕激素相反，孕酮和地屈孕酮不增加风险。但是这些数据仍有待确认。正如前面所讨论的那样，雌激素和孕激素治疗 5 年的相对风险值 1.2～1.6，这个比值还应与其他经验值相比，例如腰臀比 >0.8：3.3（1.1～10.4）或是空中服务员 1.87（1.15～2.23）。还有更多的每日经验值，如乳腺癌的风险因素。相比 WHI 中研究的 E 和 P 标准剂量治疗的妇女乳腺癌发生率略有升高，其他药物治疗乳腺癌发生率更高（图 15-24）。那些乳腺密度增高的妇女相对风险最高，这也对钼靶摄影检测乳腺小肿瘤提出了挑战。E + P 治疗可增加乳腺密度，但这是否会导致额外的乳腺癌风险尚不明确。目前明确的是这引起的乳腺密度的变化是可逆的。有报道美国乳腺癌发病率呈下降趋势，这可能与 WHI 和其他研究报道的使用激素减少乳腺癌发病率有关。然而，还有一些其他可能的解释，包括钼靶摄影使用的减少和其他变量因素。有趣的是，美国 70 岁左右高龄的妇女（不使用激素）乳腺癌的发生率也在减少，而这在那些使用激素治疗也能降低乳腺癌风险的其他国家未见类似报道。一项为期 3 年的 WHI 随访研究表明，患乳腺癌风险持续（不显著）并超过随访期。

三、雌激素的使用决策

是否使用激素治疗应由患者个人决定。妇女必须考虑到症状、危险因素、个人喜好和需求。雌激素的主要适应证是症状（血管舒缩和外阴阴道）。也应考虑其他治疗方法。如果选择激素治疗，治疗方案较灵活，因为对每一个妇女来说没有一个理想的方案，每个人都有个体风险和需求。因为激素疗法最明确的疗效是症状，因此它应该作为一线治疗。

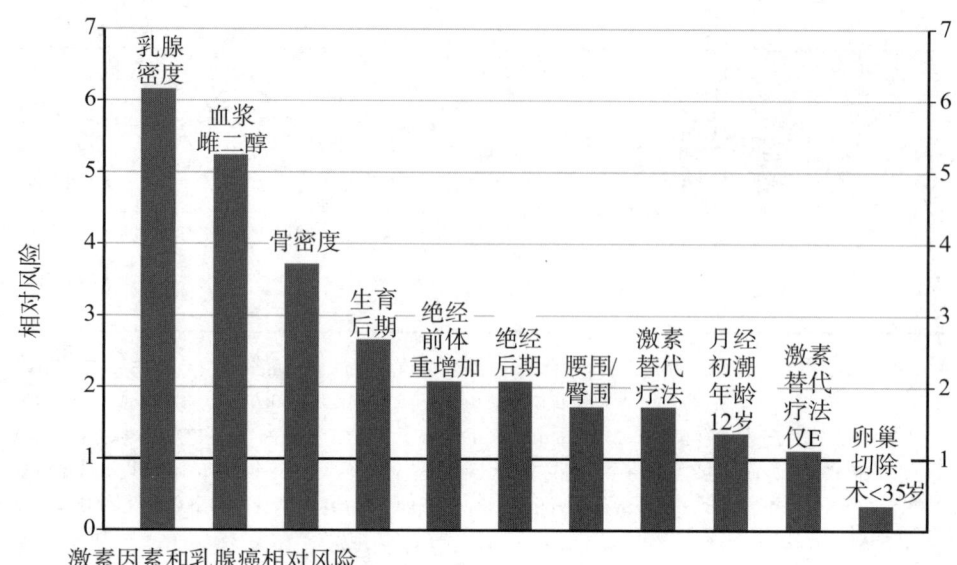

图 15-24 乳腺癌的风险与各种暴露因素和内生性状，特别是增加了乳腺密度的那些因素

[摘自 Gompel A, Santen RJ. Hormone therapy and breast cancer risk 10 years after the WHI. Climacteric, 2012 (15): 241–249.]

WHI 的研究结果导致大多数妇女和许多供应商排斥激素治疗，其实这对所有妇女来说是误解，它是几个大型医疗团体在 WHI 首次出版后 10 年联合做出的明确声明。该声明中关怀妇女的"专家们"一致明确指出，雌激素较适合年轻、健康 刚绝经的妇女；在大多数情况下，利远大于弊。根据 WHI 发表的原始结果，10 年后的今天回顾以下的评论似乎是最恰当的："我们已经兜了一圈，大量的证据支持激素替代疗法在绝经初期的益处，以及在病理生理学、宣传和数据解释方面得到的经验教训。"

（一）风险效益评估

最近的一些指南提出了有关使用激素治疗控制症状的具体条例（国际绝经协会、北美绝经协会、Medscape 和美国临床内分泌学家协会）。这些指南强调有症状妇女的相对安全性，应根据治疗时间的长短低剂量个体化应用。激素治疗是否能预防骨质疏松症，一直都是有争议的，但这也应该是要考虑的。目前没有证据表明激素治疗能预防心血管病或阿尔茨海默病的风险。尽管如此，早期开始治疗对这两种疾病（正如观察性试验中的研究结果）可能具有保护作用。个体化治疗的关键在于无法用一个统一的方式计算治疗的风险和效益。WHI "全球指数"是一个无效工具，即给若干参数相同权重，但这不等同于单个妇女的风险。此外，虽然全球指数的数据源自试验研究（+ 或 − 若干事件），但这些数据包括无统计学意义的结果和许多不恰当的绝对风险值，而这些数据竟用于生成合成分数。

（二）雌激素使用对病死率的影响

几个队列研究显示，长期使用雌激素使全因病死率整体减少 40%。两项研究表明，死亡率的降低与使用时间有关；一项研究认为，由于乳腺癌死亡率增加（仅在这一队列研究中报道，其他研究未见报道），使用超过 10 年其疗效也会降低。大部分研究显示使用雌激素后乳腺癌死亡率要么没有变化，要么降低，正如早前 WHI 更新的数据。从 WHI 重新分析的数据中可以看出，50～59 岁年龄组在这两个试验中的总病死率显著降低 30%[HR 0.70（0.51～0.96）]，这证实了前期观察性数据得出的结果。图 15-20 明确指出随机试验联合观察性结果证实年轻妇女病死率的下降。

这些观察性队列研究认为，全因病死率总体下降是由于心血管疾病的病死率降低造成的，虽然癌症病死率也有一些小的影响。需要注意的是，在这些观察性（流行病学）试验中，在绝经初期接受雌激素治疗（ET）或雌激素/孕激素治疗（EPT）的妇女都很健康。而对于患有心血管疾病的老年妇女（绝经超过 10 年或更久）无论是否有症状，其病死率都不能得到改善。一些研究还发现，激素疗法对年轻女性是一种成本效益的治疗方法，尤其是在生活质量调整后的生存时间方面。

（三）激素治疗与子宫内膜疾病的风险及相关问题

与雌激素相关的风险是子宫内膜疾病、乳腺癌，以及一些不良反应，如阴道出血、躯体症状和包括高血压在内的特异反应。前面已经讨论过心血管事件和血栓形成的风险。所有的风险，一部分与剂量相关，需要低剂量应用。那些未切除子宫的妇女在使用非对抗性雌激素治疗期间易发生子宫内膜疾病。虽然使用非对抗性雌激素的妇女发生子宫内膜癌的风险高于一般人群2~8倍，但是大多数患者主要表现为癌前病变（主要是子宫内膜增生）。因此，子宫内膜癌的风险远低于不同程度的子宫内膜增生。一项研究表明，口服CEE0.625 mg 1年后子宫内膜增生的风险为20%。在另一项研究中，绝经后3年行雌激素/孕激素干预试验显示，3年末的风险大约是40%。在这两个研究中未报道有癌症患者，而且孕激素的添加基本消除了增生的发生。CEE使用剂量为0.3mg的妇女2~3年后的风险在5%~10%。如果服用相同剂量的酯化雌激素（治疗效果欠佳），2年后无子宫内膜增生发生。服用雌孕激素（EPT）治疗的妇女发生子宫内膜癌的风险与普通人群的风险一样。添加孕激素仅仅是消除了雌激素带来的额外风险。但是，很多研究表明连续联合HT可以降低风险的发生。绝经后妇女发生的其他子宫内膜癌并不认为与激素相关（见第29章）。虽然子宫内膜癌的风险在雌激素使用者中大幅度增加，但这种类型子宫内膜癌的病死风险并不成比例增加。与雌激素有关的子宫内膜癌比自发的癌症侵袭小，部分原因是服用雌激素的妇女发生的肿瘤更容易在早期阶段发现并得到治疗，从而提高生存率。一些研究也认为ET和HT使用时间越长，卵巢癌的风险越高。但是，这些数据不一致，所谓的风险是小于一个双重相对风险的范围。分析发现两者之间没有关联，WHI的研究未报道风险增加。女性使用雌激素治疗后的一个问题就是月经的恢复，也可能出现乳房触痛和肿胀等躯体症状，但这些可以通过改变剂量和制剂类型得到减轻。这些问题都可以通过调整处方得到解决，因为对任何一个妇女来说都没有理想的药物。据估计，静脉血栓栓塞事件风险都绝对会增加，也就是说每十万名妇女中每年有15个发生静脉血栓栓塞，这被归类为一种不常见的发现。然而，必须告诉所有患者这些发现。如果妇女有血栓家族病史，或发生过与口服避孕药或雌激素使用相关的血栓事件，那么在治疗前应仔细地告知并密切监测。再次强调对于这类患者如果选择雌激素作为治疗方法的，应明确说明并考虑使用一种小剂量非口服的雌激素。

（四）治疗方法

在发达国家，大部分妇女是从大众传媒中了解医疗保健。一般而言，一个项目越好，越值得关注。例如，乳腺癌风险是所有妇女的一个真正严重的危险因素，但对乳腺癌的恐惧似乎能控制决定的选择，特别是关于激素选择。美国妇女认为妇女死亡的直接原因是乳腺癌，而只有一小部分人才死于心血管疾病。其实事实恰恰相反。统计显示，3名65岁以上的女性中就有一位患有心血管疾病。尽管公众有自己的看法，但乳腺癌的总体发病率在最近几年一直保持不变。然而，患者不会去向那些医疗保健专业人士咨询，因此乳腺癌的发病与年龄相关的关系并没有受到普遍的重视。选择雌激素控制绝经早期症状的依据是对乳腺癌发病率的预期影响很小，特别是雌激素低剂量使用和对有子宫妇女添加孕激素后能降低风险的发生。现在还不能确定它是否对心血管也有一定的益处，因此不应该常规用于心血管疾病。

（五）激素疗法

许多可用于治疗的激素制剂和最全面的清单都可以从北美绝经协会下载：www.menopause.org。同时也可以找到治疗骨质疏松症的药物，包括选择性雌激素受体调节剂，双膦酸盐狄诺赛麦（bisphospohonatesdenosumab），替勃龙和人甲状旁腺激素特里帕肽。对临床医师和患者来说，决定开始雌激素治疗不需要涉及一个长期的约定。短期使用雌激素治疗症状，应当使用可以控制潮热的最小剂量或者采用经阴道途径解决阴道干涩或性交困难等症状。口服ET引起的E_1水平比E_2高；口服型雌二醇和雌酮产品均如此。CEE是从孕马尿中分离出来的至少10种以上结合雌激素的混合物。硫酸雌酮是其重要成分，但已证实马烯雌酮、17β-二氢马烯雌酮，以及包括Δ-脱氢雌酮的几种其他B-环不饱和雌激素的生物活性。表15-8比较了临床最常用的口服雌激素的标准剂量，以及所引起的E_1和E_2水平。下文涉及的许多临床信息可在系统综述中查阅。口服给药的合成雌激素其效力要高于天然雌二醇。口服避孕药中的乙炔雌二醇，其5μg剂量相当于标准的ERT使用的剂量（0.625mg CEE或者1mg微粒化雌二醇）。标准的ERT剂量比口服避孕药雌激素的含量低5~6倍。对肝指标来说，CEE 0.625mg通常比E_2更有效，相当于 1.5mg 的 E_2。口服雌激素有一个较强的肝"首次通过"效应，即口服用药后首次通过肝脏，导致药物的活性丢失约 30%。然而这会造成对肝蛋白和酶的刺激。其中一些改变没有特殊益处（促凝血因子升高），而其他的变化都是有益的 [高密度脂蛋白胆固醇（high density lipoprotein cholesterol，HDL-C）的增加，纤维蛋白原和纤溶酶原激活物抑制因子 -1 的减少]。E_2 可以通过贴剂、凝胶、皮下的方式给予。这些给药途径不像口服给药那样有明显的肝效应。美国乙醇基或者 Matrix 贴剂的标准剂量是 0.05mg 或 0.1mg。也有 0.025mg 的低剂量皮贴可以每周使用 1～2 次。因 Matrix 贴剂皮肤反应较少、雌激素的释放更可靠而更为适用。尽管在妇女体内 E_2 水平变化范围很宽，但经皮肤途径给药比口服 ET 的 E_2 水平更为稳定。使用 0.05mg 贴剂，E_2 水平为 40～50pg /ml；使用 0.1mg 贴剂，其水平一般为 70～100pg /ml。在某些妇女中超过 200pg/ml 者并不少见。超低剂量的贴剂，0.014mg 已被批准用于预防老年女性骨质疏松。在有外阴阴道或泌尿器官症状的妇女中，阴道治疗最为合适。可以使用雌二醇或 CEE 乳膏，以及片剂和雌激素环。使用膏剂时有全身性吸收，但是只有口服同等剂量所达到雌激素水平的 1/4。当黏膜变得更加雌激素化时，吸收减少。CEE 只需要 0.5g（0.3mg）或者更少；微粒化 E_2 0.25mg 的剂量就足够。还有其他限制全身性吸收的产品（片剂和环）也可以使用。目前已有一种含有 E_2 的硅橡胶环，它在阴道内释放 E_2 3 个月，只有微量的全身吸收。雌激素需要连续（每日）给药或者每月给药 21～26d。如果妇女有子宫，方案中应该添加孕激素。对于完全不耐受孕激素（不管何种用药剂量和给药途径），使用无对抗雌激素的妇女，每年必须行子宫内膜活检。其他也可尝试选择不同的孕激素，经阴道给予微粒化孕酮，或者使用宫内系统（intrauterine system，IUS）。目前的 IUS 释放 20μg 左炔诺孕酮，对于常规 HRT 剂量太大，而 10μg 的 IUS 虽然已经得到充分的研究但尚未投入市场使用。

表 15-8　血清雌二醇（E_2）和雌酮（E_1）的平均值

雌激素剂量（mg）	水平（pg/ml）	
	E_2	E_1
马结合雌激素（0.3）[1]	18	76
马结合雌激素（0.625）	39	153

（续表）

雌激素剂量（mg）	水平（pg/ml）	
	E_2	E_1
马结合雌激素（1.25）	60	220
微粒化的 E_2（1）	35	190
微粒化的 E_2（2）	63	300
E_1 硫酸盐（0.625）	34	125
E_1 硫酸盐（1.25）	42	220

（1）马结合雌激素（CEE）包含除 E_1 和 E_2 生物活性雌激素

（六）结肠癌和其他变化

观察性研究显示，在正在使用和曾经使用 EPT 的绝经妇女中，结直肠癌的风险下降。这一观点最近由 WHI 中 EPT 试验得到证实（HR 0.65）。这种保护作用随着使用治疗时间的延长而增强。随着年龄增长，黄斑功能下降。在观察性研究中发现，雌激素治疗可减少绝经妇女的黄斑变性并能够保持视力。也有一些研究表明，雌激素与牙齿脱落减少有关。

四、雄激素治疗

某些妇女有轻度的相对雄激素缺乏。临床医师建议，对于足量雌激素不能缓解的、与性欲或者精力有关的症状或问题，在 ET 或 EPT 基础上添加雄激素。尽管良好的对照试验结果显示，胃肠外睾酮对于卵巢切除后较年轻的妇女有益，但是直到最近，几乎没有资料显示其更多的益处。最近报道使用睾酮贴片（近生理水平）的资料指出，可以使健康感受和性功能提高几个等级。一种口服制剂（0.625mg 酯化雌激素加 1.25mg 甲基睾酮），可提高性欲低下、雌激素治疗无效妇女的性欲和快感。后一个发现与循环游离睾酮水平的升高有关。随着雄激素的类型和剂量更新，也许更多的妇女可以从这一方法受益。目前，雄激素治疗应采取个体化治疗，尤其那些传统 ET 或 EPT 不能够充分缓解症状的妇女。较低剂量时雄性化的不良反应很少见，但是在使用睾酮治疗之前，应该与患者商讨。目前，已经可以使用添加小剂量的甲基睾丸酮（1.25mg 和 2.5mg）的酯化雌激素片剂、男性用的睾酮贴剂（当然需要减量后使用）和睾酮皮下小丸。美国现在还未批准妇女可以使用睾酮贴片（300μg），但在欧洲已经批准使用。每天给予 25～50mg 脱氢表雄酮也是另外一种治疗选择。另一种可以在全球范围内使用，但美国尚未批准的选择性雌激素受体调节剂类化合物是替勃龙。这类孕激素样化合物因其结构和代谢产物的特点，可以表现出雌激素、抗雌激素和雄激素的活性。2.5mg 替勃龙可以抑制潮热，防止骨质疏松，对情绪和性功能有积极的作用。它对子宫的刺激作用很有限（或者没有）。但它抑制高密度脂蛋白胆固醇，同时也降低甘油三酯的水平。在猴子中的研究，并未发现替勃龙对冠状动脉的有害作用。在老年妇女中，它可能增加脑卒中的风险。

五、绝经的其它疗法

植物雌激素

植物雌激素是一类来源于植物、类似雌激素的、与糖苷基团结合的化合物。除非口服，植物雌激素在其天然形式下没有生物活性。口服之后，结肠细菌使糖苷分离出来，经过肝肠循环产生有活性的化合物。这些物质能够在某些组织中产生雌激素激动剂的作用，而在其他组织中可能产生抗雌激素作用。研究植物雌激素疗效的随机临床试验非常少。每日大剂量植物雌激素（60mg 异黄酮）缓解潮热的作用有限。30~40mg 的剂量可使胆固醇水平降低，但它不再作为推荐方案。应该注意到，给予任何安慰剂治疗后潮热都减轻很多。植物雌激素在骨丢失或者阴道萎缩方面并没有明显作用。最近的一项长期试验表明，红苜蓿和大豆并没有什么益处（图 15-25）。估计有 30%～60% 的妇女使用所谓的干预措施治疗绝经症状，包括"天然"雌激素、植物雌激素、草药和针灸。植物、草药和许多甾体产物都作为非处方药品出售，其中一些确有显著的激素活性。使用植物产品缓解绝经症状非常普遍。以为植物甾醇具有所有雌激素替代治疗的益处而没有任何风险的观点促使了植物产品的普遍使用。然而，大多数推荐用于绝经的植物产品很少进行过临床试验。

1994 年饮食补充健康与教育法将大多数植物药物归类为食品补充剂，并且由美国食品和药物管理局（Food and Drug Administration, FDA）将它们从规定的监督和审查类别中除名。在药品的采集、加工和配方过程中掺假、污染和缺少质控，使人质疑产品的效果和安全性。

FDA 证实超过 25% 的中成药都掺有隐含的药物。这些缺点使消费者和医师很难对使用植物药物有信

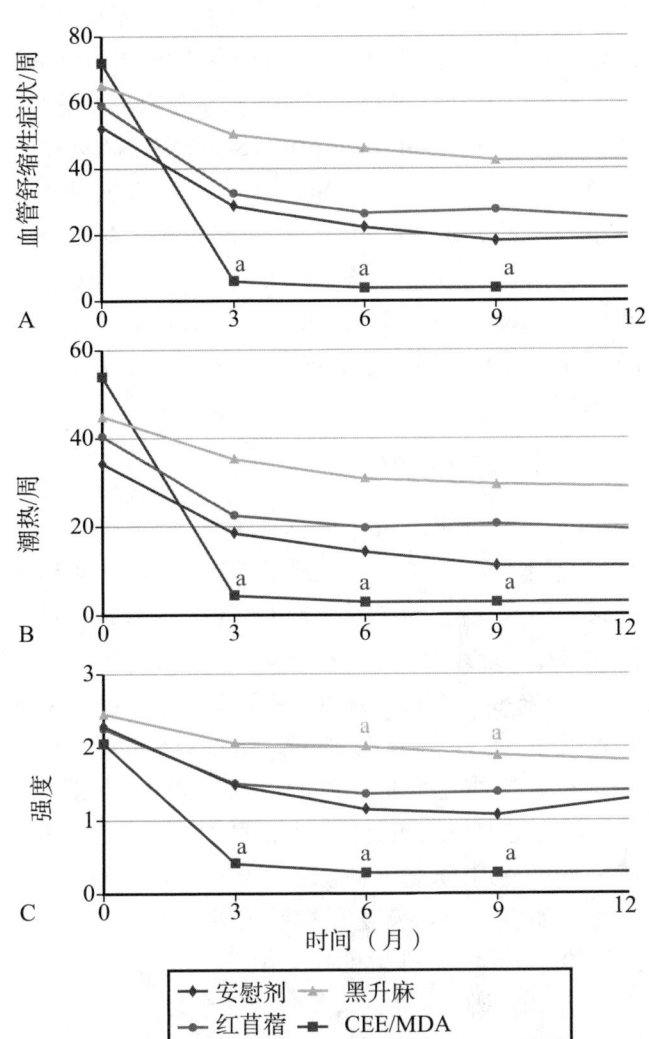

雌激素/醋酸羟甲孕酮
统计上的显著差异

图 15-25 黑升麻和红苜蓿的效果不同于安慰剂

[摘自 Geller SE. Safety and efficacy of black cohosh and red clover for the management of vasomotor symptoms: a randomized controlled trial. Menopause, 2009 (16): 1156-1166.]

心和安全感。此外，从一种商标的中草药产品获得临床试验资料未必能够外推到使用同一种植物的其它商标的产品。DHEA 作为声称有多种益处的一种食品补充剂在市场上出售。没有资料支持其在妇女健康或者免疫系统方面的作用。作为一种雄激素，DHEA 转化成雄烯二酮和睾酮。25~50mg 的剂量可以提高睾酮的水平，并可以作为雄激素治疗的一个选择。近年来，越来越多的妇女已经倾向选择生物同质激素。在本质上，FDA 批准的产品——孕酮和雌二醇，都是"生物同质性"——这是因为它们和机体产生的激素相同。然而，一个新兴行业出现，在复合药物中添加各种组合的类固醇，以膏状形式销售。这些产品

未被美国食品药品管理局批准,并不能保证其质量。没有证据表明这些制剂比标准产品更安全。口头量化水平是非常不准确的,主要协会[例如北美绝经协会（North American Menopause Society，NAMS）,内分泌协会（Endocrine Society）,美国生殖医学协会（American Society for Reproductive Medicine，ASRM）,美国妇产科医师协会（American Congress of Obstetricians and Gynecologists，ACOG）]都不赞同这种产品的使用。最近 ASRM 和 ACOG 发布一项联合声明。

六、孕激素的使用

孕激素的使用方式有很多种。最常使用的口服孕激素是：MPA，剂量为 5~10mg；炔诺酮（norethindrone，NET），剂量为 0.3~1mg；微粒化孕酮，剂量为 100~300mg。妇女接受 ET（相当于 0.625mg CEE）时，使用至少 10d 预防子宫内膜增生的等同剂量分别是：MPA，5 mg；NET，0.35 mg；微粒化孕酮，200 mg。更大剂量的雌激素可能需要更大剂量和更长时间的孕激素。在孕激素序贯给药时，使用天数（暴露时间长度）比剂量更重要。因此，如果一个妇女正在接受连续口服 ERT，那么持续治疗至少 10~12d 的疗法优于 7d 疗法。

当孕激素序贯周期给药时（每个月 10~14d），约 80% 的妇女发生撤退性出血。为达到闭经的效果，开发了连续同时应用雌激素和孕激素（连续联合治疗）的方案。在用这个方案治疗的最初 3~6 个月，突破性出血和点滴出血很常见。一些使用这种疗法的妇女，不能达到完全闭经。在美国最常用的复方药物是单片含 0.625mg CEE 和 2.5mg（或 5mg）MPA 的片剂，复方低剂量片剂含 0.45mg CEE 和 0.3mg MPA。5μg EE 和 1mg 炔诺酮；或者 1mg 微粒化 E_2 和 0.5mg 炔诺酮，或者 1mg E_2 和 0.5mg 屈螺酮。也可以使用含 E_2 和炔诺酮的贴剂。目前，唯一在市场应用的序贯方案是一片含 0.625mg CEE，并在每个周期添加 14d 5mg MPA。

已被证实的几个低剂量组合在减少潮热，维持骨质量和代谢相，并降低在治疗第一年出血发生率方面与标准剂量有相同的疗效。

孕酮（低剂量）阴道给药可避免全身反应，并且造成子宫内高孕酮浓度。孕激素宫内释放是非常理想的以子宫为靶治疗的方法，但是在美国还未获得批准。

孕激素，特别是当口服孕激素时，可能因为情绪改变和出血等不良反应，导致续用性和依从性问题。必须有效处理这些问题，这通常需要更为灵活的治疗方案。大多数短期临床试验已经证实孕激素会削弱雌激素对心血管终点指标的保护作用；这些作用包括脂蛋白改变（对高密度脂蛋白胆固醇升高作用的削弱）和动脉、代谢效应。还发现血流减少和一些大脑作用的降低。

目前尚不清楚孕激素如何影响心血管风险。观察性研究显示 ET 疗法对心血管有益处，但是并没有发现应用 EPT 疗法后这种作用有所降低。虽然 WHI 研究中报道 CEE 和 MPA 联合应用的效果与单独使用 CEE 不同，但因为它们是两个独立的试验，所以很难进行比较。孕激素的添加可能增加了易感妇女患乳腺癌的风险。孕激素不应用于那些子宫切除的妇女。

组织选择性雌激素复合物

组织选择性雌激素复合物的概念（tissue selective estrogen complex，TSEC）是指雌激素（CEE）与一种选择性雌激素受体调节剂（醋酸巴多昔芬，bazedoxifene）结合后在某些器官系统（乳腺、子宫）具有一定的雌激素拮抗作用。不是所有的 SERMs 都能成功与之结合。醋酸巴多昔芬作用对大脑的作用不十分明显（影响潮热的敏感性），在骨组织中起拮抗作用。因此，醋酸巴多昔芬结合 CEE 后可以用来预防潮热而不需要添加孕激素，同时对骨骼有益处，对乳腺也有一定的中性效应。但是目前美国还尚未批准使用，0.625mg 或 0.45mg CEE 搭配 40mg 醋酸巴多昔芬已经成功进入 3 期临床试验，并且其疗效和安全性已得到证实。

七、衰老

很难将绝经的影响与自然衰老的影响准确区分开来。其他文章已经详细综述了这类问题，也已概述了这方面许多必要的研究。区分衰老影响和雌激素缺乏影响的关键点是骨丢失、骨质疏松症、心血管疾病、认知功能下降、性功能下降及抑郁。虽然绝经前激素治疗对这些疾病起到一定的预防作用，但衰老的影响更为显著。

从生殖内分泌角度考虑，受衰老影响最大的激素系统是，生长轴的衰退、肾上腺甾体激素的下降，以及皮质醇分泌的改变。表 15-9 概述了衰老对内分泌代谢的影响。

表 15-9　内分泌 - 新陈代谢随年龄改变

物质	改变
促黄体激素	↑
促卵泡激素	↑
生长激素	↓
促肾上腺皮质激素	→(1)
泌乳激素	↓
促甲状腺激素	→(1)
雌激素	↓
雌酮	↓
黄体酮	↓
三碘甲状腺氨酸	↓
甲状腺素	→(1)
皮质醇	↑
脱氢表雄酮	↓
硫酸脱氢表雄酮	↓
睾酮	↓
雄烯二酮	↓
抑制素	↓
褪黑激素	↓
胰岛素样生长因子	↓
多巴胺	↓
去甲肾上腺素	↑

（1）随着年龄的增长，可能略有增加或特异性分泌激素的减少（如促肾上腺皮质激素释放激素、促甲状腺激素释放激素、生长抑素、生长激素释放激素、促肾上腺皮质激素）

（一）生长轴

大约从 40 岁开始，在男性和女性体内生长激素随年龄增长而减少，这一下降可能导致了身体构成成分的某些改变。身体脂肪的再分化比例增长 100%。与之伴随的是，肌肉量下降 20%～50%，身体脂肪增加 20%。妇女体内生长激素释放激素分泌的下降和雌激素激发作用的丧失是生长激素减少的原因。

替代生长激素的合成代谢作用，可以促进肌肉发育和力量，减少脂肪，增加骨量。因此，基于该目的，生长激素释放肽已在研究中。

（二）代谢变化

如上所述，随着衰老，体重升高，脂肪增多。这些变化在绝经前几年伴随 FSH 升高时就开始出现（图 15-26）。最近在纵向研究中证实，体重的变化一般先于激素的变化，如性激素结合球蛋白（SHBG）降低。这些变化都与瘦素（leptin）的增加有关。在绝经早期，与正常体重指数和脂肪连接蛋白（adiponectin）增加有关。然而，在绝经后期，随着肥胖，脂肪连接蛋白水平降低，心血管风险增加。随着年龄的增长，胰腺 β 细胞分泌减少，糖尿病风险增加。胰岛素抵抗也随着年龄增长而增加，而且随着体重增加和肥胖，这种增长的速度变快。

肥胖和肌肉量减少（肥胖症）引发的主要问题是慢性疾病的演变。代谢物的堆积导致代谢综合征、糖尿病和心血管疾病。18 个随机试验共同表明，对抗肥胖症最好的办法是每周 2～3d 的有氧运动和力量运动的组合，结合每天 750kcal 以内的热量限制。饮食和运动应该是延缓衰老的主要方法。

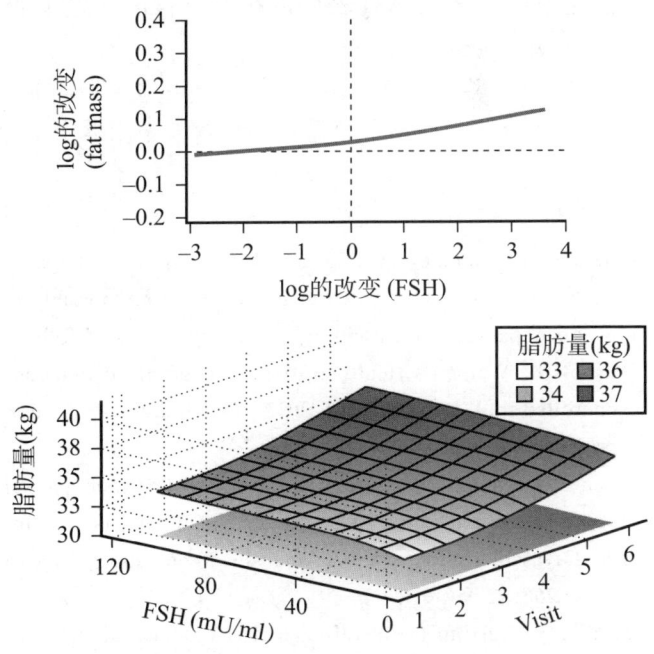

图 15-26　围绝经期脂肪分布改变和与促卵泡激素（FSH）的关系

雌激素缺乏可加快绝经后妇女脂肪量的增多和瘦肌质量的下降。事实上，激素治疗并不会增加脂肪量，而是有减少腹部肥胖的倾向。口服雌激素会略微增加脂肪量（不包括内脏脂肪），而经皮雌激素并不影响脂肪量。口服雌激素的作用可能是通过降低 IGF-1 的调节来发挥作用的。

（三）肾上腺甾体激素

前面已经提到与年龄相关的肾上腺雄激素的减少，以及给予绝经后妇女 DHEA 补充雄激素的可能性。虽然男性 DHEAS 水平较高与心血管事件的生存率较高相关，但这种相关性在妇女中并没有发现。同样的，关于提高绝经后妇女胰岛素敏感性、免疫功能和生活质量的数据结果并不一致，这还有待于更多的研究。

由于大脑局部产生 DHEA 和 DHEAS，它们又能与 γ-氨基丁酸（γ-aminobutyric，GABA）受体结合，因此推测 DHEA 可能在治疗衰老带来的情绪和认知衰退方面有重要作用。已经报道 DHEA 对老年人的情绪和认知有良好的作用。但是遗憾的是，大部分临床试验显示 DHEA 对绝经后妇女没有明显益处。

老年绝经后妇女体内皮质醇水平较高。这与节律调整能力缺失导致的夜间节律增高有关，这也是老年人睡眠障碍的原因。

完整的参考文献列表可以在专家咨询网站上查询：www.expertconsult.com。

（译者 张 露 柳溪溪 审校 李 蓉）

推荐阅读

Anderson GL, Chlebowski RT, Aragaki AK, et al. Conjugated equine oestrogen and breast cancer incidence and mortality in postmenopausal women with hysterectomy: extended follow-up of the Women's Health Initiative randomised placebo-conrolled trial. Lancet Oncol, 2012: Online http://dx.doi.org/10.1016/51470 – 2045.

Atsma F, Bartelink ML, Grobbee DE, et al. Postmenopausal status and early menopause as independent risk factors for cardiovascular disease: a meta-analysis. Menopause, 2006, 13 (2): 265 – 279 (review).

Fournier A, Berrino F, Clavel-Chapelon F. Unequal risks for breast cancer associated with different hormone replacement therapies: results from the E3N cohort study. Breast Cancer Res Treat, 2008, 107 (1): 103 – 111.

Harlow SD, Gass M, Hall JE, Lobo RA, et al.Executive summary of the stages of reproductive aging workshop + 10: addressing the unfinished agenda of staging reproductive aging. J Clin Endocrinol Metab, 2012, 97 (4): 1159 – 1168.

Hsia J, Langer RD, Manson JE, et al. Conjugated equine estrogens and coronary heart disease: the Women's Health Initiative. Arch Intern Med, 2006 (166): 357 – 365.

Karim R, Dell RM, Greene DF, et al. Hip fracture in postmenopausal women after cessation of hormone therapy: results from a prospective study in a large health management organization. Menopause, 2011, 18 (11): 1172 – 1177.

LaCroix AZ, Chlebowski RT, Manson JE, et al. Health outcomes after stopping conjugated equine estrogens among postmenopausal women with prior hysterectomy: a randomized controlled trial, l JAMA, 2011, 305 (13): 1305 – 1314.

Lindsay R, Nieves J, Formica C, et al. Randomized controlled study of effect of parathyroid hormone on vertebral-bone mass and fracture incidence among postmenopausal women on oestrogen with osteoporosis. Lancet, 1997, 350: 550 – 555.

Lobo RA, Clarkson T. Different mechanisms for benefit and risk of coronary heart disease (CHD) and stroke in early postmenopausal women: a hypothetical explanation. Menopause, 2011, 18 (2): 237 – 240.

Mendelsohn ME, Karas RH. Molecular and cellular basis of cardiovascular gender differences, Science, 2005, 308 (5728): 1583 – 1587 review.

Randolph JF Jr., Zheng H, MlR, et al. Change in follicle-stimulating hormone and estradiol across the menopausal transition: effect of age at the final menstrual period. J Clin Endocrinol, 2011; Metab 96 (3): 746 – 754.

Riggs BL, Wahmer HW, Melton L, et al. Rates of bone loss in the appendicular and axial skeletons of women: evidence of substantial vertebral bone loss before menopause. J Clin Invest, 1986 (77): 1487 – 1491.

Salpeter SR, Walsh JM, Greyer E, et al. Brief report: coronary heart disease events associated with hormone therapy in younger and older women. A meta-analysis. J Gen Intern Med, 2006 (21): 363 – 366.

Santen RT, Yue Wei, Heitjan DF. Modeling of the growth kinetics of occult breast tumors: role in interpretation of studies of prevention and menopausal hormone therapy, Cancer Epidemiol Biomarkers Prev, 2012, 21 (7): 1038 – 1048.

Schierbeck lL, Renmark L, Tofteng CL, et al. Effect of hormone replacement therapy on cardiovascular events in recently postmenopausal women: randomised trial. BMJ, 2012 (345): e6409.

Writing Group for the Women's Health Initiative Investigators. Risks and benefits of estrogen plus progestin in healthy postmenopausal women: principal results from the Women's Health Initiative randomized controlled trial. JAMA, 2002 (288): 321 – 333.

第 16 章

男性生育力老化

（原著 Peter J. Snyder）

随着年龄增长，男性生育力降低可表现为几个方面。尽管这种降低是逐渐进行的，与女性绝经后表现出的生育力骤然降低不同，但仍可能会造成某些不良结局。这种现象被称为"男性更年期""迟发性性腺功能减退症"等。本章节综述了男性生育能力随年龄增加出现的改变，以及目前已知的应用睾酮治疗男性生育力老化的疗效和作用。

一、年龄对男性生育力的影响

（一）精子形成和精液参数

现有的有限资料表明精子发生并不随着年龄的增长而出现显著降低。睾丸体积很大程度上反映了曲细精管体积。一项研究显示，经超声测定了 114 名老年男性的睾丸平均体积为 20.6 ml，而测定的 42 名青年男性睾丸平均体积为 29.7 ml。还有研究通过对突然死亡的男性进行尸检测定其精子生成，将研究对象分为两组，即年轻组（21～50 岁，89 人）和老年组（51～80 岁，43 人），结果显示，老年组平均每日精子生成速率与年轻组相比下降了约 30%。另一项研究对 20 名父亲（24～37 岁）和 22 名祖父（60～88 岁）射出的精液进行测定，结果发现，老年组的精子密度略高于年轻组，但精子活动度略低，所以总体上两组活动精子的总数相似。抑制素 B 是反映男性睾丸支持细胞功能的指标之一，一项对 189 名门诊患者的研究显示，超过 70 岁的老年人中血清抑制素 B 浓度是 35 岁以下年轻男性的 75%（$P = 0.002$），而其血清中 FSH 含量是年轻男性的 3 倍以上（$P < 0.001$）。从这些研究我们看到，精子生成的确随着年龄增长而降低，但是这种降低很轻微。

（二）性类固醇激素和促性腺激素浓度

1. 血清睾酮浓度 在横向研究和纵向研究中，血清睾酮浓度随着年龄增长都呈现下降趋势，30 岁以后这种降低逐渐显现出来。并且，这种降低的幅度在纵向研究比横向研究中要大，血清游离睾酮的下降幅度比总睾酮的下降幅度要更大。因为睾酮主要由睾丸分泌，所以这种降低反映了睾丸分泌睾酮的能力下降。

几个横向研究都揭示了血清睾酮浓度随着年龄增长而下降。其中一个横向研究调查了 302 个比利时的健康男性，他们的血清睾酮浓度随着年龄增长呈现下降趋势。其中 70 个年龄在 20～39 岁男性的平均血清总睾酮浓度为（683±289）ng/dl，而 51 个年龄在 70～79 岁男性其浓度降至（428±128）ng/dl。而计算出的游离睾酮浓度下降更为显著，后者游离睾酮浓度仅为前者的一半左右。另一项涉及 4263 个男性的研究中，70～85 岁的老年男性血清总睾酮浓度随着年龄增长保持稳定，但是其性激素结合球蛋白（SHBG）含量增加，游离睾酮含量下降。欧洲一个涉及了 3200 个社区的老龄化研究显示，40～79 岁的男性总血清睾酮水平与年龄不相关，但是年龄增长游离睾酮水平更低，黄体生成素（LH）水平更高（图 16-1），表明原发性性腺功能减退是这种降低的主要原因。一些伴发疾病和肥胖（图 16-1）也与低水平的游离睾酮有关，但与高水平的 LH 没有相关性，表明这些情况导致了继发性性腺功能减退。

纵向研究均揭示了睾酮水平随着年龄增长而降低。美国巴尔的摩市一项关于老龄化的纵向研究显示，890 个纵向追踪的男性中血清总睾酮浓度和计算得到的游离睾酮指数在 30～90 岁时呈现降低趋势。而当 80 岁时按照总睾酮浓度标准来说接近 30% 男

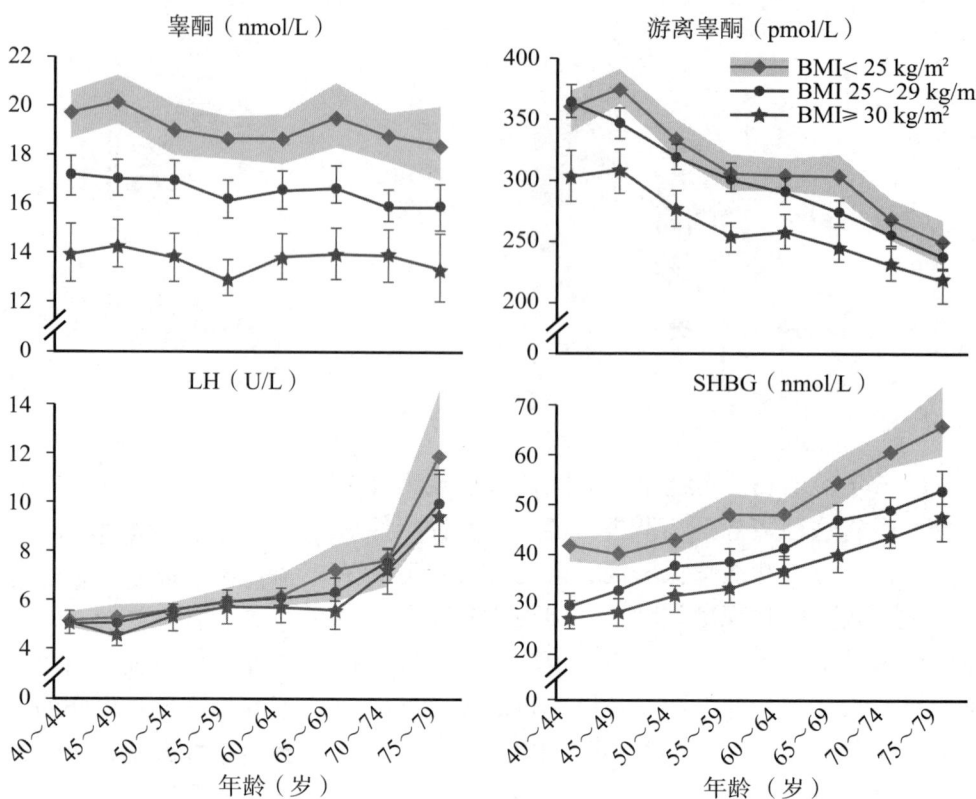

图 16-1 欧洲男性衰老研究中 3220 名男性血清睾酮、游离睾酮、LH 和 SHBG 浓度。游离睾酮浓度显著下降，LH 和 SHBG 浓度在老年男性中更高。BMI≥30 kg/m² 血与显著低水平的游离睾酮和 SHBG 有相关性，但是与高水平的 LH 没有相关性

［摘自 Wu FCW, Tajar A, Pye SR, et al. Hypothalamicpituitary-testicular axis disruptions inolder men are differentially linked toage and modifi able risk factors: TheEuropean Male Aging Study. J ClinEndocrinol Metab, 2008（93）: 2737.］

性已经发生性腺功能减退，按照游离睾酮指数标准 70% 男性出现性腺功能减退。而美国马萨诸塞州另一个以人群为基础、随机抽样的男性老龄化研究，追踪随访了 7～10 年年龄在 40～70 岁的 1156 个男性。结果显示，若以横断面进行研究，血清中总睾酮浓度每年以 0.8% 的速率下降；若以纵列进行研究则以 1.6% 的速率下降。

造成血清睾酮浓度随着年龄增长而下降的主要原因，可能因为老年男性与年轻男性相比，其激素分泌清晨高峰下降（图 16-2）。一项研究对 17 个年龄在 23～28 岁的男性和另外一组 12 个年龄在 58～82 岁的男性每隔 1 小时测量 1 次血清睾酮浓度，连续测量 24h，后者呈现出明显的昼夜变化规律：峰值出现在晨 8：00，最低值出现在晚上 20：00。而老年组的昼夜变化规律不是十分明显。所以，年轻组在凌晨 2：00 到下午 13：00 这段时间的血清睾酮浓度显著高于老年组，而下午 14：00 到凌晨 1：00 这段时间并没有这种现象。血清睾酮浓度随着年龄增长而下降，可能还受其他健康因素的影响。美国马萨诸塞州男性老龄化研究显示，体重指数下降 4～5 kg/m² 或者丧偶都会导致相当于衰老 10 年的睾酮含量降低。

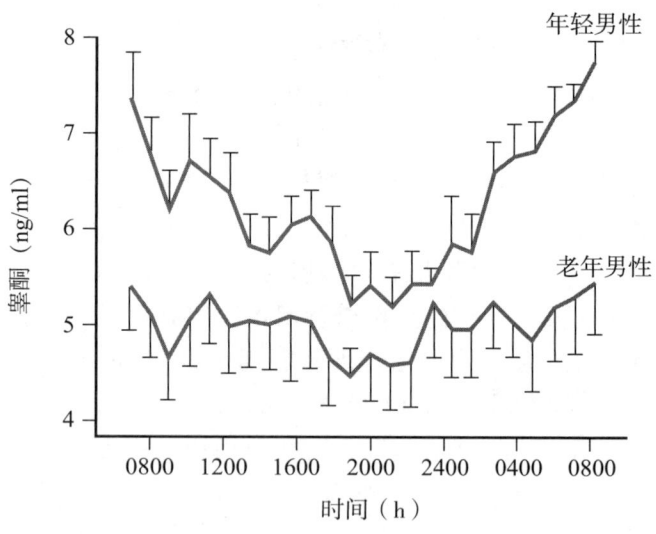

图 16-2 血清睾酮浓度昼夜变化规律——年轻男性显著而老年男性不明显

［摘自 Bremner WJ, Vitiello V, Prinz PN. Loss of circadian rhythmicity in blood testosterone levels with aging innormal men. J Clin Endocrinol Metab, 1983（56）: 1278.］

2. 血清雌二醇浓度 血清总雌二醇浓度随着年龄增长变化不明显，但是具有生物学效应即非 SHBG 结合的雌二醇浓度轻微下降。一项来自美国加利福尼亚州 Rancho Bernardo 的研究显示，810 名

年龄在 24～90 岁的男性血清中，随着年龄的增长总雌二醇平均每年以 0.3 pg/ml 的速率下降，而具有生物学效应的雌二醇每年以 0.12 pg/ml 的速率下降。来自美国明尼苏达州罗契斯特市的研究显示，130 名年龄在 66～90 岁的男性血清总雌二醇浓度与 88 名年龄在 22～39 岁的男性相比并没有明显差异，但是老年组中具有生物学效应的雌二醇浓度与年轻组相比明显降低，分别是 40 pmol/L 和 59 pmol/L。另一个来自意大利帕尔马的研究调查了 206 名 18～95 岁的男性，发现总雌二醇浓度和游离雌二醇浓度都会随着年龄增长而降低。

3. 血清促性腺激素浓度 横断面研究和纵向研究都显示血清 LH 和 FSH 的浓度都随着年龄增长而升高。美国新墨西哥州一项关于老化过程长达 15 年的观察研究显示，调查者平均 LH 浓度从 9.4 m U/ml 增加到 13.7 m U/ml，FSH 浓度从 14.1 m U/ml 增加到 27.4 m U/ml。马萨诸塞州一项关于男性生育力老化的研究显示，LH 每年以 0.9% 的速率增长，FSH 则以 3.1% 的速率增加。血清促性腺激素浓度的增加反映了原发性性腺功能减退程度和睾酮浓度的下降相关性，老年男性与年轻男性相比对人绒毛膜促性腺激素（hCG）或重组人促黄体激素刺激下睾酮反应性更低也支持这个观点。然而，基础血清 LH 的增长水平并没有睾酮下降的明显，表明继发性性腺功能减退存在。老年男性的 LH 分泌量较年轻男性更低，且 LH 对 GnRH 冲击量的反应性也更低，峰值反应也有某种程度的延迟。自发性 LH 脉冲在两组中也不相同，LH 分泌的幅值在老年男性中也更低。睾酮水平随着年龄的增长而降低，是原发性和继发性性腺功能不全共同作用的结果。正如欧洲男性衰老研究显示的那样，年龄本身可能造成原发性性腺功能不全，而疾病和肥胖更易造成继发性性腺功能不全。

（三）血清睾酮浓度降低的后果

已知的下丘脑-垂体病变或睾丸疾病引起的性腺功能不全与年龄增长引起的睾酮水平下降，这两种平行状态可能是导致男性衰老的部分原因。男性衰老的影响包括骨密度和骨骼质量的降低，肌肉质量和肌肉强度的下降，生理功能、精力和性功能减低，以及心脏疾病的风险增加。对性腺功能不全的患者进行治疗常常可以逆转这些问题。

1. 骨骼 性腺功能不全的男性骨密度与性腺功能正常的男性相比水平更低。前列腺癌的男性由于 GnRH 激动药治疗导致性腺功能减退，他们的骨密度会随之降低。一项涵盖了 152 例患有前列腺癌男性的研究显示，其中 30 例男性性腺功能不全的时间少于 6 个月，50 例时间长于 6 个月，另外 72 例虽然患有前列腺癌但是性腺功能正常，还有另外未患前列腺癌的男性，每隔 1 年都会大范围测量骨密度（bone mineral density，BMD）水平。这一年，性腺功能不全短于 6 个月的男性脊椎骨密度降低约 4.0% 和总的髋骨骨密度降低 2.5%，但是长于 6 个月的男性和性腺功能正常的男性骨密度没有下降。SEER 项目组显示的数据表明，由于使用 GnRH 激动药或双侧睾丸切除治疗前列腺癌而造成性腺功能减退的男性中，共包含 50 613 名年龄在 66 岁之上的患病男性，发现由于治疗前列腺癌造成的性腺功能减低的男性，发生骨折的风险更高。这些人为导致的性腺功能减退的男性与性腺功能正常的男性相比，发生骨折风险为 19.4%vs12.6%。而 GnRH 激动药的剂量与骨折风险也有显著关联。

随着男性逐渐衰老，骨密度也会降低。一项对没有髋部骨折病史的男性的调查研究发现，脊椎和髋骨骨密度在 20～80 岁呈线性下降（图 16-3），这种降低不及女性明显，这与其他横断面研究结果相似。然而，一项横断面研究显示，通过定量计算机体层成像（quantitated computed tomography）测量得到的骨密度值显示骨质流失情况更重。这可能是因为 QCT 检测骨松质比骨密度的敏感性更高。另一项纵向研究显示，骨密度在男性和女性的下降速率一致。在瑞典这项包含有 2908 名平均年龄为 75.4 岁的男性骨质疏松性骨折的研究中，血清游离睾酮是最恰当的预测骨密度和骨质疏松性骨折的指标。另外一个涉及两个地方共 728 名研究对象的欧洲男性老化研究显示，年龄增长与 QCT 测量得到的皮层骨密度降低有关。这种皮质骨密度的降低与血清雌二醇和睾酮浓度的关联性相对更差。

睾酮补充治疗明确的性腺功能减退患者可以显著增加骨密度水平。29 例预先未进行治疗的性腺功能减退的患者，服用 18 个月 100mg 的庚酸睾酮后，通过双能 X 线吸收测量仪（dual energy X-ray absorpt: ometry，DEXA）测量显示。可以使腰椎骨密度增加 5%，QCT 测量得到的骨松质密度增加 14%。另外 18 例服用庚酸睾酮长达 3 年的性腺功能减退的患者，DXEA 测得腰椎骨密度增加 7.7%，粗隆处骨密度增加 4.0%。

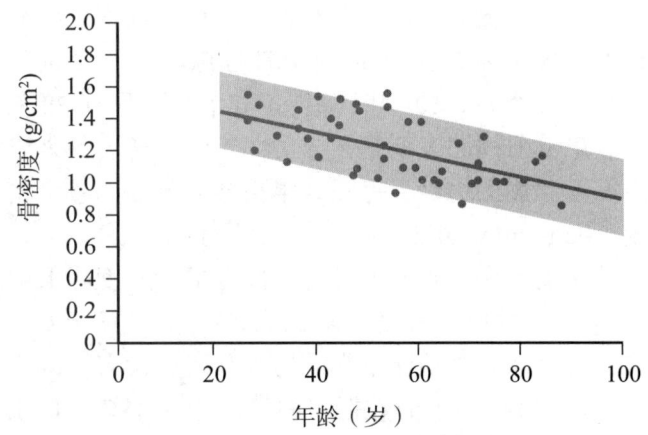

图 16-3 52 名男性随年龄增长股骨近端粗隆间部位骨密度下降

[摘自 Riggs BL, Wahner HW, Seeman E, et al. Changes in bone mineraldensity of the proximal femur and spine with aging. J Clin Invest, 1982（70）：716.]

2. 体成分 当下丘脑-垂体病变或睾丸疾病引起男性性腺功能不全时，体内瘦肉组织会减少，脂肪组织会增加。睾酮补充治疗性腺功能不全的患者通常可以逆转这些改变。同样年龄增长也会使男性发生这些变化。一项关于全身瘦肉组织含量的研究显示，70 岁男性较 20 岁男性的瘦肉组织含量低 15%，而全身脂肪含量多 1 倍。另一项研究显示，75 岁以上的老年男性与 18～34 岁的年轻男性相比，四肢骨骼肌含量减少 16%。36 个性腺功能不全的男性患者体脂含量是 26%，而另外 44 个性腺功能正常的男性体脂含量为 19%。6 个性腺功能正常的男性给予口服 10 周 GnRH 激动药亮丙瑞林，人为造成其性腺功能不全，他们的非脂体重从 56.5kg 降至 54.4kg，而脂肪含量由 15.8kg 增加至 16.9kg。

睾酮支持治疗会逆转体成分的这些变化。预先未进行治疗的性腺功能减退的患者，服用 100mg 庚酸睾酮，可以使总体脂降低 14%，皮下脂肪降低 12%，瘦肉组织增加 6.8%（QCT 测得）。另外 18 个预先未进行治疗的性腺功能减退的患者，经皮给予睾酮治疗，可使瘦肉组织含量增加 5.8%。

3. 肌力 肌力随着年龄增长而降低已被人们广泛熟知，然而性腺功能减退会导致肌力下降，给予睾酮支持治疗会改善肌力情况却不易证明。一项包含 72 名 20～86 岁正常男性 3 个年龄组的研究显示，随着年龄增长，膝关节伸展等长与等速收缩都会降低。另一项年龄在 11～70 岁的 114 名男性调查显示，股四头肌肌力到第 3 个 10 年会增加，一直到 50 岁都保持稳定状态，随后随着年龄增长而下降。关于性腺功能减退的男性较性腺功能正常的男性肌力较低，唯一一个比较明确的证据来自于本章之前提到的一项研究，6 个健康的年轻男性服用 10 周亮丙瑞林，10 周末时进行 60°角速度等速肌力检测，发现他们的膝关节伸展较之前下降 6%，但是 180°速度等速肌力检测或者等长检测时并没有显著差别。

18 名预先未进行治疗的性腺功能减退的患者，经皮给予睾酮治疗后并不会增加膝关节伸屈力及握力。给予 100 mg 的庚酸睾酮治疗那些继发性感染 HIV 的男性，每周治疗 1 次，发现这些男性腿推举的力量增加 16%，而安慰剂组并没有此变化，然而，给予庚酸睾酮治疗的同时进行阻抗运动后腿部推举的力量却并没有增加。总之，肌力随着年龄增长而降低是很明确的说法，但是睾酮下降对这种肌力降低起到多大影响目前还不得而知。

4. 躯体功能 一项来自美国弗雷明汉的关于子代的研究揭示了中年到老年阶段睾酮水平与躯体功能的关系。该研究包含 1445 名被试男性，平均年龄 61 岁，共调查 2 次，平均间隔 6.6 年。逻辑回归分析发现，游离睾酮而非总睾酮与简易体能状况量表（SPPB）和步速有相关性，但是握力水平和其没有相关性。初次测量得到的游离睾酮与第二次测得的自报活动（self-reported mobility disability at the second visit）受限风险增高有显著关联。

5. 心血管和代谢性疾病的风险 男性心脏疾病的发病率要高于女性，睾酮是否是动脉粥样硬化心血管病的可能因素长期以来一直备受争论。另一个解释是女性绝经前雌激素水平较高，男性和女性间这种差异随着年龄增长逐渐减小，尤其女性绝经后减小得更明显。近来一项研究表明低水平的睾酮可能对健康有害。对 794 名平均年龄为 73.6 岁的老年男性进行血清睾酮浓度的检测，平均 11.8 年后，睾酮浓度在 4 分位点以下（<241 ng/dl）的男性，死亡率较高水平睾酮的男性增加 40%，而死于心血管疾病的风险增加 38%。这种相关性与年龄、肥胖和生活方式均无关。

低水平的睾酮可能增加死亡风险，其中一个可能的机制是通过代谢的风险因素起作用。因为在流行病学的研究表明，低水平的睾酮要早于向心性肥胖、代谢综合征和糖尿病的发生。然而，本章之前提到的一个研究表明，即使在调整代谢综合征和糖尿病之后，低水平的睾酮和高死亡率之间的关联作用依然存在。另一方面，睾酮水平、代谢综合征和糖尿病之间的关系目前尚不清楚。另一项来自美国巴尔的摩关于衰老的纵向研究表明，代谢综合征的发病率与低水平的总睾酮有相关性，与高浓度的游离睾酮也有相关性。相反的，另一个来自 NHANES Ⅲ 的数据表明，位于最低第 3 分位数游离睾酮指数在糖尿病患者中是最高 3 分位数患者的 4 倍，但是总睾酮并没有这个规律。可能最好的证据是睾酮影响糖类代谢是一个随机的，安慰剂控制的交叉试验，对 2 型糖尿病且睾酮水平低于正常低值的患者进行睾酮支持治疗 3 个月可以改善他们的空腹血糖水平、糖化血红蛋白和内环境稳定模型评估（homeostatic model assessment，HOMA）指数。

关于睾酮影响心血管疾病另一个机制可能是通过血脂、凝血水平、炎症标记物来介导，但是对性腺功能不全的患者进行睾酮支持治疗对这些参数的影响并不一致。

6. 精力 男性的精力会随着年龄增长而逐渐降低。对性腺功能不全的患者进行睾酮支持治疗，他们自我感觉精力改善非常显著。对 18 例严重未治疗过的性腺功能不全患者给予睾酮皮贴治疗，他们自我诉说精力改善在服用 3 个月时达到明显巅峰。

7. 认知水平 低睾酮水平与衰退的认知功能之间的关联在美国巴尔的摩一项关于衰老的纵向研究中进行了评估。这项研究包含了 407 名年龄在 50～91 岁的男性，首先进行认知能力基线的测定，平均 10 年后进行第二次测定。游离睾酮指数总睾酮 /SHBG）<2.5% 的男性被诊断为性腺功能不全，他们的记忆和视觉空间评分明显下降，并且言语记忆能力显著降低。

8. 性功能 来自欧洲男性衰老的研究表明，睾酮水平较低的中老年男性性功能较差。在一项包括 3369 名年龄在 40～79 岁男性的人群抽样研究表明，3 种性功能症状（性欲望下降、晨勃减退、勃起功能障碍）与总睾酮浓度和游离睾酮水平呈显著关联性，睾酮水平越低关联性越明显。性腺功能不全会导致性欲的降低。明确诊断为性腺功能不全的男性，服用 100 mg 的庚酸睾酮，几周后与服用安慰剂组相比，性欲得到大大提升，如果服用剂量为 400 mg 提升性欲的作用将更加显著。18 个严重性腺功能减退的男性给予经皮睾酮支持治疗，服药第 3 个月评估发现性功能显著增加，但是在随后长达 3 年的评估中发现性功能没有继续增加。

二、给予睾酮支持治疗逆转衰老造成的影响

目前已有相关研究对少数的老年男性给予睾酮支持治疗来提高他们的血清睾酮水平，以了解衰老带来的影响是否被睾酮治疗所逆转。研究发现某些方面的确得到了改善。

（一）性腺功能不全男性睾酮治疗可选剂型

睾酮治疗性腺功能不全的男性有几个剂型可供选择（表 16-1）。睾酮凝胶是最常应用的剂型，因其可以将血清睾酮浓度提升至正常范围，并且维持 24 h 血药浓度的相对稳定，使用方便。一种睾酮贴剂也能使血清睾酮浓度维持在正常范围，但是有 1/3 的男性因其可能造成皮疹、易脱落不能使用这种贴剂。

表 16-1 睾酮治疗男性性腺功能减退可选剂型

使用方式	剂型	剂量	注释
经皮	睾酮凝胶	日用	正常、稳定的血清睾酮水平通常可以达到
	睾酮贴剂	日用	正常血清睾酮水平；皮肤反应发生率高
肌内注射	庚酸睾酮	1～2 周	血清睾酮浓度峰值高于正常值，低值低于正常值
	环丙戊酸睾酮	1～2 周	同上
	十一酸睾酮	3 个月	2～3 个月血清睾酮水平均稳定
口服	17α-甲基睾丸酮	日用	肝毒性
	十一酸睾酮	3 次/天	吸收水平有差异，血清睾酮水平低于正常
胶丸切开置入	睾酮胶丸	3 个月	可能脱落；血清睾酮数据

庚酸睾酮和环丙戊酸睾酮的使用方法是每 1～2 周进行深部肌内注射，对性腺功能不全治疗很有效，但是这种方法造成血清睾酮浓度波动范围很大，注

射后睾酮浓度显著高于正常范围，而下次注射时的睾酮浓度可在正常值的下限或者低于正常值。并且有些患者发现这种波动很牵连到他们的精力、情绪和性趣。一些国家采用十一酸睾酮进行治疗，十一酸睾酮可以在每3个月使用1次的情况下将血清睾酮浓度提升至正常水平。这种剂型在某些国家通过口服的方式服用，但口服治疗要求多脂饮食才能进行消化，造成血药浓度不稳定并且通常低于正常值。几十年来，17α-甲基睾丸酮通过口服的方式进行治疗，但有报道这种剂型可能引起肝毒性，所以一般不做推荐。睾酮胶丸在一些国家得到应用，其置入需要外科套针进行，并且可能被挤出。有限的数据显示这种方式导致血清睾酮浓度在用药4周时达到巅峰，在24周时逐渐降至基值。

（二）应用睾酮支持治疗得到改善的指标

1. 骨骼 在一项包含108名年龄在65岁之上男性的研究中，他们的血清睾酮浓度低于475 ng/dl，随机分组分别经皮使用睾酮和安慰剂治疗，治疗时间为3年。结果显示，腰椎骨骨密度值在治疗组中较对照组有所增加，但是总体来说两者的区别并不明显。对这些数据进行线性回归分析，发现处理前的血清睾酮浓度和睾酮对骨密度影响情况二者呈高于安慰剂组的负相关，称为睾酮治疗作用（图16-4）。例如，处理前的血清睾酮浓度为400 ng/dl，睾酮治疗作用下骨密度相对基线上升0.9%，但是当处理前的血清睾酮浓度为300 ng/dl，骨密度值增加3.4%；当处理前的血清睾酮浓度为200 ng/dl，骨密度值增加5.9%。但是髋骨密度并没有这个规律。另一项研究中，67名年龄超过65岁的睾酮低于正常值的男性随机应用经皮睾酮治疗和安慰剂治疗的方式治疗1年。其中44名完成试验的男性中，股骨颈骨密度在治疗组增加了0.3%，在安慰剂组中下降了1.6%，股骨颈中这种差异很显著，但是在其他部位的骨骼如髋骨和脊椎中这种差异不明显。另外一项研究，老年男性随机分组，分别应用庚酸睾酮（24个男性），庚酸睾酮加非那雄胺（22个男性），安慰剂组（24个男性）进行治疗，治疗时间为3年。结果显示，单纯应用睾酮治疗的男性和联合应用非那雄胺治疗的男性脊椎骨密度分别增加10.2%和9.3%，然而安慰剂组骨密度只增加1.3%。髋骨中这种增加不是特别明显，分别为2.7%和0.2%，但仍有统计学差异。

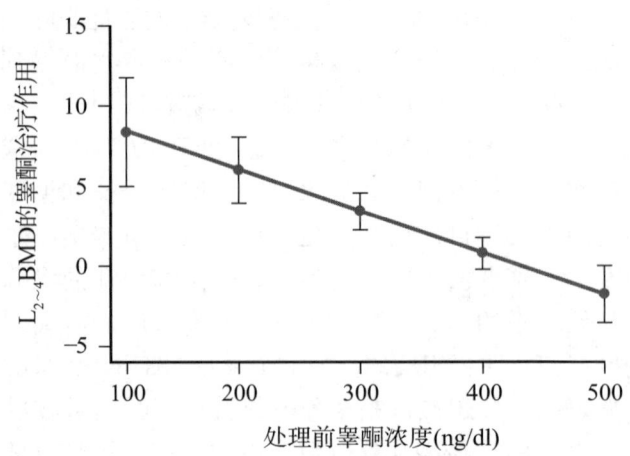

图16-4 睾酮治疗3年对于老年男性脊椎骨密度的作用。线性回归模型示睾酮治疗作用（睾酮相对于安慰剂的作用）与处理前相比血清睾酮浓度的功能，结果显示只有睾酮水平低于正常的男性经睾酮治疗后脊椎骨密度增加

［摘自 Snyder PJ, Peachey H, Hannoush P, et al. Effect of testosteronetreatment on bone mineral density in men over 65 years of age. J ClinEndocrinol Metab, 1999（84）: 1966.］

2. 体成分 一些研究显示，老年男性进行睾酮支持治疗可以增加瘦肉组织含量并且减少脂肪组织含量。之前提到的包含108名老年男性的一项研究，睾酮治疗3年的男性中瘦肉组织增加约1.9kg，脂肪组织减少约3.0kg（图16-5）。而上述包括67名男性的研究中，治疗时间为1年时，瘦肉组织增加1.0kg，脂肪组织减少约1.7 kg。另外一项研究中，老年男性分别应用庚酸睾酮和安慰剂治疗6个月，21名使用庚酸睾酮治疗的男性瘦肉组织增加1.4kg，脂肪组织减少约1.2kg，而安慰剂组二者均没有变化。另一项70名男性应用庚酸睾酮治疗，部分联合应用非那雄胺治疗3年，两组中瘦肉组织增加4kg，脂肪组织减少约5kg。

3. 肌力 理论上肌肉重量的增加应该相应出现肌力的增加，但是研究发现，对老年男性进行生理剂量的睾酮治疗，其肌力与安慰剂组相比并没有增加。本章节之前提到的一项包含了108名男性的研究中，这些被试者随机分组分别接受睾酮治疗或安慰剂治疗，结果发现睾酮治疗3年的男性60°或180°速度或检测膝关节伸曲与安慰剂组比较显示并没有变化，握力也没有区别。另一项之前提到的包含67名男性的研究中，这些男性随机分组接受睾酮或安慰剂治疗1年，举腿膝关节伸展情况在睾酮治疗组和对照组中并没有差异。另外一项研究，40名男性随机接受 hCG 和安慰剂治疗 3 个月，肩关节和膝关节力量使用肌力测定法测得，结果发现两组并没有差异。70 名男性给予庚酸睾酮治疗，部分联合应用非那雄胺，另一部分单独应用安慰剂，结果显示，睾酮治疗的男性右手握力显著高于安慰剂组，但是左手握力、踝关节和膝关节力量并没有这个变化。274 名年龄＞65 岁，并且睾酮水平低于正常、体格略脆弱的男性，随机分组接受睾酮凝胶或安慰剂治疗 6 个月，等距测量的膝关节伸直力量与睾酮治疗有关联性，但是等速测量膝关节力量并没有提高，等速或等距膝关节弯曲力量和握力并没有变化。

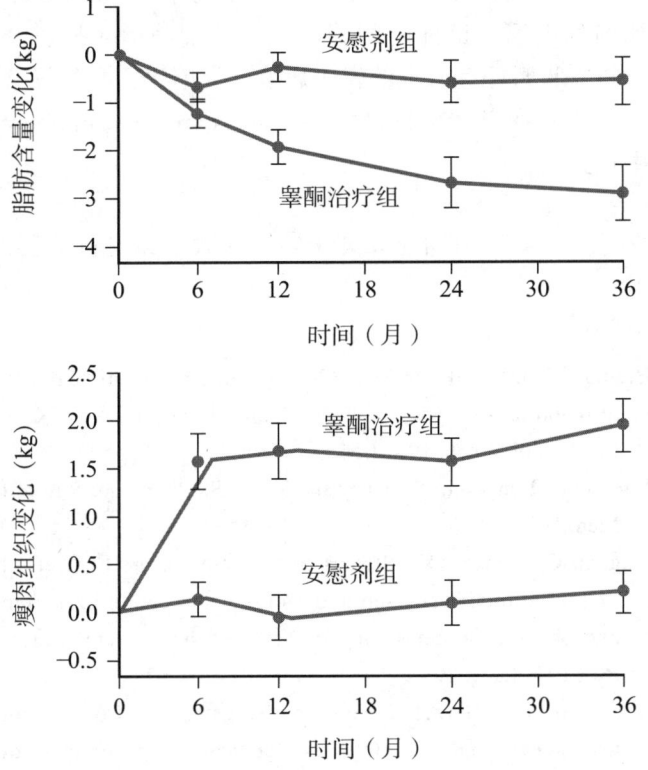

图 16-5 108 名男性进行睾酮或安慰剂治疗 3 年对脂肪含量和瘦肉组织含量的影响

［摘自 Snyder PJ, Peachey H, Hannoush P, et al. Effect of testosterone treatment on body composition and muscle strength in men over 65 years of age. J Clin Endocrinol Metab, 1999（84）:2647.］

4. 躯体功能　老年男性给予睾酮治疗并没有对躯体功能的相关指标产生影响。108 名男性随机分组接受睾酮和安慰剂治疗 3 年，步行时间和爬楼情况在两组中并没有显著差异。然而睾酮治疗组中受试者自感躯体功能要优于对照组。另一项研究中，67 名男性随机分组接受睾酮和安慰剂治疗，老年人躯体活动问卷调查显示，躯体功能在两组中没有差别。40 名男性随机接受 hCG 或安慰剂，最大触及范围、动态和静态平衡、步态和座椅试验在两组中均没有差异。给予庚酸睾酮部分联合应用非雄那胺，治疗 3 年后发现睾酮治疗的男性身体功能改善显著。另外一些体格略脆弱的男性治疗发现，睾酮治疗与 6 个实验测得的身体功能改善有相关性。

5. 精力　对于性腺功能减退的老年男性给予睾酮支持治疗，精力改善情况并不明显。108 名老年男性随机分组接受睾酮或安慰剂治疗 3 年，两组受试者自觉精力和身体感觉情况并没有差异。另外一项研究中，67 名男性随机分组接受睾酮或安慰剂治疗 1 年，身体感觉情况在两组中同样没有差异。然而，体格相对脆弱的男性给予睾酮治疗显示生活质量较安慰剂组有所提高。

6. 认知水平　血清睾酮浓度较低的男性给予睾酮支持治疗，结果显示，睾酮对于认知能力的影响尚存争议。一些研究显示，睾酮会提高认知能力，但是另外一些研究却没有得到这个结论。

7. 性欲　老年男性给予睾酮治疗并不会提高性欲水平。一项研究包含的 108 名受试者随机分组接受睾酮或安慰剂治疗 3 年，问卷调查显示，两组男性性欲并没有差异，并且，在治疗结束以及任何治疗时段中均没有差异。另一项研究中，40 名男性随机接受 hCG 或安慰剂治疗 1 年，发现治疗结束时两组的性欲水平也没有差异。另一些体格状态略差的男性给予睾酮治疗或安慰剂治疗，发现其性欲水平有所提高（量表测得）。

8. 老年男性给予睾酮治疗潜在的不利影响　已经有研究证实，老年男性中某些疾病的发生是睾酮依赖性的，包括前列腺癌、良性前列腺增生、红细胞增多和睡眠呼吸暂停综合征。例如，前列腺癌是第一个已知与激素水平相关的癌症，现在对于转移性前列腺癌的治疗仍基于抑制睾酮水平的分泌和作用。老年男性应用睾酮支持治疗可能增加前列腺癌患病风险的另一个考虑是，50～60 岁的男性中约 50% 为潜伏的临床静止型前列腺癌。如果这些男性给予睾酮治疗，这些临床上静止的肿瘤会不会变得具有活动性呢？一个世纪以来，人们认为良性前列腺增生是睾酮依赖性的，并且当下对于前列腺增生的治疗仍基于抑制前列腺中睾酮作用。睾酮可以刺激红细胞生成，这也是男性血红蛋白浓度高于女性的原因，但是除非睾酮治疗剂量过大或者性腺功能不全的治疗显露出其他联合疾病，否则睾酮一般不会造成红细胞增多。睾酮可以加剧睡眠呼吸暂停综合征的证据在多个小样本研究中得到了体现。

9. 前列腺疾病 老年男性应用前列腺治疗一般不会显著增加前列腺疾病的发生风险，但是目前已有的研究数量太少，故尚无法从中得出明确的阐述。前面一项包含108名男性的研究中，随机分组接受睾酮或安慰剂治疗后测得的血清前列腺特异抗原（prostate specific antigen，PSA）浓度从1.4ng/ml增加至2.1ng/ml，这种变化虽然有统计学差异但是仍在正常范围内。这些睾酮治疗的男性与对照组相比存在一定的前列腺疾病风险，包括持续升高的PSA，尿潴留和败血症。另一项涉及5个关于睾酮研究的Meta分析报道，前列腺癌在睾酮治疗的人群中与安慰剂组相比并没有升高的发病风险，但是这些分析涉及的人群数量太少，并没有明确结论。

10. 红细胞增多症 108名随机分组的男性接受经皮睾酮治疗或者安慰剂治疗，睾酮治疗组的血红蛋白和血细胞比容均有所增加，尽管这种增加仍在正常范围内，但是安慰剂治疗组这两项指标并没有增加。另一项研究给予200 mg的庚酸睾酮每隔1周治疗1次，其中30%的男性血细胞比容增加并且超过正常上限（52%）。

11. 心血管风险 对于性腺功能减退的老年男性给予睾酮支持治疗对于血脂或载脂蛋白浓度的影响很小，但是对其他心血管事件的风险因素尚未进行充分的研究。108名老年男性随机分组接受睾酮或者安慰剂治疗3年，两组中的总胆固醇、低密度脂蛋白（LDL）、高密度脂蛋白（HDL）、载脂蛋白A2、载脂蛋白B、三酰甘油以及脂蛋白均没有明显差异。另一项研究中，67名男性随机分组接受睾酮或安慰剂治疗1年，总胆固醇和LDL在两组没有差异，但是HDL在睾酮组中水平较低。肱动脉内皮功能在两组中都没有变化。

只有一小部分研究报道过睾酮治疗引起心血管事件的副作用。其中一项研究涉及的男性体格略脆弱，其中106名接受睾酮治疗，另外103名接受安慰剂治疗，两组治疗时间为6个月时被迫停止，因为数据安全监测平台显示，睾酮治疗组中23名男性与5名对照组男性相比出现了心血管事件的不良反应。然而另一项涉及7个关于睾酮试验的Meta分析显示，睾酮治疗并不会增加心肌梗死的发生风险。

12. 睡眠呼吸暂停综合征 尽管一些报道认为，性腺功能减退的男性应用睾酮治疗会增加睡眠时呼吸暂停的发作，但是老年男性应用睾酮治疗并不会增加睡眠呼吸暂停综合征的风险。

三、结论

尽管随着年龄增长男性体内睾酮浓度逐渐降低，应用睾酮治疗的好处与潜在风险仍然没有定论。小规模的安慰剂对照试验中增加老年男性血清睾酮浓度达到健康年轻男子的水平后，证明睾酮治疗可以增加瘦肉组织含量并且降低脂肪含量。这些也表明了睾酮治疗可以增加脊椎骨密度。然而睾酮治疗是否会增加前列腺癌、良性前列腺增生、红细胞增多症以及睡眠呼吸暂停综合征的发生风险，目前仍存在争议。

所有参考文献目录可在www.expertconsult.com中查到。

（译者 李天杰 审校 甄秀梅）

推荐阅读

Bremner W J, Vitiello V, Prinz P N. Loss of circadian rhythmicity in blood testosterone levels with aging in normal men. J Clin Endocrinol Metab, 1983（56）: 1278.

Finasteride Long-Term Efficacy and Safety Study Group. N Engl J Med, 1998, 338（9）: 557.

Huggins C, Hodges C V. Studies on prostatic cancer. I. The effect of castration, of estrogen and androgen injection on serum phosphatases in metastatic carcinoma of the prostate. Cancer Res, 1941（1）: 293.

Laughlin G A, Barrett-Connor E, Bergstrom J. Low serum testosterone and mortality in older men. J Clin Endocrinol Metab, 2008（93）（1）: 68.

McConnell J D, Bruskewitz R, Walsh P, et al. The effect of finasteride on the risk of acute urinary retention and the need for surgical treatment among men with benign prostatic hyperplasia.

Moffat S D, Zonderman A B, Metter E J, et al. Longitudinal assessment of serum free testosterone concentration predicts memory performance and cognitive status in elderly men. J Clin Endocrinol Metab, 2002（87）（11）: 5001.

Shahinian V B, Kuo Y F, Freeman J L, Goodwin J S. Risk of fracture after androgen deprivation for prostate cancer. N Engl J Med, 2005.（352）: 154-164.

Snyder P J, Peachey H, Berlin J A, et al. Effects of testosterone replacement in hypogonadal men. J Clin Endocrinol Metab, 2000, 85（8）: 2670.

Snyder P J, Peachey H, Hannoush P, et al. Effect of testosterone treatment on body composition and muscle strength in men over 65 years of age.J Clin Endocrinol Metab, 1999, 84（8）: 2647.

Snyder P J, Peachey H, Hannoush P, et al.Effect of testosterone treatment on bone mineral density in men over 65 years of age. J Clin Endocrinol Metab, 1999, 84（6）: 1966.

Travison T G, Araujo A B, Kupelian V, et al. The relative contributions of aging, health, and lifestyle factors to serum testosterone decline in men.J Clin Endocrinol Metab, 2007, 92（2）: 549.

Wu F C, Tajar A, Pye S R. Hypothalamic-pituitary-testicular axis disruptions in older men are differentially linked to age and modifiable risk factors:the European Male Aging Study. J Clin Endocrinol Metabl, 2008（93）: 2737.

第二部分

病理生理学和治疗

第 17 章

性别发育异常

（原著 Valerie A. Arboleda, Eric Vilain）

一、人类性别发育过程简介

从被孕育的那一刻起，我们就有了各自的性别。性别对我们的身体特征、大脑结构、行为倾向和自我认知都有重大影响。对性别发育的理解使人们了解了一些与性别发育异常相关的基因，而对这些基因的认识又进一步促进了人们对性别发育的理解。目前越来越多新的基因被鉴定出来，使得医师能够快速做出诊断，从而能够理解病情并对患者未来的生育能力做出预判。

伴随着性别发育生物学的进展，对性别发育异常（disorders of sex development，DSD）患者的治疗方式也悄然发生着变化。从一开始基于领域内少数专家的经验，对 DSD 患者的治疗逐渐进入了基于证据的治疗时代。其中也有来自患者维权团体的压力，他们在推动医师和患者之间交流对话的建立上起到了重要作用。最终，医师们也开始意识到判定究竟是否正常其实是非常困难的，并且经常会陷入伦理窘境当中，比如是否在儿童达到能够自我决定的年龄之前进行手术。

从 2005 年起，一个关于"中性人"治疗的声明形成了，它汇集了多个领域的专家的意见，包括内分泌学、遗传学、外科、心理学专家和律师团体。这个声明为中性人治疗的所有方面提供了规范，包括生殖器手术，需要多学科团队和心理健康专家和诊断方法。本章节将会包括一些这一领域中的进展和声明中的一些建议。"中性"的定义发生了相当大的变化。原来的"intersex"一词因其具有社会含义和性别概念被"DSD"一词所取代，定义为"先天的在染色体、性腺或解剖学上性别不典型"。这样的话有些患者虽然没有模棱两可的外部性器官，然而也属于 DSD 的范围，比如对雄激素完全不敏感，或有特纳综合征。

上面所说的新的定义源自于以下几个原则：第一，虽然现代分类学应该整合性别决定和分化有关的分子遗传学方面的重要进展，但它不能过分强调性别生物学的某一个方面（比如生殖腺性别），而且应该能够适应表型的多样性。第二，命名应该尽量简洁并且能够反映遗传病因的多样性。第三，新名称应该容易被患者及其家人理解，并且应该是心理学上的敏感词汇。特别在诊断时应避免对性别进行标签，像"雌雄同体""假两性畸形"和"阴阳人"等词都应该被抛弃，因为它们不仅令人费解还有消极的社会内涵，可能会对一些患者及其亲人造成伤害。

表 17-1（修改后的命名法）和表 17-2 对这些新的命名进行了总结，本章将会使用这些新的命名。

表 17-1 Proposed Revised Nomenclature

Previous	Proposed
Intersex	DSD
Male pseudohermaphrodite, undervirilization of and XY male, and undermasculinization of an XY male	46，XY DSD
Female pseudohermaphrodite, overvirilization of and XX female, and masculinization of an XX female	46，XX DSD
True hermaphrodite	Ovotesticular DSD
XX male or XX sex reversal	46，XX Testicular DSD
XY sex reversal	46，XY complete Gonadal Dysgenesis

DSD, disorder of sex development.

[From Lee PA, et al. Consensus statement on management of intersex disorders. International Consensus Conference on Intersex. Pediatrics, 2006, 118 (2):e488–500.]

表 17-2 DSD 分类示例

性染色体 DSD	46，XY DSD	46，XX DSD
45，X（特纳综合征及其变体）	性腺（睾丸）发育疾病：①完全的性腺发育不全（swy综合征）；②部分性腺发育不全；③性腺退化；④两性生殖腺 DSD	性腺（卵巢）发育疾病：①两性生殖腺 DSD（如 SRY 基因易位，RSPO1 基因突变）；②睾丸 DSD（如 SRY 基因阳性，dupSOX9）；③性腺发育不全
47，XXY（Klinefelter 综合征及其变体）	雄激素合成障碍：①雄激素合成缺陷（如 17-羟基脱氢酶缺乏症，5αrd2 缺陷，StAR 突变）；②雄激素作用缺陷（CAIS，PAIS）；③黄体化激素受体缺陷（睾丸间质细胞发育不全）；④抗苗勒管激素及其受体的紊乱	雄性激素过剩：①胎儿（如 21-羟化酶不足，11-羟化酶不足）；②胎儿-胎盘（芳香化酶缺乏症，POR（P450 氧化还原酶）缺乏症；③孕产妇（黄体瘤）
45，X/46，XY（混合型性腺发育不全，两性 DSD）		
46，XX/46，XY（嵌合型，两性 DSD）		

［摘自 Lee PA, et al. Consensus statement on management of intersex disorders. International Consensus Conference on Intersex. Pediatrics, 2006, 118（2）：e488–500.］

（一）正常的人类性别发育

性别决定指的是胚胎在发育过程中做出选择的过程，从双潜能的、未分化的胚胎变成一个具有两种性别之一的个体。在哺乳动物中，这种决定发生在性腺发育过程中。在 1947 年，生理学家 Alfred Jost 做了一系列精妙的试验，发现所有哺乳动物的胚胎，不论其基因上的性别如何，如果在发育早期进行阉割然后再移入子宫中，那么将全部发育成雌性（图 17-1）。这些研究奠定了人们对胎盘类哺乳动物性别决定和分化的认识：基因的性别决定了性腺发育，而性腺反过来决定了解剖上的性别。

最初，基因的性别是由来源于父亲的 X 或 Y 染色体决定的。性别决定指的是胚胎从双潜能、未分化的性腺向睾丸或卵巢的转变上所做出的选择。性别决定开始后便开始了性别分化，睾丸开始产生雄性激素睾酮（testosterone，T）和抗苗勒管激素（anti-Müllerian hormone，AMH），它们负责产生了雄性的内外部生殖器，而如果缺乏这些激素则会导致雌性内外部生殖器的产生（图 17-2）。

目前关于哺乳动物性别决定的机制仍然了解得很少。绝大多数（大约 75%）的性别反转的患者仍不能在分子水平上进行解释，这说明仍存在一些不为人知的性别决定相关的基因。那么下一部分将对已知的影响性别决定和性别分化的分子机制做一下概述。

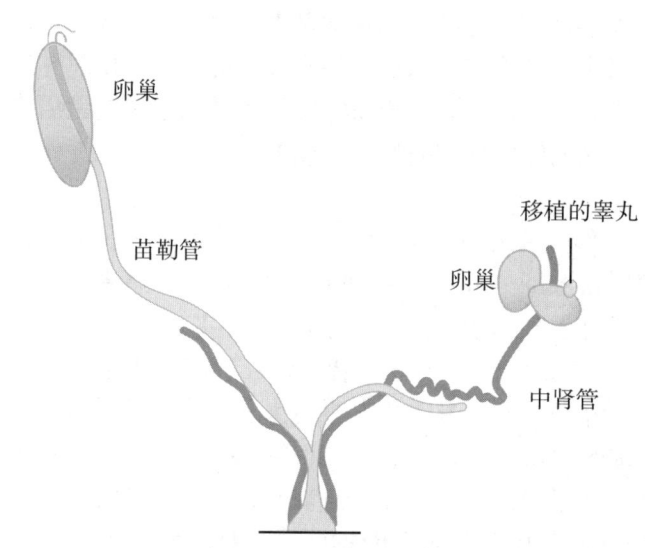

图 17-1 Alfred Jost 的经典试验奠定了目前性别发育的理论基础。他将睾丸组织移植到兔子胎儿的右侧卵巢上。睾丸能够刺激沃尔弗管发育并且抑制苗勒管发育，但只能对移植睾丸的同侧发挥作用

［摘自 Austin C, Short RV. Embryonic and fetal development（reproduction in mammals, book 2）. New York: Cambridge University Press, 1972：58.］

1. 性别决定 睾丸还是卵巢？Jost 建立的关于性别发育的理论模式使得人们开始寻找一个性别决定基因，也被称为睾丸决定因子（testis determining factor，TDF）。当患有克兰费尔特综合征（47，XXY）和特纳综合征（45，X）患者的核型被鉴定出来时，人们明白了 Y 染色体是负责性别决定的，并且 TDF 一定位于 Y 染色体上。

在 20 世纪 90 年代早期，一系列精妙的试验发

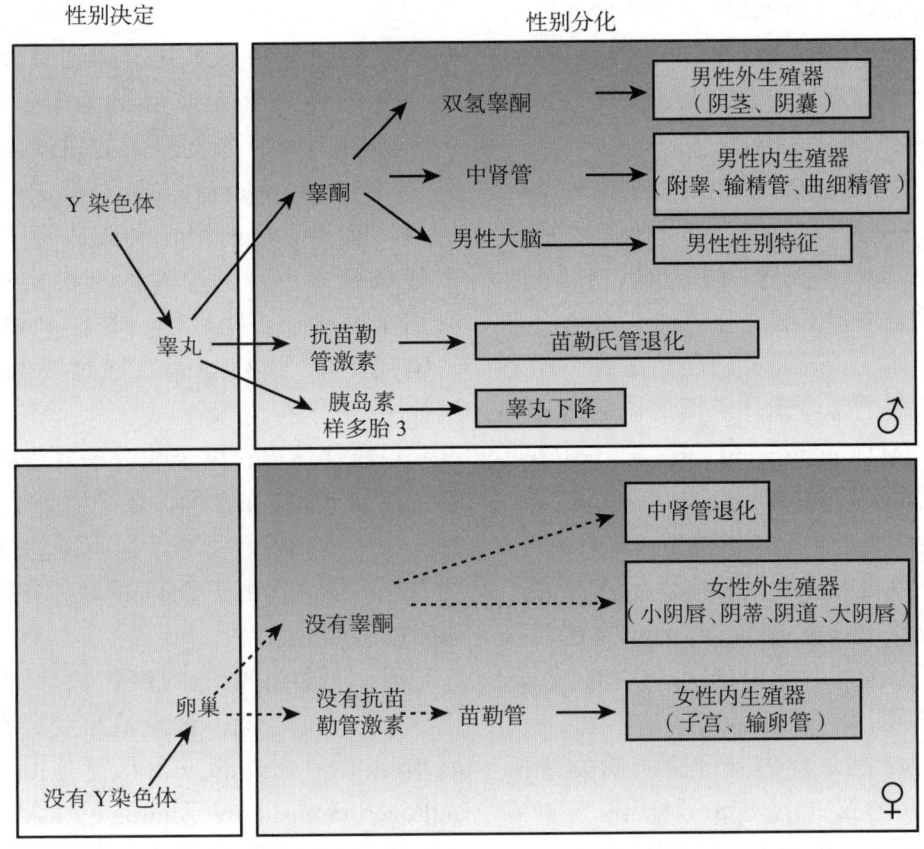

图 17-2　性别决定指的是从性别基因（有没有 Y 染色体的存在）到性腺的发育过程

性别决定是性腺性别被决定后的性别发育过程。在 XY 男性中，性别分化是一个主动的过程，需要睾丸激素、睾酮、抗苗勒管激素和胰岛素 –3(Insulin–3，Insl3)。在 XX 女性中，性别分化是一个被动的过程，在缺乏睾丸激素时发生

现 SRY 是主要的哺乳动物睾丸决定基因。定位克隆鉴定出一个 35kb 的 Y 染色体上的片段，这个片段转移到了一些 DSD 患者的 X 染色体上，这些患者有 46 条、XX 染色体却具有睾丸或双性腺。进一步的测序分析在这个区域中确定了一段保守的序列。Sry 基因表达分析发现它有一个雄性特异的高表达，这与之前发现的雄性和雌性的性别发育分歧点正相关。进一步，人们将含有 Sry 的 14kb 片段转到 XX 小鼠中，小鼠发育出了睾丸和所有的雄性特征。之后人们还发现 SRY/Sry 的缺失或突变会导致 XY 的人和鼠的性别反转。

在人上有 SRY 存在的情况下，怀孕后 8 周开始双潜能的生殖腺逐渐向睾丸发育，第 10 周时通过超声便可以识别到。表达早于 SRY 的因素使得双潜能的生殖脊能够向雄性分化。MAPK 信号途径的突变会导致 46，XY 的性别反转，并且 MAPK 对于发育中的性腺表达 SRY 也是非常重要的。Chromobox-2

（CBX2）也被发现是 SRY 表达所必需的，并且其突变也会造成 46，XY 的性别反转。

Sertoli 细胞前体中表达的 SRY 起始了睾丸的决定，通过激活下游效应因子比如 SOX9（SRY-related HMG-box 9）和 SF1/NR5A1（Steriodogenic Factor-1）。怀孕 9 周时，在形成一些离散的小管之后，Sertoli 细胞开始分泌 AMH。其他的涉及性别决定的基因中有一个是 DAX-1，该基因在单拷贝情况下是睾丸发育所必需的，而其双拷贝会抑制睾丸的发育从而导致 XY 胎儿的性腺发育不全。另外一个涉及性别决定的基因是 desert hedgehog（DHH），它能使 SF1 高表达从而调节 Leydig 细胞的增殖。

小鼠卵巢和睾丸组织的细胞命运并没有在性别决定时被完全确定下来。在小鼠性别决定的相关模型中，睾丸或卵巢的细胞命运在整个成体生命过程中一直分别被 DMRT1（doublesex and mab-3 related transcription factor 1）或 FOXL2（forkhead box L2）

所维持。性腺细胞命运决定中细胞状态不会被固定下来，这说明细胞命运在整个成年时期都被小心的维持着，如果维持细胞命运的关键因子突变后，理论上会导致第二性征的退化和不育。

相对于睾丸发生，人们对于卵巢发生相关基因的了解要少许多。一些研究认为，卵巢发育不需要大量的基因参与，然而并不完善，因为虽然它们选取的时间点在睾丸决定中很重要，但可能在卵巢决定中并不重要。尽管如此，研究者们已经发掘了几个正常卵巢发育所必需的常染色体基因，包括 *WNT-4*（wingless-related *MMTV* integration site 4），*RSPO-1*（R-spondin-1）和 *FST*（Follistatin）。

2. 性别分化 内外部生殖器的类型被睾丸决定，所以睾丸主导着性别分化。相反，雌性生殖器的产生被认为是性别分化的预设过程。双潜能的导管系统包括苗勒管和沃尔弗管，它们分别产生雌性和雄性的内部生殖腺（彩图 48）。

睾丸分泌的激素是雄性内外部生殖腺发育所必需的。正常发育的睾丸含有 Sertoli 细胞和精索。Sertoli 细胞分泌 AMH 使得苗勒管退化。同时 Leydig 细胞，睾丸中负责产生类固醇的细胞，分泌睾酮和类胰岛素 3（insulin-like 3，INSL3），分别促使沃尔弗结构（附睾、输精管、精囊）的产生和使睾丸下降到腹股沟内环中。为了介导雄性外部生殖腺的发育，睾酮要被 5α-还原酶转变为一个更强大的雄激素——5α-双氢睾酮（5α-dihydrotestosterone，DHT），见图 17-3。除了阴茎的增长和腹股沟阴囊的下降发生在妊娠第 3 个月，雄性性别决定在妊娠第 14 周就基本完成了。阴唇闭合缺陷和泌尿生殖窦生长缺陷则不能在第 14 周后通过高剂量的雄性激素所挽救。

在雌性体内，由于缺失睾丸组织以及相关的激素，比如 AMH 和睾酮，在妊娠第 12 周时导致苗勒管结构（输卵管、子宫、阴道）的发育和沃尔弗管的退化。最终，由于 DHT 的缺失导致没有男性外部生殖腺的产生。

患有两性生殖器的疾病被认为是由于性别分化异常导致的，而不像生殖腺发育不良的疾病，比如雄激素完全或部分不敏感（complete and partial androgen insensitivity syndrome，CAIS，PAIS）和先天性肾上腺增生（congenital adrenal hyperplasia，CAH），是由性别决定异常导致的。不同性别发育相关疾病的诊断差异在表 17-3 中进行了概述。

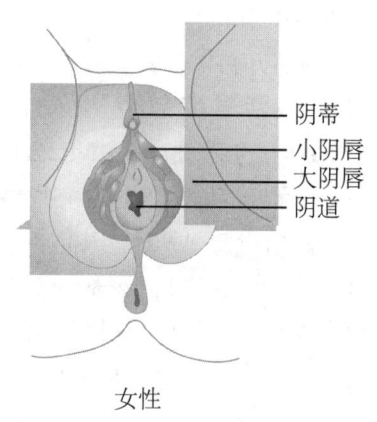
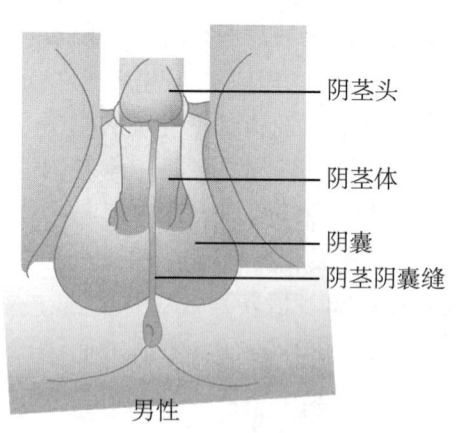

图 17-3　外部生殖器的发育，表明了男女生殖器的同源性

（馈赠自 Dr. J. Wilson. University of Texas, Southwestern Medical School, Dallas, TX.）

表 17-3 DSD 相关的综合征

	有两性生殖器的综合征	表型	基因	位点	OMIM #
性腺紊乱伴有的综合征	Denys-Drash	肾早期弥漫性系膜硬化，肾母细胞瘤，XY 性腺发育不全	WT-1	11p13	194080
	Frasier	局灶节段性肾小球硬化症早期青少年发展、gonadoblastoma XY 性腺的发育不全	WT-1	11p13	136680
	短指发育不良	先天性长骨弯曲，肩胛骨和胸椎椎弓根发育不良，外阴性别不明	SOX9	17q24.3-q25.1	114290
	伴神经病变的 GD	XY 性腺发育不全伴小束神经病变（4 个案例之一）	DHH	12q12-13.1	607080
	伴 X 的 α 珠蛋白生成障碍性贫血/智力缺陷	血红蛋白 H 病，智力缺陷，奇异面容，生殖器畸形	XH2	Xq13.3	301040
	伴鳞状细胞癌和 XY 性别反转的掌跖角化病	不同程度的 XY 性腺发育不全，从完全两性反转到卵睾 DSD	RSPO1	1p34.3	610644
	I 型小睑裂综合征	睑裂狭小，上睑下垂，内眦赘皮倒向综合征，或伴卵巢早衰	FOXL2	3q23	110100
阴茎短小和（或）隐睾病相关综合征	VACTERL/VATER	椎骨缺陷、肛门闭锁、伴食管闭锁的气管食管瘘，桡骨发育不良。肢体畸形	未知	未知	192350
	Goldenhar 综合征（半侧面部肢体发育不良）	单侧外耳畸形，同侧脸眼球上皮样囊肿与椎骨畸形	未知	未知	164210
	SmithLemli Opitz 综合征（SLOS）	多种先天性畸形和智力缺陷综合征	DHCR7	11q12-q13	270400
	Pallister Hall 综合征（PHS）	下丘脑错构瘤，轴后多指，肛门闭锁	GLI3	7p13	146510
	Robinow 综合征	与面部和生殖器畸形相关的中轴骨缩短	ROR2	9q22	180700
	Prader Willi 综合征	肥胖，肌肉张力减退，精神发育迟滞，身材矮小，促性腺激素分泌不足引起的性腺功能减退	SNRPN	15q12, 15q11-q13	17620
	Kallmann 综合征	促性腺激素分泌不足引起的性腺功能减退和嗅觉缺失症	FGFR-1	8p11.2-p11.1	147950
	前脑无裂畸形	颅面畸形	许多	21q22.3, 2q37.1-q37.3	236100
	Malpeuch 面裂综合征	身材矮小，眼距过宽，眼部畸形，面部裂，听力减退，泌尿系统生殖异常，精神发育迟滞	未知	未知	248340
	Najjar 综合征	生殖器异常、精神发育迟滞、心肌病	未知	未知	212120
	Varadi-Papp 综合征	大足趾，六指畸形，唇/腭裂或舌结节裂，躯体和精神运动发育迟滞。一些表现为无嗅球和嗅束，隐睾症	未知	未知	277170
	Juberg-Marsidi 综合征	伴拇指和小头畸形的唇/腭裂	未知	未知	216100
	Johanson-Blizzard 综合征	鼻翼未发育或发育不全、先天性耳聋，甲状腺功能减退，产后生长迟缓，吸收不良，精神发育迟滞，中线外胚层头皮缺陷和恒牙未萌发	未知	15q15-q21.1	243800

（续表）

	有两性生殖器的综合征	表型	基因	位点	OMIM #
	Borjeson-Forssman-Lehmann综合征	严重精神缺陷，癫痫，性腺功能减退，代谢减退，肥胖	未知	Xq26.3	301900
	斜颈、瘢痕疙瘩、隐睾症、肾发育不良	斜颈、瘢痕疙瘩、隐睾症、肾发育不良	未知	Xq28	314300
	伴食管异常和尿道下裂的器官过距	喉气管食管裂；唇裂、腭裂、小舌裂；吞咽困难和哭声嘶哑；泌尿生殖器缺陷；智力迟钝；先天性心脏缺陷	未知	22q11.2	145410
	面生殖器翼综合征	腭裂和带状股间翼状胬肉	未知	1q32-q41	119500
	Dubowitz综合征	身材短小，小头畸形，轻度精神发育迟滞伴行为异常，湿疹，独特面容	未知	未知	223370
	Noonan综合征	器官过距，眼向下倾，低位偏后耳，身材短小，蹼颈，心脏畸形	PTPN11	12q24.1	163950
	Aarskog综合征（颜面、生殖器发育不良）	胚胎期眼距过宽，鼻孔前倾，上唇宽阔，阴茎阴囊关系特殊	FGD1	Xp11.21	305400
	Cornelia de Lange综合征	低发际线，鼻孔前倾，上颌突出，人中狭长，"鲤鱼"口与产前及产后生长迟缓、精神发育迟滞	NIPBL	5p13.1	122470
	Rubinstein-Taybi综合征	精神发育迟滞，手指、足趾粗大，面部异常	CREBBP	16p13.3, 22q13	180849
	Seckel综合征	生长迟缓，伴精神发育迟滞的小头畸形和特有的"鸟头"样面容	SCKL1	3q22-q24	210600
	Miller Dieker综合征	小头畸形和皮质4/6层增厚	LIS1	17p13.3	247200
	Lenz-Majewski骨质增生综合征	高腭；短黄烂牙；早衰样貌；额头胸腔静脉短小增生	未知	未知	151050
	Lowe综合征	眼病，白内障，精神发育迟滞、抗维生素D佝偻病，氨基酸尿	OCRL1	Xq26.1	309000
苗勒管畸形相关综合征	MURCs	苗勒管发育不全，肾功不全和颈胸体节发育不全	未知	未知	601076
	Mayer-Rokitansky-Kuster-Hauser综合征（MRKH）	苗勒管发育不全	雄激素过多症中的WNT4	未知；1p35	277000
	McKusick Kaufman综合征（MKKS）	子宫阴道积水，先天性心脏畸形，轴后多指症	未知	20p12	236700

（二）性别发育中的性染色体异常（DSD）

性染色体异常指的是性染色体X，Y发生了非整倍性。非整倍性疾病中（比如21，18三体），大部分是由母本减数第一次分裂时的异常分离导致的。在少数情况下，比如克兰费尔特综合征（47，XXY），错误来自父亲或母亲的可能性是相当的。

1. 特纳综合征 在1938年，Turner描述了一种身材矮小、原发性闭经和缺乏第二性征的雌性群体。特纳综合征被归为性染色体疾病，其中大多数含有45，X核型，其余的为46，XX核型并伴有一个X染色体的部分缺失，或者表现为嵌合型，比如含有（45，X），（46，XX）和（46，XY）细胞或其他更复杂的组合。所有含有45，X的患者和80%的嵌合型染色体的患者的身高都很矮（图17-4），平均不到58in。与特纳综合征中的身材矮小和原发性身材矮小相关的基因座位于X染色体的假常染色体区域（pseudoautosomal region，PAR1）。一些人们缺失了这一区域中身材矮小同源框基因（short stature homeobox gene, SHOX）的一个拷贝，这导致了他们身材矮小。

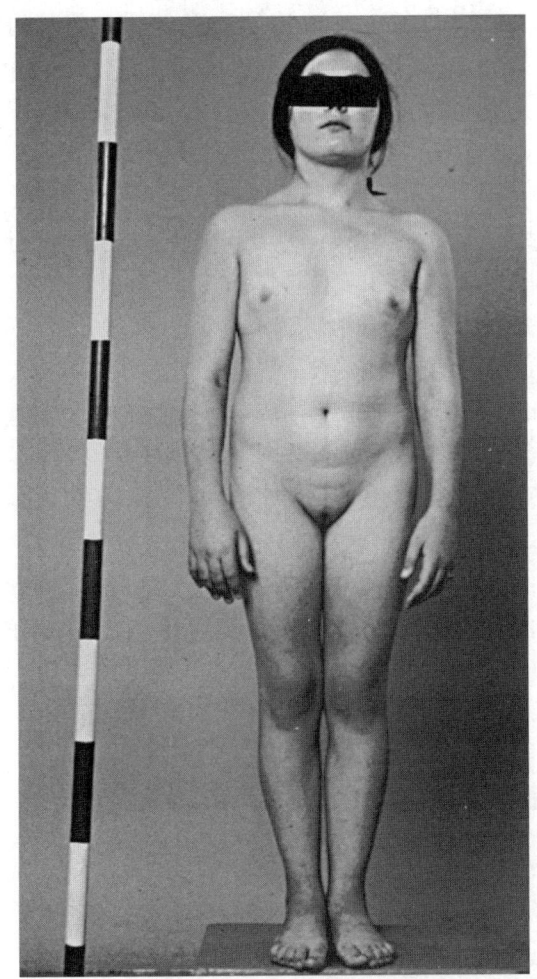

图 17-4 特纳综合征患者。注意其身材矮小、蹼颈和缺乏第二次性别发育

特纳综合征中典型的 45，X 染色体核型被认为是人类最常见的染色体异常情况之一，被估计会占所有受精卵的 0.8%。然而，其中不到 3% 的受精卵能够发育到期，并且这种核型在自然流产中也非常常见。在存活的雌性表征的新生儿中出现 45，X 核型的比率大约为 2500∶1。

患有特纳综合征女性的性腺不能正常发育，在母亲子宫时不能正常生长，并且卵泡形成相对较少。在孩童时期，她们的卵子数量相对正常，但在性成熟之前却不明原因的消失。她们的性腺以白色条索状组织存在于输卵管旁，因此，被称作"条索性腺"，在组织学上含有原始结缔组织基质而没有初级卵泡。特纳综合征患者的卵泡较少，因此，颗粒细胞分泌的雌激素水平比正常女性低，这导致了青春期延迟。

（1）症状及诊断：在胎儿时期，含有 45，X 或其他变体核型的 DSD 胎儿往往在子宫内生长受限。如果在超声检测时发现有大纵隔囊性淋巴瘤、颈背的增厚、短股骨、全身淋巴管扩张或心脏缺陷，那么就应该被怀疑患有特纳综合征。在出生时，特纳综合征的婴儿往往体重较轻；30% 的婴儿会出现上下肢淋巴水肿（图 17-5），这是在子宫中淋巴管扩张的结果，会在出生后几个月消失。此外，出生时有蹼颈的存在（颈翼状胬肉，图 17-4）或其他畸形，包括足弓过高，耳朵低位突出，后发际低，内眦褶，小颌畸形，指甲发育不全，或第 4 和第 5 掌骨发育不全出生都有可能患有了 45，X DSD。Turner 综合征患者又易有肘外翻，盾状胸乳头大，听力丧失的状况，有更高的心血管疾病发病率，如主动脉缩窄。此外，肾功能异常的发生率在 30%～50%，最常见的症状是马蹄肾，其次是血管异常。

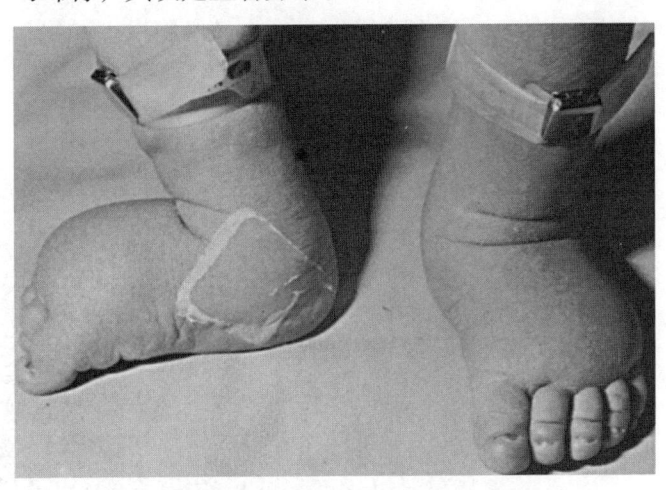

图 17-5 患有特纳综合征的婴儿下肢淋巴水肿

在青春期，最常见的症状是身材矮小，闭经及第二性征的缺乏。患者也可能患有上面提到的其他特征。45，X DSD 的患者智力正常。取决于性腺发育不全的程度，30% 以上的患者会有一定程度的自发的青春期。

如果通过核型分析发现细胞有 45，X 或嵌合变异的核型，那么则可以诊断其患有特纳综合征。如果核型正常，但有特纳综合征的症状，那么则应该做荧光原位杂交（fluorescent in situ hybridization, FISH）或基因组消减杂交（comparative genomic hybridization, CGH），因为可能其中一个 X 染色体的假常染色体区发生了缺失。通常 45，X 的患者，或在一个 X 染色体有异常的 46，XX 患者比嵌合型的患者有更严重的表型。

（2）治疗：对于大多数 45，X DSD 患者来说，最关心的还是身高和第二性征发育的问题。对于这两个问题的治疗都应该非常谨慎。对于幼年时期被诊断的情况，将低剂量的促蛋白合成类固醇和生长激素联合使用能增加患者最终成年时的身高，并且越早治疗效果越好。进入青春期后应该给予高剂量的雌激素和孕激素的刺激来促进第二性征的发育，并且雌激素和孕激素应坚持摄取，来防止并发症的产生，如骨质疏松症。

诊断为特纳综合征的年轻患者如果有自发青春期的产生则表明很可能有功能性的卵巢组织存在。总体来说，据估计有 2%~5% 的特纳综合征患者有可能能自发怀孕。

2. 克莱恩费尔特综合征（Klinefelter 综合征） 在子宫时，XXY 的胎儿的睾丸中有正常的原始生殖细胞。但是到儿童时期，生殖细胞发生退化，这很有可能是因为在睾丸成熟过程中缺乏支持细胞与生殖细胞的对话。理论上，Klinefelter 染色体不分离可能发生于母本的减数第一次分裂或减数第二次分裂，或者是父本的减数第一次分裂，并且每种情况应该各占 33%。然而，将近 50% 的 Klinefelter 患者都是源自父本的，并且一些研究发现，父本的年龄越大产生 XY 精子的比率越高。

（1）症状和诊断：Klinefelter 综合征在普通人群中一般不容易被诊断出来。男孩如果有行为障碍，睾丸小，腿长（图 17-6），则有可能被诊断为 Klinefelter 综合征。Klinefelter 综合征表现为下肢较长，这有别于其他的阉割状态的上下肢都较长。患有 Klinefelter 综合征患者的 IQ 一般处于正常范围，但往往低于其他兄弟姐妹。大多数患者在青春期睾丸小而致密，性腺功能减退并有不同程度的雄激素缺乏。之后，很多男性表现为不孕与精子缺乏。

Klinefelter 综合征往往是通过淋巴细胞核型分析诊断的。嵌合型的病例只能通过检测皮肤成纤维或睾丸活检标本所发现。

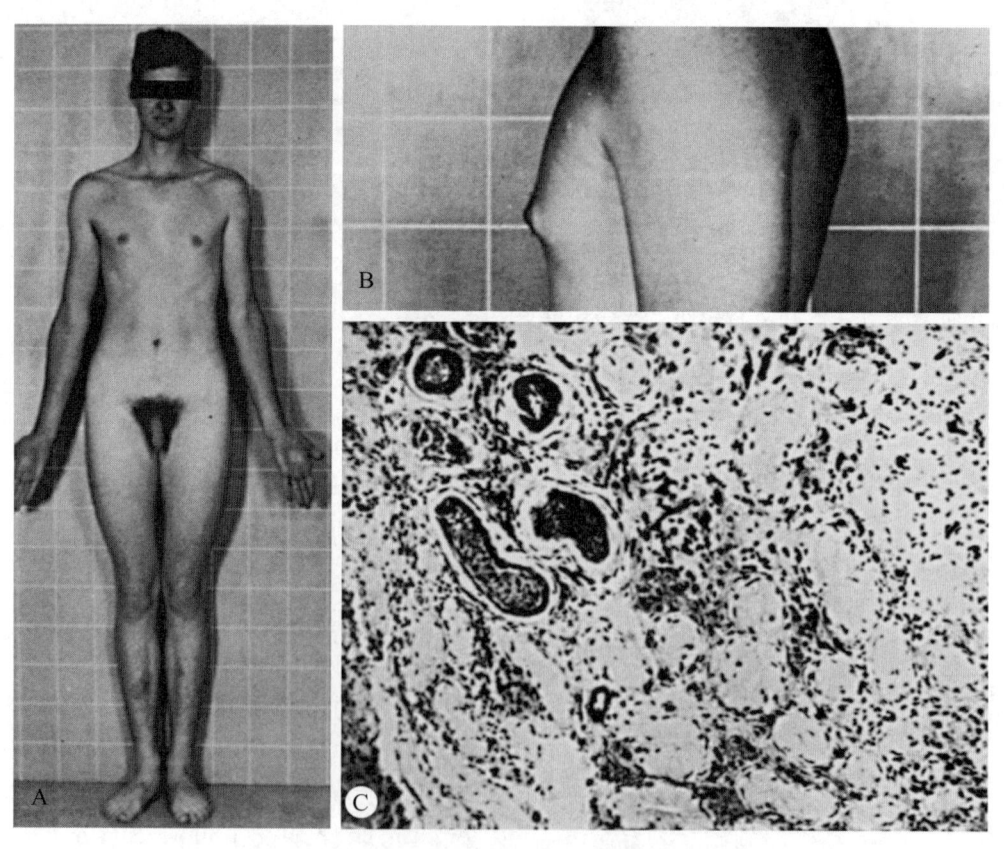

图 17-6 Klinefelter 综合征

A.XXY，表型为男性。注意其与上肢相比下肢较长。B. 有男性女乳症的男性化患者。C.B 中患者的睾丸活检。注意其曲细精管透明化变性，睾丸间质细胞增生

［摘自 Gumbach, MM, Conte FA. Disorders of Sex Differentiation. // Wilson JS, Foster DW, Kronenberg HM, eds. Williams textbook of endocrinology. Philadelphia: WB Saunders, 1998 : 1368.］

（2）治疗：对 Klinefelter 综合征的尽早诊断有助于对其认知和行为的异常进行尽早干预。目前人们正在探索在儿童时期补充雄激素在帮助患者认知和行为障碍上的作用。补充雄激素还能使雄性第二性征发展，提高自尊，增加性欲，力量和骨密度。关于生育力，睾丸镶嵌型是一个决定精子发生和潜在生育能力的重要因素。绝大多数的 47，XXY 的患者缺乏精子，但胞质内单精子注射（intra cytoplasmic sperm injection，ICSI）技术使得这些患者的生育也有可能。应该注意的是，Klinefelter 患者产生性染色体多倍体和常染色体非整倍性的概率要比正常人高。但是将性染色体非整倍性遗传给后代的风险还不清楚。但无论如何，为了避免染色体异常在怀孕期间进行植入前遗传学诊断（preimplanation genetic diagnosis，PGD）或胎儿核型分析都是非常必要的。通过睾丸精子提取术（testicular sperm extraction，TSE），精子能够从睾丸中获得并且注入卵母细胞当中。

二、性别发育中的 46，XY 异常

（一）性腺决定中的 46，XY 异常

1. 46，XY 的性腺紊乱

（1）性腺完全发育不全的病因和病理生理学：XY 性腺紊乱（gonadal dysgenesis，GD）是由于在子宫中睾丸发育异常导致的。GD 可以分为 3 种，完全紊乱、部分紊乱和混合型。完全紊乱型的患者有腹腔内、双边、纤维状条纹组织，但不分泌抗苗勒管激素或睾酮。在表型上，完全紊乱型的 XY GD 个体表现为明确的雌性（以前称之为 Swyer 综合征），但通常体内具有发育不全的缪氏结构。

基于 SRY 在睾丸决定中的绝对重要性，让人惊讶的是在完全 XY GD 中，SRY 突变的比率只占大约 15%。这表明还有许多其他基因涉及人类性别决定。SRY 是一个转录因子，但它的具体作用机制还不清楚。比如，目前还不清楚 SRY 到底是作为一个激活子还是抑制子，唯一鉴定出来被证实的靶基因是 SOX9，Sox（Sry-box）家族的一个其他转录因子。到目前为止，SRY 基因被发现有超过 50 种突变。导致锁状性腺的突变主要位于高度可变家族区（high mobility group，HMG），从而导致与 DNA 的结合力降低，DNA 构象改变，或者阻止 SRY 蛋白的进核。已知 SRY 开放阅读框有超过 50 种突变。含有 SRY 基因的 Yp 的大片段缺失也与 XY GD 有关。

SteSteroidogenic 因子 1（SF1，也称为 NR5A1）是一个孤儿核受体，是肾上腺和睾丸发育所必需的。SF1 和转录因子 GATA 结合蛋白 4（GATA4）和 GATA 2 的友蛋白（friend of GATA 2，FOG2）之间的相互作用似乎是发育中的睾丸表达 SRY 基因所必要的。目前的研究已经彰显出 SF1 在睾丸发育中的重要性，大约近 15% 的 XY GD 是由于 SF1 不足导致的。然而，有 3 个 XY GD 和肾上腺发育不全的个例发生了 SF1 基因突变，反映了 SF1 在肾上腺发育中的作用。总之，SRY 和 SF1 的突变或缺失只占 XY 性腺紊乱的 30%，说明还有许多其他对睾丸决定重要的基因有待被发现。

一些与睾丸决定相关的基因（XH2，SOX9，WT-1，DHH）的突变，和一些"抗睾丸"基因（WNT-4，DAX1）的重复只导致了一小部分的 XY，GD，但它们常常与其他的一些综合征有关。

（2）部分紊乱型性腺和混合紊乱型性腺的病因学和病理生理学：像许多发育异常疾病一样，性腺发育异常也有多种表型。当睾丸发育不全不涉及整个性腺，并且患者表征模棱两可而不是确切的女性表征，这种情况被称为"局部"性腺发育不全。内部生殖器则显示出不同程度的沃尔弗管和苗勒管发育，并与性腺的百分比相关，退化还是条纹状的。"部分"和"混合"GD 在医学文献中往往是令人困惑的，通常可以互换。部分 XY GD 是指退化睾丸的中间态，处于条纹性腺和正常睾丸之间，通常是 46，XY 非嵌合的核型。然而，混合 46，XY GD 通常是指一个性腺是条纹性腺，而相对的性腺部分退化或是一个正常的睾丸。镶嵌型核型（45，X/46，XY）是混合 GD 的最常见原因，尽管有少数是 46，Xi（Yq）核型。之前有报道 45，X/46，XY 嵌合型的患者有多种表型：10 名 45，X/46，XY 嵌合型的患者中，4 个是男性特征有双侧睾丸，3 名被诊断为混合 GD 并且生殖器模棱两可，另外 3 名被诊断出患有特纳综合征。虽然并没有被证明，但这些证据初步显示正常睾丸组织的比例和表型上的雄性化程度与 Y 染色体的比例呈正相关。

家族性的完全和部分 46，XY，GD 已经被报道过。在一些情况下，SRY 基因突变后显示出不同的表型，父亲和其他的男性亲属是表型正常的并且可育的，而他们的 XY 后代却有性腺紊乱。在这些情况下，常

染色体的遗传修饰显然影响了性别决定过程和最终个体的表型。也有父亲是嵌合型突变并把 SRY 突变传给 XY 女儿的案例。据推测，父亲为嵌合型但表型正常说明可能是受精后发生的突变。这些独特的情况为性别决定的分子基础提供了更多的线索。这也是特别相关的，因为现在 70% 的 46，XY GD 的遗传学原因仍然不清楚。

（3）性腺紊乱的症状和诊断：完全的 XY GD 表现为女性，身高正常或偏高，双边条纹性腺，青春期延迟，闭经，缪氏结构正常或偏小，没有特纳综合征的症状。有些患者在会出生时被诊断出来（如在子宫中时检测的核型与出生时的性别不符），其余大多数患者将在青春期被诊断，患者往往会发生青春期延迟和原发性闭经。患者很少出现腹部或盆腔的质量，这通常是一个性腺母细胞瘤。偶尔，XY GD 也会是其他综合征的部分症状，这在表 17-3 中已被列出。

部分或混合型的 46，XY GD 患者出生时通常存在不同程度的男性化的内外部生殖器。根据睾丸组织的百分比，发育不全的睾丸可以在腹部中睾丸迁移的任何位置被发现，而在正常情况下，睾丸是在阴囊中。然而，混合型 46，XY GD 的条纹性腺总是位于腹部。部分 46，XY GD 的患者通常有女性外生殖器并有某种程度的男性化，如阴蒂增大或裂成两半的阴囊（图 17-7）。子宫和输卵管通常完全形成，但偶尔也可能是发育不全的。在混合型的 GD 中，沃尔弗和苗勒结构的发育以及外部生殖器的男性化程度与同侧睾丸的发育程度有关，并导致了不对称的男性化的内外部生殖器和单侧隐睾症。盆腔超声通常可以检测是否存在男性或女性的内部生殖器，和在混合型的 XY GD 情况下不对称发育的苗勒和沃尔弗结构。有一些罕见的病例报道称在明确的女性中出现了患者肾上腺功能早现，由于存在产生睾酮的性腺肿瘤。

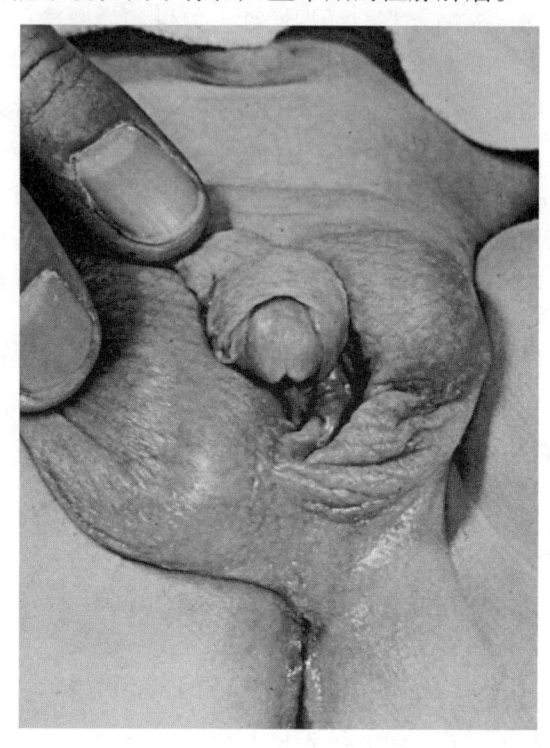

图 17-7　XO/XY 镶嵌型婴儿的外部生殖器

注意其阴蒂增大，唇囊融合，并且有唇囊内的性腺结节（组织学检查为睾丸）

一个拥有全部女性外部表征的青少年如果出现原发性闭经和性不成熟的情况则被认为是患有了单独的 46,XY 完全 GD；而 46,XY 的患者若有模棱两可的生殖器则应考虑是部分或混合型的 GD。完全、部分和混合的 GD 的生化差异在表 17-4 中有所概述。

表 17-4　性别发育紊乱的标准（该表完整翻译后附于原表后）

DSD		生化改变	鉴别特征	主要遗传诊断依据
性腺发育的 46，XY 紊乱	46，XY 纯/部分/混合性腺发育不全	纯/部分/混合 ↑FSH, LH Nml to ↓ AMH No ↑ 与 hCG NmL 肾上腺激素及前体 Pure ↓↓；T, DHT, E₂ ↓↓ AMH 部分/混合 ↓ T, DHT, E₂ ↓ T, DHT, E₂	仅表现部分睾丸功能（T，AMH），指向部分或混合性 GD。然而预防去势后睾丸的组织学检查能鉴别出纯、部分和混合 GD。基因型与表型的关联性很小，然而嵌合体 45, X/46, XY 常常与混合型 GD 相关	临床上全外显子测序或桑格测序法能用以评估已知 DSD 基因的突变。SF1，SRY，MAP3K1 的遗传性突变能明确进行遗传学诊断。如果怀疑是部分/混合型 GD，患者需进行嵌合体测。CGH 用以检测 XX, GD 来源的突变拷贝数
	睾丸退化	↑FSH, LH ↓ T, DHT, E₂ ↓↓ AMHNo ↑伴 hCG	性腺完全缺失或性腺纤维化（与 GD 患者不良睾丸的条纹化相对）完全男性化表现	腹腔镜检查有纤维化结节（并非不良睾丸的条纹状）

（续表）

	DSD	生化改变	鉴别特征	主要遗传诊断依据
性别分化紊乱：雄激素合成和效应紊乱	StAR 缺陷；P450scc 缺陷	↑肾素，↓醛固酮，↑K，↓Na，↓全部肾上腺激素↓17-OHP	肾上腺组织学上显现脂质空泡 P450scc 缺陷患者肾上腺增大。无 HTN 和高钾血症能与 CYP17 缺陷相鉴别	组织学出现脂质空泡；临床全外显子测序或桑格测序用于评估已知 *DSD* 基因的突变。检测到 *StaR* 或 *P450scc* 基因突变能给出明确诊断
	Ⅱ型 3βHSD	↑肾素，↓醛固酮，F；↑K，↓Na，↑Δ5-17-孕烯醇酮：皮质醇的比例↓Δ4A，T	基线与 ACTH 刺激后 Δ5-17-孕烯醇酮：皮质醇的比例在患病和未患病者中差异持续存在	临床全外显子测序或桑格测序用于评估已知 *DSD* 基因的突变。Ⅱ型 *3βHSD* 基因突变、删除和插入能给出明确诊断
	17α- 羟化酶 /17,20- 裂解酶	↓肾素，↓醛固酮，F；↓17-OH 孕酮，↑LH, FSH；↑孕酮，DOC，B；↑Na，↓K，↓DHEA-S，Δ4A，T；对 hCG 刺激无反应	低 17-OH 孕酮时出现高血压、低钾血症性碱中毒。单纯 17,20- 裂解酶缺陷时性固醇激素水平下降而盐皮质激素、糖皮质激素正常	临床上全外显子测序或桑格测序用于评估已知 *DSD* 基因的突变。鉴定出 *CYP17* 或 *CYPB5* 基因突变可给出明确诊断
	P450 氧化 - 还原酶	↑17OH- 孕酮，↑孕酮，↓F，DHEA-S↓Δ4A，T	高血压，17-OH 孕酮升高（与 CYP17 缺陷相鉴别）有时候表现出 Antley-Bixler 骨骼畸形	临床上全外显子测序或桑格测序用于评估已知 *DSD* 基因的突变。CYP450 氧化还原酶突变能给出明确诊断
	3 型 17βHSD	Nml to ↑Δ4A ↑Δ4A/T 比例（>15）↓T，DHT	通过血清激素水平和比例与 2 型 5α- 还原酶鉴别诊断	临床上全外显子测序或桑格测序用于评估已知 *DSD* 基因的突变。*17βHSD* 基因测序出现删除、插入和点突变
	Leydig 细胞发育不全	↑LH Nml FSH ↑AMH ↓T，DHT，E2 ↓hCG 反应性 Nml Δ4A/T 比例	AMH 作为睾丸功能的标志物鉴别 LCH 和 GD	临床上全外显子测序或桑格测序用于评估已知 *DSD* 基因的突变。*LHR* 基因的删除、插入和点突变能给出明确诊断
	雄激素活动"后门"通路中 2 型 5α- 还原酶的突变	Nml FSH，LH Nml T，E₂ ↓DHT ↑T/DHT 比例（>30）Nml T/DHT 比例（>30）Nml AMH Nml 皮质醇 ↓hCG 处理后 DHEA-S ↑17OH- 孕烯醇酮	青春期男性第二性征发育时毛发苍白稀疏。临床上通过缺少男性乳房发育表现与 17βHSD 和 AIS 相鉴别。在表型上可通过血清激素水平与 17βHSD 和 5-α 还原酶缺陷相鉴别	临床上全外显子测序或桑格测序用于评估已知 *DSD* 基因的突变。*SRD5A2* 基因的点突变、删除、插入和非单亲同二体能给出明确诊断。临床上全外显子测序或桑格测序用于评估已知 *DSD* 基因的突变。导致相应酶活性丧失的 *AKR1C2* 和 *AKR1C4* 基因突变能给出明确诊断
	雄激素受体	Nml FSH，LH（PAIS）↓FSH，LH（CAIS）Nml to ↑AMH Nml Δ4A，T，DHT；nml 比例 ↑↑hCG 反应性	有青春期乳房发育、阴毛和腋毛稀疏的女性表型	临床上全外显子测序或桑格测序用于评估已知 *DSD* 基因的突变。*AR* 基因测序寻找单个氨基酸替代突变，90% 的报道病例均是如此
	AMH/AMHR	Nml 激素模式	苗勒管和中肾管衍生物同时存在，通常为偶然发现	
46,XX 性别决定紊乱	XX 睾丸/卵睾 DSD	↑FSH，LH ↓T，DHT Nml AMH No ↑伴 hCG	鉴别诊断 46,XX 睾丸和卵睾 DSD 的唯一方式是完整性腺组织学检查，看能否找到卵巢组织	睾丸 DSD：通过 FISH 找 SRY 或 SOX9，或者若临床表型相符，*RSPO1* 基因测序。若分子诊断不成功，可实施 CGH。卵睾 DSD：需找 XX/XY 嵌合体（30%~33% 卵睾 DSD）并对 *SRY* 进行测序（7%~10% 卵睾 DSD）

（续表）

DSD		生化改变	鉴别特征	主要遗传诊断依据
46，XX 性别决定紊乱	XX 性腺不全	↑ FSH，LHNo ↑ 伴 hCG 无 AMH	全女性表型但闭经，且缺乏第二性征发育	对孤立的 46，XX GD 的案例，可对 FSH 突变进行测序，若临床表现相符，可对 FOXL2 进行测序。CGH 能用以鉴定错乱的重复或突变
雄激素过量紊乱	21α-羟化酶	↑ 肾素↓醛固酮 DOC，F↑K↓Na↑17OH-孕酮↑DHEA-S，Δ4A，T	17-OH 孕酮升高，无高血压，这在 11βHSD1 缺陷中是独特的	CYP21 基因测序以明确诊断。知晓突变类型可对患者进行遗传咨询和胎儿鉴定，预防母体内雄激素过多带来的不良效应
	11βHSD1	↓醛固酮，F，肾素↑DOC↑K↓Na↑17OH-孕酮↑DHEA-S，Δ4A，T	通过高血压和低钾性碱中毒的表型 CYP21 缺陷进行鉴别诊断	临床上全外显子测序或桑格测序用于评估已知 DSD 基因的突变。11βHSD1 的突变能给出明确诊断
	P450 芳香化酶	↑16OH-Δ4A（母源性）↑FSH，LH，Δ4A，T↓雌激素，E_2	女性在怀孕期间出现女性男性化，且分娩后 XX 女性男性化终止	女性在怀孕期间出现女性男性化，且分娩后 XX 女性男性化终止。临床上全外显子测序或桑格测序用于评估已知 DSD 基因的突变。p450 芳香化酶突变能给出明确诊断

完全、部分或混合型性腺紊乱的主要诊断标准是性腺外观和组织学形态。因此，任何一种类型性腺紊乱的最终诊断都需要对所有的性腺进行活检，特别是对部分和混合型 GD 的区分。因为这些患者有很高的患性腺母细胞瘤的风险，所以对于性腺紊乱类型的精确诊断往往是在预防性或治疗性的去除性腺之后。在完全的 46，XY GD 中，所有的性腺都是条纹性腺。部分 GD 中，双侧性腺发育不全。而混合型 GD 中通常有一个条纹性腺。完全和部分 GD 外周白细胞的核型为 46，XY，而混合型 GD 通常为 45，X/46，XY 嵌合表达。然而，如果一侧为条纹性腺而另一侧为正常的睾丸，但外周血核型是 46，XY，那么性腺中常常是嵌合的。

一旦对 46，XY 的患者进行了初步诊断，那么便可以做 SRY 或 Yp 的原位杂交。只有少数的 XY GD 病例可以由 SRY 基因或 SF1 基因完全或部分缺失、突变所解释。大多数的患者是 46，XY，并且 SRY 和 SF1 阳性。对 SRY，SF1 开放阅读框中突变的测序检测发现只在多于 30% 的 46，XY GD 中呈阳性。孤立和综合征形式的 XY 性腺紊乱可以由细胞遗传学、比较基因组杂交或已知基因的测序等分子手段进行诊断（表 17-4）。46，XY DSD 同时患有先天性心脏病则增加了 GATA4 突变的可能。全基因组全息阵列研究已经鉴定出了许多罕见的拷贝数变异，它们与 46，XY 性腺紊乱和 46，XX 睾丸或两性生殖腺 DSD 有关，包括 SOX3，GATA4，WWOX 和 DMRT1 基因中或附近的缺失或重复。SOX9 上游启动子区的缺失或重复与孤立和家族式的 46，XY 性腺紊乱和 46，XX 睾丸 DSD 有关。

如果被发现有涉及 SRY 基因的突变或易位，那父亲则可能是家族突变，因为 SRY 基因突变可以导致所有的异常表型，从 46，XY 可育的雄性，到模棱两可的个体，再到部分和完全 GD 的雌性。由于有常染色体修饰的潜在影响，很难预测 XY 后代复发有 GD 表型的风险。

（4）XY 性腺紊乱的治疗：治疗 XY GD 患者时主要关心的问题在于性腺母细胞瘤的风险，一种混合的生殖细胞、生殖索的肿瘤。形成性腺母细胞瘤的风险随着 XY GD 患者的年龄增长而升高，并且据估计到 30 岁时风险高达 30%。因此，患者应该在 10 岁之前预防性或治疗性的去除生殖腺。患者应每 6 个月定期进行超声检查，直到 2 岁可以进行去势手术时。随着腹腔镜技术的进步，这些手术的侵袭性逐渐下降，结果也逐渐改善。

XY 完全 GD 患者的生殖器和性别身份为明确的女性。没有患有性焦虑的报道。部分或混合型 GD 患者生殖器男性化的程度可用于内部生殖腺的评估。然而，在部分和混合型 GD 患者中确实出现了性别身份的问题，这将在治疗部分进一步进行概述。

为了完成第二次性别发育，应该在青春期开始性类固醇激素的替代治疗。性类固醇激素不仅是第二性征的发育必不可少的，也是快速生长和有正常的骨密度所必需的。身高、体重、骨密度应定期监测。此外，应在外源性激素诱导青春期之前用双能X线吸收仪（dual-energy X-ray absorptiometry，DEXA）扫描骨密度，此后前2年每年1次。如果前3次扫描结果为正常，那之后可以每2～3年扫描1次。

因为患者的子宫往往是正常的，所以为了保有利用体外受精的方法进行生育的可能性，常常不切除子宫。尽管如此，不知道为什么大多数患者并不能成功怀孕。外部生殖器更男性化的混合型XY GD患者经常被认为是男性，因此需要一直进行睾酮治疗，往往通过肌内注射或经皮肤的补丁或凝胶。

2. 睾丸退化综合征 在某些情况下，最初睾丸发育正常，但在性别分化中睾丸发育不全，导致不同程度的男性化的内部和外部的生殖器。睾丸退化综合征（testicular regression syndrome，TRS），也称为先天性双侧无睾，它的不同之处在于这种创伤典型地发生在最初的睾丸决定之后。内外部生殖器不同的发育情况，可能取决于子宫中胎儿缺失睾丸的时间。很少有患者在成年表现为女性并有原发性闭经。然而，通常TRS的特点是原始附睾和精索以纤维结节的形式而不是条纹或移行性腺的形式存在。如果存在精索结构，缺少苗勒衍生结构，并有正常男性的外部表型，则说明在发育早期有睾丸存在，而在胎儿发育后期或新生儿时退化。诊断标准在表17-4有所概述。在文献中，这种类型通常被称为"胚胎睾丸退化症"。

据估计TRS的发病率大约为出现隐睾症男性的5%，并在>1岁的隐睾病患者中占高达12%。与XY GD相比，TRS的正确诊断是至关重要的，因为腹部的或退化的睾丸很有可能会恶化。作为造成TRS的一个原因，对 *SF1* 进行突变分析，但没有发现 *SF1* 的突变与TRS之间的关系。

（二）性别分化障碍：雄激素的生物合成和作用相关的46，XY紊乱

46，XY DSD具有从完全的性别反转到男性化不足的XY雄性多种不同表型，这可能是类固醇生成酶（图17-8）或其受体作用缺陷导致的结果。在XY个体中，睾丸激素的生物合成对第二性征的发育非常重要，包括沃尔夫结构的分化，阴囊睾丸下降以及转化为DHT后外部生殖腺的男性化。此外，支持细胞产物（如抗苗勒管激素或它们的受体）的突变，可能导致雌性内生殖器的不完全退化。睾酮合成或作用过程中的突变，或调节睾酮合成的上游调控子的突变，都可以导致XY男性的不完全的男性化或苗勒管退化。尽管这些个体的睾丸大小是正常的。

1. 先天性类脂性肾上腺增生 编码参与类固醇生成的初始酶区域蛋白的基因突变，如生成类固醇的急性调节蛋白（steroidogenic acute regulatory protein，STAR）和细胞色素P450侧链切割蛋白（P450 side chain cleavage，P450scc，也称为 *CYP11A1*），会导致肾上腺和性腺类固醇生成完全停止。胆固醇在肾上腺和性腺的积累，最终导致原发性肾上腺和性腺的失败。STAR蛋白在生成类固醇细胞的内外线粒体膜上运输胆固醇。P450scc催化所有生成类固醇组织的最初反应，将胆固醇转换为孕烯醇酮（图17-8）。STAR蛋白或P450scc突变的患者在肾上腺组织学上有脂质空泡。然而，STAR蛋白突变的患者会有肾上腺增生，而6个 *P450SCC* 突变的患者没有表现出肾上腺肿大。

（1）症状和诊断：先天性类脂性肾上腺增生的新生儿通常出生时存在失盐性肾上腺危险，如果不立即诊断和治疗通常是致命的，但也有报道称会延迟发生。所有XY患者都表现为女性，或在局部缺陷的情况下出现两性生殖器。XX患者在出生时只表现出肾上腺功能不足的症状。

46，XY患者由于抗苗勒管激素的存在，使得有睾丸而没有苗勒结构，由于缺乏睾酮的合成使得缺少或缺失沃尔弗管的衍生物，并有一个封闭的阴道。外部生殖器可以表现为女性或两性的多种类型。睾丸可以在腹部、腹股沟管或阴唇中。此外，子宫内糖皮质激素缺乏导致促肾上腺皮质激素ACTH水平升高，临床表现为出生时全身性色素沉着过度。

STAR蛋白不足可能导致46，XX患者出现自发的青春期，月经初潮，无排卵性月经，因为她们的卵巢可以通过不依赖StAR的通路产生雌激素。然而在青春期，可能从停止排卵开始，XX女性的卵巢中出现多囊。由于卵巢在青春期之前不产生类固醇，所以免于了胆固醇诱导的损伤，这种情况会在出生后的肾上腺上发生。

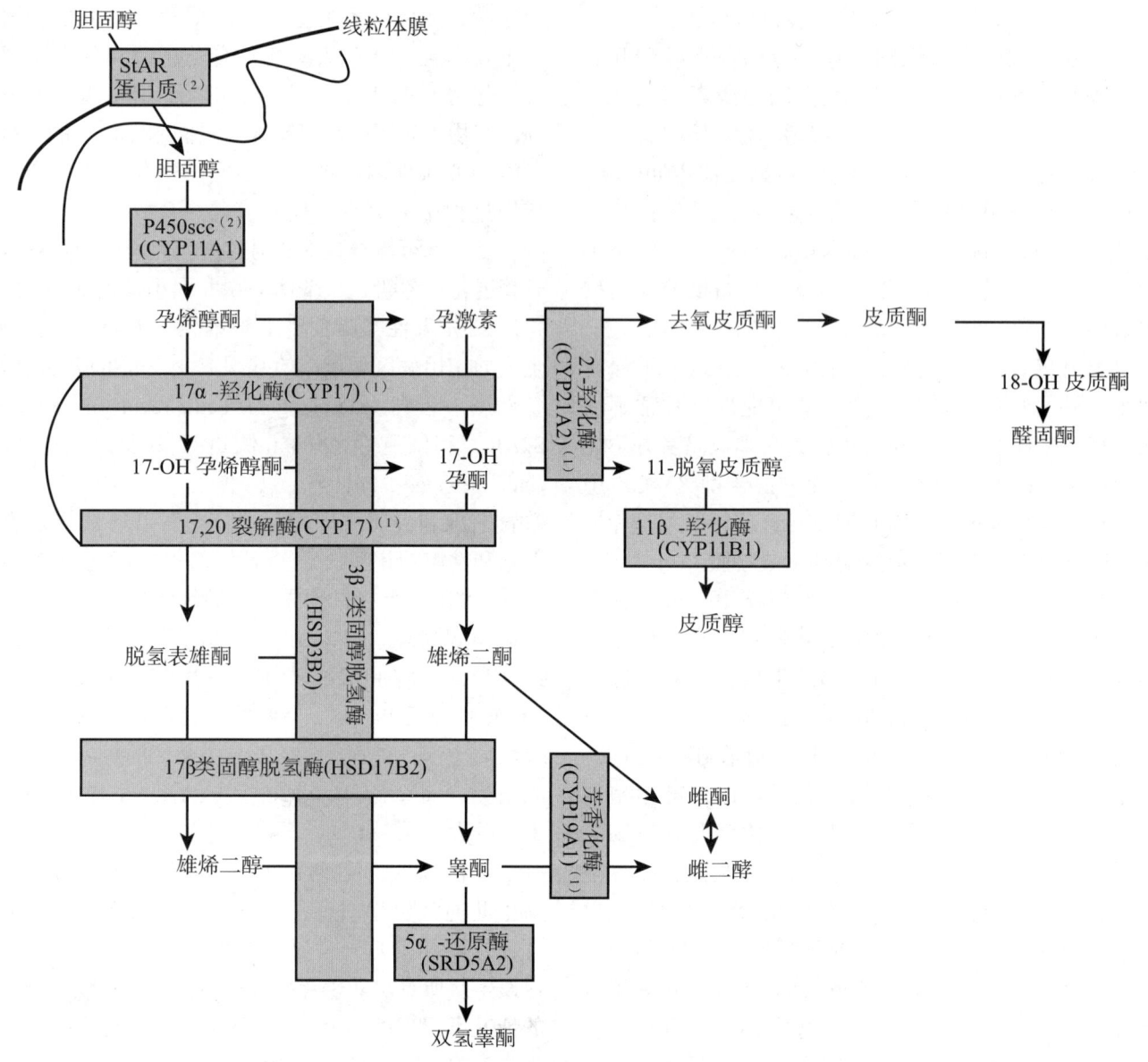

图 17-8 肾上腺类固醇生成途径

许多性别分化的疾病都是由于类固醇合成缺陷造成的，大多数过程发生在肾上腺中
（1）P450 氧化还原酶缺乏会影响该酶部分活性；（2）这些蛋白都会导致先天性脂性肾上腺增生

对先天性类脂性肾上腺增生的明确诊断需要对 *STAR* 或 *CYP11A1* 进行测序。表 17-4 中列出了一些生化异常的特征。

（2）治疗：患者应该补充生理剂量的糖皮质激素和盐皮质激素。开始进入青春期的患者应给予与性别表征相一致的性激素。

2. 3β- 羟甾醇脱氢酶缺乏症 这种罕见的变异型先天性肾上腺增生有广泛的表型，从经典的症状（失盐，在 XY 个体中有雌性外生殖器或两性生殖器）到非经典的症状（不失盐，后期开始显现）。罕见的肾上腺和性腺的 3β- 羟甾醇脱氢酶缺陷（3β-hydroxysteroid dehydrogenase，HSD3B2）影响三大肾上腺类固醇激素——皮质醇、醛固酮和睾酮的合成。由此在 XX 和 XY 患者中产生的表型为肾上腺功能不全，但只在 XY 患者中有两性生殖器。

3. 17α- 羟化酶/17,20- 裂解酶缺陷 肾上腺和性激素的合成需要细胞色素 P450 17α- 羟化酶/17,20- 裂解酶（*P450C17*）。在这里，*P450C17* 一个基因催化类固醇合成通路中的两个步骤，这对于性类固醇和糖皮质激素的合成至关重要。这个基因的突变会最终导致皮质醇合成减少，使合成类固醇的过程部分转向合成盐皮质激素前体，其拥有盐皮质素类活性（图17-8）。个别的17，20-裂解酶不足的病例是由细胞色素b5（Cytochrome b5，CYB5A）突变引起的。CYB5A是一个促进CYP17A1和POR之间特异的变构结合的基因。

（1）症状和诊断：大多数患者在青春期有原发性闭经，低肾素高血压和低血钾（由于盐皮质激素升高）。这常染色体隐性异常只有在46，XY患者中会导致两性生殖器。46，XY患者可以有多种表型，如有女性外生殖器并且没有沃尔夫管的发育，或有两性的外生殖器并有男性导管系统的部分发育，这取决于酶缺陷的严重程度。所有的患者由于有功能性支持细胞的存在都表现为苗勒结构的退化。相比于3βhsd不足或类脂CAH患者，由于糖皮质激素前体的存在并能维持一部分活性，患者不会出现肾上腺危象。表17-4中列出了血清诊断标准。CYP17A1突变较为罕见，导致了个别17，20-裂解酶不足的病例，仅影响性类固醇的生物合成和导致有正常皮质醇水平的46，XY个体出现不同程度的女性化表征。

（2）治疗：患者应该接受生理水平的糖皮质激素治疗，和适当的性类固醇来促进第二性征的发育。

4. P450氧化还原酶缺乏症 最近发现细胞色素P450氧化还原酶（P450 oxidoreductase，POR）缺乏是导致先天性肾上腺增生的原因之一。而先天性肾上腺增生影响了所有的微粒体P450酶的酶活性，包括类固醇生成酶P450c17，P450c21，P450aro。POR是一个黄素蛋白，对所有微粒体p450酶发挥作用都是必需的。与其他遗传缺陷不同，其他遗传缺陷只影响类固醇生成途径中的一个酶（图17-8），POR会影响多种酶的部分酶活性。因此，POR缺陷的患者会有多种表型，并且很难用血清激素水平来诊断。21α-羟化酶部分缺陷会导致CAH表型和XX女性的男性化，而17α-羟化酶的部分缺陷会导致XY个体不能男性化。芳香化酶缺陷，仅次于POR缺陷，可能会导致男性化的母亲携带有POR缺陷的胎儿。

除了生殖器的表型，一些POR缺陷的患者会有骨骼方面的复杂症状，也被称之为Antley Bixler综合征（Antley Bixler syndrome，ABS）。这些骨骼畸形包括颅缝早闭、桡肱骨结合、神经发育不全、后鼻孔狭窄和其他的类型。

症状和诊断：POR缺陷的独特的病理生理学会导致多种表型，XX和XY患者在产前期出现症状，出生时出现两性生殖器，或XX青少年时出现闭经和多囊卵巢综合征（poly cystic ovarian syndrome，PCOS）。在产前筛查时，如果孕妇雌三醇水平较低但超声检查和男性化正常，那么就应该考虑是否患了该疾病。表17-4中列出了内分泌的变化。大多数患者有复合的POR的杂合突变。最常见的突变是白种人中的Ala287Pro突变，和日本患者中的Arg457His突变。严重的生殖器官和骨骼畸形与双等位基因失活有关，而错义突变导致的程度较低。

5. 17β-羟甾醇脱氢酶缺乏症 17β-HSD3酶是17β-hsd家族的一员，它负责在睾丸中将Δ4A催化为睾酮（图17-8）。然而，17β-hsd2和17β-hsd4作为同工酶广泛表达于产后外周组织。它是导致46，XY DSD的一个很罕见的原因，文献中报道的病例不足30例。

（1）症状和诊断：在有女性外生殖器的XY个体中，HSD17B3缺失可能在婴儿期很难被发现，因为他们没有其他显著的临床问题，并且检测值也基本正常。然而，根据酶活性的剩余程度，HSD17B3缺乏可引起一系列的XY个体男性化不足，如一个空的两半的阴囊同时尿道下裂，或阴蒂增大并且盲肠后端阴唇融合。睾丸可能是隐睾或在阴唇中。苗勒管消失，但有趣的是尽管睾酮分泌减少，沃尔弗管的衍生结构仍然存在。青春期时，46,XY患者可能逐渐出现肾上腺功能，包括男性化，阴蒂-阴茎增大，肌肉和乳房发育，睾丸下降，血浆T水平在青春期男性的正常范围内。到目前为止，没有46,XX女性受到影响的报告。表17-4中列出了HSD17B3突变患者的生化改变。

（2）治疗：XY患者可以被纠正为男性或女性。然而，在一项研究中，在高于40%的变为女性的XY患者中，在青春期时成功的扭转了性腺的功能。下面会列出一般的治疗方法。

6. 5α-还原酶2型缺陷 类固醇5α-还原酶不足（steroid 5α-reductase deficiency，SRD5A2）源于一个酶的缺陷，该酶将睾酮转化为双氢睾酮（dihydrotestosterone，DHT）。DHT负责男性外生殖器的分化（图17-2）。外围的睾酮转化成二氢睾酮是一个不可逆反应，由两个同工酶所催化——SRD5A1和SRD5A2。在青春期时，SRD5A1在皮肤成纤维细胞中很活跃。在胎儿发育过程中，SRD5A2

表达于生殖器表皮组织和男性附属性器官。SRD5A2 突变会导致外部生殖器不能男性化（如阴茎短小，会阴尿道下裂）。内部生殖器检查显示沃尔弗导管正常分化，并且没有苗勒结构，除了有一个闭合的阴道。肾上腺和性腺的生物合成也是正常的。

（1）症状和诊断：SRD5A2 突变的 46,XY 婴儿有多种两性生殖器的情况，从单独的尿道下裂到严重的男性化失败，完全的会阴尿道下裂，阴茎短小，阴囊裂成两半，前列腺发育不全。在青春期时，46,XY 患者有一个睾酮的激增，从而导致男性第二性征的发育，如男性的身体体质，声音变粗，阴茎增大。然而，这些人的上唇胡须非常细。由于前列腺和精囊没有正常发育，他们的精液黏性很大并且射精量极低（＜1 ml）。尽管射精量低，但精子数量是正常的。出生时是女性表征的患者经常在青春期时出现闭经，声音变粗，阴蒂增大，肌肉增多。与缺乏 17β-hsd3 或雄激素不敏感的患者不同，SRD5A2 突变患者的乳房不会发育。SRD5A2 缺乏的 46,XX 雌性能够进行正常的性别分化并有正常的生育能力，但青春期会延迟并且阴毛稀少。

SRD5A2 缺乏症可以在婴儿早期或青春期被诊断出来，不管受不受人绒毛膜促性腺激素（human chorionic gonadotropin, hCG）的刺激，一般患者的睾酮与 DHT 的比值都偏高（正常＜30∶1）。DHT 在婴儿时低表达，但到青春期时，可能靠外周 SRD5A1 的活性，不必经过治疗便可以接近正常水平。如果在童年或青春期时疑似患病，那么需要进行 hCG 的刺激来促进诊断所需激素的表达，因为下丘脑-垂体-性腺轴是不活跃的。女性患者虽然表型正常，但有与男性患者中相同的生化异常（表 17-4）。

能够进行 SRD5A2 基因的突变分析，所有 5 个外显子的突变均已有所报道。纯合或杂合突变都会导致 5-α 还原酶的缺乏。迄今为止，SRD5A2 中已经找到了超过 50 种突变，从导致错义或无意义的点突变，缺失或单亲二体型。

（2）治疗：这种常染色体隐性遗传病已经在土耳其、新几内亚、沙特阿拉伯和多米尼加共和国的许多血亲的家庭中被描述。许多 XY 患者在儿童时期表现为女性，但从青春期开始出现男性的生殖器。目前还不清楚为什么该疾病会有如此高的性征上的变化，但它似乎与出生时外部生殖器的男性化程度没有关系。在阴部使用典型的 DHT 膏会在青春期之前促进阴茎的生长，局部使用会促进面部和身体毛发的生长。虽然这些患者因为精液高度黏稠使得其精子数目正常，但并不能自然可育。然而，如果通过对男性导管系统进行手术矫正或通过辅助生殖技术则可能是可以生育的。

7. 产生胎儿睾丸雄激素的"后门" 雄激素合成的另一种途径已经在家族性的或单独的 46,XY DSD 患者中有所描述。疾病的严重程度取决于两个基因的突变情况，这两个基因可以促进 17-OH 孕酮向 DHT 的转换。AKR1C2 和 AKR1C4 突变的等位基因的数量都决定了性腺表型的严重程度。

8. 有正常睾酮水平的单独的 46, XY DSD mastermind-like domain containing 1（MAMLD1）在胎儿睾丸间质细胞发育时表达，并且对调节胎儿睾酮的合成是非常重要的。已经在多个单独的 46,XY DSD 患者中发现了 MAMLD1 的无义突变，这些患者有严重的尿道下裂和阴茎短小。MAMLD1 突变会导致 MAMLD1 的反式激活活性下降，并且降低了睾酮和 CYP17A1 的体外表达。MAMLD1 特定的多态性与尿道下裂有关。

（三）雄激素活性缺陷

雄激素完全和部分不敏感综合征：如果有正常的性腺并且类固醇激素能够正常合成，类固醇激素受体突变也可以使得激素在某些特定的组织上没有作用。突变雄激素受体（androgen receptor, AR）位于 X 染色体上，导致雄激素不敏感综合征（androgen insensitivity syndrome, AIS）。睾酮和双氢睾酮都可以与 AR 结合，从而反式激活下游基因。AR 在雄性内外部生殖器的分化和精子发生的维持方面有重要作用。目前估计有 1∶20 400 的活产 XY 胎儿的发病率，其中已有 300 多种突变已被确定。

AIS 在 46, XY 个体中有多种表型，有的明确为女性表征，称之为 XY 男性中的完全 AIS（complete AIS, CAIS）现象。在 CAIS 中，主要的生殖表现是闭经，通常发生于青春期，并伴有不孕。另一种极端是轻微 AIS（minimal AIS, MAIS），其表型为男性，但通常表现为不育，男性女乳症，或尿道下裂。患者表现出不同程度的 XY 两性被称为部分 AIS（partial AIS, PAIS）。CAIS 中通常雄激素完全不能结合并激活 AR。除此之外，残留的 AR 的活性与表型之间好像并没有相关性。这表明还存在其他调节该表型的基因。即使在家族性类型中，同样的突变可以产生 PAIS 和 CAIS 之间的多种表型。

导致 AIS 的大多数突变发生了单一的氨基酸替换，占大约 90% 的病例。突变可以发生在整个基因中，而大多数突变位于配体结合域。外显子 1 很少具有致病突变。在大多数的 AIS 病例是遗传获得的，但 30% 的病例是自我突变，与其他的 X 连锁特征一致。

在家族性的 PAIS，家族性或单独的 CAIS 中，AR 外显子突变占到所有情况的 85%～90%。相反，AR 中可检测的突变只占散发病例的 10%～15%，这些病例的激素水平和临床表现提示他们为自我 PAIS。而对这些病例的分子机制还不清楚。虽然导致 CAIS 的基因型与其表型是一致的，但有相同突变的 PAIS 患者中却有不同的表型。

症状与诊断：PAIS 患者的表型极其多样。患者在婴儿或儿童有不同程度的男性化，如阴茎短小，隐睾，会阴阴囊尿道下裂。婴儿和儿童可能会出现单边或双边腹股沟疝。存在睾丸并且具有功能，能够产生高水平的睾酮和抗苗勒管激素，导致大多数患者不同程度的沃尔弗结构的发育和苗勒结构的退化。在青春期时有乳房发育和稀疏的阴毛，说明患者为 PAIS，并与 SRD5A2 缺乏症得以区分。

CAIS 在青春期往往发生原发性闭经。体检发现有短的、闭合的阴道，没有子宫，有时含明显的腹股沟或唇睾丸。睾酮依赖于沃尔弗衍生物，并且前列腺缺失或退化。身高、骨骼成熟和乳房发育是正常的，但作为雄激素介导的表征，阴毛和腋窝毛发通常稀疏或者缺失。患者的身份和行为是女性，并没有性焦虑综合征。在少数情况下，CAIS 在婴儿期可能有女性外生殖器和腹股沟或唇睾丸。

血清激素水平的诊断标准在表 17-4 中有所概述。青春期前孩子的基准的黄体生成素（luteinizing hormone，LH）和睾酮可能是正常的，但人类绒毛膜促性腺激素刺激会产生较强的雄激素反应（使睾酮和双氢睾酮增加 3 倍）。检查和盆腔超声发现腹部睾丸和缺乏苗勒结构。

在 95% 以上的 CAIS 的患者中检测出了 AR 基因的突变。分子检测已被认为比 AR 功能的生化功能分析更具可信度。功能分析由于受检测部位和实验室的影响有很高的可变性，其结果经常受到人们的质疑。对 AR 第 2 到第 10 外显子的 PCR 测序能被常规检测，甚至可以包括更长的外显子 1、一些内含子和启动子区域。如果有家庭成员被发现有造成 AIS 的突变，那么可以进行产前诊断分析是否有突变。

（四）黄体生成素受体缺陷

睾丸间质细胞发育不全——功能不全：睾丸间质细胞发育不全（leyding Cell hypoplasia，LCH）是一个由 hCG/LH 受体（hCG/LH receptor，LHR）突变引起的疾病，造成了睾丸间质细胞分化和睾酮分泌的异常。HCG 和 LH 激活同一个 G 蛋白耦联受体。在子宫内，胎盘 hCG 刺激睾丸间质细胞产生睾酮，使得产生男性内外部生殖器。LH 在第 3 个 3 个月期和出生时接管过来完成睾丸间质细胞分化和维持睾酮分泌。

已经发现了 20 多种导致 LHR 失活的突变，并且分散在整个基因中，造成受体活性不同程度的丧失。更严重的突变导致受体被截断，表面表达减少，或结合效率降低，这通常伴随着明确的女性表征。局部失活突变往往导致男性化不足的表型，如阴茎短小或尿道下裂等。一个特定的突变说明了 hCG 和 LH 结合于同一受体的不同位点。在一个 18 岁的男性中发现了第 10 外显子缺失导致的剪接突变，该男子有正常的男性表型，青春期延迟，睾丸较小，骨龄延迟。该受体对 hCG 能够正常反应，因为其能够正常的进行胎儿性别分化。然而，LHR 不能被 LH 激活，导致青春期和骨龄延迟。

症状与诊断：有严重的 LHR 失活突变的患者往往在出生时被忽略，而在青春期发生闭经。部分失活的突变体现在出生时外生殖器男性化不足（如阴茎短小，尿道下裂，隐睾症）。在 XX 的雌性中，LHR 突变会导致促性腺激素分泌过多的性腺功能减退，伴有原发性闭经或，羊水过少症，囊性卵巢和不孕。然而，XX 雌性在青春期会进行自发的乳房和阴毛的发育。

盆腔超声检查显示没有子宫和输卵管。为了与 XY 性腺发育不全的患者进行区分，抗苗勒管激素作为睾丸支持细胞功能的标志，在 LCH 患者中处于正常——高水平，而在 XY GD 患者中处于低水平或不表达。睾丸的组织学分析显示有正常的支持细胞，透明的曲细精管，没有成熟的睾丸间质细胞和精子发生。部分失活突变的患者可能可以进行早期的精子发生，在射精前发育阻滞。因此，这些患者可以通过辅助生殖技术来获得潜在的生育能力。

表 17-4 中列出了生化变化。确诊需要对 LHR 基因的删除、插入和点突变进行测序。

（五）抗苗勒管激素或抗苗勒管激素受体异常疾病

持续的苗勒管综合征：与之前提到的许多情况不同，没有男性生殖器内部的不发达，而是女性前体的不完全破坏。在 XY 个体中，AMH 或 AMH Ⅱ 型受体（AMHR2）突变使苗勒管不能退化，造成混合（男性和女性）内部生殖器称为苗勒管永存综合征（PMDS）。在性别分化的关键时期，在 10 和 12 孕周之间，睾丸 AMH 导致苗勒衍生物退化。然而，失活变异会阻止这种退化，导致出现混合男性和女性的内生殖器，但外生殖器为正常男性。

症状与诊断：PMDS 的诊断通常是在腹部影像学研究或腹部手术探索偶然发现。PMDS 的 XY 患者表型为男性。除了男性外生殖器他们有一个子宫和输卵管，除此之外他们通常没有临床异常。因此真正的 PMDS 发病是很难确定的。绝大多数 PMDS 病例中 AMH 突变或 AMHR2 突变比例大约相等。这两个位点都是常染色体隐性基因座。

男孩也可以表现为隐睾症（20%）或包含苗勒结构的腹股沟疝，但表型为正常的男性。PMDS 腹部睾丸可能性的增加导致性腺胚细胞瘤发生率的增加。

三、性发育的 46，XX 障碍

（一）性腺发育的 46，XX 障碍

1. 46，XX 睾丸 DSD (disorders of sex development) XX，且有性别决定紊乱的人群有一系列不同表型，从男性特征到所有不同程度的性别模糊。在一个个体中，性腺组织学表现从不成熟的睾丸到睾丸和卵巢组织的混合。据估计，与 XY DSD 相比，XX 睾丸 DSD 和 XX 卵睾 DSD 的发病更为罕见，为 1∶20 000。85% 的 XX 睾丸 DSD 患者为明确男性并且拥有一个包括 SRY 基因 Xp∶Yp 易位。1/3 的重组发生在 Xp22.3 上的 PRKX 轨迹热点以及 Y- 同系物 PRKY。在这些情况下，X 染色体通常为偏斜 X- 失活，没有 Y 染色体易位，隐蔽（同源）嵌合体，或 17 号染色体携带 SOX9 的区域复制。少数家庭中 XX DSD 可遗传，他们通常为 SRY- 阴性，其成员可以表现为 46，XX 部分或完全的睾丸 DSD 或卵睾 DSD。

症状与诊断：在经典的医学文献，46，XX DSD 患者表现出完全的男性生殖器，这被称为 de la Chapelle syndrome。XX 睾丸 DSD 的一些特点，如小睾丸症，精子缺乏，男子女性型乳房，还有第二性发育的缺乏，都与 47，XXY（Klinefelter）和 XX 睾丸 DSD 相似，这些患者既不矮小也未表现出相同的学习和行为问题。在 XX 睾丸 DSD 患者中，阴茎大小为小到正常，并且患者表现出正常的性功能。

大多数病例在青春期被发现，因为绝大多数患者为明确男性。有时候，患者早期表现出男性化不足的生殖器。典型地，SRY 的存在与完全地男性生殖器有关。大多数 XX 睾丸 DSD 患者诊断为 46，XX 睾丸以及卵睾 DSD。

2. 46，XX 卵睾性发育障碍（DSD） 卵睾 DSD（以前称为真正的雌雄同体）被定义为两个睾丸和卵巢性腺组织同时在一个个体中。睾丸组织的特点是细精管的存在，卵巢组织的特点是卵泡的存在。这两个组织可以同时存在同一个性腺组织类型，这被称为卵睾。在 46，XX 卵睾 DSD 中，两侧卵睾发生率为 20%，对侧卵巢或睾丸的卵睾发生率为 50%，反向卵巢和睾丸发生率则为 30%。

个体性腺中主要组织通常决定了性腺是在腹部还是骨盆中找到。睾丸组织更多的性腺通常是发现在阴囊，而卵巢组织更多的性腺可在腹部发现。睾丸组织的双边和数量决定了内部和外部生殖器的男性化。内生殖器发育程度与同侧性腺有关，在 XY DSD 病例中，可以不对称。有卵巢或两性腺的存在时，子宫和输卵管的发育可以发生。然而，男性沃尔弗结构需要一个结构良好的睾丸来完全发育。外生殖器发育是由睾丸激素的合成决定的。

XX 卵睾 DSD 患者存在于 XX 睾丸 DSD 范围。二者可能是由 SRY 携带 X 染色体的偏斜 X- 失活造成，或偏斜隐蔽（同源）嵌合体引起。然而 90% 的 XX 卵睾 DSD 患者不是 SRY- 阳性。

卵睾 DSD 中一小部分在 46，XY 染色体型患者中发现，在这些患者中，目前有两个突变报告在 SRY 基因中发现。卵睾 DSD 病例中大约有 1/3 是镶嵌型，包括一个细胞系含有 Yp 材料。有些镶嵌型是 46，XX/46，XY，实际上可能代表嵌合体。

卵睾 DSD 综合征的一种已被证明是由于 RSPO1 单基因突变造成的，并且与角化过度和鳞状细胞癌有关。

（1）症状：由于生殖器发育不良，所以大多数卵睾 DSD 患者在婴儿时就能被发现。内部和外部生殖器的表型是由性腺激素的状态决定，并往往反映出性腺中卵巢和睾丸组织的不对称组合。在所有患者中，苗勒管退化不完全，而子宫仍然不成熟，并且常见单角子宫。然而，更多表型的女性患者，子宫附件和阴道通常发育更好，大约一半的表型女性月经来潮。

高度的男性化和男性表型患者可能有子宫残余，如前列腺小囊（前列腺阴道）。表型男性也倾向于拥有双边明显性腺，或至少一个下降性腺。隐藏的性腺可能是腹内的卵巢或两性腺，并且位于睾丸下降途径的任意位置。

在一些罕见病例中，生殖器明显的患者出现非典型第二性征，与他们的分配性别相反。例如，在青春期，女性表型患者可能经历阴蒂增大和声音低沉，而表型男性可能经历男性女乳症。在这些病例中，超声波不能充分展示任一性腺的睾丸或性腺的性质，但性腺活检可以明确证实卵巢和睾丸组织的存在。

（2）46，XX 睾丸和 46，XX 卵睾 DSD 的诊断：对于不存在性别难辨的男性，通常是在调查不孕症或青春期延迟诊断出来。XX 睾丸 DSD 患者具有高促性腺性发育不全症，伴随促卵泡激素 (FSH) 和 LH 升高，T 和 DHT 降低，以及对绒毛膜促性腺激素兴奋试验反应有<2 倍的增加。与 GD 或 XX 睾丸 DSD 患者不同，卵睾 DSD 患者的性腺有一定程度的功能，因此具有正常水平的 FSH，LH，雌二醇、T 以及 DHT。患儿在对于染色体组型为 46，XX 以及生殖器难辨的患儿，其生化诊断标准与 46，XX 睾丸 DSD 相同。但是，只有 10% 的 46，XX 卵睾 DSD 为 SRY 基因阳性。血清 AMH 水平是一个很好的功能睾丸组织的生化指标，对于 XX 睾丸 DSD 或卵睾 DSD 同样适用。盆腔超声能显示子宫缺失，精液分析能证明精液量正常的无精子症。男性和女性的内部和外部生殖器混合预示 46，XX 卵睾 DSD。

遗传学检测应该是对 SRY 基因的 FISH 检测，对于 XX 睾丸 DSD 的男性表型患者 90% 为阳性。另 10% SRY 阴性的 XX 睾丸 DSD 患者应该进行进一步的细胞遗传学检测，探究 SOX9 启动子微复制或微缺失，SOX3 或者 SOX3 启动子微复制或微缺失或 Yp 的隐蔽（同源）嵌合体的存在。

重要的是要注意，无论是卵睾还是睾丸 DSD，确诊的唯一方法是通过性腺组织确认卵巢组织存在时，两性腺均能检测出来。卵巢组织完全缺失可以考虑确诊 46，XX 睾丸 DSD，而卵巢组织最轻微的存在则可能为 46，XX 卵睾 DSD。如果性腺活检材料可用，则应该检测核型、隐蔽（同源）嵌合体以及 SRY 基因突变，因为尽管核型中 Yp 缺失但可见性腺中的 SRY 基因表达。嵌合体 46，XX 和 46，XY 患者应检测潜在的嵌合现象，特别是体外受精怀孕的患者。

（3）46，XX 睾丸和卵睾 DSD 的治疗：睾丸或卵睾 DSD 患者首先考虑手术修复，如腹股沟疝、瘘管、恶性肿瘤。其继续治疗是由这些患者分配性别决定的，这将在本章稍后讨论。

卵睾 DSD 有 5% 的性腺肿瘤发病率，这可能代表腹部性腺拥有睾丸组织则风险增加，这与 Yp 材料中非优生学的性腺胚细胞瘤的风险增加一样。SRY-阳性的 XX 睾丸 DSD 男性表型患者，则没有增加性腺胚细胞瘤的风险，因为他们缺乏完整的 Y 染色体。也有一些报道表明，46，XX 睾丸和卵睾患者可能增加乳腺癌的风险。

有部分发育的苗勒结构的 46，XX 卵睾 DSD 患者也可以有卵泡，具有生物怀孕分娩的潜力。已报道有 8 个卵睾 DSD 患者怀孕。在这些患者中，核型是 46,XX,这支持携带 Y 染色体的患者不能怀孕的理论。然而，一个病例报道描述了一个 20% 46，XX/80% 46，XY 卵睾 DSD 患者成功怀孕。卵睾 DSD 男性通常缺乏精子，但也有一些男性具有成熟精子的罕见案例，甚至有更罕见的案例，卵睾 DSD 患者有孩子。

由于大多数 XX 睾丸 DSD 患者携带 Xp:Yp 易位，因此，也应该检测父亲的核型和 SRY 的 FISH 检测来确定是否其父亲携带一个平衡易位，或者易位是发生在生殖系还是新形成的。携带平衡易位的父亲只能产生 46，XX SRY-阳性睾丸 DSD 后代，或 46，XY SRY-阴性的完整的性腺发育不全的后代。

3. 46，XY 性发育不全 大多数卵巢发育不全的案例涉及表型女性的 X 染色体异常补充。其中最常见的是特纳综合征，其作为一种性染色体 DSD 较早被讨论。正常的女性性染色体补充也可能发生卵巢发育受损，被称为 46，XX GD，其可以发生在一个孤立的实体或综合征的一部分。女性在出生时拥有正常的女性生殖器，但仍性幼稚，不经历正常的青春期。在青春期卵巢衰竭伴随促性腺激素分泌过多的性腺功能减退高度暗示是卵巢发育不全。苗勒结构正常，性腺组织学显示双边条纹。患者经常出现青春期闭经，成年不孕。

几项家族性卵巢发育不全的研究表明，单独的46，XX GD 可为常染色体隐性遗传。卵泡刺激素受体 (FSHR) 的基因突变在一些案例出现，但是并未能解释所有人群研究的表型。涉及临界区 q13.3-q26 的易位也见描述。对大多数患者，46，XX GD 的分子基础仍然未知。

（二）46，XX 性别分化障碍：雄性激素过剩

高水平的子宫内雄激素或雄激素前体导致46，XX 胎儿的内部和外部生殖器男性化。在这些患者中，沃尔弗管的发育和外生殖器的男性化有不同程度的发生。患者经常出现阴蒂增大，阴唇阴囊化，泌尿生殖窦，阴茎尿道以及完全发育的苗勒衍生物。

有正常发育性腺和苗勒结构的 XX 婴儿中，新生儿生殖器难辨的最常见原因是 CAH 的男性化形式。类固醇合成途径任一酶的灭活突变，见图 17-8 所示，是 XX 婴儿男性化最常见的原因，这将在本章稍后讨论。CYP11A1，STAR，HSD3B2 及 HSD17B3 的罕见突变可能 CAH，造成 46，XY DSD 或 46，XX DSD，这在上文 46，XY DSD：雄激素生物合成障碍描述过。

在子宫内雄激素过剩有3个主要来源：胎儿类固醇生成、胎儿-胎盘类固醇生成及源自孕产妇的雄激素过剩（如医源性、促雄性特征的肿瘤）。

（三）胚胎来源的雄激素过剩

先天性肾上腺皮质增生（CAH）：根据相关的酶，可以造成 46，XY DSD 或 46，XX DSD。90%以上的 CAH 为 21-羟化酶（CYP21A2）缺乏，代表了新生儿生殖器难辨最常见的病因。CYP21A2 不足导致堵塞的醛固酮和皮质醇生物合成途径。CYP21A2 不足导致醛固酮和皮质醇生物合成途径障碍。17α-羟孕酮的建立转向雄激素的合成，导致 XX 胎儿男性化。患病概率一般是 1∶15 000，但在某些特定民族包括西班牙裔和德系犹太人，则高很多。

男性化 CAH 中另外 5% 是由于 CYP11B1 的突变导致。与 21-羟化酶（CYP21A2）缺乏一样，XX 新生儿男性化，但 XY 新生儿有正常的生殖器。CYP11B1 阻碍将皮质醇前体分流到其他激素的生物合成，导致醛固酮和雄激素水平升高。其他肾上腺雄激素过剩的原因，比如 3βHSD2 以及 P450 氧化还原酶缺陷，在本章前面已经讨论过。

（1）症状与诊断：XX 胎儿出生时通常存在两性生殖器。XY 胎儿不表现出任何程度的男性化不足。然而有广泛的表型，从经典的失盐到简单男性化，非经典的形式存在与雄激素过多症和性早熟，之间有很强的相关性程度的酶活性和临床表型的严重程度。彩图 49 显示了 CAH 的多种生殖表型。

21-羟化酶缺乏的 XY 患者往往在新生儿时期不容易被发现，除非伴有失盐危机。XY 患者经常男性化和身体发育过早。如果不及时治疗，会造成骺过早融合，导致身材矮小。

21-羟化酶缺乏症可由 17-OH 孕激素升高进行初步诊断。生化变化由表 17-4 列出。临床上可通过高血压伴低钾性碱中毒的表型鉴别诊断 11-β-羟化酶缺陷与 21-羟化酶缺陷。分子诊断可利用基因测序来实现。

（2）治疗：为防止 XX 胎儿男性化，治疗 21-羟化酶可以从子宫开始。顺应生殖器发展的时机，口服地塞米松治疗始于怀孕 4 周，甚至是在性别决定和疾病基因在胎儿中发挥作用之前。对母亲的地塞米松治疗可以一直持续到绒毛膜绒毛取样或羊膜穿刺术检测到 XY 核型或缺乏纯合 21-羟化酶突变为止。如果胎儿是 XX 并受到影响，口服地塞米松治疗一直持续到分娩。该治疗方案争议颇多，因其有极高可能针对不受影响的胎儿进行了治疗，且对其长期效应知之甚少。

21-羟化酶缺乏的新生儿应仔细检测其早期的盐损耗危象。对 CYP21A2 或 CYP11B1 缺陷的新生儿而言，糖皮质激素治疗对预防肾上腺危象以及类固醇生成前体血清水平正常化至关重要。

（四）雄激素过剩的胎儿-胎盘原因

1. P450 芳香化酶缺乏 芳香化酶（CYP19A1）催化雄激素向雌激素的转换。影响芳香化酶活性的突变对男性和女性都有影响。雌激素对于男性的精子发生和女性第二性征的发育都是必要的。

症状与诊断：芳香化酶缺乏症的最初表现是胎盘，有母本的男性化。这些母亲的肝中有较高的雄激素前体水平，导致自己和 XX 胎儿的男性化。生化研究结果在表 17-4 中有所概述。CAH 被认为是主要的诊断指标，并可以在 ACTH 刺激检测中被忽略，

其显示出肾上腺激素而非雄激素水平升高。

XX患者无法自发的进入青春期，经常出现多囊卵巢，男性化程度增加，闭经并且没有乳房发育。XY男性能进入正常的青春期，但由于缺乏精子发生所必需的雌激素而不育。

在生长方面，XX和XY患者在青春期或其他时期都没有突增，都是处于一种线性增长状态。患者最终较高但骨骼成熟延迟，并且会更早的发生骨质疏松症。患者经常抱怨骨痛。请参考后面一个总体治疗章节中的青春期性激素替代疗法。

2. P450氧化还原酶缺乏症 POR是一种罕见病，造成46，XX和46，XY婴儿有两性生殖器。病理生理学和症状在46，XY DSD部分有详细描述。

（五）孕产妇雄激素过剩的病因

孕产妇摄入雄激素是XX新生儿男性化的一个潜在原因。然而，目前含有黄体酮的口服避孕药并不包含高雄激素，所以这种原因导致XX男性化是非常罕见的。有激素活性的肿瘤，如黄体瘤，是另外一个导致母本男性化和XX婴儿有两性生殖器的常见原因。作为黄体过度敏感的一种罕见情况，囊泡样卵巢伴有男性化的母亲和XX胎儿占到了15%。尽管CAH导致了大多数情况下的XX男性化，也应该考虑是否是肿瘤和医源性原因造成了孕产妇和胎儿的男性化。

四、DSD患者综合管理

DSD患者日益增多。之前被视为一种罕见的和特殊的现象，只在几个高度专业化的学术中心才能被看到，现已成为全球性问题。首先，管理DSD所产生的问题已经在媒体上广泛地被曝光，使社会在性别分配和患者参与医疗决策的权利上进行充分的辩论。临床问题从仅限于生殖器手术已经扩展到对低生育率，癌症和成年期的性心理障碍的管理，因此，在更多的情况下需要告知患者其他的知识。

（一）多学科方法

照顾DSD孩子的一个重要方面是要有一个有经验的多学科小组，通常包括内分泌学家，儿科医师或泌尿科医师，心理学家或精神病学家，妇科医师，遗传学家，儿科医师或新生儿学专家，如果可以，还有社会工作者，护士，医学伦理学家。治疗小组和患者家庭的广泛交流以及共同参与决策是至关重要的。支持团队可能有在提供治疗中扮演重要的角色。成年人保健护理也是治疗的一个关键组成部分。与家庭建立联系的基本理念是：DSD孩子有可能成为一个功能健全的社会成员；患有DSD并不是可耻的；该疾病往往非常复杂，最好的治疗方案最初可能没有明显效果。

（二）诊断

对DSD患者的分子和内分泌检测方面已经取得了非凡的进步。在对家庭和产前背景进行深入调查之后，最初的检测包括性基因型的鉴定，可以通过X和Y染色体的探针进行FISH快速检测，或通过常规的核型分析。之后进行盆腔成像（超声波），现在越来越多地被盆腔磁共振成像（magnetic resonance imaging，MRI）所取代，应检测17-羟基酮、睾酮、LH，FSH，AMH和电解质。图17-9中提出的规则对后续更专业的检测提供指导。

二代测序技术的临床可行性允许对所有性别发育障碍重要的基因进行快速测序。这些大规模的方法可以有针对性地进行，只对导致DSD的基因进行测序。这样的方法可以用来寻找基因突变、拷贝数变化和性染色体拷贝数。有效的是，在DSD患者中，这种高通量测序的方法可以结合三大遗传学检测：性染色体核型分析、比较基因组杂交（comparative genomic hybridization，CGH）和单基因测序。出于实用的目的，核型分析和CGH仍分开检测，但随着全外显子组和全基因组测序的实验周期和实验成本的减少，预计高通量测序将会成为DSD的主要诊断检测手段。此外，与单基因测序相比，高通量测序能进行更全面和快速的诊断。同样，全外显子组测序，对人类基因组中几乎所有已知的外显子序列测序，可以鉴定已知基因的突变以及发现新的突变。全外显子组测序时，可以最初通过生物信息学方法筛选从而只关注导致DSD的已知基因。然而，如果在已知的DSD基因中没有发现突变，那么可以对整个基因组进行检测，来寻找新的DSD相关基因的突变。全外显子组测序的成本与单基因测序的成本差别不大。对临床疾病的基因突变分析需要进行多次试验，比如46，XY性腺紊乱（突变所产生的可能由SRY，SF1/NR5A1，MAP3K1，或9p和10q拷贝数变化所导致），花费高，费时，而且效率低下。而高通量测序方法诊断速度快，并能减少不确定性的风险。

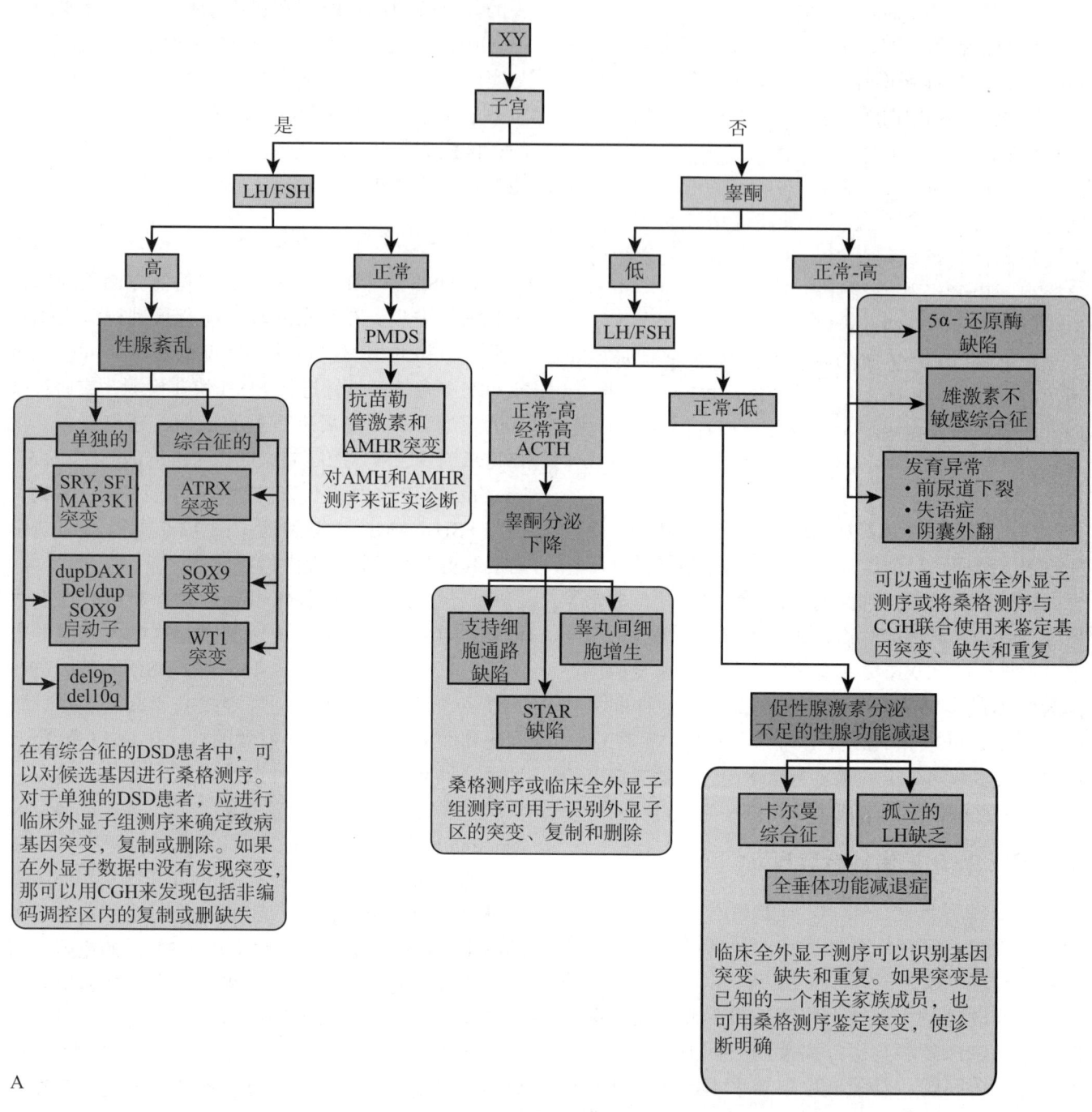

图17-9 A. 未发生男性化的XY患者中的主要性别发育疾病的诊断流程图

（三）性别分配

直到20世纪50年代中期，对DSD患者的医疗管理仍基于"真正的性别与性腺性别是一致的"假设上。人类性解剖学在19世纪实际上被分成5类：①男；②女（有典型的女性或男性外生殖器）；③男性假两性畸形；④女性假两性畸形（模棱两可的生殖器并分别有睾丸或卵巢）；⑤真正的雌雄同体（同时有睾丸和卵巢组织）。当时认为外部的雌雄性反映了一个人的真正的性别。

然而，在20世纪50年代后期，在心理学家John Money和儿科内分泌学家Lawson Wilkins的影响下，性别分配开始受到"最优性腺"原则的影响。它在20世纪70年代成为标准做法，从20世纪90年代中期才开始被挑战。

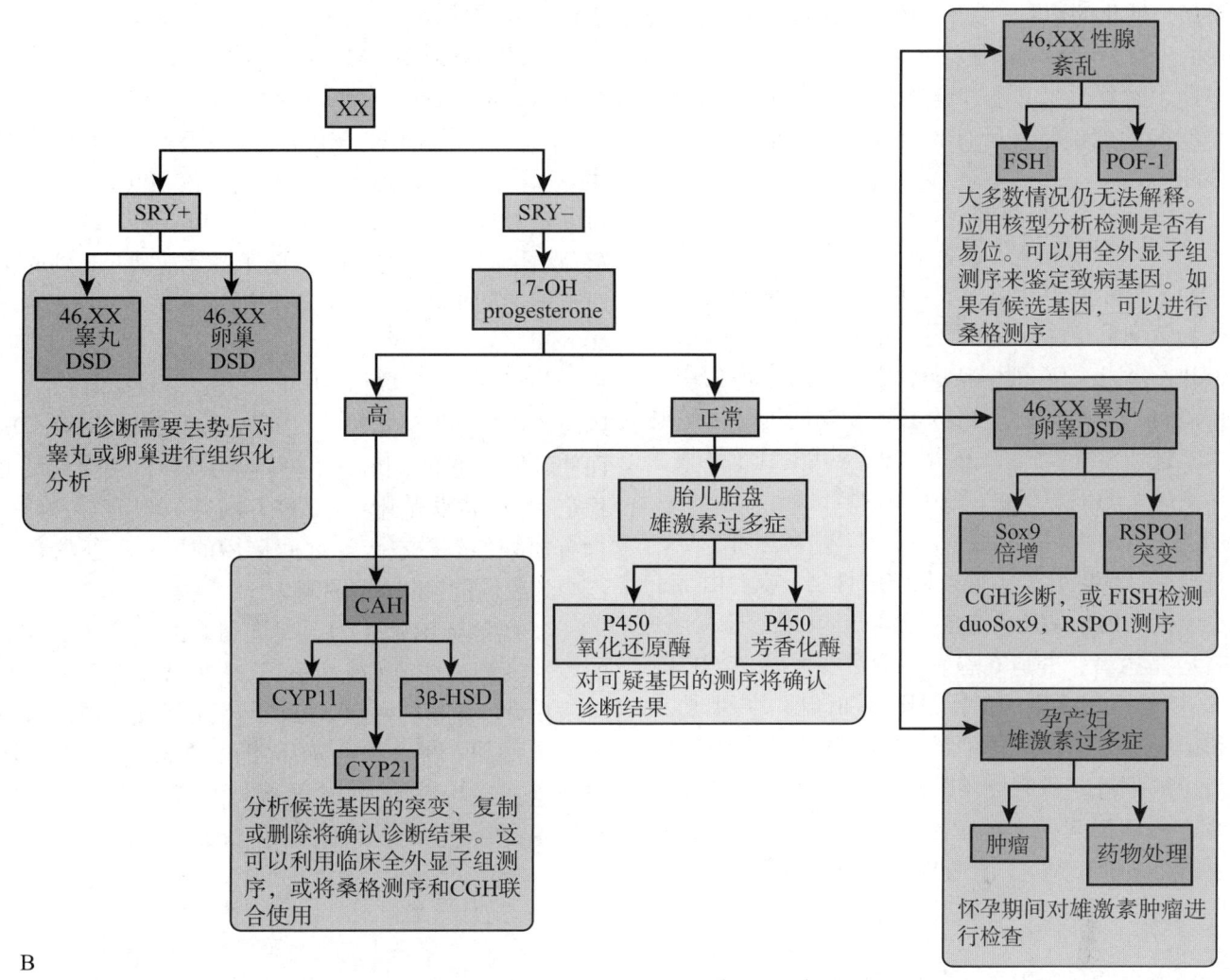

图 17-9　B. XX 患者的主要性别发育疾病的诊断流程图

［摘自 Fleming A, Vilain E. The Endless Quest for Sex Determination Genes. Clin Genet, 2004（67）：15–25.］

"最佳性别"方法考虑到了结果的多个方面，主要在完全的性腺功能方面给予最大的关注。它是基于两个假设，认为性别在出生时并没有被确定，而是受到后天的影响，稳定的性别认同和良好心理的结果取决于生殖器外观和分配的性别之间的一致性。"最佳性别政策"的临床后果是应该尽早进行性别分配，特别是在性别可变的窗口时，该窗口在18～24个月时结束；生殖器重建手术应该同期进行，并与所选的性别相一致；选择的性别应具有最好的生殖和性功能的预后结，并且手术对家长和卫生保健提供者造成的不确定性应最小。最近对这个规则的挑战将生物学上的（胎儿期雄性激素水平作为最佳候选指标），而生殖器的外观反映了大脑的男性化，而不是反过来。之前被视为性别分配的绝对指标（一个典型的男性阴茎和阴囊，典型的女性阴蒂和阴唇）已被质疑，对出生时泄殖腔外翻的XY患者的研究标明，复杂的腹部畸形导致存在无功能的阴茎，但睾丸功能正常。在14例出生时被划定为女性的患者中只有5例在之后十几年的随访中有明确的女性特征。另一方面，童年包皮环切术失败造成的阴茎切除有不同的结果。虽然在最著名的文学作品中（"John-Joan"的情况下）向最优性别政策的挑战最后是悲剧的结局（性别烦躁不安，最终自杀）。另一个案例中最终成就了一个明确稳定的女性，其在之前被认为是双性人，儿童时期喜欢打闹，其2次要求（在16～26岁）做了阴道成形术。这表明男性可以以女性表征发育。

那么在"后最佳性别时代"什么是最好的划定性别的方式呢？就像之前一样，基于医学文献和研究结果做个性化的诊断。考虑染色体的组成、激素水平、潜在的生育力和性功能往往非常重要。主要的区别在于早期生殖器手术并不一定与性别分配的直接相关。一个明确的建议是，所有的人都应该尽早地接受性别分配。

（四）生殖器手术

如上所示，至少自1950年以来，传统的角度一直认为解剖学与性别相匹配。目标是影响性别身份，能够进行积极的心理调整和性交。在这个模型中，决策者是医生和家庭，因为必须在早期进行生殖器手术。这种传统模式在20世纪90年代受到了挑战，最初由患者的倡导组织，然后由内科医师，他们认为早期生殖器手术对别人是一种安慰。而对患者不是，并且如果分配的性别不符合最终的性别，或者由于手术影响性功能的话还会造成负面的影响。他们认为决策者应是患者，并应在患者年龄足够大时。2005年对DSD的声明提供的指导原则更加谨慎。声明要求外科医师应将手术从幼年到成年的后果都进行描述，与特定的训练，只有外科医师照顾DSD执行生殖器手术，并认为阴蒂手术应该只在严重的情况下被考虑（Prader III to V），青春期前不进行阴道整形术。

（五）激素治疗

激素治疗可用于多个目的。在经典CAH的情况下，糖皮质激素和盐皮质激素作为一个救命的替代疗法。当DSD为男性时，睾酮可能可以被用来促进阴茎组织生长，以及诱导青春期。当DSD为女性时，雌激素用于诱导青春期和骨保护。

1. 糖皮质激素替代疗法 在CAH中，以氢化可的松的形式每天口服2个或3个剂量（每24小时$10\sim20mg/m^2$）。治疗需要补充足够的激素取代肾上腺类固醇和抑制肾上腺雄激素，但不能过多，避免造成医源性的库欣综合征及其对生长速度和骨骼成熟造成影响。在压力条件下（例如发热或手术）每日剂量增加2～3倍。

在完成生长的成年可以用更强效糖皮质激素（如泼尼松）。

2. 盐皮质激素替代疗法 在失盐的CAH中，需要在婴儿早期用9-丙酮缩氟氢羟龙（Florinef®，0.05～0.3mg/d，口服）和氯化钠（补充1～3 g/d）进行治疗，并用较低的剂量。这是除了糖皮质激素治疗之外的部分。

3. 睾酮替代疗法 睾酮缺乏患者的治疗（如46, XX睾丸DSD或Klinefelter综合征），包括14岁后开始的低剂量的睾酮治疗。每3～4周肌内注射庚酸睾酮（intramuscular, IM），从100 mg开始，每6个月增加50 mg，直到200～400 mg。最初应该避免给予高剂量的睾酮，以防阴茎异常勃起。到成年时应该达到平台期，最佳剂量通常为每2～4周50～400 mg。

如果一个人身材矮小并可采取生长激素疗法，则应该推迟睾丸激素治疗，或最初用较低的剂量，从而使其能尽量的生长。一些替代给药方式能使剂量更稳定，包括皮肤贴片（阴囊和非阴囊）和经皮的凝胶。含有睾酮的凝胶有人际之间传播的风险，新的含水乙醇的凝胶能够降低该风险。

4. 雌激素治疗 为了促进和维护性腺功能减退的女性的第二性征(或性腺切除后的CAIS患者，并且防止骨质疏松，可以从最低剂量开始使用雌激素，并逐渐增加（例如最初每天给予0.3 mg口服的共轭雌激素，之后增加到0.625 mg/d）。其他的给药方式包括皮肤贴片。

（六）信息披露

传统的"最佳性别"政策需要限制信息披露，因为根据其理论基础，它要防止性别身份混淆，因为它认为后天环境影响性别。质疑的观点要为了支持患者的自主权求充分披露信息，认为不应对其保密和感到耻辱。对慢性病和收养者的研究表明，信息披露能增强心理的适应。虽然没有规定什么年龄进行完全披露，建议应循序渐进的，使其适应信息披露并能有正常的认知和心理发展。

（七）心理健康

对DSD患者的心理保健应和临床治疗结合起来。照顾DSD儿童的多学科小组应该包括心理健康专家，他应该告知患者性别分配和再分配的决定，以及手术时机。虽然DSD儿童中非典型的性别角色行为越来越普遍，但它不应该被作为性别重新划定的指标。心理健康专家应该帮助父母应对孩子的状况，有助于充分披露的过程，最重要的是，应该为患者提供长期的行为支持。这包括对提高生活质量提供支持，如相爱、约会、性关系、性功能、建立血缘关系和抚养孩子的能力。

（八）生育能力

不久前，不孕被视为 DSD 一个不可变的特性。辅助生殖技术（assisted reproductive technologies，ART）的进步已经改变了这一观点。之前一些不育或生育力低的 DSD 患者也有了拥有亲生孩子的机会。如果有生殖细胞的存在，那么精子或卵子可以从性腺中分离出来，用于胞质内精子注射(ICSI)和体外受精。在表 17-5 中，我们对不同 DSD 患者的生育水平和可选择的 ART 方法进行了概述。

表 17-5　性别发育障碍患者的生育力情况

疾病		生育力水平	可能用到的辅助生殖技术
性别发育相关的染色体异常	特纳综合征	只有 2%～5% 的特纳综合征患者能自发生育。有约 170 例嵌合型的特纳综合征患者能自发生育。最近报道了两例非嵌合型变体患者能自发生育。用捐赠的卵子有 30%～60% 的怀孕比例；有高风险的妊娠并发症（比如高血压、先兆子痫）	年轻时进行卵泡冷冻保存；来自捐赠子的单胚胎移植
	Klinefelter 综合征	曾报道了 3 例 47，XXY 的患者发生了自发怀孕。ICSI 后 43 例有正常婴儿的出生	精液冷冻；曲细精管精子提取（Testicular sperm extraction，TSE）后 ICSI
46，XY DSD：睾丸发育	46，XY 性腺的发育不全（完全，部分，混合型）	有 7 例 46，XY 完全 GD 在接收赠卵后成功怀孕；没有关于 46，XY 部分和混合型 GD 的报道；混合型 GD 的患者通常是不育的	来自赠卵的单胚胎移植
	睾丸退化综合征	不育	无
46，XY DSD：肾上腺合成和雄激素合成异常作用	睾丸间质细胞发育不全	有 CAH 的 XY 患者中，不孕往往是由于睾丸肾上腺肿瘤造成的。3B-HSD：XY：精子发生水平较低；有 2 例受到严重影响的男性生育了 2 个孩子。XX 雌性的生育力是未知的	糖皮质激素疗法来优化生育；ICSI 和体外受精
	5α-还原酶缺乏症	未经治疗的患者缺乏精子并且不育	未知
	完成/部分雄激素不敏感综合征	通过手术重建男性导管系统后生育是可能的	ICSI
		男性不育；没有子宫，因此不能怀孕	
	苗勒管永存综合征	对于有隐睾的患者，在两岁之前进行睾丸固定手术到成年时会有更好的生育力	ICSI
46，XX DSD：卵巢决定	XX 睾丸 DSD XX 双性 DSD	据报道，一个 46 岁双性 DSD 的患者，有一个卵巢和一个睾丸，在移除卵巢之后能自发生育。也有两性 DSD 患者切除睾丸部分后成功生育和怀孕的报道	通过体外受精技术，或摘除睾丸组织后刺激排卵可能获得亲生孩子
46，XX DSD：肾上腺过度	先天性肾上腺增生 21-羟化酶 11-β 羟化酶	在 XX 患者中，肾上腺类固醇过量，卵巢雄激素过多，PCOS，卵巢肾上腺肿瘤，神经内分泌因子，生殖器手术和心理因素导致生育率下降。调节这些女性的激素水平可以提高自发怀孕的机会	可以长期使用糖皮质激素来调节月经周期并获得最大可能的生育力。不能自然怀孕的患者可以采用 ICSI 或体外受精。由于生殖器手术造成阴道狭窄的患者采用单胚胎移植
	P450 芳香化酶 P450 氧化还原酶	XX 患者有多囊性卵巢，不进行自发的青春期。XY 患者能经历正常的青春期，但由于缺乏雌激素是不育的。迄今为止没有自发怀孕的报道，但对于这些患者的长期研究尚未完成	理论上可以为 XX，DSD 患者进行单胚胎移植（自然胚胎或来自赠卵）
	DSD 的孕产妇来源	对成年生育没有已知的影响。XX 患者的生育力受到对两性生殖器治疗的影响，如生殖器手术和心理因素	

［摘自 Lee PA, et al. Consensus statement on management of intersex disorders. International Consensus Conference on Intersex. Pediatrics, 2006, 118 (2): e488–500.］

女性产生后代的能力是完全依赖于卵母细胞的存在。患有卵巢功能早衰的青少年（即特纳综合征）可以将卵母细胞冷冻以供将来使用。此外有子宫的女性患者可以接受捐赠胚胎，并有30%的移植妊娠率。表型为女性的患者在妊娠至足月时伴有更高的孕产妇并发症，因此，应该配有一名专门从事高危患者的产科医师。

（九）癌症

DSD伴有不同程度的生殖细胞肿瘤的风险，在对这些患者进行长期治疗时应该加以注意。Y染色体上存在TSPY（testis-specific protein Y encoded）的性腺紊乱患者，或有腹内生殖腺的部分雄激素不敏感综合征的患者有更高的发生性腺肿瘤的风险。两性DSD和完全雄激素不敏感综合征的患者有较低的风险。表17-6中按照诊断结果列出了相应的发生生殖细胞肿瘤的风险。

（十）以患者为中心的护理

DSD应该采取以患者为中心的护理模式。在这个模式中用促进与患者和家属的开放交流，特别是在做决策时。性别改变应该有多学科的团队支持，根据需要，符合病人的愿望。声明还呼吁对生殖器检查和医学成像进行限制。

完整的参考列表可以发现同伴专家咨询网站 www.expertconsult.com。

表17-6 性腺母细胞瘤的风险

风险组别	失调	患恶性肿瘤的风险，（%）	治疗建议	患者（n）	研究（n）
高	GD(1)(+Y)(2)腹内	15～35	去势	12	>350
	PAIS非阴囊	50	去势	2	24
	Fraisier	60	去势	1	15
	Denys-Drash（+Y）	40	去势	1	5
中	特纳（+Y）17β-羟化酶	12	去势	11	43
		28	观察，等待	2	7
低	CAIS	2	活组织检查和可能去势	2	55
	两性DSD	3		3	426
	特纳（-Y）	11	去除双丸状组织	11	557
			无		
无（？）	5αRD2	1	无定论	1	3
	睾丸间质细胞发育不全	1	无定论	1	2

（1）性腺紊乱（包括但不局限于46，XY，45，X/46，XY，混合型、部分、完全的）；（2）GBY区阳性，包括TSPY (testis-specific protein Y encoded)基因

[摘自 Lee PA, et al. Consensus statement on management of intersex disorders. International Consensus Conference on Intersex. Pediatrics, 2006, 118（2）: e488–500.]

（译者　解炳腾　审校　李红真）

推荐阅读

Hughes IA, Deeb A.Androgen resistance. Best Pract Res Clin Endocrinol Metab, 2006, 20（4）: 577–598.

Lanfranco F, et al. Klinefelter's syndrome. Lancet, 2004 : 273–283.

Lee PA, Houk CP, Ahmed SF, Hughes IA. International Consensus Conference on Intersex organized by the Lawson Wilkins Pediatric Endocrine Society and the European Society for Paediatric Endocrinology. Consensus statement on management of intersex disorders. International Consensus Conference on Intersex. Pediatrics, 2006, 118（2）: e488–e500.

Nikolova G, Vilain E. Mechanisms of disease: transcription factors in sex determination–relevance to human disorders of sex development. Nat Clin Pract Endocrinol Metab, 2006, 2（4）: 231–238.

Ogilvie CM, Crouch NS, Rumsby G,et al. Congenital adrenal hyperplasia in adults: a review of medical, surgical and psychological issues. Clin Endocrinol（Oxf）, 2006,64（1）: 2–11.

Pinsker J E: Turner syndrome: updating the paradigm of clinical care, J Clin Endocrinol Metab, 2012, 97(6): E994–E1003.

Speiser P W: Prenatal and neonatal diagnosis and treatment of congenital adrenal hyperplasia, Horm Res, 2007, 68(Suppl 5): 90–92.

Wilhelm D, Palmer S, Koopman P: Sex determination and gonadal development in mammals, Physiol Rev, 2007,87(1): 1–28.

第 18 章

青春期：性腺和肾上腺

（原著 Selma Feldman Witchel, Tony M. Plant）

人类青春期是开始具有生育能力的时期，以生殖器官发育成熟、第二性征发育、身体线性迅速生长和情感变化、女性出现月经初潮为标志。人类向青春期转变是由两个生理过程所驱动：性腺功能初现（gonadarche）和肾上腺功能初现（adrenarche）。性腺功能初现包括性腺的发育和成熟，与性激素的分泌增加，女性开始卵泡发育和排卵，男性开始有精子发生。性腺功能初现引起女性青春期乳房发育和月经初潮的发生，男性睾丸的增大。

肾上腺功能初现通常早于性腺功能初见，它包括肾上腺皮质的成熟，并伴有肾上腺雄激素分泌增加，即脱氢表雄酮（DHEA）、硫酸脱氢表雄酮（DHEAS）、雄烯二酮，导致阴毛出现。肾上腺功能初现发生于前青春期发育晚期，似乎是人类及高等灵长类动物特有，在人类，肾上腺功能初现缺失并不会影响性功能初见以及生育力的获得。

青春期开始的年龄和发育的速度取决于多种因素。在女孩，卵巢和肾上腺性类固醇分泌增加导致青春期的生理表现，如乳房初长，阴毛初生。一般来说，这些变化发生在 8～13 岁。多数不同种族女孩的月经初潮的平均年龄为 12～13 岁。对男孩来说，最早的青春期生理表现是睾丸体积的增加，这通常发生在 9～14 岁。

传统上认为青春期早熟的诊断是指女孩在 8 岁前，男孩在 9.5 岁前出现青春期发育征象，但这些标准应该作为个体患者评估的指导原则。女性 13 岁未出现乳房初发育或 16 岁未出现月经初潮称为青春期延迟。男性青春期延迟是指 14 岁还未出现睾丸体积的增大。

虽然肾上腺功能初现相关机制还有待阐明，但目前已证实性腺功能初见是由于下丘脑 - 垂体轴功能复苏所导致的，而在儿童早期其功能处于相对静止状态。人类性腺功能初见的神经内分泌调节类似于与其他高级灵长类动物相似，非人灵长类动物（尤其是恒河猴）被广泛地用作研究人类青春期的模型。因此，我们对控制性腺功能初见启动的讨论将基于人类和非人灵长类动物研究的相关资料。

一、青春期发育的各个阶段、长期趋势、种族和民族差异

（一）青春期分期

对于两性来说，根据生殖器和阴毛变化将青春期分为 5 个阶段：第 1 阶段是前青春期，第 5 阶段为成年人期（彩图 50，表 18-1）。这些生理变化可能是由于性腺功能初现（如乳房和睾丸发育）或肾上腺功能初现（如阴毛初现）所致。虽然性功能初见和肾上腺功能初现引起的体征改变常同时出现，但是在正常发育过程中，这两个过程也可能出现不一致。

雌激素分泌的增加促进女性乳房发育。乳蕾的发育和乳晕直径的增加被认为是第 2 阶段；乳房迅速增大发生在第 3 阶段，伴随着乳晕和乳头的色素沉着增加。在第 4 阶段，乳晕突起在乳房组织上。乳晕后退到一般乳房轮廓代表乳房第 5 阶段。乳房的触诊能够更好地区分乳腺组织和脂肪组织。雌激素在这个发展阶段的其他作用包括阴道黏膜角化、子宫增大以及形成成年女性体型。

月经初潮是一次无排卵周期的月经，通常发生在乳房发育开始后 2～3 年。月经初潮后第 1 年内月经周期通常是不规律的，且无排卵，周期大多数在 21～45d。在月经初潮 5 年内，多数周期规律，周期在 21～35d。尽管在前青春期原始卵泡和窦前卵泡为

主，但值得注意的是，仍然可见小的窦状卵泡在这个阶段发育。在月经初潮后的早期，超声下能够观察到这个时期的卵巢形态与年长妇女不同。具体地说，通过经腹超声能够观察到多囊性的卵巢以及卵巢体积的增加。

布。男性的其他第二性征包括腋毛、喉结增大、声音变粗、骨量增加、肌肉力量增强。阴毛出现后约 3 年，终毛开始出现在脸上和躯干的雄激素依赖区域，在随后的数年内终毛会在这些部位不断地发生发展。胡须、胸毛、腹毛和背毛的分布和密度有相当大的个体变异，这可能与遗传差异有关。在第 3 性征期，清晨尿液标本（精液尿）可有精子。50% 的男性能够观察到男性乳房发育症，通常情况下，这在青春期中期最为显著，因为此时循环中的雌二醇和睾酮浓度的比值相对较高。在大多数情况下，男子乳房发育症在 16 岁自行消退。

女孩青春期生长突增和乳房的发育同时发生，在月经初潮后通常女性身高只有 4~6 cm 的增长。男孩的青春期生长突增，每年平均身高增加 9.5 cm，发生在生殖器 3 期和 4 期。通常，生长速度高峰年龄与迅速生长的程度呈反比关系。女性骨龄 15 岁，男性骨龄 17 岁时完成约 99% 的线性增长。

女性乳房发育和男性睾丸增大通常先于阴毛发育。然而，阴毛发育速度更快，生殖器和阴毛发育在青春期后期开始同步发展。女性和男性第二性征的时间发展及它们和生长速度间的关系如图 18-1 和图 18-2 所示。

表 18-1 青春期发育分期

	女性	
分期	乳房	阴毛
1	前青春期	无黑色阴毛
2	乳蕾出现，乳晕增大	少量较粗的阴毛，主要沿着大阴唇分布
3	乳房和乳晕均增大	粗黑的阴毛扩展到阴阜
4	乳晕的第二个小丘	几乎为成人型
5	成熟的乳房外形	成人型

	男性		
分期	生殖器	阴毛	睾丸体积
1	前青春期	无黑色阴毛	<3ml
2	阴囊颜色变深、皮肤变薄、阴茎增大	阴茎根部有少量黑色的粗阴毛	3~8ml
3	阴茎直径增大	粗黑阴毛延伸到阴茎上方	10~15ml
4	阴茎直径和长度增大	几乎为成人型	15~20ml
5	成人型大小和形状	成人型	>25ml

目前认为，沿阴唇周围深色阴毛与女性肾上腺雄激素分泌增加有关，并将其划分为第 2 阴毛期。在第 3 阴毛期阴毛变得粗而色深，蔓延在耻骨联合上，逐步发展为一个完整的女性阴毛分布。大汗腺气味可能会先于或伴随阴毛的发育。在这个时期还出现腋毛、痤疮、皮肤和头发油腻。

对于男性，睾丸体积的增加和阴囊的扩大被认为是第 2 生殖器期的特征。在第 2 生殖器期，睾丸体积在 4~8 ml，长约 2.5 cm。成年人睾丸体积为 20~30 ml，并有曲细精管生长加速，这是由于 Sertoli 细胞增殖和分化以及精子发生的起始。在生殖器期 3 期，睾丸进一步发育，阴茎的长度和直径增加。在生殖器期 4 期，阴茎继续增大，阴囊皮肤颜色变深。触诊和使用睾丸测量器对睾丸进行检查是较好的检查方法。在男性第 2 阴毛期，阴茎的基部开始出现一些柔软的绒毛。在第 3 阴毛期，阴毛颜色变深，变长并延伸至耻骨联合。在第 4 阴毛期，阴毛分布范围进一步扩大，但尚未达到成年男性标准阴毛分

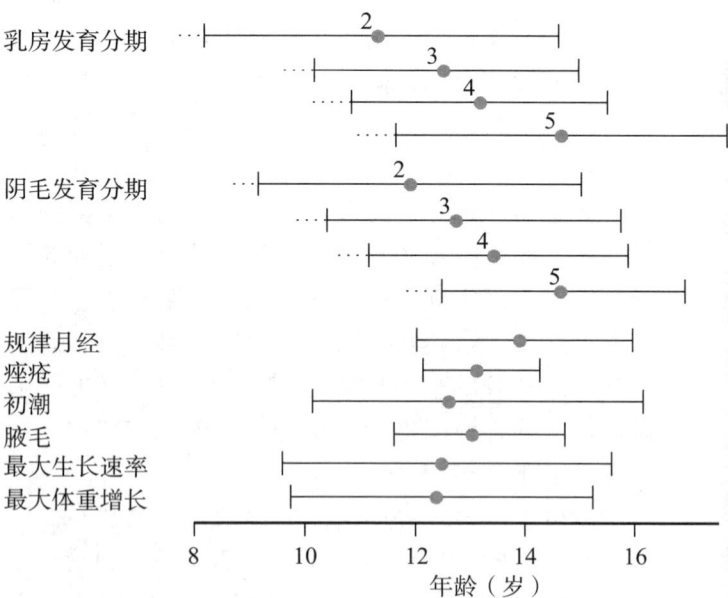

图 18-1 女性青春期启动和发育的平均年龄（点）和范围（水平线），虚线显示黑种人女孩发育较早

［摘自 Lee PA. Puberty and its disorder, In Lifshitz F, ed. Pediatric Endocrinology. 4th ed. New York : Marcel Dekker, 2003 : 212. Reproduced with permission of Dr. Peter Lee and Marcel Dekker.］

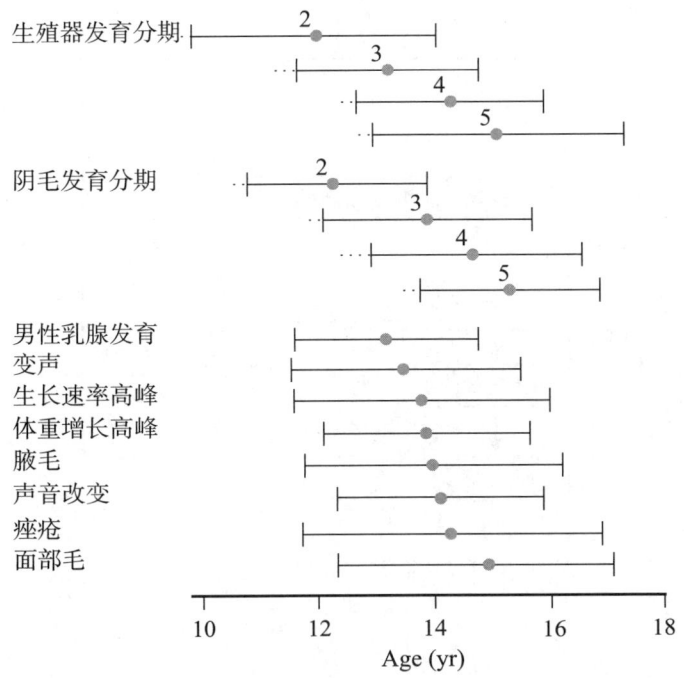

图18-2 男性青春期启动和发育的平均年龄（点）和范围（水平线），虚线显示黑种人男性青春期发育较早

［摘自 Lee PA. Puberty and its disorders, // Lifshitz F, ed. Pediatric Endocrinology. 4th ed. New York: Marcel Dekker, 2003：213. Reproduced with permission of Dr. Peter Lee and Marcel Dekker.］

（二）青春期启动和发育进程中的长期趋势以及其在不同种族地区差异

有关青春期起始时间的长期变化趋势的报道主要集中在女性。已有的历史数据表明，在欧洲和北美女性月经初潮的年龄从19世纪早期（16～17岁）到20世纪下半叶（13岁）有一个下降的趋势，这一趋势归因于这个时代社会经济条件的改善。尽管来自北美、欧洲几个国家和其他工业化国家最新数据表明，初潮提前趋势已经减少或停止，但在北美和欧洲女性乳房和阴毛发育明显早于50年前。这种女性性发育的长期持续性提前趋势的潜在生物学原因尚不清楚，在一些人群性发育提前的趋势与类似的生长提前的趋势关系并不紧密，与性腺功能初见或肾上腺功能初现提前可能有关，也可能无关。乳腺发育起始时间的提前与促性腺激素或雌二醇浓度增加无关，表明这是一个非促性腺激素依赖性事件。男孩中类似的研究较少，但在青春期生长发育的长期趋势上显然没有显著的性别差异。来自哥本哈根的研究团队使用生殖器分期和睾丸测量计，对丹麦男孩青春期进行研究，发现青春期启动提前了3个月前，且肥胖能使得睾丸起始增大的时间提前。然而，在其他的一些研究中，显示肥胖会使男性青春期启动延迟。

认识到青春期起始年龄的不同种族之间有所不同也很重要。在美国，女性平均乳房和阴毛发育以及月经初潮年龄对于非裔女性分别是9.5岁，9.5岁和12.1岁；墨西哥裔女性分别是9.8岁，10.3岁和12.2岁；白种人女性分别是10.3岁，10.5岁和12.7岁。在1988—1994年进行的第3次美国健康和营养调查（NHANES Ⅲ）数据显示，黑种人女孩最早进入青春期，其次是墨西哥裔和白种人女孩。NHANES Ⅲ显示男性生殖器和阴毛发育第2阶段的中位估算年龄，非裔美国男孩分别为9.3岁和11.1岁；墨西哥裔男孩是10.4岁和12.3岁，对白种人男孩分别为10.1岁和12.0岁。第5生殖器期和阴毛期，对非裔、墨西哥裔、白种人男孩分别为14.9岁和15.2岁、15.8岁和15.7岁、16.0岁和15.6岁。

二、青春期生理

（一）类固醇生成

由于性腺和肾上腺类固醇在理解青春期的生理和病理生理学上的相似之处和重要性（图18-3，也见于第4章），因此，它们的生物合成途径常被同时考虑。从胆固醇合成类固醇需要肾上腺皮质和性腺表达特定的酶和其他蛋白。肾上腺皮质包含3个区域，球状带、束状带和网状带。球状带合成醛固酮，一种盐皮质激素，主要由钾浓度和肾素-血管紧张素调节。束状带合成皮质醇，束状带类固醇的产生主要是由促肾上腺皮质激素（ACTH）调节。网状带合成所谓的肾上腺雄激素，是弱雄激素类激素，不能与雄激素受体（AR）结合。

ACTH是由皮质素原（POMC）水解分裂衍生的肽类，对肾上腺皮质具有急、慢性作用。急性作用方面，它能促进血浆低密度脂蛋白的摄取，促进胆固醇酯酶活性，提高类固醇合成急性调节蛋白（StAR）的合成和磷酸化，并促进皮质醇分泌。ACTH的慢性作用包括促进类固醇酶基因的转录和翻译。黄体生成素（LH）和卵泡刺激素（FSH）影响性腺类固醇合成，LH促进卵巢卵泡膜细胞和睾丸间质细胞类固醇生成，FSH促进卵巢颗粒细胞雌激素合成。ACTH，LH和FSH结合到同源性G蛋白耦联7-跨膜域受体，通过环腺苷酸（cAMP）和蛋白激酶传导信号。

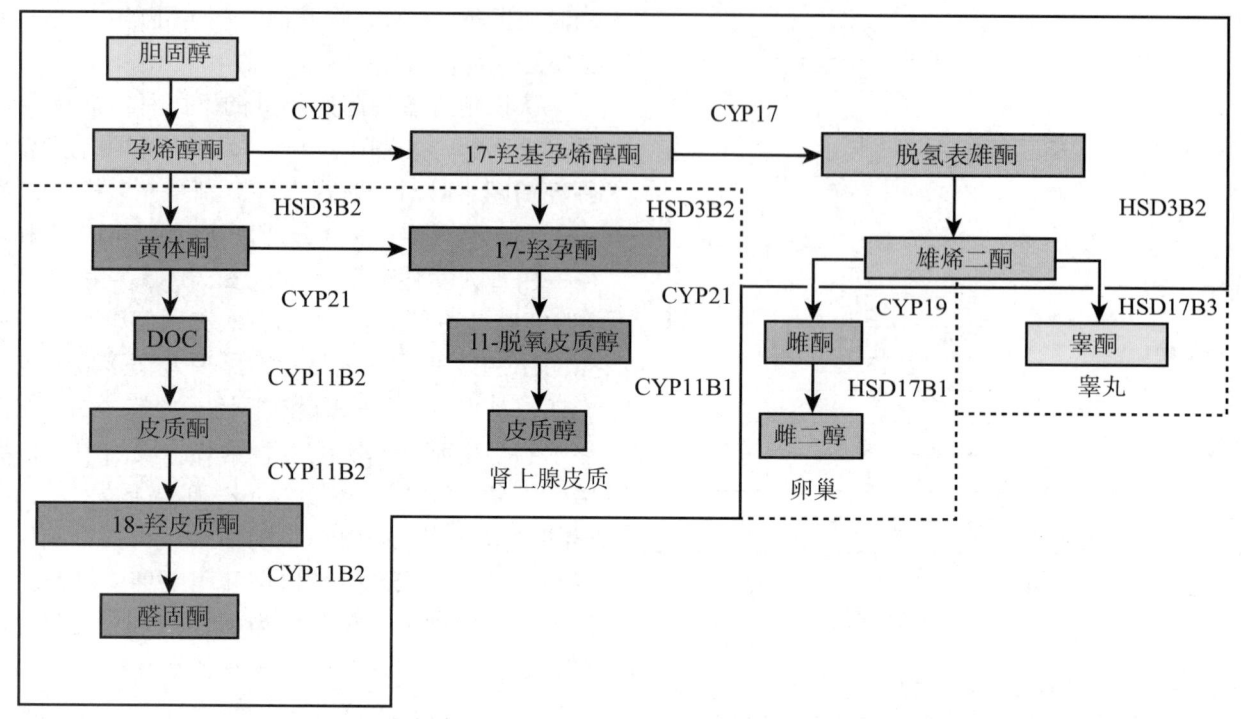

图 18-3　类固醇激素生成

本图显示肾上腺、卵巢、睾丸中类固醇激素生成的途径。黑实线表示肾上腺类固醇激素生成的主要途径。虚线表示性类固醇激素生成的主要途径。负责具体的代谢步骤的基因已在图中标出。如图所示 P450 氧化还原酶是其中酶促反应的辅助因子（POR 基因编码）。箭头指示的是类固醇合成的"秘密通路"

[摘自 Witchel SF, Lee PA. Ambiguous genitalia. // Sperling MA, ed. Pediatric Endocrinology. 2nd ed. Philadelphia: WB Sounders, 2002: 119.]

大多数参与类固醇合成的酶是细胞色素 P450s（CYPs）或羟甾类脱氢酶。类固醇合成的限速步骤是类固醇合成急性调节蛋白介导的胆固醇到线粒体的运输。在线粒体内，胆固醇碳链酶（也称为侧链切除酶或 P450scc）将胆固醇转化为孕烯醇酮。另一个酶，17α-羟化酶/17,20-裂解酶（P450c17），由 CYP17A1 基因编码，调节肾上腺和性腺类固醇合成的质量。这个酶介导 17α-羟化作用，将孕烯醇酮转化为 17α-羟基孕烯醇酮。在肾上腺网状带、卵巢膜和睾丸间质细胞，这种酶催化 C17-20 的裂解形成脱氢表雄酮的。虽然这一种蛋白质可以有两个截然不同的酶促反应，但这些酶活性被不同的调控。已知调节 17,20-裂解酶活性的 3 个因素包括：① P450 氧化还原酶的量；②细胞色素 b_5 的表达；③ P450c17 丝氨酸/苏氨酸残基磷酸化。P450 氧化还原酶（POR）是一种蛋白质，这种蛋白质将电子从烟酰胺腺嘌呤二核苷酸磷酸转移至微粒体细胞色素 P450 酶，如 P450c17 P450c21 和芳香化酶（P450aro）。细胞色素 b5 通过提高 P450c17 的 17,20-裂解酶活性来调节肾上腺雄激素分泌。

肾上腺和性腺Ⅱ型 3β-羟基类固醇脱氢酶的同工酶，能将 Δ^5-类固醇转化为 Δ^4-类固醇，将脱氢表雄酮转换为雄烯二酮。在束状带，3β-羟基类固醇脱氢酶将 17-羟基孕烯醇酮转化为 17-羟孕酮（17-OHP）。随后，17-OHP 由 21-羟化酶（P450c21）和 11β-羟化酶（P450c11β）分别被转换成 11-脱氧皮质醇和皮质醇。

肾上腺、卵巢和睾丸合成性类固醇激素。在肾上腺皮质网状带，DHEA 硫基转移酶（SULT2A1）将 DHEA 转换为 DHEAS；这种酶也在肝中表达，SULT2A1 将类固醇硫化需要 3'-磷酸腺苷 -5'-磷酰硫酸（PAPS）提供硫酸根和 PAPS 合成酶。在卵巢，雄烯二酮是由卵泡膜细胞合成并扩散进入颗粒细胞，在芳香化酶（P450aro）作用下合成雌酮，由Ⅰ型 17β-羟化类固醇脱氢酶进一步转化为雌二醇。在睾丸间质细胞，通过Ⅲ型 17β-羟化类固醇脱氢酶将雄烯二酮转化为睾酮。在许多雄激素靶细胞中，如外生殖器和前列腺细胞中，Ⅱ型 5α-还原酶将睾酮转化为二氢睾酮。在其他雄激素敏感的组织，如骨骼和脂肪，是由芳香化酶将睾酮转化为雌二醇。

17β-羟化类固醇脱氢酶家族是一个参与类固醇生物合成和代谢的酶组成的大家族，其中已经发现有至少17个不同的酶。由于组织分布、底物选择、亚细胞定位以及调节机制的不同，对性类固醇产生了微环境调节。17β-羟化类固醇脱氢酶的Ⅰ型同工酶（17βHSD1）在卵巢、胎盘、子宫内膜和肝都有表达，促进雌酮转换为雌二醇。Ⅲ型同工酶（17βHSD3）在睾丸组织中表达，优先促进雄烯二酮转化为睾酮。Ⅴ型同工酶（17βHSD5）属于醛酮还原酶家族〔（AKR）AKR1C3〕，在类固醇合成组织和外周组织都有表达，它可以将雄烯二酮转化为睾酮。

通过对类固醇生成障碍的塔马尔沙袋鼠和患者进行研究，发现了另一个合成二氢睾酮（DHT）的通路。在这个"秘密通路"中，17-OHP经17，20-裂解酶、17β-羟化类固醇脱氢酶催化后3α-和5α-基团的减少，进一步经3α-氧化后生成二氢睾酮。在这个过程中缺乏经典途径所必需的中间体脱氢表雄酮、雄烯二酮和睾酮。在人类，由于17-OHP不是17，20-裂解酶反应的一个良好底物，因此这个通路在17-OHP浓度增加相关的类固醇生成障碍中具有重要功能，如先天性肾上腺增生（CAH）是由于21-羟化酶和氧化还原酶缺乏症。

性激素一旦分泌后，就进入循环并与性激素结合球蛋白（SHBG）和白蛋白结合。未结合或游离的激素被认为是能够被动扩散到靶细胞，并与核激素受体作用的活性形式。这些配体依赖性转录因子包括3个功能结构域：N-端结构域负责调节功能；DNA结合域介导受体结合到DNA；配体结合域能够结合到类固醇。类固醇受体活性由各种组织特异性辅因子调节，包括辅活化因子和辅抑制因子。

另外，类固醇激素的非基因组作用，方式也有相应研究报道。例如，睾酮可以激活磷脂酶C导致支持细胞钙内流，还能激活丝裂原活化蛋白激酶以及其他细胞内的介质。性类固醇可以由多种酶代谢为非活性形式。葡萄糖醛酸化会降低性类固醇的生物活性，增加溶解度，促进其经肾排泄。这个过程中，由UDP-葡萄糖醛酸转移酶（UGT）催化，包括将葡萄糖醛酸由尿苷葡萄糖醛酸转移到类固醇激素。在人类中，UGT2B亚型对C19雄激素显示更强的特异性。第二个机制是磺基结合，DHEA磺基转移酶催化DHEA转化DHEAS，雌激素硫基转移酶将雌激素转化为硫酸雌酮盐。不活跃的硫酸类固醇可以由类固醇硫酸酯酶水解为活性形式。

（二）性功能初见的激活

性功能初见期间，促性腺激素、LH和FSH的分泌增加，能够刺激性腺类固醇生成增加和配子发育的完成。LH和FSH是异质二聚体蛋白，由相同的α-亚单位以及特异性的β-亚单位组成二聚体，都是糖基化多肽（见第2章）。青春期循环中的LH和FSH浓度会有短暂性的升高，它们与性腺类固醇睾酮和雌二醇关系在男孩和女孩都已经很清楚。LH和FSH的作用由其同源性7-跨膜域G-蛋白耦联受体介导：分别为黄体生成素受体（LHR）和卵泡刺激素受体（FSHR），见第2章。在女性，LH能够刺激卵泡膜细胞雄激素的产生和黄体颗粒细胞孕酮的产生。FSH对卵泡募集与选择过程至关重要。在生长卵泡的颗粒细胞中，FSH能够诱导芳香化酶的表达，从而将卵泡膜细胞分泌的雄激素芳香化。FSH也诱导优势卵泡颗粒细胞中LHR的表达，从而有选择地放大优势卵泡中正在降低的FSH的作用。在男性，LH调节睾丸间质细胞睾酮的分泌。

最近，通过对小鼠的研究发现成骨细胞特异性分泌的骨钙素能够促进睾丸组织睾酮的分泌。处于亚羧酸盐状态下的骨钙素作用于其表达于睾丸间质细胞的受体GPRC6A，具有生物信号传导活性。翻译后的骨钙素在3个谷氨酸残基上是羧基化，这种形式是具有生物活性的。有趣的是，骨钙素浓度的增加与男性青春期睾酮浓度上升相关。骨钙素似乎有性别两态性，因为它调节睾丸间质细胞生成睾丸激素，但是不促进卵巢雌激素的产生。

FSH协同睾酮负责启动和维持精子发生，它通过生精小管的支持细胞发挥间接作用。睾酮也是间接发挥作用的，睾丸中的数种细胞类型（支持细胞、睾丸间质细胞和管周细胞）都有AR表达，被认为参与精子发生的调控。

性功能初见期间，卵巢和睾丸的激活还引起抑制素的性腺蛋白分泌增加，它属于TGF-β超家族成员。成熟的抑制素二聚体由一个常见α-亚单位与两个β-亚单位（βA和βB）之一共价结合组成。α/βA和α/βB二聚体也被分别称为抑制素A和抑制素B。性腺抑制素，如性腺类固醇一样，既对促性腺激素的分泌起着内分泌调节的作用，也在性腺内发挥旁分泌的作用。抑制素B部分是由睾丸支持细胞合成，是睾丸分泌的主要抑制素。在青春期前的男性，循环中平均的抑制素 B 浓度大约 60 pg/ml，与成人的值（平均 200 pg/ml）比较相差很大。青春期抑制素 B 水平的升高可能归因于支持细胞的增殖和精子发生的起始，两者都反映了性功能初见时升高的促性腺激素对睾丸的驱动作用。

在女性，青春期前循环中抑制素 A 和 B 的水平很低或者检测不到。抑制素 B 的水平在青春期启动时开始升高，抑制素 A 水平在乳腺发育 3 期和 4 期时也会升高，大约在 14 岁到 15 岁达到成年人水平。在月经周期中，抑制素 A 水平在黄体期升高，而在卵泡期循环中主要存在的是抑制素 B。

抗苗勒管激素（AMH）或苗勒管抑制素（MIH）也是 TGF-β 超家族的一员。在男性胚胎发育期间，AMH 在睾丸发育的过程和苗勒管的退化中都起着关键作用，出生后睾丸支持细胞和卵巢颗粒细胞仍然持续性分泌 AMH。在男性，AMH 浓度在青春期下降。尽管 FSH 刺激 AMH 的产生，但是睾酮却抑制支持细胞 AMH 的分泌。AMH 浓度的下降似乎与男性青春期启动时抑制素 B 的浓度上升紧密耦合，后者可能反映了雄激素诱导的支持细胞分化。在双侧无睾或完全的低促性腺素性性功能减退症（complete HH）的男性患者中 AMH 和抑制素 B 的水平都较低。人类卵巢免疫组织化学研究显示，原始卵泡中没有 AMH 染色，而在生长中的窦前以及小窦状卵泡表达最高，在较大（>8 mm）的卵泡中则又消失。

胰岛素样因子 3（INSL3），是睾丸间质细胞分泌的一种肽类激素，在妊娠期间睾丸下降过程中起着重要的指导作用。婴儿期 INSL3 浓度很低，在青春期时上升，反映了成人期睾丸间质细胞的功能。

青春期对垂体-性腺轴的驱动作用，是由一个广泛分布的下丘脑神经元网络所介导的，这些神经元表达促性腺激素释放激素-1（GnRH-I），被称为"下丘脑 GnRH 脉冲发生器"（在这一章稍后，以及第 1 章和第 8 章都已讨论）。顾名思义，下丘脑 GnRH 脉冲发生器间歇性释放 GnRH 至垂体门脉循环中，对垂体促性腺细胞合成和分泌促性腺激素是必需的。GnRH 与其受体 GnRH-R1 结合后能够刺激 LH 和 FSH 的分泌，GnRH-R1，位于垂体腺促性腺激素分泌细胞上。人类 GnRHR 是一个 7-跨膜域的 G-蛋白耦合受体，它的一个特性是缺乏 C 端胞质结构域。

第二个 GnRH 乙型基因（GnRH-II）在灵长类动物大脑神经元中也有表达，垂体 GnRH-II 受体也已经从垂体中被克隆，但在人类编码这个受体的基因不产生有功能的蛋白质。第二 GnRH 系统对人类垂体-性腺轴的调控作用的意义尚不清楚。类似的，下丘脑 RF 酰胺相关肽（RFRP3）能够在数个物种抑制促性腺激素的分泌，被认为是存在于哺乳动物中，与鸟类促性腺激素抑制激素（GnIH）具有同源性的蛋白，但其在人类的神经内分泌作用尚不清楚。

在 GnRH 脉冲性分泌受损的条件下，如年轻女性在神经性厌食症和艰苦的体能训练期间，促性腺激素分泌将会减少，青春期发育会延缓。因此，在男性和女性，垂体-性腺轴都可能被视为是下丘脑 GnRH 脉冲发生器的从动装置，当考虑性功能初见的触发机制时，应该记住这一点。

在青春期和前青春期的个体中，卵巢和睾丸都由反馈控制系统所调节。GnRH 和促性腺激素分别组成了从下丘脑到垂体以及垂体到性腺到前馈元件。性腺的类固醇和蛋白质类激素，反过来提供反馈信号，调节体内 LH 和 FSH 的分泌。这些性腺激素的反馈作用包括抑制和促进性（正反馈）作用，可以直接作用于垂体促性腺激素细胞水平调节编码 LHβ 和 FSHβ 基因（分别为 LHB 和 FSHB）的表达。反馈也可能间接作用于下丘脑水平调节促 GnRH 的释放（见第 1 章）。

在男性，睾酮和抑制素 B 的负反馈调节作用分别是 LH 和 FSH 分泌的主要调节机制。睾酮主要作用于下丘脑层面，而抑制素似乎直接作用于垂体。睾酮到雌二醇的芳香化介导的雄性激素对 LH 分泌的负反馈调节作用仍然是一个活跃的研究领域。LH 和 FSH 的反馈调节在整个月经周期是复杂的，它包括卵巢类固醇在下丘脑和垂体层面的正反馈和负反馈调节作用（见第 8 章）。维持循环中 LH 和 FSH 浓度比值正常对性腺的作用是十分重要的，尤其是卵泡形成和排卵。卵巢抑制素在调节青春期和绝经前妇女促性腺激素分泌的作用还有待充分阐明。

（三）下丘脑 GnRH 脉冲发生器

在人类下丘脑有 1000~2000 个 GnRH 神经元广泛分布，其中许多将它们的突触延伸至正中隆突，将 GnRH 同步和间歇性释放至垂体门脉循环主丛，从而为垂体促性腺激素细胞提供脉冲性刺激，这对维持促性腺激素分泌是至关重要的。尽管GnRH脉冲性产生背后的神经生物学机制仍有争议，但已有令人信服的证据表明了弓状核（又名漏斗状核）的KNDy神经元的基本作用。这些下丘脑神经元之所以这么命名是因为它们共表达亲吻促动素（kisspeptin）、神经激肽B（NKB）和强啡肽（dynorphin），它们将轴突延伸至正中隆起，在前往门脉血管途中GnRH纤维紧密交织。现在认为，GnRH的脉冲性产生是通过弓状核内往复性刺激（NKB）和抑制性（强啡肽）连接实现的，而脉冲发生器输出的间歇性kisspeptin信号经GnRH纤维投射到正中隆起。因此，这些神经元可能代表GnRH脉冲发生器的解剖位置。在人类，编码kisspeptin的基因（KISS1）或kisspeptin受体的基因，也叫作GPR54（KISS1R），以及编码NKB的基因（TAC3）和NKB受体的基因（TACR3）发生丧失功能的突变时，会引起严重的促性腺激素分泌不足状态，通常出现在青春期。选择性消融青春期后老鼠的KNDy神经元导致下丘脑驱动的LH分泌减少也证明了这些神经元重要性。现代GnRH脉冲发生器模型如彩图3所示。

（四）性腺功能初见的神经生物学

1. 胎儿GnRH脉冲发生器的发育　出生后下丘脑中的这1000～2000个GnRH神经元出现于嗅板，在胎儿发育的早期从鼻部经前脑迁移到下丘脑。胎儿GnRH神经元的个体发育可以分为几个有不同的调节机制的阶段：① GnRH神经元的分化；②沿犁鼻神经轴突迁移，在其引导下进入前脑；③定位到下丘脑和发展至正中隆起过程；④到达最终的位置和开始发挥功能。对青春期发育异常家族的特异突变和转基因小鼠的研究确立了参与GnRH神经元迁移的一些因子。这些因子精确的时空表达，包括细胞基质、黏附蛋白、神经递质、生长因子、激素受体以及转录因子，对于GnRH脉冲发生器的正常活动和垂体-性腺轴功能都是至关重要。

GnRH神经元来源于胚胎期嗅板的异质性干细胞群。参与GnRH神经元分化的因子包括成纤维细胞生长因子受体-1（FGFR1），成纤维细胞生长因子-8（FGF8），硫酸乙酰肝素6-O-磺基转移酶1（HS6ST1）；染色质解旋酶DNA结合蛋白7（CHD7）和鼻胚胎LH释放激素（NELF）。FGFR1是一个酪氨酸激酶受体，由3个胞外免疫球蛋白结构域，一个跨膜结构域和一个胞质酪氨酸激酶结构域组成。胞外结构域与它的辅受体——硫酸乙酰肝素蛋白氨基多糖作用，硫酸乙酰肝素是细胞膜和基质相关蛋白多糖，参与神经系统发育。这些多糖进行非随机性糖基修饰促进细胞间的交流。HS6ST1在硫酸乙酰肝素的6-O的位置引入了一个硫酸基，这一变化似乎FGFR1功能所必需的。CHD7是一个很大的蛋白质，参与染色质重塑和转录。

HH患者家族中FGF8的错义突变基因的识别，确认了FGF8是FGFR1的同源性配体。当与配体结合时，FGFR1及其共受体形成二聚物导致自身磷酸化并获得蛋白质激酶活性。在人类胎儿研究证明FGF8在端脑以及腹侧中脑均有表达，但在拉特克囊中并不表达。FGF8在神经内分泌系统的发育过程中发挥着作用；FGF8基因功能缺失性突变与前脑无裂畸形有关，表明了FGF8在下丘脑和垂体发育过程中的作用。

人类妊娠6周左右，GnRH神经元开始沿犁鼻骨神经迁移至筛骨板，最终达到下丘脑。这个过程涉及了数个黏附和引导分子，包括anosmin-1, ephrins, 成纤维细胞生长因子1及前动力蛋白2（PROK2）。

编码anosmin-1的基因KAL1位于Xp22.3，在X染色体的拟常染色体区域。anosmin-1是一个细胞外基质糖蛋白，它包含一些在其他参与神经元引导活动分子中发现的基序，包括纤维蛋白Ⅲ重复和酸性乳清蛋白质结构域。anosmin-1的确切功能尚不清楚。然而，普遍认为其功能包括GnRH神经元迁移的指导平台、嗅神经轴突寻路的化学引诱物和（或）与FGFR1相互作用。

NELF被假设在神经元迁移中发挥着作用。信号素（semaphorin）包括一个庞大而多样化的分泌的和膜相关的蛋白家族，影响轴突生长的导航。semaphorin-3A（SEMA3A）是一种分泌蛋白，能够抑制主要嗅觉轴突表达共受体神经因子-1（Nrp1），从而可能会影响GnRH神经元的迁移。PROK2及其受体（PROKR2）——种G蛋白耦联受体，似乎能够调节GnRH神经元的迁移。

在抵达下丘脑后，GnRH神经元将突触延伸至正中隆起形成一个网络，它可以分泌GnRH到垂体门脉循环的主要神经丛。人垂体LH和FSH浓度在妊娠10周时达到可检测水平，妊娠中期达到峰值，女性胎儿的水平高于男性胎儿。虽然在高等灵长类动物下丘脑对胎儿垂体-性腺轴的调控没有被广泛研究，但 GnRH 脉冲发生器在妊娠 15 周对胎儿垂体促性腺激素细胞的促进作用已经明确。下丘脑-垂体系统的功能活动对于胎儿睾丸间质细胞睾酮合成以及男性性发育是必不可少的。与胎儿睾丸相反，卵巢在这个阶段的发展是相对静止的，性腺反馈信号的缺乏可以解释女性胎儿促性腺激素水平较高。随着妊娠的进展，胎儿胎盘分泌的雌二醇和其他类固醇大幅增加，直接作用于垂体或间接抑制下丘脑 GnRH 释放来发挥对胎儿垂体促性腺激素分泌的抑制作用。

2. 出生后 GnRH 脉冲的发展 出生后，GnRH 脉冲发生器活动表现强劲，可能是由于胎盘类固醇的减少以及婴儿垂体促性腺激素细胞对 LH 和 FSH 的分泌。在下丘脑水平，kisspeptin 和 NKB 在这个发育阶段的弓状核中出现，在婴儿期 KISS 1 基因突变导致的功能缺失与 HH 有关。此外，在男婴，睾丸间质细胞受到类似成年男性所观察到的循环睾酮水平的刺激。睾酮峰值浓度发生在 2~3 个月大的时候，通常在 6 个月的时候下降。早产男婴的 LH 和睾酮浓度高于足月儿；阴茎的增长与尿睾酮水平呈正相关，睾丸生长与尿 FSH 水平呈正相关。尽管在生后的最初几个月中，促性腺激素分泌增加，睾酮水平升高，表现为"成年人样"的内分泌环境，但阴毛并不发育，配子的发育也不会启动，可能是由于皮肤雄激素受体信号有限和支持细胞的不成熟。在足月和早产女孩下丘脑-垂体-卵巢轴都是活跃的，伴随窦卵泡一过性增加。

性腺的完整激素反应性是在儿童期获得的，但在这个发展阶段 GnRH 脉冲发生器进入了抑制状态，导致促性腺激素分泌不足，从而保证了持续性的性腺沉默，直到前青春期发展阶段被 GnRH 脉冲发生器活动复苏所终止。在儿童和青少年发展阶段，无论是 GnRH 神经元、垂体促性腺激素细胞或者性腺细胞都不能限制性功能初见开始。因此，在这些发展阶段中，当灵长类动物下丘脑或垂体接受脉冲性神经化学递质时[N-甲基-D-天冬氨酸受体（NMDA），谷氨酸受体激动药]或促性腺激素分别刺激时，或当卵巢和睾丸直接被 LH 和 FSH 刺激时，性功能初见可能被容易地引发。这种现象在 GnRH 依赖的性早熟孩子中得到生动的阐明，在本章后面讨论了这种障碍。NMDA 能够刺激青少年猴下丘脑 GnRH 神经网络而立即引起成年性促垂体的 GnRH 升高，这与我们发现下丘脑 GnRH 基因表达和肽含量在整个前青春期保持在一定的水平是一致的。因此，编码 GnRH 基因的转录调控从出生到青春期似乎很小，GnRH 释放的发展调控必须位于 GnRH 神经网络的上游。

由于 GnRH 分泌到垂体门脉循环只有皮克数量级，因此外周循环中这种神经肽浓度的变化并不反映下丘脑活动。因此，研究男性和其他高等灵长类动物青育期 GnRH 脉冲发生器的活动复苏时通常利用 GnRH 脉冲性释放和 LH 间歇性分泌频率之间存在的高保真关系。可以相对轻松地即时监测末梢循环中 LH 浓度的变化。虽然在青春期下丘脑 GnRH 对促性腺激素细胞刺激增加可能涉及 GnRH 脉冲发生器的频率和幅度调整，但 GnRH 和 LH 脉冲幅度之间的关系比频率之间的关系更为复杂，LH 释放幅度的调整可能不反映 GnRH 脉冲幅度的变化。在男性和女性性功能初见起始期间，LH 脉冲频率的加快以及 LH 脉冲幅度的增加与已有的睡眠相关的昼夜分泌模式放大有关。这一神经内分泌活动变化可能发生在性功能初见生理变化明显之前。尤其是在男性，LH 脉冲频率在青春期发育晚期出现下降，可能由于睾酮浓度升高的负反馈调节作用。一项对无生殖腺猴子纵向研究表明，正如在人类，青春期 GnRH 脉冲性释放增加是性功能初见起始的早期神经生物学事件，而且它是一个快速完成的过程。因此，青春期的总体进展节奏缓慢可能是由下丘脑下游机制导致的，尤其是在垂体水平。GnRH 脉冲发生器活动从胎儿到青春期的个体发育在男性和女性的模型如图 18-4 所示。

这种从出生到青春期将 GnRH 脉冲发生器活动设定为"up-down-up"模式的控制系统，可能被视为一种神经生物学的"制动"（或中央控制，正如之前在儿科著作所描述的），在青春期前发育的大部分时间这种制动作用决定着 GnRH 神经元的活动。在这里重要的是要认识到制动是概念性的，即 GnRH 在青春期的强劲复苏可由 GnRH 脉冲发生器抑制性信号的去除或刺激信号的刺激，或两者的结合所导致的。类似的争论可能会出现在婴儿和儿童之间的过渡期，在这期间 GnRH 脉冲性明显减少。在整个童年和青少年发育阶段 GnRH 脉冲性释放的神经生物学制动被认为是卵巢或睾丸功能缺失导致的。因此，可以观察到人类出生后促性腺激素分泌特征模式——婴儿期和青春期促性腺激素大量分泌，由 LH 和 FSH 分泌的长期中断所隔开——的情况下维持着

(图18-5)。同样,在雄激素部分不敏感男婴中,LH浓度通常升高,伴随着较高的睾酮水平。然而,在雄激素完全不敏感婴儿,LH和睾丸激素的分泌并未增加。后面的这一发现是违反直觉的,对这种现象的分子基础的理解可能揭示GnRH脉冲发生的根本真相。在无生殖腺的儿童中,前青春期GnRH释放

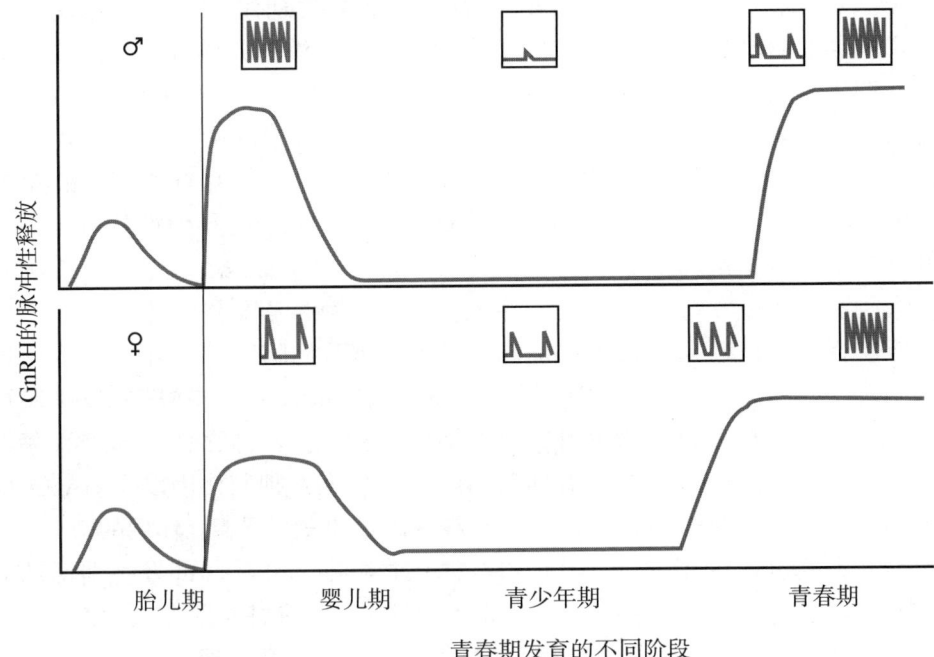

图18-4 青春期发育时GnRH脉冲性释放的模式(包括儿童期),男性(上图)和女性(下图)。插入图片表示在不同发育阶段GnRH脉冲性释放的频率

［摘自 Plant TM. Control of onset of puberty in primates. Topic Endocrinol, 2002 (20): 1.］

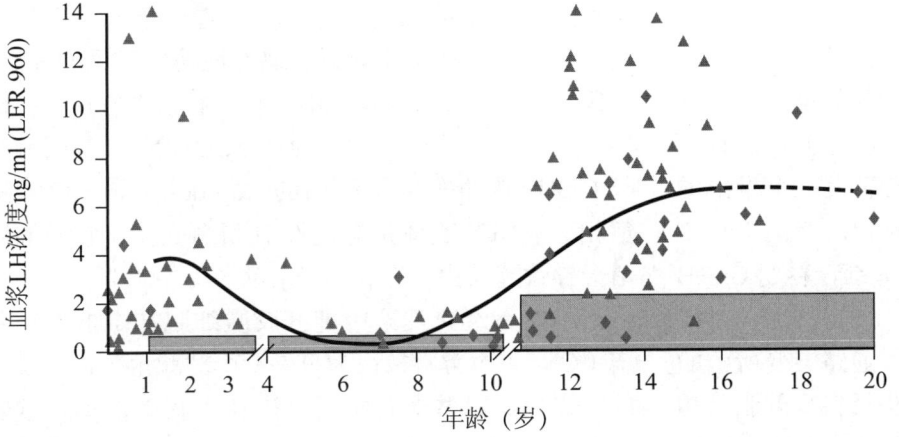

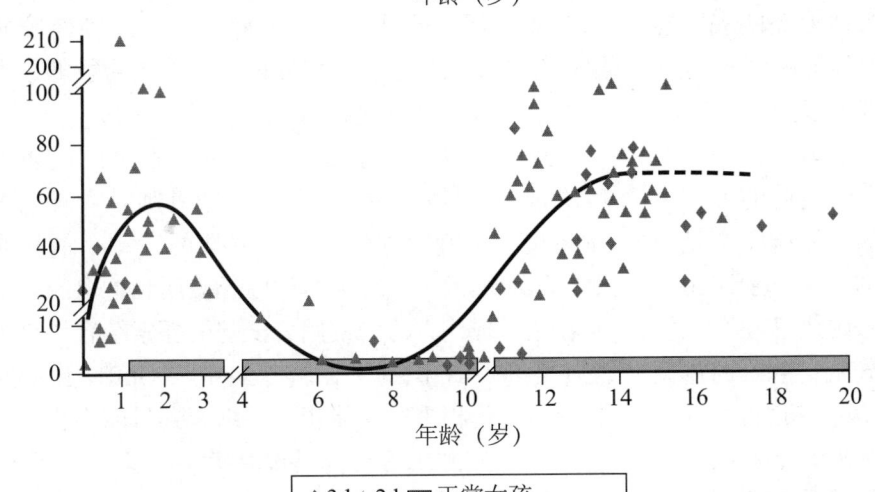

图18-5 正如58例性腺发育不良患者循环中LH和FSH浓度随时间而变化的过程所反映的,儿童期维持GnRH脉冲发生器处于制动状态的神经生物学抑制在缺乏性腺功能时也同样存在。图中封闭的三角形代表45,X的核型的患者,菱形代表X染色体嵌合或结构异常的患者;图中断开的横框条代表正常女孩平均血浆促性腺激素水平。粗曲线代表促性腺激素浓度与年龄之间的多元回归

［图片摘自Conte FA, Crumbach MM, Kaplan SL. A diphasic pattern of gonadotropin secretion in patients with the syndrome of gonadal dysgenesis. J Clin Endocrinol Metab, 1975 (40): 670.］

的抑制程度要小于正常个体。有趣的是，在无生殖腺的儿童，女孩比男孩循环中促性腺激素水平高，表明在前青春期发育阶段中对 GnRH 脉冲发生器的神经生物学制动强度在女孩要弱于男孩。结果，促性腺激素对前青春期卵巢的作用刺激了低水平的雌二醇分泌，通过负反馈作用影响 LH 和 FSH 的分泌，放大了相对较弱的神经生物学制动从而了抑制前青春期的女性的促性腺激素分泌。这种对前青春期 GnRH 释放的神经生物学制动强度在性别上的差异与女性制动时间较短有关，这可能是由于女性性功能初见年龄较早。这些和其他的 GnRH 脉冲发生器在发育控制的性别上差异被推测是由于男性胎儿下丘脑暴露在较大剂量的睾酮所造成的。

3. 神经生物学制动的本质 2003 年发现人类 KISS1R 丧失功能的突变与 HH 和青春期延迟或缺失有关，这证明 kisspeptin 在调节 GnRH 分泌的关键作用。后续在几个不同的实验模型的大量研究也支持这一发现。这些数据形成了这本书在前一个版本中的一个假设：在前青春期发育的大部分时间作用于 GnRH 脉冲性释放的神经生物学制动的一个主要组成部分的是间断的刺激性 kisspeptin 释放至 GnRH 神经网络组成。这个假设是基于在猴子中发现，下丘脑 KISS1 基因表达以及正中隆起 kisspeptin 的释放增加出现在青春期 GnRH 脉冲复苏时。此外，在青少年发育期间每小时间歇性给予 kisspeptin，会引发一个早熟的持续性成年人样 GnRH 脉冲分泌模式，直接于正中隆起给予 KISS1R 受体拮抗药可能抑制青春期 GnRH 释放的增加。

然而，最近发现人类 NKB 信号通路突变所致的功能缺失，与之前报道的 KISS1R 失活突变的表型相关。同时观察到的有趣现象是这两种神经肽表达在弓状核中相同的神经元（KNDy 神经元），这也让我们产生了这样一个想法：这些神经元负责 GnRH 的脉冲产生（如本章前面所描述）。因此，当前数据证明了早期模型的修正。虽然在修正后的模型中 kisspeptin 信号仍然是青春期必需的，但这完全是因为表达 kisspeptin 的弓状核 KNDy 神经元包括 GnRH 脉冲发生器的一个重要组成部分。在缺乏一个完整的 kisspeptin 信号通路时，GnRH 脉冲发生器的输出将消失，GnRH 的脉冲性释放会受累，导致青春期延迟或缺乏。根据这一模型，弓状核 KNDy 神经元并没有在控制青春期的时间中起到"调节"作用；相反，作为 GnRH 脉冲发生器组成部分，它们屈从于那些控制 GnRH 脉冲性释放发育模式以及青春期的起始的上游调节机制（彩图 51）。

在儿童和青少年发育期组成 GnRH 脉冲发生器的神经生物学制动的上游通路的性质仍然知之甚少。雌性恒河猴的研究提供的证据表明，γ-氨基丁酸（GABA），作为大脑中的主要的抑制性神经递质，在青少年发育期间上调，GABA 对下丘脑抑制的作用会导致前青春期猴子的早熟性的月经初潮和排卵。有趣的是，将 GABA 拮抗药——荷包牡丹碱——注入前青春期雌性猴子的正中隆起能够刺激 kisspeptin-54 释放到下丘脑区域，并且还能促进 GnRH 释放，同时注射 kisspeptin 拮抗药能够抑制荷包牡丹碱剂诱导的 GnRH 分泌。然而目前还不清楚，在青春期前如何减少 GABA 抑制作用以及 GABA 信号又时如何与 GnRH 脉冲发生器相互作用的。

其他参与调控青春期 GnRH 脉冲发生器活动复苏的跨突触信号包括谷氨酸和神经肽 Y（NPY）。谷氨酸在大脑中是主要的兴奋性神经递质，与 GABA 相反，在青春期时雌猴下丘脑释放的谷氨酸增加，正如在这一章前面所讨论的，在青少年猴中反复激活谷氨酸受体将迅速导致早熟性性功能初见的开始。神经肽 Y（NPY）神经元能够在弓状核中发现，在雄性恒河猴中，从出生到青春期下丘脑 NPY 基因表达与 GnRH 脉冲发生器活动的"up-down-up"模式呈负相关。NPY 受体是抑制性 G 蛋白受体，它们的激活会导致超极化，抑制神经活动。

虽然在经典理论中神经胶质细胞在中枢神经系统（CNS）中常常被视为只是一个"配角"，但现代的观点认为这些非神经元细胞在大脑中发挥着重要的功能作用。此外，在下丘脑中，星形神经胶质分泌的转化生长因子-α（TGF-α）被认为能够在青春期为 GnRH 神经网络提供刺激新输入信号。

正如在这一章前面所讨论的，在试图阐明出生后决定 GnRH 脉冲生成模式神经机制时，研究人员往往集中在确定他们"最感兴趣的"一个信号通路上。然而最近，系统生物学已经应用到这个问题上。随着这个现代方法的使用，全基因探索结合计算（信息）生物学来识别下丘脑基因中与 GnRH 脉冲发生器活动变化相关的功能相关网络。到目前为止，已经进行的研究并未考虑这些基因表达和基因调控网络的细胞的表型。因此，有学者提出，一个编码一群转录因子的基因网络其发展变化，从分子层面来说，位于 KISS1 基因的上游，因此可能在功能层面位于 GnRH 脉冲生成的上游。有人认为这样的一种基因调控网络，作为一个管理层调控的青春期 GnRH 释放的复苏以及青春期的时机。因此，这样的基因网络被进一步认为在缺乏外周信号的情况下发挥作用，从概念上讲它们在系统层面上可能被认为是组成了一个青春期的时钟（在本章稍后讨论）。在即将来临的信息告诉我们"调控"基因网络是否表达在 KNDy 神经元或下丘脑中其他细胞或两者都有之前，我们很难将现代的与那些从更传统的方法衍化来的想法整合。

然而，有趣的是，其中一个转录调控基因，在青春期Ⅰ期增强（EAP1），通过经典的研究方式发现，在猴的弓状核 kisspeptin 神经元中有表达。此外，在青春期雌猴的下丘脑其表达增加，使用慢病毒的方法敲除 EAP1 将会中断成年女性月经的周期性。另外 EAP1 基因的上游的一个单核苷酸多态性（SNP）与猴的月经周期不规则的有关。

无论神经生物学制动的组成是什么，它设定了从出生到青春期的 GnRH 脉冲性释放的 up-down-up 模式，预期其应用和撤退与下丘脑神经元和神经胶质电路参与的相应结构重建有关。在这方面，出生后大脑中的下丘脑保留其可塑性，正如聚唾液酸-NCAM 的表达所反映的。

（五）性功能初见的时机的生理控制系统的假设

在过去的几十年间，决定青春期时机的生理控制系统一直吸引着相关研究人员，但关于这个人类发育过程中基本事件的调控在很大程度上仍是一个谜。然而，其中两种可能存在的基本模式已经被提出了。在第一种模式中，人体成熟过程达到一种特定状态时，将发出唤醒 GnRH 脉冲发生器的信号。根据这一假说，大脑通过中枢神经系统内体测量计来接收这些信息。在第二模式中，青春期的时钟（推测位于中枢神经系统中）产生了这些信号。

在体测量计的假说下，实现一个特定的体脂含量一直被认为是性功能初见启动的必要条件。瘦素及其受体的发现重燃了人们对这个假说的兴趣。瘦素，由 leptin（LEP）基因编码，主要是由脂肪细胞分泌，通过为下丘脑提供体脂含量和能量状态信息来调节摄食行为和体重。瘦素受体是单跨膜结构域受体，它介导了瘦素的功能。目前已发现 6 种瘦素受体的亚型；它们都是由位于染色体 1p31.3 位置上的 LEPR 基因的选择性剪切体所编码的产物。

通常认为女性血浆瘦素水平在乳腺Ⅰ～Ⅴ期逐步增加，男性血浆瘦素水平在青春期早期也会增加，在 10～12 岁达到峰值水平，但随后随着血液中睾酮水平升高到成人的范围而逐渐下降。循环中可溶性瘦素受体的浓度在儿童时期逐渐减少直到 11 岁左右，表明具有生物活性的瘦素在青春期早期的增加可能大于总瘦素浓度反映出来的。

由于 LEP 或者 LEPR 基因功能缺失性突变而导致的瘦素传递信号突变的个体不能进行青春期相关发育。LEPR 基因突变的表型包括病态肥胖，饮食行为异常，以及缺乏自发的青春期发育。在过去的 15 年里，已经有一些由 LEP 基因突变导致瘦素缺乏症的患者接受了瘦素替代治疗。当在青春期适合年龄实施替代治疗时，瘦素能够促进青春期发育。重要的是，没有证据表明应使用替代治疗的儿童会出现青春期早熟中。此外，GnRH 依赖性青春期早熟儿童中，瘦素浓度与体重质指数相关，而与青春期的状态无关。这些发现提供的令人信服的证据表明了瘦素的作用，尽管瘦素对于青春期启动是必需的，但瘦素浓度的要求是较为宽松的。瘦素发挥作用可能只需要血循环中存在低水平的脂肪细胞激素，因为在各种脂肪代谢障碍男性和女性受试者中青春期发育都是正常的，除了较低浓度的瘦素外。

瘦素启动青春期的下丘脑作用靶在现代科学仍然吸引着人们极大关注。虽然普遍认为，GnRH 神经元不表达 LEPR，但在啮齿类动物和羊 KNDy 神经元研究所获得的数据并不一致，瘦素的作用位点可能位于 GnRH 脉冲发生器的上游。

值得注意的是，尽管超重女生倾向于"成熟"更早，但最近报道睡眠相关的 LH 分泌增加，以及因此推测的 GnRH 脉冲发生器活动增加在健康肥胖的初潮前女性相对减少。

目前已经提出其他躯体因素也可作为体测量计的信号。这个假设认为相应的信号可以来源于骨骼，它是基于在那些成熟加速或延迟的儿童中发现月经初潮和睾丸增大与骨龄间的相关性要强于与实际年龄的相关性。骨骼年龄，也被称为"骨龄"，是一种生物学上成熟的替代标志，通过将左手放射影像与从不同性别不同年龄获得的标准进行比较可以测得。当评估骨骼成熟度时要注意以下几个相关的问题。骨骼成熟度在不同的部位可能有所不同，如手、手肘、膝盖等部位；腕骨、桡骨远端、远端尺骨骨骺成熟度常落后于掌骨和趾骨。然而，骨龄和性功能初见启动之间的关系在生长异常的人群中依然存在。在原发性生长延缓和真性生长激素（GH）单一缺乏症的儿童中，性功能初见发生的实际年龄较晚，但相应的骨骼年龄正常。另一方面，骨骼成熟提前时，如先天性肾上腺增生（CAH）或家族性睾丸中毒症，可能发生继发性GnRH依赖的青春期早熟。尽管骨骼合成的蛋白质能够进入血管腔隙，骨钙素和其他骨蛋白质是否能够具有调节GnRH脉冲发生器的活动，尚不清楚。

在儿童时期GH的分泌相对稳定，但在性功能初见起始以及血液循环中性类固醇类激素水平升高时，男性和女性的GH释放会增加3倍。青春期GH分泌的增加与循环中胰岛素样生长因子-1（IGF-I）、雌激素和雄激素浓度的增加共同促进了青春期的迅速成长。性功能初见起始时GH分泌的增加并不是持续性的；青春期晚期，GH水平开始下降。因为GH和IGF-I的增加似乎是对性功能初见的起始的反应，尤其是对这个时期性腺激素增加的反应，因此GH和IGF-I都不能代表GnRH释放复苏的信号。

在性功能初见时，胰岛素抵抗会增加。与青春期前的儿童和成年人相比，这种胰岛素抵抗在Tanner 2期和3期的儿童最明显。胰岛素抵抗的表现似乎仅限于对糖代谢的影响，并与代偿性高胰岛素血症有关。一个使用正常血糖-高血胰岛素钳夹技术结合底物利用率的纵向研究发现，青春期与胰岛素敏感性下降、胰岛素分泌增加、全身脂解作用增加、葡萄糖氧化减少以及IGF-1浓度增加有关。一个对健康儿童的纵向前瞻性群组研究发现，胰岛素敏感性降低早于青春期的身体特征出现。在青春期胰岛素抑制肝糖原产生的能力仍然保留着，表明胰岛素敏感性降低仅限于外周葡萄糖的摄取。虽然横断面研究表明，胰岛素抵抗的程度与身体质量指数［BMI；体重/身高^2（kg/m^2）］、性别和种族背景有关，但在长期的纵向研究中并不支持这种关联。青春期IGF-1的浓度被报道能够反映胰岛素敏感性。24h平均血清GH和IGF-I浓度与胰岛素抵抗的程度呈正相关。青春期胰岛素敏感性的变化可能部分是由GH和IGF-I浓度增加所介导。然而，尽管人们普遍认为性腺类固醇增加能够在青春期激活GH/IGF1轴（在前面的章节讨论过），但睾酮或雌二醇和胰岛素抵抗之间是否存在因果关系尚未证实。

使用胰岛素增敏剂二甲双胍治疗肾上腺功能初现早现和骨骼成熟提前的非肥胖型加泰罗尼亚女孩，可以延迟乳房发育和月经初潮。此外，在这个相对封闭的同源少数民族人群，使用二甲双胍治疗3年能够放缓那些具有青春期提前以及成年身高较矮风险的低出生体重女孩的青春期发育节奏。综上所述，胰岛素敏感性下降可能是调控性功能初见启动的一个元件。

胃生长激素释放激素（Ghrelin）是一个小肽，主要由胃分泌，在循环中有两种形式。其中乙酰化是具有活性的形式，能够促进GH分泌。循环中的胃生长激素释放激素在空腹胃浓度较高，摄入食物后浓度降低，这表明胃生长激素释放激素能够标志能量不足的状态和调节食欲和糖代谢。胃生长激素释放激素浓度在出生后的两年内达到峰值，青春期时减少。胃生长激素释放激素的受体、GH促分泌素受体-1a（GHSR-1a）在人类下丘脑、垂体、睾丸和卵巢都有表达。

胃生长激素释放激素和瘦素似乎在调节能量稳态时作用是相反的，对下丘脑-垂体-性腺轴起相反的作用。抵抗素和脂联素是最近发现的由脂肪细胞分泌的两种激素，它们可以提供代谢和营养状况的信息。但是假如它们各自对性功能初见和肾上腺功能出现有作用的话，目前仍不清楚。

（六）肾上腺功能初现的激活和时机

脱氢表雄酮（DHEA）、硫酸脱氢表雄酮（DHEAS）以及雄烯二酮分泌增加和肾上腺皮质网状带的发育是肾上腺功能初现的特点。脱氢表雄酮和硫酸脱氢表雄酮是不具有生物活性的雄激素；它们是活性更强的性类固醇激素的前体。在出生之前，胎儿肾上腺的皮质区域产生大量的DHEAS，它们作为胎盘雌激素合成的前体。随着出生后退化，DHEAS含量持续很低，直到6～7岁时它们开始增加。这个DHEAS分泌的增加是最早的肾上腺功能初现时激素分泌的表现；它不与垂体ACTH分泌或皮质醇分泌的变化相关。

肾上腺功能初现的启动与17,20-裂解酶活性增强以及3β-羟甾脱氢酶活性降低有关。数据显示，肾上腺功能初现时，细胞色素 b5（CYB5A），DHEA 磺基转移酶（SULT2A1）和 3β-羟甾脱氢酶（HSD3B2）表达的变化在 DHEA 和 DHEAS 产生中发挥重要作用。从组织学来看，肾上腺皮质网状带的增厚和 DHEA 浓度的增加同时发生。在使用更敏感的方法如尿 GCMS 法时，研究结果表明，DHEA 及其代谢产物的浓度从 3～4 岁显示出持续上升趋势。这些数据与传统概念相矛盾，提示肾上腺功能初现是一个渐进的过程，并早于之前所认为的时间。DHEAS 浓度持续增加，在 20～25 岁时达到峰值，随后逐渐下降。尽管研究结果不一致，临床研究显示，胰岛素、IGF-I 和 GH 浓度均影响肾上腺功能初现的时机、启动和进展。比较青春期前 IGF-I 水平发现，非裔美籍儿童的 IGF-I 水平较高。这些种族差异是否会导致非裔美籍女童肾上腺功能初现较早或过早阴毛出现的发病率增加，目前尚未清楚。临床观察指出，肾上腺功能初现与体型以及肥胖之间的关系并不一致；其中一项纵向研究表明，DHEAS 浓度增加与体重指数的最大增加相一致，而另一个纵向研究发现 DHEAS 与体重、BMI、体表面积之间没有联系。

尽管有许多假说，肾上腺功能初现主要信号还有待阐明。下丘脑释放因子，例如促肾上腺皮质激素释放激素（CRH）和抗利尿激素，在管理下丘脑-垂体-肾上腺轴功能时起了重要作用。然而，与下丘脑 GnRH 在性功能初见的作用相比，CRH 和抗利尿激素并没有触发肾上腺功能初现的启动。目前还没有分离到具体的垂体肾上腺雄激素刺激因子。

此外，肾上腺功能初现不依赖下丘脑-垂体-性腺轴的发育变化。例如，性腺发育不全的儿童依然有正常的肾上腺功能初现和阴毛初现，反之在原发性肾上腺功能不全的儿童也可能出现正常的性功能初现。然而，尽管长期以来人们认为性功能初见与肾上腺功能初现是相对独立的事件，最近的数据提示肾上腺雄激素可能会影响青春期的时机。具体地来说，使用较为精确的方法来检测时，得到的数据表明，显示青春期前尿雄激素排泄增多与乳房发育的提前以及阴茎增长有关，同时青春期生长突增的时间也会缩短。

（七）遗传学和青春期基因

我们观察到：①单卵双胎与双卵双胎相比，躯体发育成熟和进入青春期发育阶段的相关性，在前者具有更强的时间相关性；②母亲和女儿月经初潮的年龄是相关的；③在具有原发性青春期延迟（在本章稍后讨论）的孩子的父母往往也能回忆起他们自己月经初潮和青春期发育时间相比对照组孩子的父母来说要晚；④女孩性功能初见的早现可能是家族性的常染色体显性遗传；⑤不同种族人群的月经初潮年龄各不相同，提示遗传因素对青春期启动时间的主要作用。然而，尚不清楚遗传因素是否直接决定了青春期 GnRH 释放复苏的时机（也许存在一个类似保持昼夜节奏那样的生物钟基因网络）或者只是青春期机制表达所需要的简单的控制允许因子。

我们建议"青春期"基因这个术语应该被限制在用于描述那些参与决定肾上腺功能初现或性功能初见时机的基因。对于性功能初见，这些基因将通过调节青少年下丘脑 GnRH 脉冲发生器的神经生物学的制动应用和撤退的时间，来确定青春期脉冲性 GnRH 释放的复苏时间。青春期基因在调节脉冲性 GnRH 释放的复苏时机时，不仅在青春期触发了下丘脑信号，也可能通过在青春期前确定脉冲性 GnRH 释放的制动作用持续时间或在婴儿期"关掉"GnRH 脉冲发生器。对于肾上腺功能初现而言，发育过程中肾上腺雄激素分泌的升高，可能由那些能够增强网状带活动从而提高肾上腺类固醇生成的基因所调控。

尽管我们对遗传因素引起青春期发育的遗传紊乱了解越来越多，但那些能够决定脉冲性 GnRH 释放复苏时机（因此确定性功能初见的年龄）和发育过程中肾上腺雄激素分泌的升高时机从而决定阴毛初现年龄的青春期基因尚未确定。相关性研究显示这几个基因（*GNRH1*，*GNRHR*，*KISS1R*，*LEP*，*LEPR*，*FGFR1*，*KAL1*，*PROK2*，和 *PROKR2*）的常见变异和月经初潮的年龄间没有明显的关联。因此，这些基因并不是负责触发青春期 GnRH 脉冲性释放复苏主控基因，而是发育各个阶段 GnRH 释放的关键基因，因此，不符合青春期基因的标准。全基因组关联（GWA）分析可以不用预先假设相关的特定候选基因，但这些方法在很大程度上是不成功的。两个位于染色体 9 q31.2 或染色体 6 q21 位点明显与正常女性月经初潮的年龄有关。除了位于染色体 6q21 的 *LIN28B* 基因，Meta 分析还确定其他与月经初潮年龄有关的位点。

遗传信息也可以通过 DNA（CpG）甲基化、染色质包装以及小 RNA 或 miRNA 对转录产生影响。由于大多数常染色体基因来源于父母的等位基因，因此很多调控基因在基因组印记的影响下都存在亲源效应。环境因素如营养、激素和化学暴露和物理因素可以通过表观遗传修饰改变这些的基因表达。孕妇营养状况可以通过表观遗传学的机制影响胎儿基因表达，动物研究表明，这种效应可能会传递给后代。发育障碍，如普拉德－威利综合征时青春期的时机和节奏都发生了改变（在本章稍后讨论），与印迹基因的异常表达有关。这些发育障碍可能仅代表了表观遗传对决定或调节青春期时机的基因影响的"冰山一角"。

（八）调节青春期时机的因素

通常，大多数关于不同因素对青春期的启动和节奏的研究集中在各种参数对性功能初见的过程的影响。而对肾上腺功能初现的时机和进展则鲜有关注。此外，许多影响青春期启动和节奏的因素（如营养状况）在大多数成年人中也参与调节下丘脑 GnRH 脉冲发生器的活动。因此，青春期调节器不一定是启动这一发育过程调节机制的一个组成元件。相反，这些因子更有可能起到了允许作用，一旦 GnRH 脉冲分泌复苏信号已经激活，则允许青春期过程展开，尽管在某些情况下这种作用是强制的。

1. 营养和饮食 充足的能量存储是青春期迅速生长和获得生育力必不可少的条件。营养状态可以调节女性性功能初见的启动，这反映在营养不良的女孩会出现月经初潮推迟，并且月经初潮往往发生在一个特定的或"关键"的体重，而不是一个设定的年龄。肥胖与乳腺发育和月经初潮提前有关。此外，肾上腺功能初现的时机也可能受营养状况的影响。在雌性恒河猴中，高热量饮食与乳头体积提前增大、阴区皮肤肿胀、体重指数增加以及瘦素和 IGF-1 的水平增加相关的月经初潮有关。虽然营养不良在性功能初见的男孩中的影响受到的关注较少，但没有理由怀疑男性性腺轴在这方面没有受到影响。

瘦素和骨钙素似乎与一些组织沟通能量状态，包括脂肪组织、骨骼、中枢神经系统和性腺。骨钙素在其活性形式下能够促进胰岛素分泌，改善胰岛素敏感性，诱发 B 细胞的增殖，增加脂联素的分泌，减少脂类分解。在成骨细胞中，胰岛素信号能够增加骨形成、骨吸收和活性骨钙素的产生。与胰岛素作用相反，瘦素能够通过下丘脑间接减少骨形成。在英国的一项前瞻性队列研究发现，出生后第一年体重迅速增长与肥胖及较早的月经初潮有关。

已有研究报道，在营养良好的女孩中，性功能初见的时机和节奏方面的差异与种族或民族背景无关。研究人员认为，饮食习惯的不同可能与这种差异有关。摄入富含动物蛋白与月经初潮提前之间的关系，以及摄入富含蔬菜谷物和性功能初见延迟性或节奏变慢之间的微妙关系已经引起了人们的注意。在没有体重限制情况下进行中度到剧烈体育锻炼，对两性青春期时机和节奏性的影响似乎都微不足道。然而，在参与艰苦的体能训练的女孩中乳房发育、月经初潮和骨骼成熟可能会延迟。女性过度能量消耗和性功能初见延迟之间的关系在女芭蕾舞演员、长跑和花样滑冰选手中尤为明显，她们必须将体重限制在严格范围内。这些女孩存在继发于下丘脑性腺功能减退（HH）的闭经。在进行剧烈体育锻炼的青春期儿童中，抑制脉冲性 GnRH 释放的因素可能和营养不良带来的影响是类似的。年轻的女性舞蹈演员或运动员的生活常处于一个应激状态，因此，应激也可能是造成运动性性功能初见延迟一个潜在因素。因为杰出的表现往往需要某些特定生理和心理特点，当女孩决定参加这样一个高水平竞技时，自我选择会起到很大的作用。一项对年轻女性体操运动员和她们的父母的研究显示，她们的母亲的月经初潮年龄相对于久坐不动女孩的母亲要晚。因此，不能完全排除遗传因素对这一现象影响的可能性。很少有人研究体能训练对女性阴毛初现时间的影响，现有的资料存有争议。

尽管艰苦的体能训练与男性青春期发育之间的关系尚未引起足够的关注，但这种训练对男孩青春期发育过程的影响与女孩相比明要小。这可能在某种程度上与不同性别训练开始时的年龄以及训练强度有关。然而，像摔跤等运动，需要将体重控制与高强度运动和饮食限制结合，睾酮的分泌可能受到损害。

2. 环境干扰物 近年来，人们越来越关注环境荷尔蒙（EDCs）对青春期时机的影响。大多数 EDCs 具有雌激素或抗雄激素的活性。大多数是以混合物的形式，而不是单一成分存在。它们对两性的作用可能不相同。二噁英、多氯联苯（PCB）、多溴化联苯（PB）、丙二酚 A（BPA）、增塑剂（邻苯二甲酸盐）、杀虫剂、杀真菌剂（vinclozolin）和药物成分（己烯雌酚）都被认为是 EDCs。作为选择性雌激素受体调节剂（SERMS）的植物雌激素存在于大豆、亚麻籽、花生等蔬菜中。大多数是双酚化合物，结构特点与雌激素类固醇受体激动药和拮抗药相似。EDCs 可以影响外周生殖系统，如能够诱导乳房发育。这些化学物质也会发挥神经内分泌作用影响下丘脑和垂体功能。EDCs 可以通过激素受体和影响酶促过程发挥作用。进一步研究 EDCs，确定其作用机制和影响是非常有必要的。

3. 出生前的影响因素　出生前环境因素对出生后发育包括青春期的作用越来越得到人们认可。有宫内生长迟缓（IUGR）或小于胎龄儿（SGA）史的儿童在成年后产生胰岛素抵抗、高血压、糖尿病、代谢综合征、冠状动脉疾病的风险增加。出生后数年内体重增加较快增大了这些风险。有报道，曾为 SGA 的男孩和女孩肾上腺雄激素水平升高，有些孩子有肾上腺功能初现提早和肾上腺功能增强。一些肾上腺功能初现提前的女孩在青春期发生多囊卵巢综合征（PCOS）的风险增加，但不是所有女孩均是如此。尽管报道不尽一致，但大多数研究表明，出生时 SGA 的女孩月经初潮的时间与出生体重正常的女孩似乎没有明显差异。出生时 SGA 的男孩青春期出现的时机似乎是正常的，尽管有报道他们在成年后生育能力降低。

4. 发展中国家的儿童通过收养或移民到发达国家的影响　一些欧洲国家报道，早熟的性功能初见在来自亚洲和南美等发展中国家的领养儿童中有相当大的比例，尤其是女孩。这种早熟是由先于青春期身体变化的垂体 - 卵巢轴内分泌活动增加引起的，表明可能是中枢性的来源造成的。虽然最初认为，营养和社会条件的改善以某种方式导致这种现象，但早熟的原因似乎很复杂。性功能初见早熟还见于随父母移民的女孩，没有证据表明她们早年有生长缓慢和营养不良。而且，种族背景似乎与之没有关系。一项对比利时移民有性功能初现早熟的女孩的研究发现，她们的性腺发育早熟与既往暴露于有机氯农药有关。在西班牙的一项研究发现，收养女孩（国内和国际）的性功能初见早熟的相对危险度增加，而在移民女孩中并不存在。

5. 青春期紊乱　随着青春期疾病的病理生理学和分子水平病因的明确，用来描述青春期疾病的术语不断演变（表 18-2，表 18-3）。术语"中枢性青春期早熟"或 GnRH 依赖青春期早熟是指 GnRH 脉冲发生器活动复苏过早，我们称其 GnRH 依赖性性腺功能初见早熟。术语"部分性""不完全性""外周性""假性"和"非 GnRH 依赖性青春期早熟"用来描述其他病因引起的性早熟。我们称这些疾病为非 GnRH 依赖性青春期早熟。"同性"指患者性别型的性征发育。"异性"是指另一种性别的性征发育（如使在男性出现女性化肿瘤）。青春期延迟被分为低促性腺激素性（低促性腺激素浓度）和高促性腺激素性（促性腺激素浓度升高）。随着青春期发育过程的功能基因组学知识扩展，以及病理生理学分子遗传学机制研究的进展，青春期发育异常的病因分类将继续发展。

表 18-2　青春期早熟的病因

GnRH- 依赖性性腺功能常见

先天性：进展性、非进展性

先天性中枢神经系统病变：下丘脑错构瘤视隔发育不良、蛛网膜囊肿、蝶鞍上囊肿

KISS1R 激活性突变

获得性中枢神经系统疾病：炎症后，放射后损伤治疗、脓肿、脑积水、创伤、肿瘤

长期暴露于雄激素：先天性肾上腺皮质增生、家族男性特有型青春期早熟

其他情况：Williams-Beuren 综合征、X 母源单亲 14 号染色体二体、组织细胞增多症 X

非 GnRH 依赖性性功能初见早熟

McCune-Albright 综合征

男性女性化疾病、雌激素分泌性肿瘤、卵巢肿瘤

　　颗粒细胞、Peutz-Jeghers 综合征、性腺胚细胞瘤无性细胞瘤、上皮细胞肿瘤、裹膜瘤、膜细胞性、脂肪细胞性和肾上腺肿瘤

男性女性化疾病、与肿瘤无关的雌激素分泌过多：芳香化酶突变

单独的月经提前：雌激素分泌性囊肿、肿瘤、Mccune-Albright 综合征、原发性甲状腺功能减退

乳房发育提前：正常发育变异、Rub instein-Taybi 综合征、歌舞伎样化妆综合征

原发性甲状腺功能减退症

暴露于外源性类固醇或内分泌紊乱

先天性疾病

女性男性化疾病

先天性肾上腺增生症（21- 羟化酶缺乏、3β- 羟化类固醇脱氢酶缺乏、11β- 羟化酶缺陷

其他影响类固醇生成的疾病（氧化还原酶缺乏、肾上腺皮质酮还原酶严重缺乏、DHEA 巯基转移酶严重缺乏）

遗传性的糖皮质激素抵抗

家族性男性特有性青春期早熟（睾丸中毒症）

分泌雄激素的肿瘤（肾上腺性类固醇 - 分泌性肿瘤，如腺瘤和上皮源性恶性肿瘤：卵巢肿瘤，如卵巢睾丸母细胞瘤；睾丸间质细胞瘤）。分泌 hCG 的肿瘤（肝母细胞瘤 / 肝癌、无性细胞瘤、畸胎瘤、绒毛膜癌）

Cushing 综合征（Cushing 病伴有 ACTH 分泌增加，肾上腺疾病，CRH 或 ACTH 异位分泌）

表 18-3 青春期早熟相关的单基因病

基因	位点	表现型
GNAS1	20q13.2	McCune-Albright 综合征
STK11/LKB1	19p13.3	Peutz-Jeghers 综合征
CYP21A2	6p21	21-羟化酶缺陷导致的 CAH
HSD3B2	1p13.1	3β-羟甾脱氢酶缺乏导致的 CAH
CYP11B1	8q21	11β-羟化酶缺陷导致的 CAH
LHR	2p21	家族性男性限制性青春期早熟
CYP19A1	15q21.1	青春期早熟/男性乳房女性化
GRL	5q31	遗传性糖皮质激素抵抗
KISS1R	19p13.3	青春期早熟相关的激活性突变

CAH.(congenital adrenal hyperplasia), 先天性肾上腺皮质增生

三、青春期过早的相关疾病

（一）GnRH 依赖性青春期发育早熟

1. 进行性性功能初见早熟或中枢性青春期早熟 尽管这一疾病被称为 GnRH 依赖性青春期早熟或中枢性青春期早熟（central precocious puberty, CPP），但它代表由于下丘脑 GnRH 脉冲发生器活动过早复苏或抑制不完全引起的性腺功能初现早熟。女性发病多于男性，这种性别差异，可能与青春期前女性 GnRH 脉冲发生器的抑制比男性弱相关。其青春期发育顺序与正常青春期发育相同，包括在某些情况下肾上腺功能初现，但它出现比正常的发育年龄更早。

有价值的实验室检查包括 X 射线对骨骼成熟度（骨龄）的评估和血清促性腺激素、IGF-1 和性类固醇浓度测定。GnRH［Factrel 或 GnRH-R 受体激动药（GnRH-Ra）如亮丙瑞林］兴奋试验，对于确定青春期促性腺激素型反应为 LH 优势型有重要意义，因此，可以证实 GnRH 脉冲发生器活动增强。用第三代单克隆荧光分析法测定女性促性腺激素波动时，当 LH 基础值和 GnRH 刺激后水平分别超过 0.6 U/L 和 6.9 U/L 时，则诊断为 GnRH 依赖性性功能初现早熟的敏感度分别为 70% 和 92%。当比较 Architect 和 Delfia 这两种第三代 LH 检验时，评估性早熟的女孩的结果显示，LH 基础值在大多数情况下都能诊断 CPP。CPP 与健康的女性相比有其更高的 IGF-1，空腹胰岛素和口服葡萄糖刺激胰岛素浓度，在消除实际年龄、骨骼年龄和青春期的阶段的影响后这些差异仍然存在。在充分治疗后 IGF-1 浓度也不能减少到青春期前的水平。

由于患病儿童看起来比他们的实际年龄要大，父母和老师可能对他们心理发育和能力有过高的期望。然而，其认知能力和情感的发育与实际年龄相符。因此，这些天真的孩子受到性虐待的风险增加，受害女孩过早妊娠的危险增加。

尽管 GnRH 依赖性青春期早熟女性被认为是特发性的，但参与 GnRH 和促性腺激素分泌的基因的发现，使得人们能够识别特定基因突变的 CPP 患者。KISS1R 基因一个杂合的错义突变与一个女性青春期早熟有关。这种突变的作用机制可能与受体退化延迟使作用延长有关。

磁共振成像（MRI）和计算机断层（CT）成像有助于识别解剖病变如下丘脑错构瘤。下丘脑错构瘤是先天畸形，通常由位于第三脑室底部或附属于灰结节的一种异向神经组织块组成，是性功能初见早熟的一个的常见病因。肿瘤可分为下丘脑周围型，附属于第三脑室底部或悬吊其下；或下丘脑内型，肿块被下丘脑包裹，使第三脑室变形。该病变不随时间而生长，也不会转移。最终的性早熟或血循环缺乏肿瘤标志物如 β-hCG 和甲胎蛋白，提示错构瘤的存在。虽然在下丘脑错构瘤患者中，癫病性或发作性大笑可伴发于青春期发育，但多数患者并不表现神经症状。

通常下丘脑错构瘤是散发的，但在下丘脑错构胚细胞瘤综合征（Pallister-Hall 综合征）中是特征性的出现。Pallister-Hall 综合征是一种常染色体显性遗传疾病，与位于染色体 7p13 GLI3 基因突变有关。其他特征还包括垂体异常、垂体功能减退、肛门闭锁、多指畸形。

在 CT 或 MRI 显像中，错构瘤表现为等密度异常膨大。MRI 成像优于 CT，但使用对比材料并不使病变增强。下丘脑错构瘤组织的组织学检查显示对 GnRH 和星形胶质细胞产生的因子如 TGFα 等有免疫反应性。有两种潜在机制相关的假说，一种认为组织中 GnRH 分泌的增加，解除了青春期前 GnRH 释放制动的抑制的。另一种假说认为，一些如 TGFα，对下丘脑正常分布 GnRH 神经元产生一个异位驱动。与青春期早熟相关的下丘脑错构瘤往往更大，与那些未发生青春期早熟的相比更有可能和漏斗或灰结节相连。青春期早熟相关下丘脑错构瘤

的基因表达谱分析，可能在基因、蛋白质、调节通路水平上提供青春期时机有关线索。

除了下丘脑错构瘤外，视神经胶质瘤、蝶鞍上囊肿、蛛网膜囊肿、既往颅内创伤、静止性脑病、中枢神经系统感染、中枢神经系统辐射、脑积水、脑脊膜脊髓膨出、神经发育障碍也可能与进行性的性功能初现早熟有关。若下丘脑-垂体功能紊乱，青春期早熟的内分泌症状可能会先于神经症状出现。有3个与女性中枢神经系统病变相关的预测性指标：①年龄<6岁；②缺乏阴毛；③雌二醇浓度>110 pmol/L。中枢神经系统病变的类型影响GnRH依赖性的青春期早熟的出现，可能由于引起青春期的机制不同和与CNS初始病变或其相关治疗引起下丘脑-垂体功能缺陷。视神经胶质瘤与1型神经纤维瘤病（NF1）相关，这是一种常染色体显性遗传病，其诊断是根据以下临床特征，包括：色素沉着斑的大小和数量，巨颅畸形以及疾病的家族史。其作用机制被认为是一种质量效应。松果体肿瘤可以引起青春期早熟，这是由于肿瘤导致了脑积水或生殖细胞肿瘤。CNS放射用于治疗颅内肿瘤或预防性地用于治疗恶性肿瘤，可诱发性功能初见早熟，可能是由于星形胶质细胞对TGFα产生增加的反应。儿童癌症研究小组指出，在4岁前越小的年纪接受越高的辐射剂量时，引起月经初潮过早的风险将大大增加。在这种情况下，重点要注意，性功能初见早熟时由于身体迅速生长GH的缺乏可能会被掩盖。

GnRH依赖性性功能初见早熟在Williams-Beuren综合征、组织细胞增生症X和14号染色体母源单亲二体中已有报道。一个位于染色体14q32位置的印记化结构域似乎与母源单亲二体的表型有关。除了青春期早熟，其他的临床特征包括产前及产后生长迟缓、发育迟缓、肌张力减退、关节松弛。染色体这个区域的父源等位基因的缺失和印记缺陷会导致类似的表型。与进行性性腺功能初现早熟有关的其他情况包括男性化失调的儿童（如CAH）和家族性男性限制性青春期早熟（睾丸毒症），这些患者骨骼成熟通常是显著提前的。在这种情况下，性功能初见早熟被认为是继发于男性化失调，但GnRH脉冲发生器的提前激活的机制尚不清楚。

对进行性的性功能初见早熟儿童的治疗，选择GnRH受体激动药（GnRH-Ra）。在同时存在GH缺乏的情况下，联合应用重组人类GH治疗可能对保持其身高的增长潜能有效。GnRH-Ras是天然的GnRH十肽修饰物，抗降解增强，对GnRH受体亲和力增强。因此，垂体接受持续性GnRH刺激，可导致GnRH-R功能下调以及促性腺激素分泌的减少。GnRH-Ras有每日肌内注射的制剂和每28天给药的长效制剂。长效制剂醋酸亮丙瑞林通常在美国使用，推荐剂量每28天给予0.3 mg/kg。另一个GnRH受体激动药（组氨瑞林）被制成了皮下植入的凝胶，通过手术插入到上臂内侧。在1年的时间里，植入的50 mg组氨瑞林逐渐扩散。研究表明，GnRH-Ras具有良好的促性腺激素抑制作用。当怀疑患者功能障碍可能是进行性时，在治疗前应进行连续性评估，检测青春期发育节奏持续加速，包括骨骼成熟度的测定（由此引起的身高潜在的降低）。这种策略是必要的，因为非进行性青春期早熟的儿童并不从治疗中受益。治疗的主要目标是避免青春期发育进一步发展，直到与其实际年龄相符，从而使其身高发育正常。

临床上，在开始治疗3个月内性腺发育早熟的进展明显受到抑制，但并不能使肾上腺功能初现早熟表现复原或停止，而且可能还会继续进展。在治疗后女性的胸部通常会缩小，但不可能完全回归到原来的水平。在治疗的第1个月，阴道出血会继发于雌激素撤退，同时还可能出现痤疮。以后应该不会发生进一步阴道出血，即使在开始治疗前已经月经初潮。治疗后卵巢和子宫的缩小。男孩的睾丸体积缩小。线性增长速度和骨密度增长率降低。对性腺功能初见早熟儿童的纵向队列研究发现，在开始治疗时腰椎骨密度和BMI标准差增大。在停止治疗两年后，这些儿童的骨量、骨改建及体脂肪含量百分比均正常，这表明峰值骨量将会正常。

判断治疗是否充分应根据达到青春期前血清雌二醇/睾酮浓度的比值和青春期前促性腺激素对GnRH刺激的反应。证实治疗有效的监测包括：定期询问病史、骨龄X射线和体格检查，确定其身高、体重和青春期的发展阶段。此外，还应定期进行GnRH兴奋试验（3～12个月）以了解促性腺激素抑制状态。这些监测是必要的，因为尽管性腺功能初见早熟的临床症状被抑制，但骨骼成熟仍在继续，尿促性腺激素测定用于评价治疗有效性的灵敏度不足。

GnRH-Ra的治疗时间应该个体化，应基于实际年龄、骨骼成熟度、预估的成年身高和恢复青春期的心理准备来决定是否终止治疗。女孩通常在停止

GnRH-Ra 治疗 9~15 个月后出现月经来潮，那些在治疗前已有初潮的女孩其月经来潮会更早些。研究显示，最终身高会高于最初预期的身高，但仍低于基于父母的预测身高。迅速发展的青春期发育，骨骼成熟提前、预计不能达到成年人身高以及心理社会因素，都需要在调整治疗时加以考虑。

在治疗的不良反应中，父母可能注意到，孩子在 GnRH-Ra 注射之前即刻有情绪不稳定和喜怒无常的表现。可能发生局部或全身性的变态反应或无菌性脓肿，但并不常见。有些儿童体重增加与线性生长不成比例。常由于依从性差而导致治疗间断，可能有促性腺激素和性腺激素分泌增加的不利影响，导致骨骼进行性提前成熟而最终不能达到成年人身高。

GnRH-Ras 治疗的应用已经有了长期经验（超过 20 年）。在这些患者中可以观察到怀孕与正常后代的分娩。虽然没有发现 GnRH-Ras 治疗对生育力存在严重的不利影响，但在有些女孩发生 PCOS 的风险似乎增加了。

2. 非进行性性腺功能初见早熟 由于下丘脑 GnRH 脉冲发生器激活提前但是为间歇性或暂时性，因此有些儿童表现为一种非进行性的性功能初见早熟或缓慢进展型。后一种情况下，促性腺激素基础值和经 GnRH 刺激后促性腺激素的反应可能和实际年龄相符，但与那些在进行性性功能初见早熟的儿童观察到的测定值有交叉。因为青春期发育的体征并不总是与 GnRH 刺激引起促性腺激素反应的程度相关，所以仅根据体征发现无法区分进行性和非进行性的性功能初见早熟。总之，这种非进行性的早熟的儿童对 GnRH 的刺激没有青春期型反应的证据，没有潜在的身高损失，通常不受益于 GnRH-Ra 治疗。

（二）非 GnRH 依赖性青春期早熟

青春期发育早熟的可能独立于 GnRH 脉冲性分泌发生。在这种外周性青春期早熟情况下的，性腺或肾上腺激素异常分泌或暴露于外源性类固醇激素可诱导青春期体征表现。在大多数情况下，这种青春期发育是不完全的，并不具有生育能力。

1. McCune-Albright 综合征（MAS） 典型临床三联症为：青春期发育早熟、咖啡斑和骨纤维发育不良。皮肤咖啡斑病变一般较大，不超过中线，边缘不规则如缅因州海岸般，但是有时也会发生与经典特征不一样的情况。青春期发育早熟并非发生在所有情况下，但女性似乎比男性更普遍。该疾病是由于与膜结合糖蛋白激素受体偶联的 Gsα 组分激活所致，它与内分泌腺体的自主功能有关。这一综合征是由于合子后体细胞 GNAS1 基因突变；Arg201His 和 Arg201Cys 的错义突变最为常见。其他部分或非典型突变形式也慢慢被人们所认知；在通过对 113 名具有 1~3 项 MAS 的典型特征的儿童中受累组织如卵巢、骨、肾上腺组织等进行了分析后，这项基于 PCR 的基因突变分析在 90% 的儿童中发现了第 201 密码子的一个错义突变。这些 Gsα 基因获得功能性突变导致促性腺激素受体激活，进而分别引起女性卵巢雌激素分泌增多和男性睾酮分泌增加。

伴或不伴乳腺发育的阴道出血，是 MAS 女性典型青春期前表现。阴道出血是由于卵巢囊肿分泌的雌激素撤退所致。雌激素浓度升高和骨盆超声可以证实单侧卵巢囊肿。卵巢囊肿的反复发作和阴道出血的频率是可变的。因为青春期发育早熟是 GnRH 依赖性的，所以 GnRH-Ra 治疗是无效的。芳香化酶抑制药、雌激素受体调节药和醋酸甲羟孕酮治疗有效。阿那曲唑治疗虽然安全，但使用 1 年后仍不能终止 MAS 女性阴道出血或减慢骨骼成熟度和线性生长的速率，这表明芳香化酶抑制药可能对这种形式性早熟治疗不是有效的。来曲唑是另一种芳香化酶抑制药，虽然有一些效果，但在会引起女性卵巢扭转。他莫昔芬是一个部分雌激素拮抗药，对治疗有所帮助。氟维司群是一种完全性雌性激素阻滞药，使用的初步结果显示能够减少阴道出血和减缓骨质成熟。一项结局研究显示，在受累的成年女性性腺功能不一，有些女性具有规律的月经和生育力；而其他一些人有持续性自主的性腺功能，她们的月经周期不规则而且可能不育。

在患有 MAS 的男性中，青春期早熟较为少见。在一项 54 位男性 MAS 患者参加的队列研究中，出现了 11 例（21%）青春期早熟，1 例睾丸母细胞癌，大约 80% 患者出现了性腺功能损害。在体检中可能发现巨睾。超声波表现可以包括巨睾、高回声病变、低回声病变、睾丸微石症。青春期后男性可以发生睾丸间质细胞增生，但在男孩是比较罕见的。AR 阻断药、芳香化酶抑制药和性类固醇合成阻滞药已经被用来治疗性早熟。MAS 相关性睾丸病变的非手术治疗已经被批准了，它强调对残存的睾丸进行连续成像观察。

典型的骨病变为多骨性纤维性结构不良。病变往往不对称，可以累及任何骨，包括头骨。骨骼病变通常在10岁时较为明显。骨囊性病变会导致病理性骨折和畸形，可形成假关节。病变累及颅骨时，成骨细胞的前体细胞增殖过度病变侵犯颅骨孔，可导致脑神经受压，引起失明、耳聋、面部不对称或上睑下垂。特殊的组织病理学改变取决于骨组织的解剖位置：躯干骨、四肢骨、颅骨或颌骨，而不仅存在单一的骨骼异常改变。在X线下可以发现骨病变前通过骨扫描可以发现明显的病变。当血清骨钙素和碱性磷酸酶浓度升高，以及尿羟脯氨酸浓度升高，提示有高代谢性骨病。短期研究显示，双膦酸盐类药物治疗可能对骨病变有益。在一项小型研究中发现，在放射和闪烁显像骨损伤没有明显变化的情况下，治疗后骨痛减轻了。然而，在其他接受帕米膦酸钠治疗的患者中，他们的骨密度增加，并有骨愈合的影像学证据。

低磷性佝偻病可继发于骨病变时成纤维细胞生长因子23（FGF23）产生增加，疾病活动程度与FGF23浓度呈正相关。低磷酸盐血的治疗包括补充磷酸盐和维生素D。该病的其他内分泌症状包括结节性甲状腺增生与甲状腺功能亢进、巨人症相关的多发性垂体腺瘤、肢端肥大症、高泌乳素血症、甲状旁腺腺瘤或增生的甲状旁腺功能亢进。库欣综合征是极其罕见的，主要发生在婴儿期。

2. 女性化疾病

（1）分泌雌激素的肿瘤：分泌雌激素的肿瘤是青春期早熟或发育异常一种罕见的原因。肿瘤的类型包括：颗细胞、性腺间质细胞瘤和卵泡膜细胞。大多数青少年颗粒细胞肿瘤可以通过双合诊触及。雌激素水平可显著升高，在血液循环中可检测到有肿瘤标志物如甲胎蛋白和人绒毛膜促性腺激素（hCG）。罕见情况下，条索状性腺中的性腺母细胞瘤、脂质瘤和卵巢癌可以分泌雌激素、雄激素或两者兼有。血清抑制素和抗苗勒管激素（AMH）浓度升高，以及发现肿瘤中有 AMH 免疫反应性，提示肿瘤细胞为颗粒或睾丸间质细胞来源。*FOXL2*，*SOX9* 以及其他特定基因的表达可以帮助区分性腺母细胞瘤和小管内生殖细胞瘤；性腺母细胞瘤表达 *FOXL2* 基因提示存在颗粒细胞来源的肿瘤细胞。如果一开始这些肿瘤标志物是阳性的，那这些标志物可以识别肿瘤的复发。

Peutz-Jeghers 综合征（PJS）是一种以皮肤黏膜色素沉着和胃肠道息肉病为特征的常染色体显性疾病，性索肿瘤伴环状小管在这种患者中常见。这些肿瘤为多病灶并为双侧性，可以分化成颗粒细胞或睾丸支持细胞瘤，伴有分泌雌激素的潜能。因此，男性可能会出现男性乳房女性化。尽管颗粒细胞或睾丸支持细胞瘤通常是良性的，但二者均有可能发生恶变。受累患者患结肠癌、胃癌、小肠癌、乳腺癌以及胰腺癌的风险增加。睾丸支持细胞肿瘤被发现与 PJS 和 Carney 综合征（CNC）有关。PJS 与 *STK11/LKB1* 基因突变有关，它可以编码表达一种苏氨酸蛋白激酶。CNC 常与蛋白激酶突变有关，*PRKAR1A* 是一个 c-AMP 依赖性 I 类调控基因，编码产生蛋白激酶 A 的 I 类调控亚单位。在男性中，肾上腺、睾丸或肝细胞肿瘤可以表达芳香化酶，导致雌二醇和雌酮的分泌。除青春发育中期（约在 3 级）以外的阶段内，若出现过度的、长时间和明显的男性乳房女性化时，则需要进一步检查。这些检查应该包括睾酮、雌二醇、hCG，LH，FSH，促甲状腺激素（TSH）和 DHEAS 水平的测定。除肿瘤以外，男性乳房女性化的鉴别诊断包括：Klinefelter 综合征、睾丸激素生物合成功能受损、雄激素不敏感和高泌乳素血症。

（2）与肿瘤无关的雌激素分泌：在同一个家庭中，常染色体显性家族性男性乳房女性化是由于芳香化酶基因的转录异常所致；女性患者表现为非 GnRH 依赖性青春期早熟。在常染色体显性的芳香化酶过度综合征患者中，男性常出现全身性的雌激素水平高、身材矮小、青春期前的男性乳房女性化和睾丸衰竭；女性常出现乳房发育过早、巨乳症、子宫病变。芳香化酶基因的启动子区域的小染色体序列调整似乎与启动子活动增加有关，导致芳香化酶活性增加。新的隐秘的缺失和复制的突变也逐渐被人们所确定；突变后在功能障碍表型严重程度，主要是由 *CYP19A1* 基因的组织表达模式所决定。

（3）单独的初潮提前：是指阴道出血出现过早缺乏其他青春期征象。出血的时间通常是几天。最常见的内分泌原因是一种雌激素分泌的卵巢囊肿的自然消退。由于在检查时卵巢囊肿常常已经消退，因此，超声检查常不能发现异常。在大多数情况下是自限性的，可自然缓解，与正常青春期发育有关。单独的初潮提前是一种散发事件，通常仅发生 1 次，这与其源于分泌雌激素的卵巢囊肿有关。然而，这种囊肿和阴道出血可能复发。女婴出生后第 1 周内由于雌激素撤退引起血性阴道分泌物是生理性表现。

肿瘤或创伤通常不会引起周期性阴道出血。单独的阴道出血的其他主要的鉴别诊断还有：性虐待、阴道异物、阴道感染、MAS及原发性甲状腺功能减退。肿瘤如横纹肌肉瘤和间质硬化瘤可以出现单独的阴道出血。

（4）乳腺发育提前：乳腺发育提前是指仅有乳腺发育而没有其他发育期成熟的征象。典型表现是，9～18个月的年龄时，由父母或儿科医师发现有单侧或双侧乳腺发育。没有明显的乳头发育或色素沉着，阴道黏膜粉色并且有光泽。

乳腺超声检查有帮助区分乳腺与囊肿、纤维肿瘤、纤维瘤及其他不常见的病变，但通常是不需要进行此项检查。盆腔超声检查可能发现双侧卵巢滤囊肿数量增加。使用重组细胞生物测定法，其检测敏感性增加，发现在乳腺提前发育的女孩中雌二醇浓度高于健康对照组。然而，在这类患者中雌二醇水平仍然较低，低于大多数放射免疫检定法能够检测到的最低水平。FSH水平随年龄增长而升高，但LH水平和GnRH刺激后的反应是青春期前的状态。没有发生线性生长或骨骼加速成熟，随着时间的推移，乳腺发育通常自发退化。尽管2岁之前的乳腺提前发育通常是短暂的，但如果生长加速或者LH基础水平＞0.3 U/L时则需要进一步观察。在大多数情况下，青春期启动、成年身高和成年生育力都是正常的。乳腺发育提前通常被认为是一个正常的变异。然而，长期的纵向评估有助于确定这一功能障碍的非进行性特征。

乳腺发育提前也见于Rubinstein-Taybi综合征（RTS），是一种常染色体显性疾病，其特征是身材矮小、心理缺陷、特殊面容、拇指和踇趾宽大、患肿瘤的风险增加。乳房发育提前还见于大约23%的患歌舞伎样化妆综合征女婴，该病的特征是面容酷似日本传统戏剧中歌舞伎演员化妆的脸谱、神经发育迟滞、生长迟缓。

（5）甲状腺功能减退：在极少数情况下原发性甲状腺功能减退女性，表现出乳房发育提前或仅有阴道出血。这一系列的临床特征于1960年被van Wyk和Grumbach首次联合描述。超声下可见增大的多囊卵巢。甲状腺功能减退的其他临床特征包括骨龄延迟、腹水、胸腔积液和心包积液。这是青春期早熟引起骨龄延迟的唯一病因。甲状腺激素替代治疗能够引起囊肿退化和消失，不需要手术治疗。发生卵巢刺激潜在的机制尚不清楚。一种可能性是过高的TSH浓度与FSHR发生了交叉反应，促进了雌激素的分泌。另一种解释是由于甲状腺功能减退状态时FSH分泌增加所致。

在甲状腺功能减退的男孩，其睾丸体积较同龄男孩大（巨睾）。有趣的是，对患该病的一组男孩给予甲状腺素替代，随后他们发育到第五阶段，其睾丸体积较对照组显著增大。与青春期前甲状腺功能减退有关的巨睾可能是由于未分化的睾丸支持细胞数量增多造成的，而这种细胞增多是由FSH或TSH水平升高引起的FSH信号增加所致。

应该注意在下丘脑-垂体水平，甲状腺功能减退能够导致青春期LH分泌复苏的延迟，导致青春期延迟的通常是慢性甲状腺功能减退（在本章稍后讨论）。

（6）外源性激素暴露：暴露于外源性雌激素或雌激素受体受体激动药可以引起青春期的发育。雌激素类固醇的潜在来源包括口服避孕药、乳霜、洗发水和各种洗剂。此外，许多种食物中都含有植物雌激素中，以及塑料中的邻苯二甲酸酯都具有雌激素激活剂活性，它们属于环境内分泌干扰物。

在波多黎各和意大利的流行病学报道中，已将乳腺发育提前归因于雌激素类固醇、邻苯二甲酸盐、植物雌激素或雌激素类菌毒素暴露增加。菌毒素是天然物质，可以在谷物、玉米和坚果中发现，是环境污染物。在波多黎各的流行病学研究中，从乳腺发育提前的女孩所取血样中，69%的样本含有邻苯二甲酸酯，而对照组中仅有3%含有。已提示产前暴露于内分泌干扰物可能会影响胎儿的内分泌系统的发育程序，因此，可能会影响青春期发育的时机和节奏。某些药物，如大麻、异烟肼、螺内酯、酮康唑、西咪替丁可以通过多种机制引起男性女乳症。薰衣草和茶树油的使用也与男性女乳症有关。

睾酮凝胶被用于治疗男性性腺功能减退。已发表的几个案例报道显示，当儿童意外暴露于这些凝胶时，将会出现青春期早熟和女性男性化。

3. 男性化疾病 阴毛初现提前是指阴毛、腋毛和顶浆分泌体味在女孩8岁之前、男孩9.5岁前就已经发育了。鉴别诊断包括肾上腺功能初现早熟、CAH及雄激素分泌性肿瘤。

肾上腺功能初现早熟：虽然肾上腺功能初现的年龄在不同种族之间变化很大，但是女孩在8岁以前，男孩在9.5岁以前出现时通常被认为是肾上腺功能初现早熟。这些患者会如正常的肾上腺功能初现一样出现阴毛、腋毛、成年人型顶浆分泌气味和痤疮，但骨骼成熟可能与实际年龄相符或稍微提前。阴蒂肥大或阴茎增大在肾上腺功能初现早熟的患者中不常见。通常，若性腺功能初现的发生与实际年龄相符，则随后的青春期发育会正常进行。对女孩的评估常多于男孩。最近的一项研究报道，尽管BMI与对照组相匹配，但是有阴毛发育提前的女孩，其总脂肪量和中心脂肪量均增加。一项对西班牙和意大利女孩的研究发现，阴毛过早发育的女孩，其平均月经初潮年龄比正常健康女孩提前6个月。

通常，雄激素水平高于其实际年龄，但仍在相应的阴毛发育阶段的正常范围内。然而，一些肾上腺功能初现早熟的女孩，在其性功能初现之前有持续性雄激素升高。这些女孩可能有胰岛素抵抗、高胰岛素血症和血脂异常。这些女孩将出现持续性无排卵、多毛症、胰岛素抵抗、高胰岛素血症、严重的痤疮，并有以LH/FSH比值升高为特征的促性腺激素分泌紊乱。这些特征提示为早期PCOS。以后，这些有PCOS的青春期女孩中，有一些将出现糖耐量受损和2型糖尿病。在某些人群中，21-羟化酶（CYP21A2）基因突变的杂合性频率在阴毛初现早熟的儿童和早期PCOS少女中较高。

由于肾上腺初现早熟引起的阴毛发育提前是应排除的诊断。大多数肾上腺功能初现早熟的儿童不需要药物干预。然而，目前对预后和PCOS发生危险的预测能力还不完善。由于包括饮食控制和锻炼在内的生活方式干预可减慢成年人由糖耐量降低向糖尿病进展的过程。因此，指导阴毛提前发育的儿童采取健康的生活方式是较为明智的。感兴趣的读者可以阅读关于肾上腺功能初现早熟和多囊卵巢综合征的文献。

4. 类固醇生成障碍 有男性化表现的先天性肾上腺皮质增生：有男性化表现的先天性肾上腺皮质增生（CAHs）是一组常染色体隐形遗传病，是由于21-羟化酶、3β-羟甾脱氢酶或11β-羟化酶活性缺乏导致皮质醇合成障碍造成的（参见第4章和第17章）。循环中特定形式的类固醇激素水平反映了相应的类固醇酶的参与。90%～95%的病例是由CYP21A2基因突变导致的21-羟化酶缺乏。剩下的5%～10%男性化表现的先天性肾上腺皮质增生的患者是由于2型3β-羟甾脱氢酶（HSD3B2）和11β-羟化酶（CYP11B1）基因突变所致。

所有患者都因皮质醇浓度下降导致负反馈抑制减弱，使ACTH分泌增加，肾上腺雄激素合成增加。这些疾病的临床表现谱可以从完全丧失功能的突变，这种情况下在婴儿期的典型地表现为外生殖器模糊，到部分功能丧失的突变，这种情况可出现在儿童期、青春期或成人期。在此，讨论仅限于轻度的，所谓的非经典的或迟发型的CAH，其主要症状继发于高雄激素血症，而非肾上腺皮质功能不全，后者出现在经典型患者中。

在儿童时期，有轻度CAH的男孩和女孩可表现为过早的阴毛发育、成人型顶浆分泌气味、生长速度增加及高大的身材。过早adrenarche相比，clitoromegaly或阴茎增大和先进的骨骼成熟更常见。在女性患者中，迟发型CAH的症状与PCOS类似。与产生类固醇激素的3种酶中任何一种基因突变有关的持续性高雄激素血症可引起LH/FSH比值升高，以及超声可见多囊卵巢，但这些患者通常缺乏与PCOS相关的胰岛素抵抗。轻度迟发型CAH的高雄激素血症的症状和体征（如多毛症、闭经）可能导致诊断偏倚，因此，很多男性患者通常是在发现他们姐妹确诊CAH的情况下被进一步发现。

（1）21-羟化酶缺乏：据报道21-羟化酶缺乏的轻型患者（非经典型或迟发型）在1000例患者中有1例，而较重型发生率约为1/14000。在21-羟化酶缺乏的患者中，由于21-羟化酶活性降低，导致17-OHP、17-OH-羟基孕烯醇酮、DHEA及雄烯二酮和睾酮水平升高。编码21-羟化酶的基因（*CYP21A2*）位于染色体6p21上。高度同源非功能性假基因（*CYP21A1P*）位于靠近的功能基因的位置。*CYP21A2*和*CYP21A1P*的基因编码区有超过95%的同源性。与21-羟化酶缺乏相关的大多数基因突变反映了基因转换事件，其中功能基因获得了来自假基因的有害核苷酸序列。迄今为止，已报道了超过100种的基因突变，但仅有约10突变能够解释大多数受累的等位基因突变。非经典型*CAH*基因突变功能分析表明21-羟化酶的活性损失了50%～80%。多数患者为混合杂合子，每个等位基因携带不同的*CYP21A2*基因突变（彩图52）。错义突变，V281L，是大多数非经典型CAH患者中常见的*CYP21A2*等位基因突变，表型与基因型之间的关系相当一致，表型通常代表较轻。然而，表型异质性常发生，最常见于第二个内含子剪接突变或I172N。一个 *CYP21A2* 等位基因可以携带多个突变；同一等位基因的两个突变可能协同损害酶活性，且程度大于单个突变的情况下。

尽管根据随机的17-OHP浓度可以诊断（尤其是对严重型），但对轻型患者的确诊还需进行ACTH刺激试验。尽管能够进行 *CYP21A2* 基因型分析，但由于其位点的复杂性不常规进行分子学诊断。因此，为确诊CAH有必要进行ACTH兴奋试验。确定每个等位基因的基因型或从亲代的DNA样本分离等位基因的技术是很有帮助的。

（2）3β-羟类固醇脱氢酶缺乏症：在这种有男性化表现的CAH患者中，肾上腺和性腺特有的3β-羟基类固醇脱氢酶活性降低会导致增加17α-羟孕酮和DHEA水平的升高。这种疾病是由于编码2型3β-羟基类固醇脱氢酶的基因（*HSD3B2*）突变所致。已发现，经典3β-羟基类固醇脱氢酶缺乏症患者有 *HSD3B2* 基因的突变。然而，*HSD3B2* 基因突变在非经典型CAH患者中极其罕见。因此，分子遗传学显示3β-羟基类固醇脱氢酶缺乏症并不是一种常见的等位基因突变。所以，分子基因型数据与激素反应间的关系导致3β-HSD缺乏采用更严格的诊断标准。一般来说，ACTH刺激后17α-羟孕酮和DHEA反应性水平是升高的。

（3）11β-羟化酶缺乏症：临床特征类似于21-羟化酶缺乏症。该型的有男性化表现的肾上腺增生患者可能出现高血压，原因是脱氧皮质酮分泌的增加。该病是由于位于8号染色体的 *CYP11B1* 基因突变所致。由 *CYP11B1* 基因突变非经典的CAH是极其罕见的。11β-羟化酶缺乏症在人群中的发病率在白种人中估计是1∶100 000，但据报道摩洛哥血统的以色列犹太人的发病率高达1∶7000。在这种类型的CAH中常发现ACTH刺激性11-脱氧皮质醇水平升高。血清17-OHP，雄烯二酮和睾酮浓度可能轻度升高。血浆肾素活性浓度较低或受到抑制。

5. 其他影响类固醇生成的疾病

（1）氧化还原酶缺乏症：类固醇生成障碍是一种常染色体隐性遗传疾病，特征是17α-羟化酶和21-羟化酶功能联合缺陷导致其类固醇水平较低。更严重的表型特点是外阴性别不明、肾上腺功能不全、骨骼异常以及Antley-Bixler综合征。骨骼异常包括颅缝早闭、面中部发育不全、后鼻孔闭锁、低耳位、梨形鼻、细长指、指弯曲、桡肱骨结合。这种疾病是由位于染色体7q11.2位置的P450氧化还原酶（POR）基因突变所致。*POR* 基因编码的蛋白质作为电子供体为细胞色素P450酶提供电子。*POR* 基因功能缺失性突变影响了21-羟化酶、17α-羟化酶、芳香化酶的活性。

产前女性胎儿出现男性化的表现时，其产后男性化程度最小。母亲怀孕期间可能出现男性化，这归因于芳香化酶缺乏症。值得注意的是在一些患者，不论男女，都会出现青春期延迟；在青春期的女性还可能发生卵巢囊肿。在一位女性被发现是两个等位基因功能缺失性突变的杂合子；她出现乳房发育，原发性闭经，囊性卵巢。ACTH的基础值和刺激后水平多变，这可能是因为氧化还原酶的缺乏会影响多个生成类固醇酶的活性；血清17-OHP浓度升高。使用气相色谱法和质谱法来检测尿路类固醇排泄，可以提供激素确诊。可能发生皮质醇缺乏，可使用糖皮质激素替代治疗来帮助受累的患者。*FGFR2* 基因的突变可导致类似的骨骼异常表现的出现，但其类固醇生成和外阴是正常的。

（2）严重的肾上腺皮质酮还原酶缺陷症（ACRD）：皮质醇是具有活性的糖皮质激素，由肾上腺皮质束状带分泌。皮质醇浓度及其非活性代谢物肾上腺皮质酮都是由酶——Ⅰ型11β-羟类固醇脱氢酶（HSD11B1）和Ⅱ型11β-羟类固醇脱氢酶所调节。ACRD是由于己糖-6-磷酸脱氢酶缺乏导致的，和过早肾上腺功能初现早熟有关。这种疾病是由于编码己糖-6-磷酸脱氢酶（H6PD）的基因发生功能缺失性突变，影响了HSD11B1的氧化还原的活性，从而抑制了局部皮质酮转换为皮质醇的过程。最终结果是外周皮质醇的清除率加快，导致对HPA轴的负反馈抑制减少，促进了ACTH及ACTH介导的肾上腺雄激素分泌。脱氢表雄酮、雄烯二酮和睾酮的水平升高了。结合气相色谱和质谱（GC/MS）对尿类固醇代谢物分析可能有助于对ACRD鉴别诊断。

明显的DHEA磺基转移酶缺陷症（PAPSS2）：在肾上腺皮质，DHEA可以在DHEA磺基转移酶（SULT2A1）的作用下转换为DHEAS。SULT2A1的催化活性取决于磺基供体3'-磷酸腺苷-5'-磷酰硫酸（PAPS）的可用性。肾上腺和肝表达的PAPSS同种酶主要是PAPSS2。对一位出现肾上腺功能初现早熟，随后出现了PCOS样表型的女性进行PAPSS2基因测序，结果显示是 *PAPSS2* 基因杂合性突变。

CAH 以及其他类型的类固醇生成障碍的诊断和治疗：ACTH 刺激后类固醇激素的反应情况有助于区分肾上腺功能初现早熟和 CAH。进行 ACTH 兴奋试验时，在抽取基础血液样本后给予药理剂量的合成 ACTH（0.25 mg 合成促肾上腺皮质激素）。在 30～60 min 后收集第二份血液样本。类固醇激素的基础值、经刺激后的反应水平及比值为诊断提供重要信息。给药后 30 min 17-OHP 水平＜500 ng/dl 在正常范围内。＞1500 ng/dl 考虑为 21-羟化酶缺乏症。中间值，即 500～1500 ng/dl 则考虑为杂合型 21-羟化酶缺乏症的。由 *HSD3B2* 基因突变引起的阴毛发育提前的儿童经 ACTH 刺激后 17-OH-羟基孕烯醇酮水平＞9000 ng/dl。基因检测对于证实分子病理诊断是必要的。

对于有男性化表现的 CAHs 的治疗必须包括糖皮质激素替代治疗。治疗的目标是为了抑制过多的 ACTH 和肾上腺来源的雄激素分泌而不引起皮质醇过多症。可使用皮质醇或人工合成的糖皮质激素，如泼尼松、地塞米松。在儿童时期，氢化可的松是通常首选的糖皮质激素，因为线性生长的儿童对糖皮质激素水平非常敏感。长效的糖皮质激素如泼尼松、地塞米松可能干扰线性生长速度。通常，氢化可的松剂量为 7～15 mg/($m^2 \cdot d$)，由于这种激素是短效的，每天必须服用 3 次。这相对较短的作用时间是氢化可的松的主要缺点，因为患者在每次服药期间血清激素水平可能有显著的变化。

一些人建议将昼夜用药剂量反向，这样在晚上使用最高剂量；而还有人建议最高剂量应该在早上进行服用。年长的青少年和年轻的成年人可能喜欢白日低剂量带来的便利，使用泼尼松（5.0～7.5 mg，2 次/天）或地塞米松（0.25～0.5 mg，1 次/天）。泼尼松、地塞米松的生长抑制的作用大于其抗炎的作用。还有需要注意的是，这些糖皮质激素的盐皮质激素活性不同，泼尼松的盐皮质激素活性较小，氢化可的松和地塞米松没有盐皮质激素活性。

长期管理包括定期询问病史、体格检查和生长速度评估和激素测量来评估充分的肾上腺抑制。对于轻度 CAH 儿童单用糖皮质激素治疗通常已经足够。对于存在氧化还原酶缺陷、ACRD 以及 PAPSS2 的患者，启动糖皮质激素替代疗法需要基于临床特征的、ACTH 刺激性皮质醇反应和骨骼成熟度来做出个性化治疗方案。

当有发热、持续呕吐、严重受伤和手术时应给予应激剂量。家庭中应备有注射型氢化可的松，以便在口服用药不能耐受的情况下使用。指南一般推荐的口服应激剂量维持剂量的 3～4 倍或大约 50 mg/($m^2 \cdot d$)。注射的应激剂量因年龄而异。所有的 CAH 患者应该佩戴具有医学警示作用的徽章，以便在紧急情况下能接受相应的紧急卫生保健。

出现继发性 GnRH 依赖性性功能初现早熟的 CAH 儿童可从 GnRH-Ra 治疗中受益。有明显失盐表现以及单纯男性化表现的儿童，可从盐皮质激素替代治疗中获益。

既然 CAH 或其他性分化异常儿童存活发育到成年的数量已经增加，对他们进行的医学和社会心理学方面的卫生保健需要进行重新评估。随之而来，对于性别鉴别、生殖器整形手术和结局的研究兴趣已经提高了。因此，在评估这类疾病的患者时，应考虑性别鉴定、手术、性要求和结局有关的问题。

由于 CAH 是外生殖器分化异常相关疾病中最常见的一种，在该领域中大部分文献是关于典型 CAH 妇女的结局。一项研究显示，与健康对照组相比，患 CAH 的成年女性往往是未婚，很少育有子女，并对自我形象具有自卑感。然而在这项研究中，同性恋出现频率不会增加。女性 CAH 患者虽然具有女性的性别认同感，但偏好男性型游戏和男性型职业。患 CAH 少女的性别认同与产前雄激素暴露的程度、外生殖器男性化程度或外科整形手术的年龄无关。关于结局的有限的研究，其初步数据结果表明，诚实的耐心教育和劝告对性分化异常的这些患者及其家庭均有益。

CAH 男性患者中可能有睾丸残基瘤（TARTS）的出现。在那些治疗不足或者依从性不好男性中，这些睾丸肿瘤更为常见。这种肿瘤一般是良性的和双侧的，被认为来源于 ACTH 反应异常性的肾上腺细胞。由于病变位于睾丸纵隔，曲细精管的阻塞将导致性腺功能障碍和不孕的发生。

（3）遗传性糖皮质激素抵抗：家族性糖皮质激素抵抗是一种常染色体显性遗传病，由于糖皮质激素受体（GRL 或 NR3C1）基因突变引起功能缺失。因此，皮质醇浓度正常或升高时，由于缺乏负反馈抑制导致 ACTH 分泌和肾上腺雄激素合成增多，与 CAH 患者相似。这种疾病的主要症状是由于的雄激素和盐皮质激素分泌过多，而非糖皮质激素缺乏。受累儿童可能会出现阴毛发育提前、高血压、疲劳或低钾血症。实验室检查可有血浆皮质醇、肾上腺雄激素、醛固酮和 ACTH 浓度升高，使用大剂量的地塞米松后可使这些激素水平降低。治疗包括大剂量强效糖皮质激素（如地塞米松），以抑制 ACTH 释放和减少肾上腺雄激素的分泌。

（4）家族性男性限制性青春期早熟：这种常染色体显性疾病是由于 LHCGR 基因组成性激活突变引起，导致受体蛋白三级结构的改变，使缺乏配体时 cAMP 信号增加。临床表现仅限于男性患者，包括阴茎增大、睾丸体积增大、阴毛出现、体味、生长速度增加以及骨龄提前。这些特征可能发生在出生后的最初几年。睾酮水平高而促性腺激素的浓度很低。短期治疗可以使用类固醇合成抑制药如睾内酯、螺内酯、酮康唑。若出现继发性 GnRH 依赖性性功能初现发育，GnRH-Ra 治疗可以提高预期身高。对 10 个睾丸毒症男孩进行醋酸环丙孕酮或酮康唑长期治疗时，显示出类似的结局且没有重大的不良反应的发生，对最终身高的影响因人而异。缺乏女性表型的原因还是一个谜，最可能的原因是青春期前的卵巢低表达 LHCGR。

（5）分泌雄激素的肿瘤：睾丸间质细胞瘤分泌睾酮，导致男孩青春期发育早熟。由于肿瘤通常是单侧的，因此睾丸体积常不对称。由于一些肿瘤太小难以在触诊下发现，因此，超声检查有助于肿瘤的定位。大多数睾丸间质细胞肿瘤是良性的。恶性肿瘤体积往往更大，细胞异型性明显，常有睾丸以外的浸润。在罕见的情况下，肿瘤可分泌大量的其他类固醇激素如 17-OHP 等，这可能影响疾病的诊断。已经发现在某些腺瘤中，存在一种新的体细胞激活的 LHCGR 基因突变。家族性男性限制性青春期早熟相关的 D578H 基因突变，被发现与青春期前男孩的睾丸间质细胞腺瘤、睾丸间质细胞结节性增生相关。其他因素的改变，如 AMH、抑制素和其他生长因子，也可能导致此类肿瘤的发生。因此，诱发肿瘤的分子病因学是异质性的。若可能，应切除肿瘤而保留睾丸。雄激素分泌性卵巢肿瘤是引起女孩男性化的一个罕见的原因。这种肿瘤可以出现在一个不同于卵巢的解剖位置，如圆韧带。

（6）分泌 hCG 的肿瘤：在男孩，分泌 hCG 的肿瘤可引起睾丸分泌睾酮，导致男性青春期发育早熟。这些肿瘤通常是肝脏来源。女孩发生分泌 hCG 的肿瘤，若缺乏青春期的 FSH 水平，则肿瘤通常与青春期发育早熟无关。尽管已有例外的病例被报道了。但这一发现与青春期前卵巢 LHCGR 表达水平低相一致。

（7）库欣综合征：以糖皮质激素水平过高为特征，可为内源性或外源性的。虽然儿童和青少年糖皮质激素水平过高的主要特征是青春期的发育停滞和生长障碍，但当皮质醇增多症合并高雄激素血症可有早熟男性化表现。这种情况发生在库欣综合征、异位 ACTH 或 CRH 分泌的病例以及罕见的肾上腺肿瘤。患有慢性疾病如风湿性关节炎、类固醇依赖肾病和哮喘的患者需要大剂量类固醇治疗，可能由于糖皮质激素过多会出现库欣综合征的迹象和症状。鼻腔类固醇药物的使用会导致医源性库欣综合征和肾上腺抑制。

在 8 岁以下的儿童中，肾上腺肿瘤是引起库欣综合征最常见的原因。这些肿瘤通常是恶性的。儿童中同时出现青春期的发育过快和皮质醇过多症，提示可能存在肾上腺肿瘤。这种肿瘤较为罕见，可以分泌多种类固醇激素。然而。男性化是儿童时期肾上腺皮质肿瘤的一种常见的表现。其中存在一个女性优势。完整的手术切除是治疗的一个选择；完整切除是治愈所必需的。肿瘤有残存或转移往往提示预后不良。组织学检查可能无法准确区分良性腺瘤和癌。库欣综合征由于是垂体 ACTH 过度分泌导致的，因此，在年幼的儿童是非常罕见，但可能在青少年中发生。

原发性色素沉着结节性肾上腺皮质病（PPNAD）通常与周期性或短暂性的皮质醇增多症有关。此病以肾上腺皮质多发性自主分泌的色素沉着结节为特征。PPNAD 与 PRKAR1A 基因功能缺失性突变相关。大多数的肾上腺皮质良性病变似乎与 cAMP 信号通路的异常有关，然而肾上腺皮质癌与胰岛素样生长因子 II 及肿瘤蛋白 p53 和其他相关分子的异常表达有关。与肾上腺皮质肿瘤相关的疾病包括 CNC，Li-Fraumeni 综合征以及 Beckwith-Wiedemann 综合征。

在进行影像学检查前，确认糖皮质激素过度分泌是必须的。皮质醇失去昼夜分泌节奏、24 h 尿皮质醇排泄过多、地塞米松诱导的抑制不足都是诊断研究的有效证据。在某些情况下，由于周期性皮质醇增多症，这些研究需要重复进行。治疗是由以潜在的疾病为导向的。

四、对青春期早熟儿童的诊断

明确性早熟的病因从一个详细的病史开始,询问关于青春期的体征表现和年龄以及这些表现发生的顺序(图 18-6 和图 18-7)。患者是否有神经系统症状或痴笑性癫痫发作?患者是否接受了放射治疗?患者是否暴露于外源性激素?采集完整的家庭史是很重要的,因为一些疾病,如家族性男性限制性青春期早熟、糖皮质激素抵抗和以 I 型神经纤维瘤等为常染色体显性遗传。

接下来,应进行一次全面的体格检查,包括:身体发育的测量,尤其应注意第二性征的发育。对于女孩,是否有乳房和(或)阴毛发育?对于男孩,睾丸体积是否增大?因为女孩在乳房发育的同时有生长加速,因此观察到生长加速有助于区分 GnRH 依赖性性功能初见早熟与非进行性性功能初现早熟或乳腺过早发育。应进行体格检查以发现提示性腺或肾上腺功能初现启动的体征,以及提示特殊疾病的特征,例如 McCune-Albright 综合征的或 NF1 的色素沉着斑。应注意患者是否有甲状腺功能减退的表现。

实验室检查用于确诊或排除需鉴别诊断的可能疾病。在 GnRH 依赖性性腺功能初现早熟和 CAHs 患者中,骨龄常提前,但存在例外。通常,有乳腺发育提前或肾上腺功能初现早熟的患者,其骨骼没有显著地提前。在健康个体,骨龄应位于这正态分布数据的均数加减两个标准差内。

因为促性腺激素的分泌是脉冲性的,因此其随机血浓度通常只能提供有限的信息。GnRH 兴奋试验有助于鉴别 GnRH 依赖性性功能初见早熟和乳腺发

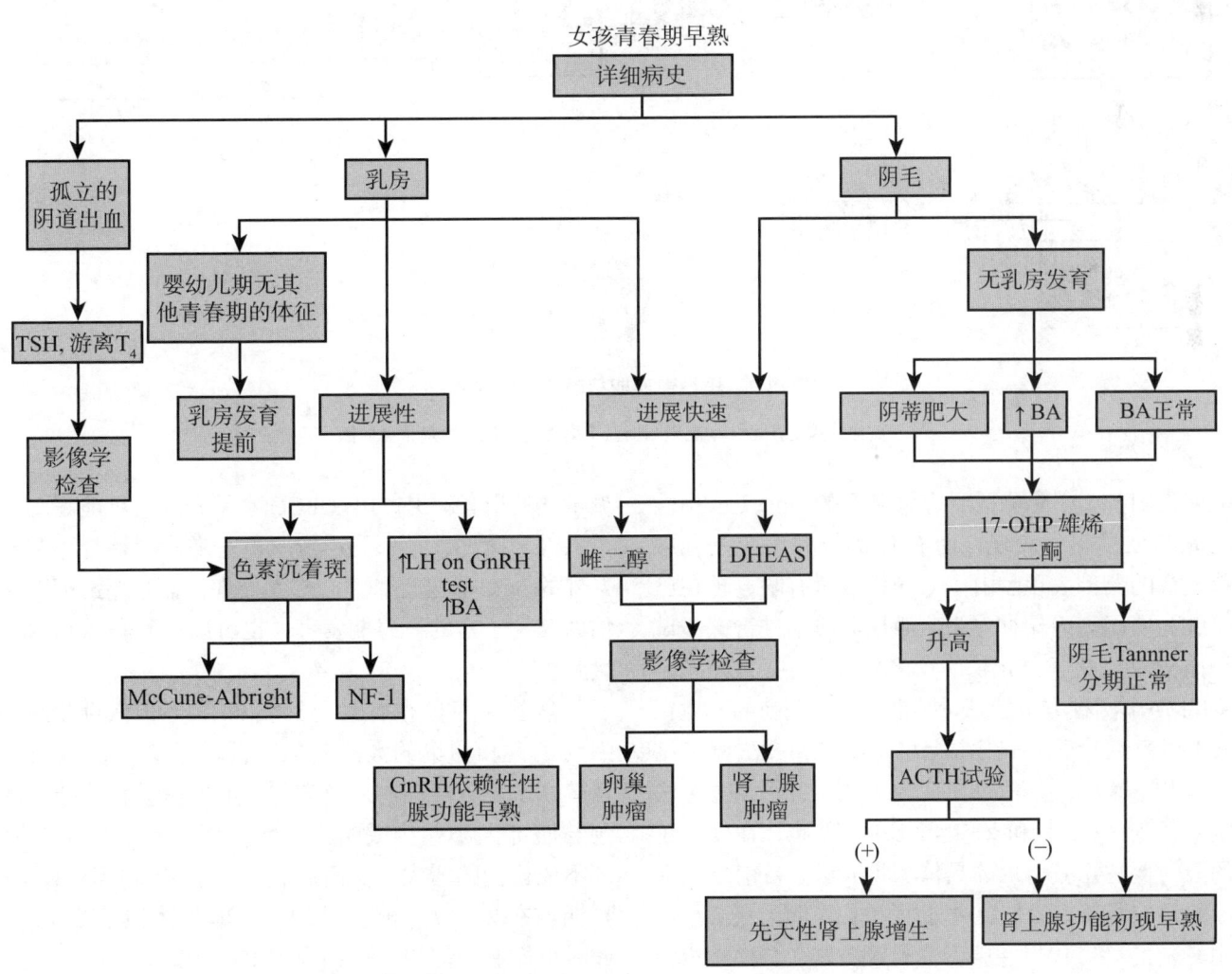

图 18-6 女孩青春期早熟的诊断流程

从详细病史开始,本流程图提供了女孩青春期早熟最常见原因鉴别诊断的指南

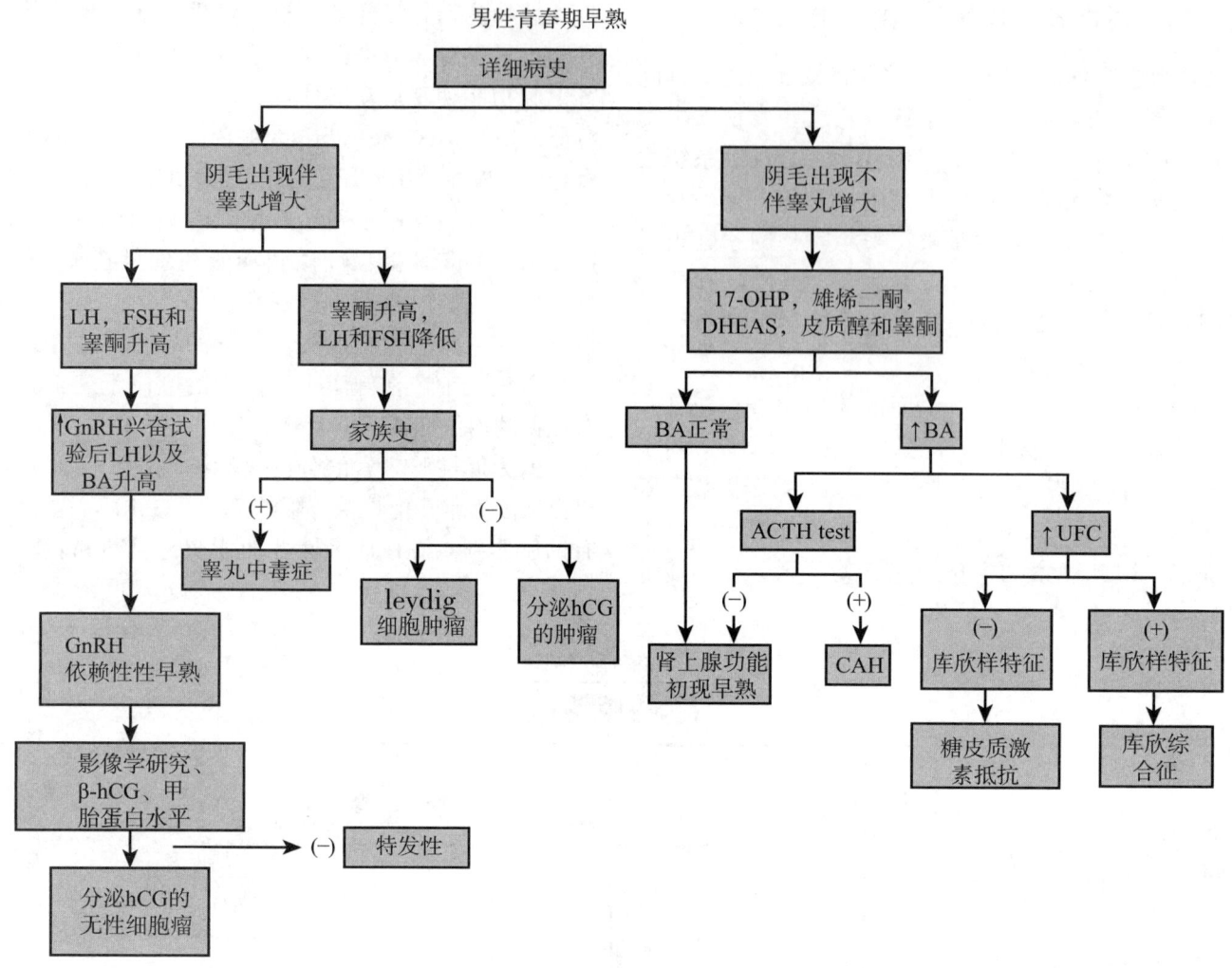

图 18-7　男性青春期早熟的诊断流程

从详细病史开始，本流程图提供了男性青春期早熟最常见原因

育提前，因为 LH 优势型反应是典型的 GnRH 依赖性性功能初见早熟的表现，而 FSH 优势型反应是乳腺提前发育的典型表现。由于 GnRH 数量有限，现在已经发展为使用亮丙瑞林作为刺激性介质来进行兴奋试验。比较免疫化学测定法（ICMA）和免疫荧光测定法（IFMA）两种方法的测量结果，青春期前的儿童在 GnRH 刺激试验后 LH 正常上限，用 ICMA 法测定结果是在男孩为 4.1 U/L 和女孩为 3.3U/L；用 IFMA 法测定男孩为 3.3 U/L 和女孩 4.2 U/L。因此，在使用正常的值时要注意其所用的具体测量方法。目前检测促性腺激素的最新方法是针对 β 亚单位三明治夹心法。使用较新的第三代促性腺激素检测方法（如 Architect and Delfia 法）测定的随机 LH 浓度＞1.0 U/L，并且具有青春期早熟特征的女孩可以诊断为中央性早熟。磁共振的垂体和大脑有助于诊断 GnRH- 依赖性性功能初

见早熟的患者。男性出现 hCG 水平升高，可能需要进行头部、胸部、腹部的影像学检查来检测是否存在睾丸外的 hCG 分泌性肿瘤。在女性中，盆腔超声可以评估卵巢和子宫的青春期发育，也可以检测肿瘤和卵巢囊肿。

盆腔超声检查有助于评估青春期早熟的女性，因为子宫和卵巢的大小和形态反映了其功能和激素暴露水平。青春期前的子宫的外形上是呈管状的；宫颈与底部大小相当或略大。雌激素暴露造成子宫底部不成比例的增大，从而形成了一个梨形的形状。青春期前在 2～7 岁时女性的平均卵巢体积是 1 cm^3，此时可能有小卵泡（＜9 mm）的出现。

在疑似类固醇生成障碍的患者中，液相色谱 / 质谱联合应用（LC-MS/MS）正迅速成为临床分析类固醇重要的方法，其灵敏度和特异性高，重复性好，

与免疫测定技术相比所需的样本体积较小。这种技术能够同时分析多个类固醇。在临床使用之前，需要为根据性别和青春期阶段进行特定分析建立可靠的参考范围。在睾丸间质细胞瘤或微石症患者常常会进行睾丸超声，特别是两侧睾丸体积是不一致时。阴毛发育过早和DHEAS水平特别高的儿童常进行肾上腺超声来检测是否存在肾上腺肿瘤或肾上腺增生。

五、青春期延迟的疾病

在大多数情况下，青春期延迟是性功能初见延迟的结果，它是指第二性征发育年龄大于正常人群2个标准差。因此，女孩在13岁时乳腺发育迟缓，或16岁时没有出现月经初潮，则被视为青春期延迟。男性14岁时，睾丸体积仍停留在青春期前大小被认为是青春期延迟。青春期延迟可以大致列分为：原发性、促性腺激素分泌不足或促性腺激素分泌过多的。促性腺激素分泌不足的青春期延迟患者可以进一步分为GnRH依赖性的、下丘脑-垂体依赖性和垂体依赖性的。HH可以是由于性腺衰竭、类固醇生成障碍或类固醇作用低下。

青少年时期出现的不典型的青春期发育，也可能是幼年期未能诊断的性分化异常。青春期未能在5年内完成也需要进行评价。总的来说，青春期延迟的治疗需要类固醇激素替代治疗，在本章最后部分将详细讨论这部分治疗（表18-4，表18-5）。

（一）体质性

与真正的病理性疾病不同，体质性青春期发育延迟目前被认为是正常青春期发育时限变化的一个极端情况。一般是性腺功能初见和肾上腺功能初现均延迟。由于没有特异性诊断试验，因此，体质性青春期延迟是一个排除性诊断。在人出生最初几年内线性生长速度减慢，以后生长速度正常并接近儿童期的第5百分位。青春期发育早期生长速度再次减慢，伴有GH分泌的暂时性显著下降。一般来说，具有青春期延迟的阳性家族史，骨龄延迟，预期高度常高于最终成年人身高，后者常为基于平均父母身高计算得出的遗传身高的下限。

最近的一份关于两位出现体质性青春期发育延迟迹象的女性SNPs的报道中，发现了胃饥饿素受体基因产生错义突变。还有研究在一对母子中发现，一个新的瘦素基因的错义突变，被推测可能增加了瘦素的生物活性从而引起了青春期发育延迟、食欲缺乏、低体重指数。然而，与特发性HH相关的基因变异似乎很少。

（二）GnRH依赖性（下丘脑性腺功能减退）

这类青春期延迟是由GnRH分泌缺失或受损导致的，可能是由于原发性下丘脑的发育异常或继发性病理生理疾病引起的。据报道GnRH缺乏或HH患者中，男性发病率是1/7500和女性发病率是1/70 000，由一群不同的生殖功能障碍组成。"IHH"一词已在过去使用了来这组功能障碍。然而，随着更多关于GnRH缺乏的分子病因被人们所了解，HH变得更为合适。

表18-4　青春期发育延迟的病因

体质性延迟
GnRH依赖性（下丘脑低促性腺激素性腺功能不足）
KAL1 基因突变
PROK2 和 *PROKR2* 基因突变
FGFR1 和 *FGF8* 基因突变
HS6ST1 基因突变
NELF 基因突变
CHARGE 综合征（*CHD7* 突变）
WDR11 基因突变
SEMA3A 基因突变
GNRH1 基因突变
KISS1 和 *KISS1R* 基因突变
TAC3 和 *TACR3* 基因突变
神经性厌食症
营养不良/慢性病/过度锻炼
瘦素依赖性
垂体依赖性（垂体低促性腺激素性腺功能不足）
GNRHR 基因突变
FSHB 基因突变
LHB 基因突变
发育异常：*SOX2* 基因突变，*HESX1* 基因突变（视隔发育不全），*PITX2* 基因突变（Rieger 综合征）、*LHX3* 基因突变、*PROP-1* 基因突变、母亲滥用可卡因、丙戊酸钠毒性、宫内CNS血管病变
下丘脑和垂体依赖性低促性腺激素性腺功能不足
先天性肾上腺皮质增生（*DAX1/NROB1* 基因突变）
颅内肿瘤
组织细胞增生症
高泌乳素血症
类固醇生成因子-1（*NR5A1* 突变）
Prader-Willi 综合征
Bardet-Biedl 综合征
Bloom 综合征
遗传性血色沉着病

（续表）

性腺依赖性	
原发性性腺功能缺乏：	
性腺发育不全（Turner综合征，混合性45，X/46，XY性腺发育不全，单纯性46，XY性腺发育不全如*SRY*基因突变，单纯性46，XX性腺发育不全，Denys-Drash综合征，Frasier综合征，46,XX男性，*SOX9*基因突变）	
Klinefelter综合征	
睾丸综合征（睾丸消失）	
自身免疫性卵巢衰竭	
非自身免疫性卵巢早衰	
半乳糖血症	
Noonan综合征	
Down syndrome Down综合征	
其他：外伤、扭转、感染后（如腮腺炎）	
类固醇生成功能缺陷：*LHCGR*基因突变，*FSHR*基因突变，先天性脂质肾上腺增生，17α-羟化酶/17-20-裂解酶缺乏，*AKR1C2/AKR1C4*基因突变，芳香化酶缺乏，17β-羟类固醇脱氢酶缺乏，5α-还原酶缺乏	
类固醇激素受体依赖性：雄激素不敏感，雌激素受体突变	
解剖学异常：Mayer-Rokitansky-Kuster-Hauser综合征	
化学治疗	
放射治疗	

GnRH（代表促性腺激素释放激素）

表18-5　与低促性腺激素性功能减退症相关的单基因遗传病

基因	位点	相关表型
KAL-1	Xp22.3	嗅觉缺失、双手连带运动、肾畸形
FGFR1	8p11.2-p11.1	嗅觉缺失、兔唇、牙齿畸形
FGF8	10q24	嗅觉缺失、兔唇、牙齿畸形
HS6ST1	2q14.2	无
NELF	9q34.3	嗅觉缺失
PROK2	3p21.1	无
PROKR2	20p13	无
CHD7	8q12.1	CHARGE综合征
SEMA3	7q21.11	嗅觉缺失或正常
KISS1R	19p13.3	无
KISS1	1q32	正常嗅觉
WDR11	10q26.12	嗅觉缺失
TAC3	12q13-q21	小阴茎、隐睾症
TACR3	4q25	小阴茎
GNRH1	8p21-p11.2	无
GnRHR	4q21.2	无
FSHB	11p13	性腺功能低下
LHB	19q13.32	性腺功能低下
HESX1	3p21.2-p21.1	垂体功能减退（视盘发育不良）

（续表）

基因	位点	相关表型
PITX2	4q25-q26	垂体功能减退（Rieger综合征）
PROP-1	5q	垂体功能减退
LHX3	9q34.4	垂体功能减退
SOX2	3q26.33	视神经发育不良，小眼球
LEP	7q31.3	肥胖症
LEPR	1p31	肥胖症
DAX-1	Xp21.3-p21.2	肾上腺发育不全
NR5A1 (SF-1)	9q33	肾上腺功能不足，性腺功能低下
PTPN11	12q24.1	Noonan综合征

散发型较遗传型更为常见。遗传方式包括X连锁、常染色体显性遗传、常染色体隐性。然而，已经明确GnRH缺乏可由于几个基因突变（一种单基因遗传疾病）导致的。此外，可以有一系列的生殖系统、嗅觉、不孕不育的临床表现。

传统上，这些异质性的疾病已经被分为三大类：① Kallmann综合征伴有嗅觉缺失；②低促性腺激素性性腺功能不足不伴嗅觉缺失；③获得性的低促性腺激素性性腺功能不足。通过嗅觉测试结合基因分析，对嗅觉功能的相关性进行研究发现，低促性腺激素性功能减退症（hypogonadotropic hypogonadism，HH）患者可能是正常嗅觉、嗅觉减退或嗅觉缺失。出现嗅觉减退、嗅觉缺失表型相关的基因突变包括上面所讨论的影响GnRH神经元发育和迁移的基因突变。听觉正常HH的患者其突变包括影响功能的基因突变（图18-8）。

1. 影响GnRH神经元发育和迁移的基因突变

（1）KAL1综合征：典型形式的特点是单独的促性腺激素缺乏、嗅觉缺失症、X连锁遗传、胚胎发育期间GnRH神经元不能从嗅球迁移到下丘脑。嗅球发育缺陷可以通过MRI确定。关于典型Kallmann综合征患者的研究，促进了第一个嗅觉缺失性HH相关基因的识别。

KAL1基因突变的患者完全丧失LH脉冲性功能，提示其GnRH系统缺陷较常染色体型患者更重，后者常可检测到LH低幅脉冲分泌。X连锁Kallmann综合征的男性患者隐睾症和阴茎短小的发生率较高，抑制素B的浓度较低，MIH浓度较高，睾丸形态发育不全发生的频率增加。与X连锁有关的其他非生殖系统的特征包括单侧肾发育不全、连带运动、感

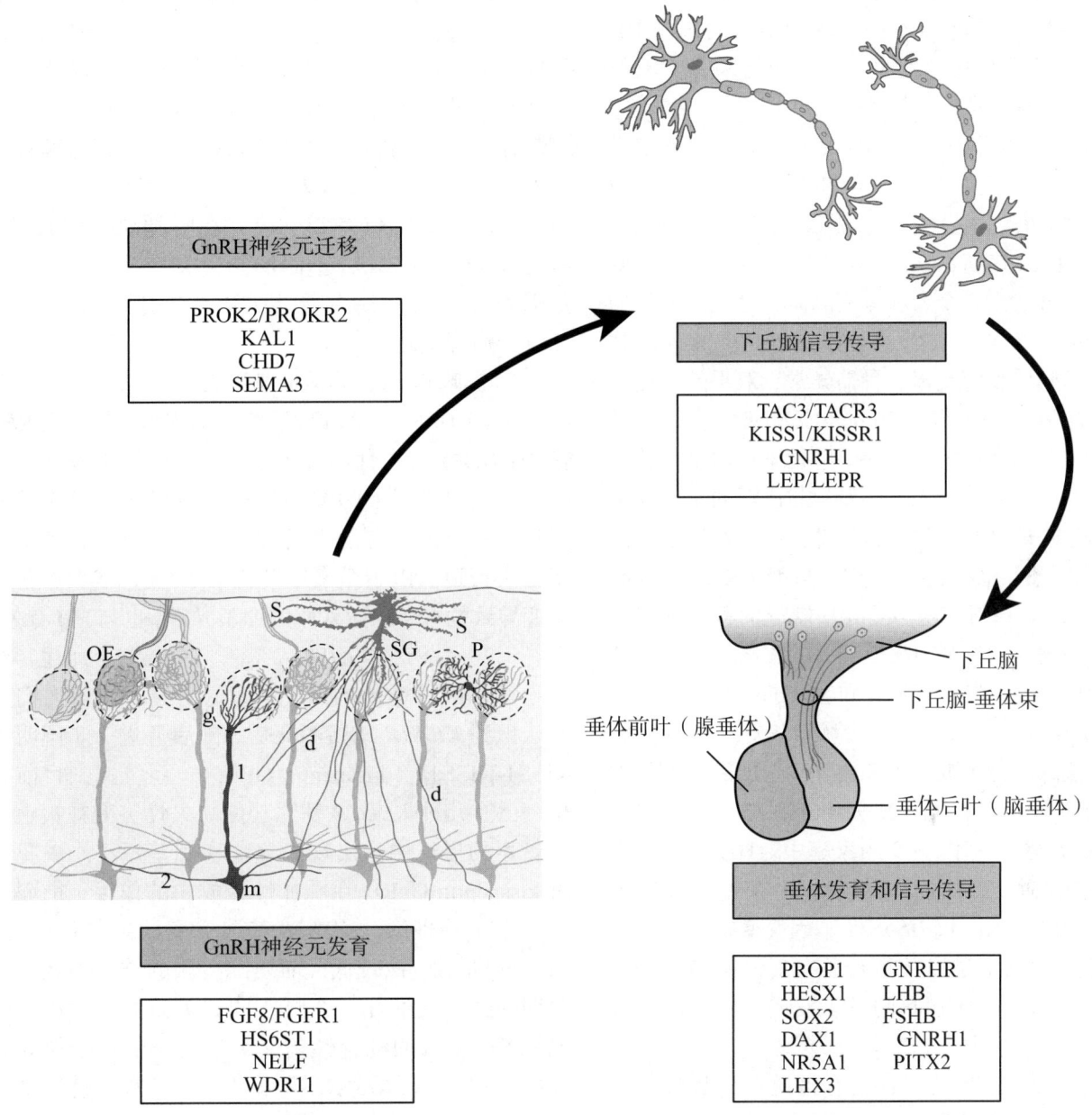

图 18-8 如图所示参与促性腺激素释放激素（GnRH）神经元发育、GnRH 神经元迁移、GnRH 神经元活动和信号传导的基因，以及参与垂体发育和信号传导的基因。根据这些基因在生物学过程的功能将它们进行分类

音神经性听力损失、腭裂、小脑性共济失调。在表型的异质性中，即使是相同的突变位点，由于修饰位点或表观遗传因素的影响其临床表现也可能不同。在伴有促性腺激素缺乏症女性中已确定了一些罕见 *KAL1* 基因错义突变。不过，大多数情况下 Kallmann 综合征或 IHH 都与 *KAL1* 基因突变无关。

（2）*PROK2* 和 *PROKR2* 基因突变：在 IHH 患者中，已经发现了 *PROK2* 和 *PROKR2* 基因突变。*PROK2* 和 *PROKR2* 基因突变的个体表型包括嗅觉正常型 HH 以及缺乏生殖系统表现的嗅觉缺失型。非生殖系统的表现包括骨纤维结构发育不良、肥胖、连带运动和癫痫。大多数都为杂合突变，但 *PROK2* 突变在常染色体隐性的 HH 兄弟姐妹中能够发现；两个兄弟姐妹有嗅觉缺失症，受累的女性同胞是嗅觉正常的。具有 *PROKR2* 突变的 HH 患者常被发现可能还携带其他与 HH 相关的基因突变，例如 *KAL1*, *PROK*, *FGFR1*。已确定在先天性垂体功能减退和垂体柄中断的患者都已经发现了杂合的 *PROKR2* 基因突变。一个特殊的不完全的渗透性 PROKR2 基因突变，Leu173Arg，在来自不同种族和地域的来源 HH 患者都已经发现存在，表明这个突变是来源于人类种族发展的早期阶段。

（3）FGFR1 和 FGF8 基因突变：成纤维细胞生长因子（FGFs）及其受体诱导 GnRH 神经元的增殖和分化。对常染色体显性遗传的 IHH 的家庭的研究，促进了我们对 FGFR1 和 FGF8 基因功能缺失性突变的识别。通过对受累个人和家庭的研究已经有大量的 FGFR1 基因点突变和缺失突变已被确定。其他的临床特征包括嗅球发育受损、骨骼异常、双手的"连带运动"。小脑共济失调（Gordon-Holmes 综合征）是疾病有关一个临床特征在，在一些常染色体隐性遗传家庭中常发生。表型异质性的发生与广泛的生殖异常有关，嗅觉缺失型和嗅觉正常型都存在。在下丘脑性闭经的女性患者也存在，FGFR1 基因突变。已有研究报道，FGF8 基因突变与 GnRH 缺乏的程度和嗅觉表型相关。与 FGF8 基因突变相关的临床特征还包括前脑无裂畸形、视隔发育不良和 Moebius 综合征。

（4）HS6ST1 基因突变：编码 HS6ST1 的基因突变发生功能缺失性突变，可能会导致 HH 的发生。患者的生殖系统表现和嗅觉缺失的表现都存在表型异质性。在 HS6ST1 基因突变的家庭中，HH 患者具有一系列复杂的性状，并且在其他一些家庭也发现了与 HH 有关的基因。仅 HS6ST1 基因突变是否就可以造成促性腺激素不足以及是否还有其他遗传或表观遗传变异在这些临床症状的发生发展是必需的，都尚未确定。

（5）NELF 基因突变：已有报道在少数嗅觉缺失型 HH 患者中发现了 NELF 基因的突变。在大多数情况下，往往存在双基因的突变，基因突变检测中还能发现 KAL1 和 TACR3 基因的突变。

（6）CHD7 基因突变：与眼组织缺损、心脏异常、鼻后孔闭锁、精神发育迟滞、生殖器和耳异常综合征（CHARGE 综合征）。这种综合征的特点是眼睛缺损、心脏畸形、后鼻孔闭锁、生长或发育迟缓、生殖器异常和耳朵异常。虽然通常是散发的，但是为常染色体显性遗传病。非生殖系统的症状包括听力损失、平衡障碍和先天性耳朵畸形。HH 患者的评估应该包括 CHARGE 综合征症状的评估。

（7）WDR11 基因突变：HH 患者染色体 10 q 位置的一个平衡易位的发现，使得进一步发现了 WDR11 基因。在其他 HH 患者中已经确定了这个基因的杂合突变。这个包含多个 WD 结构域的蛋白质，可能介导与蛋白结合伴侣的相互作用；EMX1 是其中可能存在的一个结合伴侣。EMX1 是一个同源结构域型转录因子。与果蝇发育基因相关，并参与嗅觉系统的发育，目前未发现人类 EMX1 基因突变。

（8）SEMA3A 基因突变：在嗅觉缺失型 HH 患者还发现了 SEMA3A 基因的杂合突变。然而，已有数据表明，SEMA3A 突变不太可能是引起 HH 的唯一的分子病理基础。

2. 影响 GnRH 功能的基因突变

（1）GnRH1 基因突变：有趣的是，GnRH1 基因的功能缺失性突变直到 3～4 年前才被确定。GnRH1 基因纯合的功能缺失性突变常伴有性腺功能减退，受累男性可能出现阴茎短小。杂合的错义突变也有报道。由于激素原转化酶 1/3（PCSK1）基因突变导致的 GnRH 激素原的加工异常，也与 HH 有关。

（2）KISS1 和 KISS1R 基因突变：如上所述，对常染色体隐性遗传的 HH 家庭的研究，使得人们开始认识到 KISS1R 基因的突变，随后还进一步阐明了 KISS1-KISS1R（kisspeptin-GPR54）系统。到目前为止，已有几种 KISS1R 基因功能缺失性突变被报道。在受累的男性中会出现隐睾症和阴茎短小。以我们对 kisspeptin GnRH 在脉冲性释放中的作用（前面讨论的章）的理解，KISS1R 基因突变的患者他们 LH 和 FSH 水平应该较低，而实际检测的结果与我们的预期一致。我们在一个具有同源关系的家庭中，发现 KISS1 基因的纯合性错义突变将影响一个保守氨基酸。KISS1 和 KISSR1 基因突变都是常染色体隐性遗传。

（3）TAC3 和 TACR3 基因突变：如前所述，NKB 基因（TAC3）及其同源受体基因（TACR3）的功能缺失性突变被发现与同源性家庭中嗅觉正常型 HH 患者有关。受累的个体中在这两个等位基因都携带突变，是纯合子或复合杂合子。杂合突变也是存在的。微小阴茎是 TAC3 基因突变的一种常见的特征，而不是隐睾症，表明了在胎儿发育阶段 NKB 在 GnRH 脉冲性分泌的重要性。TAC3 或 TACR3 基因突变的患者，血液中往往 LH 浓度较低，而 FSH 浓度相对正常，与减少 GnRH 脉冲频率降低相一致。

（4）可逆性基因突变：奇怪的是，少数携带功能缺失性基因突变的 HH 患者出现了可逆性的 HH。与患者HH逆转相关的基因包括FGFR，CHD7，TAC3和TACR3。关于NKB通路，虽然可逆性已经被记载出现在双等位基因的（纯合性）功能缺失性突变——配体（TAC3）和受体（TACR3），在这些情况下逆转的频率通常较高的观点是有争议的。不仅从临床角度看解决这个问题是相关和重要的，并且NKB信号在现代GnRH脉冲分泌模型中是一个关键的组件（在这一章早些时候讨论过）。

在同一家系同时存在IHH和体制性延迟，使得人们提出了一个问题，是否在某些情况下，IHH和体制性延迟是以GnRH脉冲发生器的重激活延迟为特点疾病反映的出表型谱。然而，负责恢复内源性促性腺激素分泌和复苏持续时间的机制仍有待阐明。雄激素暴露可能是其中一个影响因素。

（5）其他因素：通过对动物GnRH神经元发育和迁移的研究，已经确认了其他参与这些过程因素，但它们在HH中的作用尚未确立。

3. 神经性厌食　是以热量摄入减少、体重减轻、体型改变和过度的体力活动为特征的慢性精神疾病（见第21章）。大约90%的患者是女性。青春期延迟伴有月经稀发或闭经为GnRH分泌不足继发性表现。原发性或继发性闭经可先于体重减轻出现，尽管甚至在体重增加后可持续存在。这一情况提示，除代谢和营养决定因素以外的一些因素参与GnRH脉冲发生器。其他激素改变包括：皮质醇和GH水平升高和IGF-I水平降低。"低T_3综合征"也常见，表现为T_3减少，T_4正常或亚正常，TSH是正常。神经性暴食症是以由呕吐或滥用缓泻药诱导的暴饮和药泻为特征，是神经性厌食症的一种变异。在两性严重和持久的神经性厌食中期后果是骨量减少及骨质疏松症。目前对骨矿物质密度降低的治疗，包括经皮雌激素、维生素D和重组IGF1。虽然这些治疗是有效的，但它们不完全恢复骨骼的自然生长。

4. 营养不良、慢性疾病和过度锻炼　营养不良和慢性疾病，如炎症性肠病、囊胞性纤维病、甲状腺功能减退和未控制的1型糖尿病，均与青春期延迟或停滞（参见第21章）。可出现原发性或继发性闭经。在许多慢性疾病情况下，营养不足可导致GnRH分泌受损而引起下丘脑性腺功能减退。对原发疾病的有效治疗可使青春期继续发育和逆转功能性下丘脑闭经。例如，在进行成功的肾移植后，慢性肾疾病患儿，其促性腺激素分泌恢复和青春期继续发育。贫血，如镰状细胞性贫血和地中海贫血，也与GnRH分泌不足有关。应该注意的是，对这些贫血患者频繁的输血治疗可能会导致铁超负荷、铁在垂体沉积以及低性腺促素症的恶化。奇怪的是，与HH相关的杂合性基因突变可能增加下丘脑闭经的易感性。

过度锻炼和其他运动训练计划，包括为保持一定的体重而限制热量摄入，可能因GnRH分泌减少而使青春期发育延迟或中断。长跑运动员、体操运动员、芭蕾舞演员和摔跤运动员是最常受影响的运动员。在比赛的季节，男性摔跤运动员体重减轻、脂肪组织和瘦组织量，使控制睾丸功能和生长的神经内分泌轴受到抑制。然而，这些变化在摔跤赛季结束后几个月内可恢复正常。对8名下丘脑闭经的女性使用瘦素后，发现她们生育力、GH水平和甲状腺功能都得到了提高，这进一步证实了瘦素是一个能够在提供能量状态能起到重要作用的信号分子。

5. 瘦素依赖性肥胖　青春期发育延迟与LEP或LEPR基因的常染色体纯合突变引起的早发性病态肥胖有关。应用瘦素替代治疗在LEPR基因突变患者的治疗效果已经之前详细描述了。

（三）垂体依赖性（垂体低促性腺激素症）

青春期延迟患者垂体低促性腺激素症可由于编码GnRH-R或促性腺激素亚单位之一的基因突变，或由于更为常见的垂体发育异常引起（图18-8）。

1. GnRH-R基因突变　继发于GNRHR基因突变的低促性腺激素性性腺功能不足（HH）是常染色体隐性遗传，但也有散发病例报道。已报道的性腺功能不足表型因不同病例而异，从小阴茎以及出生时睾丸未下行（隐睾）到青少年时青春期表现延迟。总的来说，临床表型与LH脉冲性释放状态以及对外源GnRH反应有关。在完全型的HH患者中，脉冲性LH水平通常较低，虽然在部分患者还残存一些自发性的LH脉冲性分泌，但是分泌水平明显降低。受体功能的突变程度决定了疾病的表型。然而，相同的基因突变也存在表型的异质性。因此，GNRHR突变个体的表现型可以从部分到完全型性腺功能减退变化。迄今为止报道的GNRHR突变在受体折叠和配体结合能力受损，以及磷酸肌醇/磷脂酶C信号通路的活性降低。

2. FSH-β基因突变　有FSHB基因突变的妇女可表现为乳房不发育和原发性闭经。血循环FSH和雌激素浓度很低，而 LH 分泌升高。已报道 3 例男性患者的表型不同，其第二性征不发育或正常。3 例患者均有无精子症，在女性，FSH 浓度低而 LH 升高。

3. LHβ 基因突变 一例 LHB 基因上有 Gln55Arg 错义突变的纯合子男性表现出青春期延迟、LH 免疫活性水平升高、睾丸间质细胞少以及精子发生迟滞。hCG 治疗可刺激睾酮合成和精子形成（见第 2 章）。其他变异型，Gly102Ser，与男性和女性不育有关。Gly102Ser 变异型在高 LH 水平情况下，与野生型相比，其功能特征，表现为受体结合能力下降，以及刺激孕酮合成的能力降低。LHB 基因的纯合性剪接突变与受累男性的性腺功能减退，以及女性自发性青春期发育、继发性闭经和不孕有关。

一种 LHB 基因突变相对常见，其发生频率在种族之间的变化很大，从印度南部 Kotas 的接近于 0% 到澳大利亚土著居民的 50%。这种突在编码区有两个单核苷酸多态性（SNPs），提示发生了错义突变，Tyr8Arg 和 Ile15Thr，在启动子区域有 8 个 SNPs。突变型和野生型转录活性之间的差别是由突变型启动子区 SNPs 引起的。比较重组变种多肽亚基单位和天然亚单位发现，在糖侧链和细胞内运输方面存在差异。具体地来说，Arg8/Thr15 突变中每分子包含一个额外的唾液酸残基且半衰期更长。在健康的男孩中，Arg8/Thr15 突变杂合现象与睾丸体积较小、生长速度较慢，以及 IGFBP3 水平较低有关，提示这种突变型会影响青春期的生长速度。现有的资料表明，女性中，这种突变型可能与生育力降低有关，PCOS 发生率较低，以及乳腺癌出现较晚有关。

4. 垂体发育异常 垂体，分为前叶和后叶两部分。前叶是由口腔外胚层内陷形成。脑垂体后叶起源于神经外胚层。转录激活物、阻遏蛋白和其他信号分子引导了垂体的发育。这些因子基因突变导致了人类多种基因相关疾病。中枢神经系统的发育异常，如正中线缺损或视隔发育不全，可能与促性腺激素以及其他垂体激素不足有关，因此，也与青春期发育延迟有关。视隔发育不良，也称为 de Morsier 综合征，是以透明隔异常，胼胝体变薄和视神经发育不全为特征。由于视神经发育不全，查体可见眼球震颤和苍白的发育不全的视盘。

在胚胎干细胞表达同源框基因（HESX1）基因，是妊娠早期垂体分化的标志，表达具有时空特异性。这个蛋白作为转录抑制因子，对正中线发展是很重要的。已有报道在视隔发育不良的家族中发现了 HESX1 基因突变。

性别决定区 SOX2 基因发生突变，与垂体功能减退、眼睛异常以及 HH 有关。非生殖系统的表现包括胼胝体发育不全、感音神经性听力损失、食管闭锁。在胚胎发育早期阶段，SOX2 在垂体前叶细胞增殖过程中发挥着重要的调控作用。当 SOX2 基因突变时，垂体前叶祖细胞的数量减少。SOX2 与 CHD7 协同调节共同的目标基因。

与垂体分化有关的其他基因突变可见于有多种垂体前叶激素缺乏的患者。Rieger 综合征是一种常染色体显性疾病，其特征是：眼部异常、牙齿发育不全和垂体前叶激素缺乏，垂体前叶激素缺乏与 PITX2 基因突变有关，该基因编码与垂体细胞分化和维持有关的转录因子。

已报道，与促性腺激素分泌不足有关的青春期延迟患者，有 LHX3 基因的突变，该基因编码在垂体前叶分化早期表达的包含同源转录因子。PROP-1（paired like homeodomain factor 1，Prophet of PIT1）基因突变与垂体多种激素联合缺乏有关。PROP-1 基因编码与生长激素细胞、促甲状腺激素细胞和泌乳素细胞发育有关的转录因子。迄今为止，报道的大多数 PROP-1 基因突变的患者，在儿童期有 TSH 和 GH 缺乏。以后可在不同的年龄出现 LH 和 FSH 缺乏，因此临床表现也不同，从青春期延迟到继发性闭经。随着时间进展，与 ACTH 缺乏和获得性肾上腺功能不足有关的促肾上腺皮质激素细胞功能损害也会出现。因此，表型异质性与发病年龄和所缺乏的垂体前叶激素有关。

非遗传因素也可能引起中枢神经系统发育异常，且伴有低促性腺激素症，因此也是垂体依赖性青春期延迟的病因。孕产妇可卡因滥用、丙戊酸钠中毒和子宫内血管破裂 3 种情况——可能为视隔发育不全的病因。

（四）下丘脑和垂体依赖性性腺功能不足

这部分讨论涉及下丘脑和垂体二者的疾病。一些疾病，如先天性肾上腺发育不良（AHC），也影响肾上腺皮质的发育。对一些疾病，因研究报道的结果不一致，而不能精确给出解剖学定位。

1. 先天性肾上腺发育不全（AHC） 以原发性肾上腺功能不全和 HH 为特点，是由于位于 X 染色体短臂上的 DAX-1 基因（剂量敏感的性逆转基因，X 染色体上的 AHC 特异性区域，基因 1，也就是 NROB1 基因）突变引起的 X 连锁隐性遗传病。AHC 患者肾上腺皮质的胎儿带在胎儿阶段发育，在出生后的第一年内发生萎缩是正常的。另一方面，肾上腺皮质的成人带不发育。因此，AHC 患者肾上腺功能不全的症状直到出生后 6~8 周时才表现，患病男性在婴儿期或儿童期可以出现原发性肾上腺功能不全。肾上腺功能初现可延迟发生。此外，完全性或部分性 HH 也可能发生。HH 反映了不一致性的下丘脑 GnRH 分泌和（或）垂体 GnRH 反应性的不正常。由于 NROB1 基因突变引起的单纯性 HH，很少发生在没有肾上腺功能不全或性腺功能减退的家族史的人群中。女性杂合子可有青春期延迟，但生育力正常。

NROB1 基因编码一种受体蛋白，该蛋白在下丘脑、垂体、肾上腺、性腺中均有表达。由于目前尚未分离出这种受体的配体，它被归类为一种孤儿核受体。通过其羧基端的转录抑制域，该蛋白参与许多类固醇类激素代谢的许多基因的转录沉默。在 AHC 患者检测到的大多数突变群集在该编码蛋白质羧基端的区域。结构功能分析显示，NROB1 基因突变引起 AHC 的机制参与了该受体的异常折叠，损害其核转位和转录沉默作用。X 染色体上这一区域的突变可以是邻近基因缺失综合征的一部分，其中包括甘油激酶缺乏症和杜氏肌营养不良。在同一个家庭也可能发生表型异质性。

2. 颅内肿瘤 取决于颅内肿瘤的精确定位和大小，它可以抑制或阻断 GnRH 的释放间接地抑制促性腺激素的分泌。因此，在青春期前或青春期间出现颅内肿瘤，可导致性腺功能初见延迟或停止。其他垂体激素的缺乏可以同时出现或以后出现。因此，可能同时存在 GH，TSH，ACTH 和 ADH 的缺乏。获得性垂体激素缺乏，特别是伴随着尿崩症时，提示中枢神经系统肿瘤的存在。

最常见的肿瘤是颅咽管瘤，认为它是由颅咽憩室（Rathke pouch），即垂体前叶胚胎原基的残迹形成。这类肿瘤在儿童 CNS 肿瘤中占大约 10%，其发生的高峰年龄在 5~20 岁。除青春期发育延迟外，其他提示颅咽管瘤的体征和症状包括：生长速度减慢、头痛、多尿症或视物障碍（双侧颞侧视野缺失、视神经萎缩或视盘水肿）。颅骨放射线检查可见蝶鞍上或蝶鞍内钙化。MRI 和 CT 扫描可证实肿瘤的存在并确定是囊性还是实性。治疗通常为手术切除，预后取决于肿瘤的大小和精确位置。放射治疗可作为辅助治疗。复发是常见。

其他类型的肿瘤包括：生殖细胞肿瘤、表皮样和皮样囊肿、嫌色细胞腺瘤、泌乳素瘤和视神经胶质瘤。生殖细胞肿瘤包括：生殖细胞瘤、无性细胞瘤、胚胎细胞癌、畸胎瘤。这些肿瘤占儿童颅内肿瘤的大约 6.5%。尿崩症是一种常见的表现，但也可出现其他垂体前叶激素缺乏的表现。生殖细胞肿瘤通常起源于蝶鞍上的下丘脑或松果体，它们可沿第三脑室内衬缘在室管膜下传播，在脑脊液内播散，因此可累及下位脊髓和马尾。因肿瘤细胞的分泌，可以检测到 β-hCG 或甲胎蛋白浓度升高。通常，对放疗的反应很好，可避免出现手术治疗，除非需要组织学诊断时才进行手术。

表皮样和皮样囊肿是上皮来源的颅内囊肿，通常位于蝶鞍上区或小脑桥脑角。儿童嫌色细胞腺瘤、较为罕见，但可见于年龄较大的青少年，导致青春期延迟、继发性闭经或获得睾酮缺乏。视神经和视交叉的神经胶质瘤（星形细胞瘤）占儿科颅内肿瘤的大约 5%，常在 20 岁前发生。尽管视神经胶质瘤通常与 NF1 和青春期早熟有关，但由于低性腺促素症（同时伴有与其他垂体前叶激素缺乏）可以发生青春期延迟。

3. 组织细胞增生症 X 也称为朗格汉斯细胞组织细胞增生症或 Hand-Schuller-Christian 病，以充满脂质的组织细胞渗透到皮肤、骨骼或内脏器官为特征。这些特殊的树突细胞可以渗透到几乎所有的器官。其临床过程可以是不可预知的，可能发生自发缓解或进一步发展为一种侵袭性的疾病。渗透到眼眶可导致眼球突出。典型的影像学表现为囊样区，出现在颅骨、肋骨、骨盆、肩胛骨、下位脊柱的扁骨以及四肢的长骨。垂体 MRI 显示脑垂体后叶的亮点减少和漏斗部增厚。虽然不是恶性，但组织细胞可以侵犯邻近组织内。

尿崩症是最常见的内分泌，在约 25% 的受累儿童会出现，也有其他的垂体激素缺乏可能发生。一旦形成后，垂体前叶激素缺乏通常是永久性的。促性腺激素缺乏可能在初步诊断多年后发生。因此，青春期延迟也可能出现。当病变渗透到下丘脑时，可以表现为神经精神和行为障碍，以及自主调节异常

4. 高泌乳素血症 可因泌乳素直接抑制 GnRH

脉冲分泌的作用，而引起低性腺促素症（见第3章）。因此，若在青春期之前出现高泌乳素血症，则会观察到性腺功能初见延迟或中断并伴有溢乳。即使不表现为溢乳，但掐挤乳头也可引起乳头溢液。由于掐挤乳头可刺激泌乳素的释放，因此，评估血清泌乳素水平的血液样本应在清晨空腹、进行乳房检查前采集。高泌乳素血症可能是由于发生垂体微腺瘤（<10 mm 的腺瘤）和垂体大腺瘤（>10 mm 的腺瘤）引起。尽管 CT 扫描可用于确定垂体腺瘤，但 MRI 提供了更多的解剖学信息。服用抗精神病药物的患者以及有原发性甲状腺功能减退的患者也可有高泌乳素血症。下丘脑多巴胺释放显著抑制泌乳素的分泌，而多巴胺受体激动药（溴隐亭或卡麦角林）可有效地减少肿瘤的大小和降低泌乳素浓度。

5. 类固醇激素生成因子 -1/NR5A1 基因突变 编码类固醇生成因子 -1 的基因（NR5A1/SF1），在男性性分化、类固醇生成，以及下丘脑、垂体、肾上腺和睾丸的发育中起着重要作用。由于该基因的功能缺失性突变可损害睾丸分化和睾酮分泌，46，XY 患者预期可有外生殖器男性化表现减弱。有报道，一例 46，XY 功能缺失性突变的杂合子患者，其表型包括：外生殖器男性化减弱（46，XY 男性向女性的性反转）、在新生儿期肾上腺功能不足以及青春期延迟。一例 46，XX 患者表现为：肾上腺功能不全而卵巢分化明显正常，但还不清楚她是否会有自发的青春期发育。NR5A1 基因单倍体型的患者也可以表现为一个主要是性腺的表型，特点是促性腺激素分泌过多的性腺功能减退。有报道在 NR5A1 基因杂合突变的 46，XY 患者中，会出现部分性腺的发育不全和低雄激素化表现，但正常肾上腺功能。通常缺乏苗勒结构。阴茎阴囊型尿道下裂、双边无睾和睾丸退化综合征已经被报道。NR5A1 基因单倍体型患者也可以出现青春期延迟或卵巢功能早衰在 46，XX 的个体中。最近，与 NR5A1 突变相关的表型谱正在迅速地扩大。表型谱扩展到包括 46，XY 的女孩出现青春期延迟、原发性闭经、无肾上腺功能不全的情况下出现睾酮水平较低。

6. 与青春期延迟有关的其他综合征 由于 HH 引起的青春期延迟见于多个不相关的综合征，如 Prader-Willi 综合征，Bardet-Biede 综合征，Alström 综合征和 Bloom 综合征。已报道，阴毛发育过早和 GnRH 依赖性性功能初见早熟两种表现可见于 Prader-Willi 综合征，大多数受累的男孩有隐睾症。当出现自发性青春期发育时，通常，其发育进展缓慢且不完全。并非所有 Prader-Willi 综合征患者都需要激素替代治疗。

Prader-Willi 综合征的其他表现包括：身材矮小、肌张力减退、摄食过度、肥胖、精神发育迟滞以及胎动减少。这是一个邻近基因缺失综合征，涉及父源等位基因的丢失或母源性多个基因的等位基因的单亲二体，这些基因位于染色体 15 q11-13 区域，包括 necdin 和核内小核糖核蛋白多肽 N（SNRPN）基因。

Bardet-Biedl 综合征是一种罕见的常染色体隐性遗传病。典型的临床特征包括视网膜营养不良、四肢营养不良[多指（趾）畸形、并指、短样指趾畸形]、智力迟钝、学习困难、性腺功能减退和肥胖。患病女性可有包括内生殖器在内的结构异常，可表现为子宫阴道积水。属于常染色体隐性遗传病，至少有 14 独立位点的连锁。

Alstrom 综合征是一种进行性的常染色体隐性遗传病，以视网膜锥体杆营养不良、心肌病、高三酰甘油血症和 2 型糖尿病为特征。性腺功能减退是一个不一致的特性。幼儿期开始的体重增加会导致肥胖。男性患者常有外生殖器短小和曲细精管纤维闭塞性睾丸萎缩。女性生殖系统表型可能出现：与胰岛素抵抗相关的多囊卵巢样特征、乳房发育异常、青春期早熟、子宫内膜异位症、月经不规律或闭经。Alstrom 综合征是由于位于染色体 2 p13 位置的 ALMS1 基因的突变导致的。这个基因在组织中广泛表达；表达的蛋白质可能参与纤毛功能、细胞周期调控和细胞内转运。

Bloom 综合征是一种常染色体隐性遗传病，特点是产前及产后生长发育障碍、肿瘤易感性、染色体不稳定，以及由位于染色体 15 q26.1 编码 DNA 解旋酶 RecQ 类蛋白 3（RECQL3）的基因功能缺失性突变引起的性腺功能减退。男性出现无精子症、不育，女性由于卵巢功能早衰而导致生育力下降。

此外，遗传性血色素沉着症与铁超负荷和铁在内分泌器官沉积有关。典型的内分泌表现包括：HH，糖耐量受损和糖尿病。不同基因的突变与铁超负荷表型有关。铁在内分泌器官沉积引起了一系列临床内分泌表现包括：性腺功能减退、糖尿病和甲状腺功能减退。

（五）性腺引起的青春期延迟（原发性性腺功能缺乏）

原发性性腺功能缺乏与高促性腺激素的性腺功能减退（见第17章）有关。其病因包括：性染色体异常导致异常性腺分化（性腺的发育不全）、性腺缺失以及性腺损伤（表18-6）。高促性腺激素症与原发性性腺功能缺乏和类固醇生成障碍或类固醇激素作用障碍有关，是由于性腺类固醇激素对下丘脑和垂体两个水平上负反馈抑制丧失所致。

表18-6 性染色体异常导致异常性腺分化、性腺缺失以及性腺损伤

基因	位点	相关表现
WT1	11p13	Deny-Drash and Fraser 综合征
SRY	Yp11.3	性腺发育不良
SOX9	17q24.3	躯干发育异常（功能缺失）
SOX9	17q24.3	性别逆转（重复）
SOX10	22q13	性别逆转 1
SOX3	Xq27.1	性别逆转（过表达）
RSPO1	1p34	性别逆转
AIRE	21p22.3	自身免疫性多内分泌病-念珠菌病-外胚层营养不良
FOXL2	3q23	睑裂狭小上睑下垂内眦倒向赘皮综合征
NOBOX	7q35	卵巢早衰
FIGLA	2p13.3	卵巢早衰
BMP15	Xp11.22	卵巢早衰
FMR1	Xq27.3	卵巢早衰
LHCGR	2p16.3	睾丸间质细胞发育不良
FSHR	2p16.3	卵巢早衰、少精症
StAR	8p11.23	先天性类脂质性肾上腺增生症
CYP17A1	10q24-q25	高血压、糖皮质激素缺乏、青春期延迟
AKR1C2/AKR1C4	10p15.1	男性化不足
CYP19A1	15q21.2	雌激素缺乏
HSD17B3	9q22.32	46,XY 伴有青春期男性化的性别逆转
SRD5A2	2p23.1	46,XY 伴有青春期男性化的性别逆转
AR/NR3C4	Xq11-12	雄激素不敏感

1. 性腺发育不全 是用来描述性腺分化障碍的一些疾病（见第17章）。性腺的发育不全可以由于 X 染色体单体缺乏（如 Turner 综合征），也可因在性分化的过程中起作用基因的突变引起。

2. Turner 综合征（TS） 是由于 X 染色体的缺失或结构重排所致。已报道活产女婴中，这种性腺发育不全的发生率是 1:2000～1:5000。最初，在 TS 胎儿中卵巢分化的过程通常是正常进行的。在怀孕的第 4 周期间，原始生殖细胞开始从原来的外生殖器的位置迁移到生殖嵴。过早退化卵泡开始于妊娠第 18 周。丰富的结缔组织（条纹性腺）取代卵泡。产前及产后卵泡闭锁加速通常与卵巢衰竭有关；大多数 TS 女孩不会自发地进入青春期。然而，25%～30% 的 TS 女孩在适当的时候会出现部分青春期发育，2%～5% 可有自发月经。原发性卵巢衰竭的病人中，LH 和 FSH 浓度显示双相性模式（图18-5），在出生后的第 1 年其浓度升高，在预期的青春期年龄时又会出现第 2 次高峰。因此，5～9 岁的促性腺激素浓度获得不能可靠地用于评估卵巢功能。

自发的青春期发育在嵌合型女生中较为常见。AMH 水平与卵巢功能相关。一般来说，AMH 值 < 8 pmol/L 在预测卵巢衰竭敏感性很高。在 TS 青少年和成年女性中，AMH 水平是卵巢功能的标志。低水平的抑制素 B 可能是卵巢衰竭的另一个迹象。

身材矮小也是 Turner 综合征的特征性表现。大约 95%TS 患者会出现身材矮小。常见的骨骼特性包括：肘外翻、第 4 掌骨变短、短颈、高颚弓和 Madelung 畸形。青少年时期可发生脊柱侧凸。因为含有身材矮小的同源异形盒（SHOX）基因位于 X 染色体的拟常染色体区，所以染色体单体不足以引起与 TS 有关的身材矮小和骨骼异常。由于多数的 TS 患者表现为身材矮小，因此，对所有身材矮小的女孩评估时均应排除这种类型的性腺的发育不全。伴有骨转换指标改变的骨密度降低表明骨吸收增加，而骨形成正常或降低。

由于淋巴系统的发育异常，特别是在颈后区淋巴系统，可造成短蹼颈、后发际线低和外周淋巴水肿。其他特征包括：双侧中耳炎、感音神经性听力损失、心脏畸形（尤其是心脏左边畸形）、肾功能异常、指甲发育不全的或过度凸起，以及多发性色素痣。表型异质性在女性 TS 患者中常见。只有 25% 的女性患者在婴儿或幼儿时期被诊断为 TS。

与多种细胞系共存的嵌合现象并不少见，因此在诊断过程中，需要多个组织进行评估。推测关键细胞系的嵌合现象对胎儿生存能力是至关重要的。若临床高度怀疑为 TS 时，即使外周血染色体核型正常，也有必要检查第二种组织，如皮肤。当一个细胞系含 Y 染色体，其外生殖器表现型的变异可从女性外生殖器表型、模糊型、到男性表型变化，性腺结构可以从条索状性腺到有功能睾丸的变化。在某些情况下，Y 染色体的特殊序列可以使用敏感的分子检测技术进行检测。目前，对无男性化表现的 TS 女性患者的 SRY 基因或其他 Y 染色体物质进行检测仍存在争议。女性 TS 患者有男性化的证据或标志染色体的存在应该彻底检测 Y 染色体物质的存在。若存在 Y 染色体序列，以后出现性腺母细胞瘤概率为 7%~10%。这种性腺母细胞瘤可分泌睾酮或雌激素，也可出现钙化，但很少恶变。

女性 Turner 综合征患者往往有正常的语言能力。然而，作为一个群体，与正常的女孩相比，她们在视觉处理空间、视觉感觉能力、运动功能和非语言记忆能力方面存在缺陷。这些缺陷可能与位于 X 染色体拟常染色体区上一个或多个有关键区的缺失有关。例如，患 Turner 综合征的女孩在理解肢体语言和面部表情可能会遇到困难，在维持与同事的关系以及阅读地图和几何图形方面有困难。尽管多数缺陷持续到成年，但是一些认知功能的缺陷可由一种延缓的成熟或发育，或由于雌激素治疗作用而得到改善。然而，神经认知缺陷、社会心理问题，以及学业困难会导致灰心和自尊受挫。精神发育迟滞是缺乏 XIST 基因（引起 X 染色体失活的基因）的环形 X 染色体女孩典型表现，因为它不能使特定基因的一个复制本失活。

在使用 GH 治疗前，没有接受 GH 治疗的女性 TS 患者平均成年身高大约比正常人要矮 20 cm。GH 治疗可以部分改善 Turner 综合征女孩的生长缺陷。尽早治疗并每周使用剂量为 0.36 mg/kg 的 GH 能够改善最终身高。一项研究显示，在儿童期使用生长激素治疗时联合应用额外低剂量雌激素替代治疗能够改善儿童的发育、提高最终身高。雌激素替代疗法通常是引起青春期发育所必需的。尽管有充足的雌激素替代治疗，子宫成熟度可能不完整，可能导致自发和辅助妊娠的 TS 妇女的高流产率。

女性 TS 患者慢性淋巴细胞性甲状腺炎的风险增加，应该定期监测甲状腺功能。对肾结构畸形、骨骼畸形（先天性髋关节脱位、Madelung 畸形、脊柱侧凸）、高血压、糖尿病和腹腔疾病筛查也是必要的。需要进行完整心脏评估确诊特定心血管异常：如主动脉狭窄、二叶型主动脉瓣、二尖瓣脱垂。如果检测到二叶主动脉瓣和二尖瓣脱垂，则通常需要进行预防性抗生素治疗。由于青少年和年轻成年女性主动脉壁夹层形成的风险增加，因此，重复进行超声心动图评估主动脉根的变化（膨胀）是十分必要的。虽然对于一些人来说超声心动图可能是足够，但钆粉 MRI 能够更好地观察整个主动脉弓。

已有数据让人们重新开始考虑 TS 女性接受卵子捐赠和怀孕的这些问题。在过去少女被告知，生殖选项包括收养和接受赠卵。目前，相关咨询委托则是坦诚地讨论在妊娠期间或几年后主动脉壁夹层形成的风险。正如 ASRM 执业委员会指出的，"Turner 综合征是怀孕的相对禁忌证，应鼓励患者考虑代孕或收养"。临床特征的巨大多样性，多学科结合的方法对于 TS 女性的长期临床管理是至关重要的。

3. 46，XY 性腺发育不全 46，XY 胎儿睾丸分化异常是性腺的发育不全的一个原因（见第 17 章）。因为性腺的发育不全和睾酮缺乏的程度不同，外生殖器发育可从正常的女性外生殖器到男性化不足的男性外生殖器变化。"完全性或"单纯性" 46，XY 性腺发育不全的患者出生时可表现为正常女性。这种性腺的分化障碍也称为 Swyer 综合征或 46，XY 性分化性逆转疾病。受累个体通常表现为青春期延迟和原发性闭经；她们性腺常为条索状。内部生殖器结构常为女性型由于产前睾酮和 AMH 不足。部分性或不完全性 46，XY 性腺发育不全，是以睾丸分化缺陷、外生殖器模糊以及午非和苗勒管结构的联合为特征。与健康对照组相比，完全性的女性性腺的发育不全患者她们身高较高，子宫较小。

由于发育不良的性腺携带 Y 染色体，使得患肿瘤风险增加，因此 46，XY 性逆转患者患性腺母细胞瘤的风险增加。虽然一般情况下在 20 岁时性腺肿瘤才发生，但一些患者也可能出现性腺肿瘤提前发生。在一个 22 例患者参与的系列研究中，32% 被发现有未分化胚细胞瘤和 14% 有性腺母细胞瘤。性腺发育不全患者的自发乳房发育可能继发于雌激素分泌的性腺肿瘤。早期诊断有利于检测性腺瘤和早期启动激素替代疗法。

实验室检查显示，促性腺激素浓度升高，睾酮浓度低，以及 46，XY 染色体核型。约有 15% 的 46，XY 性腺发育不全患者，其睾丸的决定 SRY 基因的突变。大多数 SRY 基因突变是新发的。奇怪的是，一些突变是家族性的，可发生于未患病的父亲。由于大多数的 46，XY 性逆转患者没有 SRY 基因突变，推测他们携带了在性分化的过程中 SRY 基因上游或下游的其他基因突变。

4. 其他类型的性腺发育不全 Denys-Drash 综合征和 Frasier 综合征与性腺发育不全有关。这两种疾病都是由 Wilms 肿瘤 -1（WT1）基因的杂合突变引起的。Denys-Drash 综合征以 46，XY 男性向女性逆、Wilms 肿瘤以及因弥漫性系膜硬化引起的慢性肾衰竭。Frasier 综合征患者除了具有 46，XY 男女性别逆转和肾疾病外，患性腺母细胞瘤的发生率比 Denys-Drash 综合征患者更高。这两种综合征患者和 46，XX 染色体核型的患者常有正常女性外生殖器。

真两性畸形的性分化障碍（以前称为真雌雄同体性）的特点是同时具有含曲细精管的睾丸组织的和含卵泡的卵巢组织。虽然卵巢是最常见的性腺，但是也见有一个卵巢出现一侧，睾丸在另一侧。苗勒和午非管衍生的组织其发育变化很大，取决于有功能的睾丸组织的数量。真两性畸形患者通常是由于在婴儿期由于生殖器模棱两可而被识别。最常见的染色体核型是 46，XX（60%）、46，XX/46，XY（33%）和 46，XY（7%）。

SOX9 基因杂合功能缺失性突变与 campomelic 侏儒症及 46，XY 男女性别逆转有关。由于一些相关的骨骼发育异常（如小胸廓、肋骨骨化不全和气管支气管软化）会导致呼吸困难，患者经常很早死亡。然而，病情较轻的患者可因原发性性腺功能缺失而表现为延迟青春期延迟。另一种类型的性腺发育不全是 46，XX 性腺发育不全，它的特点是患者出现女性内、外生殖器结构、青春期延迟、条索状性腺。

5. 46，XX 男性 XX 男性综合征的频率大约是 1/25 000。由于 46，XX 男性常有正常男性外生殖器的发育，所以常因春期延迟、不孕或男性女乳症就医。体检时，睾丸通常很小。一些在新生儿期出现生殖器模棱两可或尿道下裂。

这种性发育的障碍（disorder of sex development，DSD）可以分为 SRY 阳性和 SRY 隐性组。大约在 80% 的 46，XX 男性中，用分子遗传型分析可检测到 SRY 基因。SRY 基因存在时，它通常位于 X 染色体之间由于复合 X 和 Y 染色体。然而，一个常染色体易位可以发生。在 SRY 阳性的 46，XX 男性患者通常有正常的男性外生殖器、缺乏精子的小睾丸、促性腺激素分泌过多的性腺功能减退，而且经常出现不育。

SRY 阴性的 46，XX 患者分子病因更加多样化。位于染色体 22q13 位置的 SOX10 基因的过表达，在一个 46，XX 性逆转的患者中发现与多种先天性畸形有关。SOX9 基因重复在一个受累家庭中被发现，所有受影响家庭成员都有正常男性的第二性征和无精子症。SOX3 基因的过表达也与 XX 男性性逆转有关。R-spondin 1（RSPO1）基因能够编码一种分泌型 furin 样结构蛋白质，它能稳定鼠乳腺瘤病毒整合位点 4（WNT4）信号通路中的 β-catenin 蛋白。这个基因的突变与 46，XX 性逆转有关。

6. Klinefelter 综合征（klinefelter syndoine，KS） 是以 47，XXY 的一种染色体异常核型为特征，以及在青春期前或青春期后表现出原发性睾丸衰竭（见第 17 章）。父母来源的额外 X 染色体来自父源和母源的概率大致相等。患者性功能初见的表现可从正常到缺失间变化。在一项研究中发现，当产前诊断使用细胞遗传学分析时，KS 在男性中的发病率是每年 1/667，而仅根据患者临床特征的诊断则发病率更低。这一发现提示，根据临床标准不能将所有 KS 患者予以诊断。其临床特征包括：男性乳腺发育、睾丸小而硬以及高大的身材伴不成比例肢体长度增加。男性患者在童年期可能会出现阴茎长度减小和小睾丸。男孩的表现型 KS 不随临床特征不同或父母来源额外的 X 染色体起源不同而变化。身材矮小的同源异形盒（SHOX）基因位于 X 染色体短臂的拟常染色体区，有助于提高 KS 男孩的身高。

在妊娠期间睾丸的最初发育可能与正常的男孩类似。尽管隐睾症和小阴茎畸形的发病率略有增加，但外生殖器发育异常并不常见。KS 同时影响雄激素分泌（睾丸间质细胞）和精子发生（睾丸支持细胞和生殖细胞）。正如所预期的，促性腺激素浓度升高和睾酮浓度往往很低。抑制素 B 的浓度在青春期前一般是正常的，但其浓度在青春期时随着性功能初见时睾丸衰竭不断进展而下降。AMH 浓度也遵循类似的模式，但在青春期浓度下降较为缓慢。

患病男孩可有学习困难。认知表型是以语言和执行能力缺陷为特征。虽然智商通常在正常范围内，受累男孩往往在数学、阅读和拼写方面有学习障碍，并且随着年龄增长变得更加明显和有限。事实上，学习障碍可能是男孩临床特征的典型表现。其他非生殖系统的特征包括纵隔生殖细胞肿瘤、乳腺癌和心血管疾病发病率增加。KS患者常出现身体成分改变,全身和躯干的脂肪增加,患2型糖尿病的风险可能增加。

原发性睾丸衰竭的程度因不同患者而异。治疗目标包括保护青春期线性增长速度,维持第二性征的发育,增加肌肉量和维持合适的骨密度。因此,激素替代治疗的起始剂量和年龄需要个性化。

生育保护是一个重要的话题,需要与患者和他们的家属讨论。可以通过使用睾丸精子提取物结合胞质内单精子注射(TESE-ICSI)来维持父系血缘的传递。这个过程成功的一个原因是精原细胞病灶存在于睾丸内产生。据推测这些病灶都来自克隆的一个失去了X染色体的精原细胞。男性KS患者经TESE后,睾丸体积、睾酮浓度、hCG刺激性睾酮分泌都与精子发生相关。男性KS患者精子发生随年龄而下降。在这个假设的前提下,我们采集较为年轻男孩的睾丸组织来进行体外精子成熟。然而,这种方法目前被认为是试验性的,且可能会被证明是有害的,因为它将睾丸中为数不多的有功能的精原细胞给移走了。

7. 睾丸退化综合征 这种疾病,又称为"睾丸消失综合征",在隐睾症男孩中至少占5%。典型表现是:外生殖器为男性,但不能确定还存在一个或两个睾丸。而且,在睾丸固定术中发现,在靠近离散精索盲端的部位常有一小块独立的血管纤维化组织。组织学检查常发现有钙化或含铁血黄素沉积。常归因于睾丸扭转,原发性睾丸衰竭的确切病因尚需要进一步确立。在类固醇合成因子-1基因(*NR5A1*)的新杂合的错义突变(Val355Met),在一个有小阴茎和睾丸萎缩症病例中被报道过。

8. 自身免疫性卵巢衰竭 常染色体隐性遗传I型自身免疫性多腺体综合征(APS-1),也称为自身免疫性多内分泌腺病念珠菌病外胚层的营养不良(APECED),是以皮肤黏膜念珠菌病、甲状旁腺功能亢进和肾上腺功能不全为特征。APS-1是由于AIRE基因突变引起的。APS-1患者的卵巢衰竭常见,可能与性腺和肾上腺表达的P450类固醇生成酶,如3β-羟基类固醇脱氢酶,自身抗体有关。还可能出现自身免疫性睾丸衰竭。女性出现自身免疫性Addison病,特别是与APS-1有关,使卵巢早衰的风险明显增加。自身免疫性原发性性腺衰竭的发病率在APS-2中较低,其特征是:有免疫介导的1型糖尿病、慢性淋巴细胞性甲状腺炎、白癜风、恶性贫血。一些研究人员提出,在原因不明的不育中,卵巢抗体是卵巢衰竭的一个独立的标志,可能会先于FSH和抑制素B浓度变化出现。

9. 非免疫性卵巢功能早衰 人们越来越认识到在子宫内卵巢的发育是一个动态的过程,由参与这个过程的基因突变导致的疾病,其表现为青春期延迟、卵巢功能早衰(POF)、原发性闭经。与POF表型相关的基因包括Forkhead box L2(*FOXL2*),Newborn Ovary Homeobox(*NOBOX*),Factor in germline alpha(*FIGLA*)和bone morphogenetic protein 15(*BMP15*)基因。常染色体显性遗传的睑裂狭小、上睑下垂、内眦倒向赘皮综合征(BPES)与*FOXL2*基因突变有关。BPES是眼睑发育不良为特点,包括小睑裂、上睑下垂、内眦倒向赘皮和宽鼻梁。BPES有两种表型。1型有眼部表现以及POF。2型BPES患者只出现眼部表现。*FOXL2*基因杂合性突变的患者一般会出现自发性青春期发育并出现月经初潮,但会出现过早卵泡损耗导致卵巢功能早衰。*fragile X*基因(*FMR1*)出现55~200次CGG三核苷酸重复与POF的发生有关。

10. Noonan综合征 临床特征包括:身材矮小、器官间距过远、短蹼颈、精神发育迟滞、异常出血和右位心脏异常。活产发病率是1:1000~1:2500。虽然是常染色体显性遗传病,但60%的病例是散发的。男性患者常见隐睾症。Noonan综合征不是完全同质性的;Noonan综合征患者中携带RAS/MAPK通路相关的突变基因。*PTPN11*基因编非信号蛋白质酪氨酸磷酸酶SHP2,而在至少50%的病例中能发现*PTPN11*基因错义突变。在RAS-MAP激酶通路中发现,与Noonan综合征有关的其他基因包括*KRAS*,*SOS1*,*NRAS*,*MEK1*,*BRAF*,*SHOC2*和*NF1*。女性生殖功能通常是正常的。青春期后的男性LH和FSH浓度常升高,AMH和抑制素B浓度常下降,这表明支持细胞和(或)生殖细胞功能逐渐下降,导致精子发生受损和生育力下降。

11. 半乳糖血症 是一种以半乳糖代谢异常为特征的常染色体隐性遗传代谢性疾病。由3个不同的基因编码参与半乳糖代谢的蛋白质:半乳糖激酶基因(GALK)、半乳糖-1-磷酸转尿苷酰酶基因(GALT)和UD半乳糖4'差向异构酶基因(GALE)。其中任何一个基因的突变都可以导致人类疾病。女性患者会出现FSH浓度升高和卵巢衰竭。AMH浓度有助于评估半乳糖血症女性卵巢储备。男性患者睾丸功能似乎正常的。

12. 唐氏综合征 患儿偶有青春期发育异常。检查可见子宫大小正常，卵巢内有卵泡发育。然而，男、女两性性腺功能减退伴有促性腺激素水平升高均可在成人期发生。针对咨询，患有唐氏综合征的女性可以妊娠，但男性往往不育。唐氏综合征患儿患其他慢性疾病的风险增加，这可能会影响青春期启动和进展。这些疾病包括：甲状腺功能减退、腹腔疾病和糖尿病。

（六）类固醇激素生成或作用缺陷

1. LH-R 基因突变 在男性中，*LHCGR* 基因失活性突变损害睾酮生物合成，这类患者可能会出现青春期延迟（见第2章）。作为常染色体隐性遗传病，最严重的类型是睾丸间质细胞发育不全、睾酮缺乏和46，XY男向女性别逆转。没有苗勒管衍生物。轻型46，XY患者可能会出现性腺功能减退。携带严重失活性基因突变的46，XX患者，其典型的表现为：青春期缺乏、原发性闭经，这可能是与LH过度分泌、囊性卵巢和不育有关。已发现有青春期延迟46，XY患者具有外显子10的纯合子缺失。为确定突变的结果而进行的功能分析来显示，尽管突变体受体能与LH结合，但与正常受体相比，其刺激cAMP量升高的作用较弱。

2. FSH-R 基因突变 虽然 *FSHR* 基因的失活性突变与原发性卵巢衰竭及不孕有关，然而这种常染色体隐性疾病可有不同程度的第二性征的发育（见第2章）。虽然阴毛初现正常，乳房发育可以从缺失到正常变化。通常缺乏月经初潮，偶尔可以观察到早期的继发性闭经。表型的多样性提示，*FSHR* 并非完全失活，可分泌低水平的雌二醇。男性表型相对较轻，迄今为止报道他们有青春期发育，但睾丸体积和精子数量减少。

3. 先天性类脂质肾上腺增生症 *StAR* 基因突变是先天性类脂质肾上腺增生的分子基础（见第4章）。促激素对肾上腺和睾丸或卵巢的持续刺激，导致在产生类固醇的活性细胞的胞质中胆固醇酯的堆积和胆固醇自氧化作用。由于堆积的脂滴导致的物理充盈和胆固醇自氧化产物的化学损伤使细胞破坏。因此，先天性肾上腺类脂增生症的表现型反映了两个独立的事件的结局——即失活性突变和随后的细胞损伤。这两种情况干扰了胎儿期睾丸睾酮的合成，导致雄激素缺乏和46，XY患病胎儿男性化表现不足。然而，尽管存在*StAR*基因突变，但*StAR*基因非依赖性的类固醇生成使胎盘类固醇生成正常；在新生儿时期，肾上腺类固醇浓度虽然低，但在可测量范围内。然而，随后的细胞损伤，导致肾上腺类固醇生成能力完全丧失。由于在胎儿、新生儿和青春期前，卵巢功能相对静止，在这些发育阶段卵巢脂质堆积最少，因此46，XX的患者可有性功能初见。轻型的非经典型的先天性肾上腺类脂增生症也有报道存在。

4. 17α-羟化酶/17，20-裂解酶缺乏 因 *CYP17A1* 基因突变引起17α-羟化酶/17，20-裂解酶活性降低的临床特征有：糖皮质激素和性类固醇激素缺乏（参见第4章和第17章）。由于盐皮质激素的生物合成未受影响，醛固酮分泌增加，患者可有高血压和（或）低钾血症。由于睾酮分泌受损，男性患者可表现为完全性或部分性男向女性别逆转。女性患者有正常女性内、外生殖器；她们通常表现出继发性雌激素产生不足导致的青春期延迟。

有些患者中，裂合酶活性比其羟化酶活性受损更严重。对这种不同影响的分子学基础是与该成熟的蛋白质在特定结构域突变有关，如类固醇结合域的突变都与两者的活性受损有关。17，20-裂解酶的活性对辅助蛋白P450氧化还原酶和细胞色素b5交互作用尤为敏感。仅有17，20-裂解酶缺乏非常罕见。

5. AKR1C2 和 AKR1C4 缺陷症 瑞士家庭遗传调查声称通过研究17，20-裂解酶缺乏，发现了选择性的"backdoor pathway"对正常男性性发育重要性。通过这个通路，即使没有睾酮作为中介激素时，DHT也可以合成。Ⅱ型二氢二醇脱氢酶（AKR1C2）和Ⅳ型二氢二醇脱氢酶（AKR1C4）是醛固酮氧化还原酶（AKR）超家族的成员。在这些瑞士家庭中发现了这些基因的功能缺失性突变，在青春期不发生肾上腺功能不全和男性化。

6. 芳香化酶缺乏症 是由于芳香化酶（*CYP19A1*）基因的失活性突变（见第4章）引起的，是一种常染色体隐性遗传病。芳香化酶活性降低使由雄激素向雌激素转化能力受损。由于患病女婴在宫内过度暴露于雄激素，因此可能会出现生殖器模棱两可。随后，受累女性可表现为乳房不发育、原发性闭经、雌激素缺乏、进行性的女性男性化，以及高促性腺激素性性腺功能减退。已报道有这种突变的少数男性患者可有性腺功能初现以及正常的男性第二性征发育。精液分析发现，患者少精症或无精子。男性突变患者的基本特征是骨成熟延迟和骨矿化减低。值得注意的是，怀有患该病胎儿的妊娠妇女，由于胎盘芳香化酶活性削弱所导致的高雄激素血症，可以出现男性化。

7. 17β 羟化类固醇脱氢酶缺乏 在这种常染色体隐性遗传病中，睾丸由雄烯二酮转化为睾酮的能力受损是继发于 *HSD17B3* 基因突变（参见第 4 章和第 17 章）。46，XY 患者出生时有不同程度的外生殖器模棱两可，从小阴茎到会阴阴囊尿道下裂合并双侧阴唇性腺。46，XY 患者的午非管发育不全。青春期发生进行性的女性男性化，推测可能是由于外周性类固醇转化为睾酮增加。按女性抚养的患者，随着青春期的发育可转变为男性性别角色。在新生儿期确诊的患者可进行适当的性别判定。有报道，在一个家庭中也可能发生表型异质性。尽管推测雄烯二酮：睾酮的基础比值升高，但有必要进行 hCG 刺激试验和分子遗传分析来确诊。

8. 5α- 还原酶缺乏 在特定的雄性激素靶细胞中，如发育中的外生殖器和前列腺，2 型 5α- 氧化还原酶将睾酮转化为 DHT 也参见第 4 章和第 17 章。在这种常染色体隐性疾病中，由于 2 型 5α- 氧化还原酶基因（*SRD5A2*）突变导致睾酮转换为 DHT 的能力受损。这种疾病流行于多米尼加共和国、黎巴嫩南部、东部高地巴布亚、新几内亚和土耳其南部。46，XY 患者的表型具有异质性，出生时有不同程度的男向女性别逆转。在出生时的典型表现为：会阴阴囊尿道下裂及双侧大阴唇内隐睾、缺乏苗勒结构。在青春期，患者可有阴毛发育和阴茎增大等男性化表现。开始按女性抚养的患者，当出现男性化时，患者将改为男性性别。常有精子生成障碍。女性 *SRD5A2* 纯合突变一般没有生殖系统的症状。

虽然随机睾酮/DHT 比率可能升高，但确诊需要进行 hCG 兴奋试验。尿类固醇水平与特定代谢产物（雄酮/本胆烷醇酮、5α 四氢皮质醇/四氢皮质醇、5β 四氢皮质酮/四氢皮质酮）测量有助于筛选女性的 5α- 还原酶缺乏，在那些原发性闭经、46，XY 染色体核型、轻度男性化、缺乏子宫的女性中。

9. 雄激素受体（AR）基因突变 46，XY 患者的表型，其表型多种，从男向女性别逆转到男性不育（参见第 17 章）。遗传特征是 X 连锁隐性遗传，AR 基因位于 X 染色体上。这个基因也被称为 *NR3C4*。类似于其他类固醇和甲状腺激素核受体家族的成员的结构，雄激素受体的结构包括配体结合域、DNA 结合域、氨基端的调节区、铰链区。已有超过 500 种 *NR3C4* 基因突变被报告。配体结合域的突变影响了雄激素的结合。尽管突变如果位于 DNA 结合域时，配体结合是相对正常的，但 AR 的活性受损。

雄激素完全不敏感的患者有女性外生殖器与大阴唇肿物或睾丸未下降。由于在子宫内睾丸可正常分泌 MIH，因此没有苗勒管衍生结构。出生时通常被认为是女性，儿童期的表现有腹股沟疝、月经初潮延迟伴青春期的性毛稀疏。一般来说，女性青春期会出现原发性闭经、LH 和睾酮浓度升高。FSH 和抑制素 B 的浓度通常是正常的。如前所述，CAIS 婴儿往往缺乏新生儿睾酮激增。对疝修补术中意外发现性腺的女孩建议的干预措施包括：性腺活检、性腺原位不动、核型分析、其他适当的激素测量以及和家长详细讨论。

如果确诊为 CAIS，儿童期的治疗选择包括性腺切除术或保持性腺完整允许自发的乳房发育。童年期性腺的退化的风险较低。CAIS 女性阴道是盲端的，一般来说，重建一个有功能的阴道仅需要进行阴道扩张治疗。

充分信息披露和心理社会支持是完全性雄激素不敏感综合征（CAIS）女性管理的基础。从第一次遗传相关讨论开始，意识到 CAIS 女孩的母亲可能对遗传这种 X 染色体疾病给她们的女儿感到内疚是十分重要的。与患者和她的父母的对话的话题包括 XY 染色体核型的影响、睾丸状态、不孕不育、性功能。尽管这些信息在诊断时已经与父母讨论过，但适龄时重复讨论能使孩子受益。随着孩子的成熟信息披露的复杂性增加。一个合理的目标是在青少年中期完成雄激素不敏感（AIS）相关教育。

雄激素部分不敏感患者的常表现为男性化不足的男性。这类患者的主诉可包括：男性乳房发育、性毛少、尿道下裂、隐睾症、小阴茎和不育。雄激素治疗对青少年男性可能是有益的。

即使在同一个家庭中，也会发生表型异质性。在某些情况下，表型异质性是继发于体细胞嵌合。在一些具有 AIS 表现的患者中 *NR3C4* 基因编码区未发生突变的。一些研究人员推测，这些情况下出现明显的雄激素不敏感，可能是由于受体协同因子的异常或突变发生在 *NR3C4* 基因较远端调控区。

（七）Mayer-Rokitansky-Kuster-Hauser 综合征

Mayer-Rokitansky-Kuster-Hauser 综合征是种先天性疾病，以苗勒管衍生结构解剖学异常为特征，据报道在女性中的发病率为 1/10 000～1/4000。这个疾病是由于在妊娠前 3 个月苗勒管衍生结构发育异常所导致的。尽管已经有大量的相关研究，但除了在几个患病妇女中发现 WNT4 基因突变或 SHOX 基因重复，其分子病因尚未阐明。患者通常有正常的卵巢功能，因此乳房发育正常。这些患者常存在原发性闭经或周期性腹痛。在直肠与腹部双合诊能感受到明显的苗勒管残余，为正中线组织。超声和 MRI 是有助于诊断，必要时可进行腹腔镜检查来确诊。肾畸形尤其是异位肾或单侧肾缺如和骨骼异常都可能出现。阴道发育程度不同，常需要进行阴道扩张使阴道扩大，便于阴道性交。成功的阴道扩张术取决于患者的动机和依从性。

（八）男性乳房发育

男性乳房发育是指男性出现明显的乳房组织。约 50% 的男孩在青春中期期间会经历男性乳房发育。男性乳房发育症的病因包括类固醇生成的改变，如 Klinefelter 综合征、雄激素合成障碍和雄激素不敏感。其他病因包括激素暴露、药物暴露、高泌乳素血症和其他慢性疾病。内源性雌激素暴露增加，可能由于分泌激素的肿瘤或家族性芳香化酶过度综合征。与男性乳房发育症相关的慢性病包括肝硬化、肾衰竭、甲状腺功能亢进。与男性乳房发育相关的药物包括大麻、西咪替丁、螺内酯、洋地黄毒苷。

（九）化学治疗和放射治疗

由于超过 75% 的年轻癌症患者都是长期幸存者，对于青少年和年轻患者的生活质量已经成为越来越重要的问题，尤其是其生育能力。儿童癌症患者的化疗和放射治疗会影响下丘脑-垂体-性腺轴多个部分，具体的影响取决于所用的具体药物和辐射区域。性腺的生殖细胞对放疗尤其敏感。例如，精子形成对低剂量放疗（＞1 Gy 或 2 Gy）的敏感性较睾丸间质细胞类固醇生成（约 12 Gy）更高。化疗药物根据其性腺毒性可分为高、中、低危 3 个类别。高危药物包括烷化剂，如环磷酰胺可损伤生殖细胞。烷化剂可以与 DNA 间产生的共价键影响细胞分裂。最终的结果是女性发生卵母细胞破坏和卵泡损耗，男性出现少精子症或无精症。

中枢神经系统放疗可能导致促性腺激素或其他垂体激素缺乏。患脑肿瘤的男孩接受颅内放疗或其他辅助化疗时，HH 风险增加。在这些患者中，低浓度抑制素 B 提示曲细精管受损和精子发生受损。需要长期随访的儿童癌症幸存者，在接受中枢神经系统放疗后多年可能发生垂体激素缺陷。

由于骨髓移植的适应证有所扩大，包括恶性和非恶性的血液疾病、实体瘤、遗传性的代谢疾病，使得更多儿童都接受了这一治疗。在进行全身放疗和骨髓移植后，男孩常有正常青春期发育，而女孩常表现为青春期延迟。然而，男孩血清睾酮水平低和 FSH 浓度升高提示生育力预后较差。其他垂体前叶激素，除了促性腺激素，在儿童期会受到癌症治疗的影响。

讨论生育保护对于儿科癌症患者和他们的父母来说是必不可少的。但这一重要主题的详细讨论超出了这章的范围。

六、对青春期延迟儿童的诊断和处理

与性早熟相同，一个详细的病史和体格检查对确定青春期延迟的病因的非常重要（图 18-9 和图 18-10）。患者是否由于其他任何疾病而接受治疗？如果有的话，是什么疾病？青春期发育已经开始了吗？有青春期延迟的家族史吗？青春期发育出现的年龄和顺序是什么？如果患者是一个男孩，是否是因为小阴茎或隐睾症而进行治疗吗？如果患者是一个女孩，她存在雄激素依赖区域的毛发生长吗？青春期起始年龄有什么有关的家族史吗？患者或任何家庭成员有嗅觉缺失或神经系统的异常吗？孩子吃什么？有任何问题或线索暗示一个饮食失调？孩子是否是一个竞争激烈的运动员或舞蹈家吗？

记录生长情况以评估身材、生长速度的改变、体重下降、体重指数（BMI）以及与身高不相称的体重减轻。应进行详细全身体格检查，以雌激素和雄激素作用结果为重点。男孩睾丸纵轴长度 ＞2.5 cm 或睾丸体积 ＞4 ml 提示青春期初见的启动。在女孩，应评估乳房和阴毛发育。女性是否出现阴唇肥大或阴蒂增大？

体检时应寻找特殊疾病体征（如 Turner 综合征，正中线缺乏和 Prader-Willi 综合征）。女孩身材矮小提示 Turner 综合征时，即使没有其他征象，也需要

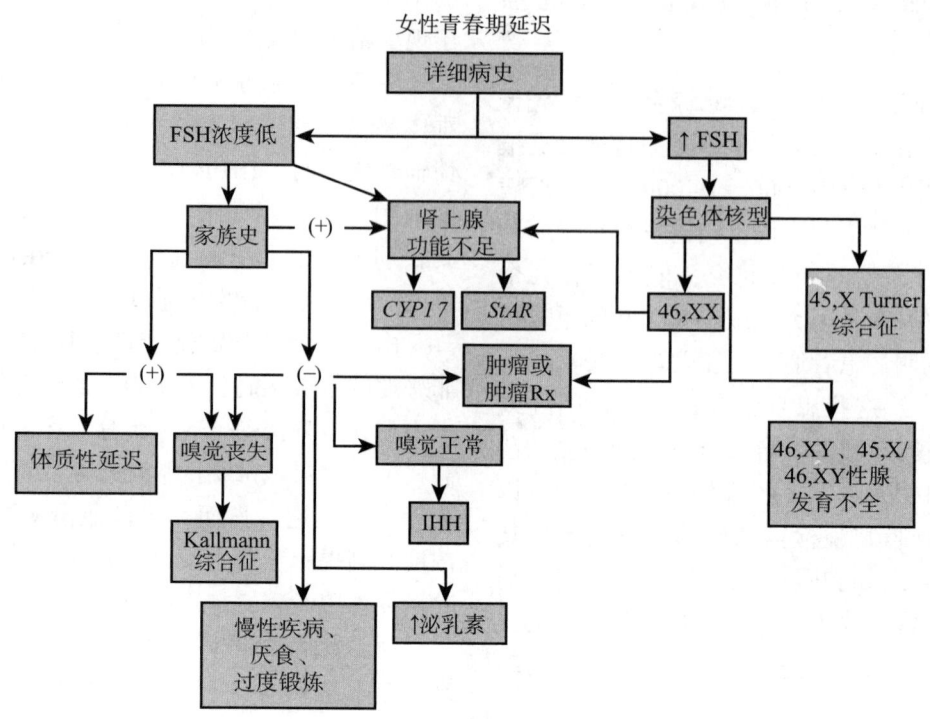

图 18-9 青春期延迟（女性）处理流程

从详细病史开始，这一流程图提供了女孩青春期延迟最常见病因的鉴别诊断的指南

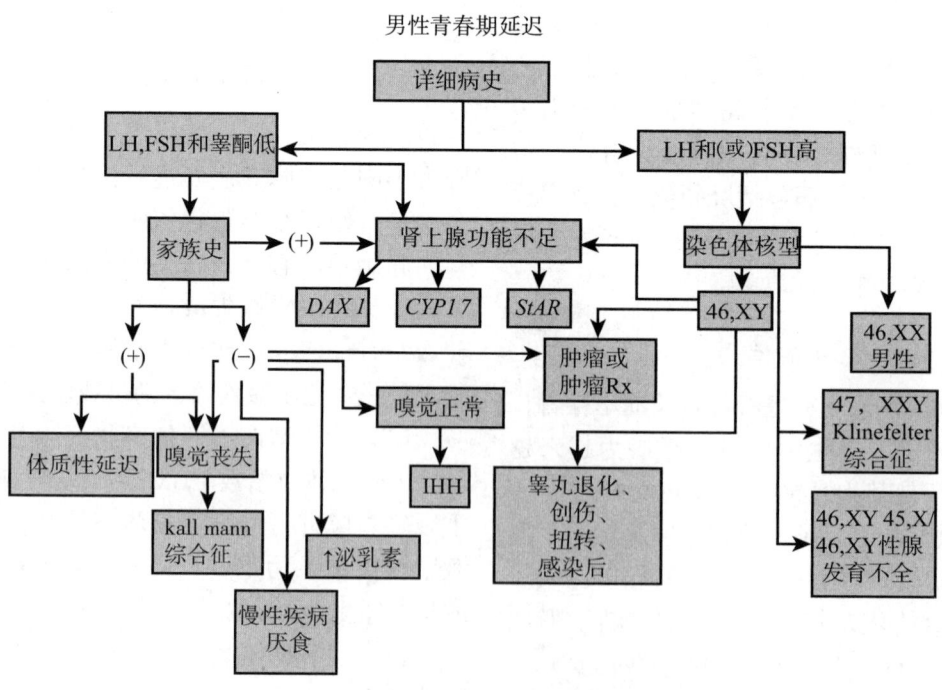

图 18-10 青春期延迟（男性）处理流程

从详细病史开始，这一流程图提供了男性青春期延迟最常见病因鉴别诊断

测定促性腺激素浓度和进行核型分析。男性出现小而硬的睾丸，尤其是男性乳房发育时，提示可能存在 Klinefelter 综合征。身高、身体上部与下部的比例，以及臂展有助于确定是否有类无睾者的体质。身材高大，尤其是四肢长，提示性腺功能减退，如 Kallmann 综合征或 46，XY 性腺发育不全。患者应仔细检查与 CHD7 突变有关特征。

有价值的实验室检查包括：LH、SH、DHE-AS、性激素、抑制素 B，AMH 和泌乳素浓度的测定。通过测定游离 T_4 和 TSH 浓度应排甲状腺功能减退除。骨龄确定可用于评估青春期延迟的程度，监测后续发育，估计最终成年身高。尿常规、红细胞沉降率和肾功能检查有助于排除其他的一些慢性疾病。腹腔疾病或慢性炎性肠病、血红蛋白病、血色素沉着症的诊断可基于其临床特征。即使患者宣称他（她）有一个正常的嗅觉，也需要使用正式的嗅觉测量法对其进行评估。

病史和体检决定了疾病的鉴别诊断，根据具体的鉴别诊断来使用不同的影像学研究。脑部磁共振研究可能确定嗅球发育不全的或缺失。肾功能异常可能与 KAL1 突变相关。牙齿或颅骨畸形可能 FGFR1 基因突变与有关，可以通过影像学进行检测。

促性腺激素基础值升高证实了存在原发性性腺衰竭，但是当女孩骨龄＜11 岁以及男孩骨龄＜12.5 岁时，这种评估可信度较差。在大多数促性腺激素浓度升高情况下，应进行染色体核型分析以判断女孩是否有 Turner 综合征，男孩是否有 Klinefelter 综合征，是否有性腺的发育不全，或性类固醇合成或功能缺陷。对于先天性畸形或发育障碍患者，当前最推荐的细胞遗传学包括染色体芯片分析等，因为这些检查比 G-带核型分析相比能够更容易检测出亚端粒拷贝数变异。定制化基因芯片也有助于检测与性腺功能减退有关的遗传变异。对诊断为 HH 的患者，可以通过商业和研究实验室进行特定基因的测序。基因的测序应该基于患者的临床表现、体格检查、实验室数据和家族史。

在确定妊娠不是原发性闭经的原因后，可进行孕酮撤退试验评估子宫的雌激素化和阴道流出通道通畅性。撤退性出血一般发生在完成孕酮 1 疗程（5～10 mg/d，共 10 d）后的 24～72 h。如果没有出血发生，则应该对子宫进行影像学检查。缺乏撤退性出血的另一个解释是雌激素缺乏症。

在男性，如果随机促性腺激素浓度并不升高，而且未能触及睾丸或怀疑睾丸生物合成缺陷时，可进行 hCG 刺激试验。已介绍过多个 hCG 刺激试验的方案。从每日注射 1 次，注射 5d；到每 2 周注射 1 次，注射数周。在整个治疗期间总剂量至少为 5000U 单次注射剂量不超过 3000 U 总注射剂量不超过 15 00 U 在完成最后 1 次注射的 24h 内，取血液样本来检测睾酮、双氢睾酮脱氢表雄酮、雄烯二酮的浓度。当考虑有 CYP17A1 基因突变时，还应该测定血清孕烯醇酮和 17-OHP 的水平。

将下丘脑和垂体促性腺激素异常与体质性延迟进行鉴别可能是较为困难的。在这两种情况下，促性腺激素浓度的基础值和 GnRH（100μg）刺激后促性腺激素的反应均较低，并有明显的交叉重叠。骨龄 X 线通常显示骨骼成熟延迟。体质性延迟的患者更常见青春期延迟的家族史。在合并其他疾病时，如其他垂体前叶激素缺乏，体质性延迟的可能性将变小。此外，体质性的青春期延迟通常会出现肾上腺功能出现延迟；然而，肾上腺功能初现在 ACTH 缺乏的个体中也可能被推迟。

各种诊断研究的比较表明低浓度抑制素 B 可能是区分 HH 和体质性延迟最好的方法。在两项研究中显示，体质性延迟的男孩往往有抑制素 B 的浓度＞35 pg/ml。不过，体质性延迟仍是排除性诊断。单独的血液检测、刺激性试验或者影像学研究都不能准确的区分 HH 和体质性延迟。尽管遗传因素在这些疾病的发生中是十分重要的，但检测与疾病相关特定的遗传变异仍不常见。因此，连续性的观察仍是区分从 HH 和体质性延迟的最好方法。

核型为 46，XY 的性腺发育不全的女孩，可能需要进行性腺切除术，防止发育不全的性腺恶变。为了让 CAIS 的女孩能够进行乳房发育，手术可能会被延期到青春期后期。

（一）雌激素替代治疗

雌激素替代疗法的目的是模仿卵巢正常的雌二醇分泌模式，从而引起第二性征的发育。在决定什么时候开始治疗时应将实际年龄、实际高度、预测身高纳入考虑。雌激素能够促进线性生长加速以及刺激骨骼成熟最终形成干骺融合。

对于性腺功能减退的女孩来说，与同龄人在相同的年纪经历月经初潮是很重要的。因此，通常在 12 岁左右启动雌激素治疗。可以由口服或经皮的方式进行雌激素替代治疗。因为口服雌激素在肝进行初步的代谢，口服雌激素可能引起抗血栓和促凝血的一个失衡，这可能与雌酮浓度升高有关。在美国目前，口服乙炔雌二醇作为一个单独的药物已经不能在市面上购买到。马结合雌激素虽然是可用的，但是这个药物包含多个不同生物的效能的雌激素类物质，因此，不适用与这个人群。皮肤给药的雌激素通常是青春期发育的初始阶段首选药物。初始剂量可以低至每日60~70μg雌二醇；经皮雌二醇贴剂可以切成2份或4份。数年内可以逐渐增加剂量。经皮基质型贴剂夜间给药可以模仿自然雌激素浓度，以及与性功能初见早期观察到的昼夜变化相似。早期，使用雌二醇1~2年来诱发乳房发育。有两种经皮贴剂可供使用：储库型和基质型。基质型贴剂的一个优点是能够把贴剂切成小片状以适合低剂量给药的需要。

一旦出现突破性出血，或使用无对抗雌激素1~2年后，应加用孕酮。女孩可以改用口服避孕药或使用贴剂和丸剂的组合可用于周期性雌孕疗法。可以根据青春期发育的速度和程度调整雌激素剂量。可以添加甲羟孕酮（5~10 mg）或口服孕酮制剂，进行周期性雌、孕激素治疗。当完成青春期发育时，雌激素应减到能够防止突变性出血、维持规律月经周期以及促进钙沉积所需的最低剂量。

TS和HH女性的激素替代疗法始于青春期，持续40~50年后结束。进行含雌激素在内的激素治疗的女性发生静脉血栓栓塞的风险增加。此外，还有某些孕前激素也会影响血栓形成的风险。血栓形成倾向的遗传方式包括V因子V（Factor V Leiden）和Ⅱ因子（凝血酶原G20210A）的点突变。蛋白质C，S，抗凝血酶缺陷是罕见的遗传性血栓形成倾向的原因。尽管静脉血栓栓塞（VTEs）随时可能发生，但在使用口服避孕药的第一年风险最高。因此，了解和识别潜在的血栓栓塞形成的危险因素是至关重要的。

对有完全雄激素不敏感、先天性肾上腺增生或Mayer-Rokitansky-Kuster-Hauser综合征的女性，非手术的自体阴道扩张已经由一个多学科团队证明相对手术来说是一种有效的替代治疗，常常能够改善阴道的长度。

（二）雄激素替代治疗

睾酮替代疗法可诱发和维持男性第二性征。其他的治疗目标包括：增强性欲和骨盐沉积。睾酮可经肌内注射或经皮吸收给药。为诱发青春期的生殖器变化，肌内注射长效睾酮酯类（如庚酸睾酮或环戊丙酸睾酮）每月1次，初始用低剂量，如每月50 mg，以后可增加剂量。也可以使用药物浸渍的贴剂或睾酮凝胶。一些患者主诉贴片有瘙痒或黏附力不够。

对成年男性的研究显示，在用凝胶治疗的72 h之内可达到稳态的睾酮浓度。然而，尚未确立这些新型睾酮制剂诱发青春期的最佳给药方案。对成年人的睾酮替代治疗可用每周的长效制剂，剂量次100 mg，注射给药，间隔为1周、2周或3周。当给药间隔超过3周，睾酮浓度在注射后即刻可超过生理浓度；而在下次注射给药前，则低于治疗浓度。经皮的睾酮贴剂和睾酮凝胶血清药物浓度变化较小。必须让睾酮凝胶干燥完全，防止这种凝胶转移到衣服或床上用品，避免女性家庭成员和弟弟妹妹意外暴露于睾酮。

对无睾男孩，可经手术将充满盐水的睾丸假体放置到阴囊。阴囊体积应能容纳成年人大小的睾丸假体，这样仅需1次手术，可以将感染和瘢痕形成的风险降到最低。

七、青春期早熟和延迟的社会心理治疗

青春期提前，尤其是女孩，常导致心理社会应激的风险增加，从而影响自尊心。因此，年龄较大的女孩如果残留青春期早熟引起的行为问题时，进行心理咨询能够有所帮助。尽管过早肾上腺功能初现通常是良性的，但在有些女孩中其心理障碍也能达到诊断标准。青春期早熟的男孩可出现活动增加，攻击行为增加，并可有手淫。据青春期延迟的孩子的父母报告，晚熟的男孩自尊心和自信心不足。由于青春期提前或延迟均对孩子和其家庭产生压力，所以确定与正常的青春期发育时机的偏离的如何影响患者是至关重要的。重要的是，认知功能的成熟与时间年龄的相关性比身体生物学成熟强。

在春期发育延迟的儿童中，在没有严重社会心理问题的情况下，纵向的重复评估可以充分地保证青春期的发育和进展。对于那些孩子遭受重大影响的儿童，进行短期小剂量相应性激素治疗是有益的。对青春期前的男孩，可肌内注射长效睾酮（50~75mg），每月1次，共3次。停药至少2个月后，应测定睾酮浓度，评估性腺功能初见的程度。若睾酮浓度仍然低，可进行第2个疗程治疗。小剂量使

用睾酮治疗，可加快生长速度（通过激素对骨的直接作用和间接刺激 GH 分泌），而且不会抑制成年身高。如果第 2 个疗程治疗后，睾酮、LH 和 FSH 浓度保持在较低水平，则患者可能患有 HH，需要长期睾酮替代治疗。

目前认为生育力与自尊心、性别认定和自我体像密切相关。因此，当原发疾病可能引起不育时，重要的是，应对患者诚实并详述其不孕的可能性。患者和他们的家属可能为生育能力丧失而哀痛，因此而不能育有子女。后续讨论应包括替代方式来实现一个完整的家庭，如收养或与已有孩子的人结婚。辅助生殖技术的进步为他们父母提供了机会。例如，卵巢早衰的女性也可以怀孕。短期的 hCG 治疗能够成功地刺激 HH 男性的精子发生。

八、结论

青春期，生命中第 1 个 10 年的结束，第 2 个 10 年的开始，是两个独立的发育过程开始的结果——性腺功能初见和肾上腺功能初现。性腺功能初见是指青春期性腺功能被激活，引起配子发生和性腺成人模式的类固醇合成，是促性腺激素分泌增加的结果，后者又是由下丘脑 GnRH 脉冲发生器活动复苏引发，GnRH 脉冲发生器活动从婴儿晚期起就被神经生物学制动（被认为在本质上是概念性的）所抑制。

目前理论模型认为 GnRH 脉冲发生器是由下丘脑弓状核 KNDy 神经元组成的，以及脉冲发生器的输出信号通过间歇性 kisspeptin 的释放传送到 GnRH 神经元网络。指导出生后 GnRH 脉冲发生器活动模式的神经生物学制动的组成仍然是未知的。青少年发育制动的解除以及青春期的 GnRH 脉冲发生器活动复苏的时机可能涉及一些体细胞来源的信号，然而这些信号的具体身份尚不清楚。

肾上腺功能初现是指青春期肾上腺雄激素产生的增加，因此引起了阴毛初现。肾上腺功能初现的时机，与性腺功能初见相反，似乎并不需要一个来自大脑的信号。青春期的时机和节奏可能是由遗传和环境因素共同调节的。了解青春期的基因组学和环境因素之间的相互作用对人类生育启动的影响，对于改善青春期发育疾病的治疗方法是十分重要的。

随着对性腺功能初见和肾上腺功能初现的生理学机制的阐明和认识，可以可对青春期发育异常患者进行正确的鉴别诊断。利用分子遗传学工具，可确定分子病因和复发的风险。对这些疾病的评估和治疗应考虑到青春期发育的"截止时间"或可能的不育带来的心理社会困扰。

完整的参考文献列表可以在 www.expertconsult.com 网站中查询。

（译者　袁　鹏　审校　李红真）

推荐阅读

Bliss SP, Navratil AM, Xie J, et al. GnRH signalling, the gonadotrope and endocrine control of fertility. Front Neuroendocrinol, 2010 (31): 322–340.

Gonzalez L, Witchel SF. The patient with Turner syndrome: puberty and medical management concerns, Fertil Steril, 2012 (98): 780–786.

Harrington J, Palmert MR. Clinical review: distinguishing constitutional delay of growth and puberty from isolated hypogonadotropic hypogonadism: critical appraisal of available diagnostic tests. J Clin Endocrinol Metab, 2012 (97): 3056–3067.

Hughes IA, Werner R, Bunch T, et al. Androgen insensitivity syndrome. Semin Reprod Med, 2012 (30): 432–442.

Karsenty G. The mutual dependence between bone and gonads. J Endocrinol, 2012 (213): 107–114.

Laitinen EM, Tommiska J, Sane T, et al. Reversible congenital hypogonadotropic hypogonadism in patients with CHD7, FGFR1 or GNRHR mutations, PLoS One, 2012 (7): e39450.

Lewkowitz-Shpuntoff HM, Hughes VA, Plummer L, et al. Olfactory phenotypic spectrum in idiopathic hypogonadotropic hypogonadism: pathophysiological and genetic implications. J Clin Endocrinol Metab, 2012 (97): E136–E144.

Sokol RZ. It's not all about the testes: medical issues in Klinefelter patients. Fertil Steril, 2012 (98): 261–265.

Speiser PW, Azziz R, Baskin LS, et al. Congenital adrenal hyperplasia due to steroid 21-hydroxylase deficiency: an Endocrine Society clinical practice guideline. J Clin Endocrinol Metab, 2010 (95): 4133–4160.

Terasawa E, Guerriero KA. Plant TM. Kisspeptin and puberty in mammals// Kauffman AS, Smith JT, eds. Kisspeptin Signaling in Reproductive Biology. New York: Springer, 2013: 253.

Weirman ME, Kiseljak-Vassiliades K, Tobet S. Gonadotropin-releasing hormone (GnRH) neuron migration: initiation, maintenance and cessation as critical steps to ensure normal reproductive function. Front Neuroendocrinol, 2011 (32): 43–52.

Young J. Approach to the male patient with congenital hypogonadotropic hypogonadism. J Clin Endocrinol Metab, 2012 (97): 707–718.

第 19 章

生殖与营养

（原著 Nanette Santoro, Alex J. Polotsky, Jessica Rieder, Laxmi A. Kondapalli）

在男性，促性腺激素释放激素（gonadotropin releasing hormone，GnRH）和促性腺激素呈脉冲式分泌，其释放频率约为每 2 小时 1 次，这一频率可以维持睾酮的分泌、正常的男性化及精子的形成，在女性，它需协助性腺完成一系列更为复杂的任务，包括卵泡的成熟、破裂、排卵及黄体生成。女性成熟的下丘脑-垂体-卵巢轴（hypothalamic-pituitary-ovarian，HPO）必须动态地对生长卵泡分泌的雌激素的负反馈和正反馈（双峰）作用做出反应，对正反馈的反应显示在黄体生成素（luteinizing hormone，LH）峰的出现，足够的 LH 才可以启动卵泡破裂和黄体生成所需要的一系列分子反应。女性生殖系统的最佳运作需要 HPO 轴的功能更为多样化，因此，女性的 HPO 轴较男性更易受到影响。

下丘脑 GnRH 及垂体 LH 的脉冲式分泌在出生前就已存在，并在整个青春期前持续存在。孩提时代就可以测到 LH 的脉冲式分泌，男孩和女孩的分泌频率与成年人类似，但其分泌的振幅微乎其微，需要更灵敏的检测方法才能探测到。在青春期前抑制 GnRG-LH 脉冲分泌的振幅可以增加生殖轴对雌激素的敏感性，也可以使抑制性神经元和神经内分泌信号占优势，从而减弱中枢 GnRH 脉冲发生器的分泌振幅。这一工作模型假设青春期前 HP 轴是处于抑制状态的，在青春期这种抑制状态被解除。

大约 40 年前，Frish 和 Revelle 发现体重和青春期开始的时间有直接的联系，并提出一定的脂肪储备是青春期启动所必需的。这些研究者正确地预测到，不知何故，脂肪组织为生殖系统提供了允许信号。对脂肪组织内分泌特性的发现导致对一系列脂肪细胞因子和炎症因子的识别，这些因子在生殖中的作用也得以迅速阐明，其中最典型的因子就是瘦素。

在动物模型和人的实验中都发现，瘦素缺乏会导致 GnRH 的分泌减少，给下丘脑性闭经及低瘦素血症患者补充瘦素可以使妇女恢复正常的月经周期。但仅有瘦素并不能启动青春期的 HPG 轴的成熟，因为还没有发现存在特殊的瘦素水平或阈值，超过此值才能启动青春期。

在青春期，激活 GnRH-LH 分泌的一个最终共同途径涉及神经激肽 B 及其同源受体，即 G 蛋白偶联受体 54（G-protein coupled receptor-54，GPR54），神经激肽 B 可以直接作用于 GnRH 神经元并放大 GnRH 的信号，从而增加 LH 及卵泡刺激素（follicle stimulating hormone，FSH）的分泌。神经激肽 B 及其受体 GPR54 都在青春期开始时升高。除了神经激肽 B，许多其他的 GnRH 上游调控因子也参与调控生殖功能，以保证生殖功能的顺利进行。

青春期也是神经元细胞和神经胶质细胞相互作用形成网络，使生殖信号得以通过这一网络进行传导的时期。这个网络的形成涉及细胞数量或募集的解剖学改变，以及神经元连接的增加。比如，神经胶质细胞通常被认为是惰性的、起支持作用的细胞，但它可能对 GnRH 分泌起到了更直接的作用。小神经胶质细胞，即一种可以分化成胶质细胞的巨噬细胞，对 GnRH 的适宜分泌有重要的作用。CSF-1 基因敲除的老鼠由于缺乏充分的巨噬细胞功能，没有足够的小神经胶质细胞形成，其下丘脑 GnRH 的分泌是不足的。然而，免疫调节分子和生殖神经内分泌系统之间的相互作用还尚未阐明。

迄今许多关于青春期成熟异常的研究都聚焦于不良的营养状态，然而在最发达的国家美国，营养不良的情况越来越少，取而代之的是超重和肥胖带来的生殖功能障碍。肥胖可能改变青春期发育进程，并与成年人生殖功能障碍有关。肥胖与无排卵的相互作用在多囊卵巢综合征（PCOS）的患者中得到了深入的研究，然而更多的人仅仅是单纯肥胖而已。肥胖的男孩和女孩的青春期开始得更早，但单纯肥胖孩子青春期的进程较慢。已经发现低促性腺激素的性腺功能减退存在于没有PCOS的肥胖女性中。成年肥胖女性生育力下降、生殖损耗增加、对不孕治疗的反应性差；肥胖男性生育力下降，生物活性雌激素水平显著增加。

本章将讨论营养过剩及营养不良与生殖的关系。

一、营养和青春期

有关青春期起始的相关机制已在本书的其他章节讨论过了，我们将重点介绍正常男孩和女孩的青春期流行病学特点。

当下丘脑-垂体对雌激素负反馈的敏感性下降时，抑制性神经网络活动减少，青春期就即将开始了。这些过程使GnRH的分泌增加，促性腺激素的脉冲频率增加，最初在晚上存在，增加到全天24h持续存在。这促使女孩的卵泡发育，男孩精子形成并产生睾酮，这是生育力形成的重要标志。在女性，HPO轴的最终成熟表现为下丘脑-垂体轴对升高的雌激素的正反馈反应，出现LH峰，使优势卵泡排卵。

性成熟的过程不是线性的，而是一个循序渐进的过程。女孩月经初潮后并不总是在此后的每个月都有排卵。尚不清楚月经初潮是反映了一个先行的排卵周期，还是仅仅是体内雌激素的骤升骤降。之前的流行病学调查显示，女孩自月经初潮到拥有正常的月经周期，需要2~7年，但其中多数调查涉及的人群与现代美国女性不同。有色人种较少，而非裔美国女性的月经初潮和青春期来临较白种人女性早，这可能与增加的体重指数（body mass index，BMI）有关，也可能存在其他因素。按照如今的标准，之前调查的许多女性很有可能是处于营养不良边缘的。但早期的研究没有相关体重及BMI的记载。如今美国社会青少年的肥胖率很高，并且在过去的一个世纪中，青少年女性体脂增加，所以在当今社会低体重对HPO轴的影响微乎其微。预测消除营养不良的状态可能使研究人群月经初潮年龄提前，但事实往往并非如此。俄亥俄州的一项人口抽样的50年队列和家庭研究显示，BMI增高与初潮年龄提前没有关系，然而该研究人群只代表了少数，在1954年前的平均月经初潮年龄为12.7岁，1954年后为12.6岁，略有下降。这有可能是因为1954年前的人群体脂分或BMI最佳（即包括的体重很低的女孩很少）。

一项研究检测了112名围初潮期的白种人女孩的孕酮，每6个月检测1次，发现多数人在月经初潮后1年内，尿中孕酮的升高与规律的排卵周期相一致，但这项调查的缺陷是每隔6个月检测1次，不能探测到每个月的排卵情况。在张和其同事刚完成的一项研究中，他们每天检测围初潮期女孩的尿孕酮含量，发现从初潮开始到发生规律性排卵比较快，只需要几个月，并不是几年。Metcalf和Borsos等通过每周检测围初潮期女孩的激素水平，发现多数女孩在第20个月经周期后即可建立成熟的排卵模式。然而，即使每周检测尿液，也不一定能准确地测到孕酮及其代谢产物孕二酮（pregnanediol glucuronide，Pdg）。青春期女孩的黄体期比正常成年女性的14d也要稍短一些。来自我们小组的近期资料显示，对雌激素反应而产生排卵前LH峰的能力在月经初潮前就存在。这些结果表明，至少在一部分女孩中，对雌激素双相反馈的反应并不是获得规律的有排卵月经的限速步骤。不规律的月经周期常与年龄较小、BMI低、慢性非特异性肺疾病、过敏性疾病、减肥及精神压力大有关。

Rosenfield曾假设青春期早期激素分泌的振幅较低，夜间水平高于白天。确实，这可能是HPO轴的激素以成年人的频率在运作，但激素信号比较弱，缓慢增加到能够检测的水平。瘦素的增加与青春期有关的临床数据支持体重或体脂是女孩下丘脑-垂体轴成熟的允许信号这一概念。在发展中国家，青春期开始的时间在富裕或贫困女孩之间存在差异，富裕女孩青春期开始的较早。这种不同是否与营养状态、体育锻炼、能量消耗、环境压力等因素有关还不是很清楚。在西方国家，环境暴露也被推测与青春期早发有关，塑料制品中的内分泌干扰物在工业国家非常普遍，多数人都暴露在这个环境中。总体来说，这些物质与性激素受体的结合非常微弱，其信号很可能被性腺完好的育龄期男女的内源性激素所覆盖。但对于一些处于生育极端时期的妇女和青春期前的男性来说，这些混合的性激素激动药可能对生殖轴产生非生理性作用。

二、脂肪是如何影响HPO轴的

（一）瘦素及其对生殖轴的作用

瘦素是分子量为16kD的蛋白质，主要由脂肪细胞分泌，最初它被认为是一种可以引起"饱腹感"的因子，向中枢神经系统传入脂肪储存的信号。缺乏瘦素蛋白（ob/ob）或瘦素受体（db/db）的小鼠表现为摄食过量、超重和中枢性低促性腺激素性性腺功能减退。瘦素可以基于机体的能量储存状态来双向调节能量的平衡。当能量的摄入量等于消耗量时，瘦素的含量反映了体内的总脂肪量。如果体内能量摄入和消耗失调，瘦素则作为能量失衡的感应器，体重减轻时瘦素浓度下降，而能量处于正平衡时瘦素含量增多。在体外试验中，瘦素可以调节GnRH的脉冲频率。瘦素并不直接作用于GnRH神经元，而是通过中间神经元分泌的下丘脑调节肽，如神经肽Y、甘丙肽样蛋白、促黑素细胞激素（MSH）和内源性阿片类物质来间接发挥作用。

瘦素在外周脂肪组织向生殖轴传递信号中的作用使人们推测它是Frisch假说中缺失的一环，因此，其对青春期发育起到主要的扳机作用。瘦素的作用虽然是必要的，但单靠瘦素本身并不足以引起青春期成熟。在缺乏瘦素的小鼠，添加瘦素可以逆转青春期停滞。给予正常青春期前的小鼠瘦素，可以加速其性功能的发展，比如使其阴道口提前开放。然而，当Cheung及其同事观察啮齿类动物青春期事件的时间顺序时，发现血清瘦素在青春期前并没有明显升高，并且雌鼠下丘脑瘦素受体mRNA的表达量并没有随着青春期的发展而增高。最后，给饥饿的小鼠添加瘦素可以使动情周期提前，与给予饮食限制的对照小鼠相比，二者动情周期提前的程度一样，而且第一次动情周期发生的时间相同。综上所述，瘦素很可能是向大脑提供一个能量缺少的信号，但并不是使青春期始动的因素。

在人类，肥胖和怀孕的妇女瘦素水平明显增高，并且女性的瘦素水平普遍高于男性。与啮齿动物相似，缺乏瘦素或其受体的人（虽然这类患者极少）可以表现为过早出现的肥胖和不同程度的低促性腺激素性性腺功能减退症。有报道称，一个瘦素缺乏的女孩添加瘦素后，其青春期延迟得到显著逆转。

正常情况下，瘦素在童年时期会逐渐升高，并在体重增长速度最快的时候分泌达到顶峰，高瘦素水平与月经初潮开始较早有一定的关系。男孩的青春期较晚，瘦素增多并不是青春期开始的必要条件。此外，据报道有两位患有脂肪缺乏性糖尿病及慢性低瘦素血症的妇女月经初潮正常，并能正常地生育，说明即使血清瘦素水平很低，也可以有正常的性成熟。因此，虽然瘦素并没有"触发"式的作用，但它在某种程度上对机体准备生殖生育有着允许的作用。下丘脑性闭经的妇女，不管是否有体重的减轻，给予瘦素后可以改善其不规律的月经周期及GnRH-LH的脉冲式分泌。迄今为止，瘦素仍是在生殖领域一个"明星分子"。

瘦素在多种动物和模型中都被证明对生殖系统的外围部件有诸多作用。在性腺水平，瘦素被发现存在于卵巢的卵泡液中，瘦素受体存在于人颗粒细胞、卵泡膜细胞和睾丸间质细胞中。在牛模型中，瘦素降低促性腺激素介导的颗粒细胞和卵泡膜细胞性激素的分泌。在人类，瘦素可以干扰正常的卵母细胞成熟，并与着床潜能下降有关。瘦素对HPG轴的主要作用可能依赖其浓度，低浓度的瘦素对中枢系统有抑制作用，高浓度的瘦素在外周的性腺或胚胎水平产生抑制作用。

（二）其他向HPO轴传递代谢信号的分子

脂联素，是脂肪组织中含量最为丰富的一种脂肪因子，是天然的过氧化物酶体增殖物激活受体-γ（PPAR-γ）的配体，在胰岛素抵抗中起着重要的保护作用，它在肥胖及2型糖尿病的患者中含量显著减少。脂联素的血清水平有显著的性别差异，成年女性的含量明显高于男性，但在青春期前的孩子不同性别间没有差异。青春期后，脂联素的水平明显减低，但并不清楚这是体重增加所致还是完全是另外一种现象。

胃促生长素是一种由胃分泌的含有28个氨基酸的多肽，是生长激素促分泌素受体的配体。胃促生长素是中枢食欲刺激器，调节饥饿，刺激进食，是代谢和生殖轴之间的另一个假定链接。在一项横断面调查中，胃促生长素的浓度从儿童期到成年期是逐渐降低的，但中枢性性早熟的孩子接受GnRH激动药刺激后并没有胃促生长素的升高。身材较小的儿童中，给予外源性性激素可以降低男孩而非女孩的胃促生长素。有专家称胃促生长素水平的降低可能和胰岛素样生长因子1（insulin-like growth factor 1，IGF-1）及IGF结合蛋白有关系，推测这可能是青春期生长加速的一个机制。需要大型纵向研究来评估胃促生长素在青春期发育及生殖中的作用。

炎症细胞因子，最主要的是肿瘤坏死因子（tumor necrosis factor-α，TNF-α）和白细胞介素6（interleukin-6，IL-6），是由脂肪组织分泌的，在肥胖人群中炎症因子水平升高。在猿类，瘦素已被证明可以调节炎症反应。体重降低会使脂肪组织中巨噬细胞浸润减少，改善了细胞因子的构成谱。在肥胖的青少年中，C反应蛋白明显增多，为慢性炎症发生年龄较早提供了第一条证据。这种炎症反应与肥胖患者的生殖结局是否有关至今仍不清楚。另一方面，个体的激素水平可能与炎症因子的种类有关。最近的研究显示，血管舒缩症状和IL-8有关，这说明低雌激素水平可能会调节这种细胞因子的表达。

神经肽Y（Neuropeptide Y，NPY），是由36个氨基酸构成的神经递质，属胰多肽家族，主要分布于交感神经神经元中。NPY是已知的最有效的促进食欲的多肽之一，在外周组织给予NPY，可以刺激脂肪血管生成、增殖和分化。瘦素可以减少弓状核NPY基因的转录，以此向神经中枢传递减少摄食的信号。在雄性猕猴中，给予NPY受体的拮抗药可以使GnRH提前释放，说明在青春期前NPY对GnRH脉冲发生器有制动作用。

（三）性激素在摄食和脂肪中的调节作用

下丘脑中央基底部的弓状核是调节脂肪信号传导的中继站及GnRH释放位点，它可以汇合促进食欲的NPY，刺鼠色蛋白相关蛋白（agouti-related protein，AGRP）及抑制食欲的α黑素细胞刺激蛋白、促肾上腺皮质激素释放激素（corticotropin releasing hormone，CRH）和阿片类物质的影响。在鼠类，外源性瘦素会使NPY和AGRP的表达降低。瘦素受体在下丘脑弓状核和腹核的表达说明，这一位点是瘦素对生殖轴的一个调节位点。最近的研究表明，下丘脑神经元的ER-α可以调节摄食行为和活动，有针对性地敲除阿片-促黑素细胞皮质素原（proopiomelanocortin，POMC）神经元细胞的ER-α，只导致摄食过量；但是，当敲除类固醇生成因子1（steroidogenic factor-1，SF-1）神经元的ER-α，则可以同时导致代谢减退和摄食过量；同时敲除这些神经元中的ER-α，可以导致代谢减退、摄食过量和腹型肥胖。另外，在下丘脑的这些区域敲除ER-α，可以导致生殖功能障碍。这些证据都表明，对下丘脑雌激素的敏感性和代谢的一个关键的和可能发展的作用。

三、体重如何影响青春期和成年人的生殖功能

（一）儿童营养及青春期的变化

在营养缺乏的条件下，生殖系统成熟延迟。近期，关于肥胖对阴毛早现的肥胖青年青春期启动时相的影响得到深入研究，主要是在那些出生体重低、出生后体重迅速增加的孩子以及单纯肥胖的男孩和女孩。这种状态可能会从病理生理的角度解释成年人生殖系统疾病与营养的关系。

1. 营养不良的影响 Pugliese及其同事对14名9~17岁的青少年进行了调查，包括9名男孩和5名女孩。14个人中有7人因害怕肥胖而过度限制饮食，导致营养不良，并由此引致青春期延迟和生长发育不良，但当他们开始恢复正常饮食，保证应有的热量后，体重开始呈线性增长并开始了青春期。Matejek及同事研究了13名优秀的女青少年体操运动员和9例患有厌食症的青春期女孩的瘦素水平、脂肪储存水平和性激素水平之间的关系，发现厌食症女孩的瘦素水平低于正常值，且其瘦素水平与体脂含量有关，但女青少年体操运动员的瘦素水平是最低的。两组的雌激素含量都偏低，月经初潮也有延迟。而那些从发展中国家移民到发达国家的青少年或被领养的孩子，当其追赶上正常身高和体重时，其月经初潮也会相应提前。综上所述，一定的脂肪含量是正常的青春期进程中必不可少的。

2. 低出生体重和早产的影响 低出生体重（low birth weight，LBW）儿、小于胎龄（small for gestational age，SGA）儿和早产儿都与阴毛早现（8岁前出现阴毛）和女孩肾上腺素功能早现和亢进有关。早产引起的产前应激可能是胎儿生长受限的一个独立影响因素或叠加因素。低出生体重（LBW）儿的脱氢表雄酮的含量比正常出生体重儿的要高，表明明肾上腺素功能亢进，以及低出生体重也与多囊卵巢综合征（polycystic ovary syndrome，PCOS）发生率增加有关。虽然多数研究表明小于胎龄儿与青春期阴毛早现（premature pubarche，PP）及月经初潮提前有关，但Weissenbruch及其同事并没有发

现，小于胎龄儿和适于胎龄儿青春期开始及进展，包括月经初潮的时间存在差异，但另外一项研究发现，小于胎龄儿的青春期延迟有关。有关出生体重和月经初潮年龄的研究有很多，但结果不尽一致，有些研究认为二者并无联系，但一些结果认为低出生体重儿的青春期启动较早。最近Ibanez及其同事对阴毛早现的女孩的青春期进程做了进一步的研究，发现其与肾上腺功能增强有关，他们追访了187名北美西班牙裔女孩从出生到成年人的情况，发现其青春期开始的时间及月经初潮的年龄依赖于宫内生长受限的程度。与出生体重正常的女孩相比，性早熟和LBW的女孩月经初潮时间提前8～10个月，并且成年后的平均身高较正常出生体重的女孩低6.5 cm。而LBW-PP的女孩青春期开始的时间更早，且迅速达成年人身高，但在青春期开始前甚至在PP前，其身高就矮于其他女孩。循环中低水平的性激素结合球蛋白［（sex hormone binding globulin，SHBG）非糖尿病女性高胰岛素血症及胰岛素抵抗的一个重要指标］和高瘦素血症可能使LBW-PP女孩青春期提前和进展加速。多特蒙德营养和人体测量纵向设计（dortmund nutritional and anthropometric longitudinally designed，DONALD）研究了215名孩子早年的生活状态对青春期启动的影响。研究者发现出生体重在2500～3000 g的孩子其生长突增的时间(出现青春期生长突增的最低身高速度的年龄)比出生体重＞3000 g的孩子早大概7个月。出生体重低而在出生后2年内体重迅速增加的孩子，其生长突增较体重增加速度正常的孩子提前4个月，显示青春期提前。女生还表现为身高生长高峰及月经初潮的时间都较早，说明她们的青春期成熟更早。但这些都与青春期前的BMI无关，说明早期生活状况对青春期的影响不依赖于体脂含量。出生体重和青春期之间的关系的调查结果有所不同，表明这不是一种简单的直接关系。这可能是由于判定青春期开始和进展的方法不同，比如依据Tanner分期、乳房发育的开始、肾上腺功能初现、生长速度和生长突增或初潮的开始以及测定体脂含量方法的不同等。

（二）单纯肥胖对女孩的影响

自1970年以来，多项纵向和横截面数据调查都显示肥胖和女孩性早熟密切相关。最近，大多数专家小组成员召开会议，对1940—1994年进行的评估青春期时间的长期趋势的研究进行了回顾，得出美国女孩乳房开始发育的时间和月经初潮的时间都较早的结论，这种趋势与肥胖发生率的增加相一致，因此得出假说，即肥胖的增加与青春期发育提前有关。许多研究组都进行了女孩肥胖和性早熟关系的研究，与不肥胖的女孩比较，肥胖女孩月经初潮提前，在日本早9个月，在泰国早0.9年，月经初潮提前也与成年人肥胖风险增加有关，说明月经初潮时间较早可能会加速肥胖的进程，然而，其他研究表明，肥胖会使初潮年龄提前。Cooper及其同事发现女孩月经初潮时间和7岁时的体重呈负相关，他和Karlberg注意到，在2～8岁BMI逐渐增加与男孩和女孩的青春期生长突增提前有关。一项费尔斯纵向研究探讨了月经初潮的平均年龄与3～35岁BMI变化的关系（1929—1990年出生的妇女），发现20世纪80年代出生的女孩月经初潮的年龄较之前出生的小，这也与最近报道的美国女孩月经初潮平均年龄在近20年里逐步减小的结果不谋而合，但月经初潮年龄的减小与童年或青春期BMI的同期明显增加不相关。在一项评估354名女孩BMI与青春期开始时间的相关性的纵向研究中，Lee及其同事发现，早在3岁BMI增高或3～6岁BMI增高与青春期提前有关。但这些研究并没有阐明其中的因果关系，只能推测体脂的增加可能会使青春期提前。

青春期提前被认为与儿童期肥胖有关，阴毛出现较早的女孩往往有高胰岛素血症和胰岛素抵抗，尤其是有低出生体重史的女孩。然而，单纯肥胖（即不伴有肾上腺素能早现或PCOS的肥胖）女孩的青春期进程的调节方式有所不同。尚不清楚超重的女孩乳房过早发育是与GnRH-促性腺激素轴的激活有关，还是其他来源的雌激素引起了乳腺组织的发育。雌激素的升高是雄烯二酮经脂肪组织中的芳香化酶转化所致。而且，高胰岛素血症可导致性激素结合蛋白水平降低并使游离的雌激素和雄激素水平升高，这些与超重或向心性肥胖有关。胰岛素增敏剂可以改善身体成分的组成和血脂异常，延缓或防止PCOS的发生。这些数据都支持肥胖与PCOS的发生相关。

（三）单纯肥胖对男孩的影响

在男性，关于肥胖与青春期起始时间的关系的数据并不一致。应用第三次全国健康与营养调查（third national health and nutrition examination survey，NHANES Ⅲ）的数据，王发现体重指数较高的男孩更可能出现性成熟晚，而不是早。但根据Herman-Giddens 及其同事的观察，NHANES Ⅲ中男孩性征的分期并不准确，因为根据此分期，25% 的8 岁男孩都在生殖器阶段 2，但被评价为性早熟（即为 9 岁前睾丸开始发育增大）的男孩的比例并没有增加。青春期早期分期（不评价睾丸体积）是主观的，对生殖器发育的评估标准不正确，可能会导致把青春期前的男孩分到已经开始青春期的一类中。即使是通过测定睾丸大小来判断青春期开始的时间，所得出的结果也并不一致。青春期前肥胖的中国男孩睾丸的体积较年龄匹配的不肥胖男孩睾丸的体积大（1.18 ml vs. 0.82 ml）。此外，肥胖男孩的清晨抑制素 B，脱氢表雄酮（dehydroepiandrosterone，DHEA）、DHEA-S 及骨龄都高于非肥胖对照组。但与之相反的是，Laron 发现在任何年龄段，肥胖的以色列男孩较年龄匹配的对照组身高更高，骨龄更大，但两组青春期开始的时间和进程、声音变化的时间、睾丸体积和阴茎大小并无差别。

多项纵向研究对肥胖与青春期开始和进展的关系进行了探讨。最近，在国家儿童健康和人类发展研究所进行的一项包含了 401 名男孩的长达 10 年的纵向调查中，Lee 及其同事发现，童年早中期 BMI 的 Z 得分较高与青春期开始较晚有关。在 11.5 岁时高 BMI 分值的男孩中 14% 开始了青春期（Tanner 1 级），这一比例高于低 BMI 分值的男孩（7.7%），说明肥胖男孩的青春期是延迟的，而不是提前的。Vizmanos 及其同事跟踪调查了 323 名 11~14 岁的男孩，每年随访 1 次，发现 BMI 和青春期起始呈正相关（根据睾丸体积和根据 Tanner 分期评价的生殖器发育），但没有注意到青春期开始时不同年龄男孩的体脂含量存在显著差异。这些结果说明，和女孩一样，男孩也需要一定的脂肪储备以启动青春期成熟。Sorenson 及其同事在 1991—1993 年进行了一项横断面调查，并在 2006—2008 年进行了一项纵向调查，通过测定丹麦健康男孩的睾丸体积和生殖器分期来确定青春期开始的时间，他们发现从 1991—2006 年，青春期开始的时间向前提前了 3 个月，进入生殖器和阴毛发育 4 期和 5 期的年龄在 200 年也显著小于 1991 年。此外，男孩的 BMI 在此期间显著升高。在校正 BMI 后，2006 年与 1991 年青春期睾丸开始生长的时间并无明显差别，说明 BMI 至少部分解释了这些发现。Juul 等对 826 名男孩的青春期开始的时间进行了研究，发现与 1964 年相比，男孩的身高增加了，但在 1964 年的研究和 1991—1993 年的研究中，青春期开始的时间并无明显改变。在另外一个为期 10 年的纵向研究中，Juul 等根据声音变化作为青春期发育延迟的标志，对 463 名男孩进行了研究，发现从 1994—2003 年，变声的年龄在逐步减小。此外，8 岁男孩中，BMI 最大的 1/4 的孩子变声早的概率是 BMI 最小的 1/4 孩子的 1.74 倍。Johnson 等对 521 名男孩进行了从出生、婴幼儿、童年、青春期到年满 18 周岁的持续性跟踪调查，他们发现成年超重或肥胖的人在童年时期骨骼更发达。在男孩女孩中都发现生长高峰与 BMI 的差异有关，但这种差异会随着青春期的发展而不见，所以在 18 岁左右，超重或肥胖的成年人的身高并不比体重正常的对照高多少。总而言之，肥胖和青春期开始的关系会随着不同标准中青春期开始的标志不同而改变，不同种族的人，结果也不一样。

最近一项关于肥胖男孩和女孩青春期生理的研究可能解释了对这些明显的差异。Bordini 及其同事对 40 名青春期女孩夜间 LH 分泌的脉冲进行了监测，发现体重在第 85 百分位以上者 LH 分泌迟缓。研究者推测女性 HPO 轴可能对雄激素有双相反应。如上所述，肾上腺雄激素过多与肾上腺素能早现及青春期提前有关，但这与她们是否发展为 PCOS 并无直接关系。然而，非 PCOS 的肥胖女性的青春期一旦开始，肥胖者的相对低促性腺性功能减退症会减缓青春期的进程，最终使其月经初潮正常发生。这项研究主要关注了月经初潮，月经初潮作为女性生殖系统成熟的容易衡量的生理指标，可能使女孩青春期过程中的病生理变化变得模糊。

四、成年人肥胖和生殖

（一）单纯肥胖的遗传易感性：生殖相关因素

NHANES 最近的一项研究显示，超过 35% 的美国成年人患有肥胖，即 BMI＞30kg/m^2。截止到 2015 年，75% 的美国成年人超重或肥胖，即 BMI≥25kg/m^2。更令人担心的是，20 世纪 80 年代出生的美国女性超大体量的发生率比 20 世纪 60 年代出生的女性高了 21%，因此，随着 20 世纪 80 年代一代人年龄的增长，目前的肥胖率进一步升高，达到了峰值。高热量饮食的易于获得以及缺乏足够的运动是这种趋势的潜在原因，然而关于为什么肥胖的发生仍在继续有增无减，目前并没有一个确定的答案。

不同个体对环境中致胖因素的反应是不一样的。一项对双胞胎的研究发现，身体脂肪含量的变异中，高达60%～70%都与遗传基因有关系。2007年，一项全组基因关联分析发现，确定脂肪含量和肥胖相关的转录基因（FTO）存在单核苷酸多态性（SNPs），介导了肥胖和2型糖尿病之间的关系。这种对遗传因素在单纯性或非综合征性肥胖的作用的理解具有突破性，其他团队也证实了这一点，即特异的FTO变异与人类肥胖相关。高达16%的成年人有纯合的FTO等位基因，据统计他们的平均体重较没有FTO基因的人多3kg，肥胖的风险增加了70%。1999年首次报道在一个融合足趾（Ft）的小鼠模型中有FTO基因，在这个模型中，一些被敲除的基因的功能并不清楚，其中一个基因被无心插柳地命名为"Fatso（FTO）"，因其较大。随后的研究发现，FTO是一个单链RNA脱甲基酶，在饥饿的啮齿类动物的下丘脑中表达会上调。而肥胖的易感基因可能损害了能量损耗，FTO基因在摄食中有重要的作用。在人类的研究中，具有FTO风险等位基因者饱腹感减弱，饮食摄入失控。

多囊卵巢综合征（详见第22章）是最常见的妇科内分泌疾病，育龄妇女的患病率约为10%。据统计，约有50%的PCOS患者合并有肥胖，肥胖也是PCOS的危险因素之一。亚洲人肥胖率较低，相应地PCOS患病率也较低，一项包含了915名中国人的流行病学调查显示，PCOS的患病率仅有2.2%。西班牙的一项研究显示，肥胖或超重人群PCOS的患病率约为28.3%，显著高于消瘦妇女的发病率（5.5%）。波兰的一项研究认为，与一般人群相比，FTO风险等位基因可能对PCOS妇女的影响更大。在一项包含136名年轻PCOS患者的实验中，FTO基因携带者与非携带者的体重存在10 kg的差异，这个差异是正常人群的2～3倍。一项包含了7个研究和2584名PCOS妇女的Meta分析也得出了类似的结果。FTO基因与PCOS的新型关系可能反映了FTO生理与环境的相互作用，或PCOS的多因素和多基因遗传性质。需要记住的是，FTO基因可能影响了PCOS患者肥胖的发生，反过来，PCOS可能放大了FTO的致胖作用。由于与肥胖和生殖潜能相关的全套基因图谱还未完善，因此当务之急是要强调、了解和研究相关的基因对解释为什么有些妇女容易肥胖及明确肥胖对生殖结局的影响有重大意义。

（二）女性

成年妇女的肥胖与两个生殖表型有关。有高雄激素血症表型，并且携带有包括FTO等易感基因的妇女，可能会因体重的增加而患上PCOS，大量数据支持这一概念，即无排卵的PCOS妇女控制体重对生殖结局有益。然而，成人PCOS的患病率仅占5%～7%，但肥胖人群的数量远远多余PCOS患者，因此，推测还有第二个途径解释与PCOS无关的单纯肥胖女性的生殖表型。鉴于PCOS在本书其他章节有详细的叙述，在此我们只讨论单纯肥胖妇女的生殖障碍。

不论男女，肥胖都与生育力下降有密切的联系。十几岁即超重或肥胖的女性患上不孕症的风险是正常体重女性的4倍多。即使她们通过辅助生殖技术怀孕了，其流产率也高于正常体重女性，不良结局的可能性更高。一个生殖中心对162例行IVF的患者的调查显示，肥胖妇女需要更多的促性腺激素，但获卵数较少，并且受精率比正常体重的妇女低45%。Fedorcsak及其同事对2660对夫妇的5000个IVF周期的研究得出了类似的结论，BMI超过30 kg/m^{2}的妇女比BMI在18.5～24.9 kg/m^{2}妇女的累计活产率低10%（41.4% vs 50.3%）。肥胖妇女需要更多的促性腺激素，同时获卵数较少，其他中心行ART的报道也支持上述结果。

在美国一个IVF中心的1293名妇女中，BMI>40 kg/m^{2}的妇女周期取消率是正常体重妇女的2倍（没有PCOS者取消率达3倍以上），研究同时发现，子痫前期及剖宫产的比例呈线性增加。

肥胖和子痫前期：子痫前期占妊娠合并症的5%～7%，母亲肥胖是子痫前期的一个高危因素，然而其机制还不是很清楚。现已明确的是BMI和子痫前期的发病风险呈正相关。比如，BMI较高的孕妇发生子痫前期的风险是BMI正常孕妇的7.2倍，肥胖和子痫前期都与氧化应激及炎症因子有关。肥胖和子痫前期的妇女血浆中的C反应蛋白、炎症因子、TNF-α，IL-6，IL-8等都增加，她们也常常存在血脂异常、胰岛素抵抗及血管内皮功能障碍等。这说明预先存在的炎症可能是连接肥胖与子痫前期的关键因素。

肥胖相关的低促性腺激素性性功能减退部分解

释了生育力的下降。Sherman 和 Korenman 观察到 5 位有排卵的超重或肥胖妇女与正常体重的女性相比，月经周期及卵泡期更长，每天的 LH，FSH 及孕激素的分泌减少，并伴有多毛症。Grenman 等对 25 名肥胖妇女（平均体重 120 kg）和 25 名正常体重的妇女进行研究，发现肥胖妇女的雌二醇（estradiol，E_2）、性激素结合球蛋白（sex hormone binding globulin，SHBG）、雄烯二酮及 LH 均较低，但快速而适量减重后（体重下降约 13.2 kg）上述情况可以得到改善。也有学者报道抑制素 B 下降与体重增加有关，同时伴有卵泡期促性腺激素和 E_2 的下降。肥胖妇女卵泡期促性腺激素的减少及黄体期孕酮的减少可能与卵泡发育中 FSH 分泌不足有关，已经证明这也见于非灵长类的动物模型中。

迄今，动物和人类试验都表明 LH 的振幅较低可能与肥胖有关。肥胖、瘦素抵抗的朱克鼠（与人类肥胖很接近的动物模型）的 LH 振幅被显著抑制，但 LH 频率并没有受到影响。营养过盛很可能在肥胖相关的生殖功能障碍中发挥作用。Jain 及其同事发现 BMI > 35 kg/m^2 的妇女 LH 的分泌振幅显著减小，说明中枢的生殖功能障碍可能是导致卵巢和子宫内膜功能受损的重要原因之一。从等待进行外科肥胖手术治疗的妇女的血样中检测到，LH 的分泌振幅为（0.87±0.1）U/L，正常体重的对照组为（1.59±0.15）U/L。术后体重减轻 25% 的妇女 LH 的分泌振幅有所恢复，月经周期也逐渐恢复正常。

也有证据显示肥胖妇女的 FSH 水平降低，抑制素 B 和苗勒抑制物（Müllerian inhibiting substance，MIS）亦称抗苗勒管激素（anti-Müllerian hormone，AMH）在肥胖妇女都减少，月经周期中，性激素的分泌也较少。这表明在肥胖妇女中，FSH 降低与抑制素 B 并不平行。肥胖患者抑制素 B 降低之所以引起人们的关注，是因为抑制素 B 被认为是评估卵巢储备的一项指标。然而，肥胖女性并不提前绝经，肥胖患者抑制素 B 及 MIS 的双重抑制说明不是低下的卵巢储备，而是其他因素可能在卵巢水平发挥作用。

人们很容易推测出瘦素在这个过程中的作用，因为它可以把营养信号传递到生殖轴中枢神经系统。由于肥胖和瘦素抵抗密切相关，因此，也可以认为肥胖是瘦素缺乏的一种状态。瘦素受体并不存在于下丘脑 GnRH 分泌性神经元上，瘦素被认为通过中间分子如神经肽 Y（NPY）和刺鼠相关肽（AGRP），影响 GnRH 的分泌。当侧脑室内给予这些分子时，主要影响了 LH 的脉冲频率。与下丘脑相互作用的某种脂肪因子或营养信号通路可能会减少 GnRH 每次的分泌量（这可以通过 LH 的分泌幅度减小表现出来），这些脂肪因子或营养信号通路可能会为以上发现的病理生理机制提供一个假说。

通过饮食诱导的肥胖（dietary induced obesity，DIO）小鼠常有有低促性腺素性性功能减退症，对 DIO 导致生殖障碍有抵抗的小鼠其中枢炎症呈减低的状态。最近有研究表明，黑皮质素阻断前炎症细胞因子或肽类介导的 LH 抑制的能力提示了肥胖患者脑垂体分泌 LH 或 FSH 减少的潜在机制。因此，炎症、营养状态和生育功能的新兴关系可能为解释肥胖妇女的生殖表型提供进一步的线索。

（三）男性

关于女性生育力和肥胖的研究报道有很多，但关于男性肥胖和生育的研究近年才逐步走入公众的视野。夫妻双方都肥胖者的生育力较只有妻子肥胖而丈夫正常的夫妇下降 2 倍。生育力的 2 倍下降很有可能是因为超重或肥胖的妇女更倾向于找体型相似的配偶。对群体的大型观察性研究发现，男性肥胖与生育力呈负相关。一项关于美国农民的调查显示，男性的 BMI 每升高 3U 夫妇不孕的比例会上升 12%。与此相似，丹麦全国出生队列记录显示，男性肥胖与配偶怀孕延迟呈肥胖程度相关性。一项关于 26 000 名挪威孕妇的调查（包括性交频率）显示，男性肥胖对生育力的不利影响并不是因为性功能障碍引起的。最近，也有报道称男性肥胖与夫妻接受 ART 后临床妊娠率下降有关。

男性肥胖可能会影响精子生成，并且与精子参数下降有关。美国犹他州的一项针对 500 多对不孕夫妇的调查显示，BMI > 30 kg/m^2 的男性少精症和活动精子数下降的风险增加 3 倍。丹麦的一项健康男性入伍前检查和埃及的一项针对不孕夫妇的检查也得出了类似的结论，此外，肥胖男性精子的 DNA 碎片增加。最近一项包含 14 个研究、涉及 9700 多名男性的 Meta 分析显示，与 BMI 正常的男性相比，超重或肥胖的男性更易患上少精症或无精症。值得注意的是，BMI > 30 kg/m^2 的男性患少弱精症的概率是正常男性的 1.4 倍，患无精症的概率是正常男性的 1.8 倍，但导致这种相关性的机制还不是很清楚。肥胖引起的生殖激素改变可能导致了精子生成障碍。

与女性肥胖类似，肥胖的男性也性存在 LH 分泌振幅减小，但分泌频率并无明显改变。肥胖男性低促性腺素性功能减退症的内分泌状况导致睾酮含量显著下降，并常伴有勃起功能障碍。一项研究显示，低雄激素血症和肥胖程度相关，同时伴有循环中雌激素水平的升高。在病理生理水平，肥胖男性易患的阻塞性睡眠呼吸暂停综合征（obstructive sleep apnea，OSA）可能也与生殖激素的改变有关。1989年，Grunstein 等发现患有 OSA 的肥胖男性夜间睾酮分泌减少，经手术（悬雍垂腭切除术）或内科方法（经鼻持续气道正压通气，nCPAP）治疗 OSA 后，患者血清睾酮水平上升。与正常体重的对照组相比，患有 OSA 的肥胖男性垂体分泌的促性腺激素显著减少，但纠正低氧血症后会部分逆转。综上所述，男性肥胖引起的 OSA 相关的可逆的性功能减退、生育力及精子质量下降使得研究睡眠中断对精子生成的影响机制十分必要。抗氧化剂可以显著改善男性不孕，饮食诱导的肥胖小鼠模型存在氧化应激、精子 DNA 损伤、生育力下降，都支持上述结论。

（四）减重和减肥手术对生殖功能的影响

正常体重的妇女，如果体重减轻 10%～15% 就可能导致生殖功能障碍，比如 LH 脉冲的改变。对于肥胖和超重的妇女，通过控制饮食减轻适当体重可以改善生育功能，并且改善紊乱的月经周期。然而，单纯通过控制饮食并不能十分有效地控制体重，并且当节食不能维持时，体重容易反弹。减肥手术可以引起显著而持久的减重，可减少高达手术前体重的 60%。多数手术患者在前 6 个月中每周可减重 1.35～1.8 kg（3～4lb），在 1 年内达到平台期。减重的主要机制是由于胃容量的减少而使每顿饭的摄入量减少。接受减肥手术的妇女月经周期及生育力都可以得到明显的改善。多数文献报道，BMI>40 kg/m^2 的妇女接受减肥手术的风险收益比更好。关于男性减重对辅助或非辅助的生殖成功的影响的研究很少，只有一个个例报道显示，减肥手术引起体重下降后，患者发生了不明原因的生精障碍。小案例报道，减肥手术使体重下降后，肥胖男性的 SHBG 和睾酮水平显著升高，雌激素明显下降。随着减肥手术在病态肥胖中应用的增加，以及最近倡导将 2 型糖尿病作为减肥手术的适应证，应该对减肥手术对肥胖男女生殖功能的影响进行综合研究。

五、年轻肿瘤患者的营养

美国癌症协会估计在 2012 年，至少会新增 12 000 例儿童癌症患者。随着化疗、放疗、手术和支持疗法的不断改进，儿童癌症患者的生存率和治愈率越来越高。儿童及年轻成年人癌症患者是一类特殊的人群，他们的营养和代谢状态可能与疾病有关。

（一）癌症诊断时的营养状况

虽然成年人恶性肿瘤患者常伴有体重下降，但儿童癌症患者的营养状况一般较好。Carter 等发现，新诊断为癌症的 277 例儿童患者中，营养不良的发生率很低。如果有营养不良，大多是因为热量摄入减少，并不是因为蛋白质缺乏。癌症晚期及接受频繁化疗的儿童癌症患者通常伴有体重下降及营养不良。此外，腹部放疗、手术、频繁化疗、严重感染或疼痛等都可能导致患者营养枯竭。脑部肿瘤是儿童最常见的实体肿瘤，虽然一些肿瘤可以通过手术治疗，但多数脑部肿瘤需要手术、放疗及化疗联合治疗，所以容易导致营养不良。此外，类固醇激素的长期应用有可能带来各种营养合并症，如肥胖，同时伴有蛋白丢失和代谢异常，包括高血糖、肌肉病变及骨质疏松症。

营养不良与一系列不良的临床结局有关，如生活质量下降，治疗反应性降低，化疗毒性增加及生存率降低等。特殊的结果包括不能耐受正在进行的化疗及放疗，由于骨髓抑制致使治疗延迟，感染风险增加及总体生存率降低等。事实上，成年患者的营养不良与体重下降多与生存期缩短和体能减退有关。儿童肿瘤患者中，在癌症确诊时体重过轻或过重的结局都不如营养状况正常的患儿。此外，患实质肿瘤的儿童其营养状况和无瘤间歇期有直接的关系。

（二）儿童癌症幸存者的营养

既往儿童癌症患者治疗过程中的许多营养方面的问题都是关于体重减轻或生长不良的，但最近，儿童癌症幸存者的肥胖、体脂过多及代谢综合征成为新出现的问题。头颅放疗及造血干细胞移植（hematopoietic stem cell transplant，HSCT）是两个主要的风险因素。比如，接受过头颅放疗的急性淋巴细胞白血病（acute lymphoblastic leukemia，ALL）患者多有肥胖，这与活动及能量消耗减少有直接的关系。儿童癌症存活者研究组织进行的一项多中心回顾性队列性研究发现，与健康的兄弟姐妹相比，接受高剂量头颅放疗（≥20Gy）的患者肥胖及超重的发生率较高，尤其是女性患者。下丘脑－垂体－肾上腺/性腺轴功能受损会导致一系列激素缺乏并引起相应的症状。头颅放疗之所以会引起肥胖，部分原因是放疗引起生长激素分泌减少以及对瘦素敏感性的下降。此外，已发现性腺功能减退与代谢综合征密切相关。然而，即使不接受放疗而接受其他治疗方法的癌症患者（比如当今多数患 ALL 的儿童患者）也有发胖的风险。

代谢综合征的临床表现包括胰岛素抵抗和血脂异常等，这些都可见于 ALL 患者中，然而接受 HSCT 的患者发病风险最高。Oudin 等对 184 例已经成年的儿童白血病患者进行了调查，发现代谢综合征的患病率约为 9.2%。此外，同时接受 HSCT 和全身放疗（total body irradiation，TBI）的患者三酰甘油水平升高（OR = 4.5，P =0.004），高密度脂蛋白降低（OR = 2.5，P =0.02），空腹血糖升高（OR = 6.1，P =0.04）。此外，癌症存活者血管病变的风险升高。比如，儿童癌症存活者研究组织称，长期存活的癌症患者死于心血管疾病的风险约是正常人的 8.2 倍，而且较健康的兄弟姐妹更易患冠心病及脑血管疾病（RR 分别为 10.4 和 9.3）。

六、总结

从确诊之日到整个存活期，儿童癌症患者的营养应结合其恢复的情况等因素来制定。在接受治疗及后续恢复的过程中应保证儿童的生长和发育。营养不良不应作为恶性肿瘤或其治疗的不可避免的结果。同样，对于长期存活者，应尽量避免肥胖及代谢疾病的发生。需要进一步评估和处理肿瘤治疗的并发症，包括肥胖、代谢障碍和性腺功能低下。

七、结论

GnRH 脉冲信号的放大是青春期成熟的关键步骤，然而也有许多下丘脑的信号因子起着允许作用。这些信号通路很可能是多余的，因为确保生殖系统成熟是人类生存的最佳利益。现已证明，环境对青春期发生发展也有一定的影响，心理压力、外源性雌激素及肥胖等也是其中的影响因素。青春期的整个过程中并不是某一个因素起作用，压力、肥胖及许多因子的共同作用都可能会加速或减缓青春期的进程。

完整的参考文献列表可以在 www.expertconsult.com 网站中查询。

（译者　齐新宇　审校　李红真）

推荐阅读

De Pergola G, Maldera S, Tartagni M, et al. Inhibitory effect of obesity on gonadotropin, estradiol, and inhibin B levels in fertile women. Obesity (Silver Spring), 2006, 14 (11) : 1954 - 1960.

Dokras A, Baredziak L, Blaine J, et al. Obstetric outcomes after in vitro fertilization in obese and morbidly obese women. Obstet Gynecol, 2006, 108 (1) : 61 - 69.

Filicori M, Flamigni C, Campaniello E, et al. Evidence for a specific role of GnRH pulse frequency in the control of the human menstrual cycle. Am J Physiol, 1989, 257 (6Pt1) : E390 - E396.

Filicori M, Santoro N, Merriam G, Crowley WJ. Characterization of the physiological pattern of episodic gonadotropin secretion throughout the human menstrual cycle. J Clin Endocrinol Metab, 1986 (62) : 1136 - 1144.

Frisch RE, Revelle R. Height and weight at menarche and a hypothesis of critical body weights and adolescent events. Science, 1970, 169 (943) : 397 - 399.

Gracia CR, Freeman EW, Sammel MD, et al. The relationship between obesity and race on inhibin B during the menopause transition. Menopause, 2005, 12 (5) : 559 - 566.

Jain A, Polotsky AJ, Rochester D, et al. Pulsatile luteinizing hormone amplitude and progesterone metabolite excretion are reduced in obese women. The Journal of Clinical Endocrinology and Metabolism, 2007, 92 (7) : 2468 - 2473.

Polotsky AJ, Hailpern SM, Skurnick JH, et al. Association of adolescent obesity and lifetime nulliparity-the Study of Women's Health Across the Nation (SWAN) . Fertil Steril, 2010, 93 (6) : 2004 - 2011.

Rochester D, Jain A, Polotsky AJ, et al. Partial recovery of luteal function after bariatric surgery in obese women. Fertil Steril, 2009, 92 (4) : 1410 - 1415.

Rosenfield RL, Bordini B. Evidence that obesity and androgens have independent and opposing effects on gonadotropin production from puberty to maturity. Brain Research, 2010 (1364) : 186 - 197.

Sallmen M, Sandler DP, Hoppin JA, et al. Reduced fertility among overweight and obese men. Epidemiology, 2006, 17 (5) : 520 - 523.

Santoro N, Lasley B, McConnell D, et al. Body size and ethnicity are associated with menstrual cycle alterations in women in the early menopausal transition: The Study of Women's Health across the Nation (SWAN) Daily Hormone Study. J Clin Endocrinol Metab, 2004, 89 (6): 2622 - 2631.

Vermeulen A, Kaufman JM, Deslypere JP, et al. Attenuated luteinizing hormone (LH) pulse amplitude but normal LH pulse frequency, and its relation to plasma androgens in hypogonadism of obese men. J Clin Endocrinol Metab, 1993, 76 (5): 1140 - 1146.

Wojciechowski P, Lipowska A, Rys P, et al. Impact of FTO genotypes on body mass index and weight in polycystic ovary syndrome: a systematic review and meta-analysis. Diabetologia, 2012, 55 (10): 2636 - 2645.

Zhang K, Pollack S, Ghods A, et al. Onset of ovulation after menarche in girls: a longitudinal study. J Clin Endocrinol Metab, 2008, 93 (4): 1186 - 1194.

第 20 章

环境因素与生殖

（原著 Jessica Trowbridge, Patrice Sutton, Tracey J. Woodruff, Linda C. Giudice）

美国医疗健康部门记录了近年来生殖领域的众多负面事件，包括青春期年龄提前，生育力降低，不良出生率增加，如婴儿早产、小于胎龄儿也称宫内生长迟缓和出生缺陷等发生率提高；儿童疾病发病率增高，如自闭症，特定类型的癌症和肥胖的儿童明显增多，以及人们的寿命期望值降低，一些社区的寿命期望值已经远远低于那些发达国家。目前研究领域认为基因的改变是生殖疾病增多的原因之一，但仅仅是基因修饰并不能完全解释这些变化。环境化学物质的污染是一个可能的因素，在过去的 70 年中，环境污染源增加了 16 倍。目前，美国每年使用的化学类商品超过 80 000 种，其中有 3000 多种是常用的化学制品，有超过 100 万种的进口或国内制造化学用品，而绝大多数商业中的化学品未被充分检测其生殖和（或）发育健康毒性，安全性无法确定。

而科学研究已证实，无处不在的环境化学物质污染是健康的不利因素，会在不知不觉的过程中侵蚀人们的健康。因此，科学家，临床医师和相关专业协会人员应积极呼吁政府和相关组织及时采取措施，以防止其对人类健康造成进一步伤害。

2009 年，内分泌学会在前期科学研究的基础上，发表了一份重要声明，公开承认影响内分泌系统［即"内分泌干扰物"（endocrine disrupting chemicals，EDCs）］的环境化学物质会影响男性、女性的生殖能力，增加乳腺发育、乳腺癌、前列腺癌、神经内分泌、甲状腺、代谢、肥胖和心血管等疾病的发生率。声明指出，"内分泌协会认为，联邦指南和规章忽视了人内分泌干扰物对美国人民健康的严重不良影响，公众可能随时置于危险之中，"和"直到确凿的科学证据来证明或否定有害物质的影响前，内分泌干扰物的政策制定应该包括对污染的预防措施"。

内分泌协会最近的一项声明再次呼吁政府重视制定规范内分泌干扰物的相关政策和章程，极少的 EDCs 内分泌干扰物化学物质也可能给人体健康带来伤害，并没有所谓的"安全"剂量，2012 的一篇综述提示，极少剂量的 EDCs 即可干扰内分泌状态，其不良反应与剂量呈非线性关系，这一结论和内分泌协会公布的防治指南相同。

本章总结了目前明确的影响生殖和发育健康的环境化学物质，并强调了临床医师在其中的预防作用。

一、什么是生殖环境健康

生殖环境健康是指环境污染物（如合成化学物质和金属）对生殖健康和发育的影响。环境中的化学物质可能影响人类生衍繁殖的整个过程，包括生育、怀孕、儿童、青春期发育和成年人健康。

经典案例（沙利度胺和己烯雌酚）

沙利度胺和己烯雌酚（DES）药物事件给了人们惨痛的教训，保护生殖健康的两个关键原则由此确立。

1. 沙利度胺 胎儿对化学物质暴露特别敏感。在 20 世纪 60 年代，沙利度胺（反应停）是最受欢迎的治疗妊娠妇女恶心和呕吐的药物之一，当时服用该药的妇女均没有出现不良反应；但是，在她们的孩子中却有很大一部分出现了先天四肢和消化道的畸形，尤其是当母亲在妊娠的第 28～42 天服用此药物后，其新生儿畸形发病率最高。当时，有 46 个国家批准并使用了沙利度胺，在这 46 个国家中有超过 10 000 例孩子出生畸形是由于他们的母亲妊娠期间服用该药造成的。

2. 己烯雌酚 子宫内的化学物质可能会危害后代 1938—1971 年，己烯雌酚（DES）被作为处方药用于约1000万例孕妇防止早发流产。DES随后被发现是一个"经胎盘致癌物质"。大量使用己烯雌酚的女性的孩子出生之后生殖道畸形及良、恶性肿瘤发生率明显升高,在青春期这些问题更加严重。沙利度胺(反应停)是在使用几十年后才被发现这种药物有致畸作用,而己烯雌酚(DES)与此不同,它的不良反应在妊娠期间就被发现。妊娠期间服用己烯雌酚的妇女,其女性后代阴道和宫颈细胞都有不同程度的病变,包括阴道透明细胞腺癌、阴道上皮变化,生殖道畸形(例如,宫颈解剖结构发生改变,T型及发育不全的子宫),并可能发生异位妊娠、流产、早产和不孕。同样,宫内接触过己烯雌酚的男性后代的健康也受到损害。在胎儿期接触过己烯雌酚的男性子代,生殖系统异常的发生率也很高,包括生殖道畸形如附睾囊肿、睾丸发育不全和隐睾症。

尽管己烯雌酚(DES)已经被禁止作为处方药40多年,胎儿期接触DES损害成年后健康的事件仍陆续有报道:与没有受到DES干扰的女性相比,胎儿期暴露于DES的女性40岁时患乳腺癌的比率更高。一项2011年的研究证实,与胎儿期没有接触过DES的女性相比,接触过DES的女婴出生后会面临更高的疾病发生风险,包括不育、自然流产、早产、更年期提前和乳腺癌。同时,研究发现服用DES的母亲本身健康也受到损害,患乳腺癌的风险也增加。动物研究提示,母亲妊娠期间服用DES不仅会影响自己和胎儿的健康,其不良反应会影响到DES暴露的子二代,并可能长期持续地损害后代健康。

二、关键科学概念

(一)环境化学物质

环境化学物质是指我们的家庭、工作场所和社区中接触的合成化学物和金属类物质。日常生活中,人们接触到环境化学品的途径有很多,空气、水、土壤、灰尘、消费品和食品等。然而,有很大比例的环境污染物来自于工业化食品系统,从食品的生产、包装、运输都有化学物质的污染,如双酚A(BPA),全氟辛(PFOA)、邻苯二甲酸酯和一些有机磷农药。

产前暴露于环境污染物的生殖和(或)发育健康影响的例子(表20-1)。

表20-1 产前环境污染物暴露时生殖、发育健康的影响范例

化学制品	污染源和污染途径	对生殖、发育健康的影响
双酚A(BPA)	双酚A是重要的有机化工原料,苯酚和丙酮的重要衍生物,主要用于生产消费品和产品包装,污染途径有吸入,摄入和皮肤吸入等	复发性流产 女性后代攻击性与多动性增强
铅	铅常用在电池生产(回收)、冶炼、汽车修理、焊接、焊接、枪支清洗/射击、彩色 玻璃装饰/珠宝制造工业中 日常生活中铅的接触途径主要有含铅涂料,或一些玩具/儿童的珠宝、水管道、进口陶瓷/陶器、草药、传统化妆品、染发剂、污染土壤、服装首饰	基因甲基化修饰 智力障碍 过敏
汞	煤电厂是美国最大的汞污染源,日常生活中的汞污染源主要来自由受污染的海产品	降低认知能力 神经发育受损
多溴联苯醚(PBDEs)	作为阻燃剂长时持续存在于环境中,并在家具、纺织品、地毯、电子产品和塑料中使用	神经发育受损 早产、低出生体重或死胎
多氯联苯(PCBs)	曾用作工业绝缘体和润滑油。已在20世纪70年代禁止使用,但仍存在于水和陆地食物链中,造成持久摄入伤害	多动症相关行为 体重指数(BMI)增加 智商(IQ)降低
全氟化合物(PFCs)	人造含氟有机化合物广泛用于多种工业和消费产品中,如全氟辛烷磺酸(PFOS)和全氟辛(PFOA)用于聚四氟乙烯®等商标产品的不粘锅炊具中,以及油脂、油的制造和包装过程,盘子的防水层、食品容器、包装袋以及食品的各种包装,并长期存在于环境中,通过吸入、摄入和皮肤接触等途径污染工人和普通人群	降低出生体重
高氯酸	用于生产火箭燃料、烟花、照明弹和炸药,还可以用在漂白剂和肥料中。污染途径主要有饮用水和受污染水源	甲状腺功能改变

（续表）

化学制品	污染源和污染途径	对生殖、发育健康的影响
农药	农药大量应用在农业、社区和家庭中。在2001，美国使用了超过12亿lb的含农药活性成分的化学品。农药可以被人体吸收，吸入，或直接被皮肤吸收。污染途径主要有食品、水、空气、灰尘和土壤	认知发展障碍 神经发育受损 胎儿发育受损 睾丸癌易感性增加 儿童癌症
邻苯二甲酸盐	邻苯二甲酸盐被广泛应用于医疗器械、清洗、建筑材料、个人护理用品、化妆品、医药、食品加工、玩具等消费品中。污染途径有摄入、吸入和皮肤吸收	减少男孩的阳刚特性 减少肛门与外生殖器的距离 缩短孕周 女孩智力发育异常
甲苯	存在于受污染的空气、汽车尾气、一些消费品、油漆、油漆稀释剂、指甲油、油漆、粘合剂中	降低胎儿和出生体重 先天畸形

［参考文献：Wuttke W, Jarry H, Seidlova-Wuttke D, et al. classification and mechanism of action of endocrine disrupting chemicals. Hormones (Athens), 2010, 9 (1): 9 - 15.］

（二）风险程度

美国人普遍暴露于多种环境化学物质中，研究人员通过采取人体样本，如血液、尿液或母乳来检测人体内的化学物质含量，被称为"生物检测"；而采取母体血、脐带血、羊水、胎粪、胎盘和胎儿组织检测，则可以知晓化学物质是否通过胎盘从母体传染给胎儿。

生物监测数据揭示美国人无时无刻不暴露在无处不在的环境化学污染物质中。不仅美国，环境化学污染已全球蔓延，多项研究报道了在欧洲和北极发现多种化学物质污染。

广泛存在的环境化学污染物质包括持久性有机污染物（persistent organic pollutants，POPs）、假性持久性化合物和金属。持久性有机污染物（POPs）是一类不会在环境中分解的化学物质；例如，滴滴涕（DDT）杀虫剂及其代谢产物二氯二苯二氯乙烯（DDE）、多氯联苯（PCBs）等。30年前，这些化学物质在美国都已经被禁止使用，但实际上它们的潜在污染至今仍然存在，并持续影响着人们的健康；其他一些持久性有机污染物（POPs）如一些全氟化合物早已被淘汰，最近研究发现，超过98%的美国人体内仍有全氟化合物；而多溴联苯醚（PBDEs）在美国人群中的污染率超过95%。

假性持久性化合物是指那些可以被代谢排出体外，但因为其代谢周期长而稳定，几乎总是会在人类组织中发现此类化学物质。假性持久性化合物包括一些邻苯二甲酸盐、多环芳烃（PAHs）和酚类物质如双酚A和高氯酸。

金属也是常见的环境化学污染物，常见的有汞、铅、砷等。在政府的强制措施干预下，汽油、油漆、食品罐和其他产品中的铅被除去，使美国铅含量急剧下跌。然而，仍有不少美国人由于经常接触被铅污染的油漆而使血液中铅浓度升高。最近的CDC报道总结了铅污染伤害健康的最新研究结果，提示即便很低含量的血铅浓度（低于$10\mu g/dl$）也会损害儿童的认知功能和心血管、免疫、内分泌系统，给身体带来不良影响。因此，该报道的结论是，没有无害的血铅浓度，即便是极低浓度的铅含量也会伤害身体，从而呼吁一级预防的重要性。

1. 妊娠暴露　2003—2004年，国家健康检查和营养研究调查（NHANES）检测了美国孕妇体内的化学物质，发现几乎所有的孕妇暴露于至少43种不同的化学物质中。

妊娠妇女容易接触几种特殊类别的化学污染物。研究人员测量了13种不同的邻苯二甲酸酯在孕妇体内的含量，发现有9种同时存在于人体内。此外，99%~100%的孕妇体内能检测到特定的多氯联苯，有机氯农药、全氟化合物（PFCs）、酚类、多溴联苯醚、邻苯二甲酸盐、多环芳烃和高氯酸。

研究检验出的化学物质毒性与流行病学研究报

道的生殖发育毒性化学物质相似。值得一提的是，几乎所有的妇女都同时接触多种化学品，而同一时间内接触多种化学物品比单一化学品对身体的伤害更大。因此，美国国家科学院提出同时暴露于多个化学物质会对健康带来更高的风险，应当严肃对待，积极预防。

2. 胎儿暴露 孕妇体内的化学物质可能影响到胎儿。目前，已在胎儿体内发现多种化学物质，如药物、毒品、乙醇、烟草、金属、农药、多氯联苯、多溴联苯醚以及其他化学品中的植物雌激素等。

目前学术界认可母亲体内的化学物质会经胎盘转移到胎儿体内，从而影响胎儿的生长发育。由于化学物质穿过胎盘的穿透力不同，其影响力也不同，有研究证实，环境化学污染物质的剂量会影响到母胎转移的速度和浓度。

有研究者对生活在法罗群岛的人进行了一项队列研究，当地人因为海洋饮食而不可避免的接触了高浓度的化学物质，研究人员测定岛中母子血液里的87种环境污染物的浓度，发现几乎所有的母亲体内化学物质都存在于胎儿组织和脐带血中。

同时，研究也发现，母体和胎盘血清化学物质转化率与化学物的结构和分子大小相关，研究者测量了5种全氟化合物的母胎转移效率，发现与长链羧酸PFCs或PFCs相比，短链PFCs和全氟化碳磺酸作为活性组更容易转移；高浓度的溴比低浓度溴更容易透过母胎界面，这一结果与已往研究结论一致——高溴化物质更容易被转移到脐带血中。

在2011年，挪威Gützkow及其同事进行了一项队列研究，该研究测量了123对产妇和儿童血浆样品内的全氟烷基酸（PFAAs）含量，发现PFOA, PFOS和其他3种PFAAs在母体和脐带血中有极高浓度。脐带血中的全氟烷基酸（PFAAs）含量是母体血的1.4倍。脐带血中高含量的短链PFAAs与PFOS支链异构体被认为是高风险的母胎污染转移物质。

2010年，Balakrishnan和他的同事研究了伪持久性化学物质——双酚A（BPA）胎盘转移效率，结果发现母体接触双酚A（BPA）3h后，在胎儿区室的BPA浓度约27%，提示BPA在低浓度时主要在非活性形式通过胎盘。

除了胎盘屏障是污染转移的通路之外，一些化学物质积累在母婴敏感时期暴发可能导致更大的风险。例如，胎儿甲基汞水平可能会是母体的1.7倍，

和其他因素相比，产妇高血压或饮酒可能让胎儿的血铅浓度升高。

（三）作用机制

具有生育毒性的环境化学污染物可能通过不同的生物机制来损害人类健康。传统上，研究人员比较关注环境化学物质破坏/干扰遗传完整的毒性和致畸变作用，如破坏或改变遗传物质的完整性等。实际上，化学物质可能通过更危险更微妙的方式来影响人类健康，如改变表观遗传和（或）扰乱生长发育的激素水平。

1. 致突变机制 是指污染物或其他环境因素引起生物体细胞遗传信息（如DNA序列）发生突然改变的作用机制。这种DNA的变化在细胞分裂繁殖过程中能够传递给子代细胞，使其具有新的遗传特性，具有这种致突变作用的物质，称为致突变物。其中一个典型的致突变物就是电离辐射，过度辐射暴露会诱发癌症。越来越多的研究发现，医学上计算机断层扫描中看似微不足道的辐射暴露可能是造成癌症发生率（特别是儿童癌症发生率）急剧上涨的原因之一。学术界普遍认为，DNA双链复合形式断裂是电离辐射引起的最具生物学意义的突变，而这些突变可能影响后代的分子/细胞的功能和作用。

2. 表观遗传机制 与突变相比，表观遗传是通过改变基因的活性而非改变基因序列起作用的，在表观遗传中，DNA序列不发生变化，但基因表达却发生了可遗传的改变，主要通过DNA甲基化和组蛋白修饰两种途径使染色质折叠和基因表达的改变。最近的动物研究表明，即便只接触过1次农利灵（常用的杀菌剂）的动物，它的不良反应也会通过表观遗传机制影响子一代，子二代到子三代的生理、行为和内分泌状态中。

3. 内分泌干扰机制 内分泌干扰物（endocrine disrupting compounds, EDCs）是指环境中存在的能干扰人类或动物内分泌系统诸环节（稳态、生殖、发育和行为的天然激素的合成、分泌、运输、结合、激活、失活）并导致异常效应的物质。它们通过摄入、积累等各种途径，并不直接作为有毒物质给生物体带来异常影响，而以类似雌激素效应对生物体起作用。极少量的EDCs，也能让生物体出现内分泌失衡、生殖器障碍、行为异常、生殖能力下降、幼体死亡，甚至灭绝。EDCs（如雌激素、抗雌激素、抗雄激素）

常常通过结合受体来影响酶或转运蛋白的功能（见表20-2A，表20-2B），比如结合激素受体模仿内源性激素来发挥激活作用（如 BPA 可以增强卵巢雌激素的作用）或拮抗作用（如乙烯菌核利通过干扰雄激素受体来抑制雌激素活性）。

内分泌干扰物（EDCs）还会干扰类固醇和代谢酶的生物合成——多氯联苯（PCBs）会干扰甲状腺激素的活性并引起体内游离 T_4 水平的降低，或抑制激素失活过程中酶的转化作用。同时，EDCs 会扰乱神经和免疫系统通路，通过 DNA 甲基化、RNA 稳定性、蛋白质降解来改变基因的表达（Edwards and Myers）。

常见的内分泌干扰物（EDCs）多为有机污染物及重金属物质。70%~80% 的农药属于 EDCs，一些有机化合物如烷基酚（AP）、烷基酚聚氧乙烯醚（APE）、双酚 A 及邻苯二甲酸酯（PAE）、多氯联苯类（PCB）、农药（如有机氯农药）等都是内分泌干扰物。通常 EDCs 的分子结构中含有一个类固醇激素的类环状结构。因此，这些干扰物一般会影响生殖过程中不可或缺的雌激素、雄激素和甲状腺激素合成通路，从而对人类生殖发育造成影响。

临床上，内分泌干扰物（EDCs）与男（女性）的生殖发育紧密相关，影响着一系列疾病的发生，如乳腺癌、前列腺癌、神经内分泌、甲状腺、代谢和肥胖与心血管疾病。EDCs 可能有多种激素作用，例如，滴滴涕（DDT）是一种雌激素干扰物，而其代谢产物二氯二苯二氯乙烯（DDE）则是一种雄性激素抑制物；BPA 会干扰雌激素和甲状腺发挥活性作用。EDCs 毒性作用剂量反应的曲线并不是线性的，这一点会在下一节详细描述，往往 EDCs 感染的时期比 EDCs 的剂量更重要。

（四）易感期的关键和敏感时间窗

在妊娠期间，配子发生、受精卵最初几次卵裂，胚胎植入子宫这几个时期是 DNA 去甲基化的特殊时期，这几个时期对化学物质的暴露尤为敏感。化学环境污染物质对个体健康的影响程度与污染发生的时间有关，这种时间上的相关性被称为"窗口的敏

表 20-2 干扰内分泌化学物质作用机制

A. 受体结合			
物质	机制	主要作用	生物学效应
激动药			
双酚 A	通过 ERE 通过激活	类雌激素作用	生殖、子宫、乳腺的不良反应
邻苯二甲酸盐			
多酚（异黄酮和染料木素）			
一些紫外线屏障（二苯甲酮 2, 肉桂酸, 樟脑衍生物）			
拮抗药			
杀虫剂、杀菌剂、除草剂（利谷隆、腐霉利、农利灵）二噁英	多种机制，主要通过抑制 ARE 调节通路	抗雄激素作用	生殖不良影响

B. 对酶或转运蛋白的影响		
物质	机制	影响的激素与生物学机制
杀菌剂（唑类）	合成抑制剂：抑制类固醇合成步骤	所有的类固醇激素；尤其抑制肾上腺类固醇；肾上腺皮质激素减少可能危及生命
异黄酮	甲状腺过氧化物酶抑制剂	甲状腺素的合成（甲状腺功能减退）
多酚（大豆异黄酮，染料木素）	硫酸磺基转移酶的升高或降低 影响蛋白质转运	游离雌激素增加
大豆异黄酮	甲状腺素（甲状腺激素转运蛋白）	改变游离甲状腺素水平

ERE. 雌激素调节途径；ARE. 雄激素调节途径

[摘自 Sutton P, et al. Toxic environmental chemicals: the role of reproductive health professionals in preventing harmful exposures. American Journal of Obstetrics and Gynecology, 2012, 207（3）：164－173.]

感性。"若环境化学物质的干扰发生在关键窗口期，污染物会直接干扰/破坏细胞、组织或器官，并可能对个体和后代健康造成永久性的影响。和关键窗口期相比，敏感期污染也会导致疾病，只是其强度和严重程度相对较弱。关键和敏感的窗口期常常出现在围孕期、妊娠期、哺乳期、婴儿期、童年和青春期等细胞分化和快速发育时期。

动物研究发现，在关键的敏感窗口期，如小鼠的受精卵发育阶段，骨骼发育之前给予氧化乙烯会对小鼠骨骼发育造成不良影响。研究人员选择"受精卵阶段"和"器官形成"两个不同的时间给予小鼠药物，发现这两个时期对骨骼发育的影响是不同的。农药"毒死蜱"的神经毒性研究中也关注了其具有时相性的毒性作用（毒死蜱，即氯吡硫磷，白色结晶，具有轻微的硫醇味，非内吸性广谱杀虫、杀螨剂）。

传统对"毒死蜱"的研究主要关注其不可逆转的抑制乙酰胆碱酯酶活性的神经毒性作用。动物研究表明，"毒死蜱"即便是极低的剂量也会对发育中的大脑有广泛而微妙的影响，甚至检测不到的剂量也会产生胆碱酯酶的抑制作用。此外，还有研究表明，"毒死蜱"会破坏大鼠脑发育相关的多种细胞和分子机制，通过改变细胞分化的过程来影响神经的发育。

值得一提的是，最近研究报道指出试管婴儿（IVF助孕）和自然受孕的胎儿在胎盘和脐带血中的DNA甲基化水平不同。研究检测了胎儿胎盘和脐带血中第1536的CpG位点（700个基因）甲基化状态。结果发现，试管婴儿胎盘中CpG位点甲基化水平低，与之相反，脐带血中CpG位点却呈现高甲基化的状态。这种差异也表现在印迹和非印迹基因中，而其中有些基因已被证明和慢性代谢性疾病相关（如肥胖、2型糖尿病等）。试管婴儿（IVF助孕）过程中造成基因表观遗传改变的具体原因尚不清楚，但目前已证实环境因素会引起父母基因位点的改变，这种改变可能遗传给子代。

营养和环境化学物质暴露可能都受到时间特异性（易损窗口）和组织特异性影响，子宫内环境可能同时或相继受到一种或多种环境化学物质（营养或化学）的污染而发生病理生理学的改变。具体来说，一种化学物质子宫内暴露引起的病理生理学改变可能会被宫腔内后期污染加重，新生儿期暴露（相同或不同的环境压力源）与成人期的诱发也会加剧这种病理生理学改变。病理生理学的改变常常表现为：疾病的发生；疾病风险的增加；或者相关疾病的提前发生；或者疾病的恶化。这些改变可能有一个潜伏期，在新生儿期、儿童早期、青春期、成年早或成年晚期发病，发病时间取决于环境物质的种类，接触时间和受到污染的组织/器官特异性。无论是营养的改变和（或）环境化学物质的影响都可能导致腺体发育、器官或系统的异常。这些潜在或已有的功能状态的改变（不管营养或化学暴露带来的应激）都可能导致表观遗传的改变（例如，印记基因表达的改变，DNA甲基化修饰和相关的蛋白/染色质重塑）。

（五）疾病和功能障碍的发育基础

基因、先天环境（子宫内环境、外部环境）和后天环境是影响成年人疾病和功能障碍的基本因素。在胎儿发育过程中，中枢神经系统，心血管系统，内分泌系统和免疫系统尤其容易受到环境不利因素的影响从而引发特异性的疾病（如癌症），这些疾病也可能在出生/成年后发生。

"孕期状态会影响胎儿出生后的健康"首次被营养领域的研究人员证实，他们发现贫困的孕产妇围产期间的营养缺乏会导致婴儿"低出生体重"，这些低体重出生儿在成年后发生肥胖，冠心病、2型糖尿病和其他代谢异常等疾病的机率明显增加。

"孕期健康与胎儿生长"后来在发育毒理学领域中独立成一个理论体系（表20-3）。动物研究提示，子宫内胎儿发育时期是环境化学品趁虚而入的"关键窗口期"，这个阶段的污染可能影响人一生的健康。例如，已证实环境内分泌干扰物如"肥胖因子"可能永久改变体内稳态的平衡。

表20-3 营养和环境化学物质暴露研究中常见疾病和功能障碍的起源

营养和环境中的化学污染的时间特异性（易受干扰的时间窗口）和组织特异性

营养或环境化学物质可能单独或协同其他环境/精神因素对子宫内环境产生影响，也就是说，子宫内污染接触可能会导致生命后期的病理生理改变，而宫内污染，加上新生儿（相同或不同的环境压力源）和（或）成人期的化学接触，将触发或加重这些病理生理改变

这些病理生理改变可能表现为：一种本来不可能发生的疾病缠身；患病率较低的疾病风险增加；或常见病的提前发病恶化

这些病理生理改变可能有不同的潜伏期，包括新生儿期、幼儿期，到青春期和成年早期，直到成年后期，发病时间取决于环境-精神压力、暴露时间和影响的组织/器官

（续表）

这些营养和（或）环境化学物质会导致的发育的异常，腺体、器官或系统潜能永久改变，这些潜在的功能状态改变（无论是应激-营养/化学暴露）可能导致的表观遗传改变（例如，基因表达的改变，甲基化与染色质重塑等），最终导致人在生活中更易患病
无论是营养还是环境化学的污染都可能影响影响后代
评估发育过程中营养状态的重要指标是出生体重，宫内暴露于有毒的环境化学物质或营养变化的都可能导致出生体重减少。由于缺乏一种与出生体重相似的特殊易测量的生物标记物，因此很难评估营养和化学物质对发育的影响。因此，需要新的、更灵敏的特异性生物标志物
对营养和环境风险评估困难的原因可能与其不是单一的剂量-反应关系有关，低体重儿和巨大儿的营养影响因素不同。同样，低剂量和高剂量环境化学物质产生的效应也不一样，此外，与成人相比，环境化学和（或）营养物质对胚胎、胎儿或围生期等机体不同时期产生完全不同的影响
一个人暴露于环境压力（环境化学或营养或组合）可能没有什么不适，而另一个人由于遗传（多态性）的差异而患病或出现机体功能障碍

［摘自《环境对生殖健康和生育的影响》，由特蕾西·J·伍德拉夫、莎拉 J. 詹森、路易斯·吉尔乔，琳达. 格尔登编辑，版权所有（c）2010 剑桥大学出版社，同意转载。］

（六）营养或环境化学物质的效应可能影响未来几代人

已往研究一直关注于胎儿发育过程中营养的不足可能导致低体重出生儿，实际上，胎儿宫腔内接触有毒环境化学物质或营养变化都可能导致出生体重降低。然而，目前缺乏一个特定的容易测量的生物标志物来评估出生体重的改变。因此，找到评估营养缺乏和环境化学物质污染的敏感的生物标志物是很必要的。然而，直接推断营养和环境两方面的风险可能会很困难，因为这些影响可能不会遵循单一的剂量-反应关系。

低出生体重和高出生体重的营养效应不一样。同样，低剂量和高剂量的环境化学物质对胎儿发育的影响也可能不同。此外，与成年人相比，环境化学和（或）营养物质对胚胎、胎儿或围生期的影响可能完全不一致。有时候，两个人暴露于相同的环境压力（环境化学或营养或组合）中，结果却完全不同，一个人可能不受影响，而另一个人则会发展为明显功能障碍或相关疾病。这就是由于遗传背景的差异，包括遗传多态性造成的。

（七）鉴别具有生殖和发育毒性的化学物质

环境卫生科学领域为临床医师所提供的信息与临床健康科学领域不同。临床医师们大都习惯于使用监管机构认可的经过全面系统的体外/体内测试检验合格的药品。

然而，在环境风险方面，临床医师并不能假设所有的物品都具有安全性，不可否认的是，大多数被污染者在接触生殖发育毒性物质或其他环境化学污染物之前并不知情。

临床随机对照试验（RCTs）被认为是风险评估决策的"金标准"，然而，由于伦理与道德的因素，研究领域绝不允许将环境化学污染物纳入临床研究。在临床上，RCTs常用来评估外源性化学污染物之间作用的异同，往往环境化学物质给人们生活带来的便利与给健康带来的风险是不可相提并论的。

因此，临床医师必须依赖于现有的动物研究和流行病学数据来给患者预防环境化学品污染的建议，动物研究领域发现的生殖发育毒性的化学物质也能对人类健康产生一定的提示作用。自1984年来，国家毒理研究中心的技术报告指出动物和人类的研究具有一致性，人类往往比动物更敏感。

流行病学研究提供的鉴别环境化学物质毒性证据更直接。然而，流调所报道的化学物质毒性往往是其潜伏很多年后才被发现，因为化学物质往往在可以在人体内积累几十年才发病。因此，仅仅依靠目前的流行病学研究并不能完全预防环境毒性物质风险。

（八）临床医师在预防中的作用

临床医师是指导患者认识，避免和防止有害环境化学品伤害的一线科学指导者。医师可以为患者提供环境化学物质属性的科学研究相关信息，使患者根据他们自己的价值观和偏好做出明智选择。同时，相关研究人员建立了以科学为基础，以患者为中心的教育材料咨询平台：http://www.prhe.ucsf.edu/prhe/toxicmatters.html，来为医师和患者提供资讯和帮助。

妊娠或备孕妇女往往特别在意环境化学物质的毒性作用，她们常常会花很多精力去查阅或咨询相关信息。

医师们应具备以下资历才能较好的回答患者的问题。

- 充分了解环境化学物质的毒性作用，其毒性作用主要从两个方面评估：一是功能毒性，二是剂量大小。环境化学物质对人体伤害的路径主要有：皮肤吸入、摄入和暴露的频率，持续时间和患者敏感性，以及任何潜在的影响健康的路径。
- 告知所有患者在家、工作场所和社区如何规避化学物质的污染。
- 育龄妇女们常常在胎儿器官形成之前并不知道自己怀孕，因此，在围孕期间识别和防止化学物质的伤害能最大限度地保护健康。
- 了解社会经济和种族差异可以加深医师对患者特异性个体化环境风险的理解，同时了解患者所处的环境来针对性地规避高风险物质。
- 通过患者接触环境污染的实际情况来评估其将要面对的危险，妊娠妇女不可避免会接触到工作场所的环境污染，而目前并没有严格的法律来防止工作环境的化学物质污染。育龄妇女工作中接触的污染性化学物质可能具有生殖发育毒性，并给孩子的健康带来不利影响。

在环境污染的历史上，空气和水污染是不可人为控制的两个关键因素。在我们的日常环境中，由于法律、经济和社会等诸多复杂的因素，让我们不能控制自己所处的环境和所接触的化学物质。因此，防止环境化学物质污染还需要全社会的努力，卫生专业人士的建议将为防止化学污染起到关键作用，来为改善病患的健康做出最大的努力。

三、总结与结论

近年来，随着越来越多损害人类健康的环境化学物质被发现，如生殖发育毒性物质，其相关一系列的特殊疾病也随之被报道。然而，现实情况是，在人的一生中，无时无刻不接触到有毒的环境化学物质，严重影响了个人的生活质量和健康状态。若在特殊的敏感期（即孕前、产前、婴儿、儿童、青少年）接触环境化学污染物质则可能对人一生的健康造成永久性伤害。因此，卫生专业人员应该在环境保护方面发挥关键作用，包括制定临床环境化学物质预防和干预政策，防止越来越多的人受到环境化学物质的伤害。

完整的参考文献列表可以在 www.expertconsult.com 网站中查询。

（译者　张浩琳　审校　王丽娜）

推荐阅读

Diamanti-Kandarakis E, et al. Endocrine-disrupting chemicals: an Endocrine Society scientific statement. Endocrine Reviews, 2009, 30（4）: 293 - 342.

Gould RM. The Role of Health Professionals in Protecting Environmental Health// Friis RH. The Praeger Handbook of Environmental Health, Santa Barbara, CA: ABC-CLIO, LLC, 2012: 391 - 408.

Miller MD, et al. Differences between children and adults: implications for risk assessment at California EPA. International Journal of Toxicology, 2002, 21（5）: 403 - 418.

Morello-Frosch R, Lopez R. The riskscape and the color line: examining the role of segregation in environmental health disparities. Environmental Research, 2006, 102（2）: 181 - 196.

Peron JL, Sutton P, Woodruff TJ// Di Saia, et al. Reproductive Environmental Health in Women's Health Review: a clinical update in Obstetrics-Gynecology. 2012: 16 - 25.

Solomon G, Janssen S// Woodruff TJ, et al. Communicating with patients and the public about environmental exposures and reproductive risk in Environmental Impacts on Reproductive Health and Fertility. Cambridge; Cambridge University Press, 2001.

Sutton P, et al. Toxic environmental chemicals: the role of reproductive health professionals in preventing harmful exposures. American Journal of Obstetrics and Gynecology, 2012, 207（3）: 164 - 173.

Woodruff TJ, et al. Environmental Impacts on Reproductive Health and Fertility. Cambridge: Cambridge University Press, 2001.

Woodruff TJ, Zota AR, Schwartz JM. Environmental chemicals in pregnant women in the US: NHANES 2003-2004. Environmental Health Perspectives, 2011, 119（6）: 878 - 885.

Zoeller RT, et al. Endocrine-disrupting chemicals and public health protection: a statement of principles from the Endocrine Society. Endocrinology, 2012, 153（9）: 4097 - 4110.

第 21 章

性腺轴神经内分泌组成成分的生理学与病理生理学改变

（原著 Ralf Nass, Kristin D. Helm, William S. Evans）

生殖功能障碍的中枢性病因主要由下丘脑-垂体轴中各个环节障碍所引起。生殖轴本身依赖于分散存在在下丘脑而并非存在于特定核团中的神经元脉冲式释放的促性腺激素释放激素（gonadotropin-releasing hormone，GnRH）。GnRH 调控机制复杂，包括下文会详述的神经激肽 B 配体-受体系统。神经肽 Y （neuropeptide Y，NPY）促进 GnRH 释放并增强促性腺激素对其反应性。P 物质、β-内啡肽、亮啡肽和其他内源性阿片类物质抑制下丘脑急性和紧张性（β-内啡肽）GnRH 的释放。应激相关性促肾上腺皮质激素释放激素（corticotrophin-releasing hormone，CRH）的急剧上升可以抑制 GnRH 基因的转录，并抑制其释放，参与类似作用机制的还有肿瘤坏死因子 α（tumor necrosis factor-α，TNF-α）。CRH 的抑制作用可能由内源性阿片类物质所介导。关于儿茶酚胺（去甲肾上腺素、肾上腺素、多巴胺）的作用目前还存在争议，可能取决于特定的内分泌环境以及所处的性成熟阶段。相关动物研究结果显示，神经递质，比如 γ-氨基丁酸（gamma-aminobutyric acid，GABA）同时具有兴奋和抑制作用，而且在女性中使用 GABA 能药物丙戊酸（valproic acid，VPA）并不影响下丘脑-垂体激素。类似这样 GABA 在调控 GnRH 释放中作用的矛盾数据表明在使用啮齿类动物模型去理解人类 GnRH 的调节本身存在挑战。

整合以上多种信号最终导致神经源性 GnRH 的释放，GnRH 随后通过下丘脑-垂体门脉系统进入到脑垂体前叶，并与 GnRH 受体 1 结合，激活两种垂体激素的合成和释放——黄体生成素（luteinizing hormone，LH）和卵泡刺激素（follicle-stimulating hormone，FSH）。GnRH 的分泌是脉冲式的，受 GnRH 离散脉冲式释放的影响，LH 和 FSH 也是脉冲式释放的。此外，动物模型结果显示，GnRH 分泌的频率不同对垂体 LH 和 FSH 合成的影响不尽相同，GnRH 脉冲频率高有利于 LH 的释放，而其脉冲频率低有利于 FSH 的释放。LH 和 FSH 的分泌直接受性腺分泌产物［雌二醇（E_2），抑制素 A 和 B］的负反馈调节。LH 和 FSH 一旦从垂体中释放出来，便进入到循环系统，进而刺激性腺中甾体类性激素的释放和诱导配子形成。从儿童到成年人的转变，以及女性月经初潮后的正常排卵周期和男性的正常性功能，均有赖于下丘脑、垂体和性腺的活动模式。

这些激素含量的正常并不能够维持正常的性腺轴。血浆激素浓度的频繁采样结果使我们认为下丘脑分泌激素呈节律性，通常呈昼夜节律性。激素释放可能主要与睡眠-觉醒周期相关，与食物摄入同步，并与光照周期相关。因此，下丘脑-视交叉核（主要维持昼夜节律和睡眠-觉醒周期）的完整性是调节生殖功能的一个重要方面。

下丘脑-垂体轴的异常通常表现为垂体促性腺激素（FSH 和 LH）检测不到或异常低表达，合并甾体类性激素的低水平表达（男性睾酮 <100 ng/dl，女性雌激素 <20 pg/ml）。我们将这些实验室检测结果综合起来，定义为低促性腺激素性腺功能减退。相反，患者如果具有原发性性腺功能障碍，FSH 和 LH 将升高，而同时伴有睾酮或者雌激素水平降低，我们将这种失调定义为高促性腺激素性腺功能减退。低促性腺激素性腺功能减退症患者，随着其发生年龄和激素缺乏程度不同，具有不同的临床表现。男性患者可能表现为阴茎过短或隐睾症。睾丸功能可能表现为完全丧失，并伴随睾丸间质细胞萎缩；也可能表现为睾丸外形接近正常，仅有轻微睾丸间质细胞受损伤。女性患者的临床表现也同样多变，在

一些女性患者中出现典型的类无睾者外形［下半身长度（地面到耻骨距离）比上半身长度（头顶到耻骨距离）长超过2 cm，并且两臂伸展距离比身高长超过2 cm］，而在其他女性患者中出现乳腺发育不良。通常，患者因为原发性或继发性闭经前来医院就诊。卵泡的发育程度取决于促性腺激素缺乏的持续时间；在先天性低促性腺激素性腺功能减退的情况下，几乎很少有卵泡能从原始阶段发育成熟。服用外源性促性腺激素（比如外源性脉冲式给予促性腺激素释放激素GnRH）可以影响排卵和妊娠。

虽然一些低促性腺激素性腺功能减退症患者没有脉冲式的LH分泌，另外一些患者有可以检测到LH分泌脉冲波，但其分泌的频率和分泌量不足以诱导性腺中甾体类性激素的合成。还有一小部分病人有接近正常的LH分泌模式，但这些LH是没有活性的，其由解耦合的α亚单位所组成。低促性腺激素性腺功能减退症患者LH基础水平分泌的异质性在其对外源性GnRH刺激后的反应上真实地反映出来。对GnRH完全没有反应的寥寥无几，大多数患者有低于正常的FSH和LH增加。还有一些情况是，FSH和LH可能单独增加或者二者都正常增加。

当低促性腺激素性腺功能减退发生在青春期或哺乳期，其有可能是生理性的，也有可能是先天性或获得性病理状态的表现。先天性低促性腺激素性腺功能减退通常并没有其他垂体激素的缺乏，然而GnRH的缺乏可能是由肿瘤、浸润性疾病、感染、创伤或者辐射－这些因素均可引起其他激素缺乏。癫痫通常与生殖功能障碍有关，比如多囊卵巢综合征（polycystic ovary syndrome，PCOS）。其他激素水平的异常［比如甲状腺激素、皮质醇、催乳素（prolactin，PRL）］、营养过度和营养不良、运动、应激和药物也可以导致功能性低促性腺激素性腺功能减退。低促性腺激素性腺功能减退通常与由于肿瘤或卒中及其他自身免疫性或炎症性失调所导致的垂体疾病同时发生。

一、下丘脑功能障碍

生殖功能的完整性需要一个完整的下丘脑，下丘脑中分散存在的神经元而并非存在于特定核团中的神经元可以分泌GnRH。正如前文所述，GnRH以脉冲的形式被分泌出来，其频率高低对促性腺激素的脉冲式分泌有不同的影响。此外，GnRH的脉冲式分泌的频率高低也影响基因表达，频率高（每小时1脉冲波）促进LH合成，频率低促进FSH合成。垂体LH和FSH的分泌也受性腺产生的激素（雌激素和抑制素A及B）的直接负反馈调节。从儿童到成年人的转变，以及女性月经初潮后的正常排卵周期和男性的正常性功能和精子形成，均有赖于下丘脑、垂体和性腺的活动模式。在发育过程中的任何时候，下丘脑GnRH分泌功能的破坏都将对生育能力产生暂时性或永久性的影响。性腺轴中枢神经系统－下丘脑元件的先天性、结构性或者功能性异常均可以导致GnRH的分泌功能破坏。

（一）下丘脑先天性疾病

由分泌GnRH神经元异常发育导致的低促性腺素性腺功能减退症相对较为罕见，约影响1：10 000的男性和1：50 000的女性。GnRH神经元起源于胚胎发育时期位于中枢神经系统以外的嗅板。在人类和其他多种脊椎动物中嗅觉神经元具有类似的胚胎起源。嗅觉神经元轴突向嗅球始基部的延伸是嗅球（olfactory bulb，OB）正常发育所必需的。然后GnRH神经元沿着筛状板向嗅球方向移动，这一过程分为两个阶段－一个是在OB形成前，另一个阶段和OB形成有联系。第二阶段的发生与嗅觉、犁鼻骨、末端神经以及神经细胞黏附分子有关，最终导致GnRH神经细胞分散存在于妊娠第14周的内侧基底下丘脑的弓状核中。成熟的下丘脑GnRH神经轴突网络最终协调GnRH以脉冲的形式分泌到下丘脑－垂体门脉系统中。这一系列复杂事件的破坏将导致不同程度的下丘脑功能障碍，这在临床上表现为低促性腺激素性腺功能减退症。

先天性低促性腺激素性腺功能减退症主要分为两大类：伴有嗅觉功能缺陷［嗅觉缺失特发性低促性腺激素性腺功能减退症（IHH）或者Kallmann综合征（KS）］和嗅觉功能正常［嗅觉正常特发性低促性腺激素性腺功能减退症（IHH）］这两大类。无论是嗅觉缺失IHH还是嗅觉正常IHH，关于其发生的遗传学病因方面的研究获得了令人兴奋的进展，我们将这些进展归纳到图21-1和表21-1。一些基因在分泌GnRH神经元的胚胎分化中发挥必不可少的作用［fibroblast growth factor receptor 1（FGFR1）fibroblast growth factor 8（FGF8），negative elongation factor（NELF）］，heparin sulfate 6-O-sulfotransferase（HS6ST1）］，还有一些基因在 GnRH 神经元迁移到下丘脑中发挥至关重要的作用［*KAL1*，Prokineticin 2/Prokineticin 2 receptor 2（*PROK2/PROKR2*），chromodomain-helicase-DNA-binding protein 7（*CHD7*）］，另外，有一些基因参与 GnRH 神经元激活的上游信号通路［tachykinin 3/tachykinin 3 receptor（*TAC3/TACR3*），Kisspeptin1/Kisspeptin1 receptor（*KISS1/KISS1R*）］。候选基因包括 GnRH，GnRH 受体和促性腺激素。然而，人类大多数缺乏 GnRH 的患者是分散存在的。Waldstreicher 和其同事报道的一项数据显示，在 106 例伴或不伴有嗅觉缺失的 GnRH 缺乏症患者中，仅有 30% 具有家族聚集现象。由于 IHH 主要会损害生育能力，虽然多个家庭成员均受影响的家庭占极少数，但是同时给受影响的男性和女性加以促性腺激素治疗以诱导生育能力，可能会增加垂直传播。

1. 嗅觉缺失特发性低促性腺激素性腺功能减退症

（1）*KAL 1* 突变：特发性低促性腺激素性腺功能减退症和嗅觉功能障碍之间的病理联系最初是在 19 世纪被发现。1944 年，Kallmann 和 Schoenfeld 首次报道了这类患者的遗传基础。1989 年，Schwanzel-

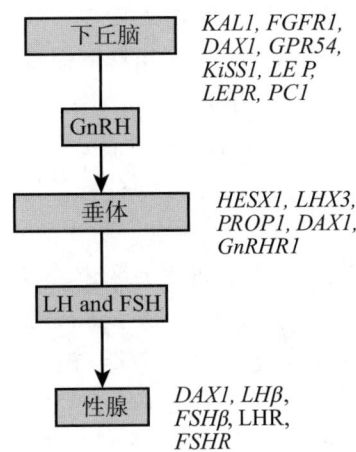

图 21-1 下丘脑 - 垂体 - 性腺轴中导致一些低促性腺激素性腺功能减退症的相关基因突变

FSH. 卵泡刺激素；GnRH. 促性腺激素释放激素；LH. 黄体生成素

［摘自 Cadman SM, Kim SH, Hu Y, et al. Molecular pathogenesis of Kallmann's syndrome. Horm Res, 2007（67）: 231. 已获得 S. Karger AG, Basel 的许可］

表 21-1 基因与特发性低促性腺激素性腺功能减退症

临床特征	疾病	基因	定位	遗传	缺陷的焦点
HH + 嗅觉缺失	Kallmann 综合征	*KAL1*	Xp22.3	X- 连锁	下丘脑（不完整的 GnRH 神经元迁移）
HH ± 嗅觉缺失 + 中线面部缺损	Kallmann 综合征	*KAL2*	8p11.2	常染色体显性	
HH + 嗅觉缺失	Kallmann 综合征			常染色体隐性	
HH		*GnRH-R*	4q21.2	常染色体隐性	垂体（GnRH-R 活性）
HH		*GPR54*	19p13	常染色体隐性	下丘脑
HH + 肾上腺皮质功能不全	肾上腺先天发育不全	*AHC*	Xp21	X- 连锁	下垂脑、垂体
HH		*LHβ*	19q13.3	常染色体隐性	垂体
HH		*FSHβ*	11p13	常染色体隐性	
视神经萎缩 + 中线中枢神经系统异常 + HH	视隔发育不良	*HESX1*	3q21.1-21.2	常染色体隐性	垂体
肥胖 + HH	肥胖综合征	*Leptin*	7q31.3	常染色体隐性	下丘脑
肥胖 + HH	肥胖综合征	*Leptin* 受体	1q31	常染色体隐性	
联合激素缺乏（身材矮小、甲状腺功能减退、HH）		*PROP1*	5q	常染色体隐性	垂体

AHC. 先天性肾上腺发育不良；FSH. 卵泡刺激素；GnRH. 促性腺激素释放激素；GnRH-R. 促性腺激素释放激素受体；HH. 低促性腺激素性腺功能减退症；LH. 黄体生成素

［经许可摘自 Hay C, Wu F. Genetics and hypogonadotropic hypogondism. Curr Opin Obstet Gynecol, 2002（14）: 303.］

Fukuda 和同事在一个患有 X-连锁 KS 的胎儿筛状板表面发现一团 GnRH 神经元。在这个位置发现 GnRH 神经元，而不是在典型的下丘脑，说明了 GnRH 神经元迁移障碍，这是 KS 患者出现低促性腺激素性腺功能减退的原因。因为起始分化和迁移是正常的，所以研究者将焦点集中在了影响轴突生长、路径寻找和成熟的因素上。随后，在 1991 年位于 X 染色体的 *KAL1* 基因（Xp22.3）分别被两个科研团队所鉴定出来。接着，*KAL1* 基因的缺失和点突变也都在 KS 患者身上发现。*KAL1* 基因的编码产物，anosmin-1，在人类胚胎的多种组织中短暂表达，包括 OB 及处于迁移中的 GnRH 神经元。在 anosmin-1 缺失的情况下（*KAL1* 突变），OB 分化和早期嗅觉神经元轴突延伸被破坏。没有位于 OB 的嗅神经突触发生，GnRH 神经元没有迁徙途径可遵循从而到达前脑，最终导致嗅觉障碍和低促性腺激素性腺功能减退，这是典型的 KS。另外，在中肾小管、输尿管芽、7 周龄新生儿的皮质脊髓管、11 周龄新生儿的视网膜和肾中也可检测到 *KAL1* 的表达。这种组织特异性的表达正好解释了为什么在 KS 患者中肾脏，神经系统和中线面部异常。单侧肾发育不全可能是因为中肾小管 anosmin-1 不表达导致的收集管系统发育失败。联带运动（"镜像运动"或当一个人的另一端肢体被要求执行快速、重复的动作时，一端肢体的不自主运动）是由异常的快速传导同侧皮质脊髓束投影所导致。在面部间充质细胞中 anosmin-1 表达缺失，将导致 *KAL1* 突变患者腭裂发病率高。一项针对英国 KS 患者的队列研究结果显示，肾缺如和联带运动分别出现在 31% 和 85% 的 KS 患者中。而在没有 *KAL1* 突变的 KS 患者或者嗅觉正常的 IHH 患者中并没有这些异常。

和所有类型的低促性腺激素性腺功能减退症患者一样，KS 在男性中更常见。据估计在男性中的患病率为 1∶7500，而在女性中为 1∶70 000。*KAL1* 突变仅占嗅觉缺失 IHH 病例的 3%～15% 和家族性 IHH 病例的不到 1/3，但它是非常具有渗透性的。在女性 IHH 患者和嗅觉正常的男性 IHH 患者中还未有 *KAL1* 突变的报道。KS 患者通常没有青春期发育，但少数患者可能有睾丸生长或乳腺发育，这提示 GnRH 缺乏并不一定是完全缺乏。其他生殖系统特征还包括隐睾症和阴茎短小。和接下来要探讨的遗传缺陷情况类似，在有 *KAL1* 突变的患者中没有明确的基因型-表型之间对应的确切关系，这表明了基因修饰和环境因素在其中发挥重要作用。

（2）*KAL 2* 突变：编码一种酪氨酸激酶受体，成纤维细胞生长因子受体 1（fibroblast growth factor receptor 1，FGFR1），也被称为 *KAL2* 基因突变，通常以常染色体显性方式遗传，并且出现在 7%～10% 的 KS 患者中。成纤维细胞生长因子信号通路参与包括 OB 在内的多种组织和器官的形成、生长和成型过程。FGFR1 在小鼠鼻骨基板、发育中的 OB、GnRH 神经元迁移通路和成熟的下丘脑中均可检测到。研究显示在啮齿类动物中靶向抑制 FGFR1 信号通路后将导致嗅球发育不全。在妊娠第 4.5 周的人类胚胎的嗅板可以同时表达 FGFR1 和 anosmin-1，并且在妊娠第 8 周的端神经部分引导 GnRH 神经元迁移到下丘脑。研究显示 FGFR1 是 anosmin-1 的配体。位于第 8 号染色体（8p11.2）的 FGFR1 基因的功能缺失突变可以引起 IHH，伴或不伴有嗅觉缺失。目前为止，至少有 12 种 FGFR1 的错义突变被鉴定出来，而且同种型 FGFR1c 的功能缺失大约存在于 10% 的 KS 患者中。同种型 FGFR1c 在上腭的形态形成和嗅觉发育中发挥重要作用。

不像 *KAL1* 突变，*KAL2* 突变一般不会和严重的生殖系统相关表型联系在一起。少数患者可能有青春期发育延迟或者生殖功能正常，这提示 *KAL2* 突变并不完全阻断 GnRH 迁移，但会影响下丘脑中神经元的成熟。*KAL2* 表达的多样性提示其他基因或者环境因素在修饰这种突变的表型表达。当然存在这种可能，*KAL2* 突变可以导致与下丘脑功能障碍有关的其他生殖系统表型，比如下丘脑性闭经和青春期延迟。

先天性低促性腺激素性腺功能减退症（congenital hypogonadotropic hypogonadism，CHH）患者中，带有 *KAL2* 突变的患者比带有 *KAL1* 突变的患者表现较轻，和 *KAL2* 突变患者相比，*KAL1* 突变者平均 LH 水平更低。*KAL2* 突变的鉴定和其与 FGF 信号通路以及 amosmin-1 关系的阐明，可以解释为什么低促性腺激素性腺功能减退症患者大多出现在男性，而该疾病的 X-连锁形式发生率低。女性含有两个拷贝的 *KAL1* 基因，因此，在 *KAL2* 突变的情况下，amosmin-1 的较高水平表达可以弥补 FGFR1 功能缺陷，因此携带 *KAL2* 突变的女性患者，即使生殖系统表型不正常，也相对较轻。相反，男性含有较低水平的 KAL1 或者 amosmin-1 表达，在 KAL2 突变的情况下并不能弥补受损的 FGF 信号通路。因此，他们的生殖系统表型异常将会更加严重。

（3）其他候选基因：和所有 IHH 的情况一样，大多数 KS 病例是散发的，并不能够追踪到家族遗传。KS 患者的常染色体隐性遗传确实存在，但是相关致病基因目前还未被克隆出来。在过去的 10 多年间，许多可能参与未携带 KAL1 突变嗅觉缺失 IHH 的候选基因被鉴定出来。CHD7 突变，可以引起 CHARGE 综合征（先天性虹膜缺损、先天性心脏病、先天性后鼻孔闭锁、智力生长发育迟缓、性腺发育不全和耳畸形或耳聋），这种突变也可以在 KS 患者中见到。另据报道，一些 KS 患者中存在 NELF 的杂合性突变。小鼠 NELF 参与嗅神经和 GnRH 神经的迁移。PKR2，编码一种 G- 蛋白偶联受体，其在小鼠嗅球和生殖器官发育中发挥关键作用。PKR2 突变也有，硫酸乙酰肝素 6-O- 磺酸转移酶 1（heparan sulfate 6-O-sulfotransferase 1，HS6ST1）。这个酶参与细胞外基质成分的调控。肝素硫酸多糖参与调控细胞 - 细胞通讯，在神经迁移中是必需的。WD 重复结构域 11（WD repeat domain 11，WDR11）的杂合性突变在少部分 KS 患者中存在。WDR11 基因编码一种和转录因子 EMX1 相互结合的蛋白。这两个因子的相互结合在嗅神经的发育中发挥重要作用。在嗅觉正常的 IHH 患者中发现了 FGFR 突变，表明嗅觉正常和嗅觉缺失的 IHH 是一系列疾病的一部分，而不是单独存在的两个不同的临床疾病。

2. 嗅觉正常的特发性低促性腺激素性腺功能减退 并不是所有的低促性腺激素性腺功能减退症患者都有嗅觉缺失。哪些嗅觉正常的人被诊断为 IHH。Waldstreicher 和其同事报道了一组美国人的病例，大约 50% 的低促性腺激素性腺功能减退症患者的嗅觉正常。嗅觉正常的 IHH 患者鼻黏膜活检标本具有免疫学上可以鉴别的 GnRH，这表明 GnRH 基因本身是完整的，GnRH 合成缺陷并不是 IHH 的病因。

（1）GnRH 突变：有一些 IHH 患者具有严重的性腺功能低下，这些患者存在孤立性 GnRH 的缺乏。直到 2009 年，这些患者中存在的 GnRH1 基因上的纯合性框移突变被报道。GnRH1 基因编码 GnRH 的前激素原。这些患者存在严重的性腺功能低下，这说明孤立性的 GnRH 缺乏是 IHH 的一个罕见病因。在这些患者中 IHH 的其他病因也被揭示出来，这些患者隐睾和其他非生殖系统表型（连带运动、上颚异常、听力丧失）比嗅觉缺失 IHH 患者更少见。

（2）GnRH 受体突变：在尝试寻找引起嗅觉正常 IHH 的先天性缺陷的过程中，发现了位于第 4 号染色体（4q21.2）的编码 GnRH 受体（GnRH receptor，GnRH-R）基因的导致功能缺失的错义突变。这些突变以常染色体隐性遗传的方式被传递。GnRH 受体是一类参与信号转导的 G- 蛋白耦联跨膜受体。这一蛋白的突变起初被认为是不可能发生的，因为在外源性 GnRH 刺激下，嗅觉正常 IHH 患者的 FSH 和 LH 分泌增加。然而，据 de Roux 和其同事报道，首例病例同时具有部分 IHH 症状和对 GnRH 刺激正常反应两种情况，因为外源 GnRH 剂量已经足够高，来克服它们的部分受体缺陷。据估计，GnRH-R 突变发生在大约 40% 的嗅觉正常 IHH 常染色体隐性遗传病例和 10%~15% 的散发病例中。

同样的突变可以引起不同的临床表型，提示促性腺激素发挥其功能也依赖于其他基因。GnRH-R 突变患者的临床表现包括小阴茎、隐睾症、男性乳腺发育、男性青春期延迟、原发性闭经、乳房初发育和女性青春期延迟。也可以表现为症状较轻，在男性中表现为正常成年人大小的睾丸和正常的精子发生过程，但是 LH- 依赖的睾丸间质细胞 Leydig 细胞睾酮分泌障碍（"能生育的无睾综合征"）。目前认为，在这些病例中，GnRH 分泌足以引起局部 Leydig 细胞产生睾酮来维持正常的精子发生和睾丸生长发育，但是不足以产生足够的循环睾酮水平以达到完全男性化。

除非生育是短期治疗目标，否则在诊断为 IHH 时筛查 GnRH-R 基因突变并无临床意义。在这些病例中，获知具有 GnRH-R 突变，将指导临床进行促性腺激素治疗，而非 GnRH 脉冲式疗法（如果临床上在用），因为后者在恢复生殖功能中没有前者有效。和其他确定的基因异常一样，GnRH-R 突变的确定将会引起对家族其他成员的筛查和治疗。

（3）GPR54 突变：第 19 号染色体（19p13）上 GPR54 基因的纯合性缺失是于 2003 年在一个大的具有血缘关系的家族中被报道，在这一家族中多位成员被诊断为 IHH，但是 GnRH 受体没有突变。GPR54 编码 G- 蛋白偶联孤儿受体，其在生殖轴中广泛表达，包括下丘脑、垂体、性腺和胎盘。GPR54 的配体是神经激肽（以前被称为转移抑制素），是由神经激肽 -1

衍生而来。神经激肽最初是由于其具有抑制黑色素瘤和乳腺癌细胞系转移的能力而被发现。关于其后续研究提示，神经激肽通过 GPR54 介导刺激 GnRH 释放，从而在调控中枢性青春期发育中发挥重要作用。GPR54 突变占嗅觉正常 IHH 病例的 2%～5%。GPR54 缺失的小鼠，无论雌性还是雄性，都具有低促性腺激素性腺功能减退的表型（雄性睾丸发育小，雌性阴道口开放延迟和卵泡成熟延迟），但是具有正常的下丘脑 GnRH 分泌，对外源性 GnRH 也有反应。相应的，在外源性 GnRH 的治疗下，GPR54 缺失的病例可以有精子发生和成功排卵。GPR54 具有组织特异性的效应，因为体外给予神经激肽，并不能够像其在下丘脑中的作用，对垂体促性腺激素分泌同样具有刺激作用，并且 GPR54 纯合性突变并不影响精子发生和卵巢类固醇合成。关于 GPR54 调控青春期发育的确切机制还需要持续的深入研究。

（4）TAC3 突变：速激肽 3（tachykinin 3，TAC3）编码神经激肽 B 和其七次螺旋跨膜 G-蛋白耦联受体 TACR3，其纯合性突变已经在多例嗅觉正常的 IHH 患者中被报道。携带有这一突变的患者具有非常低的无脉冲 LH 基础水平分泌，脉冲式 GnRH 治疗可以使 LH 释放正常化。

（5）促性腺激素突变：FSH 和 LH 均由 α 和 β 两个亚基组成，α 亚基是二者所共有的，β 亚基是 FSH，LH，促甲状腺激素（thyroid-stimulating hormone，TSH）、人绒毛膜促性腺激素（human chorionic gonadotropin，hCG）所特有的。目前还没有关于 alpha 亚单位突变的报道，很可能与正常生命个体不能共存。然而 FSH 和 LH 中 beta 亚单位的突变已经被鉴定出来并与青春期发育延迟有关。

（6）垂体转录因子突变：参与正常腺垂体发育的多种同源框转录因子的突变已经被报道。LHX3 的纯合性突变已经在两个具有血缘关系的家系中被描述。这两个家系表现为联合的垂体激素缺乏，包括 LH 和 FSH 均缺少。LHX3 编码一个在垂体发育和运动神经元分化中必需的蛋白。PROP1 突变同样与多种不同程度的 FSH 和 LH 不足以及其他垂体激素缺乏相关。PROP1 同时具有 DNA 结合和转录激活作用。其表达导致 HESX1 纯合性和杂合性突变患者的个体发育，并且与部分视隔发育不良病例有关，这一疾病包括视神经发育不全、垂体发育不良、中线中枢神经系统异常。患有视隔发育不良的儿童可以有性早熟或者青春期发育缺乏。

（7）低促性腺激素性腺功能减退和肾上腺衰竭：DAX1 功能失活突变可以导致嗅觉正常的低促性腺激素性腺功能减退，并且其发生与肾上腺衰竭相关（先天性肾上腺发育不全）。位于 X 染色体（Xp21）的 DAX1 编码一个孤儿核受体，其在肾上腺以及下丘脑-垂体-性腺轴的发育和功能中发挥关键作用。在 DAX1 发生突变的情况下，肾上腺衰竭通常发生在男婴或者男童身上，而且由于下丘脑和垂体促性腺激素生成障碍，这些患儿随后都会有青春期发育障碍。DAX1 突变的男性通常对促性腺激素刺激有抵抗，因为这些患者精子发生受损。类固醇激素合成因子 1（SF1），另一种调控肾上腺和性腺基因转录的核受体，该蛋白缺失的小鼠模型引起了肾上腺和性腺的同时发育不全。人类 SF1 突变与性别转换和肾上腺功能衰竭有关。目前认为，DAX1 抑制包括 SF1 在内的核受体的转录，因此，DAX1 功能缺失导致了肾上腺、垂体和下丘脑的诸多功能异常。

（8）低促性腺激素性腺功能减退与肥胖综合征：瘦素以及瘦素受体的突变已经在病态肥胖的嗅觉正常 IHH 患者中被鉴定出来。瘦素通过调控 NPY 介导其在 GnRH 分泌中的影响。激素原转化酶 1（prohormone convertase 1，PC1）突变同样可以引起病态肥胖和低促性腺激素性腺功能减退，并伴有低皮质醇血症（伴有阿黑皮素原升高）和低胰岛素血症（伴有胰岛素原水平升高）。

（9）成年型特发性低促性腺激素性腺功能减退症：获得性 GnRH 缺乏症于 1997 年在 10 名男性中被报道。这 10 名男性平均年龄在 35 岁，在经历正常的青春期发育后，表现为性欲减退、阳萎和不育。这 10 名男性均没有先天性 GnRH 缺乏症的表现（嗅觉缺失、联带运动、腭裂、GnRH 缺乏的家族史）。并且均没有可能引起异常促性腺激素和性激素水平的肿瘤、辐射史、感染或者渗透性疾病。脉冲式 GnRH 治疗逆转了接受长期治疗的部分男性的性腺功能减退，并恢复了其生育能力。近期数据显示，部分患有 IHH 的男性携带有 FGF8 基因突变，在发生性腺功能减退之前有正常的生殖功能，这提示了遗传和环境因素的共同作用。

3. 特发性低促性腺激素性腺功能减退症的诊断 性腺功能减退症应包括在青春期发育缺失或不完全患者的鉴别诊断中。针对男性患者，包括小阴茎、隐睾症、面部毛发缺失和小睾丸。针对女性患者，包括乳腺发育不全或缺失、闭经或者类无睾体质。对其家族史的了解可能会对 IHH 的诊断有帮助。虽然在普通人群中青春期发育延迟的患者只占不到 1%，但是在 106 例 IHH 病患的亲属中，青春期延迟的发生率上升到了 12%。由于 GnRH 脉冲发生器在青春期发育开始之前是处于休眠状态的（在婴儿期初始激活阶段之后），因此，低促性腺激素性腺功能减退症通常在 18 岁之后才能被诊断出来，这时体格检查可能对实验室评估有提示作用。特征表现为低性激素（睾酮 < 100 ng/dl，E_2 < 20 pg/ml），同时伴有低或不恰当的"正常"促性腺激素水平。当低促性腺激素性腺功能减退症最初被发现时，也应该评估其他垂体激素水平。为了排除 GnRH 缺乏的器质性病因，在评估这些患者的时候，磁共振成像（magnetic resonance imaging，MRI）也应该有一定提示作用。当实验室检查结果和阴性成像结果对低促性腺激素性腺功能减退症没有其他合理解释的时候，才可以诊断为 IHH 或孤立性促性腺激素释放激素缺乏症。

4. 特发性低促性腺激素性腺功能减退症的管理 针对 IHH 患者的治疗取决于其性成熟的程度以及对生育的期望程度。对于青春期尚未结束，患有严重促性腺激素缺乏的男性患者，可以应用 LH 的替代品 hCG 来刺激 Leydig 细胞睾酮分泌，一般为肌内注射 2000U，每周注射 3 次。每 4~8 周后检测血浆睾酮水平和精子数量，并据此调整 hCG 用量以维持正常睾酮水平。重组 FSH（75~150U，每周 3 次）通常用来提高已经形成的精子的质量，虽然其可能在局部 IHH 男性患者和青春期后发生的性腺功能减退男性患者精子形成起始阶段不是必需的。单独使用 hCG 6 个月精子数量不能达到正常水平或反而下降，是增加 rFSH 的指征。虽然不同的个体对诱导精子发生的反应时间不同，但不管之前是否用过睾酮，这种组合治疗还是有可能成功的。一些男性中，生育能力最早在 4 个月后恢复，但在其他患者中可能需要 1 年。即使没有自然怀孕发生，但是 hCG 联合 FSH 治疗后，可以有足够的精子用来进行辅助生殖技术，包括体外受精和单精子卵胞质内注射，都是很好的选择。相比促性腺激素治疗，通过皮下或静脉泵入 GnRH 可以更快地促进精子发生，但目前已不在临床使用。一旦达到怀孕，应该继续使用 hCG 以维持正常血清睾酮水平和精子发生。对于只希望恢复男性化特征的患者，可根据患者意愿选择肌内注射或局部使用睾酮。

对于女性患者，应该给予环状雌激素和孕酮，以诱导正常性发育和保持正常骨矿物质密度（bone mineral density，BMD）。一旦乳腺发育完全，孕酮就不应该再使用。有生育意愿的女性应该给予外源促性腺激素来刺激排卵。如图 21-2 A 所示，单独使用重组 FSH，可以诱导卵泡生长，在促进妊娠上和高纯度 FSH 同样有效，并且有较低的卵巢过度刺激风险。对患有严重的低促性腺激素性腺功能减退症女性患者，需要给予一定来源的 LH 来产生足够的雄激素前体，后者通过芳香化生成 E_2，如图 21-2 B 所示。E_2 在促进子宫内膜增生和创建一个适合胚胎植入的子宫内环境中发挥关键作用。

这些病例应使用 hCG（75U/d）治疗以维持足够的 E_2 浓度，对于 LH 基线水平高于 1.2 U/L 的女性患者，单独使用 FSH 可能足以刺激卵泡生长和卵巢激素产生。一旦卵泡发育成熟和 E_2-诱导的子宫内膜增生发生，使用外源性重组 hCG（250μg）诱发排卵，而且和尿 hCG 同样有效。虽然市场上有 LH 的重组制剂，但限于其半衰期短和成本高，未能在临床中普遍应用。也推荐使用黄体期孕酮。当联合使用 hCG 和 FSH 6 个周期后，女性的怀孕概率大约为 70%，这种治疗方法有卵巢过度刺激和多胎妊娠的风险，这些风险比接受脉冲式 GnRH 疗法的女性患者高。鉴于此，对于接受促性腺激素治疗的女性患者，严密的经阴道超声监测是必需的。此外，对于患有垂体功能减退的孕妇应被考虑为高危，因为这些孕妇的自发性流产发生率更高，这可能反映了子宫内环境中缺乏重要的内分泌生长因子。

在面对 IHH 患者时，除了围绕激素替代疗法和生育治疗所面临的问题外，也应有其他方面的考虑。鉴于 *KAL1* 基因突变者有相对较高频率的非生殖系统异常，患有嗅觉缺失和提示有 X-连锁遗传家族史的 IHH 患者在诊断时应该给予腹部盆腔超声检查，来评估是否有肾发育不全。由于大部分 IHH 病例是散发的，IHH 患者并不常规推荐基因检测。对于怀疑携带有 *KAL1* 突变的患者，临床上可供选择的基因检测方法也有限。一些科研实验室可以检测 KAL1 或者 *FGFR1* 和 *GnRHR* 突变。

5. 康复预后 目前认为，对于男性 IHH 患者，为了维持第二性征和性功能，终身激素治疗是必需的。但近期对睾丸生长研究的报道称，接受维持量

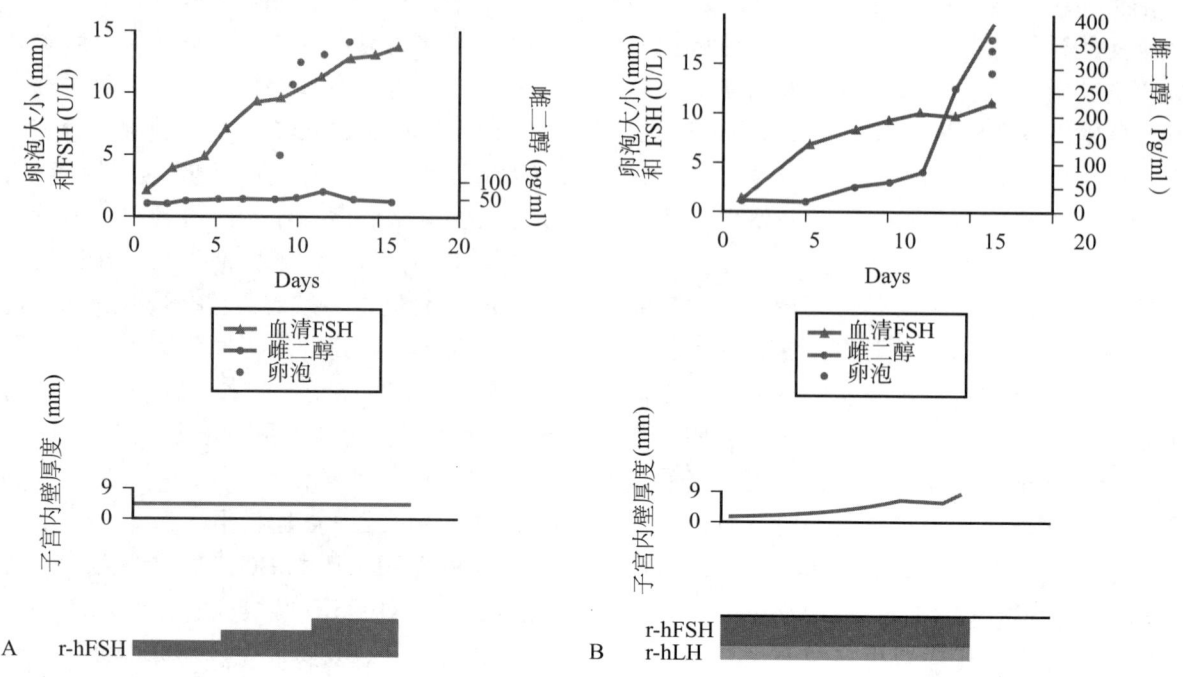

图21-2 重度低促性腺激素性腺功能减退症女性中,卵巢对重组卵泡刺激素(r-hFSH)(A)或联合重组 FSH 和黄体生成素(r-hLH)(B)的反应。经阴道超声监测卵泡大小及子宫内膜厚度

［摘自 Shoham Z, Mannaerts B, Insler V, et al. Induction of follicular growth using recombinant human follicle-stimulating hormone in two volunteer women with hypogonadotropic hypogonadism. Fertil Steril, 1993(59): 738］

雄激素替代疗法的男性中有10%发生了 IHH 复发。IHH 复发主要发生在经历部分青春期发育或者是确诊时处于青春期前的男性中,也可以发生在嗅觉缺失 IHH 或嗅觉正常 IHH 男性中。研究认为,暴露于性激素可以促进 GnRH 神经元网络的可塑性,这样逐步逆转 IHH 是可能的,即使对于接受雄激素替代治疗的有遗传缺陷的男性。因此,对于接受治疗的 IHH 男性患者应定期对其下丘脑-垂体轴进行重新评估,这样以便 IHH 逆转可以被及时发现。

(二) 下丘脑结构性病变

下丘脑的占位病变同样可以破坏 GnRH 分泌进入下丘脑-垂体门脉系统并引起低促性腺激素性腺功能减退。这些病变通常也会引起其他垂体激素异常。区分下丘脑占位病变和垂体性占位病变需要借助 MRI。下丘脑释放激素的动态检测通常不在临床上使用,CRH 除外,CRH 动态检测结合岩下窦取样(inferior petrosal sinus sampling,IPSS)可以确定高皮质醇血症是垂体来源还是其他异位来源。

1. 肿瘤

(1) 颅咽管瘤:罕见,几乎都是良性的,是来源于颅咽管残留物的上皮性肿瘤,其每年发病率为100 000人0.13例。它是儿童下丘脑-垂体区域的最常见病变,占这一群体(成年人2%~5%)颅内肿瘤的5.6%~15%。颅咽管瘤影响男性和女性的比例相同,而且未有遗传易感性的报道。在组织学上属于良性病变,通常是囊性或混合性(84%~99%),实性少见(1%~16%)。颅咽管瘤分为两种类型:造釉细胞型和乳头型。造釉细胞型多见于儿童,并且有钙化灶。虽然造釉细胞型颅咽管瘤的肿瘤边界通常比较清晰,但其会引起周围正常脑组织产生反应性胶原过多,导致手术完全切除干净较为困难。囊肿是多房的,内充满富含脱落鳞状上皮细胞及胆固醇的黏液。由于囊内液体有时为棕绿色,所以被形象地称为"机油"。近期初步研究显示,造釉细胞型颅咽管瘤中有 β-catenin 的核聚集现象,而在乳头型颅咽管瘤中未有此现象。β-catenin 表达增强提示 Wnt 信号通路被激活,而这一通路参与多种肿瘤的发展。乳头型颅咽管瘤几乎完全出现在成年人中,并鲜少有钙化灶。乳头型颅咽管瘤多数为实性或混合性,而囊性少见,而且此类型很少浸润周围正常脑组织,手术切除较容易。乳头型颅咽管瘤通常缺少造釉细胞型中常见的上皮细胞周围栅栏样结构、囊性变、钙化灶和胆固醇堆积。

颅咽管瘤几乎都有鞍上区域受累，纯粹位于鞍内者罕见，如图21-3所示。由于其接近重要的神经结构和其诊断时体积较大（58%～76%病例肿瘤直径在2～4 cm），虽然肿瘤生长的速度也决定其症状的严重性，但颅咽管瘤通常表现为头痛、恶心、呕吐、视觉障碍、生长缓慢（儿童多见）和性腺功能减退（成年人多见）。双颞侧偏盲是最常见的视觉障碍，发生于接近50%的病例中。原因不明的脑积水在儿童中比成年人多见（41%～54%对应12%～30%）。除外脑积水和其引起的症状，儿童颅咽管瘤和成年人颅咽管瘤患者，在症状的持续时间和激素缺乏程度上没有差别。

计算机断层扫描（computed tomography，CT）和MRI都有助于颅咽管瘤的诊断。CT可以显示出造釉细胞型颅咽管瘤所特有的钙化灶，而增强MRI有利于更好的结构分析。颅咽管瘤的外观取决于实性成分和囊性成分的比例以及囊内容物。和脑组织相比，实性肿瘤部分的T_1平扫显示等或低信号，并在对比后显示增强。T_2平扫显示混合性、低或高信号。

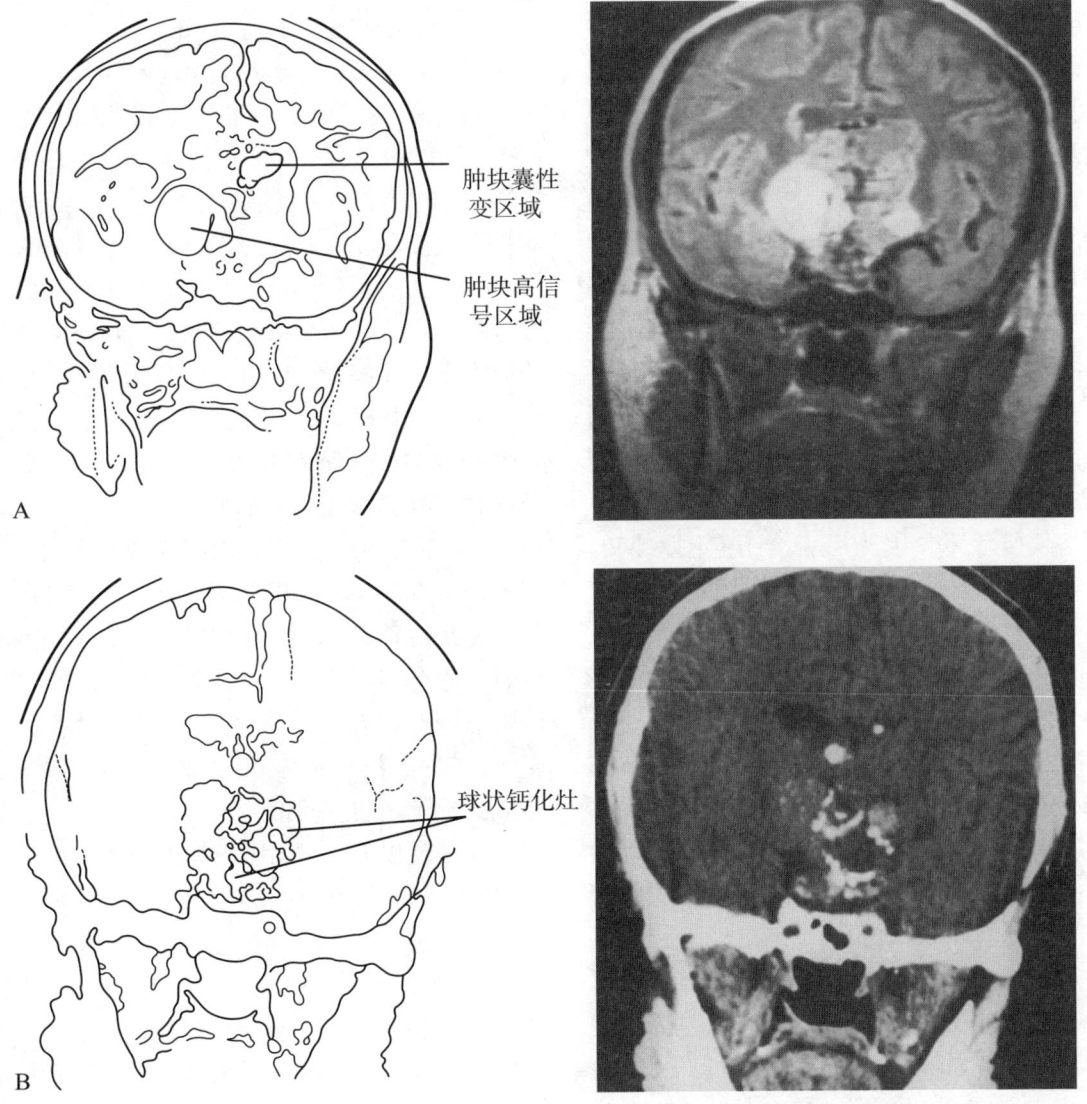

图21-3 A.示意图和质子密度-加权冠状磁共振成像显示在鞍区-鞍上区大的占位病变处有囊性区和高强度信号区，这是颅咽管瘤的典型特征；B.同一患者的冠状位计算机断层扫描图像显示其特征性球形钙化非常明显

［摘自 Peebles T, Haughton VM. Neuroradiology and endocrine disease// Besser GM, Thorner MO, eds. Comprehensive Clinical Endocrinology. 3rd ed. London: Elsevier, 2002.］

囊性成分在 T_1 平扫中是低信号，T_2 平扫中是高信号。如果有蛋白、胆固醇或高铁血红蛋白存在，可能 T_1 平扫中是高信号，T_2 平扫中是低信号。在 T_1 增强后的图像中囊肿显示为周围边缘对比度增强。当成像结果与颅咽管瘤一致时，虽然放射治疗（radiation therapy，RT）已被用于不引起压力相关的视觉、神经或内分泌功能损伤的小病变治疗，但手术切除通常仍然是首选治疗。手术方法由肿瘤大小、部位、钙化程度和医师的经验所决定，通常是开颅手术，并且有时候手术过程要分两个阶段。尽管如果手术被推迟几周的话，囊腔会被再次充满，但术前几天大的囊性成分的术前引流可以缓解压力相关症状，使手术切除更容易。肿瘤完全切除是所有病例的目标，但由于肿瘤的大小以及和周围重要神经血管结构的黏着，这个目标通常很难实现。

遗憾的是，虽然经影像学检查证实达到了完全切除，颅咽管瘤通常还是会复发。虽然 10 年复发率为 0%～62%，但是辅助放射治疗可以改进。无复发生存与手术切除程度、年龄、性别、肿瘤部位（蝶鞍内与蝶鞍上），而手术切除时的肿瘤大小并不能预测复发。一些报道提示，复发性颅咽管瘤的微血管密度较高，半乳糖凝集素 -3 和巨噬细胞迁移抑制因子水平较低，维 A 酸受体 β 水平较低和维 A 酸受体 γ 水平较高。对复发性疾病的治疗通常采用放射治疗，而不是反复手术，因为后者会引起围术期的发病率和病死率升高。在实际中，只有当复发性疾病发生了急性压力相关的症状时，才会推荐手术治疗。从首次复发时间开始计算，25 例接受放射治疗的复发患者其 10 年无进展生存率为 72%。针对复发还有其他治疗方式，包括近距离放射治疗，通过 Ommaya 储液囊导入博来霉素和立体定向放射外科治疗。

内分泌、视觉和神经心理学发病率与颅咽管瘤显著相关。范艾芬特瑞队列研究显示，35% 的患者有临床表现时，伴有 1～3 项激素缺乏。经治疗后，不同研究显示，针对单个激素缺乏，其发生率不尽相同［生长激素（growth hormone，GH）］是 88%～100%，FSH 和 LH 是 80%～95%，促肾上腺皮质激素（adrenocorticotropic hormone，ACTH）是 55%～88%，TSH 是 39%～95%，抗利尿激素（antidiuretic hormone，ADH）是 25%～86%，并且不受治疗方式的影响。和垂体腺瘤不同，治疗激素不足的患者在治疗后很难恢复这些轴，但是垂体激素可以较容易被替代。在大多数接受手术治疗的患者中均会出现视觉缺陷（比如象限性缺损或更严重），无论这些患者是否接受辅助性放射治疗。潜在的更严重的后果是下丘脑损伤，这在颅咽管瘤患者中也非常常见。食欲过盛引起的继发性肥胖也会影响到 26%～61% 接受过手术治疗的颅咽管瘤患者，无论其是否接受过辅助性放射治疗。在一项儿童队列研究中，14% 的患者患有糖尿病性尿崩症（diabetes insipidus，DI），并伴有饥渴感受损导致的水、电解质紊乱。颅咽管瘤患者的神经生理和认知功能下降。范艾芬特瑞队列研究显示，首次治疗后随访 7 年，16% 的成人和 26% 的儿童生活不能自理，无法回到他们原来的工作或学习中。颅咽管瘤患者的病死率比普通人群高 3～6 倍。

（2）Rathke 囊肿（rathke cleft cyst，RCC）：是意外发现的鞍区病变中最常见的类型。它们出现在 13%～33% 的正常垂体中。这类疾病发现较晚，发病高峰在 40～60 岁，其原因主要是这些囊肿生长缓慢，症状出现较晚。RCC 起源于 Rathke 囊的胚胎残留物，Rathke 囊肿沿颅延伸形成颅咽管。Rathke 囊是由外胚层口凹（原始口腔）衍化而来。Rathke 囊壁细胞增殖并形成垂体前部，其后壁细胞分化为垂体中间部。囊袋消失，颅咽管闭塞。如果官腔未闭塞，随后囊形成，颅咽管内的残留物发展为囊性病变，包括 RCC 和颅咽管瘤。RCC 属于良性病变，大小从几个毫米到 5cm 不等，囊内容物多浓稠，由胆固醇和蛋白组成。囊肿壁衬以立方或柱状上皮细胞，偶有杯状细胞，其可以分泌黏液到囊腔。RCC 和颅咽管瘤有些病理特征相同，有时很难分辨。在 0.5%～1.7% 的患者中，RCC 和垂体腺瘤同时存在。在这些和 RCC 同时存在的垂体腺瘤中，GH 分泌型垂体腺瘤和泌乳素瘤最常见。RCC 通常位于鞍区的中间部，有时延伸至鞍上。只有当囊肿大到一定程度，对周围组织形成压力的时候才会出现临床症状。最常见的症状时头痛。头痛的出现与囊肿大小无关，似乎与 T_1 加权 MRI 成像显示为高或等信号内容物、囊内容物为黏液以及囊壁有炎症相关。高达 75% 的患者会出现主要视野缺损，19%～81% 的患者会出现垂体前叶激素缺乏。由于高泌乳素血症引起的性腺功能减退是最常见的激素表现。MRI 成像显示为低信号病变伴边缘增强，在 T_2 加权成像中显示为高信号。T_1 加权成像显示高信号和 T_2 加权成像显示等信号均提示囊腔中存在黏液物质。T_1 和 T_2 加权成像中均显示为高信号提示有血性液体存在。囊腔中蛋

白含量高显示为 T_1 信号增强。CT 显示，仅有 13% 的患者存在钙化灶。无症状的、小的 RCC 无须手术，非手术治疗。如果有症状，治疗目标是排空囊腔内容物，尽可能去除囊壁组织。除了复发性囊肿，放射治疗通常不在常规治疗方式中。据报道，其 4 年复发率为 48%，囊壁组织鳞状上皮化生的出现于复发的高风险有关。

（3）生殖细胞肿瘤（germ cell tumors，GCTs）：是原始生殖细胞异常迁移和恶性转化所导致。特征性分泌 hCG 和甲胎蛋白（α-fetoprotein，αFP）。颅内 GCTs 主要发生在松果体区域（50%）和下丘脑前部（30%）。它们占儿童所有颅内肿瘤的 2.9%，其发病年龄高峰在 10～14 岁。主要症状取决于肿瘤所处的部位，松果体肿瘤主要有恶心、呕吐、复视、向上凝视麻痹（Parinaud 综合征），而鞍上病变引起垂体功能减退、DI 和视觉缺损。组织学上，GCTs 通常是囊性的，主要分为生殖细胞瘤性 GCT（germinomatous GCT，GGCT）和非生殖细胞瘤性 GCT（nongerminomatous GCT，NGGCT）。NGGCT 只占颅内 GCT 的少数，包括绒毛膜癌、畸胎瘤、胚胎性癌和卵黄囊瘤。NGGCT 患者血清 hCG 和 AFP 水平升高，但在 GGCT 患者中只有一小部分有血清 hCG 水平异常。基于影像学检查和血清 hCG 和 AFP 的诊断不明确时，推荐使用立体定位活检。一旦诊断为 GGCT，鉴于 GGCT 对放疗敏感以及手术治疗可能带来的神经系统并发症较多，通常选择放疗而非手术治疗。化疗可以作为替代疗法，但单独化疗导致复发率升高。NGGCT 对放疗不敏感，因此预后较差。如果手术切除后还有残余病灶组织，通常会采用基于铂类的化疗联合全脑全脊髓放疗。

发生在松果体区域的其他病变还包括松果体实质细胞瘤、星形细胞瘤、脑膜瘤、转移瘤、囊肿和血管畸形。这些病变均会引起下丘脑-垂体功能障碍。

2. 浸润性疾病

（1）结节病：是活化 T 淋巴细胞和非干酪性肉芽肿多系统性疾病，通常累及肺、淋巴结、眼睛和皮肤，在 10%～20% 的病例中中枢神经系统和周围神经系统也会累及。这些病例中 50% 以上的病例表现为神经系统症状，并且这些症状会增加疾病的发病率和病死率。CNS 病变主要有硬膜下斑块、第三脑室漏斗部斑块、浸润性脑实质内假瘤性肿物或者 MRI 影像显示的多发结节。虽然下丘脑-垂体病变在 MRI 中并不明显，但是患有神经系统结节病的患者，25%～33% 具有 DI，并且这些患者的尸检结果显示，下丘脑有广泛的肉芽肿性炎症，很少累及垂体。DI 是由抗利尿激素缺乏和神经垂体神经元损伤所导致。但是控制渴感的渗透压感受器的损伤可以引起多尿和烦渴。有关下丘脑疾病的其他症状还包括嗜睡、体温调节异常、食欲过盛和肥胖。垂体前叶激素分泌受损也会发生；GH 和促性腺激素缺乏较 TSH 或者 ACTH 缺乏更多见。在 Murialdo 和 Tamagno 针对 91 例意大利患者中，39% 患有低促性腺激素性腺功能减退，女性患者（$n=46$）中 59% 存在闭经。

和其他类型的结节病一样，神经系统结节病的确诊必须有受累组织的非干酪性肉芽肿和淋巴细胞浸润的组织学特征，但获取神经组织很难。但是可以根据临床影像学结果给出一个可能性诊断（i.e., MRI, 图 21-4）。PRL 升高可以作为有下丘脑病变的有效筛查指标。患有 CNS 结节病的患者中，80% 有脑脊液（cerebrospinal fluid，CSF）检查结果异常，包括蛋白、淋巴细胞和血管紧张素转化酶升高。

和其他类型结节病的治疗方式一样，泼尼松（40～80mg/d）是神经系统结节病的主要治疗药物，虽然在 CNS 结节病中需要强化疗法。环孢素（4～6mg/kg）通常用来降低糖皮质激素的需要量。放疗通常用于对口服药物治疗没有反应的患者。遗憾的是，垂体前叶的缺陷即使治疗后，通常也是不可恢复的。多巴胺能制剂可以用来降低 PRL 水平，但是如果低促性腺激素性腺功能减退同时存在的话，是不能恢复生育能力的。

结节病也可以浸润附睾和睾丸，导致无痛性附睾炎或者阴囊囊肿，二者对糖皮质激素都有反应。对表现为闭经或月经过多的女性结节病患者，也有关于子宫和输卵管的肉芽肿的报道。因此，结节病患者的生殖功能障碍可以是原发性的，也可以是继发于 CNS 疾病的。

（2）朗格汉斯细胞组织细胞增多症（Langerhans cell histiocytosis，LCH）：是另一类病因不明的多系统疾病，好发于下丘脑和垂体。其特征是异常树突状组织细胞，并伴有淋巴细胞、嗜酸性粒细胞和中性粒细胞的克隆性聚集和增殖。这种细胞浸润性病变可以损坏多种组织，包括皮肤、骨骼、淋巴结、肝、脾、肺和骨髓。之前的名称有 Letterer-Siwe 病、Hand-Schüller-Christian 病、嗜酸性肉芽肿和组织细胞增多

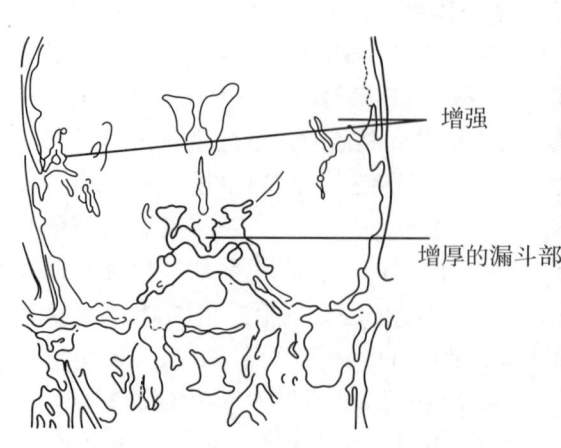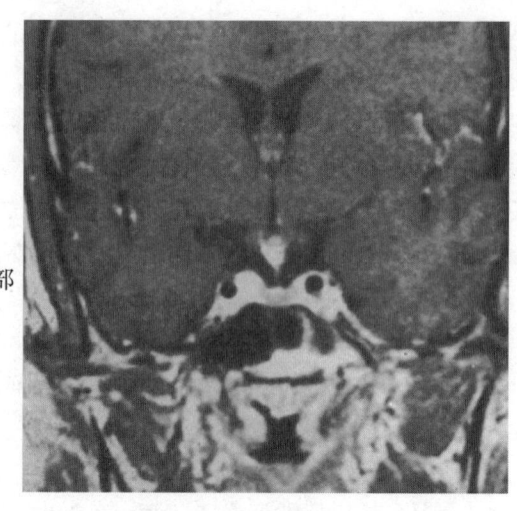

图 21-4 示意图和对比后 T_1 加权磁共振成像显示漏斗部增厚、增强，这是肉芽肿性疾病，如结节病的典型特征。左侧外侧裂和右侧内表附近增强表明有软脑膜受累

[摘自 Peebles T, Haughton VM. Neuroradiology and endocrine disease// Besser GM, Thorner MO, eds. Comprehensive Clinical Endocrinology. 3rd ed. London: Elsevier, 2002.]

症 X。LCH 主要发生在 1~3 岁的儿童身上。它会自行消退，也会播散，甚至在极少数病例中会导致死亡。成年人只占 LCH 所有报道病例的 30%，发病率为每百万人中 1.8 人。发生在成年人中的 LCH 通常累及皮肤、肺和骨骼。

儿童 LCH 患者有 5%~50% 的有下丘脑-垂体受累，这些儿童中有 15%~50% 表现为 DI。随着时间延长，DI 发病率增加。DI 通常发生在多系统疾病中，通常在被确诊的 5 年之内出现。Kaltsas 和其同事报道称在成年人中，DI 也是最早出现的激素异常表现。33% 的成年人表现为 DI。垂体前叶激素缺乏发生在 20%~35% 的患者中，通常与 DI 相关。在一项大型儿童 LCH 研究中，LCH 中有垂体受累的 5 年风险和 10 年风险分别为 22% 和 24%。GH 缺乏是最常见的垂体内分泌病变，出现在 10% 的 LCH 患者中，随着时间延长其出现频率增加。耳朵、鼻子和喉咙受累增加了 GH 缺乏的风险。GH 缺乏通常伴有 DI，54% 的伴有 DI 的患者在随访 10 年内最终会发生 GH 缺乏。GH 替代疗法有效地改善了伴有 GH 缺乏的 LCH 儿童的最终身高，虽然达不到平均身高，这是因为在开始接受治疗时，儿童即有非常严重的生长受限。重要的是，GH 疗法并不增加 LCH 疾病的活动性风险。成年人 LCH 的 GH 替代疗法并没有得到深入的研究。

LCH 也会发生促性腺激素缺乏，几乎总是伴有其他垂体前叶激素的缺乏。由于疾病发病时，大多数患者是处于青春期前的，伴有促性腺激素缺乏的患者需要外源性的性激素来诱导和维持青春期。Kaltsas 和其同事报道的 12 例病患中，有 50% 的患者在确诊为 LCH 后出现促性腺激素缺乏，中位年龄为 7 岁，而且外源性促性腺激素成功恢复了一名男性患者的生育能力。

大多数患有 LCH 和内分泌病变的患者其 MRI 检查结果是异常的。其中，T_1 加权影像中垂体后叶亮点的消失和漏斗部的扩大是最常见的异常，前者出现在所有伴有 DI 的患者中。如图 21-5 所示，其他较为罕见的影像学异常包括漏斗柄增厚、部分性或完全性空蝶鞍和下丘脑病变。

患有 LCH 和 DI 的儿童和成年人都具有高风险的垂体前叶激素缺乏，应注意严密观察。然而，动态评估垂体功能并不能很好地预测晚期内分泌病变。DI 和其他激素缺乏一旦出现将会是永久的，除非对 LCH 病变给予放疗或者化疗或二者联合治疗。放疗可能在控制局部病变和囊肿所引起的效应中有效。化疗在成年人长期治疗方案中并无效果。

其他可以引起下丘脑浸润并导致生殖功能障碍的浸润性疾病包括血色病（更常累及垂体，在本章中随后讨论），白血病，淋巴瘤和 Wegener 肉芽肿病。中枢性 DI 通常是特征性表现，对基础病因的治疗导致了 DI 和其他相关激素异常的发现。当合并有恶性肿瘤（白血病、淋巴瘤）时，下丘脑受累是不良预后因素，并且通常对治疗没有反应。

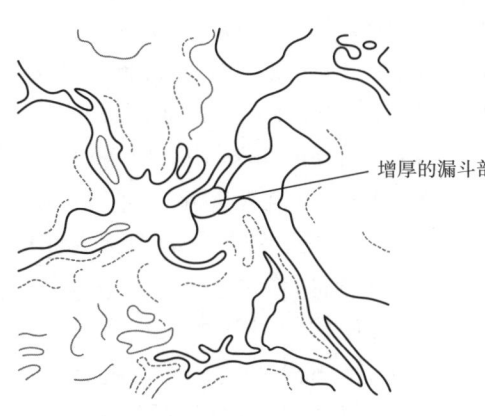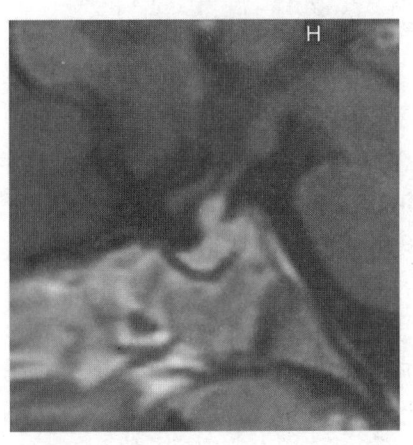

增厚的漏斗部

图 21-5 示意图和矢状位 T_1 加权对比增强磁共振成像显示明显的郎罕斯细胞组织细胞增生症中所见的增厚增强的漏斗部（H）

［摘自 Peebles T, Haughton VM. Neuroradiology and endocrine disease// Besser GM, Thorner MO, eds. Comprehensive Clinical Endocrinology. 3rd ed. London: Elsevier, 2002.］

3. 感染 在影响生殖轴的下丘脑-垂体疾病中，感染是罕见病因。它们通常表现为急性发热、头痛、假性脑膜炎和精神状态改变或癫痫，可以通过培养、聚合酶链式反应、针对病毒抗原的抗体检测来发现和鉴定。结核病和非典型性结核杆菌感染、病毒性脑膜炎、真菌感染、细菌性脑膜炎均可以引起下丘脑或垂体浸润，并导致激素缺乏。表 21-2 总结了累及下丘脑并导致低促性腺激素性腺功能减退的浸润性、感染性和其他非肿瘤性疾病的分类。

表 21-2 引起低促性腺激素性腺功能减退的下丘脑浸润性、感染性和其他非肿瘤性疾病分类

浸润性或自身免疫性疾病
结节病
朗格汉斯组织细胞增生症
淋巴瘤性疾病
Castelman 病
Wegener 肉芽肿病
脉管炎
感染性疾病
结核病
非典型性支原体感染
细菌性脑脊髓膜炎
病毒性脑炎
真菌性感染
其他
创伤
垂体柄
放射治疗
脑积水和假性脑瘤

（修改自 Murialdo G, Tamagno G. Endocrine aspects of neu-rosarcoidosis. J Endocrinol Invest 2002, 25: 650.）

4. 头部外伤 被定义为引起神经内分泌失调的一个病因已有数年，但是在创伤性脑损伤（traumatic brain injury，TBI）患者的急性期和长期管理中却很少评估其下丘脑-垂体功能。TBI 在 11～29 岁男性中最常见（男女比例为 5∶1），是导致年轻人死亡和残疾的主要原因。交通事故占 TBI 病例的 75%。大多数患有头部外伤后垂体功能减退（post-head trauma hypopituitarism，PHTH）的患者在外伤后的一段时间内是昏迷的，并且 Glasgow 昏迷评分均低于 13。PHTH 可以有下丘脑或垂体结构性损伤所致，但是在大多数病例中血管损伤引起的脑组织肿胀是最常见的机制。这种局部水肿增加了蝶鞍及蝶鞍以上区域的颅内压，可以短暂性的损伤下丘脑-垂体功能。PHTH 也可能是 TBI 相关的急性病变的适应性改变。

1/3 的患者在头部损伤后 3 个月至 23 年的时间内有至少一项垂体激素缺乏：18% 的患者在胰岛素耐受性实验中对 GH 反应不足，20%～25% 的患者对 GnRH 刺激反应不充分。当使用清晨的睾酮或 E_2 低水平和 FSH 和 LH 的异常低水平来定义，促性腺激素缺乏的概率甚至会更高（80%～90%）。仅仅表为 DI 的 TBI 相关的神经内分泌障碍出现在少中（25%～30%）。PRL 升高出现在大约 50% 的患并和 Glasgow 昏迷评分呈负相关，可能原因是下丘脑或垂体柄损伤的标志。

遗憾的是，在住院治疗期间，除非患者具有急性 ACTH 缺乏或 DI，PHTH 通常不能被及时诊断。

由于在60%的中重度头部损伤患者中，垂体激素缺乏最终会恢复，一些激素缺乏（比如GH，促性腺激素）可能永远都不会识别。促性腺激素分泌细胞对TBI最为敏感，患有PHTH的TBI患者通常在出院后表现为闭经、勃起功能障碍和不育。在这些患者中，FSH和LH可能会异常低。大多数激素缺乏（75%）在损伤1年后出现，但是在15%的患者中诊断可能会延迟5年或更多年。对于已知有TBI病史的患者，他们的垂体前叶功能起初是正常的，鉴于在一些病例中垂体功能低下的延迟出现，在随后的随访护理中的重复评估可能会有提示作用。

5. 放疗 全脑照射后下丘脑-垂体功能障碍被认为出现在儿童期癌症幸存者和接受高剂量放疗的鼻咽癌患者或患有垂体疾病的患者中。直到近期才确认接受放疗的非垂体脑部肿瘤成年人幸存者有更高概率的内分泌功能障碍。只有伴随着原发性脑恶性肿瘤儿童和成年人患者预后的改善，这一频率才可能会增加。在针对56个患有原发性脑部肿瘤并在研究开始1年之内未接受放疗的患者研究中发现，23位（41%）患者有垂体功能低下的表现，即多种（25%）或一种（16%）激素缺乏。GH缺乏最为常见，其次是促性腺激素、ACTH和TSH缺乏。DI很少与放射诱导的垂体功能低下有关。激素缺乏的风险取决于总剂量，分层尺寸，收到的总层数和放疗的总疗程。当放射剂量超过60 Gy的时候，全垂体功能减退可能会发生。这种风险可以通过施用更多的小剂量，从而延长治疗时间来降低。

成年人中促性腺激素和GH缺乏发生率明显低于儿童中，在儿童中20%~50%的患者最终会发生部分或严重的促性腺激素缺乏，而且GH缺乏发生在80%~100%的患者中。研究认为，儿童的下丘脑-垂体轴对放疗比成年人更敏感。在儿童中超过50Gy的剂量会引起促性腺激素缺乏，而小剂量会引起性早熟。在低剂量全脑照射用于预防性治疗儿童急性淋巴细胞白血病时，女孩比男孩更容易出现性早熟，当应用高剂量（25~50Gy）照射来治疗原发性脑□□时，这种性别上的差别就消失了。对于已经□□缺乏的儿童病例研究中，开始接受放疗的时间□□春期出现的年龄呈线性相关。在青春期后的不□患者中，促性腺激素缺乏的严重程度差异较大，□激素水平从低于正常到非常低。

放疗导致的损伤部位是下丘脑，照射后研究显示，机体对下丘脑释放激素，包括GnRH的反应正常。关于放射引起下丘脑损伤的机制还不清楚，可能涉及对激素分泌活性细胞或其周围微血管的直接损伤。或者，辐射可能损伤下丘脑和垂体之间的血管联系。激素缺乏可能在多年内都表现不明显，因为辐射损伤的是下丘脑缓慢分裂细胞，而继发性垂体萎缩发生在下丘脑损伤之后。这些激素缺乏所致表现的延迟出现，使得我们必须对这类患者进行每年1次的随访，以便追踪辐射引起的后期效应。

性腺损伤也是接受原发性脑部肿瘤治疗的患者所担心的，通常在接受辅助性化疗或脊髓放疗的患者中出现。烷化剂、丙卡巴肼、顺铂、长春新碱这些化疗药物通常对性腺有不良反应，而继发于脊髓放疗的性腺损伤是来自于辐射散射。经过8年的随访，64%的接受全脑全脊髓放疗而未接受化疗的女孩发生了原发性卵巢早衰。在接受放疗或化疗的女性患者中，6种性激素和生殖细胞均消失，而在男性患者，由于癌症治疗对LEYDIG细胞功能和精子发生过程具有不同的影响，表现为不育伴有睾酮正常。

继发于下丘脑或垂体功能障碍的放疗相关不育的治疗需要促性腺激素替代性治疗。临床上可以使用的生理性外源性脉冲式GnRH疗法恢复了大多数女性患者的排卵功能。理论上，当癌症治疗会对性腺产生损伤时，胚胎、精子、卵细胞或者卵巢组织的冷冻保存可以用来保存患者的生育力。但是，每种方法均有其弊端，目前尚无一种被常规采用。

（三）癫痫发作

癫痫是一种较为常见的情况，有5∶1000~9∶1000的患病率，而且许多流行病学研究显示，其与生育能力低下有关。其月经失调的发生率（50%~60%）明显高于正常成年女性。在这一女性群体中，虽然下丘脑性闭经和黄体功能不全（luteal phase deficiency, LPD）也会发生，但PCOS是最常见的生殖功能障碍类型，影响了25%的癫痫女性患者。PCOS的诊断与癫痫的类型无关。

癫痫本身和抗癫痫药物（antiepileptic drugs, AEDs）的应用被认为是引起癫痫患者生殖功能障碍的原因。癫痫样放电增加瞬时PRL水平，破坏GnRH的脉冲性，这样的假设是基于我们观察到在没有服用AEDs药物的月经规律的女性癫痫患者中有LH脉冲的改变。在用药和不用药的女性癫痫患者中

PCOS 的发生率是相似的，这说明癫痫本身会干扰正常的女性生殖功能。此外，正常女性和患有其他疾病（双相情感障碍）的女性服用 AEDs（特别是 VPA）后，并不增加患 PCOS 的风险，也不会影响基线 LH 脉冲动力学、性腺激素或者月经稀发的频率，这更加说明在一些女性中，癫痫本身会干扰正常的女性生殖功能。

抗癫痫药物治疗，特别是 VPA，可能会加重癫痫本身引起的中枢性生殖功能障碍。在健康女性中，VPA 可以增加 GnRH 刺激后 LH 的分泌，可能是通过其对谷氨酸脱羧酶的刺激和对 GABA 转氨酶的抑制，最终导致脑内 GABA 活性的增强。Bilo 和其同事报道的小队列研究显示，癫痫女性患者中，PCOS 和 AED 之间没有明显关联，但是在一项接受 VPA 单独疗法的芬兰人队列研究中，70% 有多囊卵巢和高雄激素血症。在身材瘦弱和肥胖的女性中，月经失调的频率、多囊卵巢和高雄激素血症均增加，但是在肥胖的女性中发生率更高。正在服用 VPA 或者在过去 3 年中曾经服用过 VPA 的女性患者中，43% 是无排卵周期，而患有全身性癫痫，未服用过 VPA 的女性患者有 10% 是无排卵周期。虽然 VPA 与体重增加相关，但血清雄激素（睾酮、雄烯二酮）的改变在开始服用 VPA 的第 1～3 个月便发生，并且早于体重增加。这些观察提示，在女性癫痫患者中的 VPA 相关的 PCOS 可能是多因素造成的，其中遗传和环境因素均发挥某种作用。此外，在 20 岁之前开始服用 VPA 是未来发展为 PCOS 的危险因素。虽然未有关于 VPA 可以增加 LH 分泌的报道，它可能对卵巢有直接影响，连同之前描述的 GnRH 脉冲发生器功能障碍，最终导致了许多接受 VPA 治疗的女性癫痫患者出现特征性高雄激素血症。

与 AEDs 相关的排卵障碍也可能是由于细胞色素 P450 活性改变所引起。苯妥英钠、苯巴比妥和卡马西平诱导细胞色素 P450 活性增加，进而增加性激素结合球蛋白（sex hormone–binding globulin，SHBG）合成，并减少生物可利用的睾酮和 E_2 的水平。VPA 抑制细胞色素 P450 酶活性，并增加雄激素浓度。但是这些生物可利用的激素水平的改变并不那么明显到足以引起生殖系统功能改变，而且并无数据显示服用卡马西平的女性患者有更高的月经失调、高雄激素血症或者 PCOS 的风险。

遗憾的是，无排卵周期是癫痫相关的生殖系统功能失调的唯一指征。因此，意识到这种疾病和其治疗对患者生殖健康的影响应该成为对患有癫痫的女性常规护理的一部分。在服用 AED，尤其是 VPA 的女性中，应定期监测月经周期持续时间和体重，以避免生殖系统异常被忽视。当这些异常出现时，应让患者在咨询神经科专科医师后改服其他 AED，比如拉莫三嗪，这样可以逆转与 AED 治疗相关的对生殖和代谢方面的不良反应。

男性癫痫患者同样有生殖内分泌异常，与未患癫痫的男性相比，其成为生物学意义上父亲的可能性低 36%。无论是否服用 AED，约 1/3 患有颞部边缘癫痫的男性患者存在性腺功能减退，并且 8%～90% 的男性患者中可观察到精子数量减少或运动能力减低，以及精子形态异常。

（四）下丘脑功能改变与失调

1. 生理性低促性腺激素性性腺功能减退

（1）青春期转变：在生命周期的特定阶段，低促性腺激素性性腺功能减退可以是生理性的。在婴儿期，GnRH 神经元被短暂激活，产生相当于青春中期水平的睾酮或者 E_2。但是当 6 个月大时，GnRH 神经元进入休眠期，促性腺激素和性激素水平下降。这种青春期前生理性低促性腺激素性性腺功能减退大约持续到 8～9 岁，这时候，血清 LH，FSH 和 E_2 水平几乎是一夜之间开始升高。在青春期过程中，LH 水平平均增加了 116 倍，FSH 增加了 7 倍，E_2 增加了 2 倍。如图 21-6 所示。

这些促性腺激素的改变直接反映了下丘脑中 GnRH 的释放，因为这些促性腺激素的改变可以被外源性 GnRH 所刺激，被 GnRH 拮抗药所抑制，而且缺乏功能性性腺组织时也可发生。在青春期早期介导 GnRH 脉冲发生器重新激活的因素还不清楚，正如在青春期介导白天 LH 逐渐增加的因素也不清楚。由于在青春期低促性腺激素性性腺功能减退可以是正常的，要想将其与病理性原因所导致的低促性腺激素性性腺功能减退区别开来，还是比较困难的。二者的特征性表现均为性成熟缺失或不完全、促性腺激素水平低下、性激素水平低下（睾酮＜100 ng/dl；E_2＜20 pg/ml），而且没有其他下丘脑-垂体轴的异常。过去 α 亚单位对 GnRH 的反应通常被用来区分这两种情况；符合第一种情况的青少年在 GnRH 的刺激下生成的 α 亚单位极少，这提示有垂体病变。

然而，目前无法获得 GnRH，迫使临床医师只能依赖临床特征和家族史，而不是实验室检测依据来区分体质性生长发育延迟（正常的变体，特征为低促性腺激素性性腺功能减退）和严重病因导致的发育延迟。

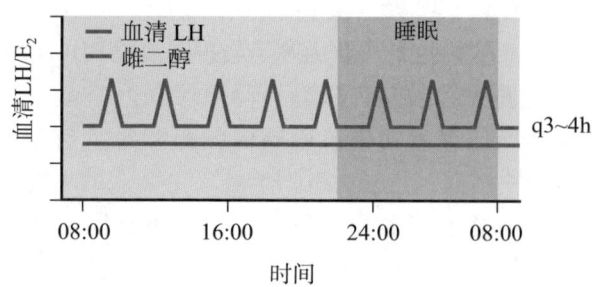

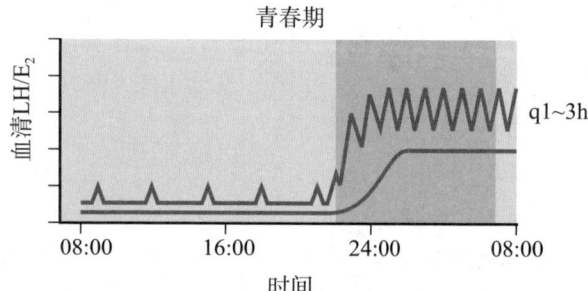

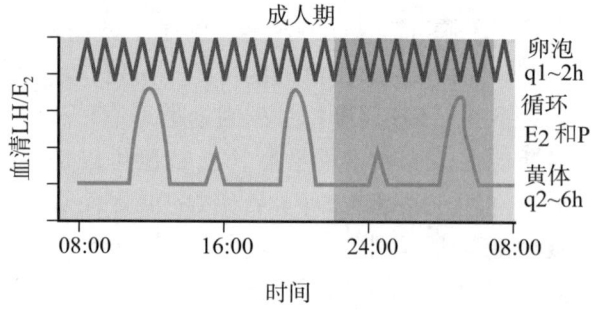

图 21-6　女性青春期成熟过程中血清黄体生成素（LH）变化模式

柱状条表示睡眠持续时间

［摘自 Marshall JC. Control of pituitary hormone secretion: role of pulsatility// Besser GM, Thorner MO eds. Comprehensive Clinical Endocrinology.3rd ed. London: Elsevier, 2002.］

（2）产后时期：产后阶段是生命周期中另一个低促性腺激素性性腺功能减退可以是生理性的时期。出生后所有女性均为闭经。妊娠期间，高水平 E_2 和孕酮可以抑制下丘脑-垂体轴。但是，闭经持续不同时间直到产褥期，并且在母乳喂养的女性中可以进一步延长。FSH 保持低水平（与早卵泡期 FSH 水平相近），平均 LH 水平和 LH 脉冲频率均降低，血清 E_2 和孕酮水平低下。而关于下丘脑-垂体-性腺轴的持续性抑制的相关机制还不清楚。曾经认为这与 PRL 升高有关，因为产后 PRL 普遍迅速升高，并抑制 GnRH 释放。PRL 在哺乳期妇女月经恢复前很久就下降了，这提示除了高泌乳素血症还有其他机制参与哺乳期妇女闭经。如图 21-7 所示，哺乳刺激本身不仅会增加 PRL，也会增加 GnRH 脉冲产生器对 E_2 负反馈效应的敏感性，以至于 GnRH 和 LH 的脉冲活动几乎在产后迅速消失。哺乳的这些影响会随着时间延长减少。

一旦再次出现，LH 脉冲模式最初是不稳定的，并且在睡眠时增强，类似于在青春期早期观察到的模式。在重新恢复排卵之前，卵泡生长和相关的 E_2 生成通常恢复到正常，因为哺乳损坏了 E_2 正常的正反馈作用，这在排卵前的 LH 高峰形成中是必需的。因此，月经可能会恢复，但可能是无排卵周期，直到哺乳刺激进一步减少并恢复正常排卵周期。有关哺乳期妇女暴露于外源性 GnRH 脉冲的研究结果提示，哺乳期闭经可能有来自下丘脑的病因。这些妇女发生排卵期 LH 激增，黄体期是正常的，卵巢类固醇激素水平增加导致 FSH 下降。哺乳期低促性腺激素性性腺功能减退可以持续超过 12 个月，这取决于哺乳的频率和强度。这种内源性的避孕措施，使妇女在考虑再次怀孕前能够适应产后的生理需求。青春期、产后期阐明了控制 GnRH 的神经内分泌调控机制，和在一些病理生理状态下可以看到异常。

2. 病理生理性低促性腺激素性性腺功能减退　与甲状腺激素、皮质醇和泌乳素分泌改变相关的低促性腺激素性性腺功能减退：性腺轴的神经内分泌组成成分对其他激素所引起的干扰非常敏感，包括甲状腺激素、皮质醇和泌乳素。在这种情况下，患有不同程度甲状腺激素缺乏的女性，有 25% 有月经失调，虽然发生率随着甲状腺功能低下的严重程度而增加。月经过少和月经过多是最常见的月经失调，在大多数患有甲状腺功能低下的男性中有性功能障

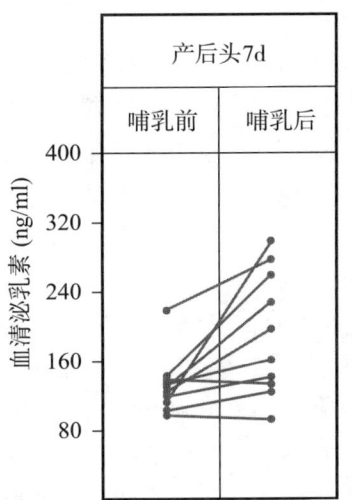
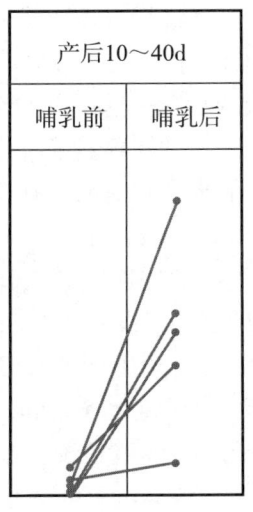
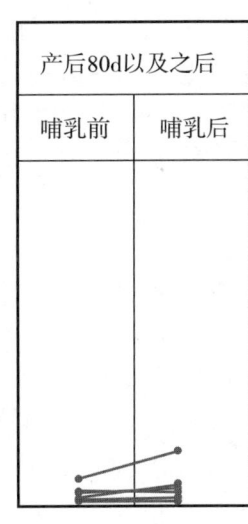

图 21-7 分娩后基础性和哺乳后血清泌乳素浓度的时间函数

在分娩后第 1 周,相对于非妊娠时,其基础值较高,而且哺乳后可能会进一步升高。分娩数周后,其基础值接近非妊娠时,但哺乳后仍有明显升高。分娩后 3 个月,其基础值和非妊娠时相似,哺乳后几乎没有变化

［源自 Tyson JE. Studies of prolactin secretion in human pregnancy. Am J Obstet Gynecol, 1972（113）：14.］

碍（性欲减退、勃起障碍和射精延迟）。患甲状腺功能低下的男性游离睾酮水平下降,通过甲状腺激素替代疗法可以改善。

低促性腺激素性性腺功能减退（FSH 和 LH 水平低）可能出现,但是在甲状腺功能低下的情况下促性腺激素和性激素的清除率降低。在患有甲状腺功能低下的儿童中,垂体对 GnRH 的敏感性降低,但在患有甲状腺功能低下的女性中是正常的。新诊断的甲状腺功能低下的患者（TSH＞4 mU/L）中,低于 10% 的患者存在相关的高泌乳素血症,这种情况在甲状腺激素替代治疗后消失。但是在这些患者中纠正高泌乳素血症并不能纠正月经失调。只有在甲状腺功能恢复正常后,月经功能才正常化,这充分表明这是继发于甲状腺功能障碍的。

正如在 Graves 病中所见,甲状腺激素过多与女性月经失调、无排卵和不育有关,与男性性功能障碍有关。闭经可能出现在严重的甲状腺功能亢进中。甲状腺激素过多增加了促性腺激素对 GnRH 的敏感性并且可能损害芳香化酶的活性。在甲状腺功能亢进中肝源性 SHBG 生成增加,导致总睾酮和 E_2 水平升高,但是游离睾酮水平正常。患有严重的甲状腺功能亢进的男性中 E_2 升高可以导致男子女性型乳房。甲状腺激素过多的男性,其精子发生过程可能受损,但在甲状腺功能恢复正常后可恢复正常。

生殖功能障碍通常伴有皮质醇分泌异常。肾上腺皮质功能不全患者中,25% 有闭经,虽然这样严重的生殖功能失调,其病因可能是多因素的,其中包括慢性疾病、体重丢失,或者自身免疫性卵巢功能衰竭。经过适当治疗的自身免疫性肾上腺功能不全（Addison 病）患者有和正常健康成年人相似的基础 LH 分泌和 LH 脉冲模式。经过低水平皮质醇替代疗法的试验性阶段,患有 Addison 病的患者显示高水平 CRH 和 ACTH,和正常水平的性激素（睾酮和 E_2）。促性腺激素的改变具有性别特异性,在男性中,低水平皮质醇替代治疗 47 h 后,平均 LH 浓度和 LH 脉冲振幅被抑制,但是同样的治疗方法却对绝经前和绝经后女性的 LH 动力学变化没有影响。由于阿片样物质介导了糖皮质激素对 LH 释放的抑制效应,因此这种性别差异反映了在男性患者身上有更多的阿片样受体被激活。在低水平皮质醇的情况下,不同性别的患者对低剂量 GnRH 刺激的反应没有差异,但是对更高剂量的 GnRH 刺激,FSH 和 LH 的浓度有改变。这些试验性情况并不能复制长期肾上腺皮质功能减退的影响,但是临床观察提示皮质醇生理水平的维持对维持正常的下丘脑-垂体-性腺轴是关键的。

一项大型队列研究显示,大多数皮质醇增多（Cushing 综合征）的女性患者中均有月经不调（闭经、月经过少、月经过多）,仅有 20% 患者月经正常。GnRH 神经元具有皮质醇受体,并且高皮质醇血症抑制 GnRH 的释放和促性腺激素对性腺的作用。在糖皮质激素过多的情况下,促性腺激素水平低或者不恰当地正常,然而,在皮质醇增多症中,GnRH 试验显示促性腺激素储存正常或稍有升高。因此 Cushing 综合征中出现的生殖病理可能是因为下丘脑释放 GnRH 受损所致,而非垂体功能障碍。促性腺激素分泌的减少解释了女性 Cushing 综合征患者的卵巢影像学表现：卵巢变小、原始卵泡很少,并有间质增生。皮质醇增多症中血浆 E_2 水平降低,总睾酮和游离睾酮水

平也降低，这与低促性腺激素性性腺功能减退一致。E_2水平与皮质醇升高程度呈负相关。待血清皮质醇水平恢复正常后，这种性腺功能减退可以被逆转。

虽然皮质醇过多本身可以解释这种下丘脑-垂体-性腺轴的异常，但可能也与其他激素有关，包括促肾上腺皮质激素释放激素、PRL 和雄激素。在急性应激情况下，CRH 是重要的促性腺激素释放的抑制因子，但是在皮质醇过多的情况下被负反馈性抑制，因此 CRH 在患有 Cushing 病患者的月经失调中不太可能发挥作用。同样，少数患有 Cushing 病的患者有高泌乳素血症，但是这与生殖系统紊乱的严重程度没有关系，不太可能是致病因素。人们一直认为雄激素介导了 Cushing 病相关的月经失调。但是，在一项包含 45 名新近诊断为 Cushing 病的绝经前女性的研究中，血清睾酮和雄烯二酮分别仅在 29% 和 39% 的患者中升高，而且雄激素水平和皮质醇没有相关性。针对患有 Cushing 综合征的女性，给予美替拉酮治疗，虽然会增加用药相关的雄激素水平，但可以恢复患者正常月经规律。这些数据提示，皮质醇过多本身可以抑制下丘脑性 GnRH 的释放，而非皮质醇作用于其他激素而引起的不良反应。

高泌乳素血症是绝经前妇女生殖功能障碍的常见病因。高泌乳素血症通常是由直径<1 cm 的垂体泌乳素细胞腺瘤（微腺瘤）所引起。高泌乳素血症占到闭经（妊娠除外）的 10%～20%。一项研究显示，在患有高泌乳素血症的绝经前女性患者中，87% 的患者有不同程度的月经失调，而乳溢，高泌乳素血症的另一种表现，仅仅出现在 47% 的患者中。月经失调的严重程度与高泌乳素血症的程度直接相关。轻度高泌乳素血症（20～50 ng/ml）可能会抑制黄体中孕激素的分泌，导致黄体期缩短，但没有月经不调。PRL 中度增加（50～100 ng/ml）可以导致月经过少，而 PRL 明显增加时（>100 ng/ml）会出现闭经和明显的性腺功能减退。但是，不同程度的高泌乳素血症都会导致不育。男性生殖功能障碍的严重度也与高泌乳素血症的程度有关，包括性欲减退、不育、男子女性型乳房和乳溢。在绝经后女性中，由于患者本身有低雌激素性，高泌乳素血症的诊断通常会延迟；这些患者通常表现为分泌 PRL 腺瘤相关的压迫性症状，包括头痛、视觉症状或者其他垂体激素的异常。

PRL 相关性闭经的发生机制为下丘脑 GnRH 释放的抑制所导致的促性腺激素水平的低或不恰当地正常，以及性激素水平的降低。下丘脑 GnRH 释放的减少导致 LH 脉冲频率降低，但是 LH 脉冲振幅更高。正常成年人中出现的睡眠相关 LH 脉冲频率的减慢，在高泌乳素血症患者中消失。PRL 对下丘脑的影响并不是通过下丘脑阿片样物质活性增加所介导，并且可以通过服用外源性脉冲式 GnRH 所抵消。这些和其他观察表明，高泌乳素血症，无论是正常生理性（哺乳性闭经）或病理性原因所引起，并不阻断垂体-性腺的反馈机制或者 LH 和 FSH 对卵巢的作用。正常 PRL 水平的恢复，无论是通过用药或者手术，使得 LH 脉冲频率和振幅恢复，因而使得月经正常，纠正了性腺功能低下，并且恢复了生育力。

对任何伴有月经功能紊乱的女性或者伴有性腺功能减退相关症状的男性，应检测其血清 PRL 水平。剧烈的胸部或胸壁刺激，剧烈运动，情绪或身体的压力可以出现 PRL 轻度增加。因此，在进一步评估高泌乳素血症的病因前应确定是否为轻度增高。PRL 分泌通常是由下丘脑多巴胺分泌所抑制；因此，任何抑制下丘脑多巴胺释放或转运到垂体的药物，或者阻断垂体多巴胺受体的药物，都能引起高泌乳素血症。此类药物包括甲氧氯普胺、吩噻嗪类、丁酰苯类、利培酮、维拉帕米和选择性 5-羟色胺再摄取抑制药。停止冒犯剂应该尝试，如果可能的话，至少 72 h，以确定是否是药物引起的高泌乳素血症。如若不是，下丘脑病变（颅咽管瘤、肉芽肿浸润）也应在鉴别诊断中被考虑。这些病情可以通过使垂体柄受压和干扰多巴胺运输而导致高泌乳素血症。PRL 水平高于 200 ng/ml 时应稀释后重新检测以避免"hook"效应，这种效应通过干扰免疫放射分析和化学发光分析，人为地降低实际 PRL 值。一旦这种非药物诱导的高泌乳素血症被确定，垂体 MRI 显像对于在和腺瘤的鉴别诊断中是首选的检查方法。

3. 营养对性腺轴神经内分泌组成部分的影响

（1）营养不良状态：节食的影响。营养状态是生殖健康的重要调节因素。如果食物匮乏将危及个体和整个物种的生存，因此，在营养不良的情况下，生育潜力是降低的。营养不良对性腺轴的影响曾经通过让正常受试者节食进行了大量实验性研究。这些研究提示，男性下丘脑-垂体轴对饥饿所产生影响的敏感度比女性高。男性节食 48 h 后，平均 LH 和 FSH 水平降低。虽然相关的机制还不清楚，但是动物研究中观察到的类似情况似乎与阿片样物质介导无关。

LH脉冲频率和振幅并不太一致。Veldhuis和同事检测不到健康男性节食5 d后的LH脉冲频率有任何变化，虽然LH脉冲振幅是衰减的。而Cameron和同事检测到节食48 h的健康男性的LH脉冲频率明显降低，但脉冲振幅是不变的。两项研究中血清睾酮均减少。由于性腺类固醇激素的增敏效应，男性GnRH脉冲产生器对节食影响的反应更敏感。年老的男性，其性激素水平随着年龄的增长而降低，和较年轻的男性对节食诱导的LH脉冲改变不同。动物实验也显示，性激素对神经内分泌功能的这些影响随着应激源类型的不同而不同。

女性GnRH脉冲产生器不易受急性节食的影响。如图21-8和彩图53所示，虽然在卵泡期节食72 h后，LH脉冲频率和平均LH水平有小的波动，但在节食女性和正常进食女性中的卵泡发育过程是相似的。

虽然两个被认为是GnRH轴的关键调节因子皮质醇和褪黑素有改变，但是GnRH脉冲产生器对节食的急性期效应的抵抗还是会发生。体重可以介导节食对GnRH产生的影响，身材纤细的女性和正常体重的女性相比，其LH脉冲频率会减少20%。尝试确定急性营养不良对黄体期女性GnRH活动的影响更加困难，而且外源性给予E_2和孕酮来刺激黄体期也抑制了LH。和男性相同，在刺激性黄体期节食的女性，其皮质醇和褪黑素水平均有改变，皮质醇明显增加，而夜间伴随着节食褪黑素分泌持续，证明营养应激没有激素的波动。

节食在健康受试者中只能维持较短时期。在健康女性的一个完整月经周期中每天持续性给予800～1100 kcal，我们分析了这种持续性热量缺乏的影响。这样的热量限制可以引起体重降低，并导致一些女性停止排卵。节食降低了卵泡期LH分泌和卵泡期LH脉冲频率，但是黄体期LH脉冲模式和FSH是不受影响的。性激素（睾酮、雄烯二酮）降低，SHBG增加，硫酸脱氢表雄酮水平并不随着饮食限制而改变。在健康的规律排卵女性中的数据提示，皮质醇和褪黑素可能是短期节食后最先受影响的激素，但是持续性热量缺乏在几周内会降低GnRH的活性。体重减少10%左右可以导致闭经，与初始体重无关。

（2）营养不良状态：神经性厌食症。神经性厌食症（anorexia nervosa，AN）是营养不良对性腺轴影响的极端案例。很难区分是营养缺乏本身对神经内

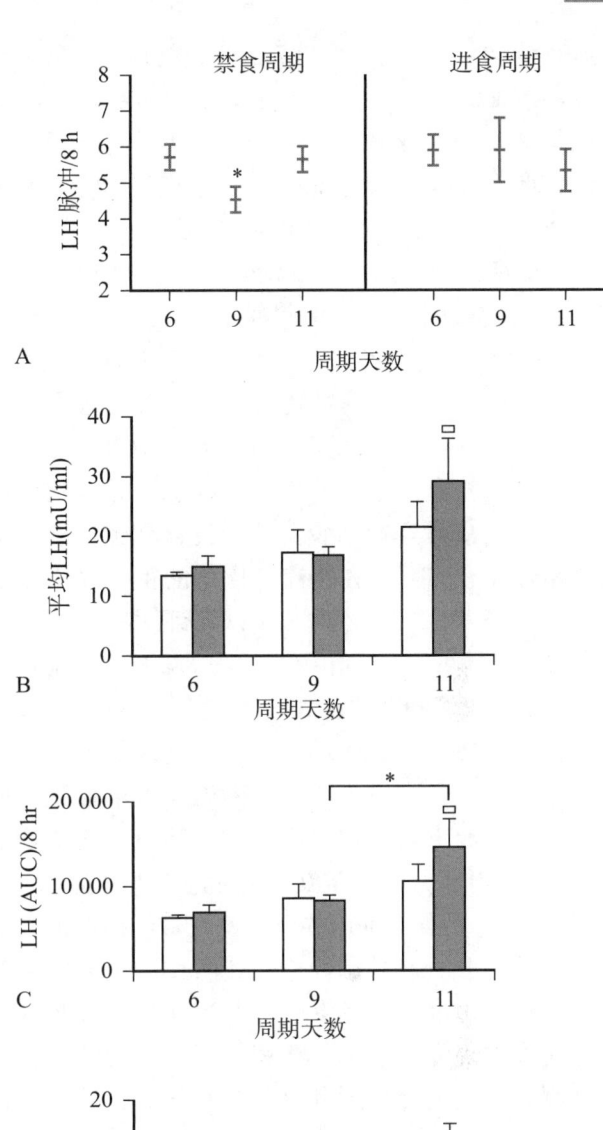

图21-8 月经周期第7～9天禁食（紫色柱状条，$n=10$）或进食（蓝色柱状条，$n=7$）的女性，其月经周期第6、9、11天的累积8 h黄体生成素（LH）和卵泡刺激素（FSH）分泌图。A. 这项研究中每位女性每个禁食（左）与进食（右）周期平均LH脉冲数。B. 每组LH平均值。C. LH曲线下面积（AUC）。D. 平均FSH值。矩形显示一组按方差重复测量分析$P<0.05$的组内时间效应。星号代表$P<0.05$，表示与A图所示第6天和C图所示的不同天检测到的组内差异

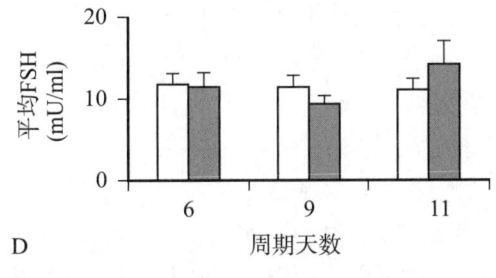

[摘自 Olson BR, Cartledge T, Sebring N, etal. Short-term fasting affects luteinizing hormone secretory dynamics but not reproductive function in normal-weight sedentary women. J Clin Endocrinol Metab, 1995 (80): 1187. With permission from The Endocrine Society.]

分泌的影响，还是与 AN 相关的共患精神疾病所导致的激素改变。但是，长期的热量缺乏本身的影响也很难与其他慢性营养不良区分，比如住院患者的蛋白-卡路里营养失调。因此，AN 已经被作为模型来研究严重热量缺乏对生殖的影响。AN 的定义是相对于身高体重减少＞15%，对体重增加的强烈恐惧感，体形的失调和闭经至少 3 个月以上。据估计 AN 会影响 0.5% 的年轻女性，在男性中发病率较女性低。AN 中原发性和继发性闭经均可以出现，这取决于 AN 开始的时间。按身高相对体重减少 10%～15% 就足以使月经初潮延迟（原发性闭经），同样数量的体重减少扰乱月经初潮后女性的正常月经周期（继发性闭经）。然而，在相当大比例的神经性厌食症患者中闭经发生早于体重减少，这证明心理应激和过度锻炼同样可以发挥作用。受 AN 影响的其他器官系统包括心血管和外周血管（低血压、心律失常）、血液系统（贫血）、皮肤（胎毛）和肾系统（低钾血症）。

神经性厌食症患者的月经失调是由下丘脑，而非垂体或者卵巢功能障碍所导致。其卵泡期平均血清 LH 浓度低于月经正常女性的血清 LH 浓度，而且 LH 分泌模式是青春期前的，即使在月经提前的青少年中也是如此。对外源性 GnRH 的反应是迟钝的；体重越接近标准体重的女性，其反应的程度越大；而且在体重恢复后月经最终恢复正常的女性中其反应也更大。在厌食症患者中，E_2 对下丘脑的正反馈调节也受损，正如研究显示，外源性枸橼酸氯米芬和外源性雌激素并不增加促性腺激素的分泌。卵巢对促性腺激素刺激的减少导致雌酮（estrone，E_1），E_2，孕酮，睾酮和雄烯二酮水平的降低。体脂低所导致的芳香化酶活性降低同样会导致神经性厌食患者雌激素过少，因为体内会优先合成儿茶酚雌激素。儿茶酚雌激素是内源性雌激素受体拮抗药，其能够和雌激素受体结合，但并不产生生物作用。儿茶酚雌激素也可以和多巴胺竞争结合儿茶酚邻甲基转移酶，从而增加多巴胺水平，进一步抑制 GnRH 脉冲活性，并促进雌激素过少。这些 E_2 代谢异常是体重改变所导致的，而且不是神经性厌食症所特有的。神经性厌食相关闭经是下丘脑功能障碍所导致的其他证据是在神经性厌食女性中使用脉冲式 GnRH 可以诱导月经。

导致神经性厌食症出现下丘脑性闭经的生物化学因素还不清楚。阿片样物质的增加可能并不是唯一的机制，因为在部分研究中服用纳洛酮增加 LH 分泌，但不是在全部研究中。接近标准体重的女性和基础 LH 水平最高的女性对阿片类物质拮抗药（纳洛酮）的反应最明显。多巴胺也可以抑制 LH 释放，但是在一项有关神经性厌食的队列研究中，多巴胺激动药甲氧氯普胺并不能够导致 LH 的明显增加。5-羟色胺的代谢物，比如 5-羟吲哚乙酸，可以刺激下丘脑 GnRH 释放并增加垂体对 GnRH 的敏感性。而在神经性厌食症患者中其水平降低，并且在恢复后增加，如图 21-9 所示。

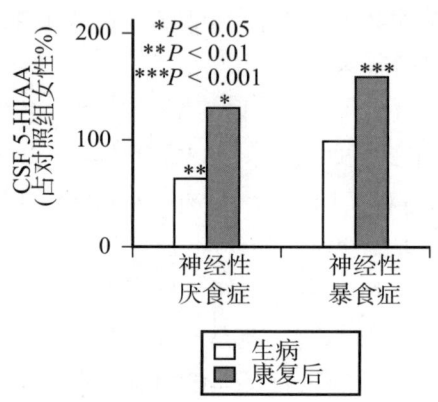

图 21-9 厌食症和暴食症患者患病时和病情恢复后脑脊液 5-羟吲哚乙酸（5-HIAA）的浓度

将其与健康对照组女性的浓度进行了对比，健康对照组女性的值设为 100%

［摘自 Kaye W, Gendall K, Strober M. Serotonin neuronal function and selective serotonin reuptake inhibitor treatment in anorexia and bulimia nervosa. Biol Psychiatry, 1998（44）: 825.］

选择性 5-羟色胺再摄取抑制药，可以恢复 CNS 中 5-羟色胺的水平，在一些神经性厌食症患者中逆转其异常饮食行为是有效的。因此，5-羟色胺系统的异常可能在神经性厌食相关的低促性腺激素性腺机能减退中也发挥一些作用。另一个潜在的影响因子是瘦素，其由脂肪细胞所分泌，并且在维持能量平衡中发挥关键作用。瘦素受体分布在下丘脑、垂体、子宫内膜、卵巢（颗粒细胞，卵泡膜细胞和间质细胞）和睾丸（leydig 细胞）。瘦素可以间接地刺激 GnRH 释放，与参与食欲控制的其他分子（NPY，黑皮质素）协同发挥作用。它同样可以直接刺激 LH 和 FSH 从垂体前叶细胞中释放。雌激素和胰岛素可以促进瘦素基因的表达。神经性厌食症和其他引起低胰岛素血症的状态均有特征性瘦素浓度降低，这与体脂呈正相关。神经性厌食症中体重恢复与瘦素增加有关，也与血清 LH 和 FSH 增加有相关性。因此，瘦素可能作为脂肪储存的外周信号，能够重新激活下丘脑-垂体-性腺轴和在 AN 恢复的过程中恢复月经。AN 中的瘦素变化同时也伴随着饥饿素的改变，饥饿素是另一种参与饮食行为控制的多肽。和同年龄阶段的其他女性和体质上比较瘦未患 AN 的女性相比，患厌食症的女性饥饿素增加。饥饿素与体重指数（body mass index，BMI）和瘦素呈负相关，而且在患有厌食症的患者中体重的部分恢复将导致饥饿素水平下降 25%。

在患有厌食症的女性中，硫酸脱氢表雄酮和雄烯二酮水平降低，但血清和尿皮质醇水平比正常水平高。这种相对于肾上腺雄激素的皮质醇合成优势与在青春期前儿童看到的正常情况类似，并且反映了 17,20-解链酶的缺乏。由于 AN 中皮质醇的血浆半衰期延长，因此高皮质醇血症也增强。尽管皮质醇水平增加，基础 ACTH 水平和 CRH 刺激后的 ACTH 水平均无增加，如彩图 54 所示。

这些发现表明，高皮质醇血症的负反馈效应在垂体水平仍然保持完整，而且 CRH 过度分泌和 CRH 清除降低导致了高皮质醇血症。高皮质醇血症的临床指征的缺乏可能是由于厌食症患者组织内糖皮质激素受体表达的减少。重要的是，下丘脑-垂体-肾上腺轴（hypothalamic-pituitary–adrenal，HPA）的这些改变决定了长期体重恢复。随着体重的恢复，如图 21-10 所示，下丘脑-垂体-性腺轴也同样恢复。

虽然研究显示，绝对 BMI 或者体脂比例与月经恢复并无相关性，但超过 85% 的患者在体重达到标准体重 90% 时，6 个月内其月经会恢复。然而，在少数女性患者中尽管体重有增加，闭经会持续存在（10%～30%）。对于后者，许多人承认限制他们的脂肪摄入，并且在设计的检测厌食行为的问卷调查中得分较高。这类女性患者中的低雌激素血症，与卵巢功能障碍的程度相关，而且卵巢超声显示为小

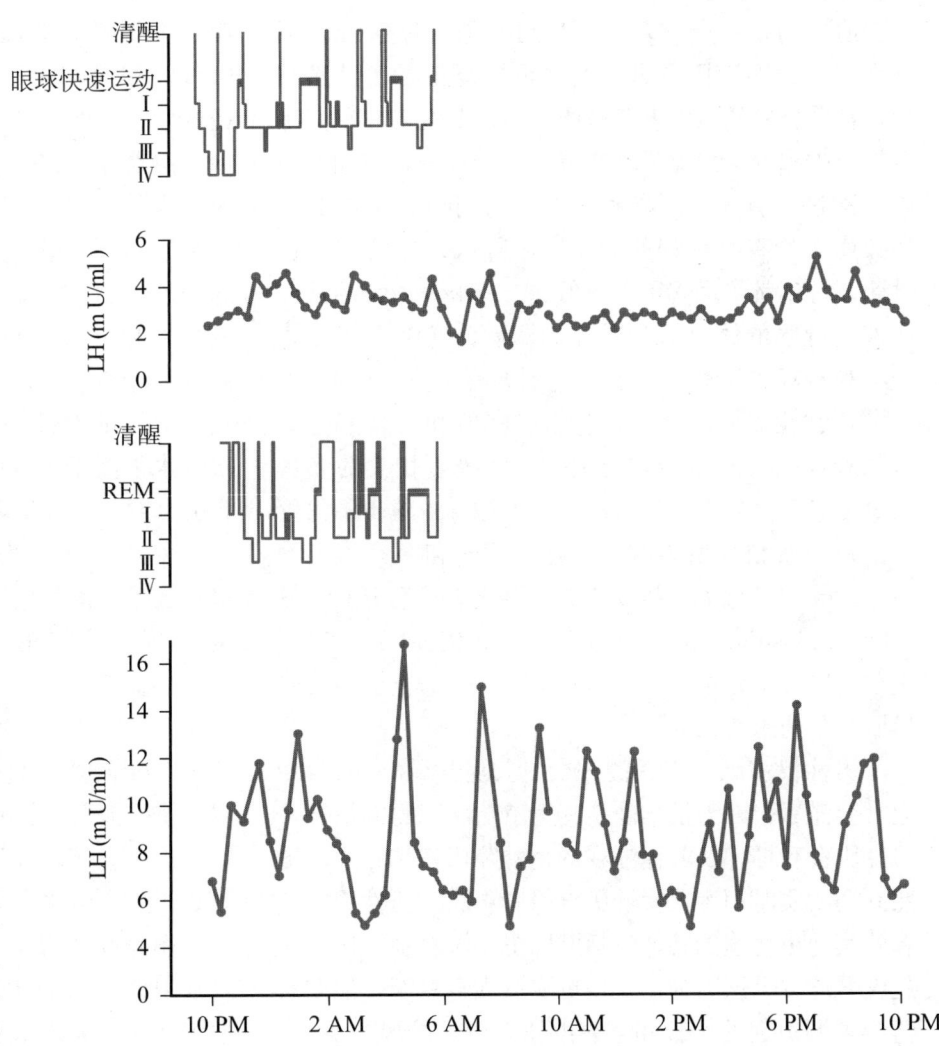

图 21-10 神经性厌食症患者急性发作期（上）和体重恢复正常的临床缓解期（下）中，24h 内每 20 分钟血浆黄体生成素（LH）的浓度

［摘自 Boyar RM, Katz J, Finkelstein JW, et al. Anorexia nervosa. Immaturity of the 24-hour luteinizing hormone secretory pattern. N Engl J Med, 1974 (291): 861. Copyright © 1974 Massachusetts Medical Society. All rights reserved.］

而无组织形态的卵巢。但是，一旦体重增加开始，将会出现小得多卵泡的卵巢囊肿，而且体重一旦恢复到发病前，将会有优势卵泡。从厌食症中恢复，有了规律月经，并且有正常的饮食行为的这些患者可以成功孕育和生产健康的孩子。

虽然在过去的一个世纪对AN的病理生理的理解已经取得了巨大的进步，但是从AN中恢复和恢复标准体重需要情感和营养的双重复原，这仍然具有很大的挑战。对AN患者进行10年的随访，AN患者标准化病死率增加了10～13倍。在包括超过3000个AN患者的大型荟萃分析中，粗病死率为5.9%。尽管很大比例的患者在患病过程中某一点有大吃大喝的饮食行为，全部复原的患者比例仍低于50%。经过长期的跟踪随访，至少有10%的患者仍然符合AN的标准。与不良预后相关的因素包括第一次入院治疗前的长期疾病状态和较低的BMI，这说明了早期诊断和干预的重要性。

遗憾的是，严重营养不良对其他身体系统的影响会持续，即使厌食患者的体重恢复正常。骨量减少和骨质疏松是AN患者最严重的长期后果，它们是由骨形成减少（与能量剥夺有关）和骨吸收增加（与雌激素过少有关）所导致。表现为闭经和厌食的大多数患者均有某种程度的骨密度降低，在营养不良时期，每年骨量最多可以降低2%～6%。遗憾的是，在恢复健康的体重后和月经周期后，通常由于在青少年和年轻成年期并不能够达到高峰骨量，BMD不一定正常化。研究显示，骨密度降低和厌食的持续时间和疾病发病年龄均有关。治疗厌食相关的骨量减少可能需要激素替代疗法，原因是骨量减少不仅仅是由雌激素缺乏所导致，而是由营养和激素等多种因素所导致。比如，接受重组人胰岛素样生长因子1（human insulin-like growth factor-1，IGF-1）和口服避孕药联合治疗的患者，其BMD发生率较单独接受口服避孕药患者的高。

男性仅占厌食患者的5%，但是男性AN的诊断通常会滞后，因为很难确定其生殖功能障碍的指征。男性厌食和抑郁及其他潜在的精神障碍密切相关，虽然共病物质滥用率比女性厌食患者更高。男性厌食患者的其他更普遍的特征包括肥胖史，对性别的忧虑和过度锻炼。男孩因为比女孩更晚进入青春期，他们对营养失调引起的生长和青春期发育延迟的风险更高。针对男性厌食患者的研究显示下丘脑－垂体－性腺轴的异常和女性中的类似。和24h平均LH浓度类似，血清睾酮浓度通常低于正常水平。GnRH刺激后促性腺激素水平也同样低于正常对照男性受试者。和女性厌食患者的促性腺激素水平不同，男性厌食患者的基础LH和FSH水平与BMI（以及体重降低程度）无关。这种低促性腺激素性腺功能减退很可能是由严重的热量限制本身所导致，因为在肥胖男性中限制热量对性激素和促性腺激素水平有类似的影响。

（3）营养不良状态：神经性贪食症。神经性贪食症（bulimia nervosa，BN）是另一类饮食失调症，其特征是不规则的进食方式，特别是暴饮暴食，在体重正常的个体中，许多人渴望体重远远低于正常。这些暴饮暴食的发生通常会伴随自我诱发呕吐，泻药滥用或极端运动，所有都由异常体形所驱动。BN影响大约2%的女性群体，而且约1/3的前来就诊的BN患者有厌食史。在伴随有自尊心低下、抑郁、焦虑的患者中，厌食和贪食并存的情况更常见。在贪食症患者中可见下丘脑－垂体－性腺轴失调，但是和厌食症相同，并不能以此为条件来明确贪食症。闭经发生在30%的患者中。尽管其他患者有正常的促性腺激素分泌和卵泡发育，而黄体期孕酮水平降低，但是大约一半患有贪食症的女性患者有低促性腺激素性腺功能减退，并且没有与LH脉冲频率降低相关的卵泡发育方面的证据。相对于无清除行为的贪食症患者和正常对照组受试者，有清除行为的患者在输入GnRH后，LH对其的反应降低地更加严重。和患有厌食的女性一样，患有贪食症的女性中血清皮质醇水平高于正常受试者，这可能与CRH刺激增加有关。

（4）营养过剩状态：在全球大多数地区，相比食物匮乏，营养过剩和肥胖对人类健康构成了更大的威胁。相关的疾病，包括糖尿病、阻塞性睡眠呼吸暂停、心血管疾病和骨关节炎，通常到中老年期才被诊断，即使在青年期他们的发病基础已建立。但是处于生育年龄的男性和女性有肥胖相关的生殖功能障碍，使得他们相比其他情况患者能更快地接受医护。比如，生育年龄女性最常见的内分泌疾病是PCOS，PCOS会影响这一年龄群体女性的5%～10%，并且与生殖系统以及心血管系统和化妆品引起的相关并发症有关。许多PCOS患者肥胖，而且在这些女性中肥胖症与睾酮水平呈线性相关。体重降低可恢复月经规律性，并且因此恢复许多PCOS患者的生育能力。

患有 PCOS 的体重过轻和肥胖女性 LH 脉冲频率过快，但是患有 PCOS 的女性，增加体重与 LH 脉冲振幅降低有关。这种神经内分泌功能障碍既是高雄激素血症所导致，又可以促进高雄激素血症，因此在 PCOS 女性中形成恶性循环。

在没有 PCOS 相关的高雄激素血症存在的情况下，肥胖本身也可以影响下丘脑 - 垂体轴。月经周期数据的回顾性分析显示体重更重的女性，其月经异常或多毛症的比例更高。全球女性健康研究组织（Study of Women's Health Across the Nation，SWAN）的研究显示，在体重超重或者肥胖的女性中，通过黄体活性证实的月经周期数要低于体重正常的受试者。BMI 在 25 kg/m² 或者更高的女性具有统计学上更长的卵泡期和更短的黄体期。与以上人群研究一致，详细的激素抽样研究也显示超重抑制促性腺激素。胃分流手术前研究显示，月经周期正常的重度肥胖女性（平均 BMI，48.6 kg/m²），虽然 LH 脉冲频率并无改变，但其 LH 振幅降低了 50%。不过，和体重正常对照受试者相比，重度肥胖女性脉冲振幅的显著降低导致其平均 LH 水平更低。LH 振幅的降低也导致了对黄体刺激和黄体孕酮产生的缺乏，这表现为尿排泄物中孕酮的代谢产物孕二醇葡萄糖醛酸的降低，如图 21-11 所示。在月经周期正常的肥胖女性中血浆 E_2 和雄烯二酮的浓度降低，但是在大多数研究中 E_1 并不随着体重变化而变化。

诸多因素可以导致这些肥胖相关的神经内分泌改变。在患有 PCOS 的女性患者中，对外源性生理剂量的 GnRH 的反应与体重呈负相关，但是在月经周期正常的女性中并不是如此，提示肥胖可能使垂体对 GnRH 的反应减弱。胰岛素也可能干扰垂体促性腺激素的分泌，虽然 LH 和胰岛素之间明确的关系还未被揭示。高胰岛素血症抑制肝脏分泌，从而增加游离 E_2 水平。游离 E_2 由于其生物学活性更强，可能对垂体发挥更强的负反馈调节作用，从而降低促性腺激素的生成。瘦素，一种脂肪源性激素，虽然肥胖症通常与瘦素抵抗有关，但是其可以增强下丘脑 GnRH 脉冲性和垂体促性腺激素的释放。瘦素也会抑制颗粒细胞对 hCG 的反应，并且干扰卵母细胞成熟。因此，早期描述的有关瘦素与神经内分泌改变的确切关系并不完整。同样的，有关其他脂肪源性物质的功能，包括 TNF-α 和白介素 -1β，是一个活跃的研究领域，因为二者均有降低垂体对 GnRH 反应以及损伤黄体

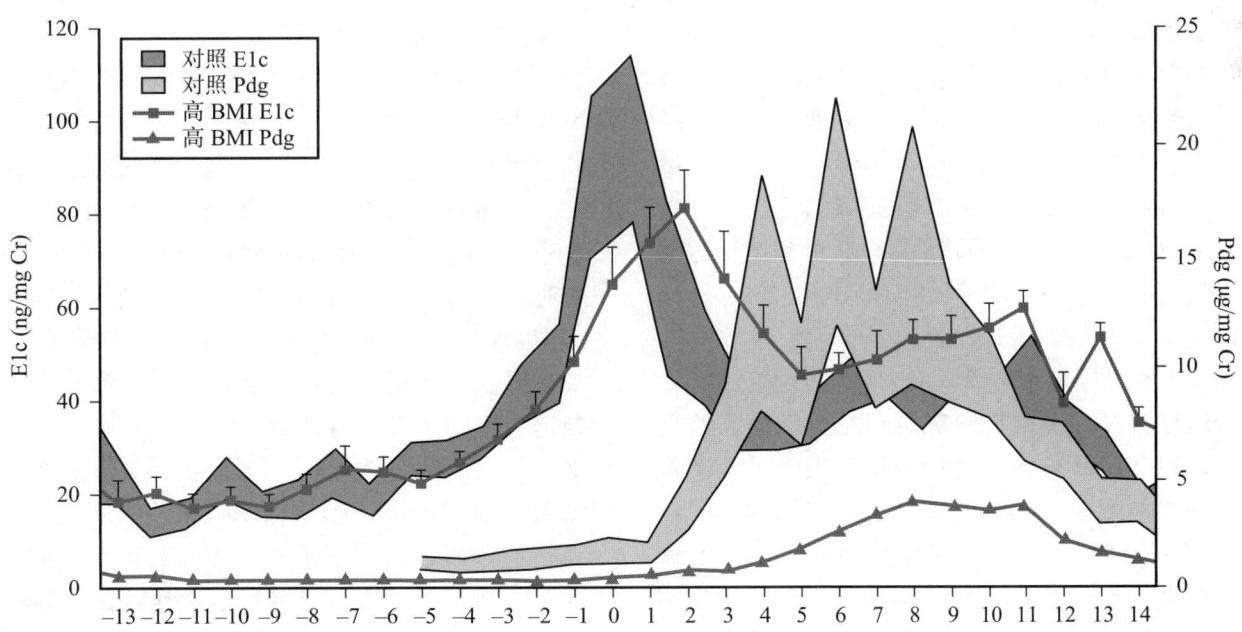

图 21-11　BMI 指数高女性与 BMI 为平均值 ±1 个标准差的对照组女性的每日尿雌酮结合物（E1c）和孕烷二醇葡萄糖醛酸（Pdg）。数据被标准化为第 0 天和排卵前 13d

［摘自 Jain A, Polotsky AJ, Rochester D, et al. Pulsatile luteinizing hormone amplitude and progesterone metabolite excretion are reduced in obese women. J Clin Endocrinol Metab, 2007（92）: 2468. 已获内分泌学会许可 .］

男性肥胖症也与循环促性腺激素和性激素浓度降低有关。高胰岛素血症相关性肝源性 SHBG 的减少，降低了其与睾酮的结合亲和力，并导致更多的睾酮通过芳香化转变为 E_2。随之而来的游离 E_2 水平的增加和睾酮 /E_2 比值的降低对男性性功能有重要的影响。与体重正常男性相比，在肥胖男性中总睾酮水平更低，但是游离睾酮不变。在重度肥胖男性（BMI>35）中，平均 LH，LH 脉冲频率，和 LH 脉冲振幅被抑制，再次反映了游离 E_2 水平增高的负反馈效应。中度肥胖症（BMI 30～35）并不影响促性腺激素分泌。下丘脑-垂体-性腺轴的这些改变可以降低精子浓度。重要的是，通过减肥降低高胰岛素血症可以恢复正常的睾酮和 LH 水平。

4. 运动对生殖轴神经内分泌组成成份的影响 在无饮食失调的情况下，过度锻炼会导致低促性腺激素性腺功能减退，其原因是下丘脑功能紊乱（运动性闭经）所致。GnRH 活性降低的临床表现多变，可能包括闭经、月经稀发、LPD 或者无排卵。在运动员女性中，月经周期的长度并不是评估卵巢功能的很好的标志，因为在有特征性无排卵或者 LPD 的运动员女性中，其周期长度可能是正常的。此外，一个女性的周期随着时间的变化会不同，这取决于她的运动量和其他环境因素。据报道，在从事多种竞技运动的女性中均有运动相关的月经失调，这些运动包括长跑、划船、滑雪、网球、体操、芭蕾、击剑和排球。舞者和长跑运动员月经失调的比例特别高（60%～70%），但是潜水员，拉拉队员和体操运动员也有远高于一般人群比例的闭经率（22%）。甚至娱乐性运动员易发生运动性月经失调；这些女性 78% 在 3 个月经周期中至少有一个有 LPD 或无排卵。

运动性月经失调的风险因素包括运动量，饮食行为和妇科年龄。长跑运动员的研究表明了运动量对月经功能的影响，随着每周训练里程增加，闭经发生率从 3% 增加到 60%。对女性高校运动员饮食行为的调查研究显示，这类人群具有相对较低比例的明确诊断的饮食失调症（AN3.3%，神经性贪食症 2.3%）。然而，重要的是，基于对她们进食态度的评估，几乎 1/3 的人可能有患饮食失调症的风险，而且这些运动员很有可能有月经不调或者骨损伤。虽然所有经期女性都易受运动对生殖轴的破坏性影响，但那些较为年轻的和接近月经初潮时间的女性（比如，较低的妇科年龄）更敏感，不论其身体尺寸，身体组成，训练里程，或经过多年训练。在月经开始后前 15 年和月经消失后，下丘脑-垂体-性腺轴的敏感性最高。

运动性月经失调的特点是低促性腺激素和 E_2。虽然与月经周期正常的久坐的女性相比，月经周期正常的女运动员，其 LH 脉冲频率会降低 20%～30%，经常骑自行车久坐的妇女相比，闭经运动员的 LH 脉冲频率会在此基础上继续减少 20%，如图 21-12 所示。

LH 脉冲幅度降低和睡眠相关性 LH 脉冲改变的缺失也发生在闭经人群。在卵泡期-黄体期转变过程中，FSH 分泌受损。这些促性腺激素的变化可能是微妙到虽然月经期还维持正常，但它们可能导致在业余运动员中看到的较高的无排卵率（12%）。最终，在缺乏足够促性腺激素刺激的情况下，卵巢类固醇激素生成降低，并且黄体功能受损。图彩图 55（上）反映了前者，在有闭经的运动员中，尿 E_1（E_1G）排泄减少，而图彩图 55（下）显示了这些女性尿排泄物中有孕酮的代谢产物孕二醇葡萄糖醛酸（prenanediol glucuronide，PdG）。PdG 降低标志着黄体期缺陷（luteal phase deficiency，LPD），并且是经常骑自行车运动的女性 43% 的月经周期的特征性表现，也可导致不育。

针对运动性闭经的女性给予外源性 GnRH 说明这类失调的病因是下丘脑 GnRH 分泌的降低，并非垂体或者卵巢反应受损。与久坐不动的对照组女性相比，在运动的女性中，次极量分级剂量的 GnRH（2.5μg，5μg，10μg，25μg）会引起 LH 反应增强，而与月经规律的运动女性相比，在闭经的运动女性中，超生理剂量的 GnRH（100μg）造成 LH 分泌增加。

在男性中，运动可以引起低促性腺激素性腺功能减退，伴随有促性腺激素以及总睾酮和游离睾酮水平降低，其降低程度与耐力运动的强度相关。长程耐力运动同样可以影响精子数量、密度、运动能力和精液分析中的精子形态。和耐力运动不同，抗阻训练与男性雄激素和硫酸脱氢表雄酮的短暂性增加有关。由于在男性中，性腺功能减退通常不容易被医疗服务提供者和患者本身所察觉，因此，关于运动对男性生殖轴的影响相关研究文献比较有限。

部分女性运动员，但不是所有女性运动员的性腺功能减退相关。一项前瞻性研究显示，以前月经正常的妇女从事达到或高于乳酸阈值的长跑[65英里/周（每周104 km）]超过12个月或更长时间，与没有经过训练的妇女比较，月经周期长度，卵泡期和黄体期的长度，或综合血清孕酮和 E_2 浓度变化不明显。在12个月的训练期间，体重、体脂百分比、瘦体质量和热量摄入量没有变化，而且没有一位女性有月经稀发或者闭经。仅仅运动量在乳酸阈值以上的女性，其黄体期长度会变短。在训练组虽然氧耗量有明显增加，但是生殖轴会维持其稳定性。重要的是，在这项研究中的妇女几乎没有运动性生殖功能障碍的危险因素，因为她们的平均妇科年龄为17岁，而且对她们进行了仔细的共存精神疾病或饮食失调筛查。然而，这项研究的批评人士指出，受过训练的妇女可能接受了足够的基线训练，足以改变其性激素的分泌，虽然并无证据表明，加强锻炼对其生殖功能有害。

一些女性，当她们发起运动计划后失去正常月经周期性，其机制是复杂的。长期以来，剧烈运动导致体脂的丢失，伴或不伴有潜在的饮食失调，被认为是运动性闭经的原因。为了防止月经失调或者为了使有闭经的女性运动员恢复月经，维持最小的体脂百分比和最小的身高标准体重被认为是有必要的。但是，这一理论已被多个研究所反驳，而这些研究均没有根据单独的人体测量特征将正常的自行车运动员与患有月经稀发或闭经的运动员区分开来。此外，5d内LH脉冲的改变就很明显，远远早于肥胖症出现所引起的变化。

热量摄入与运动所消耗的能量量之间的不平衡，很可能是患有运动相关性月经失调女性中所观察到的下丘脑GnRH动力降低的原因。能量利用度可以通过能量摄入和能量消耗的差异来定义，其中运动是能量消耗的一部分。当能量利用度较低的时候，生殖功能受损，如体温调节、生长和细胞的维护。对消耗900~1000 kcal/d的女性运动员进行详细的营养评估表明，她们每日摄入的热量与久坐的女性相似。因此，尽管这些运动员之前并没有被正式诊断为饮食失调，但她们的能量利用度明显更低。脂肪和蛋白质占女性运动员热量摄入的较少比例，并且与月经规律的女性运动员相比，闭经的女性运动员消耗的脂肪是前者的低于50%的水平。这能量负平衡体现在胰岛素-葡萄糖动力学上，闭经的运动员在24h观察期内表现出明显的低胰岛素血症，血糖水平下降了10%。患有更严重的低胰岛素血症妇女，有

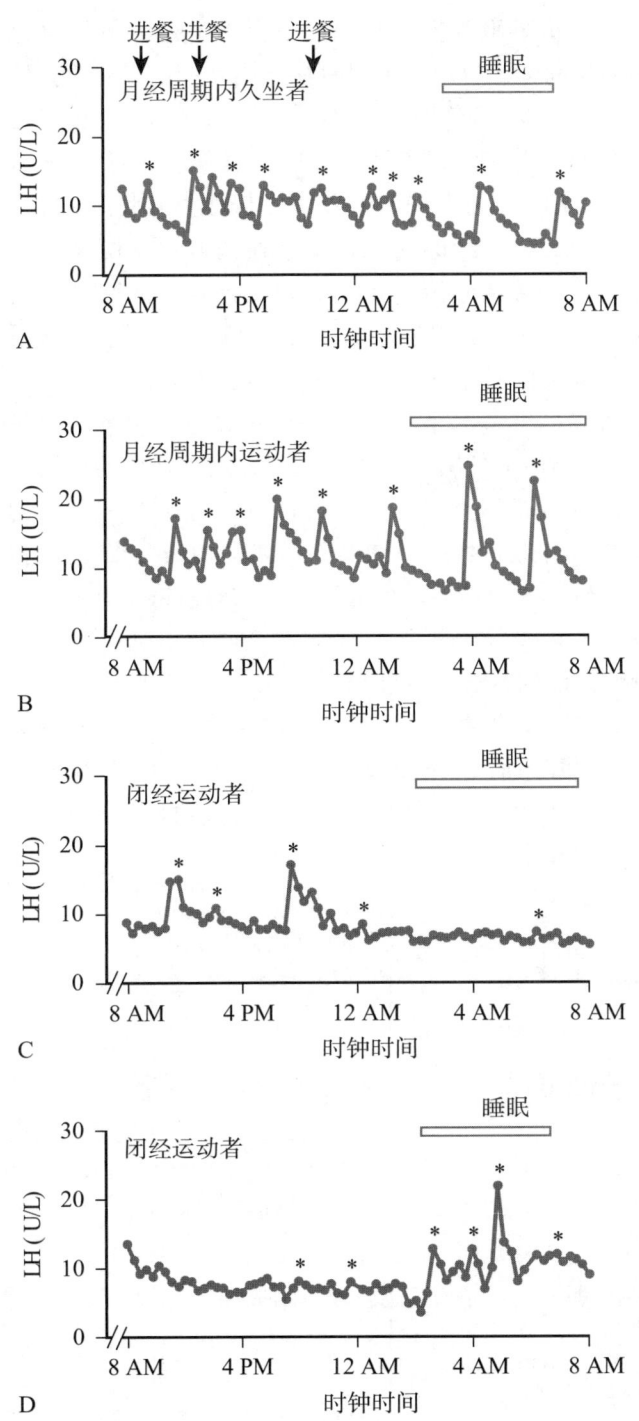

图21-12 月经周期内久坐女性（A）、月经周期内运动的女性（B）和两位闭经的女性运动员（C和D）24h内每20分钟时间间隔的血清黄体生成素（LH）水平。星号代表脉冲，通过采用2×1集群大小和平衡后2.1 T 标准的集群脉冲分析程序确定

[摘自 Loucks AB, Mortola JF, Girton L, et al. Alterations in the hypothalamic-pituitary-ovarian and the hypothalamic-pituitary-adrenal axes in athletic women. J Clin Endocrinol Metab, 1989 (68) : 402. 已获内分泌学会许可]

最低的膳食脂肪摄入量，并且 LH 脉冲频率降低更明显。

能量利用度对下丘脑 GnRH 分泌的影响相对发生的更快。当通过限制热量摄入，增加能量消耗或二者结合，实验性地创造能量负平衡后，通常在 1 周内会发生 LH 脉冲频率降低。女性的能量利用度逐渐下降，而能量消耗保持不变的 15 kcal/（kg·d）[lean body mass，LBM]（kcal/（kg·d）LBM）的详细研究表明，30 kcal/（kg·d）LBM 是保证生殖功能正常的最低能量利用度要求。当能量利用度低于这个阈值，LH 脉冲频率下降，幅度增加，如图 21-13 所示。

GnRH 神经元对能量利用度的敏感性似乎随着妇科年龄的增加而下降，这提示下丘脑中的各种中枢会随着时间对这些代谢信号变得不敏感。限制热量摄入，结合每天剧烈的有氧运动，会改变青少年而不是成年人的 LH 脉冲频率，这些变化出现在能量剥夺的 5d 之内，如图 21-14 所示。在继续接受剧烈运动的闭经的猴子中校正这种能量负平衡，会使其出现营养过剩，恢复的速度和能量能耗直接相关。

这些实验数据表明，一个提示有足够的能量存储的外周标志物，也可以直接作用于中枢以调节生殖轴。来源于脂肪组织的瘦素是一种激素，其受体已在下丘脑、垂体、卵巢和睾丸中被发现。它对 CNS 有刺激作用，对性腺有抑制作用。与月经正常的女性运动员相比，闭经的女性运动员血清瘦素浓度明显降低，并且瘦素分泌的正常昼夜模式消失。起到拮抗瘦素作用的胃饥饿素是一种促进食欲的激素，刺激下丘脑弓状核释放 NPY 和刺鼠相关蛋白。运动不改变短期胃饥饿素水平。超重久坐的女性长期运动超过 1 年，当运动伴随有体重减少时，这种减少与她们的胃饥饿素增加有关。毫不奇怪，与有排卵和久坐的女性，有排卵和运动的女性，或运动的 LPD 女性相比，85% 的闭经运动员有高水平的胃饥饿素。因此，瘦素和胃饥饿素很有可能均参与介导运动对生殖影响的代谢信号通路级联反应。

在一些女性中，运动可能也会通过作为一种慢性应激源和激活 HPA 轴来损害下丘脑-垂体-性腺轴。HPA 轴的激活动员能量存储来维持代谢平衡。然而，

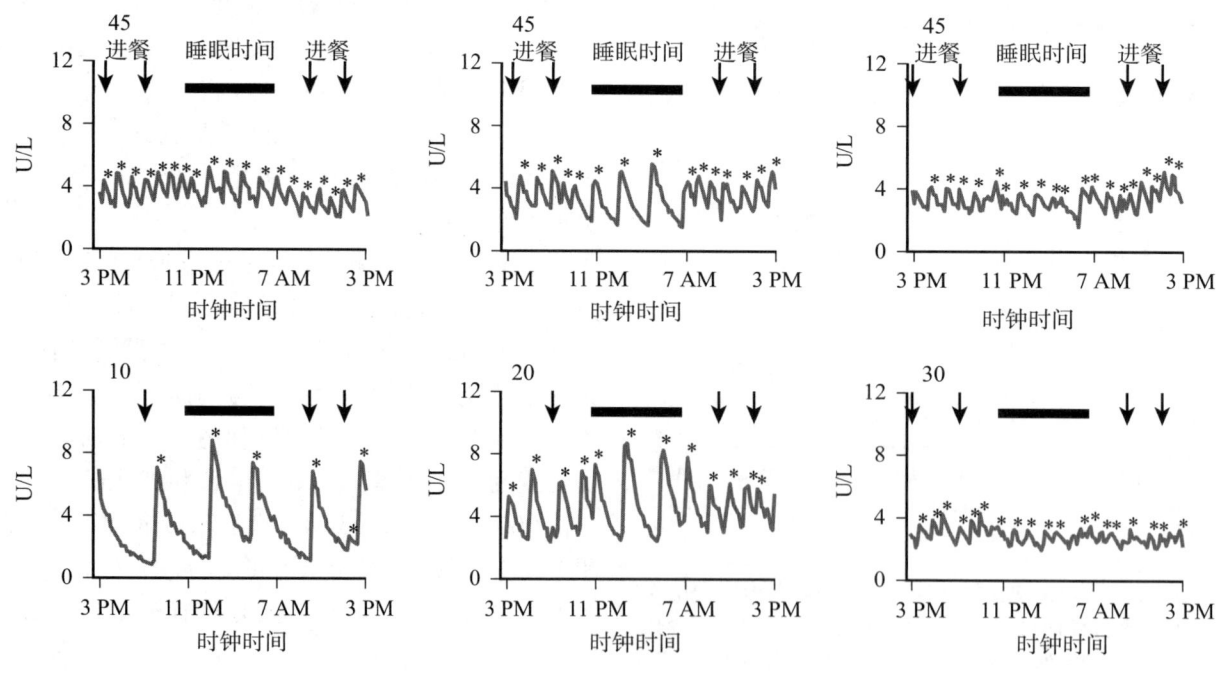

图 21-13 45 kcal/（kg·d）瘦体质量（LBM）能量利用度平衡治疗（上）为代表的女性和配对的从左到右各代表 10 kcal/（kg·d），20 kcal/（kg·d）和 30 kcal/（kg·d）LBM 的能量利用度限制治疗（下）后的 24 h 黄体生成素（LH）脉冲模式图

星号表示 LH 脉冲。黑色柱状条表示关灯的时间；箭头表示进食

[摘自 Loucks AB, Thuma JR. Luteinizing hormone pulsatility is disrupted at a threshold of energy availability in regularly menstruating women. J Clin Endocrinol Metab, 2003（88）:297. 已获内分泌学会许可.]

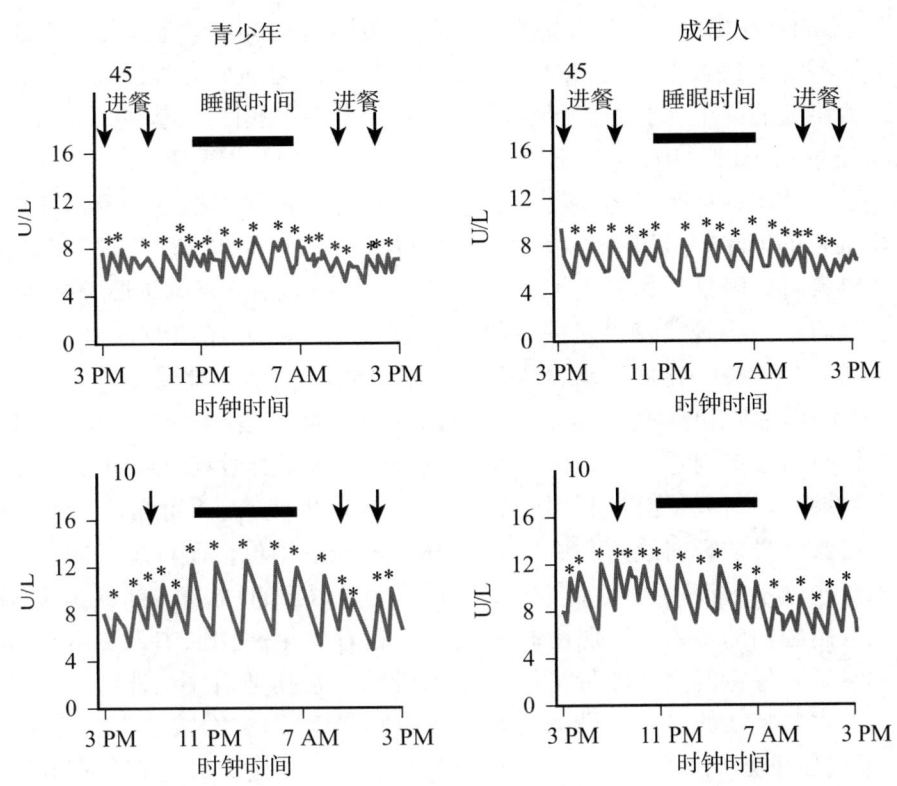

图 21-14 接受 45kcal/（kg·d）和 10 kcal/（kg·d）去脂体重的能量利用度治疗后的青少年和成年人 24h 黄体生成素（LH）脉冲模式图

星号表示 LH 脉冲。黑色柱状条表示关灯的时间，箭头表示进食

［摘自 Loucks AB. The response of luteinizing hormone pulsatility to 5 days of low energy availability disappears by 14 years of gynecologic age. J Clin Endocrinol Metab, 2006（91）: 3158. 已获内分泌学会许可 .］

最终，HPA 轴的激活通过改变 CRH，类吗啡样神经肽，ACTH，内源性阿片类物质，肾上腺皮质类固醇，或者神经递质来使得其他下丘脑 - 垂体轴受损，包括下丘脑 - 垂体 - 性腺轴。与月经规律，仍然保留有激素分泌昼夜模式的非运动员相比，月经规律和闭经的女性运动员均表现出较高的血浆皮质醇水平。皮质醇增多症的程度与 LH 脉冲频率的降低幅度呈负相关。在长时间的运动中摄入糖类可以减弱啮齿类和人类中的皮质醇增加，这提示 HPA 轴的激活可能是能量利用度不足所引起，并且限制膳食能量摄入比通过运动增加能量消耗对生殖轴的影响更具破坏性。

运动相关的代谢改变也会导致生长激素轴的改变。在闭经的运动员中 GH 脉冲频率和平均 24hGH 均增强，在营养缺乏的情况下，比如 AN，也会观察到这些变化。GH 水平的增加不引起循环血清 IGF-1 升高。针对啮齿类动物的研究显示，IGF-1 可以直接刺激 LH 释放。IGF-1 增加的缺失可能反映在胰岛素样生长因子结合蛋白 -1（IGF binding protein-1，IGFBP-1）的增加，这是 IGF 结合蛋白最多见的代谢性反应。在与运动相关的最常见的激素内环境（低内源性胰岛素、皮质醇升高）中，IGFBP-1 增加，并且作为能量缺乏的另一个外周信号，可以延缓下丘脑 GnRH 释放。不像 IGFBP-1，其他生长激素结合蛋白（GH-binding proteins，GHBPs）浓度在闭经运动员中降低 35%，而在定期骑行的运动员中不变，表明营养利用度在调节肝 GHBP 合成中发挥作用。运动相关的循环中儿茶酚胺和游离脂肪酸水平变化也可能在下丘脑 - 垂体 GH 分泌的复杂调节机制中发挥作用。

鉴于其在代谢中的作用，甲状腺激素会受伴随中等强度运动出现的下丘脑功能障碍影响。限制糖类摄入所引起的能量失衡导致三碘甲状腺原氨酸（triiodothyronine，T_3）下降。T_3 下降是由 5′ 脱碘酶活性降低所引起。在男性中，通过适度的锻炼增加能量消耗，可以引起反式 T_3 升高和血清游离 T_3 降低，这些改变与"低 T_3 综合征"所见类似。女性锻炼与 T_4 和 T_3 显著下降有关，虽然仅在闭经的女性运动员中有游离 T_3 和反式 T_3 水平的改变，与月经规律的运动员或者久坐的女性相比，二者均明显下降。平均 24h TSH 水平不受甲状腺激素减少的负反馈调节机制影响。运动伴随的促甲状腺激素释放激素（thyrotropin-releasing hormone，TRH）缺乏可以解释女性中的这些差别。其次，在闭经运动员中观察到的夜间高褪黑素血症可以调节甲状腺激素水平，因为松果体分泌的褪黑素可以降低动物和人类的血清甲状腺激素水平。最后，一些研究表明存在一种遗传倾向，这有助于增加应激源，比如运动、营养缺陷和心理应激源，对生殖轴抑制的易感性。

总的来说，多种代谢信号参与通向 GnRH 脉冲发生器的信号转导。如果运动引起了能量利用度的不平衡，会引起这些代谢信号的暂时改变。可以通过补充膳食摄入量来防止这不平衡。虽然大多数女性运动员并没有故意限制她们的摄入量，但她们中很少有人摄入额外的热量来保持健康的能量平衡。这些相互作用的确切本质是复杂的，并且仍将是多项研究的主题，但似乎与体重无关。

（1）运动相关性雌激素过少的远期并发症：与雌激素过少和运动相关的并发症包括不孕、脂代谢异常和过早骨质流失。不孕是由卵泡发育不良或缺失，排卵障碍，或黄体期孕酮浓度不足以支持胚胎植入所导致。闭经运动员通常有低密度脂蛋白和胆固醇水平升高，以及内皮功能障碍，尽管他们缺乏体脂和低脂肪饮食摄入。虽然在这一人群中心血管危险因素的长期影响尚不清楚，闭经对年轻女运动员骨骼系统的不利影响是众所周知的。据统计，女性运动员骨质缺乏的患病率在 22%~50%，而骨质疏松的患病率明显较低（0%~13%）。BMD 降低既是继发于雌激素缺乏的骨吸收增加的原因，也是能量利用度降低导致的骨形成减少的原因。运动本身可能对 BMD 产生不同的影响，这取决于检查的部位。在青少年芭蕾舞者中，主要包含骨皮质如股骨颈等负重部位的 BMD 正常或增加，而小梁骨如脊椎和肋骨部位的骨密度是降低的。和月经规律的女孩相比，其体脂比例与芭蕾舞者相似的久坐闭经并患有厌食的女孩，所有部位的 BMD 均更低。因此，负重锻炼可能会抵消运动相关性性腺功能低下对骨皮质的不利影响。轻度生殖功能障碍对骨骼的不利影响，如 LPD，是未知的，而且越来越多的证据表明，与运动引起的低促性腺激素性腺功能下降相关的 BMD 降低很可能是不可逆的。

美国运动医学学会采用"女运动员三联征"一词来指女性运动员的月经失调、饮食失调和骨质疏松症的关系。彩图 56 表明，最佳能量利用度对生殖和骨骼健康的双重重要性。

在运动过程中根据能源消耗调整热量摄入，可以使下丘脑－垂体－性腺轴功能保持正常（月经正常），同时也为正常的骨形成提供了营养。维持这种动态平衡的运动员的 BMD 通常高出同年龄其他个体 5%~15%。然而，即使是轻度的，持续性的能源利用度降低可引起轻微的月经功能障碍。最终，这种功能障碍损害了雌激素介导的骨吸收，并且 BMD 开始降至预期以下。毫不奇怪，月经正常的运动员 BMD 高于闭经运动员，而且患有饮食失调，但没有正式的进食障碍症的月经正常的运动员有较低的 BMD。

在青少年和女性中识别出女运动员三联征是很困难的，尤其是当完全性闭经并没出现时。即使在没有临床意义上的饮食失调的情况下，限制性饮食行为也应引起关注，并应在心理健康专业人员的帮助下进行进一步检查。多应力性骨折史或创伤小的骨折史很可能也是营养缺乏的首次临床表现。卫生保健提供者应特别注意从事要求体形瘦的运动（如体操，啦啦队，潜水）的青少年女性是否有月经失调。应鼓励这类运动员完善他们的营养状态和维生素 D 水平，以预防运动引起的月经失调。虽然运动相关的月经失调是一个排除性诊断，但仍应评估女性是否有妊娠、高泌乳素血症、甲状腺功能异常、卵巢早衰，和子宫的解剖异常，即使这些病史与运动是一致的，是月经稀发或闭经的原因。

（2）治疗：青少年和成年人运动相关性生殖功能障碍的治疗需要在饮食和运动行为上进行修改，以增加能量利用度，这些干预通常很难执行。这些非药物治疗方法也比激素替代疗法（hormone replacement therapy，HRT）更能有效增加骨密度。在体重没有增加的情况下，在增加患有运动诱导性低促性腺激素性腺机能减退患者的 BMD 上，HRT 并不是一直都有效，可能是因为它并没有纠正可能导致早期骨丢失的异常代谢环境。此外，因为雌激素可以引起体重增加，许多运动员拒绝服用雌激素。HRT 可能适用于系列骨密度扫描提示 BMD 持续减低的女性，尽管这些女性有充足的营养摄入和较重的体重。双膦酸盐类药物不能用于运动性闭经相关的骨丢失，因为其在骨中停留时间较长，并且会对未来发育中的胎儿造成伤害。在增加骨密度上，重组 IGF-1 与口服避孕药形式的 HRT 联合使用比单独使用口服避孕药更好，但目前还不能用于临床。

运动性下丘脑改变相关的不孕可用外源性促性腺激素治疗，但更加保守的干预，如恢复体重，更受欢迎。怀孕前低体重和营养状态处于边界线的女性，怀孕期间可能并没有增加足够的营养摄入，以维持正常的胎儿生长，从而使她们发生自发性胎儿丢失的风险较高。尽管能量摄入有增加或运动量有减少，但 LPD 并没有被纠正的这部分女性可以给予孕激素治疗。

（3）应激性或功能性下丘脑性闭经：营养不良，营养过剩和运动是公认的功能性下丘脑性闭经（functional hypothalamic amenorrhea, FHA）的原因，其定义为无任何下丘脑或垂体结构性异常存在的下丘脑性性腺功能减退。这种下丘脑功能障碍的介导因子有多种，可能包括胰岛素、瘦素、胃饥饿素、CRH 和皮质醇。FHA 占成年人继发性闭经病例的 34%，这使其成为继发性闭经的最常见病因。FHA 也存在于不满足饮食障碍标准和不运动的女性中；这些病例通常是由于应激所致或被称为特发性。威胁生命的应激（比如经历难民或集中营、战争、空袭）一直被认为可以引起大多数女性发生闭经；一旦环境条件改善这些女性患者的闭经即恢复正常。不太严重的应激源同样可以导致一些女性发生月经失调。发生这种应激相关的月经失调的女性，由于环境的异质性，其特性是复杂的。

应激很难从客观意义上定义，但 Selye 在 1939 年指出其伴随有 HPA 轴的激活，并可降低生殖能力。从目的论上来说，这些生理反应是合情合理的，因为在应急情况下，以损伤性腺功能为代价，使得肾上腺皮质功能得以保留。急性应激使得 LH 和睾酮短暂增加，其原因很可能是二者的代谢清除率降低而不是分泌速率的改变。然而，初始刺激期是短暂的，与长期应激所引起的反应几乎没有临床相关性。长期应激一贯被显示能够抑制下丘脑 GnRH 的分泌，干扰 GnRH 诱导性 LH 的生成，并损伤性腺对 LH 和 FSH 的反应。应激相关性 CRH，类吗啡样神经肽、促肾上腺皮质激素、内源性阿片类物质、肾上腺皮质激素或神经递质的增加，可能对生殖轴有中枢性和外周性调节作用。这些因素之间的相互作用以及与下丘脑、垂体、性腺的相互作用是极其复杂的，

如图 21-15 所示，因此，很难用实验方法来区分。

FHA 特征性 GnRH 活性降低反映了 CNS 和下丘脑对潜在的或实际应激源的反应。在不同人群中，不同的应激源引起的神经调节反应不同，而这些反应的程度由生命早期可以永久性影响 HPA 轴的事件所决定。患者自我报告的精神障碍的严重程度已被证明与促性腺激素的抑制程度相关。大多数妇女在应激性生活事件中，体重丢失期间，以及剧烈运动期间都能维持正常的月经周期。在那些有闭经的女性中，某种程度的月经不齐往往先于月经完全停止，然而存在有 Cushing 综合征、甲状腺功能减退、Sheehan 综合征或垂体肿瘤相关性闭经的女性通常没有月经紊乱史。同样，女性运动员在高强度运动期间发生闭经的通常有月经不调史。非常清楚的是，某些个体比其他人的下丘脑－垂体－性腺轴对内环境稳态的失调更加敏感。男性也容易受到应激相关的生殖功能紊乱，然而在男性中确定是否有 GnRH 脉冲性功能减退是非常困难的。弱精症（精子运动能力下降）可能是 GnRH 驱动改变最轻度的表现，但通常是在不孕症的检查诊断中才会被确诊。

FHA 女性的促性腺激素的分泌非常低，但在患病过程中其分泌模式却是多样的。针对具有正常身高标准体重并在抽样期间无过度运动的 FHA 女性的研究显示，43% 的女性有低频率 LH 分泌，27% 的女性有低频率和低幅度分泌，8% 的女性是低幅度分泌，8% 的女性是无脉冲分泌，14% 的女性是无法归类的分泌模式，如图所示 21-16 所示。

共有 12 例患者参与了 2~8 项通宵的抽样调查，重复研究显示，这些女性中 75% 具有 LH 分泌模式的改变。这些女性中，大多数注射纳洛酮后引起 LH 脉冲频率增加，这提示在一部分患者中，阿片类物质的增加是下丘脑性闭经的一个原因。不论女性的基础内分泌模式，纳洛酮所引起的这种反应均在女性中发生，并且有前期研究的支持。因此，FHA 女性似乎并没有 GnRH 静态性分泌缺失。相反，她们的下丘脑对内源性阿片类物质和其他应激相关因素的敏感性提高，导致 GnRH 浓度随着内源性阿片样物质水平的变化而上升和下降。这种 GnRH 脉冲的无规律性无法支持正常卵泡发育和排卵。

在特发性和应激性 FHA 中，代谢信号很可能也是导致 GnRH 活性抑制的原因。具体来说，瘦素和胃饥饿素均是营养不足的标志物，这种信号可以传

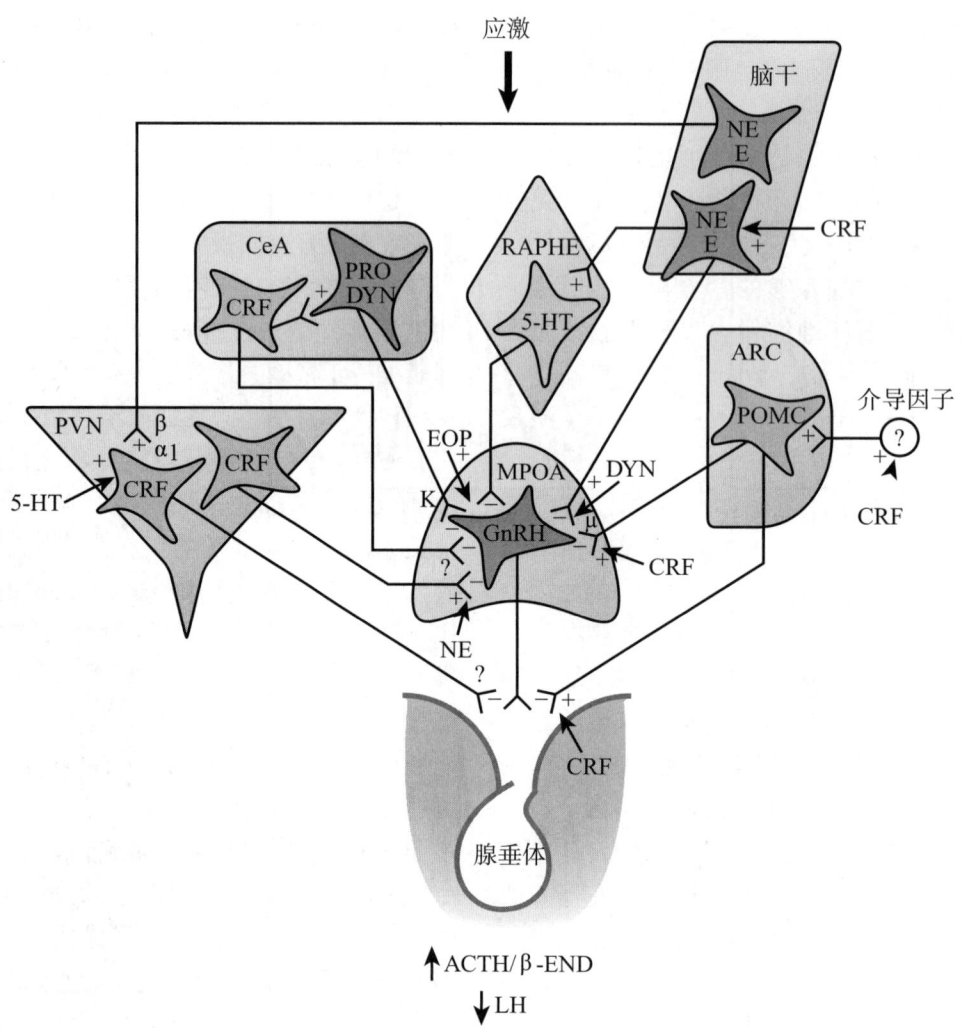

图 21-15 生理性应激对不同脑区，及对直接或间接参与促性腺激素释放激素（GnRH）神经元活性改变的肽类或胺类通路的主要影响

ACTH. 促肾上腺皮质激素；ARC. 弓状核；β-END. β-内啡肽；CeA. 中央杏仁核；CRF. 促肾上腺皮质激素释放因子；DYN. 强啡肽；E. 肾上腺素；EOP. 内源性阿片肽；NE. 去甲肾上腺素；5-HT.5-羟色胺；LH. 黄体生成素；MPOA. 内侧视前区；POMC. 阿黑皮素原；PRODYN. 强啡肽原；+. 刺激；PVN. 下丘脑室旁核；RAPHE. 延髓中缝核；-. 抑制；？. 机制尚不清楚，有待全面调查

[摘自 Rivier C, Rivest S. Effect of stress on the activity of the hypothalamic-pituitary-gonadal axis: peripheral and central mechanisms. Biol Reprod, 1991 (45): 523.]

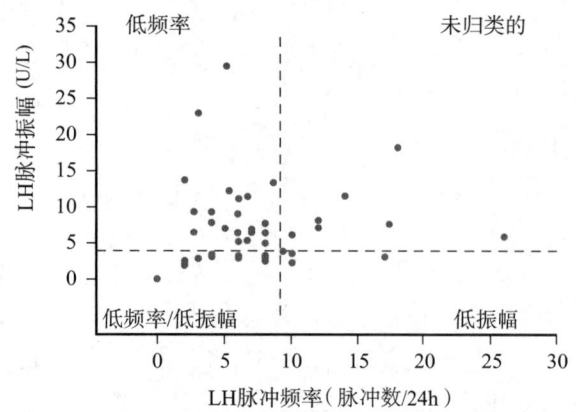

图 21-16 通过黄体生成素（LH）脉冲频率和振幅对下丘脑性闭经受试者进行分类，月经正常女性的定义为平均值 -1 个标准差（虚线）。低脉冲振幅被定义为 <4 U/L。低脉冲频率被定义为少于 24h 9 个脉冲

[摘自 Perkins RB, Hall JE, Martin KA. Neuroendocrine abnormalities in hypothalamic amenorrhea: spectrum, stability, and response to neurotransmitter modulation. J Clin Endocrinol Metab, 1999 (84): 1905. 已获内分泌学会许可.]

递到下丘脑,并且抑制生殖轴。与年龄、体重和体脂匹配的月经正常对照受试者相比,正常体重非运动员的 FHA 女性,其脂肪来源的瘦素水平下降,表明能量缺乏可能是这部分患者月经失调的基础,这和饮食失调和运动过度患者的情况相同。给小部分 FHA 女性服用外源性瘦素可以增加最大卵泡直径、卵巢体积、子宫内膜厚度,以及优势卵泡的数量,如图彩图 57 所示。这些女性中的绝大多数,尽管有体重丢失和体脂百分比下降,但是她们的 LH 脉冲模式正常化,E_2 甲状腺激素和 IGF-1 水平增加。

FHA 女性给予瘦素治疗超过 36 周,其月经恢复正常,并且有骨代谢标志物的变化。

与抑制食欲的瘦素不同,胃饥饿素是一种促进食欲的分子,可以刺激食物摄入。胃饥饿素作用于与瘦素相同的神经内分泌通路,并且由胃泌酸细胞分泌。胃饥饿素水平与饥饿感有很好的相关性,而且在患有饮食失调的女性以及伴有体重丢失的运动员女性中较高。此外,动物实验表明,胃饥饿素可以抑制猴子 LH 脉冲频率,LH 和 FSH 的变化已经在人类相关研究中得到证实。这也许并不奇怪,胃饥饿素水平在 FHA 女性中显著增高,这些女性的饮食失调行为测试得分明显高于对照女性。胃饥饿素升高可能是在能量负平衡的情况下,身体用来刺激食欲和抑制性功能的另一种机制。针对从事实战精英领导课程的男性陆军突击队员的研究同样支持这样一种假设,即低能量利用度是 FHA 的重要介导因素。在这些男性中,半饥饿期间产生的代谢性激素和性激素的改变,在无限制的恢复进食后逆转,尽管他们持续暴露于其他应激源(热、冷、睡眠剥夺、极限运动、生病、受伤)。因此,无论是在原发性内环境稳态受损后发生的能量利用度降低,正如 AN 中所见,还是针对应激源发生的继发性反应,这可能是绝大多数生殖功能障碍的最贴近的原因。低促性腺激素性腺功能减退性 FHA 可能是身体用以保护自己免受额外应激源影响的最后的常见通路,如生育。

详细的 FHA 女性隔夜激素抽样调查显示,促性腺激素出现了如预期的变化。平均血清 LH 浓度、LH 脉冲频率和 FSH 分别降低了 30%、53%、19%。然而,重要的是,其他下丘脑-垂体轴的异常也很明显。另外,FHA 女性的 24h 皮质醇分泌高出月经正常女性 17%,但是这种高皮质醇血症并没有抑制脑脊液 CRH 水平,提示下丘脑对皮质醇的负反馈调控有抵抗作用。再有,24 h PRL 降低,夜间 GH 分泌更高,并且更无规律性。TSH 不变,但在 FHA 女性中血清 T_3 及 T_4 更低。在两组人群中给予下丘脑释放因子[GnRH, CRH, 生长激素释放激素(GH-releasing hormone, GHRH), TRH]均显示正常的垂体反应,表明 FHA 女性发生了总体的下丘脑功能障碍。

(4)应激性 FHA 的治疗:恢复应激相关性 FHA 患者的生殖功能并不像运动性闭经或厌食相关性闭经的治疗那么简单,后者的病理表现明显,并且有潜在的可逆性。所有 3 种类型闭经的女性往往是完美主义者,渴望社会认同,并对饮食拥有异常的态度。为了揭示这些不健康的饮食行为,详细的询问往往是必需的,成年女性往往是暴食型,青少年往往是限制型。与月经正常的对照组受试者以及其他原因所致闭经的女性比较,FHA 女性和青少年往往自尊心较低,并且心理障碍的患病率较高。认知行为疗法(cognitive behavioral therapy, CBT)可以帮助确定应激源和对饮食的不良适应态度,并且为患者提供解决问题的方法以更好地应对应激诱导下的各种情况。CBT 也可以解决 75% 的曾经无排卵女性的排卵问题,而 20 周的研究期内,独立观察仅在 1/8 的女性中有效。CBT 开始后对 CBT 的反应相对较迅速[平均(11.2±3.3)周],而且发生在 FHA 特征性的高皮质醇血症归一化之后。这类心理干预比单独用性激素来代替下丘脑-垂体-性腺轴的靶向治疗有更大的可能性恢复患者的内分泌和代谢障碍。当尽管生活方式有改变,但闭经已持续 6 个月或更久时可以考虑使用性激素;腰椎 BMD 可能在此类患者中得到改善。未来,重组瘦素,无论是单独使用或与 E_2 联合使用,也有可能在预防 FHA 相关骨丢失中发挥潜在作用,虽然在这类人群中瘦素有抑制食欲的作用,并且这类人群饮食行为改变易感。外源性促性腺激素可诱导排卵和使 FHA 患者达到妊娠,但是它们并不能逆转下丘脑性甲状腺功能减退和常伴有性腺功能减退的皮质醇增多症。一旦成功妊娠,分娩和胎儿结果可能会受到其他激素障碍校正失败的不利影响。

计算体重丢失或运动无关性 FHA 病例的恢复率是复杂的,原因是很难定义这类患者。特发性病因的 FHA 可能预后较差,跨度为 6~10 年的小样纵向研究显示,其恢复率为 29%~61%。应激相关性 FHA 几乎总是随着致病因素的逆转而被治愈。尤其是如果有相关的体重丢失，其也会同时被改善。没有一种神经内分泌模式可以预测恢复。事实是即使刺激因素被纠正，有特定病因的 FHA 女性很少不经历月经恢复，这表明生理和环境刺激同样重要。

（5）药物相关性低促性腺激素性腺功能减退：多种药物可以引起 PRL 升高，进而干扰下丘脑-垂体轴。鉴于 PRL 释放受下丘脑分泌多巴胺的持续性抑制，因此，干扰下丘脑的多巴胺释放或运输，或者阻断垂体多巴胺受体的药物均可提高血清 PRL 水平。在这些情况下，PRL 升高的程度通常低于 100 ng/ml，这个范围与分泌 PRL 的微腺瘤和其他垂体病变所引起的垂体柄偏离所见到的 PRL 数值范围有重合。更详细的说明，药物对泌乳素水平的影响在本版第 3 章第一部分有更详细的描述。

二、垂体功能障碍

（一）垂体肿瘤

1. 垂体肿瘤的发展 病因方面的考虑。

现有资料表明，绝大多数垂体肿瘤是由一个突变体细胞发生单克隆性肿瘤细胞膨胀发展而来。这些突变可以发生在家族背景下的生殖细胞系，也可能是散发的。有家族背景的垂体腺瘤的发展多发生在 1 型多发性内分泌瘤（multiple endocrine neoplasia type 1，MEN1）和 Carney 综合征（CNC），以及家族性肢端肥大症。正如下文所讨论的，MEN1 综合征是由肿瘤抑制基因 MEN1 突变所引起，MEN1 基因位于染色体 11q13，其编码含有 610 个氨基酸的核蛋白。带有 MEN1 基因的患者，垂体腺瘤的发生率为 40%。其他突变，比如 CDKN1B 基因（该基因编码细胞周期蛋白依赖性激酶抑制剂 p27kip1）突变，也被认为可能参与 MEN1 综合征。60% 的 CNC 病例与位于染色体 2p16 的蛋白激酶 A1α 调节亚基基因突变相关。

孤立性家族性生长激素瘤（Isolated familial somatotropinoma，IFS）的定义是在没有 MEN1 或 CNC 的情况下，一个家庭中有超过两例的肢端肥大症。其遗传病理生理机制尚不清楚，即使在某些病例中发现编码芳香烃受体相互作用蛋白的基因存在突变，包括 4 个北爱尔兰家庭。在生长激素分泌性肿瘤的一类亚型中发现有 GSα 基因（GNAS1）的体细胞突变，其患病率范围从白种人人口的 40% 到日本人人口的 10%。致癌性 gsp 突变与 cAMP 反应元件结合蛋白磷酸化及活性持续增加相关，从而导致 Pit-1 转录和 GH 合成增加。与垂体细胞肿瘤相关的散发突变的一个例子是 GNAS1 激活突变，这种突变可见于 McCune-Albright 综合征，其有多种内分泌表现，包括增生性垂体病变。诸多体内体外证据表明突变的垂体细胞的克隆性膨胀需要继发性事件来促进肿瘤进展。

在垂体腺瘤中这类继发性事件可能是一个额外的体细胞突变或基因过度表达。癌基因 Ras 的体细胞突变与泌乳素瘤的侵袭性增加有关，并可在垂体癌的转移灶中检测到。cyclin E 表达增加与产生 ACTH 的垂体腺瘤相关。垂体肿瘤转化基因（pituitary tumor-transforming gene，PTTG）高表达被认为参与包括所有垂体腺瘤亚型尤其是侵袭性垂体腺瘤在内的垂体肿瘤的发生。PTTG 属于 securin 家族成员，securin 调节有丝分裂中的染色单体分离。PTTG 高表达被认为至少部分参与垂体肿瘤中经常观察到的染色体非整倍体现象。视网膜母细胞瘤基因和 p16INK4a 启动子区甲基化和 p27kip1 蛋白低表达都引起抑癌基因功能缺失，并与垂体腺瘤的发展和侵袭性相关。

一些生长因子已被证明可以诱导垂体增生，有或没有腺瘤发展。FGF-β，在垂体中表达，是神经外胚层细胞强有力的有丝分裂原，并且在 NIH3T3 细胞中 PTTG 可以诱导其表达。肝素结合分泌转化基因 HST 似乎与垂体肿瘤的侵袭性有关，而且垂体 TGF-α 与雌激素诱导的泌乳素细胞增生有关。

关于环境因素对垂体肿瘤发展影响的相关数据很少。然而，垂体肿瘤中芳香烃受体的存在，被认为是介导细胞对毒素反应，如二噁英，表明这种机制可能在肿瘤发展中发挥作用。

从形态学和机械学观点来看，垂体增生必须与垂体腺瘤区分开来。明确的促进增生的机制包括下丘脑相关因子对特定垂体细胞类型的过度刺激，比如 GHRH 和 CRH，这些因子可异位分泌，并导致生长激素细胞和促肾上腺皮质细胞增生。此外，下丘脑-垂体系统负反馈机制的缺失也可能会导致增生。例如后文所讨论的，未经治疗的甲状腺功能低下可能导致甲状腺增生，并且肾上腺切除后糖皮质激素替代不足被认为参与促肾上腺皮质增生的发展（Nelson 综合征）。

2. 垂体腺瘤

（1）无功能性腺瘤和促性腺激素细胞腺瘤：无

功能性垂体肿瘤或者不分泌激素,或者激素分泌水平非常低,并不会引起激素过量所导致的临床综合征。这些肿瘤绝大多数是微腺瘤(<1 cm),临床上并无明显症状。大多数来就医的无功能性腺瘤是大腺瘤,会压迫垂体和非垂体组织,并导致垂体功能减退。

70%的无功能性大腺瘤患者存在视野缺损。超过90%的患者术前至少有一种垂体激素缺乏,最常见的是,继发于性腺功能减退的生长激素缺乏。这类患者中,80%会发生继发性甲状腺功能减退,60%术前会有继发性肾上腺功能不全。在分泌具有生物活性FSH的垂体腺瘤罕见病例中,会发生闭经,高浓度E_2,和多发卵泡。在青春期女孩中,这些事件可能会导致乳房发育过早和阴道出血。

通常,促性腺激素细胞腺瘤的临床诊断,需要不存在其他类型垂体腺瘤的相关症状(例如,生长激素源性、促肾上腺皮质激素源性、泌乳素源性或促甲状腺激素源性),以及有促性腺激素及其亚基的基础分泌和刺激后分泌。临床上,大约80%的无功能性垂体肿瘤是促性腺激素细胞腺瘤,而且常见有不止一种单体亚基分泌过多,伴或不伴有LH或FSH分泌。约30%的患者β-FSH升高,而约20%的患者α亚基升高。两种FSH亚基均分泌过多的情况较少发生。在罕见病例中存在LH分泌过多,但其通常不足以引起睾酮水平异常升高。

在一般人群以及特别是绝经后妇女中发生原发性性腺功能衰竭的情况下,假如无垂体腺瘤,血清促性腺激素和其亚基浓度同样也会增加。据报道,在这些情况下,静脉注射TRH有助于将性腺衰竭产生的正常的下丘脑-垂体反应与垂体肿瘤区分开来。约40%的男性患者和69%患无功能性垂体腺瘤的绝经后妇女中,静脉注射TRH导致血清中促性腺激素或游离α/β亚基的浓度增加。在daneshdoost及其同事进行的一项研究中,健康的绝经后妇女βLH,LH,或FSH对TRH均没有反应。遗憾的是,在美国TRH目前还没有应用于临床。虽然一些文献表明,手术后循环FSH浓度降低程度与肿瘤缩小程度相关,但是还没有数据显示检测垂体糖蛋白激素或其游离亚基的相关效用。无功能性垂体腺瘤的细胞学基础的最终确定依赖于免疫组化。在大多数无功能性肿瘤中,免疫组化检测完整的垂体糖蛋白激素(FSH,LH,TSH)或这些糖蛋白的游离亚基(α亚基,β-FSH,β-LH,β-TSH)。在罕见病例中,可以检测到PRL,ACTH,GH。在少于30%的无功能性腺瘤中,未见免疫反应性激素或激素亚基(空细胞垂体瘤)。

治疗:关于治疗策略,无功能性垂体腺瘤可能表达TRH受体,GnRH,多巴胺,但用生长抑素类似物、GnRH激动药、GnRH拮抗药和多巴胺激动药治疗显示疗效并不一致。在一小部分患者中,卡麦角林和奥曲肽联合治疗6个月可以使肿瘤缩小30%,但只有这些患者检测到了基础水平或刺激后的LH,FSH和α亚基。据报道,在一些非功能性垂体腺瘤病例中,替莫唑胺(烷化剂)可以引起垂体缩小。

无功能垂体腺瘤,常常作为未知的垂体病变被发现,因为一些不相干的原因在成像时被发现,所以被称为偶发瘤。基于2011版内分泌学会临床实践指南,当由垂体病变引起视觉缺陷,其他视觉异常,比如由于病变压迫引起的眼外肌麻痹,MRI显示病变紧邻或压迫视神经或视交叉,或伴有视觉障碍的垂体卒中时,推荐手术治疗。这项指南建议,如果垂体病变显著增长,内分泌功能丧失的情况下,不间断的头痛和病变接近于视交叉及患者计划怀孕,应该考虑手术。不符合外科手术切除标准的患者需要进行定期的临床评估,包括影像学、实验室检查,如果有必要的话,进行视野检查。

(2)泌乳素腺瘤:在生理条件下,多巴胺通过多巴胺受体亚型2(D_2)的介导对PRL分泌起抑制作用。多巴胺能神经元主要分布在下丘脑弓状核(结节漏斗系统),同时也分布在喙尾状核和下丘脑室旁核(结节垂体系统)。垂体柄损伤或受压会干扰这些抑制性通路,并导致PRL水平升高,通常不超过250 ng/ml。

分泌泌乳素的垂体肿瘤包括泌乳素瘤和产生GH的垂体肿瘤,后者有25%的病例同时分泌PRL,这反映出一种情况,即泌乳激素细胞和生长激素细胞都来源于表达GH的祖细胞。泌乳素瘤分为微腺瘤(<10 mm)或大腺瘤(≥10 mm),据估计,4%到7%的病例在超过8年的时间中有从微腺瘤进展为大腺瘤的风险。PRL水平高,肿瘤体积较大,海绵窦侵袭和多巴胺激动剂抵抗均与肿瘤的侵袭性增加相关。血清PRL高于3300 ng/ml可以预测肿瘤为浸润性,其特异性为91%。绝经前期女性泌乳素瘤的特异性临床症状包括性腺功能减退和溢乳,性腺功

能减退可表现为不孕、月经稀发或闭经。但是，由于溢乳也可能发生在血泌乳素水平正常的女性，因此不能过分强调它。据 Kleinberg 和其同事报道，86% 的特发性溢乳的无闭经妇女，其 PRL 水平是正常的。不论何种原因，PRL 升高的程度与性腺功能减退的严重程度密切相关。血清 PRL 水平 >10 ng/ml 与性腺功能减退和低 E_2 相关，后者会导致闭经、潮热、和阴道干燥。PRL 水平在 50～100 ng/ml 与月经稀发和闭经有关，在 20～50 ng/ml 会导致黄体期缩短，及其引起的不育。与月经正常的高泌乳素血症妇女相比，闭经的高泌乳素血症妇女表现出较低的脊柱和前臂 BMD。在男性中，性功能障碍是泌乳素瘤的主要临床表现。患小泌乳素瘤或大泌乳素瘤的男性中，15%～25% 会发生溢乳，并不像女性中那么常见。骨质疏松症也可以发生在 PRL 水平升高的男性中。

除了产生泌乳素的垂体腺瘤之外，引起高泌乳素血症的其他原因包括药物以及甲状腺功能减退、胸壁创伤、雌激素、胸壁肿瘤、胸部带状疱疹、慢性肾衰竭、酒精性肝硬化、妊娠、乳头刺激，和癫痫发作后状态。如果没有发现任何病因，可诊断为特发性高泌乳素血症。sluijmer 和 lappohn 的研究表明，平均随访 6.5 年的 59 例特发性高泌乳素血症患者中，只有 1 例有垂体腺瘤。

约 10% 的高泌乳素血症患者可能会诊断为巨泌乳素血症。其特征是高分子量循环泌乳素呈显著优势，表明 PRL 与抗 PRL 免疫球蛋白形成复合物。关于免疫球蛋白的产生原因（主要是免疫球蛋白 G）目前还不清楚。一项纳入 100 余例病例的研究显示，多巴胺能治疗并不总是会使血清 PRL 水平正常化。由于巨大泌乳素的体内生物活性较弱，因此巨泌乳素血症有时没有临床症状。在血清 PRL 水平增高但没有或很少有 PRL 过量相关的临床症状的患者中，应该考虑是否为巨泌乳素血症。虽然凝胶过滤色谱（gel-filtration chromatography，GFC）目前被认为是巨泌乳素检测的金标准，但这种方法耗费劳动力，在常规应用中聚乙二醇（polyethylene glycol，PEG）沉淀法更受欢迎。

在 PRL 水平很高的情况下，PRL 检测会出现假阳性，这反映了钩状效应。在这种情况下，血清中存在的抗原（PRL）是过量的，没有足够的抗体结合在抗原两端。检测值会显著低于实际值。将样品稀释能够解决这个问题。垂体肿瘤较大和循环 PRL 水平低时应该考虑 hook 效应。

治疗：分泌 PRL 垂体腺瘤患者的主要治疗目标包括：PRL 水平正常化，性腺功能恢复，肿瘤体积缩小，和垂体功能的恢复。可以通过手术和药物途径来实现这些目标（如图 21-17 所示）。关于治疗方案的详细说明，详见本版第 3 章第一部分。

（3）生长激素腺瘤：生长激素是由垂体前叶的生长激素细胞以脉冲方式分泌。每 3～4 小时可以检测到 GH 脉冲，其主要受下丘脑生长抑素和 GHRH 之间相互作用的调节。大多数 GH 脉冲发生在夜间。生长抑素决定 GH 波谷水平，而 GHRH 刺激 GH 从垂体释放，并促进 GH 基因的转录。约 75% 的垂体 GH 以 22 kDa 的形式进入血液循环，5%～10% 以 20 kDa 的形式进入血液循环。

分泌生长激素的垂体肿瘤约占所有类型垂体肿瘤的 2.8%，并且在起源上是单克隆的，这意味着内在的遗传改变是它们产生的原因。在 GH 分泌性肿瘤的一类亚型中，发现有 gsp 基因的突变，其突变发生率从白种人的 40% 到日本人的 10%。与 GH 腺瘤相关的其他候选基因包括 *PTTG*，*H-ras*，*MEN1* 和 *P16INK4a*。在垂体肿瘤中 *PTTG* 高表达已被证明与肿瘤大小相关。在 25% 的 GH 分泌性垂体腺瘤中，可以同时分泌 PRL。有多种激素分泌的腺瘤通常没有明显的临床症状，被称为沉默性生长激素细胞腺瘤，并伴有 IGF-1 和 PRL 水平的升高。

在极为罕见的情况下，异位 GHRH 分泌是 GH 分泌增加的原因。这时，由于 GHRH 导致促生长激素细胞增生，MRI 会显示垂体正常或轻度增大。导致垂体 GHRH 分泌增加的原因包括下丘脑肿瘤，支气管类癌，以及胰腺、胃肠道、甲状腺和肾上腺肿瘤。也有非内分泌肿瘤导致的异位 GH 分泌的相关报道。

产生生长激素的腺瘤表型多样，有两种主要的组织学类型，密集颗粒型和稀疏颗粒型。两者在形态特征和生长模式上存在差异。密集颗粒型 GH 细胞腺瘤呈缓慢、膨胀性生长，无浸润，最终逐步发展为肢端肥大症特征。这类腺瘤会对周围正常腺体产生压力，导致假包膜形成，这有助于手术切除。稀疏颗粒型 GH 细胞腺瘤增长更为迅速和弥漫，通常有浸润。同时表达 GH 和 PRL 的混合性腺瘤也容易浸润周围组织。

表 21-3 对肢端肥大症患者最常见的症状和无功能性垂体肿瘤以及泌乳素腺瘤患者的症状进行了比

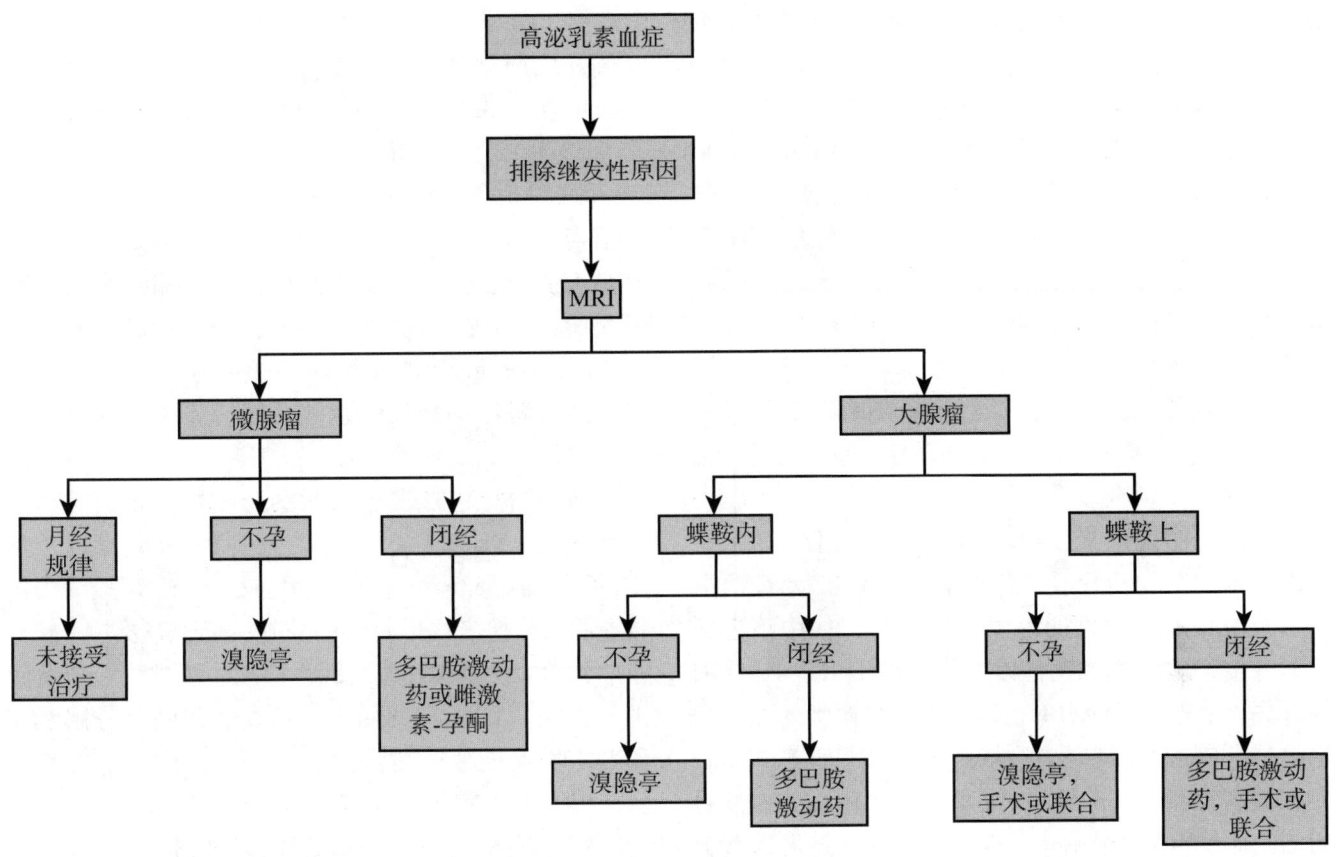

图 21-17 女性泌乳素瘤患者的管理程序

[转载自 Schlechte JA. Clinical practice. Prolactinoma. N Engl J Med, 2003 (349): 2035, 已获许可.]

表 21-3 肢端肥大症患者和无功能性垂体瘤和泌乳素瘤患者之间的症状比较

特征	总体百分比		
	无功能性垂体肿瘤 ($n=99$)	肢端肥大症 ($n=176$)	泌乳素瘤 ($n=96$)
性腺功能减退症状[1]	35	38	70
头痛	48	40	46
溢乳	19	9	49
视觉缺损	48	26	19
肢端肥大	—	86	—
颌面变化	—	74	—
大汗	—	48	—
关节痛	—	46	—
体重增加	13	18	13
疲劳	20	26	17

每个肿瘤类型观察到的最常见特征用粗体显示
(1) 性腺功能减退的症状包括性欲降低、月经稀发或闭经、不孕、勃起功能障碍
[源自 Drange MR, Fram NR, Herman-Bonert V, et al. Pituitary tumor registry: a novel clinical resource. J Clin Endocrinol Metab, 2000 (85): 168.]

较。肢端肥大症的特征和症状发展较慢，并且较为隐匿，患者在被确诊为肢端肥大症之前的很长一段时间内通常被按照非内分泌疾病来治疗。意识到症状开始出现到被确诊的平均时间约为 10 年。因此，超过 70% 的 GH 分泌性腺瘤在诊断时为大腺瘤。除了垂体肿瘤的压迫症状，如头痛、视野缺损和脑神经麻痹之外，GH 分泌过多的临床症状包括多汗、肢端肥大、手和足的软组织增厚、凸颌、错殆畸形、巨舌、关节痛和关节炎、双侧腕管综合征、近端肌病、前额突出、皮赘、结肠息肉、心肌病、高血压、糖尿病、睡眠呼吸暂停和内脏肥大。心脏病是未经治疗肢端肥大症患者的主要死亡原因，其中有 50% 的患者在 50 岁之前死亡。高血压发生在大约 40% 的患者中，而血压正常的肢端肥大症患者中有 50% 患有左心室肥厚。

血清 IGF-I 水平是判断肢端肥大症临床疾病活动度最好的生化标志物。GH 和 IGF-I 均与死亡率相关，当 GH 和 IGF-I 水平被控制后，患者病死率接近普通人群的预期死亡率。为了明确诊断和进行术后疗效评估，在进行 IGF-I 检测前，一般推荐进行动力学检测和口服葡萄糖耐量试验［（oral glucose tolerance test，OGTT）口服75g葡萄糖后每30分钟检测血清GH超过2h］。GH和IGF-I数据之间存在矛盾时，OGTT可帮助诊断，但是当IGF-I水平明确升高时，OGTT不再具有额外诊断价值。OGTT中GH最低点<1μg/L时，理论上可排除肢端肥大症的诊断和提示术后缓解。但是，OGTT结果的解读必须警惕包括青春期、妊娠，肝肾疾病，AN和糖尿病在内的这些情况，所有这些都可能导致GH抑制不足。随机GH水平在0.4μg/L或者以下，以及IGF-1水平在年龄和性别均匹配的参考范围内时，可排除肢端肥大症的诊断。

治疗：GH分泌性腺瘤的治疗方法包括手术（有或没有术前药物治疗）、药物治疗和RT。术后治愈率和复发率相关数据的解读必须仔细评估用于定义治愈或复发的明确的阈值以及用于检测IGF-I和GH的方法。手术术后治愈率也取决于外科医师的经验和手术量。Frank和其同事将基础GH水平低于2.5 ng/ml，性别和年龄校正后IGF-I水平正常和OGTT试验后GH最低点低于1 ng/ml定义为缓解，并报道微腺瘤的治愈率在83%，而大腺瘤的治愈率在64.5%。术中发生浸润的肿瘤，其治愈率下降到44%，这与其他研究报道结果相似，其他研究显示约80%的微腺瘤患者的GH可以被控制。而在大腺瘤中，只有少于50%的患者的IGF-I和GH可以被控制。使用这些标准得出长期术后缓解率为42%~62%，而综合治疗（手术加放疗或药物治疗）的缓解率从52%~97%。比较显微外科手术和内镜方法的优劣，后者具有鞍上室和海绵窦壁可视化增强的优点。据Jane和其同事报道，在60例行内镜下经蝶窦手术的肢端肥大症患者中，微腺瘤的术后缓解率达到了100%，大腺瘤达到了61%。有趣的是，在经蝶窦手术之前，年龄和性别对术后缓解没有预测意义。缓解的定义为归一化的IGF-I，OGTT试验后GH水平低于0.4 ng/ml，和随机GH<1 ng/ml。除了以上这些定义之外，应在术后3个月检测GH和IGF-I水平，即使IGF-1水平的稳定可能需要长达12个月。此外，术前应用长效生长抑素类似物治疗可能对GH有持续性抑制作用，直到术后3个月。术后GH水平是病死率结局最重要的决定因素，已发表数据表明，放射免疫法测定的随机GH水平低于2μg/L与病死率增加的逆转和GH持续抑制相关。基于简和其同事的分析，术后第1天或第2天清晨GH水平低于2.5 ng/ml可以很好地预测缓解。肢端肥大症患者的全因病死率风险增加了32%，而且疾病的持续（使用非严格标准5μg/L）会使病死率增加2.4~4.8倍。如果术后3个月GH和IGF-I水平正常，应进行每年随访检测。使用当前的双位点分析技术，术后OGTT试验中血清GH水平应在0.3μg/L的低水平。根据生长激素研究学会和垂体学会联合共识会议上达成的并发表于2004年的最新共识声明，IGF-I水平应在年龄校正后的参考区间。残余垂体功能应于术后3个月内进行评估。

药物治疗包括多巴胺激动药（如卡麦角林和溴隐亭），生长抑素类似物（如奥曲肽和兰瑞肽）和GH受体拮抗药培维索孟。多巴胺激动药可以为少数肢端肥大症患者提供足够的控制，可能需要3个月才能达到对GH和IGF-I的最大抑制。正常化后应每年进行检测。Vilar和其同事报道在2例同时分泌PRL和GH的生长激素细胞大腺瘤患者中应用卡麦角林后，PRL和IGF-1水平会正常化，并且70%~90%的肿瘤会缩小。与生长抑素受体配体联合使用卡麦角林，可改善肢端肥大症患者的反应，这类患者对单独使用最大剂量的生长抑素受体配体有抵抗反应。单独应用高剂量多巴胺激动药，仅仅使15%的患者的GH水平低于5 ng/ml和10%的患者的IGF-I水平正常化。其优点是这类药物的成本相对较低，但缺点是约30%的患者有不良反应。

约65%的患者达到了理想的GH和IGF-I水平，70%使用生长抑素类似物的患者IGF-I水平归一化。药物治疗效果与治疗前GH水平呈负相关。约50%的患者平均肿瘤体积缩小30%。短暂性胃肠道症状，如恶心、呕吐、腹泻、可发生在治疗的前2周，而且25%的患者有胆囊淤积和胆囊结石，这些患者通常在治疗开始的前2年被确诊。生长抑素类似物抑制胰岛素的分泌，可能会导致糖代谢恶化。因此，应每年进行1次空腹血糖和糖化血红蛋白测量。虽然每日给予奥曲肽皮下注射3次，但是也有长期药性持久的生长抑素制剂（奥曲肽长效缓释），只需要每3个月给药1次。

GH受体拮抗药培维索孟直接抑制GH对外周的作用，而对GH分泌无抑制作用。它使治疗超过36个月的患者中95%的IGF-I水平正常化，在前几周循环GH值可能上升，但随后进入平台期。在其他治疗方法失败后可以使用培维索孟。160 例患者中，2 例在培维索孟治疗后表现出肿瘤生长加速；因此，在接受培维索孟治疗的第 1 年，患者应该每 6 个月进行 1 次 MRI 检查，以后每年进行 1 次 MRI 检查。每 6 个月进行 1 次 IGF-I 检测来监测治疗效果。此外，考虑到 GH 拮抗药治疗可能发生潜在的转氨酶升高，在治疗的最初 6 个月应该监测肝脏酶谱。对 1288 例使用培维索孟治疗的肢端肥大症患者观察超过 2.1 年，显示它是有效和安全的。垂体体积增大（3.2%）和肝酶谱升高（2.5%）的发生率较低。

肢端肥大症使用 RT 的适应证包括手术或药物治疗不能使 GH 和 IGF-I 正常化的情况。RT 技术包括使用粒子回旋加速器或 60 钴的外部辐射，质子束治疗和应用伽玛刀立体定向消融放射治疗。虽然 RT 可以使 90% 的患者在 18 年内 GH 水平降低至低于 5 ng/ml，但是不足 5% 的患者显示 IGF-I 正常。预计在前 1～2 年 GH 水平降低 30%～50%，随后下降速度较慢。50% 的患者在 RT10 年内发展为垂体功能不足。常规多剂量 RT 2 年后应检测 GH 和 IGF-I，并应每年进行垂体功能评估。伽玛刀治疗 1 年后应检测 GH 和 IGF-I，并且每间隔 6 个月进行 1 次残余垂体功能评估。

（4）ACTH 分泌性腺瘤：70% 的皮质醇增多症病例（Cushing 综合征）是由垂体分泌过多 ACTH 所导致（Cushing 病）。Cushing 病几乎都是由孤立性 ACTH 分泌细胞源性腺瘤所引起，并且在女性中比男性更常见。据报告显示，其发病率为每年每百万居民 0.7～2.4 例，并且由于心血管并发症，患者的病死率比年龄和性别匹配的同龄人高出 4 倍。约 90% 的引起 Cushing 病的腺瘤是微腺瘤（直径<1 cm）。Cushing 病的病因目前尚不清楚。单克隆肿瘤细胞膨胀可能是一种原因。另外，由于在患者中发现，发生在 Cushing 病进展之前的糖皮质激素受体错义突变可以导致广泛性糖皮质激素抵抗，因此，人们推测，负反馈机制的减少也有可能在 ACTH 分泌细胞性垂体腺瘤的形成中发挥作用。细胞周期蛋白依赖性激酶抑制药 p27（cyclin-dependent kinase inhibitor p27，Kip1）被认为参与 ACTH 分泌细胞的肿瘤形成，并且细胞遗传学研究表明，2 号染色体 15q，22 号染色体，BRG 1 和组蛋白去乙酰化酶 2（histone deacetylase 2，HDAC2）的缺失可能引起糖皮质激素抵抗，也被认为可能参与了腺瘤的肿瘤发生过程。

Cushing 病的症状是由于皮质醇产生过多所导致，全身多系统广泛受影响。Cushing 病最早期症状之一是体重增加，往往与腹部、锁骨上、面部和颈背部脂肪增加有关。但是，近端肌肉无力，伴有远端强度保护和瘀斑，是皮质醇过多症最明显的判断指标。这种肌肉无力影响上臂和腿，并使皮质醇诱导氨基酸从肌肉中动员。如果存在低血钾，肌肉无力会更加突出。皮肤萎缩导致皮肤起皱纹，在手背和肘部尤其明显。在臀部、腹部、肩部和乳房周围皮肤可见有条纹。与全身性肥胖中所见的白色或粉色条纹相比，这些条纹是紫色的，并且皮质醇增多症相关性条纹宽度往往>1 cm。由于毛细血管脆性增加，皮肤经常出现瘀血。毳毛，尤其在上脸颊和前额，也可以被发现。其他的皮肤表现包括与真菌感染相关的表现。许多患者有与皮质醇增多症程度密切相关的情绪和认知改变，包括情绪低落、易怒、哭泣、失眠和焦虑。40%～80% 的患者有骨质疏松症，并且有足、肋骨和椎骨骨折史的也较常见。高血压发生在约 80% 的患者中，而 2 型糖尿病存在于 20%～30% 的患者中。高达 75% 的患者中有月经和性功能障碍。Cushing 病临床表现的总结见表 21-4。

诊断 Cushing 病往往需要结合若干项生化检测。用于明确诊断的程序是基于如下事实，在皮质醇增多症（Cushing 综合征）中，皮质醇正常昼夜节律不再存在，糖皮质激素对 HPA 轴的正常副反馈作用被打乱。为了明确是否存在皮质醇增多症，阿纳尔迪及其同事制定的共识声明指出，首选筛查项目是 24 h 尿游离皮质醇（urinary free cortisol，UFC）检测。据报道，24 h UFC 检测特异度为 100%，但敏感度从 45% 到 71% 不等。作者建议应进行最多 3 次 24 h UFC 检测。当使用高效液相色谱法测量尿皮质醇时，干扰性物质，如卡马西平、地高辛，可能会导致假阳性结果产生。因此，24 h UFC 检测的首选方法是串联质谱，这种方法产生假阳性结果的可能性较小。值得注意的是，如果肾小球滤过率低于 30 ml/min，尿皮质醇排泄减少，这会导致假阴性结果的产生。

另一项一线诊断试验是小剂量（1mg）地塞米松抑制试验（dexamethasone suppression test，DST）。根据建议，低剂量 DST 后正常血浆皮质醇水平应<1.8μg/dl（50 nmol/L），并要求皮质醇测定的灵敏度为 1μg/dl。一些医疗中心建议将 2d 小剂量 DST 作为一线筛查项目，在这项检测中患者每 6 小时需口服 0.5 mg

地塞米松。在2个基准日中收集患者尿液，并在服用地塞米松的第2天检测，或者在首次服用当日上午9：00和服用后48 h检测。正常反应包括在服用地塞米松后第2天UFC降低到10 μg/24 h或最后1剂地塞米松后的第一个清晨血浆皮质醇水平<1.8 μg/dl。

表21-4　5个成年人群体（1952—1982）和2个儿童群体（1994，1995）的Cushing综合征的临床症状和体征出现的频率

体征/症状（%）	Plotz, et al 1952（n=33）	Sprague, et al 1956（n=100）	Soffer, et al 1961（n=50）	Urbanic and George 1981（n=31）	Ross and Linch, 1982（n=70）	Magiakou, et al 1994（n=59）	Weber, et al 1995（n=12）
肥胖或体重增加	97	84	86	79	97	90	93
身高增长下降	—	—	—	—	—	83	80
高血压	84	90	88	77	74	47	—
多血质	89	81	78	—	94	—	—
圆脸	89	92	92	—	88	—	—
多毛症	73	74	84	64	81	78	58
皮肤薄	—	—	—	84	—	—	—
糖耐量异常	94	—	84	39	50	—	—
易擦伤	60	62	68	77	62	25	17
虚弱	83	—	58	90	56	45	50
骨质疏松或骨折	83	—	56	48	50	—	—
心电图改变或动脉粥样硬化	66/89	—	34	—	55	—	—
月经改变	86	35	72	69	84	78	20
性欲减退（男/女）	86	—	100/33	55	100	—	—
抑郁或情绪不稳	67	—	40	48	62	—	25
头痛	58	—	—	—	47	—	50
紫纹	60	64	50	51	56	61	—
水肿	60	—	66	48	50	—	—
痤疮	82	64	—	35	21	47	58
水牛样驼背	—	67	34	—	54	—	—
女性秃顶	—	—	51	—	13	—	20
血脂异常	39	—	—	—	—	—	—
伤口愈合减低	42	—	—	—	—	—	—
骨龄延迟	—	—	—	—	—	11	—
骨龄加速	—	—	—	—	—	8	—
色素沉着	—	—	—	—	—	14	8

［摘自 Newell-Price J. Clinical manifestations of CD. Endocr Rev, 1998（19）：647.］

Findling和Raff建议测量深夜或睡前唾液皮质醇水平可以反映午夜血清皮质醇水平增加情况，是一项可供参考的检测项目。该项检测的灵敏度和特异性均>90%~95%。虽然对于临床内分泌学家，这种检测是非常有用的，但是在特定情况下，如高血压、高龄、精神疾病，会有假阳性结果出现。

为Cushing综合征患者进行评估时必须考虑到外源性皮质醇增多症的可能。对所有处方药和非处方药以及草药的使用，包括关节注射剂，必须进行评估。如果发现有ACTH和皮质醇抑制，以及二者分别对CRH或ACTH没有反应，可以考虑诊断为外源性皮质醇增多症。筛查血清或尿液中合成糖皮质激素可能有助于诊断。由于注射外源性ACTH人为引起的性皮质醇增多症与Cushing病的实验室检查数据类似，但

要注意患者的病史和查找注射部位有助于明确病因。

需要考虑的其他因素包括外源性化合物，如雌激素、抗癫痫药物和甘草次酸，对皮质醇检测的影响。服用雌激素增加皮质类固醇结合球蛋白水平，同时血浆总皮质醇水平也会随之增加。但游离皮质醇和24h UFC水平正常。药物制剂，如苯妥英钠、巴比妥类和利福平，通过增加肝结合和胆汁排泄，对地塞米松的代谢有影响。因此，对这类患者，推荐进行尿游离皮质醇测定，而不是DST。甘草次酸，一种甘草提取物，通过抑制11β-羟类固醇脱氢酶增加UFC，而11β-羟类固醇脱氢酶可以将皮质醇转变为皮质酮。最终结果为皮质醇增多，特别是在肾，在尿液中皮质醇浓度增加，而不是血浆中。因此，在服用甘草的患者中检测尿液皮质醇可能会有误导作用。

一旦诊断为Cushing综合征，下一步应明确是ACTH依赖性皮质醇增多症还是ACTH非依赖性皮质醇增多症。循环ACTH水平的检测取决于合适的分析前采样以及可靠的分析方法，即能够检测到<10 pg/ml的血浆ACTH值。血浆ACTH值>10 pg/ml提示为ACTH依赖性Cushing综合征，而<10 pg/ml往往提示为ACTH非依赖性Cushing综合征。然而，由于在一些罕见Cushing病病例中ACTH值<10 pg/ml，以及肾上腺皮质醇增多症中ACTH水平>20 pg/ml，因此在分析ACTH水平时必须保持谨慎。ACTH值为10~20 pg/ml时无诊断意义，需重复检测ACTH或行CRH试验。如果CRH刺激后，ACTH的反应>20 pg/ml，是Cushing病的可能性很大。

如果临床怀疑为ACTH依赖性垂体腺瘤，MRI有助于确定腺瘤所在部位。在65%的病例中，MRI显示有垂体肿瘤。但是，鉴于部分ACTH分泌性腺瘤并不明显可见，以及可能存在的非分泌性偶发瘤被错认为是ACTH的来源，因此，Cushing病的诊断不能仅仅基于MRI成像。

Cushing病占ACTH依赖性皮质醇增多症的70%~90%。但必须排除异位ACTH产生的可能性。目前，排除异位ACTH产生的可选测试方法是IPSS。在富有经验的中心，双边IPSS在诊断Cushing病中具有很高的灵敏度（95%~99%）。ACTH依赖性Cushing综合征患者有临床、生化或影像学结果不一致或模棱两可时，推荐进行这项测试。IPPS与外周皮质醇比值（IPPS-to-peripheral cortisol ratio, IPSS/P）在基础状态时>2，以及CRH刺激后>3时，可以诊断为Cushing病。导管插入失败或静脉引流异常的发生会引起IPSS出现假阴性结果；这类病例应附加检测PRL来帮助诊断。IPSS在位于腺体内的ACTH生成性垂体腺瘤偏侧化中有其应用局限性。对313个病例的回顾分析显示，IPSS诊断准确率为50%~100%，并且双侧垂体梯度≥1.4可以预测78%的病例的肿瘤部位。在非对称性引流的情况下，IPSS仅能预测44%的患者腺瘤偏侧化。由于海绵窦靠近垂体，海绵窦采样已被推荐为IPSS分析偏侧化的替代方法。据报道，没有CRH刺激的定位准确率是73.3%，而CRH刺激后的定位准确率是93.3%。

鉴别异位ACTH生成与垂体依赖性Cushing综合征的侵入性较低的测试是8mg单剂量DST，据Tyrrell和其同事报道，当早晨血浆皮质醇被抑制了50%，这种方法对Cushing病具有92%的敏感度和100%的特异度。Aron和他的同事报道，2d大剂量DST（每6小时2 mg地塞米松，48h）和采用50%阈值的8mg单剂量检测，均有81%的敏感度和66.7%的特异度。存在异位ACTH分泌的患者年龄明显较大（平均年龄，51岁，40.2岁），是男性的可能性较大（58.8%，27.4%），有一个临床表现持续时间较短（11.6个月，39.9个月），且有低血钾的可能性更大（50%，8.6%）。与Cushing病患者相比，这类患者同时有较高的基线24h UFC水平（平均3015μg/d，422μg/d）和较高的血浆ACTH水平（210 pg/ml，78 pg/ml）。图21-18描述了可用来确定皮质醇增多症病因的诊断方法。

应当特别提到的是Cushing综合征患者应与更为常见的PCOS鉴别开来。有皮质醇增多症的育龄期妇女妇女与患有PCOS的育龄期妇女有类似的症状，包括月经稀发或闭经，肾上腺雄激素过多伴有痤疮、多毛症和代谢综合征。Kaltsas及其同事推测PCOS可能是Cushing综合征的一种表现。在他们研究的一个小群体女性中，他们发现，46%的女性其卵巢有PCOS的形态特征。因为多囊卵巢综合征的患病率明显高于Cushing综合征，后者应被常规纳入多囊卵巢综合征的鉴别诊断中。特别是在皮质醇水平轻度升高的情况下，雌激素缺乏，雄激素水平正常或升高，卵巢增大的内分泌特征提示PCOS的存在。Kaltsas和他的同事们还发现，已被证实患有Cushing综合征的患者，其血压（收缩压和舒张压）明显高于患有PCOS的女性。

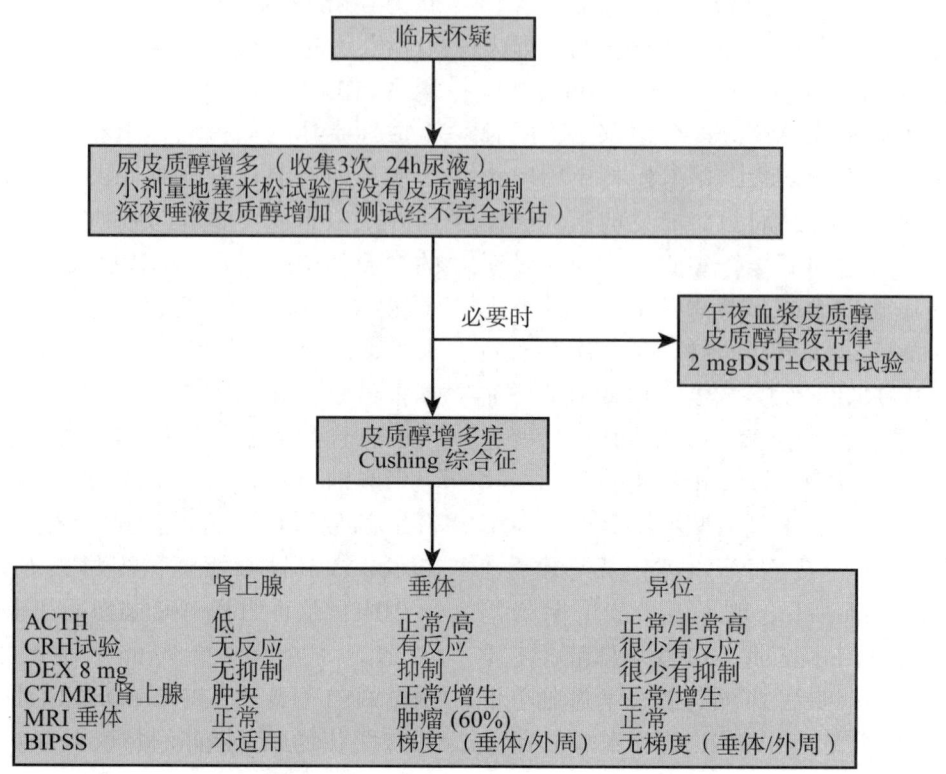

图 21-18　诊断 Cushing 综合征的化验流程

ACTH：促肾上腺皮质激素；BIPSS. 双侧岩下窦取样；CRH. 促肾上腺皮质激素释放激素；CT. 计算机断层扫描；MRI. 磁共振成像

［转载自 Arnaldi G, Angeli A, Atkinson AB, et al. Diagnosis and complications of Cushing's syndrome: a consensus statement. J Clin Endocrinol Metab, 2003（88）：5593, 已获许可．］

治疗：Cushing 病的治疗选择是选择性经蝶窦腺瘤切除术。该手术死亡率低于 1%，其最常见的术后并发症是短暂性 DI，可能出现在高达 28% 的患者中。手术的目的是选择性切除腺瘤和保存尽可能多的正常垂体组织。如果不能识别肿瘤，通常会进行 IPSS 监测下 ACTH 梯度腺侧垂体半切除术。手术成功后 HPA 轴的恢复在前 3～6 个月很少发生，通常术后 1 年才能确定。一旦确定恢复，患者将使用糖皮质激素替代治疗。

关于 Cushing 病治愈的定义仍处于争论中。一些报道表明，术后（第一次手术）第 1 天或第 2 天测定清晨血清皮质醇水平低于 5μg/dl 与 93% 的患者术后 32 个月的持续性缓解相关。另外有报道表明，如果术后 72h 内血清皮质醇水平在 2μg/dl 或以下提示可能术后缓解。当手术后第 5～14 天和最后一剂氢化可的松使用 24h 后，血清皮质醇阈值为 1.8μg/dl 或以下，据报道其手术缓解率在 40%～65%，10 年复发率为 25%。其他研究报道术后缓解率为 60%～90%。值得注意的是，术后检测到的血清皮质醇水平高于上述所建议的早期水平时，其可能与治愈并存，并在接下来的 2 周内减少。然而，如果术后 4～6 周没有继发性肾上腺功能不全，提示患者有持续性皮质醇增多症或有可能复发。当没有组织学证据确认肿瘤已被切除时，这时仅有 50% 的患者缓解。手术失败的原因包括垂体内有残余肿瘤，肿瘤异位于蝶鞍内或者蝶鞍周围区域，以及在蝶鞍区或海绵窦的硬脑膜处有残余浸润性肿瘤，表明经垂体外侧静脉引流术后，可引起肿瘤侧向浸润入海绵窦内侧壁。进入垂体囊及海绵窦硬脑膜的垂体静脉汇合后可以产生阻力最小的解剖路径。当手术失败后，其他治疗选择包括再次经蝶窦手术，药物治疗、RT 和双侧肾上腺切除术。Locatelli 和其同事的报道表明，首次手术失败后 15d 内再次行手术对患者的术后缓解有利。图 21-19 总结了对 Cushing 病的管理建议。

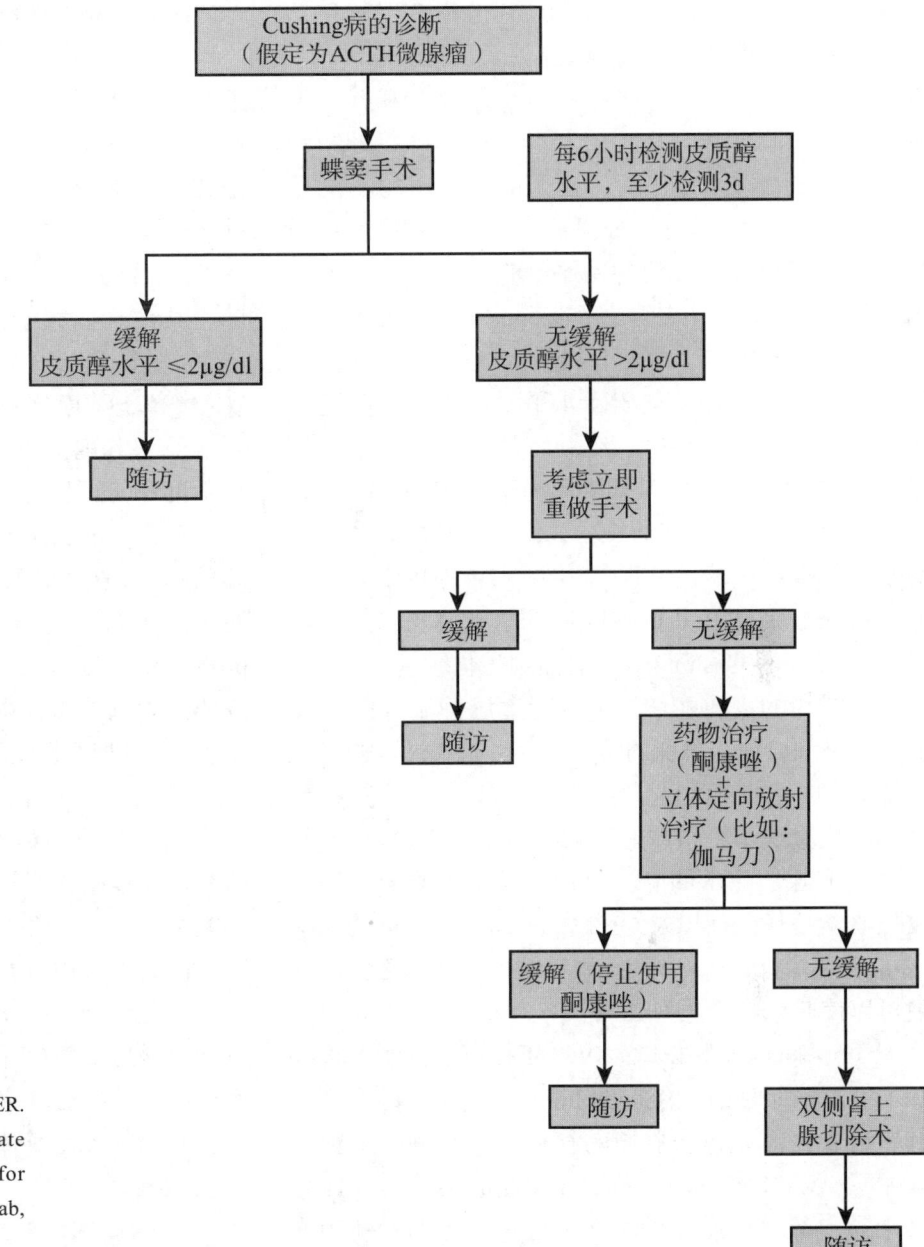

图 21-19 Cushing 病的治疗方案

ACTH：促肾上腺皮质激素

［转载自 Locatelli M, Vance ML, Laws ER. Clinical review: the strategy of immediate reoperation for transsphenoidal surgery for Cushing's disease. J Clin Endocrinol Metab, 2005（90）：5478，已获许可.］

当手术干预失败或可能失败时（例如，存在海绵窦或硬脑膜浸润的患者），推荐垂体照射（常规照射或伽玛刀）。据报道，伽玛刀 RT 的缓解率为 76%。皮质醇水平的预期正常化发生在 RT 后 12～36 个月；因此，在此期间应采用肾上腺抑制药疗法。

药物治疗靶向肾上腺类固醇激素分泌，其包括酮康唑、美替拉酮、氨鲁米特、米托坦和依托咪酯。酮康唑是一种咪唑类抗真菌制剂和细胞色素 P450 酶的抑制药，可以多点阻断肾上腺类固醇激素合成。酮康唑的主要不良反应包括肝毒性、皮疹、胃肠道不适和男子女性型乳房。美替拉酮通过抑制 11β 羟化酶阻断皮质醇合成途径。该药物每天服用 3～4 次，服用该药物 2 h 后，皮质醇水平达到最低值。然而，该药未经美国食品药品监督管理局批准，已退出美国市场。其主要不良反应包括多毛症、痤疮、水肿、高血压和胃肠道不适。氨鲁米特阻断胆固醇向孕烯醇酮的转化，导致所有激素活性的类固醇合成减少，包括糖皮质激素。其不良反应包括麻疹样皮疹、发热、头晕。米托坦阻断肾上腺皮质醇合成，并且对肾上腺有直接细胞毒性。使用高剂量时，它可以使高达 83% 的患者达到缓解。使用低剂量联合 RT 时，使高达 80% 的患者达到缓解。开始出现疗效可能需要长达 6～8 周的时间，而且由于其具有亲脂性，中断用药后药效可以持续数周甚至数月。主要不良反应与胃肠道和神经系统毒性有关。其他不良反应包括肝酶升高、血小板功能异常、高胆固醇血症。肾上腺皮质癌中使用高剂量米托坦可引起厌食和共济失调。依托咪酯是咪唑衍生的麻醉制剂，可以抑制肾上腺皮质的 11β-羟化酶。按无催眠作用的小剂量泵注[0.1 mg/（kg·h）或更低]，其在重度高皮质醇血症时可以控制皮质醇水平。它作用迅速，但因为必须肠外给药，其使用受限。米非司酮，2型糖皮质激素受体拮抗药，可以迅速降低恶性和良性皮质醇增多症患者的循环皮质醇水平，目前正在接受检测。另一种制药帕瑞肽，有独特的、广谱的生长抑素受体结合特性，与生长抑素受体亚型5有高亲和力。在一项双盲，3期临床研究中，第2个月尿游离皮质醇水平下降约50%，并且12个月内维持稳定。帕瑞肽与多巴胺受体激动药和低剂量酮康唑联合应用，可以使88%的Cushing病患者达到生化缓解。

在持续的皮质醇增多症或肾上腺抑制药疗法相关的不良反应无法忍受的情况下，可以选择双侧肾上腺切除术。它没有垂体功能减退的风险，担心放疗后垂体功能减退和生殖功能丧失的年轻患者也可选择。双侧肾上腺切除术的弊端包括终身糖皮质激素和盐皮质激素替代治疗以及50%患Nelson综合征的风险（本章后面讨论）。肾上腺切除术前预防性垂体照射可以使此风险降低为25%。

（5）Nelson综合征：1958年报道了首例Nelson综合征。从那时起，有各种标准用来定义此综合征，其中包括：①垂体大腺瘤的存在；②双侧肾上腺切除术后ACTH水平高。Nelson和他的同事建议此定义无须包括垂体腺瘤的存在。近期，有学者使用术语促肾上腺皮质激素细胞肿瘤进展来定义NS。

关于Nelson肿瘤进展的发病机制尚不完全清楚。目前认为NS的部分原因是肾上腺切除术后皮质醇缺乏所引起。其他研究结果表明，调控基因突变发挥一定作用。一些研究表明，与Cushing病相比，NS患者中注射CRH后对ACTH的刺激作用更强、更持久。研究表明，与Cushing病患者ACTH分泌特征相比，NS的ACTH分泌特性改变。肿瘤ACTH免疫组化染色呈强阳性。

已发表数据表明，肾上腺切除术后NS的发病率为8%～50%。从肾上腺切除到NS的确诊，其时间间隔为0.5～24年。Assie和其同事认为，肾上腺切除术后一年Cushing病病情持续时间较短和血浆ACTH浓度相对较高，可以预测促肾上腺皮质激素细胞肿瘤进展。其研究显示，肿瘤进展最早可以在肾上腺切除术后3年被诊断。其他研究报道了治疗前尿皮质醇水平和NS发生率的关系。Kelly和其同事报道了肾上腺切除术前病程持续时间缩短也可预测肿瘤进展。

NS的临床特征是由肿瘤对周围组织的质量效应、其他垂体激素的继发性损失和血清α-黑素细胞刺激素（alpha-melanocyte–stimulating hormone，α-MSH）浓度（阿黑皮素原衍生物）升高对皮肤的影响所引起的。手纹、瘢痕、牙龈和乳晕出现皮肤色素沉着。色素沉着的程度反映了血清α-MSH水平。

治疗：Nelson综合征的治疗策略包括外科手术和放疗，但此病很少能治愈。同样也有药物治疗方法。因为过氧化物酶体增殖活化受体（peroxisome proliferative-activated receptor，PPARγ）在促肾上腺皮质激素细胞腺瘤中表达，已有研究报道了PPARγ激动药对肿瘤生长的影响。利用啮齿类动物模型，一些研究表明，PPARγ激动药对延缓肿瘤生长、降低ACTH和皮质醇水平效果较好。然而，对人类的研究主要集中在罗格列酮（给予罗格列酮8周以上）的效果上，其未发现ACTH减少。需要考虑延长研究时间，并采用具有较强激动药活性的PPARγ激动药。其他的神经药理学治疗方法，如丙戊酸钠或多巴胺受体激动药，很少有疗效。相关研究表明，神经外科干预的成功率为10%～70%。另外，研究显示，肾上腺切除术后垂体放疗可以使部分患者的NS风险降低50%。

（6）促甲状腺素分泌瘤和促甲状腺素细胞增生：促甲状腺素生成性垂体肿瘤这个术语描述了两种不同的临床条件：导致继发性甲状腺功能亢进的真性促甲状腺激素细胞腺瘤，和由于长期甲状腺功能减退导致的垂体增生。由于二者的治疗方法完全不同，因此将二者区分开是非常重要的。

促甲状腺素细胞腺瘤（thyrotrophic adenomas，TSHomas）占所有垂体腺瘤的0.5%～1%，其发病率为每百万人1～2例。没有性别倾向。TSHomas通常为良性，但是约90%的病例为大腺瘤，具有高度浸润性。这类肿瘤在起源上是单克隆性的。甲状腺切除史似乎对垂体腺瘤大小有不利影响。约72%的肿瘤单独分泌TSH。在28%的病例中，TSH分泌过多与其α亚基分泌过多有关，同样与GH和PRL分泌过多有关，并且在罕见病例中，与促性腺激素分泌过多有关，与ACTH无关。

临床上，此类患者有甲状腺功能亢进的症状（甲状腺肿和临床甲状腺功能亢进）和垂体腺瘤的肿块压迫效应（视野缺损、头痛）。然而，影像学检查显示的肿瘤大小与血清TSH水平无相关性。TSHomas患者的临床特点如表21-5所示。超过90%的患者表现为甲状腺肿。约1/3的患者，在TSH分泌性垂体腺瘤被发现之前，有不恰当的甲状腺切除手术史或放射性碘甲状腺消融史。通常情况下，在TSH能够被检测到时，有甲状腺激素浓度的升高。一些报道表明，TSHomas患者的TSH分子生物活性增强。研究表明，α亚基与TSH比值在1以上表明有TSHomas。给予8～10d T_3（80～100μG）的TSH抑制试验可以用来确定是否有TSHoma的存在。如果缺乏抑制，则表明此腺瘤有TSH自主分泌，但此项试验在老年人和冠心病患者中属于禁忌。在无垂体腺瘤存在的罕见病例中，需考虑甲状腺激素抵抗的可能性。

治疗：TSHomas的主要治疗方法是手术切除垂体肿瘤。约2/3的TSHomas对手术或照射有反应。

术后1周检测不到TSH水平通常表明手术成功。T_3抑制试验后可检测到TSH水平，表明手术后需要辅助治疗。如果不选择手术治疗，可以考虑放疗后服用生长抑素类似物。

（7）垂体增生：未经治疗的甲状腺功能减退症所导致的垂体增生很少有症状，但可能出现甲状腺功能减退、头痛、视力缺陷、高泌乳素血症、闭经或乳溢。16%的病例有甲状腺肿。在儿童中，出现的体征和症状包括青春期发育异常、骨龄延迟和身材矮小。

治疗：药物治疗，足量的甲状腺激素替代疗法可以使62%的患者肿瘤完全消退和29%的患者肿瘤部分消退，一般在1个月或2个月内发生。在儿童中，初始治疗可导致假性脑瘤；当甲状腺激素替代治疗开始后出现症状恶化时，应考虑此类并发症的可能。

3. 1型多发性内分泌腺瘤病（multiple endocrine neoplasia type 1, MEN1; 也叫作Wermer综合征） 特征是甲状旁腺，胰岛细胞和垂体前叶合并发生肿瘤。MEN1基因位于染色体11q13，编码蛋白MENIN。超过90%的患者肿瘤有MEN1杂合性缺失，表明MEN1基因是肿瘤抑制基因。MEN1的总体发病率

表21-5 文献报道的促甲状腺激素分泌型垂体腺瘤的临床特点（更新自1996年1月）

	未接受甲状腺消融术 %（n）[1]	接受过甲状腺消融术 %（n）	所有患者 %（n）
年龄（岁）[2]	41 ± 15（156）	42 ± 13（80）	41 ± 14（236）
性别（女性%）	52（168）	62（87）	55（255）
甲状腺肿	92（114）	97（63）	94（177）
甲状腺球蛋白抗体或甲状腺过氧化物酶抗体	11（63）	2（43）	8（106）
抗促甲状腺素受体自身抗体	5（40）	3（33）	4（73）
眼球突出	8（79）	4（49）	6（128）
月经紊乱[3]	40（30）	23（40）	30（70）
乳溢[3]	50（12）	17（18）	30（30）
视野缺损	40（73）	45（53）	42（126）
头痛	23（44）	13（61）	17（105）
肿瘤大小			
微腺瘤和鞍内大腺瘤	34（155）[4][5]	19（88）[4][5]	29（243）
大腺瘤向鞍外延伸	39（155）[6]	32（88）[6]	36（243）
浸润性大腺瘤	27（155）	49（88）	35（243）

（1）n = 提供信息的患者人数；（2）平均值 ± 标准差；（3）数据包括伴或不伴泌乳素分泌过多女性；（4）和鞍外延伸的大腺瘤相比 P = 无统计学意义（运用Fisher精确概率法）；（5）和浸润性大腺瘤相比 P < 0.0006（运用Fisher精确概率法）；（6）和浸润性大腺瘤相比 P < 0.006（运用Fisher精确概率法）

[源自 Beck-Peccoz P, Brucker-Davis F, Persani L, et al. Thyrotropin-secreting pituitary tumors. Endocr Rev, 1996（17）：610.]

为0.25%。在有原发性甲状旁腺功能亢进患者中为1%～18%，在有垂体肿瘤的患者中为3%。MEN1可以是常染色体显性遗传综合征或散发的。若患者被诊断为有3个主要相关肿瘤中的2个（甲状旁腺、胰岛，如胃泌素瘤、胰岛细胞瘤、胰高血糖素瘤、血管活性肠肽瘤和垂体前叶［泌乳素，GnRH生成性，ACTH生成性，无功能性），可以考虑MEN1。相关肿瘤包括类癌、肾上腺肿瘤、脂肪瘤、面部血管纤维瘤、胶原瘤以及甲状腺肿瘤。MEN1患者垂体肿瘤的发生率从15%～90%。绝大多数垂体肿瘤为微腺瘤，而且约60%分泌PRL。低于25%的分泌GH，5%分泌ACTH。其余的是无功能性和分泌糖蛋白亚基。

治疗：这些垂体肿瘤的治疗与其他孤立性垂体肿瘤的治疗相同。由于其为常染色体显性遗传，一级亲属有50%的患病风险，区分其是散发性和家族性很重要。

4. 垂体腺癌 是罕见的恶性肿瘤，通过全脑全脊髓和全身系统性转移可以将其与侵袭性垂体腺瘤区别开来。一个悬而未决的问题是，垂体腺癌是由垂体腺瘤发展而来还是从头发生的。由于病人数量少和缺乏有效的随访，有关解决这一问题的研究有限。垂体腺癌通过转移来定义。垂体肿瘤广泛浸润脑组织是否为诊断标准还存在争论。符合以上标准的腺瘤应当严密观察。

免疫组织化学染色上，MIB-1（Ki-67）和p53的染色与垂体肿瘤的侵袭性相关。分子标记物相关研究表明，Ras癌基因可能在GH生成性肿瘤的去分化进展中发挥作用。另有研究表明，在垂体腺瘤向垂体腺癌恶性转化过程中，p53基因的表达增加。ACTH生成性垂体腺癌中有常染色体1P，3P，10q26，11q13和22q12的杂合性缺失。其他因素，如端粒酶及其亚基，已被证明在PRL生成性垂体腺癌中表达增加。动物研究表明，视网膜母细胞瘤基因（retinoblastoma gene，Rb)缺失与垂体腺癌的发展有关系。这一观察，在人类良性ACTH腺瘤中不能被证实。

在所有腺垂体肿瘤中，垂体腺癌的患病率是0.2%，而且绝大多数（88%）有内分泌活性。现有数据表明，12%为空细胞垂体瘤，33%是泌乳素生成性肿瘤，42%是ACTH生成性肿瘤，22%与Nelson综合征有关，6%是GH生成性肿瘤，5%是促性腺激素生成性肿瘤，约1%是TSH生成性肿瘤。PRL生成性垂体瘤（71%）和ACTH生成性肿瘤（57%）具有转移倾向性。据报道，在Nelson综合征病例中，从诊断为腺瘤到发展为腺癌之间的平均时间间隔为15.3年。

垂体腺癌预后较差。一项包含15例垂体腺癌患者的研究显示，80%的病例在确诊后7d至8年内死于转移性疾病。66%的患者在1年内死亡。Sironi和同事报道PRL分泌性垂体腺癌患者的平均生存时间为2.4年。

绝大多数垂体腺癌有激素分泌，具有侵袭性，并导致局部肿块压迫相关症状。垂体肿瘤转移灶有脑、脊髓、骨、肝、淋巴结、卵巢、心脏和肺。ACTH分泌性垂体腺癌中，ACTH水平为145～280 000 pg/ml。与PRL分泌性垂体腺癌相关的血清PRL水平为6～22 000 ng/ml，并且其水平升高与肿瘤的复发和转移相关。

治疗：垂体腺癌的治疗选择包括特异针对垂体肿瘤的药物治疗，以及放疗和化疗。多巴胺激动药在PRL生成性垂体肿瘤治疗中有一定作用，但只能在有限的时间内控制血清PRL水平。已有证据表明，鞍区及远处转移灶辅助RT或立体定向照射对长期预后没有影响。同样，不同化疗方案药物，如卡莫司汀、羟基脲与氟尿嘧啶对预后均无改善作用。

替莫唑胺，亲脂性咪唑四嗪酮类衍生物，可以转化为甲基化烷化剂，MITC［(methy-triazene-1-yl-imidazole-4-carboxide，MITC］，后者诱导DNA损伤，已被证明对垂体腺癌有效，并且耐受性较好。

5. 垂体转移性疾病 占垂体切除术患者的1%～3.6%。如果垂体和其周围的蝶鞍同时被评估，那么因为恶性肿瘤原因而发生此部位转移的患者占到所有垂体转移性疾病患者的27%。发生垂体转移最常见的肿瘤是乳腺癌（占比高达33%～40%），其次是肺癌（33%～36%）。还包括前列腺癌、结肠癌和其他胃肠道肿瘤；淋巴瘤；白血病以及甲状腺肿瘤。大多数转移性疾病位于垂体后叶(57%)，其次是前叶(13%)和两叶(12%)。这种对垂体后叶的偏好可能是由于其动脉血供直接。但奇怪的是，乳腺癌垂体转移通常发生于前叶而非垂体后叶。令人惊讶的是，大多数垂体转移疾病缺乏临床表现，尸检发现只有7%有相关症状。临床表现包括DI，其次是眼肌麻痹、视力障碍、头痛、垂体前叶功能减退。Kimmel和o'neill认为，14%～20%的表现为DI的患者可能有垂体转移。

虽然垂体转移性疾病没有特异性影像学特征，但是 Fassett 和 Couldwell 提示，垂体柄增粗，垂体后叶高强度信号的缺失，T_1 和 T_2 加权 MRI 扫描显示单信号，海绵窦浸润，以及蝶鞍周围硬化性改变，使垂体转移性疾病诊断的可能性增加。

治疗：治疗方法包括手术、放疗和化疗，但这些治疗手段在大多数情况下并不能提高患者的平均存活时间，平均存活时间为 6～22 个月。

（二）垂体卒中和 Sheehan 综合征

1. 垂体卒中 由梗死性或出血性垂体腺瘤急性膨胀所导致，是一种潜在的危及生命的状态。垂体卒中的典型症状包括突发性剧烈头痛、视野缺损、视力下降和眼肌麻痹。其他症状包括恶心、眩晕、脑膜刺激征、面部疼痛，有时会有偏瘫和 Horner 综合征。头痛几乎发生在所有患者中，其是由来自血液或硬脊膜拉扯而引起的脑膜激惹所致。扩展到窦外侧壁的患者，可能会发生导致眼肌麻痹的脑神经损害。伴随的垂体功能减退和可能出现的脑干受压会导致患者意识减弱。这些症状通常与其他疾病，如颅内动脉瘤破裂和细菌或病毒性脑膜炎的症状类似。

所有类型的垂体肿瘤发生垂体卒中的风险相当，据估计，垂体肿瘤中垂体卒中的发生率为 2%～7%。50%～80% 的垂体卒中发生于在卒中发生前并未意识到自己患有垂体肿瘤的患者中。发生卒中的男女比例为 2∶1，大多数发生在 50～60 岁。文献中提到的诱因包括高血压、低血压、溴隐亭治疗、抗凝治疗、手术、糖尿病酮症酸中毒、放疗和妊娠。

诊断垂体卒中最可靠的方法是 MRI。早期 MRI 图像显示，T_1 成像高信号占主要优势，而 T_2 加权成像中低信号占主要优势。几乎所有的垂体卒中均可以通过 MRI 确诊，而 CT 扫描 54%～79% 可能不显示这种疾病在。因为血管急症比垂体卒中更常见，头部 CT 是用来评价这两个条件常见症状的第一个程序。因此，当未发现有动脉瘤时，不能忽视 CT 在诊断垂体卒中中的低灵敏度问题。

治疗：及时手术减压是必不可少的。虽然垂体卒中的结果是不可预知的，但是相比视交叉、视神经而言，脑神经Ⅲ、Ⅳ、Ⅵ功能的恢复更容易，特别是如果在 7d 内达到减压。DI 仅见于 2%～3% 的患者中，而报告显示，88% 的患者缺乏 GH，76% 不分泌 LH，66% 有继发性肾上腺功能不全。Verrees 及其同事报道，症状开始出现 3d 内得到减压的患者，73% 垂体功能完全恢复。

垂体卒中非手术治疗的适应证应该由神经外科，内分泌和眼科在内的多学科专家团队制定。可以首先在没有视神经体征或者仅有轻度稳定体征的患者中尝试。内容包括服用类固醇和严密监测，具体为多次正式的视野评估，视力和神经系统的评估，以及对垂体功能的评估。

2. Sheehan 综合征 是垂体卒中的一种形式，其是由继发于严重产后子宫出血后的低血压所导致。也可见没有大出血或仅有正常出血量的罕见病例中。研究表明，怀孕期间垂体增大更容易出现继发于产后出血的垂体缺血性坏死。小蝶鞍的存在也被认为是 Sheehan 综合征的潜在危险因素。鉴于垂体抗体在 Sheehan 综合征与产后自身免疫性垂体炎（AH）中均可检测到，因此，很难将两种疾病区分开来。在 Sheehan 综合征的早期，MRI 显示垂体增大，而在晚期，会出现空蝶鞍。临床表现包括产后未能授乳和未能恢复正常月经周期，同时伴随有阴毛和腋毛的丢失。其他垂体前叶功能减退的症状也存在。在垂体功能减退的情况下，必须尽快给予替代治疗（尤其是糖皮质激素）。据报道有垂体功能的部分或完全自发性恢复。

（三）空蝶鞍综合征

1. 原发性空蝶鞍综合征 是一种与放射学相关的临床综合征。它是由于鞍内突出的蛛网膜下腔通过在鞍膈开口，使脑脊液进入蝶鞍而发生的一种解剖状态。其结果是导致垂体受压并向后移位。当没有明确病因时，其被称为原发性空蝶鞍综合征。大多数患者无症状。对于有症状的患者，80% 是患有高血压并且超重的中年妇女。慢性头痛通常是其最常见并且唯一的症状。颅内压升高被认为是重要的致病因素，10% 的良性颅内高压患者同时也有空蝶鞍综合征。5% 的患者存在明显的垂体柄受压引起的中度高泌乳素血症。10% 的患者，有脑脊液鼻漏的存在，其原因是脑脊液脉动相关性鞍底变薄。

2. 继发性空蝶鞍综合征 可能继发于先前的手术、放射性坏死或垂体卒中。与原发性空蝶鞍综合征相比，其与个体体型及性别没有关系。视觉相关症状并不少见，通常是由视交叉下垂所引起。可发生全垂体功能减退或选择性垂体激素缺乏。一旦诊断成立，治疗方法主要是基于对并发症的治疗（内分泌、眼科、脑脊液鼻漏）。

（四）淋巴细胞性垂体炎

自身免疫性垂体炎，也被称为淋巴细胞性垂体炎，是主要影响到垂体的慢性炎症中最常见的类型。AH 是一种罕见的疾病，经常出现在孕期或产后非分泌性垂体肿块的鉴别诊断中。本病的转归从自然恢复到死亡都有。患此病的女性比男性更多见（发生率为 9∶1，症状包括蝶鞍受压相关症状，如头痛、视力障碍、垂体功能不足和 DI）。鉴于糖皮质激素可以抑制下丘脑室旁核分泌 ADH，并抑制水通道蛋白 2 的合成，而后者是存在于肾集合管的 ADH 依赖性水通道，因此，DI 可能被同时存在的糖皮质激素缺乏所掩盖。在 AH 中，垂体前叶促肾上腺皮质激素分泌细胞受损最常见，而最少见的是高泌乳素血症。临床诊断较为困难。40% 的病例术前被误诊为垂体腺瘤。当垂体病理性改变与妊娠或产后状态相关时，应考虑与 AH 鉴别。当妊娠和 AH 之间联系强有力的证据可能是低滴度抗体的存在，这种抗体针对在胎盘中表达的分子量为 49 kDa 的名为 α-烯醇化酶的胞质垂体蛋白。然而，有学者也发现这类抗体和无功能性垂体腺瘤之间存在联系，从而质疑这些抗体的特异性。其他自身抗体也与该病相关。AH 也与其他自身免疫性疾病有联系，如桥本甲状腺炎，多腺体综合征 2 型，Graves 病和系统性红斑狼疮。影像学检查显示垂体增大，有时伴有鞍上延伸，偶尔有漏斗部增厚。在罕见病例中存在空蝶鞍。淋巴细胞性垂体炎组织病理学特征显示有淋巴浆细胞浸润。

治疗：AH 相关性视觉丧失需要进行手术干预。如果不急于进行手术，推荐采用皮质类固醇药物治疗和连续 MRI。也有糖皮质激素治疗失败后使用硫唑嘌呤和甲氨蝶呤治疗成功的报道。另外，RT 已成功应用于药物治疗失败或反复复发的患者。

垂体炎的鉴别诊断应包括结节病、真菌感染、结核病、郎罕斯细胞肉芽肿、IgG4 相关性垂体炎、Wegener 肉芽肿、Tolosa-Hunt 综合征，CTL4 阻断相关垂体炎。

（五）垂体血色素沉着症

原发性血色素沉着症是血色素沉着症最常见的类型。它属于 HEFE 基因单一位点突变引起的常染色体隐性遗传病。HEFE 基因位于人类白细胞抗原复合物基因附近，产生 HEFE 糖蛋白，后者与转铁蛋白受体结合，进而降低此受体对与铁结合的转铁蛋白的亲和力。继发性血色素沉着症可能由包括球蛋白生成障碍性贫血、再生障碍性贫血、输血、长期肾透析以及慢性肝病在内的多种疾病所引起。这两种类型血色素沉着症患者均有不同器官铁沉积增多，包括肝、皮肤、心脏、关节、胰腺、下丘脑和垂体。血色素沉着症最常见的特征是疲劳；其他症状包括关节炎、心力衰竭、糖尿病、肝硬化、色素沉着、甲状腺功能减退和性腺功能低下。

铁以铁蛋白和含铁血黄素聚集体的形式存在于 5 种类型垂体前叶细胞中，但对促性腺激素有偏好性。其对细胞的毒性作用与储存铁的数量呈相关性。垂体和下丘脑铁沉积最常见的后果是性腺功能减退和 GH 缺乏。30% 患有血色素沉着症的男性促性腺激素和睾酮水平低下，其原因是促性腺激素细胞受损引起 LH 和 FSH 对 GnRH 反应障碍。Siminoski 和其同事报道了一例特发性血色素沉着症患者在服用氯米芬后没有 LH 或 FSH 反应，表明此患者同时发生了下丘脑 GnRH 反应缺陷。在铁过载患者中，MRI 显示低信号强度，并且一些编者认为，垂体 MRI 的 T_2 弛豫率与垂体铁质沉着症程度相关。

治疗：治疗方法包括放血和一种被称为去铁胺的螯合剂。

（六）医源性垂体功能障碍

非垂体疾病如原发性脑肿瘤和鼻咽癌患者经放射治疗后，以及白血病儿童接受预防性全脑照射后，也会出现垂体功能减退。GH 通常是接受脑 RT 后第一个受影响的垂体激素，其次是 ACTH 和 TSH。接受的总辐射剂量决定了垂体功能减退的严重程度。儿童和成年人对垂体功能减退的风险阈值剂量方面存在差异。Agha 和其同事报道接受非垂体脑肿瘤照射的成人患者中，41% 发生了垂体功能减退。放疗后，必须定期检查是否有复发和评估垂体功能，即使照射的部位可能与下丘脑垂体区相距很远。

垂体照射，最常用于治疗垂体手术后的残留病变或复发性垂体肿瘤，代表性方法有伽玛刀或者基于直线加速器的放射外科技术。伽玛刀治疗可以为单一部位提供高剂量（分泌肿瘤周边给予 25 Gy 和非分泌型肿瘤周边给予 12~20 Gy）射线。约 30% 的患者照射后发生垂体功能减退，其中促甲状腺激素和 GH 不足最为常见。数据显示，基于直线加速器的治疗与伽玛刀治疗的疗效相当，其中采用直线加速器治疗的患者，20%~40% 10~20 年需要激素替代治疗。关于两种治疗方法对激素的影响仍需要更多的长期研究。

单独化疗或化疗联合放疗，均可影响下丘脑-垂体轴。接受化疗的患者（例如长春新碱、长春花碱），由于化疗药物对下丘脑室旁核和视上神经元有细胞毒性作用，进而增加抗利尿激素释放，最终导致患者出现抗利尿激素分泌异常综合征。尸检结果表明，环磷酰胺治疗与垂体后叶抗利尿激素耗竭以及漏斗部坏死有关。Davies 和其同事报道了采用长春花碱、顺铂和甲氨蝶呤治疗鳞状细胞癌后发生垂体卒中的罕见病例。另外，白血病和淋巴瘤患儿接受持续大剂量外源性糖皮质激素治疗后，由于 HPA 轴被抑制而发生继发性肾上腺皮质功能不全。接受化疗的儿童往往表现出生长迟缓，化疗结束后有"追赶生长"的现象发生。若 1.5~2 年后仍无此现象发生，应检测这些儿童是否有 GH 缺乏症。

（译者　段红英　审校　王丽娜）

推荐阅读

Apter D, Butzow TL, Laughlin GA, et al.Gonadotropin-releasing hormone pulse generator activity during pubertal transition in girls: pulsatile and diurnal patterns of circulating gonadotropins. J Clin Endocrinol Metab, 1993（76）: 940.

Assie G, Bahurel H, Bertherat J, et al. The Nelson's syndrome revisited. Pituitary, 2004（7）: 209.

Barker FG II, Klibanski A, Swearingen B. Transsphenoidal surgery for pituitary tumors in the United States, 1996-2000: mortality, morbidity, and the effects of hospital and surgeon volume. J Clin Endocrinol Metab, 2003（88）: 4709.

Bhagavath B, Podolsky RH, Ozata M, et al. Clinical and molecular characterization of a large sample of patients with hypogonadotropic hypogonadism. Fertil Steril, 2006（85）: 706.

Bills DC, Meyer FB, Laws ER Jr., et al. A retrospective analysis of pituitary apoplexy. Neurosurgery, 1993（33）: 602.

Bouligand J, Ghervan C, Tello JA, et al. Isolated familial hypogonadotropic hypogonadism and a GNRH1 mutation. N Engl J Med, 2009, 360（26）: 2742-2748.

Colao A, Petersenn S, Newell-Price J, et al. A 12-month phase 3 study of pasireotide in Cushing's disease. N Engl J Med, 2012, 366（10）: 914-924.

Crowley WF Jr, Filicori M, Spratt DI, et al. The physiology of gonadotropin-releasing hormone（GnRH）secretion in men and women. Recent Prog Horm Res, 1985（41）: 473.

Ehrmann DA. Polycystic ovary syndrome. N Engl J Med, 2005, 352: 1223.

Freda PU, Beckers AM, Katznelson L, et al. Pituitary incidentaloma: an endocrine society clinical practice guideline. J Clin Endocrinol Metab, 2011, 96（4）: 894-904.

Karavitaki N, Cudlip S, Adams CB, et al. Craniopharyngiomas. Endocr Rev, 2006（27）: 371.

Miyagawa Y, Tsujimura A, Matsumiya K, et al. Outcome of gonadotropin therapy for male hypogonadotropic hypogonadism at university affiliated male infertility centers: a 30-year retrospective study. J Urol, 2005（173）: 2072.

Nattiv A, Loucks AB, Manore MM, et al. American College of Sports Medicine position stand. The female athlete triad, Med Sci Sports Exerc, 1867（39）: 2007.

Nieman LK, Ilias I. Evaluation and treatment of Cushing's syndrome. Am J Med, 2005（118）: 1340.

Schlechte JA. Clinical practice. Prolactinoma. N Engl J Med, 2003（349）: 2035.

Thakker RV. Multiple endocrine neoplasia-syndromes of the twentieth century. J Clin Endocrinol Metab, 1998（83）: 2617.

第 22 章

多囊卵巢综合征和高雄状态

（原著 R. Jeffrey Chang）

人们对多囊卵巢综合征和卵巢多囊样改变的临床特点、病理生理学的认识已经有 150 年之久。1844 年第一次文献报道关于多囊卵巢的描述，为有完整包膜的卵巢，增大，呈多囊样改变。随后 1897 年，另一篇类似的报道提到了卵泡膜细胞增殖症。在 20 世纪初期，科学家们逐渐认识到功能失调性子宫出血与卵巢多囊样卵泡相关，因此，推荐行双侧卵巢部分楔形切除作为治疗方法。1926 年，在啮齿类动物中证实，从妊娠女性尿中提取的促性腺激素可以促进卵巢多囊样改变。这个结果表明，垂体前叶激素的异常分泌可能会导致卵巢形态学的改变。随后 1935 年，Stein 和 Leventhal 将高雄、闭经、不孕和经典的多囊卵巢作为一组综合征进行了描述，并以他们两人的名字进行命名，称为 Stein-Leventhal 综合征。随着对这个疾病发病机制的研究及相关报道的逐渐增多，人们对它的认识也越来越深入，它的名称逐渐被更学术更专业的多囊卵巢综合征（polycystic ovary syndrome，PCOS）所替代。

经过几十年的演变，目前多囊卵巢综合征是指一组多系统生殖代谢性疾病的总称，并且在未来的几年内会得到进一步的证实。PCOS 主要的临床表现是高雄激素血症、月经失调及由此导致的不孕。有以上症状的女性卵巢呈多囊样改变，符合特定的解剖学特点，可以通过超声影像进行确诊，然而有一些女性虽然卵巢呈多囊化，但缺乏相应的临床表现。相关的代谢功能障碍包括胰岛素抵抗、血脂异常，以及在美国患病率逐渐增加的肥胖。人们普遍认为是由于 PCOS 患者下丘脑 - 垂体 - 卵巢 - 肾上腺功能紊乱，而导致这些代谢异常性临床表现。这些因素导致各种临床症状，增加了健康的远期风险，同时也是 PCOS 患者治疗的靶向目标。

一、流行病学

（一）发病率

据统计，育龄期女性 PCOS 的发病率在 4%～12%，是女性最常见的生殖内分泌疾病。PCOS 的发病率根据研究对象和诊断标准是否包含超声对卵巢的检测而有不同。在一例包含 277 名女性随机入职体检的研究中，PCOS 的发病率为 4.6%。在 11 例 PCOS 患者中，所有患者均有月经稀发，对其中 9 名患者的雄激素水平进行评估，8 例患者表现为高雄激素血症。这些结果证明了先前的报道，在多毛和月经稀发的患者中 PCOS 的诊断率明显升高。

在缺乏多毛症状的人群中，已被证实 PCOS 在不排卵的患者中有较高的发生率。在 206 例非多毛女性中，生化评估揭示了雄激素在 87% 的月经稀发患者和 32% 的闭经患者中有升高。与此相反，有报道显示无论患者是否有月经稀发、闭经或月经不规律，超声检查发现，多毛的女性卵巢呈多囊样改变。在这些女性中，循环中雄激素的水平的升高可能促进多囊卵巢的发展。这个观点我们在一项利用雄激素变性而导致典型的多囊卵巢改变的研究中得以证实。

尽管在有典型临床特点的患者中，可以利用超声证实多囊卵巢从而进一步确诊，然而小部分 PCOS 患者通过超声监测有规律地排卵及正常卵泡发育。而且已经被明确证实，在无高雄激素血症病史且正常排卵的女性中也有多囊卵巢的发生。在一项针对 104 名年轻丹麦女性多囊卵巢患者的研究中发现，只有 43 名女性有符合 PCOS 诊断标准的症状。有 58% 的多囊卵巢患者缺乏月经异常和高雄激素血症的表现。同样，在一个年龄组为 25～45 岁正常女性的大样本调查中发现，多囊卵巢是一个相对常见的表现。在

257名女性中，有32%合并多囊卵巢，占最大的比例，其中62%发生于25～30岁，这个比例随年龄的增长而下降（图22-1）。虽然多囊卵巢在正常女性中的生理机制还不清楚，但纵向研究表明，这些个体并不增加PCOS发生的风险。因此建立多囊卵巢综合征的诊断主要依靠临床表现，多囊卵巢的形态学改变对这个疾病并不一定特异。

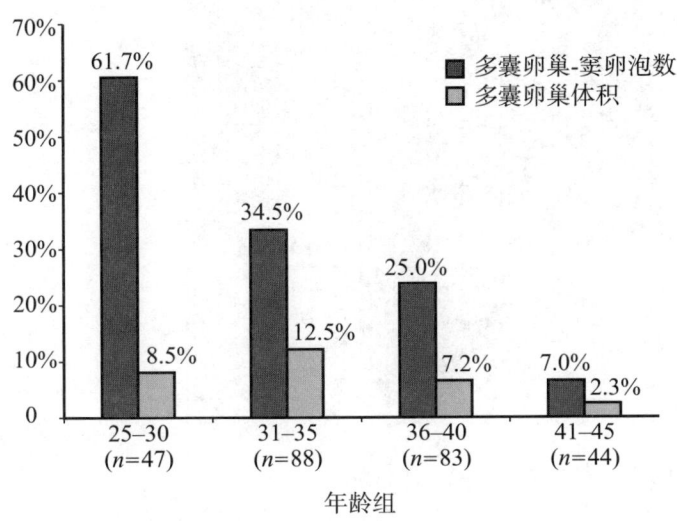

图22-1 根据鹿特丹标准按照年龄进行分组，符合多囊卵巢的窦卵泡数（AFC）和体积（vol）的百分比

［摘自Johnstone EB, Rosen MP, Neril R et al. The polycystic ovary post-Rotterdam: a common, age-dependent finding in ovulatory women without metabolic significance. J Clin Endocrinol Metab, 2010（95）：4965－4972.］

（二）家族性倾向

PCOS具有家族性倾向已经被充分证实。而且，许多研究已经提到PCOS在一级亲属间的发病率。根据文献报道，基于高雄激素血症、不排卵及多囊卵巢等临床证据和实验室确诊指标，姐妹和母女间的PCOS倾向明显高于对照组。在一项针对80例患者的115个姐妹的研究中表明，PCOS在生育年龄的姐妹间发病率为22%，而另外24%的女性伴有高雄激素血症。进一步的研究表明，PCOS在姐妹间的发病率为32%～66%，在母女间的发病率为24%～52%。与此相反，在一个土耳其的研究中，PCOS在姐妹和母女间的发病率分别只有16%和8%。在多数研究中，胰岛素抵抗和糖耐量受损的发生率，在有血缘关系组要明显高于正常对照组。

虽然POCS患者男性兄弟的表型尚不清楚，但在一级男性亲属间循环系统中脱氢表雄酮硫酸盐（dehydroepiandrosterone sulfate, DHEA-S）的水平明显高于体重指数（body mass index, BMI）匹配的对照组。血清睾酮（testosterone, T），性激素结合球蛋白（sex hormone binding globulin, SHBG），黄体生成素（luteinizing hormone, LH），以及促卵泡生成素（follicle stimulating hormone, FSH）在两组间无明显差异。

总而言之，这些结果都提示PCOS患者的一级亲属发生PCOS的风险要明显增高。研究结果支持高雄激素血症的遗传学基础，可能是，或至少部分是，这个疾病的家族性聚集的原因之一。

二、临床表现

（一）多毛

PCOS患者最特异和最显著的临床特点是多毛，多毛程度从轻到重，各有不同。毛发生长的速度在临床上很重要，根据功能上的不同，毛发的生长速度也各有不同，但是过度生长的浓密的深色毛发，经常提示雄激素的作用。PCOS患者毛发多集中在脸颊、上唇、下巴，甚至延伸到颈部（图22-2）。多毛的患者可能伴随阴毛向脐周生长，甚至体毛延伸至四肢，腹部两侧和背部，尽管这些区域并没有被认为是体现两性特征的特定区域。严重的病例可以见到胸毛。进展性雄激素过多症可能与暂时性脱发和男性型斑秃有关。

在PCOS患者中，多毛的程度与血清雄激素水平相关。然而不同种族个体间毛发生长程度不同，因此这也是导致世界各地PCOS发病率略有不同的原因。另外一些其他因素也可能会影响雄激素的活性，例如甲状腺功能减退和肥胖也可以引起毛发过度生长。这些情况与性激素结合球蛋白（sex-hormone binding globulin, SHBG）的降低从而导致游离睾酮活性升高相关。独立的SHBG等位基因编码区序列的变异性，已经在一名孕期重度高雄激素血症的杂合女性身上得以验证。该患者血清SHBG的水平仅仅能检测到，而非蛋白结合的睾酮浓度明显高于正常对照人群。等位基因编码的单核苷酸多态性发生错义突变，从而允许正常甾体激素绑定，导致糖基化异常,血清SHBG下降。

（二）月经不调

PCOS患者月经功能紊乱最初被描述为不规律

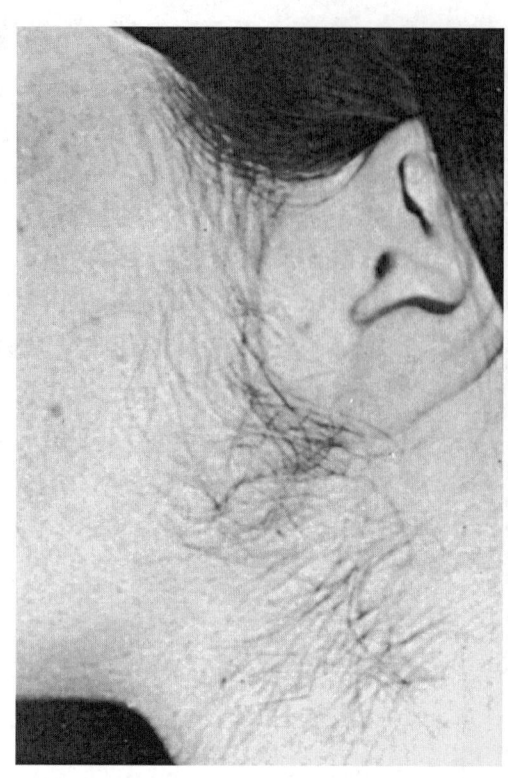
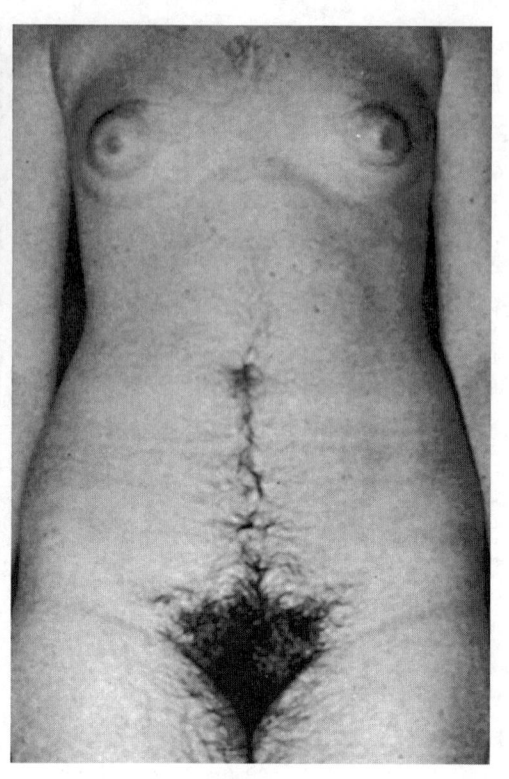

图 22-2　一个中重度多毛的年轻女性。注意毛发呈男性样分布

的，稀发的或缺乏周期性出血。这种出血的形式类似于绝经期的不规律出血或周期性月经尚未建立时。在一些女性中，慢性不排卵的症状在青春期前发生。但这种情况并不常见，长时间大量的出血需要引起注意，有子宫内膜增生，甚至子宫内膜癌的可能。有约 20% 的女性完全无月经，然而其中的 5%~10% 的患者证实有规律排卵。在有规律月经周期的 PCOS 患者中，正常排卵的比例明显升高，但不能因此排除 PCOS 的诊断。据报道，一些 PCOS 女性在生育年龄晚期月经开始规律，其原因不明。有规律月经周期的老年 PCOS 患者，与年龄匹配的持续不排卵的 PCOS 患者相比，窦卵泡数更少，FSH 值更高，雄激素水平更低。是否是窦卵泡数的改变或卵巢内分泌功能的改变导致高龄 PCOS 患者排卵，目前原因尚不可知。

（三）卵巢的形态

典型的 PCOS 患者有增大的卵巢，伴周围大量的小窦卵泡，卵巢中心间质增生（彩图 58）。然而引起这种形态学变化的原因却并不完全清楚。有学说认为，正常卵泡的发育似乎发生在中期卵泡之前，在这之后发育停止，大多数卵泡逐渐发生闭锁。但卵泡达到中期卵泡阶段，颗粒细胞层逐渐退化，整体结构呈现一个薄壁的囊状。相反，由于雄激素产生增多，可导致环绕卵泡的颗粒细胞层明显增生增厚（彩图 59）。然而卵泡发育在中卵泡阶段休眠，但不一定立即发生闭锁。在未予刺激的 PCOS 患者的卵巢颗粒细胞中，生存能力检测显示，在大量激素刺激下存活下来的健康细胞明显多于正常女性。因此提示 PCOS 患者大部分卵泡并未凋亡，并且保持了足够的功能性。这些结果与近期的一项研究相符，这个研究证实，PCOS 患者颗粒细胞细胞核凋亡降低，与正常细胞相比，抗凋亡蛋白和基因的表达升高。当结束中卵泡休眠之后，卵泡液逐渐增多，卵泡腔逐渐增大，从而出现典型的囊性卵泡。当卵泡增大的时候，颗粒细胞层逐渐退化变薄。

PCOS 患者卵巢的卵泡不仅在组织形态学上与正常卵泡不同，而且无论初级卵泡、次级卵泡还是成熟卵泡，在数量上均是正常卵巢 2~3 倍。无论是卵巢本身卵泡数增多还是由于细胞程序化死亡减少，这些都没有系统性研究结果。在对多囊卵巢经典的描述中，卵巢中心的间质异常增生，占卵巢髓质至少 25%。这些增生的间质可能替代卵巢周围的囊性卵泡。

多囊卵巢形态发生的机制尚未明确,但是根据先天性肾上腺增生和产生雄激素的卵巢肿瘤等导致女性高雄激素血症的疾病,所致卵巢的形态学变化,提示过量的雄激素可能作用于卵泡的生长发育。特别是,已经证实在长期雄激素作用下,男性向女性变性的过程中,会出现多囊卵巢。对于非人类的灵长类动物,给予皮下埋置释放雄激素治疗,可以观察到卵巢增大,卵泡数增加。原位杂交结果显示,雄激素受体(androgen receptor,AR)mRNA 主要表达于健康的小卵泡和中卵泡,而非大量的排卵前卵泡。而且,发现 AR mRNA 多与 FSH 受体共同表达,并且睾酮治疗可以增加 FSH 受体 mRNA 的表达。

同时也有证据表明,抗苗勒管激素(anti-müllerian hormone,AMH)可能参与多囊卵巢的形态发生过程。AMH 是颗粒细胞产生的,最初其 mRNA 的表达是在原始卵泡中检测到的。随着卵泡的发育,AMH 的浓度也逐渐增加。在大的窦前卵泡和小的窦卵泡中表达量最高。此后 AMH 的表达逐渐减少,在窦卵泡晚期,排卵前卵泡或黄体期均检测不到它的表达。我们推测 AMH 有 2 个潜在的功能。首先,AMH 可能通过抑制原始卵泡募集而阻止其进入生长卵泡池,从而防止卵巢早期损耗。其次,AMH 可能降低卵泡对促性腺激素刺激的敏感性,从而控制排卵前大的窦前卵泡和小的窦卵泡的数量。这些关于 AMH 的假设与之前报道的结果吻合,AMH 在 PCOS 患者窦前卵泡和早期窦卵泡中的表达均低于正常对照组。而且,PCOS 患者和正常女性小窦卵泡数量与循环中 AMH 的水平成正比。由于这两个功能对于卵泡生成十分重要,因此,研究 AMH 的调控对于理解其作用机制至关重要。然而至今为止,颗粒细胞调控 AMH 生成的机制尚不清楚。

多囊卵巢的超声检查特点(图 22-3)。在 2003 年荷兰鹿特丹专家共识中提到,多囊卵巢被描述为一侧或双侧卵巢有 12 个以上的卵泡,或卵巢体积>10cm³。这个描述应该与低促性腺激素性功能减退恢复后的卵巢超声影像相鉴别。在这些患者中,常伴有多发小窦卵泡的发育,与多囊卵巢的形态学类似。在进行诱导排卵的女性中,由于卵巢的刺激,有多个卵泡形成。因此,要结合临床特点,分析多卵泡的卵巢或多囊卵巢的原因。

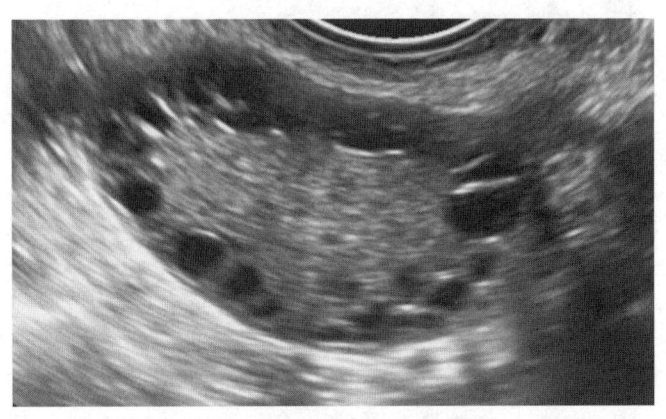

图 22-3 多囊卵巢的超声检查

(Dr. G.Garzo 提供)

(四)肥胖

关于 PCOS 的临床特点,早期研究已经证实,超过 50% 的患者都伴有肥胖。然而流行病学证据表明,肥胖的比例远远高于这个值,至少在美国,就高于之前所述的 50%。与非 PCOS 患者相比,PCOS 患者的肥胖主要表现为上半身肥胖或向心性肥胖,伴随腰臀比的明显升高。这种脂肪的分布形式学名叫作"安卓肥胖",在其他例如高雄激素状态、糖尿病或高脂血症中也能见到。特别是以内脏型肥胖为主,而非四肢型肥胖,与胰岛素抵抗患者的脂肪分布不同。相反,女性的肥胖主要以髋部、臀部和大腿的脂肪堆积为主。至于 PCOS 的患者本身是否具有肥胖的倾向还不明确。有报道认为 PCOS 患者餐后产热量减少,因此可能,至少在一定程度上,会导致体重增加。然而 PCOS 患者剩余能量的消耗与体重匹配的正常对照组相同,这说明增加卡路里摄取和减少总能量消耗的相对差距。

(五)胰岛素抵抗

已有数据证明,PCOS 患者的胰岛素抵抗及代偿性高胰岛素血症是这个疾病导致的结果。据报道 PCOS 患者胰岛素抵抗的发生率在 20%~40%。胰岛素抵抗在肥胖的人群中很常见,这也许能部分解释其高发病率的原因。虽然如此,不考虑肥胖的因素,PCOS 患者也会发生胰岛功能受损。虽然发生胰岛素抵抗的程度一般较轻,但是葡萄糖耐受不良及随之发生的糖尿病的发病率分别高达 31% 和 7.5%。而且,这些患者发展为糖尿病的速度都相对较快。一般来说空腹血糖无明显异常,而餐后葡萄糖摄入功能障碍可能导致严重的周围性胰岛素抵抗。

患PCOS的女性不仅本人易发生胰岛素抵抗和患糖尿病的风险增加，而且证据表明，她们的一级亲属也容易发生糖代谢和胰岛素分泌异常的疾病。重要的是，这个易感人群还包括她们的兄弟姐妹。除了糖尿病的风险增加，有直接证据表明，胰岛素抵抗可能会加重PCOS患者的临床症状。使用降胰岛素类药物可以提高胰岛素敏感性，降低雄激素水平，对于部分而非全部PCOS患者还可以恢复排卵。胰岛素抵抗也可能导致PCOS患者代谢功能紊乱，包括脂质异常倾向增加。通过给予降低胰岛素类药物治疗或降低体重，从而使中心性肥胖向周围型转变，这更好地解释了胰岛素抵抗与内脏脂肪分布的关系。

随着研究时间的累积和临床研究过程中的复杂性，PCOS患者胰岛素抵抗的发现和研究也在不断获得进展。相比之下，临床中胰岛素抵抗的确诊却越来越困难，因为大多数患者空腹血糖正常，而且循环中胰岛素水平升高的现象并不常见。因此，尚缺乏有效且方便的筛查方法，从而决定循证医学的治疗方式。

（六）痤疮和黑棘皮症

由于雄激素产生增加刺激毛囊皮脂腺过度分泌，PCOS女性很多伴有皮肤油脂增加。然而痤疮既与PCOS患者皮脂腺活性增加无关，也与卵巢产生的雄激素增多无关。因此，作为一种独立的症状，痤疮不应该被认为是PCOS患者的标志。

可能黑棘皮症更为常见，其在高雄激素血症女性中的发生率为5%~50%，并且与高胰岛素血症的出现和敏感性相关。这种皮肤状况特点呈现对称性的，均匀斑片状的色素沉着，主要出现在颈后部，以及身体容易摩擦的区域，如皮肤皱襞；以及承受压力的表面，如指关节和肘关节部分（彩图60）。黑棘皮症起源于上皮角化过度和皮肤成纤维细胞增生。虽然色素沉着明显增加，但没有证据表明黑色素细胞或黑色素沉积的增加。黑棘皮症被认为是胰岛素抵抗和成年人糖尿病的潜在标志。血清高胰岛素的降低与皮肤变黑区域的缓解有关。

（七）不孕

PCOS患者一个现实的问题就是，大部分患者将来要面对不孕的问题。准确来说，这个疾病导致不孕最主要的问题是排卵障碍。有证据表明，PCOS患者有很高的自然流产率，但其机制不明。在小样本研究中提示，PCOS在复发性流产的患者中的发病率为56%。随后。在一个大样本的研究中观察到，在复发性流产的患者中，多囊卵巢的形态并不能预测流产的发生。关于PCOS患者复发性流产及其潜在的机制，仍然需要进一步研究。

三、青春期PCOS

（一）青春期卵巢形态

在早期的一项针对青春期人群PCOS发病率的研究中显示，119个女孩中有28%一侧卵巢中有10个或10个以上的窦卵泡。近来，在澳大利亚的一项对230名青春期女性的研究中证实，窦卵泡的中位数是11，四分位区间是7~14。同时，这个回顾性分析显示，利用鹿特丹标准判断，有35%的女性有多囊卵巢。

在月经周期规律且无多毛的青春期女性中，按照旧标准判断，有9%的女性为多囊卵巢。随后，以鹿特丹标准，利用超声对74名非肥胖，伴有规律月经周期且无高性激素证据的女孩进行诊断，多囊卵巢的发病率为34%。类似的研究表明，在20例初潮后有规律月经并排除高雄激素血症的女性中，多囊卵巢的发病率为40%。总而言之，数据显示多囊卵巢在正常的青春期女性中普遍存在，但是由于数据样本量的限制，其精确的比率不清。即便如此，在青春期女性中的高发病率与之前报道的在正常年轻成年人中的发病率基本类似。

关于青春期PCOS女性卵巢形态的报道有限。Ibanez等发现，在有雄激素过量或月经不规律的青春期女性和年轻女性中，38%伴有多囊卵巢。在伴有月经稀发和多毛的青春期PCOS女性中，也有类似的报道。在这些患者中，多囊卵巢的发病率为35%。

近期，Brown及其团队在正常高中女生及青春期PCOS患者中研究卵巢形态，根据多毛和月经稀发诊断PCOS。采用磁共振检查发现，在21个正常女性中有17个人（81%），每侧卵巢有12个或12个以上的窦卵泡（图22-4）。在21个正常的青春期女性中，有5例卵巢体积>10 ml。在19个PCOS女孩中，每一个都通过窦卵泡计数和卵巢体积诊断多囊卵巢。因为这个研究中的样本量较小，因此这些结果之间的差异可能与磁共振技术及其对小窦卵泡的可视性相关。在这个样本中，磁共振与超声对卵巢诊断的差异没有被考虑进去。

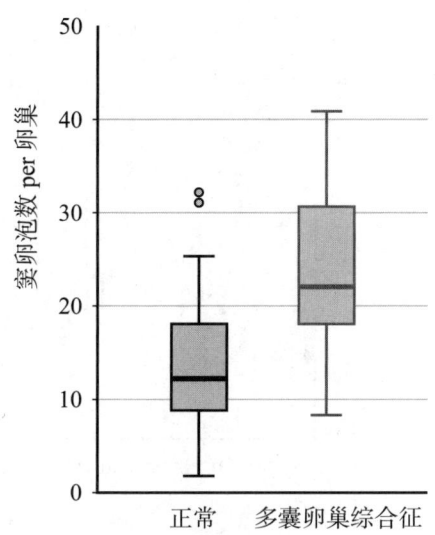

图 22-4　图显示正常的和患 PCOS 的青春期女性，利用磁共振计数每个卵巢的窦卵泡数。水平的短线显示第 5~95 百分位，盒式图显示第 25~75 百分位。每一个盒子上的水平线对应中位数。O：代表超过第 95 百分位的值

［摘自 Brown M, Park A, Shayya R,M, et al. Detailed morphometric analysis of the ovary in adolescent girls with polycystic ovary syndrome and age-matched controls. J Magn Reson Imaging. Jan 4. doi: 10.1002/jmri.23992.（Epub ahead of print）2013.］

月经不规律的青春期女性中，多囊卵巢的发病率很高。研究显示，伴有月经稀发的非肥胖的青春期女性，多囊卵巢的发生率为 45%。同样的，在伴有月经不规律的健康女孩中，41% 经超声提示为多囊样改变。后续的研究表明，2~7 年后多囊卵巢的发病率有上升，但是不排卵的比率无明显变化。相反，对于同时合并 LH 水平升高、卵巢增大的月经稀发的女性，在纵向随访的过程中，40% 自然恢复卵巢大小和功能。这些结果指出，多囊卵巢在月经周期异常的青春期女孩中很常见，而且如果月经不规律的现象一直存在，卵巢形态恢复至正常的可能性很低。

（二）临床表现

典型的 PCOS 症状的出现，与青春期发育的改变潜在一致（见第 18 章）。PCOS 的出现一般可以追溯到青春期，表明这个疾病可能与在青春期出现并且调节青春期过程的因子的表达相关。因为在青春期月经周期本身就不规律，所以在这一时期仅仅依靠这一特征诊断是较为困难的。而且，因为认识到部分 PCOS 女性可能有正常的排卵功能，所以有规律的周期性出血并不能排除青春期 PCOS 疾病。青春期 PCOS 女性早期检测主要依靠高雄的症状，例如多毛和痤疮。肥胖患者的代谢生殖异常，是否与高雄激素血症有关目前还不确定。SHBG 的减少与肥胖直接相关，从而引起游离睾酮水平的升高。而且肥胖的青春期女性，特别是证实有黑棘皮症的，多伴有胰岛素抵抗及代偿性高胰岛素血症，已知高胰岛素血症可以抑制 SHBG，并可能导致卵巢产生过量的雄激素。超声下多囊卵巢的影像当然可以证实这个诊断。但是由于和阴道超声相比，腹部超声的局限性，以及肥胖本身为超声检查增加的困难，导致超声诊断的不确定性。

大量研究表明，患有 PCOS 的青春期女性循环中雄激素水平和 LH 水平均升高。既往的研究显示，雄激素过多类似于 PCOS 的女孩，显示出的促性腺激素分泌的模式，类似于那些在成年患者中发现的模式。血清 LH 浓度的增加伴随着脉冲频率和幅度的增加。此外，血清睾酮和雄烯二酮水平升高。24h 的 LH 脉冲分泌的研究表明，与正常同龄对照组相比，初潮前雄激素过多的女孩在清醒状态表现出较高的 LH 水平，然而在睡眠状态这种增加的幅度变小。在初潮之后，LH 脉冲活性在清醒状态下增强，而在睡眠状态下脉冲频率减慢（图 22-5）。与初潮后的健康女孩相比，高雄激素血症的女孩在清醒状态下，LH 水平升高，脉冲频率增加，而在睡眠状态下，LH 脉冲频率增加尤为显著。因此，初潮建立后的正常对照组的促性腺激素分泌模式与更年轻的初潮前的高雄状态女孩类似。这些结果表明，高雄状态的青春期女孩神经内分泌的转化要快于正常对照组。而且这些数据提出了一个问题，即在高雄状态与对照组青春期女性间，LH 升高的水平和脉冲频率，是否有年龄上的差异。

（三）肥胖的作用

最近有关于青春期肥胖对雄激素水平和促性腺激素分泌的作用的研究。在一个横断面研究中，McCartney 等证明青春早期的肥胖女孩，血清睾酮水平明显高于非肥胖对照组，并伴随循环中 LH 浓度的降低。而且，与正常体重的对照组相比，肥胖女孩显示出高胰岛素血症，且 HOMA 值升高。这也从一定程度上解释了高雄激素血症在血清低 LH 患者中出现的原因。连续监测青春早期女孩每日的睾酮及

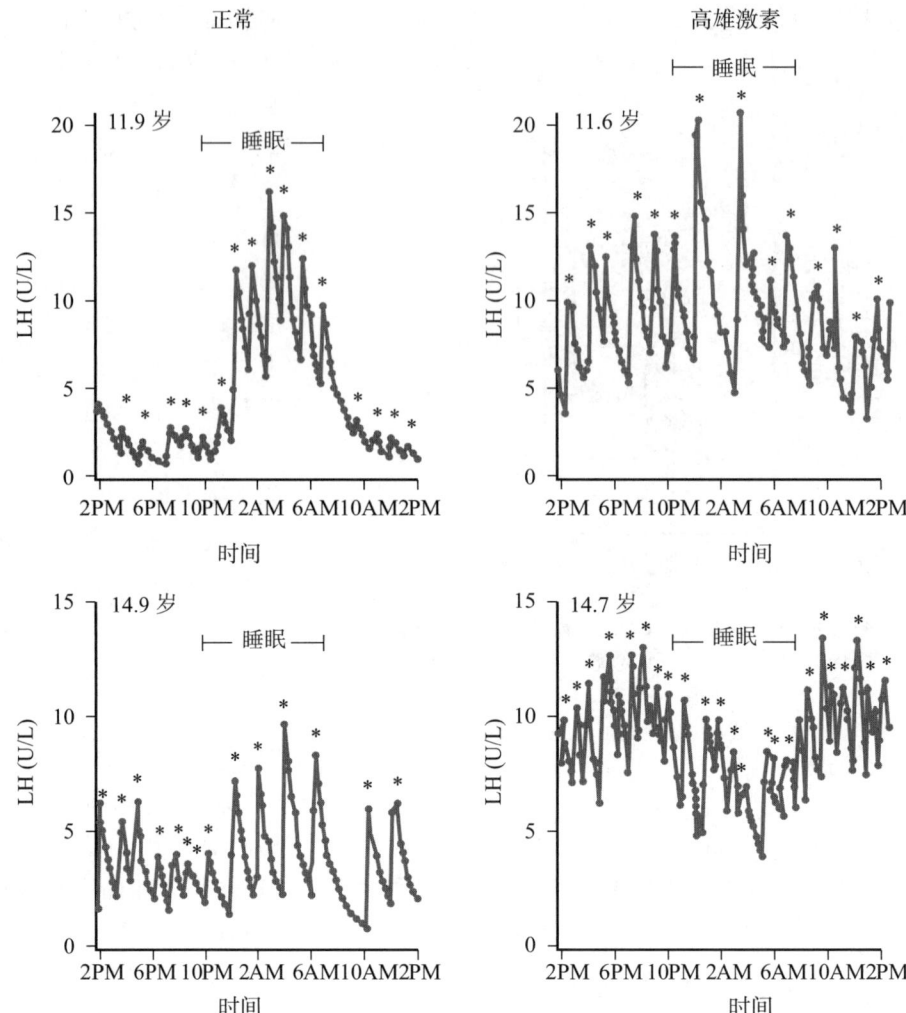

图22-5 初潮前和初潮后高雄激素女孩（右）24h脉冲黄体生成素模式，以及两个发育匹配的健康女孩（左）。星号表示明显差异。开放的标尺表示睡眠周期

[摘自 Apter DA, Butzow J, Laughlin GA, et al. Accelerated 24-hour luteinizing hormone pulsatile activity in adolescent girls with ovarian hyperandrogenism: relevance to developmental phase of polycystic ovarian syndrome. J Clin Endocrinol Metab, 1994（79）: 119–125.]

孕酮变化发现，这两种激素均在夜间下降，而在清晨升高。两种激素的增加量在非肥胖组有明显差异，但是在肥胖组无统计学意义，可能与样本量过少有关。无论如何，孕酮在肥胖女孩中的升高水平与青春早期LH水平的降低有关。

这个想法与GnRH脉冲的产生导致孕酮的负反馈有关。正常成年女性，孕酮的产生可以抑制LH的脉冲频率，而在PCOS女性LH的分泌无明显变化。当利用抗雄激素药物进行雄激素阻断后，使用孕酮可以减少LH的快速释放，从而提示高雄激素血症可能与LH分泌增加有关。这个假说表明部分青春期PCOS女性应用孕激素治疗并不能降低LH的释放速度。

一个针对青春期非肥胖和肥胖女孩连续24h监测LH分泌的实验，为此提供了强有力的证据。青春早期（Tannery分期1~3期）非肥胖女孩LH 24h释放模式，表现为在睡眠状态释放的要多于清醒状态。LH在夜间上升，清晨下降，与血清孕酮的升高有关。相反，肥胖女孩LH的分泌与睡眠—清醒周期无关，也与循环中孕酮的水平无关。随着进一步发育（Tannery分期3~5期），青春期女性白天和夜间LH分泌的增加要高于非肥胖组，尽管脉冲振幅还是在非肥胖女性中更明显。LH在肥胖组的分泌模式与PCOS患者类似。相似的结果在青春早期LH分泌的研究中也有报道。Tanner分期3期体重正常的女孩，睡眠状态下循环中LH的升高程度明显高于肥胖组。

因此在没有高雄激素血症的女性，青春早期LH分泌的减少可能是导致这个阶段肥胖的原因。然而一般来说，肥胖会加速青春期，或者说导致年轻女性早熟。在这种情况下，青春早期促性腺激素的分泌是与肥胖相关的另一个因素。

（四）月经稀发和PCOS风险

据估计在初潮后月经不规律的女孩中，50%月经稀发的患者中血清LH水平的升高，与循环中雄激素的轻度升高有关。而且，多次取样调查研究表明，这些人LH释放速度升高，提示PCOS的可能。值得注意的是，在一个对月经稀发的女孩长期随访的研究中发现，那些血清LH正常的最终发展为排卵功能正常，与之相比，在LH水平升高的人中，有一半以上伴有促性腺激素持续异常以及高雄激素血症。这些有趣的发现表明，在缺乏高雄激素明显表征的情况下，青春早期的月经稀发可能与PCOS的内分泌表型有关。LH和雄激素短暂的自然升高是否表示正常的下丘脑-垂体发育还有待确定。

（五）异常的代谢功能

与成年人类似，高雄激素的女孩，或者说青春期PCOS女性，胰岛素对葡萄糖负荷反应异常。相应的对24h胰岛素释放模式的评估揭示，高雄激素血症的女孩比正常对照组释放更多的胰岛素，而IGFBP-1的释放正相反。脉冲式的生长激素的分泌在青春期PCOS患者中无变化。高雄女孩的脂质特点表现为低密度脂蛋白（low-density lipoprotein cholesterol，LDLC）与高密度脂蛋白（high-density lipoprotein cholesterol，HDLC）的比值升高，并伴随SHBG降低。以上数据表明，这些女孩的任何长期健康风险在早期生育年龄就已经开始建立。

（六）青春期前的特点

据报道，阴毛出现早的女孩青春期后发生功能性卵巢高雄激素血症和多囊卵巢的风险增加。而且出生体重的减少也与随后的高雄激素血症和高胰岛素血症的进展有关。就如在成年早期和成年晚期研究的报道所示，儿童低出生体重和胰岛素抵抗的关系，将持续在整个生命中。这个关系可能与这个人群PCOS发病机制相关。低出生体重通常与胎儿肾上腺发育不全和相对较低的血清DHEA-S水平相关。DHEA-S分泌也可作为肾上腺功能的标志，它是独立的、先于性腺功能发育几年的。研究证实，在出生体重不同但后期增长相同的兄弟姐妹间，低体重的比正常体重的有更高的DHEA-S水平。因此，按照假设，胎儿的生长可以调节肾上腺功能，随后的DHEA-S的增加反映了这些儿童肾上腺功能的亢进。雄激素合成的增加，可能会发动PCOS生理性特点改变的周期。高胰岛素血症和胰岛素抵抗可以促进有PCOS风险的青春期女孩雄激素的产生，从而进一步证实了这个假设。而且循环中胰岛素水平的升高以及相应SHBG水平的降低，增加了游离睾酮上调的可能性。

初潮后伴有高雄的女孩，其高胰岛素血症与青春期暂时性生理性胰岛素抵抗相关，这对于PCOS的发生非常重要。青春期阴毛早现可能会增加青春期后PCOS的风险，而且青春期前暴露于雄激素下可能会引发这个疾病的特性。在一项非人灵长类动物的研究中，给1岁的青春期前的雌性恒河猴埋植缓释睾酮的硅胶，使循环中睾酮升高4倍。这个诱导产生的高雄激素水平持续在整个研究过程中。当这些恒河猴5岁刚刚开始成年，给予睾酮处理的，在早卵泡期LH脉冲频率明显升高。虽然胰岛素抵抗无差异，但是通过磁共振检查发现卵巢有多发卵泡形成。与对照组相比，排卵率无差别。这些结果表明，在青春期发育过程中，暴露于过量的雄激素的刺激下，可能会驱动神经生殖轴的变化，类似于那些成年早期的肥胖的高雄激素血症的女孩，以及PCOS患者的特点。而且结果表明，青春期前的下丘脑-垂体-卵巢轴，易受内分泌损伤的影响，例如过量的雄激素。

（七）胎儿倾向

已有研究证实，成年的雌性恒河猴，如在宫内时暴露于与雄性水平相同的过量的雄激素作用下，将表现出LH分泌升高，胰岛素分泌受损，高雄激素血症性不排卵，卵巢增大且多囊卵巢。当在宫内妊娠不同时期给予高浓度雄激素刺激时，在成年雌性山羊中也得到类似的结果。这些结果推导出一个假设，PCOS的临床表型是妊娠期间宫内雄激素暴露的结果。据报道，在人类妊娠期母源性血清高浓度睾酮水平并不会给女性子代带来这些临床表型。但似乎会导致循环中SHBG的升高及胎盘芳香化酶代谢能力的增强从而抵消母源性产生的雄激素。宫内高雄激素血症的影响导致胎儿卵巢和肾上腺激素的产生。根据报道21-羟化酶缺乏的女性也可以表现为卵巢雄激素过量产生和多囊卵巢，这也进一步支持这个观点。还有一个可能性也存在，即雄激素在胎儿期的编辑，可能会预先选择个体发展为PCOS的不同临床特点。

四、生理性变化

(一) 下丘脑 - 垂体连接

在一个成年 PCOS 女性中，LH 的分泌被描述为与正常对照组相比，脉冲频率和振幅的增加，24h 血清浓度的升高，以及对促性腺激素释放激素（Gonadotropin releasing hormone，GnRH）刺激的反应增强（图 22-6）。LH 释放增加的机制并不清楚。PCOS 患者 LH 分泌的特点为脉冲频率增加，约 1h 释放 1 次。这种快速的 LH 的释放似乎不会被实验操作和生理性变化而改变。这些结果表明，下丘脑 GnRH 脉冲释放相应增加。在 PCOS 患者中，相对于异常促性腺激素的分泌，GnRH 的脉冲频率和促性腺激素反应性可能是重要问题。先前在啮齿类动物的研究中证实，LHβ 基因的表达与 GnRH 的快速分泌有关。GnRH 不仅可以驱动 LH 的释放，而且经证实在正常女性，可以增加垂体的致敏性，从而提高 LH 对 GnRH 刺激的敏感性。总的来说，这些发现得出这样一个结论：PCOS 患者分泌促性腺激素异常可能是下丘脑 GnRH 活性升高的结果。

在人类中，GnRH 刺激频率的逐渐增加导致了 LH 释放率及基础浓度的相应升高。GnRH 不足的女性，外源性补充 GnRH 的速度从每隔 90 min 增加到每隔 60 min，与血清 LH 的增加及脉冲振幅的改变无关，然而当每隔 30 min 给予 1 次 GnRH 会导致血清 LH 的升高及脉冲振幅的下降。随着下丘脑释放 GnRH 的持续增加，间隔 1h 的 LH 脉冲频率是生理性脉冲的极限，更频繁的脉冲在女性中不会发生。在晚卵泡期及月经中期正常排卵的女性，以及绝经后的女性，已被证明 LH 脉冲的频率接近每次 60min。此外，以往的研究表明，从胎儿和成年人的内侧基底下丘脑释放 GnRH 的周期约为 1h。因此，PCOS 患者分泌促性腺激素脉冲的速度和频率，可能是由下丘脑 GnRH 的活性所决定的。然而，除了对 GnRH 的必要所需，LH 对 GnRH 的反应及 LH 脉冲振幅的最大增加程度，可能依赖于其他因素。

有研究表明，与这种疾病相关的慢性雌激素分泌正反馈效应，通过对 GnRH 促性腺敏感性的直接影响，又或者通过促进 GnRH 脉冲频率的间接影响，可能导致 LH 的增加。在体外实验中，雌激素已被证

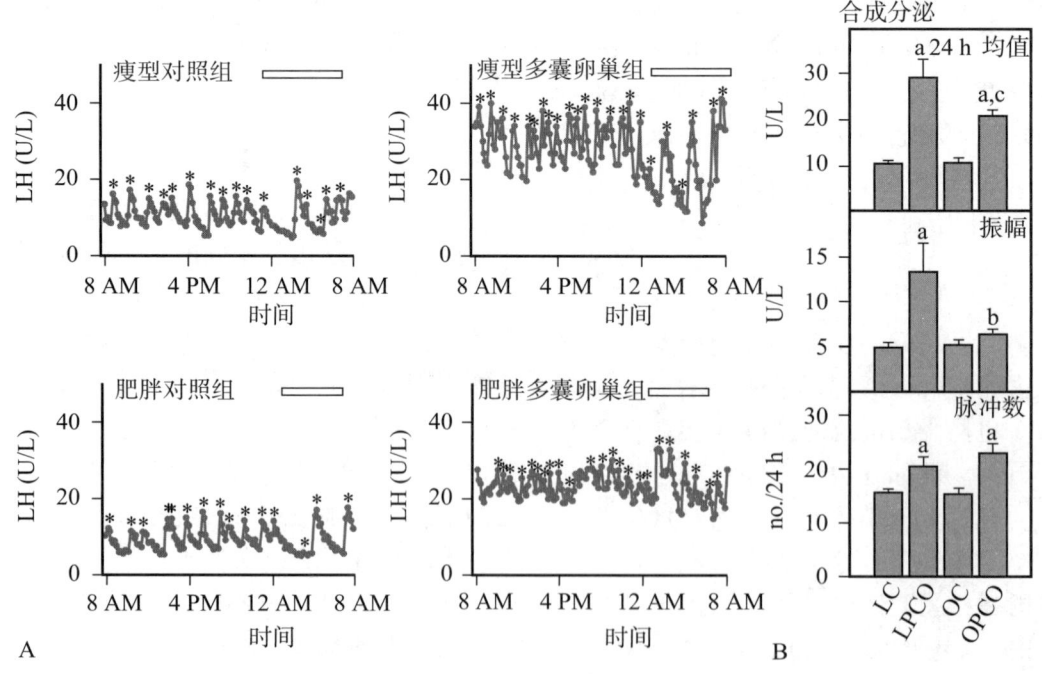

图 22-6 A. 在月经周期的卵泡期，瘦型和肥胖的对照组和 PCOS 女性中，典型的黄体生成素 24h 脉冲模式。星号代表 LH 脉冲。开放的标尺表示睡眠时间。B. 24h LH 水平，脉冲振幅及脉冲频率的均值 (± 标准差)，瘦型和肥胖的 PCOS 患者 (LPCO，OPCO) 及她们相应的对照组 (LC，OC)

每组例数 $n = 8$
a. 与对照组相比 $P < 0.001$；b. 与瘦型组相比 $P < 0.001$；c. < 0.001

[摘自 Morales AJ Laughlin CA, Butzow T, et al. Insulin, somatotropic, and LH axes in lean and obese women with polycystic ovary syndrome: common and distinct features. J Clin Endocrinol Metab, 1996 (81): 2854 - 2864.]

明能增加个体的促性腺激素对 GnRH 的反应，与正常的妇女接受苯甲酸雌二醇后 LH 对 GnRH 反应放大的结果相一致。虽然对于 PCOS 患者长期给予雌激素治疗并不能提高循环中 LH 的水平，也不能增加 LH 对 GnRH 的反应性。然而在动物实验中已经证明，雌激素可以增强 GnRH 脉冲频率并且提高 PCOS 患者血清 GnRH 的水平。PCOS 患者血清平均雌激素水平与 GnRH 脉冲频率显著正相关，从而证明雌激素在下丘脑发挥作用。

高雄激素血症作为 PCOS 患者 LH 分泌增高的一个潜在原因。体外研究显示，给予雄激素刺激会增加 GnRH 脉冲释放的活性。先天性肾上腺皮质增生症可导致高雄激素血症，这类患者血清 LH 水平升高，LH 对 GnRH 的反应性增强，但给予治疗后，可趋向正常，雄激素水平也会相应降低。反之在其他研究中，当给予雄激素处理时，并没有检测到 LH 的升高。给正常女性和 PCOS 患者短期注射雄激素并不能改变基础 LH 分泌水平。而且给正常人注射高剂量雄激素可能会导致血清 LH 水平的下降。

除了以上这些研究，其他研究表明，过量的雄激素产物可能对 PCOS 女性 LH 脉冲频率产生重要影响。单独补充黄体酮或者结合雌激素（口服避孕药）可以抑制 PCOS 患者和正常女性的 LH 水平及脉冲频率。与 PCOS 患者相比，正常女性 LH 降低的程度更显著，表明这是雄激素产物增加的结果。

在随后的研究中，在生理性雌、孕激素处理前，给予雄激素阻断药预处理，可以使 LH 脉冲频率恢复至正常（图 22-7）。这些结果表明，就像之前的研究所提到的，PCOS 患者循环中的高雄激素，可以防止雌、孕激素对 LH 脉冲释放的负反馈作用。而且，这种生理性相关性需要下丘脑 GnRH 活性的快速释放，而这种释放又受到卵巢激素的负反馈调节。

目前尚未证实胰岛素对 PCOS 患者 LH 分泌或 GnRH 刺激后 LH 分泌的持续性改变作用。PCOS 患者使用药物降低血清胰岛素水平，可以减少血清雄激素并降低一部分患者 LH 水平，但在另一部分患者中并未发现 LH 水平的改变。我们探讨了胰岛素对 PCOS 患者和正常女性促性腺激素分泌的作用机制。我们的结果表明在两组间，间隔 12h 注射胰岛素并不能改变促性腺激素的分泌和 LH 对 GnRH 的多发性刺激（图 22-6）。这也验证了之前的研究结果，即 PCOS 患者给予胰岛素治疗后，并不能持续改变 LH 分泌或 GnRH 刺激后 LH 的释放。而且，这个结果也解释了为什么 PCOS 患者给予降低胰岛素治疗后，血清雄激素水平下降而 LH 水平却没有改变。当然，这些临床试验也受到一些因素的潜在影响。第一，大多数的患者是肥胖的，最近的研究显示，在 PCOS 患者中肥胖与 LH 的分泌呈负相关（彩图 61）；第二，高胰岛素血症与这些女性 BMI 呈正相关；第三，PCOS 患者排卵的出现与 LH 降低至正常范围相关。

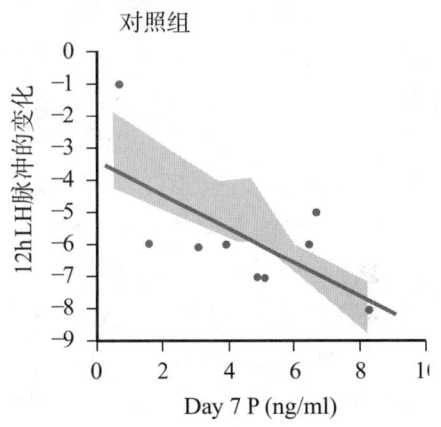

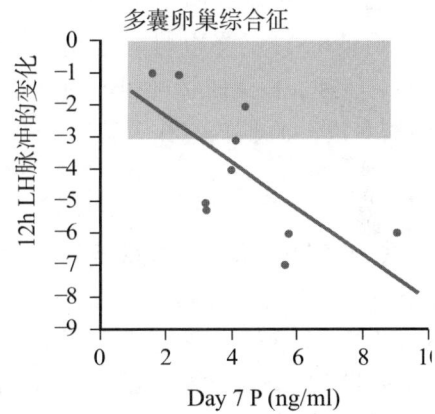

图 22-7　单独应用氟他胺治疗和同时应用雌二醇（E_2）及黄体酮（P）治疗 7d 后，黄体生成素脉冲频率的改变

数据显示的为给予氟他胺治疗及雌二醇和黄体酮治疗过程中，PCOS 患者和对照组血清平均孕酮的水平。阴影面积显示的是在缺乏氟他胺的统一流程中反应的范围。线性回归分析的斜率如下：对照组（应用氟他胺）：−0.53；对照组（未应用氟他胺）：−0.76；PCOS（应用氟他胺）：−0.72；PCOS（未应用氟他胺）：−0.07

［摘自 Eagleson CA, Gingrich MB, Pastor CL, et al. Polycystic ovarian syndrome: evidence that flutamide restores sensitivity of the gonadotropin-releasing hormone pulse generator to inhibition by estradiol and progesterone. J Clin Endocrinol Metab, 2000（85）: 4047–4052.］

最近，我们利用严格的统计学方法，再次分析 PCOS 和正常女性胰岛素合成基础 LH 分泌和 LH 对 GnRH 的反应之间的关系。在正常女性中，胰岛

素与LH水平呈负相关。相反，在PCOS妇女多变量模型中表明，胰岛素对基础LH和LH对GnRH剂量的反应有抑制作用。这些观察对于胰岛素在调节LH水平的作用提供了证据。

在一些癫痫患者或使用镇静药物治疗的女性中也会发现LH脉冲频率的升高及其他PCOS的临床特点。癫痫和癫痫发作状态之间的关系可能与兴奋性神经递质刺激相关，其受体存在于下丘脑核，并影响GnRH的释放。因此，癫痫活动的后果可能会导致GnRH激活和刺激PCOS患者LH分泌增加。除了改变LH分泌，多囊卵巢和高雄在治疗前后的癫痫患者中也有报道，这也更加明确了PCOS和癫痫的关系。抗癫痫药物包括丙戊酸钠，在治疗的过程中，导致过量雄激素产生或卵泡囊肿形成作用机制尚不清楚。

与正常女性月经周期的早卵泡期相反，PCOS患者垂体分泌LH及FSH降低。此外，FSH对GnRH刺激的反应在一些患者中减少，但并不是全部。尽管目前认为PCOS患者慢性雌激素分泌的负反馈效应是FSH减低的发病机制，但是其准确的、内在基础仍不清楚。血清FSH下降也可能影响下丘脑GnRH的活性。如前所述，GnRH脉冲频率的增加更倾向于LHβ基因的表达，而非FSHβ基因。

（二）卵泡膜细胞功能

PCOS患者最显著的临床特点是多毛，这是由于产生的过量雄激素造成的。卵巢及肾上腺都能促进循环中雄激素的产生。在PCOS患者血清中，起主要生物活性的雄激素、雄烯二酮和睾酮是由卵巢产生的，而DHEA是由肾上腺产生的。在多囊卵巢中，大量的窦卵泡被增生的卵泡膜细胞环绕，而这些卵泡膜细胞是产生雄激素的主要部位。有确凿证据表明，卵巢雄激素的大量产生是由于垂体分泌异常增多的LH作用于卵泡膜细胞导致的。PCOS患者LH分泌的增多表明，有可能存在其他雄激素产生过量的机制，包括卵泡膜细胞对LH的敏感性增加和共促性腺生长因子的增加。

体外实验已经证实，PCOS患者体外培养的卵泡膜细胞，在LH刺激后产生的雄激素水平明显高于正常女性。在这些研究中，PCOS患者卵泡膜细胞雄激素的产生速度要高于对照组，但两组的反应性基本类似，说明PCOS患者基础雄激素的水平就比较高。在临床上，通过GnRH激动药刺激卵巢产生雄激素，表明PCOS患者血清中17-羟孕酮和雄烯二酮的浓度显著高于正常妇女。两组间睾酮的反应性无差异。这些结果表明编码17-羟化酶和C-17-20-裂解酶活性的CYP17A1的过表达。此外，这些研究结果表明，PCOS患者雄激素的生产的差异可能在卵泡膜细胞中重新出现。为了进一步研究这个问题，在给予GnRH激动药处理前后分别检测PCOS和对照组激素对人绒毛膜促性腺激素（human chorionic gonadotropin，hCG）的反应，从而有效地抑制和消除基础LH的分泌和卵巢雄激素产生导致的差异。血清17-羟孕酮对hCG的反应不能被激动药治疗消除，进一步证明PCOS中雄激素对LH的反应性与卵泡膜细胞产生激素初始异常有关。

Rosencrantz和他的同事对PCOS患者和正常女性进行了剂量反应性研究，确定静脉注射多种剂量的hCG后卵泡膜细胞产生雄激素的情况。在PCOS患者中，17-羟孕酮对hCG反应性呈剂量依赖性增加，并高于正常妇女（图22-8）。未观察到反应曲线的变化，这表明卵泡膜细胞反应性更大，但对hCG的敏感性并不增加。尤其是，PCOS妇女雄烯二酮和睾酮反应的峰值出现在低剂量的hCG作用下，而在高剂量hCG作用下才能观察到17-羟孕酮的高反应。相反，在正常女性体内未观察到雄烯二酮和睾酮对hCG的反应。这些结果表明PCOS女性卵泡膜细胞对hCG的反应，要比正常女性更敏感。以往的临床研究已经表明，如果依赖于GnRH的17, 20-裂解酶活性缺乏，就会导致雄烯二酮的升高，而这种升高相对低于17-羟孕酮的升高。然而，后续的研究表明，PCOS患者卵泡膜细胞中放射性标记的孕烯醇酮，比正常女性更快地代谢为17-羟孕酮，孕烯醇酮和脱氢表雄酮，最终代谢为雄烯二酮。这些激素生成的增多伴随着胆固醇侧链裂解酶（cholesterol side-chain cleavage enzyme，CYP11A1）和3β, α-羟类固醇脱氢酶（3-beta, hydroxysteroid dehydrogenase, 3β-HSD）以及17β-HSD活性的增加，这反映了卵巢产生激素的整体上调。Δ-4, 7, 20-裂解酶活性的缺乏，可以部分解释，与PCOS女性显示的雄烯二酮和睾酮的水平相比，17-羟孕酮的不协调的剂量反应。在低剂量hCG作用下，产生的最小剂量17-羟孕酮以及雄烯二酮和睾酮的聚合物，伴随着Δ-5类固醇通路和3β-HSD酶的活性增强，共同促进PCOS卵

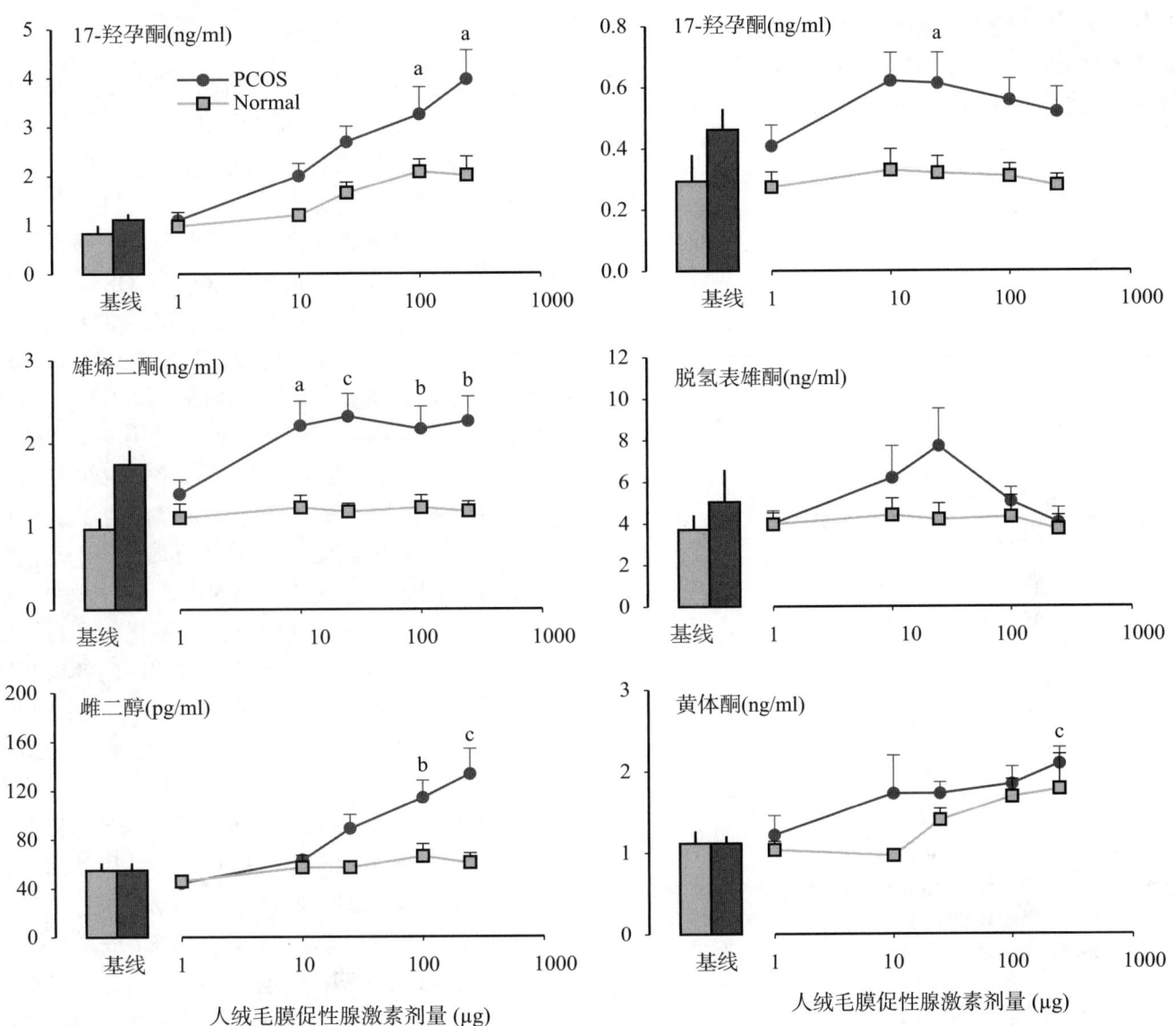

图22-8 均值（±标准差）多囊卵巢综合征和正常女性基础水平和分别给予静脉注射 1 μg，10 μg，25 μg，100 μg 及 250 μg hCG 24 h 后的 17-羟孕酮、雄烯二酮、睾酮、脱氢表雄酮、雌二醇及黄体酮的水平。采用线性混合效应模型（MMRM）重复测量分析，发现两组间 17-羟孕酮、雌二醇及黄体酮的水平均明显升高。而雄烯二酮只在 PCOS 患者中明显升高。对两组进行比较，17-羟孕酮和雄激素在 PCOS 患者中升高的程度更明显。血清中睾酮的反应虽然也强于对照组，但两组间缺乏统计学差异。根据线性混合效应模型（MMRM），当给予固定剂量的人绒毛膜促性腺激素（hCG）后，两组间的明显差异由 a（$P<0.05$），b（$P<0.01$）和 c（$P<0.001$）分别来显示

[摘自 Rosencrantz MA，Coffler MS，Haggan A，et al. Clinical evidence for predominance of delta-5 steroid production in women with polycystic ovary syndrome，J Clin Endocrinol Metab，2011（96）：1106-1113.]

泡膜的稳定性。在高剂量的 hCG 作用下，17-羟孕酮反应性增加，有可能与 17-羟化酶和 3βHSD 酶的过表达有关。

目前已经明确，LH 对于维持循环中雄激素的水平是必需的，然而内源性 LH 作用于卵泡膜细胞产生雄激素的机制还不清楚。为了明确这个问题，我们在使用 GnRH 拮抗药之前和使用之后 2d 分别检测给予静脉注射 hCG 后，PCOS 患者和正常女性卵泡膜细胞的反应。在两组中，拮抗药治疗明显降低 LH 水平，适度减少 FSH，并伴随基础雄激素水平的降低（图 22-9）。雄激素对 hCG 的反应在两组间也相应下降。然而在拮抗药治疗之前，两组的反应的增量倍数并没有差异。总体来说，这些结果表明，内源性促性腺激素的分泌有助于基础的雄激素分泌，即使促性腺激素

水平下降，依然能维持卵巢雄激素合成和对促性腺激素刺激的反应。这与PCOS患者初级卵泡膜细胞功能障碍导致卵巢产生过度的雄激素的原理相一致。

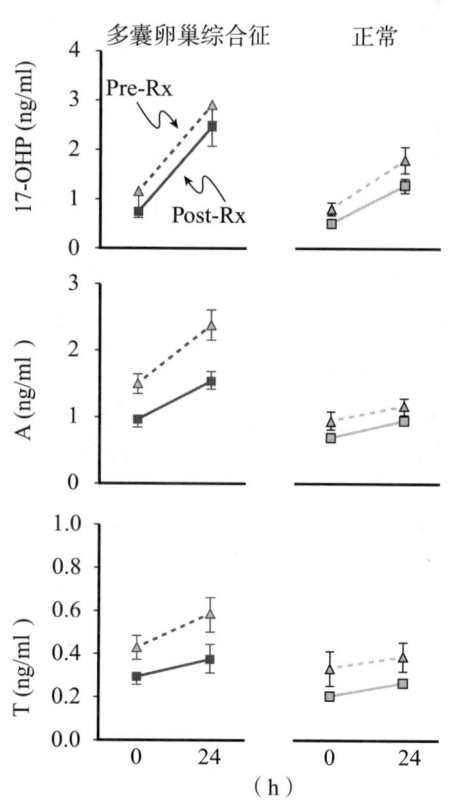

图22-9 均值（±标准差）PCOS患者和正常对照组给予GnRH拮抗药治疗前和治疗后静脉注射hCG25μg后，血清雄激素水平。除了正常女性的T值在GnRH拮抗药治疗前无明显差异，其他指标在两组间升高均有统计学意义（$P<0.05$）

（Rosencrantz MA 未发表文章）

除了对卵巢直接刺激产生雄激素，人卵泡膜细胞也受到共促性素生长因子的作用，最值得注意的是胰岛素和胰岛素样生长因子（insulin-like growth factors，IGF）。正常女性与PCOS患者胰岛素，IGF-I和IGF-Ⅱ受体位于卵巢卵泡膜细胞上。因此，在正常卵巢组织体外研究中表明，这些生长因子能增强雄激素对LH的反应及促进雄激素本身的产生。通过对高雄激素血症，包括PCOS患者卵泡膜细胞研究证实，在LH和胰岛素或IGF-1之间没有发现协同作用。然而，观察表明，高胰岛素血症的减少与血清雄激素的明显下降有关，与PCOS女性经过降低胰岛素药物治疗后的LH改变无关，从而提示胰岛素在LH刺激雄激素合成中的作用。

（三）颗粒细胞功能

PCOS患者持续不排卵的机制尚不清楚。早期研究表明，芳香化酶活性的缺乏是导致窦卵泡发育异常的原因，雌二醇的浓度在卵泡液中降低，颗粒细胞中仅含有少量可测的芳香化酶。然而，随后的体外研究证实，这些细胞是合成类固醇激素足够重要而且必需的材料。我们先前研究表明PCOS女性体外培养的颗粒细胞与正常女性相比，在FSH的刺激下，雌二醇的升高明显，提示这些细胞对FSH的反应性很强。临床研究证实了这些体外研究的结果。PCOS女性在FSH的刺激下产生雌二醇的能力明显强于正常女性。值得注意的是，这种差异是剂量依赖性的，仅在FSH150 U的时候有差异，当FSH为37.5 U和75 U时，PCOS患者和正常女性循环雌激素水平无明显差别（彩图62）。当给予超阈值的FSH刺激后雌二醇的放大反应显示，在大量的芳香化酶作为循环中FSH的底物的状态下，给予两组相同的各种剂量FSH刺激后，PCOS患者体内颗粒细胞的反应更明显。雌二醇反应性的增加，可以体现PCOS卵巢比正常卵巢更多的窦卵泡数。此解释与一例报道相一致，该报道中提到在PCOS和正常女性排卵诱导过程中，雌二醇对FSH刺激的反应与其说与FSH阈值的差异有关，不如说是与卵巢刺激的窦卵泡数有关。

这些结果反映了刺激卵泡数的增多或增加了颗粒细胞对FSH的敏感性，或者二者皆有，很明显，PCOS女性更易对促性腺激素的刺激产生卵巢过度刺激。内源性或外源性卵巢因子释放，是否原发性或继发性升高颗粒细胞的敏感性，尚未可知。研究表明，从PCOS患者未刺激排卵的卵巢吸出的卵泡液中的颗粒细胞，放射性标记的FSH结合显著高于排卵的PCOS和正常对照组（图22-10）。这些结果将颗粒细胞的敏感性与FSH受体增加相关联，并结合PCOS患者的颗粒细胞的特点，提出了雌二醇对FSH刺激的反应增加的可能机制。

胰岛素和胰岛素样生长因子似乎作为卵巢中的共促性腺激素。先前的研究表明，这些肽显著放大PCOS患者卵巢颗粒细胞激素分泌。此外，这种易化作用可能是通过胰岛素的自身受体调节的。临床研究证实，胰岛素对PCOS患者颗粒细胞的作用是有限的。在给予降胰岛素药物治疗之后，PCOS女性已被证明可以改善胰岛素敏感性和恢复排卵，从而间接导致这个疾病胰岛素抵抗以至于慢性不排卵。在提高颗粒细胞功能的研究中，血清雌二醇的测定没有发现排卵或无排卵的女性的任何特定的反应模式。在进行减肥的女性中，开始规律的月经与胰岛素敏感性升高有关，通过 SHBG 的升高来反映。在这些研究中，因为在治疗过程中排卵率升高了，因此目前还不清楚雌激素水平的改变是循环胰岛素水平降低的结果，还是或继发于卵巢甾体合成恢复的结果。高胰岛素血症对卵巢颗粒细胞功能的影响可以通过评估雌激素对 FSH 刺激的反应来检查。在利用噻唑烷二酮，吡格列酮治疗 5 个月的 PCOS 患者中，在胰岛素注射治疗过程中，FSH 刺激雌二醇的产生较治疗前明显增加（彩图 63）。雌二醇的反应的放大与胰岛素的敏感性升高有关，提示 PCOS 患者卵巢颗粒细胞胰岛素抵抗的可能。而且，这些发现解释了胰岛素对颗粒细胞功能的显著作用，在体外，胰岛素增强雌激素的产生，而在体内，降低胰岛素的药物治疗诱导排卵。PCOS 女性颗粒细胞具有胰岛素抵抗是原发性还是继发性尚未明确。

巢过度刺激综合征的风险是非常有用的。因为 PCOS 女性卵泡对 FSH 的高反应及卵巢过度刺激的风险升高，长期持续性低剂量 FSH 的逐渐积累比每日增加剂量更有优势。这些观察结果，结合我们以前报道提到的，在 150 U 的 FSH 作用下，PCOS 女性比正常女性雌二醇的反应更强烈，表明在这个疾病中 FSH 阈值范围双向缩窄（图 22-11）。

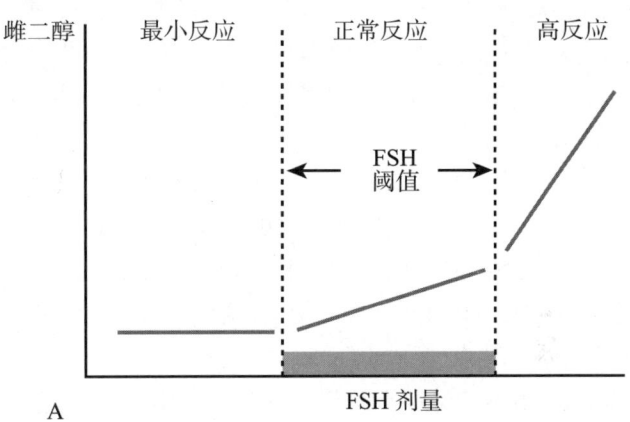

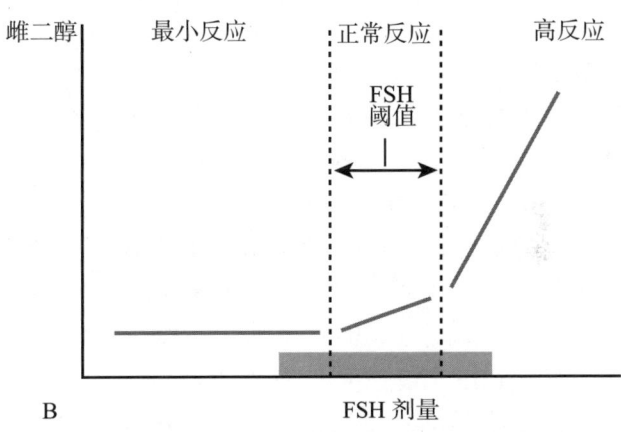

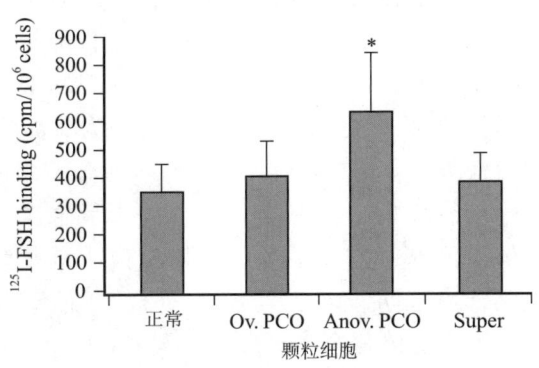

图 22-10 不同组别患者颗粒细胞中 ^{125}I 标记的人重组卵泡刺激素的条带

在不排卵 PCOS 患者每个细胞中，卵泡刺激素条带明显升高（*$P < 0.05$）。值以均值 ± 标准差的形式表示，从不同细胞样品中获得，每个样品 3 个副孔至少重复 2 遍

[摘自 Almahbobi C, Anderiesz C, Hutchinson P, et al. Functional integrity of granulosa cells from poly-cystic ovaries. Clin Endocrinol, 1996（44）：571-580.]

图 22-11 对于正常女性（A）和多囊卵巢综合征患者（PCOS，B）在排卵期给予一定范围的卵泡刺激素（FSH）作用后，颗粒细胞反应的概念模型。注意 PCOS 女性 FSH 的阈值变窄，这可以解释对初始剂量促性腺激素刺激的最小反应以及在高阈值剂量下的相对高反应性

PCOS 颗粒细胞的胰岛素抵抗，可能，至少部分可以解释经过控制性超促排卵的 PCOS 患者，雌激素对 FSH 刺激反应的降低。临床经验表明，这种卵泡反应的减少可能会被逐渐升高并延长的 FSH 所压制。在促排卵过程中，长期应用小剂量 FSH 对于降低卵

在过去看来，胰岛素对 FSH 刺激卵泡发育的影响可能涉及胰岛素样生长因子系统，例如 IGF-I 和 IGF-II，可以明显提高颗粒细胞对 FSH 的反应性。PCOS 患者卵巢颗粒细胞，同时暴露于 IGF-I 和 FSH，产生雌二醇的量明显高于分别用一种激素培养。IGFs 的作用可能是由其受体介导的，已证实其受体位于颗粒细胞上。尽管体外研究证实，IGF-I 可以增强 FSH 介导芳香化酶的活性，然而大多数研

究均未在人类颗粒细胞中检测或发现这个蛋白。通过比较，IGF-Ⅱ mRNA 位于人卵巢所有成分，在颗粒细胞中表达明显。与这个观察一致的是最近的一项关于 PCOS 卵巢组织的研究，证实雌二醇对 IGF-Ⅱ 的反应在事先用胰岛素预处理的颗粒细胞中明显强于未处理组。这些研究结果指出，在颗粒细胞功能的调节上，胰岛素和 IGF-Ⅱ 之间存在潜在的重要关系。特别是，PCOS 胰岛素分泌过剩可能下调胰岛素受体，从而防止亚细胞 IGF-Ⅱ 受体易位至细胞膜，并且削弱颗粒细胞对共促性腺激素的刺激作用。

IGFs 与胰岛素样生长因子结合蛋白（IGF binding proteins, IGFBPs）共同作用调节其生物活性。在 PCOS 患者血清中，由于高胰岛素血症的作用 IGFBP-1 减少，提示游离 IGF-I 水平升高。这个观点通过 PCOS 女性循环中游离 IGF-I 水平的增高被证实而得到进一步验证。此外，IGFBPs 在调节卵巢水平 IGF 活性中起到重要作用。我们发现 IGFBP-2 和 IGFBP-4 在产生雄激素的卵泡液，包括那些 PCOS 患者中升高。在这些卵泡中未检测到 IGFBP-4 蛋白酶。这些结果与在健康女性窦卵泡中发现的完全不同，这些卵泡液中 IGFBP-2 和 IGFBP-4 降低，而 IGF-Ⅱ 浓度升高。雄激素环境中，对卵泡液 IGF 生物学活性的影响在大量应用雄激素治疗者中得以证实。在这些病人的卵泡液中，IGF-Ⅱ 水平下降，IGFBPs 升高，而 IGFBP-4 蛋白酶没有被检测到，因此导致 IGF-Ⅱ 生物学活性的降低。关于 IGF-IGFBP 的这个特性是否是卵泡液雄激素水平导致的结果尚不明确，但是它们之间具有相关性已经明确，并且提示 PCOS 患者雄激素的过量表达，其中部分是由于胰岛素介导卵泡膜细胞产生的，可能是有用的。

卵母细胞在 PCOS 患者异常卵泡发育中的作用机制尚未阐明。研究表明，卵母细胞来源的生长因子对于卵泡发育和功能十分重要。特别是，生长分化因子 9（growth differentiation factor-9, GDF-9）和骨形态发生蛋白 15（bone morphogenetic protein-15, BMP-15）对于卵泡生成和女性生育有重要作用。体外研究证实，这些基因在卵泡生成卵母细胞发育的过程中，选择性表达。而且，在 GDF-9 缺陷的雌性小鼠上，生殖功能的损伤与初级卵泡休眠、颗粒细胞增殖下降、卵泡膜细胞发育不对称、卵巢囊肿形成和不孕相关。我们检测了 GDF-9mRNA 和 BMP-15mRNA 在多囊卵巢综合征女性卵巢中的表达，发现在卵泡生成过程中，GDF-9 信号通路在卵母细胞中的表达明显低于正常对照组卵巢。而 BMP-15 mRNA 的表达在两组间无差异。这些结果表明，GDF-9 在 PCOS 卵泡发育过程中的乱码细胞中延迟表达。因为 GDF-9 在卵泡生成和生育中的重要性，GDF-9 的表达异常可能导致 PCOS 女性卵泡生成异常。

（四）滤泡内的旁分泌作用

2008 年，Wachs 等报道了 PCOS 女性静脉注射 FSH，可以导致血清 17-羟孕酮、雄烯二酮和 DHEA 水平明显升高（图 22-12）。而在正常女性，给予 FSH 刺激后雄激素水平无变化。PCOS 患者血清雌二醇的反应也高于正常组。这些结果表明 PCOS 女性卵泡膜产生的雄激素，可能部分受颗粒细胞的调节。体外和体内动物实验均证实，FSH 可以放大 LH 介导的卵巢雄激素的产生。在体外培养的人卵泡膜细胞中，抑制素可以明显增强雄烯二酮对 LH 的反应。而且，抑制素可以取消激活素对卵泡膜细胞产生雄激素的抑制作用。因此，我们的研究表明，随着 FSH 刺激抑制素 B 水平的明显升高，PCOS 女性卵巢释放雄激素明显升高（图 22-13）。抑制素 B 对卵泡膜细胞产生雄激素似乎没有直接作用，而作为雄激素的受体还没有得到证实。相反，它已经表明，抑制素 B 结合的膜结合蛋白，β 糖链，形成一个复合体，这个复合体有高亲和力激活 Ⅱ 型受体。激活素 Ⅱ 型受体的阻断，可以防止需要激活素信号的激活素 Ⅱ 型或激活素 Ⅰ 型受体复合物形成，以及 CYP17A1 在卵泡膜细胞中最终的抑制。

另一个颗粒细胞衍生的生长因子，kit 配体，也被证明能刺激卵泡膜细胞产生雄激素。在体外培养的牛卵泡膜细胞中，kit 配体显著增加缺乏促性腺激素的雄烯二酮的合成。而且，kit 配体被 FSH 刺激，其受体 c-kit 被 LH 升高，这可能会产生一个强有力的产生雄激素的正反馈回路。总而言之，这些结果提供了 PCOS 患者 FSH 刺激产生雄激素的可能机制。滤泡内雄激素产生的旁分泌模型，挑战了长期以来的卵巢激素生成的二细胞、二促性腺激素观念。然而，关于人卵巢组织中的相互作用，以及是否抑制素或激活素信号通路和 kit 配体或 c-kit 的相互作用在 PCOS 卵泡膜细胞中被改变还没有研究。

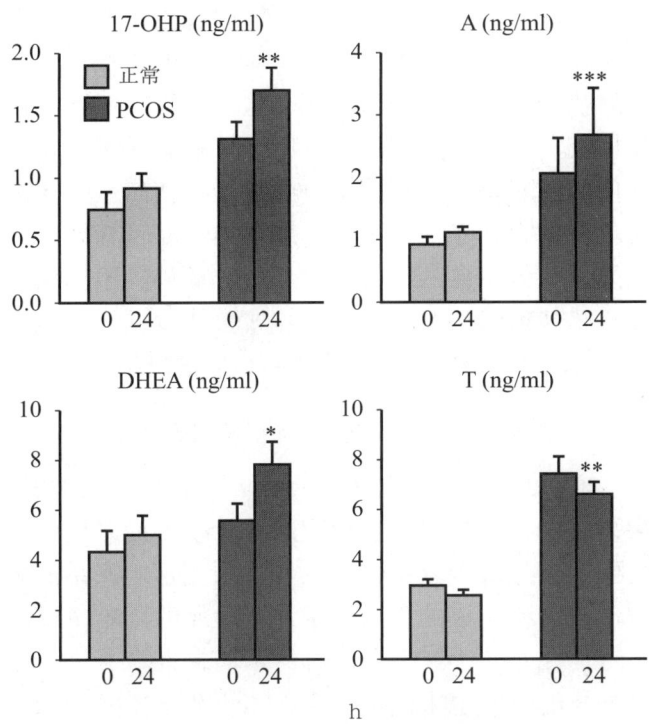

图 22-12 多囊卵巢综合征患者和正常女性在给予重组人卵泡刺激素（150 U）治疗前和治疗后 24 h 血清雄激素均值（±标准差）。与基础值有明显差异用星号标记

*, $P < 0.05$；**, $P < 0.02$；***, $P < 0.001$

[摘自 Wachs DS, Coffler MS, Malcom PJ, et al. Increased androgen response to follicle-stimulating hormone administration in women with polycystic ovary syndrome. J Clin Endocrinol Metab, 2008 (93) : 1827 – 1833.]

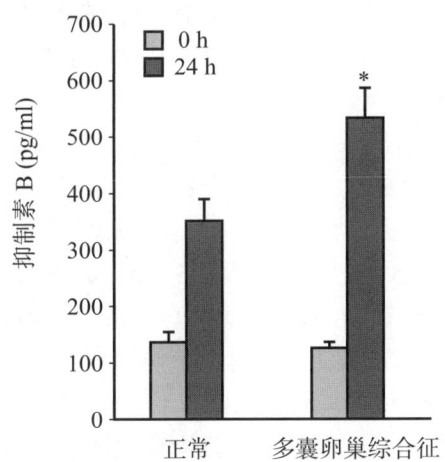

图 22-13 多囊卵巢综合征患者和正常女性在给予重组人卵泡刺激素（150 U）治疗前和治疗后 24 h 血清抑制素 B 均值（±标准差）

*. 两组间比较 $P < 0.001$

[摘自 Wachs DS, Coffler MS, Malcom PJ, et al. Comparison of follicle-stimulating-hormone-stimulated dimeric inhibin and estradiol responses as indicators of granulosa cell function in PCOS and normal women. J Clin Endocrinol Metab, 2006 (91) : 2920 – 2925.]

五、肾上腺功能

肾上腺雄激素分泌增多在 PCOS 女性发病中的作用及其重要性一直受到关注。尽管有 20%～30% 的 PCOS 患者血清脱氢表雄酮水平增高，前期研究却并不都支持过量的肾上腺雄激素是 PCOS 患者睾酮和雄烯二酮产生的直接原因这一观点，这提示我们高雄激素血症的发病机制可能与肾上腺对促肾上腺皮质激素反应性的变化或其他刺激因素有关，关于这方面的研究也得出了不同的结果。在患有 PCOS 或功能性卵巢雄激素分泌过多症的女性患者中，应用地塞米松后促肾上腺皮质激素会刺激 17- 羟孕酮增高，提示了细胞色素 P450 17α 羟化酶的调节异常。另外，一些研究却没能支持上述结果，这些研究在促肾上腺皮质激素刺激前并未使用地塞米松抑制，这可能是导致结果不同的原因。不同 PCOS 患者的基础 17-羟孕酮对促性腺激素释放激素激动药反应的差异提示高反应者的基础雄激素水平较少受地塞米松影响，而普通反应者的抑制率与正常女性相同。这提示尽管相关的研究还未证实，在正常反应者组中高肾上腺雄激素对高雄激素血症的产生可能起到了重要作用。PCOS 的女性患者中，在体和离体实验均表明，高胰岛素血症的存在会使 17- 羟孕酮和雄烯二酮对促肾上腺皮质激素的反应更加明显。另外，研究证实对于 PCOS 个体，使用胰岛素输注较生理盐水输注的促肾上腺皮质激素治疗会产生更高的 17- 羟基孕烯醇酮和 17- 羟孕酮反应性。胰岛素的易化性会导致 17-20 裂解酶的活性变低，正如 17- 羟基孕烯醇酮对脱氢表雄酮和 17- 羟孕酮对雄烯二酮的高比率。这些发现与证明在女性中使用胰岛素输注或糖耐量试验时血清脱氢表雄酮水平下降的研究是一致的。肾上腺高雄激素血症是否与 PCOS 的难治性有关还不得而知，但无论如何肾上腺功能亢进应是 PCOS 发生、发展的重要刺激因素，针对雄激素增多青春期女性的肾上腺功能研究也应深入下去。

（一）胰腺 B 细胞功能和胰岛素受体结合

女性中 PCOS 患者外周严重的胰岛素抵抗常伴随代偿性的高胰岛素血症，而这种血糖负荷增加中胰岛素反应被过分夸大，这也掩盖了该病中胰岛 B 细胞功能异常的事实。早期研究表明，PCOS 患者一期胰岛素分泌与正常女性相当，然而一期的胰岛素释放却与个体外周胰岛素抵抗程度相关，这种异常可以通过分布系数进行计算，并且与正常女性的数值呈双曲线关联。利用这种测量方法发现，无论肥胖与否的PCOS患者与体重指数匹配的正常女性相比，分布系数都是明显降低的（图22-14）。另外，在有糖尿病家族史的亚组中，依照不同等级剂量胰岛素输注的分泌反应计算的分布系数是没有糖尿病家族史患者的12.5%，系数是33%。因此，有2型糖尿病家族史的PCOS患者比没有家族史的对照人群表现为明显的胰岛素反应异常，特别是用胰岛素抵抗程度来衡量时。

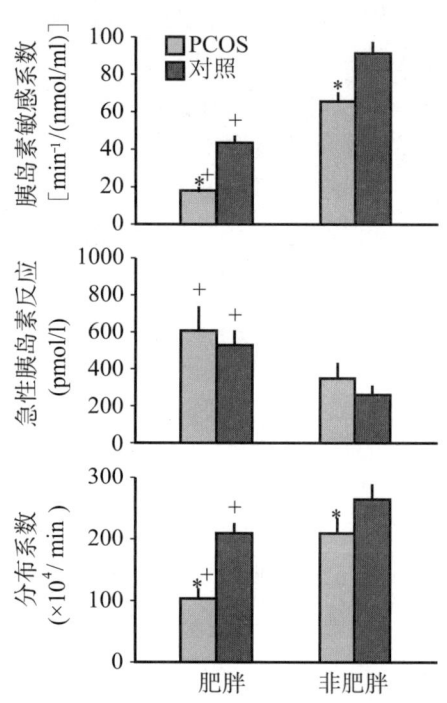

图22-14 胰岛素敏感系数（S_1）急性胰岛素反应（AIRg），肥胖和非肥胖PCOS及正常对照女性的分布系数

*代表PCOS女性与正常女性对照有明显差异。+代表肥胖女性与非肥胖女性比较有明显差异。S_1在PCOS和肥胖女性中明显降低（$P \leq 0.001$），肥胖女性的AIRg明显升高（$P \leq 0.005$），分布系数（$S_1 \times$ AIRg）在PCOS和肥胖女性中明显降低（$P \leq 0.005$）

［摘自 Dunaif A, Finegood DT. Beta-cell dysfunction independent of obesity and glucose intolerance in the polycystic ovary syndrome. J Clin Endocrinol Metab, 1996（81）：942-947.］

PCOS患者胰岛素受体结合及结合力已被证明是正常的，同时关于PCOS患者脂肪细胞的研究显示，脂肪细胞糖分转移减少且脂解发生，这提示可能胰岛素信号通路异常（图22-12）。PCOS女性患者皮肤成纤维细胞的体外培养证实，酪氨酸磷酸化减少同时胰岛素依赖的丝氨酸磷酸化增加。丝氨酸磷酸化会抑制胰岛素受体酪氨酸激酶，可能与PCOS患者胰岛素抵抗相关。然而，丝氨酸磷酸化增加只在50%的PCOS患者中被发现，其余的出现胰岛素刺激的胰岛素受体自身磷酸化，这与正常对照女性极为相似。因此，这些发现仅对部分PCOS患者适用，其他的机制仍然不清。重要的是，在胰岛素受体磷酸化异常存在于部分PCOS患者的同时，其余患者可能是受体下游的信号通路异常。此外，不同胰岛素敏感性组织的不同通路可能或多或少受到影响，这也反映了PCOS中胰岛素抵抗机制的复杂性。

（二）多囊卵巢综合征的遗传学

PCOS的家族倾向性提示可能存在遗传机制的异常，尽管有一些研究但相应的遗传模型尚未建立。主要困难是由于家系数量较少且未能建立家系成员的遗传表型造成的方法学限制，后面的困难也反映了目前在定位PCOS个体时的不同标准。关于双胞胎姊妹的研究也未能证实存在多囊卵巢发病的遗传改变，尽管相关生化标志物如快速血糖和血清雄激素浓度被发现具有一致性，同样关于染色体异常的相关研究也未能发现任何结构上的变化。关于PCOS遗传学的研究方面，大部分研究都关注于寻找与类固醇激素产生和活化、糖代谢及促性腺激素分泌异常相关联的基因靶点，迄今为止仅有个别基因被认为与PCOS发病相关。

在类固醇产生相关的基因中，有证据表明，*CYP11A1*的等位基因变异与PCOS患者雄激素过量产生和多毛症相关。Gharani和同事证实，*CYP11A1*启动子D15S520的等位基因与PCOS发病相关。但是这些发现却没能在其他研究中再现。鉴于三核苷酸重复次数与雄激素活性间的负向关系，雄激素受体（AR）基因也是PCOS致病的可能的备选基因。雄激素基因是X染色体连锁，在女性中X染色体的一份拷贝失活，因此X染色体未激活的程度会影响雄激素受体的生物活性。Hickey和同事的研究证实了这点，其研究表明，拥有同样雄激素受体三核苷酸重复次数基因型的配对姊妹X染色体未激活程度同样相似，表型同样接近，但与基因型相同的配对姊妹相比X染色体未激活程度不同，临床表型也存在差异。

考虑到PCOS女性有胰岛素抵抗的倾向性，糖代谢相关基因也是遗传学研究观察的对象，其中胰岛素受体基因受到了重点关注，其突变可以导致严重的胰岛素抵抗，明显的雄激素过多症和黑棘皮症（A型胰

岛素抵抗综合征）。两项研究已经证实，胰岛素受体基因附近区域位点与PCOS发病相关。与此相反的是胰岛素受体基因酪氨酸激酶活性区域异常在PCOS中却未发现，另外对PCOS患者胰岛素受体基因编码区域的脱氧核糖核酸［deoxyribonucleic acid（DNA）］分子水平分析也未发现任何无义或错义突变，这提示胰岛素受体基因突变缺陷的可能性很小。关于胰岛素基因或小卫星DNA，不同的报道也都不一致。作为转录调控因子，小卫星DNA与高胰岛素血症、2型糖尿病风险及儿童肥胖发病相关。一些研究提示，小卫星DNA与PCOS发病存在一定关联，然而，另外一些研究却没能证明PCOS和胰岛素基因有关。总之，PCOS发病涉及的基因位点目前仍不确定。

研究证实，半胱氨酸蛋白酶和钙蛋白酶10的编码基因突变可以影响2型糖尿病的易感性，然而之后的两项关于非裔美国人和欧洲血统后代PCOS患者的研究却没能发现钙蛋白酶10的DNA多态性与PCOS的关联。虽然如此，非裔美国人PCOS患者中112/121单倍体组合仍被发现与糖耐量试验循环中高胰岛素水平明显相关。另一个潜在高敏感性位点在针对37个PCOS可能致病基因的研究中被发现，位于染色体19p13.2位点的D19S884等位基因与PCOS有较强的关联性。这个结论被同一研究者的涉及多个家庭的后续研究所证实。D19S884等位基因可能是胰岛素受体基因的末端强化子，它的功能尚未被证实。最近转录因子7类似物2（TCF7L2）的易感性突变被发现可能与PCOS相关，其是2型糖尿病的重要危险因子。另外，在糖耐量异常的PCOS患者中这些等位基因与B细胞功能异常相关联。

之前的所有研究均试图将PCOS与单个基因标志相关联，然而这种综合征的表型有许多临床变化，这也提示其是一种非常复杂的遗传疾病。因此，我们期望全基因组相关研究可以提供更综合的方法和丰富的结果。事实上，一项关于中国汉族多囊卵巢综合征患者的大型全基因组研究已经开展，发现组涉及744例PCOS患者和895名对照者，验证组涉及3338例PCOS患者和5792名对照者，结果显示共有3个PCOS易感性位点分别位于染色体2p16.3（促黄体激素-绒毛膜促性腺激素受体，LHCGR），2p21（甲状腺瘤相关蛋白，THADA）和9q33.3（DENN-MADD区1A，DENND1A）。在随后的一项关于欧洲血统的PCOS女性的大型研究中，DENND1A和THADA也被发现，这给了之前的研究可信的依据。与此同时，第三项大型研究确认了在爱尔兰和美国PCOS患者中DENND1A是易感性位点。这些研究明确了未来的研究方向，至少目前看来DENND1A和THADA提高了PCOS的发病风险。

六、病理生理学概论

PCOS确切的发病机制尚不清楚，一些观点需要得到进一步确认。越来越多的证据显示，雄激素过度产生在PCOS演变中是必要的（图22-15）。在非人类的灵长类动物注射雄激素会改变卵巢形态，增大卵巢体积，囊壁的厚度，以及增加窦前卵泡和窦卵泡的数量。这与21-羟化酶缺失的女性高雄激素多囊卵巢和女男变性长期雄激素治疗一致。影响这些形态学变化的机制尚未阐明，在猕猴中，雄激素受体mRNA与FSH受体mRNA共处于颗粒细胞，雄激素治疗后可以提高FSH的表达。PCOS女性患者的窦卵泡颗粒细胞FSH的升高，提示局部过度雄激素暴露会加剧这个过程，也促成了卵泡数量和体积增加。

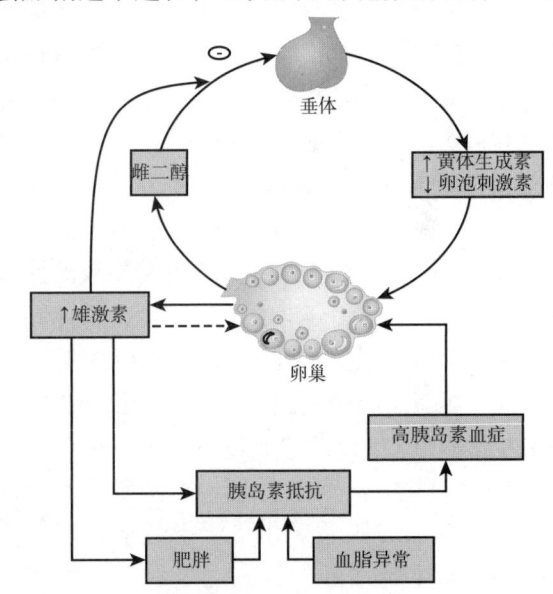

图22-15 多囊卵巢综合征的病理生理概论：黄体激素分泌增多和加强的膜细胞反应性促使卵巢产生过多的雄激素。雄激素的过度产生会抑制PCOS患者类固醇对下丘脑促性腺激素释放激素脉冲生成的负反馈效应，从而产生快速黄体生成素脉冲频率。另外，雄激素增多与男性型肥胖相关，内脏脂肪堆积和血脂异常，所有这些均会加剧胰岛素抵抗。同时，高雄激素血症、肥胖和高胰岛素血症又会降低性激素结合蛋白，从而增强睾酮的生物活性。最后，雄激素增多会直接作用于卵巢，增加卵泡数量，卵泡体积，也会加强颗粒细胞对卵泡刺激激素的反应性

PCOS 患者颗粒细胞中雄激素介导的 FSH 受体增加，也可以解释体外实验中优势卵泡对 FSH 刺激的反应及相应颗粒细胞对促性腺激素刺激反应增加的原因。与非人灵长类研究结果相似，PCOS 女性患者接受雄激素治疗后颗粒细胞雄激素受体核染色增强。小鼠颗粒细胞培养研究中发现，睾酮在环磷腺苷循环上游发挥作用，这提示可能有卵泡刺激素受体的参与，然而，另一些研究却没能证实环磷腺苷循环的变化是由雄激素治疗引起的。尽管这些结果不一致，我们仍然认为雄激素很有可能通过卵泡刺激素受体发挥作用并调节颗粒细胞功能。但其中精确的机制需要进一步证实。FSH 作用下颗粒细胞级联反应并不只是针对雄激素，长期以来雌激素都被认为可以提高 FSH 作用下的雌二醇生成。在啮齿类动物颗粒细胞中，雌二醇和 FSH 的协同作用已经被证实，这种协同作用可以增加 FSH 受体结合、诱导 LH 受体产生、增加芳香酶活性及孕酮合成。尽管雌激素诱导的颗粒细胞增殖和单个颗粒细胞卵泡刺激素结合力增强已被证实，上述的合成机制仍然未被阐明。或者两个过程均可使发育卵泡中颗粒细胞的 FSH 受体数量增多。因此，这些发现明确地提示我们无论在正常或 PCOS 患者的颗粒细胞，雌激素和雄激素一样可以通过涉及 FSH 受体的某种机制来加强 FSH 诱导下的雌二醇释放。

PCOS 患者雄激素产生增加会明显导致促性腺激素分泌异常，其中 LH 分泌的突出变化是脉冲频率提高，而这种节律在生理状态和大部分药物干预情况下都能保持稳定。至今我们仍很难否定 GnRH 分泌的变化可能是 PCOS 发病的促进因素这一观点，然而，PCOS 患者 LH 的快速释放比例经过抗雄激素治疗后可以在生理剂量的雌激素和孕酮干预下恢复正常，这提示雄激素生物活性的提高对激素负反馈有抑制作用，青年期的雌性猴子在青春期前和青春期全程接受慢性雄激素干预可以使其 LH 释放脉冲提高这一事实也支持上述观点。以上结果说明，雄激素过多可能与 PCOS 患者 LH 高脉冲频率密切相关。雄激素、雌激素和胰岛素的分泌均在 PCOS 中表现为异常，通过阻断激素负反馈也许会和雄激素、雌激素和胰岛素一样产生独特的作用，但这种作用还没有表现为可以改变 LH 的脉冲频率。我们需要进一步的研究来阐明 PCOS 患者中 GnRH 脉冲发生活性增强的主要和次要机制。

PCOS 发病中雄激素过多的重要作用使得雄激素产生过多的过程值得关注。不可否认的是卵泡膜细胞是 PCOS 中雄激素过多的最初来源，此外，有证据表明卵泡膜细胞对 LH 反应性增高，这都提示我们卵泡膜细胞可能存在缺陷。之前我们提过，在 PCOS 女性中，17-羟孕酮对 hCG 剂量反应增强常同时伴有明显的雄烯二酮和睾酮增加，而 hCG 对雄激素反应的刺激剂量较诱导 17-羟孕酮增加的剂量要低。这些结果与体外传代的 PCOS 膜细胞较正常细胞产生更多的孕酮、17-羟孕酮和睾酮的实验结果一致。CYP11A1 表达显著增加及 3β-羟类固醇脱氢酶、17β-羟类固醇脱氢酶活性增强都会促进 PCOS 患者卵巢中激素合成的整体上调。另外，雄激素产生受垂体 LH 的驱动，其对 CYP17A1 编码的酶活性有双峰剂量效应。在低剂量时，LH 首先刺激 17 羟化酶活性，反之在高剂量时 LH 能下调 CYP17A1 编码的 17-20 酶活性，这也直接导致 17 羟孕酮分泌增加。

即使卵泡膜细胞产生雄激素增多会有生理作用，睾酮的生物利用度很大程度受到 SHBG 的影响，结合蛋白减少会直接导致雄激素过多。在部分女性中我们会发现循环中 SHBG 浓度减少，这些女性表现为高胰岛素血症、超重、导致不同程度多毛症的雄激素过多症，而在 PCOS 患者中，这些情况可以同时存在，这也加重了雄激素过多的临床表现。孕期妇女由于缺乏产生有活性的 SHBG 而使得血清游离睾酮水平显著升高和严重的多毛症，这也显示了性激素结合蛋白的影响作用。这种 SHBG 产生缺失是由于等位基因单核苷酸多态性编码的错义突变造成的。

正如之前陈述，肾上腺在 PCOS 发展中的作用尚不清楚。但无论如何，20%～30% 患者中有脱氢表雄酮升高说明肾上腺在雄激素过多中的促进作用，从而影响病理生理学的改变。此外，是否青春前期或青春期的肾上腺高活跃度会促使发病仍需要进一步确定。8 岁前阴毛生长或青春期阴毛初现的女孩患多囊卵巢综合征的风险增高。同样我们可以假设，青春期过度肾上腺功能亢进，脱氢表雄酮及其硫酸盐产生增多，会导致异常的雄激素暴露并最终发展为 PCOS。这些发现增加了 PCOS 发病和青春期肾上腺雄激素间具有重要关系的可能性。

胰岛素抵抗和高胰岛素血症作为导致 PCOS 发病的最初原因还无法确定，但有证据已经提示我们高胰岛素血症会使综合征的生殖及代谢功能变化延续。体外研究证明，胰岛素可以增加正常卵泡膜细胞 LH 诱导的雄激素生成。此外，使用胰岛素增敏药物可以增加胰岛素敏感性，同时会降低血清雄激素水平而对循环中 LH 的浓度却没有影响。体外实验胰岛素可以增加颗粒细胞中雌二醇对卵泡刺激素的反应，间接的在体研究证据显示，胰岛素可以帮助 FSH 刺激雌二醇释放。在促性腺激素分泌的影响方面，胰岛素的作用目前证据还不完善，其作用值得商榷。鉴于小鼠模型的体外实验结果，胰岛素可能对垂体 LH 和 FSH 释放有轻微的抑制作用。目前的研究成果提示，胰岛素抵抗对 PCOS 发病的作用在卵巢水平是直接的，但不是专有的。高胰岛素血症会使血清中 SHBG 减少，同时造成个体肥胖。胰岛素抵抗是否是 PCOS 的病原学原因尚不清楚，并不是所有患病女性都有胰岛素分泌异常。胰岛素信号通路异常和胰岛素相关细胞功能在 PCOS 女性患者的不同或相似组织中也不一致。

除了会使作用于卵泡膜细胞雄激素生成的 LH 分泌增加外，PCOS 患者的卵泡还会在 LH 作用于颗粒细胞后的闭锁作用下早熟并黄体化。与正常颗粒细胞相比，PCOS 患者卵巢颗粒细胞中的中等大小卵泡（直径 <9 mm）在 LH 诱导下会产生更多的孕酮，这也给我们上述的结论提供了依据。PCOS 患者的颗粒细胞被证明比正常的卵泡细胞可以高表达 LH 受体的 mRNA。所有这些发现都会引起我们的兴趣，这个机制是否可以解释 PCOS 女性窦卵泡中期的休眠还需要更多证明。另外，LH 分泌增加对颗粒细胞活性的影响是否具有普遍性还不清楚。大部分来源于 PCOS 患者卵巢中未刺激滤泡的颗粒细胞都是有活力的，有很强的激素合成能力。此外，在 2008 年有报道称与正常颗粒细胞相比 PCOS 颗粒细胞凋亡减少并且抗凋亡基因表达增加，可能只有终末阶段的颗粒细胞才会快速闭锁并死亡。

PCOS 有很多无法解释的生理变化，仍是病理生理学上的一个未解之谜，很难用单一理论去阐述，长期存在的雄激素过度暴露可能发挥着重要作用，促进了疾病的发生发展。目前的方法将会解释临床多样性的原因，而这种原因导致包括雄激素产生过多和活性增强的主要和次要原因在内的 PCOS 表型。

七、长期影响

PCOS 的生殖及代谢改变短期内会引起患者出现多毛症、痤疮和不排卵性不孕，长期也会带来很多健康风险，这些风险都与慢性不排卵、胰岛素抵抗、肥胖有关、这也是该病的特征。

（一）肿瘤

PCOS 不仅会导致患者短期出现不排卵性不孕，长期的无拮抗的雌激素对内膜持续刺激也会导致部分妇女出现子宫内膜增生和腺癌，特别是肥胖的女性。一项针对通过卵巢楔形切除证实 PCOS 的患者的长期随访研究，内膜癌发生率约为对照组的 5.3 倍（95% CI：1.55～18.6）。另一项病例对照研究中内膜癌和 PCOS 的关系更为明显，回顾性研究显示，雄烯二酮水平升高会增加绝经前和绝经后妇女罹患癌的风险分别增高 3.6 倍和 2.8 倍。同时有文献记录在患有内膜癌的年轻女性中，月经不调病史与不排卵一致，PCOS 的诊断也非常普遍。这个问题常混杂着肥胖及 SHBG 下降导致的循环中游离雌激素增加。PCOS 女性罹患的内膜癌往往分化程度比高龄绝经后患者要好。目前年轻 PCOS 患者内膜癌的组织学特点是否可以影响最终治疗还不清楚。绝经前女性与绝经后相比内膜组织中更容易发现雌激素和孕酮受体的表达。

关于 PCOS 和乳腺癌关系的研究普遍都没有提示高风险，但其中多数研究都受到课题设计和对象的限制。例如梅奥医学中心关于慢性不排卵女性的队列研究没有发现高风险，研究中是推测这些女性患有 PCOS 且研究是回顾性的。绝经后乳腺癌的亚组分析仅仅包含 5 个研究观察队列却显示出风险增高。肿瘤和甾体激素研究共涉及 4730 例乳腺癌女性和 4688 例对照者，没有发现罹患乳腺癌风险升高，却发现乳腺癌发生可能降低了 50%，可惜的是该研究中 PCOS 的诊断均是自述的，没有任何实验室文件记录。爱荷华州女性健康调查中 PCOS 同样是自述的，也同样没有发现任何乳腺癌的风险升高。另一项研究涉及 786 例女性，PCOS 的诊断是根据组织学表现和临床特征，也没有观察到关联性。2003 年的一项研究报道说与对照组相比 PCOS 女性有明显统计学差异的乳腺癌家族史，这提示家族性的关联，这个研究由于缺乏登记入选人员，共有 41 例 PCOS 患者和 66 名对照者参与。因此对于乳腺癌和 PCOS 关系的研究，绝大部分都没能发现明确的相关性。

根据肿瘤和甾体激素研究的发现，PCOS 和卵巢癌可能存在关联，研究发现与对照组相比上皮性卵巢癌的患者诊断出PCOS的概率更高，而且调整了年龄、成分、口服避孕药使用、不孕和教育程度后，仍有较高的统计学差异，发病率可以达到2.4倍（95% CI：1.0～5.9）。与此相反，横断面的随访研究没能证实PCOS女性罹患卵巢癌的风险增加。梅奥医学中心的研究入组1270个观察对象，均推断为PCOS，发现没有并发或再发卵巢癌的风险。同样的，768例组织学鉴定为PCOS的卵巢癌患者平均随访了30年，病死率约为2.6%。近年来，澳大利亚一项大型人口基础的组织对照研究中，PCOS病史或雄激素过度暴露的女性卵巢癌发病率并未明显升高。

（二）糖尿病

PCOS患者胰岛素抵抗及患糖尿病的高风险对其长期健康构成威胁。尽管这种胰岛素抵抗并不严重，但估计仍有20%～40%的患者在40岁以前会发展为糖耐量异常或2型糖尿病，而绝经前期患有2型糖尿病的女性患PCOS的风险亦较高。若干研究显示PCOS是女性2型糖尿病的重要原因。不仅是患有PCOS的女性罹患糖耐量异常和糖尿病的风险高，其一级亲属中循环胰岛素浓度增高也很普遍。据报道罹患PCOS的女性其母亲和父亲糖耐量异常和糖尿病的总体患病率分别为46%和58%，这比没有PCOS患者的家庭明显高。PCOS女性受影响的姐妹出现高胰岛素异常的概率也要高于其未受影响的家族姊妹。总之，这些发现都阐述了PCOS患者及其近戚发生糖代谢异常和糖尿病的自然趋势。

（三）血脂异常

PCOS患者的血脂异常与对照组比较主要表现为总胆固醇、低密度脂蛋白胆固醇和三酰甘油明显升高，而血清总的高密度脂蛋白胆固醇和高密度脂蛋白2较正常女性明显降低。同时PCOS的脂质谱独立存在若干危险因素，这些因素对脂质代谢的影响应该被关注。前期研究已经证实，肥胖及糖耐量异常与有害性脂质相关，PCOS中雄激素过多对脂质代谢的影响还知之甚少。在与年龄匹配的正常女性对比，血脂异常程度按照体重调整后变得不很明显了。血清脂蛋白A和纤溶酶原激活物抑制物1的浓度受睾酮影响而减低，同时脱氢表雄酮增加了胰岛素的敏感性。

不考虑导致PCOS患者脂质异常的具体机制，这些患者仍是冠状动脉斑块产生的高危人群。通过肝三酰甘油脂肪酶的作用，极低密度脂蛋白和中间密度脂蛋白都转变为低密度脂蛋白胆固醇。低密度脂蛋白胆固醇是导致动脉粥样硬化最主要的脂蛋白。另一种脂蛋白，脂蛋白A也是具有致动脉粥样硬化作用的，特别是当低密度脂蛋白胆固醇升高时有更显著的作用。肝三酰甘油脂肪酶还对高密度脂蛋白2的转换为胆固醇含量更少的高密度脂蛋白3中发挥作用。低密度脂蛋白胆固醇的致动脉粥样硬化作用较为明确，同时有证据显示相比男性，女性人群高密度脂蛋白胆固醇低水平和三酰甘油高水平可以更有效地预测冠心病。

（四）心血管疾病

一般认为，PCOS女性容易罹患心血管疾病，这是基于多个心脏病危险因素的伴随而得出的，这些因素包括糖耐量异常、男性型肥胖、雄激素过多、血脂异常及高血压。而多囊卵巢综合征自身是否也是独立危险因素目前尚不得知。一项涉及206例PCOS患者及年龄种族匹配对照组的病例对照研究为这种联系提供了证据。多囊卵巢综合征组发现，总胆固醇、低密度脂蛋白胆固醇和三酰甘油水平较对照组均明显升高，依据特殊变量如体重指数、快速血糖、外源性激素、口服避孕药及年龄等进行调整后的多因素回归分析，PCOS女性中的脂质异常仍有明显差异。另外，针对个体的胰岛素和PCOS剂量反应关系显示只有20%的变异与胰岛素有关，而雄激素对脂质变异没有影响。这些发现提示我们PCOS的脂质异常涉及与胰岛素和雄激素无关的通路。为了观察是否PCOS患者临床中存在心血管疾病风险，在PCOS患者与对照组中进行了颈动脉超声的观察，结果显示，与心血管疾病直接相关的内膜——中层厚度在PCOS组中明显增大，同时动脉粥样硬化斑块形成发现的比例也是对照组的2倍。

回顾性研究显示，女性患有PCOS或至少是PCOS产生的皮肤红斑会加重冠状动脉血管中动脉病变。在一项统计风险因素的模型分析中，PCOS女性有着较高的心肌梗死发生风险。但是这些研究因为回顾性的原因使其结果受到限制，研究中肥胖程度不可控且对患者的分类也不足。尽管如此，目前的文献仍明确提示PCOS女性具有诸多与心脏病相关的早发病死率和并发症率的危险因素。虽然现有证据表明心血管风险较高,但由于心肌梗死导致的猝死情况尚不清楚。在2项涉及786例PCOS女性长期健康状况的研究中观察到冠心病风险增加,但是病死率和并发症率与年龄匹配的对照组没有明显差异。

(五)高血压

一项回顾性研究显示,经过病理确认的绝经后的PCOS女性相比对照组高血压的发生率约为4倍,而PCOS女性也较年龄匹配的对照者血压水平更高。但如何考虑到体重和身体成分无论肥胖或不肥胖的PCOS女性血压增高都变得不明显。因此,尽管PCOS存在胰岛素抵抗,特别是在肥胖女性中,高血压也并不非常普遍,目前关于两者的关系正在研究中。

八、鉴别诊断

PCOS缺乏特异的诊断试验,且由于不排卵和雄激素过多引起的临床表现非常多样,因此很多具有相似表现的相关情况我们都要考虑。这其中既有功能性改变也有瘤样疾病。功能性疾病有卵巢滤泡膜细胞增生、先天性肾上腺皮质增生及库欣病。瘤样疾病有产生雄激素的卵巢和肾上腺瘤样病变。

(一)卵巢滤泡膜细胞增生症

滤泡膜细胞增生症是一种不寻常的增殖性疾病,卵巢中的黄体鞘膜细胞呈网状并分散于基质中,膜细胞参与的程度差异较大。严重的滤泡膜细胞增生伴有明显的成纤维细胞生长,导致卵巢变大质地坚硬,这与多囊卵巢综合征明显区别。有意思的是卵巢中滤泡膜细胞增生转化的程度并不是与疾病的严重程度相关联,这说明滤泡膜细胞增生组织对促性腺激素刺激具有高敏感性,而黄体生成素水平在正常范围。由于同样的血清高雄激素浓度,这类患者也会有严重的多毛症,相当比例出现男性化特征,如阴蒂增大、颞秃顶、男性身体特征及声音低沉。雄激素产物对如口服避孕药这样的长期卵巢抑制的形成有抵抗作用,而促性腺激素释放激素拮抗药的应用可以减少雄激素的产生。明显的胰岛素抵抗又伴随着循环中胰岛素水平的明显升高。另外此类患者常有肥胖和黑棘皮症。

(二)先天性肾上腺皮质增生症

在若干种由于酶缺乏导致的先天性肾上腺皮质增生症中,21羟化酶缺失的形成最容易激发PCOS(见第25章)。这种缺失会使17-羟孕酮堆积,可以导致激素水平与生理周期中卵泡期时比较异常上升。由于17-羟孕酮是雄激素的前体,这种缺失与雄烯二酮和睾酮产生增加有关,并会造成雄激素增多症,其临床表现与PCOS较难分辨,还有其他一些方面可以帮助诊断该病,包括严重多毛症、阴蒂增大、家族倾向和身材矮小。这种疾病是常染色体隐性遗传的,但身材矮小的原因尚无法解释,其卵巢在形态学上与PCOS非常相似,尽管外周卵泡小囊不常出现但卵巢小体会增厚变密。另一种最常见的酶缺乏是11-β-羟化酶,由于17-羟孕酮和其直接前体11-脱氧皮质醇的增加会出现轻微的多毛症。伴随的高血压可以帮助将其与21-羟化酶缺失引起的先天性肾上腺皮质增生症区别。

(三)库欣综合征

库欣综合征的临床特征是由于肾上腺增生造成的皮质醇过度产生或促肾上腺皮质激素过度产生引起。绝大多数病例中,促肾上腺皮质激素过度产生是由于垂体肿瘤,非常罕见的情况可以有异位来源如肺部肿瘤。该病突出表现是肥胖、多毛、痤疮及月经不调。这些都与PCOS诊断相似。而其他证据如满月脸、水牛背、高血压、肌肉萎缩、腹部横纹及骨质疏松都提示皮质醇增多疾病。同时雄激素水平升高,基础皮质醇分泌异常且生理节奏消失,对地塞米松抑制无反应。与先天性肾上腺皮质增生症相比,针对卵巢的检查在绝大部分病例中没有如多囊卵巢综合征样的改变。

(四)雄激素产生类肿瘤

雄激素分泌性肿瘤可以来自卵巢和肾上腺。与功能性雄激素过多引起的临床表现逐渐出现相反,肿瘤的进程非常迅速。数月时间这类病变可以诱发严重多毛症、男性身体特征和以阴蒂肥大为特征的女性男性化。另外,也可能出现痤疮和声音嘶哑。尽管雄激素引起临床表现的严重性不同,这类肿瘤的早期很像多PCOS或其他功能性雄激素增多症,包括皮质醇和孕酮过度产生在内的其他激素偶尔会混合进来。月经不调可能是不规律出血到闭经。这种症状的快速出现为我们的诊断提供重要线索。部分病例可以触及盆腔或腹部包块,会提示卵巢肿瘤可能。

九、评估

（一）实验室评估

PCOS 的实验室诊断基本上是排除性的。一般来说，对怀疑 PCOS 的患者要进行内分泌评估，主要是血清睾酮总量和游离睾酮，如果有必要包括 17-羟孕酮（见第 25 章）。脱氢表雄酮的测量使用较少，除非有严重的多毛和肿瘤怀疑，中度到重度多毛的个体可以怀疑有增生性或瘤样病变。种族方面亚裔人种经常没有雄激素过多的表现或较轻。睾酮含量超过 200 ng/dl 或脱氢表雄酮超过 7000 ng/dl 高度指向卵巢或肾上腺来源的雄激素分泌型肿瘤，如果超过上述阈值，就要行影像学检查如超声和磁共振来定位病变。有时高雄激素水平并不能发现明确病变，而是双侧非囊性的卵巢增大。如果症状缓慢出现，这种表现就提示可能是卵巢滤泡膜细胞增生症，这类患者会有严重的胰岛素抵抗和黑棘皮症。

对于排查 21-羟化酶缺失引起的先天性肾上腺皮质增生，17-羟孕酮的检查是非常有用的。基础 17-羟孕酮 3 ng/ml 的浓度作为阈值可以提供最大的诊断价值。高水平的 17-羟孕酮提示此类疾病。在无排卵女性或月经规律的女性卵泡期中随机查血浓度低于 3 ng/ml 可以排除这个诊断。如果超过 3 ng/ml 即需要进一步行促肾上腺皮质激素兴奋试验，隔夜快速法通过静脉注射促肾上腺皮质激素 250 μg，1h 后血清 17-羟孕酮超过 20 ng/ml 就提示酶缺乏。遗传检测常被用于诊断不明的个体。

库欣综合征的患者常表现与 PCOS 近似，检测方法是 24 h 尿游离皮质醇，正常值<100 μg/24 h。异常反应需进一步检查来评估过多的皮质醇来源，包括低剂量、高剂量地塞米松抑制试验及影像学检查来判断是否有肾上腺增生、库欣病、肾上腺腺瘤和异位促肾上腺皮质激素生成。

评估由于排卵而出现的月经稀少，应该检测泌乳素和促甲状腺激素。PCOS 的患者，20%～40% 出现血清泌乳素升高，这可能与长期雌激素暴露导致的垂体泌乳素细胞刺激有关，PCOS 和泌乳素瘤同时存在是不常见的。甲状腺功能异常与不规律月经出血有关，同时还有其他一些临床特征提示诊断。

血清促性腺激素和游离睾酮浓度的测量已经得到认可。尽管黄体生成素和卵泡刺激素的检测应用较广，但对于 PCOS 的诊断帮助不大。垂体 LH 分泌增加无法通过血清 LH 浓度来反应，约 1/3 的患者血中 LH 正常。循环中内源性的 LH 水平与体重指数正相关，提示肥胖的 PCOS 患者 LH 水平往往不正常。同样，LH 对 FSH 的比率对诊断帮助也非常有限。游离睾酮的测量对 PCOS 诊断价值非常有限，而是帮助我们考量多毛症治疗方案的有效性。

PCOS 患者胰岛素抵抗和代偿性高胰岛素血症提示我们，是否对这些患者评估糖代谢和胰岛素分泌情况。但就目前的水平而言，胰岛素抵抗的检测手段非常有限，缺乏敏感性和实用性。基于快速血糖和胰岛素的水平，我们设计了一套标准来评价胰岛素抵抗。每种检测模型与激发糖耐量试验间都存在合理的关联，正常值也无法排除胰岛素抵抗的存在。快速血糖水平被用于区分糖耐量异常或糖尿病，快速血糖水平升高提示胰岛素抵抗。口服糖耐量试验可以提供有价值的信息，特别是同时测量血糖和胰岛素水平。但是一个可靠的重复性好的胰岛素检测方法是强制性的，胰岛素抵抗成为诊断 PCOS 的必要项目目前还是不太可能。虽然如此，由于降糖药的应用使得胰岛素抵抗的评估可以完成，特别是高风险的个体。

（二）影像学检查

PCOS 女性进行 B 超检查通常提示单侧或双侧卵巢增大，每侧卵巢会有超过 12 个囊状卵泡，这对于该病具有独特性，对于不排卵和雄激素过多的女性超声多囊卵巢的发现可以确定诊断，然而绝大部分 PCOS 的诊断是通过临床表现，多囊卵巢在正常女性中也可发现使得盆腔检查成为诊断常规。其他重要信息如子宫内膜对雌激素暴露的反应性也可通过超声得到。

十、治疗

（一）口服避孕药

PCOS 患者尽管有不孕，但更主要的问题是毛发过度生长，因此，治疗的首要目标包括改善雄激素过多引起的临床症状，可以通过抑制卵巢甾体激素生成，阻断雄激素在靶器官的作用，降低血胰岛素水平。联合雌激素和孕酮的口服避孕药治疗方案已被证明是治疗多毛症的有效方法，但其效果依赖于治疗时毛发生长的严重程度。除了抑制卵巢雄激素产生以外，口服避孕药还可以提高性 SHBG 水平，促进睾酮的代谢清除，还可以控制出血重建月经周期，提供足够的孕酮来预防过度的内膜增生。

（二）抗雄激素治疗

多数情况下抗雄激素治疗与口服避孕药联合应用可以使临床效果最大化。螺内酯作为醛固酮拮抗药其主要代谢产物是烯睾丙内酯，与睾酮竞争结合位点，从而在毛囊皮脂腺直接发挥抗雄激素的作用。另外，螺内酯可以干扰细胞色素 P450 而抑制类固醇酶的活性干扰雄激素生成。过去螺内酯常被用作治疗轻度高血压，发挥利尿作用。由于螺内酯拮抗醛固酮，血钾水平可能升高需要监测。其他的抗雄激素治疗包括氟他胺和非那雄胺。氟他胺与雄激素竞争受体，非那雄胺抑制 5α 还原酶，两者治疗多毛症均有效。部分病例中，氟他胺有肝毒性，特别是肥胖的女性患者，临床研究发现，这些药物可以帮助减少毛发生长。

（三）胰岛素增敏剂

胰岛素增敏剂可以改善 PCOS 患者胰岛素敏感性从而应用于该病的治疗。多数研究发现，其可以降低血清睾酮水平，但对于严重肥胖的患者却没能发现相似的效果。双胍类药物二甲双胍可以增强肝的胰岛素敏感性来减低血糖生成和高胰岛素血症。临床研究发现，在 PCOS 患者应用二甲双胍可以降低雄激素水平，提高自发排卵概率，并且加强氯米芬排卵治疗的效果。研究显示，二甲双胍可以不依赖胰岛素而直接作用于卵巢的类固醇生成。在人的卵巢膜样肿瘤细胞培养中应用二甲双胍可以抑制类固醇生成调节蛋白和 17α 羟化酶的信使 RNA 表达，但对 3β- 羟类固醇脱氢酶和胆固醇侧链的清除没有作用。相反的，在酵母细胞研究中，二甲双胍与 17α 羟化酶及 3β- 羟类固醇脱氢酶变化无关，不同的结果可能与细胞系统不同有关。二甲双胍针对毛发过度生长的作用还缺乏证据。二甲双胍的不良反应包括剂量依赖的胃肠道反应，通常数周后自行缓解。二甲双胍治疗一个罕见的不良反应是乳酸酸中毒，通常发生在患有全身疾病或较为衰弱的患者。因此，二甲双胍通常不用于患有肝肾疾病、主要心血管疾病或低氧的患者，因为这些患者有乳酸升高的倾向。对于行使用静脉内含碘造影剂的影像学检查或外科手术的患者，二甲双胍应预先暂时停用。

噻唑烷二酮类是另一种降低胰岛素的药物，包括罗格列酮和吡格列酮。这类药物可以与过氧化物酶增殖活化受体 γ 结合并与维 A 酸受体形成异质二聚体，与启动子结合后增强调节葡萄糖稳态的基因的表达。还有记载是此类药物可以降低 PCOS 患者的雄激素水平。此外，一项大规模多中心的临床研究中，噻唑烷二酮类长期应用可以改善胰岛素敏感性并恢复排卵，此效果是剂量依赖性的，并与排卵比例及时长有关。与二甲双胍类似，噻唑烷二酮类药物也可以直接作用于甾体激素生成。一项运用酵母的研究中，甾体激素生成酶如 17α 羟化酶及 3β- 羟类固醇脱氢酶可以被曲格列酮抑制，而罗格列酮和吡格列酮抑制程度较小。人的颗粒细胞研究也得到了相似结果。然而，关于人的颗粒细胞中曲格列酮是否可以影响芳香化酶的研究却没有得到一致的结果。这类药物的第一代产品具有肝毒性，但无论罗格列酮还是吡格列酮都没有明确的肝作用，尽管如此噻唑烷二酮类药物还是不要用于肝病患者的初始治疗。还有报道称罗格列酮会增加心血管风险，但其他研究却无法支持这个观点，这个药物仍在美国和欧洲市场使用。

（四）外科手段

1935 年关于 PCOS 的描述中，部分妇女通过接受卵巢楔形切除而恢复了排卵，这主要归功于肥大的中央基质被去除。结果这项技术多年来被用于治疗无排卵性不孕症直到刺激卵巢和诱导排卵的药物（氯米芬、促性腺激素）出现。随着药物的出现，楔形切除的热情迅速衰减，开展也是越来越少。1984 年，有报道称通过腹腔镜下对卵巢被膜行电凝打孔治疗可以有较高的恢复排卵和怀孕概率，接下来多篇文章都报道了该项技术的应用情况，排卵率在 70%～90%，妊娠率在 50%～70%。腹腔镜卵巢打孔后自发排卵的持续时间也大不相同，个别报道可以持续数年。

可以通过透热疗法或腹腔镜下卵巢打孔的方法穿刺卵巢被膜，可以使用烧灼或激光，前者发生术后盆腔粘连的机会更小。这种方法使用单极电凝穿刺被膜，在 3～6 个不同区域，深度 4～10 mm。这项技术通常双侧卵巢都要进行，但也有研究显示，单侧和双侧比较恢复排卵率相当。腹腔镜下卵巢钻孔诱导排卵的机制尚不清楚。治疗过程中雄激素和甾体激素水平下降，因此有诸多理论形成，包括破坏了雌激素对促性腺激素分泌的负反馈，降低卵巢中雄激素来抑制卵泡发育，激活卵巢中生长因子来刺激卵泡生长，但这些理论都无法令人信服。

腹腔镜下卵巢打孔的方法对于应用氯米芬治疗抵抗或无反应的无排卵女性最为适合。另一方面，近来研究显示，对于氯米芬抵抗的女性患者，应用来曲唑较腹腔镜下卵巢打孔术可以得到更高的排卵率。这些研究提示我们，对于未经过治疗的无排卵 PCOS 女性，首先应尝试诱导排卵的药物治疗，然后再考虑手术。并不是所有氯米芬抵抗患者对腹腔镜下卵巢打孔治疗有效，据估计约 1/3 的患者永久无排卵。对于这部分患者，实施了腹腔镜卵巢打孔后可以增强卵巢对后续氯米芬治疗的敏感性，或许可以恢复排卵功能。

（五）诱导排卵

见第 30 章诱导排卵的相关讨论。

所有的参考文献都可以在 www.expertconsult.com. 网上找到。

（译者　龙晓宇　审校　王丽娜）

推荐阅读

Apter D, Butzow T, Laughlin GA, et al. Accelerated 24-hour luteinizing hormone pulsatile activity in adolescent girls with ovarian hyperandrogenism: relevance to the developmental phase of polycystic ovarian syndrome. J Clin Endocrinol Metab, 1994（79）：119－125.

Chen ZJ, Zhao H, He L, Shi Y, et al. Genome-wide association study identifies susceptibility loci for polycystic ovary syndrome on chromosome 2p16. 3, 2p21 and 9q33. 3. Nat Genet, 2011（43）：55－59.

Dunaif A, Xia J, Book CB, et al. Excessive insulin receptor serine phosphorylation in cultured fibroblasts and in skeletal muscle. A potential mechanism for insulin resistance in the polycystic ovary syndrome. J Clin Invest, 1995（96）：801－810.

Ehrmann DA. Polycystic ovary syndrome. N Engl J Med, 2005（352）：1223－1236.

Gilling-Smith C, Story H, Rogers V, et al. Evidence for a primary abnormality of thecal cell steroidogenesis in the polycystic ovary syndrome. Clin Endocrinol, 1997（47）：93－99.

Johnstone EB, Rosen MP, Neril R, et al. The polycystic ovary post-rotterdam: a common, age-dependent finding in ovulatory women without metabolic significance. J Clin Endocrinol Metab, 2010（95）：4965－4972.

Nelson VL, Legro RS, Strauss JF 3rd, et al. Augmented androgen production is a stable steroidogenic phenotype of propagated theca cells from polycystic ovaries. Mol Endocrinol, 1999（13）：946－957.

Pigny P, Jonard S, Robert Y, et al. Serum anti-Mullerian hormone as a surrogate for antral follicle count for definition of the polycystic ovary syndrome. J Clin Endocrinol Metab, 2006（91）：941－945.

Rebar R, Judd HL, Yen SS, et al. Characterization of the inappropriate gonadotropin secretion in polycystic ovary syndrome. J Clin Invest, 1976（57）：1320－1329.

Rosencrantz MA, Coffler MS, Haggan A, et al. Clinical evidence for predominance of Delta-5 steroid production in women with polycystic ovary syndrome. J Clin Endocrinol Metab, 2011（96）：1106－1113.

Stein IF, Leventhal ML. Amenorrhea associated with bilateral polycystic ovaries. Am J Obstet Gynecol, 1935（29）：181－191.

Vendola KA, Zhou J, Adesanya OO, et al. Androgens stimulate early stages of follicular growth in the primate ovary. J Clin Invest, 1998（101）：2622－2629.

Venturoli S, Porcu E, Fabbri R, et al. Longitudinal change of sonographic ovarian aspects and endocrine parameters in irregular cycles of adolescence, Pediatr Res, 1995（38）：974－980.

Wachs DS, Coffler MS, Malcom PJ, et al. Increased androgen response to follicle-stimulating hormone administration in women with polycystic ovary syndrome, J Clin Endocrinol Metab, 2008（93）：1827－1833.

第 23 章

女 性 不 孕

（原著 Robert L. Barbieri）

生育力是指妊娠和生育后代的能力。不孕是一种妊娠和生育后代能力减弱的状态，并非不可逆的。目前临床不孕症的定义是规律性生活 12 个月未怀孕。1982 年，15～44 岁女性中不孕症的患病率是 8.5%，2002 年是 7.4%。2009—2012 年，更多基于人口的研究报道不孕症患病率更高，范围为 12%～24%。年龄较大的女性中不孕症患病率更高，这也是不孕症患病率升高的原因之一。由于女性 35 岁之后生育潜能下降，多数专家建议对 35～40 岁女性试图怀孕 6 个月后开始不孕症评估，而超过 40 岁的女性应该立即评估。知道明确不孕原因的女性，比如闭经，应该立即开始评估内分泌异常的原因。

一、不孕症统计模型

不孕症的临床定义比较粗糙，因为它没有反映 12 个月未怀孕夫妇生育潜能更宽的范围。不孕症的临床定义意味着一种二分状态的存在，要么 12 个月内怀孕（无不孕症），要么 12 个月内未怀孕，根据定义可以诊断为不孕症。不孕症目前的临床定义类似分析一个连续变量，比如高度，却用一个二分类变量："矮"和"高"。高度通过连续测量，如厘米，能够更好地被描述，而不是用二分类变量，如"矮"和"高"来界定。

我们临床上通过用统计学概念——生育能力，能够更好地界定生育和不孕。生育能力是指在一个月经周期怀孕的概率（健康年轻夫妇约 0.25）。一个相关的概念，生育力，指在一个月经周期怀孕且活产的能力。一个月经周期怀孕概率的人口估计值是一个有价值的临床的和科学的概念，因为它创建了定量分析生育潜能的框架。基于不孕夫妇人群的临床特征，男性无精症夫妇的生育能力估计值为 0.00，女性早期子宫内膜异位症夫妇生育能力约 0.04。

此外，生育能力为各种各样生育治疗措施的有效性提供了一种方便的定量评估方法。一对不孕夫妇在未经治疗时的生育能力估计值是 0.04，有两种处理方法：一种是便宜的治疗方法（氯米芬 + 宫腔内人工授精），可以将生育能力提高到 0.08，另一种是较贵的治疗方法——体外受精（in vitro fertilization, IVF），可以将生育能力提高到 0.25。通过清晰的定量显示各个治疗方案对生育能力可能的作用能够帮助夫妇选择最佳的治疗方案。用生育能力作为不孕处理的中心概念的一个实际困难是预测夫妇生育能力模型数据不完善或未经证实。一对夫妇生育能力评估的重要因素是女性年龄、活动精子数量、不孕年限和原发或继发不孕。如果用生育能力这个概念讨论生育，我们对不孕夫妇的临床处理将会更加优化。每个周期的妊娠率就是生育能力值乘以 100。在这一章，"生育能力"和"每周期妊娠率"这两个词都表示夫妇在一个周期妊娠的概率。生育能力可以用于生育过程的统计描述。

生育能力（f）是任一周期怀孕的概率。任一周期未怀孕的概率是 1-f。短时间内人群的生育能力通常是稳定的。对于一大群夫妇，第 1 个月怀孕的概率是 f，第 2 个月是 $f \times (1-f)$，第 3 个月是 $f \times (1-f)^2$，第 N 个月是 $f \times (1-f)^{N-1}$。用这个模型，成功妊娠所需的平均月数是 $1/f$。N 个月的累积妊娠率 F，计算公式是 $F = 1 - (1-f)^N$。基于这种简单的统计模型，假设一个正常月经周期的生育能力是 0.25，100 对夫妇中约 98 对夫妇怀孕需要 13 个周期。如果每个周期是 28d，那么 98% 的夫妇怀孕需要 1 年（13 个周期 × 28d/ 周期 = 364d）。

经过短期随访，一群试图怀孕的夫妇表现为统计学上的稳定方式，随访中每增加一个周期有固定比例人群成功怀孕。然而，当随访数扩大，未妊娠夫妇的生育能力下降，累积妊娠率趋近渐近线（<100%）。这种模式很可能是因为起始人群的生育能力的异质性。每周期妊娠率最高的夫妇迅速从人群中剔除（成功妊娠），残余池中剩下的是有严重不孕问题的夫妇。

从概念上讲，这个问题可以通过假定人群累积妊娠率有一个渐近线来处理，或者用人群生育能力的复杂的数学模型，假定人群中夫妇的每周期妊娠率有一个范围。这个问题对一段较长的时间，比如2年，人群生育率的分析非常重要。这个问题对研究时间仅3个周期或更短没有实际意义。

许多研究表明，长期随访观察到的人群生育能力降低。比如，Guttmacher评估1946—1956年5574个成功妊娠女性怀孕所需月数。观察的前3个月，生育能力是0.25。接下来9个月，生育能力是0.15。Zinaman等研究了200个希望怀孕的健康夫妇。观察的前3个月，生育能力是0.25。接下来的9个月，生育能力是0.11（表23-1）。其他一些研究也得到类似的结果。

生育能力的下降提示每个大人群是具有异质性的夫妇的混合体。一些夫妇有完全正常的生育力，并且成功怀孕的概率很高（>0.25）。剩下的夫妇生育能力较低（0.00~0.15）。其中一些夫妇最终将求助于临床不孕治疗。试图怀孕12个月后，在未经治疗的情况下未成功怀孕的夫妇的生育能力范围是0.00~0.04（表23-1）。成功改善生育的干预措施必须在此妊娠率的前提下提高每周期妊娠率。

不幸的是，不是所有的妊娠都能生下一个活婴。许多妊娠在着床后很快流产。隐匿妊娠和生化妊娠经常用于描述这种早期流产。隐匿妊娠是由Bloch定义的，指着床后太快终止，还来不及有临床指标显示它的存在。在一个近期的研究中，约13%的妊娠属于隐匿性的。与隐匿妊娠不同，生化妊娠一般有临床指标显示它的存在。血或尿人绒毛膜促性腺激素（human chorionic gonadotropin，hCG）检测证明妊娠的存在，但没有临床超声证据表明妊娠。对于所有的临床妊娠，约20%最终自发流产。对于所有妊娠，约30%流产——隐匿流产、生化流产或临床自发性流产（表23-2）。年龄超过40岁的女性比小于30岁女性怀孕后自发流产率高1倍多。

表23-1 观察性研究往往证明人群的生育能力随着后续进展逐渐下降

周期	周期开始时可用于研究的女性数目	周期中妊娠的数目	每周期妊娠率
1	200	59	0.30
2	137	41	0.30
3	95	16	0.17
4	78	12	0.15
5	66	14	0.21
6	52	4	0.08
7	48	5	0.10
8	43	3	0.07
9	40	2	0.05
10	38	1	0.03
11	37	2	0.05
12	35	1	0.03

[数据来自Zinaman MJ, Clegg ED, Brown CC, et al. Estimates of human fertility and pregnancy loss. Fertil Steril, 1996（65）: 503 - 509.]

表23-2 200对期望妊娠的健康夫妇在连续3个月经周期中的妊娠率和妊娠结局

周期结局	周期数			
	1	2	3	总数
周期开始时未妊娠	200	137	95	
周期中妊娠	59	41	16	116
生化妊娠	7	7	1	15
自然流产	12	5	4	21
活产	40	29	10	79
退出，未妊娠	4	1	1	6
失访			1	

女性年龄，30.6 ± 3.3 [均数 ± 标准差（standard deviation，SD）]
[数据来自Zinaman MJ, Clegg ED, Brown CC, et al. Estimates of human fertility and pregnancy loss. Fertil Steril, 1996（65）: 503 - 509.]

二、不孕相关疾病

妊娠是男性和女性成功完成一系列生理过程，允许胚胎在子宫内膜着床的结果（彩图64）。在最低限度上，妊娠需要排卵并产生优质卵母细胞、产生优质精子、精卵在生殖道结合、胚胎运送至宫腔和胚胎着床于子宫内膜。许多疾病过程可以导致生育能力低下。

一些疾病，比如无精子症，与不孕症有非常清楚的因果关系。对于其他疾病过程，比如美国生殖医学学会修改标准下的Ⅰ期子宫内膜异位症，与不孕状态没有明确的因果关系。在这种情况下，应该描述为疾病情况与不孕状态之间存在关联更好，但因果关系并未完全建立。由于我们目前对人类生殖认识的不足，我们很难将疾病情况分类，属于不孕症的病因（无精子症），还是相关因素（Ⅰ期子宫内膜异位症）。因此，不孕夫妇所诊断的生殖疾病的分布规律的讨论不一定基于足够的科学依据，而是描述性的观察和假定这些疾病是不孕症的病因或相关因素。

大部分的病因分析表格都将不孕症病因分为男性因素和女性因素。世界卫生组织不孕症诊断治疗小组对8500对不孕夫妇用标准化诊断方案进行了一项研究。在发达国家，导致不孕状态的疾病中女性因素占37%，男性因素占8%，双方因素占35%。5%的夫妇为不明原因不孕，15%的夫妇在调查期间怀孕。女性因素主要包括：排卵障碍（25%）、盆腔粘连（12%）、输卵管梗阻（11%）、其他输卵管异常（11%）、高泌乳素血症（7%）、子宫内膜异位症（15%）和不明原因（20%）。

在一篇文献综述中，包括21篇已发表的文章，14 141对不孕夫妇，Collins指出主要的不孕诊断是：排卵障碍（27%），精液参数异常（25%），输卵管异常（22%），子宫内膜异位症（5%），不明原因（17%）和其他（4%），如彩图65。在另外一组数据中，2198对不孕夫妇的主要不孕诊断分布为：排卵障碍（18%）、精液参数异常（24%）、输卵管疾病（23%）、子宫内膜异位症（6.6%）、不明原因（26%）和其他（3%）。这些观察可以将影响生殖能力的因素概括为5类。

1. 优质卵母细胞的产生异常（排卵因素、卵母细胞储备少或者卵母细胞质量差）。
2. 输送精子、卵母细胞和胚胎的生殖道异常（输卵管、子宫、宫颈和腹膜因素）。
3. 着床过程异常，包括胚胎发育早期缺陷和胚胎-子宫内膜相互作用（胚胎-子宫内膜因素）。
4. 精子产生异常（男性因素）。
5. 其他情况，包括免疫因素，可影响受孕过程的多个方面。

不孕症的最初评估集中于这5个主要过程（表23-3）。

表23-3 不孕夫妇的实验室初步检查

不孕症的初步检查
- 排卵的证据
  - 黄体中期孕酮>3 ng/ml
  - 第3天FSH或氯米芬刺激试验（若女性年龄>35岁）
- 精液分析[1]
  - 体积≥1.5 ml
  - 密度≥1500万/ml
  - 活率≥32%
  - 形态≥4%（采用"严格"标准）
  - 描述异常精液分析的术语：精子密度低，少精；精子活力低，弱精；精子形态异常，畸精；白细胞升高，白细胞精子症
- 输卵管功能的证据
  - 子宫输卵管造影或子宫输卵管碘油造影对比声波图
  - 宫腔评估
  - 子宫输卵管造影、超声下子宫输卵管造影或宫腔镜检查

不孕症的次级检查
- 腹腔镜
- 宫腔镜

（1）数据来自 Cooper TG, Noon E, von Eckardstein S, et al. World Health Organization reference values for human semen characteristics. Hum Reprod Update, 2010 (16): 231-245.

三、不孕症初步评估

不孕症评估的标准包括：彻底的病史采集和体格检查（表23-4）、精液分析（表23-3）、排卵证据、女性生殖道和输卵管通畅证据和宫腔评估。精液分析的评价方法将在第24章讨论。下面将更详细地讨论，排卵证据可假定为28d一次的规律月经，或用免疫化学方法测得的尿LH峰，最后由血清孕酮水平高于3 ng/ml确诊，或子宫内膜活检组织学证明为分泌期改变。对于≥35岁女性，卵巢卵泡池大小，又称为卵巢储备的检查是需要的。评估卵巢卵泡池的检查包括月经周期第3天的卵泡刺激素（follicle stimulating hormone, FSH）、窦卵泡数或抗苗勒管激素（antimüllerian hormone, AMH）。

不孕症的评估中输卵管通畅度检查应该早期完成，行子宫输卵管造影（hysterosalpingogram, HSG），超声下子宫输卵管造影（hysterosalpingo-contrast sonogram, HyCoSy），或者腹腔镜检查。HSG对远端输卵管通畅的检查非常准确，假阳性率低，但对近端输卵管梗阻有15%左右假阳性率。也就是说如果HSG证明近端输卵管梗阻，需要做另一种检查（双侧输卵管选择性导管介入术或者腹腔镜）。HSG也提供了宫腔形态的证据，可以鉴别大部分宫腔内异常。如下所示（女性解剖因素），超声下子

宫输卵管造影是生育检查中的首要检查,已经越来越普及,因为它不仅可以发现输卵管梗阻,而且对宫腔小的异常非常敏感。对于子宫异常的发现,宫腔镜检查仍然是金标准。

最初的不孕评估不需要做的不孕检查包括:性交后试验、黄体功能不全的子宫内膜活检、仓鼠卵穿透试验、常规支原体培养和抗精子抗体检查。性交后试验的最大问题是可重复性差,观察者间的差异,且对治疗建议没有可靠指导意义。此外,对性交后试验异常的界定没有达成共识。由于这些局限性,进行性交后试验没有足够的科学依据。然而,临床经验提示氯米芬具有一种抗雌激素作用,可以导致宫颈黏液产生质和量的异常。一些临床医师建议对接受氯米芬诱导排卵的女性用性交后试验来评估其对宫颈黏液的影响。

表 23-4 女性不孕症评估的相关病史和体格检查发现

病史	既往检查
不孕年限和以前检查与治疗的结果	
既往妊娠次数及结局	
青春期的时间表:肾上腺功能出现、乳房开始发育和月经初潮	
从月经初潮到现在的月经史。月经周期不规律的证据	
妇科手术史和腹部手术史	
以往的避孕措施	
性交频率和性功能	
相关的男性用药史	
目前用药情况和过敏史	
多毛症、盆腔痛或腹痛、性交痛、甲状腺疾病、溢乳等病史	
目前的职业和环境毒素暴露情况	
烟草、乙醇和药物服用情况	
运动史和目前锻炼模式	
压力、焦虑和抑郁史	
体格检查发现	
体重、身高、体重指数	
多毛、黑棘皮症的证据	
甲状腺大小,甲状腺结节的存在	
乳房检查包括触诊乳头分泌物和乳腺肿块	
乳房的 Tanner 分期	
阴蒂、处女膜环、阴道和宫颈的解剖评估。阴道隔膜评估。宫颈狭窄或宫颈偏离中线位移的评估	
子宫位置、大小和活动性检查	
附件有无肿块或触痛的检查	
宫骶韧带和道格拉斯腔的检查	

子宫内膜活检在许多不孕女性中是异常的,过去一些临床医师认为,它是证明排卵和子宫内膜容受性的金标准。然而,前瞻性研究证明,子宫内膜组织学异常(与周期不符)率在生育和不孕女性中是相同的。由于活检异常(与周期不符)与不孕相关性较弱,大多数临床医师不把子宫内膜活检作为生育诊断的一线检查。

四、卵母细胞产生异常

卵母细胞产生异常是女性不孕的最常见的原因。卵母细胞产生最常见的异常是:不排卵、稀发排卵、卵泡池耗竭和卵泡老化导致卵母细胞质量差。不排卵一般与闭经或严重月经稀发相关。稀发排卵一般与月经稀发相关(月经周期>35d)。卵泡池耗竭一般通过月经第 3 天 FSH 及基础窦卵泡数或抗苗勒管激素检测发现。卵母细胞质量很难评估。年龄>40 岁女性应该怀疑其卵母细胞质量差,尽管卵泡池检测显示其卵巢储备好。

月经规律和有可察觉的症状的女性——如乳房胀痛和痛经,一般是排卵的。检测排卵最经济的实验方法是基础体温的测定。对于大多数女性,早上起床前基础体温在排卵前低于 36.7℃(98 ℉),排卵后高于 36.7℃(98 ℉)。卵巢分泌的孕酮将下丘脑基础体温调定点上调约 0.6 ℉。正常黄体期体温一般高于 36.7℃(98 ℉),持续至少 10d。偶尔即使排卵基础体温仍是单相型。双相体温一般与排卵相关。如果是双相型,排卵前 5d 至排卵当天这期间建议每隔 1 天同房 1 次(图 23-1)。在大多数发达国家,基础体温的测定很少作为不孕女性是否排卵的证据,月经周期适当时间连续尿 LH 测定是最常用的发现即将排卵的方法。

血清孕酮高于 3 ng/ml 是排卵的证据。在黄体中晚期,孕酮的分泌是脉冲式的,由于黄体生成素(luteinizing,LH)分泌特点也是脉冲式的。概念上说,孕酮分泌的脉冲式特点使单一的孕酮测定很难作为排卵的可靠标志。然而,在大部分临床情况下,黄体中期单一孕酮测定可以作为排卵的有用标志。Hull 及其同事的研究表明黄体中期的孕酮水平低于 10 ng/ml 的每周期妊娠率低于孕酮水平高于 10 ng/ml 的每周期妊娠率。

子宫内膜活检显示组织学分泌期改变是证明排卵决定性的检查。尽管目前临床上没有应用,很可能子宫内膜活检发现的蛋白分子可作为子宫内膜容受性标志物。子宫内膜活检标本中着床标志物的确证有待进一步研究。需要强调的是没有排卵的女性,两种性激素,雌孕激素的应用足以为胚胎着床准备子宫内膜。

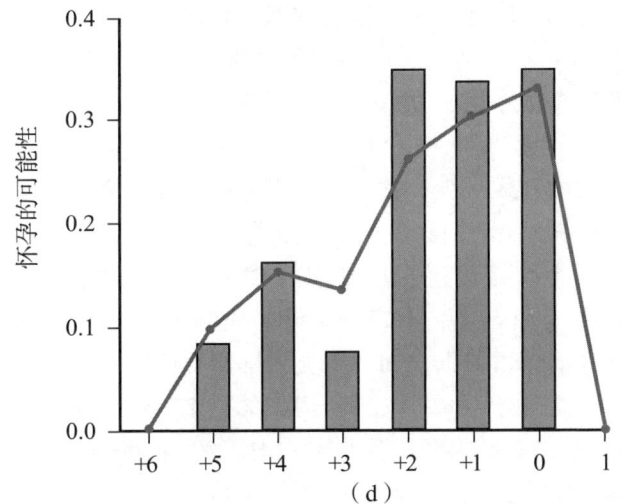

图 23-1 近排卵期怀孕的可能性。以排卵期为第 0 天，柱子代表的数据来自 129 个女性仅在这 6d 中的 1d 性交。实线表示 625 个周期统计分析的怀孕的可能性

［数据来自 Wilcox AJ, Weinberg CR, Baird DD. Timing of sexual intercourse in relation to ovulation. N Engl J Med, 1995（333）：1517–1521. 引用得到许可］

一些专家指出，卵泡可能不破裂排出卵母细胞而黄素化，形成黄体（分泌孕酮且诱导分泌期子宫内膜）。这种卵泡不破裂黄素化综合征偶尔发生，但并不是引起不孕的主要原因。超声检查卵巢和连续测定 LH 或雌酮 -3- 葡糖甘酸可用于监测主导卵泡的生长，而主导卵泡才是排卵的先决条件。月经期，卵泡直径大小为 4～9 mm。排卵前，主导卵泡直径达到 20～25 mm。主导卵泡的生长和破裂是排卵发生的假定证据。LH 峰的出现同样也是排卵的假定证据。排卵一般发生在 LH 峰开始之后的 36 h，也就是约 LH 峰顶后 24 h。在一项大型前瞻性研究中，患者自身在家用试纸检测尿 LH 与排卵的相关性，93% 被分泌期的子宫内膜活检证明。在一些不孕女性中，可能发生提前出现的 LH 峰，即之后 36 h 没有出现排卵。这种提前出现的 LH 峰使其很难准确鉴定排卵及月经周期中适合怀孕的时间段。

许多疾病可以引起不排卵和不孕。最常见的是低促性腺激素性性腺功能减退症（WHO Ⅰ），低雌激素性排卵障碍（WHO Ⅱ）和高促性腺激素性性腺功能减退症（WHO Ⅲ）。最常见的成年型不排卵是下丘脑功能障碍（占 35%），垂体疾病（15%）和卵巢功能障碍（50%）。下丘脑功能障碍最常见的原因是体重和身体组分异常、压力和剧烈运动（参考第 19 章）。第二常见的原因是下丘脑浸润性疾病，如淋巴瘤和组织细胞增多症。导致不排卵的垂体疾病（参考第 3 章和第 21 章）有泌乳素瘤、空蝶鞍综合征、Sheehan 综合征、库欣病、肢端肥大症和其他垂体肿瘤。引起不排卵的最常见的卵巢原因是卵巢功能衰竭（卵泡池的耗竭）和卵巢雄激素过多症［如多囊卵巢综合征（polycystic ovary syndrome，PCOS）］。偶尔甲状腺疾病可与不排卵相关。

各种各样不排卵原因的分析很复杂。一般来说，体重和身高的测量，血清促卵泡素（follicle-stimulating hormone，FSH）、催乳素、促甲状腺激素（thyroid-stimulating hormone，TSH）和雄激素的测定，可以帮助鉴定不排卵的原因。孕激素撤退试验可帮助评估性腺功能减退的程度和指导治疗。

不排卵患者不孕治疗的成功可能性最大。不排卵的治疗可使其生育能力与观察的正常夫妇相同（0.15～0.25）。治疗取决于不排卵的原因。常见治疗方法如下。

1. 体重干预。
2. 减少有氧运动强度。
3. 氯米芬柠檬酸盐。
4. 氯米芬加其他激素佐剂。
5. 促性腺激素治疗。
6. 脉冲式促性腺激素释放激素（gonadotropin-releasing hormone，GnRH）。
7. 溴隐亭。
8. 糖皮质激素。

（一）体重异常相关不排卵

不排卵、稀发排卵和生育力低下常见于高于或低于理想体重的女性（参考第 19 章）。在一项研究中，597 例无排卵性不孕和 1695 例生育对照，超重女性［体重指数（body mass index，BMI）>27 kg/m²］相比于 BMI 在 20～25 kg/m² 的女性，无排卵性不孕的相对风险是 3.1。BMI 低于 17 kg/m² 的过瘦女性无排卵性不孕的相对风险是 1.6。研究者得出的结论是超重女性的无排卵性不孕的风险最高，但是体重过轻女性的风险同样升高。

远低于理想体重的无排卵女性经常有低促性腺激素性性腺功能减退症。远高于理想体重的无排卵女性经常有 PCOS。对于远低于（促性腺激素性性腺功能减退症）或远高于（PCOS）理想体重的女性，适当的饮食摄入管理可能与排卵恢复相关。例如，Pasquali

和同事证明，肥胖的 PCOS 患者的不排卵可通过减轻体重成功治疗。不排卵的肥胖 PCOS 患者建议坚持 6 个月 1000～1500 cal 饮食。平均减重 10 kg。体重减轻之后，基础 LH 下降 45%，血清睾酮下降 35%。许多女性恢复排卵并怀孕。Clark 和其同事得到相同结果。13 名肥胖无排卵不孕女性进入一项饮食加运动的项目，6 个月平均减重 6.3 kg。空腹胰岛素和睾酮水平下降，性激素结合球蛋白升高。13 人中的 12 人恢复排卵，在没有其他任何干预措施的情况下 5 名怀孕。

多数关于减重对生殖功能影响的研究没有对照组。Guzick 和同事报道了一项减重对生殖功能影响的随机对照研究的结果。12 名肥胖、高雄激素、稀发排卵的女性随机分为减重组和对照组。减重组 6 人的体重平均减少 16 kg，循环中睾酮显著降低，空腹胰岛素降低，LH 脉冲频率和幅度没有变化。减重组 6 人中有 4 人恢复排卵。对照组开始研究前无排卵，在整个研究期间仍然无排卵。

减重很难实现。咨询营养师、医生鼓励、低热量饮食和启动运动计划是最有效的非外科干预减重方法。手术减重非常有效，尤其是对于 BMI＞40 kg/m² 的女性。

过瘦女性无排卵性不孕的风险大。在实验模型中，每日能量消耗大于能量摄入的干预可导致稀发排卵。在被俘虏的雌性猴子中，规律的排卵周期一般与规律活动加每天稳定摄入 300 kcal 同时发生。当热量摄入维持在每天 300 kcal，但是活动增加额外的每天步行 6 英里，则发生不排卵和闭经。热量摄入增加到每天 600 kcal，同时每天坚持步行 6 英里，则恢复排卵和月经。在运动的猴子中，不增加每天能量摄入，通过注射脉冲 GnRH 同样可以恢复排卵。

规律运动的女性比久坐不动的女性无排卵周期多。在一个研究中，将久坐不动的女性分到运动加热量限制或运动加低热量饮食组，运动加热量限制组卵巢激素分泌比运动加低热量饮食组下降较多。帮助大脑评估热量摄入和能量消耗水平的激素包括：瘦素、胰岛素、甲状腺激素（甲状腺素和三碘甲状腺氨酸）、生长激素、胰岛素样生长因子 1（insulin-like growth factor 1，IGF1）、胆囊收缩素、胰高血糖素样肽 -1 和胃促生长素。

下丘脑性闭经（下丘脑性性腺功能减退症）女性通常瘦素水平低。两项临床试验报道给较瘦的下丘脑性闭经女性注射外源性瘦素或者一种瘦素十肽（美曲普汀）可使部分患者恢复排卵。此外，美曲普汀注射 36 周可提高游离三碘甲状腺氨酸、IFG1 和骨钙素。瘦素可直接作用于吻素释放神经元促进 GnRH 分泌。

瘦的无排卵性不孕女性通常不愿意增重，改变她们的饮食或减少运动量。然而，在一项研究中，26 名严格执行节食且不孕的低体重女性，营养师劝告加上医生直接建议增加她们的 BMI。干预之后，平均增重 3.7 kg，并且 73% 怀孕。人际心理治疗或认知行为治疗可帮助 WHO Ⅰ 类无排卵女性恢复排卵。过瘦无排卵女性在开始诱导排卵之前努力达到正常 BMI 是非常重要的，因为低 BMI 女性妊娠分娩低出生体重儿、头围小和小头畸形的风险大。

特殊的饮食因素可能影响无排卵性不孕的风险。例如，在一项前瞻性研究中，使用铁补充剂的女性无排卵性不孕的风险低 40%。在另一项前瞻性研究中，高消耗单一不饱和脂肪酸而不是反式脂肪酸，植物性而不是动物性蛋白质，低糖类，高脂肪乳制品，以及多种维生素的饮食模式发生无排卵性不孕的风险低。一种新的饮食补充——肌醇，是 D- 手性肌醇的前体物质，参与控制糖代谢和细胞对胰岛素的反应。在一项没有对照的小的观察性研究中，稀发排卵的 PCOS 女性，口服肌醇，每天 2 次，每次 2 g，可增加自发性排卵周期。40% 观察者经过 6 个月肌醇治疗怀孕。

（二）氯米芬

氯米芬是一种与他莫昔芬和己烯雌酚相关的非甾体三苯乙烯衍生的雌激素激动药 - 拮抗药相关的他莫昔芬和己烯雌酚，首次于 1956 年合成。1961 年，Greenblatt 和同事报道氯米芬对诱导排卵有效，1967 年，这种药被食品和药物管理局（Food and Drug Administration，FDA）批准（参考第 30 章）。氯米芬是一种恩氯米芬（E，反式）和珠氯米芬（Z，顺式）的外消旋混合物，两者比例是 3∶2。Z- 顺式异构体比反式异构体诱导排卵的作用强。最近一项重要的观察研究表明，非甾体三苯乙烯化合物，如他莫昔芬和氯米芬需要肝细胞色素 P450 酶 2D6 的生物活性。在一项研究中，肝微粒体含活性 CYP2D6，将氯米芬代谢为两种有效的雌激素拮抗剂化合物，（E）-4- 羟基克氯米芬和（E）-4- 羟基 -N-desethyl 氯米芬。这两种化合物浓度分别为 2.5 nM 和 1.4 nM，可抑制 50% 雌激素受体功能。女性中 CYP2D6 活性存在显著变异，提示这种酶的等位变异可能是不同人对氯米芬反应不同的原因。

氯米芬的半衰期约为 5d。由肝代谢，经粪便排出。停药 6 周内可持续检测到排泄的氯米芬。正常周期的女性中，注射氯米芬柠檬酸盐，每天 150 mg，连用 3d，可使血清 LH 和 FSH 浓度分别升高 40% 和 50%。此外，LH 脉冲频率从每 8 小时 3.3 增加到 6.8。这种氯米芬诱导的 LH 脉冲频率的增加表明氯米芬可作用于下丘脑。对于本身就有高 LH 脉冲频率的 PCOS 患者，氯米芬不会进一步增加 LH 脉冲频率，但会增加 LH 脉冲幅度，升高血清 LH 和 FSH 的水平。氯米芬成功诱导排卵需要一个完整的下丘脑-垂体-卵巢轴。相反，外源性促性腺激素治疗不需要功能性下丘脑和垂体的存在。

氯米芬具有中枢神经系统作用的证据包括观察到氯米芬诱导血管舒缩症状，提高 LH 脉冲频率和部分性阻断雌激素的避孕效果。动物实验表明，氯米芬能降低雌激素依赖的下丘脑酪氨酸羟化酶和氯米芬可促进大鼠内侧基底下丘脑 GnRH 的分泌。

除了作用于下丘脑，氯米芬也可作用于垂体、卵巢、子宫内膜和宫颈。在培养的大鼠垂体细胞中，雌激素和氯米芬都可放大 GnRH 诱导的 FSH 和 LH 的释放。Zhuang 和同事证明氯米芬、雌激素和己烯雌酚都可放大大鼠颗粒细胞中促性腺激素诱导的芳香化酶的活性。在接受外源性雌激素治疗的低雌激素女性中，氯米芬可引起子宫内膜萎缩。氯米芬可减少雌激素诱导的宫颈黏液的质和量，可由羊齿植物状结晶的减少得到证实。

WHO 将无排卵女性分为三大类：WHO Ⅰ 类是低内源性促性腺激素、低内源性雌激素的无排卵女性（低促性腺激素性性腺功能减退症）。WHO Ⅱ 类是多种多样月经异常、接近正常（或升高）的促性腺激素水平且有内源性雌激素产生的无排卵或稀发排卵的女性。WHO Ⅱ 类中有很多为 PCOS。WHO Ⅲ 类为卵巢功能衰竭（高促性腺激素性性腺功能减退症）。

氯米芬对 WHO Ⅱ 类患者的诱导排卵最有效。对于严重的低雌激素和低促性腺激素性性腺功能减退症的女性（WHO Ⅰ 类），氯米芬诱导排卵一般无效。相反的，WHO Ⅰ 类患者对促性腺激素注射或脉冲式 GnRH 治疗反应非常好。孕激素试验阴性是无排卵且有解剖结构正常子宫的女性存在严重低雌激素的假定证据。氯米芬治疗低促性腺激素性性腺功能减退症和低内源性雌激素女性排卵率低的机制不完全清楚。Maruo 和同事指出对三碘甲状腺氨酸水平低于 80ng/ml 的女性诱导排卵的成功率低。在初步研究中，甲状腺激素的补充可提高氯米芬对这类女性诱导排卵的有效性。

氯米芬柠檬酸盐对持续高水平 FSH 的女性（卵泡池耗竭）也可能无效。尽管氯米芬对垂体肿瘤患者是相对禁忌的，但它对单独溴隐亭治疗无效的泌乳素瘤患者诱导排卵同样有效。许多医生倾向于在诱导排卵前评估输卵管通畅度和精液参数。

FDA 批准的氯米芬剂量是每周期 50~100 mg/d，最多连用 5d。自发性月经或孕激素撤退性月经之后，第 3 天、第 4 天或第 5 天开始用氯米芬，连用 5d。月经第 3 天或第 5 天开始用氯米芬不影响每周期妊娠率。在选择合适的人群中，50 mg/d 氯米芬可使排卵率达到近 50%；如果剂量达到 100 mg/d，另外 25% 可排卵。每个周期都尽量促使排卵发生。在大多数患者中，排卵发生在最后一次氯米芬服用后的 5~12d。可测尿 LH 峰来帮助识别排卵的时间。

尽管 FDA 批准的氯米芬最大剂量是 100 mg/d，许多临床医生曾开过 250 mg/d。氯米芬低于 100 mg/d，连用 5d 不排卵的女性当用到 250 mg/d，连用 14d 时可能排卵。低于 100 mg/d 不排卵的女性，当增加剂量时 70% 可排卵，但低于 30% 怀孕。

WHO Ⅱ 类无排卵女性在不治疗的情况下生育能力为 0.00。经过前 3~6 个周期的氯米芬治疗，生育能力的范围为 0.08~0.25。女性无排卵为唯一不孕原因时，氯米芬治疗后生育能力为 0.20~0.25（彩图 66）。高雄激素血症女性通常伴有较高 BMI 及闭经或者高龄，这类患者氯米芬诱导排卵效果较差。氯米芬的独特的优势在于以花费不到 100 美元的生殖治疗措施将生育能力从 0.00 提高到 0.20。经过 3~6 个月的氯米芬治疗后，生育能力将下降。

在启动氯米芬周期之前，许多专家先做妊娠试验来排除妊娠的可能，然后进行黄体酮撤退性出血。最常用的黄体酮是醋酸甲羟孕酮（安宫黄体酮）10 mg/d，连用 5d。停药后出血的第 1 天为周期的第 1 天。

在氯米芬加地塞米松治疗周期，患者可以自己在家测定尿 LH 来鉴别排卵前的 LH 峰。LH 峰一般出现在氯米芬用药最后一天之后的 5~12d。女性最佳受孕时机是尿 LH 峰的前 1d，当天和之后的 1d。这 3d 至少同房 2 次。或者，如果患者不愿意测尿 LH，她可以从氯米芬用药最后 1d 之后的第 5 天开始往后的 8d 内隔天同房 1 次。氯米芬诱导排卵成功的证据是血清孕酮高于 8 ng/ml。在大多数氯米芬治疗成功的周期中，血清孕酮高于 20 ng/ml。如果 LH 峰后 17d 未来月经，可以行妊娠试验。

初步研究提示，诱导排卵药物可能与卵巢肿瘤相关，并且随着剂量增加风险增加。对于这个数据目前的观点认为从未生育和不孕才是卵巢肿瘤更重要的风险因素，其作用远远超过诱导排卵药物治疗。然而，考虑到经过 6 个周期氯米芬治疗未妊娠的女性生育能力下降和长期氯米芬暴露相关的卵巢肿瘤风险，限制氯米芬治疗不超过 12 个周期是合理的。氯米芬治疗 6 个周期未妊娠时就应该全面分析治疗失败可能的原因，并且考虑其他治疗措施，如促性腺激素治疗。氯米芬治疗 4 个周期未妊娠时，诊断性腹腔镜检查可能提示超过 50% 女性有子宫内膜异位症或盆腔粘连。

氯米芬治疗时注射 hCG 来提高妊娠率的做法是有争议的。一些专家认为对标准剂量氯米芬治疗无效的女性采用氯米芬加单剂量 hCG 可以提高氯米芬诱导排卵的效果。然而，在大多数实验中，与自发排卵女性相比，hCG 注射并非始终能够改善妊娠率。应用氯米芬后，可用超声监测卵泡大小。当平均卵泡直径达到 18～22 mm，可以注射 hCG。然而，另一些专家认为 hCG 联合氯米芬应用的证据不足。在一个小的临床试验中，月经第 3～7 天接受氯米芬诱导排卵的女性随机分为两组，一组用 hCG（10 000 U）来确定排卵时间，另一组用尿 LH 试纸监测内源性 LH 峰。结果两组妊娠率无差异。

氯米芬治疗可对生殖系统产生不利影响，包括黄体功能不足，降低宫颈黏液的质和量带来不利的宫颈环境。一些临床医师建议，在氯米芬治疗周期进行子宫内膜活检来明确是否存在黄体功能不足，也有学者建议在第一个氯米芬治疗周期进行性交后试验。

在一项包含 2369 例氯米芬诱导妊娠的研究中，7% 是双胞胎，0.5% 是三胞胎，0.3% 是四胞胎，0.13% 是五胞胎。这个研究表明，氯米芬治疗导致的高阶多胎妊娠的绝对风险非常低。因为氯米芬是一种大量应用的处方药，因此，其引起的三胞胎很多。在一项研究中，其回顾了一家三级医疗中心所有的高阶多胎妊娠，氯米芬治疗所引起的三胞胎多于外源性促性腺激素治疗所引起的。氯米芬治疗的自然流产率约为 15%。氯米芬治疗的常见症状包括：血管舒缩症状（20%）、附件压痛（5%）、恶心（3%）、头痛（1%）及极少发生的视物模糊或暗点。大多数临床医师对有氯米芬诱导的视力改变的女性都会永久停用氯米芬治疗。

1. 氯米米芬加上糖皮质激素诱导排卵 WHO Ⅱ 类无排卵女性经过标准剂量氯米芬治疗失败者被称为"氯米芬抵抗"。一项生殖专家共识建议氯米芬抵抗的 PCOS 患者最适合的下一步治疗包括注射 FSH，或者腹腔镜卵巢打孔术。然而，对于许多女性来说，这些选择过于昂贵。对于氯米芬抵抗的 PCOS 患者，什么样的治疗才是负担得起的呢？

许多氯米芬抵抗女性用氯米芬加上地塞米松治疗可以排卵。在启动氯米芬加上地塞米松治疗之前，不孕相关检查应该保证输卵管通畅，并且没有男性因素导致的不孕问题。两项随机临床试验报道，在氯米芬抵抗女性中，地塞米松加上氯米芬治疗相比于单独氯米芬治疗可改善排卵率和妊娠率。一种成功治疗氯米芬抵抗女性的方案是月经第 3～7 天用氯米芬 100 mg/d，同时月经第 3～12 天用地塞米松 2 mg/d（图 23-2）。地塞米松治疗降低血清雄激素水平，因此可提高氯米芬的治疗效果。在一项随机研究中，用这种方案治疗氯米芬抵抗女性，其排卵率是 75%，在单用氯米芬组排卵率仅为 15%（$P<0.001$）。氯米芬加上地塞米松组妊娠率是 40%，而单用氯米芬组仅为 5%（$P<0.05$）。其他研究者同样指出对于某种特定患者糖皮质激素是氯米芬治疗的有效佐剂。

许多临床医师指导他们的患者在晚上服用地塞米松，可以最大限度地抑制早上的促肾上腺皮质激素（adrenocorticotropic hormone，ACTH）峰，ACTH 可以刺激肾上腺产生雄激素。然而，有经验的医生发现晚上应用地塞米松使他们精力充沛，难以入眠。一些专家推荐患者早上服用地塞米松。如果氯米芬（100 mg/d，连用 5d）加上地塞米松不能诱导排卵，可用周期第 3～7 天 150 mg/d 加上地塞米松。如果这种方案仍然不排卵，患者应该考虑其他诱导排卵的措施，如减重、FSH 注射、腹腔镜卵巢打孔术或者体外受精（IVF）。

2. 氯米芬加上雌孕激素预处理 氯米芬诱导排卵失败的因素之一是循坏中升高的睾酮水平。氯米芬周期之前用雌孕激素预处理可以降低循坏中睾酮水平，因此可提高排卵率。在一个小样本随机试验中，氯米

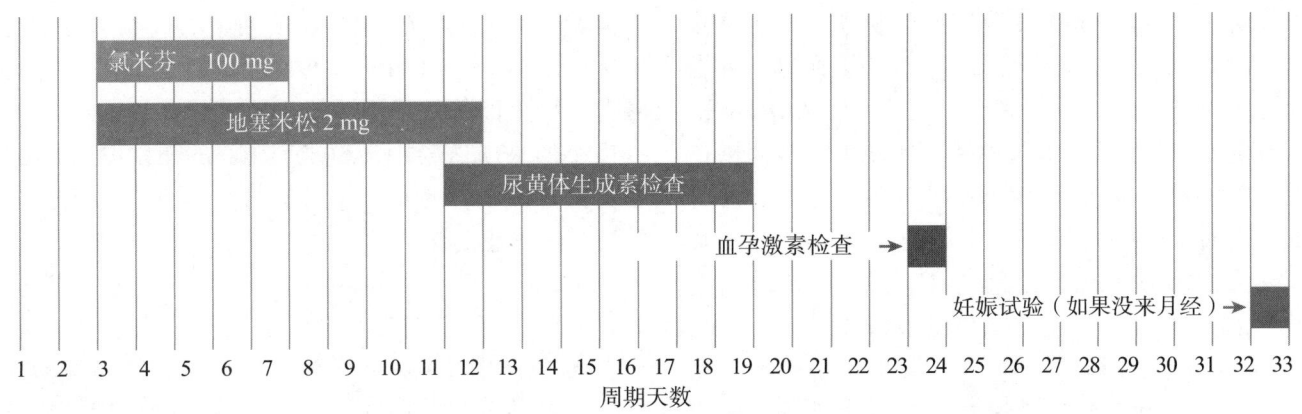

图23-2 氯米芬单药治疗抵抗的女性采用氯米芬联合地塞米松周期图

芬治疗前2个月雌孕激素避孕药处理可以降低循环中睾酮水平,提高应用氯米芬150 mg/d,连续5d治疗失败的PCOS患者的排卵率和妊娠率。在这个随机试验中,48名服用氯米芬150 mg/d,连续5d治疗失败的患者随机分为两组,一组是用42~50d雌孕激素避孕药(每天无间断用炔雌醇0.03 mg加上去氧孕烯0.15 mg)预处理,然后服用氯米芬100 mg/d,连用5d,另一组是单用氯米芬。口服避孕药(oral contraceptive,OCP)显著降低氯米芬治疗前的循环睾酮水平。OCP-氯米芬柠檬酸盐(clomiphene citrate,CC)组与CC组排卵率分别为65%和11%。每周期妊娠率分别为54%和4%。氯米芬治疗失败女性,或者总睾酮水平高的女性,临床上可建议采用OCPs预处理加上氯米芬的方案。这种连续方案的大样本随机试验是必要的。

3. 氯米芬加上雌孕激素处理子宫内膜 在一些病例报道中,氯米芬可对宫颈黏液的质量和子宫内膜的形态产生不利影响。这种作用可能是由于氯米芬及其代谢物的抗雌激素属性导致的。氯米芬在宫颈和子宫内膜的抗雌激素作用可能降低氯米芬治疗的妊娠率。许多研究者指出,在氯米芬治疗周期加用雌激素与单用氯米芬相比可改善子宫内膜生长。在一项设计较好的研究中,月经第8天至LH峰阴道用雌二醇(0.1 mg/d)和排卵后第3天开始用黄体酮凝胶(90 mg/d)可以增加服用氯米芬女性子宫内膜活检"同相"的人数。到目前为止,没有临床试验证明氯米芬加雌孕激素比不加雌孕激素提高妊娠率。

另一种处理氯米芬的抗雌激素作用的方法是从月经第1天开始治疗,而不是第3天、第4天或第5天。概念上说,月经第1~4天用氯米芬,排卵前有更多的时间使氯米芬从体内"排出"。在一项随机研究中,23例不明原因不孕女性随机分到两组,一组于月经第1~5天服用氯米芬[加宫腔内人工授精(intrauterine insemination,IUI)],另一组于第5~9天服用。结果为月经第1~4天氯米芬治疗组妊娠率较高。

4. 氯米芬和非典型肾上腺增生 许多专家建议患有非典型肾上腺增生(non-classical adrenal hyperplasia,NCAH)的无排卵性不孕女性用糖皮质激素诱导排卵。然而,长期NCAH患者同时有卵巢高雄激素血症和超声可见的多囊卵巢。NCAH不孕患者可单用氯米芬或者氯米芬加糖皮质激素诱导排卵及获得妊娠。

5. 氯米芬加促性腺激素诱导排卵 对于用标准剂量氯米芬柠檬酸盐不排卵的女性,可加用促性腺激素诱导排卵。这种诱导排卵方法的主要好处是减少每个诱导排卵周期促性腺激素的用量。氯米芬诱导的LH和FSH的升高可增加卵泡对注射促性腺激素的敏感性。一般来说,氯米芬100~200 mg/d,连用5d,然后开始注射FSH或LH-FSH。研究发现,这种方法可减少诱导排卵所需促性腺激素量的50%。

6. 氯米芬加二甲双胍 高胰岛素血症是PCOS患者常见的内分泌异常(参考第22章)。升高的胰岛素通过抑制肝合成性激素结合球蛋白或协同LH刺激卵泡膜细胞合成雄激素来引起生殖异常。因此,降低胰岛素水平是PCOS患者的治疗目标之一。

二甲双胍是一种口服双胍类的降糖药，主要用于2型糖尿病的治疗。二甲双胍通过抑制肝糖原的合成和增强外周组织葡萄糖的摄取来降低血糖，可能是通过与黑斑息肉综合征肿瘤抑制基因（*LKB1*）相互作用，*LKB1*可激活腺苷单磷酸活化蛋白激酶。它在受体后水平提高胰岛素敏感性，刺激胰岛素介导的葡萄糖处理。通用的缓释二甲双胍的剂量是500 mg/d，750 mg/d，1000 mg/d。目标二甲双胍的剂量范围是1500～2550 mg/d。当用二甲双胍缓释片时，一天的所有剂量都在晚饭时服用。为了减少胃肠道不良反应，如恶心，许多医生建议二甲双胍的起始剂量为500～750 mg/d，持续1周，然后增加起始剂量的1倍。定期检查孕酮水平来明确是否发生排卵，或者患者可以自己监测基础体温。如果二甲双胍治疗5～10周没有发生排卵，然后用氯米芬，50 mg/d，连用5d，可以与二甲双胍合用。如果患者怀孕，可以停用二甲双胍。二甲双胍属于孕妇B类药，可用于妊娠期糖尿病的治疗。

二甲双胍最常见的不良反应是胃肠道反应，包括腹泻、恶心、呕吐和腹胀。在少数病例中，二甲双胍治疗引起致命性乳酸中毒。其中大部分存在一定程度的肾功能不全。用二甲双胍治疗前，应该测定血清肌酐水平，且应该低于123.8 μmol/L（1.4 mg/dl）。其他胰岛素增敏剂同样可用于诱导排卵，单用或者与氯米芬或FSH联用。

临床试验报道关于二甲双胍与氯米芬的相对有效性存在矛盾结果。一般来说，大多数大规模临床试验报道单用二甲双胍或氯米芬都能有效诱导PCOS患者排卵，但氯米芬每周期排卵率、妊娠率和活产率均高于二甲双胍。在一项研究中，626例无排卵性不孕的PCOS患者随机分到单独氯米芬组、单独二甲双胍组和氯米芬加二甲双胍组。氯米芬-二甲双胍组活产率27%，氯米芬组23%，二甲双胍组7%。相反，其他研究表明，单用氯米芬和单用二甲双胍有相同的妊娠率。在一些研究中，二甲双胍对高于平均腰臀比女性的诱导排卵效果更好，腰臀比是内脏脂肪增加的标志。

7. 氯米芬加他莫昔芬或雷洛昔芬诱导排卵 氯米芬、他莫昔芬和雷洛昔芬都是雌激素激动剂-拮抗剂的混合物，它们对不同终末器官的激动剂或拮抗剂活性存在差异。在一项随机试验中，371例无排卵性不孕PCOS患者随机分为氯米芬柠檬酸盐100 mg/d或他莫昔芬20 mg/d，连用5d。氯米芬组排卵率为64%，他莫昔芬组52%（$P=0.01$），两组的妊娠率分别为19%和11%（$P=0.04$）。氯米芬100 mg/d用于PCOS患者诱导排卵的效果似乎优于他莫昔芬20 mg/d。在一项小的临床试验中，氯米芬100 mg/d，连用5d或者雷洛昔芬100 mg/d，连用5d排卵率类似，但此试验没有研究妊娠率。

（三）芳香化酶抑制药

氯米芬可用于诱导排卵是因为其抗雌激素的属性。在氯米芬治疗时，下丘脑和垂体感应到低雌激素反馈，因此增加FSH和LH的分泌。芳香化酶抑制药包括来曲唑和阿那曲唑，阻断雌激素的合成，减少绝经前女性雌激素反馈和增加FSH分泌。来曲唑2.5～7.5 mg/d，连用5d，阿那曲唑1 mg/d，连用5d都可用于WHO Ⅱ类患者的诱导排卵。在一项临床试验中，比较氯米芬100 mg/d连用5d，与来曲唑7.5 mg/d连用5d，对卵巢刺激加IUI不孕夫妇的治疗效果，来曲唑组每周期妊娠率为12%，氯米芬组每周期妊娠率为9%。在另一项研究中，来曲唑2.5 mg/d，连用5d与阿那曲唑1 mg/d，连用5d比较诱导PCOS患者排卵，来曲唑组每周期妊娠率为19%，阿那曲唑组为10%。

在一项大型随机临床试验中，氯米芬对WHO Ⅱ类无排卵女性的诱导排卵效果优于阿那曲唑。在这项试验中，271例WHO Ⅱ类无排卵女性随机分到氯米芬50 mg/d，连用5d组，或者阿那曲唑1 mg或5 mg或10 mg，连用5d组。氯米芬组排卵率为65%，阿那曲唑1 mg，5 mg，10 mg组的排卵率分别为30%，37%和36%。这项研究提示，氯米芬的诱导排卵效果优于阿那曲唑。

芳香化酶抑制剂诱导排卵没有被FDA批准。妊娠和出生登记显示芳香化酶抑制剂诱导排卵的妊娠结局较好。一个登记处记录显示，氯米芬诱导妊娠的先天性心脏病的风险高于来曲唑诱导妊娠的风险。然而，仍需关注这些药物对妊娠的潜在不良影响，尤其是已知的对兔子和啮齿类动物妊娠的不良影响。

雌激素敏感性肿瘤患者的诱导排卵和卵巢刺激，如乳腺癌，是适于用芳香化酶抑制剂的一种特殊情况。芳香化酶抑制剂升高FSH水平，但阻断雌二醇产生，导致在相对较低水平的外周雌二醇的情况下形成卵泡。雌激素敏感性肿瘤病史的患者，在相对较低的循环雌二醇水平下卵泡形成和排卵理论上是有优势的。这种优势尤其凸显在乳腺癌患者进行 IVF 周期时。

芳香化酶抑制剂可能是氯米芬抵抗女性的有效单药治疗的选择。在一项试验中，250 例标准剂量氯米芬不排卵 PCOS 患者随机给予来曲唑 2.5 mg/d，连用 5d 或二甲双胍 1500 mg 加氯米芬 150 mg/d，连用 5d。来曲唑组排卵率为 65%，二甲双胍 - 氯米芬组为 70%。两组的妊娠率分别为 15% 和 14%。一些医生认为，芳香化酶抑制剂对氯米芬抵抗的肥胖和病态性肥胖女性的诱导排卵尤其有效。在肥胖和病态性肥胖女性中，芳香化酶抑制剂可减少外周雄激素的芳香化作用，因此，减少对下丘脑和垂体的脂肪依赖性雌激素负反馈，进而提高排卵率。

（四）促性腺激素诱导排卵

促性腺激素、促性腺激素加 GnRH 拮抗剂和促性腺激素加生长激素治疗不孕症；预防和治疗卵巢过度刺激综合征将具体在第 30 章讨论。促性腺激素治疗无排卵性不孕的相关的重要观念是低促性腺激素性性腺功能减退症［（WHO Ⅰ）图 23-3］患者和年龄＜35 岁女性（图 23-4 和图 23-5）的预后最好。

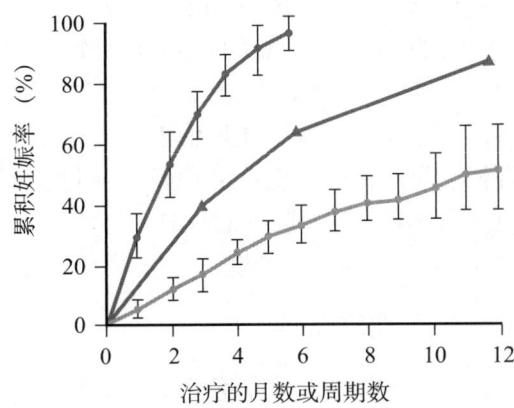

图 23-3 无排卵不孕女性使用促性腺激素诱导排卵的累积妊娠率

深色圆点代表世界卫生组织 WHO Ⅰ类女性的累积妊娠率。浅色圆点代表 WHO Ⅱ类氯米芬诱导排卵失败的女性的累积妊娠率。作为对比，三角形代表正常女性累积妊娠率

［数据来自 Dor I, Itzkowic D, Mashiach S. Cumulative pregnancy rates following gonadotropin therapy. Am J Obstet Gynecol, 1980 (136): 102–105. 引用得到许可］

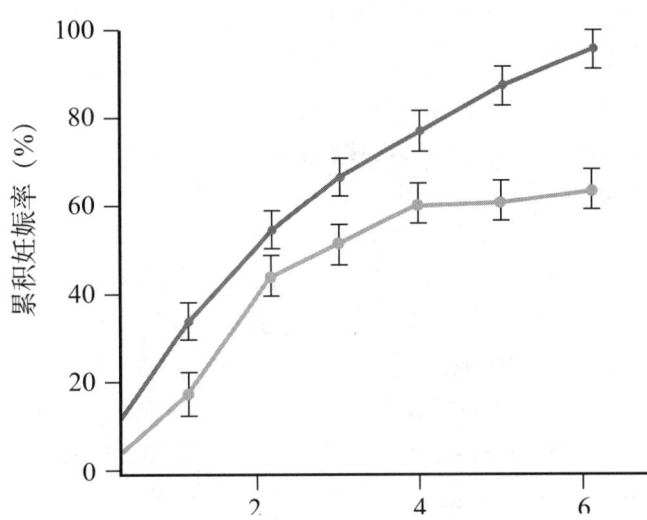

图 23-4 低促性腺激素无排卵女性（WHO Ⅰ类）使用促性腺激素治疗的累积妊娠率

深色圆点代表年龄＜35 岁女性的累积妊娠率，浅色圆点代表年龄＞35 岁女性的累积妊娠率

［数据来自 Lunenfeld B, Insler V. Human gonadotropins// Wallach EE, Zacur HA, eds. Reproductive Medicine and Surgery. St. Louis: Mosby, 1995: 617.］

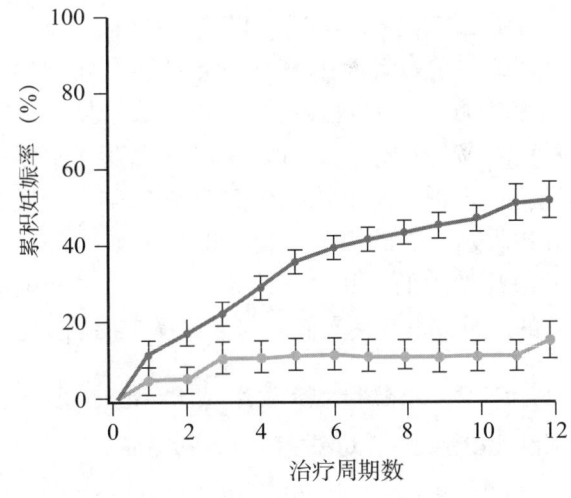

图 23-5 氯米芬诱导排卵抵抗女性（WHO Ⅱ类）使用促性腺激素治疗的累积妊娠率

深色圆点代表年龄＜35 岁女性的累积妊娠率，浅色圆点代表年龄＞35 岁女性的累积妊娠率

［数据来自 Lunenfeld B, Insler V. Human gonadotropins// Wallach EE, Zacur HA, eds. Reproductive Medicine and Surgery. St. Louis: Mosby, 1995: 617.］

（五）PCOS 患者卵巢手术诱导排卵

卵巢楔形切除术是 PCOS 患者诱导排卵的一线治疗方法之一。然而，传统的卵巢楔形切除术与卵巢和

输卵管粘连有关。腹腔镜卵巢打孔术用绝缘针烧灼，报道的排卵率为70%，妊娠率为50%。操作方法是用一个探针固定卵巢，用另一个绝缘的电极插入卵巢。100W的切割电流可以帮助电极插入卵巢皮质。当电针插入卵巢后，每个孔40W凝固电流持续2s。每侧卵巢打5~10个孔；体积较小卵巢可适当减少打孔数。一般来讲，1~2个孔不足以保证术后能够排卵。完成该过程后，骨盆内可残留1000 ml晶体溶液。

在一项临床试验中，88例氯米芬治疗不排卵的PCOS不孕患者随机分到卵巢手术组、FSH注射组和LH-FSH联合注射组。3组的排卵率（70%）和妊娠率（50%）都类似。两组用促性腺激素的自然流产率较高。研究者指出卵巢手术对于氯米芬治疗失败的PCOS患者与促性腺激素注射具有相同的诱导排卵效果。在另一项临床试验中，氯米芬150 mg/d，连用5d治疗失败的PCOS患者被随机分为促性腺激素注射组或腹腔镜卵巢电灼术组。手术后6个月，累积自发妊娠率为28%。3个周期促性腺激素注射后，累积妊娠率为33%。

多毛女性卵巢手术的风险远大于可能的获益。然而，对于通过减重、氯米芬和二甲双胍治疗不能怀孕的PCOS不孕患者，在FSH诱导排卵之前选择卵巢手术方法诱导排卵是必要的。调查数据显示，如果这两种治疗方法成功率类似，那么多数患者更倾向于选择手术干预，而不是注射FSH诱导排卵。成本效益分析提示，腹腔镜手术诱导排卵比注射FSH所花费的医疗费用低。其他一些专家认为手术相关的极罕见的严重并发症使人们倾向于选择FSH注射。

（六）促性腺激素释放激素（gonadotropin-releasing hormone，GnRH）诱导排卵

下丘脑生理的一个主要特征就是从弓状核向垂体门脉系统脉冲式释放一种十肽GnRH。脉冲释放的GnRH促进垂体也脉冲式产生LH和FSH。最终垂体促性腺激素刺激卵泡发育、排卵和黄体期孕酮的分泌。WHO Ⅰ类无排卵女性（内源性促性腺激素水平低且内源性雌激素产生减少），脉冲式给予GnRH对诱导排卵非常有用（彩图67）。GnRH诱导排卵的优势包括周期监测的需要减少和多胎妊娠风险减少，在部分程度上是由于完整的垂体反馈系统。不幸的是，目前在美国还不能用GnRH诱导排卵。

Santoro和同事在鉴别用脉冲式GnRH诱导排卵较安全的患者提出了8条标准。

1. 原发或继发闭经至少6个月。
2. 无多毛症、溢乳或卵巢囊肿。
3. 体重不低于理想体重的90%。
4. 无过度运动或压力。
5. 正常血清催乳素、TSH及硫酸脱氢表雄酮（dehydroepiandrosterone sulfate，DHEAS）和睾酮水平。
6. 低水平促性腺激素。
7. 无器质性中枢神经系统病变。
8. 近期无激素治疗。

GnRH的注射用一种计算机控制的泵实现，每隔90 min释放1次GnRH脉冲，每次脉冲的剂量为75~100 ng/kg。也有用脉冲间隔1 h或长达2 h的。每次GnRH脉冲剂量低至25 ng/kg也可成功诱导排卵，但是黄体期孕酮分泌不足。静脉内和皮下注射GnRH都可成功诱导排卵。静脉内注射GnRH诱导排卵的效果更可靠，但这种途径存在的技术问题（重新静脉内置管）较多，并且感染的风险高于皮下注射。

临床监测强度的范围可从定期超声监测卵泡和血清雌激素水平到用排卵试纸自测基础体温。低强度的监测是可接受的，因为GnRH脉冲治疗的多胎妊娠或卵巢过度刺激的风险低。如果经过2~3周治疗无反应，每次GnRH脉冲剂量可以增加至10~20 μg。

比较促性腺激素与脉冲GnRH诱导排卵有效性的研究指出，两者具有相同的排卵率和妊娠率。然而，促性腺激素治疗多胎妊娠率（14%）高于脉冲GnRH治疗（8%）。这种风险增高是由于促性腺激素治疗（48%的周期）多卵泡发育的比例高于脉冲GnRH治疗（19%的周期）。脉冲GnRH治疗比促性腺激素治疗高阶多胎妊娠的风险低。

五、高泌乳素血症

高泌乳素血症的无排卵不孕女性通常可以通过多巴胺激动药，如用溴隐亭或卡麦角林治疗。高泌乳素血症的治疗在第3章讨论过。

（一）黄体功能不全

从历史来看，黄体功能不全定义为子宫内膜活检病理分期报告提示子宫内膜成熟延迟，至少延迟2d（参考第10章）。然而，多数近期研究指出，在生育和不孕女性中子宫内膜成熟延迟发生的比例相

同。此外，用组织学上的"子宫内膜时期"指导不孕治疗没有相应的准确性和精确性。目前认为，可使子宫内膜成熟的孕酮浓度范围很广。在人类试验中，5 ng/ml 的孕酮浓度，约低于正常黄体期孕酮水平的75%，足以支持怀孕所需子宫内膜在组织学上和生化上的分泌变化。因此，黄体功能不全在女性不孕中的作用减弱。

从内分泌的角度看，远超过正常范围之外的卵泡或黄体功能可能与生育力下降相关。一个极端的例子，黄体切除及其所引起的孕酮分泌减少将降低生育力，并引起妊娠49d之前的流产。此外，无数临床试验表明IVF周期黄体支持可改善妊娠率，包括控制性超促排卵和卵泡穿刺取卵。可能某个偶然的病例不孕是由于卵泡发育差，且黄体孕酮分泌不足或子宫内膜孕酮相对抵抗。黄体功能不全不可能是导致不孕的常见原因。

（二）卵巢老化、卵泡老化

卵巢生理的一个不可变的特征是卵母细胞和卵泡的数量在出生前就是固定的，紧接着从妊娠中期呈指数下降（在数学上类似放射性物质衰变的曲线），如图23-6（也可参考第9章和第15章）。出生时，人类两侧卵巢中的卵母细胞和卵泡的数量约为200万。青春期结束时约为250 000。35～37岁之后，卵母细胞和卵泡的丢失率开始加速。育龄期，对FSH生长促进作用最敏感的卵泡最先被选择成为优势卵泡。随着卵巢和剩余卵泡池老化，剩余卵泡对FSH的作用相对抵抗。老化卵泡内的卵母细胞成功怀孕的可能性低。老化相关生育能力的降低可能是由于卵母细胞质和量的下降。支持这个观念的数据来自多个中心（图23-4和图23-5）。

最近的研究质疑卵巢老化的传统观念，包括成年卵巢中卵泡和卵母细胞恢复的潜能和小卵泡下降率的数学模型特点。多数哺乳类动物成年卵巢中没有组织学上可见的有丝分裂的卵原细胞或者干细胞样生殖细胞。然而，近期研究发现，在啮齿类和人成年卵巢中可分离得到极少的干细胞，经过刺激后可有丝分裂复制，然后减数分裂形成可利用的卵母细胞。这些试验中所采用的方法很复杂，采用可替代的试验技术来支持这个观念将会很有价值。然而，如果成年卵巢中存在卵原细胞的干细胞，这个发现开启了卵巢早衰和绝经前治疗的可能性。多个研究很清楚地证明，随着女性年龄的增长，卵巢内小卵泡数目减少。这种下降的数学描述符合以下3种模式中的一种：①以固定"半衰期"指数下降，类似放射性物质的衰变模式；②以两个不同的下降率指数下降，早期下降率较慢，育龄后期下降率较快；③贯穿整个生命的加速下降的动力模型。抗苗勒管激素（anti Müllerian hormone，AMH）是卵巢卵泡数的生化指标，随着女性年龄的增长，AMH和超声下的窦卵泡数的下降率都在加速，符合动力模型的下降规律。

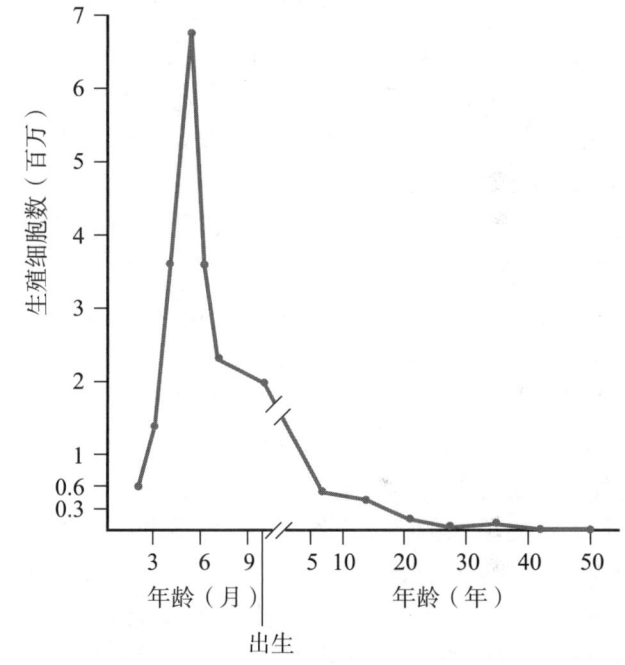

图 23-6 人卵巢中总卵母细胞数（和卵泡）出生前后的变化。卵巢中生殖细胞数的峰值出现在孕期的第2个3个月（也就是孕中期）

[数据来自 Baker TC. Radiosensitivity of mammalian oocytes with particular reference to the human female. Am J Obstet Gynecol, 1971 (110) : 746–761.]

发现预防成年卵巢内卵母细胞和卵泡下降的干预措施非常重要。在小鼠模型中，热量限制或一种代谢调节通路中的成分——过氧化物酶体增殖物激活受体 γ 共激活因子 1α 敲除，这两种干预措施可延迟卵母细胞丢失率。

男性无精子症所致的不孕夫妇，供精人工授精的成功直接与女性年龄相关。<30岁的女性，前3个人工授精周期的每周期妊娠率为0.10。>35岁的女性，前3个人工授精周期每周期妊娠率为0.06。IVF周期的数据同样提示女性年龄是妊娠率的重要决定因素之一。<30岁的女性，每周期的临床妊娠率

是0.25。>40岁的女性，每周期的妊娠率为0.12，且自发流产率高。

卵母细胞数量和质量（功能）的变化是女性年龄导致生育能力下降的原因。最后的卵泡池中的卵母细胞质量差是女性老化与生育能力下降有关联的主要原因。这些卵母细胞的质量差可由受精后胎儿染色体三体率较高证实，以及IVF过程中卵母细胞的表现差，包括较差的受精、胚胎发育、着床和妊娠率。

有5种主要的方法来评估不孕女性卵泡和卵母细胞池的大小：①月经第3天FSH值；②月经第3天抑制素B；③月经周期任何时间的AMH；④经阴道超声的窦卵泡数；⑤氯米芬刺激试验。在正常月经周期中，月经期雌二醇和抑制素A的下降与月经前5d FSH升高相关（参考第8章和第9章）。月经期FSH升高的程度取决于循环中抑制素B负反馈的程度。月经期，抑制素B由小卵泡分泌。小卵泡数越多，抑制素B水平越高，FSH的上升越小，因为抑制素B对FSH有负反馈作用。月经期FSH的升高刺激卵巢卵泡的生长，使其被选择成为该周期的优势卵泡。随着被选择卵泡的生长，其分泌的雌二醇、抑制素B和抑制素A增加，因此抑制FSH的分泌，使其在较低水平。随着卵泡池下降，月经期抑制素B的水平下降，FSH升高的程度增加，进而导致月经第2天、第3天和第4天的血清FSH水平较高。AMH由小卵泡分泌，同样随着卵泡池的下降，血清AMH下降。在整个月经周期，AMH的水平相对恒定，因此，相比于受时间限制的FSH和抑制素B，AMH的测定更有临床应用价值。月经第3天升高的血清FSH或降低的抑制素B或月经任何时期下降的AMH是卵泡池耗竭的良好生化指标。卵泡和卵母细胞池的耗竭与生育能力下降、妊娠丢失率升高和非整倍体妊娠率升高相关。尤其是>35岁的不孕女性，测定月经第3天的FSH及抑制素B或AMH对发现卵泡池的减少非常有用。窦卵泡数同样可用于卵巢卵泡和卵母细胞池的临床评估。

窦卵泡数（antral follicle count，AFC）是指高分辨阴道超声最大二维卵巢平面上直径在2～10 mm的窦卵泡的总数。AFC一般在月经周期的卵泡早期评估，但一些专家认为，可在月经周期的任何时间进行。AFC≤4提示卵泡对卵巢刺激的反应差，导致大窦卵泡发育数较少，以及在IVF周期中，获卵数少。然而，AFC≤10比AFC>10发生卵巢低反应的可能性大。

AFC有较好的观察者间可靠性，并且不同患者间的变异大于同一患者多次检查。

月经期，FSH的负反馈主要由抑制素B控制，少部分由雌二醇控制。用雌激素拮抗药，如氯米芬，雌二醇的负反馈被阻断，FSH的负反馈唯一由抑制素B控制，导致FSH的进一步升高。这可以提高FSH表示卵泡池耗竭的敏感性。氯米芬刺激试验是月经第5～9天100 mg/d。记录月经第3～10天FSH水平。月经第3天或第10天FSH水平的升高提示卵巢卵泡池减少和生育能力下降。在一些试验中，每100例女性中有一个月经第10天的FSH升高（氯米芬刺激后），仅40例女性中就有一个月经第3天的FSH升高（氯米芬刺激前）。氯米芬刺激试验的适应证包括年龄>35岁、吸烟和不明原因不孕、第Ⅲ期或第Ⅳ期子宫内膜异位症、双侧卵巢手术史或FSH刺激低反应史。氯米芬试验可发现卵泡储备减少，因为它阻断雌激素的负反馈，仅由抑制素B抑制FSH产生。卵巢储备减少的女性，抑制素B水平非常低，不足以单独抑制FSH的产生。一些学者指出测量氯米芬处理后的FSH比测量月经第3天的FSH在鉴定卵巢储备下降上更加敏感。另一些学者指出，基础FSH和氯米芬刺激试验后FSH在鉴定生育力下降上效果类似，因为卵泡池已经耗竭。

大量IVF研究表明，成熟卵泡数和获卵数与基础FSH，抑制素B，AMH和窦卵泡数相关。在一个研究IVF过程中月经第3天FSH与妊娠率关系的经典试验中，月经第3天FSH低于10 m U/ml的继续妊娠率为0.18。相比之下，月经第3天FSH>25 m U/ml的继续妊娠率为0.00。月经第3天FSH水平可预测卵巢对外源性促性腺激素刺激反应的强度——包括雌二醇的峰浓度、卵泡数和获卵数。由于卵巢卵泡池的大小可预测卵巢对刺激的反应强度，因此这些值可用于指导促排方案的制定。例如，用基础AMH指导促排方案的选择，AMH低的女性（卵泡池减少）需要大剂量的促性腺激素刺激，而AMH高的女性（卵泡池大）需低剂量促性腺激素刺激。卵泡池大小的测量，如AMH同样可用于评估卵巢子宫内膜异位囊肿剔除术后卵巢卵泡池下降的程度。值得注意的是尽管卵巢卵泡池的测量是成熟卵泡数和获卵数的可靠预测指标，但它们不是妊娠的可靠预测指标，因为当女性年龄>40岁的情况下，它们没有充分评估卵母细胞质量。

许多遗传因素和生活方式决定了卵泡丢失率，月经期血清 FSH 测量时的年龄升高。例如，吸烟可加快卵泡池耗竭的速度。吸烟女性的绝经期提前。30 多岁的女性中，吸烟者比不吸烟者月经第 3 天的 FSH 水平高 25% 左右。吸烟者中双侧卵巢中卵母细胞数减少。

烷化剂化疗或盆腔放疗是卵泡池减少的两个重要原因。>30 岁的女性，经过 6 个疗程的霍奇金病的化疗卵泡将丢失 90%，许多人甚至立即绝经。剂量低至 400 rads 的卵巢放疗将导致年龄 >35 岁的女性绝经。女孩对化疗或盆腔放疗诱导的绝经有较好的抵抗力，可能由于她们有很大的卵泡池。

一旦发现卵巢卵泡池减少就"太晚"了。此时给予同样的生育治疗措施比正常卵巢池时的成功率低。卵巢卵泡储备减少的女性最好考虑赠卵或者收养孩子。因此，许多专家建议年龄 >35 岁的女性在经过 6 个月努力未孕时开始生育力评估和治疗。年龄 >35 岁的不孕女性需要进行卵巢卵泡池大小的评估。给临床医生一个很简单的规律，女性年龄大与卵母细胞质量差相关，基础 FSH 水平升高与卵巢卵泡池减少和卵巢反应低相关。

（三）癌症治疗与不孕症

癌症患者的生育力保存问题和生育治疗在第 33 章讨论，生育力保存。

六、女性解剖因素

（一）输卵管因素不孕

输卵管或腹膜疾病约占不孕夫妇女性因素的 20%。盆腔炎症性疾病（pelvic inflammatory disease, PID）、阑尾炎、流产合并感染和盆腔或输卵管手术史是导致输卵管疾病的主要原因。子宫内膜异位症经常引起腹膜和卵巢粘连、输卵管解剖异常，几乎所有的子宫内膜异位症患者输卵管伞端异常。据报道，PID 1 次、2 次和 3 次发作后的输卵管性不孕的发生率分别为 12%，23% 和 54%。沙眼衣原体感染所导致的亚临床盆腔感染是输卵管性不孕症的主要原因。Patton 和同事研究了 25 个 PID 的输卵管性不孕症的输卵管活检标本。25 个培养标本中有 3 个发现了沙眼衣原体，24 个原位杂交的标本中有 12 个发现沙眼衣原体，22 个免疫过氧化物酶染色标本中 15 个发现沙眼衣原体，10 个透射电镜标本中有 2 个发现沙眼衣原体。21 个中有 15 个检测到血清抗衣原体抗体。在这个队列研究中，24 个 PID 且不孕的女性中 19 个发现衣原体。

许多随后的研究表明，腹腔镜检查时循环中高滴度抗衣原体抗体与输卵管疾病相关。在一项大样本人群研究中，抗衣原体抗体阳性率与输卵管因素的不孕症强相关。18～26 岁的女性中有 1%～4% 感染衣原体。阑尾炎破裂史增加输卵管性不孕症的发生风险。在一项病例对照研究中，阑尾炎破裂史是输卵管性不孕症的风险增加 4.8 倍。不破裂的阑尾炎与输卵管性不孕症的风险无关。

盆腔手术后，粘连发生率为 75% 左右。手术后粘连形成的机制不明，涉及成纤维细胞侵袭形成手术后纤维桥。导致粘连组织形成，正常情况下不相连的组织连接，或者在结构表面形成新的粘连（图 23-7）。在正常的腹膜愈合过程中，富含蛋白质的液体从损伤部位渗出，凝结形成纤维蛋白带。在正常的愈合过程中，内源性纤溶活性 4d 内裂解这些纤维蛋白带。如果这些纤维蛋白带被成纤维细胞侵入，则新生血管形成，并且形成永久性组织桥（粘连）。降低纤溶活性（局部缺血、感染、腹膜表面干燥）或者增加成纤维细胞入侵的因素将会促进粘连形成。增加纤溶活性的因素，如纤溶酶制剂（纤溶酶、纤维蛋白溶酶和溶纤维蛋白酶素）或者纤溶酶活化剂（链激酶、尿激酶和组织型纤溶酶原激活剂），可有效预防手术后粘连形成。

降低术后粘连的方法包括右旋糖酐、预防粘连阻隔剂，如再生氧化纤维素（防粘连膜）和膨体聚四氟乙烯（polytetrafluoroethylene, PTFE, Gore-Tex）、肝素、糖皮质激素、纤维蛋白溶解剂、透明质酸液制剂、聚乙二醇水凝胶和非类固醇消炎剂。大多数的这些制剂都被实验室粘连形成模型证明有效。可用于指导临床应用的数据较少。

再生氧化纤维素（防粘连膜）是一种被广泛研究的粘连预防佐剂，涂在盆腔手术创面后短时间内形成一种胶状物质。这种胶减少两个相对结构之间纤维蛋白桥的形成，因此，可以减少粘连形成的机会。这种物质可在 1 周内代谢成葡萄糖和葡萄糖醛酸而吸收。已有随机对照前瞻性研究证明，再生氧化纤维素可减少粘连形成。在一项研究中，66 名双侧附件粘连的女性，应用防粘连膜一侧的附件比未用的一侧手术后粘连评分减少 39%。腹腔镜复查时发现应用防粘连膜一侧未粘连数增加 2 倍。再生氧化纤维素用于减少卵巢手术后粘连的研究得到同样的结果。防粘连膜的缺点就是手术医生需要将其覆盖在他们认为粘连形成高风险的区域。但在许多病例中，粘连可能在涂防粘连膜之外的地方形成。

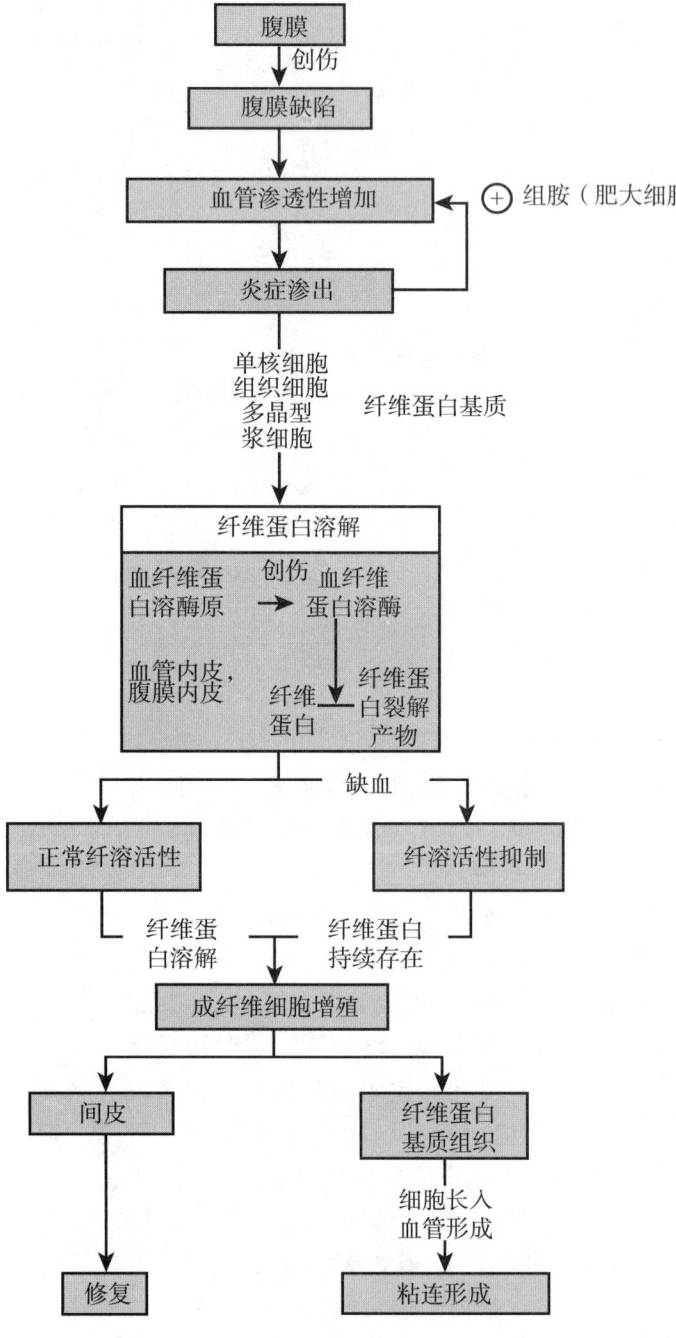

图 23-7　盆腔腹膜手术创伤后正常恢复反应

［数据来自 Montz FJ, Shimanuki J, DiZerega CS. Postsurgical mesothelial re-epitheliazation// DeCherney AH, Polan ML, eds. Reproductive Surgery. Chicago: Mosby Year Book, 1987.］

如上所述，输卵管通畅性检查常用的 3 种方法是 HSG 子宫输卵管造影，超声下子宫输卵管造影（HyCoSy）和腹腔镜。HSG 的优势在于用较少的资源，既可以得到宫腔形态的数据，又可以通过改变腹膜的环境提高生育能力。HSG 的缺点就是需要一台透视成像设备、操作可能产生疼痛，以及不能发现子宫内膜异位症和卵巢粘连等腹膜的疾病。此外，如果 HSG 提示近端输卵管梗阻，需要进一步检查证实（选择性输卵管导管介入术或腹腔镜检查）。额外的证实检查是必需的，因为有 15% 的 HSG 近端输卵管梗阻是由于自发性可逆的输卵管痉挛引起的。HSG 一般月经第 5~12 天做。许多中心让做 HSG 之前用短期抗生素或者操作前即刻用抗前列腺素制剂，如布洛芬。HSG 感染风险约为 1%。

许多研究报道 HSG 后 12~24 个月生育力提高。例如，在一项临床试验中，不孕女性随机分到 HSG 组和无处理对照组。24 个月后，HSG 组和无处理组的妊娠率分别为 58% 和 41%（$P = 0.03$）。基于碘油或水的造影剂的 HSG 都有生育增强作用。在一项研究中，175 名女性随机分为碘油 HSG 组和可溶性水 HSG。碘油组宫腔形态的分辨率较高，而可溶水组输卵管黏膜的分辨率较高。两组操作后妊娠率类似。

腹腔镜检查优于 HSG 的主要诊断优势是对输卵管和腹膜疾病的敏感性和特异性较高。此外，腹腔镜检查可诊断子宫内膜异位症，并且可同时处理所发现的异常。

HyCoSy 是经宫颈插管，在超声监测下向子宫注射超声对比剂。专门的超声设备对比成像可以用于解释所观察的发现，但标准的超声设备可以用于这个操作。超声对比剂是悬浮在溶液中的微泡。微泡的壳是由白蛋白、半乳糖、纸质或聚合物制成。微泡内的气体在水中溶解度低，如六氟化硫或八氟丙烷。微泡内的气体可以在超声成像中清晰的显示。对比剂充满宫腔因此可以呈现整个宫腔的形态，发现由息肉或黏膜下肌瘤导致的充盈缺损。如果输卵管近端和远端通畅，对比剂从近端进入、远端流出进入腹腔。HyCoSy 是一种门诊操作，在卵泡早期进行。HyCoSy 比 HSG 疼痛轻。HyCoSy 与 HSG 发现，输卵管疾病的敏感性相同，但比 HSG 更易发现宫腔内小的病损。

如上所述，衣原体感染是输卵管损害的常见原因。一种新的将输卵管梗阻分为高风险和低风险的策略就是检测循环抗衣原体抗体。抗衣原体抗体滴度无或低的不孕女性腹腔镜检查或 HSG 显示输卵管损害的比例是 5%，而抗体滴度高的不孕女性约为 35%。抗体滴度高的女性比抗体滴度低的女性输卵管疾病更严重。抗衣原体抗体作为不孕女性输卵管疾病的筛查方法受到限制，因为与肺炎支原体交叉反应产生假阳性。因此，HSG 和 HyCoSy 仍然是评估输卵管通畅性的一线检查方法。

尽管在北美和欧洲衣原体是输卵管损伤最常见的原因，但在北印度和尼泊尔结核是远端输卵管梗阻的常见病因。结核病高发的地区，用聚合酶链反应检测子宫内膜活检组织中是否存在结核，可识别出对抗菌治疗有效的女性。

不孕症手术治疗对输卵管远端病灶非常有效。输卵管伞端成形术就是溶解伞毛粘连或扩张伞毛狭窄。输卵管整形术就是在远端梗阻的输卵管上开创一个新的开口。Dlugi 和同事评估了 113 例输卵管性不孕女性单侧与双侧输卵管伞端成形术或输卵管整形术的效果。总的来说，术后每月妊娠率为 0.026。Canis 和同事报道了相同的输卵管伞端成形术或输卵管整形术后的每月妊娠率。粘连女性双侧手术后成功妊娠率最低。相反，输卵管疾病的 IVF 治疗每周期妊娠率约为 0.30。然而，输卵管手术后，夫妇可在几个月经周期内期待自然妊娠。从累积的角度观察，远端输卵管手术后 50%～70% 成功妊娠，10% 左右异位妊娠。

远端输卵管手术治疗后成功妊娠的不良预后因素包括输卵管直径>30 mm、缺乏可见的伞毛、严重盆腔粘连、卵巢粘连、女性高龄、卵巢卵泡数减少和不孕年限长（图 23-8）。双侧近端和远端输卵管疾病的不孕女性手术治疗后妊娠的概率非常低。这类患者 IVF 治疗比手术治疗更易成功。

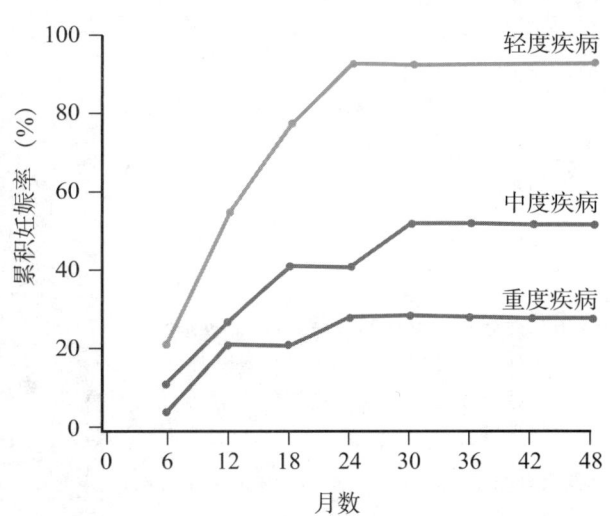

图 23-8 根据疾病程度划分妊娠结局的生命表分析

[数据来自 From Schlaff WE, Dassiakos D, Damewood MD, et al. Neosalpingostomy for distal tubal obstruction: prognostic factors and impact of surgical technique. Fertil Steril, 1990 (54) : 984. 引用得到许可]

输卵管因素不孕女性中，近端输卵管梗阻占 20%。近端输卵管梗阻的原因包括黏液碎片、子宫输卵管交界处痉挛或闭塞。闭塞常见的原因是输卵管炎性结节、盆腔炎、子宫腺肌病、子宫肌瘤或子宫内膜异位症所致的纤维化。近端输卵管性不孕治疗的最大改进就是可弯曲导丝技术复通近端梗阻的输卵管（图 23-9 和图 23-10）。在一项经宫颈插入透视导管再通的研究中，65 例中 47 例成功复通（72%）。

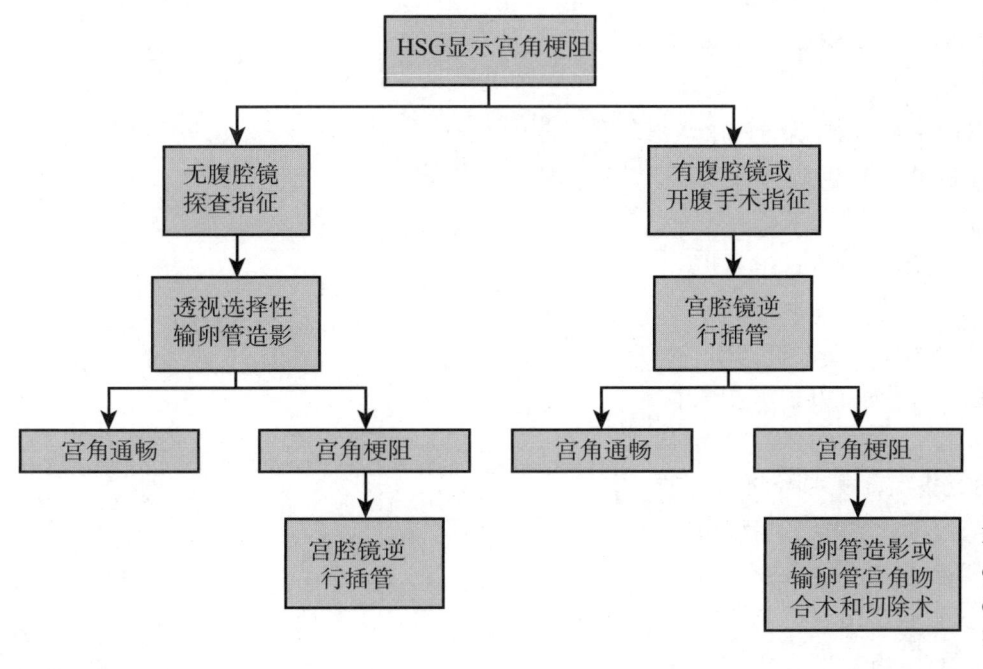

图 23-9 近端输卵管梗阻女性的治疗流程图。如果患者由于盆腔主要疾病计划进行腹腔镜探查或开腹手术，可以同时通过宫腔镜评估和处理近端输卵管梗阻情况。如果患者的盆腔疾病不需要手术治疗，可以通过透视选择性输卵管造影和导管评估及处理近端输卵管梗阻情况

[数据来自 Novy Ml, Thurmond AS, Patton P, et al. Diagnosis of cornual obstruction by transcervical fallopian tube cannulation. Fertil Steril, 1988 (50) : 434. 引用得到许可]

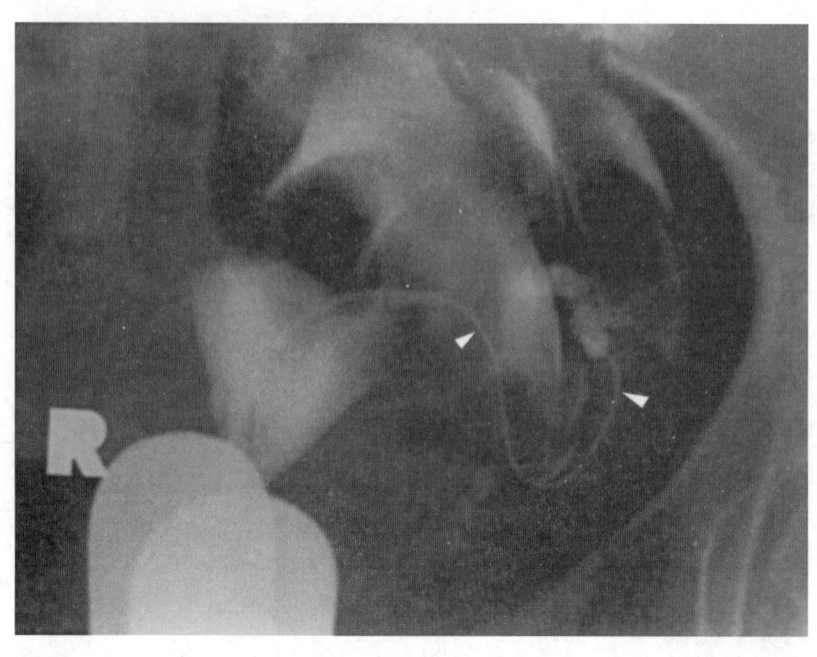

图 23-10 经宫颈探条扩张复通梗阻的右侧输卵管。注意箭头周围输卵管狭部的残余结构，提示存在狭部结节性输卵管炎

[数据来自 Lang EK, Dunaway HH. Recanalization of obstructed fallopian tube by selective salpingography and transvaginal bougie dilatation: outcome and cost analysis. Fertil Steril, 1996（66）: 210-215. 引用得到许可]

40 个复通女性中，9 例活产（23%），4 例异位妊娠（10%），1 例妊娠早期流产。11 位未复通女性均未妊娠。在一个大的荟萃分析中，输卵管插管的成功率 85%，其中 50% 怀孕。如果不能输卵管插管，相比于将输卵管插入子宫或切除梗阻，再将输卵管与宫角吻合的手术来说，IVF 是一种更好的治疗选择。

最成功的不孕手术之一就是绝育术后输卵管显微再吻合术。再吻合术高成功率的临床特点包括：①患者年龄<40 岁；②输卵管长度>4 cm；③硅环、夹子或波默罗伊输卵管结扎术的绝育术；④没有相关的盆腔疾病。术后 1 年的累积妊娠率为 50%~80%。一项大型试验研究了女性年龄对再吻合术后妊娠率的影响，女性年龄<36 岁、36~40 岁、40~43 岁和>43 岁组的累积宫腔内妊娠率分别为 81%，67%，50% 和 13%。腹腔镜和机器人辅助腹腔镜手术广泛地代替了传统的开腹输卵管再吻合术。在一个队列研究中，IVF 或再吻合术对输卵管绝育术后想怀孕的女性的作用，对于<37 岁女性，再吻合术和 IVF 累积妊娠率相同，但是再吻合术比 IVF 性价比高。对于≥37 岁女性，再吻合术妊娠率不如 IVF。

对于输卵管疾病的不孕女性，第一个 IVF 周期的妊娠率约为 30%。一系列研究指出，积水降低 IVF 妊娠率。输卵管积水中的液体含有毒性物质，可以降低胚胎着床率或具有直接的胚胎毒性。包含 3 个对照试验的荟萃分析指出，和不手术相比，在 IVF 之前腹腔镜切除输卵管积水妊娠率提高 75%。在一项试验中，204 名女性随机分组，一组 IVF 之前切除输卵管，一组不切除。切除组 IVF 活产率为 29%，而不切除直接 IVF 组为 16%（$P<0.05$）。所有输卵管积水女性在 IVF 之前建议腹腔镜切除输卵管。有趣的是，一侧输卵管通畅，另一侧由于积水堵塞的不孕女性，手术切除积水侧输卵管可提高自然妊娠率。IVF 之前输卵管积水切除的一种替代方法是近端输卵管结扎，防止液体进入宫腔破坏胚胎-子宫内膜间的对话。一些医生认为，如果结扎输卵管的近端，那么远端应该造口防止液体在输卵管内蓄积。

（二）子宫因素不孕症

先天性子宫发育异常，如子宫纵隔、双角子宫或单角子宫，与流产和早产相关。这些问题在第 14 章和第 27 章详细讨论。

（三）宫颈因素不孕症

宫颈是引导精子从阴道进入上生殖道的积极参与者。正常宫颈分泌的黏液具有促进精子运输的物理化学属性。先天宫颈畸形和创伤可使宫颈产生黏液能力受损。

性交后试验是检查宫颈黏液充足性和精子-黏液相互作用最常用的试验。卵泡晚期，建议不孕夫妇同房。同房后，用中空的卵圆钳获取女性少量宫颈黏液。黏液中的糖蛋白使其具有拉丝现象，或黏液的拉伸性。用钳子的尖头分开拉丝来检查黏液。分离的小部分黏液在载玻片上晾干。由于正常卵泡晚期黏液中盐分浓度高，干燥的黏液将形成蕨类样结晶。1/3 黏液盖上盖玻片，在高倍显微镜下观察是否存在精子。

性交后试验两大主要问题是正常范围未达成共识，以及其对妊娠的预测价值低。例如，一些专家认为正常情况下每高倍视野下需要 20 个精子。另一些专家认为单个精子也提示性交后试验正常。在一项研究性交后试验与生育能力的研究中，20% 生育女性观察到每高倍镜下一个精子或者更少。在另一项研究中，每高倍镜下 0～11 个精子对生育能力没有影响。进一步降低性交后试验有效性的是观察者内和观察者间可重复性差。

宫颈发育不良是切除感染人乳头瘤病毒的宫颈组织后的一个常见问题。最近的流行病学调查指出宫颈环形电切除术（loop electrosurgical excision，LEEP）与宫颈狭窄、早产和低出生体重儿相关。

（四）子宫内膜异位症

子宫内膜异位症和不孕症的关系及子宫内膜异位症的不孕治疗在第 26 章讨论。

（五）子宫肌瘤

子宫肌瘤对生殖的影响在第 27 章讨论。

七、免疫因素和复发性流产

由自身免疫疾病、凝血障碍和感染导致的复发性流产在第 14 章讨论。

八、不孕症的遗传因素

几十年来，人们已经知道了主要染色体异常往往伴随不孕。例如，45，X（Turner 综合征）女性卵母细胞池提前耗竭且不孕。X 染色体易位和中间缺失与卵巢早衰有关，尽管缺失部位的相关基因还未明确。在不孕男性中，Yq11 微缺失的发生率为 5%。生殖科学家的一个主要目标是找到与不孕症相关的个别基因。最近，找到了几个影响女性生育能力的基因。已证实的突变时影响生育力和生殖力的基因包括半乳糖 -1- 磷酸尿苷酰转移酶（galactose-1-phosphate uridyl transferase，GALT）、FSH 受体、LH 受体、*FMR1* 前突变（脆性 X 综合征）基因、*FOXL2* 转录因子基因、*BMP15* 基因、*NR5A1*（类固醇生成因子 1）基因和共济失调 - 毛细血管扩张症（ataxia-telangiectasia，*ATM*）基因。

低成本方法的高分辨基因检查技术的快速发展改变了不孕夫妇基因型 - 表型的研究方法。比较基因组杂交和全基因组多重测序提高了基因检查的敏感性，发现可能导致不孕的"破损基因"。

九、不明原因不孕

不明原因不孕是指经过 12 个月试图怀孕未孕且彻底的检查未发现不孕原因。不明原因不孕的诊断关键在于彻底的不孕检查所包含的项目。对于许多生殖专家来说，彻底的检查包括以下正常结果。

- 充分的排卵，或者黄体中期血清孕酮水平高于 3 ng/ml。
- 输卵管通畅，通过 HSG、HyCoSy 或者腹腔镜检查。
- 精液分析正常，每毫升 1500 万精子，活率 > 32% 且正常形态率 > 4%。
- 充分的卵巢卵母细胞储备，月经第 3 天的 FSH（低于 15m U/ml）、氯米芬刺激试验（月经第 3 天或 10 天均低于 15 m U/ml），或窦卵泡数 > 4。

许多专家认为腹腔镜是彻底的不孕检查中的重要组成部分，因为它可以发现未察觉的腹膜粘连和子宫内膜异位症。其他一些专家认为腹腔镜检查不是彻底的不孕检查中的必要组成部分，应该选择性地应用。

腹腔镜检查的好处是可以完全评估盆腔疾病，如子宫内膜异位症和盆腔粘连，并且同时处理这些问题。缺点就是比较昂贵，并且子宫内膜异位症和盆腔粘连不影响治疗方法，因为经验性治疗迅速升级为 IVF 是一种实用且成功的方法。

在一个大的回顾性研究中，495 名正常排卵、正常 HSG 和正常精液分析的不孕夫妇，所有女性都进行腹腔镜检查，35% 要么被诊断为盆腔粘连和输卵管疾病（10%），或者子宫内膜异位症（21%）。在另一项研究中，成本效益分析指出正常排卵、HSG 和精液分析的夫妇，腹腔镜检查发现和治疗子宫内膜异位症和腹膜粘连，然后给予相应处理，要比不进行腹腔镜检查直接 IUI，接着促排卵 IUI，接着 IVF，性价比更高。一种方法就是限制腹腔镜的应用，仅对发生子宫内膜异位症或盆腔粘连可能性大的女性使用，如有严重痛经或便秘史的女性。

许多不明原因不孕的病例可能由于多个因素的存在（如，女性年龄 ≥ 37 岁、男性精液分析在正常范围的下限）。这些因素单独存在的时候本质上不降低生育力；然而，当超过一个因素存在时，妊娠率降低。不明原因不孕夫妇中可以发现卵泡发育、排卵、卵母细胞功能、黄体期和精子功能的微小变化。在一些不明原因不孕夫妇中，男性精液分析的精子密度和活率在正常范围的下限。

当不明原因不孕夫妇接受 IVF 治疗时，比输卵管因素不孕夫妇的卵母细胞受精率和卵裂率低。例如，在一项研究中，输卵管因素不孕和不明原因不孕的卵母细胞受精率分别为 60% 和 52%。当不明原因不孕夫妇接受 IVF 治疗时，完全受精失败的发生率高于输卵管因素不孕夫妇（6% VS.3%）。这些结果提示不明原因不孕夫妇的卵母细胞和精子可能存在微小的功能异常。

不孕症的经验治疗

不明原因不孕夫妇的处理通常从消耗较少资源的治疗方式开始（生活方式的改变、月经周期中可怀孕的时间同房、期待治疗、IUI、氯米芬、氯米芬加 IUI），然后进行需要较多资源的治疗方式（注射促性腺激素加 IUI 或 IVF），如图 23-11 所示。这种处理不孕症的连续方法，渐进地用更加资源密集的干预，可称为经验性不孕治疗的"阶梯式"方法。这种策略的基本原理是从低成本、低风险的干预措施开始；然后程序中的每一步都需要更多的资源，承担更大的风险。这种方法是不明原因不孕性价比较高的治疗。登上哪一步的阶梯的步伐取决于多种因素，包括女性年龄、医师和患者的信仰和价值观。

生活方式的改变可以改善生育力。可改善生育力的生活方式改变包括：标准化体重指数（body mass index，BMI）、戒烟、减少喝咖啡和喝酒、缓解压力、减少过度运动和对某些夫妇而言，增加在周期可怀孕期间的同房次数。没有高质量的临床试验证明生活方式改变可改善生育力。大部分优化生活方式与生育力联系的证据来源于流行病学调查。大部分流行病学调查发现，优化生活方式对女性生育力的影响程度大于男性，但是双方都应该参与生殖健康的优化。流行病学调查提示对于女性，吸烟和过量的咖啡或乙醇降低生育力。应该劝告不明原因不孕夫妇戒烟。应该劝告女性将咖啡因的食用减至每天不超过 250 mg（2 杯咖啡），喝酒每周不超过 4 次标准化的饮用。双方都应该努力达到最佳的体重指数，19～25 kg/m²。同房次数较少的不明原因不孕夫妇，增加同房次数，每周至少 2 次可增加妊娠率。

观察性研究得到的数据提示，饮食模式可影响女性排卵率和男性精液质量。可增加女性正常排卵次数的饮食模式如下：高摄入低糖指数的食物、低动物性蛋白、高植物性蛋白、高摄入乳制品的脂肪和高铁摄入量。一种地中海式饮食模式最适于生育潜能。高摄入饱和脂肪酸的男性与一次射出的精液浓度降低有关，高摄入 ω-3 脂肪酸与好的精子形态相关。

不明原因不孕的治疗中，在月经周期最可能怀孕的时间同房是提高生育能力最重要且廉价的干预措施。尿 LH 检测是最常用的鉴定 LH 峰的方法，一般在排卵前 1～2d 发生。月经周期中最可能怀孕的时间是排卵当天和排卵前 2d 各同房 1 次。由于 LH 峰发生在排卵前 1～2d，因此，可以鉴定出周期中适合怀孕的时间。

对于年轻的不明原因不孕夫妇，期待治疗是合理的且性价比高的治疗方法。不明原因不孕夫妇不采取积极治疗时每月妊娠可能性 1%～4%。生育能力低于 0.01 的不明原因不孕夫妇（预后差的夫妇），等

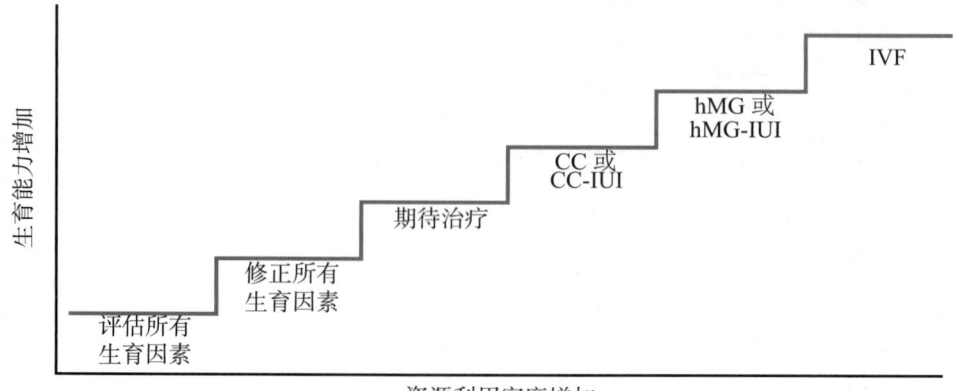

图 23-11 经验性不孕症治疗的阶梯式方法

对于年龄超过 35 岁女性，图中前三步应该快速完成。对于年龄<30 岁女性，应该在图中前三步花更多时间。CC. 氯米芬；IUI. 宫腔内人工授精；hMG. 人绝经期促性腺激素；IVF. 体外受精

待而不启动治疗是性价比不高的。生育能力 0.04 的不明原因不孕夫妇（预后好的夫妇），周期中最佳受孕时间同房的期待治疗是划算的。改善不明原因不孕夫妇预后的生育因素包括：女性年龄<32 岁、不孕年限<2 年、之前有过妊娠史的夫妇及精液分析精子活率>40%。不明原因不孕的有效生育治疗必须在基础生育能力之上提高妊娠率 0.01~0.04。女性年龄影响期待治疗的妊娠率。>37 岁的女性，每周期期待治疗的妊娠率低于 1%。女性年龄超过 37 岁的夫妇，卵巢卵泡池快速下降——不可避免地导致卵巢老化，成为不孕的原因。对于这类女性不推荐期待治疗。所有年龄的多数夫妇都因为不能怀孕而感到挫败。对于这类夫妇推荐积极的治疗。

1. 宫腔内人工授精 IUI 的操作程序为一次射出精液样本的洗涤，去掉前列腺素和其他因素，然后将精子浓缩在较少体积的高蛋白培养液中来增强精子获能和顶体反应。用小的导管穿过宫颈将精子悬液注入宫腔上部。在一项不同的准备精子方法的研究中，上游法和密度梯度离心法比简单洗涤、下沉法或冷冻/肝素技术的妊娠率高。IUI 在排卵前进行，一般自己监测尿 LH 来确定时间。男性因素的不孕夫妇，IUI 比宫颈内人工授精或指导同房的妊娠率高 2 倍多（OR 2.2；95% 置信区间，1.4~3.4）。在一项关于男性轻度不孕症的夫妇的研究中，IUI 每周期的妊娠率为 6.5%，而宫颈内人工授精或指导同房为 3.1%。IUI 对不明原因不孕夫妇同样有效。

在一项美国国立卫生研究院赞助的大规模临床试验中，932 名不明原因不孕或 I 期、II 期子宫内膜异位症的不孕夫妇随机分到 4 个治疗组：宫颈内人工授精（intracervical insemination，ICI）；IUI；FSH 注射加 ICI；或 FSH 注射加 IUI。ICI 的目的作为模拟自然同房的对照组。IUI 的目的是将大量精子注入生殖道。FSH 注射的目的是刺激多个卵泡发育和排卵，因此，增加单周期可利用的卵母细胞数（这种治疗方法将在本章后面解释）。本研究中大部分女性为不明原因不孕或早期子宫内膜异位症。研究者指出对照组（ICI 治疗）每周期妊娠率为 2%。与期待治疗的妊娠率类似。IUI 每周期妊娠率为 5%。FSH-ICI 和 FSH-IUI 每周期妊娠率分别为 4% 和 9%。在这个研究中，IUI 是不明原因不孕的有效治疗方法。

多个因素可影响 IUI 的有效性。多个近期研究指出，每周期单次 IUI 和 2 次 IUI 妊娠率相同。对轻度男性不育因素的夫妇，2 次 IUI 可提高妊娠率。IUI 之后仰卧休息的患者比立即走动的患者妊娠率高。

2. 氯米芬柠檬酸盐 氯米芬治疗不明原因不孕症是有效的。正常排卵的女性中，氯米芬治疗可使其排 2 个卵，并且增加黄体期孕酮的产生。这种治疗可提高生育能力。一项不明原因不孕女性氯米芬治疗的荟萃分析中，包括 11 个前瞻性试验，共 2000 例患者，结果证明氯米芬优于安慰剂或无处理组。单个氯米芬治疗周期的临床妊娠率的优势比是 2.5（95% 置信区间，1.35~4.62）。在一项研究中，118 名不明原因不孕的女性随机分到安慰剂组或氯米芬柠檬酸盐组（100 mg/d，周期第 2~6 天），每周期妊娠率分别为 5% 和 7%（$P<0.05$）。

尽管氯米芬只有中度的绝对治疗有效性，但成本低、不良反应少，使之成为不明原因不孕症一种有用的初始治疗方法。氯米芬的主要并发症是多胎妊娠的比例增加。在一项含 2369 例由氯米芬治疗的妊娠中，7% 是双胞胎，0.5% 是三胞胎，0.3% 是四胞胎和 0.13% 是五胞胎。氯米芬治疗的高阶多胎妊娠的风险低，但是由于大量的氯米芬治疗周期，使之成为造成高阶多胎妊娠的主要原因之一。

许多用氯米芬进行经验性不孕治疗的正常排卵女性患有子宫内膜异位症。许多医师认为，在这种情况下用氯米芬可能增加雌激素水平，并且加重子宫内膜异位症，包括盆腔疼痛和卵巢子宫内膜异位囊肿的生长。

3. 氯米芬加宫腔内人工授精 氯米芬（排 2 个卵的概率增加）联合 IUI（将大量有活力的精子注入女性生殖道）可以同时治疗轻度排卵异常、卵母细胞功能和精子功能异常。在一项研究中，67 对夫妇随机分到氯米芬加 IUI 治疗组或安慰剂组。对照组每周期妊娠率为 3.3%，氯米芬加 IUI 组为 9.5%。氯米芬加 IUI 周期，IUI 的时机一般由自测尿 LH 决定。根据尿 LH 进行 IUI 与外源性注射 hCG 妊娠率相同，但是 hCG 注射费用高，且 OHSS 发生风险高。女性高龄与 IUI 治疗的成功率降低相关（彩图 68）。

4. 促性腺激素注射和促性腺激素注射加宫腔内人工授精 单独促性腺激素注射和促性腺激素注射加 IUI 都提高不明原因不孕女性的生育能力。促性腺激素注射加 IUI 同样可提高 I 期、II 期子宫内膜异位症不孕女性和精液异常不孕男性的生育能力（彩图 69）。在一项研究中，932 名不明原因不孕或 I 期、

Ⅱ期子宫内膜异位症的不孕夫妇随机分到以下4种治疗组：ICI，IUI，FSH注射加ICI或者FSH注射加IUI。对照组，即ICI组的每周期妊娠率为2%。在FSH加ICI和FSH加IUI组，每周期妊娠率分别为4%和9%。不明原因不孕女性的治疗中FSH注射的主要并发症是多胎妊娠和卵巢过度刺激的风险增加。此研究中，继续妊娠的病例中3%为四胞胎、5%为三胞胎和20%为双胞胎。

在另一项促性腺激素注射加或不加IUI的研究中，Serhal和同事将62对不明原因不孕夫妇随机分组：单独IUI，单独促性腺激素注射或促性腺激素注射加IUI。单独IUI的每周期妊娠率为2.2%，单独促性腺激素组为6.1%，促性腺激素注射加IUI组为26%。其他学者也得到类似结果。

尽管促性腺激素加或不加IUI对治疗不明原因不孕症都有效，但是许多专家强调其多胎妊娠风险增加，建议限制促性腺激素-IUI的应用。此外，预后好的不明原因不孕夫妇可建议继续尝试自然怀孕，不要追求促性腺激素治疗，多数是可以自然怀孕的。在一项近期研究中，比较三步连续治疗方案：氯米芬-IUI，接着促性腺激素-IUI，接着IVF，与两步连续治疗方法：氯米芬-IUI，接着IVF，促性腺激素-IUI的临床实用性较差。在这个研究中，氯米芬IUI的每周期妊娠率为7.6%，促性腺激素-IUI为9.8%和IVF为31%。促性腺激素-IUI昂贵且有效性低于IVF，性价比最高的治疗方法是氯米芬-IUI，接着IVF的两步连续治疗方案。两步法比三步法每个活产减少15%的费用。

许多专家强烈反对不孕症经验治疗中用FSH-IUI，因为其增加高阶多胎妊娠的风险，且IVF是一种更加有效的干预措施。当用FSH-IUI时，很难避免所有的高阶多胎妊娠，但有≥3个>15 mm的卵泡时取消hCG注射是减少多胎妊娠的一种方式。在过去30年中，IVF周期的每周期妊娠率从5%提高到40%。随着IVF每周期妊娠率的提高，FSH-IUI的临床应用减少，因为IVF成为实现妊娠更加高性价比的方法。

在IVF周期，促性腺激素注射时加用GnRH激动剂或拮抗剂是改善妊娠率的一种方法。然而，促性腺激素注射加IUI方案时加GnRH激动剂并非始终提高不明原因不孕夫妇的妊娠率。在一项关于在FSH-IUI方案中加GnRH激动剂的研究中，91对夫妇随机分为两组，促性腺激素注射加IUI或GnRH激动剂加促性腺激素注射加IUI。两组每周期妊娠率分别为11%和13%。在一项关于FSH-IUI方案中加GnRH激动剂的研究中，233对不明原因不孕或男性因素不孕的夫妇随机分到FSH-IUI组或GnRH激动剂加FSH-IUI。两组每周期妊娠率分别为12%和8%（$P=0.03$）。

5. 体外受精（in vitro fertilization，IVF） 是不明原因不孕症的一种有效治疗方法。在一项随机试验中，116对不明原因不孕和自然妊娠预后差的夫妇随机分到单胚胎移植IVF或FSH-IUI。两组活产率分别为22%和7%。然而，FSH-IUI组女性经过3个周期FSH-IUI，累积活产率达到21%。单胚胎移植IVF组多胎妊娠率为14%，而FSH-IUI组为25%。在一项队列研究中，不明原因不孕夫妇给予最多3个周期促性腺激素注射加IUI治疗。其中没有妊娠的给予IVF治疗。促性腺激素注射加IUI的每周期妊娠率为16%，IVF治疗为37%。已发表的未设对照组的队列研究报道不明原因不孕患者IVF治疗的每周期妊娠率为20%~40%。

6. 不明原因不孕的治疗步骤 如上所述，预后好的不明原因不孕夫妇可以期待治疗，如果不成功，从少资源干预措施缓慢进展到资源密集治疗措施，如FSH-IUI或IVF。预后差的不明原因不孕夫妇（女性年龄>37岁，不孕年限>2年）可以更加快速地从少资源干预措施到FSH-IUI或IVF。不孕症患者的队列研究指出，任何一种治疗经过3个周期，如IUI，CC-IUI或FSH-IUI，妊娠率开始下降。一般来说，任何一种治疗经过3个周期后，建议进入治疗程序中的下一步（图23-12）。

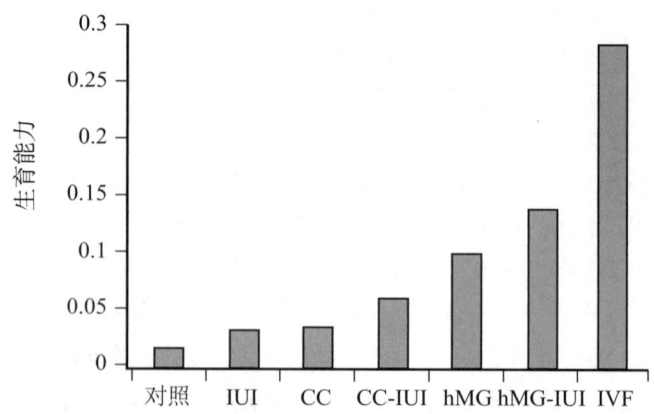

图23-12 不明原因不孕症经验性治疗的生育能力

对照. 无处理；IUI. 宫腔内人工授精；CC. 氯米芬柠檬酸盐；CC-IUI. 氯米芬柠檬酸盐加宫腔内人工授精；hMG. 人绝经期促性腺激素；hMG-IUI. 人绝经期促性腺激素加宫腔内人工授精；IVF. 体外受精胚胎移植

十、不孕症相关的环境暴露

环境因素对生殖的影响在第 20 章讨论。

十一、不孕症治疗的禁忌证

有一句医学名言"首先不伤害"。不孕治疗存在伤害女性及其出生子女的可能性。平衡不孕治疗的潜在伤害是患者的权利,尽管涉及一些风险,但他们可以要求治疗措施达到重要的健康目标。不孕治疗的绝对禁忌证仅有少数几种疾病。其中一种艾森门格综合征,妊娠可导致孕妇 50% 的死亡率。许多专家强烈反对 Turner 综合征进行不孕治疗,因为有 1%~2% 主动脉夹层的风险。然而,如果她们的主动脉根的直径没有扩大,许多高危产科医师不反对她们怀孕。在接受不孕治疗时,女性的年龄是必须考虑的一个因素。一定要有一个年龄界限,不孕治疗给女性及胎儿带来巨大的风险,如 > 55 岁。人群研究提高了对高龄女性接受赠卵治疗导致的产妇死亡率增加的关注。

许多临床情况下存在不孕治疗的相对禁忌证。多数禁忌证是出于产科考虑:怀孕期间或分娩时严重的风险。例如,盆腔大量粘连和冰冻骨盆的女性通过 IVF 可以怀孕。但是分娩时如果需要紧急剖宫产,那么在打通进入子宫的通道时可能需要切除肠管。女性 BMI 是产科医师的一个特殊的考虑,因为阴道分娩难产的风险高。BMI > 60 kg/m² 女性的生育治疗产科医师和生殖专家没有达成共识。许多生殖专家认为,对一个年龄 > 40 岁的 BMI 超过 60 kg/m² 女性推迟生育治疗是不道德的,因为她们的卵巢卵泡池将近耗竭。将生育治疗推迟到试图减重之后可能导致卵巢卵泡池的进一步耗竭。相反,产科医生考虑到 BMI 超过 60 kg/m² 的女性怀孕的风险,包括剖宫产难产风险高,使得生育治疗是很危险的。

十二、不孕治疗和妊娠结局

不孕女性的妊娠结局,无论是自然怀孕还是通过不孕治疗,似乎与生育女性的不同。例如,在丹麦出生队列的研究中,比较来自生育女性的 51 000 个单胎、来自不孕女性自然怀孕的 5787 个胎儿和不孕治疗的 4317 个胎儿的出生体重。不孕夫妇的孕妇年龄和 BMI 较大。调整这些变量和吸烟状态之后,自然怀孕和不孕治疗怀孕的不孕夫妇相比于生育女性胎儿出生体重 ≤ 5% 的风险都增加(6% VS. 4.2%)。芬兰的一项研究得到同样的结果,自然怀孕的低生育力女性和不孕治疗的女性的早产、低出生体重和需要新生儿重症监护的发生率相同。一项来自挪威的研究比较了 2546 名女性的生育结局,她们有 2 个小孩,一个通过 IVF,另一个自然妊娠。与整个挪威人群相比,IVF 怀孕的平均出生体重低(25 g),孕期短(2d),以及低于孕周出生体重风险高(OR 1.26,95% CI,1.10~1.44)。然而,当与他们自然出生的兄弟姐妹相比,出生体重、孕周和低于孕周出生体重均没有差异。导致不孕的生物过程比不孕治疗措施本身对妊娠结局和胎儿生长的影响大。

十三、收养

不孕治疗的一个艰难的决定是什么时候终止改善生育能力的积极干预。在生育治疗的整个过程中,什么时候终止积极干预是需要谨慎考虑的问题,收养也是组建家庭的一种可供选择的方法。在生育治疗过程中夫妇同时选择收养可能是有用的。如果不孕治疗失败,收养可以帮助夫妇处理不孕带来的象征性的损失。

十四、不孕症的社会心理方面

许多观察性研究提示,压力与不孕相关;反过来,不孕治疗可以导致压力。在启动密集的不孕治疗之前缓解压力可以改善夫妇成功完成治疗建议的能力。例如,在一项研究中,151 名女性给予评估情绪、乐观性、社会支持网络、自感压力和 IVF 前应对方法的标准测验。基础压力水平的升高与获卵数少、可移植胚胎少相关。没有明确的试验证明不孕治疗前缓解压力可以提高妊娠率。然而,在一项小型临床试验中,Domar 和同事报道用一个支持小组或结构性的放松计划治疗不孕女性的临床妊娠率比对照组高。

不孕症及其相关的诊断和治疗可以对女性和男性产生实质上的压力,并破坏他们之间的关系。同样,诊断和治疗程序也给即将成功怀孕带来希望,但随后的月经周期中一次次体验失败。希望和失落的重复循坏对于不孕夫妇来说是非常有压力的。不孕症可被患者认为是一种难以悲伤的损失,因为不能生育是无形的。对于不孕症的原因难以明确的夫妇来说,不孕症尤其有压力。不孕夫妇经常表现出与治疗失败相关的典型的情感进展。这些感觉包括不相信惊喜、否认、愤怒、孤立、内疚、悲伤和决断。对于多数夫妇,女方承担与不孕症象征性损失不相称程度的责任。尽管不孕治疗被认为是极有压力的，但是不孕治疗与长期的情绪困扰、功能失调或新出现的精神疾病无关。近期初步研究的结果提示，不孕相关的压力和社会心理影响的有效处理措施可能减少不孕治疗的花费，并且提高患者的生育能力。

患者指出他们受尊重、有尊严、彻底的和公平的被提供所有的治疗选择是很重要的。患者希望他们的医师认识到他们的压力，并且以一种移情的方式回应。在大多数调查中，患者对他们的生殖医师提供的关注非常满意。

十五、社会伦理问题

医学是一个道德的职业，长期坚持人权的基本原则：尊重人类生命的尊严、参与制定影响他们健康的决定的权利、坚定不移地致力于寻求益处和避免不必要的伤害、公平地对待患者的承诺。生殖从业人员在其监管期间也有保护人类基因物质安全的道德责任。大部分伦理学家同意在没有取得患者同意的情况下不能进行任何医学干预。自由和知情同意是道德的医学实践的基石。欺骗性或可能带有欺骗性的做法破坏医生在生殖领域的公信力。胚胎发育是一个连续的生物过程。现行法律倾向于逐渐增加发育中胎儿的权利。人类直到出生才获得完全合法的身份，但是子宫内的胎儿得到具有一些合法的保护（如，妊娠前3个月合法堕胎的限制）。现代社会对于发育中的胚胎或胎儿什么时候开始具有一个独立个体所拥有的不可侵犯和不可剥夺的所有权利仍不统一。这种分歧最明显的体现是关于堕胎的讨论，使一些生育研究在伦理上很难达成共识，如丢弃胚胎的执行上。然而，大多数从业人员和伦理学家都一致认为克隆人是不符合伦理的。

完整的参考文献清单可见于专家咨询网站 www.expertconsult.com。

（译者　陈　诚　审校　王海燕）

推荐阅读

Cakmak H, Taylor HS. Implantation failure: molecular mechanism and clinical treatment. Hum Reprod Update, 2011（17）: 242 – 253.

Caronia LM, Martin C, Welt CK, et al. A genetic basis for functional hypothalamic amenorrhea. N Engl J Med, 2011（364）: 215 – 225.

Cooper TG, Noon E, von Eckardstein S, et al. World Health Organization reference values for human semen characteristics. Hum Reprod Update, 2010（16）: 231 – 245.

De Ziegler D, Borghese B, Chapron C. Endometriosis and infertility: pathophysiology and management. Lancet, 2010（376）: 730 – 738.

Dhont N, van de Wijgert J, Coene G, et al. "Mama and pap nothing": living with infertility among an urban population of Kigali, Rwanda. Hum Reprod, 2011（26）: 623 – 629.

Fledderjohann JJ. "Zero is not good for me": implications of infertility in Ghana. Hum Reprod, 2012（27）: 1383 – 1390.

Maggard MA, Yermilov I, Li Z, et al. Pregnancy and fertility following bariatric surgery. JAMA, 2008（300）: 2286 – 2296.

Romundstad LB, Romundstad PR, Sunde A, et al. Effects of technology or maternal factors on perinatal outcome after assisted fertilisation: a population-based cohort study. Lancet, 2008（372）: 737 – 743.

Stillman RJ. A 47-year old woman with fertility problems who desires a multiple pregnancy. JAMA, 2007（297）: 858 – 867.

White YAR, Woods DC, Takai Y, et al. Oocyte formation by mitotically active germ cells purified from ovaries of reproductive-age women. Nature Medicine, 2012（18）: 413 – 421.

第 24 章

男 性 不 育

（原著 Paul J. Turek）

全世界有15%的育龄男性受到男性不育的影响，而很多不育是可以治疗的。在美国有800万的夫妇受到影响。大约50%的不育夫妇是男性的问题。另外，1%～10%的男性不育是由某种潜在的，通常可治愈的，但却是危及生命的身体状况所造成的。除了已经确定的病因外，男性不育在基因方面的原因也普遍地得到诊断。最后，受损的精液质量也已经被证实与晚期的睾丸癌和前列腺癌的风险增加有关。因此，对男性不育的评估应有系统地进行，从既往病史、身体检查、精液分析及激素评估等方面来获取相关信息。美国泌尿与生殖医学学会指南提出应对男女患者做出平行的评估。本章运用循证医学，概括了指导临床治疗的诊断和治疗方法。本章综合随机临床对照试验、基础科学研究、荟萃分析、病例对照队列研究、最佳实践方案推荐以及同行评议的文献综述，对目前男性不育的治疗提供有效指导。

一、男性病史和身体检查

全面回顾男方既往病史及目前疾病（图 24-1 和表 24-1）。阐明一些重要的健康问题，包括发热及全身性的疾病，比如糖尿病、囊性纤维化、癌症和传染病。曾经的外科手术，包括睾丸固定术和疝气手术，外伤、腹膜后、骨盆和膀胱的手术，以及前列腺手术均可导致男性不育。隐睾、中线缺陷或者性腺功能低下症的家族史也是关键因素。尿道下裂、先天性畸形、产前己烯雌酚（DES）暴露及药物使用情况，这些病史都需要审查（表 24-2）。喝酒、吸烟、吸毒、服用合成类固醇以及湿热暴露等也需要明确。性交中杀精润滑油的使用，以及不适当的频繁性交，也应予以注意。最后，某些职业决定了从业者要暴露于电离辐射、长期高温、苯基溶剂、染料、农药、除草剂和重金属等对健康不利的环境。

对身体进行检查来评估身体状况，比如肥胖、男子女性乳房发育症及第二性征的出现。对阴茎的检查可以揭示尿道下裂、阴茎下弯畸形、阴茎黑斑或者性病并发症。需要评估睾丸的大小、质地，睾丸轮廓不齐表明存在硬块。精子发生决定了80%的睾丸体积，因此，睾丸萎缩很可能跟精子产生减少有关。附睾触诊发现硬化、肿胀或者结节，这些表明睾丸中存在感染或者阻滞。对两侧输精管的检查可以揭示发育不全、不通或者损伤。精索检查如果不对称，则表明存在脂肪瘤或者是精索静脉曲张，功能障碍区分则需要通过站立和仰卧两种检查姿势来同时确认。精索静脉曲张只能通过体检来发现。最后，肛门检查对于发现大的囊肿、感染或者精囊膨胀至关重要，而这些情况的发生都会导致不育。

（一）精液评估

虽然不是对生育的一个真实评估，精液分析的结果如果是异常的，可育的概率比精液结果是正常的人要低。在2～3d的性欲节制之后，做2次精液常规检查来寻找在精液质量上的巨大生物学差异。润滑油应避免使用，并且样品在运输中应该保持体温。正常的参考值可以在表24-3中找到，该参考值是根据世界卫生组织（WHO）对从来自8个国家3个大洲的1800名新父亲的精液分析而制定的。鉴于人类的精子发生需要60～80d来完成（图24-2），个人的精液分析可以反映2～3个月前的生物学影响。

精子形状的正式评估被称为形态学分析。用来评估精子形态的描述系统有若干种，每一种系统都基于特定的形状标准，对精子的正常或者异常进行评估。有学者认为精子形态与一个人的生育潜能（反

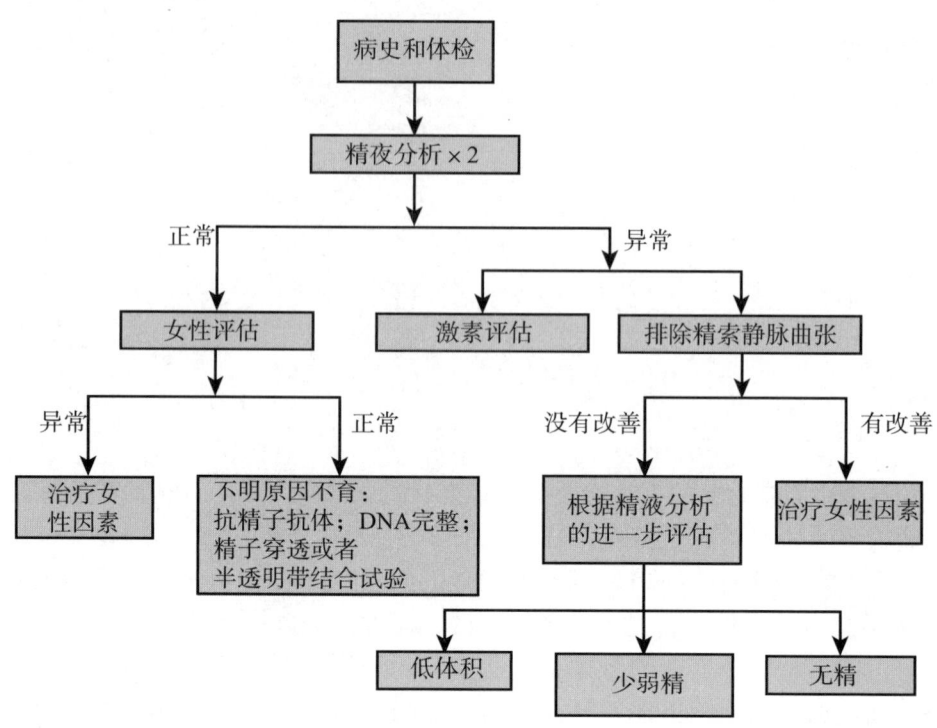

图 24-1　男性不育诊断的一般流程

[摘自 Turek PJ. Practical approach to the diagnosis and management of male infertility. Nature Clin Pract Urol, 2005 (2):1.]

表 24-1　男性不育病史的组成

体检史
　发热
　系统性疾病——糖尿病、癌症、传染病、肥胖
　遗传性疾病——囊胞性纤维症、Klinefelter 综合征
外科史
　睾丸固定术、隐睾症
　疝气
　创伤、扭转
　骨盆、膀胱或者腹膜后手术
　前列腺病经尿道切除术
　青春期开始
生育史
　先前生育（目前和其他的伴侣）
　不育持续的时间
　先前不育的治疗
　女性评估
性交史
　勃起
　时间和频率
　润滑油
家族史
　隐睾症
　中线缺陷（Kartagener 综合征）
　尿道下裂
　乙酚暴露
　其他罕见综合征——梅干腹综合征等
药物史
　见表 24-2
社交史
　喝酒

（续表）

　吸烟
　吸毒
　类固醇
　湿热暴露（热水浴）
职业史
　电离辐射
　长期高温暴露（厨师、消防员）
　苯胺染料
　农药
　重金属

表 24-2　药物对男性不育的潜在不利影响

竞争雄性激素受体
　螺内酯
　西咪替丁
　氟他胺
　尼鲁米特
　5-α 还原酶抑制药
睾丸间质细胞的直接毒性作用
　烷化剂（比如环磷酰胺）
　乙醇
　选择性 5-羟色胺重摄取抑制药（SSRI）
睾酮合成抑制药
　酮康唑
　螺内酯
　环丙孕酮
　四环素
　乙醇

（续表）

雌二醇的合成或者激活刺激物
  己烯雌酚（DES）
  地高辛
  二溴氯丙烷（农药）
  螺内酯
  甲羟孕酮
  双酚 A
重金属毒物
  铅
  砷
  镉
  汞
垂体抑制药
  睾酮
  大麻
有丝分裂抑制药
  别嘌醇
  秋水仙碱
  柳氮磺吡啶
  呋喃妥因
受精影响因素
  尼古丁
  钙通道阻断药
射精紊乱
  锂
  抗精神药物
  三环类抗抑郁药
  丙戊酸
  苯妥英
未明途径
  单胺氧化酶抑制药
  可卡因
  非那雄胺
  含血清素的再摄取抑制药

表 24-3　精液分析——第 5 版可育男性的 WHO 参照标准

特征	第 5 次等级标准
射精量	>1.5 ml
精子浓度	>15×10⁶/ml
运动型	>40%
精子活动力分类	2（范围 1~4）
形态	>4%（严格的）
其他特征	无凝集，无白细胞，无增加黏度

WHO. 世界卫生组织

可以区分可育的精液和不可育的精液，但是缺乏诊断可育的具体标准值。然而，精子形态并不能反映细胞的染色体组成。患者的精子形态也可以发生改变，这取决于对睾丸的压迫或者对睾丸的有毒侵害。在男性生育评估中，精子形态学检查可以为日常的精液分析提供补充，但是它对于评估男性生育情况的作用到目前还没有定论。

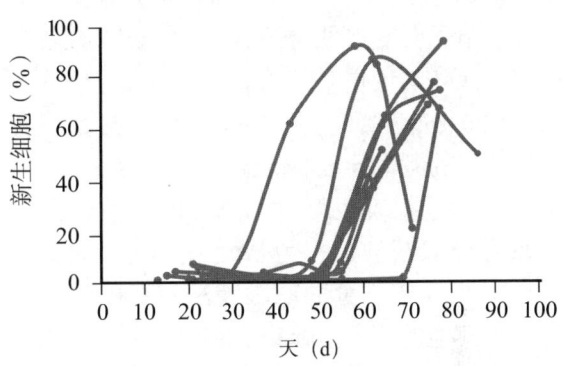

图 24-2　精子生成和射出的时间轴

11 名被试者的正常精液分析的标签曲线。被试者 3 周内每天饮用含重氢的水，90d 内固定时间收集其精液。测量精子 DNA 富集情况，并且估算精液中新精子产生的比例。总体来说，在精液中发现标记精子的平均时间是（64±8d）（范围是 42~76d），比传统的 90d 更快

［摘自 Misell LM, Holochwost D, Boban D, et al. A stable isotope/mass spectrometric method for measuring the kinetics of human spermatogenesis in vivo. J Urol, 2006（175）: 242.］

（二）初始男性评估结果

初始男性评估的结果可能是正常，也可能是异常（图 24-1）。如果是正常，进一步的分析需要指向女性因素的评估，包括对排卵，骨盆解剖及年龄相关的生育问题的全面分析。如果最开始男性评估结果是异常的，接着是进一步的评估或者治疗。临床医生对其简单的指导（包括性交的时间选择，避免湿热和其他的暴露及生活方式的改变）对于减少男性因素的不育具有重要的影响。比如，性交润滑油如果可以的话应该避免使用，包括 Surgilube®，K-Y jelly® 和唾液。植物油对于精子是安全的，如果需要的话可以使用。

另外，雄性激素经常被用来增加肌肉质量，也可作为男性避孕药。过量的睾酮会抑制垂体性腺轴和精子的产生。日常的热水浴，盆浴或者桑拿都应该避免，因为这些都会提升睾丸内部的温度，进而影响精子的产生。由于肥胖与低质量的精液显著相关，

映在体外受精的成功上）有关，但是这项研究的可靠性是有争议的。尤其是，精子形态与精子成功穿透到宫颈黏液，结合透明带并提高胚胎着床率的能力息息相关。一般而言，具有正常形态精子的比例

所以肥胖人士应考虑减肥。从事一些运动，比如骑车，是安全的，除非患有一些严重的泌尿症状（前列腺炎）或者骨盆麻木相关的会引发勃起功能障碍的疾病。

（三）进一步的男性因素的评估

如果改变生活方式不可行，则需要进一步根据已发表的最好的实践方针来评估。这需要对垂体性腺轴的睾酮和促卵泡激素（FSH）的水平进行评估。男性不育患者的精子密度水平低于 10×10^6 /ml，或者具有内分泌相关疾病的证据时需要做激素检测。临床上严重的内分泌疾病表现不育的概率是 2%。男性不育患者中比较常见的激素异常的情况可见表 24-4。

附睾的精液检查也可以用来诊断男性因素的不育，并且主要以精液分析为基础来追踪，这些后边会有讨论。当导致不育的原因无法解释的时候，可以考虑一些其他的检查，最流行的是脱氧核酸（DNA）完整性的检查。有证据显示，精子 DNA 染色质包装的质量对于生育至关重要。精子染色质（DNA 相关的蛋白）的结构可以用很多方法来测定，包括单细胞的凝胶电泳（comet）和原位末端标记试验（TUNEL），也可以对其进行酸暴露和吖啶橙染色，然后用流式细胞术检测。这些方法可以检测由精子 DNA 染色质复合体的化学应激反应造成的 DNA 片段化的程度，进而间接的反映精子 DNA 的完整性。异常碎片化的精子 DNA 在可育男性中很少发生，在精液分析结果为正常的不育男性中发生率为 5%，在精液检查结果为异常的不育男性中发生率为 25%。这项检查可以避免传统精液分析上错过的不育诊断。通常，DNA 碎片化可由烟草使用、内科疾病（比如癌症）、高热、空气污染、感染（比如白细胞精子症）、化疗、辐照、精子处理及精索静脉曲张这些可逆的因素造成。

表 24-4 不育男性内分泌特征

状况	T	FSH	LH	PRL
正常	NL	NL	NL	NL
原发性睾丸失败	低	高	NL/高	NL
促性腺激素分泌不足，性腺功能减退	低	低	低	NL
高泌乳素血症	低	低/NL	低	高
雄激素抵抗	高	高	高	NL

FSH. 促卵泡激素；LH. 黄体生成素；NL. 正常；PRL. 催乳素；T. 睾酮

1. 低射精量 对低射精量评估得出的信息往往是一致的，它一般是由下边 5 个因素中的一个所造成：不适当的精液收集、先天性缺失输精管（和精囊）、高雄的状态、逆行性射精或者射精管堵塞。这些情况可以被系统的检查，见图 24-3 中的概述。在这项诊断中，精液 pH 低下（<7）可以代替精液果糖的检测。重要的是，经直肠超声检查来诊断由囊肿、钙化或者膨胀的精囊或精管所引起的射精堵塞使得诊断被过度解读达 50%，此类诊断需要通过诸如输精管造影术，输精管通色素法及之后的内镜检查等功能学研究来予以确认。逆行性射精对 α 激动药的反应对下腹神经丛的非外科的神经损伤（比如糖尿病）非常适用。对于没有反应的患者，从其膀胱中获得的精子可以用于子宫内授精（IUI）来治疗不育。

2. 少弱精 精液分析异常的患者中，有 25% 的患者精子活力低下。仅仅低的精子浓度并不常见。低的精子活动度可能是由于抗精子抗体（>50% 的精子不动）作用或者精液中有过多的白细胞（白细胞精子症），后者可产生过多的自由氧进而损伤精子。由于在不育患者的精液中，圆形细胞大部分是未成熟的生殖细胞（65%）而不是白细胞，在治疗之前需要做特定的白细胞染色。因为 83% 的在无症状白细胞精子症的不育男性的多种微生物检查都是正常阳性的，对他们的精液培养是没有价值的。对性传播疾病的评估非常重要，包括阴茎排泄物，前列腺炎或者附睾炎。通过前列腺分泌物检查白细胞，也要通过尿液培养来检测衣原体支原体。作为参考，在不育男性中，一般情况下衣原体的抗原用 PCR 方法检出的患病率是 0.3%。虽然不同的方法和实验室得到的结果不同，但通常来说出现多于 50% 的精子与抗体结合就被认为是有意义的且应给予治疗。

低浓度的精子可能是由一些内分泌疾病导致的，比如泌乳素瘤、精索静脉曲张或者遗传因素方面疾病，可见图 24-4 的概述。虽然精索静脉曲张导致男性不育具有广泛的争议，但是同时也存在很多证据来支持该假说（表 24-5）。但越来越多的研究认为，基因异常是导致精子密度<500 万/ml 的原因。Y 染色体片段的缺失（微缺失）在严重少精子症的患者中发生率为 6%，在无精子症患者中的发生率为 15%。另外，通过细胞遗传学分析（核型分析），2% 的少精子症患者和 15%~20% 的无精子症患者的核型是异常的。这些核型异常的情况包括 Klinefelter 综合征

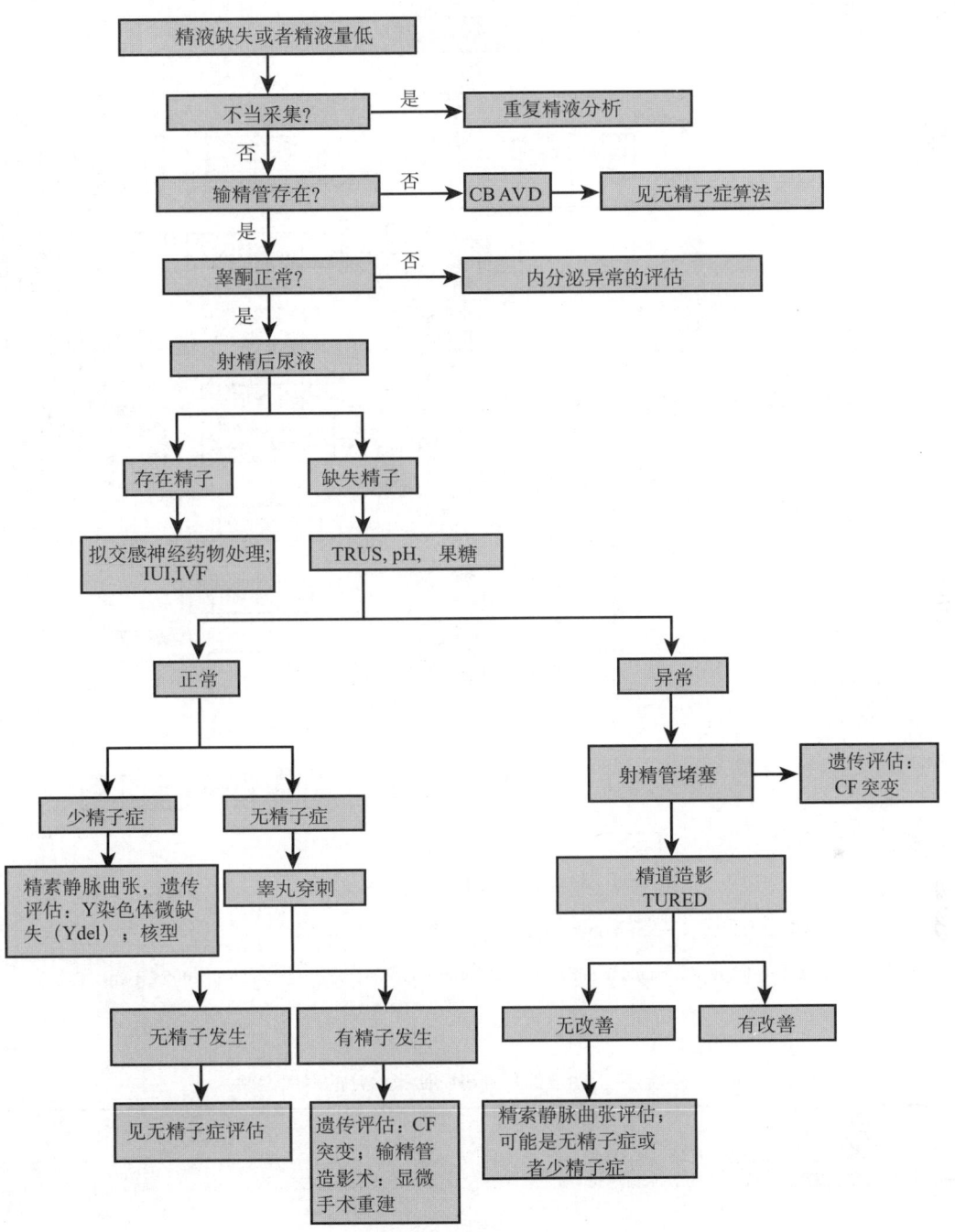

图 24-3 精液缺失或者精液量低的评估细则

CBAVD. 先天性输精管缺如；CF. 囊性纤维化；IUI. 子宫腔内人工授精；IVF. 体外受精；TRUS. 经直肠的超声检查；TURED. 射精管经尿道切除术；Y del. 染色体微缺失

［摘自 Turek PJ. Practical approach to the diagnosis and management of male infertility. Nature Clin Pract Urol, 2005（2）：1.］

和非性染色体的易位。表 24-6 概括了目前男性不育患者的基因检测指标。重要的是，对于基因诊断为阳性的少精子症患者来说，将其精索静脉曲张进行修复也不能提高其精液质量或者自然受孕率。

3. 无精子症（图 24-5） 若在日常的精液分析中未见精子，那么诊断出的原因可能是输精管堵塞或者睾丸内部故障。此时应通过精液样本离心处理来评估非常少的精子数量进而有效的排除完全的梗阻。如果一侧或者两侧输精管触及不到，就可以诊断为先天性的输精管缺如（CAVD），并应在取精、体外受精（IVF）和单精子胞质注射（ICSI）之前，对于囊肿性纤维化的基因突变做适当的遗传筛查。像这些具有囊性纤维化症的患者一样，此类患者表现出中肾管的缺失，但是通常不会有肺、胰腺、肠子方面的问题。

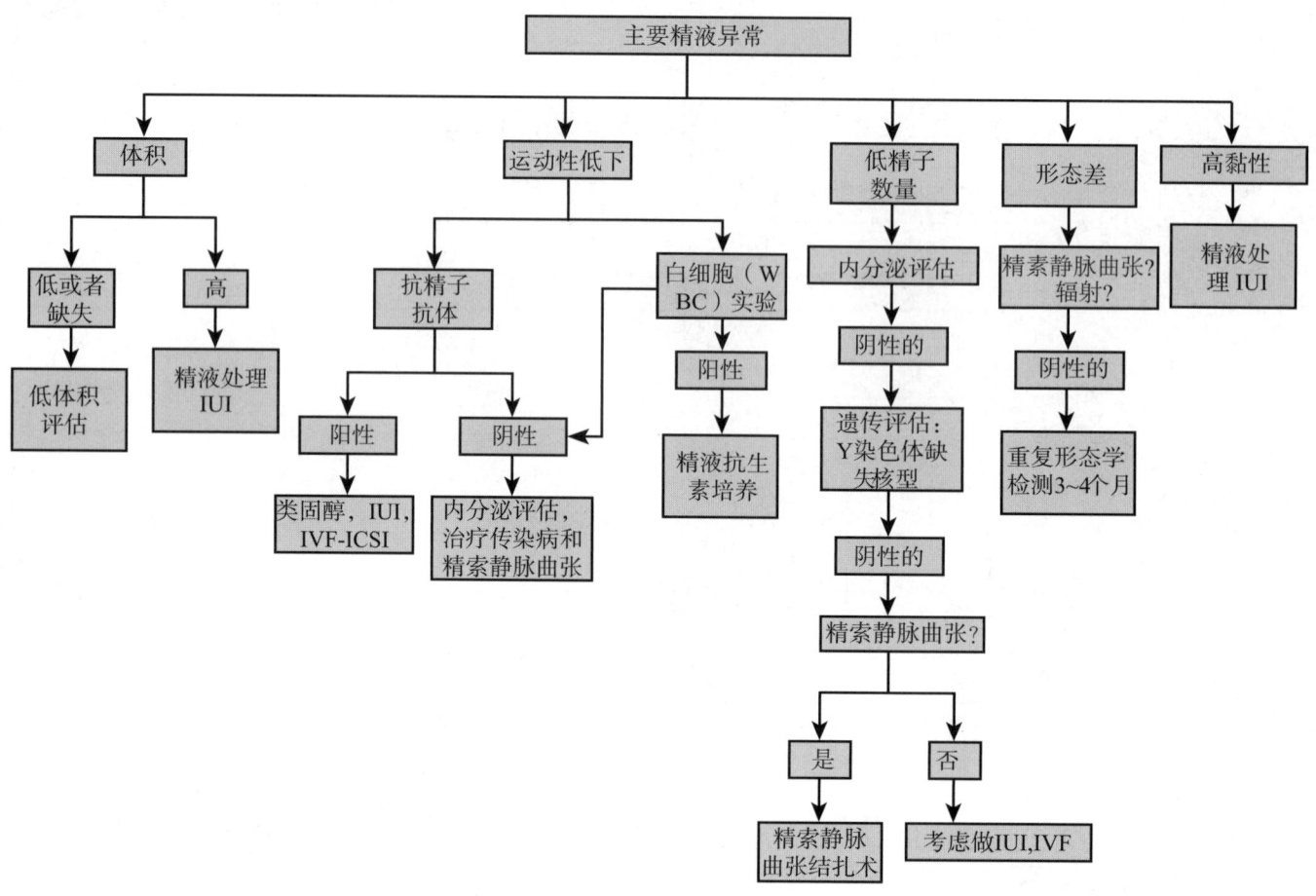

图 24-4 精液分析结果异常的评估细则

ICSI. 卵胞质内单精子注射；IUI. 子宫腔内人工授精；IVF. 体外受精；WBC. 白细胞

[摘自 Turek PJ. Practical approach to the diagnosis and management of male infertility. Nature Clin Pract Urol, 2005（2）：1.]

表 24-5 临床上明显的精索静脉曲张治疗的对照试验

研究	患者		妊娠率	
	对照组	治疗组	对照组	治疗组
WHO[1]	109	129	16.7	34.8
Nieschlag et al	63	62	25.4	29.7
Madgar et al	25	20	10	60

（1）这项研究已经实施但没有发表

表 24-6 目前不育男性遗传诊断的指标

1. 精液分析结果为精子浓度＜500 万个精子/ml 的夫妇应该考虑做 IVF 和 ICSI（Y 染色体微缺失和核型检测）
2. 精液分析的结果为无精，并发现睾丸萎缩，夫妇应考虑采取睾丸取精来做 IVF 和 ICSI（Y 染色体微缺失和核型检测）
3. 精液分析结果为无精或者低浓度精子，在身体检查时同时存在至少一侧输精管缺如（囊胞性纤维症基因突变）
4. 精液分析结果为无精并伴随正常的精子发生（囊胞性纤维症基因突变）
5. 存在其他的综合征或者问题的夫妇可能是个人或者家族史导致（比如 Kallmann 综合征）

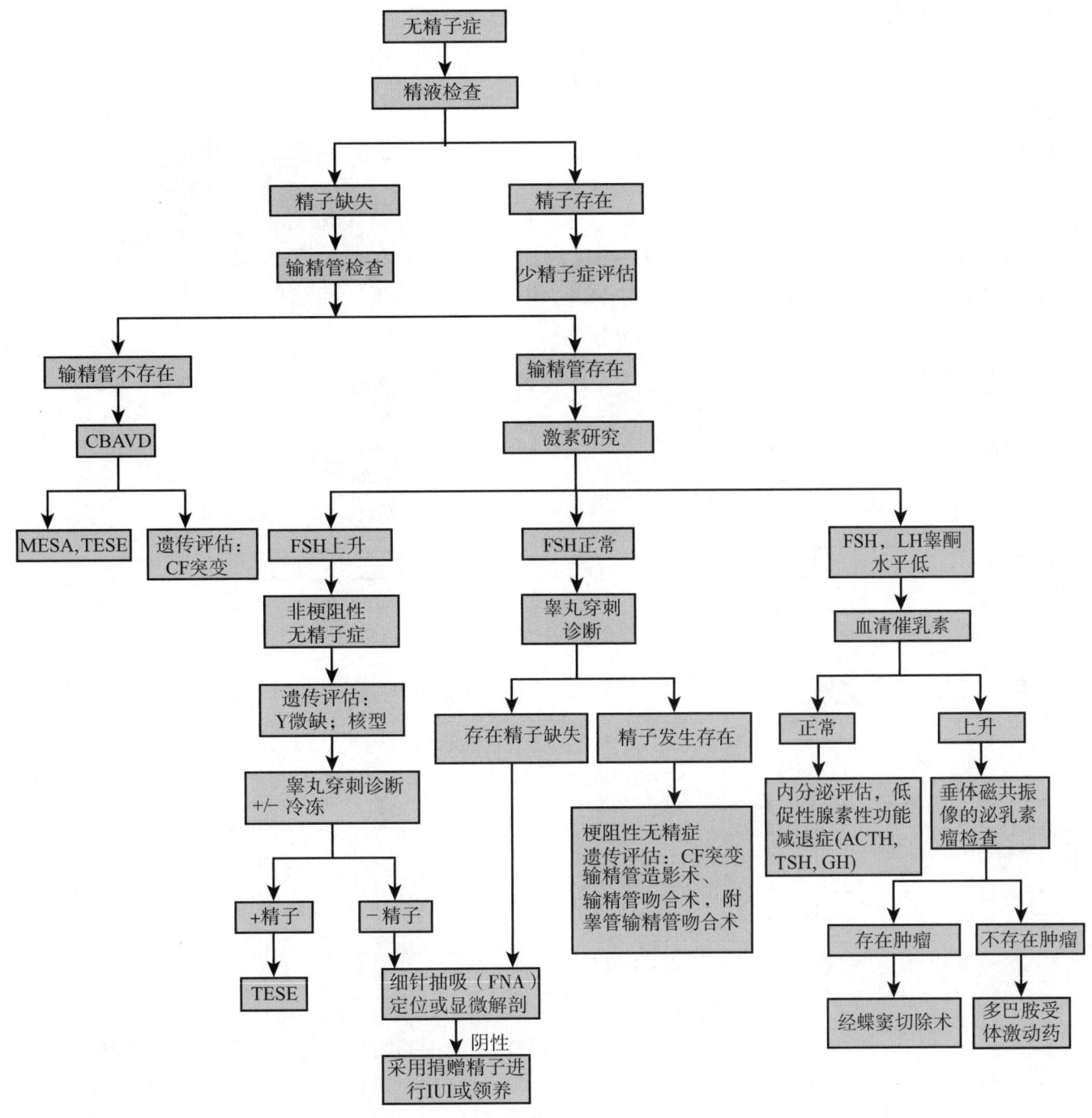

图 24-5 无精子症评估的细则

ACTH. 促肾上腺皮质激素；CBAVD. 先天性双侧输精管缺如；CF. 囊胞性纤维症；FNA. 细针抽吸；FSH. 促卵泡激素；GH. 生长激素；IUI. 子宫内授精；LH. 黄体生成素；MESA. 附睾显微取精；TESE. 睾丸取精；TSH. 促甲状腺激素

[摘自 Turek PJ. Practical approach to the diagnosis and management of male infertility. Nature Clin Pract Urol, 2005（2）：1.]

大概 80% 具有先天性的输精管缺如（CAVD）的无精子症患者和 2/3 不明原因堵塞的患者中具有囊性纤维化基因突变。根据 FSH 水平和睾丸活检诊断可以准确地将患者分为非梗阻性（睾丸故障）和梗阻性的无精子症。非梗阻性患者的遗传学检测如 Y 染色体微缺失和核型分析是需要的，见表 24-6 的概述。无精子症患者中不同区段的 Y 染色体微缺失发生的概率可见图 24-6 的概述。在激素异常的男性中，用多巴胺激动药或者经蝶窦手术来治疗高泌乳素血症。

4. 不明原因的不育 不育夫妇中，女性评估未出现异常，精子参数也正常的，被称为不明原因不育（图24-1）。在这种病例中，有必要对男性因素的不育进行进一步评估。然而，此类评估缺乏明确的临床路径。在10%的不明原因不育患者的精液分析中，都分别出现了抗精子抗体，脆弱的染色质结构及后来反映的变性的精子DNA水平的上升。除精液检测外，还需要做精子功能的测试，比如精子侵入试验或者是精卵结合试验。最终，许多夫妇进行子宫内授精。若我们对于控制精子获能、受精和卵子激活的了解进一步加深的话，许多不明原因不育都会再得到更清晰地确认。例如最近在哺乳动物中发现的精子磷脂酶C zeta（PLCz）可作为钙流和卵子激活的化学因素，这可以解释部分人类怀孕失败的原因。

配偶是否有1年以上的稳定的生育潜能。如果结果是肯定的，那么对男性不育的治疗效果才能有所保证。

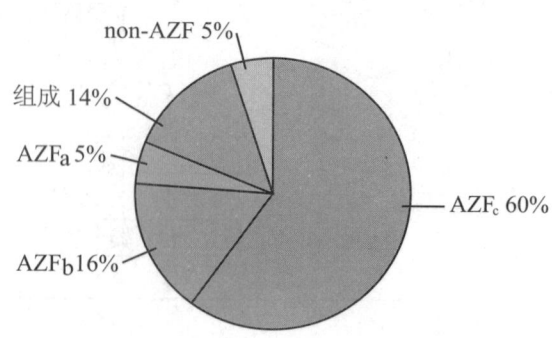

图24-7 AZF缺失在5000名Y染色体微缺失男性中所占的相对比例

[摘自 Shefi S, Turek PJ. Definition and current evaluation of subfertile men. Int Brazil J Urol, 2006（32）: 385.]

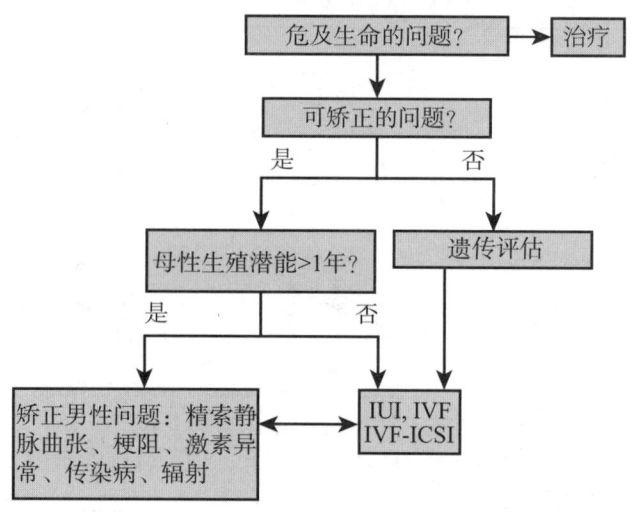

图24-6 治疗男性不育的一般细则

ICSI. 卵胞质内单精子注射；IUI. 子宫内授精；IVF. 体外受精

[摘自 Turek PJ. Practical approach to the diagnosis and management of male infertility. Nature Clin Pract Urol, 2005（2）: 1.]

表24-7 表现为男性不育的重大疾病

成年多囊肾	垂体瘤
囊胞性纤维症	前列腺癌
糖尿病	腹膜后肿瘤
血色素沉着病	脊髓肿瘤
垂体功能减退症	睾丸癌
Klinefelter 综合征	甲状腺疾病
多发性硬化症	尿路感染

二、男性不育的治疗

男性不育在一半的患者中是有明确原因的（图24-7）。当疾病威胁到生命时，这种疾病就应该被治疗（表24-7）。随着ICSI等辅助生殖技术的进步，采用该类技术治疗男性不育成为了一种趋势。不幸的是，因为很多通过治疗男性不育解决了夫妇生育问题的方案并未采用辅助生殖技术。

当然，在治疗男性因素的疾病前，应先评估女性的生殖潜能。更何况，在男性的治疗之后，需要花费2~3个月的时间来改善精子发生。因此，决定治疗男性不育的一个重要的指导方针是最先确定女性

（一）可矫正的男性因素的问题

1. 性交治疗 对性交时间、频率及避免对性腺的毒性进行指导，可以改善生育。性交润滑油应该避免使用。尽管几乎没有文章发表，但热水浴及盆浴对精子产生很不利。烟草、大麻、过量饮酒及其他消遣类的药物都应避免。保持一个健康的体重和良好的饮食习惯对生育至关重要。用以治疗由环境引起的勃起功能障碍既常见又安全的方法是定时性交及口服磷酸二酯酶抑制药。

2. 射精功能失调 射精后，若膀胱尿液中发现精子则可以诊断为逆行性射精。可用拟交感神经的药物来治疗或者在膀胱中取精来进行辅助生殖。当女性伴侣还没有准备好男性过早的射精被称为早泄。虽然还没有确定早泄是导致不育的一个原因，但早泄与不育具有重要的关联性。性交上的指导加上含血清素的再摄取抑制药或者局部麻醉药的使用可以有效治疗早泄。射精失败或者不射精的原因是多样的，包括来自糖尿病、多发性硬化症或者腹部的骨盆手术所导致的

骨盆神经受损及腹部骨盆手术、脊柱损伤和社会心理问题。振动刺激和直肠探针点刺激射精是用来治疗不射精患者生育问题的有效方法（图24-8）。

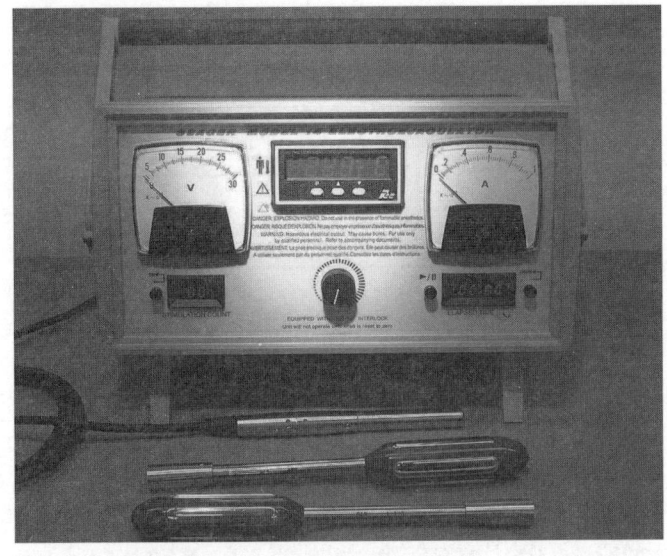

图24-8 直肠探针electroejaculator用来检查原发性或者获得性射精障碍。不同规格的直肠探针（近景）可以适应不同患者。事实上所有不能射精的患者用这种技术可以恢复射精

3. 白细胞精子症 精液中白细胞增高（>100万/ml）学术上被称为脓精子症或者白细胞精子症，这跟（a）亚临床的生殖道感染；（b）上升的活性氧；（c）低的精子功能及不育相关。精子易受到来自白细胞诱导的氧化应激的影响，因为精子具有很少的细胞质，进而具有很低的抗氧化活性。在没有明显的细菌感染的情况下，对白细胞精子症的治疗是有争议的。在一项随机对照试验中，在适当的时候，用有限度地使用广谱抗生素比如多西环素和复方磺胺甲噁唑与频繁射精相结合可以长久的降低精液中白细胞浓度。通常情况下女性伴侣也应该接受治疗。

4. 免疫性不育 抗精子抗体是一个复杂的问题，可行的治疗方法包括皮质类固醇抑制，IUI或者IVF-ICSI。皮质类固醇抑制是尝试减弱过强的免疫系统来降低精子抗体，促进怀孕。但是较早的两个安慰剂对照，双盲的交叉试验结果表明，关于这项治疗的好处是有争议的。另外，需要花费6~9个月的时间来治疗才能达到最好的效果。IUI方法是在卵子周围放置更多的精子来提高受精的概率。IVF和ICSI可以有效地克服来自抗精子抗体产生的不育。因为抗体的存在导致精子在阴道的阻碍，这样的功能损伤应该被找出来并且得到治愈。

5. 精索静脉曲张 尽管争议很大，也有一些确切的证据来支持精索静脉曲张的修复对于治疗男性不育的具有重要价值。3个临床对照试验的结果显示，对明显的精索静脉曲张的治疗偏向于对其进行修复，见表24-5总结。一些荟萃分析也检验了精索静脉曲张治疗的结果，并且不能支持精索静脉曲张的修复是一个有效的治疗手段。然而，一项研究也有很大的设计缺陷，它的研究包括亚临床的精索静脉曲张，而其临床关联性并不清楚。此外，Madgar和同事发表的一个对照试验显示，一个相对的修复精索静脉曲张6倍的好处，在荟萃分析中却被认为是一个无关因子，仅仅留下一个来评估临床精索静脉曲张的单一试验。最后，一个大的WHO试验（238例患者）被排除在分析之外。因此，需要更多的前瞻性的试验来证实精索静脉曲张可以改善生育。然而，在临床上精索静脉曲张修复之后，51%~78%的男性的精液质量会有改善，并且相关的妊娠率是24%~60%，在手术之后平均8个月可以妊娠。

除了临床护理建议精索静脉曲张修复有助于不育症治疗之外，经济性分析对此也持支持态度。成本-效益参数说明精索静脉曲张切除术比辅助生殖更划算，"转换医疗"分析表明，30%~50%的夫妇由于精液质量较低最初准备选择辅助生殖，但在精索静脉曲张切除术之后，他们可以自然怀孕。决策分析研究表明，精索静脉曲张修复在某些严重的男性病例中可以发挥最大作用，若不通过精索静脉曲张修复的话，这些病例的治疗甚至要使用IVF-ICSI技术。相反的，若精索静脉曲张和基因导致的不育并发的话，显然精索静脉曲张修复就不具有这么大的价值了。

精索静脉曲张的治疗有一些途径，包括从腹膜后、腹股沟或者腹股沟管下切口处进行静脉结扎，经皮经静脉栓塞和腹腔镜检查。虽然治疗方法不同，但成功率并没有显著差异。出现并发症的比例从切开方法的1%到腹腔镜检查的4%。对栓塞术最显著的并发症是出现10%~15%的技术故障率（不能接入和堵塞曲张的静脉）。

6. 射精管堵塞 射精管堵塞在无精症患者中出现的概率为5%，但是在男性检查中经常被忽视。真实的不全堵塞可能比目前已诊断出的要更多，但是由于超声检查对于局部堵塞并不能特异的识别，不全堵塞比完全堵塞更难得到诊断。堵塞进行内镜治疗后，预计20%~30%的患者能够获得妊娠，并且70%~80%的男性可以迅速显著且稳定提升精液质量。10%的患

者会出现包括血尿症、水射精及附睾炎等并发症。

7. 输精管吻合术 输精管结扎复通手术的成功取决于许多因素，最重要的是外科医生的技术和在手术中的发现。由于需要最佳的组织技术，会运用显微镜的有经验的外科大夫。在输精管结扎手术时出现的炎症反应或者感染，以及输精管结扎和复通手术之间具有长的间歇也会导致外科手术的成功率的下降。如果外科手术中在输精管的结扎边缘发现了精子，85%~99%的患者有希望在输精管吻合术后获得精子。如果女性伴侣健康的话，妊娠率可达到40%~65%。如果输精管液中不存在精子，最开始的程序是连接输精管和附睾，术语上称为附睾输精管吻合术。在有经验的专家手下，60%~80%的男性可以在精液中获得精子，且预期妊娠率可以达到30%~35%。

越来越多的文献认为，输精管结扎复通术可能比 IVF 和 ICSI 更划算。鉴于进行随机对照研究比较考虑到对输精管结扎复通手术或者取精进行 ICSI 的患者的随机化具有难度，决策分析和 Markov 模型分析已经被用在该问题上。决策分析模型是估算和计算结果的方法，它通过识别一个临床问题，将问题分解为包括所有可能的选择和结果的离散单元，并且给不同的事件和结果分配相应的概率和花费。决策科学揭示，复通手术经常比取精术和 ICSI 更划算，但是外科手术成功的阈值要求保持自己的成本-效益（图24-9）。Markov 模型是一种决策分析的形式，假设患者根据之前假设的可能性和花费随时间的延续通向健康状态。因为模型中的患者是循环的，所以实际成本和事件的结果是可以追踪的。Markov 分析法已经被用来更好地理解在输精管切除术后，输精管切除阻塞性间隔和女性伴侣的年龄对生育的相对影响。这些分析已经表明，女性生育力对成本-效益的潜在影响比输精管切除术阻塞性间隔更加明显（彩图70）。这说明，在缺乏比较输精管复通术与辅助生殖 ICSI 随机对照研究的数据时，医学治疗最主要的驱动是女性年龄和女性生殖潜能的可变性。即使这样，在女性配偶高龄组，输精管复通术后出现相当高比例的自然妊娠率。

除了输精管结扎术，不育也可能由先天性梗阻引起。在这种病例中，65%的堵塞存在于附睾，30%在输精管，5%在射精管。在大多数先天性梗阻的病例中，堵塞可以被定位及通过外科手术校正。要从精子发生障碍导致的无精子症中分辨出梗阻性无精子症，一般需要做睾丸活检。

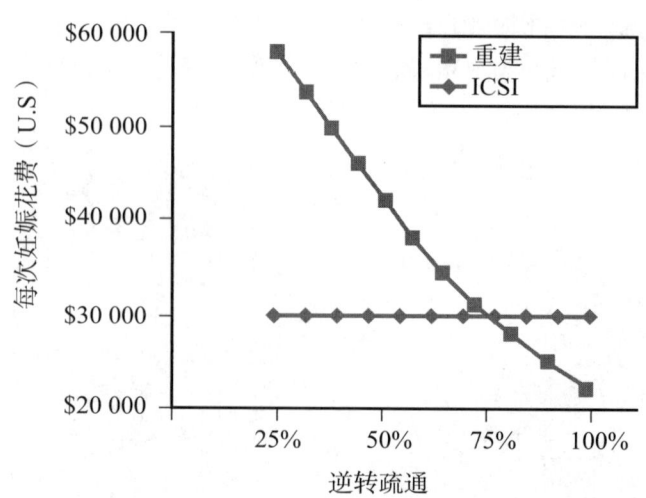

图24-9 输精管吻合术与卵胞质内单精子注射（ICSI）和取精术相比较所构成的决策模型的敏感性分析

这幅图显示当妊娠率保持在40%的恒量的情况下，两种方法的花费随输精管吻合成功率变化的比较。这说明，如果输精管吻合术比 ICSI 保持更划算，一个最小的输精管吻合术疏通率（78%）的临界值对成功至关重要

［摘自 Meng M, Greene K, Turek P. Surgery or assisted reproduction? A decision analysis of treatment costs in male infertility. J Urol, 2005（174）: 1926.］

8. 激素或者氧化应激紊乱 对于易导致不育且能够治愈的疾病，激素疗法可以并且应该提供给这些疾病的患者。缺乏效力的治疗就是这些力图克服难以理解的状况，或者这些未被证实的治疗。可以治疗的状况包括高泌乳素血症，甲状腺功能低下症，先天性肾上腺皮质增生症和睾酮过高或者缺乏（比如类固醇或者 Kallmann 综合征）。药物疗法并不是对所有男性都有效果，比如氯米芬、他莫昔芬、人体绒毛膜促性腺激素（hCG）疗法、乙酰肉碱、抗氧化剂和中药疗法。当别无选择地把这些措施施与不育男性的时候，这些措施应该被认为是男性不育的经验治疗。正如对于癌症或者老化一样，氧化剂被认为是导致男性不育的根源，它们很明确地损伤 DNA 并降低精子活力。值得注意的是，最近一项 Cochrane 对34个随机对照试验中（2876个目标）使用抗氧化剂的男性评估显示，他们的伴侣在经历 IVF 之后的妊娠率和怀孕率比其他高4倍。在单一研究中，对具有较高的雌二醇：睾酮比例的男性运用芳香化酶抑制药治疗对于精液质量具有一定的好处。

（二）辅助生殖

如果手术或者药物治疗对于治疗男性不育都不

合适，辅助生殖可以被采用。从男性不育的视角，技术的选择主要依赖于总活动精子浓度受损伤的程度（图24-10）。

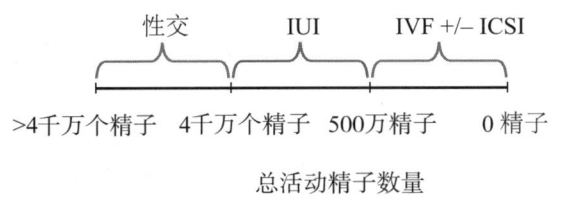

图 24-10 基于总的活动精子所代表的精子质量用于受孕的辅助生殖水平（体积 × 浓度 × 能动率）

IUI. 子宫内授精；IVF. 体外受精；ICSI. 卵胞质内单精子注射

［摘自 Turek PJ. Practical approach to the diagnosis and management of male infertility. Nature Clin Pract Urol, 2005（2）：1.］

1. 子宫宫腔内授精 子宫宫腔内人工授精是将上游后的精子通过宫颈注射在女性子宫腔内。在这种方式下，更加活跃的精子可以运动到正常受精发生的输卵管。IUI 最主要的指征是宫颈因素，但是也可以用于低精子质量，免疫性的不育，以及男性具有精子传递的机械性问题（比如尿道下裂）。在至少含有500万～4000万的活动精子（体积 × 浓度 × 活力）的射精中运用这项程序才有意义。且成功率变化较大，并且跟女性的生殖潜力具有直接相关性，考虑到这些，一般4个周期可以达到30%的妊娠率。

2. 体外受精和卵母细胞胞质内单精子注射 关于体外受精的报道最早出现在1978年，它比 IUI 更复杂，能排除雌性生殖道中精子的障碍。在卵巢刺激之后，经阴道在超声引导下获取卵子，卵母细胞在体外和50万～500万的活动精子孵育并受精。在受精之后，胚胎经阴道植入到子宫内。对于具有少量活动精子的男性不育，这个技术可以绕开一些轻度甚至严重的男性不育情况。除了 IVF 之外另一项革命性的技术在1992年被报道，这项技术被称为精子显微操作或者 ICSI，它是将单个精子直接显微注射到卵子胞质中。对于卵子的受精，ICSI 需要最少量的精子，从成百上千到一个可行的精子，因此，这项技术可以治疗大多数严重的男性不育。在一项系统的综述和荟萃分析中，IVF 和 ICSI 之后，妊娠率和精子 DNA 碎片化的程度被发现具有一定的相关性，但是这种相关性在临床上并不显著。目前对于男性因素的 IVF 和 ICSI 的指征列出见表24-8。

表 24-8 男性因素的不孕辅助生殖技术的标志

男性因素问题	IVF	IVF-ICSI
取精（睾丸和附睾）	—	是
低能动精子数量（<500万）	是	可能
精子形态差（<4% strict or Kruger）	—	可能
IUI 失败	是	可能
免疫性不育（抗精子抗体）和 IUI 失败	—	是
精子 DNA 完整性异常	?	可能
女性生殖潜能有限而男性因素可矫正	是	可能

ICSI. 卵胞质内单精子注射；IUI. 子宫内授精；IVF. 体外受精

3. 遗传评估 包括 ICSI 在内的这些解决生育问题的高科技方法，是一把双刃剑。一方面，ICSI 是广泛应用的，可以使一个通过其他方法不能成为父亲的男性拥有当父亲的机会。然而，因为在 ICSI 中，男性的精子并不是经过自然选择而获得的，而我们目前并不清楚它如何改变自然选择的。对于不是由获得性的梗阻导致的少精子症或者无精子症的男性不育，在 IVF 和 ICSI 之前对不育夫妇的遗传评估至关重要（表24-6）。另外，对于明确的遗传导致不育的男性来说，特别是 Y 染色体微缺失，IVF-ICSI 是否是一个有效的治疗手段还存在争议，因为 Y 染色体是其他男性因素的指标（表24-9）。虽然采用 ICSI 方法获得的生育出生缺陷率（3.3%）和自然性交的相似，但在 ICSI 的后代中，出现染色体异常的比例上升，且据研究报道，尿道下裂，以及 Angelman 和 Beckwith-Wiedemann 的综合征的比例也有所上升。另外，有研究发现，在辅助生殖帮助下获得的孩子会有轻微的发育缺陷和延迟。因此，建议所有考虑做 IVF-ICSI 的夫妇进行遗传咨询。

（三）精子获取技术

ICSI 促进了外科技术的发展，这些技术使得无精子症患者能够获得精子使卵子受精。自1988年，人们开始通过显微手术（MESA）或经皮肤手术（PESA）从附睾获取精子。自1995年，在梗阻性的无精子患者中通过针刺（TESA）或者活检（TESE）来获取睾丸精子。目前，还没有足够的临床试验证据来支持在无精子症患者中进行取精术。

表 24-9 Yq 染色体微缺失的夫妇 IVF-ICSI 结局的研究总结

作者	位点	Yq 微缺失	正常受精率		妊娠 / 周期	
			Control	AZF	Control	AZF
Mulhall, et al	3	AZFc	45% (n = 25 cycles)	36% (n = 6 cycles)	—	—
van Golde, et al	8	少精子症的 AZFc	71% (n = 107 pts)	55%	25%	16%
Oates, et al	26	AZFc	—	47%	—	27%
Choi, et al	17	无精子症和少精子症的 AZFb 和 c	58%	49%	42%	33%

ICSI. (intracytoplasmic sperm injection) 卵胞质内单精子注射. IVF. (in vitro fertilization) 体外受精

虽然在梗阻性无精子症患者中取精术并不困难，但是 25%～50% 的非梗阻性无精症患者不能取到精子来进行 ICSI（表 24-10）。另外，一些临床的特征，如睾丸大小、精液的状态、血 FSH 水平或者历史的活检结果都不能准确预测能否取到精子。因此，需要发展更精确的策略来决定哪些睾丸有问题的男性可以作为 ICSI 的候选，并且外科手术要进行的更加精确来减少精子获取程序中可能出现的侵害。第一个是多活检方法，在 ICSI 时尽量多地获取活检标本。另一个方法是通过活检获得睾丸组织来进行诊断（组织学）和同时的取精，并且这些都在 ICSI 之前进行以避免由于取精失败导致的周期取消。显微解剖术 TESE 使用显微外科手术来探测广泛开放的睾丸来寻找精子。最后，在局部麻醉的情况下，用细针抽吸法（FNA）来定位精子在睾丸中的位置，以确定患者是否适合睾丸取精（图 24-11）。接下来，在 ICSI 中，针刺或者活检通过示意图直接定位到睾丸的位置。最近，手术之前的因素比如 FSH，抑制素 B 和全部的睾酮被用来构建预测精子能否取出的公式。不管是什么方法，大多数非梗阻性无精子症的男性通过其中的一种方法都会获得可用的睾丸精子。

表 24-10 非梗阻无精子症伴随的疾病

先天性睾丸发育不良
Y 染色体微缺失
核型异常
性染色体（Klinefelter 综合征）
非性染色体异位、非整倍体
继发性睾丸失败
Noonan 综合征
Kallmann 综合征
原发性促性腺激素异常
下丘脑 / 垂体瘤
高泌乳素血症

（续表）

肿瘤放、化疗
精索静脉曲张
促性腺激素抑制
药物诱导（类固醇、乙醇、糖皮质激素）
先天性肾上腺皮质增生症
严重系统性疾病（肿瘤、尿毒症）
隐睾症
精子自身免疫
农药 / 毒物接触

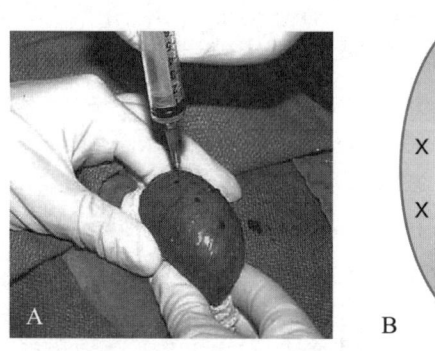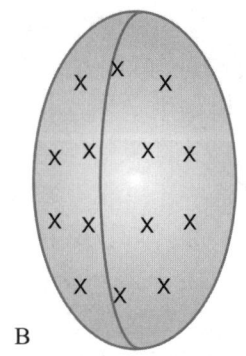

图 24-11 经皮吸针吸检技术绘制精子在睾丸中的位置

A：经睾丸系统性的取出标本来进行精子的细胞学检查。B：A 的采样模板。该项在辅助生殖技术程序之前完成

［摘自 Turek PJ, Cha I, Ljung B-M. Systematic fine needle aspiration of the testis: correlation to biopsy and the results of organ "mapping" for mature sperm in azoospermic men. Urology,1997 (49) : 743.］

三、鉴定有关男性不育基因的进展

人们普遍认为，大多数目前无法解释的非综合征型的男性不育都具有遗传基础。并且作为一个复杂的疾病，估计有 1000 个基因与男性正常生育有关。过去的研究是为了发现导致男性不育的遗传位点，包括靶向特定的基因或者基因区域，或者传统的遗

传连锁方法。这些及其他的方法可以鉴定在挑选的群体中有特殊精子表型的突变。其中包括极光激酶C（AURKC）的突变，它是一个丝氨酸/苏氨酸激酶，它的突变可以导致大头精子症。大头精子症的精子具有较大的头部，染色体内容增加，并具有不同数量的尾巴。它的突变也会导致圆头精子症，精子具有圆头（SPATA16；精子发生相关16，一个编码高尔基蛋白的基因）和（DPY19L2；dpy-19-like 2，一个编码细胞核膜内蛋白的基因）。

人类基因组计划在2003年完成，2005年国际HapMap工程使得研究工具和数据库的发展强大到可用基于人群的方法，全基因组关联研究（GWAS）来发现突变。GWAS技术在人群中检测大量的遗传变异，这些变异与一些特征或者特殊的疾病有关。到目前为止，有超过1000个人类GWAS实施来检验200种疾病或者特征。GWAS聚焦在学术上被称为单核苷酸多态性（SNP）的小的遗传变异。SNPs是比经典的遗传缺失，插入或者拷贝数变异更小的人类基因组的变异，但是可以显著地改变一些特征。相比早期的可以检测一个或者几个很少的遗传区域的遗传方法，GWAS可以检测全部的基因组。一些研究已经特别将它用来寻找共有的遗传变异及一些复杂疾病，比如哮喘、癌症、糖尿病、心脏病和精神疾病。

GWAS可以对患病者及无病者的DNA进行对比。在每个人的DNA中，成千上万的小的遗传变异可以用基于SNP的芯片读出。SNPs经常发生在疾病中并与疾病密切相关，因此，可以定位可能影响疾病的人类基因组的区域。至关重要的是，GWAS不能辨别一个遗传变异是否真的导致疾病的发生。另外，考虑到分析GWA数据需要大量的统计学检验，因此，可能会增加该项研究中潜在的不正确的设想。

最近有3个GWAS研究被报道说可以检测与男性不育相关的SNPs（表24-11）。在两个关于中国男性无精子症的研究中，总共发现了5个遗传位点与无精子症相关，包括一些与人类白细胞抗原相关的区域。在第3个研究中，通过对可育的男性的检查来决定家庭大小和出生率的生殖特征和潜在的遗传位点的关联性。总起来，一共发现了9个位点与生育的特征密切相关，3个被认为是男性的候选生殖基因。总而言之，作为一个新基因发现的工具，GWAS具有巨大潜力来描绘大概几千个假定与男性生殖相关的基因。

表24-11 男性不育的全基因组关联研究和相关的遗传位点

研究	患者数量	相关的遗传位点
Zhao, et al, 2012	802例精子缺乏症	HLA-DRA，rs3129878，OR = 1.37
	1863例对照	HLA-DRA，rs498422，OR = 1.42
Kosova, et al, 2012	269例结婚男性	USP8，UBD，ESPSTl1，LRRC32
Hu, et al, 2012	2927例精子缺乏症	1p13.3（PRMT6），OR = 1.25
	5734例对照	1p36.32（PEX10），OR = 1.39
		12p.12.2（SOX5），OR = 1.23

OR = Odds ratio（比值比）

四、结论

评估男性因素的不育应着手于揭开威胁生命的条件和发现表现为不育但可矫正的问题。精液分析可以视为男性健康的生物标志，因为男性不育也会导致睾丸和前列腺癌后期发展的风险增加。就我们理解的基因组医学的发展而言，男性不育的遗传因素占据着更重要的位置。在评估女性伴侣生殖潜能之后，才能采取药物或手术治疗。我们需要充分有力的且控制良好的临床试验来更好的理解男性问题的传统治疗方法和辅助生殖技术治疗方法的价值。

所有的参考文献都可以在 www.expertconsult.com 网上找到。

（译者 刘昌玉 审校 王海燕）

推荐阅读

Beliveau M, Turek PJ. The value of testicular 'mapping' in men with non-obstructive azoospermia. Asian J Androl, 2011（13）：225–230.

Belker AM, Thomas AJ Jr, Fuchs EF, et al. Results of 1469 microsurgical vasectomy reversals by the Vasovasostomy Study Group. J Urol, 1991（145）：505–511.

Cayan S, Erdemir F, Ozbey I, et al. Can varicocelectomy significantly change the way couples use assisted reproductive technologies? J Urol, 2002（167）：1749–1756.

Danziger K, Black LD, Keiles S, et al. Improved detection of cystic fibrosis mutations in infertility patients with DNA sequence analysis. Hum Reprod, 2004（19）：540–546.

Evers JLH, Collins JA. Assessment of efficacy of varicocele repair for male subfertility: a systematic review. Lancet, 2003 (361): 1849-1852.

Guzick DS, Overstreet JW, Factor-Litvak P, et al. Sperm morphology, motility, and concentration in fertile and infertile men. N Engl J Med, 2001 (345): 1388-1393.

Hsieh M, Meng M, Turek PJ. Markov modeling of vasectomy reversal and ART for infertility: how do obstructive interval and female partner age influence cost-effectiveness? Fertil Steril, 2007 (88): 840-846.

Jarow JP, Sharlip ID, Belker AM, et al. Male infertility best practice policy committee of the American Urological Association Inc. J Urol, 2002 (167): 2138-2144.

Madgar I, Weissenberg R, Lunenfeld B, et al. Controlled trial of high spermatic vein ligation for varicocele in infertile men. Fert Steril, 1993 (63): 120-124.

Masters V, Turek PJ. Ejaculatory physiology and dysfunction. Urol Clin North Am, 2001 (28): 363-375.

Showell MG, Brown J, Yazdani A, et al. Antioxidants for Male Subfertility. Cochrane Database of Systematic Reviews (1), 2011:CD007411.

Turek PJ, Reijo Pera RA. Current and future genetic screening for male infertility. Urol Clin North Am, 2002 (29): 767-792.

Van Peperstraten AM, Proctor ML, Phillipson G, et al. Techniques for surgical retrieval of sperm prior to ICSI for azoospermia (Cochrane Review). The Cochrane Library, Issue 3 Chichester, UK, 2004, John Wiley and Sons, Ltd.

Yang G, Walsh T, Shefi S, et al. The kinetics of the return of motile sperm to the ejaculate after vasectomy reversal. J Urol, 2007 (177): 2272-2276.

第 25 章

内分泌紊乱对生殖的影响

（原著 Alice Y. Chang, Richard J. Auchus）

生殖系统易受多种内部和外部因素的伤害，包括疾病、营养不良和各种形式的压力等。虽然男女生殖轴均易受到同一种功能障碍的影响，但女性生殖轴较男性更加敏感。这一章节将对垂体、肾上腺及甲状腺功能紊乱对生殖的影响进行回顾。每一部分将会讨论这些特定腺体最重要和最相关的紊乱及其对女性生育功能的影响。男性生殖的特有特征将会在相关疾病的各个分段中进行讨论。神经内分泌紊乱相关内容详见第 3 章、第 18 章、第 21 章，先天性肾上腺皮质增生症的进一步探讨详见第 4 章、第 17 章、第 18 章，库欣综合征和妊娠期内分泌紊乱相关综述分别详见第 21 章和第 28 章。

一、垂体相关疾病

（一）概述

垂体前叶作为"主腺体"控制着许多其他主要内分泌腺体至关重要的激素的分泌，包括甲状腺（甲状腺素和三碘甲状腺氨酸的释放）、肾上腺皮质（皮质醇、脱氢表雄酮）及生殖腺（最主要的是女性体内的雌二醇和男性的睾酮）。同时，垂体前叶自身也可分泌生长激素和催乳素，直接作用于各自的靶器官。生长激素主要通过局部或系统产生的胰岛素样生长因子（insulin-like growth factor-1，IGF1）发挥作用。垂体后叶通过加压素调节水代谢，通过分泌缩宫素诱导泌乳反射。垂体功能紊乱可以是部分性或完全性，可因单个或多个激素异常，并与激素的缺乏或过多有关。由脑垂体控制的这些具有以下基本特征。

1. 从更高的大脑中枢输入至下丘脑。
2. 释放因子和抑制因子影响垂体激素的分泌。
3. 下丘脑因子的脉动性使得脑垂体和靶性腺激素呈脉冲分泌。

4. 活跃的靶性腺激素对下丘脑和垂体均有反馈抑制作用。
5. 靶腺体产物的外周代谢。
6. 受昼夜节律影响。

这些调节元素在不同的反应轴内具有不同的重要性，具体内容将在下面进行更为详细的描述。这些反应轴见图 25-1。

由于以下几个原因，在垂体轴中，甲状腺轴是最简单的。甲状腺的主要产物为甲状腺素（T_4），T_4 是具有生物活性的三碘甲状腺氨酸（T_3）的前体。由于 T_4 具有高度蛋白结合性、长半衰期（7d），且 T_4 代谢转化为 T_3 过程缓慢。这些特征提供了一个稳定的、良好的抑制反馈，从而使甲状腺轴具有高度的稳定性和低脉冲性。下丘脑分泌的促甲状腺激素释放激素（hypothalamic thyrotropin-releasing hormone，TRH）可刺激促甲状腺激素（thyroid stimulating hormone，TSH）的脉冲式释放，然而，T_3 对垂体直接的负反馈作用严格的监管着 TSH 的生物合成并主要调节着甲状腺轴。因此，由于它的稳定性和简单性，甲状腺轴成为一个内分泌反馈系统模型。

与此相反，肾上腺轴具有很强的昼夜节律，皮质醇较短的半衰期（1h）亦导致了其更大的脉动性。同时，肾上腺轴对除了下丘脑促肾上腺皮质激素释放激素（corticotropin-releasing hormone，CRH）和皮质醇负反馈以外的因素更加敏感。应对压力或疾病时身体产生的加压素和各种各样的细胞因子均可增加促肾上腺皮质激素（corticotropin，ACTH）的产生。因此，这一复杂的反馈系统为机体的生理变化和需求提供了一个响应轴。然而，这种调节的复杂性也使临床检测更为复杂困难。

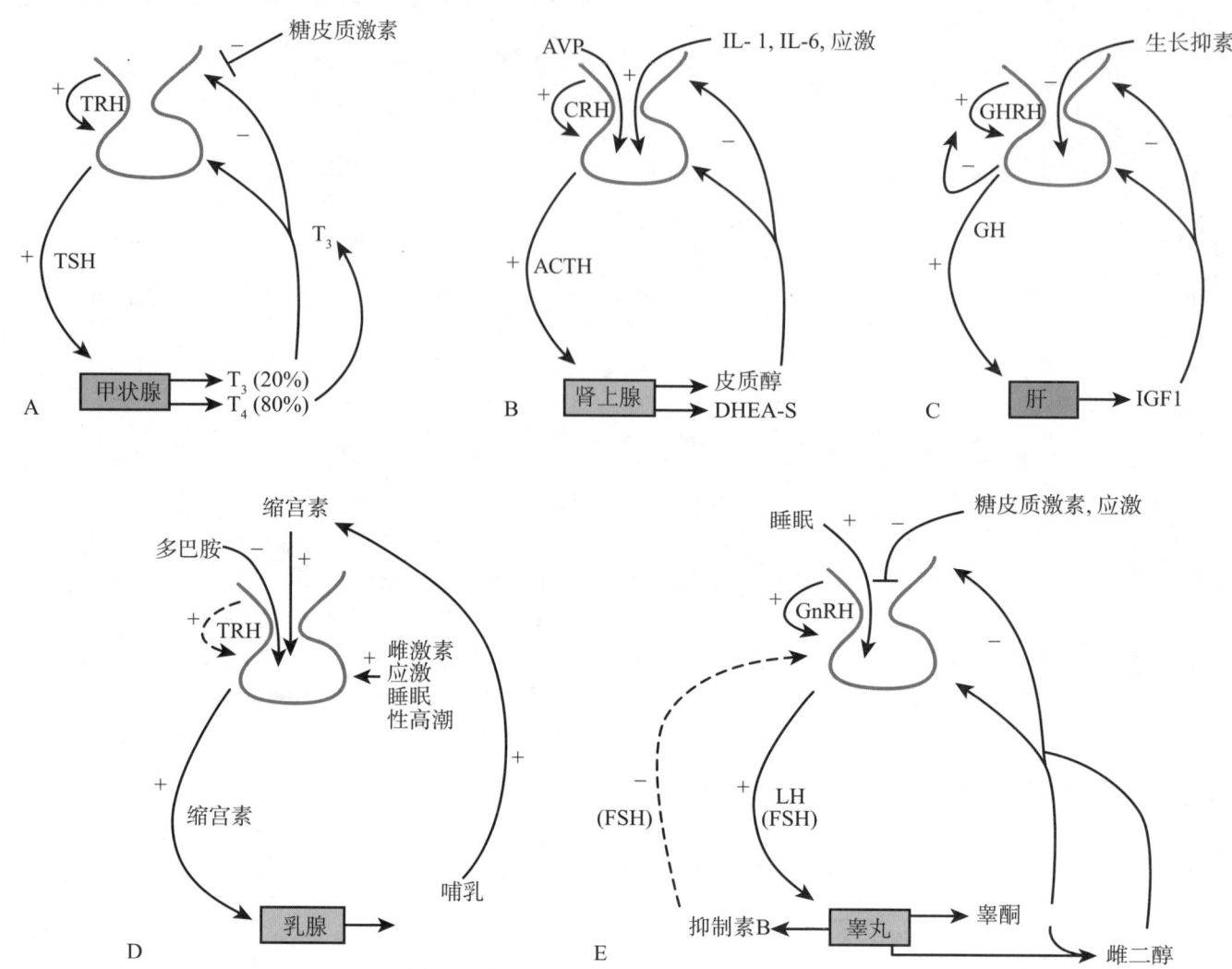

图 25-1 调节垂体前叶轴的主要因素

A. 甲状腺轴；B. 肾上腺轴；C. 生长激素（GH）-胰岛素样生长因子-1（IGF1）轴；D. 泌乳素轴；E. 性腺轴。此处所示为男性性腺轴，相应女性性腺轴在第 8 章详细讲述

生长激素（growth hormone，GH）轴是一个由下丘脑控制的双组分轴。生长激素释放激素（growth-hormone releasing hormone，GHRH）充当最主要的正向刺激，生长激素抑制素（somatostatin，SS）则充当最主要的负向刺激。GH 可刺激肝和其他组织局部胰岛素样生长因子（insulin-like growth factor 1，IGF1）的产生。循环中源自肝的 IGF1 可对 GH 轴发挥一定的负反馈作用，但相较于 SS 这一影响很小。除此以外，许多激素和代谢因素均可通过调控 GHRH 和 SS 的释放来调节 GH 的分泌。虽然这两种下丘脑激素主要在白天调节 GH 的脉冲性，但 GH 的脉冲高峰在深睡眠期产生。重要的身体应激源，如低血糖症同样可以增加 GH 的分泌。

泌乳素是垂体前叶激素中唯一一个主要受负反馈调节的激素，由多巴胺（dopamine，DA）介导。每当下丘脑流向脑垂体的血流受损，泌乳素水平就会增高。因此，尽管较大的垂体肿瘤自身不分泌泌乳素，也可通过阻断血流的灌注从而导致高泌乳素血症的发生。同时，压力、乳头刺激及 TRH 也可增高催乳素水平，因此，导致泌乳素水平短暂增高和持续增高的原因有所不同（表 25-1）。泌乳素作用于乳房可促进乳汁的分泌，但目前尚无已知的、由乳房产生的、对泌乳素分泌起负反馈作用的激素。雌激素也可刺激垂体泌乳素细胞的生长。

表 25-1　高泌乳素血症病因

病因	特征
泌乳素瘤	垂体大腺瘤的体积效应
肢端肥大症	头痛，大量出汗，肢端改变
垂体大腺瘤（不分泌泌乳素）	周边视野缺失，垂体前叶缺陷
其他浸润型或下丘脑疾病	垂体前叶缺陷，可能有尿崩症
药物	药物的其他特殊不良反应
妊娠	hCG 阳性，停经
肾衰竭	肾衰竭的其他合并症
胸壁刺激	变化的泌乳激素
应激	包括穿刺取血
原发性甲状腺功能减退	见表 25-4

hCG. 人绒毛膜促性腺激素

关于促性腺激素、黄体生成素（luteinizing hormone，LH）、促卵泡激素（follicle-stimulating hormone，FSH）及促性腺激素释放激素（gonadotropin-releasing hormone，GnRH）对其调节作用将在其他章节进行具体阐述。在本章，我们仅简单强调 GnRH 每 90～120 分钟的脉冲分泌对 LH 和 FSH 的产生至关重要。尽管这一原则对男性女性同样适用，但其对生育的影响和导致的症状在细节上有所不同。生殖轴对下丘脑 - 垂体轴的紊乱和障碍尤其敏感，具体内容将在后面进行详细讨论。

药物、外源性激素或肿瘤是引起垂体功能障碍最常见的原因。肿瘤可通过过量分泌激素，干扰上述激素轴（如泌乳素可抑制促性腺激素的分泌）或体积效应而影响垂体功能。任何最大直径超过 1cm 的垂体肿瘤均被称为垂体大腺瘤。因肿瘤而导致的垂体激素缺乏通常最先影响 GH，其次为 LH+FSH，接着是 TSH，最后是 ACTH。因此，无论是何种细胞类型的垂体大腺瘤，生殖轴都相当容易受到破坏。经蝶骨的减压术可恢复垂体的功能，尤其是 ACTH 和 TSH 轴，但医源性的垂体功能减退是一种常见的外科手术风险。放疗易在 2～15 年导致垂体功能减退，因此，对育龄妇女应谨慎使用。由于垂体疾病的本质及治疗方式影响了恢复生育功能的策略，我们在下面对其进行了详细讨论。

（二）影响生育的垂体疾病

1. 泌乳素瘤和高泌乳素血症　年轻女性出现闭经和溢乳是泌乳素瘤的典型表现，然而，这两种症状也可能单独出现或不出现。高泌乳素血症有许多可能的病因（表 25-1）。其导致生殖障碍的机制因病因而有所不同，但泌乳素本身可干扰 GnRH 的释放脉冲并直接减少 LH 和 FSH 的产生。

高泌乳素血症主要是通过检测任意时刻血液中泌乳素的水平而诊断，无须进行动态试验，但抽血的应激可使其轻微增高。大分子泌乳素的存在可导致泌乳素检测的假阳性增高，它是一种泌乳素和 IgG 的复合体，不同的免疫分析测定时有所变化，但却缺乏正常的生物活性。如果泌乳素明确增高且排除了垂体肿瘤以外的其他病因，应进行专用于鞍区的含钆造影剂的 MRI 检测。

垂体微腺瘤（肿瘤最大直径<1 cm）在 20～40 岁女性中的发病率约为 1%。泌乳素升高水平大致与肿瘤大小相一致。不分泌泌乳素的肿瘤也可通过压迫垂体柄阻断下丘脑多巴胺的运输，从而导致高泌乳素血症，但几乎从不超过 250 ng/ml。例如，一个垂体肿物直径为 3 cm，泌乳素水平为 150 ng/ml 的患者很可能并不是泌乳素瘤。然而，倘若遇到大的垂体肿瘤合并泌乳素轻度增高，应稀释后重复测量泌乳素浓度以鉴别"高剂量钩状效应"，防止人为降低检验值。GH 是一种人类胎盘泌乳素，因此，溢乳合并轻度泌乳素增高和垂体肿瘤很可能是继发于生长激素瘤而不是泌乳素瘤。在 MRI 的 T_1 加权像，相较于正常显影的垂体组织，微腺瘤往往是低信号且不改变腺体结构（图 25-2）。虽然钆可增强较大的巨泌乳素瘤的显影，但其模式变化大，且巨泌乳素瘤易破坏腺体解剖结构（图 25-3），使垂体柄的下端部分远离肿瘤。

泌乳素瘤通常对多巴胺激动药（溴隐亭和卡麦角林）类的药物治疗非常敏感。即使是伴有视力改变的巨大侵入的巨泌乳素瘤，多巴胺激动药亦可直接有效地促使肿瘤萎缩（图 25-3）。泌乳素瘤的治疗方法应根据症状、肿瘤大小及患者需求而定。其治疗指征包括不孕症、闭经、溢乳（尤其是自发的和令人困扰的溢乳）、垂体功能减退及压迫作用。垂体微腺瘤直径为 5 mm，血清泌乳素水平为 60 ng/ml 且月经周期规律、仅微量溢乳的患者无须治疗，因为这些肿瘤极少生长。相反，合并不孕症的相同患者若有生育要求则应采取治疗措施。对于月经不规则但无溢乳症状，且无生育要求，肿瘤生长风险

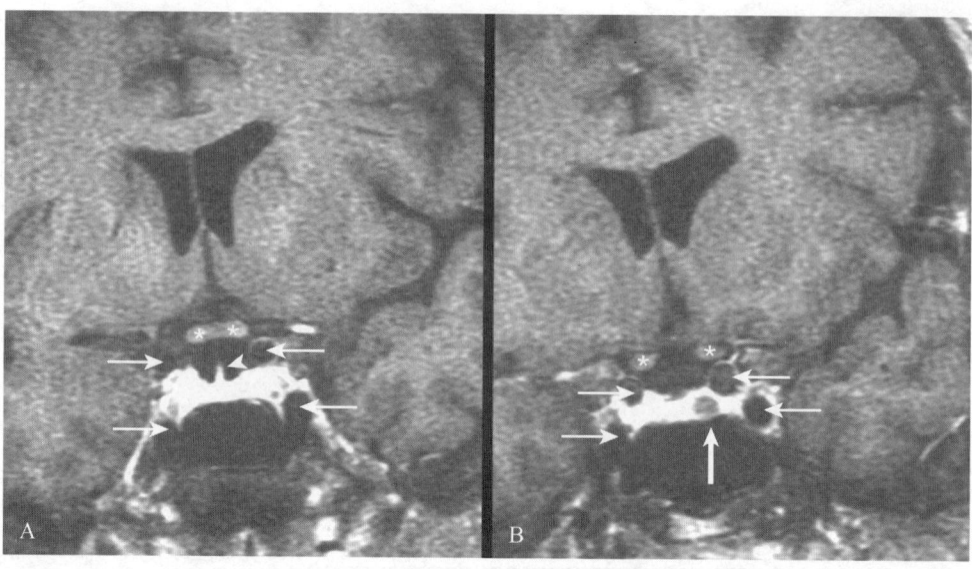

图 25-2　A. 正常垂体。钆（Gd）对比增强的冠状面 T_1 加权像上，垂体柄下方高信号区可见脑垂体（V 形箭头所示）。细箭头所示为颈动脉，★ 所示为视神经。B. 垂体微腺瘤。粗箭头所示为垂体微腺瘤，为处于高信号正常垂体中的低信号区

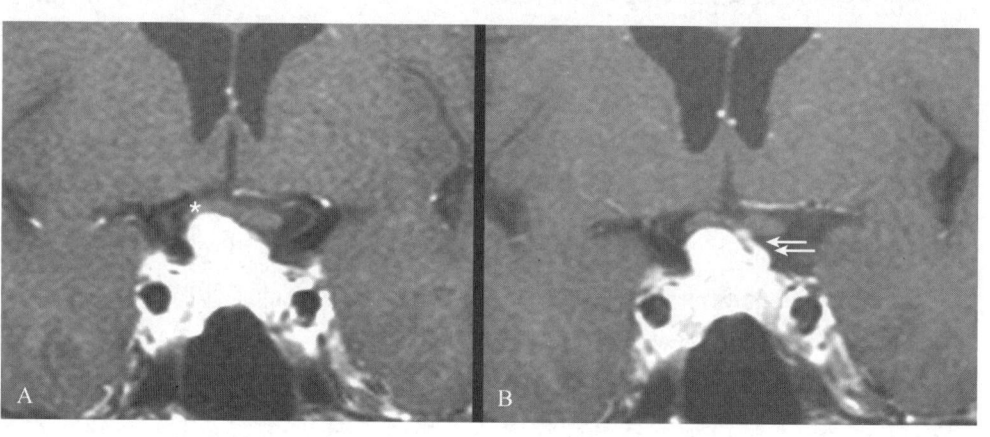

图 25-3　巨泌乳素瘤和对卡麦角林的反应性。A. 钆（Gd）对比增强的冠状面 T_1 加权像，联合 350 ng/ml 的血清泌乳素水平可诊断。肿瘤正在挤压左侧视神经（★ 所示）。B. 卡麦角林（0.5 mg，每周 2 次）治疗 3 个月后，血清泌乳素降至 10 ng/ml。可见垂体柄（箭头），且肿瘤不再紧靠视神经（黑色边缘将瘤体与视神经分离）

低的患者，可选择周期性应用雌激素和孕酮来进行子宫内膜和骨保护，或改善雌激素缺乏症状。

溴隐亭每日使用总剂量为 2.5~40 mg，分 2~3 次服用，其不良反应主要有恶心、头晕和鼻塞。根据患者的耐受情况每 4~10 天缓慢增加剂量，直到血清泌乳素水平降至正常且症状得到缓解。相较于溴隐亭，卡麦角林的作用更强且患者更易耐受，其使用剂量为 0.25~2 mg，每周 1~2 次。对有生育要求的患者，溴隐亭为首选用药，一旦确认妊娠应停止用药。目前尚无研究显示妊娠早期使用卡麦角林会增加流产或胎儿畸形的风险，因此，卡麦角林也通常被认为是安全的。在整个妊娠期和哺乳期应定期进行视野和血泌乳素水平监测，尤其是巨泌乳素瘤，监测应更为密切。妊娠期可疑肿瘤生长时可进行不用对比剂的 MRI 检测，且可重新使用卡麦角林来预防妊娠期视力受损和（或）垂体功能减退。

某些患者，尤其是 MRI 扫描未见肿瘤者，2~5 年高泌乳素血症未复发可停用卡麦角林。由于卡麦角林是 5- 羟色胺受体的激动药而溴隐亭不是，帕金森病患者长期大剂量卡麦角林治疗与心脏瓣膜病鲜有关联。有一研究显示，无症状的轻度三尖瓣反流（超声心动检测发现）在使用卡麦角林治疗的泌乳素瘤患者中发生率为 54%，而在对照组中发生率为 18%。因此，使用卡麦角林治疗的患者应定期进行心脏检查，当出现心脏杂音或大剂量使用卡麦角林时则应进行超声心动图检查。

手术和放射治疗主要适用于极少数对多巴胺激动药无反应及对药物不耐受的患者。手术治疗对垂体微腺瘤最为有效，成功率接近 90%，但对巨泌乳素瘤成功率只有 60% 左右。泌乳素水平在术后即刻 < 2 ng/ml 是治愈的可靠证据。放射治疗需要至少 1 年才能显著降低泌乳素水平，阻断肿瘤的生长。

偶尔有患者表现为正常泌乳素水平性的溢乳和规律的月经周期，但若溢乳带来了困扰，可只用溴隐亭或卡麦角林治疗，当血清泌乳素降至 2 ng/ml 以下时可有效阻止溢乳的发生。治疗疗程大致与溢乳症

状持续时间相一致。同时,应建议患者穿戴较紧的胸罩或乳房黏合剂从而避免乳头的刺激,且在治疗过程中应避免做挤压乳房检查是否泌乳这一诊断方法。

在男性中,绝大多数就诊的泌乳素瘤患者均为巨泌乳素瘤且泌乳素水平显著增高。男性表现的症状要么由体积效应引起,如视力下降和复视,要么与性腺功能减退有关,如疲乏、性欲减退和勃起功能障碍。溢乳在男性患者中非常少见,但若存在男子女性型乳房和高泌乳素血症,溢乳亦可发生。精子数量的减少一般仅会在高泌乳素血症数年后发生。男性治疗的适应证包括体积效应和垂体功能减退。除非持续时间过久,与泌乳素瘤相关的男性性腺功能减退通常对多巴胺激动药治疗很敏感。对于高泌乳素血症导致的勃起功能障碍,除非泌乳素降至正常,睾酮替代治疗并不一定有效。精子数量在多巴胺激动药治疗后并不能立即恢复,且可能在治疗数月后仍不能恢复正常水平。

2. 肢端肥大症 肢端肥大症是由于机体产生了过量的 GH 和 IGF-1,使得肢端骨头和软组织生长。由于起始症状轻微且为逐步发展,其诊断可能会延迟数年。肢端肥大症的其他症状和并发症还包括疲乏、睡眠呼吸暂停、多汗症、头痛及腕管综合征。绝大多数肢端肥大症患者患有分泌 GH 的垂体肿瘤(生长激素腺瘤),不到 10% 的患者患有分泌 GHRH 的肿瘤,通常为胰腺神经内分泌肿瘤。当肿瘤体积效应损害了下丘脑释放因子向垂体前叶的运输或当存在高泌乳素血症时,可发生月经周期紊乱。GH 可直接导致溢乳,然而,亦有肿瘤可同时分泌 GH 和泌乳素,这使得评估更为复杂化。但同时分泌泌乳素并不表示其对多巴胺激动药治疗具有更好的反应性。

经性别、年龄及坦氏(tanner)分期校正后的血清 IGF1 水平是肢端肥大症的最佳筛选试验。增高的 IGF1 水平伴随着患者肢端改变及垂体肿瘤常足以明确诊断。正式的采用 100g 葡萄糖的 GH 抑制试验(正常男性<0.1 ng/ml,女性<1 ng/ml)主要用于评估对治疗的反应性。当肿瘤形成在骨骺闭合之前可导致巨人症的发生。遗传因素引起的肢端肥大症和巨人症包括多发性内分泌瘤病 1 型(MEN 1,*MEN1* 基因),carney 综合征(*PRKA1A* 基因)及家族孤立性垂体腺瘤(FIPA,*AIP* 基因)。

典型的生长激素浸润瘤的规范疗法为综合治疗(图 25-4)。大的肿瘤往往需要同时经蝶窦和开颅手术摧毁大部分肿瘤,再使用药物治疗或放疗。然而对于垂体微腺瘤,若是有经验的垂体神经外科医生,其治愈率很高且极少发生垂体功能减退。大剂量的多巴胺激动药偶尔可对单纯的生长激素腺瘤起作用,降低 GH 的分泌和(或)使肿瘤萎缩。许多生长激素腺瘤表达生长抑素受体,主要为 2 型(sst 2),并维持对生长抑素激动药如奥曲肽、兰瑞肽的反应性,一般分别给予 10~40 mg 或 60~120 mg 长效肌内注射或深度皮下注射,每月 1 次。尽管先前研究显示,生长抑素激动药治疗可使 70% 患者 GH 和 IGF1 降至正常,更多近期研究表明,其仅能使不到 40% 患者达到正常水平。超过半数的生长激素腺瘤使用生长抑素类似物治疗后发生肿瘤萎缩,但其萎缩程度并不如使用多巴胺激动药治疗的泌乳素瘤显著。培维

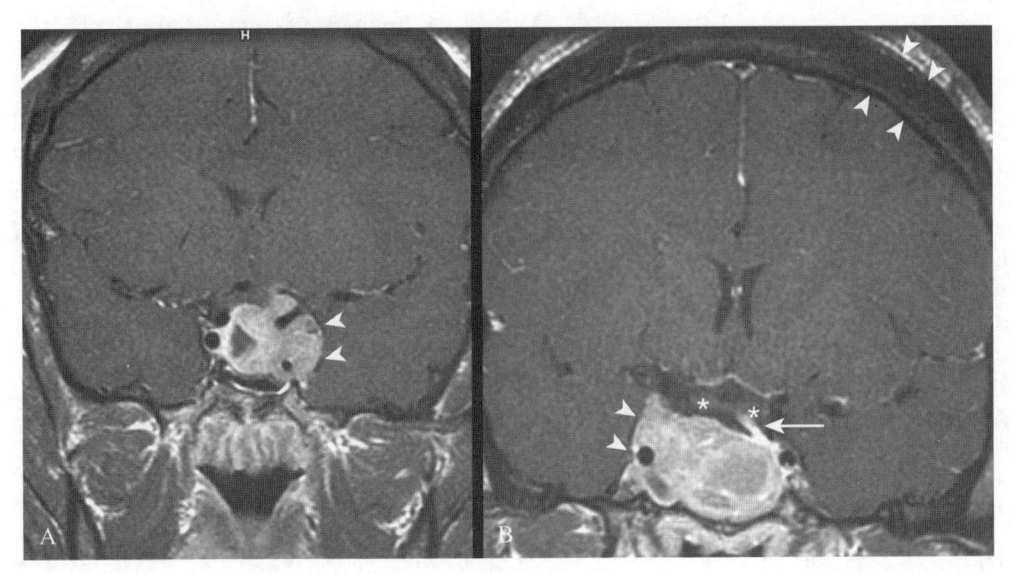

图 25-4 侵入性生长激素腺瘤的磁共振成像(MRI)

左图中的肿瘤(A)侵袭了右侧颈动脉窦(V 形箭头)并摧毁了该侧视神经。右图肿瘤(B)因内出血具有混合信号,且该肿瘤侵袭了左侧颈动脉窦(V 形箭头)。右侧垂体柄可见(箭头),但正常垂体不可辨别。视神经(★)并未受累,右侧板障空间(箭头之间)被扩展

索孟，一种通过聚乙二醇修饰的生长激素受体拮抗药，在初期试验中可使高达95%的患者IGF1降至正常，但长期研究显示，其成功率为60%~65%。用法为负荷剂量40 mg皮下注射后，每天皮下注射10~30 mg，该药物的耐受性良好，仅极少数患者出现转氨酶增高。帕瑞肽，与sst5相结合且亲和性高于奥曲肽，使其成为有前景的肢端肥大症的治疗方法，但帕瑞肽可导致更多的高血糖症。妊娠期间，胎盘GH（不同于GH的基因产物）的分泌可使GH呈生理性增高。因此，妊娠期间的药物治疗通常有所保留。

3. 库欣病 分泌ACTH的垂体肿瘤导致的皮质醇增多症可通过两条途径导致不孕症的发生。一是通过糖皮质激素作用于下丘脑-垂体-性腺轴，二是垂体大腺瘤的体积效应。这一部分将会在下面肾上腺的章节详细讲述，垂体大腺瘤引起垂体功能减退的原理亦如前所述。

4. 其他生长激素腺瘤 许多垂体腺瘤均为"无功能的"，他们并不产生足够数量的具有生物活性的激素。然而，大部分此类肿瘤源自糖蛋白激素细胞谱，并表达LH，FSH或TSH常见α亚基和（或）β亚基的mRNA，但由于不恰当的糖基化、二聚化和组装，这些糖蛋白并无生物活性。一般来说，这些肿瘤呈现的症状通常是由于体积效应（视力丧失，头痛）或垂体功能减退。不同于泌乳素瘤，这些肿瘤往往对药物治疗具有抵抗性。手术治疗的适应证包括视力受损或其他体积效应，以及严重垂体功能减退，如ACTH缺乏或全垂体功能低下症。对于患有全垂体功能低下症和不孕症的女性，需采用促性腺激素进行促排卵治疗，具体将在其他章节详细讨论。对于男性，使用1000~2000 U的人绒毛膜促性腺激素（human chorionic gonadotropins, hCG），每周2~3次可使睾酮水平达到正常，恢复生育力，必要时可添加重组FSH 25~75 U，每周3次。

5. 淋巴细胞性垂体炎 垂体淋巴细胞浸润是一种罕见的紊乱，大多数发生在产后妇女。其常见症状为头痛，产后泌乳素分泌障碍引起的泌乳障碍，或尿崩症引发的多尿，烦渴。部分妇女无明显症状，但经过一段时间后可发展为闭经或无特异症状的垂体功能减退。垂体缺陷的表现具有高度异质性，常遵循于不同于大腺瘤的模式，如伴有尿崩症的ACTH和TSH缺乏，但保留有GH和促性腺激素。在活跃期MRI呈现一均匀增大的垂体和垂体柄，钆可使其显著增强。当损害已经发生且疾病消退后，MRI可显示部分性空蝶鞍。甲泼尼龙在急性期有时是有效的，但一旦垂体功能丧失，极少恢复。

6. 影响垂体的其他疾病 肉芽肿性疾病亦可牵涉下丘脑和垂体导致中枢性性腺功能低下，如结节病和肺结核。垂体功能减退可以是结节病的初始症状，而其他神经系统结节病可表现为视神经炎等。MRI可灵敏地显示出脑膜增强，伴或不伴有下丘脑和垂体异常。其他类型的肿瘤也可出现在下丘脑和垂体，如生殖细胞瘤和淋巴瘤。恶性肿瘤转移至垂体时通常最先侵犯垂体柄。尿崩症是这些肿瘤疾病的常见表现，且性腺功能减退是垂体功能减退最常见症状之一。

血色素沉着病（原发或继发）和淀粉样变性是可导致垂体功能减退的渗透性疾病。其典型三联征包括肝功能异常、古铜色皮肤和糖尿病（"青铜色糖尿病"），同时，关节病、心肌炎、包括肾上腺功能不全在内的各种内分泌疾病及低促性腺素性功能减退症均为其常见症状。下丘脑中铁沉积在众多释放激素中偏好损害GnRH的产生。血色素沉着病是少见的紊乱疾病，男性生殖系统较女性更易受到损害，因为女性每月有1次月经失血。

二、肾上腺疾病

（一）概述

肾上腺由含3个不同区域的皮质和髓质组成。髓质是交感神经系统的延伸，产生肾上腺素。类固醇分泌细胞排列于皮质外层的球状带，产生醛固酮；束状带产生皮质醇，网状带则产生雄激素前体——硫酸脱氢表雄酮（dehydroepiandrosterone sulfate, DHEAS）。DHEA和DHEAS可在外周组织代谢为睾酮。皮质醇和DHEAS的产生主要受ACTH调节（图25-1），而醛固酮主要受肾素-血管紧张素系统和钾刺激产生。

肾上腺疾病导致的激素缺乏极少干扰生育，但某些激素过量可以诱发不孕症，尤其是女性患者。在男性，肾上腺分泌的DHEAS和其他19-碳类固醇对循环中睾酮浓度影响很小，但在女性，绝大部分睾酮来源于肾上腺分泌的前体。因此，增加肾上腺DHEAS产生的疾病可导致女性高雄激素血症，从而损害生育力。皮质醇增多症可抑制女性促性腺激素的产生，对男性的影响则较小。由于单纯的原发性醛固酮增多症、肾上腺功能不全和嗜铬细胞瘤极少影响生育力，在本章，我们并不对其进行讨论。

（二）影响生育的肾上腺疾病

1. 库欣综合征 可分为医源性和内源性，而内源性库欣综合征又可被分为ACTH依赖性和ACTH非依赖性两种（表25-2）。绝大多数库欣综合征均为ACTH依赖性，主要是由分泌ACTH的垂体肿瘤引起，即库欣病。ACTH依赖性库欣综合征的鉴别诊断还包括分泌ACTH或CRH的异位癌、神经内分泌瘤和支气管类癌。ACTH非依赖性库欣综合征是由单侧腺瘤或癌和双侧结节或结节样增生造成。库欣病最常发生于年轻女性，且DHEAS的增高在ACTH依赖性库欣综合征中较非依赖性更普遍。因此，库欣病是与女性生育力受损最相关的一种皮质醇增多症。

表25-2 内源性库欣综合征的病因

ACTH-非依赖型	肾上腺皮质腺瘤
	肾上腺皮质癌
	大结节性增生
	小结节性增生
ACTH-依赖型	促肾上腺皮质肿瘤（库欣病）
	促肾上腺皮质增生
	异位ACTH综合征
	异位CRH综合征

在皮质醇增多早期，其临床症状轻微，诊断非常困难，但却是治疗效果最好、完全康复潜能最高的阶段。皮质醇是一种分解激素，可导致脂肪分解、脂肪重新分布及肌肉、皮肤、骨骼等机体组织的分解。向心性肥胖是其最常见最突出的特征，表现为脂肪不成比例地堆积在面颈部。颈背部脂肪垫（"水牛背"）是库欣综合征众所周知的特征之一，但锁骨上窝脂肪垫更具特征性，尤其是对于非肥胖个体（彩图71）。彩图71可见脸部和上胸部的脂肪过剩，且女性常发展为多毛症。

近端肌无力和皮肤菲薄是库欣综合征两个特征，患有骨质疏松症的肥胖患者亦应怀疑是否为库欣综合征。这些患者难以从椅子上站起、爬楼梯、下车、梳头以及更换房顶的灯泡。菲薄的皮肤和毛细血管脆性增加使得皮肤易有瘀斑，如果体重增长过快，可形成紫罗兰色非漂白性条纹，表明有毛细血管出血至新的皮肤。这些条纹主要位于腹部和两侧靠近腋窝处，以及大腿和胸部。>1 cm的紫色条纹是皮质醇增多症非常具有特异性的表现，然而，这些表现出现较晚且仅在严重疾病中出现。

伴有月经稀发和多毛的年轻女性应高度怀疑是否为库欣综合征，因为她们可能被误诊为单纯的多囊卵巢综合征（polycystic ovary syndrome，PCOS）。发生于25岁以后的多毛或伴有皮质醇增多症的特异临床表现，如易挫伤、皮肤菲薄、近端肌无力、骨质疏松等均提示应进行库欣综合征的筛查。

早期的皮质醇增多症在诊断上很困难，因为其与正常人群具有很大的重叠。检测是基于皮质醇产生率增加、正常的昼夜节律被打乱及皮质醇不受抑制的原理。这些原理可分别通过24h尿游离皮质醇，午夜唾液或血清皮质醇测定及隔夜地塞米松抑制试验进行检测。关于上述检测的注意事项超出了本章范围，但读者应该明白，这些检测结果的假阴性及假阳性均很常见。因此，检验应重复数次后才能明确或排除该诊断。

一旦确定为皮质醇增多症，ACTH的测定有助于明确该疾病是ACTH依赖性还是非依赖性。若为ACTH非依赖性（ACTH<5 pg/ml），应进一步行腹部肾上腺电脑断层扫描。早期ACTH非依赖性库欣综合征患者具有较低的但不被抑制的ACTH水平（5～15 pg/ml），这部分患者应进行一系列的检查直至明确诊断。倘若ACTH水平正常或增高，下一步则应进行钆对比的脑垂体磁共振成像。垂体成像需要说明的是，小的垂体异常非常常见，且约一半的库欣综合征患者没有MRI可见的肿瘤。为了最终排除异位ACTH综合征，可行岩下窦静脉取血。羊CRH（100μg）刺激后从两侧岩下窦静脉取垂体血样测定ACTH水平，并与同时取出的外周血中ACTH水平相比较。岩下窦静脉与外周静脉血ACTH比值>3是垂体来源的可靠证据。

库欣综合征患者首选手术治疗。库欣病可行经蝶窦垂体腺瘤切除术，但即使是有经验的外科医生，其长期治愈率仍不足80%。对于疾病持续存在的患者，可行再次手术、放疗、甚至双侧肾上腺切除术。药物治疗主要有甲吡酮、酮康唑和曲洛司坦，但对于严重病例，其极少有效。高剂量的米非司酮可阻断糖皮质激素受体，改善库欣综合征各种各样的分解代谢特征，但高血压所引起的肾功能和血流动力学改变及低血钾必须独立管理。对于表达多巴胺2型受体的垂体肿瘤患者，卡麦角林可有效减轻皮质醇过多症。此外，许多促肾上腺皮质肿瘤表达sst 5，而不表达 sst2，因此，虽然奥曲肽对降低 ACTH 的分泌几乎无效，帕瑞肽可降低绝大多数患者 ACTH 和皮质醇的产生。与之相反，非 ACTH 依赖性库欣综合征通常能通过单侧或双侧肾上腺切除术治愈，无法手术或转移性肾上腺皮质肿瘤除外。

2. 先天性肾上腺皮质增生症（congenital adrenal hyperplasia，CAH） 21-羟化酶缺陷症 本章节仅限于成年人经典及非经典型 21-羟化酶缺陷症（21-hydroxylase deficiency，21OHD），婴儿期 21OHD 雌雄双性紊乱的临床表现将在其他部分进行讨论。在 CAH 众多种类中，21OHD 是迄今为止最为常见的一种类型，所占比例＞90%。经典型 21OHD 的起因为 CYP21A2 基因突变，严重损害了其编码的 P450c21 酶活性，小于野生型酶活性的 2%。几乎所有此类患者均有临床症状且需要糖皮质激素和盐皮质激素的替代治疗。较轻的突变，尤其是 V281L 等位基因，可导致非经典型 21OHD 的发生（表 25-3）。除非对 21OHD 青春期特征早现（体毛、痤疮、生长陡增）进行探索评估，男性非经典型 21OHD 患者极少被确诊。合并非经典型 21OHD 的女性患者具有高雄激素血症，表现为多毛、痤疮及月经失调，但并不是所有患者均有症状或需要治疗。同理，中等严重程度的患者常到成年期才能被诊断，尤其是男性患者（图 25-5）。在一些国家，21OHD 试验是新生儿筛查中的一项，因此，大多数新生儿在发生肾上腺危象前可被确诊，尽管无法通过生殖器异常进行鉴别。

表 25-3　21-羟化酶缺乏

形式	常见突变
经典型	
失盐型	大片段缺失，656A/C-G[1]，G110del8nt，Q318XR356W[1]，R483P，I236N+V237E+M239K
单纯男性化型[2]	656A/C-G[1]，I172N，R356W[1]
非经典型	P30L，V281L，R339H，P453S

（1）与失盐型及单纯男性化型相关；（2）所有经典型 21-羟化酶缺乏型患者在生理应激时均倾向于发生失盐型，但最严重的受累者在婴儿期产生自发性失盐型

21OHD 的诊断主要是依靠循环中增高的 21-deoxysteroids，尤其是 17-羟孕酮（17-hydroxyprogesterone，17OHP）水平。随机血清 17OHP＞10 000 ng/dl 且皮质醇＜5 μg/dl 即可明确男性和女性经典型 21OHD 的诊断，极少需要进行动态检测。对非经典型 21OHD，清晨血清 17OHP＞800 ng/dl 时应重复皮质醇水平测定以及促皮质素刺激（250 μg 静脉注射或肌内注射）30～60 min 后 17OHP 水平测定。促皮质素刺激后 17OHP 水平在 1500～10 000 ng/dl 之间是非经典型 21OHD 的特点。如果实验室检查为可疑，外周血 DNA CYP21A2 基因突变检测可明确诊断。

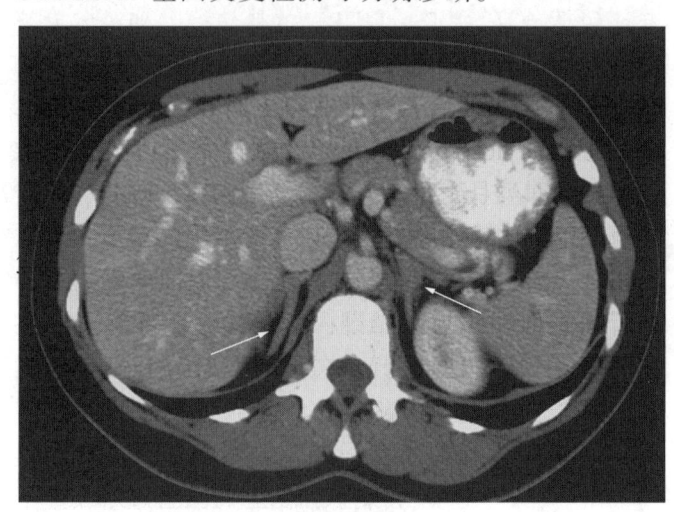

图 25-5　一名 50 岁非经典型 21OHD 女性患者的肾上腺 CT 图像

该患者童年时期患有严重的多毛和快速的躯体生长，但外生殖器正常。育龄期时月经规律，未行糖皮质激素或促排卵治疗，生育 3 个小孩。实验室检查显示睾酮水平为 179 ng/dl，SHBG 为 52 nmol/L，DHEAS 为 427 μg/dl，ACTH 为 16 pg/ml，17OHP 为 1100～2500 ng/dl。促皮质素刺激后 17OHP 水平上升至＞17 000 ng/dl，明确了 21OHD 的诊断。增大但形态正常的肾上腺如箭头所示

由于绝大多数 21OHD 是通过分子机制紊乱造成，使得至今发现的突变数目有限。CYP21A2 基因位于人类第 6 号染色体短臂的人类白细胞抗原（HLA）4 类基因区的重复座位。在该重复区域，与 CYP21A2 相对应的 DNA 被 CYP21A1P 假基因取代。这一假基因包含数个突变，使得同源 mRNA 和蛋白质无功能。绝大多数 21OHD 患者来源于基因替换事件，在这一事件中，部分或全部 CYP21A2 基因被相应区域的假基因所取代。因此，21OHD 的突变谱和世界患病率相当一致，但某些突变在特定人群中尤为常见，如 V281L 在皮克爱斯基摩人种中。偶尔的，可发现真正的点突变。基因检测可鉴定出杂合携带者，然而，即使是采用促皮质素刺激，无论是男性还是女性的

17OHP 水平均与正常人群有广泛的重叠。

尽管许多经典型 21OHD 患者可生育正常女婴，其造成女性患者生育功能降低的机制很复杂。尽管绝大部分雄激素起源于肾上腺，慢性雄激素过多，可导致长期持续无排卵的发生。此外，许多 21OHD 女性患者可继发 PCOS，伴有典型的卵巢形态、卵泡膜增生及卵巢源性雄激素过多。17OHP 代谢的阻断亦可导致肾上腺来源的孕激素堆积，循环中高浓度孕酮可损害子宫内膜容受性和胚胎着床。此外，人工合成糖皮质激素的过度治疗可抑制促性腺激素，导致糖耐量受损并伴随生殖功能障碍。

由于解剖因素影响，伴有外生殖器男性化的女性患者还面临着额外的生殖障碍。阴道狭窄，无论是在重建手术之前还是在未达最佳标准的手术和（或）扩张之后，均可导致性交困难，从而阻碍了性交的发生。阴道畸形还可导致精液沉积，高浓度孕激素可抑制精子穿透和受精。社会心理因素亦不可低估。部分研究显示，由于 21OHD 是一种与男性化相关的遗传疾病，使得该疾病患者很难找到男性伴侣，转而偏好于女性伴侣。

非经典型 21OHD 女性患者最常在评估多毛、稀发排卵或不孕症等类似 PCOS 症状时被诊断。从临床症状上很难区分非经典型 21OHD 与特发性 PCOS 患者。更细致的研究显示，非经典型 21OHD 患者 PCOS 的发生率并不高于一般人群。虽然如此，糖皮质激素替代治疗对合并有不孕症和慢性无排卵的非经典型 21OHD 患者亦有益处。奇怪的是，在一个大样本的研究中，约 70% 的非经典型 21OHD 患者为混合杂合子，伴有一个非经典型等位基因和一个经典型等位基因，然而，从理论上讲，由于非经典型等位基因对人口估计有载波频率的作用，绝大多数患者应为纯合子。这一结果表明，症状较轻的非经典型 21OHD 患者并未就诊。此外，症状模糊的和大量无症状的非经典型 21OHD 患者在经典型 21OHD 患儿的父母中被发现，发生率约为 4%，且均为携带经典型等位基因的杂合子。

现如今，无论是对 21OHD 成年患者的长期糖皮质激素替代治疗，还是改善生育力，均缺乏最优化的管理指南。虽然每日 1 次给药的便利性有利于强效糖皮质激素的使用，如泼尼松、泼尼松龙和地塞米松，但这一系列治疗方案的使用均缺乏明确依据。英国一项关于 21OHD 患者的统计评估表明，许多患者矮小肥胖，健康指标和生活质量低下，且糖皮质激素的过度治疗非常常见。因此，对长期治疗的女性患者，推荐使用维持睾酮水平在可接受范围内的最低剂量的糖皮质激素替代治疗，尽管这一剂量和目标类固醇激素水平存在个体差异。由于容易过度治疗，血清 17OHP 水平无须被标准化，但用药剂量应根据血睾酮和雄烯二酮水平进行调整。长期治疗推荐使用氢化可的松，至少分 2 次给药，其缓释制剂正在开发中。相较于氢化可的松，泼尼松龙和地塞米松能更有效地降低雄激素的产生，尤其对于清晨 ACTH 和肾上腺来源类固醇的增高，对此种情况即使是睡前给予氢化可的松仍无明显效果。除了个别患者外，所有患者均应终身使用醋酸氟氢可的松，使用剂量应足以使血浆肾素活性和血钾正常，消除直立性低血压并维持体液平衡。

尽管 21OHD 患者想要获得妊娠存在许多障碍，其妊娠率仍 >90%，与普通人群持平。卵泡期血孕酮水平似乎是妊娠的关键因素，因此应使用多倍剂量的氢化可的松和（或）泼尼松龙将其降至 <0.6 ng/ml（2 nmol/L）水平。睡前 0.5~2 mg 泼尼松龙联合日间 2 次氢化可的松或单次泼尼松龙对成功妊娠非常重要。即使使用最优化的肾上腺替代方案，标准方案促排卵可能仍为必要的。虽然 21OHD 患者的临床特点与 PCOS 类似，但目前尚无足够的研究探讨二甲双胍及其他胰岛素增敏剂在 21OHD 女性患者中的作用。研究显示，对已经生育过一个或多个 21OHD 孩子的夫妇在产前给予地塞米松处理可有效减少胎儿女性男性化的发生，然而，由于目前尚缺乏对治疗后出生儿童远期疗效的观察，这一治疗仍处于研究阶段。

几乎所有非经典型 21OHD 男性患者均无症状，且仅能通过基因检测诊断。与之相反，经典型 21OHD 男性患者，尤其是控制不佳者，常发展为不育症。偶尔，严重的肾上腺雄激素过多可抑制促性腺激素，随后导致间质萎缩，睾丸睾酮产生减少，导致生精障碍。虽然糖皮质激素替代治疗常需较高初始剂量，其常可恢复睾丸功能。肾上腺遗迹是更常见的导致 21OHD 男性患者不育的原因。肾上腺皮质的类固醇产生细胞和生殖腺在胚胎形成过程中来源于相同的前体细胞池。肾上腺细胞可能未完成向肾上腺解剖位置的迁移，肾上腺皮质细胞或前体细胞可能停留在睾丸或腹股沟和腹部。ACTH 对这些肾上腺遗迹细胞仍有作用，在控制不良的 21OHD 患者中，增高的 ACTH 可使这些细胞形成肿块，此种肿块最常发生于睾丸本身。大多数 21OHD 男性患者均患该肿瘤，且相较于单纯的类固醇激素水平，肿瘤直径与肾上腺体积更为相关。虽然大多数患者可自己感知，睾丸超声仍为最敏感的诊断方法。由于睾丸被严格局限于阴囊内，睾丸内肾上腺遗迹的生长可损害睾丸血供和射精时精液的流出。肾上腺遗迹的治疗需要强效的糖皮质激素，如每晚 1~2 mg 地塞米松，但即使该治疗亦并不总是能成功降低肿瘤的体积和恢复生育力。日间氢化可的松和睡前低剂量（0.1 mg）地塞米松的联合应用亦有效，且比高剂量单一使用地塞米松的不良反应小。经验丰富的泌尿科医师进行的肾上腺遗迹切除术具有较小的复发风险但对精子发生鲜有改善。然而，这一研究结果存在选择偏倚，因为纳入者均为严重受影响的患者。

3. 其他 CAH 与女性雄激素过多相关的其他 CAH 包括 11-羟化酶缺乏（11OHD）和 3β-类固醇脱氢酶缺乏（3βHSDD）。11OHD 是由 CYP11B1 基因突变导致，该疾病患者 11-脱氧皮质酮（DOC）和 11-脱氧皮质醇均显著升高，与 21OHD 不同，过多的 DOC 可导致高血压和高血钾的发生。11OHD 患者血清 17OHP 水平可能增高，但其水平远远低于具有相似高雄激素血症的 21OHD 患者。由 HSD3B2 基因突变导致的 3βHSDD，其诊断依靠 △-5 与 △-4 类固醇激素的比值，如 17-羟基孕烯醇酮 / 皮质醇比值大于正常 6 个标准差水平可诊断。需要注意的是，3βHSDD 女性患者外周睾酮水平反而是增高的。DHEA 和 DHEAS 等 △-5 类固醇激素被代谢为外周有活性的雄激素，并被在肝和皮肤中丰富表达的 3βHSD 1 型转化为 △-4 类固醇激素，这一过程可能可以解释上述现象。

11OHD 导致女性和男性不育症的发生机制与 21OHD 相似。除了盐皮质激素受体拮抗药（螺内酯、依普利酮）在长期治疗时可有效控制 11OHD 患者的高血压处，其治疗方式亦与 21OHD 类似。需要注意的是，螺内酯亦是雄激素受体拮抗药，有无保护性生活的妇女禁用。3βHSDD 女性患者，即使是最为严重的病例，仅有轻微的阴蒂增大且极少发生阴唇融合，因此，解剖障碍对妊娠并无明显影响，且高水平的孕激素对生殖的不良作用较 21OHD 和 11OHD 小。

影响雄激素和雌激素产生的 CAH 类型包括由编码 P450c17 的 CYP17A1 基因突变导致的 17-羟化酶/17，20-裂解酶联合缺陷症以及单纯 17，20-裂解酶缺乏症。单纯 17，20-裂解酶缺陷症主要由 CYP17A1 基因突变或其氧化还原蛋白细胞色素 P450 氧化还原酶（POR 突变 G539R）和细胞色素 b_5 突变引起。由编码类固醇合成急性调节蛋白（StAR）的 STAR 基因突变或少数情况下编码 P450scc 的 CYP11A1 基因突变导致的类脂 CAH，阻断了所有类固醇激素的产生，而 StAR 部分缺陷导致的非典型类型主要损害皮质醇的产生。POR 缺陷可表现为一系列类固醇生成紊乱表型，从表型正常妇女的原发闭经到伴有骨骼畸形的 Antley-Bixler 综合征。这些疾病内容超出了本章范围，且即使采用最佳治疗方式，这部分患者均极少具有生育力。

三、甲状腺疾病

（一）概述

在开始讨论甲状腺疾病对生殖功能的特殊影响前，理解甲状腺激素生理和生殖功能的基本原理和相互作用非常重要。

数以万计的甲状腺滤泡是循环中甲状腺激素（包括所有 T_4 和 20% 有活性的 T_3）的加工产和储存库。甲状腺滤泡由单层分泌上皮细胞围绕着含有胶体的腔组成，这些凝胶状的物质主要是由甲状腺球蛋白和 T_4 组成（彩图 72）。甲状腺的独特之处在于，滤泡腔内胶体具有储存巨大数量甲状腺激素的能力。从外周循环中输入的碘化物集中于胶体内，被用于甲状腺过氧化物酶（thyroid peroxidase，TPO）对甲状腺球蛋白骨干的碘化作用（图 25-6），从而产生无活性前体单碘和双碘酪氨酸。这些前体合成 T_4 和 T_3 的过程同样由 TPO 催化。甲状腺对胶体储存的 T_3 及 T_4 的再摄取和消化作用使其可经过基底膜分泌进入丰富的毛细血管网。

正如垂体部分内容所述，下丘脑-垂体-甲状腺轴是内分泌反馈系统的一个简单模型。垂体前叶分泌的 TSH 可通过多个步骤调节甲状腺激素的合成：①滤泡的生长；②碘的摄取；③分泌上皮细胞对甲状腺激素的碘化作用。因此，TSH 的分泌量可控制甲状腺激素产生所需的所有要素，而 TSH 受循环中 T_3 和 T_4 负反馈的严密调节，T_3 和 T_4 可同时抑制下丘脑 TRH 和垂体前叶 TSH 的产生（图 25-1A）。

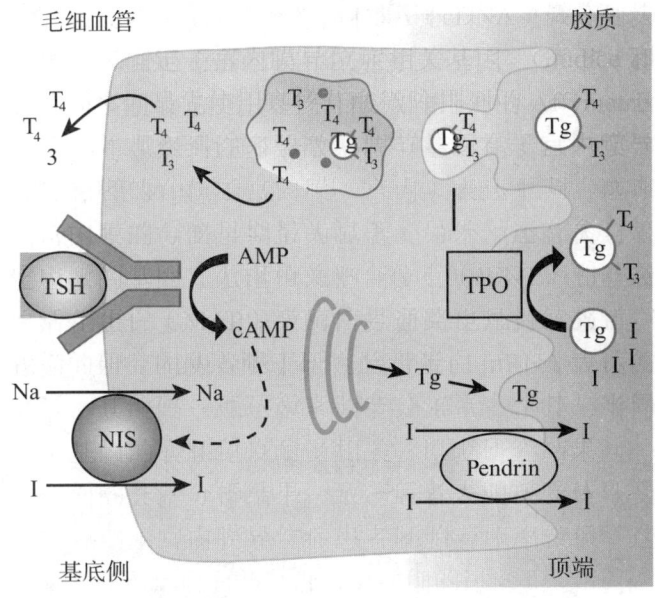

图 25-6 滤泡上皮细胞甲状腺激素的产生

这一示意图阐明了滤泡上皮细胞的多种功能，包括通过钠碘转运体（sodium iodide symporter，NIS）转运碘（iodine，I），甲状腺球蛋白（thyroglobulin，Tg）合成，碘化，以及通过顶端膜的甲状腺过氧化物酶（thyroid peroxidase，TPO）产生 T_4，顶端膜储存着大量 Tg 和与 T_3 及 T_4 结合的 Tg。再摄取和复合体 Tg 的消化使得分泌的 T_3 及 T_4 可以从基底外侧膜进入丰富的毛细血管网。TSH 受体受到 TSH 刺激可促使 AMP（cAMP）的产生，后者可通过刺激多种细胞功能增加激素产生

除了下丘脑-垂体-甲状腺轴，甲状腺激素产生的主要调节者为甲状腺激素球蛋白（thyroid hormone globulin，TBG）水平。循环中几乎所有 T_4（99%）均与血浆蛋白结合，其中约 70% 与 TBG 结合，20% 与甲状腺素运载蛋白（前白蛋白）结合，10% 与白蛋白结合。妊娠期或服用外源性雌激素女性，体内增高的雌二醇水平可诱导肝糖基化的显著改变，延长 TBG 的半衰期，从而增加循环中 TBG 浓度。增高的 TBG 可短暂的降低游离 T_4 水平，导致 TSH 和总 T_4 增高从而维持机体正常的游离 T_4 水平。妊娠时，这也可能会导致可见的甲状腺增大或甲状腺肿。外周 T_4 向 T_3 的转化受脱碘化酶调节，1 型和 2 型脱碘化酶在不同组织和细胞水平均有表达。有趣的是，3 型脱碘化酶几乎仅在胎盘中表达，受甲状腺激素浓度的严密调控。

（二）影响生育的甲状腺疾病

甲状腺疾病在女性中较男性更为常见。最为多见的是慢性淋巴细胞甲状腺炎（桥本甲状腺炎）和 Graves 病，两者均为甲状腺自身免疫性疾病。尽管甲状腺激素在维持机体正常器官和内分泌功能上具有重要作用，其具体作用机制并不十分明确。实际上，是甲状腺激素缺乏时（甲状腺功能减退）时大量伴随症状的出现证实了其对机体的重要性。同样的，对于生育力而言，相较于甲状腺功能亢进或甲状腺毒症，甲状腺功能减退对月经周期和生育力具有更显著的影响。甲状腺功能减退可能不只是通过减少下丘脑-垂体轴的反馈，继而引起高泌乳素血症，干扰 GnRH 的脉冲释放和排卵，从而影响生育力。过高或过低的甲状腺激素水平还可通过影响性激素结合球蛋白（sex hormone binding globulin，SHBG）的产生和功能而间接调节生育，或直接影响类固醇生成，精子生成、形态及功能。亚临床甲状腺功能减退和自身免疫性甲状腺疾病被证实与生育力降低和流产具有相关性，但甲状腺激素替代治疗的益处及作用机制目前尚不十分明确。

1. 甲状腺功能减退 在育龄妇女中的发病率为 3.1%。患有甲状腺功能减退的女性常具有表 25-4 中众多症状或体征中的一个或多个。育龄期女性则常表现为月经不规律、无排卵、月经过多或单纯的不孕症。其对生殖系统造成影响的一个重要机制是通过下丘脑-垂体轴。尽管基础促性腺激素水平正常，增高的 TRH 可刺激泌乳素细胞产生泌乳素，进而干扰 GnRH 的脉冲释放。无论是男性或女性，甲状腺功能减退均可通过改变唾液酸的含量降低 SHBG 亲和力，从而降低游离雌激素、雄激素的总量和游离量。相反的，甲状腺功能亢进则可增加 SHBG 的产生。同时，甲状腺功能减退还可干扰卵巢功能。科学研究显示，T_4 可刺激体外培养的卵巢颗粒细胞类固醇激素的产生。在男性，甲状腺功能减退与性欲减低、勃起功能障碍及精子的形态、活力异常有关。与女性相反，甲状腺功能减退相关的性腺功能减退与高泌乳素血症并无关联，但其可被甲状腺素替代治疗纠正。精子数目、形态、活力的异常，以及勃起功能障碍，对 HCG 的睾酮低反应亦可通过 T_4 的替代治疗得到改善。

表 25-4 甲状腺疾病的常见临床症状

甲状腺功能减退	甲状腺功能亢进
体重增加	体重减轻
疲乏	疲乏
便秘	大便次数增加

(续表)

甲状腺功能减退	甲状腺功能亢进
怕冷	怕热
脱发	焦虑
月经过多	劳力性呼吸困难
不孕	心悸
皮肤干燥	出汗
眶周水肿	眼睑迟滞或"凝视"
声音嘶哑	震颤
反射延迟	反射亢进
贫血	室上性心律失常

2. 亚临床甲状腺功能减退和自身免疫性甲状腺疾病 除了一些更为严重的甲状腺功能减退可明显干扰排卵和生育力外，垂体-甲状腺轴的轻微改变或潜在的自身免疫性疾病亦可能对生育造成影响。对不孕门诊就诊的甲状腺功能正常女性的一项研究显示，对TRH刺激具有高反应或低反应的女性，妊娠率显著低于正常反应者。针对亚临床甲状腺功能减退对男性生育力影响的研究很少。研究显示，患有亚临床甲状腺功能减退的男性患者，其促性腺激素分泌不足的性腺功能减退的发生概况与甲状腺功能减退患者相同，但其与精子质量的改变则没有相关性。亚临床甲状腺功能减退的T_4替代治疗仅被证实可改善抗TPO抗体阳性女性的妊娠结局。

许多研究显示，甲状腺功能正常女性的抗甲状腺抗体水平与流产和早产的发生具有相关性。然而，这种关联是否代表着更为普遍的自身免疫或是否需要甲状腺激素替代治疗尚不清楚。目前，关于伴有甲状腺抗体的甲状腺功能正常女性T_4替代治疗仅有2个小样本和2个Meta分析，且关于T_4替代治疗能否显著降低流产和早产的发生，这2个Meta分析具有不同结论。除非有一项大的随机对照试验为治疗效果提供更强有力的证据，否则不推荐将T_4替代治疗作为仅有抗TPO抗体、甲状腺功能正常的女性预防流产的常规治疗。仅当抗TPO抗体阳性女性同时伴有亚临床或临床甲状腺功能减退时，才可考虑使用T_4替代治疗。

造成甲状腺功能减退最为常见的因素是自身免疫性甲状腺炎（桥本甲状腺炎）。除此之外，一些急性和亚急性甲状腺炎亦可导致甲状腺功能减退的发生（表25-5）。产后甲状腺炎是一种发生在分娩后6个月内的急性甲状腺炎，且常具有自限性。典型的甲状腺炎表现为急性甲状腺亢进期、随后短暂的甲状腺功能减退期和最终甲状腺功能正常期。产后甲状腺炎常在甲状腺功能减退期产生临床症状，而亚急性甲状腺炎患者则在甲状腺亢进期出现疼痛。尽管大多数患者甲状腺功能可在短期内恢复正常，仍有20%～64%妇女可在未来的几年内发展为慢性甲状腺功能减退。造成甲状腺功能减退的次要原因是对Graves病、甲状腺结节或甲状腺癌采用放射碘切除或甲状腺切除术治疗。

表25-5 甲状腺疾病的常见原因

原发性甲状腺功能减退	原发性甲状腺功能亢进
慢性自身免疫性甲状腺炎（桥本）	Graves病
放射性碘消融	毒性多结节性甲状腺肿
甲状腺切除术	独立毒性结节
急性/产后甲状腺炎（甲状腺功能减退阶段）	急性/产后甲状腺炎（淋巴细胞性）
亚急性甲状腺炎（甲状腺功能减退阶段）	亚急性甲状腺炎（肉芽肿）
碘缺乏	碘诱发（胺碘酮等）
药物（硫代酰胺、锂）	外源性甲状腺激素摄取

甲状腺功能减退本身很容易用现代免疫测定方法进行诊断。TSH水平高于正常值同时游离T_4水平低于正常值可诊断临床甲状腺功能减退。TSH高于10 mU/L是甲状腺功能减退的一个明确指标，极少有例外发生（图25-7）。亚临床甲状腺功能减退是指在游离T_4降至正常水平以下之前TSH上升这一轻微、早期的改变。TSH的轻度增高可在T_4下降早期时代偿性增加甲状腺T_4的产生。妊娠时，妊娠期特异性和实验室特异性的参考范围应被用于确定TSH的最佳范围和临床甲状腺功能减退的诊断。虽然抗TPO和抗甲状腺球蛋白抗体并不影响甲状腺功能减退的诊断，但其有助于明确潜在的桥本氏甲状腺炎，从而影响治疗决策。抗TPO抗体的存在可使发展为临床甲状腺功能减退的风险从2.1%增加至4.3%。年龄和女性因素亦是增加其发展风险的因素。

甲状腺功能减退的治疗包括采用合成T_4（左旋甲状腺素）的甲状腺激素替代治疗。通用的替代治疗指南是以体重为基准的每天服用1.6 μg/kg，然而，实际需求可能有所不同。启动或调整剂量后，至少每6～8周应进行检测。为了尽可能减少影响药物吸收的因素，左旋甲状腺素应避免与其他药物合用，尤其是含有钙、铁离子的药物。

	TSH↓	TSH正常	TSH↑
游离T_4↓	中枢性甲状腺功能减退、非甲状腺疾病、药物作用		原发性甲状腺功能减退
游离T_4正常	亚临床甲状腺功能亢进、非甲状腺疾病、T_3甲状腺毒症	正常	亚临床甲状腺功能减退
游离T_4↑	甲状腺毒症	分泌TSH的甲状腺腺瘤、甲状腺激素抵抗综合征、家族性异常白蛋白高甲状腺素血症	

图 25-7　根据 TSH 和游离 T_4 水平鉴别诊断甲状腺疾病

对于妊娠前即已明确诊断甲状腺功能减退的女性患者，考虑到妊娠时 TBG 的增加所致总 T_4 需求量的增加，应更严密监测 TSH 水平以维持正常甲状腺功能状态。强有力的证据显示，在胎儿完全依赖母体甲状腺激素的早孕期，母体甲状腺功能减退可影响胎儿的智力发育，因此，这一剂量的增加对胎儿尤其重要。母体临床或亚临床甲状腺功能减退均与流产、妊娠期高血压、早产低出生体重、妊娠期糖尿病的高风险具有相关性。为降低早孕期母体甲状腺功能减退的发生风险，指南建议将 TSH 水平控制在 $2.5\mu U/ml$ 以下。在妊娠第 1 个月，T_4 剂量的增加量可能从 10%～20% 到 30%～50%，且早孕期剂量调整后，应至少每 4 周进行检测。

3. 甲状腺功能亢进　甲状腺功能亢进（甲亢）患者的典型表现有体重减轻、心悸、焦虑和肠蠕动频率增加。对于女性来说，虽然患有甲状腺功能亢进比甲状腺功能正常者月经稀发和月经不调的现象更普遍，但几乎没有证据表明甲状腺功能亢进患者较甲状腺功能减退患者更易发生排卵功能紊乱和不孕症。且鲜有研究评估甲状腺功能亢进患者的生殖功能。甲状腺功能亢进与增高的性激素结合球蛋白和雌激素浓度有关联。研究显示，甲状腺功能亢进妇女基础的和刺激后促性腺激素水平异常，治疗后可恢复正常。妊娠期间，甲状腺毒症的诊断更加微妙，且要将其与正常生理期变化、妊娠剧吐及妊娠滋养细胞疾病相鉴别。与抗甲状腺抗体与生育和流产率的相关性相比较，Graves 病甲状腺受体刺激抗体对胎儿有更大的影响，增加了新生儿甲状腺毒症的发生风险。

患了 Graves 病的男性，尽管总睾酮和 SHBG 增加，其可表现为有症状的性腺功能低下和较低的有生物活性的睾酮水平。这些发现与促性腺激素对 HCG 的反应受损和显著的精子质量异常有关。精子参数可随着抗甲状腺药物的治疗好转。由于较低的性腺储存无法代偿增高的 SHBG，年龄较大的男性更易出现临床症状。增高的雌二醇可造成男子女性型乳房，也可解释促性腺激素水平正常而游离睾酮水平较低这一现象。

Graves 疾是造成甲状腺功能亢进的最常见原因。除甲状腺毒症和甲状腺肿外，患者也可表现为眼神呆滞，渗透性的眼眶病和眼病变引起的眼外肌麻痹。Graves 病是一种自体免疫疾病，其甲状腺刺激免疫球蛋白或抗 TSH 受体抗体可强力诱发甲状腺激素的产生，不受调控。

甲状腺炎是指甲状腺的一种炎症状态。甲状腺炎的甲状腺毒症是因储存的甲状腺荷尔蒙释放而引起，且可持续 2 个月。正如上所述，尽管也可能发展为慢性甲状腺功能减退，该疾病的发展过程通常是短暂性的甲状腺功能减退后甲状腺功能得到恢复。亚急性的甲状腺炎可通过脖子疼痛的病史，近期病毒感染及发热、甲状腺触痛等体征进行鉴别。血清甲状腺球蛋白在甲状腺炎中常增高，且血细胞沉降率在亚急性甲状腺炎中尤其高。

其他导致甲状腺毒症的潜在原因包括自主性甲状腺结节和多结节性甲状腺肿。毒性腺瘤，较 Graves 病和毒性多结节性甲状腺肿少见，是一种良性的单个肿瘤，可自主产生 T_3 和 T_4。在绝大多数毒性腺瘤中，体细胞或生殖系编码 TSH 受体或 G 蛋白亚单位的基因突变可导致 TSH 受体信号的组成性激活。多结节性甲状腺肿较少造成育龄期妇女甲状腺功能亢进，其多发于年龄较大的患者。它生长、发展为有自主功能并表现出甲状腺功能亢进症状常需数年时间，且大多数毒性腺瘤的直径超过 3cm。

较高的游离 T_4 和较低的促甲状腺激素水平可明确甲状腺功能亢进的诊断。然而，较低的 TSH 伴随较低或正常的游离 T_4 水平则需考虑亚临床甲状腺功能亢进及其他一些诊断（图 25-8）。妊娠期间，甲状腺功能亢进的诊断应该比甲状腺功能减退更慎重，因为在妊娠前3个月，由于hCG介导的甲状腺刺激，TSH水平可能较低。由于在正常妊娠时TBG的增高可导致总T_4增加，总T_4应使用妊娠特异性的参考范围。或者，也可测定游离T_4水平，其仅在严重甲状腺功能亢进患者中高于非孕期范围。

放射性碘扫描对于甲状腺功能亢进的诊断并非必要，但有助于将Graves病从毒性腺瘤（图25-8）、甲状腺炎和人为疾病中区分开来。通常，临床特征可使诊断性扫描免于进行。特别是自从放射性碘扫描在孕期成为禁忌后，另一种常用的有效测试是甲状腺刺激免疫球蛋白（thyroid stimulating immunoglobulin，TSL）或甲状腺受体抗体（thyroid receptor antibody，TRAB）。增加的TSL或TRAB支持Graves病的诊断，并且推荐妊娠20~24周的孕妇行TSL和TRAB的检测，从而有助于决定是否需要增加胎儿检测。在妊娠期、哺乳期或备孕期，多普勒血流超声波检查可能有助于区别Graves病和甲状腺炎。然而，这项技术需要有经验的技术人员和放射科医生，因此限制了超声作为鉴别的常规方法。

药物治疗Graves病是采用硫代酰胺行抗甲状腺治疗——代表药物为丙硫氧嘧啶（50 mg，3/d，到100 mg，4/d）或甲巯咪唑（5~40 mg/d，单次或分2次服用）1~2次，但在严重的或威胁生命的甲状腺毒症中，治疗前几天到前几周硫代酰胺的使用剂量常高达2倍。治疗的最初目的是使T_4在正常范围内，因为TSH的上升可能会滞后。经过12~18个月的治疗后，患者可能会得到持续缓解。甲状腺炎导致的T_4增高则是短暂的，且对抗甲状腺治疗无反应。β受体阻滞药如普萘洛尔、美托洛尔等可缓解心悸、焦虑、震颤等症状。伴有疼痛的亚急性甲状腺炎的患者，可使用非甾体类抗炎药或一疗程皮质类固醇治疗。硫代酰胺对于毒性腺瘤和多结节性甲状腺肿患者恢复甲状腺功能是有用的，针对性治疗（如下）也是必需的。

放射性碘-131消融是治疗甲状腺功能亢进（除甲状腺炎以外）的抗甲状腺药物的替代品。关于消融在育龄期男性和女性患者中的使用，目前尚无证据显示先前低剂量放射性碘消融治疗甲状腺功能亢进会对其后的生育力造成影响，或增加先天性畸形的发生风险。对于甲状残留癌的高剂量消融，放射性碘可能与精子缺乏具有相关性。因此，年轻男性患者可考虑精子冷冻从而对治疗后最初的数月至数年的生育力进行保存。另外，指南建议女性患者在消融后至少等待6周以确保T_4替代治疗获得理想的TSH水平。

对于甲状腺功能亢进的药物治疗，考虑到肝毒性作用，甲巯咪唑通常优于丙硫氧嘧啶。但由于甲巯咪唑与先天性畸形具有罕见关联，早孕期药物的选

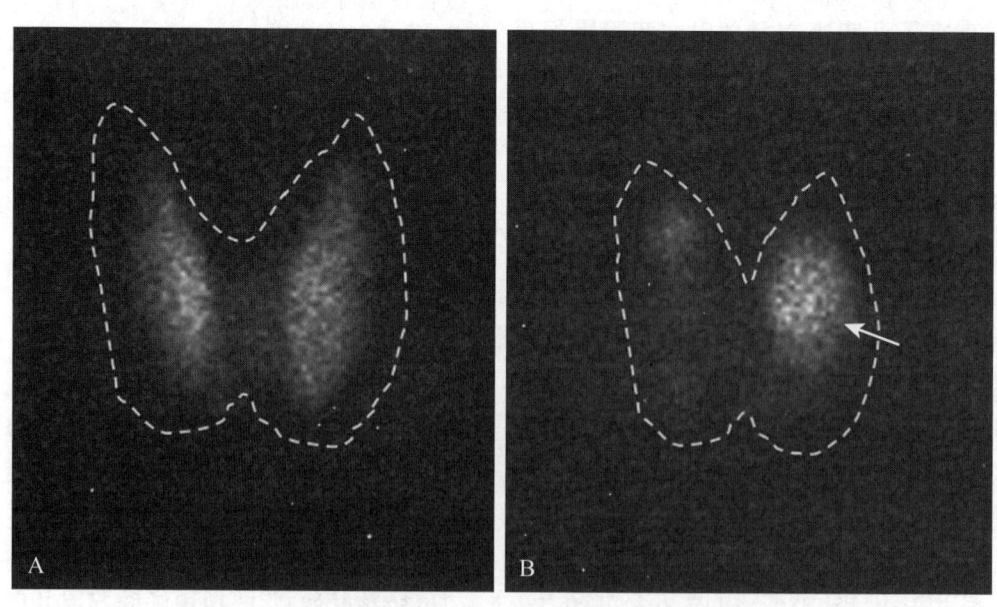

图25-8　放射性碘-123成像用于区分Graves病和毒性腺瘤

A.Graves病放射性碘摄入表现为在整个腺体均匀地增加。B.毒性腺瘤的碘摄入增加表现为某一局部增加，如箭头所示。虚线为与腺瘤相比最低摄取量时甲状腺的大致轮廓

择是一个重要的例外。妊娠满3个月之后，建议可将药物转换为甲巯咪唑直至妊娠结束。实际上，当PTU由于耐受性和有效性而无法满意控制T_4时，常常在整个孕期均使用甲巯咪唑。在妊娠前或妊娠时，甲状腺功能亢进的治疗目标是使游离T_4位于或轻微高于正常范围的上限，从而防止甲状腺功能减退的发生。

手术——甲状腺切除术或毒性腺瘤切除术治疗甲状腺功能亢进通常被用于以下情形：药物治疗抵抗、腺体产生梗阻症状、大结节、放射性碘有禁忌或被拒绝等。妊娠时，手术亦只用于严重的、对药物治疗抵抗的患者或由于药物粒细胞缺乏症、肝损害等不良反应而无法使用抗甲状腺药物的患者。

完整的参考文献列表可见同步专家咨询网站：www.expertconsult.com。

（译者 黄 颖 审校 王海燕）

推荐阅读

Arlt W, Willis DS, Wild SH, et al. Health status of adults with congenital adrenal hyperplasia: a cohort study of 203 patients. J Clin Endocrinol Metab, 2010 (95): 5110-5121.

Carmina E, Rosato F, Janni A, et al. Extensive clinical experience: relative prevalence of different androgen excess disorders in 950 women referred because of clinical hyperandrogenism. J Clin Endocrinol Metab, 2006 (91): 2-6.

Casteràs A, De Silva P, Rumsby G, et al. Reassessing fecundity in women with classical congenital adrenal hyperplasia (CAH): normal pregnancy rate but reduced fertility rate, Clin Endocrinol (Oxf), 2009 (70): 833-837.

Claahsen-van der Grinten HL, Otten BJ, Takahashi S, et al. Testicular adrenal rest tumors in adult males with congenital adrenal hyperplasia: evaluation of pituitary-gonadal function before and after successful testis-sparing surgery in eight patients. J Clin Endocrinol Metab, 2007 (92): 612-615.

Colao A, Abs R, Barcena DG, et al. Pregnancy outcomes following cabergoline treatment: extended results from a 12-year observational study. Clin Endocrinol (Oxf), 2008 (68): 66-71.

Cozzi R, Attanasio R, Lodrini S, et al. Cabergoline addition to depot somatostatin analogues in resistant acromegalic patients: efficacy and lack of predictive value of prolactin status, Clin Endocrinol (Oxf), 2004 (61): 209-215.

Daly AF, Tichomirowa MA, Beckers A. The epidemiology and genetics of pituitary adenomas. Best Pract Res Clin Endocrinol Metab, 2009 (23): 543-554.

Krassas GE, Poppe K, Glinoer D. Thyroid function and human reproductive health. Endocr Rev, 2010 (31): 702-755.

Liu PY, Baker HW, Jayadev V, et al. Induction of spermatogenesis and fertility during gonadotropin treatment of gonadotropin-deficient infertile men: predictors of fertility outcome. J Clin Endocrinol Metab, 2009 (94): 801-808.

Miller WL. The syndrome of 17,20 lyase deficiency. J Clin Endocrinol Metab, 2012 (97): 59-67.

Negro R, Schwartz A, Gismondi R, et al. Increased pregnancy loss rate in thyroid antibody negative women with TSH levels between 2.5 and 5.0 in the first trimester of pregnancy, J Clin Endocrinol Metab, 2010 (95): E44-E48.

Nieman LK, Biller BM, Findling JW, et al. The diagnosis of Cushing's syndrome: an Endocrine Society Clinical Practice Guideline. J Clin Endocrinol Metab, 2008 (93): 1526-1540.

Nordenskjöld A, Holmdahl G, Frisen L, et al. Type of mutation and surgical procedure affect long-term quality of life for women with congenital adrenal hyperplasia. J Clin Endocrinol Metab, 2008 (93): 380-386.

Pivonello R, Ferone D, de Herder WW, et al. Dopamine receptor expression and function in corticotroph pituitary tumors. J Clin Endocrinol Metab, 2004 (89): 2452-2462.

Speiser PW, Azziz R, Baskin LS, et al. Congenital adrenal hyperplasia due to steroid 21-hydroxylase deficiency: an Endocrine Society Clinical Practice Guideline. J Clin Endocrinol Metab, 2010 (95): 4133-4160.

Stagnaro-Green A, Abalovich M, Alexander E, et al. Guidelines of the American Thyroid Association for the diagnosis and management of thyroid disease during pregnancy and postpartum. Thyroid, 2011 (21): 1081-1125.

第 26 章

子宫内膜异位症

（原著 Robert Taylor, Dan I. Lebovic）

子宫内膜异位症是一种慢性疾病，其特点是激素反应性子宫内膜组织生长于子宫腔以外的部位。通常情况下，异位内膜主要种植于腹膜表面、卵巢内或侵犯直肠阴道隔，然而，也有许多病例其病灶分布更为广泛。有研究表明，育龄妇女子宫内膜异位症的总体患病率约为 11%。全世界 9000 万的盆腔疼痛或不孕不育妇女均伴随该病。其症状可以导致旷工、与社会隔离及高治疗成本。此外，在美国，子宫内膜异位症是子宫切除术的第三大适应证。子宫切除术对于 30 岁以下的子宫内膜异位症妇女来说，无疑是毁灭性的，因为其可导致躯体上的残缺和心理上的失落。在美国，2002 年的医疗费用保守估计是 2200 万美元。此外，瑞典的一项超过 140 万例分娩数的队列研究表明，子宫内膜异位症患者其剖宫产、早产、子痫前期及产前出血风险增高。

世界范围内，高达 9000 万的内异症女性伴发盆腔疼痛或不孕不育，并导致其旷工、社会隔离、高额治疗。特别在美国，子宫内膜异位症是造成子宫切除的第 3 位原因。

一、历史发展和组织学起源

（一）关于子宫内膜异位症起源的经典理论

关于子宫内膜异位症的研究最早可追溯到 17 世纪末，该研究描述了荷兰和比利时女性子宫内膜异位症的病理特点。有趣的是，这些国家子宫内膜异位症的患病率仍然很高。19 世纪后半期，杰出的德国病理学家 Von Rokitansky 和 Meyer 也深入描述了这个疾病。1899 年，美国霍普金斯医学院首次报道了关于卵巢子宫内膜异位囊肿的病理学描述。同年，John A. Sampson 博士毕业于霍普金斯大学。经过 25 年多的妇科手术实践，John A. Sampson 提出了一个假说，推测子宫内膜异位病灶来自于月经期经输卵管反流的子宫内膜组织。他认为这些子宫内膜组织可种植在腹膜表面并形成子宫内膜上皮层。同时，Halban 提出这些有活力的子宫内膜细胞也可能通过血管或淋巴管途径转移。虽然这个转移理论可以解释那些罕见的远处腹膜外病灶（如脑内、鼻腔内子宫内膜异位症），但却不能解释子宫内膜异位病灶最常见于重力依赖性的腹腔内的现象。

（二）经血反流和种植

即使在今天，关于子宫内膜异位症病因的最主要理论还是由 Sampson 提出的种植学说。有排卵妇女的经血反流现象和有活力的子宫内膜细胞在腹腔内溢出现象充分支持种植学说（图 26-1）。此外，子宫内膜异位症的发病率在经血流出道梗阻的妇女中明显增加；在已知患有子宫内膜异位症的妇女中，消融在位子宫内膜显著降低了复发风险；有趣的是，阴道分娩妇女子宫内膜异位症的复发率低于未产妇女或剖宫产妇女，提示阴道分娩后的宫颈扩张降低了经血反流。超过 60% 的单侧病变发生于左侧骨盆，可能与这个位置存在乙状结肠肠系膜，易于使反流的子宫内膜细沉积与此有关。

脱落的子宫内膜细胞通过细胞膜上的黏附分子及其受体黏附于腹膜和腹膜下间隙。虽然一些研究人员表示从未清晰地观察到子宫内膜种植到腹膜的微观过程，但 Witz 和同事的体外研究表明，植入到腹膜下间隙的过程是如此迅速，所以很难观察到子宫内膜黏附的瞬间（彩图 73）。Nisolle 和 Donnez 也认为这个说法是腹腔内病灶最有可能的来源。

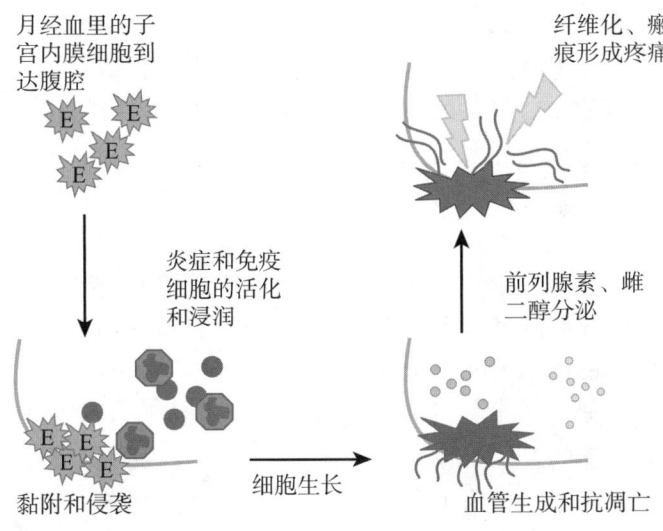

图 26-1 子宫内膜通过经血反流、黏附、增殖、迁移、新生血管形成、炎症和纤维化种植于腹膜的模式图

E. 子宫内膜细胞

［摘自 Flores I, Rivera E, Ruiz LA, et al. Molecular profiling of experimental endometriosis identified gene expression patterns in common with human disease. Fertil Steril, 2007（87）：1180–1199.］

（三）体腔上皮化生学说

历史上另一个假说是由 Meyer 提出，认为子宫内膜异位症起源于体腔上皮化生。这一理论是合乎逻辑的，因为腹膜细胞及子宫内膜细胞来源于共同的胚胎前体细胞即体腔细胞。然而，这一假说很难得到科学的支持。如果其是正确的，那么胸膜的子宫内膜异位症发病率要比实际上高得多，因为胸膜的间皮细胞与覆盖于腹腔的上皮是相同的。此外，目前研究者也不能通过实验将腹膜细胞分化成子宫内膜细胞。最后，化生是一个与年龄相关的过程。子宫内膜异位症发病较早，主要发生于育龄妇女，其发病高峰在 30 岁左右。而化生则是线性、渐进的模式，与其完全不同。然而，这个假说被认为是阴道直肠隔深部子宫内膜结节和子宫腺肌瘤最可能的来源。胚胎发生理论与上述理论密切相关，其更是从病理生理学的角度进行了描述：胚胎发生时，苗勒细胞在迁移的过程中沉积于其他部位。月经初潮建立后，在雌激素的作用下，这些异位的苗勒细胞可以转化为典型的子宫内膜异位病灶。Signorile 和他的同事也支持这个理论，他们发现 101 例女性胎儿有 9% 在子宫腔以外的地方存在子宫内膜。

（四）子宫内膜异位症发生的新理论

在过去的 10 年中，子宫内膜异位症的研究者们开始认为这种疾病的病因可能是综合性的。目前，我们已经认识到遗传因素、解剖因素、内分泌因素、免疫因素及可能的环境因素均影响了子宫内膜异位症的发生风险。因此，子宫内膜异位症的新理论需要病因学和机制学的全面综合，即子宫内膜异位症临床症状产生的基础。因此，新理论实际是子宫内膜异位症病因和临床症状发病机制的更广泛而综合的概念。基于子宫内膜异位症病灶与子宫内膜基底层在组织学和生物化学方面的相似性，Leyendecker 和同事们认为子宫内膜异位症可能来源于子宫内膜下区域，即所谓的古子宫。最近，有学者认为子宫内膜异位症可能来源于罕见的存在于子宫内的成人干细胞。在子宫内膜基底层和功能层均分离出了子宫内膜间质干细胞，这些细胞似乎具有很强的血管周围定位功能（图 26-2）。

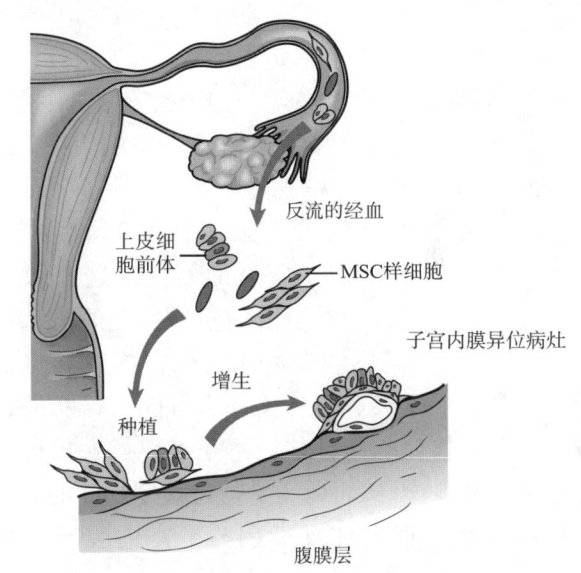

图 26-2 子宫内膜干细胞在子宫内膜异位症发病中的作用

子宫内膜上皮前体细胞和子宫内膜间质干细胞样细胞（MSC）通过经血反流进入腹腔，并在腹腔内形成子宫内膜异位病灶

［图片来自 Gargett CE, Masuda H. Adult stem cells in the endometrium. Mol Hum Reprod, 2010（16）：818–834.］

二、流行病学

子宫内膜异位症主要发生于 12～80 岁的女性，平均发病年龄约为 28 岁。因为子宫内膜异位症在 20～50 岁的妇女中最常见，所以暴露于卵巢激素似

乎是促进病变生长必不可少的因素。基于这种雌激素依赖性，Barbieri 提出雌二醇浓度超过 50pg/ml 才足以支持子宫内膜异位病灶的生长（图 26-3）。这一假说将在本章节后面子宫内膜异位症治疗部分进行更详细的讨论。

严重的子宫内膜异位症似乎是家族聚集性，然而，目前并没有发现明确的孟德尔遗传特性，大多数研究者认为其是复杂的多因素的。这在本章的后面部分将会进一步讨论。经血反流及暴露于经期时间延长（分娩次数减少、经期延长，月经周期缩短）均是子宫内膜异位症的风险因素。最近，环境因素如二噁英及其他可能扰乱内分泌的因素都可能导致子宫内膜异位症。

高达 38% 慢性盆腔痛的青春期女性和约 70% 顽固性慢性盆腔痛的青春期女性患有子宫内膜异位症。成年女性往往表现为周期性疼痛，而青春期女性则更多地表现为非周期性疼痛。初次手术通常发现青春期女性病变主要表现为Ⅰ期（77%~92%）或Ⅱ期（8%~23%），且以红色病变（75%）为主，相反，成年女性红色病变约为 25%。由于该疾病是渐进性的，应尽早开始以口服避孕药或孕激素为主的治疗，以阻止疾病的进展并保留生育功能。

人口统计学：育龄期妇女子宫内膜异位症的患病率为 2%~50%。由于研究的不同，这个数字变化很大。不孕不育妇女子宫内膜异位症的患病率为 21%~47%。其高患病率可能与子宫内膜异位症对不孕不育中的重要影响有关，也可能与诊断的选择偏倚有关。作为临床评估，不孕不育妇女更可能会进行腹腔镜检查，从而证实子宫内膜异位症的诊断。童年和成年早期的体重指数与子宫内膜异位症的发病风险成反比，即低体重指数（body mass index，BMI）与高发病风险相关。这可能是因为青少年低 BMI 与月经初潮年龄延迟及子宫内膜异位症发病率降低相关（OR，0.3；95% CI，0.1~0.6）。亚洲女性子宫内膜异位症发病风险是白种人女性的 9 倍。

有研究表明，灵长类暴露于二噁英可导致子宫内膜异位症患病率增高。二噁英是一种特殊的多氯联苯（potent polychlorinated biphenyl，PCB）工业污染物。这个研究表明，这种化合物可能影响女性子宫内膜异位症的发生风险。近期的一项病例对照研究表明，暴露于二噁英和其他 PCB 化学品的女性其子宫内膜异位症发生风险的调整 OR 值升高。宫内暴露于多氯联苯可诱导女性的第一代后代发生子宫内膜异位症子宫表型（如孕激素受体水平降低）。

三、基因组学、遗传学和表观遗传学

基因似乎影响子宫内膜异位症的易感性。然而，如前所述，子宫内膜异位症的遗传模式似乎是多基因性的，并可能涉及多个基因位点。许多证据表明遗传是高危因素。在一项研究中，患有重度子宫内膜异位症妇女的一级女性亲属（母亲和姐妹）子宫内膜异位症的发病率为 7%，而其配偶的主要女性亲戚（通常具有相似的种族和社会经济地位）的发病率却 <1%。同样，Kennedy 和他的同事们发现，子宫内膜异位症的家族性病例较散在病例其症状往往更严重，症状出现时间更早。冰岛、澳大利亚和英国的大型人群研究确定了染色体 9q 和 10q 上的两个位点与子宫内膜异位症密切相关，但是回顾性同胞分析却可能导致诊断错误。

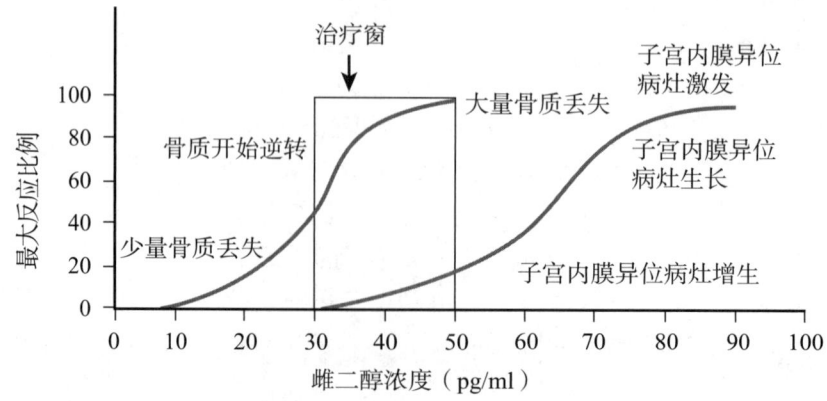

图 26-3 雌激素阈值假说认为不同的雌激素靶组织具有不同的激素敏感性。在这个模型中，血清雌二醇的治疗窗介于 30~50 pg/ml，可以有效保护骨质丢失并抑制子宫内膜异位病灶的生长

［来自 Barbieri R. Hormone treatment of endometriosis: the estrogen threshold hypothesis. Am J Obstet Gynecol,1992（166）：740-745.］

在过去的几年中，互补DNA（cDNA）微阵列法已被用来确定子宫内膜异位症相关基因。Giudice和他的同事们最先使用寡核苷酸微阵排列的Affymetrix芯片，并观察到许多孕激素调节基因在子宫内膜异位症患者的在位子宫内膜（宫内）表达下调。这在子宫内膜的分泌早期最为显著。另外，还有参与氧化应激的基因、无翅相关整合位点（WNT）和丝裂原活化蛋白（MAP）激酶信号通路也见持续报道。我们的研究团队着眼于研究胎盘蛋白mRNA表达的降低，其编码一种孕激素调节分泌蛋白，其与半同种异基因的囊胚免疫耐受相关。以上研究结果与一个全面的荟萃分析结果一致，后者表明接受体外受精的晚期子宫内膜异位症患者胚胎着床率较低。这个研究在本章后面部分进行更详细的讨论。

Liang和Pardee在1992年发现了另一项强大的全基因组筛查技术。差异表达聚合酶链反应（differential display-polymerase chain reaction，dd-PCR）技术，类似于消减杂交，采用随机寡核苷酸引物通过PCR来扩增两个不同组织差异表达的cDNA片段。Lundeen和同事们采用这项技术对子宫内膜异位症病例和对照病例增殖中期的异位子宫内膜和在位子宫内膜进行了活检分析。研究观察到一个PCR产物在在位和异位内膜组织中的表达水平较正常在位内膜呈持续上调。这个cDNA与锌指转录因子相似，是早期生长反应因子（Egr-1）。Egr-1是一个有趣的候选因子，其可被各种各样的上游信号分子激活，包括雌二醇、白细胞介素（IL）-1β，IL-6和TNF-α，均与子宫内膜异位症密切相关。

Lebovic和同事对接受或未接受炎性细胞因子IL-1β预处理的正常子宫内膜间质细胞和异位子宫内膜间质细胞的cDNA表达水平进行了比较。接受IL-1β预处理的异位子宫内膜间质细胞其肿瘤抑制基因（TOB1）的表达显著下调，而正常子宫内膜间质细胞无明显改变。TOB1是一种内源性的ErbB2受体抑制药，其为表皮生长因子受体家族的一个成员，在许多人类癌症中呈过度表达。针对这个受体的单克隆抗体，如曲妥珠单抗和另一种ErbB2抑制药已被证实可能阻止转移性乳腺癌的进展。罗西和他的同事的一项关于正常子宫内膜间质细胞的相似研究发现，IL-1β可以上调血管生成和细胞外基质重塑基因的表达。以上研究表明，通过ErbB2受体途径诱导的有丝分裂活性抑制剂的衰减介导，异位子宫内膜间质细胞似乎在炎症环境中更有生长优势。

子宫内膜异位症遗传学方面的一个新发展是关于微核糖核酸（miRNA）的表达鉴定。这些小RNA与mRNA相结合，诱导其降解并抑制基因功能。研究表明，miRNAs可能降低了类固醇受体的表达，后者在子宫内膜异位症中表达下调。这些均可能成为子宫内膜异位症新的治疗靶点。

（一）子宫内膜异位症的细胞遗传学研究

评估完整或显微切割异位子宫内膜组织的基因内容的细胞遗传学方法包括染色体卫星涂染和比较基因组杂交。Kosugi和同事采用荧光原位杂交（fluorescence in situ hybridization，FISH）在子宫内膜异位症病灶中发现17号染色体非整倍体的增加和杂合性的缺失。有趣的是，参与细胞有丝分裂周期正常调节的几个重要的肿瘤抑制基因就位于这个染色体区域。其中有p53基因，其在重度子宫内膜异位症病例中发生缺失，另外还有TOB1肿瘤抑制基因，其在IL-1β处理的子宫内膜异位细胞中显著低表达。Gogusev和同事还发现，异位子宫内膜种植病灶中染色体1p和22q约50%发生杂合性缺失（loss of heterozygosity，LoH）。这些研究结果表明，基因组不稳定性是子宫内膜异位症的一个特征。

比较基因组杂交是一种竞争性原位杂交技术，将子宫内膜异位病灶和正常子宫内膜组织中的差异标记的DNA与人类染色体中期的涂片进行杂交。DNA序列的扩增区域表现为两种荧光染料标记相应DNA中一种颜色比例的增高。采用这种方法，来自巴黎的Gogusev和同事发现了在子宫内膜异位病灶中基因拷贝数改变的染色体区域。在一个已建立的子宫内膜异位症细胞株（FbEM-1）中，研究者们发现了c-ERBB2癌基因的过度表达。这个研究结果进一步证明在子宫内膜异位症中表达降低，表明ERBB2信号通路在子宫内膜异位症中起着重要作用。

（二）遗传多态性与子宫内膜异位症发生风险

对子宫内膜异位症妇女的几个候选基因多态性进行了评估。一般情况下，这些基因可以分为三大类，每一类基因均代表潜在的病因学异常。

1. 参与细胞代谢的基因。

2. 调节炎症反应的基因。

3. 调节激素作用的基因。

N-乙酰基转移酶2等位基因（NAT2*4/*6）在受累妇女（35.2%）中比普通人群对照组（8.1%）或未受累妇女（4.2%）更常见（$p = 0.02$）。受累妇女（57.4%）较普通人群对照组（32.3%）或未受累妇女（33.3%）更容易乙酰化（$p < 0.05$）。N-乙酰基转移酶2（NAT2）酶活性的改变，可以增加外源性乙酰化水平，这可能是子宫内膜异位症的诱发因素。

Cramer等观察到阴道发育不良妇女在调节半乳糖代谢作用的半乳糖-1-磷酸尿苷酰转移酶（galactose-1-phosphate uridyl Transferase，GALT）基因上携带N314D突变，推测这一缺陷也可能导致经血反流增加并诱发子宫内膜异位症。

对56例子宫内膜异位症患者的血浆蛋白进行蛋白质组学分析，发现20例未受累对照组妇女中维生素D结合蛋白的浓度升高。在胰蛋白酶消化模式方面，研究发现鸟嘌呤胞嘧啶（GC）*2等位基因在子宫内膜异位症妇女中表达增高。这个等位基因与巨噬细胞吞噬功能受损相关，可能与子宫内膜异位症免疫监督功能缺陷有关，这在后面会进一步说明。

Viganò和同事报道在重症子宫内膜异位症妇女中，细胞间黏附分子-1（ICAM-1）存在多态性。这种蛋白可能造成细胞间黏附异常，值得进一步研究。尽管有假设认为二噁英和其他环境有毒物质可能在子宫内膜异位症中发挥致病作用，而在处于这种环境下的日本妇女中并没有观察到芳香烃受体基因多态性或相关因素发生率的增高。Baranova和同事在对一组法国和斯拉夫人子宫内膜异位症妇女的研究中发现了谷胱甘肽S-转移酶基因的多种变异，而这种多态性在英国妇女中并没有发现。在人类血管内皮生长因子（Vascular Endothelial Growth Factor，VEGF）基因5′非编码区的多态性（405 G>C）也与意大利高加索、印度南部和韩国妇女子宫内膜异位症风险增加相关。

几个全基因组关联研究（GWAS）目前已发表。第一组研究来自日本，包括1907例患者和5292例对照组，其确定了染色体9p21（位于编码细胞周期蛋白依赖性激酶抑制剂反义RNA编码基因的内含子中）和染色体1p36（WNT位点附近）的单核苷酸多态性。另一项研究包含了来自澳大利亚、英国和美国的3194例患者和7060例对照组，其发现了一个位于染色体7p15.2上的位点。后者位于合理的候选基因同源盒（HOXA）10和HOXA11的上游1.35兆个碱基。另一个GWAS研究和荟萃分析发现，染色体7p15.2和WNT4基因附近的单核苷酸多态性。几个其他新的位点也被发现。日本人群和欧洲人群的位点有所重叠，表明子宫内膜异位症发生的风险位点在不同的人群中有交叉。值得注意的是，这些GWAS研究发现的与子宫内膜异位症相关的多态性其比值比相对较低（≤1.44）。

这些报道的不一致性也反映了GWAS方法学方面的内在问题。尤其是，招募患者及其参与研究的意愿均可导致结果偏差。对照组招募同样存在缺陷，包括招募患有其他疾病的患者作为对照组。如上述所见，研究在不同种族或民族的群体中重复性差，并不意味原来的研究存在缺陷，却反映出不同群体间等位基因的频率存在差异。最后，如果基因与环境的相互作用影响遗传因素的作用大小，而在一些初始研究中，另一个人群可能并没有暴露于相同的环境因素。

（三）核受体基因作为子宫内膜异位症风险的生物标志物

雌激素受体（estrogen receptor ER-α，ER-α）基因Pvu II多态性纯合子在子宫内膜异位症患者中较无疾病组少见。一个变异的孕激素受体（progesterone receptor，PR）等位基因，即PROGINS，其特点是内含子G存在Alu序列插入，外显子4和5存在两个额外突变。PROGINS等位基因编码一种孕激素受体，其稳定性提高和激素诱导的转录活性增强。这个等位基因纯合子在3.2%的子宫内膜异位症妇女和0.9%的对照组妇女中存在。而此前研究发现异位子宫内膜组织中PR-B亚型（主要激活基因转录）与PR-A亚型（主要抑制基因转录）比例下调，表明孕激素在异位子宫内膜中的作用下降，这与以上研究结果不一致。

Bulun和同事观察到子宫内膜异位组织中ERβ mRNA的表达增高约40倍，而PR-B的表达则下调88%。前者的机制是ERβ基因启动子的胞嘧啶和鸟嘌呤（CpG）丰富岛发生了去甲基化，表明表观遗传调控可以部分解释上述现象。

子宫内膜异位症的家族聚集性也可能与表观遗传因素有关，虽然证据不多，但近期也有证据支持这一假设。另一个在子宫内膜异位症中表现为高甲基化的相关基因是同源框转录因子 *HOXA10*。这种蛋白在分泌期子宫内膜中也有表达，且在子宫内膜异位症患者及该病狒狒模型中表达下调。

四、临床表现

（一）症状和体征

子宫内膜异位症患者最常见的症状是进行性加重的继发性痛经。疼痛通常在月经来潮时出现，并持续整个经期，可同时伴有性交疼痛、排尿困难或排便困难。疼痛也可发生在肌肉骨骼区域，如侧腹部和腰部疼痛。子宫内膜异位病灶的周期性出血可以导致慢性炎性结节。目前认为细胞因子的释放、前列腺素介导的疼痛的激活或异位子宫内膜细胞直接浸润至感觉传入神经导致了疼痛的产生。此外，加重的炎性环境可能导致伤害性感受器和中央神经元敏感性增高。新的假设认为神经和血管的共同生长，即神经血管生长和继发的中枢神经后遗症可以导致盆腔痛。

子宫内膜异位症的第二个常见症状是不孕不育，其每月受孕率与不明原因不孕患者相似，介于 0.02～0.10。普遍认为，中重度子宫内膜异位症妇女的生育问题主要是由于其盆腔粘连和正常解剖结构破坏，导致精卵结合或受精卵输送的机械性阻断。有趣的是，与没有子宫内膜异位症临床证据的患者相比，轻中度子宫内膜异位症妇女的生育结局较差。确切的原因目前尚不清楚，在本章后面将讨论几个可能的机制。

不幸的是，由于子宫内膜异位病灶散在和隐匿的特点，体检通常不易发现。双合诊检查在子宫内膜异位症的定位和诊断方面准确度有限。然而，经验丰富的临床医生可以在不能触及的病灶附近摸到疼痛或硬结，通常在子宫直肠陷凹或直肠阴道隔。疼痛结节也可能在子宫骶韧带或子宫直肠陷凹触及，尤其在月经前。少见的是，腹膜后输尿管纤维化的妇女可能会发展为肾功能损害和氮质血症。

子宫内膜异位至子宫体称之为子宫腺肌病，虽然这部分不在这一章节叙述，但子宫腺肌病和子宫内膜异位症之间关系密切。近期的一项研究采用磁共振成像（MRI）测量交界区来判断子宫内膜异位症患者是否存在子宫腺肌病，发现子宫腺肌病的患病率高达 90%。间质性膀胱炎在至少 60% 的子宫内膜异位症妇女中合并存在。

（二）诊断

直接可视的子宫内膜异位症病灶植入是目前诊断的金标准。虽然子宫内膜异位症存在某些生化特性（在本节后面描述），但这些特性应用于临床均没有足够的敏感性或特异性。因此，腹腔镜手术及相对少见的剖腹探查术，是明确诊断的最常见方法。子宫内膜异位症的组织病理学诊断是建立在显微镜下可见的异位子宫内膜上皮细胞和间质，通常伴有纤维化和含铁血黄素巨噬细胞的浸润。这些特有的特征在约 70% 的临床可疑病例中存在。

放射影像学技术是诊断子宫内膜异位症的非侵入性方法，但是并不能取代外科手术证实病灶的存在。放射影像学诊断的敏感性和特异性将该章节的后面综述。有研究发现，子宫内膜异位症患者在位内膜功能层神经纤维密度高于非子宫内膜异位症患者（彩图 74），子宫内膜活检这种微创手段可能有助于降低子宫内膜异位症诊断和治疗的延误。

由于疾病主要发生在盆腔区域，系统的直肠阴道检查是至关重要的。有些学者主张行细针穿刺活检证实直肠阴道结节的组织学性质。

（三）病灶外观多样性

腹膜子宫内膜异位病灶的外观肉眼上表现为多样化。最经典的，教科书上经常提到，子宫内膜异位症是在腹膜上分布的蓝黑的"火焰状"或"桑葚状"病灶。近年来，植入病灶被分为几个发展阶段，分别有相对应的外观。早期活动性病变表现为丘疹样赘生物或囊泡，呈现透明红至鲜红。约 1/3 的病变表现为与在位内膜一致的时相，呈现自发性生长和退化。这一特性表明周期性增殖与月经周期的激素分泌相关。

晚期活动性病变与炎症、纤维化和出血有关，具有更为典型的色素沉着（彩图 75）。这些病变表现为多种颜色，包括黑色、棕色、紫色、红色或绿色，与病灶周期性出血和纤维化后血红素降解产物沉积有关。静止和愈合的病变表现为白色或钙化，表明残余的腺体嵌入了纤维化组织。然而，一项组织学研究发现，视觉上白色和混合颜色的病变较黑色或红色病变更可能获得子宫内膜异位症的组织学证据。

虽然很难进行横断面临床研究，但对女性狒狒的纵向腹腔镜手术观察证明，子宫内膜异位症是一种渐进性疾病。至少有 8 项研究对安慰剂治疗的子宫内膜异位症患者进行重复腹腔镜检查进行了报道。这些接受安慰剂治疗的妇女加起来总共有162名,研究证实了子宫内膜异位症是一种变化的疾病。这些妇女中有31%疾病恶化、32%疾病稳定、38%疾病好转,3种情况所占比例相近。事实上,除了一项之外的剩余其他研究均发现,23%的安慰剂组患者在4~39个月之后疾病达到完全缓解(表26-1)。令人遗憾的是,这意味着超过2/3的妇女其疾病将持续稳定存在或进展,这需要术后进行药物治疗。

血反流和种植导致的。

子宫内膜异位症的另一个特殊表现为子宫内膜异位囊肿或巧克力囊肿(彩图75)。之所以称之为巧克力囊肿是因为囊肿破裂后流出的内容物酷似巧克力糖浆。异位的子宫内膜组织种植并随后侵入卵巢皮质或者由于化生从而形成囊肿(彩图76)。这些囊肿中的细胞类型包括子宫内膜上皮细胞(包括腺体和扁平细胞)、子宫内膜间质和含铁血黄素巨噬细胞。在某些病例下,还可以见到类似输卵管上皮的纤毛细胞。有报道子宫内膜异位症引起的盆腔疼痛与卵巢血流及微血管密度呈正相关,提示血管生成的增加可能与症状相关。对囊肿内衬的子宫内膜上皮细胞进行培养的技术目前已经广泛应用,可以提供可靠和可重复性的原发性子宫内膜异位症细胞用于体外研究。

对子宫内膜异位症和非子宫内膜异位症妇女进行电子显微镜扫描,可以发现看似正常的腹膜上也存在微观的子宫内膜异位病灶。这些发现的临床意义目前存在争议,但研究人员认为,子宫内膜异位症的组织学患病率可能被低估了。

表26-1 子宫内膜异位症的自然病程

研究	疾病进展	疾病稳定	疾病缓解(消退)
Thomas EJ, et al. 1987[1] I~Ⅲ期,n=17 L/S 随访6个月	47%(8)	24%(4)	29%(5) [18%(3)]
Telimaa S, et al. 1987[1] I~Ⅱ期,n=17 L/S 随访6个月	25%(4)	63%(10)	19%(3) [13%(2)]
Cooke ID, et al. 1989[1] I~Ⅱ期,n=17 L/S 随访6个月	47%(8)	24%(4)	29%(5) [18%(3)]
Mahmood TA, et al. 1990[1] I~Ⅲ期,n=11 L/S 随访9~18个月	64%(7)	9%(1)	27%(3) [9%(1)]
Overton CE, et al. 1994[1] I~Ⅱ期,n=15 L/S 随访6~9个月	27%(4)	20%(3)	53%(8) [NR]
Sutton CJ, et al. 1997 I~Ⅲ期,n=24 L/S 随访6~39个月	29%(7)	42%(10)	29%(7) [4%(1)]
Harrison RF, et al. 2000[1] 所有期别,n=43 L/S 随访4~6个月	9%(4)	28%(12)	63%(27)[44%(19)]
Abbott J, et al. 2004 Ⅱ~Ⅳ期,n=19 L/S 随访6个月	42%(8)	42%(10)	29%(7) [4%(1)]
总数(n=162)	31%(50)	32%(50)	38%(62)[23%(29)]

(1)不孕妇女;L/S.腹腔镜检查;NR.未报道

子宫内膜异位病灶从透明红色到黑色到白色的外观变化被认为与患者的年龄相关。这意味着子宫内膜异位病灶的表现可能与其生物学相关。直肠阴道隔的深度浸润病变表现为平滑肌增生的组织学特征,即所谓的腺肌样结节子宫内膜异位病灶。有些学者认为,这是从苗勒管残余发展而来的一个独特的组织学结构,但其他学者认为,这些病变也可能是经

(四)分类

目前最广泛应用的子宫内膜异位症严重程度分级系统是1985年在美国生殖协会上颁布的。此方案根据子宫内膜异位症病变的三维总容积来评估疾病程度。主要的评估标准包括疾病浸润深度、双侧卵巢受累程度、相关粘连密度及子宫直肠陷凹的受累程度。采用这种分级方法,通过累计评分对不同研究中心和不同术者的子宫内膜异位症患者的自然转归史和治疗结局进行客观化和相互比较。1~15分表示疾病轻微;16~40分中等;超过40分则表示疾病严重。需要注意的是,该分级系统并不能预测妊娠结局或盆腔痛相关症状。一些新的分级系统被试图用来弥补目前系统的不足之处,但因其复杂性和缺乏敏感性而无法被采纳。一些研究者建议,加入炎症相关生化标志物来评估腹腔镜下可见的病灶。这将在未来的研究中进行评估。

(五)影像学

与手术分期相关的经济压力和围术期风险促使研究者们尝试发展子宫内膜异位症的非侵入性检查方法。MRI和超声检查评估具有一定的前景。与其他影像学检查相比,MRI是诊断子宫内膜异位症的

最佳影像学技术,但其缺乏足够的敏感性和特异性,尤其是在检测微小植入病灶和粘连方面。MRI 在评价子宫内膜异位症患者的治疗效果方面也起着一定作用,包括达那唑、孕激素或促性腺激素释放激素类似物。

MRI 诊断子宫内膜异位症的总体敏感性为77%,特异性为78%。MRI 诊断子宫内膜异位囊肿的敏感性为90%~92%,特异性更高,为91%~98%。子宫内膜异位囊肿 MRI 成像特征表现为"阴影",即 T_1 加权像均匀高信号和 T_2 加权像相对低信号。信号强度与细胞内氧化情况相符(图26-4)。子宫内膜异位囊肿外观复杂,通常与囊肿内血块或碎片存在相关,使用静脉造影剂可能有助于与卵巢肿瘤区别。

(六)超声表现

子宫内膜异位囊肿仅仅通过超声难以与卵巢肿瘤相区分。反复出血和周围炎症有时会形成一个异质性的内部表现(固体部分),壁增厚或明显的分隔。明显的分隔可能容易被误认为是分隔子宫内膜异位囊肿和卫星囊肿压缩的卵巢实质。子宫内膜异位囊肿往往有良好的血管形成和多普勒血流,而被错误地认为是肿瘤性肿块。

虽然子宫内膜异位囊肿可能与肿瘤相似,但其有特征性的超声表现。由于其操作方便、成本低和价值高及容易获得,经阴道超声检查已成为评价子宫内膜异位囊肿的首选影像学检查。典型的子宫内膜异位囊肿表现为内部弥漫性低回声,声波传导增强,囊壁均匀,有时内含明亮的反射光点(图26-4)。反射光点被认为是红细胞的分解产物。约50%的组织学证实为子宫内膜异位囊肿的卵巢肿瘤具有这种特征性表现。虽然在急性出血性囊肿中可能会出现相同的表现,但后者随着时间表现为疾病进展或吸收,而子宫内膜异位囊肿通常保持稳定或增大。连续超声检查有助于医师明确子宫内膜异位囊肿。

(七)子宫内膜异位症的血清学标志物

虽然子宫内膜异位症的血清标志物可能能够提供重要的临床价值,但并不十分准确。研究最多的肿瘤标志物是癌抗原(CA)-125。这是一种跨膜糖蛋白,最初在浆液性卵巢癌中发现。Barbieri 和他的同事们发现子宫内膜异位症妇女 CA-125 水平升高。CA-125 基因目前尚未完全确定,但其编码的4兆道尔顿产物有着重复的肽基序和 O-链多糖,其由体腔来源的细胞合成和分泌。一些研究者发现,与腹膜粘连灶相比,这个标志物跟活性子宫内膜异位病灶更相关,其在监测治疗过程中疾病复发或进展中起着一定作用。虽然术前 CA125 检测预测子宫内膜异位症的敏感性太低而不能用于筛查,但是 CA-125 高水平可能意味着更高期别的疾病。CA-125 联合血清可溶性 ICAM-1 筛查子宫内膜异位症的敏感性略有改善。

最近发表的两篇论文均讨论血清标志物在诊断子宫内膜异位症中的应用。Othman 和同事报道 IL-6,单核细胞趋化蛋白-1(monocyte chemoattractant protein-1,MCP-1)和干扰素(interferon-γ,IFN-γ)

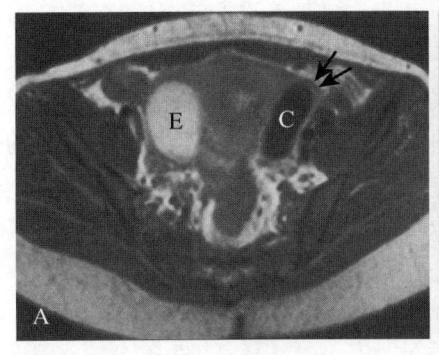
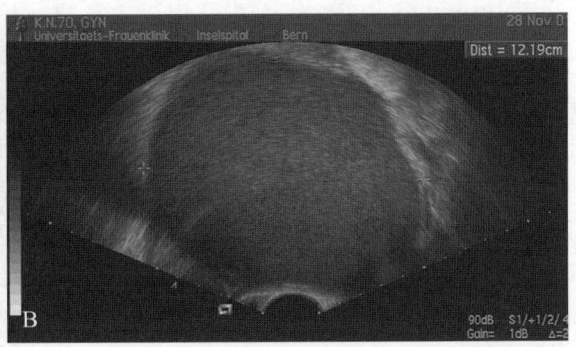

图26-4 A. 盆腔 MRI 显示右侧卵巢高信号密度,提示存在子宫内膜异位囊肿(E)。左侧卵巢低信号区提示卵巢单纯囊肿(C)。箭头所指的是囊肿周边信号增强。B. 经阴道超声显示附件区弥漫性均匀中等回声的囊性包块,提示子宫内膜异位囊肿

[A 图来自 Jaffe R, Pierson RA, Abramowicz JS 等的《不孕与生殖内分泌图像》.费城出版社,1994年。B 图承蒙瑞士伯尔尼大学的 Michael D. Mueller 博士提供]

在子宫内膜异位症妇女血清中的表达水平较经腹腔镜证实无子宫内膜异位症的对照组不孕妇女升高。其中,血清 IL-6 是最有预测价值的生物标志物。一个类似的研究发现,几个细胞因子联合检测子宫内膜异位症与对照组较任何单个细胞因子更加敏感。Fassbender 和同事采用血浆蛋白质组学鉴定出了 5 个子宫内膜异位症的特异蛋白。这种方法偏差小,可以作为发现新的生物标志物的有效途径。

五、发病机制

激素应答(类固醇和核受体):子宫内膜异位症的明确特征之一是其内分泌反应性。典型的子宫内膜异位症只在月经来潮后出现症状,且大多数情况下,绝经后症状逐渐缓解。对一例罕见的绝经后持续性子宫内膜异位症的研究发现,子宫内膜异位种植病灶本身出现芳香化酶表达和雌二醇合成。卵巢子宫内膜异位囊肿的芳香化酶活性尤其增高(图 26-5)。子宫内膜异位细胞孤核受体 SF-1 的相对过度表达似乎是这些病灶芳香化酶活性升高的一个主要原因。很显然类固醇生物合成和代谢是这些病灶的内在活动。另外还发现,在异位子宫内膜组织中差异表达的有编码类固醇急性调节蛋白(steroid acute regulatory,StAR)的信使 RNA 转录区域,其调控胆固醇运送到线粒体内膜,还有胆固醇 P450 侧链裂解酶(side chain cleavage,SCC)、3β-羟基类固醇脱氢酶 II 和 17α 羟化酶。此外,在子宫内膜异位病灶,将雌二醇氧化为生物活性较低的 17β-羟基类固醇脱氢酶 II 的代谢活动降低,使得局部雌激素活性增强。因此,子宫内膜异位病灶自身似乎获得了产生雌激素的能力(图 26-6)。

与其衍生的在位内膜相似,异位内膜病灶亦表达雌激素和孕激素受体。然而,多年来,一些研究者认为,子宫内膜异位病灶甾体类激素受体水平发生改变。在体外培养的来自病灶的间质细胞中,雌激素和孕激素受体亚型的表达均与正常子宫内膜不同。这些差异可能会使异位子宫内膜病灶的细胞获得生长优势。雌激素受体 β 在子宫内膜异位病灶中高表达,是新发现的治疗新靶点。雄激素在子宫内膜异位症中的作用目前尚不明确,然而,雄激素受体在正常子宫内膜和子宫内膜异位病灶中均有表达,已有临床证据支持达那唑可以缓解与子宫内膜异位症相关的疼痛。

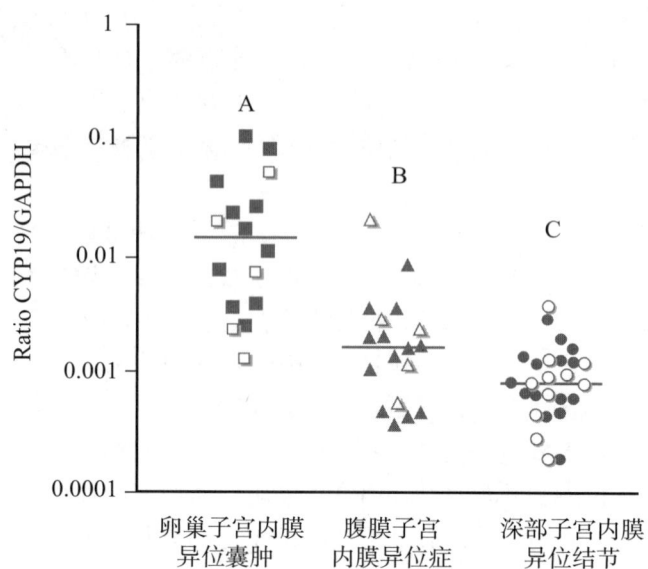

图 26-5 CYP19(P450 芳香化酶)在卵巢子宫内膜异位囊肿(A)、腹膜子宫内膜异位症(B)和直肠阴道隔深部子宫内膜异位结节(C)的表达。图表上的数据是其相对于 3-磷酸甘油醛脱氢酶(glyceraldehyde-3-phosphate dehydrogenase,GAPDH)mRNA 的表达水平。填充的符号代表接受治疗的患者;不同组(字母代表)的表达水平有显著差异($P = 0.05$)(横线表示中位数,横坐标代表分组)

{摘自 Heilier JF, Donnez O, Van Kerckhove V, et al. Expression of aromatase [P450 aromatase/CYP19] in peritoneal and ovarian endometriotic tissues and deep endometriotic [adenomyotic] nodules of the rectovaginal septum. Fertil Steril, 2006(85): 1516–1518.}

六、病变(粘连、蛋白水解、浸润)

正如前面所讨论的,Sampson 假说认为有活力的子宫内膜细胞溢入腹腔沉积于腹膜表面,并和间皮单层细胞黏附。虽然关于这种浸润行为是否需要间皮表层上存在裂隙或者有能力侵袭完整的间皮还存在一些争议,但这是病灶形成的一个必要步骤。腹膜细胞上透明质酸及其表达于子宫内膜细胞上的受体(CD)44 在早期黏附步骤发挥了重要作用。子宫内膜异位症妇女细胞因子(如 IL-1β,IL-6,TNF-α)的表达和活性增高可能使这些患者脱落的子宫内膜碎片易于黏附。子宫内膜异位细胞侵入腹膜表面的能力激发了对其与肿瘤相似的蛋白水解性能的广泛研究。特异性基质金属蛋白酶(matrix metalloproteinases,MMPs)的鉴定,其本身受细胞因子与卵巢类固醇激素的调节,是研究的热点区域。在位子宫内膜中,随着月经周期黄体晚期激素撤退后,这些酶和内源性抑制剂[金属蛋白酶组织抑制剂(tissue inhibitor

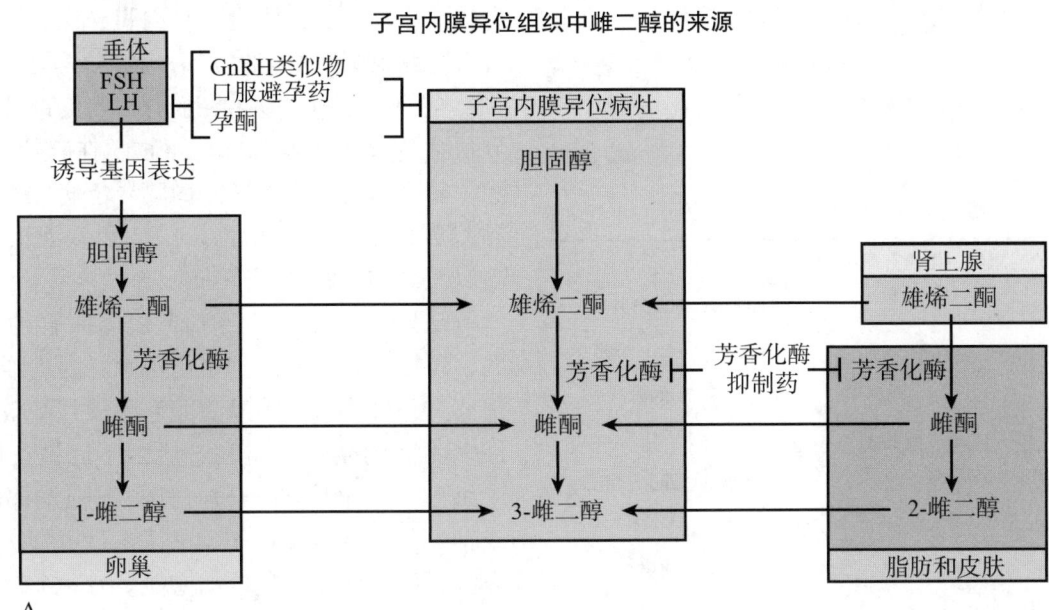

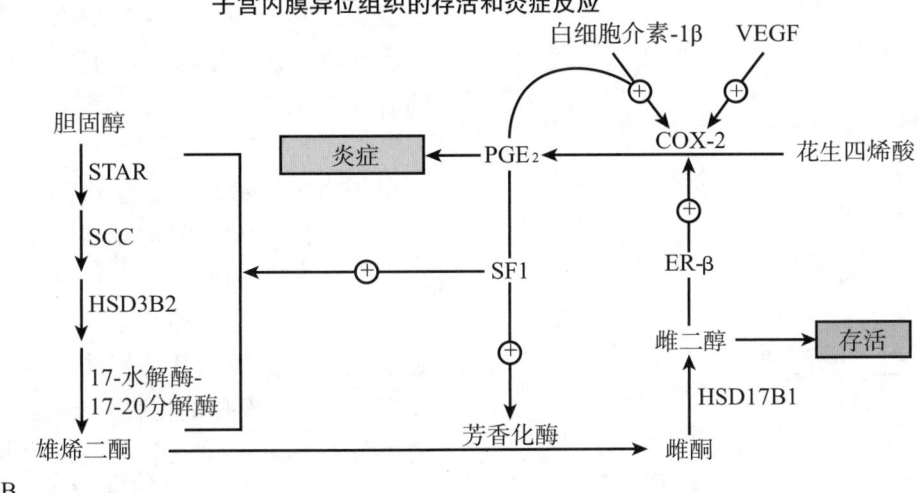

图 26-6　子宫内膜异位组织中雌二醇的来源

A. 子宫内膜异位症组织雌二醇的多种来源途径。其中一条途径是通过垂体促卵泡生成素（follicle-stimulating hormone，FSH）和黄体生成素（luteinizing horomone，LH），其可诱导卵巢雌二醇合成。另一条途径来自脂肪和皮肤组织的芳香化酶作用，以及子宫内膜异位组织的局部合成。B. 高水平的雌二醇和前列腺素 E_2（PGE_2）通过一个前馈环路合成。所有与胆固醇从头合成甾体类激素有关的酶均在子宫内膜异位病灶的间质细胞中表达。其中，类固醇急性调节（the steroid acute regulatory，StAR）蛋白、芳香化酶 P450 和 17β-HSD 1 型表达水平显著上调。StaR 和芳香化酶活性通过 cAMP 途径调节，这些基因的转录通过类固醇生成因子（steroidogenic factor-1，SF-1）异常表达进行调节，导致雌二醇合成增多以及病灶的增生。前列腺素合成通过环氧化酶 -2（cyclooxygenase-2，COX-2）调节，而后者由雌二醇、细胞因子和血管内皮生长因子（vascular endothelial growth hormone，VEGF）调节，与炎症及局部雌二醇分泌的正反馈相关

［摘自 Bulun SE. Endometriosis. New Engl J Med, 2009（360）：268–279.］

of metalloproteinases，TIMPs）］分别被激活和抑制。这项研究工作的意义表明，激素类药物，尤其是孕激素，可以抑制这类侵袭性行为。然而，子宫内膜异位组织类固醇激素的相对不敏感和细胞因子活性的增强可提高 MMP 的作用，促进腹膜浸润的发生。

（一）增殖与凋亡

各种人类生长因子可以刺激子宫内膜细胞的有丝分裂活动。其中许多因子也已经在子宫内膜异位患者的异位内膜组织及腹腔液中发现。虽然它们在子宫内膜异位症中的确切作用并不明确，但这些因子都是

子宫内膜异位病灶增殖的潜在调节因子。表26-2总结了子宫内膜异位症患者盆腔积液中的主要丝裂原，并与非子宫内膜异位症妇女进行了比较。该表还提供了参考文献以便获取更详细的信息。

表26-2　腹腔液中的细胞因子和生长因子

在子宫内膜异位症患者中浓度升高	
补体	Badawy, et al. 1984
Eotaxin	Hornung, et al. 2000
Glycodelin	Koninckx, et al. 1992
Interleukins（IL）	
IL-1	Anderson, and Hill. 1987
IL-6	Rier, et al. 1994
IL-8	Ryan, et al. 1995
单核细胞趋化蛋白1（MCP-1）	Akoum, et al. 1996
血小板衍化的生长因子（PDGF）	Halme, et al. 1988
RANTES（正常T细胞激活、表达和分泌调节因子）	Khorram, et al. 1993
可溶性细胞间黏附分子-1（ICAM-1）	Daniel, et al. 2000
转化生长因子β（TGF-β）	Oosterlynck, et al. 1994
血管内皮生长因子（VEGF）	Shifren, et al. 1996
在子宫内膜异位症患者中浓度不变	
上皮生长因子（EGF）	De Leon, et al. 1986
碱性成纤维细胞生长因子（FGF）	Huang, et al. 1996
干扰素-γ（IFN-γ）	Khorram, et al. 1996
IL-2	Keenan, et al. 1995
IL-4	Gazvani, et al. 2001
IL-12	Mazzeo, et al. 1998
在子宫内膜异位症患者中浓度下降	
IL-13	McLaren, et al. 1997
IL-1RA	Zhang, et al. 2007

程序性细胞死亡（凋亡）也是子宫内膜周期性重塑的重要机制。子宫内膜异位症妇女正常子宫内膜和异位内膜上皮的凋亡下降。这些结果表明，腹腔内存在另一个潜在的选择优势使子宫内膜异位病灶得以维持生长。这些结果表明，腹腔内长期存在的异位子宫内膜病灶具有选择优势。

（二）血管生成因子

经血反流是普遍存在的，然而目前尚不清楚为什么子宫内膜异位症只发生在部分妇女中。一些研究者推测腹腔内环境的血管生成潜能可能与病灶形成有关。实际上，肉眼上子宫内膜异位病灶周围往往围绕着扩张的血管（彩图77）；盆腔外子宫内膜异位症，虽然罕见，亦通常发生在血管丰富的部位。子宫内膜异位症的发病机制和肿瘤生物学在其他方面也类似。除了新生血管增多，子宫内膜异位病灶表现为增殖、黏附和侵袭能力均增强，LoH和基因组不稳定性提高以及细胞凋亡的下降。

从原先的血管萌芽到形成新血管的过程是复杂的，包括细胞外基质的蛋白水解、内皮细胞的增殖和迁移，并最终形成有潜能的毛细管并刺激血管生成。许多不同的生长因子和细胞因子已被证明对血管内皮细胞、平滑肌细胞和血管周细胞发挥趋化、增殖或抑制活性的作用。IL-1β敏感性的增加促进子宫内膜异位病灶血管生成的潜能。另一个对上述发现具有吸引力的解释（假设Sampson假说被接受）认为易发生子宫内膜异位症的妇女其在位子宫内膜层已经表现出一种"激活"的血管生成表型。与Knudson的肿瘤发生"二次打击"假说相似，易发生子宫内膜异位症的妇女可能携带"第一次打击"的遗传性状，使得子宫内膜细胞血管生成因子产生增多。这个假说与子宫内膜异位症的家庭聚集性相一致。晚期子宫内膜异位症的血管生成活性更加强大。

盆腔积液是一种复杂的介质，其内含有多种细胞并受多种类型细胞的影响，我们和其他研究者均发现这是一个有用的生物介质，其可用来明确与子宫内膜异位症局部反应相关的细胞间介质。腹腔液似乎在新生血管形成过程中起着重要作用。Oosterlynck和同事采用鸡胚绒毛尿囊膜生物测定表明与正常对照组相比，子宫内膜异位症妇女盆腔积液血管生成活性更高。我们采用人类内皮细胞增殖的体外模型证实了上述观察。将胸腺嘧啶核苷掺入到新生细胞的DNA的实验表明，与正常对照组相比，子宫内膜异位症妇女腹腔液血管生成活性更高。

人类子宫内膜和子宫内膜异位病灶合成了大量的血管生成因子，其中包括碱性成纤维细胞生长因子、IL-6、IL-8、巨噬细胞迁移抑制因子、血小板源性生长因子、前动力蛋白1和血管内皮生长因子（vascular endothelial growth factor，VEGF），这些都是最有潜力的（表26-2）。我们之前报道月经周期分泌中期的子宫内膜VEGF表达最高，此时雌、孕激素水平均升高，并证实VEGF在子宫内膜异位病灶中表达。其他研究采用免疫组化和子宫内膜细胞培养来证实这些发现。这两种卵巢类固醇激素对人类 VEGF 基因启动子有直接的转录作用。与正常卵巢组织相比，VEGF，IL-6 和 IL-8 mRNA 在子宫内膜异位囊肿中表达明显上调。总体上，这些发现表明，子宫内膜异位症病灶局部血管生成因子的表达与新生血管形成和症状相关。

（三）纤维化

子宫内膜异位病灶（可能是凋亡反应）或其邻近细胞分泌的生化因子可能与病灶和周围盆腔器官的纤维化和粘连相关。实际上，TGF-β，一种生长因子，与其他类型的腹腔粘连形成相关，在子宫内膜异位症妇女的腹腔液中表达水平升高。

（四）氧化应激与子宫内膜异位症

近年来，有假说认为氧自由基作为细胞病理介质参与了子宫内膜异位症的形成。自由基是高度活性分子，一过性包含 1 个或 2 个未成对电子。电子转移到其他结构或调节分子可以诱导细胞损伤。具有生物学意义上的大部分自由基被称为活性氧（reactive oxygen species，ROS），如羟基（HO·）、过氧化氢（ROO·）或超氧阴离子（O^{2-}）基。氧化应激是一种稳态偏差，表现为氧化环境超过了生理系统抗氧化维生素和酶的防御能力。氧化应激促进体外培养的子宫内膜间质细胞有丝分裂，而自由基可能有助于病变的增殖和侵袭。

Murphy 和同事发现了子宫内膜异位症妇女腹腔液中抗氧化剂维生素 E 的水平下降，溶血磷脂酰胆碱和磷脂酰胆碱的比例升高。这些研究结果表明，子宫内膜异位症的脂质过氧化水平增高。然而，其他研究者通过测定丙二酰二醛或 2,2′-联氮双-3-乙基苯并噻唑啉磺酸盐还原法来直接分析脂质过氧化水平未能检测出子宫内膜异位症患者和对照组之间的差异。但是，这一新假说可以作为进一步研究的好焦点。

（五）炎症（免疫细胞、细胞因子、趋化因子、前列腺素）

子宫内膜异位症妇女腹腔内和病灶里的免疫细胞增多，这种认识已经超过 15 年。这种现象被认为是通过先天免疫系统启动的，并不是抗原特异性的，没有免疫记忆。粒细胞、自然杀伤（natural killer，NK）细胞和巨噬细胞是提供这种防御的主要细胞，通过可溶性趋化蛋白（也就是趋化因子）的表达，它们被招募到组织中（图 26-7），表明神经、内分泌和免疫系统之间存在复杂的相互作用。由于子宫内膜异位症中单核细胞炎症反应起着重要作用，研究者对这种细胞系特异性趋化因子在腹腔液和子宫内膜异位病灶进行了评估和确定。特别是对 IL-8、MCP-1 和调节激活正常 T 细胞表达和分泌因子（regulated upon activation normal T cell expressed and secreted，RANTES）进行了深入的研究。表 26-2 提供了这些重要趋化因子的参考文献，在最近的一篇综述对腹膜趋化因子进行了详尽的介绍。

我们推测腹腔巨噬细胞的积累启动了一个相当复杂的趋化因子、细胞因子和生长因子的网络，从而导致子宫内膜异位症的病理生理学过程。这个假说在图 26-8 进行了总结。自动调节回路的激活可能有助于子宫内膜异位种植病灶局部炎症的正反馈放大。

相比之下，获得性免疫，是指通过经验"学习"而来，反复接触抗原暴露后诱导了记忆增强反应。胸腺和法氏囊来源（T 和 B）淋巴细胞和产生抗体的浆细胞是获得性免疫的主要细胞类型。Weed 和 Arquembour 首先观察到免疫球蛋白 G（IgG）和补体沉积在子宫内膜异位症患者的在位内膜上，并提出子宫内膜自身抗体的产生可能可以解释这些女性的不良生殖预后。另外还观察到这些女性腹腔液补体 C3 的水平也升高了。在自发发生子宫内膜异位症的狒狒中观察到 T 细胞浓度升高，但在手术诱导子宫内膜异位症的狒狒中却没有观察到。这个发现让研究者认为潜在的免疫细胞异常发生于腹腔内子宫内膜异位之前，而不是对后者的反应。

在 20 世纪 80 年代，通过 Western blotting 方法对子宫内膜异位症妇女血清进行子宫内膜抗原的检测。采用酶联免疫吸附试验对可溶性子宫内膜抗原和子宫内膜细胞层进行检测也得到相似的发现。研究认为，广义的获得性免疫反应，表现为多克隆的 B 细胞活化，仅发生在某些子宫内膜异位症妇女中。

子宫内膜异位症衍生的趋化因子可以招募和激活白细胞，后者可以分泌各种可溶性炎症介质。其中特别有效的是促炎性细胞因子（表 26-2）和前列腺素。这些介质也具有内在的血管活性和疼痛激活性质，被认为在子宫内膜异位症症状发生的共同通路中起着重要的作用。

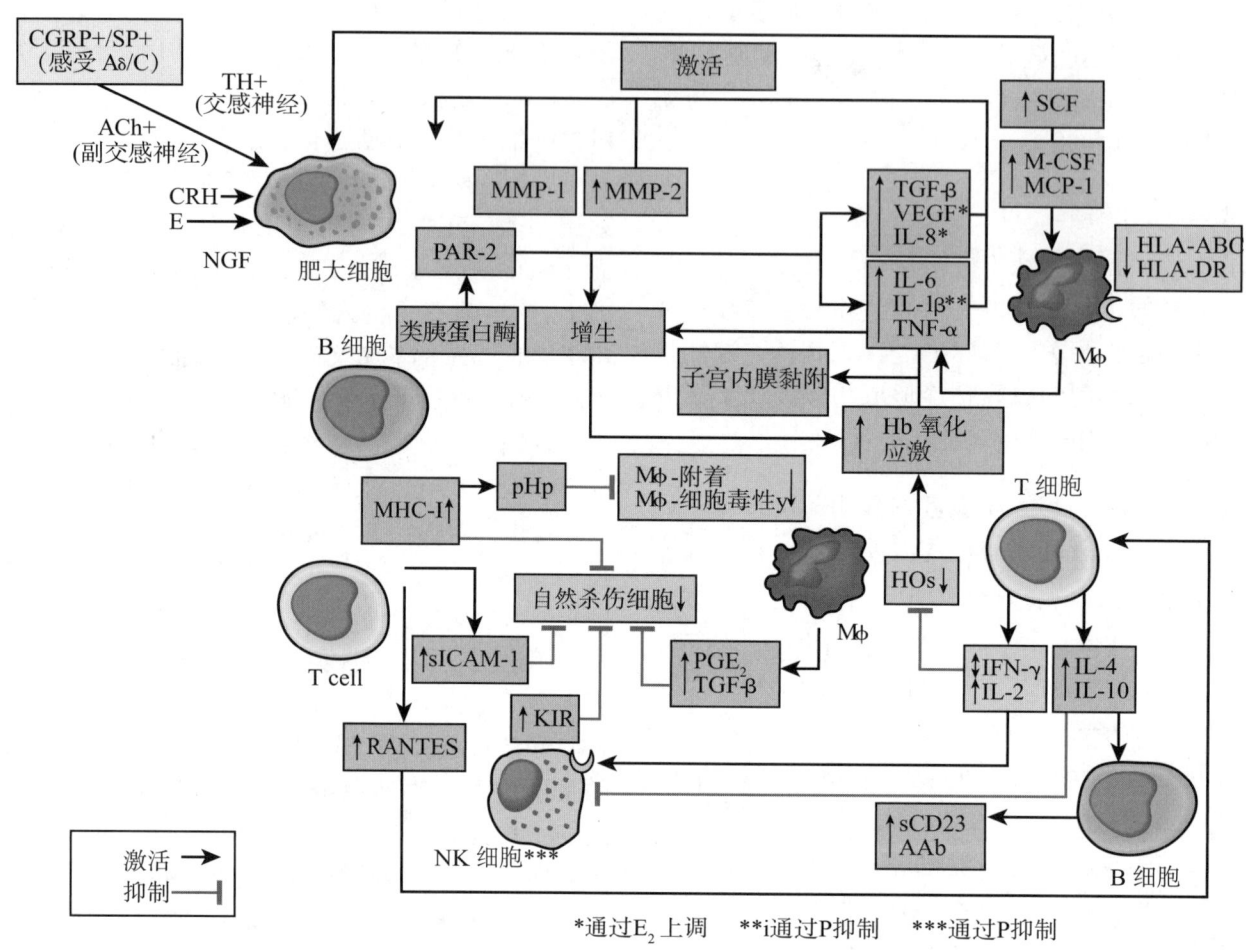

图 26-7 子宫内膜异位症的神经内分泌免疫失衡

子宫内膜异位症患者腹腔液中 M-CSF，MCP-1，RANTES 和 SCF 水平升高可能导致腹膜巨噬细胞、T 细胞和肥大细胞的增加。虽然子宫内膜异位症巨噬细胞上的抗原呈递标志物如 HLA-ABC 和 HLA-DR 水平降低，但腹腔液中巨噬细胞来源的 IL-6、IL-1β、TNF-α、TGF-β、VEGF、IL-8、MMP-1、MMP-2 水平升高，并刺激血管生成。IL-6、IL-1β 和 TNF-α 有助于子宫内膜细胞黏附于腹膜，TNF-α 则刺激异位组织的增生，导致血红蛋白水平升高。T 细胞产生的 IL-2 和干扰素-γ 降低了 HO，导致氧化应激。IFN-γ 水平有认为升高，也有认为下降。T 细胞产生的 IL-4 和 IL-10 抑制细胞免疫，并刺激 B 细胞产生 AAb。子宫内膜异位症腹腔液中 sCD23 水平增加，可能来源于活化的 B 细胞。腹腔液中淋巴细胞增加并大量存在于异位组织中。NK 细胞毒性降低可能与异位细胞中高水平抗炎症 T 细胞因子、KIR 增高，以及巨噬细胞来源的 PGE_2 和 TGF-β 高水平、MHC-I 表达增高、腹腔液中高 sICAM 水平相关。病灶内的神经纤维 CGRP、SP、TH、Ach、NGF 和 CRH 表达阳性。CRH 和累积的 E 可激活肥大细胞释放类胰蛋白酶，激活 PAR-2，导致 VEGF、IL- 和 IL-6 分泌增加以及内膜异位组织的增生。PHP，由内膜异位组织表达，可以减少粘连，并降低Ⅲ期和Ⅳ期病变腹腔巨噬细胞的细胞毒作用。E_2 可进一步增加 RANTES、IL-8、VEGF 水平，而 P 则抑制腹腔巨噬细胞 IL-1β 的分泌，增加 NK 细胞数目。AAb. 自身抗体；ACh. 乙酰胆碱；CGRP.、降钙素基因相关肽；CRH. 促肾上腺皮质激素释放激素；E. 雌激素；E_2. 雌二醇；Hb. 血红蛋白；HO. 血红素加氧酶；IL. 白细胞介素；HLA. 人类白细胞抗原；IFN-γ. 干扰素 γ；KIR. 杀伤细胞抑制性受体；M-CSF. 巨噬细胞集落刺激因子；MCP-1. 单核细胞趋化蛋白-1；MHC-I. 主要组织相容性复合物 I；MMP. 基质金属蛋白酶；NGF. 神经生长因子；NK. 自然杀伤；P. 孕酮；PAR-2. 蛋白酶激活受体-2；PGE_2. 前列腺素 E_2；pHp. 腹膜结合珠蛋白；RANTES. 调节活化正常 T 细胞表达和分泌；sCD23. 可溶性 CD23；SCF. 干细胞因子；sICAM-1. 可溶性细胞间黏附分子-1；SP、P 物质；TGF-β. 转化生长因子-β；TH. 酪氨酸羟化酶；TNF-α. 肿瘤坏死因子-α；VEGF. 血管内皮细胞生长因子

［摘自 Tariverdian N, Theoharides TC, Siedentopf F, et al. Neuroendocrine-immune disequilibrium and endometriosis: and interdisciplinary approach. Semin Immunopathol, 2007 (29): 193–210.］

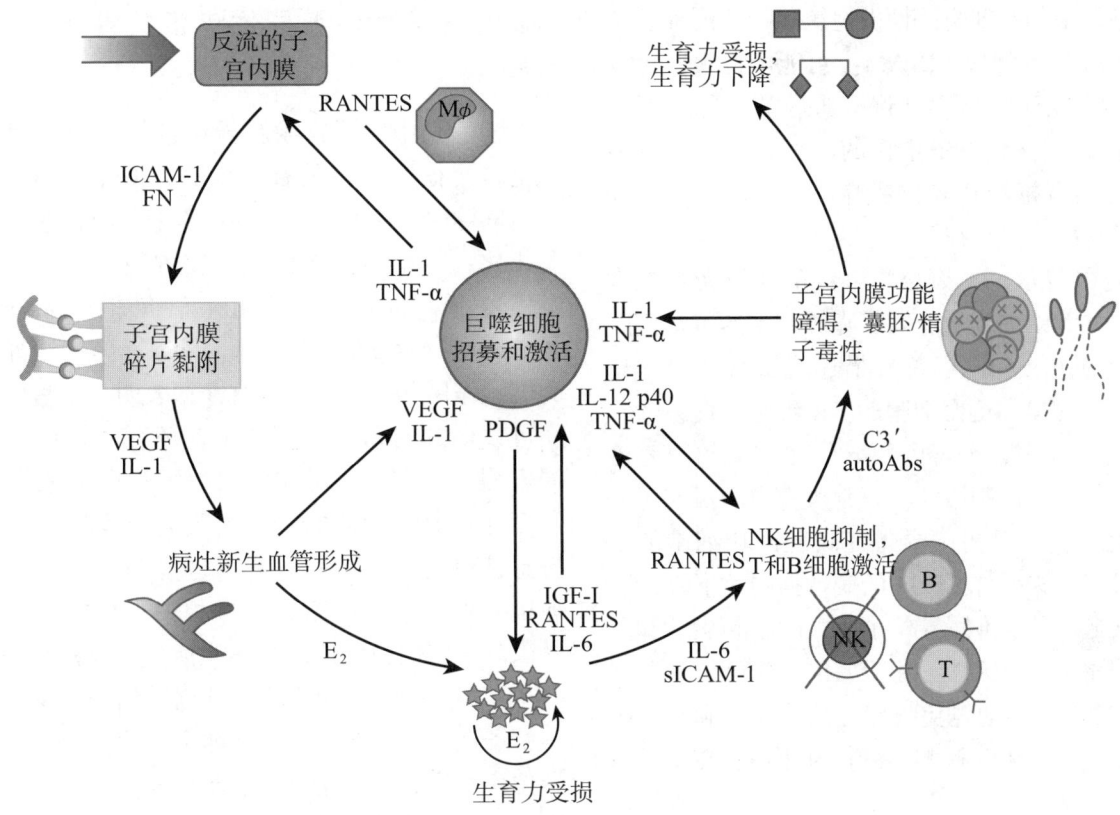

图 26-8 参与子宫内膜异位症病理生理过程中的趋化因子、细胞因子和生长因子网络

autoAbs. 自身抗体；C3′. 补体 C3′；E₂. 雌二醇；FN. 纤维连接蛋白；sICAM-1. 可溶性细胞间黏附分子 -1；IGF-1. 胰岛素样生长因子 -1；IL. 白细胞介素；MØ. 巨噬细胞；NK. 自然杀伤细胞；PDGF. 血小板源性生长因子；RANTES. 调节活化正常 T 细胞表达及分泌；TNF. 肿瘤坏死因子；VEGF. 血管内皮生长因子

虽然早期的基因分型研究并没有发现人类白细胞抗原（HLA-A、HLA-B 和 HLA-DR）组织相容性复合体 I 和 II 型基因与子宫内膜异位症的关系，但最近越来越多的对子宫内膜异位组织的免疫组化分析表明，与对照组不孕妇女相比，子宫内膜异位症妇女子宫内膜与异位内膜上皮细胞 HLA-DR 的表达升高。另外，对来自北美子宫内膜异位症协会超过 3500 例患者进行的一项自我报告横断面调查发现，手术证实的子宫内膜异位症可以与其他自身免疫性疾病并存，包括系统性红斑狼疮、干燥综合征、类风湿关节炎和多发性硬化症。在最近对卵巢子宫内膜异位症的组织化学和微阵列研究中发现，巨噬细胞、浆细胞、补体蛋白和 B 淋巴细胞刺激因子（B-lymphocyte stimulating cytokine，BLyS）均较在位子宫内膜明显升高。这些标记在其他自身免疫性疾病中也升高，包括系统性红斑狼疮、干燥综合征和类风湿关节炎。

（六）免疫监视作用

关于子宫内膜异位症病因的一个有趣解释是免疫监视缺陷。如果正常的在位子宫内膜引起免疫反应，那么抗子宫内膜抗体会在所有的妇女而不只是子宫内膜异位症妇女中升高。因此，针对这些子宫内膜细胞的获得性免疫似乎是针对异位内膜病灶的。既然绝大多数妇女的月经期子宫内膜会进入腹腔，那么为什么子宫内膜异位症只发生于 10%~15% 的妇女？

正常妇女中，如果没有免疫耐受的缺失，腹腔内月经期内膜碎片应该被清除，免疫耐受可能是由 $CD8^+T$ 细胞和免疫抑制细胞因子（例如 IL-13，IL-1RA）介导。然而，正如其他自身免疫性疾病，免疫耐受性可能在子宫内膜异位症妇女中被破坏，导致异位植入病灶被识别而引起慢性炎症反应。诱导所谓"封闭抗体"的产生或对子宫内膜抗原耐受已经存在一些假说，但从未被证实。然而，有报道子宫内膜异位症患者中NK细胞活性发生缺陷，免疫抑制细胞因子产生减少。例如，ICAM-1可能干扰腹腔免疫监视，并允许反流子宫内膜逃避腹腔的清除。子宫内膜异位症妇女盆腔液中蛋白的浓度升高。子宫内膜细胞天生具有抗凋亡和抗吞噬能力，但是，正如前所述，子宫内膜异位症只发生在少数育龄期妇女。一些研究人员表示，先天免疫系统的介导者，特别是巨噬细胞和NK细胞，能够吞噬腹腔中的子宫内膜细胞。Oosterlynck和同事首次描述了子宫内膜异位症妇女抗子宫内膜和造血细胞的NK细胞毒性下降。同一研究组还发现，子宫内膜异位症妇女的腹腔液中可溶性NK细胞抑制活性较正常生育力的对照组妇女升高。此外，子宫内膜异位症腹腔巨噬细胞的吞噬能力通过清道夫受体CD36的表达抑制而下降。

Hornung和同事推测异位子宫内膜细胞表达和分泌的非经典主要组织相容性抗原HLA-G可能抑制了NK细胞的功能，但通过免疫印迹法在异位和在位内膜间质细胞或组织中却检测不到这种蛋白，在腹腔液中也没有检测到可溶性HLA-G蛋白。然而，采用原位的方法，Barrier和同事发现，HLA-G在子宫内膜异位腺体中表达。有趣的是，子宫内膜异位症妇女腹腔液中其他抗炎性细胞因子的表达减少（如IL-13和IL-1RA）。

七、子宫内膜异位症相关性不孕的可能机制

轻度至中度子宫内膜异位症如何导致生育力下降是这个研究领域最有争议的方面（图26-9）。一项病例对照研究发现，与306例非子宫内膜异位症妇女相比，87名轻度至中度子宫内膜异位症妇女血清中代表卵巢储备功能的抗苗勒管激素（anti-müllerian hormone，AMH）显著降低。除了子宫内膜异位病灶的机械作用和附件粘连，有证据表明，子宫内膜异位症可以引起对盆腔不利的不良环境。来自赠卵的证据表明，子宫内膜异位症可以阻碍卵子或早期胚胎发育，行IVF助孕的子宫内膜异位症妇女卵泡液中特异性趋化因子浓度升高。这些关键问题的解决将促进我们对子宫内膜异位症相关不孕的理解，应该可以为子宫内膜异位症的不孕治疗的改善铺平道路。

一般来说，异位内膜病灶周围的炎症反应可以阻碍精子运输、输卵管蠕动和卵母细胞发育。子宫内膜异位病灶局部的出血可以引起粘连、纤维化和输卵管近端梗阻。此外，子宫内膜异位症妇女异位子宫内膜表现为组织学和生物化学上的多种紊乱，包括免疫细胞浸润增多以及细胞因子和趋化因子表达增高。另有报道，补体C3、E-钙黏附蛋白、β-连环蛋白浓度升高，

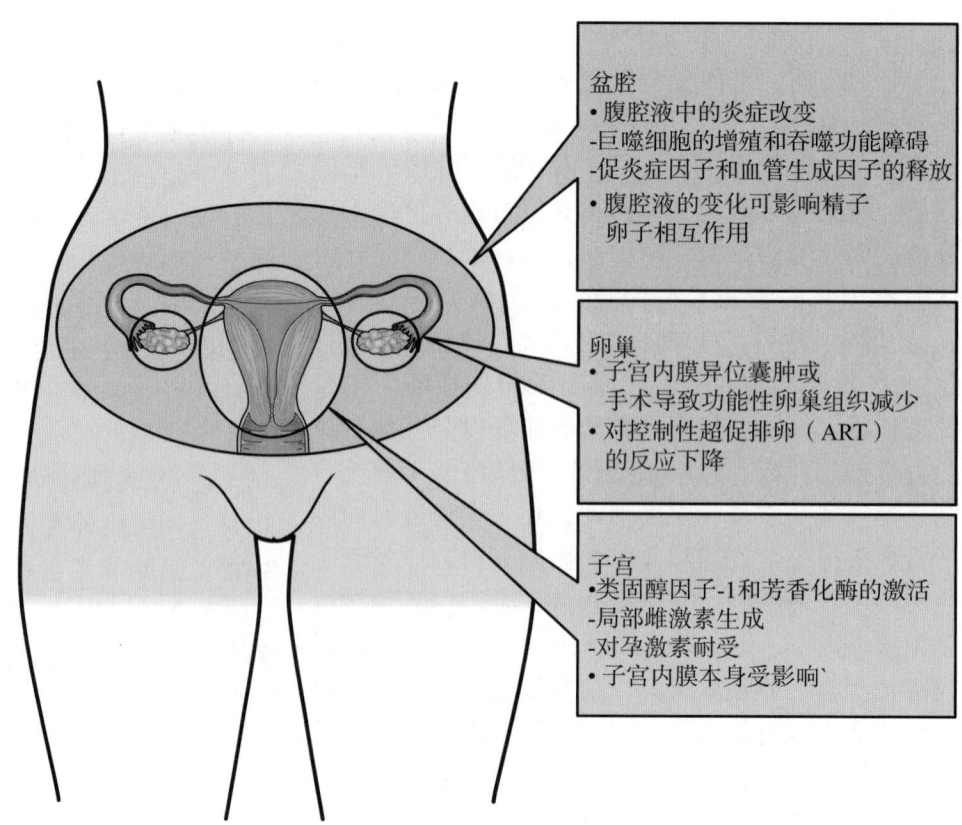

图26-9 子宫内膜异位症相关不孕的机制

ART（assisted reproductive technologies）. 辅助生殖技术

［摘自de Ziegler D, Borghese B, Chapron C. Endometriosis and infertility: pathophysiology and management. Lancet, 2010（376）: 730–738.］

αVβ₃整合素、胎盘蛋白、HOXA10和HOXA11浓度下降。基于我们对这些因子功能的现有认识，这些基因产物的紊乱有可能引起植入病灶受损。αVβ₃整合素表达的改变可以通过芳香化酶抑制药进行治疗纠正。

一些研究者发现，腹腔液前列腺素浓度增高。由于前列腺素是快速作用的自分泌和旁分泌物质，因此在循环中很难监测到。前列腺素与内异症疼痛密切相关，并通过干扰输卵管蠕动和卵子拾取影响生育能力。将精子与腹腔液进行孵育，子宫内膜异位症腹腔液较对照组更易导致精子DNA碎片的产生。有一些证据表明，子宫内膜异位症妇女子宫蠕动异常或抑制，可能影响精子或卵子的运动。

有资料表明子宫内膜异位症妇女流产率增加，尽管这一观点存在争议。在一项关于IVF结局的荟萃分析中，晚期子宫内膜异位症妇女与其他指征行IVF的妇女相比，受精率和着床率明显下降。以上发现将在本章的后面进一步详细讨论。

八、子宫内膜异位症与生殖道恶性肿瘤

约17%的卵巢癌患者中同时存在子宫内膜异位症。近期一项超过23 000例受试者（7911例卵巢癌）的病例对照研究汇总分析发现，有子宫内膜异位症病史的患者其发生卵巢癌（子宫内膜样癌、透明细胞癌和低级别浆液性癌）的终身风险为1.5%。激活了Kirsten鼠肉瘤（Kirsten rat sarcoma，K-ras）等位基因和肿瘤抑制磷酸酶和张力蛋白基因（tumor suppressor phosphatase and tensin，Pten）并同时组织特异性条件性敲除的小鼠模型可导致卵巢子宫内膜样腺癌的侵袭性和广泛性转移，表现出与人类相同的病理形态学改变（彩图78）。通过采用一个子宫内膜异位症的完整免疫小鼠模型，Cheng和同事能够激活子宫内膜异位组织中K-ras促进子宫内膜异位病灶的发生。最近发现，K-ras等位基因变异存在于31%子宫内膜异位病例，而对照组是5%。

宫颈子宫内膜异位症的一种罕见但严重的误诊，是将宫颈阴道细胞学涂片误认为是高级别上皮内病变、意义不明的不典型腺细胞甚至是原位腺癌。

九、治疗

（一）子宫内膜异位症相关疼痛的手术治疗

由于异位病灶位于腹腔内，大部分子宫内膜异位病灶适合行腹腔镜手术。手术方式包括植入病灶切除、电灼或激光汽化，均通过内镜端口进行操作，并已经被广大的妇科手术医师所掌握。对于希望保留子宫的女性而言，开腹手术或子宫切除术并非是必要的。

关于子宫内膜异位症相关盆腔痛腹腔镜治疗最早的循证评估之一是在20世纪90年代早期的英国开展的。Sutton和同事进行了一项包括了63名轻到中度子宫内膜异位症的随机前瞻性双盲试验。一半受试者接受了子宫内膜异位病灶的激光烧灼术和腹腔镜子宫神经切除术，另一半接受了诊断性腹腔镜手术和期待治疗。在手术后6个月，有62.5%的接受激光烧灼术的患者其疼痛视觉模拟评分量化改善，而期待组只有22.6%。对激光治疗组进行长期随访研究（约随访至术后72个月），发现55.3%的患者持续症状缓解。腹腔镜宫骶神经切除较单纯手术切除病灶而言，并没有进一步缓解疼痛。在一项关于疼痛的随机盲法交叉研究中，Abbott和同事证实接受子宫内膜异位病灶切除手术的患者中有80%疼痛缓解，而安慰手术仅为30%。手术效果与疾病程度无关。这些报道证实，腹腔镜激光手术在子宫内膜异位症疼痛治疗方面起着重要作用，手术治疗后疼痛复发中位时间为20个月。子宫内膜异位症内镜手术未来的创新点可能包括能量靶向吸收治疗，如用血卟啉衍生物增加病灶光敏感性或荧光自动检测非色素沉着的子宫内膜异位病灶。腹腔镜手术时采用靛胭脂或亚甲蓝进行组织染色可以有助于突出细小病灶。

治疗卵巢子宫内膜异位囊肿（巧克力囊肿）尤其具有挑战性。其对药物治疗反应很差，因此，手术切除是首选的治疗方法。Jones和同事对73例>2 cm的卵巢子宫内膜异位囊肿进行激光或双极电凝治疗。1年后，16.4%的受试者复发。如果是双侧巧克力囊肿则更易复发。根据近期的一项Cochrane综述，切除术较抽吸和消融术对①子宫内膜异位症复发；②复发症状；③生育结局效果更好。通过术后抑制性药物治疗如激素类避孕药可以降低手术治疗后复发。

子宫内膜异位症的治疗包括子宫切除术和双侧卵巢切除术，但术后存在低雌激素血症，使得术后激素替代治疗存在尴尬，从而加快了残余病灶的复发。激素治疗的复发率是每年3.5%或0.9%，术后立即开始雌激素治疗与6个月后再开始雌激素治疗其疼痛复发风险并没有增高。如果对绝经前妇女进行子宫切除和卵巢冷冻保存，术后无须进行抑制性药物治疗，

因其复发率是很低的。

（二）子宫内膜异位症疼痛的药物治疗

由美国食品和药品监督管理局（U.S. Food and Drug Administration，FDA）批准的治疗子宫内膜异位症的激素包括促性腺激素释放激素类似物（gonadotropin-releasing hormone analogue，GnRHa）、长效醋酸甲羟孕酮和雄激素达那唑。此外，连续口服避孕药也有广泛应用。在欧洲批准使用的一种孕激素地诺孕素，实际上是FDA批准的口服避孕药Natazia（tm）的一种成分。如在子宫内膜异位囊肿术后连续使用口服避孕药，较未使用者其复发率明显下降。大多数支持子宫内膜异位症药物治疗的证据是观察性的，然而，也有一些随机临床试验对其进行了评估。两项随机安慰剂对照试验对治疗子宫内膜异位症相关盆腔痛进行了循证评估，发现醋酸甲羟孕酮、达那唑或GnRHa均较安慰剂有效。40%～70%的妇女其疼痛缓解持续时间>6个月。

虽然GnRHa治疗子宫内膜异位症慢性疼痛非常有效，但FDA批准只能治疗6个月，因为其可导致卵巢抑制从而引起低雌激素反应。先前提到的雌激素阈值原则（图26-3）已被用来克服这个限制。GnRHa对下丘脑-垂体轴抑制可以通过反向添加外源性卵巢激素来解决。剂量试验发现，反向添加疗法可以逆转血管舒缩症状和骨量丢失。反向添加药物包括醋酸炔诺酮联合小剂量雌激素，可以安全地延长疼痛缓解和骨量保存时间至少1年。一项样本量有限的试验发现，反向添加治疗10年并无明显不良影响后。GnRHa鼻喷雾制剂使用3个月与6个月一样有效。另一个治疗选择是皮下埋植甲羟孕酮。两项随机临床试验表明皮下埋植孕激素治疗6个月在缓解子宫内膜异位症相关疼痛方面与醋酸亮丙瑞林同样有效。然而，两组患者治疗中途退出率相似。皮下埋植孕激素的优点是成本低、使用方便，并对骨密度保存有利。

在一项双盲安慰剂对照交叉研究中，非甾体类抗炎药物（萘普生）对子宫内膜异位症继发性痛经的疗效是安慰剂的2倍。子宫内膜异位病灶表达高水平的环氧合酶-2（cyclooxygenase-2，COX-2），提示选择性COX-2抑制药可能有临床疗效。虽然这类药物在治疗原发性痛经方面有效，但来自子宫内膜异位症相关试验的有限数据尚不能得出明确结论。

实验性药物治疗：如COX-2抑制药，各种新出现的治疗方法对子宫内膜异位症相关疼痛和炎症理论上有良好的治疗效果。GnRH拮抗药可导致促性腺激素分泌的快速抑制，却无GnRH超激动药的初始释放效果，在治疗方面可能更有优势。选择性雌激素受体调节药（selective estrogen receptor modulators，SERMs）理论上也有治疗效果。他莫昔芬对子宫内膜具有部分激动药活性，其可加重子宫内膜异位症。虽然雷洛昔芬可以缓解子宫内膜异位症小鼠和猕猴模型的病变，但初步临床试验却发现，这种SERM加重了疼痛症状。芳香化酶抑制药通过影响雌激素产生和作用，已成为子宫内膜异位症新的治疗药物。这种新疗法有待更大的临床试验来证实。虽然没有随机对照试验，但一项早期的开放性非随机证实研究表明，芳香化酶抑制药治疗直肠阴道隔子宫内膜异位症有效。发生在这个解剖部位的子宫内膜异位症同样表达芳香化酶（图26-5）。

孕酮受体调节药也被进行了研究。关于高剂量和低剂量抗孕激素药物米非司酮的研究表明，其对盆腔疼痛有缓解作用，但对腹膜种植病灶没有明显改善。这类化合物的抗糖皮质激素作用以及其导致子宫内膜高雌激素环境的作用，可能限制了其临床应用。最近一项有趣的体外研究表明，米非司酮的疗效一部分可能是由于其抗氧化作用。另一个核受体——过氧化物酶体增殖物激活受体（peroxisome proliferator-activated receptor，PPAR）-γ的配体被证明可以减少RANTES和IL-8的分泌及子宫内膜异位病灶间质细胞的增殖；抑制体外和小鼠模型巨噬细胞的活化和迁移；并减少鼠和狒狒疾病模型中子宫内膜异位症病灶体积。

针对细胞因子产生和作用的治疗药物也被研究用作子宫内膜异位症的临床辅助治疗。子宫内膜异位症大鼠模型的研究表明咪喹莫特（Toll样受体激动药）、重组人干扰素-α-2b、来氟米特、噻唑烷二酮和左旋咪唑均有治疗效果。噻唑烷二酮、重组TNF结合蛋白-1或抗TNF-α单克隆抗体αC5N均可抑制狒狒子宫内膜异位症模型病变进展，采用可溶性VEGF-R1（sflt-1）可以阻断小鼠子宫内膜VEGF的作用。相似治疗策略的进一步应用有助于子宫内膜异位症的临床治疗。

在一项包含11例有症状的阴道直肠隔子宫内膜

异位症患者的前瞻性自身对照研究中，研究者介绍了一种治疗深部阴道直肠隔子宫内膜异位症相关疼痛的新治疗方法。使用左炔诺孕酮宫内节育器12个月，可以显著改善痛经、盆腔疼痛和深部性交痛并使阴道直肠隔子宫内膜异位病灶在B超影像学上缩小。另一项试验比较了左炔诺孕酮宫内节育器与GnRHa分别治疗6个月，两者缓解疼痛的效果相似。其他药物如果在更大规模的临床试验中证实的话可能存在治疗潜力，包括非生物降解的孕激素皮下埋植避孕药、蟾毒灵、BAY11-7085（可溶性NK-κB活化抑制药）、多巴胺受体激动药、法国沿海松树皮提取物、异位宁、西罗莫司、二甲双胍、口服促性腺激素释放激素拮抗药、人绒毛膜促性腺激素、多西环素、褪黑激素、染料木素、阿托伐他汀、曲古抑菌素A和阴道用达那唑。

越来越多的证据表明，具有消炎和镇痛作用的药用植物对子宫内膜异位症也有很大的治疗潜能。尽管其安全性仍未明确，但总体上这些药物被认为不会损害排卵或受精，因此，可用于有生育要求的妇女。中药及其活性成分具有抑制细胞因子、抑制COX-2及抗氧化、镇静和镇痛作用，这些均将对子宫内膜异位症产生有益的影响。虽然随机对照临床试验少见，但植物治疗方法历史悠久，使用安全（如姜黄素及其类似物），具有多个优点，应进行更全面的评估（表26-3）。

（三）子宫内膜异位症相关不孕症的手术治疗

腹腔镜手术在治疗轻到中度子宫内膜异位症不孕症妇女中的作用是公认的。这个问题在近期的一项对两个随机对照试验的荟萃分析中进行了陈述：

表26-3 子宫内膜异位症植物治疗方法的疗效

植物药	抗增殖	抗疼痛	抗氧化	COX-2↓	细胞因子↓	NF-κB↓
柴胡	+				+	+
当归	+	+	+		+	
白芷	+	+		+	+	+
蒲黄					+	
肉桂		+		+		
蛇床子	+	+				
紫堇		+			+	
姜黄	+	+	+	+	+	+
香附	+		+			
乳香	+	+			+	+
甘草	+				+	
没药		+	+		+	
桃树					+	
茯苓	+	+			+	
红牡丹			+			
大黄	+	+			+	+
丹参		+	+			+
黄芩	+				+	
三棱		+			+	
龟壳						+
白牡丹根					+	+

［摘自 Wieser F, Cohen M, Gaeddert A, et al. Evolution of medical treatment for endometriosis: back to the roots? Hum Reprod Update, 2007（13）: 487 – 499.］

一个是加拿大的多中心试验，另一个是相对较小的来自意大利的研究。这个分析指出，即使是早期病变，也应该进行病灶的破坏，其有助于提高有自然受孕要求妇女的妊娠率。一项对加拿大研究的评论指出，手术治疗组优先进行粘连松解术，较病灶消融术，可能达到更高的妊娠率。基于这两项研究，每8个腹腔镜手术可增加1例妊娠（图26-10）。假设一个未进行诊断的不孕群体，子宫内膜异位症的估计发生率为30，那么增加1例妊娠所需要的腹腔镜例数是4（表26-4）。尽管手术治疗子宫内膜异位症相关不孕具有一定作用，但其成本较高。有证据表明，在IVF之前对轻到中度子宫内膜异位症妇女进行病灶切除可以提高活产率。

对于中度至重度子宫内膜异位症妇女，目前没有已发表的对照试验比较手术治疗与未治疗的效果；然而，许多文章报道广泛病变的妇女其妊娠率接近零。非对照试验表明，盆腔解剖结构未破坏的妇女妊娠率升高。

关于子宫内膜异位囊肿的手术切除，研究数据有限且相互矛盾。一些研究表明，囊肿剥除术可能对剩余卵巢不利并影响激素功能，但另有研究显示，切除子宫内膜异位囊肿的妇女、子宫内膜异位症妇女以及输卵管因素不孕妇女的生育结局并没有差异。子宫内膜异位囊肿剥除术与术后AMH显著下降有关。Beretta和同事则发现，与囊肿抽吸术和电凝术相比，囊肿剥除术疼痛缓解效果和自然受孕结局更好。最近的一项对已发表文献的Cochrane综述支持这一观点。关于子宫内膜异位症相关不孕妇女行异位囊肿切除的风险－收益比还需要进一步的研究。IVF前是否进行经阴道超声引导下细针抽吸异位囊肿手术，尚需要前瞻性试验来证实。

对于中度至重度子宫内膜异位症相关不孕患者，一些研究者主张药物治疗和手术治疗相结合。目前的药物治疗在本节后面介绍，但由于其抑制排卵的不良反应，这些药物短期内损害生育力。

（四）子宫内膜异位症相关不孕的药物治疗

最常用的药物治疗是通过抑制排卵从而阻断激

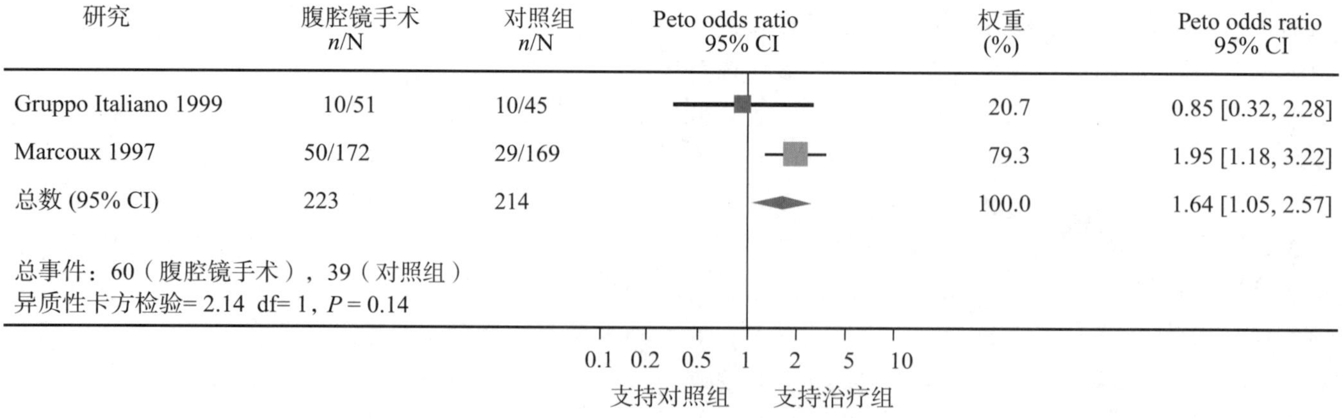

表26-4 腹腔液中的细胞因子和生长因子

低生育力妇女子宫内膜异位症发病率	需要治疗的患者数
10%[1]	120
20%	60
30%	40
40%	30
50%	24
100%[2]	12

（1）假设10%患者具有腹腔镜下轻度至中度子宫内膜异位症证据；（2）假设所有患者具有腹腔镜下轻度至中度子宫内膜异位症证据

[摘自 Senapati S, Barnhart K. Managing endometriosis-associated infertility. Clin Obstet Gynecol, 2011 (54): 720－726.]

研究	腹腔镜手术 n/N	对照组 n/N	Peto odds ratio 95% CI	权重 (%)	Peto odds ratio 95% CI
Gruppo Italiano 1999	10/51	10/45		20.7	0.85 [0.32, 2.28]
Marcoux 1997	50/172	29/169		79.3	1.95 [1.18, 3.22]
总数 (95% CI)	223	214		100.0	1.64 [1.05, 2.57]

总事件：60（腹腔镜手术），39（对照组）
异质性卡方检验= 2.14 df=1, P = 0.14

0.1　0.2　0.5　1　2　5　10
支持对照组　　支持治疗组

图26-10 对评估腹腔镜治疗轻度至中度子宫内膜异位症相关生育力下降疗效的随机对照试验进行的荟萃分析。结合两项研究的活产和持续妊娠数据显示腹腔镜手术治疗对生育力有改善作用（OR 1.64，95% CI 1.05～2.57）

df. 自由度

[摘自 Jacobson TZ, Barlow DH, Koninckx PR, et al. Laparoscopic surgery for subfertility associated with endometriosis. Cochrane Database Syst Rev, 2002 (4): CD001398.]

素对异位病灶的刺激作用。因此，这种治疗方法仅用于准备怀孕前短期内缩小囊肿大小或抑制异位病灶的活化状态。5 个试验总共采用了 6 种不同的治疗方法，并与安慰剂或未治疗患者进行了比较。另有 8 个随机对照试验将达那唑与另一药物进行了比较。对几个试验的荟萃分析表明，治疗组和对照组在生育结局方面无明显差异（OR=0.85；95%CI，0.45～1.22）。然而，如果考虑到诊断、药物治疗以及排卵中断等情况，与未治疗患者相比，治疗组每月受孕率反而更低，因为其丧失了受孕的机会。因此，常规激素疗法在治疗子宫内膜异位症相关不孕方面并无作用。

3 项随机试验研究表明，超促排卵可以提高子宫内膜异位症妇女的临床受孕率。宫腔内人工授精是否有益处目前有待确定。

另有研究表明，在 IVF 之前使用促性腺激素释放激素激动药或口服避孕药 3 个月可以将临床妊娠率提高 4 倍。

辅助生殖技术：3 项随机试验对子宫内膜异位症妇女行促排卵和促排卵联合宫腔内受精的结局进行了比较。研究表明，这些治疗方法较单纯性交可以提高受孕率。

虽然有一项单中心随机对照 IVF 试验发表，但只纳入了 15 例接受 IVF 的患者和 6 例未治疗患者。这些研究例数太少，并不能得出有意义的结论。在一项回顾性研究中，通过 3 年观察，接受 IVF 的妇女与期待治疗的妇女相比，结局并没有差别。尽管 IVF 似乎可能缩短发生妊娠的时间，但其是否确实增加了绝对妊娠率尚不清楚，需要进行进一步的试验来明确。值得安慰的是，IVF 并不是子宫内膜异位症复发的危险因素。

在一项对 22 个独立研究进行的荟萃分析中，Barnhart 和同事发现，Ⅲ～Ⅳ 期子宫内膜异位症患者与输卵管因素不孕对照组相比，妊娠总体概率显著下降（调整后 OR，0.56；95%CI，0.44～0.70）。多因素分析表明，子宫内膜异位症患者受精率和着床率下降，卵细胞数量下降。这与中度至重度子宫内膜异位症妇女低 AMH 水平相一致。

十、总结

虽然对子宫内膜异位症的认识已有几个世纪，但其病因和发病机制存在激烈的争论和研究。组织发生学的经典理论已经被经古典概念所代替，后者认为其为一种复杂的多基因疾病，与表观遗传和环境因素有关。临床明确诊断需要通过异位子宫内膜病灶直视和病理证实。然而，初步临床印象（通过体格检查和影像学证实）已经足以让大多数临床医师开始治疗。将来基于子宫内膜活检及血清分析的生化验证试验可能可以减少采用腹腔镜进行诊断的必要性。然而，子宫内膜异位症手术治疗，也许未来有改进的内镜下病灶切除手段，仍将会在子宫内膜异位症治疗方面保留重要位置。

子宫内膜异位症新的药物治疗方法的发展将有助于我们进一步了解其潜在的病理生理机制。盆腔中活化巨噬细胞和淋巴细胞浓度的增加以及特定细胞因子和生长因子水平升高支持子宫内膜异位症患者免疫反应被激活的假说。血管生成抑制剂可能在未来发挥更突出的治疗作用，但必须注意避免这类药物潜在的致畸不良反应。药用植物（中草药），尽管临床应用数千年，但仍然未经正式检测，可能对排卵、受精或胚胎发育存在潜在不良影响。目前尚不清楚先天性和获得性免疫系统在子宫内膜异位症中发挥主要致病作用还是仅仅是对异位内膜病灶的反应。局部产生的趋化因子、细胞因子和前列腺素组成的复杂网络被认为是能够通过影响增殖和侵袭、病灶毛细血管生长、白细胞趋化至腹腔炎症部位，从而调节子宫内膜异位病灶的生长和炎症反应。子宫内膜异位症未来的治疗需要在子宫内膜异位症病灶生长和侵袭调节通路内寻找鉴定相对特异性靶点，从而更好地维持或纠正妇女正常在位内膜的功能。

所有参考文献可以在以下网站找到 www.expertconsult.com。

（译者 涂彬彬 审校 迟洪滨）

推荐阅读

Abrao MS, Goncalves MO, Dias JA Jr, et al. Comparison between clinical examination, transvaginal sonography and magnetic resonance imaging for the diagnosis of deep endometriosis. Hum Reprod, 2007（22）：3092－3097.

Agic A, Djalali S, Diedrich K, et al. Apoptosis in endometriosis. Gynecol Obstet Invest, 2009（68）：217－223.

Anaf V, Simon P, El Nakadi I, et al. Hyperalgesia, nerve infiltration and nerve growth factor expression in deep adenomyotic nodules, peritoneal and ovarian endometriosis. Hum Reprod,

2002 (17): 1895 – 1900.

Asante A, Taylor RN. Endometriosis: the role of neuroangiogenesis. Annu Rev Physiol, 2011 (73): 163 – 182.

Bulletti C, Montini A, Setti PL, et al. Vaginal parturition decreases recurrence of endometriosis, Fertil Steril, 2010 (94): 850 – 855.

Chuang PC, Wu MH, Shoji Y, et al. Downregulation of CD36 results in reduced phagocytic ability of peritoneal macrophages of women with endometriosis. J Pathol, 2009 (219): 232 – 241.

Daniels J, Gray R, Hills RK, et al. Laparoscopic uterosacral nerve ablation for alleviating chronic pelvic pain: a randomized controlled trial. JAMA, 2009 (302): 955 – 961.

Dinulescu DM, Ince TA, Quade BJ, et al. Role of K-ras and Pten in the development of mouse models of endometriosis and endometrioid ovarian cancer. Nat Med, 2005 (11): 63 – 70.

Falcone T, Lebovic DI. Clinical management of endometriosis. Obstet Gynecol, 2011 (118): 691 – 705.

Fassbender A, Waelkens E, Verbeeck N, et al. Proteomics analysis of plasma for early diagnosis of endometriosis. Obstet Gynecol, 2012 (119): 276 – 285.

Garcia-Velasco JA, Somigliana E. Management of endometriomas in women requiring IVF: to touch or not to touch. Hum Reprod, 2009 (24): 496 – 501.

Gargett CE, Masuda H. Adult stem cells in the endometrium. Mol Hum Reprod, 2010 (16): 818 – 834.

Hirokawa W, Iwase A, Goto M, et al. The post-operative decline in serum anti-mullerian hormone correlates with the bilaterality and severity of endometriosis. Hum Reprod, 2011 (26): 904 – 910.

May KE, Villar J, Kirtley S, et al. Endometrial alterations in endometriosis: a systematic review of putative biomarkers. Hum Reprod Update, 2011 (17): 637 – 653.

Miller PB, Parnell BA, Bushnell G, et al. Endometrial receptivity defects during IVF cycles with and without letrozole. Hum Reprod, 2012 (27): 881 – 888.

Nyholt DR, Low SK, Anderson CA, et al. Genome-wide association meta-analysis identifies new endometriosis risk loci. Nat Genet, 2012 (44): 1355 – 1359.

Opoien HK, Fedorcsak P, Byholm T, et al. Complete surgical removal of minimal and mild endometriosis improves outcome of subsequent IVF/ICSI treatment. Reprod Biomed Online, 2011 (23): 389 – 395.

Sallam HN, Garcia-Velasco JA, Dias S, et al. Long-term pituitary down-regulation before in vitro fertilization (IVF) for women with endometriosis. Cochrane Database Syst Rev :CD004635, 2006.

Seracchioli R, Mabrouk M, Frasca C, et al. Long-term cyclic and continuous oral contraceptive therapy and endometrioma recurrence: a randomized controlled trial. Fertil Steril, 2010 (93): 52 – 56.

Shakiba K, Bena JF, McGill KM, et al. Surgical treatment of endometriosis: a 7-year follow-up on the requirement for further surgery. Obstet Gynecol, 2008 (111): 1285 – 1292.

Stephansson O, Kieler H, Granath F, et al. Endometriosis, assisted reproduction technology, and risk of adverse pregnancy outcome. Hum Reprod, 2009 (24): 2341 – 2347.

Struthers RS, Nicholls AJ, Grundy J, et al. Suppression of gonadotropins and estradiol in premenopausal women by oral administration of the nonpeptide gonadotropin-releasing hormone antagonist elagolix. J Clin Endocrinol Metabol, 2009 (94): 545 – 551.

Teague EM, Print CG, Hull ML. The role of microRNAs in endometriosis and associated reproductive conditions. Hum Reprod Update, 2010 (16): 142 – 165.

Treloar SA, Bell TA, Nagle CM, et al. Early menstrual characteristics associated with subsequent diagnosis of endometriosis. Am J Obstet Gynecol, 2010, 202(534):e1–e6.

Wieser F, Cohen M, Gaeddert A, et al. Evolution of medical treatment for endometriosis: back to the roots? Hum Reprod Update, 2007 (13): 487 – 499.

Xue Q, Lin Z, Cheng YH, et al. Promoter methylation regulates estrogen receptor 2 in human endometrium and endometriosis. Biol Reprod, 2007 (77): 681 – 687.

Zhang H, Li M, Zheng X, et al. Endometriotic stromal cells lose the ability to regulate cell-survival signaling in endometrial epithelial cells in vitro. Mol Hum Reprod, 2009 (15): 653 – 663.

第 27 章

良性子宫疾病

（原著 Zaraq Khan, Elizabeth A. Stewart）

传统观念认为，子宫内膜是动态组织，通过月经周期发挥复杂的功能，对植入和妊娠影响不大；子宫肌层被认为是惰性组织，主要在妊娠过程中起重要作用，当肌层异常时，为妇科临床医师提供了手术机会。

但是当揭示了生理性月经和异常子宫出血病理机制后，我们知道子宫肌层和内膜层都很重要。首先，子宫肌层病变（子宫腺肌症和子宫肌瘤）和内膜病变（息肉）都可导致子宫异常出血。其次，在分子水平上，子宫肌层明显厚于内膜层，肌层可作为生长因子或免疫细胞储集层，可能对内膜发挥旁分泌或局部内分泌的作用。

子宫分子机制研究尚处于初期。人类子宫相关研究非常困难，因为体外研究子宫都是来源于手术的异常子宫标本。此外，引起子宫异常出血（例如子宫肌瘤）的许多疾病在分子机制上是异质性的。正如不同的分子机制异常引起多囊卵巢临床表型差异，子宫肌瘤可能存在多种潜在的遗传病因和环境刺激。

但是，基础研究已揭示表型上不同的一些疾病，如子宫肌瘤、子宫腺肌症和子宫内膜息肉可能存在一些共同的分子机制。我们推测将来这些疾病可能根据分子机制分类，而不是显微镜。这样我们可以更好地理解目前我们比较费解的基因型 - 表型关系：例如，为什么有些患病妇女月经量明显增多，而有些妇女无症状。了解这些疾病的病理机制可能为疾病的治疗提供新思路。

由于缺乏对这些疾病的生理和病理分子机制的了解，使得我们治疗主要方法是手术摘除。尽管我们的手术方法越来越完善，疾病复发伴随再次手术的高风险提示，研究这些疾病的潜在发病机制，进一步预防其发生可能更重要。

现代女性一生中行经期较以前女性和其他雌性物种长，可能也促进了这些疾病的发生。许多基因在不同月经周期差异表达。因此，总是开关某个分子转换开关可能产生像总是开关灯的开关一样的效应：系统瘫痪。除了物种差异，这也是很难用动物模型研究子宫功能的原因。

最后，这些疾病的经济效应影响也很重要。在美国每年仅子宫肌瘤的花费在59亿～344亿美元。临床症状严重的子宫肌瘤导致生育力丧失，也是潜在的花费，超过平均每人每年＞4800美元的商业保险人群总花费的40%。这些数据还不包括卫生防护、替代和补充的补救措施或有症状但未治疗的花费。

一、子宫肌瘤

（一）流行病学

子宫肌瘤，通常又称肌瘤或平滑肌瘤，是平滑肌细胞良性克隆，大小从几毫米到数厘米（图27-1）。临床上，约25%的妇女都有肌瘤，非洲裔美国妇女发生率和相对风险约增加3倍。仔细的手术标本病理研究显示，在超过80%的非洲裔美国妇女和70%的高加索人中检测到肌瘤，这一比率与临床观察的疾病终身发生率一致。因此，对非洲裔美国妇女而言，它并不是隐匿性疾病。这表明，在这些人群中，肌细胞生长加速转变成临床上可见的肌瘤是无处不在的。非洲裔美国妇女不仅比高加索妇女更易患肌瘤，并且其诊断和手术摘除肌瘤时间较高加索人都年轻。他们的临床症状更严重，2～3倍高风险可能行子宫切除术，6倍风险可能行子宫肌瘤剔除术（表27-1）。

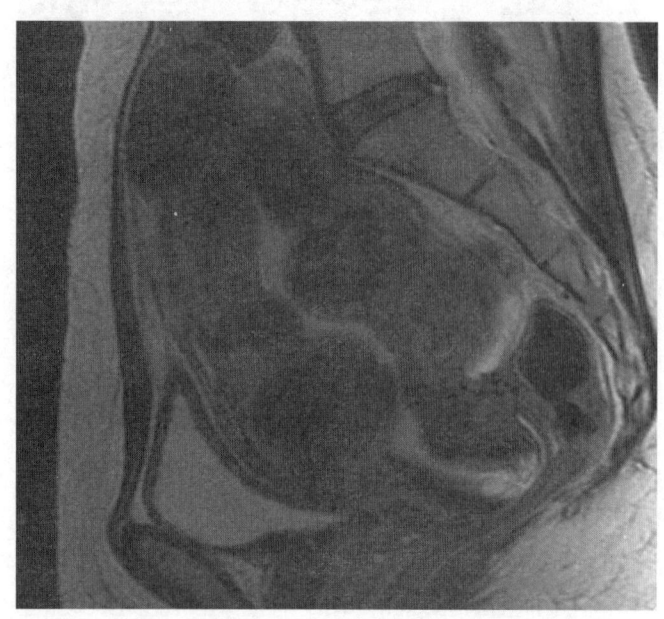

图27-1 多发性2型黏膜下肌瘤子宫T_2加权快速自旋回波（fast-spin echo，FSE）矢状位图。矢状位图从宫底至宫颈显示宫腔，表明这些肌瘤没有横向位移。黏膜下肌瘤的这一系列成像很重要。骶骨、尾骨、膀胱、直肠的可视化可很好地评估肌瘤的盆腔压迫情况

表27-1 非洲裔美国人子宫肌瘤负担增加表

子宫肌瘤特征	非洲裔美国人 vs 高加索人	参考文献数
子宫肌瘤发生率	增加3倍	5
相对风险	增加3倍	5
诊断年龄	年轻3～5岁	11
疾病严重程度	增加5倍	11
年龄增加时肌瘤生长（≥45岁）	增加7～8倍	53
子宫肌瘤剔除术风险	增加6倍	13
子宫切除术风险	增加2～3倍	14

已知的风险因子不能充分解释这种种族差异性。新发现的基因多态性，包括异常的转录因子，芳香化酶活性增加和信号转导基因，可能是非洲裔美国妇女表型更严重的原因。研究发现，儿茶酚-O-甲基转移酶（catechol-O-methyltransferase，COMT），雌激素代谢必需的酶，与子宫肌瘤形成相关，并且其多态性在非洲裔美国妇女中更常见。研究发现，维生素D通过COMT通路抑制子宫肌瘤增生，并减少转化生长因子$β_3$（transforming growth factor-$β_3$，TGF$β_3$）导致的纤维化。维生素D的作用在Eker小鼠模型中被重复，每天按0.5μg/kg剂量添加1，25二羟维生素D_3，连续3周，较对照组，实验组肌瘤减小。已有研究发现，非洲裔美国妇女子宫肌瘤风险与多囊卵巢综合征和种族习俗相关。揭露非洲裔美国妇女子宫肌瘤高风险特有的遗传和环境危险因子是子宫肌瘤研究领域的重要任务。拉丁美洲妇女子宫肌瘤风险因子研究结果有争议。

生殖因素影响子宫肌瘤风险。许多研究发现，分娩降低子宫肌瘤风险。有研究提出产后子宫复旧可清除初期的子宫肌瘤假说。近年来多个研究支持这一假说。其中一篇研究发现，子宫肌瘤妇女怀孕后，36%的妇女产后超声未检查到肌瘤，剩余的产后发现肌瘤仍存在的妇女中，79%妇女肌瘤变小。产后孕激素应用是抑制产后肌瘤减小的唯一危险因素。与此相反，之前的研究发现只含孕激素的避孕药降低子宫肌瘤风险，但只含孕激素的避孕药在哺乳期妇女中广泛应用，使进一步研究很必要。尽管临床上传统经验认为口服避孕药（oral contraceptive pills，OCPs）对子宫肌瘤妇女是禁忌的，但有研究显示，OCPs可能对临床上明显的肌瘤具有保护作用，但是OCPs用药时间很重要。13～16岁应用OCPs增加子宫肌瘤相对风险，而之后应用期间具有保护作用。有一篇研究报道，绝经后的激素替代（hormone replacement therapy，HRT）术后病理标本发现，子宫肌瘤比率高，这一结果可能有偏移，因为HRT可能抑制正常绝经后子宫肌瘤复发。月经初潮年龄早与高子宫肌瘤风险相关，这可能是非洲裔美国妇女子宫肌瘤早发的原因，她们初潮年龄较高加索妇女早。

环境和饮食习惯可能也是影响子宫肌瘤形成的因素。蔬菜和水果摄入少，特别是柑橘类水果，而红肉摄入过量与子宫肌瘤增加风险相关，而绿色蔬菜摄入可降低子宫肌瘤风险。奶制品摄入不足、使用顺发剂、饮酒过量，特别是啤酒，这些习惯都增加非洲裔美国妇女子宫肌瘤风险。高乙醇摄入增加子宫肌瘤风险在日本女性研究中也发现。但是，尚无饮食干预影响子宫肌瘤发生、症状和复发的研究。除了儿童期被虐待，重大生活事件和压力都与发生子宫肌瘤相关。动物和人胎儿期宫内暴露于己烯雌酚（diethylstilbestrol，DES）都是子宫肌瘤发生风险增加的因子。婴儿期使用豆制食品、童年期社会经济地位低下、早产、母亲孕前或孕期糖尿病都是子宫肌瘤生长风险因子。咖啡因摄入不是风险因子，而吸烟被认为是保护因子，具体机制不清。动物来

源的维生素 A 可能是保护因子。

体重指数（body mass index，BMI）增加或 18 岁以后体重增加可能是子宫肌瘤风险因素。高膳食血糖生成指数、高血糖负荷和体力活动少都是危险因子。患有子宫肌瘤妇女，较对照妇女更易患有高血压病。子宫肌瘤的一些病理特点与代谢综合征的发生机制相似，但子宫肌瘤和高血压病两者间是否存在潜在的共同作用机制尚不清楚。

（二）病理生理学

子宫肌瘤大小 6 个月平均变化 9%。生长速度可能与种族相关。非洲裔美国妇女和高加索妇女 35 岁之前的生长速度相似，35 岁后高加索妇女子宫肌瘤生长速度下降。子宫肌瘤生长速度不依赖于其在子宫内生长部位。如果子宫肌瘤短期内迅速增长直径超过 5 cm 需警惕。

1. 性腺激素：雌激素和孕激素 体外大量研究证实，雌激素和孕激素在子宫肌瘤生长中具有重要的生物学功能。孕激素在子宫肌瘤生长中的作用机制，已由简单地增加有丝分裂进展到抑制 B 淋巴细胞瘤 -2 基因（B-cell lymphoma 2，Bcl2）诱导的凋亡通路。凋亡抑制因子 Bcl2 在子宫平滑肌瘤中可检测到，但是在子宫平滑肌中几乎检测不到。近期，有研究发现 Kruppel 样转录因子 -11（Kruppel-like transcription factor 11，KLF11）参与孕激素介导调控子宫肌瘤的信号转导和增生通路。同样，雌激素作用机制研究发现，雌激素局部作用机制可能是通过上调芳香化酶 P450 及其基因 CYP19。子宫肌瘤细胞内的 I 型 17β 羟化类固醇脱氢酶在子宫肌瘤细胞内轻度增加提示子宫肌瘤内的其他雌激素反应原件也可能起作用。

调控类固醇激素受体作用也很重要。子宫肌瘤较正常子宫肌层组织内的雌激素受体（estrogen receptor，ER）和孕激素受体（progesterone receptor，PR）的基因表达量都增加。子宫肌瘤和子宫肌层都存在孕激素受体 A 和 B 亚型，但 A 亚型占优势。同样，雌激素受体 α 亚型在子宫肌瘤中较 β 亚型占优势。除了卵巢激素直接作用于子宫，生殖轴还能通过垂体促性腺激素直接作用于子宫，影响子宫的代谢。促性腺激素释放激素（Gonadotropin-releasing hormone，GnRH），在临床上被用于缩小子宫肌瘤的治疗，可消除子宫肌瘤和正常子宫肌层基因表达差异。许多研究发现，胎盘糖蛋白绒毛膜促性腺激素（human chorionic gonadotropin，hCG）直接影响子宫肌瘤代谢。此外，研究发现卵泡雌激素（follicle stimulating hormone，FSH）、黄体生成激素（luteinizing hormone，LH）、促甲状腺激素（thyroid stimulating hormone，TSH）及其共同的 α 亚单位对子宫催乳素生成具有促进作用。调控这一作用的人子宫组织内的 LH/hCG 受体有变异性。LH 于子宫肌瘤形成相关，但是不影响其生长，并且这一作用不依赖于患者年龄。此外，全基因组芯片研究显示糖皮质激素在子宫肌瘤病理发生中起重要作用。

2. 纤维化相关因子 由于动态的细胞外基质（extracellular matrix，ECM）在子宫肌瘤病理生理中起重要作用，子宫肌瘤可被认为是纤维瘤（彩图 79）。这一假说可追溯至 1990 年，当时研究显示，ECM 特性的纤维瘤含大量的 I 型和 III 型胶原蛋白，并且其 mRNA 含量在月经周期增生期时，子宫肌瘤表达上调，而子宫肌层内无变化。基质中的其他成分，包括基质金属蛋白酶基质溶解素 3（matrix metalloprotease stromelysin 3，MMP11）和皮肤桥蛋白（一种胶原蛋白结合蛋白，同时在瘢痕疙瘩中表达下调），在子宫肌瘤中表达失调。子宫肌瘤中的细胞外蛋白形态学上分布也是异常的。

同其他纤维化过程相似，转化生长因子 β（transforming growth factor-β，TGF-β）家族也参与子宫肌瘤病理生理发生。这一研究的完整的综述不在本章讨论范畴。子宫肌瘤中 TGF-β 的表达上调，特别是 TGF-$β_3$ 的 mRNA 和蛋白，这可影响细胞的增生。近来研究发现，添加维生素 D 可逆转纤维瘤中 TGF-$β_3$ 引起的纤维化。此外，粒细胞 - 巨噬细胞集落刺激因子（Granulocyte macrophage colony-stimulating factor，GM-CSF）、结缔组织生长因子（connective tissue growth factor，CTGF）、TGF-$β_4$（也称 lefty，或子宫内膜出血相关因子（endometrial bleeding-associated factor，ebaf），信号转导蛋白 SMAD（sma and mad related，SMAD）家族和丝裂原激活蛋白激酶（mitogen-activated protein kinase，MAPK）信号通路在子宫肌瘤纤维化通路中都是失调的，或在子宫肌瘤或子宫异常出血妇女的子宫肌层或内膜内表达是失调的。ECM 的改变可引起细胞的机械应力变化，激活 Rho 依赖的信号通路。这一稳定的信号通路的激活和压力改变可能都促进子宫肌瘤生长。

3. 血管生成 指形成新的血管，与其他组织病理性的相反，在女性生殖系是生理性的。子宫血管和血管生成生长因子异常可能在子宫肌瘤病理发生中也起作用。肌瘤的子宫内动脉和静脉数量都增加，并且微静脉扩张。这些改变不局限于肌瘤本身，同时包含于肌层和内膜。尽管，最初推测这些静脉异常是由于体积大的肌瘤物理压迫血管结构导致的，但是实际上可能是分子改变参与了血管数量增加和功能异常。

血管生成过程包括与在纤维瘤内失调的 ECM 特异性组成成分相互作用，例如 I 型和 III 型胶原。常驻的免疫细胞（特别是肥大细胞）是否通过调控血管生成作用于子宫肌瘤生理发生，研究仍有争议。

碱性成纤维细胞生长因子（basic fibroblast growth factor，bFGF）受体-配体系统在子宫肌瘤病理生理中起重要作用。除了促进血管生成，bFGF 是一种平滑肌细胞有丝分裂原，与雌激素作用于平滑肌细胞功能相似。较正常子宫平滑肌，平滑肌瘤中 bFGF mRNA 表达增加，ECM 中 bFGF 蛋白蓄积，并且子宫内膜的 bFGF I 型受体表达失调。

4. 遗传影响 临床方面 多个证据显示遗传参与了肌瘤发生。首先，同卵双胎姐妹同时患有肌瘤的概率较异卵双胎高 2 倍。其次，肌瘤具有家族聚集性；如果一位女性一级亲属患有子宫肌瘤，其患肌瘤风险增加 2~6 倍。最后，遗传引起的特殊综合征，这些表型包括子宫肌瘤并发其他病变如下。

（1）遗传性平滑肌瘤病和肾细胞癌（hereditary leiomyomatosis and renal cell cancer，HLRCC，MIM 605839）：这种综合征是常染色体显性，受累的家庭成员表现为皮肤平滑肌瘤和乳头状肾癌（renal cell carcinoma，RCC）。患病的妇女可患有子宫平滑肌瘤和平滑肌肉瘤。与散发病例相比，肉瘤和 RCC 这两种恶性肿瘤都不是很典型；子宫肉瘤可出现在年轻的绝经前期妇女，乳头状 RCC 发现时常是转移性的，并且在女性中更常见。另外两种综合征［Reed 综合征（Reed syndrome）］或多发皮肤子宫平滑肌瘤病（multiple cutaneous and uterine leiomyomas，MCUL，孟德尔遗传，MIM 150800）被认为与皮肤和子宫平滑肌肌瘤相关，但是分子遗传学研究显示是 HLRCC 综合征不完全亚型，只有具有家族型才考虑为 HLRCC 综合征。

富马酶（fumarate hydratase，FH），是三羧酸循环中的一种酶，其基因在 1q42-43，在遗传性平滑肌瘤病和肾细胞癌（hereditary leiomyomatosis and renal cell cancer，HLRCC）综合征中突变。胚系突变可导致蛋白缺失和功能丧失，因此，FH 可能有肿瘤抑制因子功能。FH 可能在一小部分高加索妇女非综合征性子宫肌瘤中起作用。

尽管 HLRCC 综合征病理机制的研究仍在继续，FH 突变可能导致趋于缺氧表型研究改变。因此，缺氧和子宫肌瘤病理发生假说在这种肌瘤亚型中可能联系起来了。

目前，像识别携带家族性突变乳腺癌基因（breast cancer gene，BRCA）妇女一样，识别 HLRCC 综合征的高危恶性肿瘤妇女是重要的临床任务。此外，在将来，基于基因型及潜在的易感基因研究，将可能实现个体化治疗。

（2）Cowden 病（MIM 158350）：是一种错构瘤性息肉综合征，表现为平滑肌瘤和其他良性肿瘤，包括脂肪瘤和错构瘤。遗传上是常染色体显性遗传，候选基因是磷酸酶与张力蛋白同源物（phosphatase and tensin homologue，PTEN）。Cowden 病患者患子宫内膜、甲状腺、肾和大肠肿瘤风险增加。约 40% 的 Cowden 病妇女患有子宫肌瘤。

5. 细胞遗传和分子遗传学 子宫肌瘤遗传病因中也有细胞遗传和分子遗传学证据。子宫肌瘤是单克隆的，每一个肿瘤都是独立的克隆事件。这一事实最初是在 G6PD 多态性中观察到的，雄激素受体多态性研究中也发现了同一现象。

其次，子宫肌瘤有些特异性的细胞遗传学重排。尽管 40% 的患有肌瘤妇女核型是 46，XX，在一些研究中发现了一些特异性的异常核型：t（12；14）——12 号和 14 号染色体易位，12 号三体，6p、10q 和 13q 重排，以及 3q 和 7q 缺失。有研究显示，核型进化是子宫肌瘤病理发生的晚期事件。同样有研究提示，基因型与肌瘤大小和部位都相关，并且特异性的核型组有特异的基因表达谱。以黏膜下肌瘤多种特点与基因型有关为例，当基因信息已知时，临床上肌瘤异质性也就更容易理解了。

研究发现的许多子宫肌瘤候选基因定位于这些核型组区域内。高迁移率族蛋白 A2（High mobility group protein A2，HMGA2，又称 HMGI-C）是一种构架转录因子，定位于 12 号染色体，参与 t（12；14）引起子宫肌瘤的病理发生。HMGA2 基因非常大（5

个外显子，13kb），并且大多数子宫肌瘤易位包括该基因的5′区域。此外，近来研究提示，反向DNA链的特异性转录产物在肌瘤的病理发生中可能也起作用。身材矮小、初潮年龄早以及纤维瘤高发风险与 HMGA2 基因都相关。HMGA1 基因定位于 6p，编码另一种相关基因。有意思的是，小鼠模型研究发现 HMGA2 异常表达可引起脂肪贮积和代谢异常。因此，HMGA2 基因异常表达可能解释肌瘤患者相关的代谢综合征。

来自日本的全基因组关联研究（genome wide association study，GWAS）发现3个染色体区域 10q24.33、22q13.1 和 11p15.5 与子宫肌瘤显著相关。亚组分析显示，无论月经期是否经血量多或痛经，单核苷酸（single-nucleotide polymorphisms，SNPs）标记与子宫肌瘤都强相关，表明这些 SNPs 与易感基因相关。

RNA 聚合酶Ⅱ转录调节物 12（mediator complex subunit 12，MED12），定位于 Xq13.1 的全基因和特异性基因调控因子，也被认为参与子宫肌瘤病理发生。Scandinavia 的研究包括 80 例患者，MED12 的表达在 70% 的肌瘤中改变；通路分析显示，这一改变可引起 ECM 受体相互作用、Wnt 家族信号通路和黏着斑通路改变。近期，全基因组测序研究显示在种族和民族差异的美国妇女中，MED12 突变很常见，进一步表明其在子宫肌瘤病理学中的重要作用。

Rad51L1、hREC2 编码一种酶，可以修复双链 DNA 断裂，并且是唯一的一个融合转录本的基因，在子宫肌瘤生物学中可能起重要作用。Rad51L1 定位于 14 号染色体，有研究显示，罕见的伴有 t（12；14）肌瘤，Rad51L1 和 5′ HMGA2 形成融合转录本。通过激活肿瘤抑制基因同源盒基因 CUTL1（cut-like homeobox gene，CUTL1），在一些肌瘤中起抑制 C-Myc 致癌基因转录作用。

最后，子宫肌瘤的 Eker 大鼠模型表现为胚系结节性硬化症 -2（tuberous sclerosis complex 2，TSC-2）肿瘤抑制基因缺陷。在这个模型中，近期研究显示，有一个疾病发生的发育窗口期，受肿瘤抑制因子和甾体激素环境相互作用调控。这个动物模型，特别是其来源的细胞系是子宫肌瘤研究的重要资源。但是一些事实表明，Eker 大鼠模型是一些肌瘤综合征例如 HLRCC 综合征的比较好的模型，而不是散发的肌瘤。新的小鼠模型正在研究中，可能对研究者有一定的帮助，并能更好地研究子宫肌瘤病理发生。子宫肌瘤的高发生率可能是由于肿瘤抑制因子机制占优势。

遗传研究的重要缺陷是这些研究主要来源于高加索妇女为主，不能准确反映非洲裔美国妇女的核型。美国妇女子宫肌瘤临床变现差异可能源于其特异性基因。儿茶酚氧位甲基转移酶（catechol-O-methyltransferase，COMT）的基因多态性在非洲裔美国妇女中很常见，与其子宫肌瘤高发风险相关。体外研究也显示，非洲裔美国妇女肌瘤内的生长因子调控具有差异性。非综合征肌瘤的 FH 连锁分析显示，仅在高加索妇女中具有种族显著效应，而在非洲裔美国妇女中无相关性。

6. 其他影响因素 表皮生长因子（epidermal growth factor，EGF）是平滑肌细胞的一种有丝分裂生长因子，仅在分泌期的肌瘤细胞内 EGF mRNA 表达是上调的。受体水平在子宫肌瘤和子宫肌层中相似。最近的研究集中在磷酸烟酰胺腺嘌呤二核苷酸（nicotinamide adenine dinucleotide phosphate，NADPH）来源的活性氧类（reactive oxygen species，ROS）在 EGF 信号通路和血小板来源的生长因子（platelet derived growth factor，PDGF）信号通路引起子宫肌瘤细胞增生的作用。

肝素结合生长因子对子宫肌瘤具有重要生物调控作用，其分泌并结合与贮积的填充肌瘤 ECM 的肝素硫酸蛋白多糖。肝素结合表皮生长因子（heparin-binding epidermal growth factor，HBEGF）、血管表皮生长因子（vascular endothelial growth factor，VEGF）、血小板来源的生长因子（platelet derived growth factor，PDGF）、肝癌衍生生长因子（hepatoma-derived growth factor，HDGF）和之前提到的碱性成纤维细胞生长因子 bFGF 在子宫肌瘤中都检测到。许多这些因子同时储存在 ECM。

胰岛素样生长因子（insulin-like growth factors，IGFs）可作为平滑肌细胞有丝分裂原起作用，在子宫肌瘤内较子宫肌层结合力增加。但是，不同的研究其 mRNA 表达结果不同。之后的研究发现，胰岛素样生长因子结合蛋白特异性调控。近期研究发现，子宫肌瘤内酪氨酸激酶，特别是 IGF-1 信号通路中的酪氨酸激酶激活起重要作用。有研究报道子宫肌瘤 GnRHa 治疗可调控这些因子。此外，肢端肥大症女性子宫肌瘤发生率增加。

泌乳素在子宫肌瘤病理发生中也起重要作用。

体外研究提示，其是子宫肌瘤和子宫肌层平滑肌细胞有丝分裂原，这些组织内均含有泌乳素受体，形成自分泌或局部内分泌系统。此外，体外研究显示，临床上缩小子宫肌瘤的药物可下调泌乳素生成。

宿主免疫细胞也能影响子宫肌瘤生物学。肥大细胞通常在子宫肌层均匀性分布，而在子宫肌瘤内分布高度异质性，因此，肥大细胞可能参与子宫肌瘤病理发生。近年研究发现，肥大细胞数目与血管生成相关。许多细胞因子在子宫肌瘤和肌层内差异性表达。与子宫肌瘤相比，子宫肌层内的白介素8（Interleukin 8，IL-8）配体和受体均下调。IL-8表达异常的重要作用可由体外研究发现IL-8中和抗体可降低细胞增生这一结果反映。单核细胞趋化蛋白-1（Monocyte chemotactic protein-1，mcp1）在正常的子宫肌瘤和肌层内几乎检测不到，但是在GnRH-a治疗后的标本中显著增加。

Wnt 7a 是参与前后（anteroposterio，AP）轴形成和平滑肌细胞形成过程的无翅果蝇基因的人类同源基因，在子宫肌瘤内较正常子宫肌层表达受抑制，并与ER-α表达呈负相关。相反，分泌型卷曲相关蛋白1（secreted frizzled related protein 1，sFRP1），Wnt信号通路调控因子，在子宫肌瘤内表达增加（特别是增殖期后期），并且雌激素治疗和低氧增加表达。子宫肌瘤和子宫肌层内 *HOX* 基因表达无差异。原癌基因 cfos 和 cjun 的 mRNA 在子宫肌瘤内较正常肌层都过表达。

甲状旁腺激素相关肽（parathyroid hormone-related peptide，PTHrP）mRNA 在子宫肌瘤内较正常肌层过表达。文献报道恶性肿瘤高钙血症，同时伴有子宫肌瘤，血清过表达PTHrP这种蛋白是来源于子宫肌瘤的。

Micro RNAs，又称 miRNAs，是小的非编码RNAs，通常抑制基因表达，在子宫肌瘤病理发生中可能也起重要作用。早期的研究显示，一些特异性的miRNAs在子宫肌瘤和子宫肌层内差异性表达，一些关键的miRNAs与肌瘤大小和患者种族相关；但是近期的研究开始关注这些miRNAs影响的调控通路。失调的miRNAs参与多种黏附通路和多种信号通路，包括MAPK、钙离子和胰岛素信号通路。

（三）治疗原则

子宫肌瘤不是都需要治疗的。通常，期待治疗可持续至患者出现严重症状至寻求治疗。美国医疗保健研究和质控局关于子宫肌瘤治疗的比较研究认为，目前关于子宫肌瘤治疗有效性研究缺乏。这一共识有两个重要附加说明。首先，尽管出血症状通常很明显，压迫症状初期是隐匿性的，随着衰老等其他过程压迫症状可能加重。最初评估是否有出血、压迫症状或两者都有可能有利于制订合适的治疗计划。不选择治疗的妇女不能条件反射地归为无症状的，她们通常有许多症状，但她们认为治疗的弊大于疾病。其次，评估患者生育要求有利于细化治疗选择。通常，较同时合并压迫症状，仅月经量多的患者治疗选择比较多（例如，子宫内膜切除术、宫腔镜下子宫肌瘤剔除术和激素治疗包括含孕激素的宫内节育器（intrauterine device，IUD) 治疗）。

最后，绝经是子宫肌瘤妇女的一种治疗方法。很明显，一旦绝经月经期严重出血停止。但是，不是所有妇女绝经后子宫肌瘤都能明显缩小、缓解症状。此外，绝经后妇女使用激素替代治疗（hormone replacement therapy，HRT）仍会出现流血症状，并且研究发现，使用HRT妇女子宫肌瘤有增大风险。

1. 手术治疗　子宫切除术是唯一能根治子宫肌瘤的方法，并在近期都是一种可行的治疗选择。此外，短期观察研究显示，子宫切除后子宫肌瘤患者生活质量提高，同时子宫切除术也杜绝了其他并发疾病，包括子宫腺肌病、子宫内膜息肉和异常巴氏涂片。不像治疗子宫内膜异位症的子宫切除术，这种子宫切除术可保留卵巢，并不降低疗效。通常，患者在做决定时，会权衡绝经症状和卵巢肿瘤风险。绝经后卵巢产生的雄激素及其在情绪和性欲中的重要作用，使得即使是围绝经期，选择保留卵巢的妇女人数增加。实际上，即使没有卵巢切除术，子宫切除术也降低卵巢肿瘤风险，影响患者考虑子宫切除手术决定。如果选择子宫切除术，条件允许的情况下，腹腔镜而不是开腹，应该作为首选。随着机器人辅助系统的进步，减少了腹腔镜中转开腹的可能，但是较传统手术，这种新的手术方式可能也有一些潜在风险。尽管疗效明确，但是单独子宫切除术（没有卵巢切除术）与心血管发病率、脱垂、阿尔茨海默病和帕金森病常见的认知功能障碍发生率增加相关。推荐子宫切除术手术治疗时，需注意这些远期不良影响。

最后，子宫肌瘤妇女行颈上或子宫次全切除术有争议。在未选择的人群中，约有7%的女性接收这种次全子宫切除术后有周期性出血，应该进一步研究这些妇女是否在子宫切除前有出血或肌瘤。子宫次全切除术的女性理论上有形成宫颈子宫肌瘤的风险。最后，现有数据表明，至少在短期内，颈上子宫切除术并不改善性功能。

患者寻求创伤更小、保险公司寻求花费更少，子宫切除术替代治疗方法因此应用更广泛。子宫切除术的所有替代手术方法，都有一个共同的风险，即新的肌瘤形成，常用但不正确的被称为肌瘤"复发"。不像恶性肿瘤手术后的复发，肌瘤复发不是同一个肿瘤，而是未发现的、未治疗的、对治疗不敏感的或开始治疗时尚未出现的。因此，经腹子宫肌瘤剔除术和子宫动脉栓塞术治疗，告知肌瘤复发风险很重要。

从1930年开始，经腹子宫肌瘤剔除术就替代了传统的子宫切除术，因为它可以保留子宫和生育功能。但是开腹子宫肌瘤剔除术和子宫切除术并发症发生率相似，再次手术风险增加。越来越多的子宫肌瘤剔除术是在有或无机器人-辅助的腹腔镜下完成。腹腔镜下子宫肌瘤剔除术中转开腹发生率低至2%，但是手术并发症较开腹子宫肌瘤剔除术少。较机器人-辅助的子宫肌瘤剔除术，传统开腹子宫肌瘤剔除术出血量增多、住院天数增加。机器人-辅助的子宫肌瘤剔除术、标准腹腔镜下子宫肌瘤剔除术和开腹子宫肌瘤3种手术相比较，腹腔镜下和机器人-辅助的子宫肌瘤剔除术患者出血量和住院时间相似，但都较开腹手术少。腹腔镜下和机器人-辅助的子宫肌瘤剔除术短期手术效果相似。多个研究报道机器人-辅助的手术时间较开腹时间增加，但是并发症降低。单孔腹腔镜或腹腔镜单孔手术（laparoendoscopic single-site surgery，LESS）在子宫肌瘤剔除术中已成功应用，但因为是最新创新，研究数据有限。

腹式子宫肌瘤剔除术后患者可正常妊娠，妊娠率在50%～60%。子宫肌瘤剔除术后的子宫破裂发生率在0.5%～1%，与手术技能相关。对有子宫肌瘤剔除术的伴有跨壁子宫切口患者临床上咨询时，因为经典剖宫产有子宫破裂风险，建议择期剖宫产。但是目前没有类似情况的证据。目前有足够的证据质疑即使穿透子宫内膜，子宫肌瘤剔除术后传统的建议剖宫产分娩的临床实践的合理性。

尽管腹腔镜下子宫肌瘤剔除术切口小、恢复时间短，但是对术者腹腔镜下缝合技能有要求，并且不是所有患者肌瘤的大小和数目均适合腹腔镜下剔除。

尽管近来的研究认为，腹腔镜下子宫肌瘤剔除术后子宫破裂风险低，但是有少见的个案被报道。通常这些子宫破裂时间远未足月，因此，特别是术中利用烧灼止血时，对希望妊娠的患者进行合适的劝导咨询尤为重要的。机器人-辅助肌瘤剔除术的产科数据有限，但是已有的报道比较令人欣慰。

当腹腔镜下肌瘤剔除术时不去除肌瘤而是凝固肌瘤时，肌溶解是腹腔镜技术的另一种应用。但这种技术较腹腔镜下分离或缝合技术更简单易掌握，局部破坏不修复，也可能增加子宫破裂和粘连风险。

黏膜下肌瘤患者，利用宫腔镜下子宫肌瘤剔除术具有独特优点。随着宫腔镜可以到达的部位，0型和Ⅰ型（宫腔镜分类欧洲协会，European Society of Hysteroscopy Classification）肌瘤可利用宫腔镜切除，并且远期预后好。尽管这一手术对术者手术技能有要求，但是可作为门诊手术，通常是局部麻醉或镇静药静脉麻醉，恢复很快。一项大的系列研究发现，宫腔镜肌瘤切除术症状缓解效果很好，仅16%的月经过多的患者9年后二次手术。宫腔镜下子宫肌瘤剔除术后的生育率也很好，简单的宫腔镜下子宫肌瘤剔除术术后没有子宫破裂的报道。

对已完成生育功能的女性，阴道出血多是主要问题，单独子宫内膜切除术或同时宫腔镜下子宫肌瘤剔除术可能是缓解症状的最无创方法。有意思的是，左炔诺孕酮IUD可作为"可逆的子宫内膜切除术"。它除了能有效控制阴道出血，还能为绝经前妇女提供避孕措施，不像手术子宫内膜切除方法可能使这些妇女伴有输卵管和宫颈异位妊娠风险。

2. 子宫动脉栓塞（uterine artery embolization，UAE） 经导管动脉栓塞术是历史悠久的有效控制许多疾病出血的经皮技术。首次报道其应用于子宫肌瘤的治疗是在1995年。尽管最初是不能耐受手术患者的替代治疗，但是其缓解症状的有效性促使该技术成为主要治疗方法。

UAE越来越多的成为压迫相关症状并没有生育要求患者子宫切除术的一线替代治疗方法，并被美国妇产科协会（American Congress of Obstetrics & Gynecology，ACOG）推荐作为子宫肌瘤保留子宫的安全有效方法。它使75%～85%的女性月经量增多和压迫相关症状得到缓解，并且5年的随访发现，肌瘤大小缩小超过30%～46%。另一些研究报道，UAE治疗后需要另一种干预手段的比率在9%～32%。之前认为直径超过 10cm 的肌瘤是 UAE 禁忌证，研究报道这种大小的肌瘤也被 UAE 成功治疗。

许多临床随机对照试验（randomized clinical trials, RCT），大多数是欧洲的，比较了 UAE 和手术（包括子宫切除术和或肌瘤剔除术）治疗的 5 年结局。这些研究提示，UAE 治疗较手术治疗疼痛减轻、住院时间缩短、恢复工作时间快、治疗后症状评分相同（基于标准化和有效的量表），而健康相关的生活质量相同，保险花费少。

黏膜下肌瘤术后经阴道排出相对常见，因此，大多数宫腔镜下能切除的肌瘤仍建议手术处理。同样，尽管无经阴道排出的报道，带蒂的黏膜下肌瘤也被认为是 UAE 治疗的相对禁忌证。仍有一些研究认为，UAE 可用于这些带蒂的肌瘤的治疗。腹腔镜手术也能用于这些患者治疗。研究同时显示，高 T_2 信号提示肌瘤体积缩小更多，预测 5 年完全断流结果。

一些患者术后疼痛明显，阴道分泌物多，并通常需要静脉麻醉镇痛。"栓塞后综合征"，表现为弥漫性腹痛、低热、白细胞轻度增多，很常见，发生率在 30%~40%，通常在 1 周后缓解。

评估 UAE 对患者以后妊娠或妊娠足月的影响很重要。迄今，有许多 UAE 治疗后妊娠的报道。尽管 UAE 和肌瘤剔除术治疗患者分娩时严重并发症无差异，但是两组患者剖宫产分娩率都增加。UAE 治疗后成功妊娠率在 20%~60%，但是，其自然流产风险较有肌瘤未经 UAE 治疗的患者高。对期望优化生育潜能的女性有两点需要提醒：卵巢功能和子宫肌壁完整性的影响。

由于 UAE 治疗后胎盘植入风险增加，建议密切监测胎盘状态。约有 13% 的初产妇，没有其他风险因素，发生了前置胎盘或胎盘植入。早期关于卵巢功能损伤的研究以绝经作为卵巢功能损伤的评估指标。很明显，绝经风险是年龄依赖的，40 岁以下女性绝经风险是 3%，而 50 岁以上高达 41%。新的研究以卵泡刺激激素（follicle stimulating hormone, FSH）和抗苗勒管激素（anti-müllerian hormone, AMH）评估更微观的损害。尽管一些关于短期结局的研究显示无影响，但是大多数研究显示年龄依赖的风险，45 岁以后卵巢损伤风险增加更多。较子宫切除术，UAE 治疗后 2 年随访显示其 AMH 下降更多。但是，手术也影响卵巢功能却常被忽略。另一篇研究发现，UAE 治疗的患者行子宫-卵巢血管吻合术后显著增加 FSH 水平，可能是卵巢功能损伤的潜在机制。

3. 聚焦超声：无创治疗 磁共振引导的聚焦超声手术（MRI guided focused ultrasound surgery, MRgFUS）是一种无创的消融方法，从 2004 年就被 FDA 批准的子宫肌瘤治疗方法。尽管最初是用于子宫肌瘤治疗，但是这种方法可用于多种疾病的治疗，可能是手术创新的下一步，由开放到微创再到无创。

由于激光放大和对光成为一种治疗方法，FUS 可以无创方式释放大量能量到靶组织。通过在腹部放置一个传感器，靶向治疗腹腔内肌瘤，不会损伤皮肤，完成治疗。用于治疗的 FUS 强度较超声诊断显著增高，使局部温度很快超过 70℃。这种温度很快发生凝固坏死。治疗是在清醒镇静下完成。获取 T_2 权重图像后（为了制订治疗计划），由 MRI 提供持续性热反馈，FUS 超声靶向消融肌瘤。

MRgFUS 治疗成功最强预测因子是治疗后钆显像肌瘤内无灌注体积（nonperfused volume, NPV）或无血管区域。其中一个重要研究发现，71% 的妇女 6 个月后达到子宫肌瘤症状和生活质量（uterine fibroid symptom and quality of life, UFS-QOL）问卷的症状缓解评分目标，51% 的妇女 12 个月内持续缓解。最新的研究显示，NPV 比率越高，生活质量改善也显著。治疗后的 NPV 与肌瘤体积缩小程度成比率。MRgFUS 治疗后肌瘤体积可缩小 40%。当 NPV（约 26%）低时，约 28% 的患者在 MRgFUS 治疗 12 个月后选择其他替代治疗。最近高 NPV（约 60%）的研究发现报道，其治疗失败率约仅 8%。

MRgFUS 并发症很少。最常见的并发症是皮肤烧伤。当耦合剂不好或患者 FUS 声通道中碰到腹部瘢痕时可能发生。早期实验报道约 5% 的烧伤风险。目前仅报道了 1 例广泛的皮肤烧伤。在瘢痕上放置声反射装置（例如软木或泡沫）和能量阻塞垫片能预防烧伤。

一项平行纳入研究，比较了 MRgFUS 和经腹子宫切除术，记录了严重的临床并发症和 1 个月、3 个月、6 个月简式健康量表（short form health survey, SF-36）。MRgFUS 组严重临床并发症发生率低，两组患者 6 个月的 SF-36 评分都提高了，但是子宫切除术组更好。NIH 资助的比较 MRgFUS 和 UAE 治疗的随机临床试验（NCT00995878，clinicaltials.gov）可能提供更多信息。研究认为 MRgFUS 符合目前比较公认的成本效益标准。

MRgFUS治疗后妊娠相关并发症比较少。已报道的系列研究中，51例妇女中45名妊娠。该研究报道的活产率是41%，平均出生体重是3.3 kg，自然流产率是28%，足月分娩率是93%。至少有1例患者肌瘤影响宫腔伴发原因不明不孕，MRgFUS治疗后自然妊娠。

超声引导的聚焦超声（通常称高强度聚焦超声（high intensity focused ultrasound，HIFU）在美国以外国家用于治疗一些实体瘤。自从可行性研究显示超声引导的HIFU治疗子宫肌瘤前景可观后，更大样本的研究也证实了可行性。这些研究不仅证实了超声引导的HIFU治疗子宫肌瘤的安全性和有效性，而且其中一个研究显示了治疗1年内妊娠是安全的。

4. 药物治疗 药物治疗子宫肌瘤有效性尚缺乏随机化试验研究。口服避孕药、孕激素、非甾体类抗炎药、抗纤溶药、雄激素化合物和孕激素宫内释放装置在治疗特发性月经量过多都有效，但尚无子宫肌瘤相关出血的研究。但是它们都被广泛应用，并且对至少一部分子宫肌瘤患者可能有效。系统综述研究认为，当患者接受药物治疗时，至少60%的患者已接受手术治疗2年了。

（1）GnRH-激动药：天然GnRH依赖脉冲释放起作用，GnRH激动药持续性释放起作用。它们开始引起时间限制的促性腺激素释放增加，称为点火效应。接着导致受体下调，伴随1~3周的性腺功能减退状态。这种降调阶段临床上对子宫肌瘤的治疗有益。GnRH分子的改变，通常是在6位和10位两个甘氨酸残基，可使半衰期时间延长，临床治疗更有益。

许多研究关注GnRH激动药治疗子宫肌瘤的有效性和优点。在3~6个月的治疗周期，大多数患者子宫肌瘤平均缩小30%~60%。但是有少数妇女对药物反应性有变异，子宫肌瘤大小无变化。12周的雌二醇水平和患者体重都与肌瘤缩小程度相关。

GnRH激动药治疗的另一个好处是诱导闭经。通常GnRH激动药治疗后4~10周月经恢复。子宫肌瘤和子宫大小通常在3~4个月恢复至处理前大小。卵巢甾体激素生成的迅速恢复，伴随新近用GnRH激动药治疗的子宫肌瘤内雌激素受体浓度增加，可能促进这些肌瘤的迅速再生长。

GnRH激动药具有明显不良反应，最严重的是骨质丢失。6个月的GnRH激动药治疗可导致6%的骨小梁丢失，并且不是所有的骨质流失在治疗停药后都能恢复。症状不良反应在GnRH激动药治疗中很常见。潮热在GnRH激动药治疗的女性中普遍。其他一些少见不良反应，包括睡眠障碍、不规则阴道出血、阴道干燥、头痛、抑郁、脱发和肌肉骨骼症状。

由于考虑到GnRH激动药治疗的骨骼丢失不良反应，临床是这些药物通常仅限于手术前治疗或需要短期治疗有效的妇女。GnRH激动药，Lupron® 是FDA批准的可用于子宫肌瘤术前联合补铁纠正贫血的治疗药物。这是FDA批准的唯一一个子宫肌瘤治疗药物。

子宫切除术或子宫肌瘤剔除术前注射是目前这些药物最常用方法。治疗周期1~6个月，取决于手术目的、血液学指标和手术安排。GnRH治疗诱导的闭经可改善血红蛋白浓度，可使贫血患者纠正贫血，并可能使她们可以献血以备输血。术前GnRH治疗还可显著减少术中出血。尽管现在的ACOG指南认为术前应用GnRH激动药有益，但是他们强调个体应用益处需权衡花费和不良反应。

（2）GnRH激动药联合雌孕激素反向添加疗法：对许多妇女而言，3~6个月的子宫肌瘤症状缓解并不能使她们避免手术，但是能使她们自身状态最佳耐受手术。因此，通过增加其他治疗来使延长治疗的不良反应减小的方法出现了，称为反向添加疗法。反向添加的目的是为获取疗效窗口期，在这段时间内不良反应将很少或没有，同时肌瘤不增长。

研究采用了两种治疗策略中的一种：同时和序贯添加。同时添加疗法，指GnRH激动药和反向添加疗法同时开始。序贯疗法，指GnRH激动药单独给药6个月后添加甾体激素，减少甾体激素添加开始前的低雌激素持续时间。研究已显示，序贯疗法子宫肌瘤治疗疗效更优。

（3）创新的GnRH激动药反向添加疗法：雌激素受体拮抗剂药，他莫昔芬或雷洛昔芬都已在GnRH激动药同时反向添加的随机化前瞻性6个月的研究内应用。研究结果不一致。20 mg的他莫昔芬添加不改变肌瘤大小，但是60 mg的他莫昔芬可缩小肌瘤，但是症状无改变。雷洛昔芬（60 mg/d）的研究显示，绝经前子宫肌瘤妇女应用可缩小肌瘤。替勃龙，一种人工合成的激素，因其同时具有雌激素和孕激素作用，使其可单独用于绝经妇女HRT治疗。这种药物已被用于绝经前子宫肌瘤妇女用GnRH激动药治疗中。替勃龙不抑制子宫缩小，同时保留了患者骨密度，并且症状改善了。因此，将来替勃龙可能作为反向添加的单一药物。依普黄酮，一种异黄酮，弱雌激素调节药，也被用于反向添加疗法研究。最初的研究是探讨其对骨质的影响，它似乎可延缓骨质丢失、缓解症状，并且不阻碍 GnRH 激动药治疗缩小肌瘤的作用。

（4）GnRH 拮抗药：在子宫肌瘤中的治疗也被研究。没有点火效应和起作用时间快是 GnRH 拮抗药的优点。尽管其不是 FDA 批准的适应证，但是较 GnRH 激动药其有些优点。但是，在美国，这些药物在市场上主要是用于诱导排卵，没有长期制剂。这可能使子宫肌瘤治疗低效。

（5）孕激素调节药：临床上关于孕激素调节药的疗效进一步证实了孕激素在子宫肌瘤生物学中的重要作用。应用孕激素受体调节药（progesterone receptor modulators，PRMs）时极其重要并需要关注的是其增加子宫内膜增生或肿瘤风险。病理学家们已观察到了服用这些药物患者的独特的组织学类型。这些 PRM 相关的子宫内膜改变没有恶性肿瘤进展的典型分子标记，但是缺乏远期研究。

米非司酮（mifepristone，RU486）是炔若酮甾体衍生物，主要起抗孕激素作用。高剂量（50 mg/d）米非司酮缩小肌瘤效应和 GnRH 激动药相当。它既具有 GnRH 激动药同等的临床效应，同时又有卵泡水平的雌二醇可维持骨含量并缓解症状。25 mg/d 缩小肌瘤效应相似；5 mg/d 维持了无周期性，但是肌瘤缩小效应下降到 30%。近年研究显示，5 mg/d 和 10 mg/d 的剂量缩小肌瘤效应和高剂量相似，但是只使 60%～65% 的妇女闭经，但确实减少了月经量。尽管，米非司酮能显著改善症状。但是，较 GnRH 激动药，米非司酮有些小的不良反应。不良反应包括约 20% 的高剂量治疗妇女在治疗的第 1 个月内偶有潮热；但是另一篇研究报道症状更持久。FDA 未批准米非司酮治疗子宫肌瘤。非适应证型用药的主要阻碍是现在的 RU486 剂量不适合（终止妊娠是 200 mg 1 次，而子宫肌瘤治疗是 5～10 mg/d，共 6 个月）。

醋酸乌利司他，另一种 PRM，在一个随机对照研究中，5 mg/d 或 10 mg/d，持续 13 周，与安慰剂对照比较疗效。这个药物减少子宫<16 周大小患者的月经量，并显著缩小肌瘤体积。并且其应用也未发现子宫内膜增生。另一个非劣效性试验，比较了醋酸乌利司他 5 mg/d 或 10 mg/d，持续 13 周疗效和 GnRH 激动药。两者缓解月经量效果相似，但是醋酸乌利司他缩小子宫肌瘤体积较 GnRH 激动药小，而诱导闭经时间快。这些研究的补充附件中显示停止治疗后，较 GnRH 激动药，PRMs 治疗肌瘤持续缩小时间长。服用乌利司他妇女子宫内膜活检显示，3 个月的治疗周期结束后，这种药物的翘尾效应可持续至 6 个月。因此，有症状的肌瘤患者可能选择这种药物特有的间歇性治疗。像米非司酮一样，FDA 批准的剂量（30 mg 每片）是其子宫肌瘤非适应证型用药治疗的主要困难。

其他的 PRMs 应用于子宫肌瘤治疗也正在研究中。这些药物可能与乌利司他治疗效果相似，但是不良反应减轻了，并增加了与孕激素受体相互作用的特异性。

（6）芳香化酶抑制药：给绝经前或围绝经期妇女服用芳香化酶抑制药也能缓解肌瘤症状和缩小肌瘤。一个随机对照研究，比较了 70 例单个肌瘤≥5 cm 患者，用 2.5 mg/d 的来曲唑和每月 3.75 mg 的曲普瑞林治疗 12 周的效果。研究显示，来曲唑组缩小子宫肌瘤较曲普瑞林组显著（45% vs 33%）。曲普瑞林组血清激素水平较来曲唑组下降明显。目前缺乏芳香化酶抑制药这类药物治疗子宫肌瘤的安全性、有效性和成本－效益的进一步研究。

（7）血清雌激素受体调节药：选择性雌激素受体调节药（selective estrogen-receptor modulators，SERMs），起组织特异性激动药或拮抗药作用，在肌瘤动物模型中研究疗效较临床试验好。这些研究包括他莫昔芬和雷洛昔芬。氯米芬尚未被研究，但是有一个病例报道称其可促进肌瘤生长。尽管动物模型研究结果前景可观，临床研究结果差些。但是在绝经前妇女研究发现，尽管 3 倍常规剂量，他莫昔芬单独或与 GnRH 激动药联合使用都没有疗效。

（8）雄激素：达那唑，子宫内膜异位症药物治疗最常用的雄激素，可通过诱导闭经，纠正肌瘤相关的月经量增多引起的贫血。另一种雄激素，内美通，也能缩小肌瘤，诱导肌瘤患者闭经。这种药物最大优点是停止药物治疗后，其有 PRMs 相似的翘尾效应；研究发现，89% 的患者肌瘤缩小维持至停止治疗 18 个月。可惜的是，美国没有内美通这种药物。但是，雄激素的不良反应限制了其临床应用，包括痤疮、多毛和不可逆的声音变化。

（9）生长因子相关治疗：与子宫肌瘤生物学相关的因子包括碱性成纤维细胞生长因子（basic fibroblast growth factor，bFGF）、纤维化生长因子转化生长因子-β（transforming growth factor-beta，TGF-β）、调节生长激素（growth hormone，GH）效应的胰岛素样生长因子Ⅰ和Ⅱ（insulin-like growth factors I and II，IGFⅠ和Ⅱ）。将来，这些因子和其他生长因子都可能用于子宫肌瘤靶向治疗。

（10）GH定向和IGF定向治疗：生长激素（growth hormone，GH）和IGFs在子宫肌瘤和其周围肌层都有代谢调控效应。由于肢端肥大症（生长激素过多）女性自己肌瘤发生率高，研究者们设想干预生长激素轴可能是肌瘤治疗有效方法。意大利的一个研究，将兰乐肽（一种长效生长抑制素类似物）用于7例绝经前妇女子宫肌瘤治疗。3个月治疗后子宫体积和最大肌瘤都显著缩小了，分别是24%和42%。停止治疗3月后，子宫和肌瘤大小都有所恢复，但是仍分别维持在17%和29%。这种治疗不影响雌激素水平，但是血浆GH和IGF-Ⅰ水平显著降低，并且其他的病理调节因子可能起作用。

（11）抗血管生成治疗：许多研究显示血管生成因子bFGF及其Ⅰ型受体在肌瘤相关出血的病理发生中具有重要作用。在许多系统中，干扰素（interferons，INF）-α或-β具有拮抗bFGF效应，并且已证明在许多血管肿瘤临床上治疗有效。子宫肌瘤体外研究显示，INF-α是血清刺激的和bFGF刺激的肌瘤细胞、正常肌层细胞和内膜细胞DNA合成的有效抑制药。一个病例报道研究提出了INF-α治疗子宫肌瘤可能有效。该研究报道了一个绝经前妇女，因丙型肝炎利用INF-α治疗，在干扰素治疗7个月后其子宫肌瘤显著缩小了。体外研究显示，曲尼斯特［N-（3，4二甲氧基肉桂酰）邻氨基苯甲酸］，目前应用于多种过敏反应的一种药物，通过抑制细胞由G0～G1期转换减少肌瘤细胞增生。尽管其作为血管生成抑制因子起作用，它也可以作为肥大细胞稳定药和纤维化抑制药起作用，而这两者与子宫肌瘤都相关。

目前还有维A酸、维生素D和绿茶成分预防肌瘤形成的研究。

二、子宫腺肌症

子宫腺肌症，之前称为内在性的子宫内膜异位症，是另一种良性子宫疾病，以子宫肌层内出现异位的子宫内膜腺体和间质为特征（图27-2）。此外，周围的肌层常发生肥厚改变。疾病病变范围由肉眼可见的结节，称为腺肌瘤，临床上与肌瘤相似，至仅显微镜下识别可见。间质内出现异常腺体的定义变异很大，大多数定义为内膜肌层移行带以下1～3层发现腺体。显然，定义不同会导致其发生率差异。

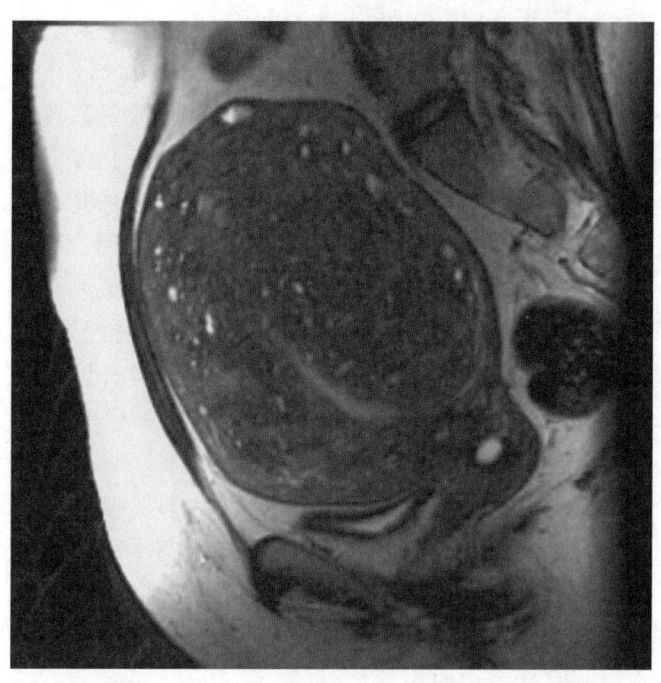

图27-2 子宫腺肌症的T_2加权快速自旋回波（fast-spin echo，FSE）图。子宫腺肌症的特点是子宫腺体增生，因此子宫肌壁深层见强度与内膜层相似的亮（白色）区。腺肌症子宫肌壁可不对称，该图中后壁明显厚于前壁。腺肌症的另一个特点，交界区增厚，在该图中没有出现

通常，子宫腺肌症被称为多沼泽的、球形的、匀称性增大。但是这种疾病常合并其他子宫疾病。有研究认为，子宫腺肌症并不真是一种疾病，而是一种正常的变异，因为行子宫切除伴或不伴腺肌症患者总有相似的症状。但是，该研究中大多数女性是围绝经期女性，可能存在选择偏倚。

子宫腺肌症影响20%～65%的妇女，这一数字的准确性可能有待考证，因为诊断只有在子宫切除后才能通过镜检证实。在另一个子宫切除术系列研究中发现，子宫腺肌症约在1/4的子宫标本中出现，较合并子宫内膜癌（28.2%）或卵巢癌（28.1%），并不更多的合并有症状的子宫肌瘤（23.3%）。

不像子宫肌瘤，子宫腺肌症与生产次数增加相关。至少80%的子宫腺肌症患者是经产妇。但是这也可能是一个混杂变量，因为多次妊娠史妇女可能

仅仅是子宫切除术指征和或倾向更多，在这个过程中可以诊断子宫腺肌症。研究发现，成像方式而不是组织学诊断，子宫腺肌症也可以在青少年期出现。加利福尼亚教师研究，发现子宫内膜异位症和子宫腺肌症患者临床表现不同。较子宫内膜异位症患者，子宫腺肌症患者年龄更大、经产次数多、月经初潮早、月经周期短并且更胖。另一个研究比较了子宫肌瘤和子宫肌瘤合并子宫腺肌症患者。同时合并子宫肌瘤和子宫腺肌症患者，较单独子宫肌瘤患者，盆腔疼痛和痛经更多、经产次数多、伴有子宫手术史，并且更易发生临床抑郁症。许多研究中组织病理学证实的子宫腺肌症患者都更可能有子宫手术史。关于吸烟是子宫腺肌症危险因素有争议。

临床上，子宫腺肌症在其高峰发病年龄，40~50岁，和子宫肌瘤相似，约有60%的患者有异常子宫出血，主要是月经量多。子宫内膜内厚壁和扩张的血管异常分布，特别在月经周期分泌期时，是这些妇女月经量多的一种原因。痛经是子宫腺肌症的另一常见症状，约1/4的妇女有。痛经与子宫肌层的内膜深部渗入或内膜腺体多相关。子宫腺肌症的子宫异常出血现在被FIGO分类为AUB-A型出血（见本章子宫异常出血）。

最广为接受的子宫腺肌症病理发生假说是子宫内膜侵入子宫肌层诱导子宫肌层的肥厚和增生。这一假说的支持者常引用经产次数和子宫腺肌症的相关性，表明妊娠时子宫分层被破坏并且剖宫产分娩可能促进这一过程。但是实验证据显示，子宫腺肌症可能是化生过程或发育缺陷。首先，子宫腺肌症在一例缺乏在位内膜的先天性阴道缺失综合征患者中诊断。此外，在位和异位内膜的生长因子分子表达有差异。子宫肌瘤和子宫腺肌症病理发生中很常见的因子包括：血管生成因子例如bFGF，纤维化因子，包括GM-CSF，LH受体和宿主细胞。一些传统的和研究中的治疗方法效率可能受这些因素调控。

性腺激素在子宫腺肌症病理生理中也起重要作用。腺肌瘤植入物表现为高芳香化酶和雌二酮硫酸酯酶活性，并且表现为雌激素受体（estrogen receptors，ER）多态性。体外研究发现，GnRH激动药和达那唑可使芳香化酶活性恢复正常，但是缺乏体内研究数据证实这一作用。一个研究报道了子宫腺肌瘤患者子宫内膜增生更常见，进一步证实了雌激素和ER在腺肌瘤植入中的作用。小鼠腺肌症模型也支持这一作用，小鼠早期暴露于他莫昔芬可导致子宫腺肌症和异常子宫肌层发生。

有意思的是，通过垂体组织移植到子宫角形成了另一种小鼠子宫腺肌症模型。泌乳素可能是这个模型中起重要病理作用的因素：小鼠血浆中泌乳素含量显著增加，并且注射溴隐亭可预防腺肌症发生发展。在这个模型中，由于肌层细胞变性，子宫内膜细胞确实侵入肌层。服用选择性5-羟色胺再摄取抑制药（selective serotonin reuptake inhibitor，SSRI）继发的高泌乳素，导致子宫非直接暴露，也能引起子宫腺肌症。近期的研究显示，临床抑郁和抗抑郁药使用在子宫腺肌症女性中增加，也进一步证实了该理论。另一种促卵泡激素受体敲除小鼠（follitropin receptor knockout mouse，FORKO）模型显示，随年龄增长FSH水平增加可能也在子宫腺肌症病理中起重要作用。

尽管子宫腺肌症确切诊断需要组织病理，但是成像技术越来越能准确诊断。经阴道超声（transvaginal ultrasonography，TVS）和磁共振成像（magnetic resonance imaging，MRI）都可用于诊断。MRI是子宫腺肌症更好的成像方法，但是比较昂贵。MRI能很好地鉴别子宫腺肌症和肌瘤。TVS相对更便宜，但是依赖于检查者技能。综述了23篇关于MRI和TVS敏感性和特异性的文章，结果发现两者灵敏度（TVS 0.72 vs MRI 0.77）和特异度（TVS 0.81 vs 0.89MRI）相似。计算机断层摄影（computed tomography，CT）在子宫腺肌症中没有诊断价值，穿刺活检在某些需要排除恶性肿瘤患者中需保留应用。

子宫腺肌症唯一确切治疗方法是子宫全切。GnRH激动药治疗可引起闭经、子宫体积暂时性缩小、甚至有利于妊娠。其他的治疗方法包括释放左炔诺孕酮的宫内节育器，有一篇病例报道研究利用了含达那唑的宫内节育器。遗憾的是，通常在停止6个月后子宫大小恢复到治疗之前大小，并且症状也再次出现。

关于保守手术治疗（如果有腺肌瘤）的研究很少。研究认为腺肌瘤剔除术可缓解子宫腺肌症症状，另一研究认为，保守手术联合术后GnRH药物治疗较单独手术治疗效果好。其他的治疗方法包括子宫内膜肌层消融法和腹腔镜下子宫肌层电凝法，3年的随访研究结果显示，超过50%的患者症状都缓解了。

UAE和MRgFUS都被报道用于子宫腺肌症治疗。36个月的随访研究发现UAE治疗成功率约在50%。

最近的一个平均随访周期 58 个月的研究发现，大约 18% 的患者最后行子宫切除术了，但是 73% 的患者完全无症状。MRgFUS，最大样本量的研究包括 20 例患者，6 个月的随访发现所有入组患者 MRgFUS 治疗都是安全有效的。另一篇个案报道研究报道了 1 例 MRgFUS 治疗后自然妊娠并足月分娩的病例。另有研究报道了超声引导的高强度聚焦超声消融术治疗子宫腺肌症。纳入了 78 例子宫腺肌症患者，平均随访周期 24 个月，约 90% 的患者症状完全缓解。

随着成像技术进步，越来越多的育龄期妇女的子宫腺肌症被诊断。这些妇女相关研究仅限于小的个案研究。间接的证据显示，子宫腺肌症和不孕症相关。但是，尚无直接联系。一个流行病学研究发现，子宫腺肌症患者（TVS 或 MRI 诊断）早产和胎膜早破风险增加。

三、子宫内膜息肉

子宫内膜息肉，如其名，来源于子宫内膜层。它们的特点是以基质中血管为中心的腺体增生。息肉与子宫异常出血，特别是点滴和不规则出血相关，但是潜在机制尚不清。许多机制被认为在子宫内膜息肉发生发展中起重要作用。这些机制包括：子宫内膜芳香化酶活性过高、单克隆子宫内膜增生、遗传因素（特别是染色体 6p，12q 和 7q 细胞遗传学重排）和子宫内膜基质金属蛋白酶和细胞因子含量变化。近期研究发现，TGF-β，VEGF 和 bcl-2 也在子宫内膜息肉病理发生中起作用。传统观点认为，息肉含有雌激素受体，但是现在的文献发现，息肉同时存在雌激素和孕激素受体（ER 和 PR）。雌激素和孕激素在内膜腺体、间质和血管延伸及其固有特征表象中起作用。孕激素像雄激素一样，具有抗息肉增生作用，但是研究发现，雄激素不能代替孕激素在子宫内膜息肉中的作用。

由于定义和诊断方法不同，子宫内膜息肉的发生率范围较广，在 7.8%～34.9%。子宫内膜息肉发生率在 30 岁以下妇女低于 0.9%，并随年龄增长，其发生率增加。子宫内膜息肉发生的危险因素包括肥胖、高血压、糖尿病、年龄，特别是围绝经期。至少有一篇研究质疑了这些传统的危险因子，认为仅年龄是具有统计学意义的风险因子。

绝经后妇女服用他莫昔芬，有 2%～36% 的妇女发生内膜息肉。他莫昔芬诱发的息肉数目可能多，并且体积较大，并且有特有的分子改变。随访服用他莫昔芬治疗的乳腺癌患者 1 年，发现左炔诺孕酮缓释的 IUD 可减少他莫昔芬诱发的息肉发生。子宫内膜息肉和绝经后激素替代治疗的相关性是有争议的。

子宫内膜息肉最常见的症状是国际妇产科联盟（Federation Internationale de Gynecologie et d'Obstetrique，FIGO）分类中的异常子宫出血（abnormal uterine bleeding-polyps，AUB-P），占有症状患者的约 50%。反之，异常出血的妇女，约 30% 有子宫内膜息肉。尽管异常出血是子宫内膜息肉最常见临床表现，但是大多数息肉可能无症状，只是影像学检查的一个偶然发现。息肉的大小、数目和部位与临床症状学不相关。

大多数息肉是良性的，息肉恶变发生率在 0～12.9%。微卫星不稳性在多发子宫息肉或息肉合并内膜增生患者中观察到。最近的荟萃分析研究显示，绝经后妇女较育龄期妇女恶性息肉发生率高（5.42% vs 1.7%），并且，恶性息肉较非恶性更易出血。恶性子宫内膜息肉风险因素包括年龄超过 60 岁，息肉大小超过 1.5cm，绝经和异常出血。

尽管新的诊断和治疗方法应用越来越多，但是子宫内膜息肉仍然是依赖于刮宫术（dilation and curettage，D&C）或子宫切除术。经阴道宫腔盐水灌注超声造影（saline-infusion sonography，SIS），也称超声子宫造影，或不太常见的宫腔镜检查诊断内膜息肉越来越多（图 27-3）。如果宫腔显影了，内膜息肉也可以通过子宫输卵管造影诊断。新的 3D 超声探头能更准确的区分宫底和宫角子宫内膜和肌层，因此，较标准超声其诊断准确性增加了。近来的一篇综述发现经阴道超声检查（transvaginal ultrasound，TVS）、经阴道宫腔盐水灌注超声造影和宫腔镜检查诊断子宫内膜息肉作用相似。宫腔镜检查和 SIS 较 TVS 更有利于观察子宫腔，但是 SIS 有检查附件和子宫肌层的优势。

子宫内膜息肉治疗手段有限。预防服用他莫昔芬治疗乳腺癌患者发生子宫内膜息肉有一些方法，但是该方法仅限于研究。低风险患者保守观察无症状息肉可能是一种选择。未经治疗，无症状性息肉可自行消退。在一个研究中随访了围绝经期妇女 1 年，发现 27% 的病灶消失。息肉平均直径超过 1.5 cm 自行消退可能性小。其他的研究也发现，<1 cm 息肉完全消退。但是现在大多数息肉治疗都是在宫腔镜

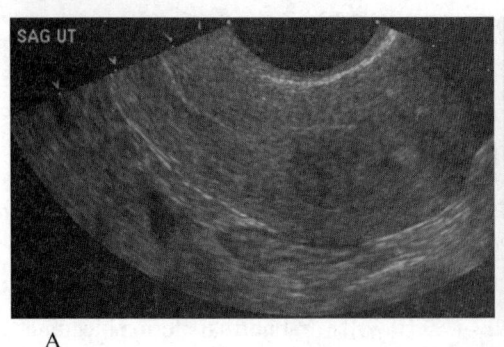 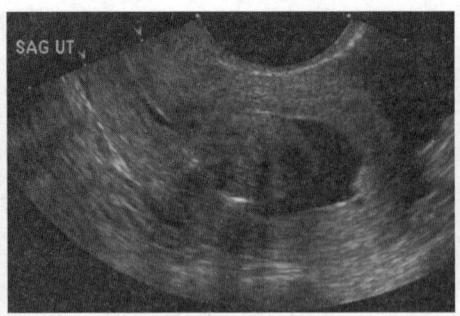 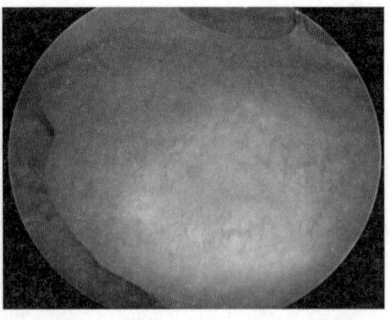

图 27-3　子宫内膜息肉诊断成像方法的比较

A. 一个后倾子宫的阴道超声矢状面图。尽管内膜厚度未测量，但可见内膜是增厚的。B. 同一个患者的经阴道宫腔盐水灌注超声造影图。盐水灌注宫腔后，可见内膜息肉突入宫腔、内膜变薄。C. 宫腔内明显的息肉宫腔镜图。息肉血管比较常见，但不像黏膜下息肉那样粗，息肉比较柔软

[图摘自 Dr. Mary Frates, Department of Radiology, Brigham and Women's Hospital and Harvard Medical School, Boston]

下切除或宫腔镜下刮宫而不是传统的刮宫术。这种技术可视化和直接去除优势更有效减少复发。研究发现，息肉切除术患者较未切除患者月经量无变化，但是月经间期出血症状显著改善。

子宫内膜息肉对不孕症的影响研究有限。有许多息肉影响植入的理论。这些理论包括：机械性阻碍开口功能、影响精子迁移、因细胞因子和细胞黏附分子影响降低子宫内膜容受性。唯一的一个随机对照研究显示，子宫息肉切除后宫腔内人工授精（intrauterine insemination，IUI）妊娠率增加。其他的回顾性研究发现，如果息肉直径<1.5 cm，妊娠率无差异。鉴于研究结果有争议，专家观点推荐体外受精（in vitro fertilization，IVF）治疗前发现的息肉 IVF 前先摘除。在促排卵治疗期间发现的息肉是否治疗需要针对个体决定。

四、异常子宫出血

异常子宫出血（abnormal uterine bleeding，AUB）影响约 1/3 的育龄期女性，可同时合并或无以上我们已经讨论的这些病理过程。AUB 约也占妇科门诊就诊患者的 1/3。在美国，AUB（之前称为功能性子宫出血）常等同于无排卵性出血，但是在欧洲，AUB 的诊断是排他性诊断，需排除其他原因导致的过多流血，包括盆腔疾病、妊娠并发症或系统疾病。10%～30% 的女性表现为月经量过多（heavy menstrual bleeding，HMB），围绝经期女性高达 50%。但是，自我报告的月经不规律和流血是高度异质性的。流血模式变化可能是最重要的病理标志。HMB 是常见的良性子宫疾病，包括肌瘤和子宫腺肌症，相关的一种异常子宫出血。血管壁比较脆弱、薄和无腺体的内膜可能与黏膜下子宫肌瘤月经过多相关。这些血管可能与子宫肌瘤释放的生长因子引起的异常血管生成相关（例如碱性成纤维生长因子、血管内皮生长因子）。

由于混乱的术语导致临床研究合作和理解困难，推动了近期 AUB 向标准化发展。术语像月经过多、血崩和功能性子宫出血都将被废除。为了规范化沟通，FIGO 创立了按异常出血原因分类的生育期妇女通用分类。FIGO 的"PALM-COEIN"分类系统按结构标准分 4 类。它们是 PALM：子宫内膜息肉（Polyps）、子宫腺肌症（aenomyosis）、子宫肌瘤（liomyomas）和子宫内膜恶变或不典型增生（mlignancy or hyperplasia）。另外，与结构异常不相关的分类包括 COEIN：凝血障碍（cagulopathy）、排卵障碍（oulatory disorders）、子宫内膜局部异常（edometrial causes）、医源性（Iatrogenic）和未分类的（pathologies not classified）子宫出血。期望这一分类系统有利于不同研究团队合作研究 AUB，但是其实用性有待进一步验证。AUB 的 4 种结构异常原因，除了恶变都已在本章阐述。之前分类的真的功能性子宫出血等同于 FIGO 分类的四种非结构原因出血。

约 13% 的 HMB 妇女伴随凝血功能障碍。全身性疾病可能是 HMB 的一个原因，特别是在青少年期需警惕，这些凝血障碍包括血小板减少症、血管性血友病或其他的凝血异常可能是潜在病因。

排卵障碍包括排卵和无排卵功能障碍导致的 AUB。无排卵功能障碍导致的子宫出血表现为不规则的出血和出血时间延长，常继发于下丘脑-垂体-

卵巢轴异常。这种异常出血在育龄期最常见，并与多囊卵巢综合征相关。雌激素对子宫的广泛作用导致静脉扩张、螺旋动脉增长抑制受限都是这种子宫异常出血的潜在病理生理机制。大的、薄壁的、屈曲的血管可在增生的子宫内膜表面观察到。雌激素无选择性降低血管张力主要是通过雌激素直接作用于血管平滑肌细胞或增加一氧化氮生成使血管舒张。这些情况下，子宫内膜常不均匀性断裂。在异常增生的子宫内膜附近可见散在的血栓和变性坏死病灶。

排卵性功能性子宫出血的特点是月经周期规律、月经量增多，通常在月经期前 3d 经量最多。尽管许多排卵障碍是由于内分泌异常引起的，但是在月经期调控出血的过程可能有潜在异常，主要是血管生成、血管收缩和止血。与无排卵性功能性子宫出血相反，子宫内膜表面的血管大体上是正常的，子宫内膜和肌层血管仅有轻微异常，像微静脉扩张。

内膜原因的 AUB 病理发生与排卵障碍的相似。HMB 的局部内膜稳态过程被破坏。包括：血管收缩因子像内皮素 -1 和前列腺素 $F_{2\alpha}$ 生成减少、血管扩张因子像前列腺素 E_2 和前列环素生成增加，以及纤溶酶原激活物异常生成导致子宫内膜过多血凝块。此外，月经过多患者分泌中晚期螺旋动脉血管平滑肌细胞增生减少在其血管不稳定中可能也起一定的作用。内膜出血相关因子（endometrial bleeding associated factor，EBAF，又称 TGF-β_4），是生长因子 TGF-β 家族成员，通过拮抗 TGF-β 生长因子激活的正常信号通路，抑制胶原蛋白的生成，促进胶原降解酶和弹性蛋白水解酶的生成。EBAF 在正常周期中仅在分泌后期和月经期表达，研究发现，HMB 血管生成素妇女的子宫内膜 EBAF 异常表达。血管生成素 -1 和血管生成素 -2（Angiopoietin 1 & 2，Ang-1 和 Ang-2）可能也参与 HMB 的病理发生。Ang-1 促进血管成熟，而 Ang-2 破坏血管、诱发血管新生。由于 Ang-1 表达下调引起的 Ang-1/Ang-2 比率改变，也与 HMB 相关。

医源性 AUB 通常包括雌孕激素形式结合的药片、贴或环的外源性激素治疗和左炔诺孕酮缓释宫内节育器。未分类的 AUB 包括不能归入任何一类的 AUB，例如子宫动静脉畸形引起的 AUB。此外，新的尚未发现的 AUB 原因可纳入这一类。需要重视的是可以是多种原因引起 AUB，例如黏膜下肌瘤（AUB-L）导致的 HMB 患者，如果是 PCOS，可同时伴有无排卵，也存在 AUB-O 型出血。

功能性子宫出血的这些潜在病理生理机制是新的治疗干预靶标（图 27-4）。研究发现，用称为氨甲环酸的非激素类口服抗纤溶药，在 66% 的 HMB 患者中有效，并且对 AUB 患者极其有效。尽管氨甲环酸已在国际上广泛应用，但是近期的 FDA 批准导致其在美国应用增加。其他的方法包括抗孕激素或选择性孕激素受体调节药的应用抑制子宫内膜生长和稳定子宫内膜血管；MMP 抑制药抑制细胞外基质包括血管壁基质的分解代谢；非甾体类抗炎药（nonsteroidal anti-inflammatory drugs，NSAIDs）或选择性环氧化酶 -2（cyclooxygenase-2，COX-2）抑制药抑制前列腺素合成。尽管这些方法不是新的，但是雌孕激素结合制剂形式的贴、环或药片，周期性口服孕激素和孕激素释放宫内装置仍是这些患者的主要治疗方法。利用新的非切除的装置，通过内膜消融术手术破坏或去除子宫内膜显示了令人满意的成功率，并显示是安全的。不考虑保存生育力的患者可行切除术。

五、宫腔粘连

能经常脱落和再生并且不留瘢痕的器官腔内粘连形成机制尚不清楚。临床文献一致认为，妊娠常先于宫腔粘连形成。宫腔粘连与妊娠的关系被认为是分娩后子宫内膜再生缺陷引起的，特别是胎盘附着区域。胎盘部位需要 6 周时间修复，伴随该区域子宫内膜再生、血管栓塞和浅表坏死组织脱落。创伤后子宫内膜再生包括该部位间质和上皮的修复，例如分娩后 1～4 周的刮宫术可能导致永久性瘢痕粘连。这是工业化社会宫腔粘连主要原因。1856 例宫腔粘连患者的综述研究显示，67% 的患者因自然流产或人工流产行刮宫术，22% 的产后行刮宫术。另一篇研究将流产不全患者随机分组为非手术治疗和刮宫组。7.7% 的刮宫妇女发生了宫腔粘连，而非手术组患者无宫腔粘连发生。产后最初 48 h 内的刮宫导致的宫腔粘连较其后的刮宫少。不仅刮宫，所有种类的宫内节育器都可导致宫腔粘连。宫腔镜下子宫肌瘤切除术术后宫腔镜二次检查发生宫腔粘连平均发生率约为 10%。另一篇研究发现，宫腔粘连发生率在子宫纵隔切除术后约为 6.7%，子宫肌瘤切除术后约为 31.3%，多发子宫肌瘤切除术后高达 45.5%。尽管需要大样本随机化试验证实，但是有些研究突出了宫腔镜手术使用防粘连剂的重要性。流产或分娩后感染在子宫瘢

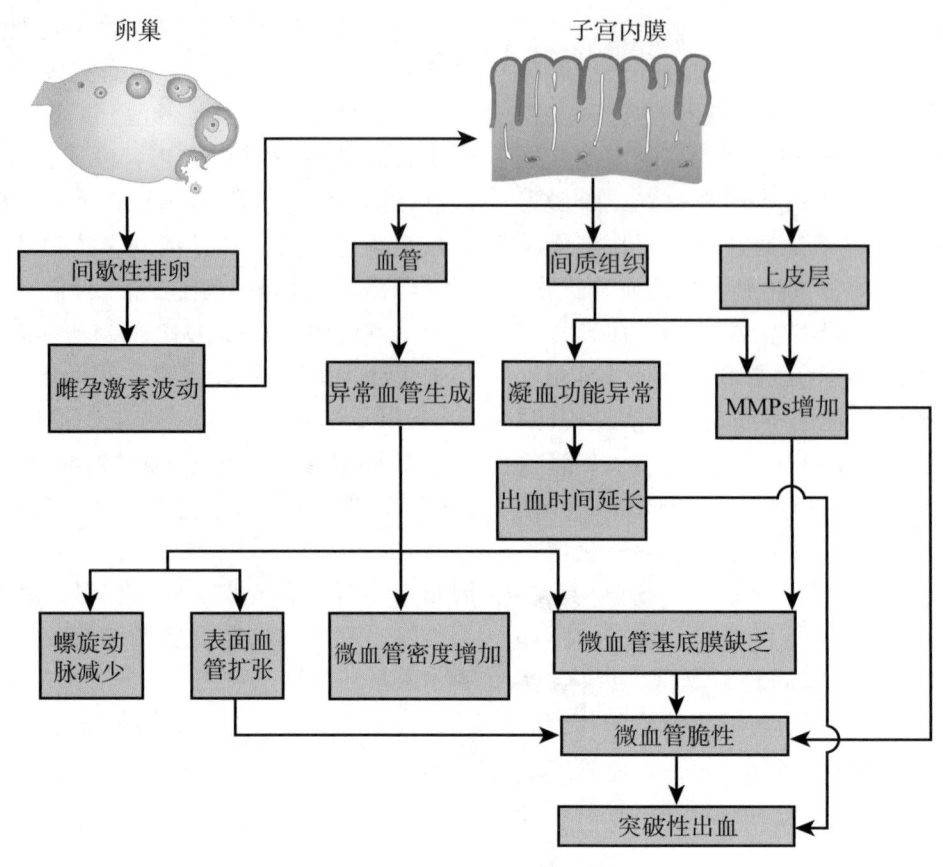

图 27-4　突破性出血的潜在卵巢和子宫机制

卵巢激素和子宫内膜局部因子相互作用引起子宫异常出血的模式图。MMPs（matrix metalloproteinases），基质金属蛋白酶

痕中的作用有争议。有无子宫内膜炎的剖宫产分娩的子宫内膜腔宫腔粘连发生率无差异。

在发展中国家，内膜感染特别是结核感染，是宫腔粘连重要原因。随着人类免疫缺陷病毒-获得性免疫缺陷综合征（human immunodeficiency virus-acquired immune deficiency syndrome，HIV-AIDS）的流行和旅行的便捷，生殖器结核不再是发展中国家唯一的威胁。需要重视的是在大多数非洲的研究中之前使用宫内节育器仍是宫腔粘连的主要原因。不孕症妇女中生殖器结核的发生率波动在2%～25%，因诊断标准和居住地理位置不同而不同。结核性粘连在感染的患者中可高达35%，并且以后生育力预后不佳。子宫输卵管造影呈管状或串珠状并且子宫内膜活检酸性快速染色有利于诊断，但是这些试验敏感性差。现在，像干扰素γ释放试验这些新的诊断方法更有利于诊断。

宫腔粘连患者可能没有症状或各种月经紊乱症状，包括月经量少、月经稀发、闭经、痛经和非常少见的月经量多。不孕、闭经和月经量少是最常见的主诉，报道的不孕症率高达43%。宫腔粘连分类系统有许多种。所有的分类系统都需要彻底评估宫腔，观察粘连的范围、程度和部位。目前缺乏这些分类系统比较的研究。

子宫输卵管造影用于观察宫腔，宫腔镜检查可发现宫腔粘连。超声检查、宫腔超声造影和磁共振成像在一些患者中都有诊断价值（图27-5）。一个研究比较了子宫输卵管造影、宫腔超声造影和阴道超声检查在不孕症患者中的应用，发现子宫输卵管造影和宫腔超声造影敏感性相似，发现了约75%的宫腔粘连。该研究中阴道超声检查发现，宫腔粘连价值有限。宫腔粘连诊断金标准是诊断性宫腔镜检查。

宫腔粘连治疗和预防最佳方法尚无共识。无症状的宫腔粘连不影响健康，一项研究发现，78%的患者通过期待疗法1～7年恢复规律月经。药物治疗宫腔粘连无作用。在宫腔镜广泛应用之前，主要是盲刮。Schenker和Margalioth报道刮宫后84%的患者恢复正常月经。其中51%的患者妊娠了，55%足月分娩。目前推荐宫腔镜下通过钝性剥离、剪刀、电刀或激光消融手术分离粘连。宫腔镜下分离粘连术后月经恢复正常比率波动在 92%～96%。手术的首要目的的恢复宫腔大小和形态。在非发达国家，可能没有宫腔镜手术条件，令人放心的是，研究发现诊刮和宫腔镜分离粘连效果相似。手术后治疗主要是降低粘连复发风险，轻到中度粘连患者术后复发风险高达 1/3，而重度粘连患者术后复发风险高达 2/3。粘连分离术后常放置宫内节育器或球囊预防复发。单独应用外源性雌激素或和孕激素结合刺激内膜增生的治疗一直被推荐，尽管其效率有争议；抗生素和抗炎类甾体激素也被推荐应用。

宫腔粘连分离术后成功妊娠率高达 63%，胎盘问题是最严重的妊娠合并症。近期的一个含 696 次分娩的综述研究报道了 17 例妊娠合并胎盘植入。这些患者的早产率在 40%～50%。

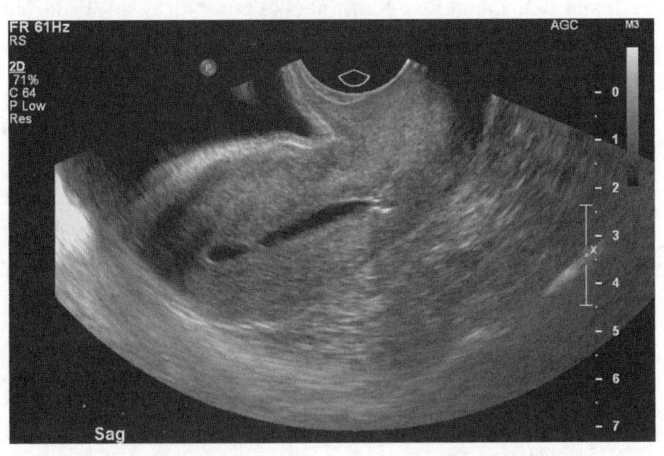

图 27-5　经阴道宫腔盐水灌注超声造影前倾子宫矢状位图

可见宫腔粘连，该患者有早孕期流产行刮宫术史

六、痛经

原发性痛经，经期疼痛与已知的盆腔疾病不相关，是由于子宫固有的功能障碍引起的。仅在排卵周期出现的痛经症状，通常在月经血流出前几小时开始疼痛。子宫内膜迅速脱落时疼痛最严重，一般在出血 12h 后。原发性痛经的诊断通常是排除继发性痛经病因后，依据病史、盆腔、直肠阴道检查和影像学检查诊断。

大多数研究报道的痛经的发生率波动在 50%～90%。年龄＜30 岁、吸烟、月经不规则或经量多、体重指数（body mass index，BMI）＜20 kg/m^2、初潮年龄＜12 岁、性侵犯史和痛经家族史都是原发性痛经的危险因素。

痛经的痉挛痛与子宫收缩相关；痛经妇女子宫收缩活性在月经期增加，并且基底子宫张力和收缩度都增加。在强烈收缩过程中，子宫内膜血流减少，表明部分缺血可能是痛经的原因。多普勒超声研究也证实，原发性痛经患者子宫血管阻力增加，可能使流向子宫内膜血流减少。前列腺素，体外体内都有效的子宫收缩药，通过作用于细胞表面前列腺素受体促进子宫收缩。前列腺素也可能直接致敏子宫疼痛纤维。花生四烯酸产物，特别是前列腺素 F$_{2\alpha}$（prostaglandin F2-alpha，PGF$_{2\alpha}$），在痛经患者经血中含量高，并且 PGF$_{2\alpha}$ 在痛经患者内膜和经血中较无痛经妇女高；这一研究结果进一步证实，前列腺素是痛经发病机制的理论。高浓度的前列腺素不仅在子宫内膜中出现，在痛经相关的经期偏头痛妇女的唾液中含量也增高。近期研究推测，原发性痛经患者伴有血管内皮功能障碍。

原发性痛经的治疗依据疼痛程度个体化。所有能有效抑制前列腺素合成的药物，包括强效非甾体类抗炎药（nonsteroidal anti-inflammatory drugs，NSAIDs）布洛芬、萘普生和甲芬那酸都可缓解痛经症状。一个包括了 73 项随机研究的荟萃分析比较了 NSAID 及安慰剂和对乙酰氨基酚治疗痛经。NSAID 较安慰剂和对乙酰氨基酚显著缓解疼痛症状。联合应用 NSAID 和对乙酰氨基酚也能很好缓解原发性痛经疼痛。选择合适的 NSAID 治疗可能比较困难。某种 NSAID 是否较其他的更好，也不清楚。一些研究认为，灭酸酯类（包括甲芬那酸、氟芬那酸和托芬那酸等）较苯丙酸衍生物类（包括布洛芬和萘普生）缓解疼痛疗效可能更好。尽管尚无足够的证据证实灭酸酯类的优势，比较合理的选择可能是先用苯丙酸衍生物类 NSAID 缓解疼痛，当这类药物不能有效缓解疼痛时，再选择灭酸酯类药物。

复合口服避孕药（combined oral contraceptive pills，OCPs）是次于 NSAID 缓解疼痛的原发性痛经的二线药物治疗。目前尚无比较 NSAID 和 OCPs 疗效的随机对照研究。一个包括 10 篇随机试验的系统综述比较了 OCPs 和安慰剂治疗原发性痛经疗效。研究发现了 OCPs 治疗的疗效（总的 OR 2.99，95% CI 1.76～5.07）。持续性而不是周期性服用 OCPs 治疗原发性痛经效果更好。节育环与 OCP 治疗痛经疗效相似，但是避孕贴没有 OCPs 的疗效。左炔诺孕酮缓释宫内装置用于治疗原发性痛经，仅限于个案报道。

通常，如果 NSAID 治疗 3 个月无效，尝试用 OCPs 治疗 3 个月。如果疼痛仍无缓解，需寻找继发痛经的原因。

有许多补充和替代的药物用于原发性痛经治疗。大多数与传统的非甾体类抗炎药疗效相似。下腹部热疗、有氧训练、瑜伽、针灸、芳香精油按摩和戴远红外发射带都是随机化对照研究中的一些非药物治疗方法，并且疗效可观。膳食补充的研究仅限于一些样本量小的研究。低脂素食、乳制品丰富的饮食、ω-3 脂肪酸和维生素 E 添加在原发性痛经疼痛治疗中都有效。

新的药物包括钙离子拮抗药像硝苯地平也都有效，因为这些药物可以抑制子宫收缩。镁和硝酸甘油也被用于原发性痛经治疗。除了前列腺素，其他的子宫收缩药，包括脂氧合酶产物、加压素和缩宫素可能都在痛经中起作用。因此，V_1 受体和缩宫素受体拮抗药对痛经可能都有治疗作用。一氧化氮（nitric oxide，NO），松弛子宫平滑肌、其含量下降可能导致痛经相关的子宫收缩增加。

参考文献全文网址：www.expertconsult.com。

（译者　赵红翠　审校　迟洪滨）

推荐阅读

Cha PC, Takahashi A, Hosono N, et al. A genome-wide association study identifies three loci associated with susceptibility to uterine fibroids. Nat Genet, 2011, 43（5）：447－450.

Chegini N, Verala J, Luo X, et al Gene expression profile of leiomyoma and myometrium and the effect of gonadotropin releasing hormone analogue therapy. J Soc Gynecol Investig, 2003, 10（3）：161－171.

Gupta JK, Sinha AS, Lumsden MA, et al. Uterine artery embolization for symptomatic uterine fibroids. Cochrane Database Syst Rev（1），2006：CD005073.

Laughlin SK, Hartmann KE, Baird DD. Postpartum factors and natural fibroid regression. Am J Obstet Gynecol, 2011, 204（6）：496 e1－e6.

Lee SC, Kaunitz AM, Sanchez-Ramos L, et al. The oncogenic potential of endometrial polyps: a systematic review and meta-analysis. Obstet Gynecol, 2010, 116（5）：1197－1205.

Makinen N, Mehine M, Tolvanen J, et al. MED12, the mediator complex subunit 12 gene, is mutated at high frequency in uterine leiomyomas. Science, 2011, 334（6053）：252－255.

Marshall LM, Spiegelman D, Barbieri RL, et al. Variation in the incidence of uterine leiomyoma among premenopausal women by age and race. Obstet Gynecol, 1997, 90（6）：967－973.

Munro MG, Critchley HO, Broder MS, et al. FIGO classification system (PALM-COEIN) for causes of abnormal uterine bleeding in nongravid women of reproductive age. Int J Gynaecol Obstet, 2011, 113（1）：3－13.

Peddada SD, Laughlin SK, Miner K, et al. Growth of uterine leiomyomata among premenopausal black and white women. Proc Nat Acad of Sci S A, 2008, 105（50）：19887－19892.

Stewart EA. Uterine Fibroids: The Complete Guide. Baltimore: Johns Hopkins University Press, 2007.

Stewart EA. Uterine fibroids and evidence-based medicine–not an oxymoron. N Engl J Med, 2012 366（5）：471－473.

Stewart EA, Gostout B, Rabinovici J, et al. Sustained relief of leiomyoma symptoms by using focused ultrasound surgery. Obstet Gynecol, 2007, 110（2 Pt 1）：279－287.

Stewart EA, Morton CC. The genetics of uterine leiomyomata: what clinicians need to know. Obstet Gynecol, 2006, 107（4）：917－921.

Walker CL, Stewart EA. Uterine fibroids: the elephant in the room. Science (Research Support, N.I.H.), 2005, 308（5728）：1589－1592.

Wong CL, Farquhar C, Roberts H, et al. Oral contraceptive pill for primary dysmenorrhea. Cochrane Database Syst Rev, 2009（4），2009：CD002120.

第 28 章

妊娠期内分泌疾病

（原著 Andrea G. Edlow, Errol R. Norwitz）

为了满足妊娠的需求孕妇发生生理和内分泌的适应性改变。这些需求包括：胎儿支持（循环支持，营养和氧气供应，代谢产物和废弃物清除），胎儿保护（避免饥饿、药物和毒素），子宫为分娩做准备，以及防止孕妇分娩时潜在心血管损伤风险。孕前存在的内分泌疾病可能会影响妊娠期对各项需求的改变调节，从而影响胎儿的生长和发育。另外，用于治疗这些疾病的药物也可能会影响围生期结局。妊娠前最常见的内分泌疾病包括糖尿病、甲状腺功能减退和肥胖，不太常见的妊娠前内分泌疾病包括垂体瘤、尿崩症和甲状旁腺功能亢进。

在健康的妇女中，妊娠期生理和内分泌适应性变化也可导致妊娠期特定疾病，其中最常见的是妊娠期糖尿病、内分泌紊乱、先兆子痫相关的交感神经系统疾病和早产。本章旨在详细介绍这些妊娠期特有的疾病的基本病理生理学，以及妊娠对孕前存在的内分泌疾病的影响，正确理解这方面的问题，可以提高临床医师优化孕产妇和围生期结局的能力。

一、糖尿病

（一）妊娠对妇女糖代谢的影响

可以说正常妊娠是一个致糖尿病（前糖尿病）状态，出现明显的胰岛素抵抗、高胰岛素血症和外周葡萄糖摄取降低。这些内分泌的改变，主要是因为胎盘产生抗胰岛素的激素（见第12章），以确保胎儿在发育和成长中得到葡萄糖的持续供应。因此，妊娠时母体葡萄糖代谢的控制是由母亲和胎儿胎盘单元共同调节的。但胎儿胎盘单元重设母体内糖类稳态平衡的内分泌和分子机制还并不清楚，其中可能涉及若干胎盘激素的作用。这些激素包括生长激素（growth hormone，GH）、人绒毛膜生长泌乳激素（human chorionic somatomammotropins，hCS，胎盘泌乳素）、促肾上腺皮质激素释放激素（corticotropin-releasing hormone，CRH）、皮质醇和孕酮。

1. 妊娠期胰岛素生成和作用的变化 妊娠期间，胰岛素的生成和作用发生重要的改变，胰腺内胰岛 B 细胞是产生胰岛素的主要细胞，妊娠期间，B 细胞增生，胰岛素分泌增多，使得整个孕期血循环中的胰岛素水平升高。正是这种机制，以及怀孕时血液稀释和循环胰岛素水平升高诱导胰岛素反应细胞增强，这很可能是导致怀孕早期空腹血糖低的原因。但是，随着孕周的增加，外周胰岛素抵抗增加，为了克服这种抵抗，胰腺进一步增加胰岛素的分泌，这种代偿性反应使母体循环中胰岛素维持在正常范围内，但也导致了慢性的高胰岛素水平（空腹和餐后）、餐后高血糖水平和胰岛细胞增生。

B 细胞增生和增殖，某种程度上由泌乳素和 hCS 控制，两者皆会在妊娠期引起胰腺 B 细胞数目的增多。近来小鼠研究为 B 细胞增殖的调节机制提出了一些见解，Kim 等发现，5-羟色胺通过泌乳素作用于泌乳素信号通路下游，受体刺激 B 细胞增殖。Karnik 等报道抑制 MEN1 基因产物——Menin 蛋白是正常 B 细胞增殖的必要条件，而泌乳素可降低胰腺内胰岛 Menin 蛋白的水平。

胰岛素抵抗是指循环中一个固定浓度的胰岛素促进脂肪细胞和肌细胞对外周葡萄糖吸收的能力降低。胰岛素抵抗可以通过胰岛素耐量试验或葡萄糖负荷试验检测。胰岛素耐量试验是注射标准剂量的胰岛素后连续检测血糖浓度。循环中胰岛素的清除率不因妊娠而改变（彩图80），妊娠前和妊娠期的胰岛素半衰期约 7 min，然而，与未妊娠者相比，妊娠者在注射胰岛素后，血糖下降幅度较小（彩图80）。另外，与非妊娠阶段相比，妊娠期静脉注射（彩图 81）或口服葡萄糖（彩图 82），会引起明显的高胰岛素血症，餐后也会导致相应的高胰岛素血症。以上这些证据均支持孕期妇女处于一种胰岛素抵抗状态这一结论。

妊娠期胰岛素抵抗的相关分子机制还不清楚，但很可能涉及几种因素。尽管胰岛素受体激酶活性不受妊娠的影响，但与非妊娠期妇女相比较，妊娠期妇女脂肪细胞表面高亲和力胰岛素受体的数目降低 3 倍，胰岛素介导的葡萄糖转运也减少 3 倍。

葡萄糖进入脂肪细胞和骨骼肌细胞是由葡萄糖转运蛋白（glucose transport proteins，GLUT）GLUT-1 和 GLUT-4 介导的。GLUT-1 负责基础葡萄糖转运，不受胰岛素的调节。胰岛素增加葡萄糖的吸收，是通过刺激 GLUT-4 从细胞内移动到细胞表面。高达 75% 的胰岛素依赖葡萄糖代谢发生在骨骼肌，而脂肪组织仅占一小部分。在一些妊娠期糖尿病患者中，GLUT-4 显著降低，在胰岛素刺激下，不能从细胞内转移至细胞外，从而导致基础状态和胰岛素刺激状态下，葡萄糖转运均减少。这些结果提示，妊娠期的外周胰岛素抵抗很可能是因为几种机制综合调节的结果，包括胰岛素受体数目减少，胰岛素受体后缺陷，葡萄糖转运体系的改变。孕晚期的胰岛素抵抗的受体后机制发生在骨骼肌胰岛素受体 β 亚单位、胰岛素受体底物（insulin receptor substrate-1，IRS-1）和细胞质，细胞质中磷脂酰肌醇-3 激酶的调节亚基游离 p85α 增加，降低了胰岛素刺激催化蛋白和 IRS-1 联合的能力。上述这些胰岛素信号的变化可能导致骨骼肌对葡萄糖吸收减少。

孕妇的非酯化脂肪酸（nonesterified fatty acids，NEFAs）抑制受损提示，妊娠期胰岛素抵抗的另一个机制。已经证明，NEFAs 降低胰岛素激发的肝糖摄入和全身葡萄糖代谢。在一组接受高胰岛素钳夹术的妊娠妇女中，NEFAs 抑制内源性胰岛素的功能受损。所以，NEFA 水平的异常升高，或许在妊娠期胰岛素抵抗中起着一定的作用。NEFA 调节异常既可能参与正常妊娠的胰岛素抵抗，也可能参与妊娠期糖尿病胰岛素分泌减少，曾有人推测它是妊娠期糖尿病和继发的 2 型糖尿病的病理生理桥梁。

2. 胎儿胎盘反调节激素 胎儿胎盘单元显然是妊娠期胰岛素抵抗的原因之一，其分子机制尚未明确，主要是通过合成的反调节（抗胰岛素）激素发挥其效果。胰岛素促进脂肪细胞和肌细胞对葡萄糖的摄取。反调节激素抑制胰岛素介导的脂肪细胞和肌细胞摄取葡萄糖，其主要是作用在受体后的水平。这样的激素包括生长激素、hCS 及皮质醇和孕酮等。

（1）胎盘 GH 和 hCS：胎盘 GH 不同于垂体生长激素，有 13 个氨基酸（191 个核苷酸）不同，至少有 22 kDa，24 kDa 以及 26 kDa 3 个亚型参与循环。hCS 是一种单链蛋白，主要由合体滋养细胞产生，与 GH 和泌乳素具有高度同源性。在灵长类动物中，hCS 基因似乎由前体 GH 基因进化而来，而在非灵长类物种，胎盘泌乳激素似乎由前体泌乳素基因进化而来。因为这些进化差异，我们把这些基因统称为"人绒毛膜生长泌乳激素"。hCS 占主导地位的同种型，是由 191 个氨基酸组成的，分子质量为 23 kDa。hCS 与泌乳素受体有很高的亲和力，但与 GH 受体的亲和力较低，这表明在妊娠期，它主要是以泌乳素的形式发挥功能。相反，胎盘 GH 与生长激素受体亲和力高，但与 PRL 受体亲和力低。因此，到妊娠中期，内分泌环境是两种高浓度泌乳激素（PRL 和 hCS）之一和仅作为体基的胎盘 GH 混合的状态。hCS 也可直接分泌到胎儿循环，但比胎儿的 PRL 水平低得多。而胎盘 GH 仅在孕妇血中检测得到。

调节 GH 和 hCS 的合成和分泌的因素不完全清楚，但生长抑素和 GH 释放激素是由细胞滋养层产生，分别起到抑制和刺激的作用。hCS 的额外调控可能由胰岛素和血管紧张素 II 提供，这两者均刺激 hCS 的释放，另外，强啡肽也有调控 hCS 的作用（图 28-1）。胎盘内分泌-旁分泌-自分泌调节系统，类似于下丘脑-垂体轴，所以，Samuel Yen 博士把胎盘称作第三大脑。

GH 和 hCS 的编码基因集中在 17 号染色体的同一个区域，5′-3′ 的顺序是：*hGH-N*（垂体 GH 基因），*hCSL*，*hCS-A*，*hGH-V*（胎盘 GH 基因）和 *hCS-B*。这些基因的表达具有组织特异性，且整个妊娠期都处在变化中。例如，胎盘不表达 *hGH-N*（垂体 GH）基因。垂体 GH 是从母体垂体前叶以脉冲方式分泌，在整个早孕期的母体血清中都可检测得到。但随后，垂体 GH 分泌逐步下降。晚孕期，垂体 GH 分泌被有效抑制，不能被低血糖刺激而分泌，也不能被氨基酸输液恢复（这将在本章的后面进行讨论）。相反，在孕中晚期由 *hGH-V*（胎盘 GH）基因编码的、仅由胎盘分泌的胎盘生长激素，其浓度逐渐增加。hCS 基因的表达与 *hGH-V* 基因相似。例如，在孕 8 周时，*hCS-A* 和 *hCS-B* 基因在胎盘表达相同。然而足月时，

hCS-A 的表达是 hCS-B 的 5 倍。放射性受体测定法研究的结果表明，妊娠足月，循环中 GH 样活性，85% 来自 hGH-V（胎盘 GH），12% 来自 hCS，来自 hGH-N（垂体 GH）的不到 3%。多个基因，多种 mRNA（如在 hCS-L 和 hGH-V 基因，都会在选择性剪切受体位点的基础上产生两个不同的 mRNA 转录物）和翻译后加工的异质性，造成这些重要胎盘激素存在很多亚型。具有多个胎盘 GH 样基因的潜在优点在于，确保了胎盘可以产生足够量的 GH 样激素调节母体及胎儿的代谢，减少任何单一的基因功能缺失导致妊娠失败的风险。

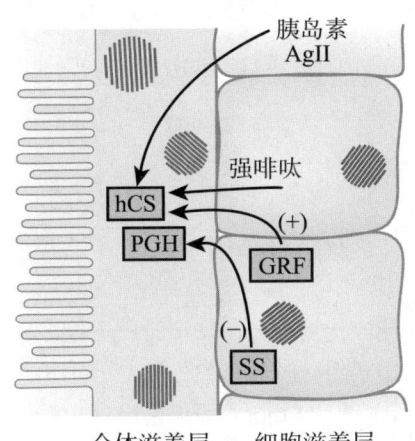

图 28-1 胎盘反调节激素的调控

潜在的胎盘调控体系包括生长激素释放因子（growth hormone-releasing factor，GRF）、生长抑素（somatostatin，SS）、人绒毛膜生长泌乳激素（human chorionic somatomammotropin，hCS）和胎盘生长激素（placental growth hormone，PGH），同时包括强啡肽、胰岛素、血管紧张素Ⅱ的调控作用。胎盘存在内分泌调节系统，与母体和胎儿的下丘脑-垂体轴并行，Yen 提出胎盘为"第三脑"

在妊娠期间，GH 轴的控制位置有一个从母体下丘脑-垂体单元到胎盘的重要过渡。循环中胎盘 GH 和 hCS 水平在整个孕期都增高。这些蛋白质通过细胞表面受体发挥作用（GH 和泌乳素受体属于细胞因子超家族，序列具有高度的同源性），刺激胰岛素样生长因子-1（insulin-like growth factor-1，IGF-1）的生成。母体血循环中 IGF-1 的浓度在整个孕期增加，足月时达高峰。即使在垂体 GH 完全缺乏的侏儒孕妇，IGF-1 同样增加，提示胎盘激素调节该效应。早孕期，胰岛素样生长因子结合蛋白 1（IGF-binding protein-1，IGFBP-1）上升，至 12～14 孕周达到高峰，此后保持稳定水平，因此非结合（生物活性的）IGF-1 水平随着妊娠的进展而增加，并有可能在妊娠后半期抑制 hGH-N（垂体 GH）基因的表达。

在循环中，GH 可以以游离形式存在，或与生长激素结合蛋白（GH-binding protein，GHBP）结合。循环中约 30% 的 GH 与 GHBP 结合，没有生物学活性。Veldhuis 和其同事认为，GHBP 起着缓冲的作用，以防止游离的（生物活性的）GH 水平在脉冲式分泌间隙降得过低。GHBP 是细胞上一个较大 GH 受体的胞外域，母体分子蛋白裂解后被释放到循环中。因此，GHBP 的循环浓度很可能与肝这至关重要靶器官上的细胞 GH 受体相类似。这种关系使得 GH 活性（通过 GH 受体介导的）和失活（通过结合到 GHBP）之间达到平衡。循环中 GHBP 含量越多，细胞 GH 受体的浓度就越高，细胞对 GH 作用的敏感性越大。随着妊娠周数的增加，GHBP 浓度往往会下降，但这一变化的原因及其生理意义仍不清楚。

这个系统不是妊娠成功的先决条件，因为侏儒症妇女在缺乏 GH 受体和 GHBP 的情况下也可以正常怀孕，然而，该系统畸变可能与妊娠并发症相关。例如，妊娠糖尿病的妇女 GHBP 水平比非糖尿病孕妇显著升高，提示妊娠糖尿病妇女 GH 受体的浓度也相应增加，使得对 GH 和 hCS 的作用变得敏感。循环 GH 的敏感性增加可解释妊娠糖尿病的很多内分泌改变，包括胰岛素抵抗、高血糖水平和巨大儿的发生率增加。

正常妊娠和病理妊娠妇女体内胎盘 GH 和 hCS 水平不同。妊娠期并发高血压、先兆子痫和胎儿宫内发育迟缓时，母体的胎盘 GH 和 hCS 呈低水平状态，相反，并发妊娠期糖尿病孕妇，母血中 hCS 呈高水平状态。胎盘基因表达谱证实，并发先兆子痫和和妊娠糖尿孕妇，其胎盘 GH 和 hCS 的 mRNA 表达谱与正常妊娠妇女的不同。在小于胎龄儿的胎盘中出现全 GH/hCS 簇下调，而在大于胎龄儿的胎盘中，hCS mRNA 胎盘转录子的表达显著增加。如先兆子痫和其他产妇高血压疾病一样，子宫胎盘功能不全可直接导致胎盘 GH 表达下降，从而使母体的脂肪分解和 IGF-I 减少。

胎盘 GH，IGF-1 和 IGFBPs 的循环水平似乎与新生儿出生体重相关。例如，胎儿宫内生长受限（intrauterine growth restriction，IUGR）者，胎盘 GH 和 IGF-1 水平相应降低。胎盘 GH 的水平降低不但因为胎盘质量低，也因为胎盘 GH 分泌细胞数目减少。足月产和早产的母体 IGFBP-1 浓度与胎儿出生体重呈强负相关性。IGFBP-1 浓度越高，循环中游离的 IGF-1 水平就越低，胎儿体重也越低。而且，研究中证明，胎儿和新生儿体重与循环中 IGF-1 的浓度呈正相关。Reece 等报道称，低于平均体重的新生儿的 IGF-1 浓度显著低于高于平均体重的新生儿的水平，而 IGF-2 浓度无明显差异。Lassarre 等也发现有类似的结果。相反的，孕妇高血糖可能通过诱导 IGF-2 和胎儿高胰岛素血症，增加胎盘和胎儿的重量。母体脂肪储存的增加可能降低血浆脂联素，通过减少脂连蛋白抑制作用增加 hCS 表达，胎儿循环中 hCS 的增加或许可以通过诱导 β 细胞复制来促进胎儿高胰岛素血症的发生，增加胎儿体重。总之，这些数据表明，GH，hCS，IGF-1，以及它们的结合蛋白（GHBP 和 IGFBPs）可能在胎儿生长和妊娠结局中起重要作用，而且，这些内分泌因子可能由母亲和胎儿胎盘单元来共同调节。

（2）皮质醇：是一种强力致糖尿病发生的激素，它促进脂肪细胞的脂肪分解和肌肉的蛋白质分解，从而增加妊娠期妇女血循环中游离脂肪酸和氨基酸。妊娠期促肾上腺皮质激素（adrenocorticotropic hormone, ACTH）和皮质醇的水平提高。ACTH 的增加，至少部分是由于胎盘 CRH 的生成增加所造成的（在本章后面讨论）。妊娠期总皮质醇浓度的增加，大多是由于肝受雌激素的影响，产生过量的皮质类固醇结合球蛋白。然而，在妊娠期间，从尿液排泄的游离皮质醇也显著增加，提示循环中游离皮质醇的水平也是增加的。目前，循环中游离皮质醇的增加与妊娠期胰岛素抵抗的关系还不清楚。

（3）孕酮：高浓度的孕酮能引起胰岛素抵抗，此结论在细胞培养和实验室动物研究有所显示，其主要是通过降低胰岛素受体数目和胰岛素作用途径中的受体后缺陷，但至今尚未得到充分阐明。高循环孕酮浓度或许与妊娠期胰岛素抵抗具有相关性。

3. 空腹 在非妊娠妇女，大脑运行需要维持机体循环中葡萄糖的浓度恒定。隔夜的空腹状态下，体内葡萄糖水平是由肝的肝糖原分解〔糖原储备的释放（75%）〕和糖异生〔循环的代谢前体转化为葡萄糖（25%）〕方式维持。糖异生的代谢前体包括丙酮酸、丙氨酸（来自肌肉）、甘油（来自脂肪组织三酰甘油的分解）和乳酸（来自无氧代谢）。

妊娠对葡萄糖和丙氨酸的需求增加，也是因为胎儿发育对其的需求增加。所以妊娠期母体空腹血糖和丙氨酸浓度下降较为迅速和严重。与这些变化同时出现的，还有游离脂肪酸（来自脂肪细胞的三酰甘油分解）和酮体水平的增加（彩图 82，表 28-1）。妊娠晚期的高酮血症是脂肪分解增强的结果，这可能主要是胎盘反调节激素引起的脂肪细胞胰岛素抵抗所导致的。

表 28-1 妊娠晚期母体和未孕妇女空腹血糖、胰岛素、胰高血糖素、氨基酸、丙氨酸、游离脂肪酸和胆固醇浓度比较

	测量（mean ± SEM）	
	未孕状态	妊娠晚期
血糖（mg/dl）	79 ± 2.4	68 ± 1.5[(1)]
胰岛素（U/ml）	9.8 ± 1.1	16.2 ± 2.0[(1)]
胰高血糖素（pg/ml）	126 ± 6.1	130 ± 5.2
氨基酸（μM）	3.82 ± 0.13	3.18 ± 0.11[(1)]
丙氨酸（μM）	286 ± 15	225 ± 9[(1)]
游离脂肪酸（mg/dl）	76 ± 7	181 ± 10[(1)]
胆固醇（mg/dl）	163 ± 8.7	205 ± 5.7[(1)]

[(1)] $P < 0.05$；mean ± SEM. 平均数 ± 平均数标准误

〔数据引自 Freinkel N, Metzger BE, Nitzan M, et al. Facilitated anabolism in late pregnancy: some novel maternal compensations for accelerated starvation// Malaisse WJ, Pirart J, (eds). Diabetes International Series 312. Amsterdam: Excerpta Medica, 1973: 474.〕

妊娠期，空腹时脂质分解代谢增加有助于母亲依靠脂肪作为主要能量来源，从而最大限度地减少蛋白质分解代谢（保留肌肉含量），保证胎儿优先使用葡萄糖和氨基酸，这些代谢变化被 Freinkel 称为"促进饥饿"。虽然这是一个较为有用的描述性用语，但不能很准确地表达怀孕的这种特征，因为怀孕期间脂肪量是显著增加的。

4. 进食状态 胎儿是贼！许多与怀孕有关的代谢及内分泌调整都旨在维持来自母体的代谢燃料能在胎儿体内得到优先利用和持续供应，以满足逐步发育成长中的胎儿日益增多的需求。胎盘对脂肪是相对不可渗透的，但可容易地从母体转运葡萄糖、氨基酸和酮体至胎儿循环。

无论是空腹还是进食状态，妊娠都伴发高脂血症。妊娠 24 周后，总血脂浓度逐渐增加。三酰甘油，胆固醇和游离脂肪酸的增加是显著的（彩图 83 和图 28-2；表 28-1）。早孕期高密度脂蛋白胆固醇水平升高，晚孕期低密度脂蛋白胆固醇的水平升高。

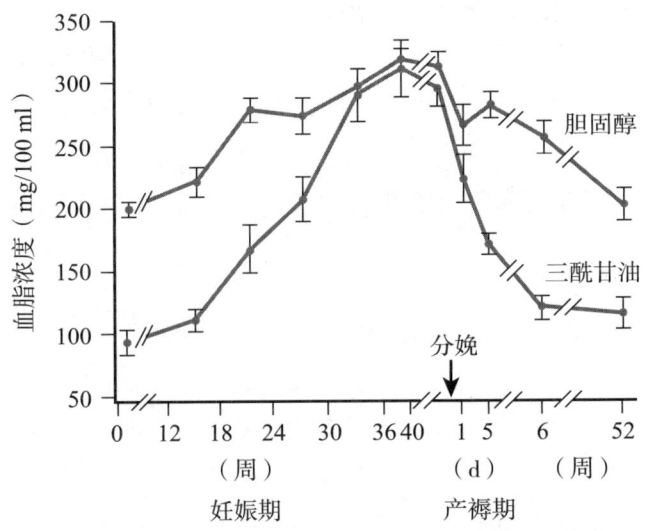

图 28-2 妊娠期和产后妇女血浆胆固醇和三酰甘油的变化

连续检测整个妊娠期、分娩、产后和产后 1 年的空腹血脂。结果为平均值 +SEM

[摘自 Potter JM, Nestel PJ. The hyperlipidemia of pregnancy in normal and complicated pregnancies. Am J Obstet Gynecol, 1979（133）: 165.]

妊娠期，口服葡萄糖负荷后，循环血糖浓度上升明显，游离脂肪酸的跌幅较小，三酰甘油出现明显地增加（彩图 83）。妊娠期餐后也会出现类似的现象（彩图 82）。这些变化使得母亲将三酰甘油、甘油和游离脂肪酸作为饭后首选的代谢燃料，以存留葡萄糖和氨基酸保证胎儿的优先使用（图 28-3）。这些的代谢变化的原因可能是胎盘反调节激素（GH，HCS，皮质醇和孕酮）的脂肪分解作用，促进空腹时脂类分解和进食后高三酰甘油血症。

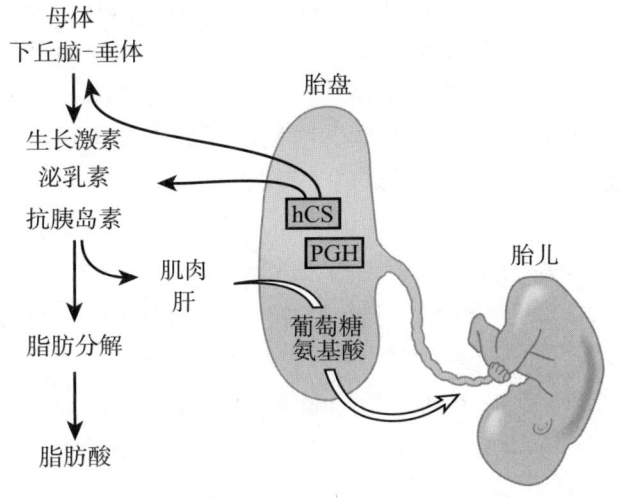

图 28-3 妊娠对糖代谢的影响

人绒毛膜泌腺素和胎盘生长激素在调节母体代谢动态平衡的作用，使得优先转运氨基酸和葡萄糖给胎儿。母体的代谢依赖三酰甘油和脂肪酸

胰岛 B 细胞：缺失的环节：一方面来说，胰岛 B 细胞在胰岛素抵抗状态下分泌胰岛素增加。Bergman 等首先提出了 B 细胞胰岛素分泌量与组织胰岛素敏感性的双曲线关系。这种变化指数，或称"双曲线校正"，是通过胰岛素分泌，校正胰岛素抵抗。左移曲线表示因一定程度的胰岛素抵抗，而代偿性胰岛素分泌减少，常见于妊娠期糖尿病和 2 型糖尿病者。Buchanan 认为，妊娠期糖尿病者胰岛素抵抗会引起胰岛 B 细胞功能障碍，长期的胰岛素抵抗，导致 B 细胞功能衰竭，这可能是妊娠期糖尿病的妇女发展为 2 型糖尿病的机制。

（二）妊娠期糖尿病

根据筛选患者和所用的诊断标准，美国约 7% 的孕妇合并 GDM，造成每年至少有 20 万例的 GDM 患者，美国糖尿病协会（The American Diabetes Association，ADA）对糖尿病的分类归纳在表 28-2 中，GDM 早先被定义为妊娠期初发的糖类不耐受，美国妇产科学会（American Congress of Obstetricians and Gynecologists，ACOG）目前仍认可这种定义。另一方面，由于年轻女性中肥胖的患病率逐渐增加，筛查妊娠糖尿病时，更多的女性可能患有未诊断的 2 型糖尿病。为了应对这种孕前潜在糖尿病的情况，糖尿病和妊娠研究组国际协会（International Association of Diabetes and Pregnancy Study Group，IADPSG）在 2010 年提出，应把妊娠期诊断糖尿病的分类改为显性糖尿病或妊娠糖尿病。美国糖尿病协会（American Diabetes Association，ADA）同意这项提议。首次产前筛查的妇女，符合以下任何一项的可被诊断为显性糖尿病：①空腹血糖≥7.0 mmol/L（126 mg/dl）；②糖化血红蛋白≥6.5%；③随机血糖≥11.1 mmol/L（200 mg/dl）；并确证空腹血糖升高或糖化血红蛋白改变如前所述。

表 28-2 美国糖尿病协会（ADA）对糖尿病的分类

1 型糖尿病
B 细胞功能缺陷，常导致胰岛素绝对缺乏
2 型糖尿病
典型的外周胰岛素抵抗相关，不同程度的胰岛素分泌异常
妊娠期糖尿病
表现为外周胰岛素抵抗，胎盘生成的反调节（抗胰岛素）激素所致

（续表）

其他
　　糖代谢的遗传缺陷
　　胰腺的外分泌疾病
　　内分泌疾病
　　药物诱导或化学性糖尿病
　　感染
　　免疫介导糖尿病的偶见形式
　　有时与糖尿病相关的遗传综合征

1. 妊娠期糖尿病筛查　GDM 患者一般无症状。一些专家和组织建议对所有孕妇筛查 GDM，世界卫生组织建议利用 75 g 2h 口服葡萄糖耐量试验（OGTT）进行普遍筛查和诊断 GDM，英国也采用 2h-OGTT 来筛查和诊断 GDM，但不建议普查。ACOG 已经批准了一项基于风险的选择性的筛查方法，即利用 50 g-1h-葡萄糖负荷试验（glucose challenge test，GCT），如果 GCT 是阳性，则再用 100 g-3h-OGTT 方法进一步诊断。美国预防服务工作组和加拿大疾病预防工作队均认为，目前没有足够的证据来证明妊娠期糖尿病普查的必要性。IADPSG 研究小组最新建议在妊娠 24～28 周时，用 75 g-2h-OGTT 筛查那些空腹血糖或随机血糖或糖化血红蛋白高危的孕前妇女，妊娠糖尿病筛查排除的低危人群包括年龄 25 岁以下的正常 BMI 的妇女，一级亲属无妊娠期糖尿病病史，所属民族和部落不是糖尿病发病率较高的人群（西班牙裔、印第安人、亚裔或非裔美国人）。排除这些低风险女性筛查总人数降低近 10%，并仅有 3% 的妊娠糖尿病妇女漏诊。

传统的筛选时间在孕 24～28 周，对于未确诊的 2 型糖尿病高危妇女（妊娠期糖尿病史或多囊卵巢综合征、高体重指数、持续性糖尿、糖尿病家族史、既往巨大儿史或不明原因的晚期胎儿死亡），应在第一次产前咨询时行 GDM 早期筛查，如果早期筛查阴性，应在孕 24～28 周时再行检查。

（1）两步法：目前，还没有关于妊娠期糖尿病筛查和诊断的普遍接受的标准。妊娠期筛查糖尿病历来遵循的是两步法。第一步利用葡萄糖负荷试验（glucose load test，GLT），也被称为葡萄糖刺激试验（glucose challenge test，GCT），这首先是由 O'Sullivan 等于 1973 年提出，GLT 是非空腹状态下口服 50g 葡萄糖，然后 1h 后测静脉血糖含量，如果 1h 血糖大于预先商定的阈值，则为阳性，7.2 mmol/L（130 mg/dl）和 7.8 mmol/L（140 mg/dl）都曾被建议为阈值，使用低阈值低会增加女性妊娠期糖尿病的检出率，但会导致假阳性率大幅提高（表 28-3），但目前关于妊娠糖尿病的诊断，还有没有绝对的 GLT 阈值。

表 28-3　妊娠期糖尿病妇女的 50g 口服葡萄糖耐量试验

葡萄糖临界值	测试阳性妇女的比例	GDM 诊断的灵敏度
≥140 mg/dl（≥7.8 mmol/L）	14%～18%	≈80%
≥130 mg/dl（≥7.2 mmol/L）	20%～25%	≈90%

[数据引自 Kjos SL, Buchanan TA. Gestational diabetes mellitus. N Engl J Med, 1999 (341): 1749.]

两步法的第二步只有在 GLT 阳性时才需要进行 3h 葡萄糖耐受试验（glucose tolerance test，GTT）。GLT 阳性且空腹血糖不低于 5.8 mmol/L（105 mg/dl）时，高度提示 GTT 异常。在妊娠期检测 GTT，即过夜禁食后口服 100 g 葡萄糖试验，分别检测空腹状态、口服葡萄糖 1h，2h 和 3h 后的血糖水平。

虽然普遍认为，必须有 2 次或 2 次以上的异常值，才可明确诊断，但正常妊娠期血糖的上限值还未有确论，也没有能够有效预测不良妊娠结局的阈值。其实某个参数升高与巨大儿和产伤发生率增加有一定的相关性，例如轻度妊娠糖尿病治疗试验的二次分析发现，空腹血糖和 3h-GTT 水平升高是与妊娠和新生儿不良结局相关，空腹血糖≥5 mmol/L（90 mg/dl），且 1 h 血糖≥9.15 mmol/L（165 mg/dl），与不良新生儿风险增加相关，而 1 h 血糖≥8.3 mmol/L（150 mg/dl），则大于胎龄儿新生儿出生风险增加相关。2 h 和 3 h 的血糖水平与妊娠不良结局风险增加无相关性，除非其远远超出目前的诊断阈值，不管怎样，这提示我们需要重新评估当前 3 h-GTT 的诊断阈值（表 28-4）。

（2）一步法：2010 年，IADPSG 提出一步法来诊断妊娠期糖尿病，这种方式随后被 ADA 采用，但 ACOG 没有采用该方法。IADPSG 方法提出妇女符合下列任何一项即可诊断妊娠糖尿病：①在任何孕周空腹血糖≥5.1 mmol/L（92 mg/dl），但低于 7.0 mmol/L（126 mg/dl），或②孕 24～28 周时，75g -2h 口服葡萄糖耐受试验中至少一个结果异常，异常值被定义为：①空腹血糖≥5.1 mmol/L（92 mg/dl），但低于 7.0 mmol/L（126 mg/dl）或② 1h 的值≥

10.0 mmol/L（180mg/dl）或 ③ 2h 值≥8.5 mmol/L［（153 mg/dl）表28-5］。2h-OGTT 结果这种解释不同于 WHO 标准（在其中只有空腹或 2h 血糖一个异常用于诊断）和当前的 ADA 标准（需要 2 个异常值诊断妊娠糖尿病）。为了反映母体的血糖浓度和不良妊娠结局持续的相关性，IADPSG 选定阈值为 2h 口服葡萄糖耐量试验代表平均血糖值，其中包括婴儿出生体重的比值 1.75 倍，脐带血 C 肽（提示胎儿高胰岛素血症），以及新生儿体内脂肪百分比大于第 90 百分位。妇女有上述一个或多个阈值，先兆子痫和大龄胎儿发生率增倍，且有 45% 多的妇女早产和剖宫产率增加。IADPSG 提出的该项筛选和诊断 GDM 的算法在表 28-5 中概述。

表 28-4　100g 葡萄糖耐量试验中对妊娠期糖尿病的诊断阈值

	血糖值 mg/dl（mmol/L）		
	国家糖尿病数据组[1]	Sacks 等研究组数据[2]	Carpenter 和 Coustan 研究组数据[3]
空腹	105（5.8）	96（5.3）	95（5.2）
1h	190（10.6）	172（9.4）	180（9.9）
2h	165（9.2）	152（8.3）	155（8.6）
3h	145（8.1）	131（7.2）	140（7.7）

[1] National Diabetes Data Group（国家糖尿病数据组）. Classification and diagnosis of diabetes and other categories of glucose intolerance. Diabetes, 1979（28）：1039；[2] Sacks DA, Abu-Fadil S, Greenspoon JS, et al. Do the cur- rent standards for glucose tolerance testing in pregnancy represent a valid conversion of O'Sullivan's original criteria? Am J Obstet Gynecol,1989（161）：638；[3] Carpenter MW, Coustan DR. Criteria for screening tests for gestational diabetes. Am J Obstet Gynecol, 1982（144）：768.

表 28-5　妊娠期高血糖症检测和诊断策略

第一次产前检查
- 测量空腹血糖（FPG），糖化血红蛋白（A1C），或全部或只有高危妇女的随机血糖[1]
- 如果结果表明显性糖尿病［FPG≥7 mmol/L（126 mg/dl），A1C≥6.5%，随机血糖≥11.1 mmol/L（200 mg/dl）］
  - 当作预先存在的糖尿病治疗并随访
- 如果结果不能诊断为显性糖尿病，5.1 mmol/L（92 mg/dl）≤FPG＜7.0 mmol/L（126 mg/dl）
  诊断为 GDM
- 如果结果不能诊断为显性糖尿病，FPG＜5.1 mmol/L（92 mg/dl）
  - 孕 24～28 周时 75g OGTT 排查 GDM[2]

（续表）

孕 24～28 周：GDM 的诊断
- 2h 75g OGTT：针对所有前期未发现有显性糖尿病或早孕期未有 GDM 的孕妇，空腹检测
  - 如果 FPG≥7.0 mmol/L（126 mg/dl），诊断为显性糖尿病
  - 如果符合以下几项的至少一项，诊断为 GDM
    · FPG≥5.1 mmol/L 或 92 mg/dl
    · 1h 血糖≥10.0 mmol/L 或 180 mg/dl
    · 2h 血糖≥8.5 mmol/L 或 153 mg/d
- 如果以上值均在正常阈值内，则 OGTT 正常

［数据和格式改编自 Metzger, BE et al. for the International Asso- ciation of Diabetes and Pregnancy Study Groups Consensus Panel. Interna- tional Association of Diabetes and Pregnancy Study Groups Recommenda- tions on the Diagnosis and Classification of Hyperglycemia in Pregnancy. Diabetes Care, 2010, 33（3）：676 - 682.］

使用 IADPSG 的显性糖尿病和妊娠期糖尿病的诊断标准，约 18% 的妇女可被诊断出患有妊娠糖尿病。目前，还不能确定贯彻 IADPSG 指南潜在的长期经济影响，但在短期内，医疗成本可能会增加。包括长期饮食和运动的健康干预成本，最近成本效益分析估计，每 10 万孕妇，IADPSG 方法将增加超过 125 600 000 美元的支出，这种分析的费用得出的结论是，只要产后护理减少了糖尿病的发生率，IADPSG 筛查的建议就是划算的。

怀孕早期显性糖尿病的鉴别很重要，因为先天性异常，母体肾病和视网膜病等并发症的相关风险增加。与此相反，GDM 带给母亲的是极少的短期风险，这些妇女不存在因胰岛素绝对缺乏儿引起的糖尿病酮症酸中毒（diabetic ketoacidosis，DKA）的风险，与无 GDM 的妇女相比，她们发展为高血压疾病的风险增加。GDM 已与多种围生期和新生儿并发症相关，包括巨大儿、手术分娩、肩难产、产伤、低血糖、高胆红素血症、低钙血症和围生期死亡率等的风险增加。2008 年，高血糖与不良妊娠结局（hyperglycemia and adverse pregnancy outcome，HAPO）研究协作组报道的一个多国多中心研究，探索孕妇的高血糖和不良妊娠结局的关系，结果证明了产妇高血糖和大龄儿胎儿、脐血 C 肽、新生儿低血糖、剖宫产的持续相关性，随着空腹血糖从 4.2 mmol/L（75mg/dl）水平的增加和 1h，2hGTT 值的升高，这些不利的结果的风险也持续增加。

胎盘葡萄糖转运是由葡萄糖转运亚型 GLUT-1 介导的促进过程，一些研究者推测，在糖尿病孕妇高血糖增加胎盘葡萄糖转移，导致胎儿高血糖和胎儿

胰岛素浓度增加，从而刺激胎儿生长。然而，即使糖尿病患者在妊娠中严格控制血糖的，巨大胎儿（胎儿体重至少 4500 g）的情况并不少见，提示糖尿病的代谢紊乱与胎儿生长之间存在复杂关系。巨大儿的影响因素可能还包括肥胖和循环中氨基酸和脂类的高水平状态。

巨大儿会造成许多 GDM 的并发症。胎儿体重增加与剖宫产，手术阴道分娩，母亲（阴道、会阴和直肠外伤）和胎儿（骨损伤和神经损伤）的产伤风险增加。肩难产导致的臂丛神经损伤是巨大胎儿的严重后果在 GDM 患者中的发生率也相应增加，因为糖尿病巨大儿与胎儿的上胸部直径的增加相关，在 GDM 孕妇中发生率则进一步增加。最近的数据还表明，孕前糖尿病患者和妊娠糖尿病患者的子代，经过宫内编程或表观遗传修饰，有发展为肥胖、糖尿病和高血压的倾向。例如，一项包含 9439 名 5～7 岁儿童的研究，评估儿童肥胖发生与产妇妊娠期血糖的关系，这项研究发现，根据 Carpenter 和 Coustan 标准诊断为妊娠糖尿病的孕妇，其 3h-100 g 口服葡萄糖耐量试验的空腹血糖水平至少达到 5.3 mmol/L（95 mg/dl），50 g -1h 血糖激发试验结果第一个四分位数，都与儿童期肥胖有关。治疗妊娠期糖尿病可以将子代肥胖的发生率降低至与血糖正常妇女的子代肥胖发生率相似，但这种影响仅见于出生体重不超过 4000 g 的婴儿。笔者的结论是孕妇高血糖导致后代儿童肥胖的代谢印迹。

能够确切降低巨大儿和随后的不利结果的干预措施是有限的。两个多中心随机临床试验表明，轻度高血糖妊娠期的治疗可降低新生儿发病率和巨大儿发生率。澳大利亚孕妇糖耐量研究（Australian carbohydrate intolerance study in pregnant women trial, ACHOIS）表明，75g OGTT 异常的孕妇治疗后可显著降低围生期并发症，包括围生儿死亡、肩难产、骨损伤和神经损伤。ACHOIS 试验中，通过联合饮食咨询控制血糖，每天监测 4 次血糖（保持空腹血糖水平 99 mg/dl 和餐后 2h 血糖＜126 mg/dl），必要时胰岛素控制持续性高血糖。结果显示，巨大儿的发生率减少（21%～10%），但重症监护（intensive care unit，ICU）反而增加了（61%～71%）。干预组引产增加（29%～39%），剖宫产率没有增加，稳定在 31%～32%。2009 年，第二次随机对照试验显示，100 g OGTT 异常的妇女，给予干预，也能改善妊娠结局。Landon 等报道称，糖耐量异常的妇女，通过联合饮食咨询血糖控制，每天监测 4 次血糖（保持空腹血糖水平＜95 mg/dl 和餐后 2h 血糖＜120 mg/dl），必要时胰岛素控制持续性高血糖，其措施并不能显著减少妊娠糖尿病的新生儿发病率和病死率，包括死胎、围生期死亡、新生儿高胆红素血症、低血糖、高胰岛素血症和产伤等并发症。然而，治疗葡萄糖耐受异常，显著减少了新生儿平均出生体重和脂肪含量，大大减少了大于胎龄儿（14.5%～7%）、出生体重＞4000 g（14%～6%）、肩难产（4%～1.5%）、剖宫产（34%～27%）及妊娠高血压（14%～9%）等的发生。

2. 妊娠期糖尿病的预防和治疗 GDM 不能预防。产前管理的目标在整个妊娠期通过维持母体血糖在期望水平以防止巨大儿及其随后的并发症的发生（空腹血糖低于 95 mg/dl；餐后 1h 血糖低于 140 mg/dl 或餐后 2h 血糖低于 120 mg/dl）。初始建议应包括糖尿病饮食热量在理想体重的 30～35 kcal/kg，其中 40%～50% 的糖类，20% 蛋白质，30%～40% 的脂肪，以避免蛋白质分解。同时也应利用日常家庭血糖监测和每周产前访查来监测血糖控制情况。如果单靠饮食不能维持血糖在理想水平，可加用胰岛素。如果初始空腹血糖水平一直都高于 95 mg/dl 和餐后 2h 值超过 120 mg/dl，立刻采用胰岛素治疗，但应尽量避免医源性低血糖。尽管随机研究未能证明运动对妊娠糖尿病妇女血糖的控制产生有益的影响，第五届国际妊娠期糖尿病研讨会仍提倡将运动作为妊娠期糖尿病饮食的辅助治疗。

在美国，因为胎儿致畸和长期新生儿低血糖的可能性，传统上不被推荐孕期口服降糖药（尤其是磺脲类）的。这类药物的工作原理是通过刺激胰腺 B 细胞合成和释放胰岛素。由于妊娠期糖尿病对胎儿的不利影响可能与胎儿高胰岛素血症相关，所有可通过胎盘和增加胎儿胰岛素生成的任何药品在妊娠期应慎用。第一代磺脲类可穿过胎盘，因此，孕妇禁用。关于第二代磺脲类药物（格列本脲和格列吡嗪）能否通过胎盘还存在争议。迄今大部分临床研究证明，可能是继发于高蛋白质结合或格列本脲从胎儿到母体的主动运输，造成最低限度的胎儿接触。有研究报道脐带血格列本脲高达母体血清浓度的 70%，但大多数研究发现，脐带血的格列本脲浓度范围是从不可检测至母体血清浓度的 1%～2%。

先天畸形与妊娠期口服磺酰脲类药物相关，但大多数这些报道未能考虑母体的血糖控制。最近的研究已经表明，畸形的风险与受孕时血糖控制的程度关系极大，而与糖尿病的治疗方式无关，而且，这样的报道是指在妊娠早期口服降糖治疗，而妊娠糖尿病的治疗始于胎儿器官形成期之后，因此，排除了治疗本身导致畸形的顾虑。

从1974年到1983年，Coetzee和Jackson用口服降糖药治疗423例新诊断为妊娠合并糖尿病女性，并没有发现严重的新生儿低血糖的病例，也没有增加围生儿死亡率。Langer等组织的临床试验，共纳入404例单胎妊娠合并妊娠糖尿病的妇女，随机分组采用格列本脲或胰岛素治疗，结果显示两组的血糖控制或新生儿结局（包括先天畸形、巨大儿、新生儿低血糖或入住新生儿重症监护）没有什么区别。格列本脲组中8例妇女（4%）需要胰岛素治疗。格列本脲组中的婴儿的脐带血中没有检测到格列本脲。Jacobsen等对妊娠糖尿病饮食控制无效的患者进行回顾性对照研究，分析对比236例服用格列本脲和268例接受胰岛素治疗的孕妇，胰岛素组妇女有较高的BMI和较高的GTT空腹值，表明这些妇女有血糖控制不佳的倾向。该研究显示，两组妇女出生儿体重，巨大儿和剖宫产率之间没有显著差异。格列本脲组有更多女性达到平均空腹和餐后血糖的目标（86%比63%），格列本脲组新生儿进新生儿重症监护病房（NICU）的概率降低于胰岛素组（15%比24%）。然而，格列本脲治疗的女性，先兆子痫的发生率较高（12%比65%），他们的新生儿接受光疗可能性较大（9%和5%）。从母体安全的观点来看，低血糖是最常见的不良反应。Langer等报道，服用格列本脲后2%的患者有血糖低于2.2 mmol/L（40 mg/dl），而在接受胰岛素的患者中占20%。也有其他研究报道服用格列本脲和接受胰岛素，其低血糖的发生率没有显著差异。尽管目前这些数据有限，并不能肯定妊娠期口服降糖药物的有效性和安全性，但产科对这些药物的使用越来越频繁。

不像格列本脲，现已知二甲双胍可以通过胎盘屏障，其在怀孕期间的使用降低。二甲双胍是双胍剂，其作用是通过降低外周胰岛素抵抗和抑制糖异生。因为胰岛素作为一种有效的生长因子，所以大家关注的是二甲双胍通过胎盘可能导致胎儿过度生长。尽管有这些顾虑，生殖内分泌学家常用二甲双胍来治疗多囊卵巢综合征（PCOS），虽然在体外模型和体内研究均已经表明，二甲双胍可以从母体到达胎儿，但多个小规模的回顾性研究并没有显示出妊娠前3个月服用二甲双胍有任何显著不良后果。

迄今为止，对比二甲双胍和胰岛素治疗妊娠糖尿病的有效性规模最大的随机临床试验是妊娠糖尿病二甲双胍试验（metformin in gestational diabetes trial, MiG）。在这个随机对照研究中，二甲双胍组363名妇女，胰岛素组370名妇女，二甲双胍组中有46%妇女需要补充胰岛素。两组之间围产期并发症无显著差异。新生儿低血糖，呼吸窘迫，需要进行光疗，产伤，5 min Apgar评分低于7或早产率等并发症候群在二甲双胍和胰岛素组均为32%。相比胰岛素，妇女优选二甲双胍治疗（77%比27%），且未见与二甲双胍相关的严重不良事件。Rowan等随访MiG试验研究中出生婴儿至2岁（TOFU研究），服用二甲双胍妇女的子代，皮下脂肪含量高，但身体总脂肪含量与仅接受胰岛素妇女的子代无差异。作者认为需要进一步的后续随访，以确定暴露于二甲双胍的孩子是否会发展至更少的内脏脂肪，对胰岛素的敏感性是否高于单独暴露于胰岛素的孩子。一项较小的开放性随机研究中，100例妊娠糖尿病妇女，无论是胰岛素还是二甲双胍治疗，其大于胎龄儿、平均出生体重或新生儿发病率等均没有显著差异。随机分配到二甲双胍组妇女中有32%需要补充胰岛素，这些妇女比仅需要二甲双胍控制血糖的妇女，往往有更高的BMI，更高的空腹血糖，以及需要药物治疗GDM的时间更早。所以，二甲双胍可以合理地替代胰岛素来治疗妊娠糖尿病，特别是对孕晚期发病的纤瘦型的或中度超重妊娠糖尿病妇女。

最近，比较二甲双胍和格列本脲在149例GDM患者中治疗效果的随机试验结果，发现使用格列本脲更能很好地控制血糖。服用二甲双胍的患者有35%需要胰岛素达到足够的血糖控制，但接受格列本脲治疗的患者只有16%的人需要胰岛素。有系统性综述推论，口服降糖药和胰岛素治疗孕妇的血糖水平并没有很大差异，并且使用格列本脲、二甲双胍，与使用胰岛素相比，其不良产妇或新生儿结局没有增加。目前ADA和ACOG并未认可怀孕期间使用口服抗高血糖药物。

妊娠糖尿病的女性控制不佳有死胎的风险，但轻症妊娠糖尿病孕妇是否有此风险尚未明确。因此，许多中心建议对需要口服降糖药或胰岛素治疗妊娠糖尿病和有妊娠并发症（巨大儿、羊水过多或高血压）

的妇女，应自 32 周开始每周都检查胎儿和提前分娩（通常在 38～40 周）。仅需要通过饮食控制的妊娠糖尿病患者，是否有必要每周行胎儿检测和提前分娩还不明确的。36～38 孕周应考虑超声评估胎儿体重，对于是否使用预防性择期剖宫产以降低巨大儿孕产妇和胎儿产伤的风险依然存在争议。但是显然，引产对所谓的"即将到来的巨大儿"不会降低剖宫产或分娩并发症的风险。分娩时，GDM 产妇的血糖水平应保持在 5.6～6.7 mmol/L（100～120 mg/dl），以尽量减少胎儿缺氧损伤。同样，新生儿的血糖水平应在诞生后 1h 之内进行测量，并应该鼓励早期喂养。胎儿和胎盘的分娩可有效地除去引起 GDM 的抗胰岛素激素。因此，无须在产后立即行进一步的处理。

GDM 常存在潜在的胰岛素抵抗。50% 的妊娠期糖尿病妇女再怀孕，会发生妊娠期糖尿病，并且有 30%～65% 在以后发展为 2 型糖尿病。所有妊娠期糖尿病妇女在产后 6 周，应达到标准的（未孕）75 g GTT 值，并采取如减肥，增加锻炼，定期筛查预防和早期诊断糖尿病。

（三）妊娠合并 1 型和 2 型糖尿病患者

孕前糖尿病在育龄妇女中约占 1%，病因是胰岛素绝对缺乏［1 型，胰岛素依赖型糖尿病（IDDM）］，或者外周胰岛素抵抗的作用增加［2 型，非胰岛素依赖型糖尿病（NIDDM）］，如表 28-2 所示。1997 年，孕前糖尿病的诊断标准空腹血糖从 7.8 mmol/L（140 mg/dl）减少到 7 mmol/L（126 mg/dl）。在此变化的基础上，美国现在约有 2100 万人患有孕前糖尿病。

妊娠期糖尿病的 White 分类（表 28-6）由马萨诸塞州波士顿乔斯林糖尿病中心的 Priscilla White 博士提出，以判断糖尿病的严重程度与妊娠结局的关系。虽然这种分类被广泛应用，但 White 分类和预后的直接关系尚不清楚。已知与妊娠不良结局相关的因素包括糖尿病酮症酸中毒、依从性差、高血压、肾盂肾炎和血管病变。

与妊娠期糖尿病相反，孕前糖尿病与孕产妇和围生儿死亡率和发病率显著相关（表 28-7）。更重要的并发症是因高血糖情况下的受精和胚胎发育，先天性畸形的风险增加。这些患者的先天性异常和自然流产的发生率与在孕期的血糖控制程度直接相关。总体来说，糖尿病妊娠的围生儿死亡率 30%～50% 是由于先天畸形。与（母亲）糖尿病相关的结构异常多见于心脏缺陷（室间隔缺损、大血管转位）、肾发育不全、神经管畸形（无脑儿、开放性脊柱裂）。一些先天缺陷，特别是骶骨发育不全和尾部发育不良，糖尿病妇女子代的发病率是正常妇女子代的 400 倍，所以被认为是特异病征性。但这些异常的总患病率很低。

糖尿病导致的胚胎病理学改变的原因尚未明确，但葡萄糖和酮体如 β- 羟基丁酸是可能的影响因素。近来，在动物模型中，氧化应激和凋亡失调已被认为是糖尿病胚胎病理学改变的可能机制。此外，在大鼠模型中，氧化应激诱导的糖尿病胚胎病理学改变，通过抗氧化干预可以减少异常表型。若干前瞻性随机对照研究，受孕前后严格的血糖控制可有效减少糖尿病妇女新生儿先天性畸形的风险。另一项试验中，有血管病变的糖尿病患者，给予密切的孕前管理，畸形率从 19% 降低至 8.5%。不幸的是，大多数糖尿病患者孕前并不会前来寻求治疗。产妇孕 15～20 周时血清甲胎蛋白检测和 18～22 周胎儿超声解剖检测（包含或不包含胎儿超声心动图），对筛查胎儿畸形非常有帮助。

表 28-6 妊娠糖尿病的 White 分类

White 分级	发病年龄（岁）	持续时间（年）	血管疾病	治疗方式
A	仅在怀孕时	仅在怀孕时	无	A1：饮食控制 A2：需要胰岛素
B	>20 或	<10	无	胰岛素
C	10～19 或	10～19	无	胰岛素
D	<10	>20	良性高血压视网膜病变	胰岛素
F	任何时候	任何时候	肾病	胰岛素
R	任何时候	任何时候	增殖性视网膜病	胰岛素
H	任何时候	任何时候	动脉粥样硬化性心脏病	胰岛素
T	任何时候	任何时候	肾移植	胰岛素

表 28-7　妊娠期糖尿病与妊娠相关的并发症

母亲
- 自然流产
- 糖尿病酮症酸中毒
- 高血压
- 子痫前期/子痫
- 早产
- 剖宫产
- 严重的会阴损伤
- 感染性慢性病（绒毛膜羊膜炎、子宫内膜炎、伤口感染）

胎儿
- 先天畸形
- 巨大儿
- 宫内生长受限
- 晚期胎儿死亡
- 不放心的胎儿检测（先前被称为"胎儿窘迫"）

新生儿
- 出生创伤（例如，缺氧缺血性脑损伤；颅骨、锁骨、长骨骨折；肩难产及臂丛神经损伤）
- 低血糖
- 新生儿败血症
- 器官成熟延迟（呼吸窘迫综合征、新生儿高胆红素血症）

强化产前管理应尽早开始，并持续于整个妊娠期，维持母体的血糖在理想水平（空腹，低于 95 mg/dl；餐前，低于 100 mg/dl；餐后 1h，低于 140 mg/dl 或餐后 2 h，低于 120 mg/dl；在夜间，不低于 60 mg/dl；以及对应于糖化 A1C≤6%，平均末梢血血糖水平在 100 mg/dl）。虽然每个单位规定的妊娠期检测血糖的频率不同，但常规来说，应每天至少监测 4 次（空腹，和餐后 1 h 或 2 h），也可多达每日监测 9 次（禁食、餐前、餐后 1h 或 2h，睡前、如果怀疑夜间低血糖，凌晨 3:00 监测 1 次）。ACOG 和 ADA 建议，不仅要测餐后血糖，餐前血糖水平也应该监测。如果频繁测末梢血血糖依从性有问题，餐后血糖水平比空腹或餐前血糖与不良妊娠和新生儿结局的关系更密切。对于孕前糖尿病管理的初始建议包括严格的糖尿病饮食，有规律的运动，日常家庭血糖监测，胰岛素治疗，并且每周产前访问并监控血糖控制效果，这些措施已被证明可将围生期死亡率的基线从 20%～30% 降低至 3%～5%。

胰岛素，而不是口服药物，一直是孕前糖尿病患者的主要治疗方式。迄今为止，还没有关于糖尿病患者怀孕期间口服药物后疗效的随机临床试验。胰岛素应每天皮下 0.7～1.0 U/kg，分次给药。传统的建议是，早上注射每天总剂量的 2/3 [60% 中效低精蛋白胰岛素（neutral protamine hagedorn，NPH），40% 普通或速效]，晚上注射 1/3（50%NPH，50% 的普通/速效）。速效胰岛素，又名赖脯胰岛素或门冬胰岛素，比普通胰岛素能更好地控制血糖，低血糖发作更少。赖脯胰岛素或门冬胰岛素使用方便，因为这些速效胰岛素可在餐前立即施用，而普通胰岛素需要在餐前 20～30 min 施用。替代方案可包括将每日总胰岛素需求分成 50% 基底和 50% 的膳食，早晨施用 1/2 或 2/3NPH，而另 1/2 或 1/3 睡前施用。每日胰岛素总需求其余的 50% 可靠赖脯胰岛素或门冬胰岛素三餐前补充。应该相对于末梢血血糖结果按约 20% 上下调整胰岛素的剂量，小心避免由于过多的胰岛素施用导致医源性低血糖。

初次产前检查，应评估甲状腺功能（6% 的糖尿病妇女合并甲状腺疾病）、基础肝肾功能（包括 24h 尿蛋白定量和肌酐清除率）。孕期应每 3 个月进行 1 次眼科检查。每 4～6 周查 1 次糖化血红蛋白水平。在任何一个时间，母体约 5% 的血红蛋白是糖基化的，被称为血红蛋白 Al（hemoglobin Al，HbA1）。80%～85%HbA1 的糖基化（HbAlc）是不可逆的，因此，HbAc 更能精确地反映血糖的控制情况。由于红细胞有约 120d 的寿命，所以糖化血红蛋白测量可反映过去 3 个月内的血糖控制程度。

高血压、早产儿、和晚期胎儿死亡是糖尿病患者怀孕期间最常见的并发症，约 30% 的糖尿病女性会在孕晚期发生高血压。妊娠诱发的高血压通常会导致引产，这也是糖尿病孕妇早产的一个主要原因。母亲持续高血糖导致胎儿高血糖，继而使得胎儿高胰岛素血症和需氧量增加。因此，糖尿病母亲的胎儿产前缺氧缺血性脑损伤和晚期胎儿死亡的风险增加。所以孕 32 周起需每周产检 1 次（胎心监护），孕 36 周后通常每周产检 2 次。如果胎心监护异常，必须采取进一步监测（无论是生物物理还是收缩应力试验）。

糖尿病妇女妊娠后一个主要的问题是生产时机。因为后期胎儿死亡的风险增加，所以应该在孕 40 周前生产。如果代谢控制良好，可等待足月自然分娩。血糖控制不佳或有并发症（高血压加剧，胎儿宫内生长受限，羊水过少）的孕妇，应该在孕 37～38 周时生产。糖尿病女性妊娠后早产的胎儿呼吸窘迫综合征发生风险增加，在引产前，最好评估验证胎儿的肺成熟情况。胰岛素和睾酮抑制胎儿肺成熟，内源性皮质醇、甲状腺素、促乳素和雌二醇 17β 促进胎儿肺成熟。糖尿病女性的婴幼儿，常见高胰岛素血症和高雄激素血症，可能是延迟肺成熟的原因，其男婴的睾酮水平增加，可能是由于高浓度的hCG刺激胎儿Leydig细胞合成睾酮。

糖尿病母亲所生的婴儿中巨大儿发生率为25%，如果估计胎儿体重≥4500 g，许多权威人士建议孕周达到39周后择期行剖宫产，以最大限度地减少产伤，主要是肩难产和由此产生的臂丛神经损伤。择期剖宫产的孕前糖尿病患者应始终安排在清晨，患者可免去清晨的餐前胰岛素，且基础胰岛素剂量可减半。

分娩过程中，患者处于饥饿状态，所以所有孕前糖尿病女性应静脉内给予葡萄糖（一般为5%右旋糖，75~100 ml/h的速率），每1~2小时检查1次血糖。需要时给予基础胰岛素，静脉输注（从0.5~1 U/h开始）或皮下注射，维持母体血糖水平在5.5~6.7 mmol/L（100~120 mg/dl）。严格控制产妇生产时血糖，防止胎儿高血糖症和高胰岛素血症，这两者都会增加胎儿需氧量，易导致胎儿脑缺氧、缺血性损伤。

在产后最初的48h，女性可能有一个"蜜月期"，在此期间，其胰岛素的需求减少。此外，严格控制血糖的要求降低，8.3~11.1 mmol/L（150~200 mg/dl）的血糖水平在住院期间和居家调整血糖时是可以接受的。但一旦开始进食，需恢复孕前的胰岛素治疗方案。

二、肥胖和妊娠

肥胖是美国公共卫生最大的挑战。从20世纪80年代起，肥胖患病率持续上升。在2003—2004年，美国女性61.8%超重，33.2%肥胖。从2000—2005年，肥胖的患病率增长24%，病态肥胖增加50%，更令人关注的是，美国女性儿童和青少年（年龄低于20岁）超重的患病率有16%，表明这一公共卫生问题在不久的将来会恶化。正如预期的那样，产科患者肥胖人数也相应增加。

评估体重的首选方法是体重指数（BMI），BMI计算为体重（kg）除以身高（m）的平方。正常体重BMI 18.5~24.9 kg/m²，超重BMI 25~29.9 kg/m²，肥胖BMI>30 kg/m²。肥胖进一步分为Ⅰ级（30~34.9 kg/m²）、Ⅱ级（35~39.9 kg/m²）和Ⅲ级（BMI>40 kg/m²，也称为病态肥胖或极度肥胖）。用BMI定义肥胖的优点是不需要调整性别或身高，不需要用于确定正常范围的表。

肥胖是一种复杂的神经内分泌的代谢性疾病，牵涉大量的胎儿和产妇的并发症，包括自然流产、先天畸形、死胎、先兆子痫、GDM、巨大胎儿、剖宫产、静脉血栓栓塞性疾病、手术并发症和尿道感染。

与肥胖有关的先天性畸形包括神经管缺陷、腹壁缺损和大血管畸形。有证据显示，肥胖妇女的后代异常风险增加，包括尿道下裂、脑积水及唇腭裂。在一项研究中，体重超过110 kg的肥胖女性，胎儿神经管缺陷发生风险比体重50~59 kg的人群增加4倍，体重80~89 kg女性，该风险增加1.9倍。有趣的是，补充叶酸（每天0.4 mg）不能减少这些肥胖妇女胎儿神经管缺陷的发生风险。这些数据与其他研究结果是一致的，即BMI超过29 kg/m²，胎儿神经管缺陷的风险增加1.9倍。肥胖引起的先天性异常的机制尚未明确。可以想象的是，类似于孕前糖尿病，肥胖女性的葡萄糖代谢异常增加先天性畸形的风险。

围生期死亡率随着肥胖的增加而增加。Cnattingius等的一项纳入167 750名瑞典妇女的研究显示，与孕前BMI<20 kg/m²的妇女相比，超重妇女（BMI 25~29.9 kg/m²）孕晚期胎儿死亡风险增加1.7倍，肥胖妇女（BMI>30 kg/m²）孕晚期胎儿死亡风险增加2.7倍。

肥胖一直与妊娠高血压疾病有相关性。例如，一项超过20 000名妇女的大型多中心前瞻性队列研究表明，BMI为30~34.9 kg/m²肥胖妇女妊娠无蛋白尿高血压和先兆子痫的相对风险分别是2.5倍和1.6倍。BMI>35 kg/m²肥胖妇女分别是3.0倍和3.3倍。O'Brien等（2003年）系统回顾分析13项研究140万名妇女，计算出BMI每增加5~7 kg/m²，发展为先兆子痫的风险增加2倍。

肥胖其他的风险增加，其中包括妊娠期糖尿病、巨大儿、产伤、产妇会阴外伤及剖宫产。一项20 130例出生儿的研究，BMI<29 kg/m²，剖宫产率20%，而BMI>39 kg/m²，剖宫产率高达46%。在肥胖妇女，限制怀孕后总体重增加不超过15~25lb，可减少巨大儿的发生，不会增加低出生体重或IUGR的风险。建立肥胖妇女孕期最佳体重增加量的随机对照试验还在进行。肥胖妇女剖宫产率增加，手术并发症也相应增加，包括麻醉并发症、伤口分离和感染、静脉血栓栓塞。产妇肥胖似乎也可预防自发早产，自发早产的风险随着母亲的体重指数增加而降低，可能是由于这些妇女子宫活动较少。

肥胖患者的产科管理应包括计算BMI，密切观察血压，营养咨询，建立每天的运动计划和早期筛查妊娠期糖尿病。因为胎儿结构异常的风险增加，所以孕18~22周时应给予仔细的超声解剖检查（有或无胎儿超声心动图），即使其体型可能导致成像欠佳。考虑胎儿生长评估的其他方法的局限性，有必要行连续生长监测。孕晚期麻醉咨询也应在临产前进行。如果需要剖宫产，要尽一切努力减少伤口的分离和感染，包括预防性应用抗生素和皮下层缝合等。

发达国家的女性，肥胖已成为导致发病率和病死率的主要内分泌原因之一。医学科学迄今依然未能解决肥胖的治疗。减肥手术，其中包括大量的程序来减少胃的容量或绕过胃，能减轻体重，减少远期死亡率，作为减肥方法逐渐被普及，减肥成功常会提高受孕率。但这些程序之后妊娠的安全性尚不清楚。早期病例报道显示其不良妊娠结局的风险增加。然而，更近期的研究发现，怀孕期间的风险没有显著增加，且存在一些潜在的好处，如糖尿病和高血压的风险降低。这些妇女，都应该给予补充维生素和矿物质，尤其是铁、叶酸、维生素B_{12}。

瘦素是由脂肪细胞分泌的一种激素，它可以抑制食欲，增加能量消耗，从而调节体重。缺乏瘦素基因的小鼠（*ob/ob*小鼠）表现为肥胖和不排卵。*ob/ob*小鼠注射人瘦素后能量消耗增加，体重和脂肪量降低，恢复排卵和生育力。人绝对瘦素缺乏症是罕见的，补充重组瘦素并未显示出促进减肥的效果。在怀孕期间，瘦素是由母体和胎儿脂肪细胞和合体滋养细胞生成，孕早期血中瘦素水平迅速上升，在整个孕期一直维持在高水平，分娩后急剧下降，表明了胎盘在瘦素形成中起着主要作用。母体循环中瘦素水平与孕妇的体重相关，而与出生时脐带血中瘦素的水平或胎儿出生体重关系不大。然而，脐血瘦素水平与胎儿出生体重和肥胖有直接的关系。尽管已知瘦素可能调动母体脂肪储存，增加胎儿的基础供应，在怀孕期间母体循环中瘦素水平的增加的意义仍不明确。糖尿病妊娠的孕产妇和胎儿瘦素水平也不是特别明确，子痫前期患者脐血瘦素水平降低，反映胎儿的生长缓慢和脂肪储存减少。有趣的是，孕妇瘦素水平在子痫前期患者中增加，与病情的严重程度相关。这些现象的意义尚不清楚。虽然瘦素调控与作用机制尚不完全清楚，但针对瘦素-瘦素受体系统的调节可能是治疗成年人肥胖和巨大儿一种安全有效的方法。

健康和疾病的发育起源假说认为，子宫内的环境会引起胎儿的适应性反应，促进后代的健康和生存，代谢和激素的适应性变化，导致稳态点改变，最终可能在其他环境中不适应。胎儿的适应性可能是由表观遗传介导，包括DNA甲基化和组蛋白修饰，有越来越多的证据表明，产妇肥胖和营养过剩可能导致胎儿的适应性反应，从而使其成长以后易患肥胖、糖尿病、代谢紊乱和心血管疾病。母体高血糖，宫内炎症环境和瘦素失调都可能增加肥胖孕妇子女心血管代谢疾病的风险。羊和大鼠的模型表明，宫内营养过剩子代在子宫内暴露于瘦素和成年时肥胖，继而抑制下丘脑中的瘦素受体发育，从而使瘦素介导的抑制食欲的敏感性降低最终导致子代幼年和成年时肥胖。肥胖母亲的子女，瘦素和胰岛素浓度增加，这提示胎儿食欲和饱腹感通路程序或许是其成年疾病状态的一个重要因素。

三、下丘脑 - 垂体疾病

（一）妊娠相关的脑垂体结构和功能改变

垂体是由三部分组成：前叶（腺垂体）、中间叶（在胎儿突出但在成人缩小的）和后叶（神经垂体）。在妊娠期间，脑垂体的结构和功能明显改变。在非妊娠状态，垂体重0.5~1g，尸体解剖研究118例孕妇证明，与非妊娠组相比，妊娠后垂体重量增加30%（分别是1070 mg，820 mg）。重量增加伴随着体积的增加（表28-8）和形状的变化。在妊娠期间，垂体发育呈一种表面凸起的圆顶形的形状，这可以挤压视交叉并在一定程度造成部分看似健康的孕妇出现双颞侧偏盲。妊娠与垂体腺瘤发生率增加无关。

表28-8 磁共振成像监测整个孕期孕妇垂体体积

妊娠时间（周）	人数	垂体体积（mm³）平均 ±SEM
未妊娠	20	300 ± 60
9	10	437 ± 90
21	11	534 ± 124
37	11	708 ± 123

[数据引自 Gonzalez JG, Elizondo G, Saldivar D, et al. Pituitary gland growth during normal pregnancy: an in vivo study using magnetic resonance imaging. Am J Med, 1988 (85): 217.]

根据它们产生的激素，腺垂体含有至少5种不同类型的细胞：促乳素细胞（主要分泌泌乳素）、促皮质激素细胞[促肾上腺皮质激素（adrenocorticotropic hormone，ACTH）]、生长激素细胞（somatotropes，GH）、促性腺激素细胞[黄体生成素（luteinizing hormone，LH）、卵泡刺激素（follicle-stimulating hormone，FSH）]和促甲状腺激素细胞（thyroid-stimulating hormone，TSH）。然而，腺垂体细胞组成的在整个妊娠期都有所变化，尤其是垂体促乳素细胞的细胞群。免疫组织化学研究表明，在非妊娠状态，在垂体前叶细胞约20%为促乳素细胞，妊娠后，特别是妊娠晚期，促乳素细胞数量会大幅增加达到约60%。此外，促乳素细胞的增加在腺垂体的外侧部最明显。产后1个月，未哺乳妇女垂体前叶促乳素细胞数量减少。然而，产后促乳素细胞增生的现象恢复不完全，而且非妊娠经产妇平均促乳素细胞比无孕产史妇女的多。

与促乳素细胞相反，妊娠期腺垂体生长激素细胞，促性腺激素细胞和α亚单位分泌细胞数量减少，促甲状腺激素细胞数量没有变化。这些细胞成分的变化与血激素水平的变化有关。

1. 泌乳素 在整个妊娠期母体循环泌乳素的水平增加，足月时其浓度可达到约140 ng/ml（彩图84）。虽然妊娠期间母体蜕膜是泌乳素生产的主要场所，在母体循环中泌乳素主要来源于孕妇垂体，小部分来源于母体蜕膜和胎儿垂体。观察发现，原有垂体功能减退的孕妇，在怀孕期间泌乳素水平较低，这支持一种假设，即蜕膜泌乳素很少进入母体循环。蜕膜产生的泌乳素释放在羊水中，其峰值在孕中期末可达到约为6000 ng/ml。

妊娠高泌乳素血症可能是由于循环中17β-雌二醇水平升高。除了17β-雌二醇基础水平增加，母体通过促甲状腺素释放激素（TRH）、精氨酸、用餐和睡眠，以类似于非妊娠妇女的作用方式，刺激垂体分泌泌乳素。分娩后，非哺乳妇女泌乳素浓度3个月内下降到孕前水平，哺乳期妇女，泌乳素水平下降到基础水平较为缓慢，需要几个月的时间，随着哺乳会发生间歇性高泌乳素血症。

怀孕也与泌乳素亚型的转变有关。在非妊娠状态，N-链糖基化泌乳素亚型（G-PRL）占主导地位。随着妊娠的进展，非糖基化的泌乳素增加。孕晚期，循环的非糖基化的泌乳素高于G-PRL。非糖基化的泌乳素生物活性似乎是高于G-PRL。妊娠期循环泌乳素水平升高的确切功能尚不清楚，但它似乎是通过刺激腺上皮细胞有丝分裂和增加乳糖、脂类和特定蛋白的生成，来为哺乳期的乳腺组织的改变做准备，羊水中泌乳素的作用还未知。

妊娠发生泌乳素分泌的变化，并在产后持续较长时间。Musey等报道，怀孕后基础血清泌乳素水平和奋乃静刺激泌乳素的反应比怀孕前低。经产妇血清泌乳素浓度（平均4.8 ng/ml）显著低于未产妇（8.9 ng/ml）。研究均提示，妊娠会一直抑制母体垂体分泌泌乳素。

2. 促肾上腺皮质激素 母体循环中促肾上腺皮质激素（ACTH）水平在非孕期约10 pg/ml，妊娠足月时可增加到50 pg/ml，分娩时进一步增加到约300 pg/ml（彩图85）。虽然胎盘可产生ACTH，大部分循环中的ACTH似乎来自母亲垂体。胎盘分泌的促肾上腺皮质激素释放激素（CRH）可能是母亲循环中ACTH水平升高的主要原因。非孕妇女血清CRH范围10～100 pg/ml，妊娠晚期增加到500～3000 pg/ml，分娩后急剧下降。

除了垂体ACTH分泌增加，母体循环中CRH水平长期升高，使得外源性糖皮质激素抑制母体ACTH-皮质醇轴的作用减弱，抗利尿激素诱导ACTH反应的作用增强，外源性CRH作用减弱。CRH结合蛋白（CRH binding protein，CRH-BP）使CRH失活，从而防止其对母亲或胎儿垂体的作用。在妊娠的最后几周，母体循环中CRH-BP水平降低，游离CRH（生物活性）增加。

虽然母体肾上腺大小不改变，但怀孕后循环中肾上腺皮质激素明显改变，例如，怀孕期间血清皮质醇水平大幅增加。循环皮质醇多数与皮质醇结合球蛋白（cortisol-binding globulin，CBG）结合，CBG由肝产生。孕期循环CBG水平增加是因为雌激素水平的升高，而CBG可延缓这些激素的降解。因此，总皮质醇水平在怀孕后增加并不奇怪。但是，血液、唾液和尿液中游离皮质醇水平均增加，这可能是由于在母体循环中的ACTH水平升高。完全性葡萄胎妊娠的母体也表现出高皮质醇血症，表明增加的皮质醇不是来自胎儿。肾上腺激素水平与妊娠发生的其他变化有关，包括循环醛固酮、肾上腺雄激素特别是雄烯二酮和睾酮增高。

3. 生长激素 孕妇血清GH水平在妊娠10周左右开始增加，约孕28周时达平台期，并一直持续到产后几个月。GH大部分来自胎盘（GHV），来自孕妇垂体的基础生长激素（GH-N）显著减少。此外，胰岛素诱导的低血糖和精氨酸刺激（彩图86）的促

GH-N 释放作用明显减弱，提示妇女在怀孕时垂体 GH 分泌储备减少。

4. 促甲状腺激素 总的来说，循环中 TSH（促甲状腺激素）在孕期保持在正常范围内。规范数据表明，TSH 在妊娠时参考范围上限是 2.5～3 mU/L，健康未孕个体的正常上限是 4 mU/L。孕 9～13 周，TSH 水平略有下降（彩图 87），这与胎盘生产 hCG 峰值一致，一些研究者认为，TSH 下降可能是由于 hCG 具有弱的促甲状腺的性能。另一假说是胎盘可以分泌一种 TRH 或 TSH 样激素，但大多数据不支持这一假说。

甲状腺肿大是妊娠期常见的症状。这种增长不是由于下丘脑-垂体-甲状腺轴的任何缺陷，而是由于碘相对缺乏和继发甲状腺结合球蛋白（thyroid-binding globulin, TBG）水平升高导致的甲状腺激素需求增加。TBG 浓度增加导致甲状腺素（T_4）和三碘甲状腺原氨酸（T_3）合成增加，以保持适当浓度的游离激素。甲状腺应对增加合成甲状腺激素的需要，血管增多，细胞增生，并最终出现腺体肥大。事实上，在整个孕期，TSH 对外源性 TRH 刺激的反应仍正常。关于甲状腺激素水平的生理变化的理解对准确评估妊娠期甲状腺状况非常重要。由于 TBG 过量总 T_4 和 T_3 水平升高，因此通常不会用来评估妊娠期甲状腺状况。妊娠期甲状腺功能检测最合适的测试是 TSH 试验。如果 TSH 试验不正常的，再测量经典的游离 T_4 和 T_3 水平。然而，由于妊娠期游离 T_4 免疫测定的准确性还不确定，在选定的情况下需重新考虑选用妊娠期调整后的总 T_4（详见本章后面的"妊娠期母体甲状腺功能"）。

5. 促性腺激素 孕妇血清 LH 和 FSH 水平在孕 6～7 周时下降，孕中期多在放射免疫可检测值以下。孕妇垂体腺的促性腺激素免疫反应显著降低，同时伴随 LH 和 FSH 对外源性促性腺激素释放激素刺激的反应迟钝（图 28-4），提示这种效应是主要局限于垂体。垂体 LH 和 FSH 的合成和分泌的抑制，可能是因为怀孕期间循环类固醇激素（17β-雌二醇，孕酮）和调节肽（如抑制素）水平升高。

（二）妊娠期垂体肿瘤

突变是垂体肿瘤的主要原因。大多数垂体肿瘤是单克隆，即一个单一的祖细胞的体细胞突变是肿瘤发生的原因。在一项研究中，100% 的生长激素分泌性肿瘤和 75% 的促肾上腺皮质激素分泌性肿瘤都是单克隆。有报道 25 个生长激素分泌性肿瘤中有 10

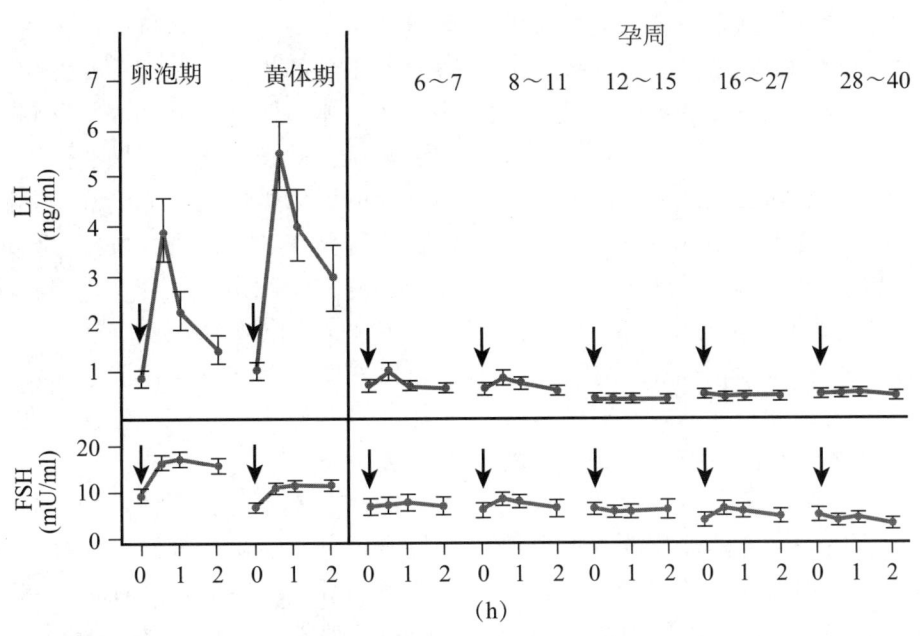

图 28-4 妊娠对 GnRH 刺激试验的影响

孕妇和正常月经的妇女注射 100μg GnRH（箭头）前后 LH 和 FSH 水平。在怀孕期间，LH 和 FSH 水平明显被抑制

［摘自 Miyake A, Tanizawa O, Aono T, Kurachi K. Pituitary responses in LH secretion to GnRH during pregnancy. Obstet Gynecol, 1977（49）: 549-551, with permission from The American College of Obstetricians and Gynecologists.］

个是 GS 蛋白基因突变，引起持续活性的突变体 GS 蛋白。其他内分泌因素（如 17β- 雌二醇，孕酮和多巴胺）可以影响肿瘤的表型，而在怀孕期间这些激素的变化可能会影响肿瘤的生长。在一般情况下，垂体肿瘤是良性的，且生长缓慢。

垂体肿瘤通常按大小分为微腺瘤（直径＜10 mm）或大腺瘤（＞10 mm）。垂体微腺瘤和大腺瘤的临床表现在怀孕期间有很大的不同。大腺瘤可能会发生蝶鞍外扩展和局部浸润，或压迫视交叉引起双颞侧偏盲，这些现象妊娠后可能会加剧。60 例大腺瘤孕妇的系列研究显示，20% 视野缺损恶化，连续影像学检查示肿瘤显著扩大，或出现神经系统症状。在怀孕期间如果肿瘤增大明显或导致神经系统后遗症，可能需要急诊神经外科减压术。

相比之下，微腺瘤在妊娠期往往表现的相对良性，不会出现垂体功能缺乏，神经系统并发症的风险低。在 215 例妊娠合并垂体微腺瘤的长期观察研究中，大约 5% 的妇女出现了头痛，＜1% 的出现视野缺损加剧或表现出神经系统体征。

1. 泌乳素瘤 是一种分泌泌乳素的垂体泌乳素细胞肿瘤，通常与母体循环中的泌乳素水平升高有关（见第 3 章）。一个可疑的泌乳素瘤的初步评估，测量甲状腺素，TSH 和 IGF-1 水平是重要的。以此排除继发性高泌乳素血症，特别是甲状腺功能减退症（T_4，TSH）和肢端肥大症（IGF-1）。如果怀疑有视交叉压迫，应行下丘脑和垂体的影像学检查，并检查评估视野。

有明显的高泌乳素血症的女性通常不排卵和不孕。因此，如果这样的患者不希望怀孕，可行雌孕激素联合治疗，降低骨质疏松的风险，调节月经周期。这种方法似乎是安全的，肿瘤相关的并发症少，肿瘤生长的风险最小。有明显高泌乳素血症的不孕妇女，如果想要怀孕，通常需要诱发排卵治疗。对于这些妇女，手术或多巴胺受体激动药治疗是否是最好的一线治疗，仍存有争议。一些研究者建议孕前行手术治疗，减少孕期内多巴胺激动药治疗的需求和神经系统并发症的发生率。然而，泌乳素瘤的显微手术切除可导致死亡（0.3%）或严重的并发症，如脑脊液漏（0.4%）。且手术治疗的远期治愈率只有约 60%。因此，文献中的重要的证据说明，药物是严重高泌乳素血症不孕妇女最好的一线治疗。

确诊的垂体泌乳素微腺瘤，治疗的目标有 4 点：①抑制泌乳素生成和诱导排卵；②缩小肿瘤大小；③保留垂体储备；④预防肿瘤复发。

用多巴胺受体激动药治疗可使循环泌乳素水平正常，建立规律的排卵，减小肿瘤的大小，保护垂体储备。多巴胺激动药治疗的缺点是一旦停止治疗，不能有效地防止肿瘤复发。4 种多巴胺受体激动药已被证明可有效地治疗高泌乳素血症：溴隐亭、培高利特、喹高利特和卡麦角林。卡麦角林是每周给药 1 次，在微腺瘤治疗上可能比溴隐亭更有效。

关于培高利特、喹高利特和卡麦角林对妊娠影响的资料较少，虽然越来越多的经验表明卡麦角林是安全的。相比之下，大量经验表明，溴隐亭在妊娠期服用是安全的，不会显著增加胎儿先天性畸形。溴隐亭治疗最常见的不良反应为恶心、呕吐和直立性低血压。低剂量起始（每日 0.625 mg），几周时间内缓慢增加剂量，可以减少这些不良反应。在一些患者中，每日 2.5 mg 的剂量也可能是有效的。用药的前 3 个月，每月测 1 次泌乳素水平，之后每 3 个月检查 1 次，直至恢复正常水平。

泌乳素微腺瘤的患者，一旦怀孕，停止服用溴隐亭。大多数这样的患者在怀孕期间没有进一步的并发症。对于那些有神经系统后遗症，如头痛或脑神经功能障碍，溴隐亭治疗可以立即恢复。尽管泌乳素微腺瘤明显增大或持久性神经系统后遗症是紧急手术干预的指征，但这种并发症较为罕见。与此相反，垂体功能不全和手术并发症在女性垂体大腺瘤更常见，这样的女性应该在使用多巴胺受体激动药治疗前评估垂体功能完全衰退。泌乳素大腺瘤女性也更容易在孕期出现并发症。处理这些女性并发症的一种方式就是一旦怀孕，停止溴隐亭治疗，如果出现肿瘤体积增大的症状或体征，重新开始治疗。也可以在整个孕期继续溴隐亭治疗。哺乳不会恶化垂体泌乳素腺瘤的临床过程，所以应该鼓励这些女性母乳喂养。

2. 库欣病 是指垂体过度生成 ACTH 导致的临床综合征。它通常会抑制促性腺激素分泌，女性患者不经治疗，很少能自然怀孕。库欣病的大多数病例是由于垂体微腺瘤，妊娠后神经外科并发症少见。然而，与库欣病相关的代谢紊乱，是妊娠相关并发症增加的原因，包括早产、妊娠高血压和 GDM。

3. 肢端肥大症 是指循环 GH 水平升高相关的临床综合征。肢端肥大症患者常与不排卵相关，但也可以自然妊娠。除了垂体增大引起的并发症，肢端肥大症似乎并不影响妊娠结局。由于生长激素是胰岛素拮抗药，循环中过多的 GH 增加妊娠高血糖与糖尿病风险。对于大多数女性，彻底治疗肢端肥大症可以推迟到分娩后。溴隐亭、经蝶手术、生长抑素受体激动药奥曲肽已经成功地在怀孕期间用于治疗肢端肥大症。

（三）垂体功能低下

1. 席汉综合征（垂体卒中） 是指急性下丘脑垂体功能障碍，通常发生在分娩时严重产科出血导致孕产妇低血压。它是世界范围内的垂体功能减退症最常见的原因，虽然在美国不常见。怀孕期间，垂体体积增加约 100%，垂体体积的增加，再加上门脉循环低流量和低血压的特性，使得垂体和部分下丘脑特别容易因产科出血和低血压而导致缺血。大多数席汉综合征的病例发生在发展中国家，分娩时没有良好的医疗设施和熟练的医护人员，产科出血并发症的风险增加。

席汉综合征的特点是垂体前叶激素储备的完全的或部分的损失。泌乳素和生长激素缺乏症是席汉综合征中最常见的异常，但垂体激素缺乏的各种模式都有出现过。在对 10 名非洲席汉综合征妇女的研究，Jialal 等描述了相关的联合静脉注射胰岛素（0.1 U/kg），TRH（200 mg）和 GnRH（100 mg）激发试验的垂体激素反应。证明以下分泌储备的丧失：100% 的妇女有泌乳激素和生长激素缺乏症，90% 的妇女缺乏皮质醇，80% 的妇女缺乏 TSH，70% 缺乏 LH 和 40% 缺乏 FSH。

席汉综合征最初的临床表现包括不能泌乳，备产时剃毛区毛发不生长，剖宫产术后切口愈合不良和全身乏力。确诊席汉综合征最好的测试是静脉注射 TRH（100 mg），在 0 min 和 30 min 检测血清泌乳素水平。30 min 的泌乳素与 TRH 注射前（0 min）的泌乳素的比率应＞3，如果比率异常，应启动全垂体功能减退症的全面评估。

除了垂体前叶激素储备损失，轻度的下丘脑和垂体后叶功能不全也经常见于席汉综合征妇女。Sheehan 和 Whitehead 做的尸检标本的详细病理报告显示，90% 产后垂体功能减退症女性出现神经垂体的萎缩和瘢痕。随后的研究也证实了这些患者视上核和室旁核的萎缩。临床研究也证实，大多数席汉综合征妇女有轻度的抗利尿激素分泌和尿最大浓缩能力的功能缺陷。

2. 淋巴细胞性垂体炎 是一种因腺垂体被淋巴细胞和浆细胞浸润而引起的罕见疾病。多发生在孕晚期或产后即刻发生。在某些情况下，可检测到循环抗垂体抗核抗体或抗线粒体抗体。垂体增大可导致需要手术干预的神经系统并发症（头痛、视野缺损、脑神经麻痹），垂体细胞的损伤可能导致高泌乳素血症、甲状腺功能减退、肾上腺皮质功能不全。淋巴细胞性垂体炎出现神经系统后遗症时，高剂量糖皮质激素治疗可能是一种有效的方法。

3. 尿崩症 精氨酸加压素 - 抗利尿激素（arginine vasopressin-antidiuretic hormone，AVP-ADH）是一个环形九肽，是由下丘脑的视上核和室旁核的分泌性神经元发出的神经垂体的轴突末梢分泌。下丘脑前部敏感的渗透压感受器精确地监测血渗透压。当渗透增加或静水压降低，下丘脑释放 AVP-ADH，作用于肾，使其提高水滞留能力。AVP-ADH 体系的目的是调整血渗透压在一个相对窄的范围（±1.8%），未孕妇女渗透压平均 285 mmol/L。妊娠后血浆渗透压降低 9～10 mmol/L，这在早孕期就已经明显表现出来，一直持续到整个孕期，似乎与母体 hCG 水平变化相似。然而，循环 AVP-ADH 水平在孕期没有改变。这说明，妊娠后渗透压调控适度重置，AVP-ADH 释放的渗透压阈值下降 9～10 mmol/L。

尿崩症（Diabetes insipidus，DI）由于肾小管重吸收能力丧失导致体内水分过多丢失。其特征为多尿（定义为 24 h 尿液超过 3L）、烦渴、血浆高渗。DI 的发病原因分为 2 类：中枢性与外周性。

中枢性（下丘脑）DI 是指下丘脑或脑垂体后叶病变导致 AVP-ADH 合成不足。中枢性 DI 鉴别诊断包括垂体手术、创伤、感染、神经垂体肿瘤或炎性细胞浸润。中枢性 DI 的典型特征是急性起病，每天 4～15 L 的多尿症状。外周性（肾源性）DI 指外周抵抗 AVP-ADH 的作用。测量血浆 AVP-ADH 水平可以区分这两组（中枢性 DI AVP-ADH 水平低，外周性 DI AVP-ADH 水平升高）。

妊娠期可发生一过性肾源性 DI，通常与先兆子痫、HELLP（溶血、肝酶升高、低血小板计数）综合征或妊娠急性脂肪肝有关。高浓度的胎盘血管加压素降低内源性 AVP-ADH，导致妊娠期 DI。妊娠期血管加压素活性增高也可能导致女性部分下丘脑 AVP-

ADH不足形成明显的DI。D-精氨酸加压素（D-arginine vasopressin，DDAVP）耐受胎盘血管加压素的降解。因此，DDAVP治疗DI患者可能比天然AVP-ADH更有效。在大多数情况下，分娩后DI会好转。

妊娠期DI是一种罕见的疾病，如果怀疑，应通过禁水试验确诊。禁食一夜后，患者禁水直到体重下降3%或尿渗透浓度连续3h无增量。DI妇女尿渗透浓度处于低水平，而血浆渗透压显著增加。这个测试最好是由内分泌学家进行，因为该试验有脱水和高钠血症的风险。为了查明原因，完成禁水试验后应立刻给予10μg DDAVP。中枢性DI的患者，会出现尿量减少，尿渗透压增加。而肾源性DI的患者，尿量和渗透压只有很小的改变。

四、甲状腺功能异常

由于不完全了解的原因，甲状腺疾病在女性中比男性多5～10倍。自然状态下，许多都是自身免疫性导致的，生育年龄段是发病率的高峰期。因此，甲状腺疾病是影响育龄妇女最常见的内分泌疾病之一，也是在怀孕期间常遇到的疾病，甲状腺疾病对生育有不利的影响。甲状腺疾病也可能出现在妊娠早期。妊娠影响甲状腺疾病的临床表现，使其管理变得复杂，限制常用的诊断和治疗方法。因为关系到胎儿的安全性，对其他甲状腺疾病，如结节性疾病，其治疗方法也在怀孕期间必须进行修改。

（一）甲状腺生理学

1. 正常的甲状腺功能 甲状腺激素的产生很大程度上依赖于碘的供应，碘来源于饮食，主动转运到甲状腺。甲状腺的功能单元是甲状腺滤泡，它是由长方体上皮细胞呈球形排列，围绕一个胶体核。胶体主要由甲状腺球蛋白组成，为一系列碘化作用提供酪氨酸残基，最终通过一系列复杂的生物化学和生物物理的变化，生成甲状腺激素T_4和T_3。甲状腺负责生产循环中所有的T_4和约20%的T_3，身体内T_3的供应大部分由外周血中的T_4通过各种组织特异性脱碘酶转换而来。

未孕妇女甲状腺激素T_4和T_3的血清总浓度为4～12μg/d（分别为90～200 ng/ml）见表28-9，循环甲状腺激素主要是结合形式，因此，游离激素只有不足1%。甲状腺激素主要与特定的血清结合蛋白——甲状腺结合球蛋白（TBG）结合，还有少量与白蛋白和前白蛋白结合。和大多数内分泌系统一样，这些激素的游离部分在生理上发挥重要作用，而不是总的浓度。

2. 甲状腺激素分泌的调节 正常情况下，循环T_4的浓度是最多的，也是最常用于测量甲状腺激素的指标，它常维持在一个很窄的范围内，变化不大。甲状腺的滤泡细胞负责从循环中摄取无机碘，转化为碘甲状腺原氨酸化合物的有机化形式，以甲状腺球蛋白的形式储存甲状腺激素，重吸收甲状腺激素及

表28-9 正常妊娠和甲状腺疾病患者甲状腺功能检查结果的变化

甲状腺功能测试	单位	正常未孕妇女	正常妊娠女性	与未孕妇女相比	甲状腺功能亢进	甲状腺功能减退
TSH	mU/L	0.4～4.0	早孕期：0.1～2.5[1] 中孕期：0.2～3.0[1] 晚孕期：0.3～3.0[1]	降低（尤其是在早孕期）	显著降低	降低
TBG	mg/L	11～21	23～25	升高	未改变	未改变
总T_4	μg/dl	3.9～11.6	10.7～11.5	升高	升高	降低
游离T_4	ng/dl	0.8～2.0	使用孕周特异性和方法特异性的参考范围	降低或未改变	升高	降低
总L-T_3	ng/dl	91～208	205～233	升高	正常或升高	正常或降低
游离L-T_3	pg/dl	190～710	250～330	未改变	升高	降低

（1）如果孕期TSH特定的范围不能从实验室获得时使用

［数据引自 Nissim M, Giorda G, Bailable M, et al. Maternal thyroid function in early and late pregnancy. Horm Res, 1991（36）: 196; O'Leary PC, Boyne P, Atkinson G, et al. Longitudinal study of serum thyroid hormone levels during normal pregnancy. Int J Gynaecol Obstet, 1992（38）: 171; Burrow GN, Lisher DA, Larsen PR. Maternal and fetal thyroid function. N Engl J Med, 1994（331）: 1072; American College of Obstetricians and Gynecolo- gists. Thyroid disease in pregnancy. ACOG Practice Bulletin No. 37. Washington, DC: ACOG, 2002 (reaffirmed 2010); Stagnaro-Green A, Abalovich M, Alexander E, et al. Guidelines of the American Thyroid Association for the diagnosis and management of thyroid disease during pregnancy and postpartum. Thyroid, 2011（21）: 1081.］

其最终释其放进入全身循环。

滤泡细胞活动是由下丘脑-垂体-甲状腺轴直接控制（图28-5）。下丘脑产生三肽TRH，进入漏斗状的门脉循环，到垂体前叶刺激特定细胞（促甲状腺细胞）产生TSH。TSH分泌昼夜变化，分泌高峰是在晚上23：00至凌晨4：00。TSH进入体循环和与甲状腺滤泡细胞的表面的特定跨膜螺旋G-蛋白耦联受体相互作用，从而引发一系列的信号转导通路，最终达到甲状腺激素的合成和释放。通过一个经典的内分泌负反馈回路，即循环中甲状腺激素水平减少，导致TRH和TSH分泌的增加（图28-5），反过来又导致甲状腺的生成和分泌活动增加。

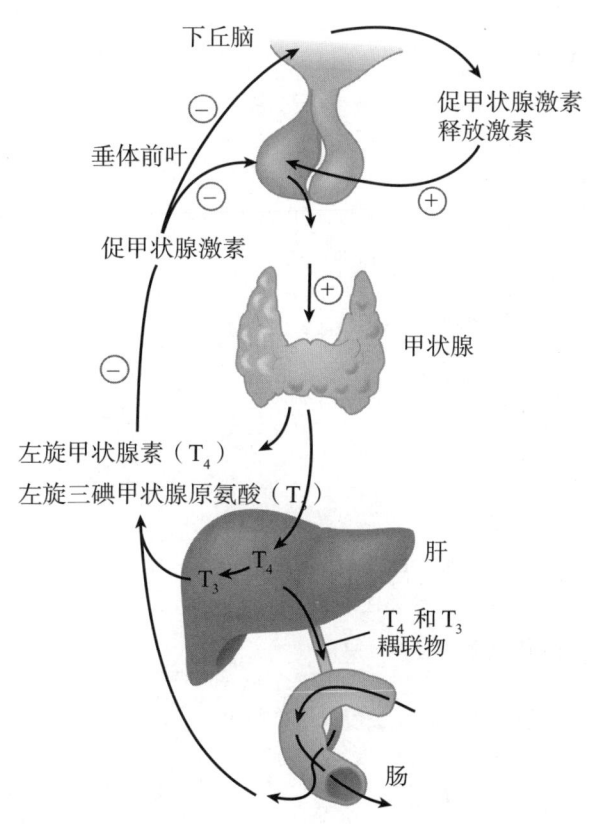

图28-5 下丘脑-垂体-甲状腺轴

显示下丘脑-垂体-甲状腺轴和甲状腺激素的生产和代谢的调节因子

3. 甲状腺激素的生理作用 虽然已知甲状腺激素与许多生物系统相互作用，但它的确切作用尚不完全清楚，甲状腺功能异常患者明显的一系列复杂的症状和体征足以说明这个事实（图28-6）。在细胞水平上，活性激素（T_3）运送到细胞内，与特异性核受体相互作用，T_3受体复合物结合在靶基因的启动子序列的特定的甲状腺激素反应元件，以转录因子发挥作用，与其他核蛋白一起调节基因表达。除了这些基因组效应，甲状腺激素似乎在细胞核外也有重要的作用，如调节酶活性和线粒体功能。

（二）妊娠对甲状腺功能的影响

1. 妊娠期孕妇甲状腺功能 妊娠期碘的肾清除率增加（因为肾小球滤过率增加）和大量的碘和甲腺原氨酸转移给胎儿。随着妊娠的进展，胎儿的甲状腺激素的合成增加，胎儿对碘的需求增加。为了满足这一需求，胎盘从母体快速、高效的运输可用碘到胎儿循环。胎盘也有脱碘的能力，从而运输更多的可用碘。这些妊娠相关的生理变化的结果是妊娠期循环中无机碘化物浓度降低，甲状腺体积增大10%～20%。怀孕期间碘相对缺乏，故推荐每日碘摄入量增加，可在每天基线100～150μg的基础上增至约250μg。为了达到这种日剂量，美国甲状腺协会（American Thyroid Association，ATA）建议孕妇和哺乳期妇女用产前含碘维生素补充膳食碘摄入量，其含150μg/d的碘，这是美国大多数产前维生素含的剂量。

孕妇血清TBG浓度增加75%～100%（T_4树脂摄取按比例下降）。此外，体循环TBG水平的增加多发生在早孕期，是因为高雌激素作用于肝细胞，刺激TBG的合成；同时诱导TBG的唾液酸修饰降低肝清除力。TBG浓度的平台期在孕12～14周，与循环同时增加的总甲状腺激素浓度有关（彩图88）。

事实上，大多数纵向研究表明，母体循环中总T_4和T_3的平均浓度增加了10%～30%，这个范围在一般人群中通常认为是升高。妊娠早期，总T_4的超过了TBG增加，导致游离T_4略有增加，但游离激素水平在孕中期恢复正常（彩图88）。然而，这些变化微小，大多数孕妇血清游离T_4浓度保持在如未孕妇女一样的正常范围内。有些研究报道血清游离T_4随着妊娠的进展大幅下降，有些报道T_4浓度随着妊娠的进展没有改变。孕妇的下丘脑-垂体-甲状腺轴的负反馈控制系统功能正常。

最近的数据表明，在妊娠期，由于TBG浓度增加，白蛋白浓度降低，某些游离T_4（可能是T_3）免疫测定是不可靠的。国际临床化学和实验医学联合会建议，使用放射性核素稀释液相色谱/串联质谱（LC/MS/MS）法测定血清平衡透析的透析液中的T_4水平，获

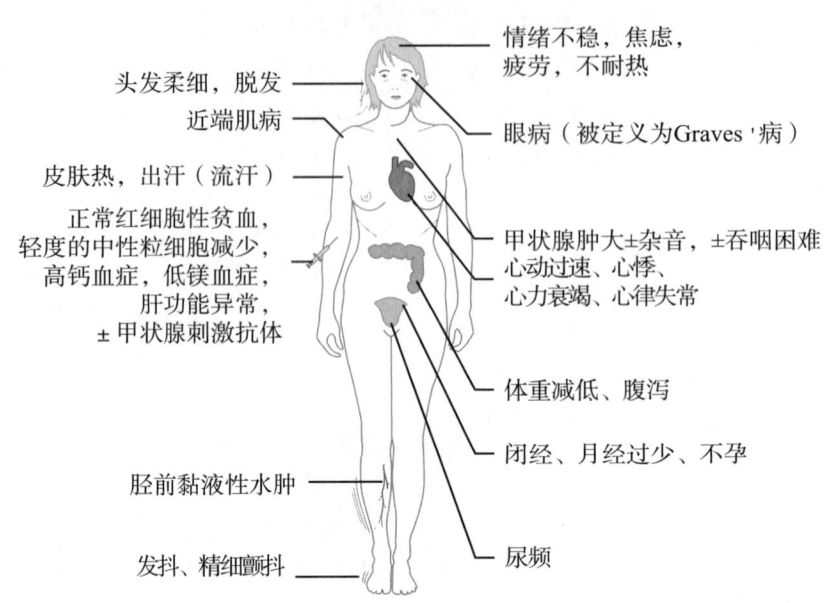

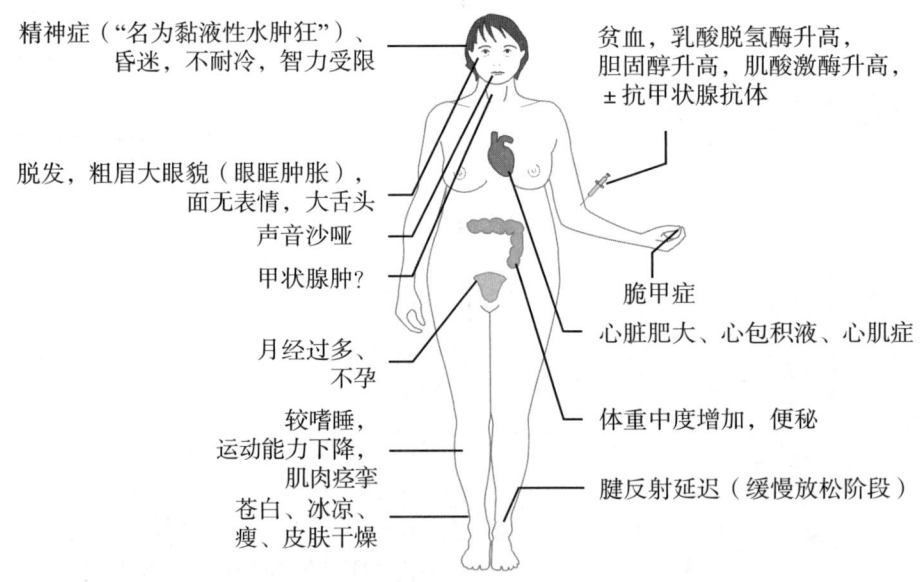

图 28-6　妊娠期孕妇甲状腺功能异常的诊断

与母亲甲状腺功能亢进症和甲状腺功能减退症相关的常见的症状和体征

［摘自 Norwitz ER, Schorge JO. Obstetrics and Gynecology at a Glance. Oxford: Blackwell Science Ltd, 2001：p 96, with permission.］

得血清游离 T_4 基线参考值。这种检测技术由于高成本，目前尚未广泛使用。因此，ATA 建议即时萃取/LC/MS/MS 测定透析或超滤血清中的 FT_4。如果此方法无效，他们推荐特定方法和特定孕期的血清游离 T_4 具体参考范围。如果这些调整后的参考值范围不可用，或者如果游离 T_4 测量与 TSH 的测量不一致，可以考虑采用调整后的血清总 T_4 测量来评估甲状腺功能。在妊娠期，总 T_4 和 T_3 水平通常比未孕妇女高 1.5 倍，所以应使用调整后的参考范围。

妊娠特异性糖蛋白激素 hCG 的结构类似于 TSH，有微弱的促甲状腺作用，估计大约是 TSH 的 0.025%。hCG 的合成开始于受精后的第 1 周，在早孕末期最高，之后开始下降。hCG的增长引起血清游离T_4浓度短暂升高，反过来又降低妊娠早期血清TSH水平（彩图88）。因为多胎妊娠比单胎妊娠hcCG浓度较高，血清TSH浓度的下降在多胎更为明显。这种交叉反应只有在体循环hCG水平显著升高时才有临床意义，如完全性葡萄胎。

（译者 高江曼 审校 迟洪滨）

2. 妊娠期胎儿的甲状腺功能 胎儿甲状腺和垂体-甲状腺轴在早期妊娠末比如具有分泌功能。此前胎儿的甲状腺激素均来自于母体循环。孕9～10周时胎儿甲状腺开始集聚碘，甲状腺滤泡开始出现，并可以检测到T_4的合成。大多数的胎儿甲状腺激素合成是在孕18～20周后合成，孕10～12周时就可以在胎儿血清中检测到TBG和T_4。此后，胎儿甲状腺的分泌能力逐步加强，并在孕35～37周的时候达到平台期。足月的胎儿血清中促甲状腺激素（thyroid stimulating hormone，TSH）的浓度会更高，游离T_4略低，T_3的浓度是母体水平的一半。血清中TBG浓度随着孕龄的增加而递增可能反映出胎儿肝的成熟及其对雌激素刺激响应能力的增加。在怀孕中期垂体和血清中促甲状腺激素（thyroid stimulating hormone，TSH）浓度的增加与下丘脑垂体门脉循环的发育相一致，该循环促进下丘脑的促甲状腺素释放激素（thyrotro-pin-releasing horone）对垂体TSH分泌的调节。尽管存在着较高的血清游离T_4浓度，TRH分泌依旧增加。这意味着子宫内调节TSH分泌的负反馈系统仍不成熟。

母体内甲状腺激素（T_4，T_3）可以经胎盘转运到胎儿，但是发生概率很小，估计<0.1。这可能与胎盘中存在大量的Ⅲ型脱碘酶有关，该酶使蜕膜细胞免受甲状腺功能减退的伤害，同时还有助于保持胎儿血清T_3浓度在较低水平。也正因为如此——尽管在临床上很少有需要测定的指征，胎儿甲状腺功能检测可以准确地反映胎儿甲状腺的功能并且其在很大程度上与母体甲状腺状态无关。但是，在患有先天性甲状腺功能不足的新生儿中，仍然有足量的母体甲状腺激素能穿过胎盘，以避免出生时因甲状腺功能不足而引起的皮肤红斑，并将脐带血中的甲状腺激素维持在正常水平的25%～50%。碘、TRH和TSH的受体免疫球蛋白跟TSH一样也会穿过胎盘，但是量上要远少于TSH。胎儿的甲状腺功能完全依赖于母亲的碘的供应。正常的甲状腺激素水平对于胎儿大脑的神经元迁移和髓鞘形成至关重要。因此，在妊娠期间，孕妇和胎儿的碘缺乏对于后代的神经认知功能有不利影响。严重碘缺乏的母亲生出的孩子表现为呆小症，如严重的智力迟钝、聋哑症和运动僵化。

羊水中也有可检测到的甲状腺激素。足月时，羊水中T_4总浓度约0.6μg/dl，远低于在产妇或胎儿血清水平。因为羊水中蛋白质和TBG的浓度很低，所以，游离的T_4和T_3的浓度要略高于母体或胎儿血清水平。这些甲状腺激素的来源尚不清楚，但对于先天性甲状腺功能减退的胎儿的研究表明，它可能来自于母体循环。在妊娠后期，胎儿的吞咽活动让甲状腺激素从羊水循环转移至胎儿循环。羊水中甲状腺激素的生理作用现未知。

（三）妊娠期甲状腺疾病

1. 妊娠期甲状腺疾病的筛查 针对美国人群的调查数据表明，在常规筛查时2%～3%的孕妇有升高的TSH水平。这些被筛查出的妇女中，0.3%～0.5%会有明显的甲状腺功能减退（升高的TSH和较低水平的游离T_4，或者不管游离T_4的水平多高，TSH水平会维持在10 mU/L或者更高），2%～2.5%有亚临床甲状腺功能减退（TSH水平超过该孕龄正常游离T_4浓度的第97.5百分位）。甲状腺功能亢进相对不常见，只在0.1%～0.4%的孕妇中发生。妊娠期明显的甲状腺功能紊乱与不良妊娠的风险增加以及对胎儿神经认知发育的不利影响相关（详见本章后面介绍"母体甲状腺毒症"和"母体甲状腺功能减退"的段落）。到目前为止，并没有一致的证据表明，对无症状的甲状腺功能减退的筛查和治疗可以消除亚临床甲状腺功能减退和后代神经认知损伤之间的潜在关联。目前也尚未将亚临床甲状腺功能亢进与产妇或胎儿的不良结局相联系起来。

然而，两个Meta分析发现，对妊娠期甲状腺功能障碍的普遍筛查是值得的，只是大型随机临床试验未进行，两种模型均认为对妊娠期亚临床甲状腺功能减退的治疗可以提高后代智商。用来确定患有妊娠期甲状腺功能减退女性有两种方法即目标病例发现策略与普遍筛查。将两种方法进行比较发现，目标病例发现方法可能漏掉多达30%～

55%甲状腺异常的女性，但普遍筛查并没有显示其对群体结局有所改善。考虑到这些数据，美国妇产科学会（American College of Obstetricians and Gynecologists，ACOG），美国甲状腺学会（America Thyroid Association，ATA），和内分泌学会建议采用目标病例发现的方法，而不是普遍的对于妊娠前3个月筛查来检测孕妇是否患有亚临床甲状腺功能减退。

表28-10中是对ATA对妊娠期进行甲状腺功能障碍筛查的建议标准的总结。对于这些孕妇，需要在妊娠早期测TSH，如果TSH浓度>2.5 mU/L则还需要对游离T_4进行测量。对于甲状腺轻微增大的但不存在甲状腺肿的无症状孕妇，并不建议进行筛选。

表28-10　筛查甲状腺的妇女

- 有家庭或个人甲状腺疾病的病史
- 甲状腺功能障碍的指征（图28-6）
- 来自中度到重度的碘缺乏地区
- 1型糖尿病或其他自身免疫性疾病经常会与自身免疫性甲状腺功能障碍相类联（白癜风、肾上腺功能不全、甲状旁腺功能减退、萎缩性胃炎、恶性贫血、系统性硬化症、系统性红斑狼疮、全身性红斑狼疮、干燥综合征）
- 有已知的甲状腺过氧化物酶抗体
- 头部或颈部放疗史
- 早产或复发性流产的病史
- 病态肥胖（体重指数≥40 kg/m^2）
- 不孕不育
- 年龄>30岁
- 使用胺碘酮或锂
- 最近进行过碘辐射

2. 母体甲状腺毒症　甲状腺毒症是指无论由于什么原因使得甲状腺激素生产过剩或者过度暴露于甲状腺激素而导致的一种临床和生化状态。相比之下，甲状腺功能亢进症是指由于甲状腺功能亢进而引起的甲状腺毒症。0.05%～0.2%的会发生甲状腺功能亢进症。格雷夫斯（Graves）病是最常见的妊娠期间孕产妇甲状腺功能亢进症（约占95%）。表28-11对妊娠期间甲状腺毒症的其他原因进行了总结。值得注意的是，妊娠期甲状腺功能亢进，定义为"仅限于发生在孕期前半段的短暂性甲状腺功能亢进，并且在缺乏甲状腺自身免疫性的血清标志时，以游离T_4或校正过的总T_4升高和TSH降低为典型特征"是一个常见的孕期甲状腺毒症的病因。妊娠期甲状腺功能亢进发生的概率为1%～3%，并可能与妊娠剧吐相关。如果必要的话，对脱水的支持性治疗和处理是比较适当的处理措施。并不推荐将抗甲状腺药物治疗作为对妊娠期甲状腺功能亢进症标准处置的一部分。尽管妊娠期甲状腺功能亢进的发生占妊娠的1%～3%，妊娠剧吐，这种与妊娠早期减轻5%或者更多体重相关的恶心呕吐的综合征的发生概率为每1000例中有0.5～10例。妊娠剧吐的特点是与无此症状的孕妇相比，患者具有更高的血清hCG［人体绒膜促性腺激素（human chorionic gonadotropin）］和雌二醇浓度，并且hCG有更强的促甲状腺活性。

表28-11　妊娠期甲状腺毒症的病因

- 妊娠期
- 格雷夫斯病：产妇患妊娠期甲状腺毒症（95%）的最常见原因。源于可以穿过胎盘并导致胎儿甲状腺功能障碍的循环的甲状腺应激性IgG自身抗体
- 甲状腺炎［静止/产后（淋巴细胞）；亚急性（肉芽肿）；化脓性（细菌）］：特征是甲状腺功能亢进和大量存在的明显的甲状腺。伴有疼痛和触痛的增大甲状腺还意味着亚急性甲状腺炎
- 毒性多结节甲状腺肿
- 弧立的毒性甲状腺结节（也称为功能亢进甲状腺腺瘤）
- 妊娠滋养层的肿瘤：包括葡萄胎和绒毛膜癌。可能继发高浓度的hCG
- 卵巢甲状腺瘤：指在一个成熟卵巢中的甲状腺组织
- 外源性甲状腺激素：最常见于无意中摄入甲状腺激素
- 碘诱导的甲状腺毒症
- 分泌TSH的垂体腺瘤
- 妊娠期甲状腺功能亢进：在妊娠前期的短暂性甲状腺功能亢进，经常伴随有高浓度的hCG。经常与妊娠剧吐共存。具有典型的自限性，建议采取支持性护理
- 妊娠剧吐：甲状腺功能亢进经常看不到该典型的症状和特征
- 家族性妊娠期甲状腺功能亢进：TSH受体突变导致对hCG功能性高度敏感

许多药物能够会干扰甲状腺激素的合成和代谢（表28-12）。症状和体征可能会反映妊娠期甲状腺毒症的病因（图28-6）。例如内分泌眼科疾病（眼睑下落滞后，眼睑退缩）和皮肤病（局部或胫前黏液性水肿）是格雷夫斯病特有的临床症状。然而与非妊娠的患者一样，孕妇妊娠期甲状腺功能亢进症的确认需要进行甲状腺功能鉴定（表28-13）。对TSH受体抗体和总T_3的测定可能对雷夫斯病和妊娠期甲状腺功能亢进症的鉴别有帮助。在妊娠期间不应该进行放射性碘扫描或放射碘吸收测定。没有足够的证据来支持或反对在妊娠期间使用甲状腺超声去辨识甲状腺功能亢进可能的病因。

表 28-12　药物对甲状腺激素的合成和代谢的影响

由甲状腺对甲状腺激素合成进行抑制
碘、磺酰脲类药物、锂
升高 TSH
碘、西咪替丁、多巴胺受体激动药、锂
降低 TSH
糖皮质激素、生长激素抑制素，多巴胺受体激动药
对甲状腺激素与甲状腺素结合球蛋白相结合的抑制
苯妥英、地西泮、磺脲类、呋塞米、水杨酸盐
抑制外周组织（肝）中 T_4 到 T_3 的转换
糖皮质激素、丙硫氧嘧啶（PTU）、碘泊酸盐、普萘洛尔、胺碘酮
抑制胃肠道对甲状腺激素的重吸收
考来烯胺、考来替泊、硫酸亚铁

与控制良好的疾病相比，处理不当的母体甲状腺功能亢进症与不孕和不良妊娠结局相关。妊娠期母体的并发症包括子痫前期的风险增加，心力衰竭、甲状腺"风暴"及可能的自发性流产。对甲状腺功能亢进症控制不佳也会使胎儿和新生儿的风险增加，包括早产、低出生体重、宫内生长迟缓（intrauterine growth retardation，IUGR）、死胎、中枢性甲状腺功能减退和围生期死亡率增加。因为大部分的妊娠期甲状腺功能亢进症是由 IgG 抗体穿过胎盘所介导的（格雷夫斯病和慢性自身免疫性甲状腺炎），所以胎儿处于免疫介导的甲状腺功能失调的危险中。对于曾利用甲状腺切除术或放射性碘对患有格雷夫斯病的妇女进行治疗也是如此。胎儿窦性心动过速（超过每分钟 160 次并持续超过 10 min）是胎儿甲状腺功能亢进症的一个敏感指数。在产于甲状腺毒症控制不佳的产妇的新生儿中，只有 1%～5% 会出现由于母体抗甲状腺抗体经胎盘转移而造成的短暂的甲状腺功能亢进症或新生儿格雷夫斯病。除了胎儿心动过速，胎儿甲状腺功能亢进症的其他症状还包括宫内生长受限、胎儿甲状腺肿和颅缝早闭或加速的骨成熟。严重时还可能发生充血性心力衰竭和胎儿水肿。患有格雷夫斯病的产妇的胎儿不仅是处于患胎儿和新生儿甲状腺功能亢进症的风险，而且有抗甲状腺药物过度治疗造成的胎儿和新生儿甲状腺功能减退与中枢甲状腺功能减退的风险。在妊娠期的第 22～26 周，高滴度的血清甲状腺受体抗体是造成胎儿或新生儿甲状腺功能亢进症的风险因素之一，因此，建议有格雷夫斯病病史的产妇在妊娠 20～24 周时进行母体血清甲状腺受体抗体测定。建议对于患有格雷夫斯病，或患有不受控制的甲状腺功能亢进症，或者那些甲状腺受体抗体水平比正常水平上限高 2～3 倍的产妇利用连续的超声检查进行胎儿监护。

表 28-13　在正常妊娠和甲状腺疾病中甲状腺功能变化测试的结果

甲状腺功能测试	单位	正常未妊娠时的值	正常妊娠时的值	与非妊娠时相比较的值	甲状腺功能亢进	甲状腺功能减退
促甲状腺激素（TSH）	mU/L	0.4～4.0	早孕期：0.1～2.5 [1] 中孕期：0.2～3.0 [1] 晚孕期：0.3～3.0 [1]	降低（在前期最大的减少值）	明显降低	明显增加
甲状腺素结合球蛋白（TBG）	mg/L	11～21	23～25	增加	不变	不变
总左旋甲状腺素（T_4）	μg/dl	3.9～11.6	0.7～11.5	增加	增加	下降
游离左旋甲状腺素（T_4）	ng/dl	0.8～2.0	应该使用妊娠前期专一性和方法专一性范围	减少或没有变化	增加	减少
总 L-t 三碘甲状腺氨酸（T_3）	ng/dl	91～208	205～233	增加	正常之增加	正常至增加
游离 L- 三碘甲状腺氨酸（T_3）	pg/dl	190～710	250～330	不变	增加	减少

（1）如果实验室中没有常备的 TSH 时期专一性范围表可以借鉴此处

［数据来自 Nissim M, Giorda G, Bailable M, et al. Maternal thyroid function in early and late pregnancy. Horm Res, 1991（36）: 196; O'Leary PC, Boyne P, Atkinson G, et al. Longitudinal study of serum thyroid hormone levels during normal pregnancy. Int J Gynaecol Obstet, 1992（38）: 171; Burrow GN, Lisher DA, Larsen PR. Maternal and fetal thyroid function. N Engl J Med, 1994（331）: 1072; American College of Obstetricians and Gynecologists. Thyroid disease in pregnancy. ACOG Practice Bulletin No. 37. Washington, DC: ACOG, 2002 (reaffirmed 2010); Stagnaro-Green A, Abalovich M, Alexander E, et al. Guidelines of the American Thyroid Association for the diagnosis and management of thyroid disease during pregnancy and postpartum. Thyroid, 2011（21）: 1081.］

为了减少并发症，甲状腺功能亢进症最好能在孕前得到诊断和治疗，并且最好采取避孕措施直到甲状腺功能达到正常状态。如果患者的 TSH 受体抗体滴度较高，计划在未来 2 年内怀孕，可以考虑手术治疗。在进行放射性 ^{131}I 治疗之后，TSH 受体抗体滴度将增加并在之后数月仍然保持高水平。如果进行了 ^{131}I 烧蚀治疗，应该在甲状腺切除 6 个月之后再考虑怀孕。妊娠期间治疗的目的是控制甲状腺毒症，同时避免胎儿和新生儿的甲状腺功能减退。妊娠期甲状腺功能亢进症的治疗主要依靠硫代酰胺药物，特别是丙硫氧嘧啶（PTU）和甲巯咪唑（卡比马唑的活性代谢物），它们可以通过阻断碘化物的有机化作用来抑制甲状腺激素合成。PTU 能减少 T_4 向 T_3 的外围转换，比甲巯咪唑有更快的抑制效应。

历来认为妊娠期患者应该优先选用 PTU，因为甲巯咪唑被认为更容易通过胎盘，并与甲巯咪唑胚胎病（包括后鼻孔或食管闭锁、气管食管瘘、卵黄管未闭和畸形表面）和胎儿先天性表皮发育不全——一种罕见的先天性头部皮肤缺损相关联。然而，最近的数据对这些关联提出了质疑。已经证明，使用 PTU 或甲巯咪唑进行治疗的孕妇产新生儿的脐带血中游离 T_4 和 TSH 浓度并没有区别，而在妊娠期用甲巯咪唑进行治疗的孕妇与健康的对照组相比，其表皮发育不全和结构异常的发病率也没有明显增加。最近的一项包括了近 50 年来在英国所有与用卡比马唑或 PTU 对母亲进行治疗相关的出生缺陷的研究的确表明，与服用 PTU 相比，妊娠期间服用卡比马唑的孕妇发生结构异常的风险上升。但对这些数据进行解读时应特别谨慎，因为在英国，对卡比马唑的历史记录要比 PTU 频繁得多。

尽管考虑到理论上甲巯咪唑胚胎病和胎儿皮肤发育不全的风险，但 PTU 疗法增加暴发性肝毒性和粒性白细胞缺乏症的风险。肝毒性在 PTU 治疗的任何时间内都可能发生，而且没有对肝功能测试的监测数据以有效预防暴发性肝毒性。因此，一个顾问委员会向美国食品和药物管理局建议在妊娠前 3 个月限制 PTU 的使用。PTU 治疗的起始剂量为每日 50～300 mg（为减少出现胎儿甲状腺功能减退的风险，最好使用最低的剂量），分次服用。妊娠前 3 个月后，应该考虑过渡到甲巯咪唑，起始量通常在每天 5～15 mg。甲巯咪唑的效力是 PTU 的 10～15 倍，因此，100 mg 的 PTU 相当于 7.5～10 mg 的甲巯咪唑。我们的目标是利用最少的药物使母体的游离 T_4 维持在正常水平的上限。应该每月检查 TSH 和 T_4 水平并对治疗做出相应的调整。临床医师应该记住存储的激素可能在 3～4 周的时间都不会被耗尽，因此会使得临床反应延迟。应该每月进行全血细胞计数作监测，因为药物可能有诱导发生粒性白细胞缺乏症的风险。

妊娠期使用放射性碘切除甲状腺是绝对禁止的。此外，在 ^{131}I 治疗后至少 120d 内应当避免母乳喂养。最好避免手术，但如果药物治疗失败，可以选择在妊娠中期进行手术治疗。

亚临床甲状腺功能亢进症，定义为在一个无症状的患者中有低水平的 TSH，而游离 T_4 与 T_3 水平正常。其与围生期不良结局无关。长期的亚临床甲状腺功能亢进会导致骨质疏松症、心房纤维性颤动及死亡率的增加，因此应该进行治疗。然而，妊娠期间适当的处理方案的数据很少。很多情况下其往往自愈。所有患者都应当结合历史记录体检，检测游离 T_4 及在妊娠早期受抑制的血清 TSH（TSH＜0.1 mU/L）是否存在。

3. 甲状腺"风暴"（甲状腺危象） 甲状腺"风暴"是一个内科多症，较罕见以甲状腺功能亢进的症状和体征的严重急性恶化为特点。在患有甲状腺功能亢进的孕妇中约有 1% 的发生率，但孕产妇死亡率与发病率高。当甲状腺功能亢进患者出现以下这些症状和特征可以诊断为甲状腺"风暴"：发热、心动过速且与发热不成比例、精神状态改变（不安、紧张、困惑、癫痫）、腹泻、呕吐、心律失常。多数由诱因如感染、手术、分娩所触发。诊断上可能很困难，但仍然需要紧急治疗以避免如休克、麻木、昏迷和死亡等严重后果。

如果怀疑发生了甲状腺"风暴"，评估血清 TSH 和游离的 T_4 及 T_3 水平将有助于确诊。如果临床上怀疑指数高，在等待生化测试的结果出来期间，治疗上不应该过于保守。表 28-14 中对甲状腺"风暴"的疗法进行了总结。治疗的目标如下：

- 减少甲状腺激素合成和释放（使用硫代酰胺如 PTU 或甲巯咪唑，补充碘和糖皮质激素）。
- 阻滞甲状腺激素的外周作用（使用糖皮质激素、PTU 和高剂量的 β 受体阻滞药）。
- 治疗并发症并对生理功能提供支持（补充氧气，液体和热量的补充）。

- 及早发现危险因素、并发症并进行处理（如低血糖、血栓栓塞事件和糖尿病酮症酸中毒）。

与其他急性孕产妇疾病相类似，应当评估胎儿的健康状况并考虑适时终止妊娠。

表 28-14　对孕妇甲状腺"风暴"的治疗

- 丙硫氧嘧啶（PTU），最开始时口服 600～800 mg，之后每 4～6 小时口服 150～200 mg。如果没办法口服给药，使用甲巯咪唑直肠栓剂
- 在进行 PTU 治疗 1～2 h 后，使用饱和的碘化钾（SSKI）溶液，每 8 小时口服 2～5 滴，或者使用碘化钠，每 8 小时静脉注射 0.5～1.0 g，或者用卢戈溶液，每 6 小时口服 8 滴，或者是碳酸锂，每 6 小时口服 300 mg
- 地塞米松静脉注射或肌内注射 2 mg，每 6 小时进行 4 剂量注射
- 普萘洛尔，每 4～6 小时口服 20～80 mg 或每 5 分钟静脉注射 1～2 mg，总共注射 6 mg，然后每 4 小时静脉注射 1～10 mg。如果患者有严重的支气管痉挛病史，应该给予利舍平（每 4～6 小时肌内注射 1～5 mg）、胍乙啶（每 12 小时口服 1 次，每次 1 mg/kg）
  或地尔硫䓬（60 mg 口服每 6～8 小时 1 次）
- 苯巴比妥，当出现严重烦躁不安时需要应用本芭比妥，每 6～8 小时口服 30～60 mg

4. 母体甲状腺功能减退　甲状腺功能减退是由于甲状腺激素生产不足而引起的。妊娠发生率为 0.3%～0.5%，在患有其他自身免疫性疾病的女性中更为常见，如 1 型糖尿病。根据甲状腺功能减退典型的症状和体征（图 28-6）可以做初步诊断（表 28-13）。然而，确诊需要做甲状腺功能测试（表 28-13）。表 28-15 中对甲状腺功能减退的原因进行了总结。在发达国家，慢性淋巴细胞性甲状腺炎（桥本病）是最常见的原因。然而，世界范围内甲状腺功能减退的最常见原因是碘缺乏。以前治疗过格雷夫斯病的妇女（放射性碘或手术）可能表现出治疗后甲状腺功能减退。虽然这些女性自己可能是无症状的，但由于循环抗甲状腺抗体仍然存在，她们的胎儿仍有患甲状腺功能障碍的风险。在原本患慢性淋巴细胞性甲状腺炎（桥本病）的女性中，妊娠可使相关症状暂时缓解。

对妊娠期孕妇的甲状腺功能减退不进行治疗或治疗不当，其不良妊娠结局风险增加，这些风险包括子痫前期、低出生体重、胎盘早剥、早产、和死胎。尚不清楚不对甲状腺功能减退进行治疗是否与宫内生长迟缓（intrauterine growth retardation，IUGR）相关而非由其他并发症引起。甲状腺激素在胚胎发生和胎儿成熟过程中也有着重要的作用。孕妇低甲状腺素血症可能引起新生儿甲状腺功能不足并伴有子代智商低下和长期的神经系统功能缺陷。患有缺碘的甲状腺功能减退的孕妇产出患有先天性克汀病（生长障碍、智力迟钝和其他神经心理缺陷）的孩子的风险特别高。

表 28-15　妊娠期甲状腺功能减退的病因

原发性甲状腺功能减退
- 碘缺乏（全球甲状腺功能减退的最常见原因）
- 慢性淋巴细胞性甲状腺炎（桥本病）：表现为甲状腺功能减退，甲状腺肿，循环性抗甲状腺球蛋白和（或）抗甲状腺微粒的自身抗体存在
- 静止/产后甲状腺炎（甲状腺功能减退期）
- 既往对甲状腺功能亢进的治疗，包括以前用放射性碘治疗或手术（甲状腺切除术）导致治疗后甲状腺功能减退的女性
- 既往高剂量体外颈部辐照
- 传染性（化脓性）甲状腺炎：表现为发热和甲状腺疼痛、肿大。常见的感染包括金黄色葡萄球菌、乙型链球菌和真菌感染
- 亚急性甲状腺炎（甲状腺功能减退期）：与化脓性甲状腺炎相似，但它通常是病毒感染的结果且具有自限性
- 甲状腺发育不全
- 药源性甲状腺功能减退
- 饮食中的甲状腺肿大剂（包括硫代酰胺和锂类的药物）
- 有机化酶缺陷

继发性甲状腺功能减退
- 垂体腺瘤
- 垂体坏死或出血
- 淋巴细胞性垂体炎
- 中枢神经系统结节病
- 之前进行过垂体切除术
- 颅辐照
- 蝶鞍上或蝶鞍旁的
- 垂体或下丘脑的创伤性损伤

母体甲状腺功能减退的早期诊断和治疗对于减少妊娠并发症、新生儿和儿童发育障碍至关重要。事实上在一个碘缺乏的人群中，在妊娠早期和中期用碘治疗已经证明可以显著减少先天性呆小症的发病率。通过对新生儿进行常规先天性甲状腺功能减退筛查，可以明显看到对于那些患有甲状腺功能减退，乃至甲状腺发育不全的新生儿，他们的大小、重量、外观、行为、宫外适应、短期产后发育通常是正常的。

虽然不对甲状腺功能减退进行治疗与围生期妊娠结局有关联，但是妊娠期间单独的孕产妇低甲状腺素血症（正常 TSH 伴随着比参考范围值要低 5 或 10 个百分位的游离 T_4 浓度）和亚临床甲状腺功能减退（SCH）的孕妇及胎儿结局还不清楚。一项利用存储的近 17 300 名孕妇的血清样本的研究报道，孤立

的孕产妇低甲状腺素血症与不良妊娠结局无关。然而，另一项利用多中心、前瞻性的妊娠前中期风险评估（FASTER）试验中的近 11 000 份存储血清样本的研究发现 TSH 正常，但患有低甲状腺素血症的女性其有 1.6 倍的早产概率，接近 2 倍的巨大儿概率，1.7 倍的妊娠糖尿病概率。

大多数研究表明，SCH 会增加围生期风险。一项对超过 17 000 名女性的回顾性队列研究表明，与甲状腺正常的对照组相比，对亚临床甲状腺功能减退不进行治疗的孕妇有 3 倍的胎盘早剥风险和 1.8 倍的 34 周之前早产风险。妊娠期亚临床甲状腺功能减退曾被认为会使胎儿死亡率增加至 4 倍，同时也增加重度子痫前期的风险和流产率，即使是在甲状腺过氧化物酶抗体（TPOAb）呈现阴性的女性也同样如此。然而，其他大型研究没能证明 SCH 与不良产科结局之间存在联系。唯一一个直接提及对 SCH 进行治疗的影响的试验是将超过 4500 名孕妇随机分为病例发现组或普遍甲状腺筛查策略组。Negro 和她的同事们发现，普遍筛查法并没有降低不良围生期结局，但利用左旋甲状腺素治疗 TPOAb- 阳性且患有 SCH 的女性（TSH＞2.5 mU/L）的不良产科结局风险相对较低，这些风险包括流产、高血压、子痫、妊娠期糖尿病、胎盘早剥、剖宫产、充血性心力衰竭、呼吸窘迫、新生儿重症监护单位允入、过低和过高的出生体重、早产或极早产、低阿普加分数和围生期死亡。然而，由于对结果中的不良事件定义得过于宽泛及在甲状腺功能正常的女性中检测到高比例的不良结局，这一发现未能达到统计学显著性。

最有争议的是亚临床甲状腺功能减退，孤立的孕产妇低甲状腺素血症和后代的神经损伤之间的关联性。大量对照研究报道，与甲状腺功能正常的母亲所生的孩子相比，不对妊娠期 TSH 上升进行治疗母亲所生的孩子智商普遍有 7 个点数的下降。Pop 和他的同事报道了孤立的甲状腺素血症孕妇所生后代存在运动发育障碍。同样，一个对于中国女性的回顾性队列研究发现，SCH，低甲状腺素血症，升高的 TPOAb 滴度与较低的智商得分和后代在 25～30 个月龄时的运动发育受损相关。源于荷兰的一项前瞻性的基于非随机人群的鹿特丹世代研究发现，虽然 SCH 与后代的认知结果没有明显相关，轻微的（OR1.44）的和严重的（OR1.8）低甲状腺素血症与表达语言迟缓相关，并且严重的孕产妇低甲状腺素血症预示着新生儿认知延迟发生的风险更高（OR2.03）。

然而，其他的研究未能发现孕产妇亚临床甲状腺功能减退和后代认知能力之间存在关联。到目前为止，只有一个随机对照试验研究了利用左旋甲状腺素对具有明显的或者亚临床甲状腺功能减退的女性的治疗是否可改善儿童智力发育，控制性产前筛查甲状腺控制（CATs）研究招募了近 22 000 名单胎妊娠的妇女，并在妊娠 16 周之前随机对她们中 TSH 大于第 97.5 个百分位或者游离 T_4 小于第 2.5 个百分位，或者二者均有的例子进行筛查与处理，或者存储血清样本直到妊娠完成。CATs 的研究发现，在 390 例经过治疗的母亲与 404 例未经过治疗的母亲中，她们后代的平均智商或者 3 岁时智商低于 85 的儿童所占比例并无显著差异。美国国立卫生研究院的产妇胎儿医学部正在进行一项多中心随机对照试验来评价左旋甲状腺素治疗对患有 SCH 的孕妇的影响。本研究的主要数据是 5 岁孩子的智商；该结果预计在 2015 年会出来。尽管孕产妇 SCH- 孤立的低甲状腺素血症与不良的胎儿神经认知结果之间的关联在生物学上似乎是可信的，但是这一关联还未在前瞻性的随机对照试验中得到明确的证明。因此，ATA 的最新指南推荐对有 SCH 和 anti-TPO 抗体的孕妇进行左旋甲状腺素治疗，但认为还没有足够的证据来支持或反对对患有 SCH 而不存在 TPO 抗体的女性进行治疗，并且不推荐对孕期孤立的低甲状腺素血症进行治疗。

左旋甲状腺素是患有明显的甲状腺功能减退的孕妇和未怀孕妇女的治疗选择。治疗起始量为每日 100～150μg 的口服剂量。TSH 水平应该每 4 周测量 1 次，并且左旋甲状腺素的剂量也要进行相应的调整，以使 TSH 水平维持在妊娠前期特征性的范围内。由于妊娠期间甲状腺激素分泌增加，大多数女性在妊娠期间需要将日常剂量增加 30%～50%。

5. 产后甲状腺炎 是一种自身免疫性炎症，表现为新发，无痛性甲状腺功能减退，暂时性甲状腺毒症或在产后 1 年内有甲状腺毒症伴随甲状腺功能减退。这种状况在无甲状腺疾病史的女性中的发生概率约为 5%（范围 4%～10%），也可能在早期流产后出现。在早孕期有抗甲状腺抗体的妇女有33%～50%将会患产后甲状腺炎，并且滴度越高发生的风险越大。产后甲状腺炎的典型模式开始于暂时性甲状腺毒症，随后是短暂的甲状腺功能减退，并在产后第1年底之前回到甲状腺功能正常状态。研究发现，在约20%有产后甲状腺炎的典型表现，然而大多数患有产后甲状腺炎的女性（44%～48%）仅有孤立的甲状腺功能减退（疲劳、体重增加和抑郁），还有约30%的会有孤立甲状腺毒症（表现为头晕、疲劳、体重减轻和心悸）。

产后甲状腺炎的诊断需要高的临床怀疑指数。诊断可以通过先前对甲状腺功能正常的患者异常的血清TSH以及T_4水平的记录来进一步确认。区分格雷夫斯病与产后甲状腺炎比较困难。在格雷夫斯病中甲状腺受体抗体通常是阳性的，产后甲状腺炎中则通常是阴性的，并且放射碘摄取在格雷夫斯病中通常是升高或正常的，但在产后甲状腺炎中则较低。母乳喂养的妇女中通常更喜欢用^{123}I或锝扫描而不是^{131}I扫描，这是因为前者的半衰期更短。对女性的产后甲状腺炎进行治疗是否需要仍不清楚，尽管它可能对于控制症状是必要的。在对一项605例妊娠期及产后无症状的妇女的前瞻性研究中，没有人发生甲状腺毒症而且只有40%的患有甲状腺功能减退女性需要治疗，而患有甲状腺毒症的女性中则没有一个需要治疗。如果需要治疗，通常可在1年内逐渐停止治疗。大多数检测产后甲状腺炎对长期甲状腺功能的影响的研究发现，仅10%～20%患有产后甲状腺炎的女性需要长期治疗。然而，最近的一项对于169例患有产后甲状腺炎的妇女的前瞻性研究报道，在产后1年有高达54%的女性患有持久性的甲状腺功能减退，这一比例要比之前的报道高得多。具有最高的TSH水平，高TPO抗体滴度、多胎、高龄及具有流产史的妇女发展为永久甲状腺功能减退的风险最高。

妊娠期使用左旋甲状腺素和碘治疗都曾被当作是可用来使带有抗甲状腺抗体的女性免于罹患产后甲状腺炎的潜在策略进行调查，但是两种干预都没有效果。

最近的一个前瞻性的安慰剂-对照研究评估了硒在预防TPOAb-阳性的女性罹患产后甲状腺炎的疗效，发现硒可以降低产后甲状腺炎和永久性甲状腺功能减退的发病率。硒的使用也与产后TPOAb滴度的显著减少相关。只有这一个试验证明了这种好处，尚无充分的证据去建议TPOAb-阳性的孕妇在妊娠期间补充硒。即使是甲状腺功能恢复正常的女性，再次妊娠发生产后甲状腺炎的风险仍约有70%。之前有产后甲状腺炎史的女性应该每年做1次TSH筛查以检测是否有永久性甲状腺功能减退。

（四）妊娠期结构性甲状腺异常

1. 甲状腺肿 指整个甲状腺发生肿大。甲状腺肿大可根据甲状腺的功能状态（甲状腺功能减退、甲状腺功能亢进或甲状腺功能正常）、临床表现或者形态外观（弥漫性或多结节）分为几类。表28-16对最常见的甲状腺肿的原因进行了总结。

没有症状且甲状腺功能测试正常的对弥漫性甲状腺肿患者很少有必要进行治疗。然而随着时间的推移，弥漫性甲状腺肿大通常会演变成多结节甲状腺肿，并伴随着一个或多个滤泡有进行性自主作用，偶尔还会发展为甲状腺毒症。这个发展进程常见于极大的甲状腺肿，即甲状腺结节在2.5 cm以上以及较老的患者。对于大而明显的结节应该进行细针穿刺活检，因为恶性肿瘤可能与这种良性病变共存。虽然只有不到50%的结节会因为药物治疗而减小体积，但是大多数患者中是需要进行甲状腺激素抑制试验的。对毒性多结节甲状腺肿患者的治疗方法包括利用放射性碘、硫代酰胺或甲状腺切除术进行甲状腺切除。

表28-16 甲状腺肿最常见的原因

- 地方性甲状腺肿（缺碘）
- 散发的甲状腺肿（非毒性弥漫性甲状腺肿、多结节性甲状腺肿）
- 弥漫性毒性甲状腺肿（格雷夫斯病）
- 甲状腺炎［慢性淋巴细胞性（桥本病）、亚急性、静止性/产后、化脓性］
- 药物（硫代酰胺、碘物锂）
- 饮食/环境性的甲状腺肿大剂
- 有机化酶缺陷
- 弥漫性恶性疾病（淋巴瘤、未分化癌）
- 浸润性疾病（慢性增生性甲状腺炎、结节病、淀粉样变性）

2. 甲状腺结节 甲状腺结节很常见；在一般人群中有5%是可以明显察觉的，相对缺碘的地区可能更常见。对甲状腺结节及其周围组织必须进行仔细检查，因为可能存在小的潜在的恶性肿瘤。在大结节中，生长迅速，年纪较大的妇女以及可能引起其他恶性肿瘤的危险因素存在时（如之前的颈部照射）出现甲状腺结节恶性转变更常见。

大部分的甲状腺结节在病理检查时发现的是增生性的或者是原位腺瘤性来源的。表28-17中列出了甲状腺良性和恶性肿瘤。大多数的这类癌症为乳头状、滤泡癌。妊娠期甲状腺癌的发病率在1/1000。妊娠本身不增加患恶性肿瘤的风险或改变甲状腺癌的病程。此外，甲状腺癌的治疗不会增加患先天性畸形、低出生体重或者死胎的风险。

表 28-17　甲状腺结节的最常见原因

良性
- 滤泡腺瘤
- 胶质结节
- 嗜酸性细胞或称许特莱细胞腺瘤
- 多结节甲状腺肿
- 简单囊肿
- 结节性自身免疫性甲状腺炎
- Marine-Lenhart结节（格雷夫斯病）

恶性
- 乳头状癌
- 滤泡细胞癌
- 许特耳细胞癌
- 髓样癌
- 未分化癌
- 淋巴瘤
- 向甲状腺的癌转移

任何在怀孕期间发现的甲状腺结节都应该进一步评估，这些结节中多达40%可能会发现恶性肿瘤。细针穿刺活检加上对吸取物细致的细胞病理学检查是对甲状腺结节进行评估的技术选择。超声检查可能有助于区分简单囊肿与单个结节，评价多结节甲状腺肿或对已知的甲状腺病变进行后续观察跟踪。然而超声是纯粹的解剖研究，其不提供任何功能性或组织学信息。同样，虽然闪烁扫描术（利用放射性锝或放射性碘）可以提供可能很重要的功能信息，因为功能（"热"）性的结节很少是恶性的并且几乎所有的癌都非功能性的（"冷"）。但这样的测试不能完全排除恶性肿瘤。因此，这些诊断测试不能代替甲状腺结节细针穿刺来对一个甲状腺结节进行诊断。

如果诊断为甲状腺癌，要有多学科治疗方案。包括了终止怀孕、妊娠期间治疗、在早产或者足月分娩后有效的孕后治疗。要根据确诊时的胎龄以及肿瘤特征来进行选择。甲状腺癌有效的治疗方案是甲状腺切除术和放射治疗。如果必要，甲状腺切除术可以在妊娠期间施行，且最好在妊娠中期。不过，鉴于大多数甲状腺癌进展缓慢，手术通常可以推迟到分娩之后进行。放射治疗最好推迟到分娩后再进行。

五、钙代谢的紊乱

母体中总钙离子分布在大骨架池的"惰性"钙（1 kg）和细胞外池小的生物可利用钙。这两个钙池维持在一种动态平衡的状态一方面受甲状旁腺激素（PTH）的调控，另一方面受降钙素调控。甲状旁腺激素刺激钙的从骨骼中释放以及从胃肠道的吸收，而降钙素则抑制骨骼中钙的释放。从胃肠道吸收钙也受维生素D代谢产物的调节。钙是由肾分泌出并存储于胎儿胎盘单位捕获以用于建立胎儿骨骼。

妊娠伴随着钙的净积累。足月时，母亲总的钙积累是25～30 g，其中大部分储存在胎儿的骨骼中。这主要是由于具有生物活性的1，25-羟维生素D（维生素D_3）循环水平的升高导致钙经胃肠道吸收的增加。蜕膜可能是妊娠期1，25-羟维生素D的主要来源。降钙素水平在妊娠期没有变化。虽然最初的研究表明，在妊娠期间血清甲状旁腺素（parathyroid hormone，PTH）水平增加，之后使用更加敏感的双抗体并分析法研究则显示，妊娠期间甲状旁腺素水平实际上是降低的。妊娠期尿液中钙的排出量增加，但尿钙与肌酐的比值下降，这提示肾小球滤过率增加，肾仍尝试着重吸收和储存钙。尽管一些研究者报道说妊娠后期骨密度有轻度下降，但通常，在妊娠期间骨密度保持相对稳定，妊娠也伴随血清白蛋白和总钙浓度相应减少（图28-7）。妊娠期正常血清总钙浓度的上限为9.5 mg/dl。然而，在妊娠期，钙离子的浓度无显著变化。

钙从孕产妇一方逆浓度梯度跨过胎盘主动转运至胎儿一方。这个过程至少在部分上受到调节，主要是通过胎儿甲状旁腺生产的一种甲状旁腺素同系物：PTH-相关蛋白质（PTHrP）来进行调节。在妊娠期，孕妇血清中的PTHrP水平上升。缺乏编码PTH-相关蛋白编码基因的小鼠从母体至胎鼠的钙运输明显受损，但可以通过给予外源的PTH-相关蛋白而完全恢复。人胎儿与母亲相比，钙浓度和降钙素水平相对高，同时甲状旁腺功能减退。随着胎儿与母体的分离，血清中钙浓度下降，血清中甲状旁腺素PTH的补偿性上升而降钙素水平下降。

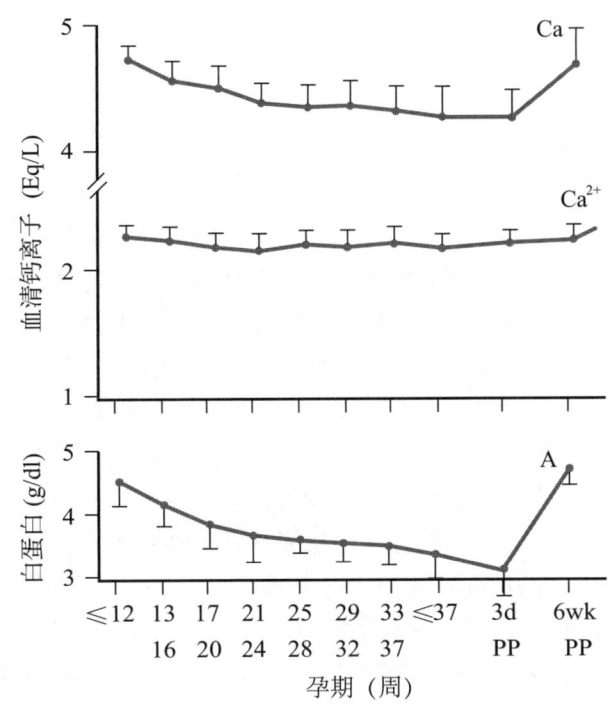

图 28-7 妊娠期间血清钙、电离钙和白蛋白浓度

妊娠期间，循环的白蛋白浓度有一个显著的降低，这将导致了总钙的减少。电离钙没有发生变化。A 代表白蛋白（albumin）

[本图摘自 Pitkin RM, Reynolds WA, Williams CA, et al. Calcium metabolism in normal pregnancy: A longitudinal study. Am J Obstet Gynecol, 1979 (133): 781.]

（一）甲状旁腺功能亢进

妊娠期原发性甲状旁腺功能亢进很罕见，目前报道只有几百例。甲状旁腺功能亢进的原因包括孤立的甲状旁腺瘤（80%）、广义增生（15%）、多个腺瘤（3%）以及癌症（少于 2%）。对甲状旁腺功能亢进未进行治疗或者是控制不佳导致的孕妇并发症包括妊娠剧吐、全身乏力、头痛、混乱、情绪不稳、肾结石、胰腺炎和高血压。妊娠期合并甲状旁腺功能亢进时自然流产和围生期死亡率也增加；然而在诊断和治疗水平上的提高已使得围生期死亡率大幅度降低。大多数专家建议，对有症状的女性通过手术切除甲状旁腺腺瘤，但是对无症状或轻度甲状旁腺功能亢进的女性的最佳治疗存在争议。出生时新生儿低血钙性手足抽搐很常见且通常发生在出生后 2 周内。

妊娠期高钙血症的一些罕见原因还包括家族性低尿钙性高血钙症（FHH）和一些散发性 PTH-相关蛋白分泌异常的病例。患 FHH 女性通常表现为轻度高钙血症，循环甲状旁腺素浓度的轻微上升和低尿钙。由于该疾病的常染色体显性遗传性质和高外显率，婴儿表现为高钙血症（若新生儿患有 FHH）或低钙血症（若新生儿无 FHH 但对母体高钙血症的刺激有应答）。

（二）甲状旁腺功能减退

孕妇甲状旁腺功能减退最常见的原因是进行甲状腺切除术时意外将甲状旁腺切除，在甲状腺切除术中发生率约为 1%。低血钙症的症状表现为手指和口周区域的刺痛感和麻木，经常表现出 Chvostek 征（当轻叩面部神经时出现面部肌肉抽搐和 Trousseau 征）（运用血液压力带对上臂施压引起手部痉挛）。

如果不治疗，产妇的低钙血症可导致胎儿补偿性的甲状旁腺功能亢进而导致胎儿骨质脱钙。对产妇甲状旁腺功能减退的治疗物是钙（每天 1.2 g）和维生素 D（每天 50 000~150 000 U）或活性代谢物骨化三醇（每天 0.25~3 μg）。如果循环钙水平可以被维持在或接近于正常范围，对妊娠结局无不良影响。低钙血症妇女在分娩时可能出现全身性强直而需要通过静脉给予钙剂治疗。分泌到母乳中的维生素 D 可能导致新生儿高钙血症。因此，高剂量维生素 D 治疗的女性不宜进行母乳喂养。

六、肾上腺疾病

（一）肾上腺功能不全

肾上腺功能不全可以是原发性的或继发性的。原发性肾上腺功能不全（艾迪生病）源于双侧肾上腺皮质被破坏。原发性肾上腺功能不全最常见的原因是自身免疫性的肾上腺破坏，它可以单独发生或与其他自身免疫性内分泌病并存，如自身免疫性多腺体疾病，Ⅰ型和Ⅱ型（表 28-18）。当存在抗参与类固醇生成的抗细胞色素 P450 单氧化酶的循环抗体时，可能意味着可将其诊断为自身免疫性肾上腺功能不全。原发性肾上腺功能不全的其他原因还包括人类免疫缺陷病毒（HIV）感染、肺结核、结节病、肾上腺皮质营养不良。

继发性肾上腺功能不全，则是源于下丘脑－

垂体-肾上腺轴的异常而导致的ACTH缺乏和肾上腺皮质萎缩。在继发性肾上腺功能不全中，

表28-18　自身免疫性多腺体综合征

常见类型1[1]
- 艾迪生病
- 甲状旁腺功能减退
- 黏膜与皮肤的念珠菌病

偶发类型1(较少见 I 型)
- 性腺功能减退
- 吸收不良
- 白癜风
- 恶性贫血
- 脱发
- 甲状腺功能减退

常见类型2
- 艾迪生疾病
- 甲状腺功能障碍
- 1型糖尿病

偶发类型2(较少见 II 型)
- 性腺功能减退
- 重症肌无力
- 白癜风
- 恶性贫血
- 脱发

(1)类型1即自身免疫性多内分泌腺病综合征

[数据引自 Neufeld M, MacLaren NK, Blizzard RM. Two types of autoimmune Addison's disease associated with different polyglandular autoimmune syndromes. Medicine (Baltimore), 1981 (60): 355.]

肾上腺的球状带（生成盐皮质激素产物）保持正常，它们受肾素-血管紧张素系统的控制。

无论何种原因，肾上腺功能不全的最常见的症状是全身乏力、疲劳、恶心、厌食、腹泻和体重减轻。在一些患有原发性肾上腺功能不全（艾迪生病）的患者中由于过分活跃的脑下垂体前叶中促黑激素分泌的增加，可以看到色素沉积在手掌、指关节和膝盖的褶痕。艾迪生病的实验室检查指标包括低钠血症、高钾血症和血浆尿素氮的增加。艾迪生病的诊断可以使用ACTH刺激试验来证实，这个试验中，在静脉注射0.25 mg ACTH（促皮质素）60 min之后对血清皮质醇水平进行测量。正常的ACTH刺激试验结果中血清皮质醇的量>18 μg/dl。如果缺乏足够的皮质醇应答提示着原发性肾上腺功能不全。如果在ACTH刺激试验中存在欠佳的皮质醇反应，但血清醛固酮浓度正常就应该怀疑是不是存在继发性肾上腺功能不全。

最初的报道显示，妊娠期肾上腺功能不全会导致高的围生期死亡率。尽管有研究称胎儿生长受限，近期的研究提示，使用糖皮质激素治疗可以得到较好的结局。

在必要的情况下，对艾迪生病的治疗应包括皮质醇以及盐皮质激素的生理替代品。内源性皮质醇生产速率通常在每日20~30 mg，但也可能高达每天300 mg。通常每日剂量为20~30 mg的氢化可的松（皮质醇），早上用2/3和在下午晚些时候或者晚上早些时候用1/3）作为孕妇和（或）非妊娠妇女的替代品。另一种选择是每日口服2.5~7.5 mg的泼尼松（肾上腺皮质激素）。每日剂量为0.1 mg的氟氢可的松对于盐皮质激素缺乏症的治疗应该是足够的。盐皮质激素疗法对于继发性肾上腺功能不全是没有必要的。

艾迪生病的危象（肾上腺危象）是指一种急性肾上腺功能不全的状态。这个情况在妊娠期间很罕见，多发生在产褥期早期。这可能是因为在妊娠期间肾利用孕酮合成了大量的去氧皮质酮（弱的糖皮质激素和盐皮质激素）。对肾上腺危象的急诊治疗应包括用生理盐水进行静脉水化补充葡萄糖以及肌内或静脉注射大剂量的皮质醇（头24 h每6~8小时注射1次，单次快注100 mg）。

患有艾迪生病的女性进行手术时应给予应激剂量的皮质醇。手术当天，在手术时以及术后恢复期每6~8小时肌内或静脉注射100 mg的皮质醇。这一剂量可以每日50 mg减少直到可以恢复口服糖质激素替代物治疗。要在分娩妊娠时使用应激剂量的皮质醇时要慎重考虑。在妊娠中期，由于较高胎盘2型11β-羟甾类脱氢酶活性较高，会将皮质醇转变成可的松，很少有完整穿过胎盘的皮质醇。因此，胎儿对由于母体对糖皮质素的摄取所引起的肾上腺抑制是有高度抵抗力的。

（二）库欣综合征

库欣综合征是由于血液循环中皮质醇过高而引起的。这一情况可能是ACTH依赖性的，如分泌ACTH的垂体腺瘤（库欣病）和分泌ACTH或CRH的支气管类癌的病例。库欣综合征也可以是ACTH非依赖性的，其可能是由于外源性糖皮质激素，肾上腺腺瘤或癌所造成的。在非妊娠妇女中，库欣病比肾上腺腺瘤的发病率高3倍。然而在妊娠

期间，肾上腺腺瘤是导致库欣综合征最常见的原因（表28-19）。

库欣综合征最常见的临床特征包括近端肌肉无力、向心性肥胖（具有厚躯干和瘦四肢"马铃薯条形"人），面容多血症，锁骨上和背部具脂肪垫（"水牛背"），紫条纹，多毛症，人格改变，低钾血症。在非妊娠妇女中，在尿液中游离皮质醇排出量维持在显著上升水平（>200μg/d）可以用来证实诊断。

表28-19 在妊娠和非妊娠人群中库欣综合征的病因

病因	非妊娠（$n=108$）	妊娠（$n=58$）
导致双边肾上腺增生的分泌ACTH垂体瘤	64（59%）	19（33%）
肾上腺腺瘤	17（16%）	29（50%）
肾上腺癌	10（9%）	6（10%）
异位ACTH	17（16%）	1（2%）
未知病因	0（0）	3（5%）

[数据引自 Buescher MA, McClamrock HD, Adashi EY. Cushing syndrome in pregnancy. Obstet Gynecol, 1992（79）: 130. 已从美国妇产科医师协会处取得许可.]

正常妊娠过程会伴随生理性皮质醇增多和尿游离皮质醇排出增加，因此在妊娠期，库欣综合征很难识别和诊断。最初的研究表明，尿液中游离皮质醇的分泌在妊娠期显著增加，平均有130（范围在60~250）μg/d。用高效液相色谱的研究表明，正常妊娠时24h尿中游离皮质醇的分泌量约为23μg，当患库欣综合征时则增加到每天165~3360μg。因此，与标准的化验技术相比，利用高效色谱检测尿中游离的可的松和皮质醇在诊断库欣综合征上面可能具有更大的敏感性和特异性。

一旦确诊，需要找病因。鉴于在患有库欣综合征的孕妇中肾上腺腺瘤和癌的高发病率（表28-19），首先应通过CT或MRI对肾上腺进行高分辨率影像学检查，如果影像学检查结果是阴性的，那么应该进行实验以鉴定是可分泌ACTH的垂体瘤（CRH刺激之后进行岩下窦抽样检测ACTH）还是ACTH与CRH的脑垂体外来源（胸部CT扫描）。

库欣综合征会增加发生妊娠相关并发症的风险，这些并发症包括高血压（65%）、糖尿病（32%）、子痫前期（10%）、充血性心力衰竭、产妇死亡。在这些妊娠案例中其围生期发病率和死亡率也增加了。不良围生期结局包括早产（65%）、宫内生长迟缓[（IUGR）26%]和围生期死亡（16%）风险的增加。

由于排卵功能紊乱的高频出现，妊娠期间的库欣综合征很罕见。因此，还不可能对这种情况的治疗策略进行系统地检查和比较。考虑到孕产妇和围生期的高发病率与这一情况有关，因此建议进行积极的产前和产时处理。如果发现了功能性肾上腺腺瘤，那么就应该考虑进行手术(单侧肾上腺切除术)。对于分泌ACTH的垂体瘤，可以在妊娠期间进行经蝶窦切除术。药物治疗的选择包括抗糖皮质激素和肾上腺类固醇生成抑制药。甲吡酮、氨鲁米特和酮康唑都曾被用来治疗妊娠期库欣综合征。然而，这些药物在妊娠期间的功效和安全性尚未确定。

（三）先天性肾上腺增生

先天性肾上腺增生（CAH）是指一类与类固醇合成相关的遗传病。它的发生概率约14 000个活产中出现1例。但在某些人群中更常见，比如在尤皮克因纽特人群中CAH在活产中发生概率为1/300。CAH最常见的原因是21-羟化酶活性缺失，导致了循环皮质醇水平降低，ACTH产量的代偿性增加以及肾上腺雄激素产量的增加。

女性胎儿在早期胚胎发育时期暴露在高水平的雄激素下会导致阴蒂肥大，阴唇融合，外阴性别不明，尿道异常以及男性化。重度21-羟化酶缺陷情况下，孕酮向盐皮质激素的转换（去氧皮质酮、皮质甾酮和醛固酮）减少而导致"失盐"。如果未发现治疗，这一疾病的失盐形式可能导致新生儿低钠血症、高钾血症和死亡。在由于21-羟化酶缺陷导致的CAH中，有75%的病例与"失盐"相关，而25%呈现女性男性化但并不表现"失盐"。产科医师在检查生殖器性别不清的新生儿时，要排除的最重要疾病便是与"失盐"相关的21-羟化酶缺陷。未能认识到这种情况可能会导致漏诊而致新生儿脱水和死亡。

如果有分娩CAH新生儿的病史，或她本人或男方患有CAH，建议包括产前遗传咨询、产前糖皮质激素治疗、产后新生儿的基因测试。之前没有生过患有 CAH 的孩子但是自身患有非典型的 21- 羟化酶缺陷的女性则不需要进行产前干预，因为在大多数情况下这对胎儿产生严重影响的概率很低（<1%）。

通过糖皮质激素治疗来降低女性胎儿女性男性化的风险的父母，在妊娠期间推荐的相关处理建议在图 28-8 进行了总结。在这种情况下，母亲在确认怀孕后，应该尽快使用地塞米松进行治疗（每天 $20\mu g/kg$，分 3 次）。这种剂量可以使受影响胎儿的羊水中 17- 孕酮的水平恢复正常。应在妊娠 9~11 周时进行绒毛膜活检。如果诊断是男性胎儿，便可以停止类固醇治疗。如果是女性胎儿，就可以通过 CYP2 基因分型进行产前诊断。如果确认女性胎儿受到影响，那么糖皮质激素治疗应持续整个孕期。该方案的目标是通过抑制胎儿肾上腺的内源性雄激素的合成，从而防止受影响的女性胎儿发生男性化。如果在妊娠期开始地塞米松治疗的时间过晚（通常认为是晚于 9 周的妊娠期），阴蒂肥大和唇囊融合可能已经发生。

母体循环中的雌三醇几乎完全来自胎儿雄激素胎盘的代谢[主要是 16- 羟基硫酸脱氢表雄酮（16-OH 脱氢表雄酮）]，雌三醇的水平可以用来监控母体糖皮质激素疗法对抑制胎儿肾上腺类固醇生成的有效果，母体循环中 <0.2 nM 的雌三醇水平表明胎儿肾上腺类固醇生成的显著抑制，而水平 >10 nM 时则表示胎儿肾上腺的抑制不足。

这个方案在防止女性男性化上的具体效果如何还不清楚。在一项研究中，对 14 例高危妊娠案例应用这一方案，两个受到影响的女性胎儿中一个出现了男性化。此后的一项报道描述了对 15 例利用产前基因测试发现的患有 CAH 的女性胎儿使用产前糖皮质激素治疗的效果，有 5 例有完全治愈，10 例部分治愈。迄今最大的一项含 61 例受影响的女性胎儿的实验中，New 和他的同事证明，在受影响的女性中，那些在妊娠期第 9 周或者之前进行了治疗的，其平均的 Prader 分数为 0.96 [一个对女性男性化按照从 1（轻度）到 5（严重）的等级进行划分的客观评分系统]。而那些没有进行产前治疗的，其平均 Prader 分数为 3.75。综上所述，这些数据表明接受糖皮质激素治疗的受影响女婴约有 85% 不会男性化或仅有轻度的男性化。

长期的产前地塞米松治疗的潜在并发症是可能使母亲罹患医源性库欣综合征或可能使得孩子具有轻微的认知和运动缺陷，但尚不能确认这种关联性。

（四）嗜铬细胞瘤

嗜铬细胞瘤是源于嗜铬细胞并会分泌儿茶酚胺的肿瘤。大多数（90%）是发生在肾上腺，也有发生在肾上腺外的，如在膀胱底部和主动脉分叉处（塞干器）。在所有病例中，有 10% 是双侧的，而有 10% 是恶性的。在少数病例（10%）中，嗜铬细胞瘤可能会和其他全身性疾病如神经纤维瘤（von Recklinghailsen）、ⅡA 型多发性内分泌瘤（Sipple 综合征）和 von Hippel-Lindall 综合征（VHL，又称家族性视网膜及中枢神经系统血管瘤病）一同发生。

0.1% 的成人高血压是由嗜铬细胞瘤所引起的。在妊娠期很罕见，在文献中有报道的只有几百例。然而，它将母亲与胎儿置于十分危险的境地。麻醉、阴道分娩、子宫收缩，甚至激烈的胎儿运动可能导致致命的孕产妇高血压。胎儿生长受限是一种常见的结局，主要由于子宫胎盘功能不全造成的。如果不治疗，整体的孕产妇死亡率在 4%~17%，胎儿流产率达到 11%~26%。产前诊断可以使得孕产妇死亡率降低到 0~2%，胎儿流产率降到 1%~15%。但只有半数案例可以在孕前得到诊断。因此，误诊导致较高的发病率和死亡率。任何孕妇若突发不稳定高血压、头痛、心悸、出汗、脸红、视物模糊、焦虑、呕吐、呼吸困难、抽搐，应及时检查以排除这一诊断。切记 50% 患有嗜铬细胞瘤的女性会表现出持续的高血压。

孕产妇和胎儿的存活取决于早期诊断、积极的治疗以及对终止妊娠和手术时间点的准确把握。确诊需要 3- 甲氧基肾上腺素循环水平以及尿液或血液中儿茶酚胺升高的证据。虽然对于分馏的血浆游离 3- 甲氧基肾上腺素进行测试似乎是最敏感的，但是它的专一性比不上标准的 24 h 尿中儿茶酚胺、3- 甲氧基肾上腺素检测。考虑到随机血浆测试相对于 24 h 尿液收集的简便性，一些专家主张将前者作为一线测试，特别是对那些临床上高度怀疑其患有嗜铬细胞瘤的女性。由于精确度过低，对血浆中儿茶酚胺和尿中香草扁桃酸（VMA）进行检测的情况并不常用。妊娠时儿茶酚胺的水平较稳定。肿瘤的定位可以通过放射学影像检查（磁共振成像也是一种选择），或在极少数情况下，对肾上腺静脉进行选择性取血来进行检查。在妊娠期禁止使用闪烁扫描术（^{131}I）。

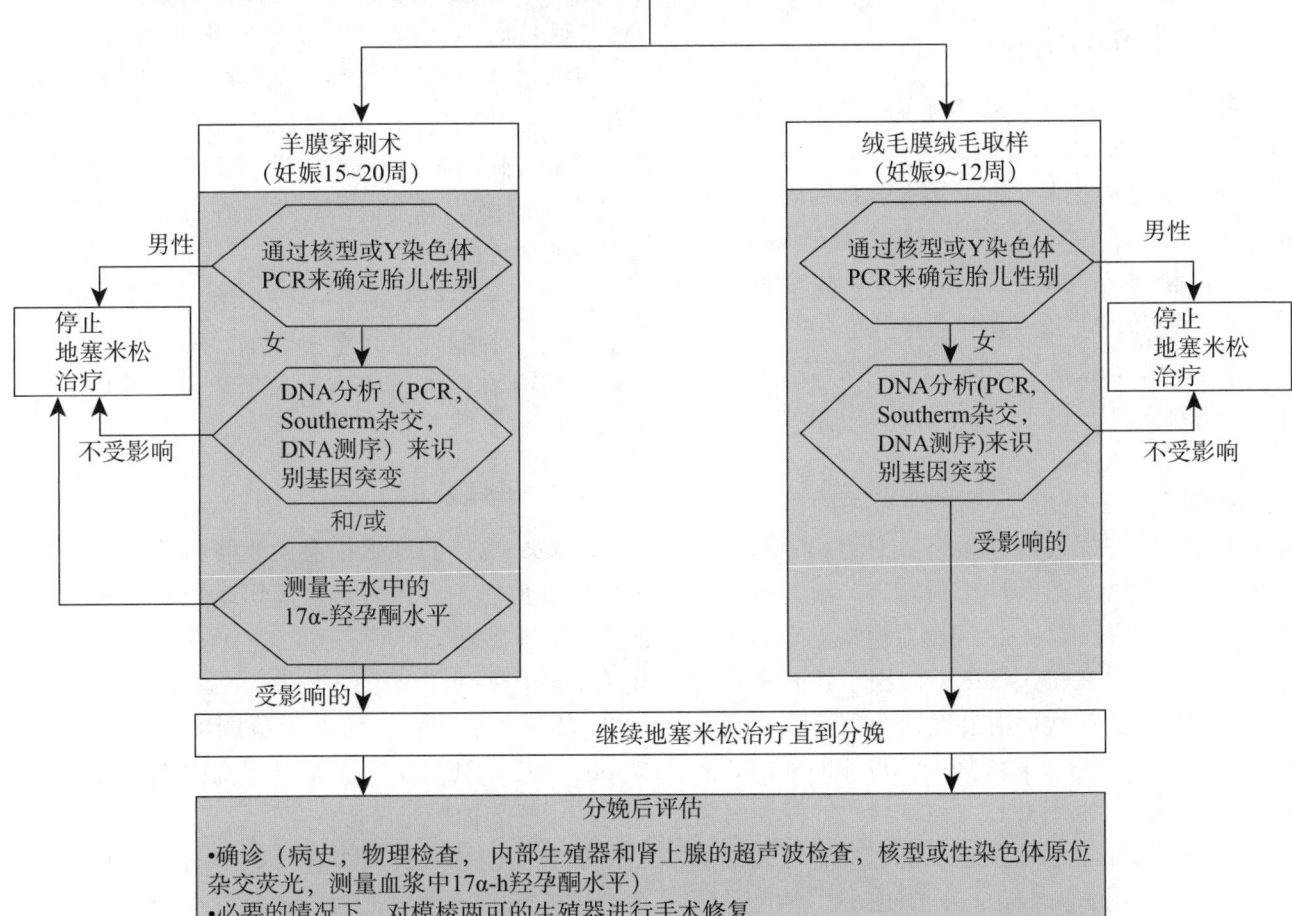

图 28-8 对具有罹患先天性肾上腺皮质增生风险的孕妇进行处理的建议流程

[本图摘自 LWPES/ESPE CAH Working Croup. Consensus statement on 21-hydroxylase deficiency from The Lawson Wilkins Pediatric Endocrine Society and The European Society for Pediatric Endocrinology. J Clin Endocrinol Metab, 2002（87）：4048.]

起始治疗应包括对高血压和心动过速的药物控制。对α肾上腺素受体的阻抑应当立即启动，最好是用酚苄明（开始时按每8小时10 mg的量，然后逐步增加直到引起直立性低血压）。可选择的替代存物包括哌唑嗪或拉贝洛尔。β受体阻滞药可用于患有持久性心动过速或心律失常妇女的治疗，有选择性的短效制剂是首选（如美托洛尔、阿替洛尔）。对患有嗜铬细胞瘤的怀孕患者的优化治疗涉及包括产科医师、内分泌医师、麻醉医师和普通外科医师之间的协作。是否要进行手术切除取决于药物治疗的成功与否、肿瘤的大小、对肿瘤的恶性风险估计和胎龄。在妊娠的早期和中期，肿瘤的手术切除有助获得良好的胎儿结局。最近有学者描述了妊娠期进行腹腔镜肿瘤切除术。在妊娠后期，通常推荐在选择性剖宫产分娩之后进行肿瘤切除手术。

七、卵巢内分泌肿瘤

妊娠期附件肿块的确切发病率仍是未知的。妊娠期超声检查使用的增加发现，大型附件肿块的发生率为1/200。这些数据与之前一项大规模回顾性研究的结论相一致，每197例剖宫产分娩中就有1例会发现子宫附件肿瘤。孕妇中大多数附件肿块都是直径<5 cm的单纯性囊肿，这些囊肿会有引起一些并发症，但风险很小，如恶性肿瘤（<5%）、扭转、破裂或出血。这些附件肿块中的一部分是卵巢功能性的内分泌肿瘤。

妊娠期间卵巢内分泌肿瘤的主要风险是导致女性胎儿男性化。妊娠期间母体循环中的睾酮和雄烯二酮水平增加并在妊娠后期达到高峰。然而游离睾酮的循环水平在妊娠期前28周相对保持稳定，这表明总睾酮水平的升高很大程度上归因于性激素结合球蛋白的增加。这些数据与妊娠期睾酮清除减少的观察相一致。然而在妊娠28周后，母体循环内总的以及游离的睾酮水平均升高。相反的，妊娠期脱氢表雄酮（dehydroepiandrosterone）和硫酸脱氢表雄酮（dehydroepiandrosterone sulfate，DHEAS）浓度急剧降低。尽管产妇DHEAS在生成量增加，但循环水平仍然降低，可能是胎盘代谢清除的增加所致。

这些内分泌变化有助于防止女性胎儿男性化。其他防护机制包括胎盘能够强效地将睾酮和雄烯二酮等雄激素芳香化为雌激素（雌素酮、雌二醇-17β和雌三醇）。至少在某种程度上，胎盘通过这种方式能够保护女性胎儿免于暴露在过高浓度的睾酮和雄烯二酮面前。另一方面，二氢睾酮不是芳构化的底物。因此，胎盘可能在减低这种类固醇进入胎儿体内的效力而造成男性化。一些女性胎儿似乎对雄激素的男性化效应具有独特的抵抗力，特别是在妊娠中后期。虽然机制尚不清楚，但是确实存在一些案例报道称尽管已经被证明其脐带血中有明显的雄激素水平升高的情况，然而女性胎儿并没有出现明显男性化特征。

有3种卵巢内分泌肿瘤会导致男性化：黄体瘤、妊娠黄体膜囊肿（过度黄素化）和支持-间质细胞瘤（卵巢男胚瘤），它们都伴随有睾酮、二氢睾酮和雄烯二酮水平的明显上升。黄体瘤是来源于卵泡内膜细胞的黄素化和增生，并且双侧的情况约占了总数的45%。这些的女性中约有35%会有男性化或妇女多毛症，而且其女性胎儿男性化风险很高。

相反，黄体膜囊肿引起女性胎儿男性化的风险较低。这种疾病通常发生在hCG循环水平升高的情况下（如妊娠滋养层肿瘤、糖尿病和Rh同种免疫），它会直接刺激卵巢类固醇产生。在大多数情况下，囊肿是双侧性的。

罹患卵巢男胚瘤时，孕妇和胎儿男性化的风险最高。这些肿瘤通常是单侧性的。幸运的是，这类肿瘤通常伴有慢性排卵停止和不孕症，因此在妊娠期很罕见。

八、子痫前期

在6%~8%的妊娠中会发生子痫前期（妊娠期蛋白尿高血压）。作为造成美国产妇死亡第二常见的原因（排在血栓栓塞疾病之后），子痫前期占妊娠相关的孕产妇死亡中的12%~18%（在美国，每年约70名孕产妇死亡，而世界范围内每年估计约有50 000孕产妇死亡）。它常导致高围生期发病率和死亡率，主要原因是医源性早产。

子痫前期是一种人类在妊娠期与产褥期特发的多系统疾病。更准确地说，它是一个胎盘疾病，因为它也在有滋养层但没有胎儿组织的妊娠（完全性葡萄胎妊娠）中被描述。同样，在一种异位妊娠并发子痫前期的罕见情况下，在胎儿分娩时不能取出胎盘而使得子痫前期会持续到产后而不是消失掉。

尽管进行了很多研究，我们对子痫前期的发病机制仍然知之甚少。病理和生理观测以及流行病学研究和生化畸变的检查（表28-20）提出了许多来解释子痫前期的理论。目前，有4个主要的假说被作为重点研究：①基因印记；②免疫适应不良；③胎盘局部缺血；④广义性内皮功能障碍。

表28-21对每个理论的支持数据做了总结。除了内分泌变化外，子痫前期还伴有神经系统异常。例如，Schobel和同事发现和没有高血压的孕妇相比，患有子痫前期的女性其节后交感神经活动增加。这一发现表明，子痫前期中出现的典型的特征：外周血管阻力和血压的增加，至少在一定程度上可能是由于交感神经元活动的增加。有趣的是，子痫前期的患者的心率并没有增加，这意味着要么是迷走神经张力的增加抑制了交感神经在心脏的活动，要么是外周交感神经活动的增加作为对血浆容量缩减的一种次级补偿。

尽管有大量的假说，现在还没有一个统一的理论可以解释子痫前期所有的研究结果。然而，子痫前期进展的详细蓝图很明显在妊娠早期便已经基本成型。研究人员认为，子痫前期的病理特征是在妊娠16~20周时，在正常妊娠过程中负责破坏螺旋小动脉肌层的第二波滋养层侵入的完全或部分失败。胎儿-胎盘单位的代谢需求随着妊娠进展而增加。然而由于胎盘异常浅的侵入使得螺旋小动脉无法足够扩张以适应血流量增加的需要而导致胎盘功能障碍，其临床表现为子痫前期。

最近的一些研究让我们对子痫前期的病理生理学有了进一步的理解，其认为胎盘来源的循环抗血管生成因子的异常表达可能导致广泛的孕产妇内皮损伤。血管内皮生长因子（VEGF）是一种重要的促细胞分裂剂，主要参与血管生成和血管完整性的维护。VEGF通过与两个细胞表面受体结合：VEGF受体1型（flt1）和2型（KDR）而起作用。flt1受体有两种主要的异构体：功能性跨膜异构体和可溶性截短异构体，后者又被称为可溶性fms样酪氨酸激酶1（sFlt-1）。sFlt-1缺乏膜结合域，因此在母体循环中游离存在，并且能够结合并功能性灭活VEGF和胎盘生长因子（PlGF）而导致血管通透性增加。妊娠期间，母体循环中sFlt-1的水平增加，但是在妊娠期间与血压正常的对照组相比，若sFlt-1出现的更早或者水平更高，那么其注定要发展成为子痫前期。在子痫前期中sFlt-1循环水平增加的源头和相关分子机制尚不清楚。有趣的是，抗VEGF抗体曾被用于在有不当或过度的血管生成的情况下对未怀孕个体的药物治疗，例如肿瘤疾病和黄斑退行性疾病。治疗带来的常见不良反应包括高血压和蛋白尿。

最近，另一个抗血管生成因子——可溶性内皮因子（sEng）被发现与子痫前期的发病机制有关。这个因子作为转化生长因子-β（TGF-β）的共同受体，把它用在老鼠身上会引起与重度子痫前期相似的症状。和sFlt-1一样，在疾病的临床表现变得非常明显的几周前，患有子痫前期的女性循环系统中的sEng水平会升高。

尽管这是一个很有趣的假说，但是抗血管生成因子（sFlt-1和sEng）在子痫前期的发病机制中的角色以及能否利用这些因子来进行预测、诊断和治疗这种疾病还需要进一步研究。

子痫前期不是一个单一的疾病实体，而是一种包括3个不同因素的临床综合征：①新发高血压（定义为既往血压正常的女性出现持续性坐位血压达到高于140/90 mmHg）；②新发蛋白尿（定义为在不存在尿道感染的情况下，尿蛋白＞300 mg/24 h或者清洁尿检显示尿蛋白至少是1＋）；③新发的显著非依赖性水肿。尽管最近的共识报道已经不再把水肿作为诊断的标准。

只有在妊娠20周之后做出的子痫前期诊断才是可靠的。妊娠20周之前的蛋白尿和高血压只是提示了存在潜在的葡萄胎妊娠、多胎妊娠、戒药或脱瘾综合征、抗磷脂抗体综合征、胎盘的单亲二体性或者很罕见的胎儿染色体异常（三染色体细胞）的可能性。

虽然已确认子痫前期发展相关的许多危险（表28-22），尚不能预测哪些妊娠会并发子痫前期。此外，不能避免高危女性发生子痫前期。同样的，产科保健者当前的焦点仍是定期进行产前检查同时检测常规血压和尿蛋白，以期对子痫前期能够早诊断、早治疗。

子痫前期分为轻度或重度。患有蛋白尿高血压的并伴有系列并发症中的一种或多种的女性才会被诊断为重度子痫前期（表28-23）。对于重度子痫前期，只需要满足这唯一一个诊断标准。由于对其定义上的不一致，胎儿宫内生长迟缓（IUGR）在2000年被美国

表 28-20 与子痫前期相关的生化变化[1]

升高[2]	降低[2]	不变[2]
作用于血管的药物血管活性物质		
内皮素 1	前列环素（PGI_2）	
血栓素 A_2（TXA_2）	前列腺素 E_2（PGE_2）	
一氧化氮合酶活性	抗凝血酶Ⅲ活性	
一氧化氮产量	胎盘内皮素 -1 产量	
	内皮素 A 和 B 受体	
	一氧化氮代谢产物的尿排泄（包括硝酸盐和亚硝酸盐）	
	? 一氧化氮代谢产物的血浆水平	
内皮细胞功能障碍和（或）受伤的标志物		
纤连蛋白、纤粘连蛋白降解产物	前列环素（PGI_2）	总胆固醇
内皮素 -1	低密度脂蛋白 -I，低密度脂蛋白 -Ⅱ，高密度脂蛋白（HDL）	中等密度脂蛋白
弹性蛋白酶		总低密度脂蛋白
三酰甘油、极低密度脂蛋白（VLDL）、低密度脂蛋白 -Ⅲ（LDL-Ⅲ）	超低密度脂蛋白和低密度脂蛋受体 一氧化氮	
脂质氧化物酶		
脂质过氧化产物（MDA）		
尿蛋白排泄		
中性粒细胞激活的标志物		
中性粒细胞弹性蛋白酶		
中性粒细胞防卫素		
可溶性 L- 选择素		
白细胞黏附分子，包括 E- 选择素，血管细胞黏附分子 -1（VCAM-1）、细胞间黏附分子 -1（ICAM-1）		
中性粒细胞活性氧簇（电离氧气、过氧化氢、羟自由基）		
血小板激活的标志物		
血小板内皮细胞黏附分子 -1		
细胞因子和生长因子		
白细胞介素 -6（IL-6）	类胰岛素生长因子（IGF）	白细胞介素 -8（IL-8）
肿瘤坏死因子 -α（TNFα）	IGF- 结合蛋白（IGFBP-1 和胎盘蛋白 12）	白细胞介素 -4（IL-4）
TNFα 可溶性受体	? 粒细胞 - 巨噬细胞刺激因子（GM-CSF）	白细胞介素 -10（IL-10）
血小板源生长因子		
血管内皮生长因子（VEGF）		
VEGF 受体（flt1）	胎盘生长因子	
可溶性内皮因子		
干扰素 -γ（IFN-γ）		
IL-6 与 IL-1 受体拮抗药		
活化素 A		
抑制素 A		

第28章　妊娠期内分泌疾病　645

(续表)

升高[2]	降低[2]	不变[2]
激素		
睾酮		雌二醇-17β
β-绒毛膜促性腺激素（β-hCG）		硫酸脱氢表雄酮（DHEAS）
促肾上腺皮质激素释放因子		性激素结合球蛋白（SHBG）
瘦素		
凝血因子		
血管假性血友病因子	血小板	可溶性纤维蛋白
血栓调节蛋白	促血小板生成素	凝血酶与抗凝血酶Ⅲ复合物
组织纤溶酶原激活物		纤维蛋白降解产物
纤溶酶原激活物抑制剂Ⅰ		
其他		
尿酸	白蛋白	钠
游离脂肪酸（油酸、亚麻油酸，棕榈酸）	抗氧化维生素（维生素C和维生素E）	葡萄糖
尿白蛋白排泄	尿钙排泄	叶酸
超氧化物自由基的形成	镁	乳铁蛋白
同型半胱氨酸	锌	C型利钠肽
血浆铜蓝蛋白	钙	α-胎蛋白
结合珠蛋白	β-胡萝卜素	
α_1-抗胰蛋白酶	转铁蛋白	
5-羟色胺	维生素B_{12}	
房钠素和脑钠素		
循环胎儿幼红细胞		
循环合胞体滋养层微绒毛片段		

[1] 这些数据是作者对已发表文献的整体的总结。除非另有指明，这里的测量测的是孕妇血清浓度。[2] 与在没有子痫前期的妊娠中测量值之比

表28-21　子痫前期的病因学理论和它们的证据支持

遗传
- 家族遗传模式（在有子痫前期家族史的女性和在男方出生于子痫前期的妊娠中的女性中发病率增加）
- 非裔-美洲发病率增加
- 有过子痫前期病史的女性中发病率高
- 与因子Ⅴ的Leiden突变相关
- 血管紧张肽原基因突变相关
- 与蛋白质C·和（或）蛋白S不足相关
- 与联系胎儿3-羟烷基-辅酶A脱氢酶缺陷症和HELLP（溶血、肝酶升高、血小板减少综合征）相关

免疫适应不良
- 在初次妊娠时（未经产孕妇）发病率增加
- 性伴侣改变时发病率增加（新的伴侣）
- 高龄母亲（年龄>40岁）
- 并发母婴HLA-DR不一致
- 合并体外淋巴细胞活性降低
- 血浆中T淋巴细胞水平较低
- 血浆中免疫复合物和补体水平较高

- 绒毛膜组织中 HLA-G mRNA 表达水平较低
- 免疫复合物与免疫球蛋白在终末器官的聚集量升高
- 接受输血的女性子痫前期的发生率较低
- 在怀孕前性同居时间较长的女性子痫前期的发生率较低
- 在使用防止接触精子的避孕措施的女性中有较高的子痫前期发病率
- 与不同种族的男性交配的女性子痫前期发病率较高
- 合并自身免疫性疾病（如系统性红斑狼疮）

胎盘缺血
- 合并胎盘形成异常
- 合并胎盘质量过大（在葡萄胎和多胎妊娠中非免疫性胎儿水肿，患有疟疾的女性中以及随着胎龄增加，发病率增加）
- 合并宫内胎儿生长限制
- 病理证据显示胎盘血栓形成和梗死形成

全身性的内皮系统受损
- 患慢性高血压的女性发病率增加
- 患慢性肾功能疾病的女性发病率增加
- 患有抗磷脂抗体综合征的女性发病率增加
- 患有糖尿病的女性发病率增加
- 合并前列腺素合成失衡（血栓素 A_2/环前列腺素比率升高）
- 合并凝血障碍
- 合并游离脂肪酸，脂蛋白和脂质过氧化物酶代谢异常

表 28-22　子痫前期的流行病学危险因子

因子	风险比率
初产妇女	2.9∶1
非裔美国人	1.2∶1
高龄母亲的年龄 > 40 岁	2∶1
怀孕的时间间隔 (< 1 年)	1.2∶1
体重指数	
→26～35 kg/m²	1.6∶1
→±35 kg/m²	3.3∶1
血压	
→初始收缩压 120～136 mmHg	4∶1
→初始舒张压 60～84 mmHg	2∶1
多胎妊娠	2.9∶1
子痫前期的家族史（直系亲属）	2.9∶1
子痫前期病史	
→轻度子痫前期病史	10∶1
→重度子痫前期病史	7∶1
→子痫病史	3∶1
→子痫前期病史妊娠 ± 30 周	5∶1
慢性高血压	10∶1
慢性肾功能疾病	20∶1
抗磷脂抗体综合征	10∶1
糖尿病	2∶1
因子 V Leiden 突变	

（续表）

因子	风险比率
→纯合子	?
→杂合子	1.8∶1
母婴人类白细胞 DR 抗原（HLA-DR）不一致	3∶1
血管紧张肽原基因 T235	
→纯合子	20∶1
→杂合子	4∶1

表 28-23　重度子痫前期的特性

症状
- 中枢神经系统功能障碍的症状（头痛、视物模糊、盲点，精神状态改变）
- 肝囊膨胀或破裂的症状［右上腹部和（或）上腹部疼痛］

体征
- 血压急剧上调（定义为至少相隔 6h 以上的两个不同时刻血压 > 160/110 mmHg）
- 肺水肿
- 子痫［在患有子痫前期且缺乏其他神经疾病的情况下的广义癫痫和（或）原因不明的昏迷］
- 脑血管意外
- 皮质性失明
- 胎儿宫内生长受限（IUGR）

实验室结果
- 蛋白尿（> 5 g/24 h）
- 肾衰竭（血清肌酐浓度相对于基线升高 1 mg/dl）或少尿（< 500 ml/24h）
- 肝细胞损伤（血清转氨酶水平 ≥ 2× 正常水平）
- 血小板减少症（< 100 000/mm³）

（续表）

- 凝血障碍
- HELLP（溶血、肝酶升高、低血小板）

国家妊娠期高血压工作组排除出标准，但仍然被美国妇产科学会（American College of Obstetricians and Gynecologists，ACOG）包括在2002年重度子痫前期的诊断标准内。轻度子痫前期则包括了所没有任何严重疾病特征的患有子痫前期的女性。

子痫前期唯一有效的治疗方案是终止妊娠娩出胎儿和胎盘来防止潜在的孕产妇并发症。一般建议患有轻度子痫前期的女性在足月或者临近足月终止妊娠。相反，所有患有重度子痫前期的女性，不论胎龄多少都应当建议其终止妊娠。但在下面3种情况下可以对患有严重子痫前期的女性进行期待治疗：① 严重的蛋白尿（在24 h内＞5 g），因为单独尿蛋白本身并不会导致产妇或胎儿严重的后遗症；② 还远未至足月时轻度的IUGR（5～10百分点），只要产前胎儿检测大致正常，羊水过少不是很严重，多普勒血液频谱未出现脐动脉舒张期逆向血流，并且还有进一步的胎儿生长即可；③ 用降压疗法处理过的仅有妊娠32周之前的血压标准符合重度子痫前期标准。

在这些妊娠中推迟终止妊娠的时间是为了使胎儿更成熟来减少围生期发病率和病死率，另外也是为阴道分娩提供更良好的子宫颈状态。延长妊娠的风险是母亲和胎儿的主要器官的持续不良的灌注有可能会对大脑、肝、肾、胎盘和胎儿血液和血管系统带来严重的末梢器官损伤。当出现难以控制的严重高血压、血小板减少症、子痫，伴随有上腹或右上腹疼痛的肝功能测试升高，肺水肿、肾功能不全、胎盘早剥或持续性症状（严重头痛或视觉变化）时，在进行一系列的产前皮质类固醇治疗之后就应该进行终止妊娠（表28-23）。胎儿方面需要立即终止妊娠的指征包括胎心监护异常（胎儿窘迫），严重的羊水过少，或严重胎儿生长受限（不到5个百分位）。

通常是通过阴道终止妊娠，剖宫产则可在有适当的产科指征时进行。重度子痫前期并不要求立即进行剖宫产终止妊娠，要进行剖宫产或引产经阴道产应该基于各项因素做出个性化的处置决定，这些因素包括产次、胎龄、宫颈状况（宫颈评分），产妇对阴道分娩的意愿，以及胎儿状态和胎先露等。如果在引产前子宫颈还不够合适，可以考虑使用促宫颈成熟剂，但应该避免延长引产时间。＜34周时进行引产后阴道分娩率降低至33%，这主要是因为胎心监护异常以及产程停滞。

在子痫前期时使用降压药来控制轻度上升的血压不能改变这一疾病的进程或是减少围生期发病率或病死率。实际上，这种疗法可能对子宫胎盘血液灌注有不利影响，从而减少出生时体重。此外，在子痫前期使用抗高血压药物可能会因为将血压升高这一疾病恶化的敏感指标屏蔽掉而造成一种假象，因此通常不推荐使用。这些研究证实高血压是一种临床表现，而不是子痫前期的根本原因。

子痫前期中血压升高的原因还不清楚。曾经认为这可能代表着机体试图在低灌注（缺血的）的情况下维持，胎盘的灌流量，并可能是由胎儿胎盘单位的应激信号引发的。虽然对轻度至中度高血压的治疗并没能够改善孕产妇和围生期的结局，降压药应有助于防止孕产妇由于严重高血压而发生脑血管意外——由于这一原因死去的人占死于子痫前期的人的15%～20%。出血性卒中的风险与收缩压的上升水平直接相关（和舒张压不相关），但并没有划定应该进行紧急治疗的明确收缩压阈值。国家高血压教育项目妊娠期高血压工作小组建议当收缩压超过150～160 mmHg，舒张压超过100～110 mmHg开始进行治疗。然而，这个阈值还未被前瞻性测试过，并且患有慢性高血压的女性的大脑脉管系统可以容忍更高的收缩压力而不受损伤。

慢性高血压产前处理的传统首选药物是中枢活性药物——甲基多巴，这主要是因为对它在妊娠期的使用有丰富的经验。然而，其他试剂受欢迎程度也在逐步升高，这包括了β受体阻滞药（主要是拉贝洛尔）和钙通道阻滞药（硝苯地平）。肼屈嗪、拉贝洛尔和硝苯地平都曾被用于对孕期急性高血压发作的治疗中。

足月初产女性的产程不会受子痫前期或硫酸镁癫痫预防治疗的影响。建议在分娩时对母婴进严密地连续监测以期能及时发现高血压的恶化，孕产妇肝、肾、心肺和（或）血液功能的恶化，以及根据胎心追踪对子宫胎盘功能不全做出鉴定。通常是在产程中或是在分娩前注射了糖皮质激素或前列腺素后开始进行抗惊厥治疗，并且持续到产后24～48h，这时癫痫发作的风险已逐渐降低。

硫酸镁是预防癫痫发作的首选药。目前对于患有子痫前期的妇女进行的一项最大规模的研究——Magpie试验（硫酸镁对子痫的预防作用）阐明了硫酸镁癫痫预防疗法的安全性和有效性。这一试验对超过10 000例患有子痫前期的孕妇（血压至少为140/90 mmHg和蛋白尿为1+或更多来定义）进行了追踪调查，而且产科医师并不确定硫酸镁疗法对这些人是否有益处。在24h中，这些妇女被随机注射了硫酸镁或安慰剂（4 g静脉负荷剂量之后为1 g/h静脉滴注，或者每半臀5 g肌内注射之后每4小时进行5 g肌内注射）。只有在存在膝跳反射（症状性高镁血症的第一表现症状就是膝反射丧失），呼吸超过每分钟12次，每4小时排尿量超过100 ml时才会注射维持剂量。这其中大约有25%的患者是符合重度子痫前期标准的。

这个试验的主要发现是与正常血压对照组相比，硫酸镁显著降低子痫的风险（分别为0.8%和1.9%）。不管子痫前期的严重程度怎样，胎龄大小或产次多少，均观察到子痫发作减少。数据还表明，孕产妇死亡率降低（分别为0.2%和0.4%），但产妇发病率，围生期死亡率和新生儿发病率无显著差异［除了治疗的妇女胎盘早剥率降低（分别为2%和3.2%）］。这个研究认为，为了防止痉挛，有63例患有重度子痫前期的女性或109个患有轻度子痫前期女性需要进行治疗。因此，对所有患有子痫前期包括那些症状较轻的女性都应当考虑进行硫酸镁治疗以预防子痫。然而，一些学者对为了预防仅0.6%~3.2%的患者会发病的癫痫而对所有患有子痫前期的女性进行硫酸镁治疗的价值提出了质疑。没患蛋白尿高血压的妇女的癫痫发病率（约0.1%）要低很多。出于这个原因，对于这些妇女均可不进行癫痫预防。

由子痫前期引起的高血压常在产后几天内便会自愈，但有时则要几周。产后血压升高持续12周以上与子痫前期关联小。基于人群的回顾性队列研究和大型病例对照研究表明，具有子痫前期病史会增加未来患有早熟性心血管疾病的风险，以及和伴随终身的可能由于心血管原因造成孕产妇死亡风险。有子痫前期病史的女性患心血管疾病的相对风险与具有已知的传统心血管危险因素如高血压、肥胖、糖尿病、血脂异常的女性相当。这使得一些人认为应当考虑将子痫、妊娠高血压看作一种已知的女性心血管疾病的危险因素。Irgens及其同事报道说，患有严重早发子痫前期的女性与无病或患有轻度子痫前期的女性相比，死于心血管疾病增加有8倍，这表明早发子痫前期可能是长期发病率和病死率最重要的媒介。

子痫前期导致女性在将来患心血管疾病的潜在机制还不是很清楚。已经有学者提出子痫前期和心血管疾病之间存在相似的生物学机制，包括炎症、血凝过快、胰岛调节异常。妊娠是否充当了一种"压力测试"，揭示了原本直到高龄才会显现出来的高血压和心血管疾病的易感体质，或者子痫前期与随后产生的心血管疾病之间是否存在因果关系都尚不清楚。患子痫前期的女性最早在产后6个月时患慢性高血压的概率较高的事实表明，早发性高血压可能是子痫前期使患慢性心血管后遗症风险增加的机制之一。研究证明，在产后平均18个月内，有子痫前期病史的女性体内的sFLT-1的水平仍然很高，并且在发生子痫前期超过15年之后，内皮细胞活化的标记物可能仍然较高。妊娠结束后抗血管生成环境的持久性存在可能使得这些女性更易罹患心血管病。

九、分娩

分娩是将孕育物从子宫排除至体外的生理过程（见第12章）。分娩的定义包括子宫肌层活动的增加，或者更准确地说，子宫肌层的收缩性模式经历了从不规则挛缩（持久，低频活动）到有规律的收缩（高强度、高频率活动）的一种转换，这使得子宫颈展平和扩张。在宫颈扩张达到至少2 cm或者在一系列有规律性子宫收缩中子宫展平至少达到80%，可以作为足够的依据诊断未生育过的女性分娩过程开始。在对分娩过程的描述中通常还包含阴道血性分泌物（"见红"），但它并不是诊断临产的先决条件。

大多数胎生动物中，胎儿控制着分娩的时机。例如在20世纪50年代进行的马驴杂交实验中，其妊娠期长度在马（340d）和驴（365d）之间，表明胎儿基因型在分娩起始中扮演了一定角色。然而，负责人类分娩启动与维持相关的因素尚不清楚。我们对与人类分娩过程相关的生化机制的理解进展缓慢，很大程度上反映了由于无法在人体上进行直接研究，而只能从各种动物的内分泌控制机制中去对人分娩过程中的旁分泌和自分泌机制进行推断所存在的困难。

不管分娩起始的触发器是来自胎儿的内在因素或

是外在因素，分娩的最终共同途径还是产妇的子宫组织并且伴随着有规律的子宫收缩进展的特征。像其他平滑肌一样，子宫肌层收缩是通过 ATP 依赖性的肌球蛋白与肌动蛋白的相互结合所介导的。这个过程在很大程度上依赖于由钙依赖性酶和肌球蛋白轻链激酶对肌球蛋白轻链的磷酸化。然而，与血管平滑肌不同，子宫肌层细胞原本稀疏的神经分布在妊娠期进一步减少。因此，子宫收缩机制的调节主要是体液性质的并且依赖于子宫肌层细胞的内在因子的作用。

人类可能存在着"分娩级联"（图 28-9），其负责移除保持子宫静止的机制并招募可以促进宫活动的因子。鉴于其目的上的重要性，这种级联可能有多个冗余循环作为一个故障保险系统来确保妊娠成功，最终使物种得以保存。在这种模型中，每个元素有序地与下一个相连，许多元素展示出了典型级联机制中的积极的前馈特征。对分娩过程的每个单一旁分泌和自分泌通路的综合分析在另外一些文献中有详尽综述。

简而言之，人类分娩是一个多因素生理事件，涉及产妇子宫组织内（子宫肌层、蜕膜和子宫宫颈）在数天到数周的时间内逐渐出现的一系列综合变化。这些变化包括且不仅限于：前列腺素合成与释放的增，子宫肌层缝隙连接形成的增加与子宫肌层缩宫素受体上调（子宫激活）。一旦子宫肌层和子宫颈变得合适，来自胎儿胎盘单位的内分泌、旁分泌和自分泌因子将引起子宫肌层的活动模式从无规则挛缩向规律宫缩的转变（子宫激活）。胎儿可能通过其对胎盘类固醇激素生产的影响，通过子宫的机械膨胀，通过垂体后叶激素的分泌和其他前列腺素刺激物的合成来协调子宫肌层活动的模式转换。

分娩启动的最终途径似乎是胎儿下丘脑 - 垂体 - 肾上腺轴的激活，这导致了胎儿肾上腺中间区域

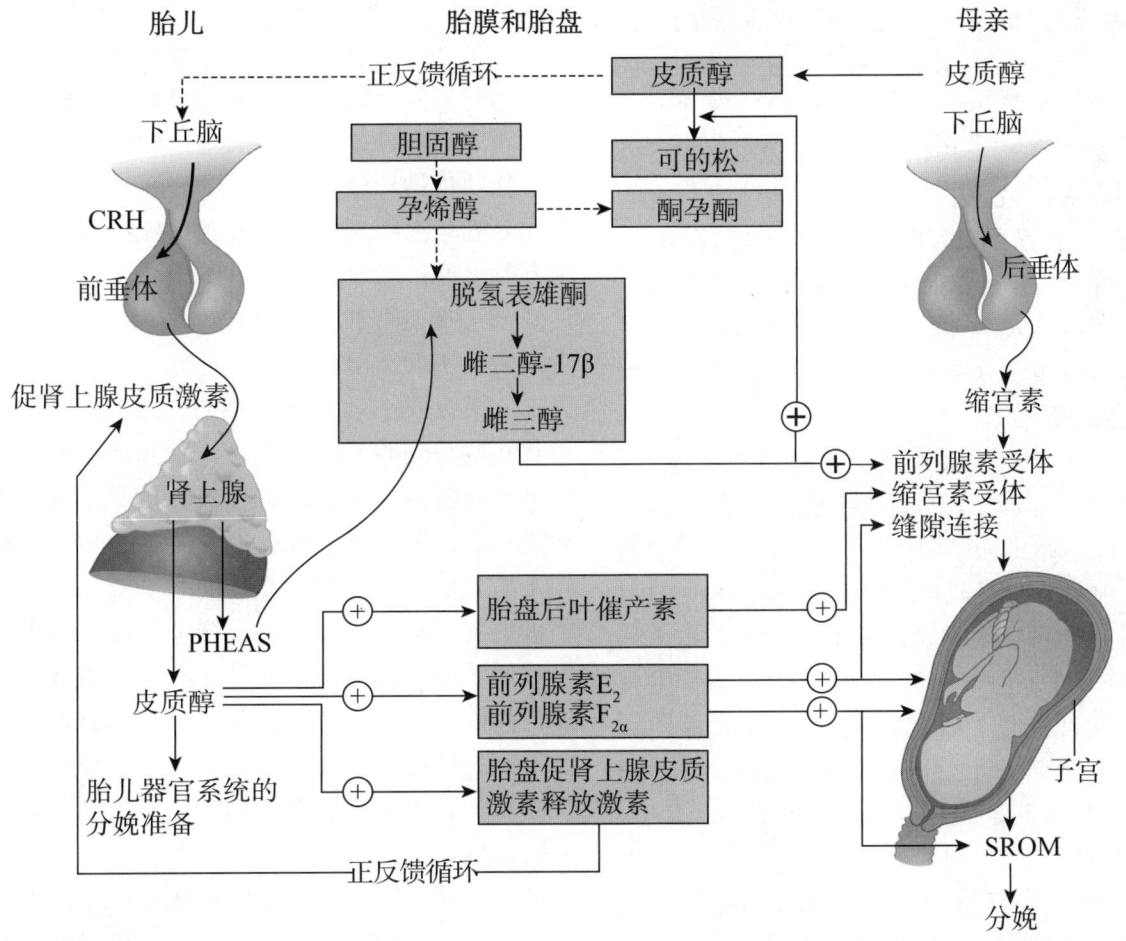

图 28-9 足月分娩启动的可能机制。图中展示了足月时负责促进子宫收缩的整合的分娩级联中主要的激素和旁分泌 / 自分泌因子

加号表示激活或上调；CRH（corticotropin-releasing hormone）促肾上腺皮质激素释放激素；DHEAS（dehydroepiandrosterone sulfate）硫酸脱氢表雄酮；SROM（spontaneous rupture of fetal membranes）自发的胎膜破裂

［本图改编自 Norwitz ER, Robinson JN, Challis JRC. The control of labor. N Engl J Med, 1999 (341)：660.］

C-19 类固醇（DHEA：脱氢表雄酮）产生的增加，这是胎盘进行雌激素合成的主要底物。人类的胎盘是一个不完整的类固醇生成器官，胎盘的雌激素合成必须要有来自胎儿的 C-19 类固醇前体。向恒河猴注射 C-19 前体（雄烯二酮）可引起早产。如果一并注射芳香化酶抑制药则可以抑制这一效应，这也证明了转化为雌激素这一过程是很重要的。然而，全身性注射雌激素无法诱导分娩启动，这表明雌激素的作用可能是旁分泌-自分泌性。

在人类，胎儿 HPA 轴的激活会导致雌激素产生增加，雌激素则会增大子宫肌层的缝隙连接并让子宫肌层为之后的子宫收缩与分娩做好准备。在人类胎盘产生的雌激素主要是雌三醇，它的浓度要比其他雌激素高 10~20 倍。雌三醇几乎完全是由胎儿和胎盘组织产生的。它穿过胎盘到达母体循环，其在血清和唾液中的相对浓度已被用作胎儿 HPA 轴活性的直接标志物。雌三醇最早可在妊娠第 9 周检测到，并在妊娠 30 周之后逐渐增加，而且在分娩发动前快速上升。不论是足月还是早产，循环雌三醇水平激增会在分娩发动前 3~5 周出现，但不会在那些需要引产的或因为妊娠过程中发生胎膜早破而无分娩的患者中出现。虽然孕酮对妊娠早期的维持至关重要，但是孕酮在妊娠后半段以及分娩中的作用尚不明朗。与大多数其他哺乳动物不同，全身性孕酮消退在人类中并不是分娩的先决条件，并且足月时使用孕酮拮抗药并不会导致分娩。

尽管促肾上腺皮质激素释放激素（CRH）的变化似乎很重要，但胎儿 HPA 轴激活的确切机制尚不清楚。McLean 和他的同事们指出，CRH 可能作为"胎盘钟"来控制妊娠期的长度，而在母体循环中 CRH 水平的上升可能可以用来预测分娩的时机。与总的 CRH 水平不一样，由于由肝产生的 CRH 结合蛋白（CRH-BP）的增加，CRH 的生物活性在妊娠期并不会增加。在分娩发动之前 3~5 周，母体循环中的 CRH-BP 水平急剧下降而使得游离的（具有生物活性）循环 CRH 增加。

CRH 基因在人类胎盘表达。CRH 在非妊娠女性中浓度很低，在妊娠中后期上升，并在足月或早产妊娠的最后 3~5 周呈现指数上升。胎儿和产妇的糖皮质激素，如皮质醇，会刺激胎盘 CRH 合成。作为回应，CRH 会刺激母亲和胎儿产生促肾上腺皮质激素（ACTH）而导致进一步的皮质醇释放。因此，一个积极的前馈系统被启动并最终导致分娩发动。

从末次月经的第一天算起，人类单胎妊娠的平均孕期是 280d（40 周）。从 37 周（259d）到 41 周又 6 天（293d），这一时期被定义为足月妊娠。早产（不成熟的）则被定义为在妊娠 37 周之前分娩。

（一）早产

仅 7%~12% 的妊娠会发生早产，但是有超过 85% 的围生期发病率和病死率与早产相关。早产可能代表一个综合征而不是单一诊断，因为病因多种多样。约有 20% 的早产是医源性的，根据产妇或胎儿相关指征而执行。这些指征包括 IUGR、子痫、胎盘前置、胎心监护异常。其余的病例中，约 30% 发生在未足月胎膜早破的情况下，20%~25% 是由于羊膜炎症和（或）感染，剩下的 25%~30% 是由于自发早产（原因不明）。

自发早产可能反映了负责维持子宫静止状态的正常机制出现障碍或者正常的分娩级联的短路或破坏。内分泌差异，妊娠相关基因的序列差异，在不同哺乳动物物种中与众不同的妊娠期生理变化表明人类分娩是很特别的。与人类妊娠相关的进化适应性有时能通过对早产的促进与阻滞来提供保护。人类妊娠与其他物种相比相对较长，在受感染的或发生妊娠妥协的情况下，早产可能提供了一种进化优势。分娩级联一个重要特性是如果子宫内环境变得不利并威胁到胎儿的健康时，胎儿胎盘单位具有引发早产的能力。例如，多达 25% 的早产被认为源于羊膜感染。在许多受感染的患者中，可以发现脂肪氧化酶和环氧化酶途径产物的水平上升。这些女性羊水中的细胞因子浓度也会增加。细胞因子和类花生酸似乎能够相互影响并且能够以类似级联的模式加快彼此的合成。这可能破坏正常的分娩级联而导致早产。最近，凝血酶已被证明是一种强大的子宫收缩药，为继发于胎盘早剥的早产提供了生理机制上的解释。

许多早产的危险因素已被确认（表 28-24），并且也开发出了一些用于预测女性早产风险的测试（表 28-25）。然而，预防早产还很不成功（表 28-26）。与此同时围生期结局的改善主要是由于产前皮质类固醇的使用和在新生儿护理方面的进步。

表 28-24 早产的危险因素

不可变风险因素
- 之前有过早产
- 非洲裔 - 美洲种族
- 社会压力
- 年龄 < 18 岁或 > 40 岁
- 营养不良
- 孕前体重偏低
- 社会经济地位低
- 缺乏产前护理
- 宫颈损伤或异常
- 子宫异常或子宫肌瘤
- 子宫过度敏感
- 子宫颈提前扩张（> 2 cm）或展平（> 80%）
- 子宫过度膨胀（双胞胎，羊水过多）
- 阴道出血

可变的风险因子
- 吸烟
- 使用毒品
- 贫血
- 菌尿症或尿路感染
- 下生殖道感染（包括细菌性阴道炎、淋病、沙眼衣原体，B 群链球菌，脲原体和阴道毛滴虫）
- 牙龈疾病
- 工作紧张
- 高个人压力

表 28-25 用于识别高危早产妇女的筛查测验的效果

风险因子评分
目前已经发展了基于病史，流行病学因素，日常习惯的风险因素评分系统来预测女性早产的风险。然而，单单依赖基于风险因素的筛选流程将无法识别出超过 50% 的妊娠早产（低敏感性），而且大多数筛查结果呈阳性的女性最终是足月分娩的（低阳性预测值）

居家子宫活动监控（HUAM）
HUAM 并没有降低早产高危的妇女早产的发生率。然而，这样的方法却确实增加了产前的访问，产科干预及产前保健的成本。HUAM 对防止早产不起任何作用

子宫颈评估（指检和超声检查）
若检查结果保持正常的话，对有早产风险的女性进行连续的宫颈指检评估早产是有用的。然而，子宫颈检查异常［缩短和 (或) 扩张］只有与低风险妇女 4% 和高风险妇女 12%~20% 的早产相关

超声显示了宫颈长度和早产之间强烈的负相关性。如果宫颈长度低孕龄相应宫颈长度值的第十百分位，则这一妊娠中在妊娠 35 周之前早产的风险性要增加 6 倍。大约有小于 2% 的低风险的女性在 23 周时的宫颈长度 < 15 mm，但这种情况下其对在妊娠 28 周之前和 32 周之前早产的预期分别是 60% 和 90%

生化标志物（胎儿纤连蛋白）
子宫颈分泌物中高水平的胎儿纤连蛋白（fFN）与早产相关联

（续表）

然而，在一个低危的人群中，在妊娠 22~24 周期中 fFN 测试对 28 周和 37 周之前自发早产的阳性预测值分别为 13% 和 36%。这个测试的价值在于其阴性预测值（fFN 测试结果呈阴性的患者 99% 不会在 7d 之内分娩。这有助于防止不必要的住院治疗

内分泌标记（唾液雌三醇，促肾上腺皮质激素释放激素）

唾液雌三醇准确地反映母体循环中具有生物活性（非结合型）雌三醇的水平。孕产妇唾液中高浓度的雌三醇（> 2.1 ng / ml）可以作为高危人群在妊娠 37 周之前分娩的前兆。其预测敏感度为 68%~87%，特异性为 77%，假阳性率为 23%

促肾上腺皮质激素释放激素（CRH）能刺激蜕膜和胎膜中前列腺素的合成，可以加强缩宫素和前列腺素在子宫肌层的收缩效应。在足月或者非足月的分娩发动前，孕妇血浆中 CRH 水平增加和 CRH-BP 水平减少导致具有生物活性的 CRH 的显著提高。一些专家提出，CRH 可能作为"胎盘钟"控制妊娠时长，并且在妊娠期末血浆 CRH 水平可能预测分娩发动时间。然而，最近的研究表明，这种检测在临床上并不适用。鉴于这些资料，使用血浆 CRH 和其他血清标志物，例如苯丙酸诺龙 A 作为早产的预测物仍有待于研究调查

表 28-26 早产的预防指南

有效性未被证实的策略
- 卧床休息
- 定期产前检查
- 治疗无症状的下生殖道感染
- 治疗牙龈疾病

可能有一定疗效的策略
- 性传播疾病和泌尿系统感染的预防和早期诊断
- 治疗有症状的低生殖道感染
- 戒烟戒毒
- 预防多胎妊娠
- 视患者情况，实行宫颈环扎术
- 视患者情况，肌内注射孕酮
- 视患者情况，经阴道给予孕酮

表 28-27 中对处理早产的指导方针进行了总结。在许多情况下，早产代表着胎儿要从敌对性质的宫内环境中进行必要的逃离，因此，积极干预去阻止分娩可能会适得其反。应尽一切努力去排除对期待疗法以及安胎的禁忌证。这其中包括：宫内感染、原因不明的阴道出血、胎心监护异常及宫内胎儿死亡。在对早产进行治疗时一般会推荐卧床休息与静脉输液，但并没有确切的疗效。虽然有大量的数据证明广谱抗生素治疗可延长在远未足月胎膜早破的潜伏期，但尚无一致的证据表明这种方法可以推迟胎膜完整但早产的女性分娩时间。

药物抑制宫缩仍是急性早产的基础治疗方法。虽然有很多可选的药物（表 28-28），还没有可靠的数据表明这些药物中的任何一个可以使得早产妇女

的分娩延迟超过48h。因为没有一个单一药物有确切的治疗益处,每个药物的不良反应往往决定了其在哪些特定的临床情况下可用。

表 28-27　早产处理指南

- 对早产的诊断进行证实
- 排除期待疗法和(或)安胎的禁忌证
- 视患者病情,使用产前皮质类固醇
- 视患者病情,使用抗B族β-溶血性链球菌(GBS)化学药物预防
- 药理性安胎
- 考虑转移到三级医疗中心

宫缩抑制维持超过48h并没有任何治疗上的好处,但其不良反应会造成的重大危险。因此,一般不建议进行持久宫缩抑制。同样的,同时使用2个或2个以上的宫缩抑制药方并没有显示出比单独使用一种药物更有效,而且为了预防不良反应的累积风险通常会避免采取这种治疗方法。在早产胎膜早破的情况下,宫缩抑制治疗并没有明显效果,而且最好避免。

越来越多的证据表明,预防性补充孕酮可以减少高危女性的早产率。尽管孕酮有助于预防早产的确切机制尚不清楚,但最好的证据似乎支持以下机制:①在妊娠后半程,孕酮通过抑制子宫肌层内与子宫收缩相关蛋白的基因表达,激活抑制子宫收缩活动的基因的转录,降低刺激性前列腺素与细胞因子的合成来维持子宫静止;②尽管循环孕酮水平的下降仅在啮齿动物和反刍动物分娩时发生,而不发生人类身上,但最近的分子数据表明,人类的孕酮异构体的水平改变可能导致子宫水平上孕酮活性的功能性下降;③早产的常见原因之一是胎膜早破(PPROM),孕酮可以通过阻止胎膜细胞凋亡而有助于防止胎膜早破早产。

表 28-28　急性早产处理方案

保胎药物	给药途径(剂量)	功效[1]	对母亲的不利影响	对胎儿不利影响
硫酸镁	IV(首剂4～6 g,之后2～3 g/h 静脉滴注)	有效	恶心、肠梗阻、头痛、无力	两次心搏之间的可变性减少
			低血压	新生儿嗜睡,肌张力减退
			肺水肿	
			心搏呼吸骤停	?肠梗阻
			?低钙血症	?先天性佝偻病综合征(治疗>3周)
β-肾上腺素受体激动药				
硫酸特布他林	IV(2μg/min 静脉滴注,最大剂量80μg/min)	有效	神经过敏、焦虑、不安、恶心、呕吐、皮疹	胎儿心动过速、低血压、肠梗阻
	SC(0.25 mg 20 min 1次)	有效	心律失常、心肌缺血、心悸、胸痛	高胰岛素血症、低血糖症(常用异克舒令)
利托君[2]	IV(从50μg/min 静脉滴注,最大剂量350μg/min)	有效	高血压、心动过速(更常用异克舒令)	高胆红素血症、低钙血症
	IM(5～10 mg,2～4h 1次)	有效	肺水肿	?胎儿水肿
			麻痹性肠梗阻	
			低钾血症	
			高血糖、酸中毒	
前列腺素抑制药				
吲哚美辛	口服(25～50 mg,4～6h 1次)	有效	胃肠道反应(恶心、胃灼热)、头痛、皮疹	暂时性少尿 羊水过少
	直肠给药(100 mg,12h 1次)		间质性肾炎	新生儿导管早闭并有持续肺动脉高压

(续表)

保胎药物	给药途径（剂量）	功效[1]	对母亲的不利影响	对胎儿不利影响
			出血时间增加	?坏死性小肠结肠炎，脑室内出血
钙通道阻滞药				
硝苯地平	口服（20～30 mg，4～8h 1次）	有效	低血压、反射性心动过速（特别用维拉帕米）头痛、恶心、脸红	
			加强了硫酸镁对心脏抑制的效果	
			肝毒性	
缩宫素拮抗药				
阿托西班	IV 1um/min 静脉滴注，最大剂量 32μM/min	有效	恶心、呕吐、头痛、胸痛、关节痛	?抑制乳汁分泌
磷酸二酯酶抑制药				
氨茶碱	口服（200 mg，6～8h 1次）	?有效	心动过速	胎儿心动过速
	IV [0.5～0.7 mg（kg·h）]	?有效		
一氧化氮供体				
硝化甘油	TD（每天 10～50 mg）	未经检验	低血压、头痛	胎儿心动过速
	IV [100μg 之后输液 1～10μg/（kg·min）]	未经检验		

（1）疗效是指通过与安慰剂组或者标准对照组比较，可以将分娩延后 24～48 h；（2）唯一一个被美国食品和药物管理局批准宫缩抑制药；IM. 肌内注射；IV. 静脉注射；SC. 皮下注射；TD. 经皮给药

补充孕酮来预防早产的疗效似乎主要取决于所选择的患者是否合适。体外实验和动物研究表明，孕酮的类型、配方、剂量和分娩方式可能也会对疗效产生重大影响。在两种情况下，补充孕酮被证明可以减少自发早产的比例：①有自发早产史的女性；②在当前妊娠中进行超声检查时发现子宫颈较短的女性。

母婴药学单位网络实验（maternal fetal medicine units network trial）是一项证明了肌内补充孕酮对预防复发性早产有益的开创性研究。Meis 和合作者在妊娠 16～20 周开始，随机对 459 名有自发早产史的女性每周肌内注射 17α-羟孕酮己酸酯（17-OHP）或安慰剂并一直持续到 36 周。每周补充孕酮与复发性早产的显著减少有很大相关性，受益最大的是那些有过在妊娠期 34 周之前自发性早产的女性。随后使用阴道孕酮制剂来预防复发性自发早产的随机试验的结果有好有坏。随机试验的荟萃分析表明，补充孕酮有助于预防复发性早产。最近 6 个随机对照试验的荟萃分析显示＜37 周（相对危险度 RR 0.77，95% 可信区间 CI 0.67～0.67），不到 35 周（相对危险度 RR 0.77，95% 可信区间 0.63～0.96），＜32 周（相对危险度 0.61，95% 可信区间 0.45～0.82）的早产显著减少以及围生期和新生儿死亡、呼吸窘迫综合征、新生儿坏死性小肠结肠炎发病率的减少。各方面数据表明，肌内注射 17-OHP 与阴道给予孕酮相比能够更有效地预防复发性自发早产。一项包括了 657 名未生育过的单胎妊娠妇女的随机对照试验发现，肌内注射 17-OHP 对具有较短子宫颈（在 16～22 周时宫颈长度＜30 mm）的女性在预防早产上没有效果。

Fonseca 及其同事进行的开创性研究展示了对超声检查出短子宫颈的女性进行阴道孕酮补充对预防早产的好处。这些研究者随机让 413 名宫颈长度为 15 mm 或更短的女性在妊娠 24～34 周接受每晚阴道孕酮栓剂或安慰剂注射，发现阴道孕酮与在妊娠 34 周之前自发早产显著减少相关（从 34.4% 变为 19.2%，相对危险度 RR 0.56，95% 可信区间 CI 0.36～0.86）。最近的一项包含了 775 例妊娠的对 5 个随机安慰剂对照试验的荟萃分析证明，对在妊娠中期超声检查出的无症状短子宫颈的女性进行孕酮补充是有益的。对超声查出的短子宫颈的单胎妊娠

女性进行阴道孕酮治疗可使早产率显著下降以及新生儿发病率和病死率减少。当孕酮的剂量为每天 90 mg, 100 mg 以及 200 mg 时其带来的益处是类似的。在对具有短宫颈的双胎妊娠进行同样的妊娠荟萃分析表明，阴道孕酮治疗可以使早于 33 周的妊娠早产轻度降低，并且其能够显著减少整体新生儿发病率和病死率。

在不是短宫颈的情况下，双胎妊娠中的孕酮补充似乎并没有好处。一个随机双盲的安慰剂对照研究发现，阴道孕酮的常规应用并不能防止双胎妊娠中的早期早产（妊娠期<34 周）。这一发现在另一个包括了 677 名女性的双盲安慰剂对照随机试验中被证实。在随机对照试验中肌内注射 17-OHP 的常规应用也没能够降低双胎妊娠女性的早产率。三胎妊娠的随机对照试验也未证明肌内注射 17-OHP 有预防早产的效果。多胎妊娠中导致早产的机制可能与单胎妊娠不同。有学者指出：过度的子宫伸展可能导致了多胎妊娠中的早产。如果确实是这一机制的话，最近一项体外研究表明，伸展引发的促分裂原活化蛋白激酶（MAPK）激活的孕酮抑制的缺乏，或在 MAPK 在子宫肌层的细胞中基因表达的缺失可能阐明了在这些案例中补充孕酮预防早产失败的原因。

考虑到补充孕酮来预防早产对孕妇及其后代的长期影响还未被阐明，对广泛使用这一方法热忱应当有所收敛。虽然人们很大程度上已经不再担忧孕期暴露于孕酮可能导致女性发生流产和死产的风险增加，但是还是有人担心在妊娠 11 周之前，暴露于外源孕酮的男婴发生尿道下裂的可能性会增加。最近的研究表明，一个涉及抑制转录因子锌指 E-box 结合同源框蛋白 1 和 2（ZEB1 和 ZEB2）和微小 RNA（miRNA）-200 家族的负反馈循环，可能介导了孕酮对妊娠期子宫内浓度相关蛋白的效应。然而当以 ZEB-microRNA-200 负反馈循环为目标进行治疗性干预时应当十分谨慎，因为它也与癌症发展相关。

（二）过期妊娠

过期（延长的）妊娠是指孕期已经达到或超过 42 周（294d）的妊娠。在不进行产科干预的情况下，有 10%（3%~14%）左右的单胎妊娠孕期会超过 42 周而有 4%（2%~7%）会超过 43 周。准确的孕期计算对诊断很关键。研究报道使用常规超声核对胎龄时过期妊娠的发生率最低。

多数过期妊娠找不到具体原因，少数情况下有明确病因。初产以及既往过期妊娠是孕期延长最常见的可识别风险因素。遗传易感性很可能发挥一定的作用，与之相一致的是，同卵双生的双胞胎发生过期妊娠的可能性要高于异卵双生的双胞胎。本身产于过期妊娠的孕妇发生孕期延长的风险较常人要增加 1.3 倍。既往有过超过孕期 42 周妊娠史的女性，其复发过期妊娠的风险要增加 2~3 倍。在一些很少见的情况下，过期妊娠可能是导致胎盘硫酸酯酶缺乏症或胎儿无脑畸形或 CAH（在不存在羊水过多的情况下）。

在妊娠 42 周的围生期死亡率是足月的 2 倍［4~7 vs 2~3 例（每 1000 例分娩中的死亡例）］，并且与妊娠 40 周相比，在妊娠 43 周时会增加到 4 倍，在妊娠 44 周时会增加至 5~7 倍。子宫胎盘功能不全、窒息（源于或者非源于胎粪）宫内感染以及"胎儿成熟障碍（过度成熟）综合征"（这是指由于子宫胎盘功能不全引起的慢性 IUGR）都会导致围生期死亡增加。过期妊娠婴儿要大于足月婴儿，其巨大儿的发病率更高（2.5%~10% vs 0.8%~1%）。巨大儿的并发症包括产程延长、增加头盆不相称与肩难产所导致的外科或者神经损伤的风险。过期妊娠似乎并不引起任何长期的神经或行为后遗症。

过期妊娠还会增加母体相关风险，包括难产率增加（9%~12% vs 足月时 2%~7%）、发生由巨大儿导致的严重会阴裂伤的可能性增加（3.3% vs 足月时 2.6%）和剖宫产率翻倍。后者则伴有更高的并发症风险，如子宫内膜炎、出血和血栓栓塞疾病。

过期妊娠的处理应该包括对胎龄的核对和产前胎儿监测并且如在无法进行自然分娩时还应实施引产术。对过期妊娠公认是需要进行产前胎儿监测的。然而，这种方法的有效性还没通过前瞻性随机实验进行验证。在产前胎儿测试中无有效手段，ACOG（美国妇产科学会）建议妊娠在 41~42 周进行产前胎儿监测，但没有对监测类型或频率的具体建议。许多研究人员会建议每周进行 2 次监护并且对羊水量进行评估。

当继续妊娠对胎儿的风险比新生儿出生后所面临的风险要大时应建议终止妊娠。在高危妊娠中，更倾向在妊娠 38~39 周时终止妊娠。对低危妊娠的处理则更具争议。需要考虑的因素包括产前胎的评估、子宫颈成熟度、胎龄和讨论过利弊后孕妇的意愿，以及选择在产前监控下进行期待治疗或引产。但是如果存在危险胎儿或者羊水过少的迹象则应当马上终止妊娠。

在低危的延期妊娠中，期待治疗和引产的并发症发病率较低。然而，原因不明的子宫内胎儿死亡的风险在40周为1/926，在41周为1/826，在42周为1/769，在43周为1/633。这一风险在胎儿分娩出后便会消失。Hannah及其同事将3407名妊娠41周的低危非合并症单胎妊娠随机分配，但在4d内进行引产（用或不用宫颈成熟药），另一组进行期待治疗直到44周。选择性引产组剖宫产率降低（分别为21.2%和24.5%），这主要是与胎儿监护异常的手术数目减少有关。这些发现也被随后的大型随机临床试验所证实。此外，对于26例过期妊娠的常规或者选择性引产试验的荟萃分析发现妊娠41周后的常规引产有助于降低围生期死亡率（OR 0.20；95% CI：0.06~0.70），而且并不会增加剖宫产率。综上考虑，这些数据表明无论是产次或采用的引产方法如何，在妊娠41周时若存在指征，使用促宫颈成熟药并进行常规引产似乎均有益处。

完整的参考列表见专家咨询网站www.expertconsult.com。

（译者　陈　伟　审校　迟洪滨）

推荐阅读

American Diabetes Association, Kitzmiller JL, Block JM, et al. Managing preexisting diabetes for pregnancy: summary of evidence and consensus recommendations for care. Diabetes Care, 2008, 31（5）：1060－1079.

Buchanan TA, Xiang AH, Page KA. Gestational diabetes mellitus: risks and management during and after pregnancy. Nat Rev Endocrinol, 2012, 8（11）：639－649.

Carpenter MW. Gestational diabetes, pregnancy hypertension, and late vascular disease. Diabetes Care, 2007, 30（Suppl 2）：S246－S250.

Dhulkotia JS, Ola B, Fraser R, et al. Oral hypoglycemic agents vs insulin in management of gestational diabetes: a systematic review and metaanalysis. Am J Obstet Gynecol, 2010, 203（5）：457：e1－e9.

Freeman DJ. Effects of maternal obesity on fetal growth and body composition: implications for programming and future health. Semin Fetal Neonatal Med, 2010, 15（2）：113－118.

Garovic VD, Hayman SR. Hypertension in pregnancy: an emerging risk factor for cardiovascular disease. Nat Clin Pract Nephrol, 2007, 3（11）：613－622.

Gluckman PD, Hanson MA, Cooper C, et al. Effect of in utero and early-life conditions on adult health and disease, N Engl J Med, 2008, 359（1）：61－73.

Metzger BE, Gabbe SG, Persson B, et al. International association of diabetes and pregnancy study groups recommendations on the diagnosis and classification of hyperglycemia in pregnancy. Diabetes Care, 2010, 33（3）：676－682.

Muglia LJ, Katz M. The enigma of spontaneous preterm birth. N Engl J Med, 2010, 362（6）：529－535.

Newbern D, Freemark M. Placental hormones and the control of maternal metabolism and fetal growth. Curr Opin Endocrinol Diabetes Obes, 2011, 18（6）：409－416.

Norwitz ER, Robinson JN, Challis JR. The control of labor. N Engl J Med, 1999, 341（9）：660－666.

Plagemann A. Maternal diabetes and perinatal programming. Early Hum Dev, 2011, 87（11）：743－747.

Seely EW, Ecker J. Chronic hypertension in pregnancy. N Engl J Med, 2011, 365（5）：439－446.

Shaikh H, Robinson S, Teoh TG. Management of maternal obesity prior to and during pregnancy. Semin Fetal Neonatal Med, 2010, 15（2）：77－82.

Sibai BM. Treatment of hypertension in pregnant women. N Engl J Med, 1996, 335（4）：257－265.

Smith R. Parturition. N Engl J Med, 2007, 356（3）：271－283.

Society for Maternal-Fetal Medicine Publications Committee, with assistance of Vincenzo Berghella. Progesterone and preterm birth prevention: translating clinical trials data into clinical practice. Am J Obstet Gynecol, 2012, 206（5）：376－386.

Stagnaro-Green A. Approach to the patient with postpartum thyroiditis, J Clin Endocrinol Metab, 2012, 97（2）：334－342.

Stagnaro-Green A, Abalovich M, Alexander E, et al. Guidelines of the American Thyroid Association for the diagnosis and management of thyroid disease during pregnancy and postpartum. Thyroid, 2011, 21（10）：1081－1125.

Wendland E M, Torlong M R, Falavigna M, et al. Gestational diabetes and pregnancy outcomes—a systematic review of the World Health Organization（WHO）and the International Association of Diabetes in Pregnancy Study Groups (IADPSG) diagnostic criteria. BMC Pregnancy Childbirth, 2012（12）：23.

第29章

激素相关性恶性肿瘤

（原著 Richard J. Santen, Linda R. Duska, Stephen H. Culp）

一、乳腺癌

（一）病因

新发恶性肿瘤的发生是一个涉及多个基因突变和表观遗传学事件的复杂过程。Hanahan 和 Weinberg 教授指出了恶性肿瘤发生的 6 个关键条件："持续的增殖信号、避免生长抑制、耐药细胞死亡、无限复制的能力、诱导血管生成、激活浸润转移。"这些特征使得恶性肿瘤细胞能够自我产生有丝分裂信号的能力，抵抗外源性生长抑制信号，逃避凋亡，无限增殖（例如细胞永生化），生成新生血管及晚期恶性肿瘤浸润和转移。

基因组分析提示乳腺癌发生与多种基因突变有关，其中一些基因调控 6 条关键的信号通路，而有些基因只是起到旁观者的作用。Vogelstein 教授和他的同事们提出了以下概念：调控 6 个关键信号通路的驱动基因和旁观基因。Vogelstein 教授团队共识别了 167 个乳腺癌突变基因，其中 14 个为驱动候选基因，另外 153 个为旁观基因。这些突变可能改变了不到 20 个关键信号通路。恶性肿瘤发生的动态过程是与大量突变累积的过程是一致的，每一种突变均与细胞的逐渐生长或者死亡优势有关，促进肿瘤进展。根据这些概念，突变引发的特异信号通路的改变比识别单个突变更值得重视。

许多特异突变被认为与乳腺癌发生有关。全基因组和 GWAS（全基因组关联研究）已经发现了 20 多种突变，每一种仅与所研究的人群乳腺癌发生率小幅度增加有关。最常见的基因包括 *BrCa1* 和 *BrCa2*，*FGFR2*、*IKBKE*、*ATM*、*BRIP-1*、*BR1P1* 和 *TP53* 基因。*BrCa1* 和 *BrCa2* 基因突变与约 5% 的乳腺癌发生有关。罕见的遗传综合征包括李-佛美尼综合征中的 *p53* 基因突变；共济失调-毛细血管扩张综合征（ATM）中细胞周期检测点监督功能受损，Cowden 综合征中的 *PTEN* 基因突变；Muir-Torre 综合征的 *MLH1/MSH2* 基因突变；Peutz-Jeaghers 综合征的 *STK 11* 和 *Chek 2* 基因突变。对同卵双胞胎的研究提示约 27% 的乳腺癌与遗传因素有关，而 22% 的患者基因并不明确。

（二）危险因素

1. 饮食、环境和生活方式 这些因素在乳腺癌发生中发挥关键作用，这些因素可能有助于形成日本与美国乳腺癌发生率 4 倍的差异。日本乳腺癌每年发生率为 23/100 000，而美国为 90/100 000。流行病学研究发现，高脂饮食、饮酒、运动和肥胖与乳腺癌发生有关。在日本，乳腺癌发生率在绝经年龄达到高峰，而在美国，发生率持续上升直至 90 岁。该差异可能与美国妇女肥胖和芳香化酶随着年龄增长逐渐增加有关。这种差异可能与遗传无关，因为日本妇女搬迁至美国后，也出现了与北美妇女类似的情况。

2. 激素因素 尤其是雌激素与乳腺癌发生有关。给予多种动物外源性雌激素均能诱导乳腺肿瘤的发生。对衰老大鼠自然发生的乳腺癌可以通过切除卵巢或给予芳香化酶抑制药来阻断雌激素生成而防止疾病进展。如图 29-1 所示，流行病学研究提示一些激素与乳腺癌发生率增加有关。

3. 雌激素暴露的强度 乳腺癌主要的危险因素与患者暴露于内源性或者外源性雌激素的持续时间或强度有关（图 29-1）。月经初潮过早和（或）绝经晚均能增加癌症风险。循环中雌二醇水平增加程度能够预测绝经后妇女日后发生乳腺癌的风险（图 29-2）。雌激素水平是独立于其他已知因素的危险

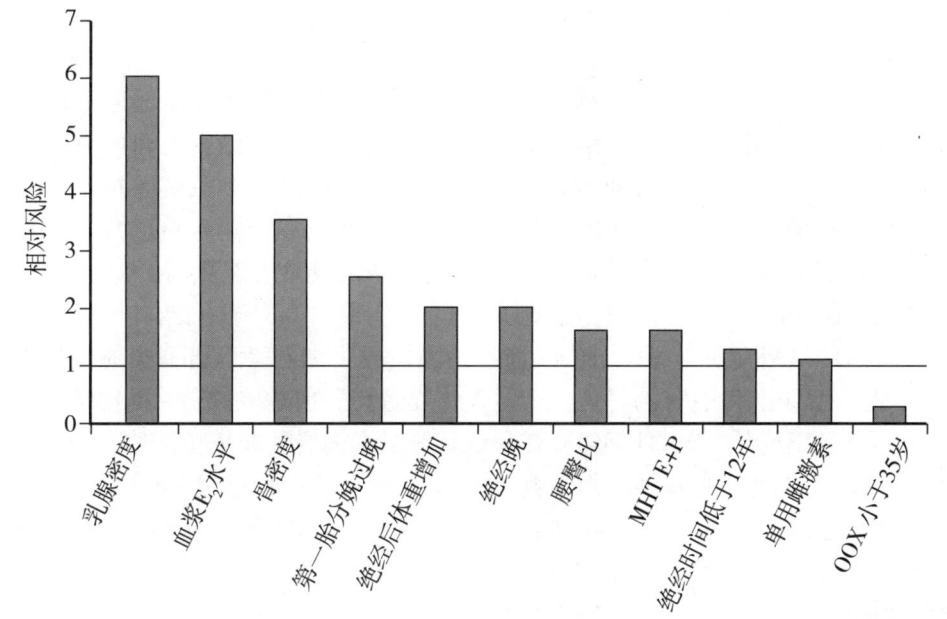

图 29-1 与雌二醇（E_2）长期暴露有关的一些相关因素对乳腺癌的相对风险

"问号"提示数据尚存在争议，横线代表大多数观点。E. 雌二醇；MHT. 绝经后激素治疗；OOX. 卵巢切除术；P. 孕酮

［摘自 Santen R. Endocrine–responsive cancer. In Kronenberg HM, Melmed S, Polonski KS, eds. Williams Textbook of Endocrinology, 11th ed, Philadelphia: WB Saunders, 2008: 图 42-2.］

因素。雌二醇水平位于上 1/5 区间的患者发生乳腺癌的风险增加 3~5 倍（表 29-2）。循环雌激素水平（E_1，E_2，E_3，E_1~S，E_2~S）加权指数比雌二醇本身提示乳腺癌发生风险更高。雌激素代谢产物，虽然并不通过雌激素受体发生作用，也与乳腺癌发生风险有关。例如，涉及 4-羟基化途径的几种雌二醇代谢产物的加权平均数比雌二醇水平本身提示乳腺癌发生风险更高。

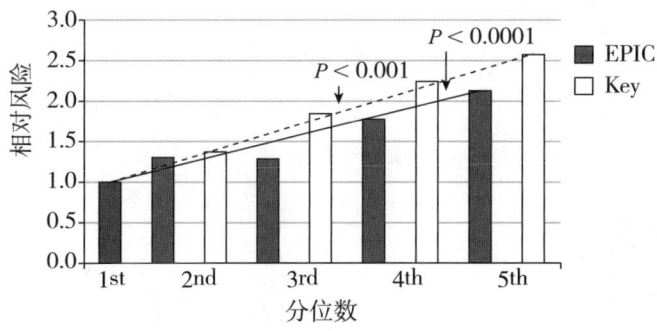

图 29-2 绝经后妇女游离血浆雌二醇水平与乳腺癌风险（例如非性激素结合雌二醇）

乳腺癌相对风险与第 1~5 分位数血浆游离雌二醇水平相关。实线和虚线代表相对风险增加与雌二醇水平增加的趋势分析

［摘自内分泌协会的 Yager J 和 Santen RJ 同意印刷，Mechanisms relating estrogens to breast cancer. Translational Endocrinology and Metabolism, 2012, 3（1）: 75–93.］

与长期雌激素暴露有关的潜在指标如骨密度也具有预测性。骨密度位于上 1/4 区间的妇女乳腺癌发生风险增加 3 倍（图 29-1）。骨折或者体重下降者发生风险降低。第一胎分娩过晚者被认为与妊娠对乳腺小叶的分化效应缺失有关，其乳腺癌风险增加 2.8 倍。成年人体重增加至少 20 kg 者发生风险增加 2 倍，而减轻体重能够降低风险。腰臀比增高者发病风险也增加。对多个研究综合分析表明，饮酒能够增加乳腺癌风险，可能与降低雌二醇清除有关。对双胞胎进行的研究发现，宫内雌二醇暴露者发病风险增加 2 倍。妊娠年龄越早及哺乳时间延长能够降低发病风险。值得注意的是，35 岁之前切除双侧卵巢或者对围绝经期或绝经后妇女采用抗雌激素治疗能够将发病风险降低 75%。

（1）雌激素的来源：乳腺组织中的雌二醇由 3 个部位合成：卵巢、腺体外组织和乳腺自身。围绝经期妇女卵巢的腺体分泌直接将雌二醇通过内分泌方式传递到乳腺组织。绝经后，腺体外组织雌激素来源于卵巢的雌激素和脂肪及肌肉组织的雄激素，它们为雌二醇的第二来源。乳腺自身可以通过将雄激素芳香化为雌激素的方式合成雌二醇，甾酮-硫酸酯通过硫酸酯酶裂解为自由雌酮，然后雌酮通过 17β 羟类固醇脱氢酶转化为雌二醇。将放射标记的雄激素和雌激素注入妇女体内的经典研究提示雌二醇生成来自乳腺局部和血浆。近期研究发现，血浆雌激素水平与乳腺肿瘤组织中雌激素应答基因有关，这提示雌激素受体介导的摄入比局部合成更为重要。一些因素能够调控局部雌二醇合成，然而最重要的是肥胖的程度能够增加乳腺组织中芳香化酶的数量，从而增加雌二醇的生成。肥胖诱导芳香化酶生成的机制包括瘦素、脂联素和 AMP 激酶，AMP 激酶将 CRTC2 从一个 14-3-3 蛋白上分离，然后进入细胞核内增加芳香化酶的转录。

（2）雌激素诱导的癌症发生：其精确机制也逐渐被阐明。当前数据表明，雌激素受体 α 依赖的和非依赖的机制均与乳腺癌的发生有关（图 29-3）。通过作用于雌激素受体 α，雌二醇依赖转录机制和 MAP 激酶激活的核外效应增加乳腺细胞的增殖率。进入细胞核之后，激活的 MAP 激酶和雌激素受体与 DNA 顺反组上的雌激素反应元件（ERE）结合。在无 MAP 激酶时，雌激素受体 α 也能够通过黏附的方式与单独的 ERE 相结合，与接头蛋白 -1（AP-1）和特异蛋白 -1（SP-1）结合来诱导其他增殖刺激基因。

细胞分裂的数目随着增殖加速而增加，突变的比例也随之增加。然而当细胞分裂过快时，DNA 用于修复的时间就很有限了。雌激素也能够通过增加突变细胞的扩增速率而促进肿瘤的发展。细胞增殖增加被认为是肿瘤发生过程的一个关键特征，并且不止在乳腺，还存在于其他多个器官。这些过程也逐渐被认为是雌激素诱发突变并最终导致新生肿瘤形成的主要过程。

越来越多的证据表明，雌激素代谢是乳腺癌发生的另外一个诱发突变过程，但是该机制并未被证实并且仍然存在争议。雌激素的受体非依赖性致突变效应涉及雌二醇的代谢产物，该产物通过 CYP 1B1 细胞色素 P450 酶通路直接损伤 DNA（图 29-3）。P450 酶催化雌二醇转化为 4- 羟基 - 雌二醇，4- 羟基 - 雌二醇为邻苯二酚雌激素，随之代谢为 3，4- 二醇醌。

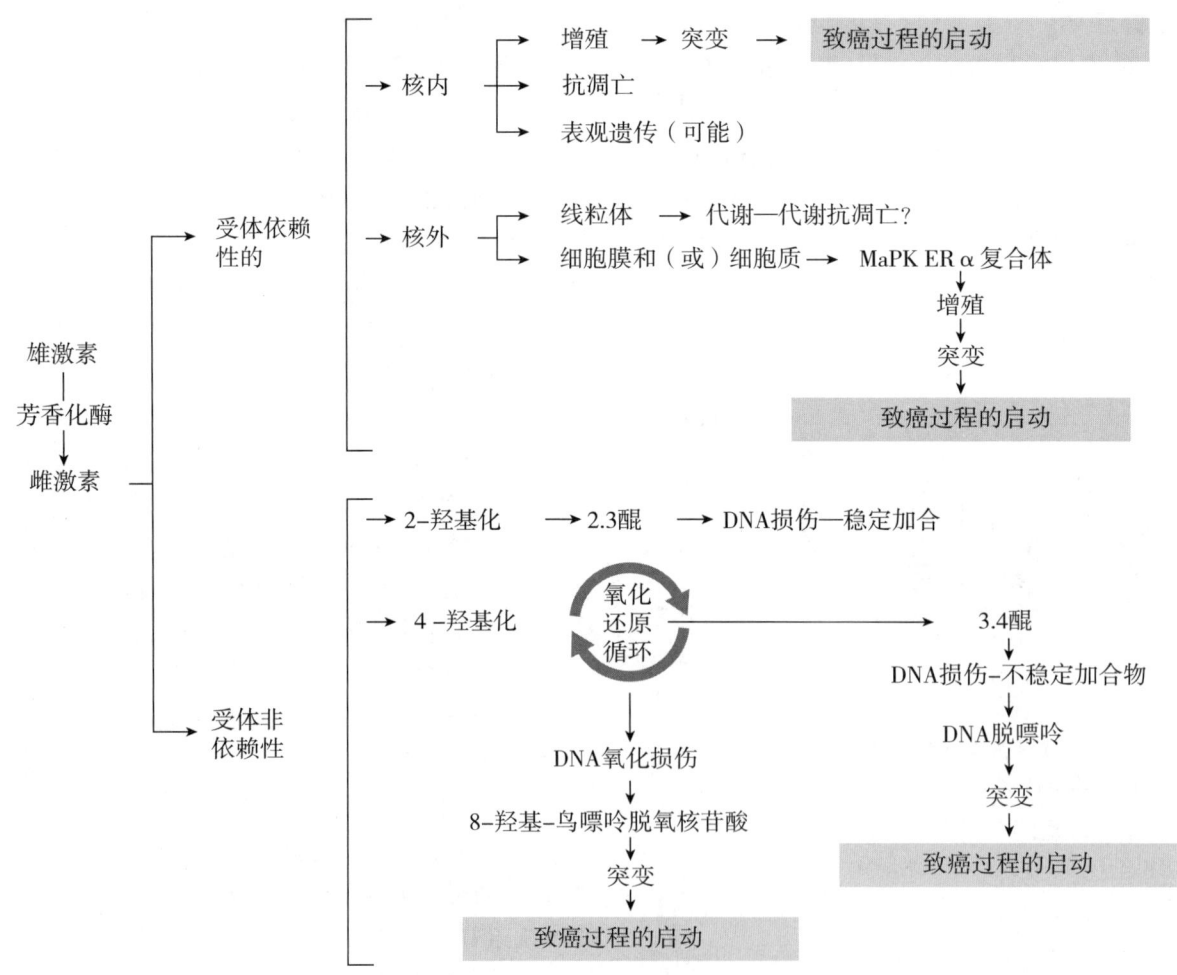

图 29-3　雌激素诱导乳腺癌发生的 ER 依赖性和非依赖性两种机制的流程

ER. 雌激素受体

［摘自 Mechanisms relating estrogens to breast cancer. Translational Endocrinology and Metabolism, 2012, 3（1）: 75–93. 内分泌协会的 Yager J 和 Santen RJ 同意使用］

该高活性物质与 DNA 螺旋上的鸟嘌呤或腺嘌呤分子共价结合，并且形成不稳固的复合体从而导致脱嘌呤。脱嘌呤部位出错或者复制修复出错能够导致点突变。3，4-二醇醌经醌还原酶作用能够再转化为4-羟基-雌二醇（他莫昔芬可以促进该转变），这个氧化还原循环过程能够产生活性氧。氧自由基随后能够通过产生 8-OXO-D-鸟嘌呤而直接损伤 DNA，并导致脱嘌呤。

后续对雌激素受体阴性的正常乳腺癌细胞系-10（MCF-10）中乳腺癌细胞的体外实验研究及该细胞体内能够转化为癌症细胞的研究，也证实了雌激素代谢物非受体依赖作用的假设。对携带 Wnt-1 原癌基因的雌激素受体敲除动物的研究表明，乳腺肿瘤的发生速度和发生率呈剂量依赖性。在妇女中，绝经后激素治疗及血浆中雌激素水平与雌激素受体阳性的乳腺癌及其他受体阳性的肿瘤发生率增加有关。

4. 乳腺 X 线密度 在所有其他危险因素中，乳腺密度是乳腺癌风险的最有力预测指标（图 29-4）。密度最高者较最低者乳腺癌发病风险增加 5 倍，并且与患者年龄有关，年龄越大风险越高（图 29-4）。乳腺密度是盖尔预测模型中独立于其他危险因素的预测因素，并且增加了预测准确性。乳腺密度增加的原因尚不明确，然而对双胞胎的研究提示，其某种程度上与基因因素有关。近期研究表明，乳腺密度高的部位其芳香化酶的浓度高于密度低的区域，提示可能与局部雌激素生成增加有关。外源性雌激素增高乳腺密度，而抗雌激素治疗能够降低乳腺密度。服用他莫昔芬后乳腺密度下降 10% 者能够阻止乳腺癌的发生，也证实了乳腺密度的生物学重要性。需要注意的是，临床实践中采用的绝经后雌激素和孕激素治疗能够导致乳腺密度增加，并因此改变了乳腺 X 线摄影对诊断乳腺癌的敏感性和特异性。

5. 乳腺癌的自然发生过程 许多数据表明，新发的乳腺癌需要经历多年才能生长到一定体积，并且临床上被 X 线检测到或者触诊发现（图 29-5）。乳腺癌的倍增时间在绝经后妇女中约为 200d，而绝经前妇女为 160d。X 线诊断乳腺癌的临床阈值随着乳腺密度和患者年龄的不同而变化，对于 50～80 岁的妇女而言，一般为 1.16 cm。然而肿瘤直径超过 2.0 cm 时才能够被扪及。新发的肿瘤必须经过 30 个倍增时间才能达到检测阈值，而这平均需要 16.4 年（图 29-6A）。倍增时间只有 50d 或者低于 50d 的新发肿瘤在

5～7 年才能够被检测到，然而仅有约 15% 的肿瘤倍增时间低于 50d。相应的，许多新诊断的乳腺癌在被发现之前已经存在多年。

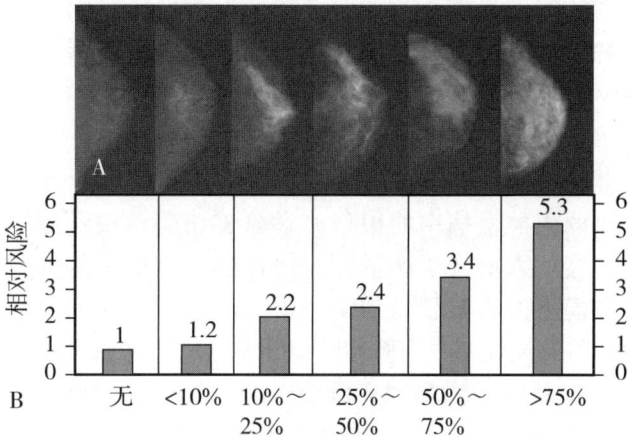

图 29-4 乳腺密度高低与对乳腺癌相对风险的作用

A. 通过乳腺 X 线检查确定的 6 种类型的乳腺密度；B. 每种密度类型的乳腺癌相对风险

［摘自 Boyd NF, Bying JW, Jong RA, et al. Quantitative classification of mammographic densities and breast cancer risk: results from the Canadian National Breast Screening Study. J Natl Cancer Inst, 1995, 87（9）：670–675.］

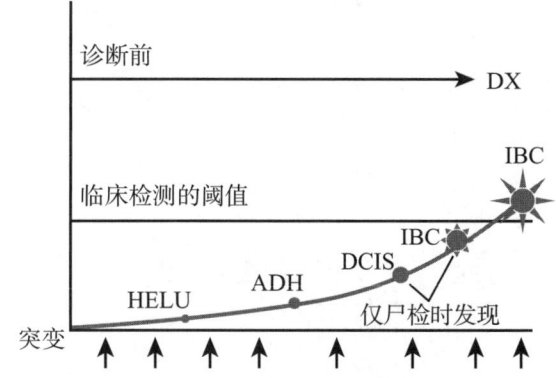

图 29-5 阐述了乳腺癌的逐步发展过程

第一个易感病变为小叶增生过长（hyperplasticelongated lobule unfolded, HELU），随后进展为非典型导管增生（atypical ductalhyperplasia, ADH），随后为导管原位癌（ductal carcinoma in situ, DCIS），最终发展为浸润性乳腺癌（invasive breast cancer, IBC）。需要注意的是，HELU 并未被认可。最近发现，已发生的乳腺癌中平均有 14 个"驱动"突变（见正文）。病变需增长至 1cm 才能被乳腺 X 线检查所发现。相应的，许多未被发现的肿瘤由于体积太小而无法通过触诊或者影像学技术所发现（见正文）。DX. 诊断

基于上述信息，我们可以推断在 50～80 岁的妇女中，有许多乳腺癌未被发现。8 项尸检研究也证实了这一点，发现平均 7% 的妇女患有隐匿性乳腺癌而

并未被诊断，6% 患有导管原位癌，而 1% 为浸润癌（表 29-1）。如果按照倍增时间为 200d 及检测阈值为 1.16 cm 来计算，不同倍增类型的肿瘤被检测到所需要的时间见图 29-6 B。经历了 5 个倍增时间的肿瘤需要 13 年才能被发现，而经历了 25 个倍增时间的仅需要 2 年半（图 29-6 B）。根据这些统计数字（包括 200d 的倍增时间，7% 的隐匿性肿瘤发生率，以及乳腺 X 线 1.2 cm 的检测阈值），建立了一个预测乳腺癌人群发病率的模型（彩图 89）。模型预测结果和实际人群发生率的比较也证实了其良好的一致性和模型的有效性。如果分析外源性激素治疗导致的乳腺癌风险时，隐匿性肿瘤的发生应当考虑在内。

6. 外源性激素和乳腺癌 对于绝经前妇女，避孕药使用时间超过 10 年者乳腺癌的相对风险增加 10%～20%。然而乳腺癌发病与年龄相关，其在服用口服避孕药的妇女中发病率是极低的，因此仅有少数妇女受到影响。最大的相关研究表明，服用避孕药妇女的平均年龄为 26 岁。根据流行病学及最后结果监视（Surveillance Epidemiology and End Results，SEER）数据对 25～30 岁妇女人群发病率（约为 12/100 000 每年）的报道，使用口服避孕药仅将乳腺癌发病风险增加（1.2～2.4）/100 000 妇女。

绝经后激素治疗（menopausal hormone therapy，MHT）能够增加乳腺癌风险最初是有争议的，因为结论都是基于一些有争议的观察性研究。然而，最大的 CGHFBC（collaborative group on hormonal factors in breast cancer，CGHFBC）研究明确了各项观察性研究所发现的不同因素的作用，结果如下。

（1）MHT 对乳腺癌的相对危险是小的，需要大样本长期随访研究来缩小 I 类和 II 类统计学误差。

（2）乳腺癌风险随着 MHT 使用时间呈线性增加。因此，对"使用过"和"从未用过"MHT 患者的比较都是无效的，因为研究未考虑雌激素的使用时间。

（3）使用 MHT 而增加的乳腺癌风险在停止治疗 4 年后消失。因此，只有使用 MHT 治疗时间在 4 年之内的研究才能发现发病风险增加。

（4）乳腺癌风险同样在绝经后 4 年下降，可能与雌激素和孕激素水平下降有关。因此，观察性研究应当对用药者和非用药者进行匹配比较直至绝经后。

（5）瘦型妇女使用 MHT 乳腺癌发病风险增高。一位肥胖妇女占高比例的研究可能会混淆 MHT 使用和乳腺癌风险的关系。

如果 CGHFBC 将这些混淆因素考虑在内的话，

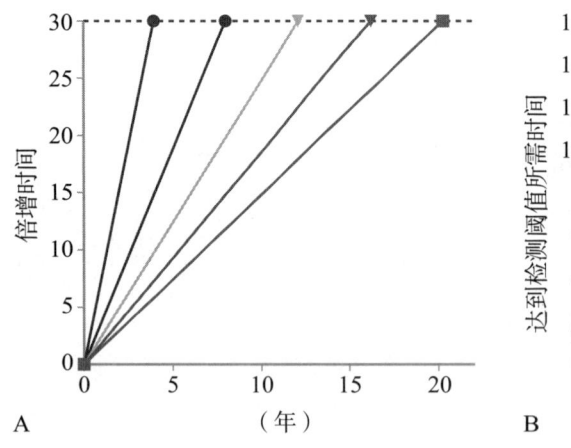
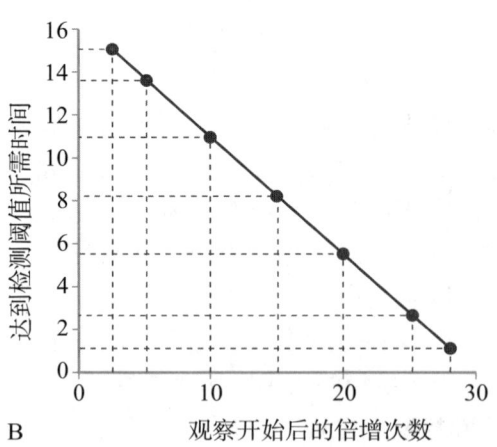

图 29-6　A. 在 30 个肿瘤倍增后达到检测阈值所需时间（例如 1.16 cm），不同的灰度代表了不同的有效倍增时间迭代

50d 有效倍增时间
100d 有效倍增时间
150d 有效倍增时间
200d 有效倍增时间
250d 有效倍增时间

B. 在 30 个肿瘤倍增后达到检测阈值所需时间（例如 1.16 cm），不同的颜色代表了自观察开始指定的倍增次数

［摘自 Santen RJ, Yue W, Heitjan DF. Modeling of the growth kinetics of occult breast tumors: role in interpretation of studies of prevention and menopausal hormone therapy, Cancer Epidemiol Biomarkers Prev, 2012, 21（7）: 1038–1048.］

大量的观察性研究结论相对是一致的，并且提示使用雌孕激素时间超过 5 年或者单独使用雌激素超过 10 年的妇女乳腺癌发生风险才会增加。

表 29-1　尸检发现的乳腺癌

文献	例数	发生率（%）
1962 Ryan	200	0
1973 Kramer	70	4.3
1975 Wellings	67	1.9
1984 Nielsen	77	14.3
1985 Alpers	101	8.9
1985 Bhathal	207	12.1
1987 Bartow	221	0
1988 Nielsen	109	14.7
Total cases	1052	6

[摘自 Ryan JA, Coady CJ. Intraductal epithelial proliferation in the human breast — a comparative study. Can J Surg, 1962（5）：12–19; Kramer WM, Rush BF Jr. Mammary duct proliferation in the elderly. Ahistopathologic study. Cancer, 1973（31）：130–137; Wellings SR, Jensen HM, Marcum RG. An atlas of subgross pathology of the human breast with special reference to possible precancerous lesions.J Natl Cancer Inst, 1975（55）：231–273; Nielsen M, Jensen J, Andersen J. Precancerous and cancerous breast lesions during lifetime and at autopsy. A study of 83 women. Cancer, 1984（54）：612–615; Alpers CE, Wellings SR.The prevalence of carcinoma in situ in normal and cancer-associated breasts. Hum Pathol, 1985（16）：796–807; Bhathal PD, Brown RW, Lesueur GC, et al. Frequency of benign and malignant breast lesions in 207 consecutive autopsies in Australian women. Br J Cancer, 1985（51）：271–278; Bartow SA, Pathak DR, Black WC, et al. Prevalence of benign, atypical, and malignant breast lesions in populations at different risk for breast cancer. A forensic autopsy study. Cancer, 1987（60）：2751–2760; Nielsen M, Thomsen JL, Primdahl S, et al. Breast cancer and atypia among young and middle-aged women: a study of 110 medicolegal autopsies. Br J Cancer, 1987（56）：814–819.]

WHI ER+P 研究：妇女健康协会（Women's Health Initiative，WHI）对绝经后妇女进行的大规模前瞻性随机对照试验于 2002 年首次报道了研究结果，支持 E+P 的观察性数据。WHI 研究纳入了约 16 000 名绝经后妇女，平均年龄为 63 岁，用药组联合使用结合雌激素（0.625 mg）和醋酸甲羟孕酮（2.5 mg），而对照组接受安慰剂治疗，用药时间为 5.2 年。5.2 年后试验结束，相对风险（relative risk，RR）为 1.26（RR 1.26，95%CI 1.00～1.59）。使用时间 5 年的 1000 例患者仅有 4 例发生乳腺癌，因此绝对风险（归因危险度）增加率是很低的。

在原始 WHI 报道中，74% 的参与者从未使用过 MHT，19.7% 既往用过药，而 6.4% 是正在使用者。在从未用药组，乳腺癌风险并未增加（RR 1.09，可信区间为 0.86～1.40），2006 年发表的文献也证实了该数据（彩图 90A 和 B）。在另外一项研究中，与距离绝经时间长者（长间隔时间）相比，绝经后 5 年内（被认为短间隔时间）使用 MHT 治疗的妇女乳腺癌发病风险增加。

7. 特定孕激素的效应　WHI E+P 研究仅使用了一种孕激素醋酸甲羟孕酮（medroxy-progesterone acetate，MPA），并且未研究不同孕激素对乳腺癌风险是否有影响。一些观察性研究分析了不同类型孕激素的作用以及联合用药和序贯用药的差异。一项百万妇女进行的研究发现，所有类型的孕激素均与乳腺癌风险增高有关，并且具有等级效应。然而一项有意思的但尚未证实的研究发现，与合成孕激素相比，孕酮本身可能降低乳腺癌风险。欧洲癌症与营养前瞻性研究（European Prospective Investigation into Cancer and Nutrition，EPIC）共发现 2354 例浸润性乳腺癌。法国小组对其中 59 名、216 名绝经后妇女进行了平均约 8.1 年的随访研究，该研究发现，雌二醇联合应用微粒化孕酮对乳腺癌的相对危险度为 1.08（可信区间 0.89～1.31）。而使用雌二醇联合应用合成孕激素的相对危险度为 1.69（可信区间 1.50～1.91），这与其他流行病学研究报道的结果类似。然而这些研究结果尚需要进一步证实。

孕酮与乳腺癌关系的生理学机制可能与孕酮对乳腺组织具有促有丝分裂的作用，而对子宫是抗有丝分裂。虽然细胞培养或者动物实验的结果尚不一致，来自患者的证据提示，孕酮对乳腺组织是促进有丝分裂。乳腺钼靶 X 线研究表明，雌激素/孕激素联合制剂比雌激素本身或者安慰剂更能够增加乳腺密度。组织学研究提示，持续应用孕激素能够促进细胞增殖和增加乳腺的腺体组织比例。增殖增加被认为能够促进乳腺癌的发生和发展，机制与雌激素类似。

8. 混淆因素　一些评论人员指出了其他影响 WHI 研究结论的因素：①中途退出（30%）或者加入（7%）的比例（例如患者被随机分到安慰剂组，后来决定加入 MHT 组）；②仅使用 MPA 一种孕激素；③参加者的平均年龄为 63 岁；④ 26.5% 的妇女以前使用过激素治疗，在使用 MHT 之前经历了洗脱期；⑤有绝经后症状的妇女很少；⑥只有 3.5% 的受试者在50~54岁年龄组，该组人群刚开始使用MHT；⑦既往使用过MHT但在随机入组前停止应用的妇女其乳腺癌风险增加受到影响（彩图90 A和B）。尽管存在上述问题，WHI仍然是目前最大的随机化试验研究，并且有关E+P和乳腺癌关系的数据是有效的。此外，研究结论与最近荟萃分析总结的大多数合理完成的观察性研究的结论相一致。

WHI单独应用雌激素研究：WHI的另一部分研究内容是比较行经腹全子宫切除术的妇女使用安慰剂与单用结合雌激素对乳腺癌的影响。在过去10年中，有3个较小样本的随机对照试验（randomized controlled trials，RCTs）对单用雌激素的妇女进行了研究，包括西方的女性雌激素卒中试验、欧洲/澳大利亚的可逆性缺血卒中预防试验和雌激素动脉粥样硬化预防试验研究1。对4个RCTs的数据进行汇总，发现乳腺癌发病风险反而下降，接近但是未达到统计学差异（RR 0.79，CI 0.61~1.01）。在一项随访时间长达11.8年的WHI单用雌激素研究中（例如单用雌激素7年，随后又观察了4.8年），总人群乳腺癌发病风险降低，并且达到统计学意义（RR 0.77，CI 0.62~0.95），在符合条件的患者中统计学差异更明显（敏感度分析RR 0.69，CI 0.49~0.95），见彩图91。单用雌激素只对无乳腺癌家族史或者乳腺良性疾病患者具有保护作用。

观察性试验发现长期使用雌激素能够增加乳腺癌风险，而WHI的研究发现风险降低，结论是矛盾的。对该差异的合理解释是"间隔期"，指绝经出现和开始使用MHT之间的持续时间。绝经出现多年（例如长间歇期）后服用雌激素者乳腺癌发病风险降低（RR 0.58，CI 0.36~0.93），然而绝经后（例如短间歇期）立即服用雌激素者发病风险未降低（最初分析RR为1.12，CI 0.39~3.21，随后分析发现RR为0.89，CI 0.66~1.20）。护士健康研究数据提示，只有单独使用雌激素超过10年以上乳腺癌发生风险才增加，尤其是瘦型妇女[例如体重质量指数，body mass index（BMI）<25]（图29-7）。如下面要讨论的，"长间歇期"组风险降低可能与雌激素促凋亡效应有关。

然而在讨论WHI单用雌激素试验中有一个重要的问题经常被忽视。48%的妇女以前曾使用过MHT治疗，然而在3个月的"洗脱期"后再次入组。52%的患者从未使用过绝经后激素治疗，被认为是"未经激素治疗组"。只有"未经激素治疗组"乳腺癌发病风险才降低（RR 0.65，CI 0.46~0.92）。48%的妇女MHT终止后经过洗脱期再次入组未出现乳腺癌风险降低（RR 1.02，CI 0.70~1.50），这与"短间歇组"患者类似。

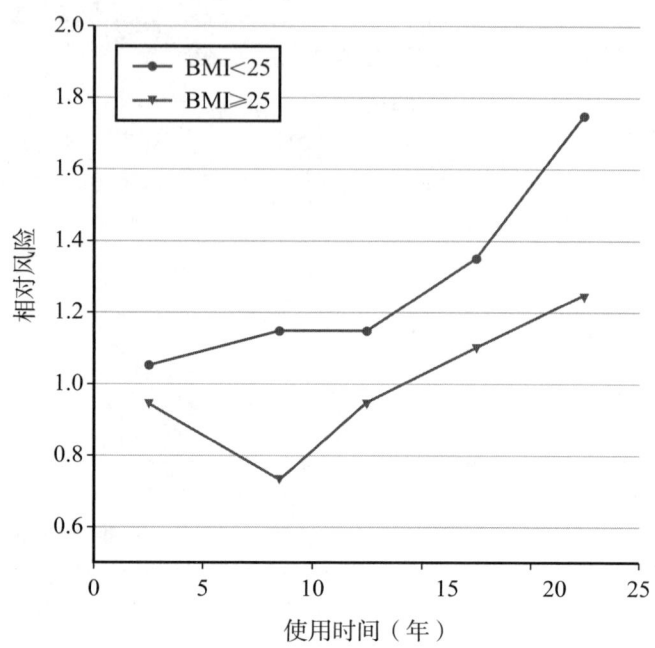

图29-7 护士健康研究研究对BMI对乳腺癌相对风险（relative risk，RR）影响的观察结果

一条线代表BMI<25 kg/m²。另外一条线代表BMI≥25 kg/m²。线上的每一点表示妇女单用E作为MHT治疗并使用了2~20年以上的乳腺癌平均相对风险。MHT（menopausal hormone therapy，绝经期激素治疗）

［摘自Santen RJ, et al.Postmenopausal hormone therapy: an endocrine society scientifi c statement.J Clin Endocrinol Metab 95［supplement, 2010（1）：S1-66.］

在WHI长达11.8年的随访研究中，与安慰剂组相比，单用雌激素组妇女总体病死率降低（分别为30例和50例死亡病例，RR 0.62，95% CI 0.39~0.967）。单用雌激素组有6例死亡病例与乳腺癌直接相关，而安慰剂组有16例（RR 0.37，95% CI 0.13~0.91）。相反，一项WHI E+P组长达11年的随访研究发现，MHT组乳腺癌发病风险轻度增加（例如5年后每1000名妇女中0.63例死亡）。所有的全因死亡率在E+P组也是轻度升高（1.07/1000/5年），可能与入组者平均年龄为63岁有关。

雌激素矛盾效应：短期应用雌激素能够将乳腺癌风险降低至30%（彩图91），而长期使用达10~20年，能够将乳腺癌风险增加至41%~77%（图29-

7），提示"雌激素的矛盾效应"。"雌激素矛盾效应"的一个可能解释是雌激素具有2个独立的与时间有关的效应：短期使用能够诱导凋亡，而长期应用诱发新生肿瘤的发生和发展。近期研究表明，雌二醇能够诱导长期无雌激素作用的乳腺肿瘤细胞凋亡。此外，在约40%的雌激素受体阳性患者中，晚期乳腺癌妇女使用高剂量雌激素能够诱发肿瘤进展。WHI单独使用雌激素入组人群中，患者的平均年龄为63岁，超过绝经年龄12岁。相应的，既往从未使用过激素治疗的患者处于平均长约12年的长期无雌二醇刺激阶段。如果这些患者存在未经诊断的隐匿性肿瘤（本章节后续会讨论），单用雌激素会诱发细胞凋亡。

隐匿性肿瘤：模型研究提示，尸检时隐匿性乳腺癌发病率达7%。雌二醇的促凋亡作用能够缩小肿瘤体积，因此在5年的随访时间内可能未被发现（图29-8）。这也能够解释WHI和护士健康研究中部分妇女乳腺癌风险降低的原因。如果患者长期服用雌激素达25年以上，这种短期的促凋亡效应可能被雌二醇的促肿瘤发生作用而抑制（图29-7）。"雌激素矛盾效应"的假说是推测性的，尚需要长期的前瞻性随机对照试验进行验证。

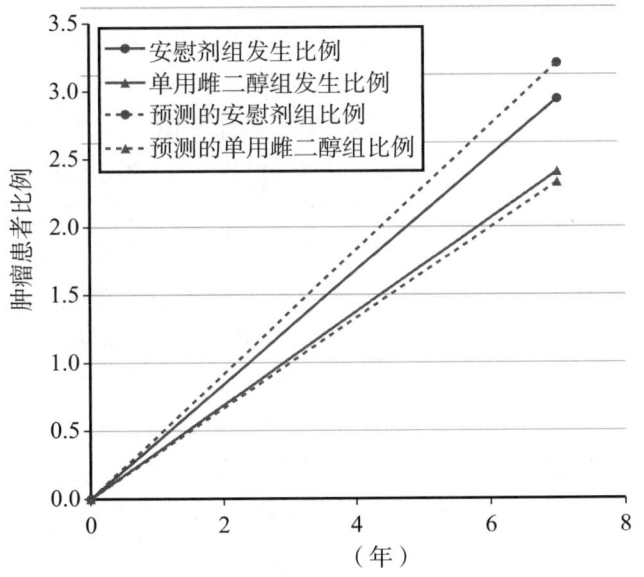

图29-8 根据OTG模型，WHI-单用E组安慰剂和激素治疗超过7.2年后所预测的乳腺肿瘤发生率

对WHI单用E试验中安慰剂和激素治疗的疗效进行了数据比较。WHI E（Womens Health Initiative，妇女健康协会，单用结合雌二醇组）

［经Santen RJ, Yue W, Heitjan DF 同意应用，Modeling of the growth kinetics of occult breast tumors: role in interpretation of studies of prevention and menopausal hormone therapy, Cancer Epidemiol Biomarkers Prev. in press 2012.］

二、美国乳腺癌发病率下降

BWHI研究首次公布了美国SEER人群发病情况后，乳腺癌的发生率下降了6.7%。ER阳性肿瘤发病率下降了14.7%（95%可信区间11.6～17），ER阴性组下降了1.7%（95%可信区间-4.6～+8.0）。该研究结果让人有些意外，因为乳腺癌的发生率逐渐上升直至1999年，到2003才达到平台期。Ravdin及其同事指出，这种现象可能与WHI研究公布结果后妇女在2002年和2003年停止使用MHT有关。对加利福尼亚州不同城市研究发现，使用MHT最多的城市乳腺癌发病率下降最快（22.6%），而使用最低的城市下降程度最低（8.8%）。出现这种现象的一个机制可能是隐匿性乳腺癌部分人群使用雌激素和孕激素后肿瘤消退，因此在随后的2～3年并未生长到被诊断的阈值大小（图29-8）。隐匿性肿瘤模型研究将乳腺癌发病率的这种变化归因于使用E+P组妇女的倍增时间由150d增长至200d，从而导致发病率下降。如果该推论是正确的，患者在随后的时间内可能会出现乳腺癌发病率的反弹。

（一）MHT相对、绝对和归因风险度

全面理解MHT对乳腺癌风险的影响需要充分理解统计学术语的精确含义。流行病学家采用相对风险分析来确定不同组间的统计学差异。然而，"相对风险"这个概念可能对患者具有误导性，因为当相对风险很高的情况下，绝对或者真实风险可能是很小的。新闻媒体、患者和许多医师也混淆了相对、绝对和归因风险者3个概念。MHT已发表的研究中使用的描述终点的特定方法也使得效益和风险评估过程变得模糊。许多文献采用了相对、绝对或超额风险这些不同概念进行分析，并且研究期限从1～20年不等。最初的WHT研究和观察性研究主要分析了相对风险（RR），RR是分析人群中某一事件发生率与另外一组人群相比增长的比例。其他的研究采用绝对风险来分析特定规模人群中事件发生的比例。相对风险只有在绝对风险较高时才能提供有意义的信息。超额风险（或归因）风险是将治疗组风险减去未治疗组的绝对风险所得数值。对于个体而言，超额风险或收益可能更有统计学意义，因为它能够评估妇女服用MHT时的风险大小。

（二）良性乳腺疾病和乳腺癌风险

增殖速率快的良性乳腺病变提示以后发生乳腺癌的风险增高（图 29-9）。增生性导管病变经常是多发性的，提示某些潜在的异常可能诱发这些病变。

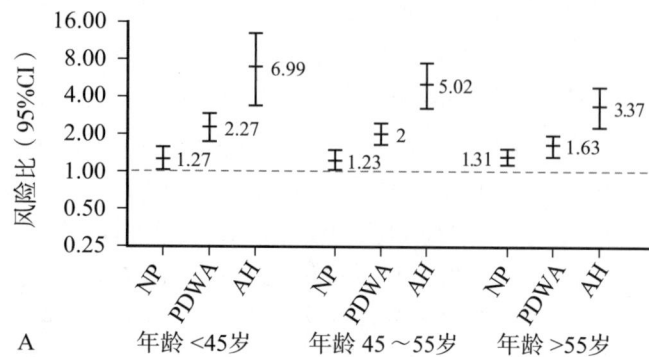

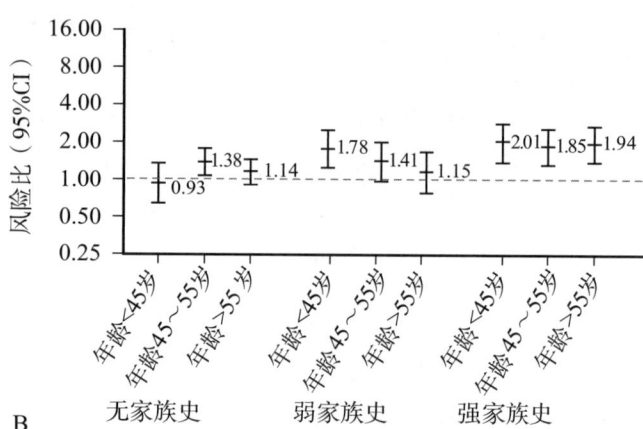

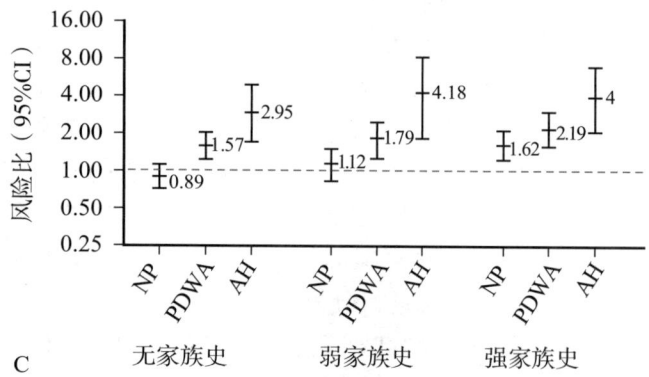

图 29-9 各种乳腺良性病变和乳腺癌家族史对乳腺癌风险影响

AH（atypical hyperplasia，不典型增生）；NP（nonproliferation，非增生病变）；PDWA（proliferating duct without atypia，无明显异型性的导管增生病变）

［摘自 Hartman LC, Sellers TA, Frost MH, et al. Benign breast disease and the risk of breast cancer. N Engl J Med, 2005, 353（3）：229–237.］

这被称为"局部缺陷"或最近也被称为"突变表型"。乳腺癌妇女的乳腺组织中更容易出现多灶性良性增生性病变。约 40% 的患者乳腺邻近浸润癌区域部位或者对侧乳腺组织存在一处或多处增生性病变。"局部缺陷"或"突变表型"的本质尚未被充分了解，然而理论上代表控制局部雌激素合成、细胞增殖、DNA 修复、前致癌物向致癌物转变代谢或其他细胞学事件的基因发生了突变。

目前数据提示，良性乳腺腺瘤在发生突变后经常能够进展为恶性肿瘤，80%～90% 增殖性病变存在恶性肿瘤中类似的 DNA 突变。大量的分子-遗传学研究也发现良性病变存在异常发展。

对于存在乳腺问题的妇女是否乳腺癌发病风险增高是一个值得考虑的问题。一些乳腺病变如纤维囊性病变并不增加乳腺癌风险，除非存在明显的家族史。其他存在细胞增生性的病变，例如常见的导管增生、乳腺小叶增生和孤立或者多发乳头状瘤可能与风险轻度增加（低于 2 倍）有关（图 29-9）。对于非典型性导管增生（ADH），总体相对风险（RR）是 3.88，而存在钙化的多灶性病变（例如 3 倍或更多）人群中 RR 为 10.35。在年轻妇女中，ADH 有关的 RR 为 6.75（例如年龄<45 岁）。当存在导管原位癌（DCIS）和小叶原位癌（LCIS）时，浸润性乳腺癌发生的相对风险增加 10～12 倍。

存在增生性病变的妇女同侧乳腺癌发病率增高提示，这些病变能够发展成为浸润性乳腺癌。然而，当观察期超过 10 年时，对侧乳腺癌发病风险也增高，提示双侧乳腺均存在潜在病变。梅奥诊所对 15 000 名妇女进行研究发现，只有在存在乳腺癌家族史时，增殖性病变才与乳腺癌风险增高有关。这也解释了另外一项研究结果，该研究未区分增殖和非增殖性病变，认为低度乳腺病变，包括纤维囊性增生症与风险增高有关。抗雌激素治疗如他莫昔芬，能够减少高风险妇女 ADH 病变的数量以及降低乳腺癌风险。

（三）估计的乳腺癌风险

为了评估乳腺癌风险，Gail 进行了问卷调查，问卷包括 7 个问题以推测乳腺癌的 5 年和终身发病风险。该模型具有一些公认的缺陷性，因为它未考虑乳腺密度、血雌二醇水平、骨密度、体重质量指数、成年期体重增加、乳腺癌患者二代亲属情况、除了 ADH 外的其他增殖性病变、乙醇摄入，或者服用避孕药和使用 MHT 等因素。一些前瞻性研究在高风险

［国家外科辅助乳腺项目，National Surgical Adjuvant Breast Project，（NSABP）预防研究］和平均风险妇女（护士健康研究）中对 Gail 模型进行了验证。高风险人群中观察到的实际发病率和根据该模型预测的乳腺癌发病率的比值为 1.03（95% 可信区间为 0.88～1.21），而平均风险组为 0.94（95% 可信区间 0.89～0.99），两个数据均具有统计学意义。该风险工具是来自美国国立癌症研究所的"风险磁盘"。当将家族史作为乳腺癌的主要预测指标时，Claus 模型被证实更为有效并被广泛应用。

人们也创建了新的模型来改善风险预测的准确性。尽管只有一些前瞻性研究对此进行了验证，Tyrer/Cuzick 模型可能在具有乳腺癌家族史人群中优于 Gail 模型。这个心得模型集合了 Claus 和 Gail 模型中的因素，以及 MHT 使用史，被认为是一个更适合的风险预测工具。如上所述，Gail 模型中加入乳腺钼靶 X 线密度改善了风险预测性，然而程度有限。然而，乳腺密度的精确定量很少被应用，目前尚缺乏一个实用的方法（例如"风险磁盘"）将乳腺密度纳入到 Gail 模型中从而做出准确的推断。研究人员对所有不同风险预测模型进行了评判。需要注意的是，对有关隐匿性、未经确诊肿瘤的数据进行分析后，我们得出结论，乳腺癌风险模型确实发现了存在隐匿性、未经确诊肿瘤的患者，而并非那些具有新发肿瘤高风险人群。

（四）乳腺癌风险和临床处理

有关乳腺癌风险的认识影响医疗保健提供者的建议和患者的选择。得知自己可能存在乳腺癌高风险的妇女可能会选用 MHT 的替代方法（后续讨论）来治疗绝经后症状。而低风险人群可能会选择雌激素或者雌孕激素联合来缓解症状。乳腺癌中度风险人群可以有多个选择，包括使用选择性雌激素受体调节药（selective estrogen receptor modulator，SERM）、其他雌激素替代品、观察等待或者 MHT。内分泌协会制定了更年期地图来帮助人们做出选择（http://www.hormone.org/menopausMAP/）。

作为一个工作指南，采用风险预测模型对风险类别进行了规定：乳腺癌 5 年风险≥3% 为高风险；1.5%～3% 为中等风险；≤1.5% 为低风险。高风险人群包括具有乳腺癌家族史者（尤其是卵巢癌相关者）、既往有非典型增生（AH）或小叶原位癌者，以及年龄超过 60 岁并且月经初潮早、绝经晚或第一胎分娩晚者。中度风险人群也存在某些其他危险因素。低风险人群包括年龄<60 岁、月经初潮晚、绝经早、第一胎分娩早、无乳腺癌家族史及无乳腺易感性病变者。由于目前尚缺乏将乳腺密度、骨密度、血浆雌二醇水平纳入评估系统的正式风险评估模型，内科医生在向患者提供建议时应当充分考虑这些因素。

三、乳腺癌的预防

根据风险类型不同，妇女可能希望服用他莫昔芬或者雷洛昔芬来预防乳腺癌。美国已经批准他莫昔芬或者雷洛昔芬用于该治疗。也有大量证据支持抗雌激素治疗。对 5 个大规模预防试验的荟萃分析发现，与安慰剂组相比，服用他莫昔芬组乳腺癌发生率下降 42%。NSABP P-1 是最为详尽的一个试验，共纳入了 13 388 名妇女，随机分为安慰剂组或每日服用 20mg 他莫昔芬组（图 29-10）。入组标准包括乳腺癌中度或者高度风险者，这些人群被认为乳腺癌 5 年发生率为 1.67% 或者更高。与安慰剂组相比，他莫昔芬组乳腺癌发病率下降 50%（图 29-10）。如果分别分析的话，浸润性乳腺癌的风险降低了 49%，而非浸润组下降了 50%。该效应在所研究的所有年龄组妇女（<49 岁、50～59 岁、60～69 岁和>70 岁组）以及那些具有 LCIS，ADH 和乳腺癌家族史者均存在。他莫昔芬降低乳腺癌风险的益处及具体危险因素见图 29-11。

他莫昔芬治疗乳腺癌有良好的耐受性和安全性。然而，对于正常妇女而言，更要重视其少见的不良反应和毒性。高达 40% 的妇女在开始服用他莫昔芬时会因出现感觉上的不良反应例如抑郁和情绪变化而停止用药。大多数符合条件的妇女并不选择他莫昔芬预防乳腺癌。

为了采用一种更有意义的方式比较风险和益处，NSABP 数据分析了每 100 名妇女在研究 5 年之后发生某种有益或者不良反应的数量。从益处方面讲，每 100 名妇女中预防了 1.7 例新发浸润性乳腺癌，0.67 例非浸润性乳腺癌，0.50 例骨折，共有 2.87 名妇女在 5 年后得以受益。他莫昔芬的风险主要与其对子宫的雌激素效应、促血栓形成作用以及对眼睛晶状体的不良反应有关。为了更好地评估对患者的真实风险，我们需要纠正研究人群中潜在的风险。基于这个原因，不良事件的分析包括确定归因风险，从他莫昔芬所观察到的风险中减去潜在风险。这预示 100 名妇女中有 1.5 例发生了白内障，0.69 例子宫内膜癌

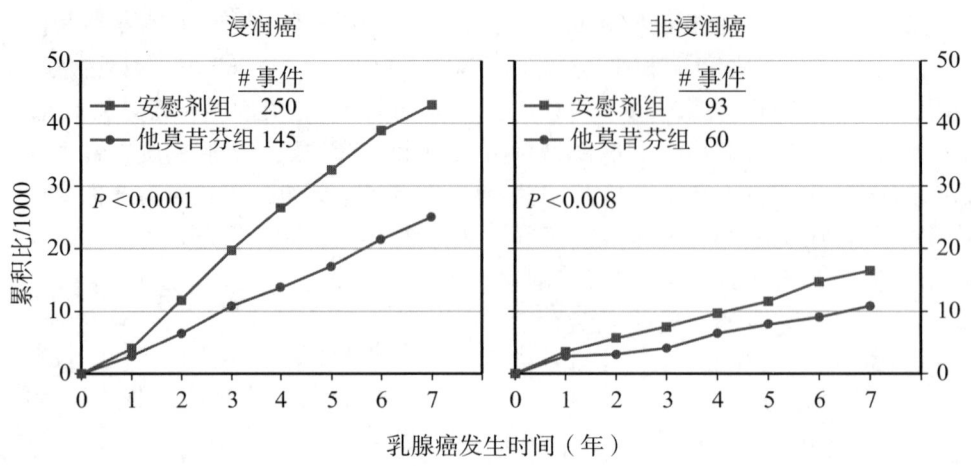

图 29-10　NSABPP1 乳腺癌预防试验他莫昔芬和安慰剂结果对比

左侧代表他莫昔芬对浸润性乳腺癌的影响，右侧是对非浸润性乳腺癌的影响

[摘自 Fisher B, Costantino JP, Wickerham DL, et al. Tamoxifen for the prevention of breast cancer: current status of the National Surgical Adjuvant Breast and Bowel Project P-1 study (per pub med). J Natl Cancer Inst, 2005, 97 (22): 1652–1 662.]

（基本都是绝经后妇女），0.27 例咳嗽变异性哮喘，0.25 例深部静脉血栓，0.23 名肺栓塞，共计 2.94 例。新发子宫内膜癌主要为 I 期，肺栓塞也为非致死性，心血管方面并未出现风险或者益处，然而患者的数量较少，尚难达到统计学意义。

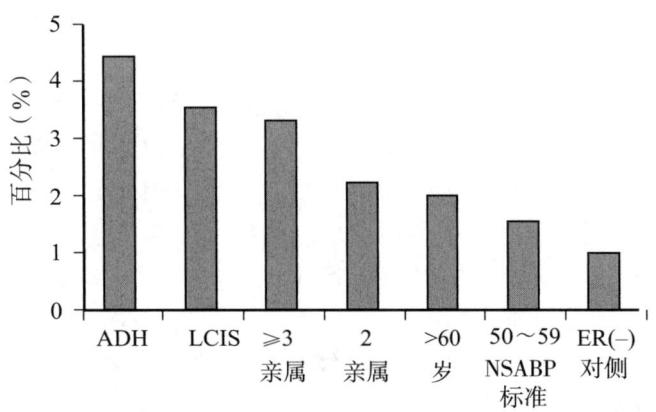

图 29-11　他莫昔芬的绝对受益，用对存在各种潜在风险的妇女中乳腺癌被预防的比例表示

ADH（atypical ductal hyperplasia, 非典型导管增生）; ER（estrogen receptor, 雌激素受体）; LCIS（lobular carcinoma in situ, 小叶原位癌）; NSABP（National Surgical Adjuvant Breast and Bowel Project, 美国乳腺与肠道外科辅助治疗研究组）

[摘自 Santen R. Endocrine-responsive cancer. In Kronenberg HM, Melmed S, Polonsky KS, eds. Williams Textbook of Endocrinology, 11th ed. Philadelphia: Saunders, 2008: Figure 42. 88.]

他莫昔芬组子宫恶性肿瘤发生率增加是一个临床需要关注的问题。大量的研究探讨如何更好地早期发现癌症。经阴道超声检查被认为是评估子宫内膜增生和早期癌变的方法，子宫内膜增生是一种前期病变。一项前瞻性研究发现，他莫昔芬治疗 5 年后，子宫内膜厚度从（3.5±1.1）mm 平均增加至（9.2±5.1）mm。对于 20% 的妇女，子宫内膜厚度超过 10 mm 提示可能出现了可疑的新生肿瘤。在该组人群中，活检发现了 73% 的萎缩性病变、17% 息肉、7.7% 增生，然而只有 1 例发生子宫内膜癌。该研究以及其他研究得出结论，子宫内膜增厚并不一定表示增生，而是代表肌层腺体水肿和扩张。需要注意的是，非前瞻性研究发现，良性息肉（5%～55%）和增生（8%～16%）发生率更高，但是这些可能与选择偏倚被高估有关。根据这些研究，建议筛查的方法包括每年 1 次妇科查体和子宫内膜活检，以及对于有异常阴道出血症状者行超声检查。

另外一种 SERM 雷洛昔芬能够预防绝经后妇女乳腺癌的发生，并且不增加子宫内膜癌风险。在初步发现雷洛昔芬的积极作用后，一项包含 18 000 名绝经后妇女的"头对头"预防试验研究了他莫昔芬和雷洛昔芬（STAR）的作用，这些妇女 5 年预期风险率超过 1.67%。这两种药物均能够预防约 50% 的乳腺癌，而雷洛昔芬的毒性作用更低，其血栓-栓塞性事件发生率下降 30%（$P=0.01$）; 子宫内膜癌下降 38%（$P=0.07$）; 白内障下降 21%（$P=0.002$）; 子宫增生下降 84%（$P<0.01$），以及子宫切除术者下降 55%。在心血管事件卒中和骨折发生率两者无差异。一个令人吃惊的发现是雷洛昔芬并不能够预防非浸润性乳腺癌的发生，而他莫昔芬被证实具有该作用。对 STAR 试验的长期随访研究发现，他莫昔芬在预防浸润性乳腺癌方面优于雷洛昔芬（图 29-12）。后一项研究更明确地显示了他莫昔芬比雷洛昔芬在预防乳腺癌方面的优越作用，尽管他莫昔芬的子宫内膜癌风险增高。另外两种 SERMs，阿佐昔芬和拉索昔芬，也能够预防乳腺癌发生，但并未被批准用于该适应证。

作为辅助治疗的芳香化酶抑制药（AIs）的研究一致表明，其比他莫昔芬更能够降低对侧乳腺癌的发生率，也提示 AIs 作为预防用药的优势。一项近期研究发现，具有乳腺癌高危因素的妇女（例如 Gail 评分低于 1.66 分）服用甾体 AI 依西美坦能够预防乳腺癌的发生。共有 4560 名妇女被随机分组到 AI 或安慰剂组。长达 35 个月的随访期发现，AI 组乳腺癌发生率下降了 65%（HR 0.35，95% CI 0.18～0.70）。两组生活质量并无差异。该药物目前尚未被批准用于预防乳腺癌。

（一）乳腺癌预防指南

绝经前妇女 5 年乳腺癌风险超过 1.67% 者适宜使用他莫昔芬，除非她们有 DVT 或肺栓塞的高危风险。具有类似乳腺癌风险的绝经后妇女如果无子宫，并且无发生 DVT 或肺栓塞的风险，也适宜选择他莫昔芬治疗。雷洛昔芬比他莫昔芬更适合应用于有子宫的妇女。雷洛昔芬疗效较差，然而子宫安全性更高，使用时应当权衡利弊。选择他莫昔芬还是雷洛昔芬要由患者以及她的健康提供者共同决定，需要充分考虑个体的绝对而非相对风险和益处。携带 BrCA1 或 BrCA2 突变的妇女需要选择更为积极的方法包括双侧卵巢切除或乳腺癌根治术，然而对于这些患者而言他莫昔芬也是有效的。

（二）乳腺癌预防方法评估分析

估计每 20～100 名妇女（根据潜在风险）服用他莫昔芬可以阻断 1 例乳腺癌。现有数据表明，新诊断乳腺癌发病率下降，然而对总体存活率的影响尚不确定。近期的模型数据提示他莫昔芬的主要作用也是降低已经存在的、隐匿性肿瘤的生长，然而并不预防新发肿瘤。服用他莫昔芬 5 年期间可以阻断肿瘤生长，然而以后可能复发。基于这个原因，有关总体存活率（目前正在进行的 IBIS 1 期试验包括这些数据）的结果更尤为重要。

后续研究应当选择其他的指标来筛查乳腺癌高发风险的人群。一项有关雷洛昔芬的研究对长期暴露于高水平雌激素（例如骨密度增加、高 BMI 值和高雌二醇水平）的妇女进行了研究。结果发现，与低

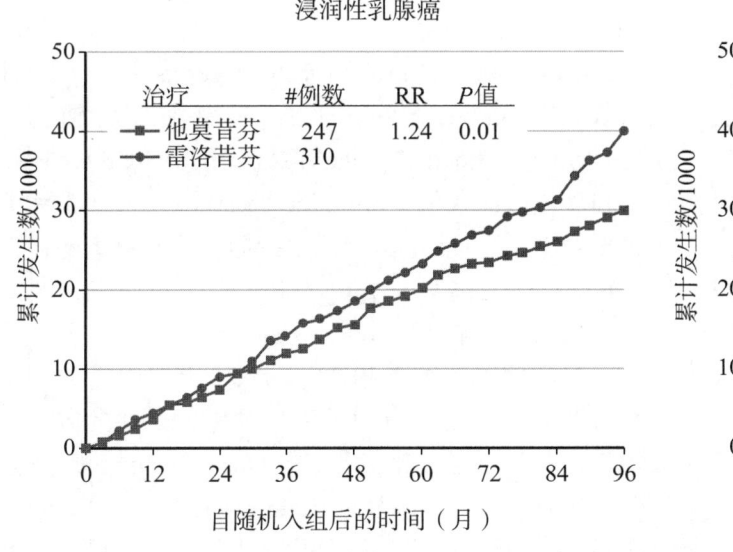
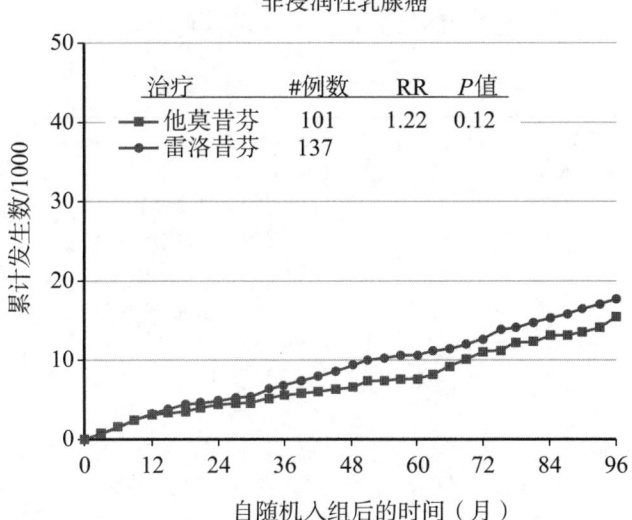

图 29-12 STAR 试验最新报道的他莫昔芬和雷洛昔芬预防乳腺癌的疗效比较

左侧代表浸润性乳腺癌，右侧代表非浸润性乳腺癌［摘自 Vogel VG, Costantino JP, et al. Update of the National Surgical Adjuvant Breast and Bowel Project Study of Tamoxifen and Raloxifene (STAR) P-2 Trial. Cancer Prevention Research, 2010, 3 (6): 696-706.］

水平长期雌激素暴露者相比，雷洛昔芬更能有效地预防高水平人群发生乳腺癌。当前一个急需解决的问题是创建一个更强有力的乳腺癌风险模型，该模型将 Gail 和 Claus 风险预测模型中使用的因素如遗传因素、乳腺密度、雌激素水平及其代谢产物、骨折史、腰臀比和肥胖纳入在内。

（三）乳腺癌的激素治疗：背景

1. 乳腺癌的生物学亚型 乳腺癌研究领域一个重要的进步是采用 cDNA 序列分析评估个体肿瘤的分子和生物学特性。该方法根据关键差别基因的表达程度对乳腺癌进行新的生物学分类。一致的观点认为，乳腺癌有 5 个常见的亚型，包括 Luminal A 亚型、Luminal B 亚型、基本亚型、ERB-B2$^+$ 亚型和正常基因表达亚型。如彩图 92 所示，每种亚型的预后均不同。来自不同分子签名方法的数据很大程度上是一致的。其他亚型如紧密连接蛋白低表达型也被大家所识别。

一些方法如 Blue Print 正在被研发出来以限制用于区分肿瘤亚型的基因数量。生物分化特征、对治疗的反应和存活率等这些标识肿瘤亚型的特征提示个体乳腺癌至少具备 5 种或者更多的疾病本质。从实践方面而言，cDNA 序列分析并不总是具有临床实用性，并且检测费用高。基于这些原因，当前关注的重点应当集中在采用免疫 - 组织化学方法区分生物学亚型。表 29-2 提供了根据 ER，PgR，HER-2 和 Ki-67 这些检测指标区分各个亚型的原则。

表 29-2 乳腺癌内在亚型的替代定义

内在亚型	临床 - 病例定义
Luminal A	Luminal A ER 和（或）PgR 阳性 HER2 阴性 Ki-67 低水平（＜14%）
	Luminal B（HER2 阴性） ER 和（或）PgR 阳性 HER2 阴性 Ki-67 高水平
Luminal B	Luminal B（HER2 阳性） ER 和（或）PgR 阳性 任何一种 Ki-67 HER2 过表达或增强
ERb-B2 over-expression	HER2 阳性（非管腔型） HER2 过表达或增强 ER 和 PgR 阴性
Basal-like	三阴型（导管型） ER 和 PgR 阴性 HER2 阴性

ER（estrogen receptor，雌激素受体）；PgR（progesterone receptor，孕激素受体）；HER2（human epidermal growth factor receptor-2，人表皮生长因子受体 -2）；Ki-67（name of monoclonal antibody to detect proliferation，单克隆抗体检测增殖的命名，以德国 Kiel 城市命名）

2. 干细胞组成 新的数据提示，肿瘤干细胞代表乳腺肿瘤细胞组成的一个重要部分。当分化好的细胞被内分泌治疗或化疗破坏后，具备无限复制潜能的肿瘤干细胞能够重建肿瘤。肿瘤干细胞具有更强的迁移和浸润潜能，在肿瘤向远处转移和定植方面具有重要的作用。当前的努力方向是针对肿瘤干细胞靶向研究以阻断肿瘤自由转移的能力。

3. 预后因素 判断乳腺癌患者的预后需要了解其存在的肿瘤类型的侵袭程度和自然发展过程。图 29-13 通过比较个体参数对 5 年生存率的影响而阐述了不同生物学因素的预测能力。最强有力的临床和病理学预测参数包括淋巴结状态、肿瘤级别和体积、增殖参数和 ERα 含量。这些信息可被用于预测随访期间的患者预后情况。一个被称为辅助在线的网络工具被研发出来以用于预测每名妇女的预后，并且指导患者和她们的医生选择不同的治疗方法。

其他的预后因素包括 HER2/neu 含量、非整倍体的程度和某些癌基因或共激活因子如 cyclin-D1，A1B1，MAP 激酶、Ras，人表皮生长因子受体（human epidermal growth factor receptor，HER）Ⅲ 和 Ⅳ，heregulin，c-Src，3- 羟 -3- 甲戊二酰辅酶 A（3-hydroxy-3methyl-glutaryl-CoA，HMG-CoA）还原酶和鸟氨酸脱羧酶（ornithine decarboxylase，ODC）水平。ERβ 可能是一个预后指标，然而由于它存在 5 个亚型，目前只有 ERβ1 和 2 被广泛研究，因此对 ERβ 的了解尚不明确。

与使用单个因素相比，纳入了上述因素的一个风险评分系统是更有力地评估肿瘤侵袭性的方法。例如，一种已经上市的方法，OncotypeDx^R，通过聚合酶链反应（polymerase chain reaction，PCR）的方法对 21 种基因的表达情况分别进行了权重设定。淋巴结阴性、ER$^+$ 的乳腺癌患者被分类到低、中度或高度复发风险组。作为其生物学意义的证据，低度风

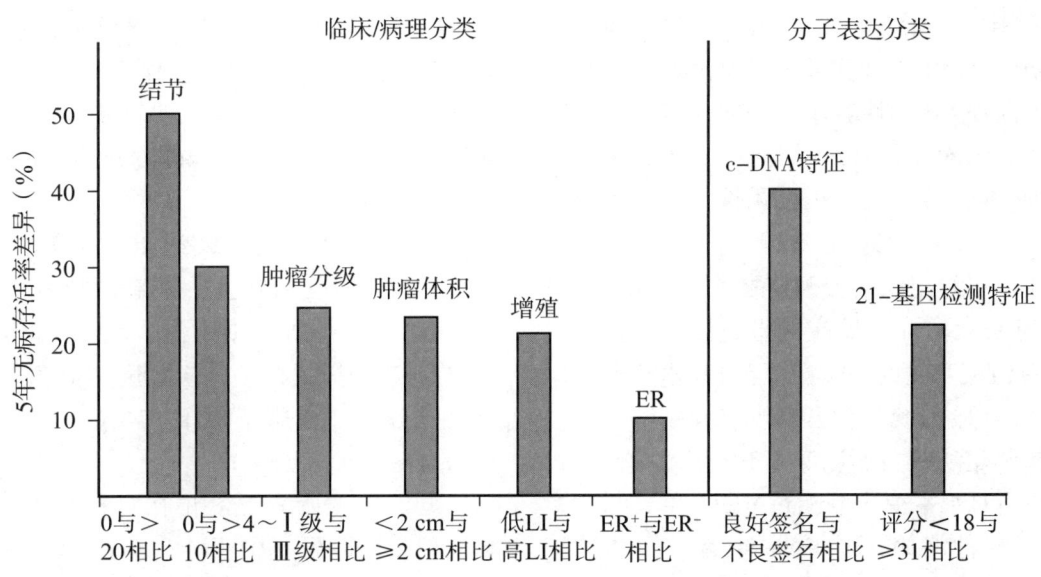

图 29-13　初步诊断为乳腺癌患者的一些参数的预后价值

所有的数值以 5 年期间无病存活率的百分比差异来表示。采用的方法能够用于确定每 100 名妇女中 5 年内无复发的增加数量，比较了具有良好的预后指标和存在不良因素的妇女的结果差异。ER（estrogen receptor，雌激素受体）；LI（labeling index，标记指数）

［摘自 Santen R. Endocrine responsive cancer. In Kronenberg HM, Melmed S, Polonsky KS, Larsen PR，eds. Wiliams Textbook of Endocrinology. 11th ed, Philadelphia: WB Saunders, 2008.］

险组 10 年复发率为 6.8%，而高度风险组为 30.5%。当患者年龄和肿瘤体积被纳入模型分析后，多因素分析发现仅 cDNA 评分有统计学意义。Mammoprint 方法也是类似的，包含了 70 个基因的表达情况。Oncogene Dx^R 和 Mammoprint^R 方法已经在美国被批准临床应用。其他的方法也在积极研究中，然而目前尚不能应用于临床。其中一个方法包括检测乳腺癌患者血液中的循环肿瘤细胞数量以及评估淋巴结和骨髓的微转移情况。

四、已经确诊的乳腺癌的治疗方法

2011 年美国共有 229 060 例新发乳腺癌被确诊，39 920 例死于疾病本身。改善患者预后的方法之一是早期诊断。乳腺钼靶 X 线筛查和数字化乳腺 X 线摄影增加了早期检测疾病的敏感性。肿瘤一般需要超过 2 cm 才能够被触诊发现，而乳腺 X 线的检测值是 1.1 cm，MRI 为<1 cm。早期检测和使用辅助治疗使得美国和西欧的乳腺癌 10 年病死率下降了 12%。与化疗相比，辅助激素治疗是有效的，并且不良反应和毒性很小。

（一）激素和肿瘤生长

雌二醇刺激乳腺癌生长的机制非常复杂，涉及促进增殖和阻断凋亡的相关基因的调控。此外，生长因子和雌激素通路通过间接和交互作用诱导上下游生长因子的表达，促进肿瘤生长。雌二醇对生长因子介导的有丝分裂通路具有膜启动核外效应，并通过核作用传导这些信号。激素治疗策略是利用其阻断雌激素的核外和核内通路，从而抑制生长和诱导凋亡。

（二）激素治疗

抗雌激素制剂、阻断雌激素生成的芳香化酶抑制药、GnRH 激动药抑制卵巢功能或使用雄激素、孕激素和雌激素均是目前采用的激素治疗方法。最初对激素治疗有反应的患者最终会复发，然而她们一般会对二线或三线治疗有效。对序贯激素治疗的反应性提示一个适应的过程，然而肿瘤并不会对激素治疗完全耐药，它会经历一个过渡的过程，在这个过程中，阻断激素通路的其他方法能够促进肿瘤退化。例如，双侧卵巢切除术后或者他莫昔芬治疗后复发的患者一般对雌激素生成抑制药（芳香化酶抑制药）有反应。

（三）预测因素

激素受体：ERα 和 PR 受体检测是预测最初对激素反应治疗有效性的最有力方法。绝经后和绝经前妇女 ERα 阳性率分别为约 70% 和 50%。50%～70% 的 ER 阳性和 PR 阳性肿瘤患者对激素治疗有反应，而 ER 阳性和 PR 阴性者 30%～50% 有反应。肿瘤 ERα 阴性提示 5%～10% 甚至更少比例的患者会有效，然而如果 ERα 和 PR 均为阴性，有效反应的比例更低。

在应用 ER 定量组织结合测定之前，随着 ER 浓度的增加，对激素治疗有反应的患者比例也提高。举例而言，对他莫昔芬的反应性随着 ER 水平升高而增加，并且具有显著统计学正趋势（$p = 0.002$）。Oncotype DX 测定所得数据证实了 ER 定量的作用。ER mRNA 的绝对水平变化范围超过 300 倍，与激素治疗反应性呈线性相关。这些数据提示，受体浓度比标准的二分阴性和阳性分组法能提供更多有用的信息。与 Lippmann 及其同事开始提出的观点一致，定量受体测定对化疗反应性能够提供更多信息。低 ERα 水平，除了预测激素治疗的无反应性，同样能够预测对化疗反应的高度可能性。

标准的受体浓度临床检测方法包括免疫组化（immuno-histochemical，IHC）分析，已很大程度上取代了配体结合分析。当前的标准规定只要 1% 的细胞 ERα 阳性便被认为 ER^+。另一种方法是采用 Allred 评分系统对肿瘤中的 ER 水平进行半定量，依据阳性细胞的比例和染色强度区分肿瘤类型，评分范围为 0～8 分。与配体结合分析不同，IHC 技术仅仅检测 ERα 而非 ERβ。尽管 ERβ 与预后和预测均有关，将其常规应用于临床检测的数据尚不充分。

ERβ 检测的一个最初问题是特定抗体的变化可靠性和方法学的差异性，这些问题大多已被解决。然而，ERβ 具有 5 种不同生物学特性的异构体，因此加重了理解这些数据的困难。此外，某些肿瘤产生 ERβ 变异蛋白，该蛋白能够与全长的 ERα 或者 ERβ 异源二聚化，并且发挥显著的阴性作用。ERβ 检测的临床应用仍需要进一步研究。

（1）生物学参数：过去几十年的研究对生物学参数能够预测激素治疗的潜在有效性提供了强有力的证据。年龄大、长期无疾病存活率、肿瘤高分化、骨和皮肤转移以及前期对内分泌治疗的反应性也提示更可能对激素治疗有反应。

（2）信息通路特征：用于预测激素反应性的指标包括 ER 共激活因子和共抑制因子、EFG-R 家族成员和蛋白指纹特征等，然而迄今并未在临床上充分得以验证。基因序列特征也被认为是可能的预测工具，然而也未完全被证实。作为一个预测治疗方法，在预测低风险评分患者从他莫昔芬受益和高风险评分患者低反应方面，OncotypeDx^R 风险评分并无统计学差异（$p = 0.06$）。

（3）激素耐药：大约 40% 的 ER^+ 肿瘤患者对最初激素治疗无反应。一些新的技术也被采用以识别哪些患者存在原发性耐药，并且了解其发生机制。DNA 表达特征提供了一定程度的信息，然而目前尚缺乏充分的证据用于临床（NCCN 乳腺癌版，2006 http://www.nccn.org/）。

（4）获得性耐药：最初对激素治疗有反应的妇女由于获得性耐药在平均 12～18 个月后几乎均会复发。目前的观点认为，乳腺癌细胞具有可变性，通过不同的信号通路对给予的任何激素治疗均具有适应能力。随后的二线和三线激素治疗可以阻断这些不同的通路，诱发其他反应。

表 29-3 列出了不同类型肿瘤耐药相关的各个因素和整体通路，一些综述对此也有详尽报道。大多数信息来自对乳腺癌细胞长期暴露于他莫昔芬或雌激素剥脱后的体外生长或异种移植研究。将获得性耐药相关的一般机制按照类型分组，包括：①丧失 ERα 或其功能；②他莫昔芬从雌激素拮抗药向激动药的转化；③ERα 核外效应改善；④非 ERα 介导的细胞增殖通路上调；⑤导致细胞凋亡降低的信号通路优化；⑥乳腺肿瘤微环境的改变；⑦对雌激素高敏感性的形成；⑧各种代谢和细胞学变化。由于这些单个因素经常通过信号通路交互传导而协同作用，当前研究的重点应当关注整体特征，以评估这些交互作用从而决定哪条通路起主要作用。

近期数据发现的一些具体例子阐述了导致获得性耐药的复杂变化。将雌激素受体剪接成 36kD 的亚型便成为抗雌激素 ER。ER 共激活因子 AIB1 表达增加会导致他莫昔芬耐药。MAP 激酶、PI-3 激酶（也被称为蛋白激酶 B）、AKT，西罗莫司靶蛋白（mammalian target of rapamycin，mTOR）、血管内皮生长因子 (vascular endothelial growth factor, VEGF)、HER-2，成纤维细胞生长因子（fibroblast growth factor, FGF）等相关信号通路上调会导致非依赖 ERα 的增殖和血管生成。Scaffold 蛋白如 14-3-3-ξ 的上调会引起 MAP 激酶、EGF-R，AKT 和 HER-2 通路的协同过表达。BCL Xl，半胱天冬酶、

第29章 激素相关性恶性肿瘤

表29-3 获得性激素耐药

一般分类	特殊的改变
ERα缺失或者无功能	• DNA甲基化 • ↑受体降解 • ERα受体36拮抗活性的选择性剪接 • ↑ERα的Micro RNA调控 • 共阻遏因子和共激活因子调控 • ERα和ERβ基因变体拮抗作用 • FoxA1先锋因子功能改变
他莫昔芬雌激素激动活性增强	• ↑AIB1共激活作用 • ↓NCOR共抑制作用 • ↑PELP • ↑HER-2 • ↑IGF-1/IGF-1 R • ↑EGF-R • ↓miR 342 • ↑14-3-3
ERα的非基因组作用；非ERα介导机制的细胞增殖增加	• ↑生长因子介导的通路（EGF, IGF-1/insulin, PAK-1, IKK, SRC, c-myc, AP-1, NFkβ, PTEN mutations, HER-2, MAP-K, PI-3K/AKT, mTOR, VEGF, FGF） • ↑细胞周期调控因子（cyclin D1, cyclin E），NFkβ • ↓细胞周期抑制因子（p21, p27, RB, micro RNA 221, 222）
凋亡降低	• ↓BCLCL, caspase 9, BIK, BAK, BCL-2
雌二醇高反应	• ↑ERα concentration • ↑MAP-K • ↑PL-3-K • ↑mTOR • ↑HER-2
微环境改变	• 整合素作用改变 • 基质免疫细胞作用改变 • 细胞基质黏附因子改变 • CAS激活
代谢通路改变	• ↓HMG-CoA还原酶

ER（estrogen receptor，雌激素受体）；NCOR（nuclear receptor corepressor，核受体辅阻遏因子）；PELP（proline, glutamic acid, leucine rich protein，富含脯氨酸、谷氨酸和亮氨酸蛋白）；HER-2（human epidermal growth factor receptor-2，人表皮生长因子受体-2）；IGF-1（insulin like growth factor-1，胰岛素样生长因子-1）；IGF-1R（insulin like growth factor-1 receptor，胰岛素样生长因子-1受体）；EGF-R（epidermal growth factor receptor，表皮生长因子受体）；miR 342（micro RNA 342，micro RNA组合342）；14-3-3，支架蛋白名称；PAK-1（P21激活激酶1）；IKK（inhibitor of nuclear factor Kβ kinase，核因子Kβ激酶抑制药）；SRC（short for sarcoma, proto-oncogene encoding a tyrosine kinase，简称肉瘤原癌基因编码酪氨酸激酶）；c-myc（a regulator gene that codes for a transcription factor，编码一种转录因子的调控基因）；AP-1（adaptor protein 1，适配器蛋白-1）；NFkβ（nuclear factor kappa light chain enhancer of activated B cells，活化B细胞核因子K轻链促进剂）；PTEN（phosphatase and tensin homolog，磷酸酶和张力蛋白同源物）；HER-2（human epidermal growth factor receptor-2，人表皮生长因子受体-2）；MAP-K（mitogen activated protein kinase，有丝分裂原激活蛋白激酶）；PI-3K（phosphoinositol-3-kinase，磷酸肌醇-3-激酶）；AKT（也被称为蛋白激酶β）；mTOR（mammalian target of rapamycin，西罗莫司靶蛋白）；VEGF（vascular endothelial growth factor，血管内皮生长因子）；FGF（fibroblast growth factor，成纤维细胞生长因子）；RB（retinoblastoma protein，视网膜母细胞瘤蛋白）；p21,27，用于命名分子量的细胞周期抑制因子c；cyclin E（cell cycle stimulating protein variety E，细胞周期刺激蛋白E）；BCL-XL, BAK, BCL-2, BIK，进化蛋白家族成员；HMG-CoA Reductase（3-hyroxy-3 methyl-glutaryl-CoA reductase，3-羟-3-甲戊二酰辅酶A）

BIK，BCL-2和Bcl-2同源拮抗药（BAK）的变化能够抑制凋亡，因此增加了存活细胞的数量。肿瘤适应雌激素剥脱治疗后会变得对低循环水平的雌激素更加敏感，从而驱动细胞增殖。整合素、Crk相关底物（CAS）、黏附分子和免疫细胞功能介导的微环境的变化与激素耐药有关。

来自乳腺癌细胞培养和异种移植试验的有关激素耐药的成果会转化为重要的临床信息。例如，HER-2和AIB1过表达肿瘤在患者身上也表现为对他莫昔芬耐药。三代芳香化酶抑制药显著降低雌二醇水平，比双侧卵巢切除后的水平还低，双侧卵巢切除术后的患者复发后能够对这些芳香化酶抑制药治疗有效，该现象能够用雌激素高反应的概念解释。作为对抗耐药的一种方法，正如下面所述，加入生长因子通路抑制药会产生一定程度的临床益处。

五、乳腺癌的激素治疗

（1）背景：激素治疗方法必须考虑年龄、月经情况、肿瘤体积、侵袭情况、生物侵袭性、受体含量和转移部位，以及之前对激素治疗的反应。原位癌性质与侵袭性癌不同。导管原位癌治疗包括切缘无累及的局部切除和目的病灶放射治疗。ER⁺病灶使用激素治疗，能够降低局部复发，阻止同侧和对侧新发肿瘤的发生。

浸润性乳腺癌患者接受乳腺肿瘤切除术或乳腺癌根治术，有时还需要放射治疗。大多数患者需要辅助治疗来消除局部和远处转移部位的隐匿性癌症细胞。乳腺手术后和肿瘤复发之前采用辅助治疗能够消除微小转移灶或者隐匿性的未切除肿瘤细胞。肿瘤复发意味着疾病进展，患者随后会接受一线、二线和三线激素治疗或化疗。一种近期引进的方法，新辅助激素治疗指在大体积肿瘤患者手术之前预先使用激素治疗3～4个月。治疗目的是缩小病变体积，从而乳腺肿瘤切除术而非乳腺癌根治术成为可能。

（2）机制和疗效：应用激素治疗的分子学机制和每种方法的疗效在下一章节会被描述。依据当前指南制定的有关具体方法的实践建议会在本章的后续章节中讨论。

（一）他莫昔芬

1. 作用机制 对于绝经前妇女，他莫昔芬对乳腺具有抗激素效应，该效应与手术切除卵巢组织诱发的雌激素剥脱类似。他莫昔芬对绝经前妇女的雌激素激动药作用是很轻微的。对于绝经后妇女，他莫昔芬对乳腺组织是抗激素作用，然而对子宫、阴道、骨骼、垂体和肝具有雌激素激动药的效用。基于这个原因，他莫昔芬及它的同一类制剂托瑞米芬被认为是一种选择性雌激素受体调节药或SERM。明确他莫昔芬对绝经前和绝经后妇女各个组织产生不同作用的机制，有助于更好地了解ER介导的转录调节的复杂性（在此简述，详细内容见第11章）。

他莫昔芬与ERα配体结合区域（AF 2）相结合，从而有助于抗激素-ER复合物与特异雌激素DNA反应元件（EREs）相结合。抗雌激素类药物诱导的ER结合口袋螺旋12位点的构象变化阻止共激活因子与ER相结合，促进抑制因子与ER结合。复合物中抑制因子持续存在可以解释他莫昔芬的抗雌激素效应。某些组织抑制因子和共激活因子的相对含量和其他因子的存在能够调控他莫昔芬发挥激动药还是拮抗药的作用。例如，HER和AIB1上调促进他莫昔芬的雌激素激动药效应。其他的雌激素效应由细胞膜上的膜启动（核外）及通过ER与c-Jun，SP-1，IGF-R，PI-3激酶，HER-2-Neu及c-Src的结合位点作用完成。

2. 他莫昔芬代谢 他莫昔芬代谢为4-羟基他莫昔芬，随后变成endoxifene，这两种代谢产物比其母体化合物活性更高，因此，被认为是他莫昔芬的效应最关键的步骤。服用他莫昔芬的妇女血浆endoxifene和4-羟基他莫昔芬的浓度高出5～10倍，而endoxifene被认为是主要的活性代谢物。细胞色素P450酶CYP 2D6介导endoxifene的转化。最初报道发现，CYP2D6活性低的妇女服用他莫昔芬预后差。然而该结果未在更多的近期研究中得以证实，尚需进一步研究明确。与此同时，NCCN乳腺癌2006年临床指南（http://www.nccn.org/）指出，服用他莫昔芬治疗时应当避免服用某些能够阻断cyp2D6的SSRIs类药物，例如氟西汀和帕罗西汀。由于临床证据尚有争议，尚不推荐常规测定CYP2D6（NCCN乳腺癌第二版，http://www.nccn.org/006）。

3. 总体疗效 直至最近，他莫昔芬的总体疗效才被报道，它能够延长肿瘤复发时间或者改善存活率。在新辅助治疗、辅助治疗和疾病进展的情况下，他莫昔芬约50%有效。绝对受益率作为一个更为相关的统计学数字被广为接受。它的定义是每100个接受他莫昔芬治疗的妇女中获益的绝对数量。尽管50%的相对受益比例不变，绝对受益率随着发生率的变化而增加。最重要的反应参数是由他莫昔芬所导致的疾病复发率的降低程度（图29-14）。

4. 对导管原位癌的疗效（ductal carcinoma in situ，DCIS） 随机试验证实了DCIS妇女服用他莫昔芬的益处。在一项大规模的NSABP临床试验中，接受了乳房肿瘤切除术、放射治疗和安慰剂治疗的患者中有13%的比例在5年之后出现了新发的肿瘤。这些新发肿瘤中有1/3是对侧出现了乳腺癌，1/3是同

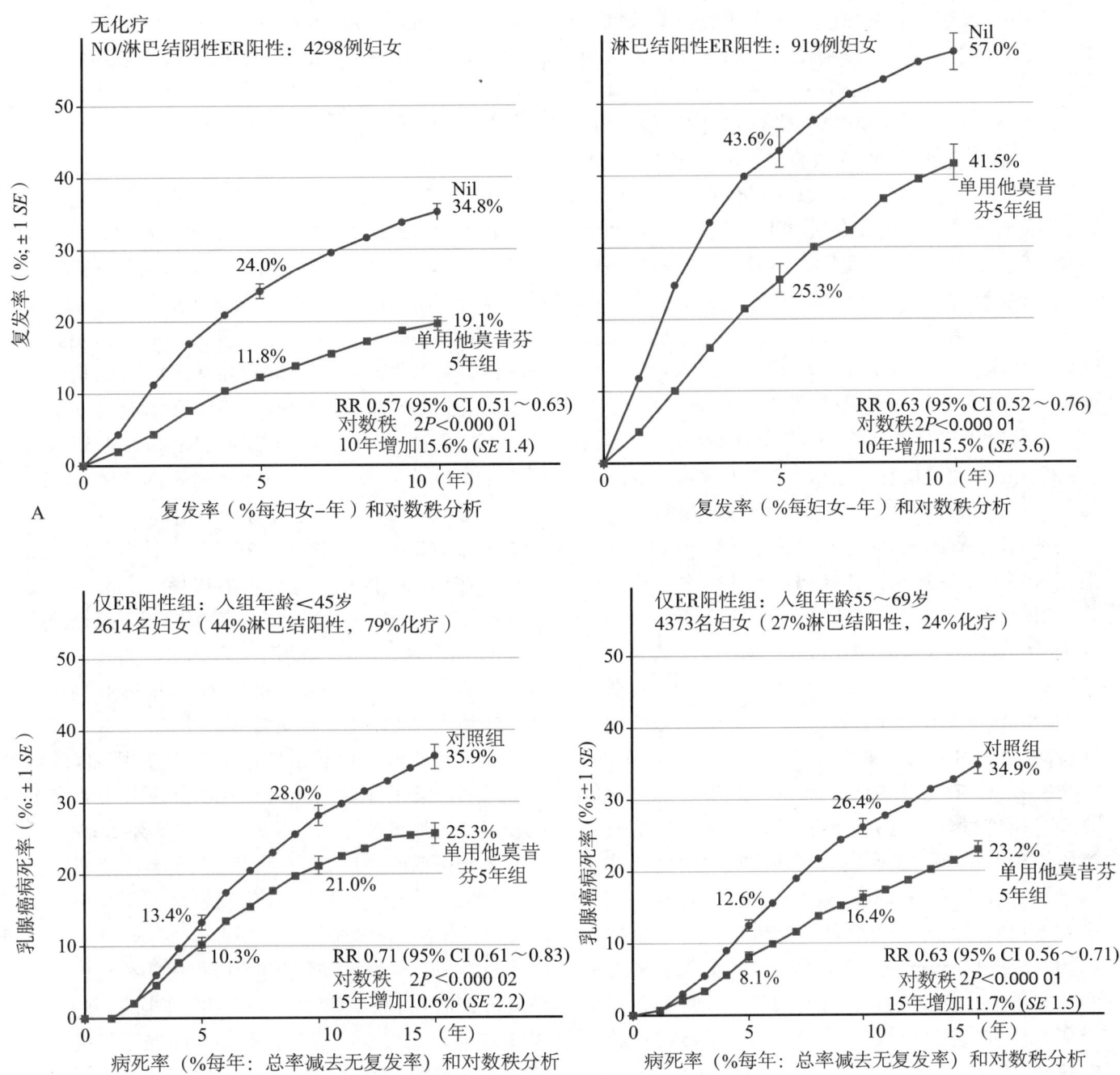

图 29-14 他莫昔芬辅助治疗复发乳腺癌的疗效

未接受任何辅助激素治疗(nil)患者与接受5年他莫昔芬组相比较,随后随访了15年。A.左图,淋巴结阴性 ER⁺ 患者。右图,淋巴结阳性 ER⁺ 组。B.他莫昔芬对年龄<45岁淋巴结阳性 ER⁺ 患者乳腺癌特异性死亡率的影响。C.他莫昔芬对55-69岁 ER⁺ 肿瘤妇女(不考虑淋巴结状况)的疗效。ER⁺ (雌激素受体阳性); RR (relative risk,相对风险)

[摘自 Early Breast Cancer Trialist's Collaborative Group Relevance of breast cancer hormone receptors and other factors to the efficacy of adjuvant tamoxifen; patient–level meta-analysis of randomized trials. Lancet, 2011, 378: 771–784.]

侧新发肿瘤,而另外1/3是原发肿瘤局部复发。他莫昔芬能够将这些复发事件绝对数量降低5%,并且在阻止对侧、同侧和原发肿瘤局部复发方面疗效类似。然而随后的分析发现只有 ER⁺ 肿瘤的患者能从该方法中获益。一项长达13.6年的随访也证实了对他莫昔芬反应的持久性。他莫昔芬的益处似乎局限于那些未接受过术后放射治疗的患者。

5. 浸润癌的辅助治疗 他莫昔芬仅对 ER⁺ 和

（或）rPR⁺肿瘤患者有效。一个近期的概要分析简要介绍了人们对他莫昔芬辅助治疗的认识。使用他莫昔芬5年可以将癌症在第一个5年内的复发率降低50%，在5～9年降低39%。乳腺癌15年病死率降低30%，这表示有9%的绝对改善率。确诊时伴有淋巴结阳性的绝经前或绝经后妇女接受他莫昔芬治疗，10.9%的比例5年无复发存活时间延长。而淋巴结阴性者比例较低（5.6%），见图29-14A。根据基础风险不同，他莫昔芬也能够将对侧乳腺癌5年发生率下降1%～5%。更重要的是，他莫昔芬能够增加总体存活率，提示该药可以治疗一部分患者。然而需要长期的随访研究对此进行验证（图29-14B和C）。

直接对比研究显示了应用他莫昔芬治疗10年与5年相比的优势。既往一般认为治疗的理想时间为5年。然而用药时间多为5年，然而患者受益时间要比该时期长（"延期效应"）。最近更新的数据表明，他莫昔芬与安慰剂相比，疾病特异死亡率的相对风险（RR）在0～4年为0.66，5～9年为0.68，10～14年为0.68 [（$P<0.001$）图29-14B和C]。

6. 进展性浸润性疾病　接近一半的ER⁺晚期癌症患者对他莫昔芬治疗有效。复发前治疗有效时间平均持续12～18个月。疗效局限于ER⁺和（或）PR⁺肿瘤患者。一些选择性研究提示，HER2存在与对他莫昔芬反应性降低有关，然而并不是所有的数据支持该结论。一项大型研究[阿那曲唑、他莫昔芬单用以及联合应用（ATAC）]也发现，ER⁺和PR⁻肿瘤对他莫昔芬反应欠佳，然而结果未在另一个类似试验（breast intergroup-BIG-1-98）中证实。软组织和骨骼肿瘤疾病对他莫昔芬有效的比例最高，而对于那些伴有广泛肝转移、脑转移或淋巴转移至肺部的肿瘤，即使ER⁺，对他莫昔芬也相对耐药。

（二）雌二醇合成抑制药

1. 机制　雄激素转变为雌激素的限速步骤由芳香化酶催化完成。一种雌二醇芳香化酶抑制药(aromatase inhibitors，AIS)依西美坦以及两种非甾体类药阿那曲唑和来曲唑，是非常有效和特异性的抑制药，并且在美国和欧洲被批准应用。这两种抑制药的亚型能够将绝经后妇女的芳香化酶基础活性降低至1%～2.5%，显著减低血浆雌二醇水平，抑制乳腺肿瘤组织中类固醇的浓度，并且无雌激素激动药效应。由于绝经前妇女干扰雌二醇的负反馈会引起促黄体生成激素（luteinizing hormone，LH）和促卵泡生成激素（follicle stimulating hormone，FSH）分泌增加，从而阻碍芳香化酶的阻断作用，因此只有绝经后妇女才会从芳香化酶抑制药受益。

2. 疗效

（1）辅助治疗：一些比较AIs和他莫昔芬的试验比较了辅助治疗中使用的不同制剂的疗效。两个类似的大规模试验，ATAC（阿那曲唑和他莫昔芬单用以及联合应用-ATAC试验），以及乳腺国际组（Breast International Group，BIG）98试验比较了非甾体AIs（来曲唑或者阿那曲唑）与他莫昔芬的作用，评价指标包括疾病进展的时间、治疗失败的时间和总体存活率。第3个试验比较了甾体类AI依西美坦。在随访5年后，所有3个试验均表明，AI具有约3%的优势。BIG-98试验发现了来曲唑组总体存活率增加了18%（HR 0.82，95%CI 0.70～0.95），并且有统计学差异，然而这仅在校正了他莫昔芬患者的选择性交叉影响之后。ATAC试验组未发现总体存活率的改善。根据这些数据，美国批准AIs应用于辅助治疗。直接一对一研究也证实第三代芳香化酶抑制药（AIs）阿那曲唑、来曲唑和依西美坦优于他莫昔芬。

目前一些研究比较了辅助治疗中使用AIs或者他莫昔芬的顺序。IES研究（国际依西美坦研究）比较了使用他莫昔芬5年及使用他莫昔芬2～3年后再交叉使用依西美坦2～3年疗效的差异。该研究发现，与他莫昔芬组相比，AI组新发癌症明显下降。ABCSG-ARNO试验采用了阿那曲唑而非依西美坦，结论也类似。改用AI能够将无病存活率和总体存活率改善3%。然而，如果延长随访期（平均71个月），BIG-98试验组发现，他莫昔芬和来曲唑序贯用药与来曲唑和他莫昔芬序贯用药组无病存活率相似。该结果在TEAM试验中也得以证实。一项对这些研究的荟萃分析也报道了他莫昔芬后使用AI的益处。

一项四臂试验对分别使用他莫昔芬、来曲唑5年及在第2～3年间由一种药物转变为另外一种药物这4种用药方式进行了比较。单用来曲唑组、来曲唑后使用他莫昔芬、他莫昔芬后使用来曲唑组的预计无病比例分别为87.9%，87.6%和86.2%。这些数据表明，每种用药方式疗效相似（彩图93）。然而，对于淋巴结阳性的患者，无证据支持首先选择AI类药物。

（2）延长用药：对于淋巴结阳性、ER⁺和PR⁺的肿瘤患者，使用他莫昔芬5年后再继续使用来曲唑5年能够增加无病存活和总体存活率。在本研究的一个亚组分析中，淋巴结阳性组的总体存活率也有改善。NSABP B-33和ABCSG-6a试验发现了类似的结果。

（3）晚期浸润性疾病：5项大型的多中心国家随机对照试验直接比较了AIs和他莫昔芬的疗效。这些研究实验设计类似，并且均包括了局部晚期或者转移性的绝经后乳腺癌患者。所有妇女在12个月内未接受过他莫昔芬辅助治疗，并且所有患者均不是ER阴性者。所有试验均表明，AIs的临床有效性增加了2%～13%。其中有一项研究对象中55%的比例受体情况不明确，除了该研究之外，其他研究均发现了显著统计学差异。对这些数据的荟萃分析发现，AIs优于他莫昔芬，两者总体反应性的比值比（odds ratios，OR）为1.56（95% CI 1.17～2.07），临床受益的比值比为1.70（95% CI 1.24～2.33）。在该分析中，总体存活率的改善并未达到统计学差异（OR 1.95，95% CI 0.88～4.30），然而Cochrane评价确实发现存活率有改善。这些数据得出的结论是，AIs在客观反应性和临床受益方面优于他莫昔芬。

（4）AIs间的比较：一项全面的一对一试验研究对目前已经批准应用的AIs类药物来曲唑、阿那曲唑和依西美坦在新辅助治疗中的应用疗效进行了比较，结果发现这3种药物疗效类似，尽管来曲唑在抑制雌激素水平方面作用更强。

（5）AIs与他莫昔芬相比的不良反应和毒性：与他莫昔芬相比，AIs存在一些特别的不良反应和毒性反应（表29-4）。当分析这些数据的时候，我们需要记住，遵守各种不同疗法并不代表完全依从，不良反应可能会导致依从性缺乏。大量的数据表明，AIs与深部静脉血栓（deep venous thromboses，DVT）

和子宫内膜癌（endometrial carcinoma，EC）有关，然而发生率低于他莫昔芬组。从另一方面而言，AIs与骨折（OR 1.47，95%CI 0.34～1.61）和心血管疾病（OR 1.26，95% CI 1.10～1.43）风险增加有关，尤其是在3期和4期这些晚期患者中。

将这些研究的结果汇总发现，恶心、潮热和胃肠不适这些症状在他莫昔芬或AI组无差异。与安慰剂（或者他莫昔芬）相比，芳香化酶抑制药组潮热、骨质疏松和肌肉疼痛发生率增加。令人奇怪的是，接受安慰剂或者他莫昔芬治疗的患者也会出现这些非常常见的不良反应。例如，在来曲唑延长使用试验中，安慰剂组关节痛的发生率为16.6%，潮热为40.5%，肌肉疼痛为9.5%。服用芳香化酶抑制药组比他莫昔芬组胆固醇水平轻度升高，这可能与他莫昔芬的降脂作用有关。如果AIs会导致胆固醇水平升高，升高程度也很轻微。最近一项GWAS研究发现，AIs独特的不良反应是关节炎-关节痛，与炎症细胞因子、白介素（interleukin，IL）17受体有关。

3. 氟维司群 临床和实验研究表明，长期使用他莫昔芬可能会诱导肿瘤的适应性，从而导致SERM的激动药作用占主导地位。根据这些观察结果，研究人员研发出了无激动药效应的抗雌激素制剂，这些制剂开始被称为"纯抗雌激素药物"。氟维司群，是获FDA批准的该类药物，很大程度上缺乏雌激素激动药效应。它有两个独立的作用机制：①通过促进共抑制因子与ER复合物的结合从而抑制E_2介导的转录；②增加ER的降解率。由于它能够降低ER浓度，氟维司群被命名为"雌激素受体降调节药或者SERD"。

一项对458例晚期癌症妇女进行的对照研究发现，前期经过内分泌治疗后疾病进展的妇女服用氟维司群

表29-4 AIs与他莫昔芬相比的毒性和不良反应

	CV	Cerebro-V	VTE	骨折	EC	潮热	关节痛	肌肉痛
AI[1]	4.2%	1.4%	1.6%	7.5%	0.1%	33.5%	22.5%	8.4%
TAM[1]	3.4%	1.5%	2.8%	5.2%	0.5%	37.8%	16.6%	7.0%
AIvs.TAM	OR 1.26	OR 1.01	OR 0.55	OR 1.47	OR 0.34	NA	NA	NA
	（1.10～1.43）	（0.81～1.26）	（0.46～0.64）	（1.34～1.61）	（0.22～0.53）	NA	NA	NA
统计学差异	$P<0.001$	$P=0.93$	$P<0.001$	$P<0.001$	$P=<0.001$	$P=<0.05$[2]	$P=<0.05$[2]	$P=0.05$[2]

（1）来曲唑 vs 他莫昔芬乳腺国际组1-98试验；（2）依据95%可信区间并且不触及1.0相对风险线；CV（cardiovascular disease，心血管疾病，包括心肌梗死、心绞痛、心力衰竭）；Cerebro-V（咳嗽变异性哮喘或短暂性脑缺血发作）；VTE（venous thrombotic Episode，静脉血栓形成）；EC（endometrial carcinoma，子宫内膜癌）；AI（aromatase inhibitor，芳香化酶抑制药）；TAM（tamoxifen，他莫昔芬）

或芳香化酶抑制药阿那曲唑疗效相似。氟维司群临床受益（例如完全客观缓解率、部分客观缓解率和疾病稳定6个月）比例为44.5%，而阿那曲唑组为45%。另外一项研究比较了将氟维司群作为晚期乳腺癌的一线治疗方案，结合所有的观察指标，结果发现，疗效相似。最后，最初采用氟维司群治疗的患者在复发后对芳香化酶抑制药或者他莫昔芬仍然具有反应性。

在氟维司群应用临床之后，有观点认为需要更高剂量才能达到最大疗效。最初研究对标准剂量、负荷剂量和高剂量治疗方案进行了比较，结果发现每种剂量疗效类似。随后对高剂量氟维司群的研究表明，SERD疾病进展所需时间长于阿那曲唑组（氟维司群组为23.4个月，而阿那曲唑组为13.1个月，$P = 0.049\ 6$）。另外一项对转移性癌症进行的研究同样也发现，高剂量氟维司群优于低剂量组（HR 0.80，95% CI 0.68～0.94）。两项研究也对联合使用氟维司群和AI进行了分析，一项研究得出阳性结果，而另外一项试验结论不同。根据这些结果，氟维司群在临床应用的适宜剂量仍然有待于进一步探讨。

（1）卵巢切除术：绝经前妇女预防性卵巢切除术代表乳腺癌的第一辅助内分泌治疗。尽管最初认为无效，荟萃分析表明了其有效性，淋巴结阴性、年龄<50岁的患者15年绝对存活率增加了6%，而淋巴结阳性者存活率增加了12.5%（彩图94）。由于早期试验纳入的患者受体情况并不明确，一大部分受体阴性患者在试验中也可能被纳入，因此，受体阳性肿瘤患者的结果可能被消弱。对于ER$^+$和（或）PR$^+$晚期癌症患者，卵巢切除术可能使约50%患者临床受益）。

（2）药物性卵巢切除：GnRH类似物抑制卵巢功能具有和卵巢切除术相同的激素效应（见第31章GnRH类似物的介绍和作用机制）。两项研究表明，晚期癌症患者使用GnRH类似物也能出现类似手术切除卵巢的临床疗效。有关辅助治疗方面，有研究对化疗与药物性卵巢切除的疗效进行了比较，但未比较药物性卵巢切除和不采取任何治疗两者之间的差异。诺雷得早期乳腺癌研究协会（Zoladex Early Breast Cancer Research Association Study，ZEBRA）发现，ER$^+$患者采用GnRH类似物戈舍瑞林与标准的CMF（环磷酰胺、甲氨蝶呤、氟尿嘧啶）化疗，其总体存活率相似。

目前正在进行的研究重点关注两个问题。第一个问题是化疗后完全性卵巢功能剥夺是否优于化疗后部分卵巢功能剥夺。Davidson及其同事发现，CAF（环磷酰胺、甲氨蝶呤、氟尿嘧啶）后药物性卵巢切除加上他莫昔芬比单用CAF或者CAF加上药物性卵巢切除具有优越性。与不加用他莫昔芬的药物性卵巢切除相比，完全性卵巢功能阻断方式（药物性卵巢切除加上他莫昔芬）能够改善治疗失败和无病存活时间，而并不影响总体存活时间。SOFT试验的其中一个内容关注了这个问题，对接受标准化疗的患者单用他莫昔芬、药物性卵巢切除加上他莫昔芬及药物性卵巢切除加用AI三者之间的疗效进行了比较。一项近期研究表明，AI加上药物性卵巢切除并不像药物性卵巢切除加上他莫昔芬一样有效。

第二个问题关注了患者采用化疗和药物性卵巢切除后，AIs在完全性卵巢剥夺方面是否优于他莫昔芬。TEXT试验对此进行了研究，比较了药物性卵巢切除加上他莫昔芬与药物性卵巢切除加上依西美坦之间的疗效差异。最后，为了明确完全性雌激素剥夺是否必须进行化疗，PERCHE研究对化疗/完全性雌激素剥夺与仅采用完全性雌激素剥夺这两种方式进行了一对一比较。由于年轻患者比年龄大的绝经前妇女预后更差，其他研究也将评估年轻癌症患者的治疗效果。目前进行的试验（SOFT，EXT，PERCHE）将会对药物性卵巢切除、一种AI制剂、化疗和联用这些制剂的效果进行研究，以为这部分患者提供信息。

（3）化学去势：化疗药物破坏卵巢的颗粒细胞，会导致绝经前妇女出现暂时性或者永久性闭经以及绝经期症状（彩图95）。完全性卵巢功能破坏，首先表现为闭经，在年龄>40岁的患者中非常常见。有意思的是，当开始使用芳香化酶抑制药时，年龄>40岁患者中有20%的比例能够恢复月经。药物去势的疗效最初在临床上并未引起重视。然而，近期数据表明，辅助化疗具有很大程度的卵巢剥夺效应，对于高ER水平的绝经前妇女出现的新发肿瘤具有抗肿瘤效应。

为了评估化学药物去势的疗效，一些试验对绝经前妇女使用辅助化疗与单用药物性卵巢切除或者联用他莫昔芬的效果进行了比较。化疗和激素治疗在具有中度或者高度雌激素受体水平的妇女中具有相似的抗肿瘤效果（ZEBRA试验）。国际乳腺癌研究小组（The International Breast Cancer Study Group，IBCSG）Ⅷ期试验比较了绝经前妇女使用CMF和戈舍瑞林作为辅助治疗的疗效差异。对于那些ER$^+$的肿瘤患者，两组的 5 年无病存活率为 81%。这些结果提示，绝经前妇女的化疗疗效至少有一部分来自"化学去势"。

随后的研究也支持了化疗去势的假设，研究表明未完全闭经的患者化疗疗效欠佳，化疗加用药物性卵巢切除能够改善疗效。之后研究也表明，年龄＜40 岁的妇女，化疗加用药物性卵巢去势是有利的。然而对于年龄＞40 岁的 ER 阳性肿瘤患者，由于化学去势是彻底的，因此，化疗加用药物性卵巢切除并非有效。对于复发高危风险的年轻妇女，化疗后激素治疗比单用化疗更有效。这些以及其他研究表明，化疗的疗效某种程度上与激素分泌降低和细胞毒性效应有关。

（4）激素添加治疗：普遍观点认为，雄激素或者雌激素作为激素治疗的方法，其疗效不如他莫昔芬和芳香化酶抑制药。直至最近，高剂量的雌激素由于其不良反应大于他莫昔芬而很少被应用。然而，一项长达 20 年的随访研究对他莫昔芬与己烯雌酚进行了随机比较，发现服用雌激素治疗的妇女存活率升高，两种治疗方法间缺乏交叉耐药。该项令人吃惊的研究结果提示，应当对于特定患者考虑使用高剂量雌激素。一系列的临床前研究也证实了雌二醇疗效的可能作用机制，认为雌激素能够诱导凋亡的肿瘤细胞死亡。一项近期的综述研究报道，对多种激素制剂耐药的妇女中有 30% 的比例对高剂量雌激素有反应。

（5）新兴疗法：新辅助化疗指在手术之前使用抗激素制剂以充分缩小肿瘤体积，从而便于实施乳房肿瘤切除术，而无须行乳腺癌根治术。新辅助化疗的概念已经被引入到临床实践中，并且新辅助激素治疗正在进行临床试验。一项非随机试验表明，来曲唑、阿那曲唑和他莫昔芬分别将肿瘤体积缩小 81%，75% 和 48%。最新的一项随机试验纳入了 324 例名肿瘤体积超过 2 cm 的 ER⁺ 妇女，比较了每日服用来曲唑 2.5 mg 和他莫昔芬 20 mg 的疗效差异。来曲唑的客观反应率为 55%（CR 和 PR），而他莫昔芬组为 36%（$P<0.001$）。来曲唑组 45% 的妇女选择了乳腺保守性手术，他莫昔芬组为 35%（$P<0.001$）。约 50% 的妇女肿瘤体积明显缩小，从而可以行乳房肿瘤切除术。有意思的是，Her 2 阳性肿瘤患者对 AI 反应（88% 有效）优于他莫昔芬（21% 有效）。

一项类似试验研究〔术前即刻使用阿纳托唑、他莫昔芬或两者联用，immediate preoperative arimidex, tamoxifen, or combined with tamoxifen（IMPACT）〕证实了服用 AI 的妇女更有机会实施乳腺肿瘤切除术（46% 与 22%，$P = 0.03$），然而 AI 和他莫昔芬组的客观肿瘤反应性类似。当前的指南认为，新辅助内分泌治疗尚处于试验阶段，然而在这两项研究报道后，该方法越来越被广泛应用。然而，对接受传统治疗和新辅助内分泌治疗的患者进行存活率的比较，将会证实该方法的有效性。

对新辅助治疗的反应性能够在长期激素反应性甚至总体存活率方面提供预测信息。新的证据表明，Ki-67 增殖指数降低可能是预测长期疗效的最佳参数，而凋亡指数似乎无价值。cDNA 序列变化也能够提供有用的预测信息，然而尚需其他研究进一步证实。

（6）抗生长因子治疗：临床前数据表明，接受他莫昔芬或者芳香化酶抑制药治疗的肿瘤通过上调生长因子通路而出现耐药。一个吸引人的假设是内分泌治疗时同时加用生长因子通路抑制药来阻止耐药的发生。一些异种移植模型的研究也证实了该方法的有效性，有关该观点的临床试验也在进行之中。目前有限的研究提示，HER-2 和激素受体阳性的绝经后转移性乳腺癌患者采用 AI 治疗时，加用何塞停或拉帕替尼能够改善无病存活率。两项研究分析了联合应用 mTOR 抑制药和 AIs 的疗效，一项得出阳性结果，而另一项结果为阴性。最新的一项有关 mTOR 抑制药依维莫司（everolimus，Bolero）的研究发现，经过芳香化酶抑制药治疗后癌症复发的患者服用口服依维莫司 -2 能够延长无病存活时间。激素治疗添加 EFG-R 抑制药吉非替尼是否有效尚无统一结论。

（三）乳腺癌激素治疗的推荐方法

激素治疗的一些具体指南是依据以下几个因素：乳腺癌亚型（例如 Luminal A 和 Luminal B，表 29-2）、内分泌反应类型、月经状况和患者年龄。本章节有关激素治疗的总则是将两个独立的建议体系汇总一起：2011 年 St. Gallen 专家小组和 NCCN 指南意见。需要注意的是，St. Gallen 指南根据乳腺癌亚型提供了一种方法。由于该方法简单，在此对 St.Gallen 指南进行描述，然而其内容与 NCCN 指南大多相符。

1. 局部乳腺癌辅助治疗（DCIS） 患有 ER⁺ 导管原位癌的绝经前和绝经后妇女应考虑使用他莫昔芬 5 年以预防复发和对侧乳腺癌发生。

2. 浸润性乳腺癌

（1）新辅助内分泌治疗：ER 或 PR 阳性的绝

经后妇女应当考虑选择新辅助内分泌治疗。试验结果发现，AIs的疗效优于他莫昔芬。治疗应当持续4~8个月，主要目的是使患者有机会行保留乳房手术，而无须行乳腺癌根治术。

（2）辅助治疗

① Luminal A 肿瘤：绝大多数患者可以单用激素治疗。淋巴结受累或者其他一些因素也可能提示需要化疗（表29-5）。体积<0.5 cm³ 并且淋巴结阴性的肿瘤预后较好，并不需要内分泌治疗。

表29-5　内分泌治疗 ± 化疗的选择

临床-病理亚型	治疗方式
Luminal A	单独使用内分泌治疗，除非患者存在淋巴结可能受累或者其他高风险指征（例如Oncotype DX评分）
Luminal B（HER-2阴性）	内分泌治疗，根据内分泌受体表达情况、高风险评估（Oncotype DX评分、淋巴结状况）、感知风险和患者倾向性决定是否加用细胞毒性化疗
Luminal B（HER-2阴性）	细胞毒性药物＋抗HER-2制剂＋内分泌治疗（选定的数据支持选择芳香化酶抑制剂）；无证据表明该组患者不适用细胞毒性药物

在绝经前妇女：有证据支持使用他莫昔芬、GnRH类似物抑制卵巢功能、他莫昔芬加上GnRH类似物或者卵巢切除术作为辅助治疗。St. Gallen 小组推荐单用他莫昔芬或者联用卵巢功能抑制治疗，必要时在特定人群中行卵巢切除术。

在绝经后妇女：尤其是 ER⁺ 和（或）PR⁺、肿瘤体积>1 cm³ 的绝经后妇女，目前推荐首选 AIs 或者他莫昔芬作为辅助治疗，除非患者有禁忌证。如果淋巴结阳性，肿瘤为 ER⁺ PR⁻，或者患者有发生血栓栓塞的倾向，一般推荐应用 AI。

② Luminal B/HER2⁻ 肿瘤

在绝经前妇女：Lumina A 患者采用同样的内分泌治疗方法。细胞毒性药物的选择和种类与内分泌受体的表达水平、感知风险和患者选择有关。可考虑使用 OncotypeDx 或者 Mammoprint 特征来决定化疗方案的选择。

在绝经后妇女：内分泌治疗方法同 Lumina A 患者。细胞毒性药物的选择和种类与内分泌受体的表达水平、感知风险、患者选择或者分子特征有关。

③ Luminal B/HER2⁺ 浸润性肿瘤

在绝经前妇女：内分泌治疗同 HER2⁻ 患者。肿瘤体积>1 cm³ 或者淋巴结阳性的患者应当加用何塞停，肿瘤体积小的患者也可以考虑使用。目前尚无证据表明该组患者不适用细胞毒性药物。

在绝经后妇女：Luminal B 和 HER2⁻ 患者选择同样的内分泌治疗方法。同绝经前妇女一样，治疗时需考虑肿瘤体积和添加何塞停作为辅助治疗。目前尚无证据表明该组患者不适用细胞毒性药物。

④ Luminal A 和 B 肿瘤患者使用辅助激素治疗的持续时间

诊断时未绝经：推荐激素治疗时间为5年。在特定的患者中，如果患者进入绝经期，可以考虑再使用5年芳香化酶抑制药。如果患者仍未绝经，不需要其他内分泌治疗。

诊断时已绝经：NCCN 列出了5个可行的治疗方案，并且未发现哪种方案更有优势。这包括：a.使用 AI 5年；b.他莫昔芬使用 2~3 年，然后改为 AI 2~3 年，从而达到5年的全部治疗时间，或者延长 AI 使用时间，直至共计5年时间；c.AI 使用 2~3 年，然后改为他莫昔芬，共计5年；d.他莫昔芬使用 4.5~6 年，再加用 AI 5 年；e.对于有 AI 禁忌证、拒绝使用 AI 或者不能耐受 AI 的患者，使用他莫昔芬5年。当 HER2⁺ 患者使用何塞停时，最短持续时间应当为1年。

（四）晚期癌症的治疗

1. 不到1年的前期内分泌治疗　Luminal A 型和 B 型肿瘤的激素治疗需考虑绝经状态。曾用过他莫昔芬治疗的卵巢功能完好的绝经前妇女应当接受卵巢切除术或者卵巢功能抑制治疗，并结合内分泌治疗，类似于绝经期妇女一样。疾病在1年之内复发的绝经期妇女被认为对激素治疗抵抗，下一步治疗通常优先选择化疗。

2. 超过1年的前期内分泌治疗　Luminal A 型和 B 型肿瘤均考虑采用激素治疗。对于绝经期前妇女，肿瘤可能对激素治疗有反应，而绝经后妇女一般选择卵巢去除或者卵巢功能抑制治疗，如果既往曾经使用过他莫昔芬治疗，再加上芳香化酶抑制药。对于内分泌治疗1年之后复发的绝经后妇女，应当首选一种芳香化酶抑制药、他莫昔芬（或者托瑞米芬），或者选用一种选择性雌激素受体降调节药，例如氟维司琼。如果这些类型中出现了内脏器官疾病，应当考虑首次化疗。

3. 序贯内分泌治疗　一个个体如果对一种激素治疗有反应，她可能也能从二线、三线甚至四线内分泌治疗中受益。这包括类固醇芳香酶抑制药、非类固醇抑制药、氟维司琼、他莫昔芬或托瑞米芬、醋酸甲地孕酮、氟羟甲睾酮，以及炔雌醇或雌二醇（estrace）。在使用二线内分泌治疗后，目前尚无数据表明哪种三线和四线治疗更有效。

4. 化疗的应用　患者对序贯性激素治疗无效后，下一个选择就是化疗。有关化疗方案选择的问题在本章不做讨论。感兴趣的读者可参考 NCCN 指南。

5. 评估中的治疗策略　在更年期妇女中，关于使用药物性卵巢切除加上他莫昔芬或者一种芳香化酶抑制药完全阻断雌性激素的治疗方法是否具有更好的疗效尚缺乏确切数据，研究项目正在进行中。虽然如此，St. Gallen 指南认为对于很年轻的患者来说，完全雌激素抑制疗法是有道理的，尤其是对于那些中等或高风险组人群。这种方法也被认为适用于各年龄组的高风险绝经前妇女，特别是化疗未诱导完全性的卵巢功能丧失情况下。Panel 不建议使用临床试验以外的 GnRH 类似物加上芳香酶抑制药。

六、乳腺癌存活者的长期生活质量

早期诊断会增加乳腺癌患者的长期生存率。2/3 的患者在确诊的时候已经绝经，另有一半的绝经前妇女因为化疗导致永久性的卵巢功能丧失。一般认为这些患者禁忌采用绝经期激素治疗（menopausal hormone therapy，MHT），因为雌激素可能导致手术后残留肿瘤组织再次生长，或者引起另外一种原发肿瘤。然而观察性研究数据并未发现有害治疗效果的证据。在这一系列研究中，有关 MHT 安全性的前瞻性研究得到的结果是矛盾的，Habits 试验报道了 MHT 治疗后乳腺癌复发的风险增高，而 Stockholm 试验未发现该结果。结果不同的原因可能与 Stockholm 试验中他莫昔芬比例（51%）高于 Habits 试验组（22%），然而这个结论还需要实验来证实。在这个结果最终确定下来之前，如果雌激素替代剂有效，那么就需要谨慎地避免在乳腺癌存活者身上使用雌激素。

目前有很多可使用的雌激素替代品，包括用于预防或治疗骨质疏松的二磷酸酯，用于预防心脏病的他汀类药物，用于减少潮热次数和严重程度的文拉法辛和加巴喷丁，用于治疗泌尿生殖器萎缩的不含雌激素的阴道湿润和润滑剂，治疗雌激素不足引起的抑郁的 SSRIs 类药物。这一方法不能防止阿尔茨海默症或者改善认知功能，但是最新的 WHI 研究证明了 MHT 可以加重而非减轻痴呆的风险。由于雌激素会被全身吸收，需谨慎使用低剂量阴道用雌激素，并且患者充分知情。一般来说，这种方法不会像外源性全身性雌激素有效。如果雌激素替代品效果不满意，在充分探讨风险和益处并且知情的情况下，可以选择使用 MHT。

七、男性乳腺癌

男性乳腺癌的发生率比女性低 100 倍，2011 年诊断出新发病例 2140 例，其中 450 例死亡。在过去 8 年中，男性乳腺癌的发生率增加，从 2004 年每年 1450 例到 2011 年每年 2140 例。平均诊断年龄从 65 岁到 67 岁，35% 发生在 70 岁或者更高年龄男性。约 90% 为转移性导管癌，而原位导管癌（ductal carcinoma in situ，DCIS）很少见。

已知的风险因素包括家族史，与睾酮分泌减少和雌激素过度分泌相关的临床紊乱，例如睾丸炎、睾丸切除术、隐睾、睾丸损伤、肥胖、外源性应用雌激素、Klinefelter 综合征、辐射暴露、犹太血统、BrCa1 和 BrCa2 携带者、运动过少、前胸壁照射和良性乳腺疾病。可能的风险因素包括 Cowden, Lynch 和 Li-Fraumeni 症候群，PTEN，T53 和 PALB2 基因突变以及肝硬化。文献中报道的可能有关的不确定因素包括雄激素受体基因、Chek 2 基因突变、前列腺癌、男性乳房发育、职业性高频电磁频繁暴露、高温、节食以及饮酒。

男性乳腺癌的典型表现为无痛性的质硬肿块，通常伴有乳头内陷或溃疡，皮肤与下层肌肉固定，腋下淋巴结可被触及。可以通过乳腺 X 线摄影和病变组织活检确诊。乳腺癌被发现时，37.5% 的男性患者伴随局部淋巴结浸润，而女性只有 29.2%，诊断时男性患者的肿瘤体积大于女性患者，41.7% 的男性患者肿瘤局限在乳腺，而女性为 50.5%。男性中 ER 和 PR 阳性的比例（分别为 90.6% 和 81.2%）高于女性（分别为 76% 和 66.7%）。2%～15% 的患者表达 HER2，比例低于女性。5 年存活率为 63%，10 年存活率为 41%。

乳腺癌改良根治术是目前常用的手术方法。腋窝淋巴结的手术评估是基本治疗所必需。女性患者可以考虑采用前哨淋巴结活检，然而由于男性乳腺癌发病率低，在男性患者中是否进行该操作证据尚不充分。对于淋巴结阳性的男性患者，经常推荐辅助放疗，但是对存活率的疗效尚不清楚。由于男性患者90%为ER阳性肿瘤，首先选择他莫昔芬作为辅助治疗。如果辅助治疗用了足够的时间，在肿瘤复发时，他莫昔芬能够对80%患者有效，并被作为一线治疗手段。二线或者其他后续治疗包括甲地孕酮、GnRH激动药类似物和雄激素。芳香酶抑制药对少数患者有效，但是睾丸切除或GnRH抑制能够抑制睾酮的反射性升高，从而造成雌激素抑制效应的消除。HER2靶向治疗和化疗能够缓解一部分患者。目前缺乏准确评估各种治疗方法对男性乳腺癌患者疗效的随机对照试验。

（译者　张春梅　审校　杨艳）

八、前列腺癌

（一）发病率

在美国，前列腺癌是男性发病率最高的肿瘤，且在癌症所致的死亡中居第2位。2012年，美国有241 740人被诊断为前列腺癌，并有28 170人死于前列腺癌。在过去的20年中，前列腺癌的患病率成指数增长，病死率也呈逐渐增长趋势。逐渐增高的检出率不仅反映人口老年化，而且反映了更加敏感的检测项目的应用，例如，19世纪80年代中期开始检测血清前列腺特异性抗原（PSA）。

随着PSA的应用，前列腺癌新诊断病例的年增长率由1985—1989年的6%增高至1985—1989年的18%。到1992—1995年年增长率逐渐降至14%（289）。随着PSA的广泛应用，临床中对局部前列腺癌的诊断率提高至单纯直肠指检的2倍。随着PSA应用于筛查诊断，T1/T2a期、Gleason评分≤6分和血清PSA≤10 ng/ml的低风险人群比例有所增加。1989年仅31%的男性患者在诊断时符合低风险标准，而到2002年上升至47%。目前对于这部分患者是否需要治疗仍存有争议。

前列腺癌发病率有显著的地区性差异。在欧洲，2008年的总体发病率约为93.4/100 000，其中南部和东部地区发病率最低，北部和西欧最高。例如，2008年发病率最低和最高的地区分别是乌克兰（27.7/100 000）和爱尔兰（183.1/100 000）。尽管与美国相比，中国和日本前列腺癌的癌前病变和原位癌的发病率无明显差异，但是侵袭性癌的发病率明显不同。在中国和日本等亚洲人群中，原位癌转变为浸润癌所必需的额外基因突变和促进因素很少普遍发生。相反，原位癌的初始基因突变发生率基本相同。这些现象表明，环境及饮食因素可能影响突变过程和因素之后的步骤进而促进肿瘤生长。当人们迁移至更西部地区后发病率会增加，也支持这些观点。生活在夏威夷的日本男性发病率高于生活在日本本土，但低于生活在美国的白种人。

（二）前列腺癌生长的内分泌学

二氢睾酮（DHT），睾酮的5α诱导产物，与AR的亲和力是睾酮的2.5倍，是调节前列腺肿瘤生长的主要物质。雄性激素本身的直接影响，生长因子刺激产生的间接影响，也可能是这两种机制联合作用介导雄激素诱导的肿瘤增殖。睾丸每天约产生7000μg睾酮，其中有500μg会在许多外周组织中转化为DHT（图29-15）。成年男性中肾上腺产生额外5%的雄性激素。睾酮与雄激素前体物质如雄烯二酮、脱氢表雄酮（DHEA）、硫酸脱氢表睾酮，均由肾上腺产生并在外周组织转变为DHT。除了外周转化，良恶性前列腺组织中一大部分DHT是由循环中的前体物质在前列腺局部转化而来。因此，前列腺内约有40%DHT是来源于肾上腺产生的类固醇激素。

在雄激素依赖性前列腺癌中，癌细胞表面的雄激素受体（ARs）与DHT结合的后会传递增殖信号。与乳腺癌受体试验相反，检测AR不能提示任何关于预测激素反应的信息。尽管有AR基因突变，但是在前列腺癌早期其发生率很低。但是，转移性肿瘤和雄性激素非依赖性肿瘤中突变率更高（高达40%）。突变频率和突变类型受选择压力即抗雄激素的影响。例如，接受氟他米特治疗的患者突变率明显高于未接受抗雄治疗的患者。这类突变大多数发生在AA877，和LnCAP细胞突变位点相同，是氟他米特发挥拮抗雄激素作用的靶点。这一发现解释了为什么前列腺癌患者会出现氟他米特戒断反应（见后面章节）。

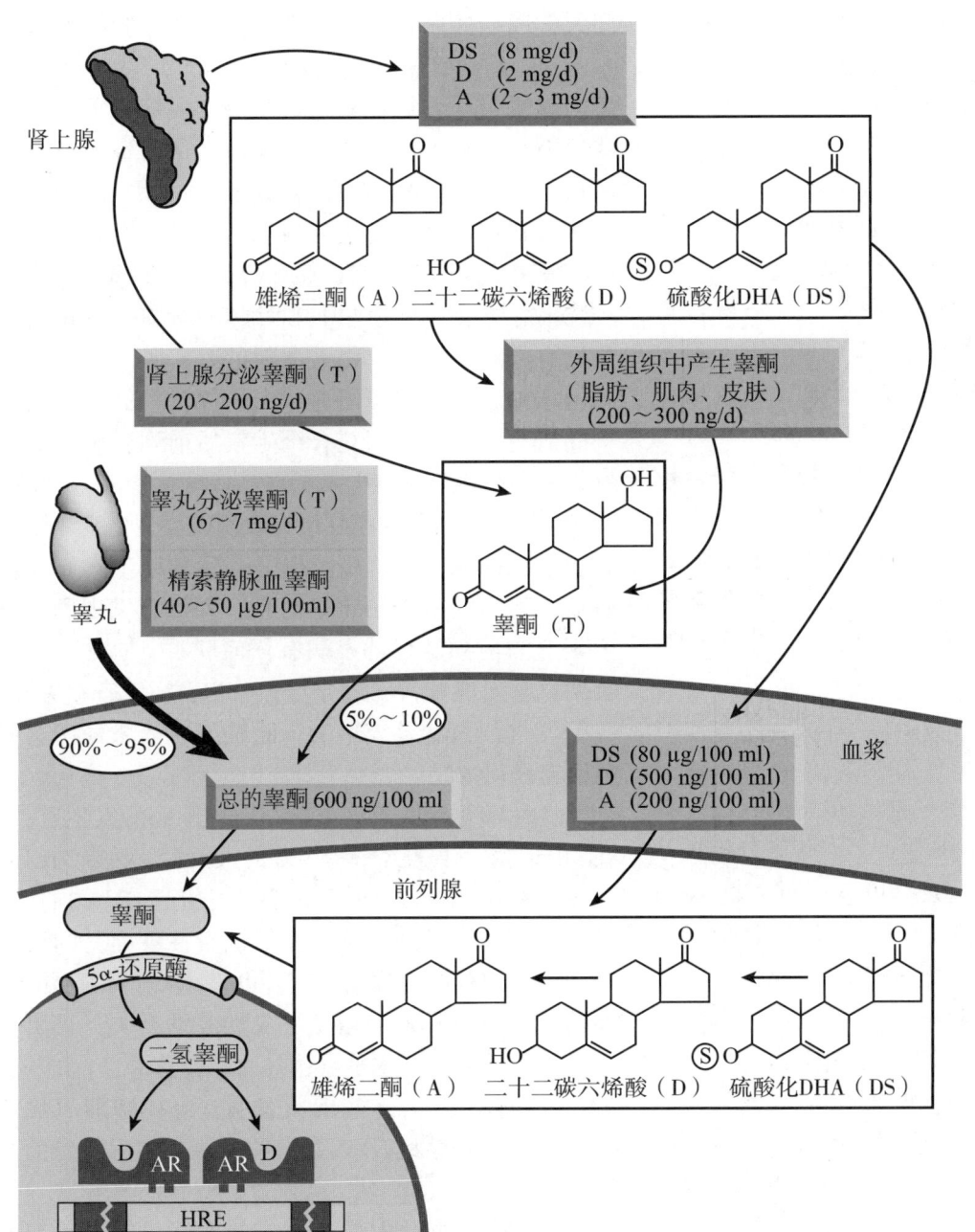

图 29-15 图解前列腺组织中的激素来源

[图片来源于 Santen R. Endocirne responsive cancer. In Kronenberg HM, Melmed S, Polonsky KS, eds. Wiliams Textbook of Endocrinology.11th ed.Philadelphia: WB Saunders, 2008.]

前列腺癌患者对不同时期的雄激素阻断均有相应的反应。一般，最初给予雄激素阻断治疗会使肿瘤进展同时血清 PSA 浓度会随着升高。随后肾上腺雄激素阻断治疗会使血清 PSA 水平下降 50%甚至更多，并且可以减轻疼痛、缓解疲劳，但是确不能使肿块缩小或治愈骨质破坏。

一些理论可以解释这一继发性激素反应，并完全进展为非雄激素依赖性生长，但均未被证实。互不排斥理论机制包括提高对残余雄激素的敏感性、雄激素受体关键位点的磷酸化而增加受体反应性、生长因子和突变诱导受体独立激活。所有这些理论强调一个观点，那就是生长因子信号通路能独立上调和（或）激活肿瘤 AR，进而导致雄激素抵抗。例如，PI3K/AKT 信号通路通过受体本身和下游靶点的磷酸化调控 AR 的活性，抑制细胞凋亡增加细胞存活。PI3K/AKT 的下游靶点包括 mTOR, p70S6 激酶和 4E-BP1。此外，PTEN 突变和失活在晚期前列腺癌中普遍发生。PTEN 是一种能使 PI3K 去磷酸化和失活的磷酸酶。随着 PTEN 基因突变而失活，相应的活化的 AKT 磷酸化和下游 mTOR 的活性均会上调。抗体靶向治疗证实了 PTEN 缺失与 AKT 活化和 p70S6 激酶底物 S6 的磷酸化、活化密切相关。因此，目前

mTOR阻断药如替西罗莫司和依维莫司现正用于前列腺癌的治疗。肿瘤抵抗过程中MMP-9表达也上调，其可能成为另外一个靶向治疗位点。

（三）病因

前列腺癌主要的不可控危险因素包括年龄、种族、家族史。流行病监督与统计登记处显示，40~44岁前列腺癌的发生率为9.2/100 000，当年龄增长到70~74岁时发病率上升至984.8/100 000。在非裔美国人中前列腺癌的发病率随年龄增长而上升，相对危险度（RR）为1.73（95% CI 1.23~2.45）。病死率几乎是白种人的2倍。基因遗传也是很重要的相对危险因素，一级亲属有患前列腺癌者发病率增加2倍，有多个一级亲属患病时发病率会更高。总的来说，前列腺癌患者阳性家族史的发生率是未患前列腺癌者的3.1~4.3倍，研究双胞胎发现遗传因素占42%（95% CI: 29, 50%）。

特定基因损伤导致的前列腺癌很罕见，没有证据表明发病与潜在的基因位点有关。但是，全基因组关联研究已经发现，目前正在对46个敏感位点进行研究，以更好地建立风险预测模型。基于连锁分析获得的候补基因包括BRCA2，RNASEL（一种endo-ribo-核酸酶），巨噬细胞清道夫受体1基因（MSR1），AR（雄激素受体），CYP17（细胞色素P450 17α酶，催化类固醇羟基化）和SRD5A2（前列腺5-α还原酶的主要形式）。一些流行病学研究显示，AR中CAG序列的重复次数与前列腺癌发病率有关，但是另外一些实验没有得到相同结论。美国犹他州系研究数据发现了另一个高风险基因，位于17号染色体短臂（17p）称为前列腺癌易感基因，编码雄激素受体（AR）基因1号外显子金属依赖性水解酶（ELAC/HPC2）。德系犹太人前列腺癌的发生与BRCA2而不是BRCA1相关，这一相关性在其他种族中没有发生过。

近期一项最新研究发现，两种基因融合可能激活致癌途径，例如白血病患者中的bcr-abl基因融合。根据cDNA离群值研究发现，前列腺癌中普遍存在TMPRSS2和ETS基因中的EGR与ETV1融合[例如，57%肿瘤中超过90%过表达EGR或TMPRSS2与ETS基因（ETV1）融合]，可能是致病因素。

可控危险因素包括饮食习惯、体重指数、吸烟及体育锻炼。年龄标准化全球发病率显著差异高度显示，饮食习惯和环境因素可能起着重要的作用。不同人群因高脂肪饮食、红肉、绿茶及豆制品的摄入量不同，前列腺癌的发病率也有差异。一些病例对照研究显示，西方饮食与前列腺癌的发病有关，但这些研究由于存在潜在的回忆偏倚而未被证实有因果关系。另外一些研究表明，蔬果成分（例如番茄红素）及抗氧化剂（例如维生素E和硒）可能会降低前列腺癌发生的风险。然而，关于营养成分的研究没有比较统一的结果，可能是因为对维生素和矿物质的摄入量没有精确的记录。出人意料的是，肿瘤防治研究和国家健康机构-美国退休人士饮食和健康研究机构的研究证实，服用复合维生素后前列腺癌发病的风险较未服用复合维生素者高。一项关于α-生育酚和β-胡萝卜素预防癌症研究表明，芬兰中老年吸烟者患前列腺癌风险降低。但是，硒和维生素E预防癌症实验研究了35 000名男性，并没有发现硒和维生素E与前列腺癌的发病有任何联系。总之，研究表明饮食习惯和营养成分与肿瘤的发病没有相关性。关于饮食因素和补充剂的前瞻性研究尚未证实这些成分有任何效果。

慢性或复发性炎症可能与前列腺癌的发生有关。在40~79岁男性中，有9%的人因症状诊断为前列腺炎。炎症细胞释放的氧化剂可以引起DNA损伤诱发前列腺癌。一种称为"增殖性炎性萎缩"的病变被认为是前列腺上皮内瘤变（PIN）和前列腺癌的癌前病变。慢性炎症与增殖性炎性萎缩有关，且出现分子应激反应如高水平谷胱甘肽硫转移酶A1和环氧酶-2（COX-2）。这些现象表明，炎症增加氧化应激作用，进而导致DNA加合物产生，然后导致前列腺癌的发生。

激素因素特别是循环中的雄激素可能也参与前列腺癌发生和发展。历史上中国伺候皇帝的太监和意大利的阉人歌手在年轻时睾丸切除后，前列腺触诊阴性或前列腺退化，理论上不会患前列腺癌，但后者很难在出版的文献中有记载。

罗斯和她的同事认为中国和日本的前列腺癌发病率较白种人低，可能与他们5α还原酶的活性更低有关，这可能是基因决定的。这可能导致前列腺组织中DHT水平更低及雄激素诱导的增殖更少。但是，用同位素示踪检测中国人和白种人5α还原酶的活性时发现，至少在前列腺外周组织并没有发现这种酶的水平有差异。

我们对于雄激素和前列腺的关系的认识的最重

要的进步来自于查尔斯·哈金斯的工作，这也使他最终获得了1966年的诺贝尔奖。哈金斯的发现的创新性在于，激素能刺激前列腺肿瘤生长并且能提高肿瘤细胞的存活率。他还证实睾丸切除术至少能抑制进展转移患者的肿瘤生长，并延长他们的生命。后来对多米尼加共和国的假两性人和其他先天缺乏Ⅱ型5α还原酶的成年人的研究中，证实了DHT对前列腺生长发育有着重要作用。

（四）预防

一项关于前列腺癌防治的随机对照研究，验证了Ⅱ型5α还原酶抑制药非那雄胺能使DHT产生减少，进而使前列腺癌发病率减少。前列腺癌的发病率会因为使用与DHTⅡ型5α还原酶非那雄胺而降低。这个实验从1993年开始，选取了18 882名年龄≥55岁、直肠指检(DRE)正常、PSA≤3.0的男性，最后对9060名进行分析。7年后试验结束时或出现临床指征（如直肠指检异常或者PSA≥4.0）进行活检。7年治疗结束后，对接受非那雄胺治疗的4368名男性和给予安慰剂的4692名男性进行分析。非那雄胺组前列腺癌的诊断率下降24.8%（95% CI: 18.6 to 30.6%；$P<0.001$）。但是，非那雄胺组患者肿瘤Gleason评分7～10分者（280/757或37%）较安慰剂组（237/1068或22%；$P<0.001$）多15%。非那雄胺组高级别前列腺癌的发生率为6.4%，安慰剂组的发生率为5.1%。在两个组中均有5例死于前列腺癌。非那雄胺组发生的不良反应包括射精量减少、勃起功能障碍、性欲减退、男性乳房发育（$P<0.001$ vs.安慰剂组）；但是这些不良反应的归因风险仅为1%～13%。

根据这些结论，后续大量研究开始探讨高级别病变中PSA升高的原因。可能的解释包括病理改变，体积大小改变，或检测偏倚。非那雄胺的一个作用就是可以使前列腺的体积缩小为原来的50%。因此，理论上，体积越大的前列腺（例如使用安慰剂者）患高级别癌变的可能性越小，而且两组真实发病率也相同。尤其在回顾性研究中会发现检测偏倚。

如果在高级别病变中PSA增高的现象是真实而非伪造的，那么有这么几个假设的机制。这些结果可能是由于前列腺内DHT降低诱导选择性非雄激素依赖性克隆，和前列腺癌性腺功能减退症患者相似。一种可能是在前列腺中DHT水平较低时存在增殖，因为已经发现有性腺发育不良的男性患前列腺癌

也可能与雌激素代谢中的基因多态性导致前列腺癌的发病风险增高相关。由于Gleason评分系统与前列腺肿瘤的激素水平无关，非那雄胺可能通过调控上皮细胞的影响，而改变高级别肿瘤的诊断。

尽管有证据表明非那雄胺能减少低级别癌变发病率，但对于其是否应该用于前列腺癌预防仍然备受争议。综合分析用药后出现的并发症，不良反应（如勃起功能障碍，性欲减退，男性乳房发育）和经济成本，不建议非那雄胺作为前列腺癌预防的常规用药。

研究度那雄胺减少前列腺癌事件（REDUCE）的试验发现，同时阻断Ⅰ型、Ⅱ型5α还原酶可能优于仅仅阻断Ⅱ型5α还原酶。2002年获批的度那雄胺可以同时阻断Ⅰ型、Ⅱ型5α还原酶亚型，推断能更好地预防前列腺癌。与非那雄胺相比，度那雄胺可以更明显降低血清（94.7% vs. 70.8%）和前列腺中（超过90% vs. 68%～86%）DHT水平。REDUCE试验收集6729名年龄50～75岁，初始PSA 2.5～10 ng/ml且前列腺活检阴性的男性患者。随机抽取3305男性给予度那雄胺（0.5 mg/d），另外3424名给予安慰剂，在为期4年的随机对照研究中，试验组有659例发生前列腺癌，对照组有848例发生前列腺癌，表明试验组中前列腺癌发生的相对风险降低22.8%（95% CI: 15.2, 29.8）。然而，与PCPT试验的结论并不相同，这项试验没能发现度那雄胺可以增加高级别肿瘤发生的风险。虽然REDUCE试验缺乏高级别肿瘤的发病率增加的证据，可能是PCPT试验的变体，但是这两项试验的设计也存在差异。而且，REDUCE试验的受试者在研究开始时进行了前列腺活检筛查，且活检阴性者才纳入试验。因此，PCPT试验中可能有一些隐匿前列腺癌患者在接受试验之前没能被检出。

流行病学和二次终端数据表明其他一些途径，例如补充硒、维生素E和番茄红素可能预防前列癌的发生，但这还没有得到可靠的证实。在硒和维生素E预防癌症试验（SELECT）中随机选取34 887名年龄≥55岁（若为非裔美国人则为50岁）、DRE水平正常且PSA≤4.0 ng/ml的男性，将他们分为4组：使用硒、使用维生素E、联合使用硒和维生素E及使用安慰剂。前列腺癌的发病率没有发现明显差异，这项试验也于2008年终止。值得注意的是，当随访期延长至2011年时发现服用维生素E的受试者患前列腺的风险增加。

（五）早期检测

直肠指检（DRE）是PSA应用以前唯一的筛查前列腺癌的方式，并且检出的病变多为晚期。血清PSA测定的应用有助于检出早期前列腺癌。PSA是在雄激素的刺激下分泌到前列腺腺管，其氨基端在激肽释放酶2的作用下裂解掉7个氨基酸后被激活。尽管研究者认为PSA的产生局限于男性的尿道周围腺体及汗腺、女性尿道周围腺体，但是大部分PSA是由前列腺的腺体和导管上皮细胞产生并分泌到周围的腺腔中。PSA在血液中可以游离形式，也可与血浆中的α_2-巨球蛋白或者α_1-胰凝乳蛋白结合后在血液中循环。个体血清PSA浓度的改变可能意味着异常过程如前列腺癌的发生。或者其他一些前列腺组织的良性病变也可以导致血PSA升高，包括良性前列腺增生（BPH）、感染、炎症（例如慢性前列腺炎）、射精、尿路梗阻，近期生殖系统手术操作或外伤（例如插导尿管、前列腺细针穿刺活检、膀胱镜检查）。但是，简单的DRE不引起PSA显著升高。

尽管BPH可以导致前列腺组织中PSA浓度增高10倍，前列腺癌引起PSA浓度增高10倍继发于上皮细胞膜的破坏。前列腺癌形成的组织学特点是基底层细胞消失及腺腔导管上皮细胞损坏。这些结构的破坏导致原本存储于前列腺基质中的PSA释放，通过淋巴管和毛细血管进入血液。

当血清总PSA$\geqslant$4 ng/ml或者DRE阳性才进行前列腺细针穿刺活检，其中大部分也同时经直肠超声活检。通常是在经直肠超声探及的低回声区进行穿刺活检，需要在12个不同的部位取活检。至于敏感性与特异性，血清PSA值阳性和阴性预测者依赖于所选择的临界值。多项研究结果显示，直肠指检（DRE）正常，PSA值介于4～10 ng/ml的患者阳性预测率（PPV）接近30%。然而，当血清PSA＞10 ng/ml时，阳性预测率将接近60%。

由于早期的前列腺癌患者无疼痛及其他临床表现，所以PSA筛查需要特别谨慎。如图29-16中所示，随着年龄增长，除了前列腺癌其他致死因素也增加。这个现象在格拉斯评分低时尤其显著。有些临床医师将血清PSA的临界值定为4 ng/ml是非常武断的。为了提高其敏感性，特异性，并将其作为前列腺癌筛查的生物学标志，多种PSA检测方式已经开始使用。包括PSA密度，血液循环中游离与结合PSA的比率，PSA的代谢率，不同年龄段PSA值及PSA倍增时间。

1. PSA密度 考虑到可能是BPH而不是前列腺癌引起PSA升高（并且这两种疾病都可发生于老年男性），有人倡导用PSA的密度来鉴别这两种疾病。PSA的密度是指血清总PSA浓度比前列腺体积（经直肠超声测得）。尽管对于这个指标的最佳截点尚不清楚，但是BPH患者的PSA密度明显低于前列腺癌患者。Benson和他的同事发现PSA的密度的平均值在BPH和前列腺癌患者分别是0.04和0.58。良性前列腺增生患者的PSA密度均＜0.12。另外，当PSA密度＞0.10时，97%受检者患前列腺癌。

虽然最初PSA密度检测很有前景，且可能提高PSA筛查的特异性，但是后来研究发现，PSA密度检测使得相当数量的前列腺癌患者流失。一项大的多中心试验证实，若血清PSA值介于4～10 ng/ml，当PSA密度截点为0.15时，47%的前列腺癌患者不能被检出。PSA密度敏感性较低可能继发于额外的误差，包括超声检查者及样本分析的变异。除了PSA密度，可以检测移行区PSA密度。BPH的患者的原发病变部位为移行区。理论上，检测移行区PSA密度，可以提高检测PSA密度的准确信。然而，由于再次检测前列腺移行区PSA密度需要采用经直肠超声方法，使得组间变异增加，目前此方法尚未得到广泛使用。

2. 蛋白结合型PSA PSA在血液中以游离状态或与蛋白酶抑制药α_1-糜蛋白酶或α_2-巨球蛋白结合状态存在。前列腺癌患者与α_1-糜蛋白酶结合的PSA的比例明显高于未患前列腺癌者。为了进一步探讨这一差异，有试验检测游离型和结合型PSA比率。目前，游离PSA与总PSA的比值$\leqslant$10%提示患前列腺癌，但是比值＞20%多提示良性病变，例如前列腺增生。这项检测对于血清PSA值介于4～10 ng/ml的患者最有用。遗憾的是，很多患者游离PSA与总PSA的比值介于10%～20%，限制了这项检测充分应用。

3. PSA增长速率 血清PSA增长速率（PSA增长速率或PSAV）可以用来检测前列腺癌。尽管对于其预测值还存在疑问，但是患或未患前列腺癌PSAV有着明显的差异。目前建议，如果PSA每年增加$\geqslant$0.75 ng/ml，则需每18～24个月用至少3种方式连续行活检。对于隐匿性前列腺癌患者，PSA＜10 ng/ml者，截点设为0.75 ng/ml时敏感性为72%，特异性为90%。遗憾的是，由于潜在的个体差异，尤其是在更短的时间间隔和更低的总PSA，应用PSA

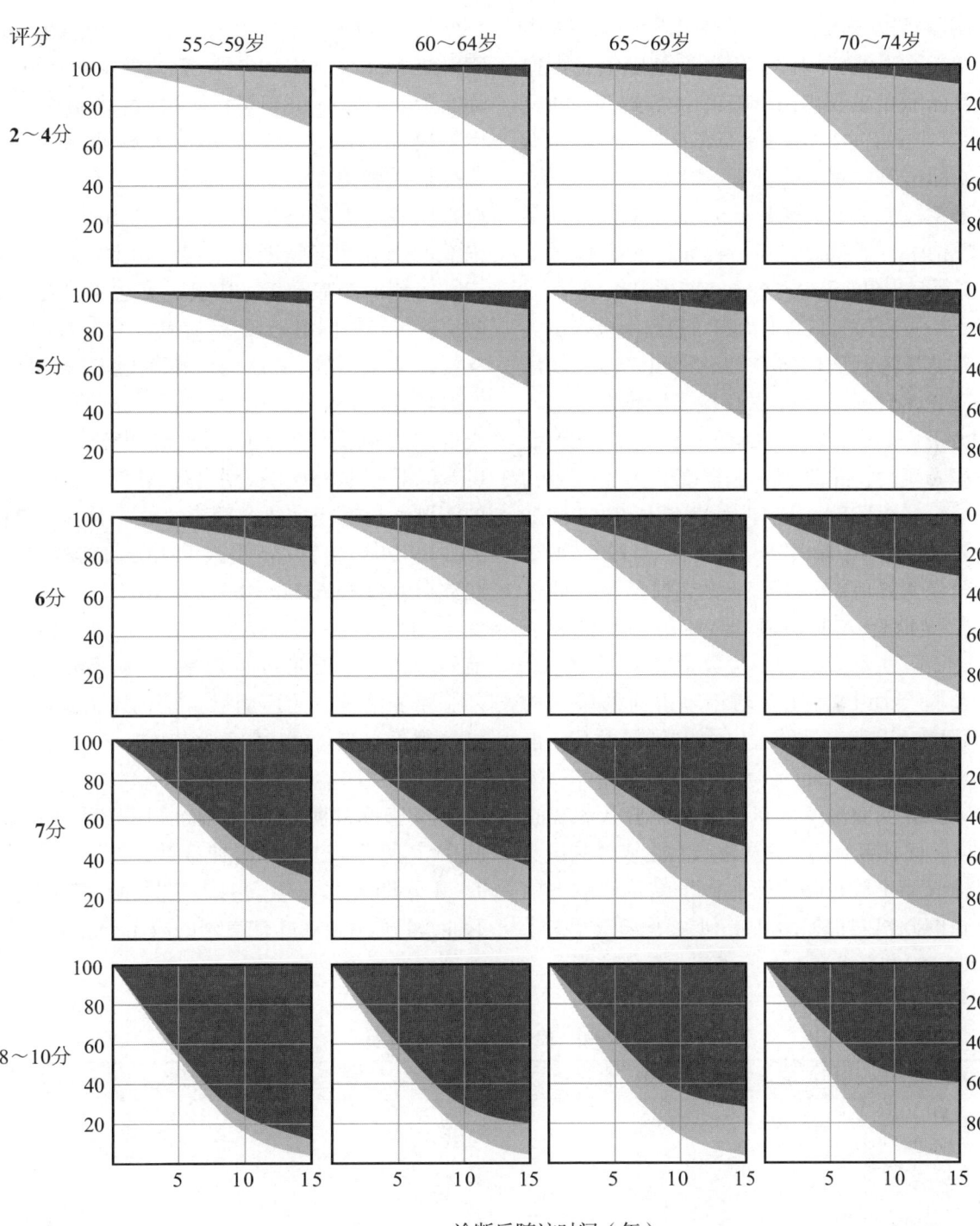

图 29-16 55～74岁诊断为前列腺癌患者的总病死率（阴影面积）vs. 前列腺癌特异性病死率（实性面积），并作为 Gleason 评分的一项功能指标

［图片摘自 Santen R.Endocrine responsive cancer// Kronenberg HM, Melmed S, Polonsky KS, eds. Williams Textbook of Endocrinology. 11th ed. Philadelphia: WB Saunders, 2008.］

增长速率作为前列腺癌筛查工具可能会受到限制。许多患者，尤其是血清总 PSA 值<4 ng/ml，PSA 增长速率未超过 0.75 ng/ml 者易患隐匿性前列腺癌。

4. 不同年龄段 PSA 值 正常情况下血清 PSA 值随着年龄增长而升高。因此，年轻前列腺癌患者血清 PSA 值增长可能达不到活检临界值 4 ng/ml。研究发现，22% 的男性血清 PSA 介于 2.6～4.0 ng/ml 患有前列腺癌。因此，有学者提议使用年龄特异性 PSA 值，更好地检出年轻男性 PSA<4 ng/ml 的隐匿性前列腺癌患者。理论上，通过设置年龄特异性 PSA 阈值，活检中更多年轻男性（年龄<60 岁）前列腺癌被检出，而更多老年男性（年龄>60 岁）前列腺癌未被检出。

多项探讨这一问题的研究已经证明，通过使用年龄特异性 PSA 阈值，年轻患者检出敏感性增加，而老年男性检出敏感性降低。Osterling 和他的同事比较≥50 岁患者年龄特异性 PSA 和标准 PSA>4 ng/ml 发现，年龄特异性 PSA 组阳性预测值从 37% 增加到 42%，而癌症的检出率从 3.8% 下降到 5.7%。另一项研究调查了 6600 名≥50 岁男性发现，通过增加年龄特异性 PSA 的阈值，47% 的局限性前列腺癌丢失，尽管使不必要的活检数量减少了 44%。总之，年龄特异性 PSA 能使老年未患前列腺癌的数量减少，癌症患者数量的丢失大大限制了其在前列腺癌筛查的价值。

5. PSA 指南 许多专业机构制定了 PSA 检测指南，有相同也有不同的意见，从来没有达成过共识。另外，随机对照实验也得出不一致的结论。欧洲前列腺癌筛查的随机对照研究中心研究了来自于 8 个欧洲国家的 182 000 名男性，年龄在 50～74 岁。中位随访时间为 11 年。该研究证实了患者病因特异性病死率显著下降（PSA 筛查组相对减少了 21%），但总体病死率无显著性降低。前列腺、肺、结直肠和卵巢（PLCO）癌症筛查实验中心调查了 76 685 名年龄位于 55～75 岁的男性，其最新随访时间为 13 年，证实了根据 PSA 筛查患者病死率无明显差异。

现普遍认为筛查只用于其检测结果用来指导临床诊断和治疗。患者需明确阳性检测的后果，当 PSA 阳性时需进一步进行诊断和治疗。而且，选做筛查的患者应该是正在进行确切治疗或激素治疗且未被监测的癌症患者。因此，在患者进行 PSA 筛查时应签署知情同意书。

6. 重复活检 PSA 位于临界值（2.6～4.0 ng/ml）的患者通常要在超声引导下进行前列腺活检，而这些人群中 75% 活检标本中未找到前列腺癌的证据。当再次取活检时，仍未找到癌是临床上未解决但很重要的问题。最近一项研究筛查了一个社区中 24 893 名男性，其中 1011 名随后被诊断为前列腺癌。基于这些数据，当 PSA 2.6～4.0 ng/ml 并有高级别上皮内瘤变（PIN），初始 PSA3.6～4.0 ng/ml，异常 DRE，前列腺癌家族史或 PSA 速率≥0.1 ng/ml 时推荐行前列腺重复活检。超声引导下前列腺活检的并发症发生率很低，但评分 10 分或 15 分而不是 6 分时发生率有所增加。

7. 临床分期 前列腺癌临床分期用于预后判断并指导治疗。过去有两种分类方法，但是目前采用 TNM 分期方法（表 29-6）。目前，新的方法包括 Tesla 和直肠内 MRI 被更好的应用于定义肿块大小和评价前列腺外侵袭。

表 29-6 前列腺癌 AJCC 分期

	Ⅰ期		Ⅱa期				Ⅱb期		Ⅲ期	Ⅳ期	
Lewett-Whitmore 分期	A1		A2				B0-2		C1-3	D1	D2
TNM 分期	T1a-c N0M0	T2a N0M0	T1a-c N0M0	T1a-c N0M0	T2a N0M0	T2a N0M0	T2b N0M0	T2c N0M0	T1-2 N0M0	T1-2 N0M0	T3a-b N0M0	T4 N0M0	Any T N1M0	Any T Any N M1
Gleason 评分	≤6	≤6	7	≤6	≤6	7	≤7	Any	Any	≥8	Any	Any	Any	Any
PSA 水平 (ng/ml)	<10	<10	<20	10～19.9	10～19.9	<20	<20	Any	≥20	Any	Any	Any	Any

（六）关于确定性治疗的选择

危险分层：前列腺癌治疗方法的选择需要评估其并发症和死亡发生的可能性。有一些评估风险的计算方法，用得最多的是约翰霍普金斯医院依据前列腺根治术制定的 Partin 列线图。Partin 列线图根据术前 PSA，活检 Gleason 评分和临床 T 期预测前列腺外侵袭、淋巴结转移和精囊腺转移的风险。美国国家综合癌症网络（NCCN）设计了另外一种实用性风险分层系统（表 29-7），它最初将患者分为临床局限性和局部侵袭转移性病变患者；随后分为低、中和高风险人群；最后根据患者预期生存时间≤10～20 岁或≥10～20 岁。NCCN 指南的目的是更好地指导临床治疗。评估患者风险一项基本但重要的原则是前列腺癌侵袭所展现出来的特征性光谱。光谱末端是"隐匿性"前列腺癌，是指≤0.5g 的小肿块，并能导致病因特异性死亡。光谱的另一末端 Gleason 评分高、进展迅速的巨大肿块。老年男性经常死于其他共存的疾病而不是前列腺本身（图 29-16）。其他疾病导致预期寿命短的患者，前列腺癌确切治疗的风险超过预见的好处。NCCN 可作为前列腺癌初期评估、分期和复发风险评估的实用性指南（图 29-17）。

表 29-7 国家癌症中心网络的危险分层方法

复发风险	复发风险	复发风险
临床局部	临床局部	临床局部
极低		高
• T1c		• T3a 或
• Gleason 评分≤6		• Gleason 评分 8～10 分或
• PSA＜10 ng/ml		• PSA＞20 ng/ml
• 前列腺穿刺点阳性数少于 3，任意穿刺部位癌变率≤50%		局部进展 极高
• PSA＜0.15 ng/ml/g	中等	• T3b～T4
	• T2b～T2c 或	
低	• Gleason 评分 7 分或	转移性
• T1～T2a	• PSA 10～20 ng/ml	• 任何 T，N1
• Gleason 评分≤6 分		• 任何 T
• PSA＜10 ng/ml		• 任何 N，M1

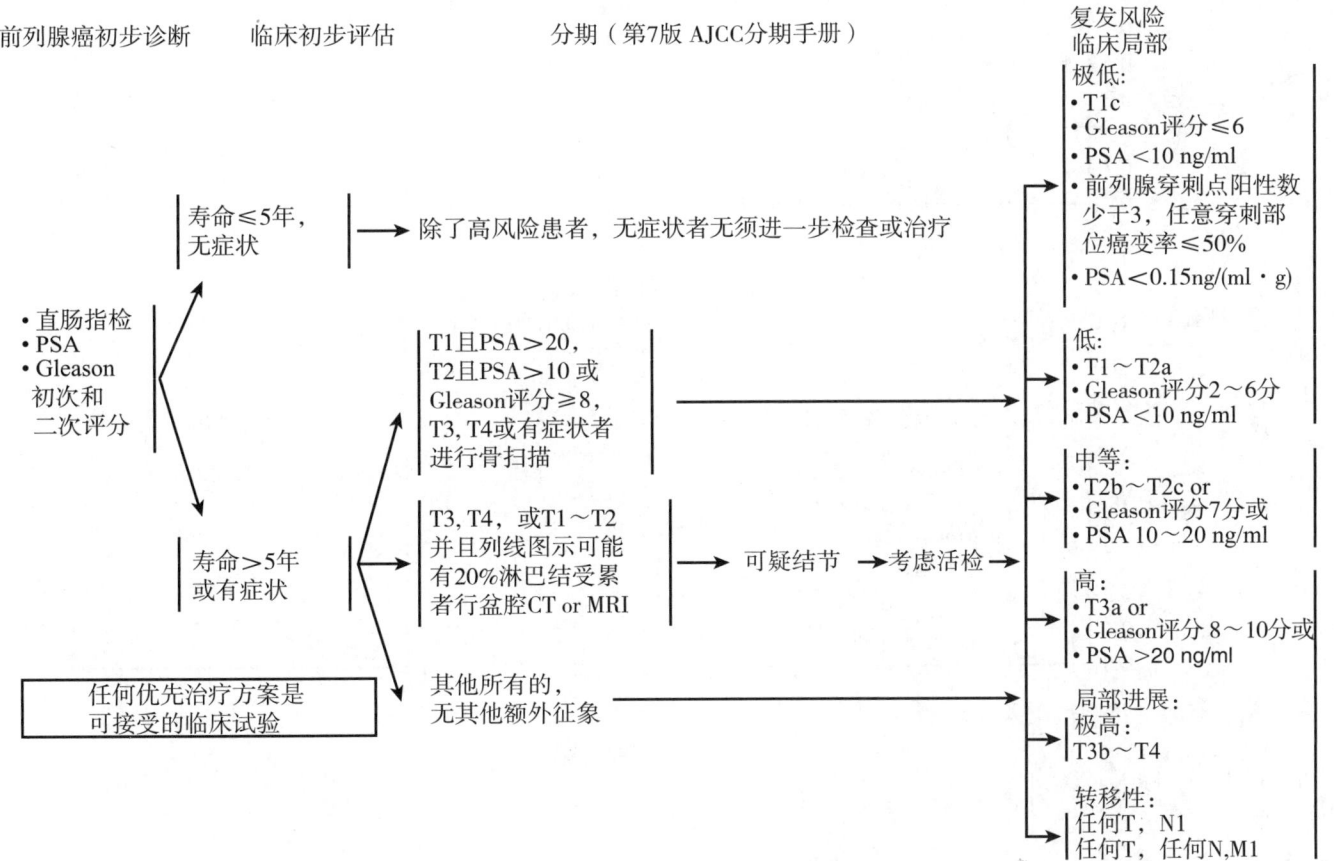

图 29-17 国家癌症中心网络（NCCN）2012 版前列腺癌初次评估、分期、复发风险的指南

九、局部病变的确定性治疗策略

有3种竞争性策略被推荐用于局部前列腺癌的治疗：非手术治疗，根治性前列腺切除术，化疗。一个关键性问题是根治性前列腺切除术与非手术治疗相比前者是否能延长患者无病生存率（DFS）和总体生存率（OS）。最近的一项临床随机对照实验对这两种治疗方式进行了比较。随机选取695名局部前列腺癌男性患者，其生存期超过10年，平均年龄为64.7岁，中位随访时间为8.2年（图29-18）。研究开始时，83名手术治疗患者和106名非手术治疗患者死亡（$P=0.04$），其中手术治疗组8.6%，非手术治疗组死于前列腺癌。10年病死率（5.3%）较5年病死率差异更大。手术治疗使患者远处转移风险由10.2%降至1.7%，局部进展率由25.1%降至19.1%。2008年和2011年进一步随访证实了手术治疗使前列腺癌病死人数减少。尽管这一研究证实手术能延长患者OS和DFS，但是其影响微乎其微。因此，临床上减少前列腺癌转移率和局部进展显得非常重要。

过去几十年，观察性研究证实，放疗（传统的体外照射和短程疗法）可作为前列腺癌的确切治疗方式，可作为前列腺切除术的替代疗法。最近的研究着重于证实新辅助化疗或辅助性雄激素去势疗法能否提升侵袭性前列腺癌的总体治疗效果。放射治疗协作组（RTOG）试验86—10证实，内分泌新辅助治疗的作用优于放疗。T2～T4期患者接受激素辅助治疗的5年局部进展率为46%，而仅接受放疗者为71%（$P=0.001$），但是OS（overal survival, 总体生存率）无显著差异。显示激素新辅助治疗优于前列腺切除术的研究证实病因病死率无改变，但是手术时切缘阳性的风险降低。阿比特龙是17α-羟化酶/C17，20裂解酶（CYP17A1）的不可逆抑制药，被用于去势抵抗性前列腺癌新辅助治疗，目前检测阿比特龙的临床试验证实正在进行中。

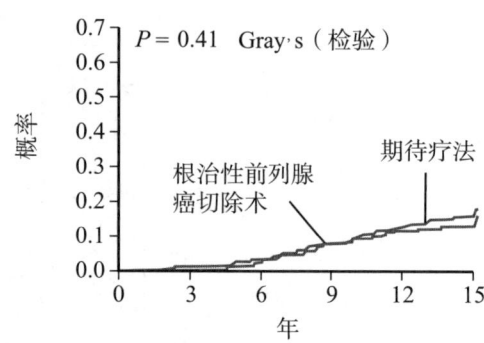

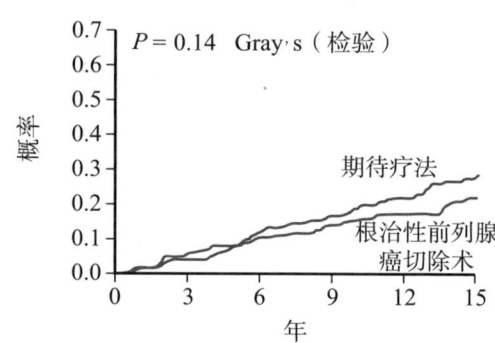

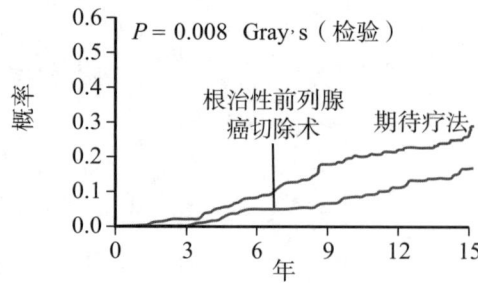

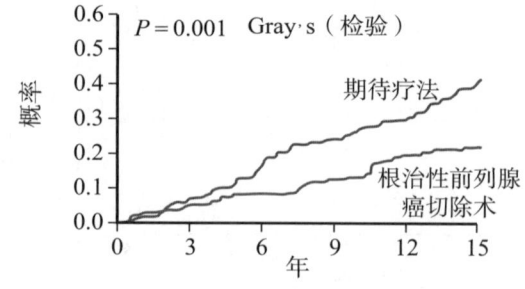

图 29-18　前列腺癌密切观察 vs. 根治性前列腺切除术患者死亡情况

［图片摘自 Bill-Axelsen A, et al. Radical prostatectomy versus watchful waiting in early prostate cancer. N Engl J Med, 2011, 364（18）: 1708–1717.］

两项随机试验研究了放疗辅助雄激素去势治疗。一项 RTOG 研究中，选取 T3 和 T4 期患者给予放疗后在放疗最后 1 周开始用戈舍瑞林药物诱导去势。戈舍瑞林辅助治疗的 5 年 DFS 为 60%，而单一放疗者为 44%（$P<0.0001$）。Gleason 评分 8～10 分患者生存率为 66%～55%（$P=0.03$）。然而，多因素生存率证实所有患者激素辅助治疗 10 年生存率增加（HR 1.3；$P<0.001$），DFS 也增加（HR 2.2；$P=0.0003$）。同样一项 EORTC 研究中，激素辅助治疗（戈舍瑞林）组 5 年 DFS 为 85%，单一放疗者为 48%（$P=0.001$）。而且，激素辅助治疗组 OS 为 79%，显著高于单一放疗者（$P=0.001$）。

大量研究支持放疗患者应用激素辅助治疗作为前列腺癌确切治疗，但是仅仅用于局部高风险和局部进展期患者。RTOG 大量研究数据分析显示，关键问题在于无论新辅助还是辅助治疗的长期而不是短期治疗的必要性。在接受短期激素治疗（戈舍瑞林和氟他胺，放疗前、后 2 个月），无远处转移和无可评估的疾病（NED）间隔显著延长，而 OS 无明显改变。长期辅助治疗和 Gleason 评分 7～10 分患者 OS 增加。这些结论进一步被加拿大一项非随机对照试验所证实。

短程疗法，适行放射治疗和调强放射治疗（IMRT）使不良反应最小化，使癌组织接受更高的放射剂量。目前指南认为，适行放射治疗或 IMRT 优于标准放射治疗方法。IMRT 给予剂量强化，患者可能不用接受激素辅助治疗。短程疗法植入是另一种有用的替代疗法。

抗雄治疗不被运用于临床局限性病变。早期前列腺癌（EPC）项目研究在 71% 临床局限性病变患者或 29% 临床无转移进展期病变患者中，除了标准治疗（如放疗，前列腺切除术或非手术治疗）外，还给予 150 mg 比卡鲁胺。中位随访之间为 9.7 年，比卡鲁胺组尽管 OS 无显著改善，但是 PFS 显著增加（HR 0.85；$P=0.001$）。局部进展期患者接受放疗后 OS 显著改善，但是局部病变者 PFS 或 OS 均未见改善。

（一）局部进展或转移性病变

雄激素阻断是局部进展和转移性前列腺癌系统治疗的最早形式，观察性研究也证实了其疗效。史上使用过 3 种方法：手术去势，大剂量雌激素和 GnRH 拮抗药类似物。从 20 世纪 40 年代起，手术去势和 DES 形式的大剂量雌激素被用于前列腺癌治疗。VACURG 研究发现，5 mg DES 降低前列腺癌复发率，但增加心血管事件病死率。据此，剂量反应研究显示，3 mg/d DES 使前列腺癌患者心血管事件发生的风险最小化，而有益作用最大化。男性乳房发育症和阳萎是主要的不良反应。但是，在美国 DES 已不复存在。

GnRH 超级拮抗药或拮抗药类似物现在能够抑制睾酮在去势水平，导致肿瘤反应和去势反应一致。一项包含 10 个单独试验的 Meta 分析比较了一系列单一治疗发现，睾丸切除术，GnRH 拮抗药类似物和 DES 治疗患者生存期相同，且现存的各种 GnRH 类似物治疗效果无差异。如何选择手术去势和 GnRH 类似物（GnRH-A）治疗是最主要的问题。睾丸切除术使血清雄激素水平迅速降低，不需要长程治疗，且能有效诱导 90% 患者肿瘤消退；超过 50% 美国男性选择药物去势而不是手术治疗，很可能是因为去势的心理作用。

高效 GnRH 拮抗药类似物被批准用于前列腺癌治疗，并能有效诱导"药物性睾丸切除"。这些化合物抑制垂体 LH 分泌，进而抑制睾丸睾酮的产生。最初 1～2 周，应用 GnRH-A 使 LH 增加 3～4 倍，使睾酮增加 2 倍。随后，LH 水平显著降低，血清睾酮水平由 500 ng/dl 显著降到去势时的 15 ng/dl。继续治疗使激素抑制持续 2 年。最初睾酮水平升高导致 5%～10% 患者疾病短暂活动，使约 3% 患者肿瘤体积增大，使剩余患者因骨转移出现骨关节痛。尽管疾病活动是短暂的，但是在某些患者会出现脊髓压迫的严重反应或死亡。因此，在 GnRH-A 治疗的最初几周应用抗雄激素如比卡鲁胺治疗是很有必要的。

新的 GnRH 受体拮抗药被用于阻断垂体 GnRH 与其受体结合，导致 LH 和睾酮水平立即大量减少而不引起疾病活动。在Ⅲ期临床随机对照试验证实，2008 年 FDA 批准用于进展期前列腺癌治疗的地加瑞克，在抑制睾酮在去势水平的效力与亮丙瑞林相同。显然，与 81% 使用亮丙瑞林治疗患者相比，地加瑞克能更显著抑制睾酮和 PSA 水平，且无患者出现睾酮激增。

GnRH-A 治疗的主要原理是，不切除睾丸而诱导去势睾酮水平。GnRH-A 或睾丸切除术治疗患者其睾酮和 DHT 水平下降程度相同。肿块消退频率和睾丸切除术一致。一项包含 10 个随机对照试验 1908 例患者的 Meta 分析证实，药物和手术去势临床效果一致。

最初，GnRH-A 治疗的主要问题是需要每天皮下注射进而不需要每日注射和雄激素不完全拮抗。现在第三代治疗方案能使注射 3～6 个月 1 次或植入 1 年 1 次。这些可生物降解处理似乎更高效，患者更能接受和耐受。由于使用 GnRH 拮抗药治疗复发患者前列腺肿瘤中存在一些雄激素反应性细胞，提倡 GnRH-A 持续治疗以防复发并改善生活质量。

（二）局部进展或转移性病变即时与延迟激素治疗

以前，约 25% 患者在就诊时有转移性病变或淋巴结转移。但是，目前只有 <5% 的患者有同步转移性病变。对于这些患者，是最初就立即使用激素治疗还是等到系统性疾病出现再使用是一个大问题，尤其是目前的证据显示，雄激素阻断治疗能增加心血管事件和死亡的发生。由于激素并不能治愈，治疗的主要目标是延长寿命，缓解症状。如果用于治疗无症状患者，可延长患者生存期。20 世纪 60 年代退伍军人管理局合作的泌尿研究小组（VACURG）的严格对照实验显示，对于诊断为 C 或 D 期（即进展期）的患者激素治疗使患者生存无明显改善。

基于上述发现，在系统转移性病变出现时才开始运用激素治疗。但是，有两项研究支持在出现转移性病变时即使用激素治疗。Messing 和他的同事研究前列腺癌发现在行根治性前列腺切除时已有盆腔淋巴结转移。这项研究随机将患者分为即时治疗组（药物或手术切除睾丸）或延迟治疗组观察直到有激素治疗指征出现。在即时治疗组 3/47，在延迟组 16/51 死于前列腺癌（$P<0.01$）。2006 年中位随访时间为 11.9 年，早期雄激素阻断治疗使患者 OS, DFS 和 CSS 均有所改善。在另一项研究中，934 例进展期前列腺癌患者或无症状转移患者随机分为即时激素治疗 vs. 延迟激素治疗，结果显示即时治疗组患者 OS 改善。即时治疗组总共有 203 例，延迟治疗组有 257 例患者死于前列腺癌（$P=0.02$）。但是，延长随访时间后 OS 改善无显著差异。然而，前列腺癌导致的死亡降至即时治疗组 241 vs. 延迟治疗组 287（$P=0.0019$）。在这些老年患者中，其他原因导致的死亡很常见，且不受即时激素治疗的影响。但是，与延迟治疗组比较，即时治疗组脊髓抑制（10 vs. 24），病理性骨折（14 vs. 22），骨骼外转移（47 vs. 62）和输尿管阻塞（49 vs. 64）的发生率低。

另外一项研究将不行根治性前列腺切除术患者随机分为即时和延迟雄激素治疗，发现患者总体无病时间和生存状态无明显改善。即时治疗组 CFS 延长（$P=0.09$），但是 OS 相同（$P=0.96$）。早期治疗疗效的其他证据来自 Mayo 诊所的非随机对照研究，证实 D1（T0～3，N1～2，M0）期患者早期内分泌治疗（去势）其生存显著改善。73 例患者接受根治性前列腺切除术或根治性前列腺+睾丸切除术，发现即时辅助治疗的好处在于，立即行睾丸切除的患者 5 年生存率为 93%，而延迟睾丸切除者只有 80%。另一项研究发现，二倍体肿瘤而不是四倍体或非整倍体治疗预后好。最后，放疗肿瘤组实验编号 85-31（RTOG 85-31）的子集分析研究了 139 例精囊侵犯的患者。71 例患者接受 RT+LH-RH 拮抗药治疗，68 例患者仅接受 RT 治疗。LH-RH 组患者 PFS 和生化检测（i.e., PSA）显著改善。但是，5 年生存分析发现 OS 无显著改善。

2002 年一项系统评价显示，早期雄激素阻断治疗使患者无疾病进展和进展导致的并发症显著减少。早期雄激素阻断治疗患者 1 年、2 年、5 年和 10 年 PFS 显著增高（OR 分别为 3.99，4.79，3.15 和 3.49），10 年 OS 也改善（OR 1.5；95% CI 1.04, 2.16）。综上所述，这些数据显示，即时激素治疗对有淋巴结转移的无症状患者可能是有效的。然而，对于死于非前列腺癌风险增加的老年患者，延迟治疗可能是一个不错的选择。

美国临床肿瘤学会（ASCO）批判性分析了这些数据，评论上述所有引用的实验都是在 PSA 作为常规检测之前。ASCO 这一综述被认为被干预措施的可变性和患者的癌症分期所限制。从这一分析可见，指南认为目前的数据没有提供确切证据说明早期激素治疗能改善有转移性病变的患者的生存情况。在得出确切结论之前，更长的随访时间和有力显示总体生存率增加的其他研究是很有必要的。

根治性前列腺切除术后 PSA 水平先降至无法检测水平后上升，这些患者也可能受益于激素治疗。数据显示，PSA 迅速上升表明有转移性疾病的存在，而缓慢的上升表明局部复发。在一个小型研究中，68% 患者在平均观察 19 个月后进展为有症状临床疾病。在辅助激素治疗或放射治疗后，进展为有症状临床疾病患者降低至 21%。

（三）雄激素阻断治疗的不良反应

药物或手术去势使雄激素水平显著降低，导致

80%患者发生潮热,其中27%患者被报道为最麻烦的不良反应。雄激素及其芳香雌激素代谢物下降的反应是,在初始治疗1年后患者骨密度降低,骨折风险增加。帕米膦酸二钠或唑来膦酸,静脉内有效的二膦酸盐,均能消除雄激素阻断对骨的影响。睾丸切除和GnRH-A治疗后患者勃起功能障碍发生率分别为78.6%和73.3%。雄激素阻断治疗的其他代谢性影响包括血红蛋白和瘦素降低,人体脂肪总量增加,总胆固醇和三酰甘油水平升高。与延迟治疗患者相比,即时治疗患者疲劳和心里困扰更常发生。最后,雄激素阻断治疗患者男性乳房发育症发生率为1%~16%。

(四)复发患者二次激素治疗

药物或手术去势复发患者可行二次雌激素治疗。在PSA出现之前,临床医生只能依靠骨X线检查和软组织改变来判断治疗效果,但这些改变很少被观察到。结果,二次激素治疗的效果一直存在争议。近来,临床医生接受了PSA降低50%作为判断疗效反应的指标。研究显示,PSA检测预示患者中位生存时间显著延长,无进展生存时间和无疼痛进展时间也显著延长。通过检测PSA,二次激素治疗一系列疗效显现出来。对抗雄激素,酮康唑、阿比特龙、氟他胺、比卡鲁胺、氨鲁米特、DES和糖皮质激素单独反应率为14%~60%。没有这些药物之间的比较,相对疗效也不能比较(表29-8)。

1. 抗雄激素撤退 体外LnCAP细胞实验性研究发现,在这一细胞系中雄激素受体基因突变导致对氟他胺反应性增殖增加。结果是,大量临床试验研究某些肿瘤患者是否能通过基因突变去适应氟他胺,使其发挥雄激素激动药作用。为了证明这种猜测,约40%接受氟他胺治疗的患者在撤退后肿瘤消退(所谓的撤退反应)。这些实验数据说明,接受氟他胺治疗的患者,无论是作为雄激素完全阻断方案(见下文),还是作为辅助性激素治疗,第一步是停用氟他胺。比卡鲁胺治疗同样会出现撤退反应,但较少见。

2. 其他辅助性激素治疗 在PSA出现之前,已经报道有几种药物可以导致肿瘤消退,稳定和(或)症状缓解(表29-8)。包括大剂量DES方案二膦酸己烯雌酚和他莫昔芬。一项使用大剂量他莫昔芬[160 mg/(m²·d)]的研究显示,在使用他莫昔芬辅助治疗的前列腺癌患者中只有3.3% PSA有反应。每种药都可用于去势后缓慢复发的患者。目前关注的重点是阻断肾上腺雄激素转化为前列腺内DHT。酮康唑,阻断17α-羟化酶/C17,20裂解酶复合物与糖皮质激素结合,就是用于此用途。更近的一项研究发现,阿比特龙能不可逆阻断17α-羟化酶/C17,20裂解酶复合物。临床研究发现,前列腺癌切除的激素耐药患者,阿比特龙不良反应小,能增加生存率。Morris和他的同事在一项Ⅱ期试验中,研究58例进行多西他赛治疗的进展期转移性前列腺癌患者辅以阿比特龙(1000 mg/d)和泼尼松(5 mg, 2/d)。

表29-8 复发病例再次激素治疗

疗法	反应数	患者总数	反应率(%)	临床背景
氟他胺	23	100	23	药物治疗或睾丸切除术后首次复发
泼尼松	21	101	21	药物治疗或睾丸切除术后首次复发
氟他胺撤退	29	138	21	雄激素阻断联合治疗或氟他胺治疗后复发
氨鲁米特+氢化可的松	14	29	49	抗雄激素撤退后
氢化可的松	16	82	20	抗雄激素撤退后
酮康唑+氢化可的松	43	72	60	抗雄激素撤退后
醋酸甲地孕酮I	17	119	14	抗雄激素撤退后
DES	71	243	29	抗雄激素撤退后
阿比特龙	797	231	29(PSA反应)好转生存14.8个月的安慰剂10.9个月($P<0.001$)	抗雄激素撤退和多烯紫杉醇治疗后

所有这些图标、参考文献,均可在www.Expert consult book.com的专家共识中查阅
DES(diethylstilbestrol).已烯雌酚

36% 的患者 PSA 水平下降≥50%，18% 的患者部分缓解，28% 的患者生存状态改变。基于前面的数据，Ⅲ期试验正在进行中，但是目前临床上，阿比特龙被用于化疗失败的去势男性。

3. 其他非激素性治疗方法　二膦酸盐类治疗能有效减少激素耐受性前列腺癌患者骨骼相关事件的发生率。一项大样本Ⅲ期随机对照研究显示，唑来膦酸使前列腺癌患者病理性骨折、脊髓压迫、骨放疗和骨痛的发生率显著降低。使用方法是每 3 周 4 mg，持续 24 个月。唑来膦酸使骨骼相关事件（SRE）发生率由安慰剂组的 49% 降至 38%（$P = 0.28$）。据此，唑来膦酸被推荐作为激素耐受性前列腺癌至少并发一处骨转移患者的常规治疗。没有发现病变患者，应采用骨扫描发现新的病变，一旦有阳性病变发现即采用唑来膦酸治疗。

4. 激素耐受性患者复发的治疗　在某种程度上，肿瘤对所有激素治疗都能产生耐受。不幸的是，没有可以区分依赖型和非依赖型的诊断方法。有迅速系统转移的患者应该接受化疗，其他患者应该接受各种内分泌治疗。在那时应采取化疗辅助激素治疗或靶向治疗。在本章节并未讨论化疗药物的选择，感兴趣者可以参考 NCCN 指南。

5. 前列腺癌替代治疗　甾体性或非甾体性抗雄激素单一疗法可以作为手术或药物去势的替代治疗。非甾体药物氟他胺和比卡鲁胺，与雄激素受体结合并阻止循环 T 和 DHT 对细胞增殖的影响。阻断雄激素负反馈系统导致血清 LH，T 和 DHT 水平反射性增加。之前研究抗雄激素发现这些药物能保留部分勃起功能。然而数据表明，只有 20% 使用抗雄治疗的患者保持早晨勃起和性行为。当只考虑男性治疗前性功能，18% 患者服用比卡鲁胺后，37% 去势后性功能下降。4%~10% 患者有不良反应产生，如潮热、男子乳房发育症、肝毒性、眼非特异性改变和腹泻（尤其是氟他胺）。比卡鲁胺使患者骨密度增加，仅次于雌二醇。雌二醇是使骨密度增加的主要介质，能达到 146% 增长。

随机对照试验比较了单一抗雄治疗和药物或手术去势。最初研究显示，50 mg 比卡鲁胺不如睾丸切除术疗效好。后来比较局部进展期（T1~4, N+, M0）和转移患者使用 150 mg 比卡鲁胺和药物或手术去势的疗效。局部进展患者比卡鲁胺疗效与药物或手术去势相同，但转移患者疗效不同。汇总这些数据发现，每日 150 mg 比卡鲁胺治疗与手术去势治疗生存期无明显差异。其他数据显示，比卡鲁胺不如去势治疗有效。一项包含 2717 例患者使用单一抗雄治疗的 Meta 分析显示，单一抗雄治疗复发风险比率高于药物或手术去势，但无统计学意义（HR 1.22，95% CI 0.99，1.50）。尽管单一抗雄治疗疗效不如去势治疗，一些患者可能优先选择该治疗而非保守治疗。ASCO 指南讨论了选择 单一非甾体抗雄治疗作为手术去势或 GnRH-A 的替代治疗。这个建议是基于数据表明低毒性对性欲和物理能力与疾病进展的时间相比。这是基于数据显示，这一治疗与 LH-RH 受体拮抗药相比，性欲和体力毒副作用更低，疾病进展更慢。

（1）根治性前列腺切除术前辅助内分泌治疗：前列腺切除术前使用 GnRH 类似物去势，甾体类或非甾体类抗雄治疗，或这几种药物联合使用。根治性前列腺切除术前辅以 3~6 周新辅助治疗能使癌症局限并减少手术切缘阳性率。但是，几项试验中 PSA 可检测的复发率无显著差异。新辅助化疗组 PFS 和 OS 是可比较的。NCCN 新的指南强烈反对这一方法。

（2）完全性雄激素阻断：前列腺癌内分泌治疗提出了一个综合性策略称为完全性或最大化雄激素阻断 (MAB)，其原理有三：①肾上腺合成的雄激素占总量的 5%；②睾丸切除后前列腺癌组织中 DHT 浓度仅下降 50%~80%，前列腺癌组织中 DHT 水平仍高于非雄激素靶向组织；③体外实验证实某些肿瘤细胞克隆对雄激素的增殖反应很敏感。

综上所述，MAB 联合抑制睾丸和肾上腺雄激素产生可能比仅抑制睾丸雄激素分泌（TAS）更有效。36 项随机对照试验研究了 MAB 作为进展期患者初始内分泌治疗，但是结果和结论不一致。但是，3 项系统评价（2 项是 Meta 分析），1 项是患者数据荟萃分析，1 项是随机对照试验，1 项是 Markov 模型批判性分析了这一问题。这些研究包含了全世界 90% 的治疗患者，关于这一策略得出几项确切结论。MAB 益处较小，1%~5% 的总体生存率得到改善。与 TAS 相比，MAB 的额外费用每年接近 1 110 000 美元，每使一个患者受益估计需 20~100 美元。

这些 Meta 分析为之前的差异性结果提供理由。第一，使用非甾体抗雄激素 MAB 方案使患者总体生存率仅提高 1%~5%。例如，一项 Meta 分析的数据如图 29-19。差异有统计学意义 $P = 0.005$，但是只有边际临床意义。第二，使用载体抗雄激素、醋酸环丙孕酮的 MAB 方案对生存产生与 TAS 相反的影响。第三，关于 MAB 研究的分析了所有使用醋酸环丙孕酮或非甾体抗雄治疗的患者，发现MAB对生存的影响并非高于TAS。第四，与转移至附肢骨骼的患者相比，MAB并不能使疾病局限于中轴骨的患者受益更多。以前大量研究与此相似。第五，手术或药物去势或氟他胺或尼鲁米特治疗患者结果相同。

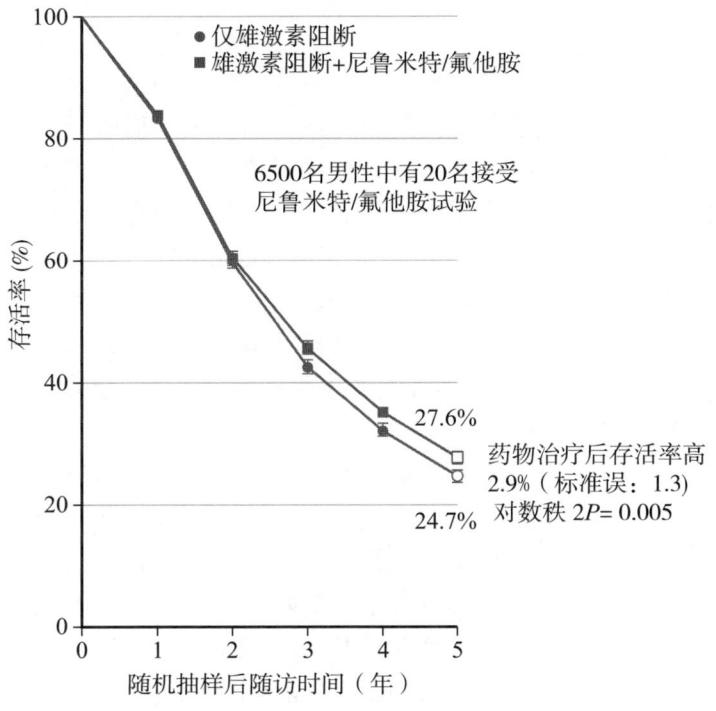

图29-19 完全雄激素阻断 vs. 单纯抗雄激素治疗疗效的Meta分析

［图片摘自 Santen R. Endocrine responsive cancer. In Kronenberg HM, Melmed S, Polonsky KS, eds. Wiliams Textbook of Endocrinology. 11th ed. Philadelphia: WB Saunders, 2008. Copyright National Comprehensive Cancer Network, 2012.］

一些研究使用抗雄激素醋酸环丙孕酮使患者生存期缩短，由此可以解释过去关于MAB的争议。其他试验中，药物去势组没有使用短程抗雄治疗，疾病活动可能会破坏总体疗效。最后，早期实验中，每日注射GnRH并不能有效诱导去势，因为需要坚持使用5年。应注意的是，没有设计正确的研究比较MAB和连续雄激素阻断（SAB——被定义为去势初期使用抗雄治疗直到复发）。到目前为止在最大的MAB研究显示，安慰剂组复发后可自由选择抗雄治疗，只有50%的患者后来选择抗雄治疗。出于这个原因，没有信息显示复发时使用药物或手术去势（如SAB）与MAB疗效相同。自从23%去势后复发患者受益于氟他胺，这就成为了一个重要的问题。

根据现有数据和讨论注意事项，ASCO和NCCN指南支持连续雄激素阻断治疗，只有药物去势或手术切除睾丸患者才使用抗雄治疗。但是，如果GnRH拮抗药被用于诱导药物性睾丸切除，短程使用抗雄治疗防止疾病活动是有必要的。对于转移性病变患者，GnRH-A不能被用于转移导致神经系统病变，局部侵犯导致输尿管或膀胱出口梗阻，或长期使用麻醉性镇痛药导致严重骨痛的患者。

（3）间歇性雄激素阻断治疗：多项试验探讨了间歇性使用ADT以减少不良反应而不影响疗效。间歇性使用ADT的基本原则是，持续使用ADT直到血清PSA水平降到很低水平后停用。治疗间歇期无不良反应或毒性反应发生。当血清PSA水平上升到预设的水平时又开始使用ADT。周期性重复直到有足够证据显示临床性疾病进展或PSA水平升高。最近公布的数据表明，间歇性雄激素阻断疗效不如连续性阻断治疗。

（五）前列腺癌治疗的评估

没有达成一致的标准的评估前列腺癌疗效的方法。被广泛接受的只有NCCN指南中的风险等级，具体如下。

1. 局部病变的初期治疗

（1）低风险：生存期<10年，积极非手术治疗或放疗；生存期>10年，积极非手术治疗或RT或根治性前列腺切除术。

（2）中度风险：生存期<10年，积极非手术治疗或RT或根治性前列腺切除术；生存期>10年，根治性前列腺切除术或RT。

（3）高风险：雄激素阻断（2~3年）+RT或RT及短程雄激素阻断，或根治性前列腺切除术（如果体积小可被切除）。

2. 局部进展性病变的初期治疗 雄激素阻断2~3年或RT及短程雄激素阻断。

3. 转移性病变的初期治疗

（1）任何T，N1：雄激素阻断或RT及雄激素阻断。

（2）任何T，任何N，M1：雄激素阻断。

（六）临床局限性前列腺癌初期治疗的注意事项

选择根治性前列腺癌切除术，放疗或积极非手术治疗没有一致性观点存在。个人因素包括年龄，复发风险因素，患者健康状况和生存期影响患者选择。一般，患者越年轻健康越容易选择根治性前列腺切除术；患者越年老体弱越容易选择非手术治疗或不做任何处理。临床 T3 期患者，一般优先选择放疗＋激素治疗而不是根治性前列腺切除术，除了少数肿瘤体积小的 T3 期患者。介于两者的患者选择放疗。伴有高风险疾病的患者只能选择放疗辅助激素治疗。根据雄激素阻断相关的症状、骨质疏松、贫血和其他问题判断低或中度风险性疾病患者复发的可能性太小。

（七）转移性前列腺癌初期治疗的注意事项

有淋巴结或远处转移的患者经常在症状出现前运用激素治疗而不是根治性前列腺切除术或放疗。这一选择是因为不完全数据显示，局部进展期患者早期激素治疗疗效优于晚期激素治疗。在 PSA 复发患者确切治疗策略出现之前应进行大样本随机对照试验研究。

运用何种激素治疗方案是选择的一大难题。一项包含几个研究的 Meta 分析显示，药物去势和手术去势疗效相同，但是单独实验显示抗雄治疗疗效不显著。这些著者认为，对于这些患者早期治疗应选择切除睾丸术。这是一项小手术，可以在局部麻醉下进行，而且成本较低。睾丸雄激素分泌就快速完全停止，而且术后并发症很小。无根据的心血管事件或其他不良反应未可知。阳痿和性欲降低发生率和其他治疗（抗雄治疗除外）相同。

实际上，接近一半美国患者由于心理或其他原因会优先选择药物去势。GnRH-A 较 DES 更安全，美国现在不再使用 DES 治疗。GnRH 治疗前后至少 2 周需使用抗雄治疗以防止肿瘤活动。而且，Gn-RH 拮抗剂与睾酮短暂升高无关，不需要与抗雄激素同时进行。根据上述单个研究和 Meta 分析，不推荐大剂量长期雄激素阻断，但是需因患者而异。一些患者可能选择抗雄激素长程疗法以获得轻微的益处，最大益处的 1%~5%。单独抗雄治疗可以作为替代疗法不是优先选择。

目前，GnRH 拮抗药去势能够 3~6 个月注射 1 次或置入 1 年 1 次，患者能很好地耐受而无心血管并发症发生。费用是主要的限制因素。当勃起功能障碍成为主要问题时，在一些以抗雄治疗作为主要治疗的患者，维持性欲和勃起功能成为决定性因素。在这种情况下，一些患者会选择单一抗雄治疗，即使这种方法没有药物或手术去势疗效好。这一决定说明生活质量在前列腺癌治疗中是一个越来越受重视的问题。

（八）疾病复发的注意事项

放疗或根治性前列腺切除术患者复发后选择药物去势或手术切除睾丸。可选择单一抗雄激素但不是首选。药物或手术去势后一个合理的选择是抗雄治疗，这一方法是 MAB 方案的一部分。接受抗雄治疗作为 MAB 方案一部分的患者会发生抗雄激素撤退反应。在抗雄治疗中，比卡鲁胺不良反应和疗效均优于氟他胺。患者发生抗雄激素撤退反应者会复发，只有当疾病进展时才需进一步治疗。

对于抗雄激素撤退反应发生后复发的患者有一系列治疗措施。一项研究优先选择酮康唑和氢化可的松，因为其无毒性，疗效可观（如：60%PSA 反应率），但是现在已被阿比特龙取代。表 29-7 中所列出的药物可以作为替代治疗或三线治疗。可根据个人偏好选择单独化疗或化疗辅以激素治疗。

十、子宫内膜癌

子宫内膜癌是妇科最常见的恶性肿瘤，美国 2012 年发病人数为 47 130 例，死亡人数为 8010 例。绝大多数发生于绝经后妇女，少数发生于绝经前妇女，14% 发生于 45 岁以下妇女。子宫内膜癌与肥胖密切相关，而肥胖在美国的发病率在显著升高。子宫内膜癌可被分为 1 型和 2 型。1 型子宫内膜癌与非抵抗性雌激素过多相关，预后较好。分化好（低级别）的 1 型内膜癌常表达孕激素受体。相反 2 型内膜癌与雌激素过多无关，其级别高，常表现为侵袭性组织学类型。治疗时需区分 1 型或 2 型内膜癌。

子宫内膜癌的标准治疗方法是全子宫＋双侧输卵管卵巢切除，可以选择开腹手术、经阴道手术、腹腔镜手术或机器人辅助腹腔镜手术。在美国，全子宫切除术常为分期手术，包括盆腔和主动脉旁淋巴结清扫（表 29-9 和表 29-10，表 29-11）。肿瘤病灶常具有异质性（彩图 96）。使用合适的分期手术和放疗，根据分期、分级和组织学亚型，局限于宫体的内膜癌（Ⅰ期）治愈率≥80%。1 型内膜癌多为早期，能够手术治愈。

表 29-9　子宫内膜癌分期

子宫体癌外科分期，FIGO 2010
- Ⅰ期：肿瘤局限于子宫体
  - ⅠA期：肿瘤浸润深度＜1/2肌层
  - ⅠB期：肿瘤浸润深度≥1/2肌层
- Ⅱ期：肿瘤侵犯宫颈间质，但无宫体外蔓延
- Ⅲ期：肿瘤局部和（或）区域扩散
  - ⅢA期：肿瘤累及浆膜层和（或）附件
  - ⅢB期：阴道和（或）宫旁受累
  - ⅢC期：盆腔淋巴结和（或）腹主动脉旁淋巴结转移
- Ⅳ期：肿瘤侵及膀胱和（或）直肠黏膜，和（或）远处转移
  - ⅣA期：肿瘤侵及膀胱或直肠黏膜
  - ⅣB期：远处转移，包括腹腔内和（或）腹股沟淋巴结转移

表 29-10　子宫内膜癌：组织学

Endometrioid 子宫内膜样
Mucinous 黏液性
Serous 浆液性
Clear cell 透明细胞性
Squamous 鳞状细胞性
Undifferentiated 未分化
Mixed 混合性

表 29-11　1型和2型子宫内膜癌的分型标准

	1型	2型
危险因素	雌激素作用	老年
等级	低级	高级
组织学	子宫内膜样改变	非子宫内膜样改变
病变级别	Ⅰ/Ⅱ	Ⅲ/Ⅳ
预后	好	差
分子病变	PTEN 突变	Her-2-neu
特征	不稳定	P53

PTEN（phosphatase and tensin homolog）.磷酸酶及张力蛋白同源体，是一种抑癌基因

1型内膜癌被诊断时常局限于宫体。国家癌病署的"监测、流行病学与最终结果"计划（SEER）的数据显示，83%的患者在诊断时病变局限于子宫和盆腔。尽管这类内膜癌患者预后较好，但仍有10%～15%的患者病情进一步发展。而且被认为"预后好"的早期患者，其复发率高达9%。进展期或者复发患者常需要系统性辅助治疗。对于复发或者疾病持续存在的患者激素治疗在某种程度上可能使疾病有所改善。对于2型内膜癌，激素治疗效果欠佳。

本章节首先将讨论子宫内膜癌激素相关组分，讨论其流行病学、预后和治疗；比较1型和2型内膜癌的特征，以及其重要的并发症。接着我们会讨论几个关键的特殊的问题。首要的是激素治疗应用于保护绝经前患者子宫及生育力。也被应用于1型内膜癌前病变复杂性子宫内膜非典型增生（也被称为子宫内膜上皮内瘤变）的治疗。其次，本章节将讨论绝经后妇女复发性或持续性进展期内膜癌的辅助性激素治疗。

（一）流行病学

子宫内膜癌是最常见的妇科恶性肿瘤，是世界范围内女性第七大常见肿瘤，是美国女性第四大常见肿瘤。超过70%病例发生于绝经后。子宫内膜癌与肥胖密切相关，在工业化世界，这似乎归因于生活方式和饮食习惯。

根据流行病学、组织学和分子病理学分析，可将内膜癌分为两种类型：1型和2型。组织学上，1型内膜癌呈内膜样肿瘤，其占内膜癌的80%，通常与复杂性子宫内膜非典型增生，也被称为子宫内膜上皮内瘤变（EIN）有关。1型内膜癌为低级别（1级或2级），常发生在早期（1期，局限于宫体），通常单纯手术或手术+放疗可以治愈。1型内膜癌与 ras 癌基因和 PTEN 抑癌基因的突变相关，并且表现为微卫星不稳定性。抑癌基因 p53 突变不常见。证据显示，1型内膜癌而不是2型内膜癌与内分泌和营养因素包括肥胖有关。

2型内膜癌包括3种独立的组织学类型：高级别子宫内膜样肿瘤（3级）、浆液性乳头状癌和透明细胞癌。2型内膜癌的癌前病变被称为子宫内膜腺体异型增生。2型内膜癌可能发生于老年女性萎缩的子宫内膜组织。与1型内膜癌相反，这类肿瘤不受激素驱动，而且绝大多数不表达雌、孕激素受体。大多数2型内膜癌有 p53 基因突变，但绝无微卫星不稳定性或 PTEN 基因突变。

（二）子宫内膜癌的危险因素

1. 高雌激素　1型内膜癌的危险因素包括任何可以导致雌激素暴露延长而无足够孕激素拮抗的临床情景。这种"雌激素过盛"效应是20世纪70年代晚期在美国发现的，当时采用高雌激素替代疗法可使

患子宫癌的风险增加2~12倍。这种风险增加不仅仅持续2~3年，而且使用时间越长风险越高。身体瘦弱、血压正常、不吸烟和非糖尿病患者外源性雌激素影响最强。外源性雌激素加入孕激素，即所谓的绝经期"联合"激素治疗，可以减少或降低子宫癌的风险。患乳腺癌且子宫完好的绝经后妇女使用有雌激素拮抗特性的他莫昔芬，其患子宫内膜癌的风险增加。无排卵性月经周期是指黄体期孕酮分泌缺乏导致内膜雌激素无抵抗，与内膜肿瘤发生增加相关。常见的与子宫内膜癌相关的无排卵状态是多囊卵巢综合征（常与代谢综合征有关）。胰岛素抵抗也能通过胰岛素生长因子受体导致子宫内膜癌的发生。

2. 肥胖 肥胖患者的芳香化酶呈线性增长，后者能催化腺外组织的雌激素产物（表29-12）。因此，血浆孕激素水平随着体重和体重指数增加呈比例增高。由于雌激素对子宫内膜组织刺激增加，肥胖被认为是子宫内膜癌发病率增加的危险因素。雌激素产物增加导致脂肪组织中雌酮过度储存，雌激素储存库可以持续传递。体重超标也普遍与不排卵现象有关。

表29-12 年龄<45岁子宫内膜癌患者的肥胖率

	Duska(1)	Gltsch(2)	Sollmen(3)	合计
病例数	92	17	79	188
BMI>30	44	6	48	98
肥胖率(%)	48	35	62	52

BMI（Body Mass Index）. 体重指数

(1) Duska LR, Garrett A, Rueda BR, et al. Endometrial cancer in women 40 years old or younger. Gynecol Oncol ,2001,83(2):388-393.

(2) Gitsch G, Hanzal E, Jensen D, et al. Obstet Gynecol, 1995, 85 (4): 504-508.

(3) Soliman PT, Oh JC, Schmeler KM, et al. Risk factors for young premenopausal women with endometrial cancer. Obstet Gynecol, 2005, 105 (3): 575-580.

肥胖可以使围绝经期妇女子宫内膜癌发生的风险增加2~5倍，在发达国家1型子宫内膜癌发病率估计已经超过40%。许多研究表明，随着体重指数（BMI）的增加发病风险几乎呈线性增长，少数研究表明，当体重指数≥30 kg/m² 时才会出现风险增加。流行病学证据也表明，经常体育锻炼可能减少肥胖或者通过其他方式起到防护作用。

3. 雌激素暴露延长 初潮年龄过早或绝经年龄过晚可能是反应无排卵月经周期雌激素暴露时间延长的危险因素。子宫内膜癌其他的危险因素与内源性雌激素水平有关，包括血清中芳香化酶的底物雄烯二酮水平过高，血清中性激素结合球蛋白（SHBG）水平过低，后者使雌激素在组织中传递增加。酗酒可能使内源性雌激素减少及吸烟能降低风险。未产妇患子宫内膜癌的风险增加，但是其确切机制尚不清楚。

4. 遗传因素 绝大多数子宫内膜癌是散发的，遗传因素如 Lynch 综合征或遗传性非息肉性结直肠癌（HNPCC）患者患子宫内膜癌的风险增加。

环境因素和生活方式：西方工业性国家，子宫内膜癌的发病率较亚洲或非洲乡村高出10倍。随着工业的发展或由低危地区迁入高危地区发病率增加，说明子宫内膜癌的发病与环境因素密切相关，而后者与西方化生活方式有关。生活方式可能包括体育锻炼和肥胖。

（三）年轻女性子宫内膜癌患者的流行病学数据

回顾性研究表明，2%~14%子宫内膜癌患者发病年龄<40岁。大多数年轻子宫内膜癌患者的临床表现为月经不规律。麻省总医院（MGH）的91例内膜癌患者中，有29（32%）例患者表现为月经过多或月经增多，39（43%）例表现为月经周期不规律或月经过多。与此相似，32例奎斯曼内膜癌患者中有26例表现为不规则阴道出血。其他一些关于年轻子宫内膜癌的报道中，主诉不规则阴道出血的发生率很高。

肥胖也是年轻子宫内膜癌患者的危险因素。3项关于 BMI 的研究如表29-12所示。这些研究的数据显示，年龄小的女性肥胖发生率为38%~62%。有趣的是，年轻女性内膜癌患者肥胖率似乎高于年长的女性内膜癌患者。盖洛普和施托克的内膜癌患者中，年龄<40岁的女性患者肥胖率为43.8%，而在同一机构治疗的患者年龄>40岁者肥胖率仅为18%。

然而，所有年轻子宫内膜癌女性患者不是体重过高。MGH 的患者中，52% 年龄<40岁的内膜癌患者体重正常（BMI<30），43% 患者BMI≤25。研究报道了一种倾向，认为体重正常的女性疾病分期越高组织学越高危，尽管这种差异统计学无显著性。MD 安德森癌症中心的 Schmeler 等研究了一系列年龄<50岁且体重正常的患者。他们认为，激素水平，尤其是多囊卵巢综合征（PCOS）可能是体重正常的

女性发展为子宫内膜癌的危险因素。回顾性数据显示，年轻的体重正常的患者并没有表现为预后很差，尽管所有研究的样本很小不足以得出任何结论。

子宫内膜癌对年龄<40岁的女性患者生育力有影响，而绝经后患者在她们绝经前常已经生育过了。MGH内膜癌患者中，有11例在生育阶段诊断为子宫内膜癌。盖洛普和施托克研究发现，年龄<40岁的患者中有44%女性"不能生育"。Schmeler等发现，年龄<50岁的子宫内膜癌患者中有17%不能生育。如果我们假设不能生育是无排卵性疾病的结果，如与循环中高雌激素相关的PCOS，那么发生不能生育这一现象是有重大意义的。

年轻女性患遗传性疾病，尤其是Lynch综合征，常与子宫内膜癌的发生相关。实际上，女性Lynch综合征患者最主要发生的癌症是子宫内膜癌，亦可能是一些患者的主要癌症类型。最后，年轻女性中患能产生雌激素的卵巢肿瘤如颗粒细胞瘤能导致子宫内膜癌的发生。

子宫内膜复杂性非典型增生是1型子宫内膜样腺癌的癌前病变。当子宫内膜活检即能做出这一诊断时，往往在全子宫切除标本中很可能发现Ⅰ级子宫内膜样腺癌共存。Kurman和Norris回顾性分析发现，术前诊断CAH的病例中有29%在全子宫切除术后诊断为1级腺癌。这一研究结果后被妇科肿瘤组（GOG）所证实。GOG的研究发现，所有术前诊断为CAH的女性在12周内均行全子宫切除。所有检查的子宫中癌发生率为43%。从上述数据可以发现，子宫内膜活检诊断CAH者应按1级子宫内膜样腺癌治疗。

1. 受体介导效应 孕激素受体（PR）的作用：过去几十年越来越多的数据显示，PR在调控子宫内膜癌中起到复杂作用。目前，我们对PR的两种亚型PRA和PRB间的相互作用有更深的了解。这两种受体作用相反，两者的比率似乎很重要。一些辅因子和辅阻遏物能影响PR的调控作用。

子宫内膜肿瘤中出现PR不能预测对孕激素的反应性。Arnett-Mansfield等的研究发现，PR很难应用免疫组化检测，且PR存在与否很难预测反应性。作者研究了子宫内膜癌组织中PR亚型。96%肿瘤表达PR；仅30%肿瘤只表达PRA，42%肿瘤表达两种亚型，28%肿瘤只表达PRB。只表达PRB的肿瘤PR水平很低，表达两种亚型的肿瘤以表达PRA为主。从他们的研究数据作者假设PRB缺失导致子宫内膜癌的发生。其他研究者也证实了这些发现。

2. 检测的应用 大多数子宫内膜样腺癌表达PR。低级别肿瘤更多表达PR，随着肿瘤级别升高，PR表达降低。肿瘤异质性（表29-10）是考虑孕激素治疗的重要因素，因为在子宫某些部位有反应，而在另一些地方无反应。肿瘤可有PR$^+$和PR$^-$区域。因此，免疫组化检测有PR存在不能有效预测是否对孕激素治疗反应性。所以，检测石蜡组织中对孕激素有反应的分子标志物对于将来预测肿瘤个体化孕激素治疗反应有很重要的意义。CAH病变中PR水平的重要性尚不十分清楚，但是证实他们对孕激素有反应。下述回顾性数据证实，CAH对孕激素的反应率较高分化腺癌高，分辨率为70%~90%或更高。

（四）治疗

1. 年龄<40岁患者生育力保护治疗 大量小样本非随机化回顾性研究探讨非标准化药物治疗治疗子宫内膜癌，发现激素为主的治疗能保护内膜癌患者的生育力，这其中也存在偏倚。一些综述和个体化研究的数据总结了现存的信息。

Ramirez等回顾性分析了27项研究共81例患者采用黄体酮治疗子宫内膜癌。总体而言，76%患者对黄体酮治疗有反应，中位反应时间为12周。有20例患者在治疗后怀孕。Gotlieb等做了一项类似的研究，综合性分析了101例中位年龄为29岁的子宫内膜癌患者，其激素治疗反应率为71%，最小反应时间为3.6个月，共产生56个新生儿。

有几项研究探讨绝经前女性采用黄体酮治疗以保护患者生育力。一个日本研究小组报道了一项多中心回顾性研究，研究对象为年龄<40岁的EC或CAH患者，采用醋酸甲羟孕酮（MPA）600 mg/d治疗26周。45例患者接受治疗，EC患者完全缓解率（CR）为55%，CAH患者CR为82%。在3年随访中，有12个孕妇产下7名新生儿。然而，30例患者中有14例复发，说明在治疗停止后疾病复发率很高。

最近一项Meta分析回顾了所有发表的研究年轻女性内膜癌的文献，发现黄体酮治疗EC的总体缓解率为48%，CAH为66%。完全缓解后，CAH患者复发率为23%，EC患者为35%。CAH和EC患者中分别有41%和35%患者成果受孕。

这些和其他一些研究数据显示，绝大多数年轻女性患者同时患EC和CAH对激素治疗的总体缓解率接近70%。EC反应率较CAH低。ER和PR不是激素治疗反应性的必要因素，患者的复发风险为8%~66%，有显著性差异。

通过这些研究，专家们认为只有1级肿瘤未侵及肌层（影像学评估）患者可以采用激素治疗以保护生育力（表29-13）中的例子是针对这种临床案例的治疗流程），但存在偏倚。高级别肿瘤或侵袭性肿瘤应采用根治性手术切除，根据文献报道，疾病进展和患者死于疾病是常见现象。

表29-13　保留生育功能的绝经前内膜癌患者，对激素治疗疗效的评估

- 确保肿瘤病理学检查为1级子宫内膜样肿瘤。如果是活检组织，则需行扩宫和刮宫（D&C）获取完整的子宫内膜组织
- 获得详细的病史，尤其弄清楚有无家族史。家族史如Lynch综合征应进行基因咨询及检测，因为这些患者患结肠癌和卵巢癌的风险增加。应注意家族史患者后期怀孕将受影响（肥胖、糖尿病、高血压）
- MRI或超声检查是否有肾上腺转移，并且评估肌层侵犯情况如果肿瘤取样较好，为1级且无子宫外或肌层侵犯，患者应该
- 最好是向妇科肿瘤医师详细咨询
- 孕酮治疗，连续或周期性
- 3个月内重复取样评估治疗反应
- 如果疾病完全缓解，患者应该被鼓励尽快怀孕。许多这样的患者需要采用辅助生殖技术（ART）
- 如果疾病不完全缓解，患者可能需要改变治疗方案或加大剂量，并在3个月内重取样。一旦分娩或治疗失败，患者应该寻求外科手术治疗，如TAH－BSO+淋巴结清扫

目前尚无激素治疗原发性子宫内膜癌以保护患者生育力的标准化药物、传送系统或剂量方案。大多数妇科肿瘤大夫将醋酸甲地孕酮（MA）作为首选，但是剂量和方案尚未统一标准。剂量低达40 mg/d和高达160 mg（4/d）都有报道。也有推荐口服醋酸甲地孕酮（MPA）、长效避孕针醋酸甲地孕酮，以及联合使用他莫昔芬和黄体酮。尽管有一些学者建议使用周期性治疗诱导月经血撤退，大多数学者提倡持续治疗最终导致子宫内膜萎缩。由于一些女性对黄体酮难以耐受，常主诉乳房胀痛和体重增加，因此最好使用最低剂量，但同时对肿瘤性内膜有保护性作用。最低剂量应因人而异，而且治疗成功与否取决于患者BMI和个体差异。

许多采用黄体酮治疗的子宫内膜癌患者需采用ART辅助受孕。由于ART使血清雌二醇水平升高（进而使未成功受孕患者有复发危险），许多机构采用体外受精（IVF）方式去治疗这类患者。而且，许多女性生育年龄很大导致IVF成功率很低，需要多次尝试诱导成功受孕。在患者考虑采用激素治疗以保护生育力时应综合评估患者的风险。

（1）黄体酮治疗的病理评估：在几项前瞻性研究中，GOG试图弄清楚黄体酮治疗反应的分子偏倚。GOG研究中，211名绝经后妇女在确诊为子宫内膜样腺癌后行全子宫切除前，使用单一肌注（IM）长效避孕针醋酸甲地孕酮400 mg 21~24d。在一项初步摘要中，研究了60例先活检后全子宫切除的患者。只有1例完全缓解，37例部分缓解，多发生在低级别肿瘤患者。90%肿瘤最初检测ER和PR阳性，表明黄体酮治疗后ER和PR均显著下调。

（2）替代疗法：一些学者建议使用宫内孕酮装置作为高剂量治疗子宫内膜癌而无系统性副作用的一种手段。Montz等研究发现，I期1级子宫内膜癌患者行全子宫切除和刮除术后放置孕酮IUD并没3个月重新取样。7/11患者在第6个月时完全缓解，6/8在第12个月时完全缓解。Dhar等做了一项类似研究，采用左炔诺孕酮IUD。4例PR阳性的1级腺癌患者采用IUD治疗，只有1例患者在6个月内完全缓解。然而，该研究在IUD治疗前未排除有肌层浸润患者。在这两项研究中，大多数患者为绝经后妇女，由于不适合行手术治疗而采用激素治疗；因此，绝经前患者采用相同治疗方案是否会有相同结局未可知。而且，据报道，两名患者采用左炔诺孕酮后进展为子宫峡部腺癌，说明宫腔内各部位接受黄体酮治疗的剂量不同，或不是一同接受孕酮治疗癌症。

（3）治疗后随访：由于重复内膜活检，在完全缓解及复发前需持续一段时间，合适的随访时间标准尚未形成。但是，在前3个月重复活检没有任何反应，且复发风险很高。作者认为，在激素治疗开始后3个月开始重复取样活检。如果未出现完全缓解，需继续治疗3个月，可能要加大剂量或改变治疗方案。对于绝经前患者没有打算怀孕者，一旦组织学检查发现病情好转须"持续"治疗以防复发。这种持续治疗包括口服避孕药，每月使用孕酮诱导月经消退，或口服、肌内注射或宫内持续黄体酮治疗。对于绝经前患者希望怀孕者需调整方案。一旦完全缓解，患者可能采用辅助生殖技术（ART）辅助受孕。

2. 复发性或持续存在性子宫内膜癌的治疗

（1）结论的数据来源：激素治疗的大多数临床试验表明，子宫内膜癌的组织学分型和分级尚未统一标准，所以对疾病的解释尚不十分清楚。由于2型

内膜癌多发生在晚期，且持续存在或易复发，改型在临床试验中占多数（表29-11中列出了子宫内膜癌的分类）。

（2）孕激素类药物：使用该类药物成功治疗进展期或复发性子宫内膜癌经历了很长一段时间。黄体酮这一活性是在20世纪50年代首先被Kelley和Baker报道的。他们研究发现，30%～40%患者对黄体酮治疗有反应，反应持续时间为23～29个月。近来，许多研究采用反应标准和新的影像学检查，发现反应率为10%～15%。然而，多年来黄体酮被用于治疗该疾病，尤其是一直以来标准化疗药物反应率低而激素治疗副作用率低。早期关于进展期或复发性子宫内膜癌的黄体酮治疗为静脉内孕激素注射。随后，研究发现无论是注射给药还是口服给药血清醋酸甲羟孕酮浓度相同，研究开始关注口服黄体酮。

妇科肿瘤研究组（GOG）在激素治疗进展期或复发性子宫内膜癌方面做了大量研究（表29-14和表29-15）。由于越来越多黄体酮类被应用于临床，GOG也研究了他莫昔芬、芳香化酶抑制药阿那曲唑及促性腺激素释放激素类似物等联合治疗。遗憾的是，许多研究发现这些药物的活性不值得进一步研究。

表29-14和表29-15选择了部分GOG发表的关于激素治疗进展期和复发性子宫内膜癌的研究。表29-14列出的是似乎有阳性结果并值得进一步探讨的研究。选择研究的细节在下面讨论。

表29-14 GOG关于"活性"激素类药物治疗进展期或复发性子宫内膜癌的研究

研究	药物	病例数	反应率
Thigpen[1]	醋酸甲地孕酮200 mg，1/d	145	CR 17%
			PR 8%
			ORR 25%
	醋酸甲地孕酮100 mg，1/d	154	CR 9%
			PR 10%
			ORR 15%
Whitney[2]	枸橼酸他莫昔芬 20 mg，口服，2/d，间隔1周加用醋酸甲羟孕酮100 mg，口服，2/d	58	CR 10%
			PR 23%
			ORR 33%
Lentz[3]	醋酸甲地孕酮800 mg 分次口服	58	CR 11%
			PR 13%
			SD 22%

（续表）

研究	药物	病例数	反应率
Fiorical[4]	醋酸甲地孕酮80 mg，口服，2/d，服药3周。枸橼酸他莫昔芬 20 mg，口服，2/d，服药3周	56	CR 22%
			PR 5%
			ORR 27%

CR（complete responses）.完全缓解率；PR（partial responses）.部分缓解率；ORR（overall response rate）.总体缓解率；SD（stable disease）.稳定性疾病

（1）Thigpen JT, Brady MF, Alvarez RD, et al. Oral medroxy progesterone acetate in the treatment of advanced or recurrent endometrial carcinoma: a dose-response study by the Gynecologic Oncology Group. J Clin Oncol, 1999, 17（6）: 1736－1744.

（2）Whitney CW, Brunetto VL, Zaino RJ, et al. Gynecologic Oncology Group study. Phase II study of medroxyprogesterone acetate plus tamoxifen in advanced endometrial carcinoma: a Gynecologic Oncology Group study. Gynecol Oncol, 2004, 92（1）: 4－9.

（3）Lentz SS, Brady MF, Major FJ, et al. High-dose megestrol acetate in advanced or recurrent endometrial carcinoma: a Gynecologic Oncology Group study. J Clin Oncol, 1996, 14（2）: 357－361.

（4）Fiorica JV, Brunetto VL, Hanjani P, et al. Gynecologic Oncology Group Study. Phase II trial of alternating courses of megestrol acetate and tamoxifen in advanced endometrial carcinoma: a Gynecologic Oncology Group study. Gynecol Oncol, 2004, 92（1）: 10－14.

GOG草案48是现代临床时代关于黄体酮最大的研究之一。在该研究中，有331名受试者，使用MPA 150 mg/d的反应率为18%，反应持续时间很短。随后，GOG草案81开始研究是否大剂量黄体酮能引起更高的反应率。该研究调查了1985—1989年324名受试者，随机给受试者口服MPA 200 mg/d或1000 mg/d。检测雌激素或孕激素受体是否阳性不是试验所必须的，但是可以收集该数据。有趣的是，总体缓解率（完全缓解和部分缓解，小剂量和大剂量分别为25%，16%）支持小剂量。大剂量缓解率的大致相对比为0.56。当控制治疗前影响预后的因素如肿瘤分级和分期、患者年龄、生存状态后，反应率仍支持小剂量。

毫不奇怪，黄体酮治疗的反应性与肿瘤分级密切相关。1级癌症患者治疗后肿瘤消退较高级别肿瘤发生率更高，1，2，3级肿瘤的反应率分别为37%（22/59），23%（26/113）和9%（12/127）。分化程度越好反应率越高，差异有显著性。同样，肿瘤激素受体阳性者较阴性者反应率高，分别为37%（17/46）和8%（7/86）。平均而言，低剂量方案者整体存活时间和无进展生存时间较使用大剂量方案者延长。初步评估患者状态后，使用大剂量方案者孕激素受体水平、肿瘤分级和根据死亡风险的年龄调整较小剂量者高31%。同样,使用大剂量者第一次恶化或死亡的风险较小剂量者高35%。口服黄体酮治疗耐受良好,血栓性静脉炎是最常见的不良反应,只有5%的患者发生。

表29-15　GOG关于"非活性"激素类药物治疗进展期或复发性子宫内膜癌的研究

研究	药物	病例数	反应率
Podratz[1]	他莫昔芬20 mg,口服,2/d	68	CR 4% PR 6% ORR 10%
Asbury[2]	醋酸亮丙瑞林,3.6 mg,每月1次	40	CR 5% PR 7% ORR 11%
Rose[3]	阿那曲唑1 mg,口服,1/d	23	无反应 2项短期SD
Covens,2003[4]	达那唑100mg,口服,隔日1次	22	无反应 SD 27%
Covens,2011[5]	氟维司群250mg,肌内注射每月1次	53	在雌激素受体阴性的患者无反应 雌激素受体阳性的患者ORR 16%

CR(complete responses)完全缓解率; PR(partial responses,)部分缓解率; OOR(overall response rate,)总体缓解率; SD(stable disease,)稳定性疾病

[1] Podratz KC, O'Brien PC, Malkasian GD Jr, et al. Effects of progestational agents in treatment of endometrial carcinoma. Obstet Gynecol, 1985, 66 (1): 106–110.

[2] Asbury RF, Brunetto VL, Lee RB, et al. Gynecologic Oncology Group Goserelin acetate as treatment for recurrent endometrial carcinoma: a Gynecologic Oncology Group study. Am J Clin Oncol, 2002, 25 (6): 557–560.

[3] Rose PG, Brunetto VL, VanLe L, et al. A phase II trial of anastrozole in advanced, recurrent, or persistent endometrial carcinoma: a Gynecologic Oncology Group study, Gynecol Oncol, 2000, 78 (2): 212–216.

[4] Covens A, Brunetto VL, Markman M, et al. Gynecologic Oncology Group. Phase II trial of danazol in advanced, recurrent, or persistent endometrial cancer: a Gynecologic Oncology Group study, Gynecol Oncol, 2003, 89 (3): 470–474.

[5] Covens AL, Filiaci V, Gersell D, et al. Phase II study of fulvestrant in recurrent/metastatic endometrial carcinoma: a Gynecologic Oncology Group study. Gynecol Oncol, 2011, 120 (2): 185–188.

草案121年扩大草案81的结果,利用黄体酮的不同配方。在该二期研究中,患者分次使用醋酸甲地孕酮(MA)800 mg/d。值得注意的是,ORR为24%,说明临床试验对象有异质性:47%的患者为高级别组织学(三级),只有50%的患者有子宫内膜样组织学。因此1型子宫内膜癌患者只有不到一半,且可能对激素治疗有反应。当患者病变为1～2级时(排除了所有的高风险组织学),反应率为37%。MA毒性很小,体重增加是最常见的不良反应。

黄体酮治疗的潜在后果是降低PR浓度,导致治疗反应相对较短。枸橼酸他莫昔芬被证明能增加动物模型PR。GOG草案119和153的目的是利用他莫昔芬和MA替代治疗,看他莫西芬是否可以制衡MA下调PR的作用。GOG 153草案中,服用MA 80 mg,2/d,然后服用枸橼酸他莫昔芬20 mg,2/d,使用3周。这一替代疗法持续3周直到疾病进展或不良事件发生。这些1级肿瘤的反应率最高为38%。体重增加是最常见的不良事件,血栓栓塞事件是最严重的不良事件。这些数据没有直接比较与醋酸甲地孕酮或MPA的结果,不会优于单独使用孕激素治疗。

GOG草案119中也评估了联合使用每日他莫昔芬和间歇每周MPA。33%的患者有反应(6 CR和13 PR)。作为GOG草案119的一部分,一项科学推论研究了ER和PR与临床结局的关系。该项研究获取所有患者的转移或复发子宫内膜癌病变预处理的肿瘤组织。免疫组织化学检测石蜡固定组织的ER和PR,新鲜冷冻组织检测PR亚型PRA和PRB。正如所料,随着肿瘤级别升高ER和PR显著降低。激素治疗前ER与每日使用他莫昔芬和间歇使用MPA的临床反应显著相关。ER表达与PRA的表达密切相关,而不是PRB。除了ER,没有受体表达与临床反应相关。

其他研究小组也开展了激素治疗进展期和复发性子宫内膜癌并得出相似的结果。同时也研究了激素联合治疗及激素+化疗。

3. 激素治疗中新的生物制剂　进展期和复发性子宫内膜癌患者对激素类药物的低反应率促使研究者去开发正对该类患者的靶向治疗药物。例如药物LY353381(阿左昔芬),第三代选择性雌激素受体调节剂(SERM)。第一代SERMs如他莫昔芬有雌激素受体激动剂和拮抗剂活性,第二、三代SERMs主要是选择性雌激素受体拮抗活性。作为第三代SERM,阿左昔芬是一个很有希望的雌激素受体拮抗药。最近一项34例患者使用阿左昔芬治疗的临床二期试验表明,其反应率为31%,均发生在PR阳性肿

瘤患者。毒性作用很小，潮热是最主要的不良反应。对于此药物和其他类似药物有待深入研究。

（五）结论

内膜癌是一类受激素驱动的疾病，且对激素治疗起反应，但是我们目前对于反应的分子机制知之甚少。对该疾病进行临床试验转化研究以对激素作用的分子机制有更好的了解并寻找反应分子标记物显得尤为迫切。由于激素治疗较化疗不良反应少，发现对激素治疗起反应的进展期或复发性疾病能显著影响患者的生存质量。

最后，在美国和其他发达国家，肥胖是一个越来越重要的临床问题，且各年龄段子宫内膜癌的发病率在上升。对于避免肥胖、加强体育锻炼的教育能显著影响子宫内膜癌的发病率，尤其是对年轻的、迫切需要保护生育力的女性。

完整的参考列表见专家咨询网站www.expert-consult.com。

（译者 夏 曦 审校 杨 艳）

推荐阅读

Andriole GL, Bostwick DG, Brawley OW, et al. Effect of dutasteride on the risk of prostate cancer, N Engl J Med, 2010, 362 (13): 1192 – 1202.

Bill-Axelson A, Holmberg L, Ruutu M, et al. Radical prostatectomy versus watchful waiting in early prostate cancer. N Engl J Med, 2011, 364 (18): 1708 – 1717.

Goldhirsch A, Wood WC, Coates AS, et al. Strategies for subtypes dealing with the diversity of breast cancer: highlights of the St. Gallen International Expert Consensus on the Primary Therapy of Early Breast Cancer 2011. Ann Oncol, 2011, 22 (8): 1736 – 1747.

Hanahan D, Weinberg RA: Hallmarks of cancer: the next generation ［Review］. Cell, 2011, 144 (5): 646 – 674.

Hecht JL, Mutter GL. Molecular and pathologic aspects of endometrial carcinogenesis ［Review］［112 refs］. J Clin Oncol, 2006, 24 (29): 4783 – 4791.

Kaaks R, Lukanova A, Kurzer MS. Obesity, endogenous hormones, and endometrial cancer risk: a synthetic review ［Review］ ［247 refs］. Cancer Epidemiol Biomarkers Prev, 2002, 11 (12): 1531 – 1543.

Key T, Appleby P, Barnes I, et al. Collaborative Group. Endogenous sex hormones and breast cancer in postmenopausal women: reanalysis of nine prospective studies. J Nat Cancer Inst, 2002, 94 (8): 606 – 616.

Leitzmann MF, Rohrmann S. Risk factors for the onset of prostatic cancer: age, location, and behavioral correlates. Clin Epidemiol, 2012 (4): 1 – 11.

Loblaw DA, Mendelson DS, Talcott JA, et al. American Society of Clinical Oncology recommendations for the initial hormonal management of androgen-sensitive metastatic, recurrent, or progressive prostate cancer ［Erratum appears in J Clin Oncol. 2004, 22 (21): 4435］. J Clin Oncol, 2004, 22 (14): 2927 – 2941.

Lunderson CC, Fader AN, Carson KA, et al. Oncologic and reproductive outcomes with progestin therapy in women with endometrial hyperplasia and grade 1 adenocarcinoma: a systematic review. ［Review］. Gynecol Oncol, 2012, 125 (2): 477 – 482.

NCCN Breast Cancer Panel. Clinical Practice Guidelines in Oncology-Breast Cancer. 2011, : www. NCCN. org.

Osborne CK, Schiff R. Mechanisms of endocrine resistance in breast cancer ［Review］. Ann Rev Med, 2011 (62): 233 – 247.

Santen RJ, Allred DC, Ardoin SP, et al. Postmenopausal hormone therapy: an Endocrine Society scientific statement ［Review］ ［511 refs］. J Clin Endocrinol Metab, 2010, 95 (7: Suppl 1): S1 – 66.

Sorlie T: Molecular portraits of breast cancer: tumour subtypes as distinct disease entities ［Review］ ［31 refs］. Eur J Cancer, 2004, 40 (18): 2667 – 2675.

Vogel VG, Costantino JP, Wickerham DL, et al. Effects of tamoxifen vs raloxifene on the risk of developing invasive breast cancer and other disease outcomes: the NSABP Study of Tamoxifen and Raloxifene (STAR) P-2 trial ［See comment］. JAMA, 2006, 295 (23): 2727 – 2741.

第三部分

生殖技术

第30章

不孕症的促排卵治疗

（原著 Bart C.J.M. Fauser）

一、概述

（一）促排卵的概念

促排卵是不孕症患者治疗中的关键环节，本章一开始要强调两个不同的促排卵概念，即促排卵和超促排卵，他们在治疗起点（如患者类型）和终点（如治疗的目的）均不同。

1. 促排卵 从严格意义上来说，促排卵是指诱发排卵，即促进排卵前卵泡破裂，释放卵子。然而在临床上，促排卵是指通过建立正常排卵周期，对无排卵女性恢复正常生育力的促排卵类型（即模仿生理状态下单个优势卵泡的选择和排卵）。促排卵是不孕症治疗最常用的干预措施之一。无排卵是绝对不孕症的少数几个原因之一，但是，如果正常月经周期恢复，就可以取得满意的累计妊娠率。

除卵巢本身病变（如卵巢早衰）外，多数患者可用药物诱导卵泡发育，通常可获得正常排卵周期。这可以通过经验丰富的医师和监测卵巢反应来完成。由于大多数这类妇女都存在不同的卵巢自身病变，特别是多囊卵巢综合征（polycystic ovary syndrome，PCOS）患者，出现多胎妊娠和卵巢过度刺激综合征（ovarian hyperstimulation syndrome，OHSS）的风险较高。但是，这些并发症的发生可以被降低到可接受的水平，特别是在使用低剂量的促性腺激素方案时。促排卵过程中，适度卵巢反应的治疗窗较窄，患者个体差异（在一定程度上，周期与周期之间差异）较大。促性腺激素促排卵的方法涉及缓慢、谨慎地超过个体的卵泡刺激素（follicle-stimulating hormone，FSH）阈值，让卵泡持续发育，这将在本章后面进行讨论。

许多其他促排卵的方法也是可用的，例如，通过干扰雌激素负反馈作用的抗雌激素制剂或芳香化酶抑制药、胰岛素增敏剂和腹腔镜手术等。

2. 超促排卵 超促排卵已经成为辅助生殖技术（assisted reproductive technologies，ART）的一个组成部分。ART的目的是使更多的雄性配子和雌性配子接触，从而增加妊娠率。超促排卵的目标是诱导多个优势卵泡继续发育为成熟卵母细胞，从而提高体内受精［经验性超促排卵联合或不联合宫腔内人工授精（intrauterine insemination，IUI）］或体外授精（in vitro fertilization，IVF）的妊娠概率。此方法干扰了生理状态下单个卵泡的优势化选择，通常用于正常排卵女性。虽然也可以在无排卵患者中使用，但是不同于促排卵，促排卵和超促排卵的概念将在本章后面进行讲述。

（二）与促排卵相关的卵泡发育调控的概念

原始卵泡发育的起始，也被称为初期募集，是以随机的方式持续进行，从原始卵泡发育至排卵前卵泡需要几个月的时间。绝大多数原始卵泡发育至窦卵泡前发生退化闭锁。早期卵泡发育、闭锁的调控以及卵泡发育早期阶段受FSH影响的程度仍不清楚，但可能与转化生长因子-β（TGF-β）超家族和调节凋亡（即程序化细胞死亡）的细胞因子相关。卵泡仅在发育晚期才对FSH有反应，并在芳香化酶的诱导下获得将卵泡膜细胞来源的雄烯二酮（androstenedione，AD）转化为雌二醇（estradiol，E_2）的能力。

由于月经周期晚期黄体退化，雌二醇、孕激素和抑制素A水平下降，导致脉冲性促性腺激素释放激素（gonadotropin-releasing hormone，GnRH）分泌频率增加，使FSH分泌增加。虽然每个卵泡都有发育成熟的可能，但是，只有在周期中间 FSH 上升（水平超过所谓的卵巢刺激阈值）期间处于发育更晚阶段的卵泡可获得促性腺激素的支持而持续生长（图 30-1），此过程被称为周期性促性腺激素依赖性募集，而非近来所提的原始卵泡的募集起初并不依赖促性腺激素。黄体期向卵泡期过渡期间，每侧卵巢募集的早期窦卵泡数为 10 个左右。在随后的卵泡期，最初几天 FSH 水平持续增高，之后受抑制素 B 和 E_2 负反馈调节，逐渐降低。FSH 周期间增高之后抑制素 B 分泌增加。因此，推测抑制素 B 可限制 FSH 上升的持续时间。递减的卵泡期 FSH 水平（有效限制 FSH 仍高于阈值的时间，简称 FSH 窗）（图 30-1）似乎对从募集群中选择单个优势卵泡至关重要。最终，只有一个卵泡通过增加对 FSH 和 LH 的敏感性而逃脱闭锁成为优势卵泡。研究证实，优势卵泡对 FSH 敏感性增加，发育中的卵泡对 GnRH 拮抗药诱导的促性腺激素撤退表现出不同的耐受。另外，垂体切除的女性在给予外源性促性腺激素促排卵后 2 周可形成排卵前卵泡，说明卵泡发育早期并没有依赖促性腺激素。

正常排卵周期中，LH 对单个卵泡选择和优势化起关键作用。虽然来自早期窦卵泡内的颗粒细胞仅对 FSH 有反应，但来自晚期成熟卵泡的颗粒细胞含有 LH 受体，因此，对 FSH 和 LH 均有反应。由于成熟的优势卵泡具备对 LH 的反应性，故较少依赖于 FSH。优势卵泡由于对 LH 产生反应而继续发育，其余较小的卵泡在卵泡晚期由于 FSH 下降导致支持不足而进入闭锁。超声检查见优势卵泡直径大于 10mm，可区别于其他小卵泡。优势卵泡的特征包括芳香化酶活性增高、卵巢形态改变、卵泡液及血清中内分泌激素变化。上述现象支持内分泌和自分泌均上调的观点，并显示 E_2 生物合成增加与排卵前卵泡发育密切相关。

目前，卵泡发育和选择的概念已成为无排卵性不孕女性进行促排卵治疗的基础。此外，单个卵泡的选择过程可使我们进一步开发辅助生殖技术中超促排卵的新方法。

（三）促排卵药物

早在 20 世纪初，人们发现垂体前叶病变可引起生殖器萎缩，从而提出内分泌垂体-性腺轴的概念。

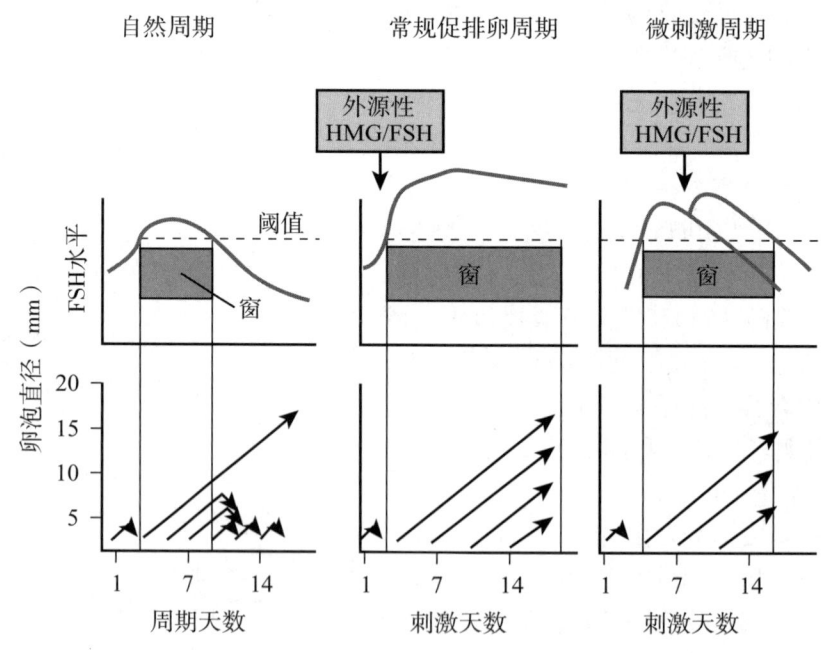

图 30-1　单卵泡优势化选择的卵泡刺激素（FSH）阈值及阈值窗（左侧窗格），为达到多个卵泡发育常规应用的 FSH（中间窗格）。每个箭头代表一个发育卵泡。右侧窗格表示为维持 FSH 水平高于允许多个卵泡发育的阈值，通过使用外源性 FSH 来延长 FSH 窗

HMG. 人绝经期促性腺激素

［摘自 Macklon NS, Stouffer RL, Giudice LC, et al. The science behind 25 years of ovarian stimulation for in vitro fertilization. Endocr Rev, 2006, 27（2）：170–207.］

1931年，Fevold和Hisaw发现两个独立的促性腺激素（起初称为Prolan A和Prolan B），随后，LH和FSH被成功提取和纯化。1928年，Aschheim和Zondek称，孕妇尿液可刺激性腺功能。几十年来，通过给予外源性促性腺激素制剂来刺激卵巢功能的观点吸引了不少研究者的关注。1938年，Davis和Koff就通过静脉注射纯化的孕母马血清成功诱导人类排卵。然而，由于物种差异可引起抗体生成而影响其有效性和安全性，这些最初的尝试不得不停止。直到1958年，Gemzell报道了来源于人垂体的促性腺激素制剂用于诱导排卵，获得首次成功。不久之后，Lunenfeld从绝经后妇女的尿液中提取促性腺激素并应用于临床（历史回顾，见Gruhn and Kazer和Lunenfeld）。

另外，使促排卵大范围使用的重要原因是医疗中的一个意外发现。首个用于癌症患者试验的雌激素拮抗药被发现能够诱发排卵。

1. 枸橼酸氯米芬 20世纪50年代末，首个非甾体雌激素拮抗药（MER-25）在患者中进行试验，以评估这种化合物在囊性乳腺炎、乳腺癌、子宫内膜增生症和子宫内膜异位症中的疗效。其中，有些子宫内膜增生症患者处于育龄期，由于患有多囊卵巢综合征而遭受长期闭经。令研究者吃惊的是，这些患者用药后可恢复正常月经周期。此后不久，第二代抗雌激素制剂[MRL/41，枸橼酸氯米芬（clomiphene citrate，CC）]（图30-2）被认可。半个多世纪后，CC仍然是国际上治疗不孕症最常用的促排卵药物，约占处方量的2/3。

CC是恩氯米芬和珠氯米芬两种异构体的外消旋混合物，前者半衰期较短，后者清除时间较长。体外研究表明，这两种异构体的激动和拮抗活性均不相同。目前认为，CC促排卵的机制是通过竞争性结合下丘脑细胞内雌激素受体，阻断内源性雌二醇对下丘脑的负反馈作用，促进下丘脑分泌GnRH，促进垂体分泌FSH。文献报道，CC可使50%~60%患者血清FSH基线水平升高。然而，CC促排卵的确切机制仍不清楚。对其他系统引起的改变，如胰岛素样生长因子（IGF）也许可以从一定程度上解释CC刺激卵巢的能力。然而，CC在子宫水平的抗雌激素效应（宫颈黏液的产生和子宫内膜容受性），主要从排卵率和妊娠率之间的差异来进行评价。卵巢对CC的反应是否受伴随升高的LH影响还不确定。目前认为，CC促

排卵相对安全，因为甾体激素负反馈仍保持完好，口服给药和价格便宜是这个制剂的优势。CC是由Merrel公司于1956年为临床应用开发的，一直被认为是大多数无排卵性不孕症的一线治疗药物。此外，CC是IVF早期阶段的一个重要组成部分，常用于不明原因不孕症的经验性治疗，可单独或联合IVF使用。

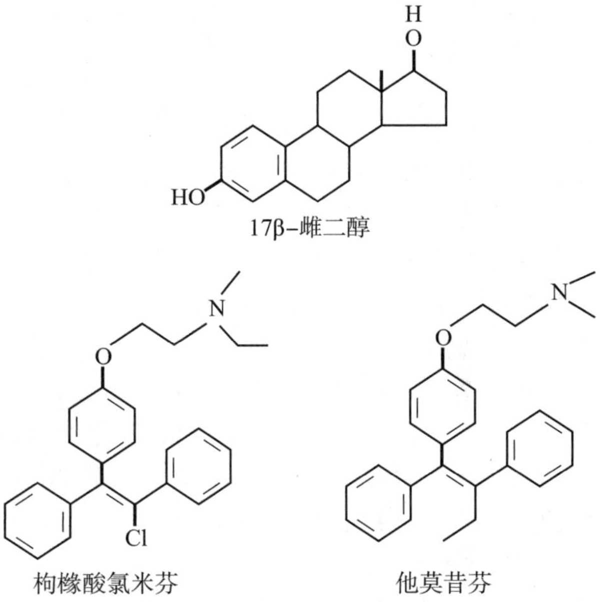

图30-2 17β-雌二醇和抗雌激素三苯乙烯衍生物-枸橼酸氯米芬及他莫昔芬的结构

2. 促性腺激素制剂 20世纪50年代末，临床试验表明，来自人类垂体的提取物能用于刺激性腺功能。随后，研究者从绝经后妇女的尿液中提取了促性腺激素FSH和LH，导致了人绝经期促性腺激素（human menopausal gonadotropin，hMG）制剂的发展。从20世纪60年代初开始，这些制剂被用于临床。很快，便发现hMG是一种非常有潜力的化合物。它能直接刺激卵巢，但有卵巢过度刺激的潜在风险。hMG最初用于无排卵治疗，与OHSS和多胎妊娠率较高有关，有潜在的并发症风险，故使用时必须严密监测卵巢反应情况，及时调整剂量。最近研究表明，低剂量方案联合密切监测有助于提高妊娠结局。

20世纪70年代，Edwards和Steptoe开始尝试通过IVF和hMG刺激方案助孕，由于没有妊娠（假定由于黄体功能异常），于是转为自然周期IVF。1978年7月25日，第一例试管婴儿诞生，名为Louise Brown。随后，澳大利亚报道了CC促排卵后获得IVF妊娠。此后不久，使用hMG促排卵的IVF获得

妊娠，并在美国被广泛使用。20多年来，促性腺激素制剂也广泛应用于排卵正常的不明原因生育力低下患者的经验性促排卵治疗，其主要通过增加可用于体内受精（有或没有IUI）的卵母细胞数量来提高每月生育力。这些趋势以及在IVF治疗使用中的快速扩张，造成了全世界对促性激素制剂的需求和销售的巨大增长。

早期提取技术非常粗糙，需要约30L尿液才能提取一个治疗周期所需要的量。早期制剂的FSH与LH生物活性比为1:1。随着纯度的提高，需加入人绒毛膜促性腺激素（human chorionic gonado-tropin, hCG）来维持此生物活性比。早期hMG制剂纯度较低，污染蛋白含量高，仅有不到5%的蛋白具有生物活性。当时主要采用Steehlman和Pohley分析法通过粗略评估大鼠体内卵巢重量的改变来评价促性腺激素制剂的生物活性。这个相当过时的技术缺点是批次间生物活性非常不一致。20世纪80年代末，改良的蛋白质纯化技术大大减少了非活性蛋白质的污染，应用单克隆抗体技术可获得纯化的尿FSH（uFSH）。纯化制剂较少引起过敏反应，皮下注射痛苦较少。由于全球范围对促性腺激素需求量日益剧增，对绝经后女性尿液的需求量大大增加，目前已不能保证充足的供应。此外，还存在批次间有限的一致性和尿液污染的可能性。

通过重组DNA技术和将编码糖蛋白激素共有的α亚基和激素特异性β亚基的人类基因（图30-3）转染到中国仓鼠卵巢细胞系，实现了重组人卵泡刺激素（recombinant FSH, recFSH）的大规模体外生产。1992年，首次报道使用这种全新的制剂进行促排卵治疗，应用于IVF并成功助孕。此后，大量大规模、多中心研究证明了recFSH的有效性和安全性。重组产品提供了改进的纯度、一致性和大规模可用性。由于它的纯净，recFSH能通过蛋白质质量而不是生物活性来给药，即所谓的"质量标称"制剂，现可供临床使用。近年来，重组人LH（recLH）和重组人hCG（rechCG）也已用于临床。此外，长效recFSH激动药（一种人工嵌合重组激素，将hCG的羧基末端肽和FSH的β链融合生成），经世界各地IVF诊所参与的大样本试验证实其有效性和安全性后，近来已被用于临床。

3. 促性腺激素释放激素类似物 1971年，Schally和Guillemin分离纯化出十肽促性腺激素释放激素（GnRH），并确定其蛋白质结构（彩图97），两位学者因此获得了诺贝尔奖。GnRH的氨基酸置换显示了特定区域对其稳定性、受体结合和性腺细胞激活的意义。十肽GnRH由下丘脑分泌，以间歇性的方式释放至门脉循环，刺激垂体促性腺细胞合成、分泌FSH和LH。早期研究表明，持续给予GnRH能引起垂体降调节。通过置换一个或两个氨基酸可以获得临床上安全可用的GnRH激动药。用甘氨酸

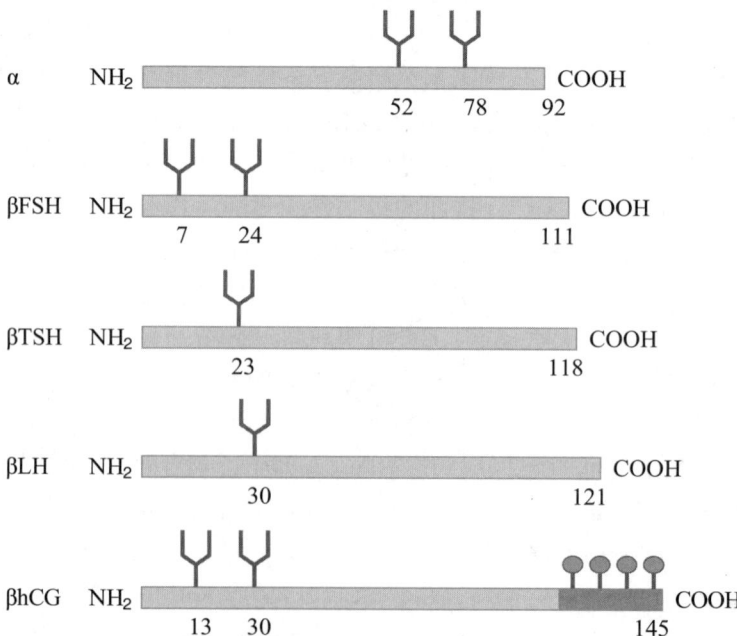

图30-3 人类糖蛋白激素共同的α亚基和激素特异性β亚基的结构：卵泡刺激素（FSH）、促甲状腺激素（TSH）、黄体生成素（LH）和人绒毛膜促性腺激素（hCG）

替换天然 GnRH 第 6 位的 D 型氨基酸，乙酰胺替换第 10 位的 Gly-NH$_2$，可以使 GnRH 的效力增强。这种简单的结构改变使这些化合物的疏水性和抗酶降解能力增强。GnRH 激动药可诱导促性腺激素初期释放增加并持续 2～3 周（称为"点火效应"），随后由于垂体 GnRH 受体的群聚和内在化，导致降调节（或脱敏）。

GnRH 激动药从 1981 年用于临床，主要目的是使甾体激素依赖性疾病状态达到"化学阉割"，如女性子宫肌瘤、子宫内膜异位症和男性前列腺癌等。第一篇关于 GnRH 激动药被用于 IVF 中预防过早 LH 上升的文章也出现在 20 世纪 80 年代初。不久之后，在注射促性腺激素前使用 GnRH 激动药，例如布舍瑞林、曲普瑞林和亮丙瑞林等使垂体降调节（一种被称为"长方案"的方法）成为标准治疗。

研究者用了近 30 年的时间来开发具有可接受的安全性和药动学特性的 GnRH 拮抗药。第一代 GnRH 拮抗药中，第 2 位的组氨酸和第 3 位的色氨酸被置换，但效力较低。第二代 GnRH 拮抗药是通过将第 6 位的 D 型氨基酸置换，使其活性增强。但由于引起组胺释放导致过敏反应发生率高，因此不能广泛用于临床。通过进一步置换第十位的氨基酸，开发出了第三代的 GnRH 拮抗药。随后的 ganirelix 和 cetrotide 被证明在 IVF 中是安全有效的。这些第三代 GnRH 拮抗药于 2001 年注册用于 IVF。GnRH 拮抗药能立即抑制和恢复垂体功能，适合在 IVF 中短期使用。最近的荟萃分析证实，拮抗药联合治疗是安全有效的。据估计，目前全世界约 50% 的 IVF 采用 GnRH 拮抗药联合治疗。GnRH 拮抗药进一步推广用于甾体激素依赖性疾病，如子宫内膜异位症或子宫肌瘤将取决于缓释剂型的研发。

（四）促排卵的结局

1. 促排卵 无排卵的闭经患者几乎不能自然受孕，尽管促排卵可恢复其生育能力，但总是很难达到模拟正常排卵周期的目的，且多胎妊娠和 OHSS 并发症的发生不容忽视，特别是 PCOS 患者。月经稀发患者可能会有偶然的自发排卵而发生自然受孕。显而易见，生育专家只看到了月经稀发的女性没有妊娠，但这些患者通常对促排卵反应良好。促排卵的成功及并发症之间的平衡取决于许多因素，如患者基本特征、促性腺激素制剂及使用的方案剂量、对促排卵反应的监测强度及卵巢过度反应患者取消治疗周期的意愿等。卵巢过度反应的类患者可以转行 IVF。据报道，促排卵治疗的累积活产率为 75%～80%，多胎妊娠发生率 >10%，OHSS 发生率 <2%。

OHSS 是一种潜在的危胁生命的并发症，主要表现为卵巢增大、血清性激素水平增高和血管外液体积聚，特别是腹腔积液。严重时可出现低血压、血液高凝状态、肾血流灌注减少和少尿，甚至发生肝功异常、血栓形成、肾衰竭及成年人呼吸窘迫综合征而危及患者生命。促性腺激素促排卵后，轻度、中度和重度 OHSS 的发生率分别为 20%，6%～7% 和 1%～2%。此外，PCOS 发生 OHSS 的危险因素包括低龄和低体重。使用 GnRH 激动药辅助治疗时，风险进一步增加。

促排卵治疗引起的三胎和高序多胎妊娠的数目不容忽视。据统计，在美国，40% 的高序多胎妊娠归因于无辅助生殖的促排卵。

2. 超促排卵 如前所述，单独超促排卵或与辅助生殖技术联合的目的是使更多数目的配子（精子和卵子）在一起以增加妊娠率。单独超促排卵可使妊娠率增加 2～4 倍，OHSS，双胎或高序多胎发生的相关风险取决于超促排卵的强度、卵巢反应的监测力度及取消治疗周期的标准。据统计，超促排卵相关的重度 OHSS 总发生率低于 5%。

初步研究表明，经验性超促排卵使不明原因不孕症的月妊娠率增加 3 倍（图 30-4）。随后的大型多中心研究表明，促性腺激素超促排卵和宫腔内人工授精（IUI）均对妊娠率有独立的叠加效应。此外，联合治疗 3 个周期的总累积妊娠率为 33%，但双胎和高序多胎妊娠的发生率较高，分别为 20% 和 10%。另有研究指出，期待治疗超过 6 个月不仅可以达到类似的累积妊娠率，而且可以降低多胎妊娠的发生率。一个欧洲大型生殖中心对 1878 例患者的研究显示，促性腺激素超促排卵的 IUI 周期中双胎妊娠发生率为 16%，三胎和高序多胎妊娠发生率为 6%。不强烈的促排卵方案可减少高序多胎妊娠的发生，但总体妊娠率可能降低。美国一个大型不孕不育专科诊所 2 年的数据中，近 1500 名女性患者经过 3347 个连续促排卵周期治疗（促排卵和超促排卵联合治疗）后的妊娠率为 30%，其中，双胎、三胎、四胎或高序多胎妊娠的发生率分别为 20%，5% 和 5%。最令人担忧的是，晚卵泡期的大卵泡数和血清雌二醇水平对预测高序多胎妊娠作用有限。虽然超促排卵联

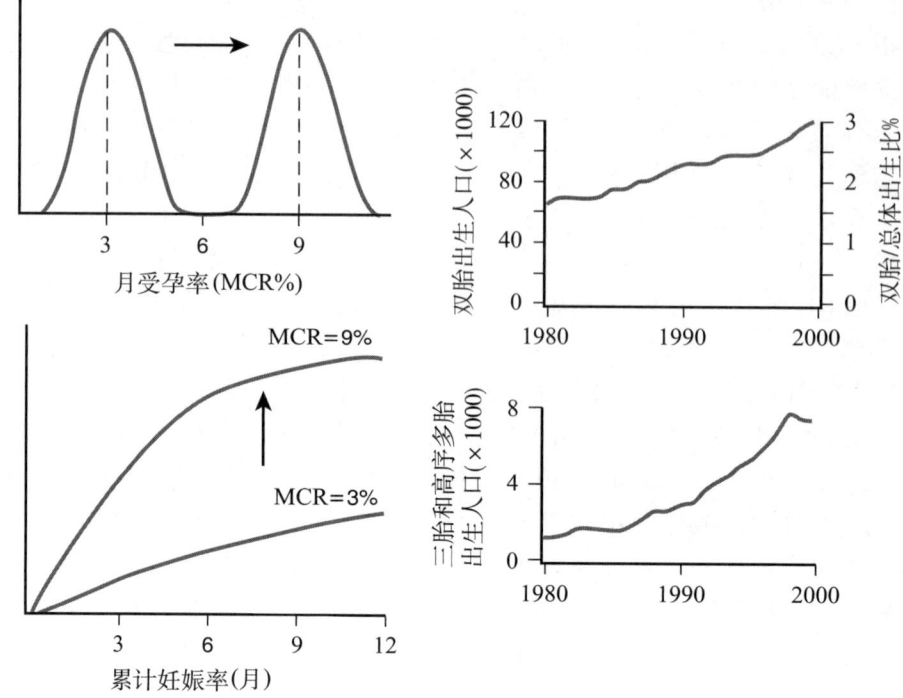

图 30-4 促排卵使不明原因不孕症患者的月受孕率由每周期 3% 增加至 9%，以致 12 个月内的累计受孕率增加（左图）；1980—2000 年，与促排卵相关的多胎妊娠（双胎、三胎及高序多胎）发生率（右图）

［左图摘自 Stovall DW, Guzick DS. Current management of unexplained infertility. Curr Opin Obstet Gynaecol, 1993（5）：228–233；右图摘自 Rowland Hogue CJ. Successful assisted reproduction technology: the beauty of one. Obstet Gynecol, 2002（100）：1017; Jones HW. Multiple births: how are we doing? Fertil Steril, 2003（79）：17–21.］

合或不联合 IUI 导致多胎妊娠率仍不清楚，但少数国家已登记促排卵治疗的结局。欧洲 IVF 监测协会对 33 个国家 1000 多个诊所，近 500 000 个 IVF/ICSI 治疗周期的总结显示，2007 年的多胎分娩率达 22.3%（包括 1% 的三胎）。在欧洲进行的 170 000 个 IUI 周期中，双胞胎和三胎分娩率分别为 11.7% 和 0.5%。

数年前，无论是否行 IUI，促排卵治疗后多胞胎的发生率约 30%（图 30-5）。IVF 后更容易发生多胎妊娠，多胎妊娠的发生主要取决于移植胚胎数。因此，超促排卵只是 IVF 发生多胎妊娠的因素，并非像在 IUI 中是唯一的因素。不足为奇，自然周期 IVF 与超促排卵后行单胚胎移植的双胎妊娠率接近正常。多年来，IVF 的移植胚胎数已有下降，但与欧洲相比，美国移植数目仍较多。英国的一项全国大型数据集显示，多年前移植的胚胎数已经从 3 个减至 2 个，但总体妊娠率并没有降低。20 世纪 90 年代，许多欧洲大型 IVF 中心已实行移植 2 个胚胎的政策。随后证明，移植 2 个优质胚胎的年轻女性，双胎妊娠的机会实际上高于单胎妊娠。越来越多的生殖中心，尤其是欧洲北部，已经在指定人群中实行单胚胎移植政策，总体妊娠率满意，特别是在改善剩余胚胎冷冻结局的情况下。因此，如果胚胎实验室条件较好，临床上可以实行单胚胎移植，并不减低每取卵周期的总妊娠率（新鲜加冷冻胚胎移植的累计妊娠率）。

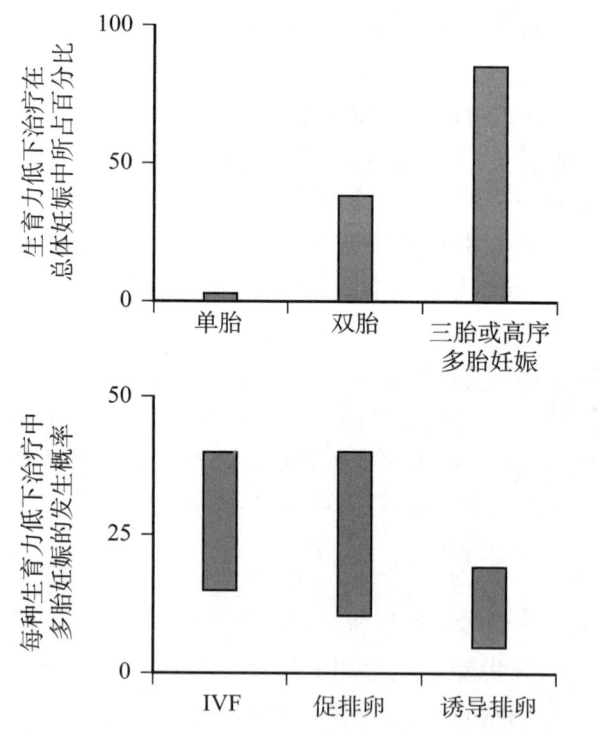

图 30-5 生育力低下的治疗对总体妊娠（上）及与体外受精（IVF）、促排卵和诱导排卵相关的多胎妊娠率（下）的影响

［摘自 Fauser BC, Devroey P, Macklon NS. Multiple birth resulting from ovarian stimulation for subfertility treatment. Lancet, 2005, 365（9473）：1807–1816.］

尽管美国生殖医学会（ASRM）实践委员会的指

南提议应关注单胚胎移植的全社会效益，但美国的胚胎移植数仍较多。总的来说，欧洲的IVF总体妊娠率略低于美国，但多胎妊娠率和早产率显著降低（图30-6）。

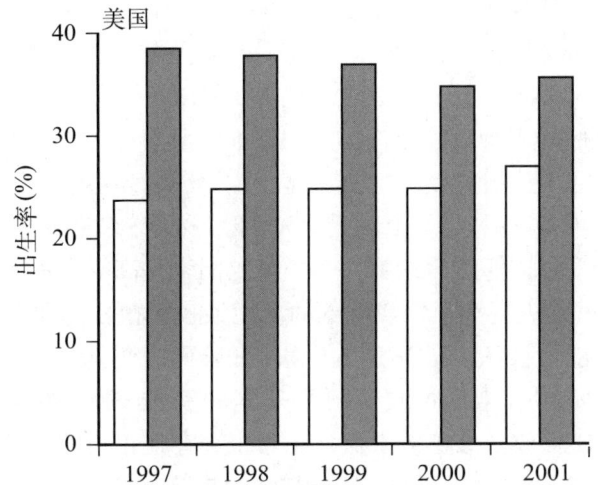

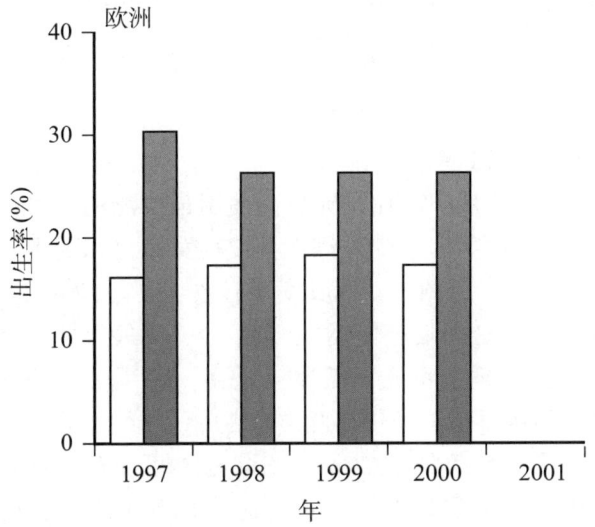

图30-6 每起始IVF周期的活产率和多胎产率（N/A，无法获得）

［摘自 Fauser BC, Devroey P, Macklon NS. Multiple birth resulting from ovarian stimulation for subfertility treatment, 2005, Lancet, 365（9473）: 1807-1816.］

鉴于超促排卵存在风险，故在首次治疗前，夫妻双方应该向专科医师咨询自然受孕机会（表30-1）。医师和患者都容易低估这些自然受孕的概率和干预措施的代价（多胎妊娠的发生率增加）。最近，生殖专家们倾向于不惜一切代价提高妊娠率。然而，这样做会出现医源性的多胎妊娠泛滥，造成人们健康、心理和经济的严重后果。

表30-1 五类人群（根据低生育能力持续时间分类）的累计自然妊娠率假设模型

分类	MFR（%）	不同时间的累计妊娠率（%）			
		6个月	12个月	24个月	60个月
强生育	60	100	—	—	—
正常生育	20	74	93	100	—
轻度低生育	5	26	46	71	95
严重低生育	1	6	11	21	45
不育	0	0	0	0	0

MFR. 月生育率

［摘自 Evers JLH. Female subfertility. Lancet, 2002（360）: 151-159.］

高序多胎妊娠对围生期发病率和病死率有严重不利影响。研究表明，双胎妊娠死亡率增加4～7倍，三胎可达20倍。多胎妊娠出生的孩子有更多的围生期并发症及后续健康问题，主要与早产和低出生体重相关。三胎妊娠出生的孩子脑瘫发生率增加近50倍。即使是双胎中的第二胎足月分娩，也由于阴道分娩的并发症导致死亡的风险明显增加。此外，政策制定者还应该考虑到医疗和精神负担及与多胎妊娠相关的费用。高序多胎妊娠时产科和新生儿的费用增加5～7倍，而低出生体重儿抚养至8岁时的费用增加8倍。最后，更多微妙的健康风险可能只有在以后的生活中才能显现出来，这些也应予以重视。

也许，有助于改善现状的策略是，采用一种新的方式来定义不孕症治疗的成功。适当的结果评定应该从每个治疗周期的妊娠率转向活产率，或最好是每个开始治疗周期的健康单胎活产率。

最终，促排卵和超促排卵的风险收益比是由临床医生的实践来决定的。下面的章节将阐述当今实践中的医疗方法。

二、无排卵女性的促排卵治疗

（一）促排卵治疗原则

对排卵障碍患者促排卵的目的是刺激单个卵泡发育并排卵。如前所述，这种治疗目标应该区别于下面两种形式的促排卵。第一，不明原因不孕症的排卵女性可给予一种温和的超促排卵，目的是产生2个或3个卵泡，增加治疗周期的受精率。此方案应行联合IUI，将在后面章节进行讲述。第二，超促排卵可用于进行IVF治疗的排卵女性，使多个卵泡发育，产生多个卵母细胞。与这两种产生超生理激素水平的治疗方法不同，诱导排卵的目的是模拟正常的生理性单卵泡排卵周期。因此，诱导排卵是更为严格的治疗，如果要获得无并发症的成功，需要仔细监测和熟练管理。卵巢手术如腹腔镜下卵巢打孔术等提供了一种替代药物治疗的方法，其目的也是建立单卵泡排卵周期。

排卵障碍占不孕症病因的25%。这一比率可能会随肥胖的增加而上升。排卵障碍通常表现为月经周期缺失（闭经）或偶然发生（月经稀发）。虽然月经稀发的女性偶尔排卵，但每年自然妊娠率非常低，除非采用治疗措施。许多治疗方案旨在诱导单个优势卵泡成熟并排卵。近年来，对排卵障碍病理生理认识的提高旨在模拟正常排卵周期内分泌控制的临床策略得以发展。要实现刺激单卵泡发育而不是多卵泡发育这一狭窄治疗范围的促排卵，对临床医师仍然是一个挑战。

第2届欧洲人类生殖和胚胎学协会年会（ESHRE）和美国生殖医学协会大会（ASRM）举办的PCOS共识研讨会指出，在开始任何形式的促排卵前应对患者情况（在食物摄取、生活方式、吸烟习惯等方面）予以重视。

（二）排卵障碍的分类

排卵障碍可在日常临床工作中通过对外周血促性腺激素和雌二醇水平的评估，很容易地分类。这种简洁的方法，目前被称为世界卫生组织（WHO）排卵障碍分类，是由 Insler 及其同事提议的。闭经患者可以有低水平或正常水平的 E_2，而月经稀发者只与正常的雌激素有关。低雌激素结合低促性腺激素水平提示下丘脑-垂体水平中枢来源的疾病。这类排卵障碍占不孕症女性不到10%，被称为WHO I型。WHO II型排卵障碍表现为促性腺激素和雌激素水平正常。低雌激素合并高促性腺激素提示卵巢自身功能缺陷，通常是卵巢早衰（premature ovarian failure，POF）[目前被称为原发性卵巢功能不全（primary ovarian insuf-ficiency，POI）或卵巢发育不全]。这种排卵障碍被称为WHO III型，占不孕症女性的5%和普通女性人群的1%～2%。抗苗勒管激素（anti-Müllerian hormone，AMH）有助于确定POI患者残余的卵巢功能。

80%～90%排卵障碍的女性表现为雌激素和FSH水平在正常范围内，LH水平可能增加。PCOS患者的FSH和 E_2 水平也在正常范围内，代表了这些女性的绝大多数。近来，ASARM和ESHRE都支持新的诊断标准。所谓的鹿特丹共识标准的范围比NIH（美国国立卫生研究院）标准更宽，主要因为现在包括了多囊卵巢。因此，由鹿特丹标准定义的PCOS发生率较高。排卵障碍的另一个内分泌因素是高泌乳素血症，可以表现为正常或降低的促性腺激素和 E_2 水平。这可能会被认为是WHO I 型排卵障碍的变异，因为高血清泌乳素通过改变阿片受体刺激下丘脑抑制了GnRH释放。高泌乳素血症患者也会存在正常的促性腺激素和雌二醇水平，然后被认为是 WHO II 型排卵障碍的变异。高泌乳素血症的病理生理和治疗已在第3章中详细讨论。

（三）治疗排卵障碍的药物

1. 抗雌激素

（1）背景：治疗排卵障碍使用最广泛的抗雌激素制剂是枸橼酸氯米芬（CC），其发展史和药理学已在本章开始介绍过。因其安全有效、便宜和使用方便等特点，已在临床使用40余年，成为最重要的治疗药物。其适应证是下丘脑-垂体-卵巢轴完整的排卵障碍性不孕症，仍是此类患者的一线治疗药物。在早到中卵泡期口服CC，可引起内源性血清FSH水平上升，从而促进卵泡生长。这种FSH的上升伴随有相似的血LH水平升高。一般口服5d，目的是使晚卵泡期的FSH水平下降和单个优势卵泡发育、成熟并排卵。然而，部分患者升高的促性腺激素水平可持续至晚卵泡期。已证实，有较长半衰期的珠氯米芬异构体（主要表现为雌激素激动剂活性）可经连续治疗周期在体内留存和累积。但是，由此产生的浓度远低于那些在体外被证实有影响的浓度，不太可能具有临床意义。

（2）制剂和方案：CC常规起始剂量为50 mg/d，从月经来潮第2～5日开始服用，连续5d。正常促性腺激素性闭经患者可以在孕酮撤退性出血后给药。无论是月经第1天还是第5天开始给药都不影响疗效。如果50 mg/d不能诱发卵泡生长，则下一周期应增加至 100 mg/d，最大剂量不超过 150 mg/d。一般在治疗结束后 5~12d 出现 LH 峰。故建议治疗结束后的第 5 天同房。有学者主张使用 hCG 替代 LH 峰诱发排卵和确定同房时机，但最近研究表明，这种方法并不能改善结局，反而增加了监测所需时间。

（3）临床结局：排卵障碍的患者接受 CC 促排卵治疗后，排卵率为 60%~85%，妊娠率为 30%~40%。基于 4 项对月经稀发患者用安慰剂对照研究的荟萃分析显示，CC 排卵和妊娠的比值比分别为 6.8 和 4.2。

为什么部分 WHO Ⅱ 型排卵障碍患者对 CC 无反应，目前还不清楚。可能是个体对 FSH 的需求在卵巢水平不同、自分泌或旁分泌因子在卵巢局部的作用、FSH 受体表达变化和受体多态性等原因。许多研究指出，肥胖是一个原因。多因素分析表明，游离雄激素指数（FAI）、体重指数（BMI）、闭经（不是月经稀发）和卵巢体积是 CC 治疗结局的独立预测因素。使用临床数据进行个性化治疗和优化结果的可能性在本章的后面讨论。

排卵可以通过基础体温曲线图、黄体中期尿孕二醇值或血清孕酮测定来确定。虽然大型试验结果表明，超声监测排卵并不是必须的，但多个中心均用 B 超监测来调整给药剂量。有排卵的不孕症患者经 CC 治疗 6~12 个周期后，累计妊娠率在 70% 左右，每周期妊娠率约在 22%。

为什么部分患者经 CC 治疗后有排卵但未受孕？其原因包括患者选择、治疗方案和其他造成生育力低下的因素存在。此外，对生殖道的抗雌激素效应也是原因之一。研究报道，CC 对输卵管运输功能、宫颈黏液性状及子宫内膜有不良影响。

据报道，CC 治疗后妊娠的流产率为 13%~25%。虽然这些数字看似很高，但与自然流产率和 IVF 妊娠流产率相似。总的来说，排卵障碍的患者经 CC 治疗后流产率不会明显增加。

（4）不良反应及并发症：CC 治疗后，10% 的患者可出现潮热，其他不良反应较少。但也有恶心、呕吐、轻微皮肤过敏、乳房胀痛、头晕、可逆性脱发的报道，受影响的女性少于 2%。CC 的散瞳作用可能导致的可逆性视物模糊也有类似数量。

CC 治疗的多胎妊娠率 <10%，OHSS 罕见。据报道，CC 使用超过 12 个月有罹患卵巢癌的风险，故有些国家规定 CC 不能使用超过 6 个月。

他莫昔芬，像 CC，是一种非甾体类选择性雌激素受体调节药（SERM）。与 CC 相比，他莫昔芬仅含组分异构体，抗雌激素作用在子宫水平较弱。其优势是对子宫内膜有激动作用。许多促排卵的非对照研究表明，他莫昔芬可能是 CC 的一种安全、有效的替代治疗。一项 4 个随机对照试验的荟萃分析显示，他莫昔芬在促排卵上与 CC 一样有效。尽管有理论优势，但与 CC 相比，他莫昔芬的妊娠率无明显提高。因此，临床医师应在熟悉治疗方案的基础上来进行治疗选择。

2. 胰岛素增敏药

（1）背景：胰岛素抵抗在许多 PCOS 患者卵巢功能紊乱发病机制中的作用导致了胰岛素增敏药作为辅助用药或单独用药来诱导排卵。研究最广泛的药物是二甲双胍。二甲双胍（二甲基双胍盐酸盐）是一种口服药物，主要用于降低非胰岛素依赖型糖尿病患者（NIDDM）的血糖浓度。二甲双胍通过抑制肝合成葡萄糖，促进肌肉摄取和利用葡萄糖，来增加对胰岛素的敏感性，最终减弱胰岛素抵抗，减少胰岛素分泌，降低血清胰岛素水平。

近年来，许多发表的文章提倡临床使用二甲双胍来诱导排卵，二甲双胍已被广泛应用于临床。最近的两项大型随机对照研究比较了二甲双胍、CC 以及二甲双胍辅助 CC 来诱导排卵，结果显示，二甲双胍毫无益处。

（2）制剂和治疗方案：研究报道，二甲双胍作为一种促排卵药物，可改善胰岛素的敏感性，降低 LH 以及总睾酮和游离睾酮的浓度，增加 FSH 和性激素结合球蛋白水平。随后，非对照研究表明，纠正高胰岛素血症对无排卵患者有益处，通过增加月经周期性，促进自发排卵，从而提高生育力。推荐二甲双胍 500 mg/d，口服，7~10d 后可增加至每次 500 mg，3/d。也可根据反应，调整为每次 1000 mg，2/d。治疗的最佳持续时间仍不清楚，但许多研究报道，使用 2~4 个月才有效。

（3）临床结局：大量二甲双胍促排卵结局的研究都是小规模、非对照和简单的病例系列。多数二甲双胍治疗后月经恢复的数据主要是来自肥胖高胰岛素血症的 PCOS 患者。类似的，二甲双胍诱导排卵的研究也主要是在肥胖妇女中进行的。一项 15 个研究涉及 543 名 PCOS 患者的荟萃分析显示，二甲双胍组与安慰剂组排卵率的比值比为 3.88（CI 2.25~6.69），二甲双胍组联合氯米芬组与氯米芬组排卵率的比值比为 4.41（CI2.37～8.22）。然而，一项大型多中心研究阐明了二甲双胍作为一线促排卵替代用药在 PCOS 患者中的作用。该研究将 626 名 PCOS 患者随机分为氯米芬组（月经来潮第 3 天每日给予 50～150 mg 氯米芬），二甲双胍组（每日给予 750～2000 mg 二甲双胍缓释片）和联合治疗组，不排外肥胖。持续治疗 6 个月后，结果总结见图 30-7。CC 组的活产率为 22.5%，相比之下，二甲双胍组显著降低，仅为 7.2%。联合治疗组的活产率为 26.8%，与氯米芬组无显著差异。二甲双胍组的活产率相对较低，部分原因是其妊娠率较低，只有 21.7%，相比之下，CC 组有 39.5%。单从排卵率讲，联合治疗组明显优于单独用药。但有研究将 228 名妇女随机分为 CC 联用二甲双胍组或 CC 联用安慰剂组，结果表明，两组间排卵率并无显著差异（分别为 64% 和 72%）。二甲双胍组大部分患者因不良反应而终止治疗（16% 比 5%）。

另有研究指出，与 CC 比较，二甲双胍可降低流产率。但 Legro 等的研究表明，两组间妊娠早期流产率并无显著差异。

二甲双胍有助于减轻 PCOS 肥胖者的体重。虽然许多研究证实了二甲双胍对 BMI 的影响，但结果相互矛盾。大部分结果显示，二甲双胍可使 BMI 降低 1%～4.3%。最近，一项随机双盲试验将 143 名 BMI>30 的 POCS 患者分为二甲双胍组（850 mg，2/d）和安慰剂组，治疗 6 个月后两组患者的体重减轻和月经频周期无显著差异。相比之下，调整生活方式后可以通过降低体重来改善月经规律。

近年来，研究者主要关注妊娠期使用二甲双胍的疗效和安全性。PCOS 患者的围生期并发症发生率较高，如妊娠期糖尿病、先兆子痫和早产等（表 30-2）。研究表明，二甲双胍可以降低这些并发症的发生，但大部分是小样本和非随机化研究。尽管二甲双胍可通过胎盘，但是否有妊娠毒性并没有确切的证据，二甲双胍在 PCOS 患者妊娠期的疗效仍需进一步研究。

总之，虽然一些单独的研究认可二甲双胍预处理的益处，但最近一项包括 40 个试验的 Cochrane 分析未能证明二甲双胍联合治疗可提高出生率。

（4）不良反应及并发症：多年来，二甲双胍主要用于治疗糖尿病，长期使用安全，少有不良反应报道。如果有肝病和肾病存在，则可能会发生乳酸性酸中毒，故应该在治疗前排除这些患者。二甲双胍的主要不良反应为恶心和腹泻，发生率为 10%～25%，可引起体重减轻。若减少剂量后这些症状仍持续存在，应更改治疗方案。因此，二甲双胍使用时应从小剂量开始逐渐加量（详见之前讨论）。

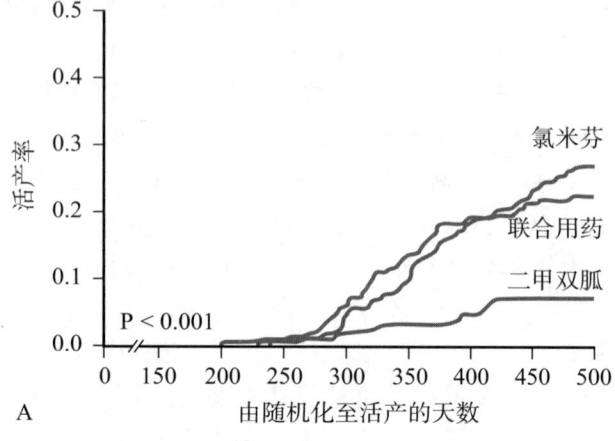

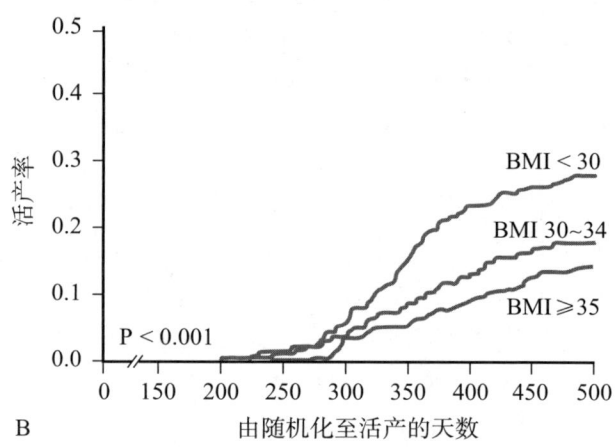

图 30-7 氯米芬、二甲双胍或二者联合应用促排卵治疗的活产率的 Kaplan-Meier 曲线（A）和体重指数[（BMI）B]

[摘自 Legro RS, Barnhart HX, Schlaff WD, et al. Clomiphene, metformin, or both for infertility in the polycystic ovary syndrome. N Engl J Med, 2007 (356): 551–566.]

表 30-2 与 PCOS 相关的孕妇及围生期风险

孕妇风险
妊娠期糖尿病[1]
妊娠期高血压[1]
子痫前期
剖宫产术
新生儿风险
收住新生儿重症监护病房
围生期死亡率
早产

（1）结果由较高效度的亚组分析研究证实

[摘自 Boomsma CM, Eijkemans MJ, Hughes EG, et al. A meta-analysis of pregnancy outcomes in women with polycystic ovary syndrome. Hum Reprod update, 2006 (12): 673–683.]

3. 促性腺激素

（1）背景：外源性促性腺激素可成功治疗抗雌激素药物诱导排卵失败的 WHO Ⅱ型排卵障碍患者。外源性促性腺激素自1958年以来已被广泛用于治疗无排卵性不孕症患者。纯化技术的改良使药物的活性成分增加，1983年第一代仅含 FSH（uFSH）的尿源性制剂问世。随后，基于单克隆抗体免疫亲和层析技术的开发和应用，能够获得高纯度的 uFSH 产品。在20世纪80年代，运用重组 DNA 技术成功获得重组人 FSH（recFSH）。与尿源性产品相比，这一进步不仅有无限的可用性，还具有纯度提高、批次间一致等优点。

重组促性腺激素的开发也提供了机会来更清楚地阐述卵巢 E_2 合成的生理学。在进一步的卵泡发育过程中，LH 和 FSH 发挥协同作用。LH 激活卵泡膜细胞内细胞色素 P450 侧链裂解酶和 3β-羟类固醇脱氢酶的活性将胆固醇转化为雄烯二酮（AD）和睾酮（T）。FSH 诱导颗粒细胞内芳香化酶的活性将 AD 和 T 转化为雌酮和 E_2。从胆固醇合成雌激素有两种细胞（颗粒细胞和卵泡膜细胞）和两种激素（LH 和 FSH）参与，称为"两细胞-两促性腺激素学说"。除了激活芳香化酶活性外，FSH 还可诱导 LH 受体，进一步增加颗粒细胞的 FSH 受体形成，促进 DNA 和蛋白质的合成。无排卵患者治疗的临床观察也支持此观点。

治疗 WHO Ⅰ型排卵障碍患者时，如果垂体功能正常，可通过脉冲式 GnRH 疗法来恢复 FSH 和 LH 的周期性释放。单用 FSH 可使低促性腺激素患者卵泡发育但不能使其妊娠。因此，此类无排卵患者需要外源性 LH 治疗。直到最近，HMG 仍是这组患者外源性 LH 的唯一来源。现在，recLH 或 rechCG 可以提供更精准的治疗方法。

最近的研究已证实，LH 影响卵泡发育和妊娠的安全性及所需剂量。已确定 0.5～1 U 的起始水平足以对卵泡膜细胞提供最大刺激。在一项低促性腺患者接受 recFSH 和 recLH 治疗的研究中，每天75U 的 recLH 可诱导卵泡发育和妊娠。但是，在获得反应所需的阈值水平上进一步增加 LH 水平，并不能引起更大程度的治疗效应。

（2）制剂和治疗方案：除了尿源性 FSH 产品，自1996年以来 recFSH 以促卵泡激素 α 和促卵泡激素 β 的形式用于临床。最近，一种长效 recFSH（corifollitropin alpha），recHCG 和 recLH 也应用于临床促排卵。

为了实现使用外源性促性腺激素能获得单个优势卵泡的发育和成熟，必须要有具体的治疗和监测方案。文献报道和临床实践中常见的两种方案是小剂量递增方案和递减方案（图30-8）。最初报道的常规递增方案中 FSH 的起始剂量为 150U/d。但这种方案并发症发生率较高。据报道，多胎妊娠率可高达36%，卵巢过度刺激发生率高达治疗周期的14%，因此，已基本放弃这个方案。

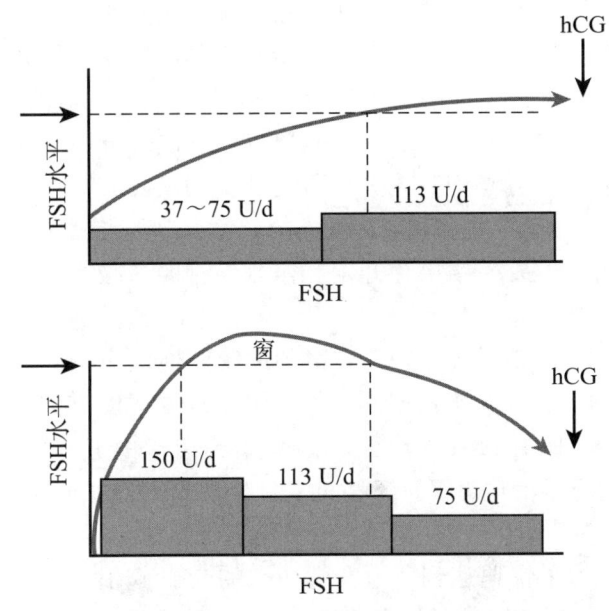

图 30-8 小剂量递增或递减方案促排卵期间 FSH 水平和 FSH 日剂量

随后，Brown 提出 FSH 阈值的概念，即假定卵泡继续发育之前，FSH 浓度必须超过某一特定水平（图30-1）。一旦达到这个水平，正常卵泡生长只需要 FSH 轻微高于阈值即可。过多的血清 FSH 水平可能会导致多个卵泡发育。此概念成为小剂量递增方案诱导排卵的理论基础，该方案可使 FSH 浓度逐渐达到阈值，降低了卵巢过度刺激和多卵泡发育的风险，目前被广泛使用。推荐 FSH 的起始剂量为 37.5～50U/d，14d 后如果 B 超监测（和血清雌二醇检测）卵巢无反应，则剂量增加 50%。持续监测至 hCG 诱导排卵日。如果从卵泡期开始每日用药剂量相同，血清 FSH 浓度在 57d 后可达到稳定。然而，在递增方案期间，FSH 浓度也可能在卵泡晚期升高，可能以类似的方式阻碍单个优势卵泡的选择，小剂量递增方案中类固醇负反馈保存完整的假说尚无科学数据证实。

与小剂量递增方案基于的 FSH 阈值不同，FSH"窗"强调 FSH 浓度在高于阈值期间的意义，而不是单个优势卵泡选择所需的 FSH 上升高度。这个概念由早卵泡期内短期高于阈值的 FSH 水平并未增加优势卵泡数的结果所证实。相反，当正常月经周期中 FSH 的生理性下降被晚卵泡期给予的 FSH 阻止时，才会增强 FSH 的敏感性而促进多个卵泡发育（彩图98）。正如在猴子模型中证实的那样，当雌二醇对促性腺激素的负反馈作用被抗雌激素制剂所抑制时，卵泡的选择才会被推翻。关于正常月经周期中优势卵泡选择的进一步研究已经证实，阴道超声可看到整个月经周期有多达 10 个非优势卵泡（直径为 2～10 mm）。一旦直径超过 9 mm，就可确定为优势卵泡。内分泌研究证实，只要有一个优势卵泡存在，血清和卵泡液中的 E_2 水平就开始升高。上述初步研究结果为开发和监测促排卵递减方案提供了理论基础。

随后被证实，递减方案中的晚卵泡期血清 FSH 水平与自然周期相似。此外，用递减方案促排卵的女性，血清 FSH 平均每天下降 5%～10%，而小剂量递增方案治疗时仅有 39% 的女性出现 FSH 水平降低。大多数女性的 FSH 水平在晚卵泡期保存稳定。

为了快速达到卵泡发育所需的 FSH 阈值，递减方案一般在自然月经来潮或孕酮撤退出血后不久，给予促性腺激素 150 U/d 到优势卵泡（直径≥10 mm）出现，而后减量至 112.5 U/d，3d 后再次减量为 75 U/d 并持续至 hCG 诱导排卵日。若监测 3～5d 后卵巢仍无反应，继续给予 FSH 起始剂量。

对一些患者来说，150 U/d 的起始剂量太大，这反映出 FSH 阈值个体差异较大。为了评估个体 FSH 反应剂量，可以通过第一个治疗周期使用小剂量递增方案来确定合适的起始剂量。接受 75 U/d 的固定剂量时表现出良好卵泡生长的患者可以确定为卵巢反应良好者（这些"反应较好"的患者若给予递减方案的常规起始剂量，则存在 OHSS 的风险）。相反，对于常规起始剂量不能诱导卵泡持续发育的患者，应增加每日剂量。之后的第二个周期应使用递减方案，起始剂量为上次递增方案的有效剂量加 37.5 U。

迄今为止所获得的经验表明，递减方案最大的缺点是部分患者起始剂量过高。为了克服这一问题，有学者提出使用递增递减序贯方案。即治疗开始使用递增方案，当优势卵泡直径达到 14 mm 时开始减量。与递增方案比较，单卵泡周期的发生率相似。因单个优势卵泡发育所需的 FSH 浓度的个体差异较大，此方法仍需进一步评估。

（3）临床结局：使用小剂量递增方案最大系列之一的研究结果为，225 名 PCOS 患者的排卵率和妊娠率分别为 72% 和 45%。研究致力于进一步降低起始剂量，已报道用 50U 或 37.5 U 开始的可行性。

一项随机试验对递增方案和递减方案进行比较，更接近生理性刺激卵泡发育的递减方案，其临床效果为单卵泡周期发生率为 88%，递增方案为 56%，应该会降低多胎妊娠和 OHSS 的风险（表 30-3）。潜在的健康和经济效益差异也比较明显，用递减方案治疗的平均时间仅需 9d，而采用小剂量递增方案治疗则为 18d。

一项使用 recFSH 的多中心随机研究对递增和递减方案进行了比较，结果显示，递减方案治疗时间较短。两组间临床累积妊娠率无明显差异，但与早期的一项单中心研究结果相矛盾，后者发现递增方案单卵泡发育的发生概率较高而 OHSS 发生率较低（表 30-3）。这些差异也许反映出在递增方案促排卵周期监测中提高技能和细心的必要性，这在单中心实施较容易保证。由于这些原因，小剂量递增方案仍然是最广泛使用的治疗方案。

不同类型的 FSH 制剂对促排卵结局的影响程度仍存在争议。2 项荟萃分析比较了对 CC 无反应的 PCOS 患者每天给予 uFSH 和 hMG 促排卵的效果，发现每个治疗周期的妊娠率无差异，但接受 uFSH 的患者较少发生中度或重度 OHSS。recFSH 所需的总剂量和治疗持续时间较少，但两组的并发症相似。另一项荟萃分析对 recFSH 和 uFSH 进行比较，结果表明两种制剂用于 CC 抵抗的 PCOS 患者后，排卵率［比值比（OR）1.19，95% CI 0.78～1.8］、妊娠率（OR 0.95，95%CI 0.64～1.41）、流产率（OR 1.26，95%CI 0.59～2.7）、多胎妊娠率（OR 0.44，95%CI 0.16～1.21）和 OHSS 发生率（OR 1.55，95%CI 0.5～4.84）均无显著性差异。在成本效益方面，近来的随机研究显示，取得相同临床效果时 recFSH 比 uFSH 所需的总剂量少，这可以转化为使用 recFSH，费用减少 9.4%。

纯 FSH 制剂在早期临床研究中的成功，越来越不需要 LH，这有助于加深过量 LH 不利于卵母细胞发育和妊娠率的印象。最近的一些临床研究以及越来

表 30-3　促性腺激素小剂量递增和递减方案促排卵对卵巢反应和临床结局的比较

反应及结局	小剂量递增			小剂量递减	
	Hamilton（1991）	Hull（1991）	Chris tin-Maitre（2003）	Christin-Maitre（2003）	van Santbrink（1995）
病例数	100	144	44	39	82
周期数	401	459	85	72	234
治疗持续天数	14	NR	15	10	11
每周期安瓿数	19	NR	13	13	14
排卵率（%）	72	74	70	61	91
单卵泡周期					
占排卵周期的比例（%）	73	NR	77	35	62
占启动周期的比例（%）	55	NR	68	32	56
妊娠率（%）					
每个启动周期	11	11	19	16	16
每个排卵周期	16	15	NR	NR	17
累计妊娠率（%）	55	NR	37	31	47
多胎妊娠率（%）	4	11	12	25	8
单胎持续妊娠率（%）	7	10	NR	NR	12
OHSS 发生（%）	1	NR	2	11	2

NR. 未记录

越多对 LH 在卵母细胞成熟中发挥作用的了解，人们已开始重新定义 LH 为无排卵生育的治疗药物。促性腺激素水平正常的无排卵患者，通常不需要补充内源性 LH。事实上，这类患者往往需要降低过量 LH 引起的不利影响。然而近来，晚卵泡期 LH 对优化卵泡发育、卵母细胞质量中的重要性的证明再次引发了 LH 在促排卵中作用的争论。补充 LH 可能加速部分患者的卵泡发育而缩短治疗时间。此外，Zeleznik 等指出，作为 recFSH 启动的序贯促排卵方案的一部分，LH 在单个卵泡发育中具有潜在的治疗作用。这一观点被随后的研究证实，recFSH 高反应性的无排卵患者随机接受安慰剂和 recLH 治疗，结果发现，LH 组患者排卵前卵泡有减少的趋势。重组促性腺激素可增加卵泡发育和选择过程，对促排卵疗效和安全性进一步的改进是可能的。

（4）不良反应及并发症：促性腺激素促排卵的并发症主要与卵巢过度刺激相关。尽管治疗的目的是使单个卵泡生长，但也可能出现多个卵泡发育，导致 OHSS。此外，多个卵泡发育增加了多胎妊娠的风险。为了增加治疗成功率并减少并发症的风险，治疗过程中应密切监测。可以采用超声测量卵泡大小来监测卵巢对促性腺激素治疗的反应性。一般每 2 天或 4 天监测 1 次，主要确定中等大小的卵泡。至少有一个卵泡直径＞18 mm 时，可给予 hCG（5000～10 000U，皮下或肌内注射）诱导排卵。如果直径＞15 mm 的卵泡有 3 个以上，则停止促排卵，不给予 hCG，建议使用屏障避孕以防止多胎妊娠和 OHSS 发生。此外，血清雌二醇水平也是有效的监测指标。尚未证明用促性腺激素促排卵与远期风险相关。理论上，尿源性 FSH 与朊病毒蛋白感染有关。然而，感染的风险很小，并非用 recFSH 而不用 uFSH 的理由。

目前证实，PCOS 患者中，CC 作为一线用药和小剂量 FSH 作为二线用药，能获得近 80% 的累计单胎活产，多胎妊娠率为 14%（图 30-9）。促排卵预后较差的 PCOS 患者可考虑其他的治疗方法，如 IVF，但最好能通过年龄、不孕症的时间、体重指数等来确定治疗方法。

4. GnRH 脉冲疗法　正常排卵女性中，GnRH 脉冲模式随月经周期的不同阶段而改变，进而影响不同促性腺激素的合成和分泌。在黄体-卵泡过渡期间，GnRH 每 90～120 分钟释放 1 次。这种低脉冲频率，在血清低水平的 E_2 和抑制素 A 作用下，有利于 FSH 产生。在中卵泡或晚卵泡期，GnRH 频率增加，有利于 LH 分泌。在黄体期，孕酮产生增强 下丘脑阿片

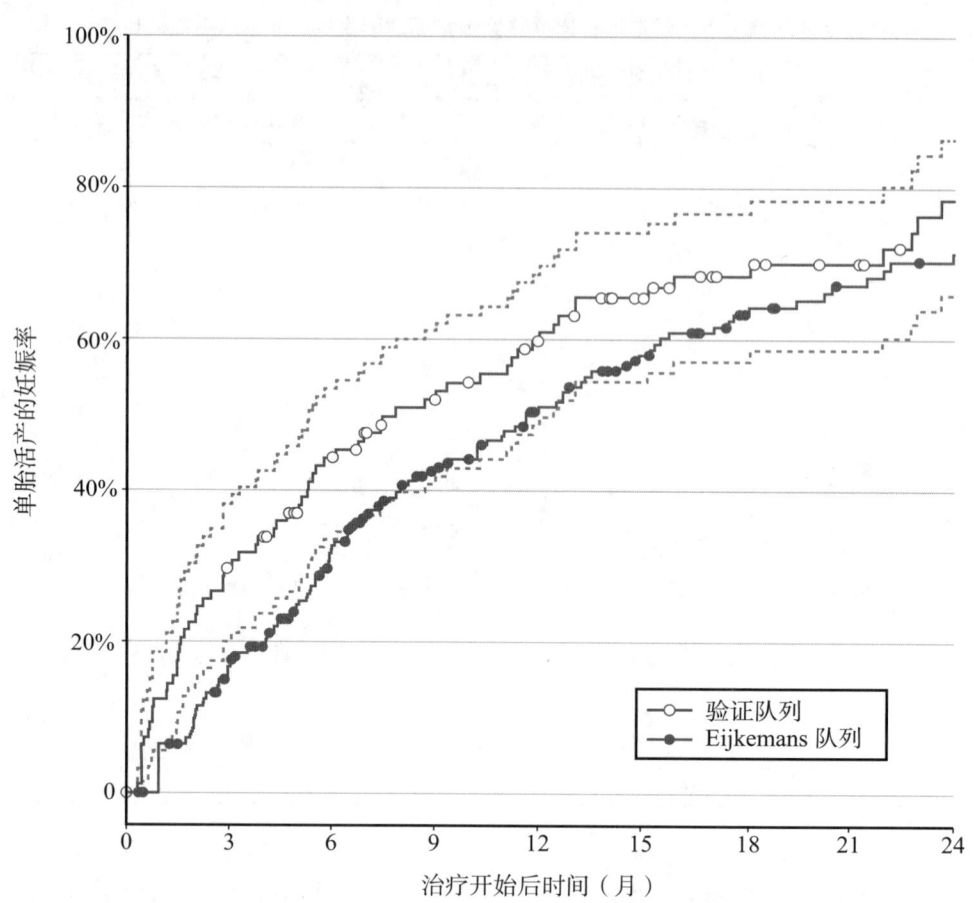

图 30-9　PCOS 患者促排卵后带来单胎活产的累积妊娠率

［摘自 Veltman-Verhulst SM, Fauser BC, Eijkemans MJ. High singelton live birth rate confirmed after ovulation induction in women with anovulatory polycystic ovary syndrome: validation of a prediction model for clinical practice. Fertil Steril, 2012（98）：761–768.］

活性，进而减慢了 GnRH 脉冲释放，这又有利于黄体卵泡过渡期的 FSH 分泌。

现已证实，对于治疗这类排卵障碍，GnRH 脉冲疗法是一种有效、可信、安全的促性腺激素替代疗法。由于 RnGH 脉冲治疗期间，卵巢-垂体反馈系统完整，导致血清 FSH 和 LH 水平保持在正常范围，故多卵泡发育和 OHSS 发生率低。因此，治疗期间所需监测卵巢反应的次数较少。

GnRH 给药静脉途径优于皮下注射。为了模拟 GnRH 生理性脉冲释放，可每 60～90 分钟给予每脉冲 2.5～10μg 的 GnRH，初始剂量应较小以降低多胎妊娠发生。随后剂量应增大到促排卵所需的最低剂量。GnRH 脉冲给药可持续整个黄体期，直到月经来潮或至妊娠试验阳性。或者，它也可在排卵后停用，黄体期使用 hCG 支持。

临床结局：GnRH 脉冲疗法最初用于治疗垂体功能正常的低促性腺激素性腺功能减退患者（WHO I 型排卵障碍）。据报道，这些患者治疗 6 个周期后的累计妊娠率为 83%～95%，多胎妊娠率为 3%～8%。在 WHO Ⅱ 型排卵障碍，包括 PCOS 患者的排卵率和妊娠率均较低。可能由于部分 PCOS 患者的无排卵反映了垂体持续、高频的 GnRH 作用，导致 LH 和 T 水平增加。近来一项包括 4 个试验的荟萃分析对 GnRH 脉冲疗法和促性腺激素在 PCOS 患者中的促排卵疗效进行了对比，该研究的小样本和短期随访意味着笔者无法对其有效性做出结论。

约每 4 周 1 次的规律月经提示女性有排卵周期，通常不需要进行 B 超和血清孕酮值的监测。局部并发症，例如静脉炎也会在静脉注射时偶尔会遇到。为了避免其发生，GnRH 脉冲可以皮下给予。这个途径比静脉注射简单。但是，药动学研究表明，与静脉注射相比，皮下注射后血浆 GnRH 分布减弱，生物利用度降低。皮下注射所的便利导致这一方法被许多人所青睐。但是，需继续开发较小的设备和患者易于接受的给药系统。

5. 芳香化酶抑制药 近年来，有学者建议使用芳香化酶抑制药模拟 CC 的作用。这种方法并非在下丘脑-垂体轴水平对抗雌激素的反馈作用，其目的是减少雌激素的合成量。芳香化酶抑制药分别阻断了 AD 和 T 转化为 E_3 和 E_2。增加了促性腺激素分泌，从而刺激卵泡生长。芳香化酶抑制药已在临床使用 20 余年，主要用于治疗绝经后的晚期乳腺癌患者。最近开发的第三代芳香化酶抑制药的特点是可抑制芳香化酶活性，但没有显著抑制其他类固醇合成酶。其中，来曲唑一直是促排卵治疗的研究热点。

（1）临床结局：早卵泡期给药时，来曲唑能减少雌激素对垂体-下丘脑轴的反馈，从而导致促性腺激素分泌增加。这在猴子促卵泡发育的研究中已得到证实。随后的小样本临床研究从月经周期第 3~7 天每天给予 2.5 mg 来曲唑，结果发现，可成功诱导 CC 抵抗患者排卵。因卵巢内雄激素积累可促进 FSH 受体的基因表达，故提出了来曲唑在卵巢的局部效应主要通过阻断雄激素转换为雌激素而增加 FSH 的敏感性。

尽管使用芳香化酶抑制药作为 CC 的替代治疗或作为 CC 或促性腺激素辅助治疗的观点有较大吸引力，其妊娠结局的初步数据令人鼓舞（但缺乏强有力的随机对照研究）。一项包括 13 个随机对照试验的系统综述和荟萃分析指出，在缺乏明确有效的证据时，不推荐芳香化酶抑制药作为一线促排卵治疗。

（2）不良反应及并发症：虽然来曲唑的半衰期短，在中卵泡期停药后可迅速消失，但对随后妊娠可能产生的影响有待明确。来曲唑和胎儿毒性间的相关报道抑制了进一步的临床研究。然而，近来一项研究显示，911 名 CC 或来曲唑促排卵治疗后妊娠出生的新生儿严重和轻度先天性畸形的总的比率并没有差异。在缺乏足够有效的随机对照研究来确定其安全性和有效性的情况下，不建议常规临床使用。

6. 阿片受体拮抗药

（1）背景：研究显示，内源性阿片肽通过抑制控制 GnRH 分泌的下丘脑脉冲发生器，在调节促性腺激素的分泌中发挥重要作用。在晚卵泡期和黄体期注射阿片受体拮抗药纳洛酮，可使血清 LH 水平升高。

（2）临床结局：纳曲酮是口服类阿片受体拮抗药，一些研究小组将其用于治疗排卵障碍已取得不同程度的成功。其中，两个小组并未观察到 WHO I 型排卵障碍患者血清促性腺激素水平的升高和排卵，可能由于性腺甾体激素能增强阿片类药物对促性腺激素分泌的调控作用。其他小组则观察到月经周期恢复正常。在一项非对照研究中，22 名 CC 抵抗的排卵障碍患者经过纳曲酮（有时联合 CC 治疗）治疗后，有 19 名恢复排卵，12 名妊娠。月经来潮或黄体酮撤退出血第 1 天开始给予纳曲酮，每次 25 mg，2/d，持续至妊娠试验阳性，如果无反应，则持续 21d，最高剂量为 100 mg/d。目前，阿片受体拮抗药促排卵的最佳方案、疗效和安全性尚不能得出结论，没有已发表的随机对照试验证实其价值，阿片受体拮抗药目前仍是最好的二线治疗药物。

7. 多巴胺受体激动药 主要用于治疗继发于高催乳素血症的排卵障碍。高泌乳素血症治疗及其用药在其他部分详述（参见第 3 章）。

（四）辅助治疗

1. 地塞米松 糖皮质激素可降低卵巢雄激素水平，提高排卵功能，减少抑制排卵的因素，已被提议作为 CC 和促性腺激素诱导 PCOS 患者排卵的辅助治疗。尽管 PCOS 无排卵患者的高雄激素主要来源于卵巢，但 50%~70% 患者也显示过量的肾上腺来源的雄激素。

为了使肾上腺类固醇激素产生正常（不抑制），可以每日口服地塞米松（0.25~0.5 mg）或泼尼松（5~10 mg），连续给药。虽然已被广泛应用，但作为促排卵的辅助治疗仍有争议。在一项 PCOS 患者的研究中，糖皮质激素可抑制肾上腺雄激素合成，排卵概率不能通过硫酸脱氢表雄酮（DHEAS）基础水平或抑制水平进行预测，促排卵效果也有限。一项随机对照研究显示，80 名血清 DHEAS 水平正常的 CC 抵抗患者，从月经周期第 2~12 天每日给予 CC 100 mg，当添加 2 mg/d 地塞米松后，排卵率和妊娠率明显升高。

作为辅助用药，小剂量糖皮质激素引起的严重并发症较为罕见，主要是体重增加，其他不良反应包括糖耐量异常和骨质疏松症。由于可能的不良反应，糖皮质激素应该仍作为二线治疗药物进行进一步研究。

2. 促性腺激素释放激素激动药 GnRH 激动药用于促排卵的辅助治疗，可改善预后、减少并发症。早期非对照研究显示，促排卵方案联合 GnRH 激动药治疗 PCOS 患者是安全有效的。另有研究表明，

GnRH激动药可阻止卵泡过早黄素化，但并不提高妊娠率。基于5项前瞻性研究的荟萃分析显示，GnRH激动药辅助治疗后妊娠率和排卵率相似。随后一项系统综述显示，作为FSH和HMG的辅助治疗，GnRH激动药并不能改善妊娠率和OHSS发生率，因此，不推荐用于这类患者的标准治疗。

排卵率和妊娠率的数据相互矛盾，重度OHSS的发生及治疗周期延长的额外负担均意味着GnRH激动药仍只能是FSH促排卵治疗的二线治疗药物。

GnRH拮抗药给促排卵治疗带来了新的机遇，其优点是竞争性结合垂体GnRH受体，迅速抑制促性腺激素的分泌，没有"点火效应"，停药时性腺功能恢复快。然而，很少有研究报道其临床应用价值。

（五）影响疗效与风险平衡的其他可治疗因素

1. 肥胖 在WHO Ⅱ型排卵障碍患者中，肥胖的比例可高达50%。此类患者除了胰岛素抵抗外，尽管有规律月经周期，超重（BMI>32）也与生殖功能障碍有关。重视生活方式的管理可改善肥胖性排卵障碍患者的临床结局。即使只有2%~5%的体重减轻也可以改善代谢指数包括胰岛素抵抗。减肥可导致性激素结合球蛋白（SHBG）浓度升高，引起FAI和T水平降低，进而改善月经周期。研究显示，轻度的体重减轻可以使超过70%的肥胖性无排卵患者增加排卵次数。由于内分泌功能和临床指标的最大改善主要在能量摄入限制期间，故能量摄入限制对暂时改善胰岛素敏感性较为重要。随后的体重维持期间，许多益处会被逆转。

减肥益处结合最近的数据证实，体重指数（BMI）是影响促排卵结果的主要因素，所以，应该把减肥作为促排卵前一项重要的辅助治疗。鉴于促排卵的风险以及肥胖对随后妊娠和健康的可能风险，肥胖患者减肥应该是药物促排卵治疗的先决条件。

2. 吸烟 流行病学资料为吸烟和其他生活方式等因素与生育力下降之间的因果关系提供了强有力的证据。最近，Homan等也报道了吸烟对治疗结局的影响。已有吸烟与距怀孕的持续时间有剂量依赖性影响的报道。此外，吸烟还可增加早期流产的风险、降低绝经的平均年龄。尽管吸烟对促排卵结局的影响尚缺乏设计合理的研究证据，但初步研究表明，在辅助受孕时吸烟对卵巢功能和卵母细胞质量存在不利影响。治疗所有不孕不育症患者时，临床医师应该强调吸烟对治疗结局的风险。事实上，孕前保健和生活方式的建议应该是现代生育诊所的一个组成部分。

三、不明原因不孕症经验性治疗中的促排卵

（一）促排卵的原则

促排卵的目的是干扰调节单个优势卵泡选择的机制，促进多个卵泡发育成熟，获得多个卵母细胞行体内受精（适时同房或IUI）或体外受精（IVF）。促排卵常用于提高正常排卵的不孕症患者的妊娠率。然而，多个卵泡发育大大增加了（高序）多胎妊娠和OHSS的风险。在IVF中，由于穿刺所有可见的大卵泡以获取卵母细胞，因此降低了OHSS风险，此外，减少胚胎移植数可控制多胎妊娠的发生率。

很显然，稀发排卵和无排卵患者促排卵治疗失败后也可以进行宫腔内人工授精（IUI）或IVF助孕。也可以在这些患者中进行超促排卵，目的是获得多个卵泡发育。必须再次强调，在这些患者中超促排卵完全不同于模拟生理状态、刺激单个优势卵泡发育和排卵的促排卵治疗。然而，不可预知的个体差异和超促排卵的过度反应使这类患者难以管理。

虽然促排卵治疗的每日给药剂量主要根据个体卵巢的反应性进行调整，但相关疗效的临床证据仍不足。高反应可以通过减少剂量或停止外源性促性腺激素数天（后一种方法被称为"coasting"）被抵消。IUI时可通过卵泡穿刺或取消周期来减少促排卵或超促排卵引起的过多卵泡。相反，常规促排卵时可出现卵巢反应低下，近来的证据表明，增加促性腺激素剂量并不能改善结果。但如果考虑到了卵巢低反应的病理生理学背景，就不足为奇了。超促排卵治疗时卵巢反应性低可能是卵巢衰老的第一个迹象，表明已在较早的年龄进入绝经期。

正常月经周期中，排卵期LH峰诱导卵母细胞成熟，卵泡破裂并排卵，颗粒细胞和卵泡膜细胞黄素化形成黄体。如前所述，超促排卵过程中内分泌事件的同步性使LH峰受影响。因此，可用外源性注射hCG替代内源性LH峰，一般在B超下出现大的成熟卵泡时给药。另外，这些卵泡期的干预可导致黄体期异常，需要黄体期补充hCG或外源性孕激素。

（二）治疗方法

不明原因不孕症一般通过排除法诊断，即常规的不孕症检查结果显示无任何异常。然而，首选的常规检查和许多检测的解释和预后价值并不一致。一般情况下，黄体中期的血清孕酮值用于评估是否排卵。子宫输卵管造影用于评估输卵管是否通畅，精液分析用于评估男性因素导致的不育。另外，解读结果并非没有困难，许多临床医师往往需要联合其他检查结果来寻找导致不孕的可能原因。因此，不明原因不孕症这一术语非常模棱两可，可以是未确诊的不孕症，也可以是有正常生育力但偶然未受孕的情况，后者往往发生于试图在短期内妊娠的年轻患者。

目前，对妊娠重要的许多生物学相关过程，如卵母细胞的染色体组成、细微的精子异常、体内受孕、胚胎运输和着床、子宫内膜容受性等并没有得到深入精确的研究。随着我们对这些过程的进一步认识，不明原因不孕症所占的比例和促排卵治疗的需求量将会减少。

不明原因不孕症夫妇在接受任何经验性治疗前评估自然受孕的机会至关重要。如前所述，超促排卵（联合或不联合额外干预，如IUI）可能增加每周期妊娠率，但患者需承担压力、不适、高额费用、多胎妊娠和OHSS等并发症的代价（图30-4）。期待治疗6～12个月可以达到类似的累积妊娠率。期待疗法可能会成为许多年轻患者短期内妊娠的最好方案。

关于超促排卵联合IUI治疗的报道越来越多。大部分研究无对照，故几乎没有研究能够充分证明超促排卵和IUI各自的独立效应和联合治疗的累加效应。近年来，虽然绝对的治疗效果相对局限，但从低成本和易于管理方面考虑，CC可作为治疗不明原因不孕症的首选药物。若单从疗效方面讲，一项包括5个试验的荟萃分析表明，促性腺激素作为促排卵药物在治疗不明原因不孕症时可能优于CC。与促性腺激素比较，CC治疗后妊娠的比值比明显降低[OR 0.41；95% CI 0.17～0.8]。就并发症而言，流产[OR 0.61；95% CI 0.09～4]或多胎出生（OR 1.1；95% CI 0.2～7）的比值比无显著差异，OHSS发生率或周期取消率无法评估。

对不明原因不孕症来说，超促排卵联合IUI治疗潜在地避开了生育障碍的几个可能原因，如细微的精子异常、精子宫颈黏液的相互作用、精子输送时机的问题、促排卵对子宫内膜容受性的影响等。其最大益处是促进多个卵泡发育。虽然Hughes的荟萃分析解决了与联合治疗相比，FSH和IUI各自益处的问题，但是只有不到1/3的研究采用了对照。此外FSH和IUI均可提高生育能力的结论来自回归分析，并值得商榷。另有研究表明，与IUI单独治疗相比，应用CC和促性腺激素超促排卵可提高生育力。然而，有研究比较了宫颈内人工授精和FSH联合IUI治疗，结果显示，后者联合治疗的妊娠率显著增高，但需要31个治疗周期。这意味着31个治疗周期后，FSH联合IUI治疗才会比单独宫颈内人工授精多一个单胎出生。故为了使联合治疗的妊娠率明显优于IUI单独治疗，应该增加治疗周期。如果考虑到多个卵泡发育导致多胎妊娠的费用，那么，FSH联合IUI治疗的成本效益可能就会受限制。成本效益分析显示，无论是否联合超促排卵，IUI都应该先于IVF。在临床实践中，必须对超促排卵联合IUI治疗带来的不适、监测成本、频频失败和避免多胎妊娠等进行权衡。显然，需要有进一步的研究来探索治疗不明原因不孕症的最佳方案。虽然已越来越多地认识到，应该累计多个周期来定义治疗成功，但目前很少有研究报道累积妊娠率，并且缺乏与多个治疗周期后期待疗法的比较。

（三）促排卵药物

1. 枸橼酸氯米芬

（1）药物用法：通常从月经第5～9天每天给予枸橼酸氯米芬50～100 mg，之后通过外源性hCG诱发排卵。在促排卵治疗过程中不需要过多的卵巢反应监测，并且可能没必要行黄体支持。

（2）临床结局：一项包括45篇已发表文章的回顾性分析认为，单独使用CC和CC联合IUI方案每周期校正后的妊娠率分别为5.6%和8.3%，而期待治疗患者妊娠率仅为1.3%。此外，基于6项随机对照研究的一项荟萃分析认为，CC治疗的临床结局显著优于期待治疗（未治疗），每位患者间和每周期的临床妊娠比值比（OR）分别为2.4（95% CI 1.2～4.6）和2.5（95% CI 1.4～4.6）。如上所述，一项早期的荟萃分析显示，CC，外源性FSH和IUI可独立显著提高患者妊娠率。大部分最新研究认为，CC治疗不能使不明原因不孕患者从中获益。

（3）不良反应及并发症：CC的不良反应主要包括潮热、情绪波动、头痛和视力障碍等。CC主要的并发症为多胎妊娠（发生率约为10%）和OHSS（发生率稍增加）。此外，长期使用 CC（超过 12 个月）可能轻度增加患者罹患上皮性卵巢癌风险。

2. 促性腺激素

（1）制剂和治疗方案：在固定剂量的方案中，通常于月经第 3～5 天开始，连续数日给予 75～225 U/d 外源性促性腺激素。根据 B 超和（或）雌二醇水平监测卵巢反应情况后调整药物剂量。由于促性腺激素达到预期目标（2～3 个排卵前卵泡）的治疗窗非常窄，相当比例的治疗周期因卵巢高反应（以及相关的高序多胎妊娠率增加）或没能实现多个优势卵泡发育而被取消。然而周期的取消主要取决于所用的促排卵方案、周期取消标准的严格程度。而这又取决于是否高序多胎妊娠是一个可接受不良反应的治疗，还是应该被视为一个失败的治疗而不惜一切代价终止。此外，IUI 超促排卵过程中过早黄素化发生的概率可能比通常假定的更高，这对治疗结局可能会产生不利的影响。近来研究显示，在促性腺激素超促排卵过程中联合 GnRH 拮抗药治疗可减少早发 LH 峰的发生率，但不能显著提高妊娠率。然而，这个方法使促排卵方案更为复杂和昂贵，增加了需要到医院监测的频率。

（2）临床结局：一项基于 22 项临床研究，5214 个周期的荟萃分析显示，与期待疗法相比，FSH 相关的 OR 为 2.35（95% CI 1.9～2.9）。此外，一项基于早期发表的 45 份研究的回顾性分析认为，单独使用 hMG 或 hMG 联合 IUI 治疗均可明显提高妊娠率（妊娠率分别为 7.7% 和 17.1%）。随后的一项大规模多中心研究证实，促性腺激素超促排卵和 IUI 均可对妊娠率产生独立的累加效应。所采用的超促排卵方案（月经第 3～7 天给予 FSH 150U/d）可显著提高受孕率。据报道，当联合 IUI 治疗时，3 个周期的累计妊娠率为 33%，但需以无法接受的高多胎妊娠率为代价，其中双胎和高序多胎妊娠的发生率分别为 20% 和 10%。接受超促排卵联合 IUI 治疗的患者，其临床妊娠率是单纯 IUI 治疗的 1.7 倍。尽管已对部分患者实施减胎术，但相当数量的三胎和四胎妊娠患者的活产率仅为 53%。实际上，在妊娠患者中多胎妊娠的发生率为 30%，其中包括 9% 的三胎和四胎妊娠率，但缺乏围生儿死亡率和发病率的研究资料。

（3）不良反应及并发症：促性腺素的不良反应已在前面有所讨论。就不明原因不孕患者的促排卵治疗而言，我们需要再次强调使用促排卵药物可显著增加多胎妊娠风险。对于多胎妊娠风险的预防，即便是已经非常熟练地掌握了促排卵技术也依然较难把控，如果考虑用促性腺激素对排卵正常的不明原因不孕患者行促排卵治疗，则应于治疗前充分知情并告知夫妻双方治疗风险及监测的局限性。为解决这些难题和保证治疗取得最佳效果，通常应考虑采用个体化的治疗方案。

四、体外受精促排卵治疗

（一）治疗方法

在临床中，促排卵的总目标是诱导多个优势卵泡发育，获取较多的卵母细胞以克服体外受精、胚胎培养、胚胎移植和种植时的效率低下问题（图 30-10）。因此，多数患者能在移植多枚胚胎后常有多余胚胎冻存以获得更多的妊娠机会，无须反复的促排卵和取卵。从 20 世纪 90 年代早期开始，大剂量外源性促性腺激素联合 GnRH 激动药用于 IVF 的所谓"控制性"超促排模式被国内外临床医师作为金标准。大量的发育卵泡仍被认为是成功 IVF 的一个有用的替代标志，而妊娠导致健康活产的相关意义却受到质疑。近年来，产生大量卵泡的促排卵方案已经变得极其复杂和昂贵，出现了相当多的不良反应，并发症风险显著增加，并且需要严密监测卵巢反应。获得单胎活产所需的总获取数约为 25 个，提示有非常多的卵母细胞浪费。医师需具备根据卵巢反应的监测情况，调整促性腺激素剂量或剂型而控制促排卵的能力。然而，患者卵巢反应个体差异较大，常超出医师的掌控范围，而这恰恰是 IVF 成功率和并发症的重要决定因素。常规促排卵如果卵巢反应良好，表明患者卵巢功能正常并且 IVF 成功的预后良好。如卵巢低反应则提示卵巢老化及 IVF 治疗结局较差。在一定程度上，卵巢低反应可在治疗前通过生理年龄、性激素水平及超声检查进行预测。然而，在卵巢反应不良的情况下，使用增加促性腺激素剂量的广泛做法毫无科学依据。大多数情况下，突然发生严重的卵巢高反应。近来的研究表明，基础 AMH 水平或许可成为确定患者和对促排卵有过度卵巢反应风险的有用工具。重度 OHSS 可由 hCG 诱发并与妊娠有关，这可以可通过取消新鲜胚胎移植、将胚胎冷冻留待下周期行冻胚胎移植来预防。也可通过单次使用 GnRH 激动药激发内源性 LH 峰来诱导卵母细胞成熟。显然，

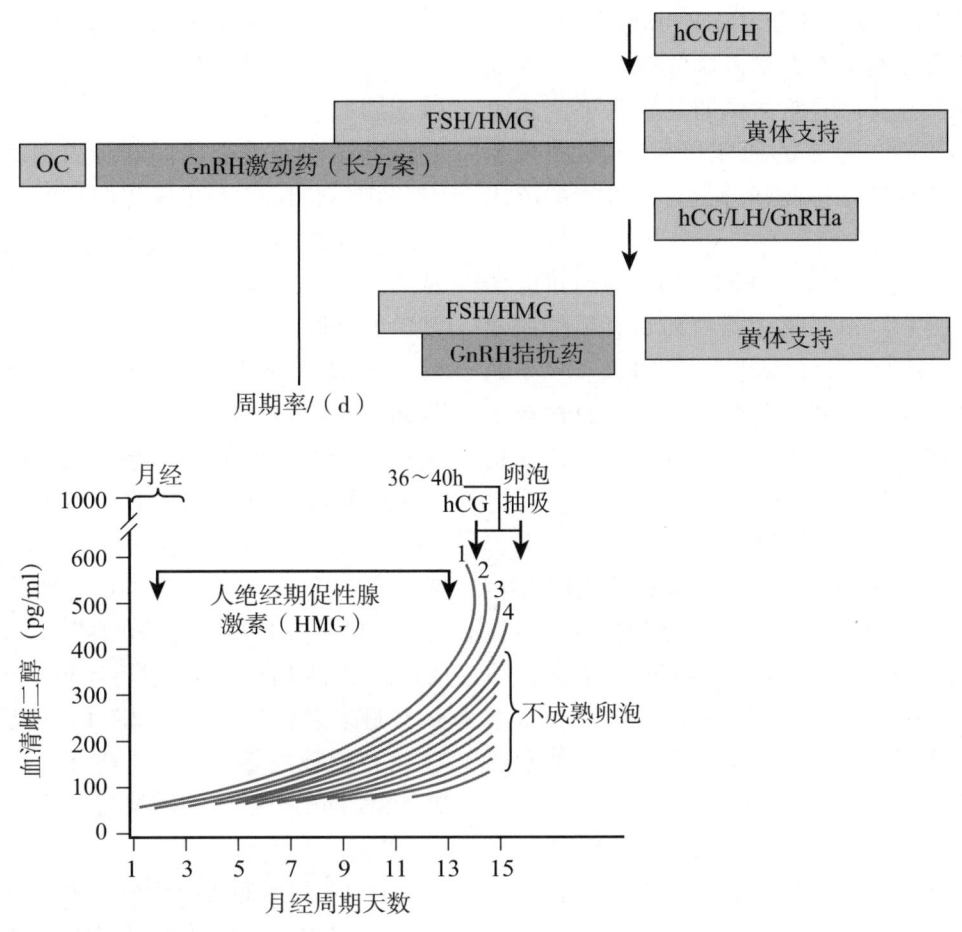

图 30-10 IVF 超促排卵用药方案示意图（上）以及募集和优势化卵泡异质群体（下）

FSH. 卵泡刺激素；GnRH. 促性腺激素释放激素；HMG. 人绝经期促性腺激素；LH. 黄体生成素；OC. 口服避孕药

[图表摘自 Oehninger S, Hodgen GD. Introduction of ovulation for assisted reproduction programmes. Baillieres Clin Obstet Gynecol, 1990（4）: 451–573.]

此方法仅只适用于拮抗药促排卵方案。

慢慢地，促排卵方案已经由 HMG 转变为 uFSH 再到 recFSH 的使用。近年来，几个研究小组致力于探索晚卵泡期 LH 水平对 IVF 临床结局的潜在意义。研究表明，优势卵泡的发育完全由 LH 诱导而非 FSH，从而为治疗干预另辟蹊径，将在后面详细讨论。

尽管首例诞生的试管婴儿引自自然周期 IVF，但自然周期 IVF 却很少受到关注。目前所关注的焦点是促排卵方案的改进。自然周期 IVF 的主要优势包括几乎无并发症（如多胎妊娠或 OHSS），可减轻患者不适和费用低。然而，由于过早排卵或黄素化导致的高取消率，使自然周期 IVF 的有效性受到限制。一篇基于 20 项选择性研究共 1800 个自然周期 IVF 的系统综述显示，每 IVF 周期和每胚胎移植周期的总体妊娠率分别为 7.2% 和 16%。另有研究报道，4 个以上自然周期 IVF 的累积妊娠率和活产率分别为 42% 和 32%。尽管有相对较高的失败率，但自然周期仍具性价比。一项研究计算显示，自然周期 IVF 方案的治疗成本仅为促排卵治疗周期的 23%。

近来，有学者提出改良的自然周期，即通过使用 GnRH 拮抗药预防提前排卵和小剂量外源性促性腺激素联合治疗作为反向添加以预防 GnRH 拮抗药诱导的卵泡发育退化。采用这个方法，其（像自然周期 IVF）目的是实现单卵泡发育，9 个以上治疗周期的累积妊娠率可达 44%。

（二）药物

1. 枸橼酸氯米芬

（1）背景：第一例自然周期 IVF 试管婴儿诞生后，4 例 CC 促排卵的 IVF 妊娠被随之报道。其后，多个研究小组对单独使用 CC 或联合促性腺激素治疗的 IVF 结局进行了报道。在诱导垂体降调节的 GnRH 激动药方案应用之前，CC 联合 HMG 的治疗方案一直被视为促排卵治疗的标准方案，这些联合方案的优点包括减 HMG 用量，增加黄体期孕酮水平，减少黄体期补充的需要。近来的研究报道了采用 CC，促性腺激素和 GnRH 拮抗药联合促排卵方案的临床结局。

CC 通常可诱导 2 个以上卵泡发育，有时可能会诱发早发 LH 峰发生。CC 通过干扰雌激素反馈而发挥其治疗活性，因此，为预防早发 LH 峰，CC 不能与 GnRH 激动药联合使用。此外，CC 在子宫内膜水平的抗雌激素作用与相对低的胚胎种植率和成功超促排卵之间的不一致密切相关。

（2）制剂和治疗方案：CC 常于月经第 2 天、第 3 天或第 5 天开始，100～150 mg/d 连续服用 5d。在大部分方案中，停用 CC 后开始给予外源性促性腺激素（150 U/d）。CC 单独用药诱导的卵泡有限，但是发育卵泡数呈剂量依赖性增加。添加促性腺激素会引发更强烈的卵巢反应。目前缺乏较权威的临床随机对照研究来支持何种方法更佳。

（3）临床结局：文献报道的 CC 治疗结局差异较大，妊娠率在总体上似乎高于自然周期 IVF，但显著低于常规促性腺激素和 GnRH 激动药方案。再者，大部分研究为非对照研究，仅有一篇包含 40 000 个周期的广泛综述报道，每移植周期的总妊娠率达 20.5%。

（4）不良反应及并发症：CC 对卵巢的刺激作用相对温和，因此 CC 治疗的不良反应或并发症的发生率较低。总体上，CC 的不良反应与剂量呈相关性，一旦停药则可完全恢复正常。

2. 促性腺激素

（1）背景：促性腺激素从 IVF 早期阶段就开始被用于促排卵治疗，最初由美国研发。每天给予促性腺激素通常能有效诱导和维持多个优势卵泡发育，为 IVF 获取多个卵母细胞。最早使用的是 hMG（含有 LH 和 FSH 生物活性），之后为纯化的 uFSH 及近来的 recFSH。促性腺激素给药的起始时间及剂量尚未达成共识。此外，基于 2563 个 IVF 周期的 7 项临床随机对照研究（RCTs）表明，虽然较大剂量的促性腺激素可使获卵数在 1 枚以上，但是否能改善临床结局及妊娠率有待进一步证实。

嵌合 FSH 激动药（recFSH-CTP）由 hCG 的羧基末端肽〔（CTP）与 LH 相比，负责延长 hCG 代谢清除率〕和 FSH-β 链融合而成，并且已进入 IVF 临床使用。促排卵药 corifollitropin alfa 注射剂被认为是一种安全、高效的促排卵药物，注射 1 次疗效可持续 1 周。

抑制内源性垂体促性腺激素释放（后面章节会有详细讨论）的 GnRH 类似物的种类、持续时间及剂量都可能影响促性腺激素制剂的选用。经典理论认为，LH 和 FSH 均为卵巢雌激素合成和卵泡发育所需。卵泡膜细胞 - 雄激素衍生物（LH 调控下）在颗粒细 FSH 诱导的芳香化酶活性下转化为雌激素。大量研究表明，晚卵泡期的 LH 如被过度抑制将对 IVF 临床结局产生不利的影响。此种情况下通过使用含有 LH 和 FSH 活性的尿源性制剂或对外源性 FSH 添加 recLH 或 rechCG 或许有用。但这些方法对何种患者有益，目前尚不明确。近来的荟萃分析未能显示与晚卵泡期 LH 浓度相关的临床差异，或对添加或不添加外源性 LH 的周期进行比较。

近来观点认为，外源性 LH 能够选择性促进更多已发育的较成熟优势卵泡进一步发育。促排卵期间从 FSH 到 LH 制剂的转换也许可为 IVF 获得更均匀的卵泡。

（2）制剂和治疗方案：为了使重组 FSH 用于临床，从 1995 年起进行了大规模、多中心、比较性的试验研究。然而，应该注意的是，这些研究包括数百名女性，都是由制药公司赞助的。因此，对这些结果进行解释时应适度谨慎。譬如说，尽管 hMG 仍被广大临床医师作为金标准，但最开始的一些研究随意将 uFSH 作为比较研究对象而非 hMG。此后，已有一些较为独立的比较研究公开发表，然而，由于这些研究均为单中心研究，且样本量较小，以致无法检测到相对较小的差异。早期的一项荟萃分析和多项卫生经济学研究认为，应用 recFSH 的临床结局比 uFSH 稍有改善。但是，近来由制药公司赞助的多中心试验报道，uFSH 与 recFSH，或 hMG 与 recFSH 的临床结局相似，这在最近的荟萃分析中得到了证实。

许多所应用的不同方案几乎没有证据证明其有效性和安全性。不同的起始时间和剂量都随着递增或递减剂量在世界范围内广泛应用。近来一些学者主张通过完全停止注射促性腺激素（coasting）来避免多卵泡发育诱导的 OHSS 发生。但有关 coasting 方案有效性的研究非常有限且尚无定论。促性腺激素的剂量也可能不同，主要取决于是采用 GnRH 激动药还是拮抗药联合治疗。体重个体差异显著也决定了卵巢的反应。因为 GnRH 拮抗药抑制内源性促性腺激素（将在以后讨论）的时间有限，所以，需要的外源性 FSH 较少。促性腺激素治疗的理想起始时间为另一个变量，迄今仍缺乏认识，也可能有所不同，取决于联合应用 GnRH 激动药还是拮抗药。几乎没有以前提到的剂量方案应用的问题能在设计合理的科学基础上得到解答。

促性腺激素的起始剂量通常为 100～300 U/d，常根据个体卵巢反应情况进行调整。欧洲和美国的起始剂量通常分别为 150～225 U 和 225～300 U。目前，文献中鲜有关于促性腺激素剂量方案的随机研究。来自鹿特丹的一项单中心 RCT 研究表明，给予卵巢低反应患者 hMG 225 U/d，促排卵治疗 5d 后即使给予双倍剂量的 hMG 其临床结局与继续使用相同剂量 hMG 的结局相似。此外，另外一项 RCT 研究结果表明，预期卵巢反应不良的患者使用更大剂量和标准剂量 FSH 行促排卵治疗后，两者的妊娠率无差异。近来有学者对所有关于比较不同 FSH 剂量的 RCT 研究进行了荟萃分析，结果仍未提示高剂量促性腺激素治疗在妊娠率方面有差异（图 30-11），表明在临床实际中一味对卵巢低反应人群增加促性腺激素的普遍方法难以取得满意治疗效果。

在前一周期的黄体期开始使用外源性 FSH 的方法是为下一周期的卵泡群进行早期募集。但此方法不能改善既往 IVF 周期获卵较少患者的卵巢反应。

调控取卵时间的需求导致了许多研究探讨口服避孕药在该指征中的作用。一些研究小组开发了固定的治疗方案，即在促排卵和计划取卵前给予 OCs。尽管口服避孕药具有效果显著、服用方便、不良反应少等优点，但后来的随机研究发现，GnRH 激动药较 OCs 对预防过早黄素化更具明显优势，口服避孕药因此不再被广泛应用。为了使外源性促性腺激素在 GnRH 拮抗药周期中启动不依赖月经周期，部分小规模研究和最新一项荟萃分析对口服避孕药预处理进行了评价。尽管有研究表明，应用口服避孕药有利于 GnRH 拮抗药调控 IVF 周期，但尚无证据支持能提高活产率。

3. 促性腺激素释放激素激动药联合治疗 在 IVF 用 hMG 促使多个卵泡发育的最初研究期间，很明显，在促排卵周期的卵泡中期由于高 E_2 水平的正反馈作用，有 20%～25% 的周期发生早发 LH 峰。这种提前暴露于高 LH 环境导致卵泡过早黄素化、由于卵泡成熟停滞而取消周期或严重影响 IVF 临床结局。20 世纪 80 年代早期对 GnRH 激动药的临床开发允许

全部参数汇总； (A) 比较 A: 100 U/d, 200 U/d； (B) 比较 B: 150 U/d, 200～250 U/d

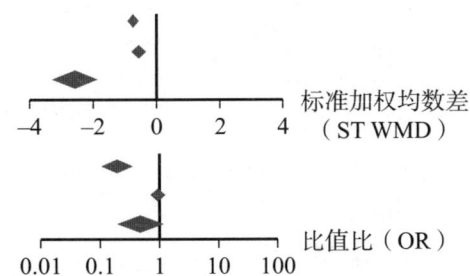

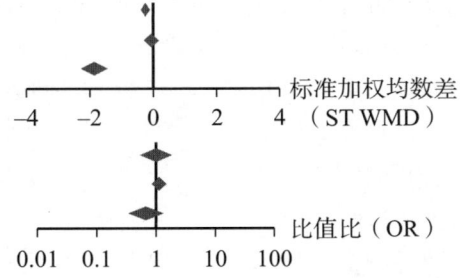

图 30-11 IVF 促排卵中不同 FSH 剂量疗效比较的荟萃分析

［图片来自 Sterrenburg, et al, Clinical outcomes in relation to the daily dose of recombinant follicle-stimulating hormone for ovarian stimulation in in vitro fertilization in presumed normal responders younger than 39 years: a Meta-analysis. Human Reprod Update, 2011 (17)：184.］

IVF 促排卵期间垂体促性腺激素释放的完全抑制。所诱导的垂体降调节确实显著降低了周期取消率，并改善了总的 IVF 结局。此外，GnRH 激动药联合方案使 IVF 周期和取卵时间更易被调控。经常使用的 GnRH 制剂包括布舍瑞林、曲普瑞林、那法瑞林和亮丙瑞林。在一定程度上，垂体被抑制的程度和持续时间与 GnRH 激动药使用呈剂量相关，但令人感到意外的是，目前鲜有 GnRH 激动药使用剂量的相关研究。此外，尚无不同 GnRH 激动药比较的随机研究。

由于药物本身具有内在的激动药活性，垂体降调节在初始阶段（称之为"点火"效应）大约持续 2 周。因此，在长方案中，GnRH 激动药通常于前次月经周期的黄体期开始应用并持续至 hCG 日。当垂体和卵巢达到降调节标准后，开始用促性腺激素促排卵。然而，是否卵巢对外源性刺激的反应受到 GnRH 激动药联合治疗的影响，目前尚不清楚。部分患者受到严重低雌激素不良反应的影响，出现例如情绪改变、出汗和潮红等。其他方案包括短（有时超短）方案，利用 GnRH 激动药在初始阶段的"点火"效应来刺激卵巢。在促排卵期间停用 GnRH 激动药没有显示出益处。有关这些促排卵方案临床结局的研究结论并不一致，GnRH 激动药长方案仍然为 10 年来的治疗标准。

4. 促性腺激素释放激素拮抗药联合治疗 第一代和第二代拮抗药面临诸多问题，如制剂配方、生物利用度以及诱导局部或全身组胺释放作用。1995 年左右，2 种第三代 GnRH 拮抗药（西曲瑞克和加尼瑞克）被大规模用于临床研究。拮抗药的潜在优势在于治疗开始即可显著抑制垂体促性腺激素的分泌。因此 GnRH 拮抗药联合治疗限于有 LH 早发风险的周期（即月经周期的中卵泡期至晚卵泡期）。

单次大剂量和多次小剂量的两种 GnRH 拮抗药方案已有报道。多次每日剂量方案为目前应用最广泛的方案。初始剂量研究发现，在大部分患者中，每天注射 0.25 mg 拮抗药是抑制 LH 过早升高的最低有效剂量。每日联合应用拮抗药方案的 3 期对比实验研究发现，GnRH 拮抗药于月经第 6 天开始发挥效应。原则上讲，GnRH 拮抗药仅需在由于卵泡发育和 E_2 水平升高通过正反馈机制导致垂体 LH 过早升高时应用。然而，一项包括 4 个研究的荟萃分析研究通过比较 GnRH 拮抗药固定方案和灵活方案后发现，GnRH 拮抗药灵活方案的临床妊娠率有降低的趋势（OR 0.7，95% CI 0.47~1.05）。首项基于 5 项多中心临床随机对照研究的荟萃分析研究认为，GnRH 拮抗药方案在预防 IVF 早发 LH 峰与 GnRH 激动药方案具有同样的效果（OR 1.76，95%CI 0.75~4.16），但妊娠率略低（OR 0.79，95%CI 0.63~0.99）。GnRH 拮抗药方案因此受到限制，但近来荟萃分析认为，两者在活产率方面无统计学差异（图 30-12）。

GnRH 拮抗药对胚胎产生直接影响的可能性已引起人们的关注。然而，研究发现 GnRH 拮抗药对冷冻胚胎无不良影响。GnRH 拮抗药对子宫内膜或卵泡发育可能产生不良影响，但无法得到证实。最新的研究表明，GnRH 拮抗药开始应用时无须调整促性腺激素治疗方案。此外，对 FSH 治疗外源性补充 LH 并非必需。

尽管 GnRH 拮抗药可改善临床结局，但与 GnRH 激动药比较，其利与弊仍存争议（表 30-4）。近来的荟萃分析发现，GnRH 拮抗药方案与 GnRH 激动药方案相比，两者活产率相当，但 GnRH 拮抗药方案 OHSS 发生率显著降低。鉴于治疗时间缩短、注射次数较少、并发症减少且成功率与 GnRH 激动药方案相似，故 GnRH 拮抗药方案应作为一线治疗。

表 30-4　IVF 中应用 GnRH 拮抗药的优缺点

优点
更简便、快速地抑制早发 LH 峰
GnRH 拮抗药不会急性刺激促性腺激素及甾体激素分泌和释放
GnRH 激动药初始可诱发卵巢囊肿形成，而拮抗药则能避免
拮抗药不会导致患者出现潮热症状
中卵泡期使用拮抗药可有效避免妊娠早期意外使用 GnRH 类似物的不良影响
减少外源性促性腺激素的需要量，使促排卵治疗费用较低
缩短促排卵时间，改善患者不适感
缺点
GnRH 拮抗药联合治疗代表了一种新的治疗方案，其优化仍需进一步认识
与 GnRH 激动药长方案相比，在周期调控方面缺乏灵活性
与 GnRH 激动药相比，获得每天有序取卵量的能力欠佳，虽然其可通过口服避孕药得以改善

促性腺激素释放激素（GnRH, gonadotropin-releasing hormone）；体外受精（IVF, in vitro fertilization）；黄体生成素（LH, luteinizing hormone）

［改编自 Tarlatzis B, Fauser BCJM, Kolibianakis EM, et al. GnRH antago-nists in ovarian stimulation for IVF. Hum Reprod Update, 2006 (12): 333–340.］

（三）卵母细胞最后成熟的诱导方法

自然排卵周期中，月经中期的 LH 峰可诱发优势

比较森林图：1 GnRH拮抗药与GnRH激动药长周期,结果：1.1 每随机妇女活产率

研究或亚组	GnRH拮抗药 事例	总数	GnRH激动药 事例	总数	权重	比值比 M-H, Fixed, 95% 可信区间	比值比 M-H, Fixed, 95% 可信区间
1.1.1 Alt women							
Albano 2000	34	198	19	95	13.5%	0.83 (0.44, 1.55)	
Barmat 2005	13	40	17	40	7.3%	0.65 (0.26, 1.62)	
Heijnen 2007	70	205	78	199	33.0%	0.80 (0.54, 1.21)	
Hurine 2006	17	91	17	91	8.8%	1.00 (0.47, 2.11)	
Kim 2009	13	54	8	28	5.1%	0.79 (0.28, 2.22)	
Kurzawa 2008	14	37	18	37	7.1%	0.64 (0.25, 1.62)	
Lin 2006	22	60	21	60	8.4%	1.08 (0.51, 2.27)	
Marci 2005	4	30	0	30	0.3%	10.36 (0.53, 201.45)	
Ye 2009	35	109	39	111	16.6%	0.87 (0.50, 1.53)	
合计（95%可信区间）		824		691	100.0%	0.86 (0.69, 1.08)	
总量	222		217				
异质性：卡方检验值=4.09; df= 8 (P= 0.85); I²= 0%							
整体效果检验：Z=1.27 (P= 0.20)							
1.1.2 微刺激IVF							
Heijnen 2007	75	205	81	199	79.7%	0.84 (0.56, 1.25)	
Lin 2006	22	60	21	60	20.3%	1.08 (0.51, 2.27)	
合计（95%可信区间）		265		259	100.0%	0.89 (0.62, 1.26)	
总量	97		102				
异质性：卡方检验值= 0.32; df=1 (P= 0.57); I²= 0%							
整体效果检验：Z=0.66 (P= 0.51)							
1.1.3 仅西曲瑞克							
Albano 2000	34	198	19	95	26.3%	0.83 (0.44, 1.55)	
Hurine 2006	17	91	17	91	17.1%	1.00 (0.47, 2.11)	
Kim 2009	13	54	8	28	9.9%	0.79 (0.28, 2.22)	
Kurzawa 2008	14	37	18	37	13.8%	0.64 (0.25, 1.62)	
Marci 2005	4	30	0	30	0.5%	10.36 (0.53, 201.45)	
Ye 2009	35	109	39	111	32.4%	0.87 (0.50, 1.53)	
合计（95%可信区间）		519		392	100.0%	0.89 (0.65, 1.23)	
总量	117		101				
异质性: 卡方检验值= 3.31; df=5 (P= 0.65); I²= 0%							
整体效果检验：Z=0.70 (P= 0.49)							
1.1.4 仅加尼瑞克							
Barmat 2005	13	40	17	40	100.0%	0.65 (0.26, 1.62)	
合计（95%可信区间）		40		40	100.0%	0.65 (0.26, 1.62)	
总量	13		17				
异质性:不适用							
整体效果检验：Z=0.92 (P= 0.36)							

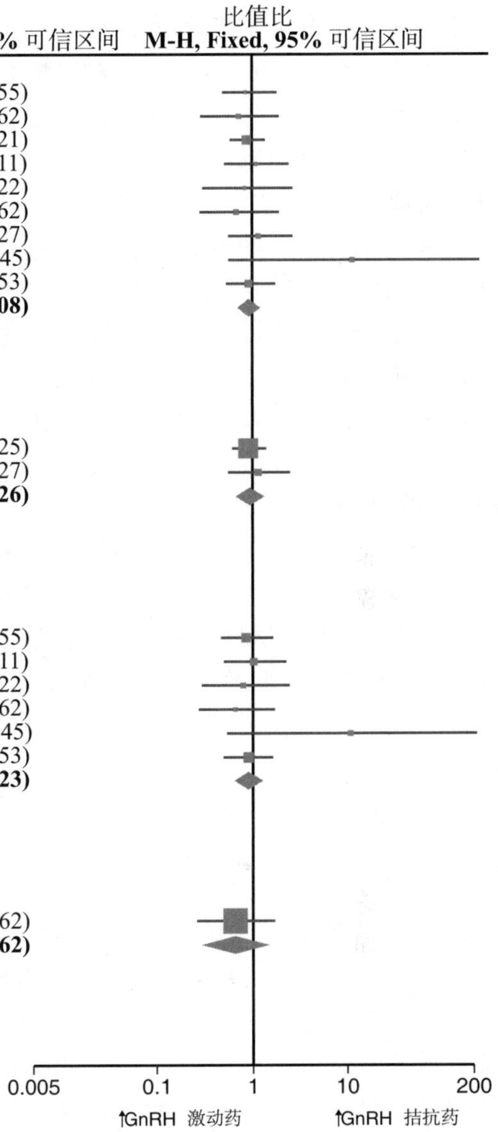

0.005　0.1　1　10　200
↑GnRH 激动药　　↑GnRH 拮抗药

图 30-12　GnRH 拮抗药和 GnRH 激动药长方案联合治疗在 IVF 活产率中随机对照的森林图

[改编自 Al Inani, Gonadotrophin-releasing hormone antagonists for assisted reproductive technology. Cochrane database, 2011, 11（5）：CD 001750.]

卵泡破裂进而排出卵母细胞。晚卵泡期，垂体在 E_2 水平急剧增加以及孕酮水平略增加的作用下使 LH（和 FSH）合成和释放突然增加。在 IVF 促排卵周期中，雌激素水平过早增高可能诱发 LH 水平提前增高，如前所述，GnRH 激动药联合治疗能有效预防此种情况的发生。因此，外源性 hCG 应在晚卵泡期使用以代替内源性 LH 峰。此种方法成为 IVF 取卵前和黄体形成前诱导卵母细胞最后成熟的标准方法。此外，由于有较长的半衰期，外源性 hCG 可持续发挥促黄体活性。不幸的是，hCG 因此也被认为可增加 OHSS 发生概率。

IVF 超促排卵的初期研究（在 GnRH 激动药方案被广泛应用前）显示，使用 GnRH 或单次注射 GnRH 激动药可诱发内源性 LH 峰。在其诱导下形成的内源性 LH（和 FSH）峰，由于半衰期较短，所以比外源性 hCG 更符合生理水平，此外，黄体期的甾体激素浓度水平更接近生理范围，从而改善了子宫内膜容受性。10 年来，卵泡期联合 GnRH 激动药的促排卵治疗方案已成为标准治疗方式，而其他诱导卵母细胞成熟的方法却较少受到关注。然而，通过天然 GnRH 或 GnRH 激动药可立即逆转 GnRH 拮抗药在卵泡期

的抑制效应。实际上，一项随机研究证实，单纯注射 GnRH 激动药，甚至卵泡期联合 GnRH 拮抗药治疗能有效诱导卵母细胞的最后成熟。这可以通过观察促性腺激素的峰值、获取卵子的质量和受精率来证实。GnRH 激动药扳机作为一种 hCG 的替代方法，由于几乎消除了 OHSS 而颇具吸引力。然而，在此情况下首选何种黄体支持尚不明确。

近来重组 LH（recLH）和重组 hCG（rechCG）已被用于临床。一项大规模随机研究比较了 rechCG 250μg 和 uhCG 5000 U 对 190 例 IVF 女性患者诱导卵母细胞成熟情况，结果发现，rechCG 所获成熟卵母细胞的数目、黄体期孕酮和 hCG 浓度显著高于 uhCG。鉴于 recLH 半衰期较短，recLH2 次注射的最佳时间间隔可能为 1～3d。

GnRH 拮抗药的临床应用使单次注射 GnRH 激动药诱导内源性 LH 峰成为可能。尽管先前研究表明，GnRH 激动药能有效诱导 LH 峰，但随机研究发现，GnRH 激动药组的种植率和持续妊娠率较 hCG 组显著降低。近年来研究数据显示，常规黄体支持方案在 GnRH 拮抗药方案中明显不足，或许只有这个问题得到解决，其临床结局方能有所改善。

（四）黄体期补充

自 IVF 早期以来，IVF 促排卵周期的黄体期一直被认为存在异常。实际上，Edwards 和 Steptoe 早在 IVF 首次推广报告中就已明确指出"几乎所有患者促性腺激素促排卵治疗之后，其黄体期均明显缩短"，可能与超促排卵后卵泡期高雌激素水平相关。1983 年，美国学者关于 IVF 周期 hMG 促排卵的最初研究也表明，IVF 周期的黄体期明显出现异常，其特征为孕酮水平增高的同时黄体期明显缩短（图 30-13）。

如前所述，GnRH 激动药联合治疗成为预防 LH 水平过早升高的标准治疗。GnRH 激动药通常于前次月经周期的黄体期开始应用，一直持续至晚卵泡期。显然，在黄体期，降调节后垂体功能恢复时间的延长导致了内源性 LH 对黄体支持不足及黄体提前退化。此后，研究发现黄体可通过补充外源性 hCG 而得以挽救，这种治疗方法在 20 世纪 80 年代晚期被视为黄体支持的标准方法。其临床结局显著优于孕酮补充，但在 hCG 补充患者中约 5% 发生 OHSS。鉴于 hCG 与 OHSS 的相关性，近年来黄体期 hCG 支持基本上已被黄体期补充孕酮所取代。最近有一项关于 IVF 促排卵周期黄体支持的荟萃分析研究，包含了 69 项研究和 16 327 例女性患者，研究认为，补充合成的孕激素为目前黄体支持的首选方法，而雌激素或 hCG 补充均不能改善临床结局。

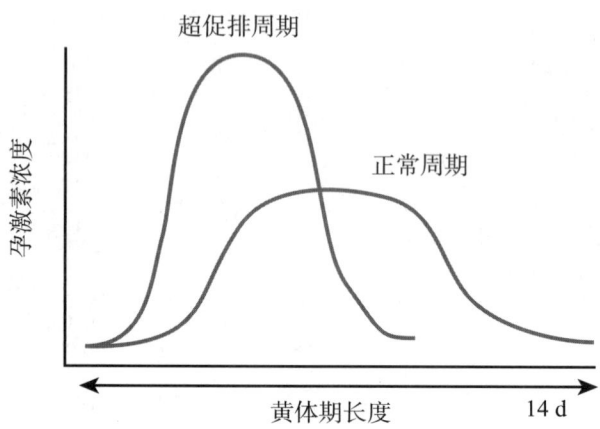

图 30-13 IVF 超促排卵导致黄体期长度变化和内分泌状态改变

［摘自 Jones HWJ. What happened? Where are we? Hum Reprod, 1996, 11（Suppl 1）: 7-21.］

研究者们试图通过早卵泡期停用 GnRH 激动药，以期能在黄体期使垂体功能恢复，然而均以失败告终，其原因在于垂体被降调节后一般需要至少 2～3 周方能恢复 LH 分泌功能。停用 GnRH 拮抗药后垂体将迅速恢复释放促性腺激素功能，由此推测，晚卵泡期使用 GnRH 拮抗药不需要黄体期补充，促排卵和 GnRH 拮抗药联合治疗行 IUI 的初步观察看似支持该推论。然而，在 IVF 中，应用 GnRH 拮抗药联合治疗的各项研究已明确显示，GnRH 拮抗药同样会诱发过早黄体溶解导致黄体期显著缩短及妊娠概率明显降低，但需要更具体的研究方能证实，卵泡期给予 GnRH 拮抗药后黄体初期和中期的 LH 仍处于抑制水平。

此外，hCG 或 GnRH 激动药诱发卵母细胞成熟后，若未行黄体补充则黄体溶解。总的说来，黄体提前溶解可能与黄体早期血清甾体激素水平较高，与大规模的负反馈抑制了 LH 分泌有关。微刺激方案导致血清甾体激素水平较低，因此被推荐作为使黄体期获益的方法。

（五）IVF 的临床结局

2008 年，来自 36 个欧洲国家，超过 1000 个中心 532 000 个 IVF 周期的最新报告显示，每取卵周期的临床妊娠率为 28.5%（包括 21% 双胎和 1% 三胎）。

2009年包括150 000个周期的美国最新数据显示，非赠卵周期中，每新鲜胚胎移植周期的活产率约为30%，总的多胎妊娠率为31%。

（六）不良反应和并发症

与侵入性IVF操作，例如取卵和胚胎移植相关的并发症主要包括感染、出血和麻醉风险。IVF促排卵有关的不良反应包括体重增加、头痛、情绪波动、乳房胀痛、腹痛、腹泻和恶心等不适。即使在健康保险公司负担IVF治疗费用的国家，第一次IVF周期治疗失败后，约25%的患者放弃再次IVF治疗。终止治疗最常见的原因为治疗费用的负担过重。

OHSS是一种潜在、威胁生命的并发症，以卵巢体积增大、血清性激素水平增高和血管外液体积聚，主要是腹腔积液为特征。IVF周期轻度、中度和重度OHSS的发生率分别为20%～35%，3%～6%和0.1%～0.2%。在某种程度上，OHSS发生的高危因素为低龄、PCOS、GnRH激动药长方案超促排卵、窦卵泡数较多、高E_2水平、单次大剂量hCG（>5000U）诱导卵母细胞成熟、用hCG行黄体支持并最终妊娠。实际上，OHSS的发生与hCG浓度直接相关，多胎妊娠时hCG水平增加2～5倍。

预防OHSS的方法包括停用外源性促性腺激素数日（coasting）、卵泡抽吸、取消新鲜胚胎移植行全胚冷冻、预防性静脉输入糖皮质激素或白蛋白。此外，还可通过其他方法来诱导卵母细胞成熟以降低OHSS发生风险，如单次剂量给予GnRH激动药或半衰期较短的recLH取代hCG来诱发内源性LH峰。目前的工作着力于根据患者初筛特征，如女性患者年龄、体重、AMH浓度和基础窦卵泡计数给予个体化的促排卵药物剂量。与IVF治疗相关的最重要的并发症为多胎妊娠。其严重程度已在本章前面部分做详细讨论（图30-4）[更新的文献综述请参见Fauser等和Verberg等]。1980—2000年的20年间，美国双胎出生率增加了75%，约占总出生人口的3%。欧洲国家也报道有相似的趋势。尽管女性年龄与多胎妊娠间的关系已非常明确，但在观察到多胎妊娠增加的总体人群中，延迟生育患者的比例仅为30%。现有数据表明，出生的大多数双胞胎与不孕症治疗毫无相关，而高达80%的高序多胎妊娠引自促排卵治疗和辅助生殖技术。不孕症治疗后出生的婴儿占单胎活产的1%～3%，双胎的30%～50%和高序多胎的75%。

妊娠并发症包括流产、子痫前期、生长迟缓和早产等的风险增加。与单胎分娩相比，双胎和三胎的围生期死亡率至少分别增加4倍和6倍。此外，双胎和高序多胎的早产和低出生体重儿的风险分别增加7～40倍和10～75倍。通过IVF助孕出生的儿童，其不良结局与多胎妊娠密切相关。

关于对长期健康的影响，例如卵巢癌、乳腺癌和绝经年龄提前等，最近的数据是令人放心的。

（七）IVF微刺激促排卵的新方法

IVF最初几年后，促排卵成为常规治疗已超过20年。促进多个卵泡发育和获取多个卵母细胞已被视为IVF治疗成功的主要标志。促排卵药物方案非常复杂、费用高昂、需要续注射数周和严密监测卵巢反应情况。而且患者发生身体不适、严重不良反应和并发症比较多。此外，促排卵可使黄体期内分泌发生明显异常，但对子宫内膜容受性和IVF成功率的影响大多是未知的。

目前对促排卵的认识正发生改变，尤其是越来越倾向于减少移植的胚胎数。引自英国国家数据库的研究表明，移植胚胎数目从3个减少为2个时，虽然降低了多胎妊娠风险，但并不降低出生概率。在欧洲，越来越多的中心对较年轻患者实施单胚胎移植。就目前而言，重点应该转向开发更简便、更温和的促排卵方案或提高自然周期IVF结局。提高胚胎冻存技术将有助于促进单胚胎移植的实施。

先前对排卵正常的女性志愿者研究证实，中卵泡期至晚卵泡期递减的FSH浓度可干扰多个优势卵泡发育。如前所述，这种FSH的减少为单个优势卵泡选择所需。该结论与先前猴模型的研究结论一致。随后研究表明，虽然晚至月经第5天开始给予固定剂量的外源性FSH（150U/d，GnRH拮抗药联合治疗）可减少FSH用量、增加周期取消率，但其临床结局并无显著差异（彩图99）。

为证实微刺激方案的实际疗效，一项大样本随机有效性研究用于分析是否微刺激方案结合单胚胎移植在治疗后1年能获得与标准方案同样的临床效果，同时又减少患者不适、降低多胎妊娠风险和治疗成本。该研究总共包含404例患者，由于每周期较短的治疗时间、所需用药较少、双胎妊娠率降低，微刺激方案在治疗后1年的活产率与常规治疗方案类相似，并降低了总费用（图30-14）。

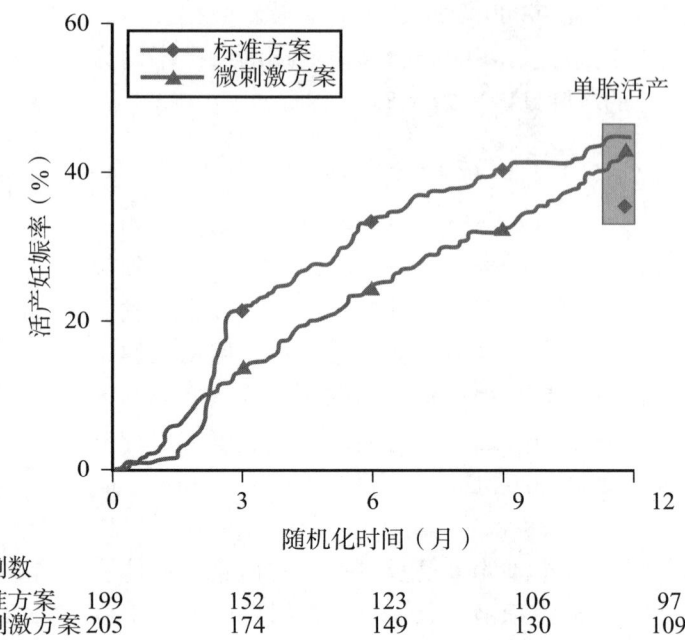

图 30-14 IVF 治疗开始后 12 个月内达到累积足月活产的妊娠比率。微刺激方案：使用 GnRH 拮抗药的温和促排卵方案和单胚胎移植；标准方案：使用 GnRH 拮抗药的常规促排卵方案和双胚胎移植；阴影部分表示 12 个月后的单胎活产率

［引自 Heijnen EM, Eijkemans MJ, De Klerk C, et al. A mild treatment strategy for in-vitro fertilisation: a randomised non-inferiority trial. Lancet,2007,369（9563）:743–749］

除临床效果和费用外（详见后续相关章节），心理压力应是 IVF 治疗的重要不良反应。微刺激方案与常规方案相比，患者几乎没有激素治疗相关的不良反应和压力。微刺激期间，患者治疗中断率明显降低（图 30-15），而治疗相关的压力是患者中断 IVF 治疗的重要原因。患者因治疗早期中断而失去获得最佳累积妊娠率的机会，从而影响各自 IVF 的成功率。由于增加了患者失败后愿再次尝试治疗的机会，因此，微刺激方案可能而对累积治疗成功率有积极影响。

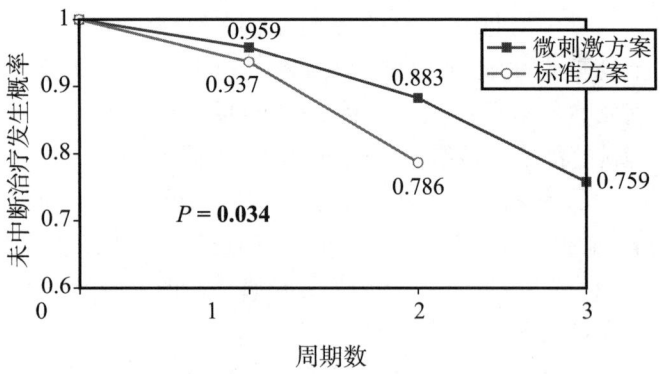

图 30-15 采用微刺激方案或标准促排卵方案 IVF 治疗成功患者未中断治疗的发生概率

［引自 Verberg, et al. Why do couples drop-out from IVF treatment? A prospective cohort study. Hum Reprod, 2008, 23（9）: 2050–2055］

处于研究阶段的其他新的促排卵方案包括用 LH 取代 FSH，理论依据为优势卵泡的颗粒细胞需要 LH 产生反应。除了促性腺激素用量减少外，这种方案还减少了小卵泡数，有较少的成熟卵泡，因为较小的卵泡不大可能对 LH 刺激发生反应，故尽可能减少了 OHSS 的发生。目前已有随机对照研究表明，这种促排卵方案可显著减少 FSH 用量和发育为成熟卵母细胞的小卵泡数。妊娠率似乎未受影响，然而，被 LH 刺激取代的 FSH 临界阈值以及 LH 或 hCG 的最佳剂量需要更广泛的研究来确定。

有证据表明，卵巢刺激程度可影响形态学胚胎质量及胚胎染色体组成，导致该现象的主要原因在于促排卵对优质卵母细胞的自然选择造成干扰，或对发育卵泡产生有潜在的不利影响。一项关于人胚胎染色体分析的随机研究发现，微刺激方案获得的整倍体胚胎比例显著高于常规促排卵方案，结果提示，通过极大刺激所获得的多余卵母细胞带来较多染色体异常的胚胎。

五、个体化的治疗方案

正如前面所强调的，夫妇双方及其医师往往都低估了自然受孕的可能性。那些由于职业、社会或者其他原因而持续推迟生育的患者越来越多，为了帮助这些患者尽快达到生育目的，并且能够把对他们忙碌生活的影响降到最低，这些使医师在更大的压力下进行干预。时间逐渐成为患者寻求助孕的难题，与此同时，IVF 中心之间出于商业压力的竞争会接受没有明确 IVF 适应证的夫妇进行 IVF 治疗。然而，过早和不必要的干预措施使得人们为此付出代价。大多数寻求助孕的夫妇表现的仅仅是生育能力低下而非绝对不育。根据适当范围的调查研究和患者个人特点就能计算出该夫妇在一定时间内的自然受孕概率。众所周知，每月的自然生育率随生育能力低下的持续时间增加而降低。未经治疗的不明原因不孕症夫妇自然受孕的可能性在3年之后下降至40%，5年之后下降至20%。

近年来，一系列有关计算低生育力夫妇自然受孕概率的预测模型已经发表。在给定时间内的怀孕概率可以通过一些生育力调查结果以及研究对象参数（例如年龄和不孕时间）计算出。然而，从别处得到的预测模型用到自己的患者时需十分谨慎。将预测模型引进日常的临床实践之前，必须进行前瞻性的外部验证。此外，根据自己的机构选择模型时，掌握建立队列的相关知识显得格外重要。低生育力的平均持续时间和严重程度在初级保健人群中明显低于三级保健人群。结果表明，引自学术中心开发的模型结论对原发性低生育力治疗的指导意义有限，反之亦然。

接受促排卵治疗的绝大多数患者都属于WHO Ⅱ型排卵障碍。尽管此类患者是一个高度异质性的群体，但她们都接受同样的治疗。通过识别患者特征来预测促排卵结局使个体化治疗成为可能，并且能够为明确卵巢功能障碍程度的相关因素提供重要信息。近年来，关于解决这些问题的系列研究已有发表。有一项研究确定了预测WHO Ⅱ型排卵障碍患者CC治疗的卵巢反应标准。经过多元分析，游离雄激素指数（FAI）、体重指数（BMI）、闭经（并非月经稀发），以及卵巢体积等因素被认为是独立的排卵预测因子，并且通过这些因素建立的预测模型受试者工作曲线（ROC曲线）下面积为0.82。如果加入其他内分泌因素，ROC曲线下面积则增加到0.86。随后，研究者研究了能够预测排卵后妊娠的相关因素。经大量临床、内分泌和超声学特征等因素的多元分析结果显示，仅有低龄和闭经两个因素是预测妊娠的重要参数，未发现基础LH重要。通过这些数据可以绘制出列线图（图30-16），将有助于选择患者行氯米芬治疗。对某些患者来说这种一线治疗无效，对氯米芬治疗无效的患者应及早应用促性腺激素行促排卵。

选择促性腺激素促排卵时，如果初始剂量为个体化剂量，那么治疗的持续时间、促性腺激素使用剂量、多卵泡发育、OHSS和多胎妊娠等相关风险明显降低。这需要可靠预测特定个体由单卵泡选择到卵泡优势化所需的FSH量，即个体化促排卵FSH阈值的方法。近年来已建立预测模型用来确定个体的FSH反应剂量（可能与FSH阈值密切相关）。对即将进行recFSH低剂量递增方案促排卵的患者，需经常规的临床、超声学和内分泌学筛查。这些测定的参数可用于分析促排卵日FSH的预测剂量。在多元分析中，BMI及CC治疗前的卵巢反应［CC抵抗性无排卵（CRA），或者正常排卵周期受孕失败］、基础游离胰岛素样生长因子-I（游离IGF-I）和血清FSH水平等因素均被纳入模型。在后续对PCOS患者进行递增方案促排卵的研究中，发现个体FSH反应的预测剂量与卵泡优势化前的治疗天数存在关联。该预测模型的应用可以使每日外源性FSH最低有效剂量超过特定个体的FSH阈值，从而实现卵泡发育和随后的排卵。用这种方法细化促排卵，为提高安全性、减少多胎妊娠风险和增加促性腺激素的促排卵效率提供了美好的前景。

预测模型对促性腺激素促排卵结局的预测能力在个体化治疗方案中同样具有重要价值。在FSH促排卵结局的预测模型中，简单的患者特征及内分泌因素再次表明，能够（有限的）对FSH促排卵结局进行预测。促排卵最重要的目的是总体单胎活产率。现有的数据可以对超过一段时间常规促排卵后的夫妇进行预测（图30-10）。这一观察在10年后得到了证实。有关IVF的治疗显示，决定治疗结局最重要的因素是对卵巢对刺激反应的个体差异。患者对促排卵的表现除了预期卵巢反应外，还表现为卵巢低反应或卵巢高反应。目前的研究尚不能证明，在标准剂量治疗方案中表现为卵巢反应不良的患者，增加促性腺激素后的益处。这可能有助于患者咨询，因为在这些患者中IVF成功率极其低下。

卵巢反应不良似乎与卵巢衰老和提前绝经有关（图30-17）。IVF中，由卵巢储备功能下降导致的卵巢反应不良与周期取消和成功率低下之间的关系已非常明确。年龄是一个预测IVF结局的重要因素，然而，实际年龄与卵巢老化的关系不大。在正常绝经年龄范围，卵泡池枯竭存在很大的个体差异，因为卵泡池完全枯竭可发生在40～60岁。原始卵泡池的数量和质量随着年龄增长而减少，卵巢储备功能降低。这导致了治疗后妊娠和自然妊娠的概率均降低。然

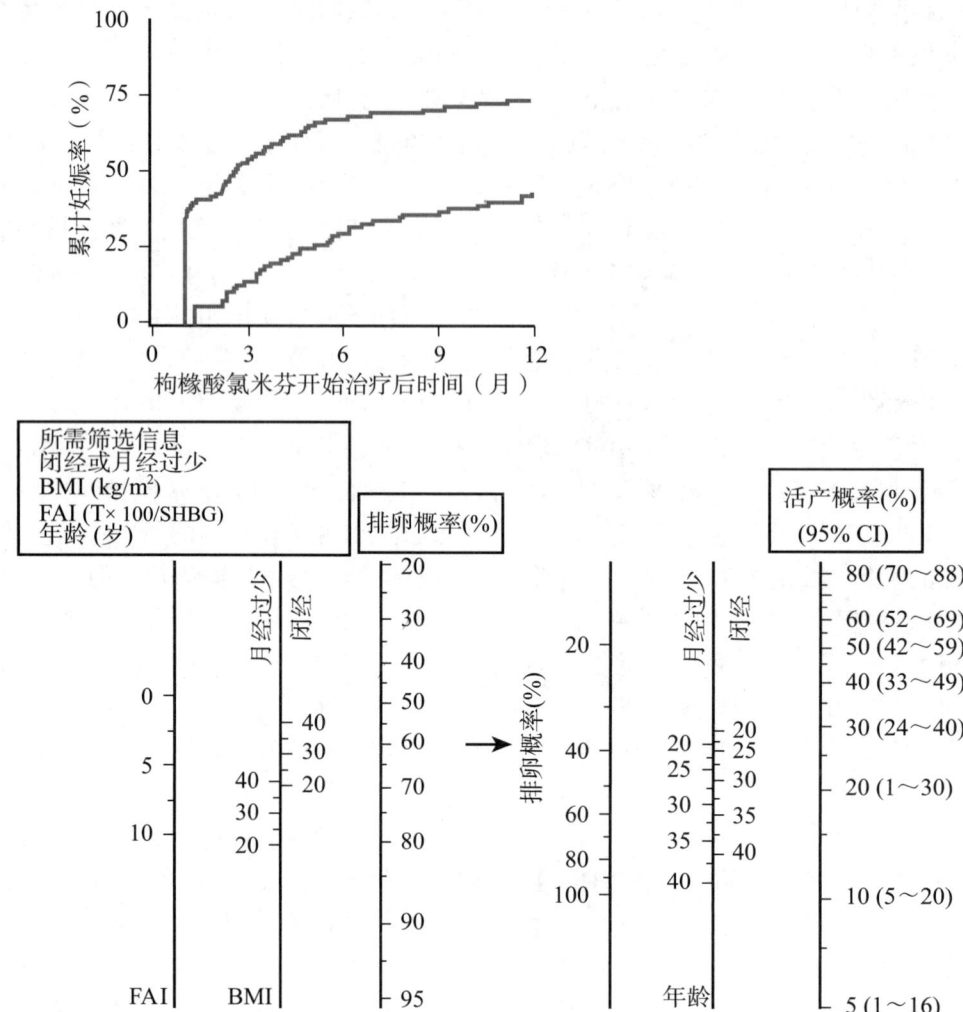

图 30-16 枸橼酸氯米芬（CC）治疗后的累积排卵率和怀孕率（上图），根据患者初筛特征建立两列线图模型预测 CC 治疗方案的活产率（下图）

BMI. 体重指数；FAI. 游离雄激素指数；SHBG. 性激素结合球蛋白

［引自 Imani B, Eijkemans MJ, te Velde ER, et al. A nomogram to predict the probability of live birth after clomiphene citrate induction of ovulation in normogonadotropic oligoamenorrheic infertility. Fertil Steril, 2002（77）: 91–97.］

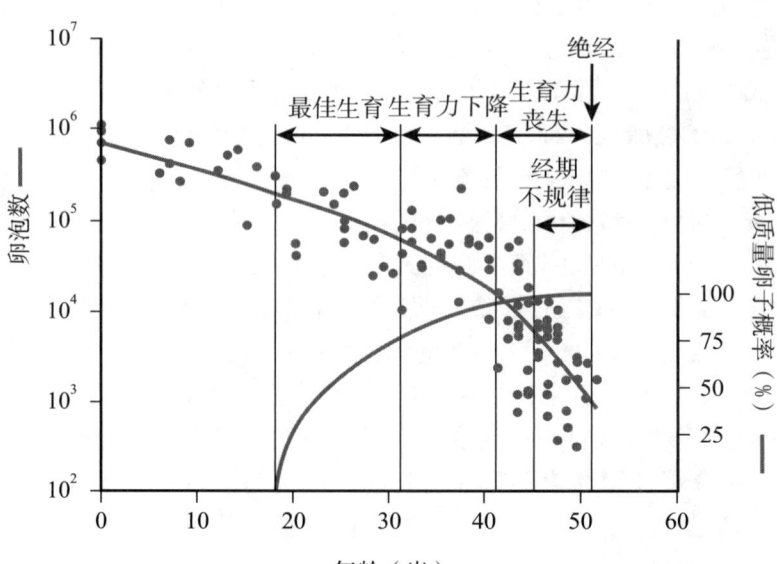

图 30-17 卵泡数量减少及低质量的卵母细胞增多与女性年龄增长的生育事件相关

［引自 Broekmans FJ, Knauff EA, te Velde ER, et al. Female reproductive ageing: current knowledge and future trends. Trends Endocrinol Metab, 2007, 18（2）: 58–65.］

而，一些 40 岁以上的患者在 IVF 促排卵治疗中表现出良好的卵巢反应并经 IVF 成功受孕，而一些 40 岁以下的女性由于卵巢急剧衰老则表现为卵巢无反应。近年来，研究致力于寻找可鉴别卵巢衰老的敏感性和特异性的标志物，这将有助于预测卵巢反应的好坏，为改进 IVF 咨询和选择患者开辟道路。

早卵泡期的 FSH 水平是卵巢储备功能的第一个内分泌标志物，已成为 IVF 结局的独立预测因子。最近的研究指出，FSH 水平是因卵巢反应不良导致周期取消和取卵时获卵数强有力的预测因子，而年龄则与妊娠概率的关系更为紧密。在目前的实践中，FSH 水平高于基线的女性因预期 IVF 治疗结局不良，故不建议行 IVF 治疗。然而，对于基础 FSH 水平增高的年轻患者，虽然发育卵泡数目较少且周期取消的可能性较大，但如果患者能获得卵母细胞和胚胎，则可观察到正常的持续妊娠率。对于基础 FSH 水平正常的高龄患者（>40 岁），虽然显示周期取消率较低，但每个胚胎的种植率和持续妊娠率均显著低于基础 FSH 水平增高的年轻患者。FSH 在预测卵巢储备功能方面较其他卵巢标志物如抑制素 B 更具重要价值。然而，一项荟萃分析表明，基础 FSH 水平对卵巢反应不良预测仅具有中等程度预测性能，而对未孕表现为低预测性能。因此，其他标志物在卵巢储备功能下降的诊断中可能仅具有辅助诊断价值。大量研究表明，月经第 3 天超声测量窦卵泡数可对卵巢反应不良进行预测。将基础 FSH 水平和抑制素 B 水平增加至有窦卵泡计数的 Logistic 回归模型中可显著提高其预测性能。迄今为止，尚缺乏可靠预测卵巢储备功能的单一标志物。目前，作为转化生长因子-β 超家族成员之一的抗苗勒管激素（AMH）已被建议作为预测卵巢储备功能和卵巢反应的另一个候选标志物。AMH 由发育中的窦前卵泡和小窦状卵泡的颗粒细胞产生，在大鼠中其可直接导致原始卵泡池发生枯竭。血清 AMH 水平随年龄增长而下降，近来研究表明，血清基础 AMH 浓度降低可预测 IVF 反应不良。更多的研究将 AMH 确立为预测卵巢反应和促性腺激素个体化剂量最有价值的标志物。

在某种程度上，可对卵巢低反应的患者进行预测，但是在大部分患者中，卵巢高反应（OHSS 风险）完全无法预料。迄今，哪些患者可能发生卵巢高反应（OHSS 风险）仍无法界定。对患者风险的早期识别能导致有效的促排卵方案，并提高其安全性。

促排卵治疗中个体化的 FSH 剂量列线图可优化 IVF 中 FSH 剂量的风险收益。近年来，基于多元回归分析的一些模型得到了发展。持续观察到对获卵数有预测价值的因素是年龄、总的窦卵泡数和吸烟状况。也有学者认为，多普勒超声监测卵巢体积和血流是预测因素。将所有这些因素全部纳入的预测模型已经建立，以获得产生 5～14 枚卵母细胞的最佳 rFSH 剂量。一项前瞻性随机研究表明，应用该模型增加了"适度卵巢反应"的人群比例，减少了促排卵过程中剂量调整的需要。

对 IVF 超促排卵反应良好并有胚胎移植的患者中，为改善结果的个性化治疗应考虑移植胚胎数。如前所述，虽然现在已倾向移植较少的胚胎，但对妊娠率较低的担心可能会阻碍患者及其医生移植 2 个或更少的胚胎。考虑单胚胎移植时更为明显。确定这些治疗周期的能力，包括单胚胎移植能避免双胎妊娠的风险而不降低单胎妊娠率，肯定会对患者接受单胚胎移植带来鼓舞。近年来，许多学者试图确定那些基于患者重要特征、周期及可移植胚胎等可以预测出生和多胎出生概率的因素。目前确定的 3 个重要因素包括女性年龄、不孕症持续时间和超促排卵后的获卵数。先前我们已经开发了一个预测模型，可估算特定移植周期中妊娠和双胎妊娠的概率，从而帮助决定应该移植 1 个或 2 个胚胎。该模型有助于对有优质胚胎的年轻患者亚组进行有效确认，对该亚组患者进行单胚胎移植，能明显降低双胎率但不减少单胎妊娠率。

正如用设计的模型来预测自然妊娠，当未经验证的模型被用于不同但相似的人群来预测 IVF 结局时，会显示令人失望的结果。因此，诸如此类的预测模型于临床应用前，其预测的可靠性应像已开发的模型一样，先在不同人群中进行验证。我们的模型外部验证已证实，仅需要对当地成功率进行简单的校准即可用于不同人群。

六、促排卵治疗的卫生经济学

尽管 IVF 消费呈逐年增加趋势，但并非所有的不孕症都需常规接受 IVF 或 IUI 治疗。辅助生殖技术不应该取代适当的不孕症检查。近来一项包括 6 个 RCT 的荟萃分析表明，IVF 对不明原因不孕症患者的治疗效果仍值得怀疑。此外，在做出关于治疗决定时，应该认真考虑广泛应用辅助生殖技术的经济影响。

通过排除不明原因不育和生育力低下的患者，约有30%的夫妇常规检查诊断为正常。当不孕时间至少3年，女方年龄达35岁以上，则受孕预后显著降低。再者，医师和患者往往都低估了自然受孕的可能性。另一方面，似乎高额的费用阻止了许多有这种治疗适应证的夫妇进行IVF治疗（即因不能充分获得ART服务而使治疗不足）。美国的研究数据表明，IVF没有覆盖到的地区，仅有1/3有明确IVF指征的夫妇实际进行了治疗。此外，全世界范围内仅有25%的国家开展了IVF治疗。相反，在商业环境中，夫妇可能会过早暴露于与辅助生殖技术相关的危险因素中（即在过度治疗的情况下，期待疗法可能会更合适）。确实，在法国、荷兰和瑞典等欧洲国家中，IVF治疗已被纳入医疗保险，人均IVF的使用比美国高3倍。

经济有效的卫生保健是指通过尽可能少的支出达到期望的治疗目的。IVF的成本效益应评估每次活产的费用。目前为止，每次活产的费用只包括了与新生儿护理有关的直接用费。如果包括间接成本（即包括中期和远期的健康后遗症，如智力障碍、大脑性麻痹、学习障碍）将是总费用的2倍。

对父母和医疗机构来说，多胎妊娠产生的经济后果是严重的。然而，多胎妊娠的经济影响并不仅限于孕产妇住院、分娩、产科和新生儿（重症监护）护理等费用的增加。对与极度早产相关的慢性医疗保健、康复治疗和特殊教育的终生费用也必须考虑在内。低出生体重儿到8岁的医疗保健和教育平均花费比正常出生体重儿要高17倍。另有研究表明，多胞胎不成比例地增加住院费用，尤其在出生的第一年里。

由于促排卵药物的限制使用，微刺激IVF周期的费用将明显低于传统促排卵周期。然而，在分析微刺激方案的成本效益时，应该分析每次活产的总费用。除了药物费用外，医疗咨询和就诊、实验室收费（常规检查、性激素和胚胎培养）、超声检查、IVF操作（取卵和胚胎移植）、住院费用、护理协调员费用、行政收费、麻醉费、并发症费用、交通费和误工费等均应该考虑在内。

那些主张IVF温和刺激的人指出，近来的研究显示，每年IVF的费用与常规促排方案的费用相似，采用微刺激促排卵和单胚胎移植显著降低了妊娠和新生儿期的费用。

七、结论和展望

任何形式的促排卵都可以增加每个周期的妊娠率，但这是以增加的并发症发生率为代价的，主要是多胎妊娠（图30-7）和OHSS。特别是超促排卵的目的在于使多个优势卵泡发育成熟，以供体内受精（如性交或IUI）或体外受精即IVF助孕。IVF可通过移植胚胎数来控制多胎妊娠的发生率。此外，各种策略都可显著减少OHSS的发生。熟练的临床技能和适当监测卵巢反应可将促排卵治疗的并发症降至最低。这些干预措施的目的是在排卵障碍的患者中模拟生理状态，以促进单个优势卵泡的发育和排卵。

对不孕症患者检查时应特别小心，以发现其他可治疗的不孕症因素。也可以对这指定的夫妇做出合理评估，无论是自行妊娠还是不孕症治疗后的妊娠机会。因此，只有具备治疗指征的患者才会暴露于与辅助生殖和超促排卵有关的不适、风险和费用。

由于固有的高序多胎妊娠风险，可考虑将更温和的超促排卵方案（或者事实上根本不存在）用于不明原因不孕症的经验性治疗（有或无IUI）。一般来说，代价是每周期的妊娠率稍低。总体上，超过一段时间（可能包括多个治疗周期）后的累积妊娠率评估可能是相似的。

目前的趋势是，超促排卵和辅助生殖技术已成为无排卵性不孕症特别是PCOS患者的一线治疗方案。临床实践中的这种转变并没有基于健全的科学依据。事实上，常规促排卵方案的健康活产率是令人满意的，而且多胎妊娠和OHSS发生率也在可接受范围。新引进的促排卵药物如胰岛素增敏剂和芳香化酶抑制剂可进一步改善临床结局。

至于IVF，许多新的治疗方法在没有充分评估疗效和安全性的情况下，就被引入多年。目前，最重大的临床挑战是提高成功率的同时降低并发症的发生率，并在两者之间寻找合适的平衡点。所谓"控制性"超促排卵是指给予外源性促性腺激素联合GnRH激动药长方案以获得最大程度的卵巢刺激，在临床上已使用了十余年。这种方法对患者不适和安全性、卵母细胞质量、黄体功能和子宫内膜容受性的潜不利影响已在很大程度上被忽略。大量排卵前卵泡数和获卵数被视为IVF成功的重要替代参数。最大程度的促排卵和移植多个胚胎以以求最大限度地提高IVF周期妊娠率，可能会对患者流失率、费用和总的IVF

结局产生很大影响，故应谨慎使用。GnRH 拮抗药的引入可以仔细重新评估目前的 IVF 策略。我们现在能够使促排卵方案更简单，从自发的月经周期开始，可以对优势卵泡的选择进行更细微的干预。通过应用不同的药物和方案诱导内源性 LH 峰，现在也能刺激卵母细胞的最后成熟。此外，还应该评估这些改变的卵泡期干预对黄体功能和子宫内膜发育（对胚胎种植有重要作用）的影响。

鉴于全世界范围减少移植胚胎数的持续趋势，微刺激乃至自然周期 IVF 值得重新评估。如果目的是移植 1~2 个胚胎，那么过度刺激卵巢以获得大量胚胎的方法似乎不合逻辑。应该更详细地研究获卵数和胚胎质量（如遗传能力）之间的关系。此外，鉴于移植时减少了新鲜胚胎的数目，对剩余胚胎冻存技术的持续改进，如玻璃化冷冻（可让患者无须再次进行促排卵和取卵而获得再次妊娠的机会）似乎有举足轻重的意义。

为了优化风险和预期结局之间的结果的个体化促排卵方案很可能在将来随着遗传药理学的发展而改善。临床研究表明，FSH 受体基因多态性可影响 IVF 促排卵的卵巢反应，通过基因分型将有助于根据个体卵巢敏感性来确定 FSH 的剂量。

由于胚胎形态学的评估仍是粗略和不准确的，所以选择"优质"胚胎移植仍存在问题。目前急需关于植入前胚胎非整倍体筛查的单胚胎移植的随机对照研究。根据 IVF 取卵或移植周期的阳性妊娠试验来衡量 IVF 成功的标准在将来应转换为每起始 IVF 治疗周期的健康婴儿活产（单胎）率，可能会包括与风险和并发症相关的多个治疗周期、患者不适和费用间的平衡。幸运的是，大型 IVF 中心现在开始报道累积 IVF 结局，而不是周期数。IVF 的卫生经济学评价应该与其他复杂的医疗干预一样。在当前形势下，促排卵对胚胎质量、黄体功能和子宫内膜容受性的影响应该进行更深入的研究。

完整的参考文献可以在 the companion Expert Con-sult Web 网上找到，网址为 www. expertcon-sult. com。

（译者 转 黎 武 泽 审校 李 蓉）

推荐阅读

Fauser BC, Devroey P, Macklon NS. Multiple birth resulting from ovarian stimulation for subfertility treatment. Lancet, 2005 (365): 1807–1816.

Fauser BC, Van Heusden AM. Manipulation of human ovarian function: physiological concepts and clinical consequences. Endocr Rev, 1997, 18 (1): 71–106.

Macklon NS, Stouffer RL, Giudice LC, et al. The science behind 25 years of ovarian stimulation for in vitro fertilization. Endocr Rev, 2006, 27 (2): 170–207.

The Thessaloniki ESHRE/ASRM Sponsored PCOS Consensus Workshop Group. Consensus on infertility treatment related to polycystic ovary syndrome. Human Reprod, 2008, 23 (3): 462–477.

第 31 章

辅 助 生 殖

（原著 Elizabeth S. Ginsburg，Catherine Racowsky）

哺乳动物生殖的本质是一个精子和一个卵子融合后形成胚胎，最终生长、分化成为一个新的个体。哺乳动物的生殖是一个高效的过程，通常完全在男女性伴侣的身体内发生，不需要第三方干预或协助。辅助生殖的本质是：生殖生物学家作为第三方直接处理卵子和精子以提高妊娠的概率。一般来说，精子和卵子的处理在男女性伴侣的身体以外进行。

目前涉及卵子、精子和胚胎处理的许多技术被用于提高妊娠率。体外受精和胚胎移植（IVF-ET）是最常使用的辅助生殖技术（ART）方式，是将卵母细胞和精子在体外培养，然后经宫颈把胚胎移植进子宫腔。体外受精-胚胎移植的另一种方式是卵胞质内单精子注射（ICSI），其受精过程是通过将一条精子注入卵母细胞中来实现的。配子输卵管内移植技术（GIFT）是指将卵子和处理后的精子直接移植到输卵管中的技术。合子输卵管内移植技术（ZIFT）即将卵子和精子在实验室培养，继之将合子直接放入输卵管内的技术。由于IVF的活产率更高，GIFT和ZIFT现已几乎不用。因此，本章主要讨论IVF-ET捐赠配子的使用、代孕、胚胎冷冻保存及其适应证和实施。这些技术与卵胞质内单精子注射（ICSI）以及在第32章讨论的配子和胚胎的处理技术，统称为ARTs。

随着1890年Heape对兔子进行赠胚移植获得首次成功以来，辅助生殖技术已有120多年。1959年Chang成功的对兔子卵母细胞实施体外受精。对人类来说，体外精子的成功获能、体外成熟人卵母细胞的受精及对最适合体外受精的排卵前卵子的研究，这些探索性的步骤在1978年随着一个自然周期所获得的排卵前卵子，经过体外受精后，在八细胞期移植入子宫并且最终获足月分娩而达到顶点。辅助生殖技术是生殖医学中的一颗宝石，它是实验室科学家们把知识转化为治疗人类疾病的最佳范例之一。辅助生殖技术是一个广阔的领域，包含两个主要内容：两个单倍体细胞是怎样结合形成一个含有生长发育为复杂哺乳动物所需的所有信息的二倍体合子，以及这项技术在治疗不孕症中的实际应用。随着辅助生殖技术成为不孕症的常规治疗方法，知识从实验室到临床转化的步伐不断加快，也在不断地挑战自我，不断更新家庭和社会的观念。

在有性生殖过程中，独特的单倍体细胞在受精过程中融合，形成一个二倍体细胞，分裂形成子细胞，再经过多次分裂，最终分化发育成为一个完整的个体。反过来说，一些二倍体祖细胞通过有丝分裂产生独特的单倍体细胞，能融合生成一个新的、独特的二倍体个体。

有性生殖中有两个过程可以使物种的多样性最大化。其中一个重要的过程是，在减数分裂中二倍体细胞通过同源染色体之间的遗传重组产生独特的单倍体细胞。父源性和母源性染色体间遗传物质的交换明显增加了生成单倍体细胞的遗传多样性（图31-1和图31-2）。有性生殖的一个理论优势在于，减数分裂的过程允许遗传物质的随机重组，因此增加了物种成员的范围。这种多样性增加了物种适应环境的概率。有性生殖的第二个重要过程是在受精过程中单倍体细胞融合，形成一个新的、独特的二倍体细胞。这种单细胞的二倍体合子包含有生长发育为一个成体所需的全部遗传信息。

一、配子

由于有性生殖繁殖的大多数物种都能产生两种

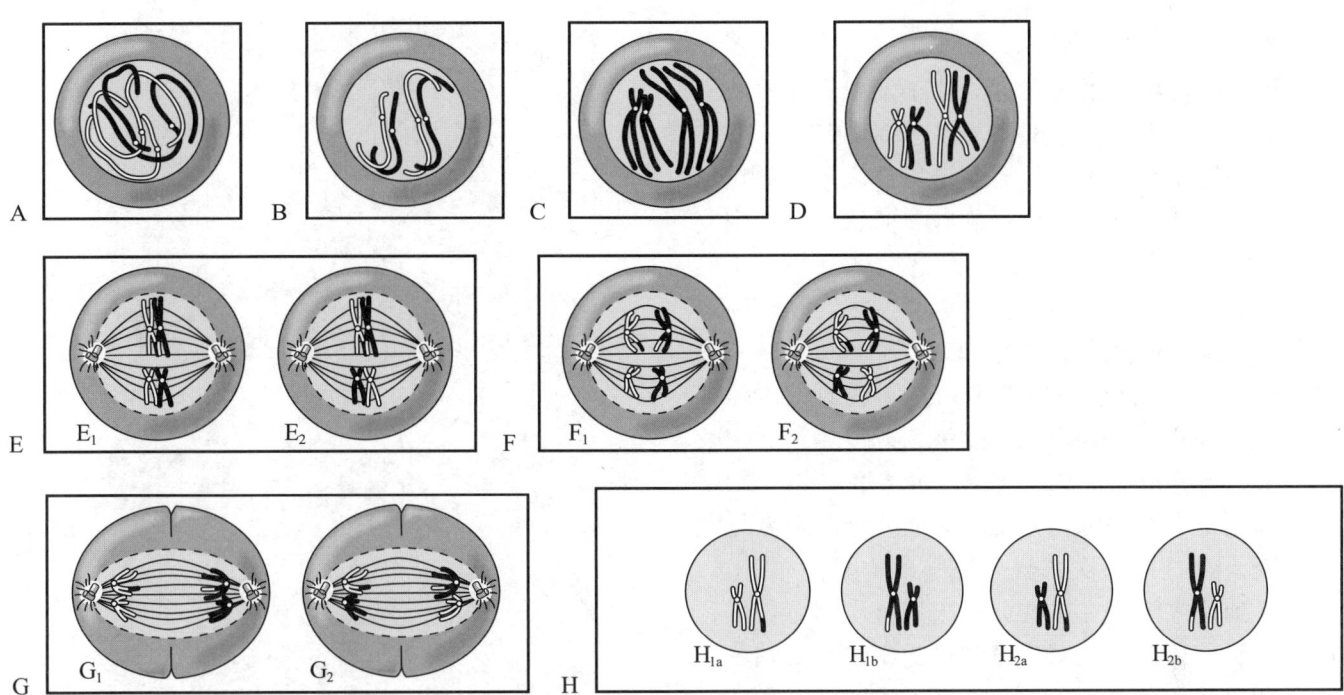

图 31-1 第一次减数分裂，显示 23 对染色体两两配对。母源性染色体显示轮廓，父源性染色体显示纯色

A. 细线期；B. 偶线期；C. 粗线期；D. 双线期；E. 中期（E_1 和 E_2）；F. 早后期（F_1 和 F_2）；G. 晚后期（G_1 和 G_2）；H. 末期（H_1 和 H_2）。同源染色体分离表现为从 E_1 至 H_1，另一种组合是从 E_2 至 H_2，同源染色体重组和分离增加了遗传物质传递给下一代的多样性

[源自 Thompson JS, Thompson MW. Genetics in Medicine. Philadelphia: WB Saunders, 1986：19.]

类型的配子。蛋或卵，大，不活动；精子，小，活动。发育中的卵被称为卵母细胞，是人体内最大的细胞之一。成熟的人卵母细胞直径约为 110 μm。相比之下，人类精子头部的直径是 23 μm。一些物种的卵母细胞是全能的，一旦受到人为方式的刺激，它能产生一个完整的成体。这种人工刺激可通过机械激活或化学激活，并被称为孤雌生殖。

生殖细胞是通过减数分裂产生的（图 31-1 和图 31-2）。减数分裂时，原始生殖细胞中的二倍体脱氧核糖核酸（DNA）复制一次，接着进行两次连续细胞分裂，形成单倍体的生殖细胞。到初级母细胞第一次减数分裂前期，每条复制的染色体由 2 条连接的姊妹染色单体组成；同源染色体联合形成二价体，发生基因重组。第一次减数分裂完成时，子细胞可以得到每对染色体中的一条同源染色体（由连接的两条姊妹染色单体组成）（图 31-1）。第二次减数分裂没有 DNA 复制，姊妹染色单体彼此分离到子细胞中（图 31-2）。

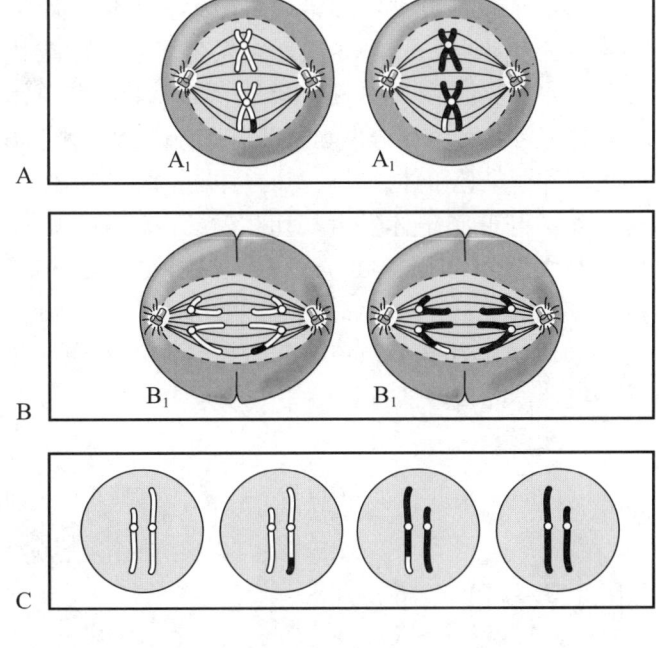

图 31-2 第二次减数分裂

A. 中期；B. 后期；C. 末期；图 31-1 的 A_1 和 A_2 代表 H_{1a} 和 H_{1b}

[摘自 Thompson JS, Thompson MW. Genetics in Medicine. Philadelphia: WB Saunders, 1986：20.]

（一）卵母细胞

形成卵母细胞的过程称为卵子发生，开始于原始生殖细胞迁移到胚胎性腺成为卵原细胞（见第8章）。卵原细胞通过有丝分裂增生，被单层颗粒细胞围绕，分化成为初级卵母细胞。初级卵母细胞复制 DNA 后，进入减数分裂，到达前期双线期，然后进入长期停止状态或者称之为"冬眠"。这种停止状态，我们称之为生发泡（GV）期卵母细胞（图31-3A），其会合成一层糖蛋白，即透明带，随即继续保持停止，直到退化（闭锁）或被募集到生长卵泡池中最终成为优势卵泡。在黄体生成素（LH）峰的作用下，优势卵泡中的 GV 期卵母细胞恢复减数分裂，经过第一次减数分裂中期（图31-3B），后期，到达末期。在减数分裂末期排出第一极体，卵母细胞完成第一次减数分裂成为次级卵母细胞。次级卵母细胞很快进入减数分裂中期（图31-3C）并完成所谓的"减数分裂成熟"。完成减数分裂成熟约需要 36h。卵母细胞在第二次减数分裂中期被排出，等待受精。减数分裂成熟过程是指第一次减数分裂前期到第二次减数分裂中期，最终等待受精，如图 31-4 所示。

正常成熟的单倍体人卵母细胞有 23 条染色体。但是，如果减数分裂发生错误将导致非整倍体卵母细胞的发生增加。这种错误通常发生于第一次减数分裂，并涉及包括同源染色体不分离或姊妹染色单体提前分离等各种错误分离。卵母细胞有较少的染色体拷贝简称亚染色单体，或较多的拷贝被称为多倍体。母亲年龄与非整倍体发生密切相关，占妊娠失败原因的很大部分（Hassold 等综述）。这种与年龄相关的非整倍体产生的原因似乎与减数分裂时纺锤体形态异常以及由姊妹染色单体间着丝粒间距离增加导致的染色体黏着降低有关。

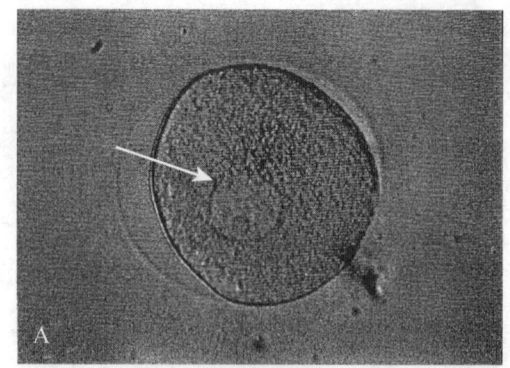
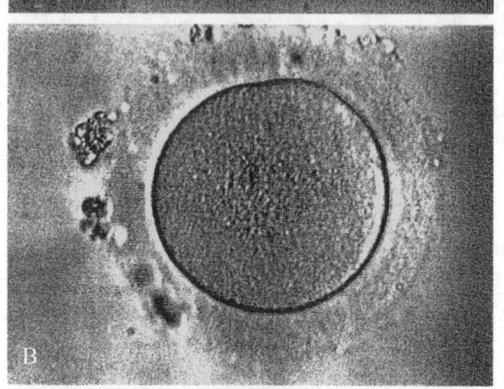
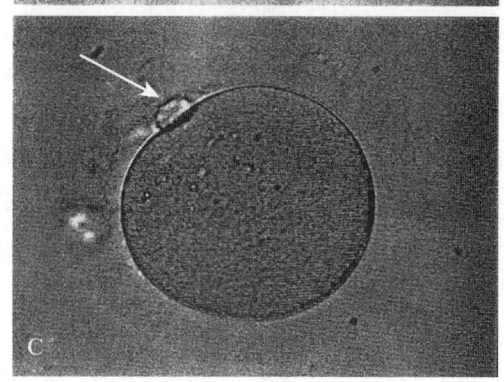

图 31-3　减数分裂 3 个最常见阶段的卵母细胞

A. 生发泡（GV）期的卵母细胞；注意特有的单核仁的核（箭头）和颗粒状胞质。B. 第一次减数分裂中期的卵母细胞；注意，与 GV 期卵母细胞相比，缺少一个核和一个极体，颗粒状胞质较少。C. 第二次减数分裂中期的卵母细胞；注意没有第一极体（箭头）以及光滑的胞质（所有照片由 Brigham and Women's Hospital ART Laboratory, Boston, MA. Gena Ratiu 博士提供）

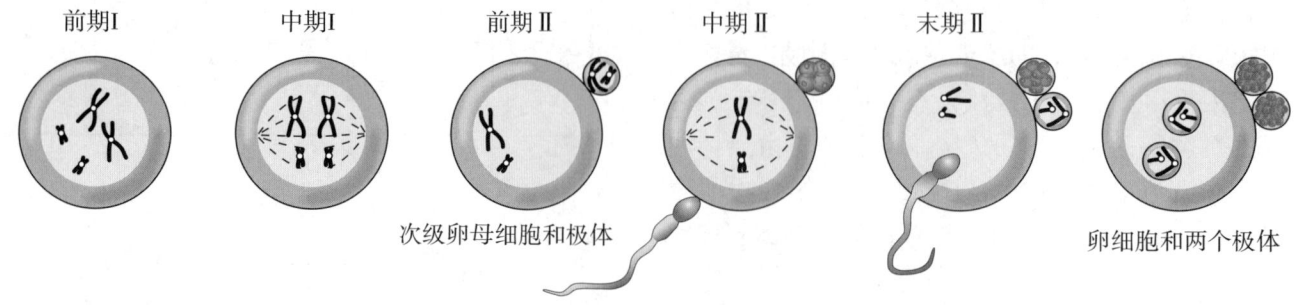

图 31-4　减数分裂不同阶段和受精后完成第二次减数分裂

［摘自 Thompson JS, Thompson MW. Genetics in Medicine. Philadelphia: WB Saunders, 1986: 23.］

不管染色体数目多少，已经到达第二次减数分裂中期的卵母细胞（即完成了核成熟）胞质不一定成熟。虽然对胞质成熟的分子过程知之甚少，但是，胞质成熟对卵母细胞在受精时经历"激活"至关重要。卵母细胞激活不足或未激活将导致受精失败和（或）异常的有性生殖和早期发育。

（二）精子

与卵子相比，精子是哺乳动物中最小的细胞。精子对运送DNA到卵母细胞具有高度特异性。精子由4个重要的功能部分组成：①顶体，含有助于消化和穿透卵丘的酶；②细胞核，含有高度致密的DNA；③中段，包括中心体，是人类胚胎发生的关键，以及提供精子能量的线粒体；④尾部，含有轴丝和动力蛋白。

为了最大限度地提高运输效率，精子没有核糖体、内质网、高尔基体。但是，由精子转运的小核糖核酸（RNAs）可能在胚胎生成中起作用。

精子生成明显不同于卵子生成[（图31-5）见第13章]。在胚胎中，原始生殖细胞迁移到睾丸后就进入停止状态，直到青春期。在睾酮和其他激素的作用下，精原细胞进行有丝分裂并产生两个子细胞池。一个池中的细胞继续有丝分裂作为精原干细胞。第二个池中的细胞将进入减数分裂成为初级精母细胞（人有46条成对的染色体）。初级精母细胞经过第一次减数分裂成为次级精母细胞（22条复制的常染色体和一条复制的X染色体或Y染色体）。第二次减数分裂后，次级精母细胞成为精子细胞（单染色体单倍体），然后分化产生成熟精子。

精原细胞减数分裂和精子细胞成熟（精子生成）的过程发生在曲细精管内，精原细胞位于曲细精管外层，成熟精子位于管腔内。发育中的精子细胞经历了核分裂，直到接近精子分化结束才完成胞质分裂（图31-5）。因而，发育中的生殖细胞由合胞体中的胞质桥连接，使二倍体精原细胞为单倍体精子提供蛋白和细胞材料。

进入附睾，精子会经历分化的连续步骤，主要与精子运动以及结合并穿透卵母细胞的能力有关。近来的蛋白组学研究显示，特异性附睾蛋白与精子成熟过程直接相关，不育男性附睾蛋白组学的差异已有报道。因此，附睾头部的精子一般无法进行自然受精，当它们到达附睾尾部时才获得受精能力。

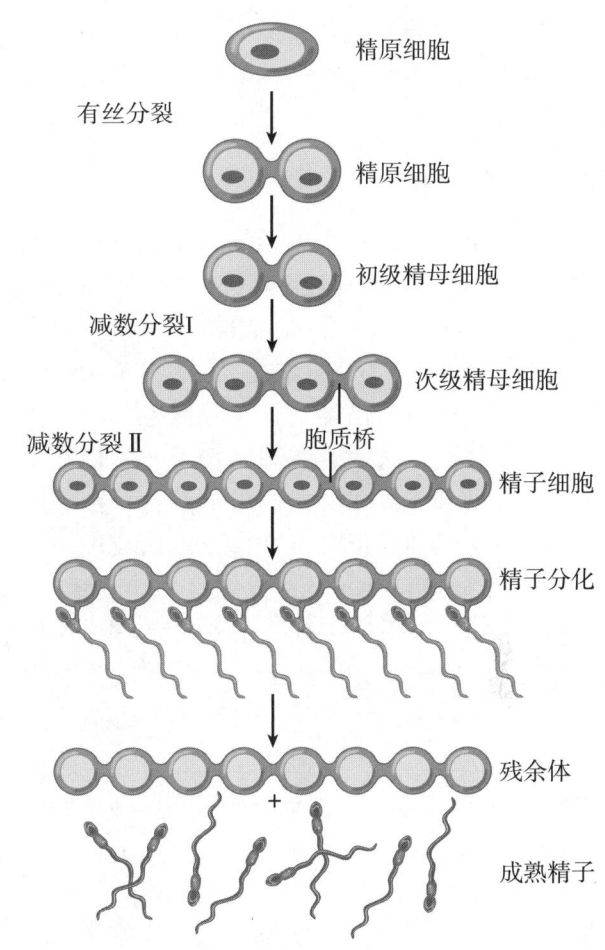

图31-5 单个成熟精原细胞的子代仍通过胞质桥相互联接。胞质桥使精子细胞从从亲代细胞获得蛋白质，而不需要通过蛋白质传递机制（如内质网）

［图片来自 Alberts B, Bray D, Lewis J, et al. Molecular Biology of the Cell. New York:Garland Publishing, 1994: 31.］

射精时，精子暴露在精液的稳定环境中以阻止其发生顶体反应。当精子经过女性生殖道时，精子经历了"获能"的过程，包括膜胆固醇的去除和钙离子内流，最终导致精子的超激活运动，并穿过卵母细胞质膜上的透明带蛋白发生顶体反应。精子获能可以在ART或人工授精前，在实验室通过从精浆中分离精子的处理方法来促成。精子获能缺陷与男性不育有关。

精子通过卵丘细胞孕酮分泌所诱导的超激活运动而穿透卵子周围的卵丘细胞层。精子运动和透明质酸酶的分泌使得精子穿过卵丘细胞外基质达到透明带。到达卵透明带时，获能的精子发生顶体反应，这一过程对受精必不可少。顶体是精子头部的一个大分泌帽，含有蛋白酶和透明质酸酶。顶体反应时，精子的顶体外膜与质膜融合，顶体内容物被排空。在许多物种中，顶体反应由透明带的糖蛋白发起，能被孕酮加速。

二、受精

受精过程至少包括两个关键的初始步骤：首先精子与透明带相互作用和穿透，其次是精子和卵母细胞质膜融合（图31-6）。虽然人类精子和卵母细胞透明带相互作用的机制不完全清楚，但是，使用抗体和拮抗药作为候选分子已经对这一领域有了深入的认识。现有资料提示透明带受体-精子配体相互作用的动态阵列调节了精子-透明带的结合。在小鼠中，透明带包含三种糖蛋白（ZP1，ZP2和ZP3），但是人类透明带有第四种糖蛋白，ZP4。ZP2和ZP3有长丝结构，ZP1似乎以一种复杂的三维阵列连接ZP2和ZP3，如果缺乏ZP2或ZP3，将会阻止透明带基质的结合。在人类中，虽然ZP3的下游信号因子可能不同于ZP1或ZP4，但是，获能的精子能被ZP1、ZP2和ZP4诱导发生顶体反应。在一项早期研究中，纯化的ZP3以剂量依赖的方式阻止精子结合卵母细胞透明带的能力，提示ZP3是透明带精子受体。其他研究资料提示O-连接的糖类是ZP3和精子受体相互作用的基础。近来，这种糖配体的性质已被进一步确定为唾液酸化Lewis序列，选择素家族的一个成员。然而，精卵识别过程的生物复杂性似乎反映了一系列精子蛋白的参与，并涉及精子与ZP1、ZP3和ZP4结合，但没有ZP2，ZP2似乎只结合已发生过顶体反应的精子。

对ZPs精子受体的研究一直很困难，可能是因为推定受体的敲除研究通常不能排外结合，精子表面少量的蛋白质有可能与ZP3相互作用。这些蛋白质包括受精素、半乳糖基转移酶和cyritestin。精子表面的β1,4-半乳糖基转移酶似乎对ZP3诱导的顶体反应很重要。受精素和cyritestin是ADAM蛋白（一种去整合素和金属蛋白酶）家族成员，能够与整合素结合，但也有蛋白水解酶的活性。小鼠如果缺乏cyritestin（ADAM3），精子不能与透明带结合。受精素，是一种由α和β亚单位组成的异二聚体精子表面蛋白，最初被认为参与精子和卵子质膜（卵黄膜）的融合。小鼠缺乏受精素β（ADAM2）时，精子不能与透明带结合。近来更多研究表明，精卵结合时涉及一种新的酶，即小鼠精子溶菌酶样蛋白（MSLLP1）有关。这种蛋白位于小鼠和人顶体反应后的精子赤道段，能与精子不能正常结合之外的整个卵膜相结合，上覆卵母细胞纺锤体。

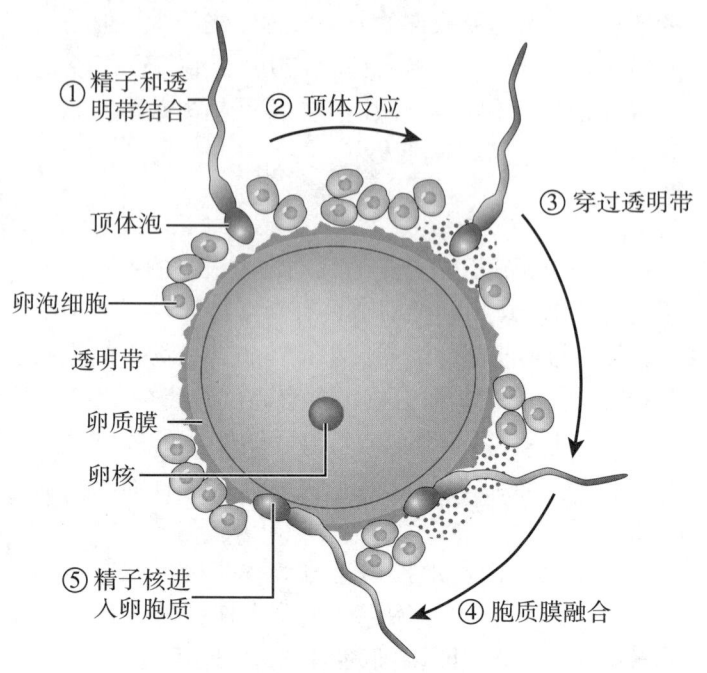

图 31-6 受精的关键步骤

步骤1.精子和透明带结合涉及透明带蛋白ZP3和一种精子蛋白，可能是一种糖结合蛋白，如1,4半乳糖苷酶。步骤2.顶体反应。步骤3.精子穿过透明带。步骤4.精子和卵子胞质膜的融合。卵母细胞膜的除极和皮质颗粒的分泌——2次阻断多精受精。步骤5.精子核进入卵胞质

[图片来自 Alberts B, Bray D, Lewis J, et al. Molecular Biology of the Cell. New York: Garland Publishing, 1994: 1031.]

人类受精时ZP3、半乳糖基转移酶和ADAM蛋白的作用并不完全清楚。研究显示，部分第二次减数分裂中期受精失败的卵母细胞经免疫组化测定，其ZP3水平减少。另一个对成功受精所必需的卵质膜蛋白是CD9，为tetraspanin家族成员。小鼠卵缺乏这种卵质膜蛋白，将出现精-卵融合失败，导致不孕。

顶体反应完成后，精子失去对ZP3的亲和力，精子对卵母细胞的继续黏附似乎依赖ZP2。精子穿过透明带，部分由鞭毛提供向前的机械动力，但也可能是靠顶体分泌的水解酶的释放，其中包括导致透明带连续性中断的顶体26S蛋白酶体。

精子和卵质膜的结合与融合被认为是一个复杂的过程，可能涉及不止一种精子顶体蛋白受体。一旦精子与卵质膜融合，卵质膜发生除极，起到初次阻止多精受精的作用。此后不久，肌醇磷脂细胞信号通路被激活，卵质膜下的皮质颗粒释放其内容物。皮质颗粒

的内容物改变了透明带的糖蛋白外衣，通过水解 ZP3 低聚糖和 ZP2 蛋白水解，阻止精子结合。至少在小鼠中，这种蛋白水解是通过皮质颗粒金属肽酶的胞吐作用来实现的。这个过程再次阻止了多精受精。

精子与卵质膜融合后，精子磷脂酶 C（PLC）亚型 PLC-zeta 调动 Ca^{2+} 信号诱导卵子激活和胚胎发育，钙离子振荡类型和胚胎发育之间紧密相关。相应地，PLC-zeta 异常对受精率及胚胎发育有着不良影响，证实了该因子在卵母细胞激活中的重要作用。这一发现提示，某些类型的不孕症可能是由于缺乏 PLC-zeta 因子，造成精子细胞不能完全激活卵母细胞所导致。

近期研究显示，精子可能在受精后的一系列事件中起重要作用。因为在卵母细胞中，精子染色质和 DNA 的完整性是确保正常胚胎发育所必需的。目前明确的是，精子中单、双链 DNA 断裂形式的 DNA 损伤对囊胚发育和 ICSI 结局有不良影响。但是，需要规范具体的实验来量化 DNA 损伤的程度。同样，中心体完整性对成功受精和胚胎发育很重要，资料表明，中心体缺陷会导致男性不育，用正常捐精的中心体替代有缺陷的中心体，能恢复其正常功能。

近来，大量研究关注精子表观基因组及其在早期胚胎发育编程中的潜在作用。精子基因组发生的不同表观遗传修饰，包括组蛋白保留和修饰，DNA 甲基化和鱼精蛋白结合到染色质。与生育男性相比，不育患者的精子表现出不同类型的表观遗传标记，特别是在某些印记和发育位点。

精子细胞也含有各种形式的 RNA（比如 mRNA，miRNA，siRNA）以及超过 2000 种的未知作用的蛋白。资料显示，精子包含的微 RNA 可能参与正常的胚胎发育。

三、早期胚胎及着床

精子穿入卵母细胞，激发卵母细胞迅速从第二次减数分裂中期到末期，完成减数分裂。第二次减数分裂末期的特点是，通过排出第二极体减少每条染色体中的一条姊妹染色单体。卵母细胞保留的染色单体发生解聚，其次是精子染色单体的解聚，各自形成一个原核。因此，受精卵的特征是两原核和两个极体同时存在（图 31-7A）。两原核迁移到卵母细胞的中心，然后对向，原核膜破裂，在有性生殖时，父源性和母源性染色体融合，形成二倍体合子。此后不久，染色体进行解聚，同源染色体配对（一条来自母亲和一条来自父亲），排列在第一次有丝分裂纺锤体的中期赤道板上，准备第一次卵裂。接着，胚胎进行几次分裂（图 31-7B~D），形成一个由多细胞或卵裂球组成的胚胎。

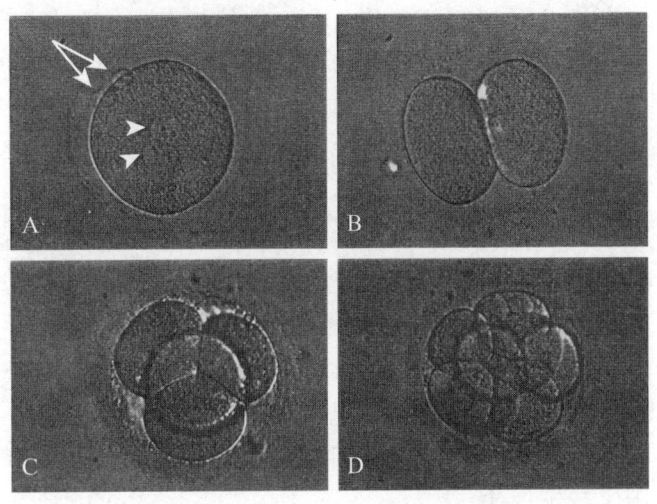

图 31-7 受精后 72h 内的人类胚胎发育

A. 18h 的受精卵，显示两个极体（箭头）和有几个核仁明显极化朝向并列核膜的两原核（箭头所指）；B. 28h 的两细胞胚胎；C. 44h 的四细胞胚胎；D. 68h 的八细胞胚胎

人类胚胎，直到八细胞期的卵裂球都被认为是全能的，去除一个，甚至两个细胞并不一定影响胚胎发育。但是，在最近一项对移植两个胚胎，其中一个被活检过的研究中，DNA 指纹印迹显示，经活检的胚胎着床率显著低于未活检的胚胎（见第 32 章）。八细胞期后，细胞开始分化。由于细胞黏附分子如 E-钙黏蛋白的分泌，卵裂球黏附紧密形成桑椹胚期。卵裂球膜间紧密连接形成，卵裂球间液体腔隙开始形成（图 31-8A）。随着这些小液腔聚合形成一个充满液体的囊腔（囊胚），明显细胞分化的最初迹象开始出现；表面细胞形状从球形变为鳞状上皮样并形成滋养层细胞，同时，一小簇内部细胞仍保留其球形外观，最终形成内细胞团（图 31-8B）。滋养层细胞形成胚胎滋养层，产生外胚层结构，如胎盘。内细胞团形成胚胎。随着囊胚腔的扩大，导致囊胚扩张（图 31-8 C 和 D），囊胚最终从透明带中脱出准备着床（图 31-8 E 和 F）。

严格意义上讲，胚胎期包括从原条发育到所有重要器官的初始阶段。正如定义所说的，人胚胎期开始于受精后约 14d。但是，在辅助生殖技术中，大多数权威人士使用术语"胚胎"来描述孕体从第一次卵裂到器官发育的初始阶段。本章的其余部分将遵循这个惯例。人类胚胎着床过程中的分子机制还不完全清楚（见第10章）。受精后约4d，桑椹胚期，人胚胎进入子宫。受精后5～6d，胚胎到达囊胚期并开始孵化，从而允许合体滋养层细胞的外层与子宫内膜表面相互作用。最靠近内细胞团的滋养层，极端滋养层细胞，在囊胚和子宫内膜相互作用中起重要作用。囊胚和子宫内膜的相互作用包括定位、黏附和侵入。只有在关键的着床窗口期，对应于月经周期的第19～24天，囊胚才能黏附在子宫内膜上。"着床窗口期"的特征是胞饮突的形成，其完全发育只有1～2d。虽然调控囊胚黏附到子宫上皮的分子机制不完全清楚，但近来转录组分析结果显示，着床时滋养层和子宫内膜中有若干生长因子、细胞因子、整合素和黏附分子表达。一些化学因子和生长

因子的差异分泌吸引囊胚到胞饮突，而糖蛋白、MUC-1的趋避活性似乎在囊胚远离不理想的种植区的过程中发挥了重要作用。此外，基因和蛋白表达研究显示，内膜腺体和间质有不同的mRNA表达特征，这取决于月经周期的天数。有趣的是，COS通常导致参与子宫内膜容受性的基因转录活性的中断，其分布可被不同的COS方案改变。这些子宫内膜容受性的改变也许能部分解释来自新鲜胚胎移植（即在COS的影响下）的新生儿比冻融胚胎移植（即进入"准备好的"子宫）的新生儿出生体重低。

囊胚黏附在子宫上皮细胞后，合体滋养层侵入子宫内膜，受精后12d，胚胎完全嵌入子宫内膜间质。一旦建立这种联系，由合体滋养层分泌的人绒毛膜促性腺激素（hCG）就能在母体外循环中检测出来。侵入的合体滋养层最终形成绒毛并建立胎盘。

四、体外受精：临床和实验室部分

（一）IVF前评价

如第23章和第24章中详细讲述的，明确不孕症的病因有助于预测各种治疗包括IVF的健康妊娠和分娩的可能性。在IVF前，基础评估必须包括适当的基因检测，卵巢储备检测，子宫腔评估，以及精液分析。

不孕症的病因对IVF妊娠和活产预后的意义详见下文。

（二）IVF适应证

在现有的临床实践中，IVF的常规适应证是输卵管因素不孕，子宫内膜异位症，轻、中度男性因素不育，以及特发性或不明原因不孕。

当妇女推迟生育，暴露于化疗及其他癌症治疗以期生存并及尝试妊娠时，卵巢储备降低（即卵巢卵泡池耗竭）的概率增加。来自2009年美国疾控中心（CDC）的报告显示，使用自体卵母细胞进行ART的夫妇中，只有7.7%有输卵管因素，4.2%有子宫内膜异位症，18.8%有男性因素，13.5%不明原因不孕，11.5%卵巢储备降低，6.8%排卵障碍，1.4%宫腔因素，7.7%其他因素，多种女性因素占10.6%。实际上，随着技术的改进，IVF的应用已被扩大。现在，IVF基本被推荐用于其他方法没能治好的所有不孕症，如果患者喜欢或临床表现提示它是最合适的治疗，均

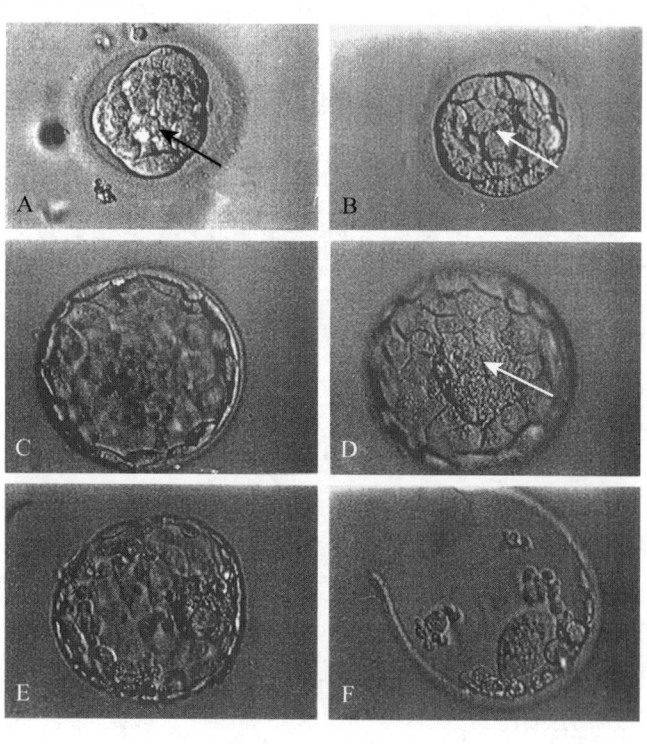

图31-8 受精后90～120h的人类胚胎

A. 受精后92h，桑椹胚过渡到非常早期的囊胚；注意桑椹胚典型的致密细胞，细胞间液体积聚，形成小的液性囊腔（箭头所示），细胞分化的第一个标志表现为外围部分形成上皮细胞，将发育成滋养层细胞。B. 受精后100h的早期囊胚；注意增大的液体腔，滋养层细胞进一步分化，将形成内细胞团的球形细胞的小簇状外观（箭头所示）。C和D. 一个培养116h后完全扩张的囊胚，在两个焦平面上显示为围绕着囊胚腔的滋养层（C）和内细胞团（D）。E. 受精后118h，孵出的囊胚及，F. 与之对应的含废弃胞质碎片的透明带

可作为一线治疗。例如，为了避免卵巢过度刺激和多胎妊娠，IVF已被提倡作为潜在的多囊卵巢综合征（PCOS）的一线治疗。然而，如果女方卵巢功能储备降低，那么IVF较少成功。在这种情况下，赠卵非常有效。同样，如果是严重男性因素不育，那么IVF不大可能成功，在这种情况下，ICSI非常有效（见第24章和第32章）。一个可能有多胎妊娠高风险，但预后良好的患者，最好接受IVF治疗并移植单个胚胎，而不应采用其他多胎妊娠率高，总体预后差的治疗方式。

1. 输卵管因素不孕 手术治疗和IVF都是远端输卵管阻塞的治疗方式，虽然没有前瞻性研究来比较它们相应的疗效。显然，IVF导致了比手术治疗更高的分娩率。然而，手术对<35岁，没有其他不孕原因和轻度输卵管病变的女性是合理的，因为妊娠率在其他患者中也不好。明确的输卵管积水（定义为超声下输卵管内有积液，不仅仅输卵管阻塞）对IVF结局有不良影响。已有数个关于输卵管积水与IVF妊娠结局的荟萃分析。一项2010年的Cochrane综述显示，切除单侧或双侧输卵管积水，或分离积水可导致IVF有更高的分娩率。然而，值得关注的是，输卵管切除术而不是输卵管分离术，能导致促卵泡生长激素（FSH）升高，在IVF促排卵时卵巢反应降低。已有一些小样本研究报道，经腹腔镜下采用Essure避孕环阻塞输卵管近端后获得分娩。在一项研究中，对20例妇女采用Essure避孕环阻塞一侧或双侧输卵管（根据输卵管积水位置），12例分娩，一例并发胎膜早破（PROM），另外一例前置胎盘。在实践中，Essure环曾被看到突入子宫腔。目前，数据还不足以推荐Essure环而不是腹腔镜下输卵管切除术或分离术作为输卵管积水的一线治疗。鉴于这种情况，对于输卵管手术后输卵管通畅，年龄<35岁并且超过12个月未孕的妇女应行IVF，而那些≥35岁，超过6个月未孕的妇女应行IVF。

2. 子宫内膜异位症 对不孕症和早期子宫内膜异位症妇女，一项随机临床研究显示，IVF并不绝对优于其他治疗方式，例如期待疗法、人绝经期促性腺激素（hMG）联合宫腔内人工授精（IUI）或手术治疗（见第26章）。然而，非随机的研究显示，IVF治疗比手术治疗后尝试怀孕、hMG联合IUI、氯米芬联合IUI或期待疗法有更高的周期妊娠率。例如，对中重度子宫内膜异位症患者的一项回顾性研究显示，手术治疗后9个月的累计妊娠率为24%。在一组类似的有中重度子宫内膜异位症的不孕症妇女中，2个IVF治疗周期的妊娠率为70%。另一项对313例子宫内膜异位症和不孕症患者的研究显示了大致的妊娠率和累计生育力。一个IVF周期后的生育力高于6个周期的控制性超促排卵联合IUI。疾病分期分层后，IVF的优势更为明显，IV期子宫内膜异位症患者和>38岁患者经IVF治疗后比促排卵联合IUI治疗后更可能怀孕。之前未怀孕并不影响IVF妊娠的可能性。至于是否子宫内膜异位症比其他原因不孕症的IVF妊娠率低，一直存在争议。但近来一项来自辅助生殖技术学会数据库的队列研究显示，结果并非如此。

对不孕症夫妇来说，女方年龄越大，及时接受IVF治疗越重要。例如，Kodama等证明，患子宫内膜异位症的32岁以上妇女行IVF治疗，妊娠率明显高于对照组（图31-9）。32岁以上接受IVF治疗的妇女累计妊娠率为59%，期待治疗的妇女累计妊娠率为29%。相比之下，32岁以下妇女3年的IVF累计妊娠率为64%，对照组为53%。由于IVF每个周期的治疗费用比其他治疗（如hMG联合IUI）昂贵，所以常用于其他治疗未孕的夫妇（见第30章）。

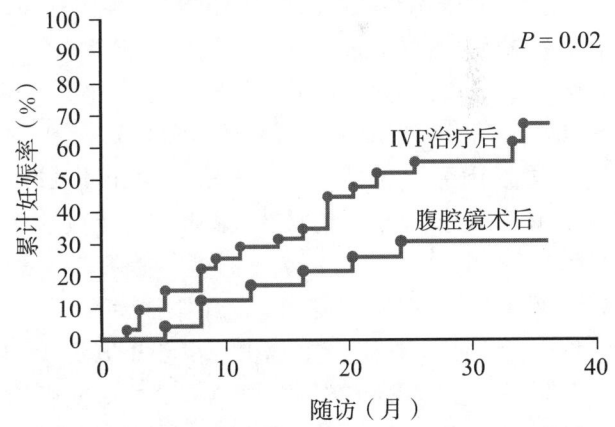

图31-9 ≥32岁子宫内膜异位症不孕妇女36个月的累计妊娠率曲线

顶曲线，体外受精（IVF）治疗后的累计妊娠率。底曲线，腹腔镜术后期待疗法的累计妊娠率

[摘自 Kodama H, Fukuda J, Karube H, et al. Benefit of in vitro fertilization treatment for endometriosis-associated infertility. Fertil Steril, 1996 (66): 974-979, with permission of the American Society for Reproductive Medicine.]

来自多个IVF中心的回顾性分析显示，与子宫内膜异位症相关的不孕症IVF妊娠率与输卵管因素

性不孕的IVF妊娠率相似。Olivennes等报道，IVF治疗后子宫内膜异位症患者有31%的活产率，输卵管因素不孕患者为32%。按子宫内膜异位症手术分期（美国生殖医学协会修订的分类）对结果进行分析，周期活产率为I期27%，II期31%，III期36%，IV期33%。另一项研究对31例I、II期子宫内膜异位症妇女，67例III、IV期子宫内膜异位症与87例输卵管疾病患者进行了比较。4个IVF和ICSI周期后的累计活产率为III、IV期40.3%，I、II期55.8%，输卵管因素对照组为43.7%。来自2009年CDC的资料表明，综合各期，原发不孕的子宫内膜异位症患者周期活产率为35.3%，不明原因不孕为33.7%，输卵管因素为32.2%。然而，对做过卵巢切除术加对侧卵巢囊肿或双侧卵巢囊肿切除术（因为子宫内膜异位囊肿）的中重度子宫内膜异位症（III、IV期）患者，由于卵母细胞池的过早耗尽导致卵巢储备降低，这些患者的IVF成功率似乎明显下降。

患者常问，是否IVF前手术治疗子宫内膜异位症能提高怀孕的可能性。关于这个问题没有随机试验。虽然有回顾性资料，但回顾性研究没有得到充分的控制。一项对I、II期子宫内膜异位症妇女的研究中，399例妇女采用腹腔镜治疗可见的内膜异位粘连，与262例进行诊断性腹腔镜的妇女相比，前者的每取卵周期种植率和活产率都高于后者 [30.9%比23.9%（$P=0.02$）和27.7%比20.6%（$P=0.004$）]。

3. 男性因素 男性因素不育是一个很广的分类，范围从最小的异常精液参数到精子计数小于500万/每次射精。一般来说，男性严重精液异常最好采用ICSI治疗（见第24章和第32章）。每次射精的活动精子数量严重减少（少于150万）和正常形态精子数量减少都与常规IVF妊娠率降低有关。对整个射精小于1000万条精子/ml或处理后小于500万/ml ICSI的男性，ICSI通常作为一线治疗。在行ICSI治疗前，严重男性不育（未洗涤精液中，少于500万精子/ml）的患者应该有染色体和Y染色体微缺失评估，因为在该组患者中染色体和基因异常的发生率较高。在一项对1935例严重男性因素不育患者的研究中，1214例为非阻塞性无精症，721例为严重少弱精子症，染色体异常的发生率分别是16.4%和5.8%。Y染色微缺失的发生率分别是9.5%和1.9%。染色体异常的发生率随着精子计数的减少而增加。尽管这样，这些患者仍适合接受IVF治疗。严重男性因素不育患者ICSI的受精率和妊娠率与常规IVF的相差不多。

4. 特发性不孕症 占不孕症夫妇的10%~17%，患者经彻底评估显示，没有导致不孕的确切原因。2010年美国辅助生殖技术协会（SART）资料显示，首次IVF和ICSI周期中13%的诊断均为"不明原因"的原发不孕。"不明原因"或特发性不孕是指那些完成了包括腹腔镜评估的不孕症夫妇。然而，由于本章的目的，特发性不孕是指已经完成了不孕症评估的基本步骤（精液分析、排卵监测及输卵管通畅检查），但没有行腹腔镜检查的患者，因为在美国，腹腔镜不再是初步评估不孕症的常规部分。

许多特发性不孕症夫妇在逐步治疗后成功怀孕（见第30章），包括经验性的氯米芬治疗后促性腺激素促排卵加IUI治疗。一项寻求解答IVF治疗中最高性价比方法的随机试验已经完成。在这个试验中，247对女方年龄21~39岁的不明原因不孕夫妇随机进行了3个周期的氯米芬联合IUI治疗，如果促性腺激素IUI 3个周期未孕，继之IVF最多6个周期，或者氯米芬IUI治疗后直接IVF。各治疗周期的分娩率为氯米芬IUI 7.6%，促性腺激素IUI 9.8%，IVF 30.7%。氯米芬IUI后接受IVF的患者平均早3个月怀孕（8个月比11个月）。值得注意的是如果IVF前尝试了其他治疗并失败，到接受IVF治疗时，女方年龄已大，卵巢储备已经降低的可能性更高。也就是说，由于开始接受IVF治疗时年龄较大，可能导致IVF妊娠率较低。

5. 多囊卵巢综合征与不排卵 直到最近，采用氯米芬和促性腺激素促排卵均失败的多囊卵巢综合征（PCOS）不孕妇女除了采用手术方式减少卵泡膜和基质细胞产生雄激素外，几乎没有什么治疗方法。但是，累计证据显示IVF对这类患者常常是有效的。一项荟萃分析比较了鹿特丹标准诊断的PCO患者的IVF妊娠结局，发现非PCO患者有更高的取卵取消率（推测是由于卵巢过度刺激、高卵母细胞数、较低的受精率），但是有相似的移植周期妊娠率。PCO患者卵母细胞不成熟的高发生率不足为奇，令人欣慰的是，不管PCO患者卵巢环境怎样，其妊娠率是可以接受的。

多囊卵巢患者是卵巢过度刺激综合征的高风险人群。这种风险可以通过使用GnRH拮抗药方案、避免使用hCG激发排卵，用GnRH激动药替代而减低（见后面章节）。在一项前瞻、随机安慰对照研究中，120例PCO患者在接受GnRH激动药长方案IVF治疗期间，给予二甲双胍500mg，3/d，一直用至月经来潮或妊娠试验阳性，结果显示，使用二甲双胍组的卵巢过度刺激的相对风险为0.28%（95% CI 0.11～0.67）。二甲双胍组促性腺激素用量更大［1 350 U（范围950～1 800）比1 275U（范围900～1750），$P = 0.018$］，hCG当日的不成熟卵泡更少［4.3（范围0～6）比5.5（范围2～9），$P = 0.034$］，雌激素水平更低［1951 pg/ml（范围342～4021），比2346（范围709～4 123），$P = 0.29$］。周期种植率（41%比31%）和活产率（29%比27%）没有差异。

对下丘脑性闭经患者，正如PCO，IVF治疗避免了促性腺激素导致多个卵泡发育的多胎风险（见第30章）。

6. 子宫因素

（1）子宫肌瘤：由于许多因素包括获得性缺陷，例如肌瘤、息肉、宫腔粘连或先天畸形，子宫异常被认为是不孕症的原因。许多研究者报道，黏膜下肌瘤与IVF妊娠率下降有关（见第27章）。此外，大量研究表明，宫腔镜黏膜下肌瘤切除术可提高IVF妊娠率。

肌壁间肌瘤对IVF结局的影响是不确定的。一些研究者发现，肌壁间肌瘤与IVF妊娠率下降相关。一项研究对112例肌壁间肌瘤（最大平均直径为2.3cm）和322例无肌瘤接受IVF治疗的妇女进行了前瞻性研究。有肌瘤妇女的继续妊娠率为15.1%，无肌瘤妇女为28.3%（$P<0.003$）。逻辑回归分析显示控制女方年龄和移植胚胎数目后，肌壁间肌瘤与妊娠OR值降低有关（OR 0.46，95% CI 0.24~0.88，$P<0.02$）相关。其他研究报道，肌壁间肌瘤直径最大到7cm，如不造成宫腔变形，基本不影响IVF结局。关于肌瘤对IVF的影响，有学者在141例肌瘤患者和406例无肌瘤患者中进行了研究。控制女方年龄后，肌瘤组的妊娠OR值为0.73（95% CI 0.49~1.19，$P = 0.21$）。Surrey等对399例肌瘤和无肌瘤患者连续IVF周期进行了研究。他们发现，活产率不受宫腔镜下显示宫腔正常的肌壁间肌瘤存在的影响。因此，不推荐预防性手术干预肌壁间肌瘤。相比之下，一项6087个IVF周期19项观察性研究的荟萃分析支持不造成宫腔变形的肌壁间肌瘤与活产率降低相关（RR 0.79，CI 0.70~0.88，$P<0.000 1$）的论点。如果肌壁间肌瘤对IVF活产率有影响，那么肌瘤切除术是否能让妊娠率恢复到预期水平，或者患肌壁间肌瘤的妇女是否存在子宫的生物学异常。需要有大样本的研究来明确是否肌壁间肌瘤降低了IVF成功率，如果是，子宫肌瘤切除术是否有益。

（2）子宫腺肌病：子宫切除术时典型的病理诊断。在一项第一次采用促性腺激素释放激素（GnRH）拮抗药IVF周期，女方年龄<39岁，有优质胚胎的研究中，比较了38例超声诊断子宫腺肌病的患者与175例无子宫腺肌病患者，结果发现子宫腺肌病患者妊娠率为23.6%，对照组为44.6%（$P = 0.017$）。调整母亲年龄和不孕年限后，差异明显，OR 0.417，CI 0.175比0.989，$P = 0.047$。另一项19例子宫腺肌病患者和256例对照的小样本研究也发现更低的继续妊娠率和更高的流产率。

（3）其他因素：子宫内膜息肉可能也降低了IVF活产率。但是，研究结果不一致。如果息肉确实在流产或降低妊娠率中起作用，似乎是2cm或更大直径的息肉。这也许是由于<1cm的息肉已退化。宫颈管狭窄可能影响有效的胚胎移植，从而降低IVF妊娠率。准备IVF时，宫腔镜评估后放置Malecot导管似乎可改善宫颈管狭窄患者胚胎移植的疗效。其他方法包括宫颈扩张术和切除术来增加移植的容易度也有报道。

（4）先天性缺陷：苗勒管异常似乎与IVF妊娠率降低有关。一项对37例苗勒管异常接受IVF的患者研究发现，首次周期活产率为8%，无苗勒管异常的对照组为25%。IVF后，子宫暴露于己烯雌酚和子宫异常的妇女与无异常者比，妊娠率非常低。

7. 卵巢储备降低 正逐渐被认为是一个重要的不孕症原因，很可能仅次于年龄作为一个预测IVF分娩率的指标。越来越清楚的是，不孕症夫妇当女方有足够卵巢卵泡池时，IVF最容易成功。随着女性年龄增长，其卵巢卵泡池在减少。一些报道提示，37岁后卵母细胞池的减少加速。除了女方的实际年龄，卵巢的生物年龄（剩余卵巢卵泡池的测量）可以通过卵泡期月经周期第3天卵泡刺激激素（FSH）浓度来确定，这也是IVF妊娠率的一个强有力的预测指标。但是，这种用建立阈值来区分"正常"和"异常"FSH水平的方法对第3天FSH作为筛选标准的使用有很大影响。

一项18 019例IVF周期高龄妇女〔（36.2 ± 4.8）

岁，mean ± SD）的大型研究调查了月经第 3 天 FSH 浓度和 IVF 分娩率之间的关系。该研究包括了许多方法测定的 FSH 水平，因为这反映了实际的临床实践。确定了正常和异常 FSH 水平的阈值。该研究结果显示，基础 FSH 水平＞18.0mU/ml 的高龄妇女没有活产率，FSH1～7mU/ml 时，活产率相对恒定，但是 8～11mU/ml 时活产率下降，当＞12mU/ml 活产率急剧下降（图 31-10）。每个年龄组都观察到了相似的趋势。对年龄和氯米芬兴奋试验的互相影响进行检测，结果发现，正常氯米芬兴奋试验（提示有足够卵泡池）的女性，年龄仍然是一项重要的预后变量。一般不孕症人群中也观察到了相似的结果（图 31-11）。

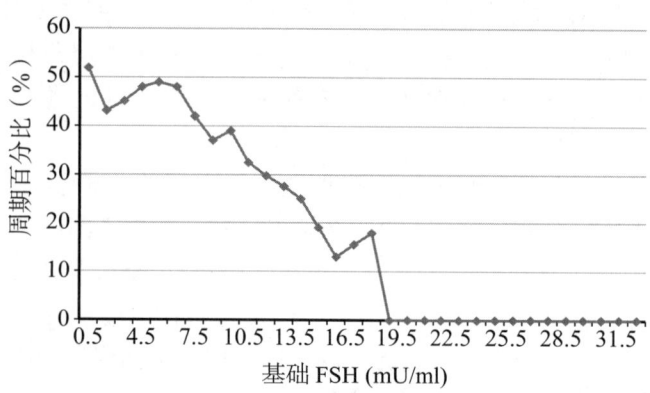

图 31-10 女方不同基础 FSH 水平的 IVF 初次周期分娩率

资料基于 18 018 对夫妇

[摘自 Scott RT, Elkind-Hirsch KE, Styne-Gross A, et al. The predictive value for in vitro fertility delivery rates is greatly impacted by the method used to select the threshold between normal and elevated basal follicle stimulating hormone. Fertil Steril, 2008（89）：868–878, with permission of the American Society for Reproductive Medicine.]

卵巢窦卵泡计数（超声下测量最大直径为 2～10mm 的卵巢窦卵泡数目）是比 FSH 更好的卵巢储备预测指标。总窦卵泡＜7 个的女性卵巢储备降低，通常 IVF 结局较差。此外，卵巢体积反映了窦卵泡计数，也与 IVF 成功有关，但是对卵巢囊肿的处置没用。卵巢体积小的女性通常 ART 妊娠率较低。

苗勒管抑制物质（MIS），也被称为抗苗勒管激素（AMH），是一种由颗粒细胞合成的糖蛋白生长因子。大量研究证实 AMH 随年龄增长而减低，因此，是卵巢储备的有效标志物。Seifer 等首次证实，AMH 在 IVF 周期卵巢反应不良的妇女中明显降低。在血清低 AMH 水平的妇女中，ART 的妊娠率和分娩率也较低。AMH 有最小周期波动的优点，它的水平在整个月经周期不会明显改变，在口服避孕药的妇女中也是准确的。

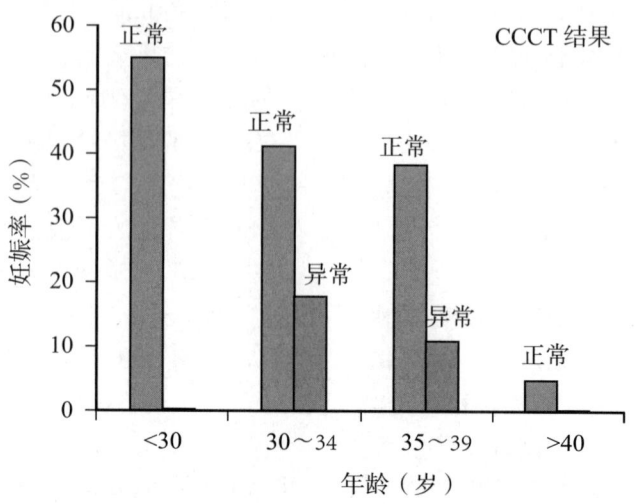

图 31-11 普通不孕症人群的前瞻性观察试验，根据年龄和氯米芬兴奋试验（CCCT）结果的临床妊娠率

插图基于 236 对夫妇的数据。CCCT 结果异常（提示卵泡池耗竭）的妇女，不管年龄多大，妊娠率都低。40 岁以上妇女，即使 CCCT 结果正常，IVF 妊娠率也低下（引自 Scott RT, Hofmann CE. Prognostic assessment of ovarian reserve. il Steril 63:1–11, 1995, with permission of the American Society for Reproductive Medicine.）

抑制素 B，是颗粒细胞分泌的一种激素，作为卵巢储备的一种标志物被研究。抑制素 B 以类似雌激素的方式直接抑制垂体 FSH 的分泌，因此被认为是卵巢健康的标志物。然而，由于缺乏统一的商业化检测，抑制素 B 作为卵巢储备标志物的使用是有限的。

荟萃分析证实，虽然卵巢储备检测有助于预测对诱导排卵的反应及选择卵巢促排方案，但它们并不是准确、独立预测活产率的指标。年龄仍然是主要因素。卵巢储备降低的年轻妇女妊娠率和活产率基本上要比同样卵巢储备降低的大龄妇女高。Yanushpolsky 等发现＜40 岁，氯米芬兴奋试验中 FSH 水平在第 3 天或第 10 天高于 10mU/ml 的患者，妊娠率和活产率只有 FSH＜10mU/ml 的患者的 1/2。

如图 31-12 所示，在辅助生殖周期中，由于卵母细胞非整倍体的增加，妊娠终止于自然流产的比例随女方年龄的增长而增加。许多权威人士建议，女性特别是年龄＞40 岁，卵母细胞池耗竭，对促性腺激素反应不良者应该考虑接受赠卵治疗或收养。

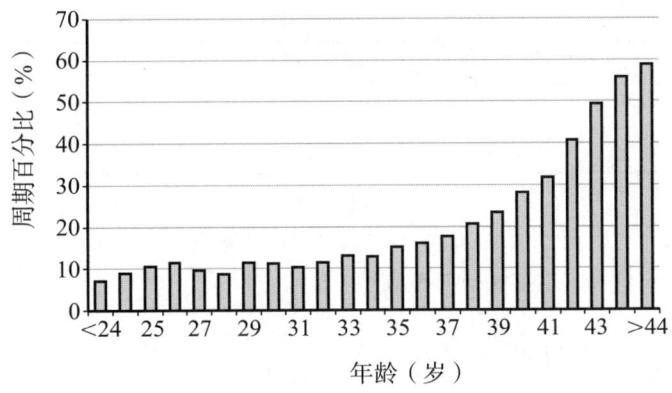

图31-12 2009年，不同年龄妇女ART助孕后自然流产的新鲜非赠卵或赠胚周期比例

[摘自 CDC Assisted Reproductive Technology（ART）Report 2009. Available at www.cdc.gov/art/ART2005. Accessed Sept. 30, 2012.]

8. 多种不孕症因素 许多夫妇有多重因素导致低受孕率。一般来说，不孕症因素越多，IVF成功率越低。例如，在一项IVF对子宫内膜异位症为唯一不孕症因素的研究中，周期活产率为31%。女方为子宫内膜异位症同时丈夫精液分析异常者，周期活产率为16%。女性如有子宫内膜异位症和输卵管疾病，周期活产率为8%。相似的，在一项关于IVF对输卵管疾病伴或不伴其他不孕症诊断的研究中，单纯输卵管疾病的妇女移植活产率为30%，如果女性输卵管因素合并男性因素者，活产率为25%，既往有己烯雌酚暴露或免疫性不孕者，活产率分别为20%和19%。2009年，美国CDC数据显示，10.6%的周期涉及一种以上女性不孕症诊断，17.8%涉及男性和女性不孕症因素，每刺激周期分娩率分别为23.4%和28.6%。相比之下，不明原因不孕、子宫内膜异位症和男性因素患者的分娩率分别为33.7%、35.3%和37.6%，而那些较差的预后分类如卵巢储备降低（14.5%）子宫因素（25.4%）更类似于有多个不孕症诊断的IVF周期。

最近来自SART的一项研究显示，子宫因素或卵巢储备降低接受IVF/ICSI的妇女，刺激周期分娩率低于所有其他不孕症原因妇女。

9. 胚胎植入前基因检测（PGT） 非不孕症夫妇，但是有单基因缺陷携带或染色体异位者，均适合行PGT的IVF以减少疾病传播或避免复发性流产的可能性。卵巢储备良好及产生相当数量的优质胚胎对优化PGT妊娠和分娩较为重要，至少有25%的胚胎是不太适合移植的（如，在隐性基因缺失的情况下）。

为避免非整倍体妊娠丢失或流产的染色体筛查目前正在开发；尚不清楚是否这样的筛查会提高IVF初次刺激的分娩率。PGT详见第32章。

（三）IVF统计概述

IVF已经发展为一个科学领域，治疗在不断地变化和发展。目前，大多数研究采用每IVF初次周期活产率（即每个促性腺激素治疗开始的周期）。这种统计有助于患者决定是否这个风险/受益比适合他们行IVF。但是，更准确的表述可能是每刺激周期的累计活产率，包括来自单个控制性促排卵周期的新鲜移植和冻胚移植的分娩数。这个方法要得到可靠结果较为困难，因为它需要追踪冻融移植的胚胎到所产生的周期。

分娩率的计算，多胎妊娠算1次分娩，而不是双胎算2次分娩，三胎算3次分娩。遗憾的是，计算IVF成功率时，许多研究者使用其他分子（临床妊娠、继续妊娠）和分母（每次取卵或胚胎移植的妊娠率）。许多反对者认为这些率过于乐观，并不是IVF成功的实际评价，因为它们不包括开始刺激时由于低反应、受精失败或其他原因所导致的取消周期。

IVF最显著的特点之一是其疗效的持续改进。从1986—2009年，每初次IVF周期的分娩率从低于9%显著增加到30%（表31-1）。

表31-1 美国生殖医学学会关于1986年、1994年IVF结局的报告，以及国家疾病预防控制中心对1998年、2004年、2009年IVF结局的总结报告

	新鲜、非赠卵周期				
	1986[1]	1994[1]	1998[2]	2004[2]	2009[2]
周期数	4867	26 555	61 650	89 533	96 233
临床妊娠数	485	6089	22 934	31 373	37 214
分娩数	NR	4896	18 808	25 880	30 529
初次周期（%）	<9[3]	18.4	24.9	28.9	31.7

（1）改编自国际医学研究组织美国生殖协会 [Fertil Steril, 1968 (49): 212-215; Society for Assisted Reproductive Technology. Fertil Steril, 1996 (66): 697, with permission of the American Society for Reproductive Medicine; Society for Assisted Reproductive Technology. Fertil Steril, 1999 (71): 798.]

（2）摘自 CDC 1998, 2004, 2009年辅助生殖技术[ART]报告。（www.cdc.gov/art/ART. Accessed Sept. 30, 2012.）

（3）假设流产率和异位妊娠率至少为10%

除子宫因素、多个并发的女性不孕症因素及卵巢储备降低外，IVF 是一种治疗大部分不孕症非常有效的方法（图 31-13）。不足为奇的是，无论不孕症诊断如何，女性年龄与 IVF 妊娠结局呈负相关（表 31-2）。随女性年龄增大，卵泡被耗尽，卵巢储备功能降低，获得 IVF 妊娠的概率减小。如图 31-14 所示，25～31 岁，IVF 活产率相对稳定，之后到 35 岁活产率逐渐下降。35 岁以后下降更明显，44 岁以上的妇女，活产率接近 0%。

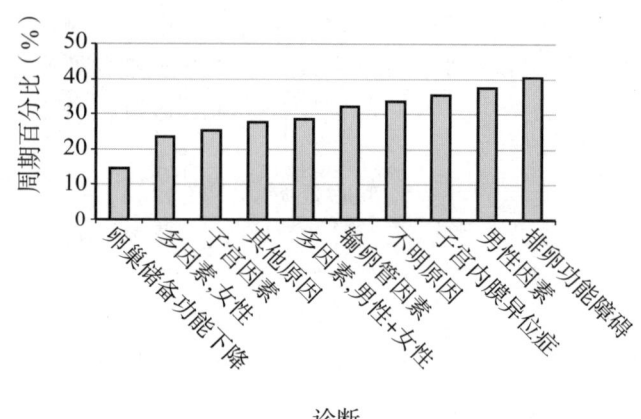

图 31-13 2009 年，ART 助孕后有活胎分娩的新鲜非赠卵或赠胚周期比例

［摘自 CDC Assisted Reproductive Technology（ART）Report 2009. Available at www.cdc.gov/art/ART2009. Accessed Sept. 30, 2012.］

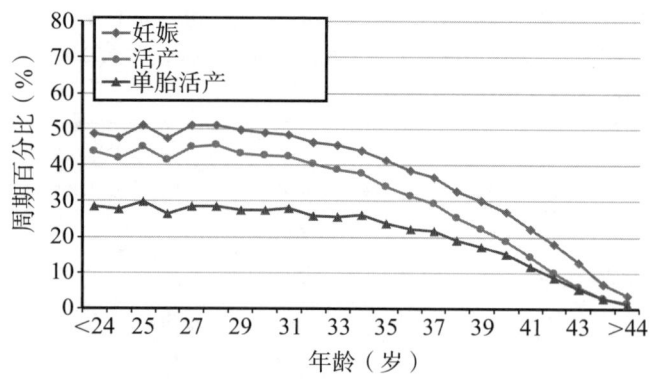

图 31-14 2009 年，不同年龄妇女 ART 助孕后妊娠、活产、单胎活产的新鲜非赠卵或赠胚周期比例

［摘自 CDC Assisted Reproductive Technology（ART）Report 2005. Available at www.cdc.gov/art/ART2009. Accessed Sept. 30, 2012.］

表 31-2 2009 年 ART 报道：国家总结[1]

周期类型	妇女年龄				
非赠卵的新新鲜胚胎	<35	35～37	38～40	38～40	41～42
周期数	42 384	21 860	22 144	22 144	9845
活产率	41.4	31.7	22.3	22.3	12.6

（1）非赠卵、新鲜胚胎移植

摘自 CDC 2009 年辅助生殖技术 [ART] 报道（www.cdc.gov/art/ART2009. Accessed Sept. 30, 2012.）

（四）患者咨询

咨询对于打算直接进行 IVF 的患者很重要。在几乎所有的结果研究中，年龄是预测 IVF 活产率最重要的指标，其次是卵巢储备。遗憾的是，正常的卵巢储备试验结果并不优于年龄；44 岁但是卵巢储备功能正常的女性很可能对促性腺激素发生反应，但是由于大龄卵母细胞非整倍体的高发生率，导致 IVF 分娩率小于 1%（图 31-14）。既往有妊娠和分娩史，特别是 IVF 治疗史，不能增加 IVF 成功率；总之，再次强调，年龄和卵巢储备至关重要。

（五）促排卵方案

自然周期 IVF 和"微刺激"IVFB 已在第 30 章有详细介绍。

1. 自然周期 IVF　为了确定获取成熟卵母细胞的时间，自然周期 IVF 可以通过密切监测月经周期血清雌二醇和阴道超声来完成。虽然概念上有吸引力，但自然周期 IVF 妊娠率仍较低。在一项 74 个自然周期 IVF 的研究中，约 50% 的周期有获卵，初次周期的妊娠率为 3%。在另一项 114 个自然 IVF 周期的研究中，初次周期的妊娠率为 4%。真正的自然周期 IVF 中，自发排卵率高，无获卵和无胚胎率高，妊娠率和分娩率低。IVF 是一种资源密集型的治疗，初次自然 IVF 周期妊娠率 3%～4% 是不合算的。

2. 微刺激方案　微刺激方案在文献中很难定义，但是已经得到广泛认可。该方案包括氯米芬或芳香化酶抑制剂联合 75～150U 促性腺激素，但是在一些文献中，促性腺激素用量实际上相当高。这种治疗适合用于卵子非整倍体概率低、胚胎种植率高的年轻妇女。在欧洲，这种治疗被广泛采用，也许部分原因是许多国家已立法限制培养和（或）移植胚胎的数目，以及降低 IVF 考虑接受的最大女性年龄。

在美国，有资料显示，更多的卵子数目和优质胚胎可以优化各年龄段的妊娠率。因此，成功主要取决于产生足够数量含有发育能力卵母细胞的成熟卵泡，同时避免卵巢过度刺激综合征。大量回顾性研究表明，为了最大限度地提高妊娠率，获得足够的胚胎以行胚胎选择很重要。一项对 7422 例接受长效 GnRH 激动药方案的研究发现，获卵 13 个（28%）时，初次周期的妊娠率最高。另一项 1991—2008 年的 400 135 个 IVF 周期的研究也发现，周期妊娠率与获卵数相关。获卵的中位数为 9 个，初次周期活产率为 21%。各年龄组的活产率与获卵数相关，当获卵数为 15 个时，活产率最高，15～20 个卵时趋于稳定，当超过 40 个卵时活产率较低。因此，在美国 IVF 促排卵的主要目的是使多个卵泡发育以行胚胎选择，特别是对非整倍体率增加，胚胎种植率降低的高龄妇女（即年龄＞38 岁）。

用于促排卵的药物包括氯米芬、氯米芬-hMG、氯米芬-rhFSH（基因重组人 FSH）、单独 hMG、单独免疫纯化（高纯）尿源性人 FSH（hpFSH）、单独 rhFSH，以及上述各种药物组合。与单独使用氯米芬相比，氯米芬加小剂量人促性腺激素（FSH 或 hMG）能增加刺激的卵泡数目，但是获卵数和妊娠率均低于正常反应者中常规促排卵的预期值。虽然这种方案刺激成本较低，但每次胚胎移植的活产率也低（19%）。因此，如果按照初次周期的预期活产率和累计活产率（包括冻融胚胎移植）来算，这些方案可能不如单独使用常规剂量的促性腺激素，并且最终性价比也不高。

3. 常规促排卵 以下我们着重于美国使用的 IVF 控制性促排卵方案。此外，还考虑了方案的选择。

（1）GnRH 激动药降调节方案：IVF 促排卵中，GnRH 激动药类似物或拮抗药的主要目的是防止卵泡未成熟时提前出现的 LH 峰（由高水平雌二醇所激发的）。GnRH 激动药类似物在氨基酸的第 6 位和第 10 位不同于天然的十肽。它们能抵抗降解，半衰期长并且延长了占据受体的时间。GnRH 激动药类似物开始使用时与 LH 和 FSH 分泌增加（激动药期）有关。长期使用引起垂体 GnRH 受体降调和部分脱敏，导致 LH 和 FSH 的垂体分泌受抑制。IVF-ET 促排卵方案中添加 GnRH 激动药类似物似乎增加了获卵数、可移植胚胎数，以及临床妊娠率。在常规降调节方案中，GnRH 激动药开始于前次月经周期的黄体中期，促排卵在随后月经来潮或之后开始（图 31-15）。

例如，一项研究证实，GnRH 激动药（buserelin）加 hMG 治疗比氯米芬加 hMG 获卵更多（9.3 比 6.2），胚胎更多（4.3 比 2.8），临床妊娠率更高（20% 比 14%）。在另一项采用相同药物刺激方案的研究也证实，buserelin-hMG 组比氯米芬-hMG 组有更高的妊娠率。使用的 GnRH 激动药的类型似乎不是改善结局的关键。采用 D-Trp6 GnRH 激动剂的研究也证实，妊娠率高于 IVF-ET 中没有使用 GnRH 激动药的促排卵方案（21% 比 12%）。GnRH 激动药对促性腺激素刺激方案的添加似乎抑制了早发的 LH 峰，

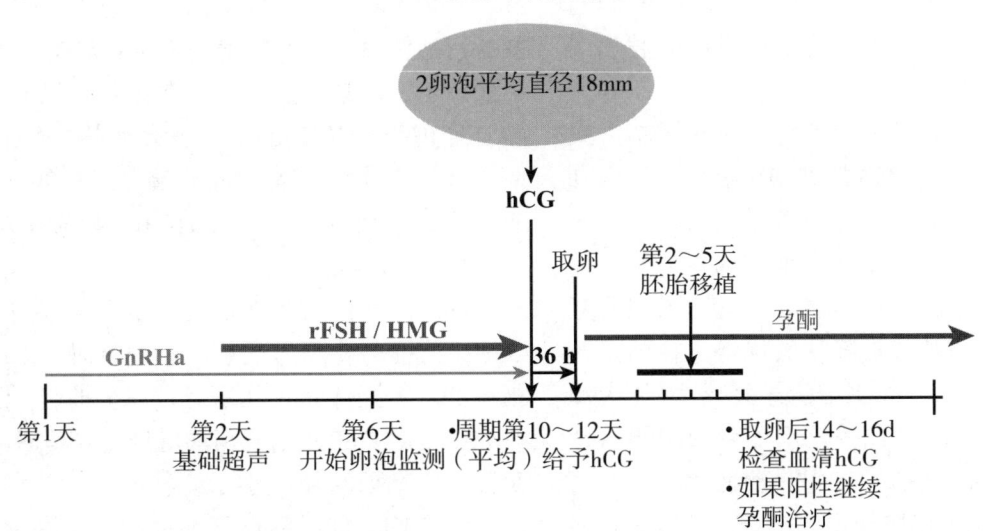

图 31-15　IVF 促排卵 GnRH 激动药方案

FSH. 卵泡刺激素；GnRHa. 促性腺激素释放激素激动药；hMG. 人绝经期促性腺激素；hCG. 人绒毛膜促性腺激素

[摘自 Cheong Y, Ginsburg ES, Macklon N. Protocols for ovarian stimulation. In Ginsburg ES, Racowsky C. New York：Springer Science+Business Media, In Press.]

降低了颗粒细胞提前黄素化的概率，减少了提前黄素化或排卵所致的周期取消。

在少数妇女中，GnRH 激动药降调方案可能会过度抑制内源性垂体 LH 的分泌。如果 rhFSH 是唯一使用的外源性促性腺激素，可能会导致血清雌二醇水平低下。比较 GnRH 激动药和 GnRH 拮抗药周期的卵泡动力学时发现，激动药中由蛋白激酶 C 介导的 FSH 诱导的蛋白激酶 A 信号通路的调节与拮抗药周期中不同。这种信号通路改变的调节通过较低水平的芳香化酶活性导致血清和卵泡雌二醇水平较低。但事实上，低水平的雌二醇对 IVF 周期妊娠率不利。LH 水平太高时，可能会发生过早黄素化。尽管雌二醇水平较高，由于研究没有统一表明促排卵时添加 LH 可提高妊娠率，因此，尚不清楚是否最合适的促排卵方案需要添加 LH。

值得注意的是，正常卵巢储备的妇女通常会从降调节方案中产生适量的卵子数（本章以后讨论）。但是，卵巢储备功能降低的妇女可能在降调后给予大剂量的促性腺激素也无反应。在一些患者中，采用较低剂量的 GnRH 激动药可以降调而不过度抑制。一项随机研究中，与标准 3.75mg 的剂量相比，半量的曲普瑞林（1.875mg）足以抑制垂体，且需更低剂量的 FSH（42±2 比 59±3），有更多的成熟卵（10.1±0.54 比 7.4±0.55）、受精卵（8.24±0.35 比 6.34±0.37）和胚胎数（7.8±0.36 比 5.9±0.37）。两组的妊娠率（38.8% 比 25.3%）、种植率（22.6% 比 13.8%）或流产率（6.1% 比 5.0%）没有显著差异。然而，半量组累计妊娠率（新鲜加冻融胚胎移植）明显增高（56.8% 比 35.4%）。

（2）GnRH 激动药长或短方案：在降调节方案中，GnRH 激动药类似物通常在 IVF-ET 前一周期的黄体期开始（长方案）。在 GnRH 激动药短方案中，GnRH 激动药在 IVF-ET 周期的早卵泡期开始使用，通常在月经周期 1～3d。基本上，短方案具有激动药和 GnRH 激动药类似物降调的优势。在治疗开始头几天，早卵泡期，GnRH 激动药刺激垂体内源性 LH（和 FSH）分泌。LH 分泌增加刺激了更多卵巢雄烯二酮的产生，增加了芳香化酶底物。然而，LH 和卵巢雄烯二酮分泌增加也许不合适，因为一些研究提示，升高的血液循环 LH 和卵泡内雄激素水平并不与最佳卵母细胞功能有关。一项使用 GnRH 激动药长或短方案的研究中，卵泡期雄烯二酮浓度分别为 27ng/ml 比 57.3ng/ml（$P<0.05$）。无论如何，升高的雄烯二酮导致较高的雌二醇水平，FSH 分泌的增加可增加卵泡的募集。如果持续给予 GnRH 激动药类似物，类似物的降调作用开始，并防止过早出现的 LH 峰。

在一项研究中，既往对常规 GnRH 激动药长方案降调加促性腺激素刺激反应不良的患者采用微量短方案，醋酸亮丙瑞林（每 12 小时 20μg）加促性腺激素，早卵泡期开始。与以前的降调节周期相比，微量 GnRH 激动药加促性腺激素方案的卵巢反应更好，血清雌二醇水平更高，卵泡数和获卵数增加。然而，应该注意的是，卵巢储备功能正常的女性，短方案的周期取消率比长方案高，妊娠率可能更低。在一项大型队列研究中，患者年龄小于 40 岁，有正常基础 FSH 水平，与 GnRH 激动药长方案相比，短方案的分娩率更低（15.1% 比 21.3%，$P<0.05$）。其他研究者也报道了相似的趋势。GnRH 短方案可能不是首次 IVF 或有良好预后的患者的首选促排卵方案。但是，短方案对那些不大可能对长方案反应好的卵巢反应不良患者是有益的（本章后面讨论）。

（3）GnRH 拮抗药方案：GnRH 激动药类似物的一个问题是，在治疗开始时 LH 就受到刺激，这与正常月经周期早期的生理不一致。GnRH 拮抗药提供了初期无 LH 释放，但能明显抑制 LH 分泌的可能。因此，LH 分泌能在刺激周期内被控制；GnRH 激动剂是不可能有这种效果的，它必须在前次月经周期开始，以在促排卵开始时获得完全的降调节。GnRH 拮抗药通常每天小剂量使用（西曲瑞克或加尼瑞克，0.25 mg 每天皮下注射），常在月经第 6～8 天或当主导卵泡直径达 14mm 时开始使用，或在大约周期的第 8 天单次大剂量（西曲瑞克，3 mg 皮下注射，有 4 天的作用时间）（图 31-16）。两种方案都能抑制自发性 LH 峰。

GnRH 拮抗药对 IVF 促排卵的影响主要取决于 GnRH 拮抗药使用的剂量。小剂量时，LH 的抑制是极小的。大剂量时，几乎可以完全抑制 LH。在一项研究中，对 GnRH 拮抗药加尼瑞克 6 种剂量对 LH 分泌和 IVF 结局的影响进行了分析。每天给予固定剂量的重组 FSH。加尼瑞克不仅对 LH，也对血清雄烯二酮和雌二醇产生剂量依赖的抑制（表 31-3）。GnRH 拮抗药周期前使用口服避孕药很常见，其目的是为了在周期开始时有一些控制。促排卵前使用口服避孕药

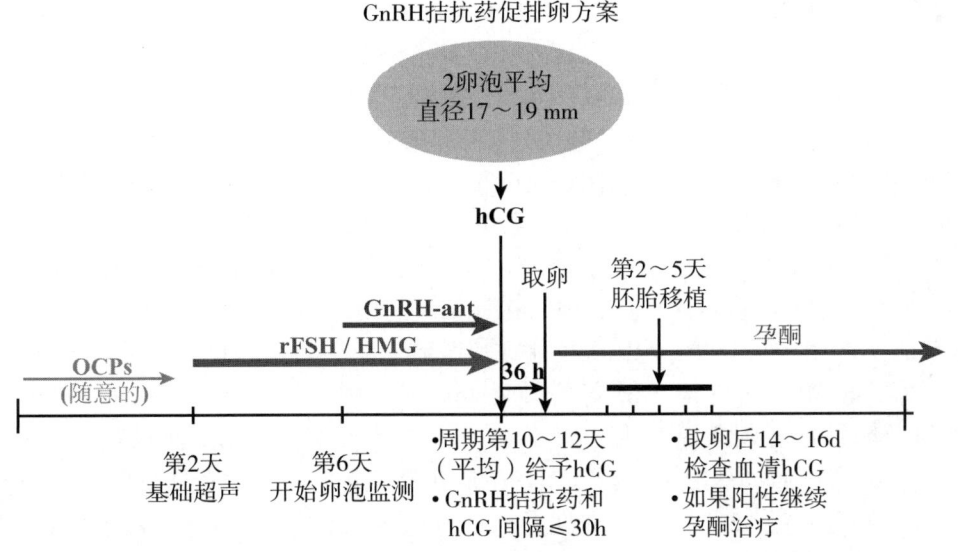

图 31-16 IVF 促排卵 GnRH 拮抗药方案

FSH. 卵泡刺激素；GnRH-ant. 促性腺激素释放激素拮抗药；hCG. 人绒毛膜促性腺激素；HMG. 人绝经期促性腺激素

[摘 自 Cheong Y, Ginsburg ES, Macklon N. Protocols for ovarian stimulation. In Ginsburg ES, Racowsky C. New York：Springer Science+Business Media, In Press.]

约 3 周的初步研究已获得 FDA 批准。对稀发排卵患者，最好在开始促排卵前确认患者没有怀孕；明确无排卵的孕激素水平后给予一个疗程的口服避孕药，让患者和医生可以按预定的方式开始促排卵。一项 3 种方法的随机 IVF 试验对 OCP 预处理后的 GnRH 拮抗药（n=110）、激动药（n=110）、无 OCP 处理的 GnRH 拮抗药（n=111）进行了比较，结果表明，OC 预处理的拮抗药方案与激动药方案更相似，而不是非 OCP 拮抗药方案。促排卵开始时抑制更深（$P\leqslant0.001$），表现为卵泡生长更慢（$P\leqslant0.001$），刺激时间更长（分别为 11.7d 和 10.3d 比 9.4d；$P\leqslant0.001$），rFSH 用量更多（2667 U 和 2222 U 比 1966 U；$P\leqslant0.001$）。三组获卵数相似（分别为 13.1，12.9 和 11.5），优质胚胎数（5.1，5.7 和 5.0）相似。一项荟萃分析评估了 847 例患者的 4 个随机对照试验，作发现虽然 OCP 预处理后促排卵时间和促性腺激素使用时间更长，但继续妊娠率没有差异。然而，在一项随访研究中，笔者发现 OCP 预处理的 GnRH 拮抗药周期中持续妊娠率较低（相对风险 0.80，95%CI0.66～0.97），促排卵时间和促性腺激素使用时间也更长。另一项包括雌二醇和孕激素预处理的荟萃分析也有相似的发现，其中持续妊娠率轻微下降，然而，得出的结论是，由于研究样本量小，在临床实践中没有影响。最近一项随机试验显示，促排卵前给予 4mg 口服雌二醇（相当于 20mg 乙炔雌二醇）与未治疗者相比，促排卵时间更长，促性腺激素用量更多，但是临床妊娠率没有差异。在我们的方案中，给予 10～21d 的口服避孕药，并不是所有患者服用口服避孕药后都有撤退性出血，因此停药后月经期第 2 天或最后一片药后 4d，由于绝大多数女性到那时会有撤退性出血，因此应行基础超声检查。

表 31-3 GnRH 在进行促排卵的妇女中预防早发 LH 峰的作用

ganirelix 剂量	0.0625 mg	0.125 mg	0.25 mg	0.50 mg	1.0 mg	2.0 mg
人数	30	65	68	69	64	26
FSH（U/L）	9.1	9.0	9.1	10.2	9.8	8.8
LH（U/L）	3.6	2.5	1.7	1.0	0.6	0.4
雄烯二酮 (ng/ml)	2.6	2.6	2.4	2.2	2.0	1.5
E_2（pg/ml）	1475	1130	160	823	703	430
周期妊娠率（%）	23.3	23.1	33.8	10.1	14.1	0

从月经来潮第 2 天开始，接受 IVF 的妇女每天持续给予重组 FSH（普丽康），直至有 3 个平均直径>17 mm 的卵泡时，给予 hCG 激发排卵。患者随机接受 GnRH 拮抗药，加尼瑞克，每天给药。从月经第 7 天开始，共 6 个剂量组（0.0625 mg，0.125 mg，0.25 mg，0.5 mg，1.0 mg，2.0 mg）。hCG 日测量血清 FSH，LH，雄烯二酮和雌二醇水平。大剂量的加尼瑞克明显抑制了血清中 LH，雄烯二酮和

雌二醇水平。0.25 mg 剂量组的加尼瑞克周期妊娠率最高。

加尼瑞克剂量研究组：一项对加尼瑞克使用剂量的双盲、随机对照研究，以评价促性腺激素释放激素拮抗药加尼瑞克（代码 37462）对重组卵泡刺激素普丽康进行促排卵的妇女预防早发 LH 峰的有效性（Hum Reprod，13:3023-3031，1998）。

（4）"正常"反应者的 GnRH 激动药与 GnRH 拮抗药方案：大部分 IVF 研究证实，由于早发的 LH 峰，GnRH 激动药降调节方案和 GnRH 拮抗药方案都有相似的周期取消率，以及卵巢过度刺激综合征（OHSS）的比率。一项 5 个随机对照研究的 Cochrane 综述比较了 IVF GnRH 拮抗药（n =1211）与 GnRH 激动药降调节方案（n =585），结果显示，与 GnRH 激动药组相比，GnRH 拮抗药组妊娠的 OR 为 0.79[95%CI，0.63～0.99]。但是，近来相同第一作者的一个 Cochrane 综述发现，在 45 个 RCT（n=7511）中，正常卵巢储备的妇女使用 GnRH 拮抗药方案与激动药长方案相比，活产率没有统计学显著差异（9 个 RCT；OR 0.86，95% CI，0.69～1.08），持续妊娠也无差异（28 个 RCT；OR 0.87，95% CI，0.77～1.00）GnRH 拮抗药组 OHSS 发生率显著降低（29 个 RCT；OR 0.43，95% CI，0.33～0.57）。因此，对卵巢储备功能正常的患者选择用药方案时应结合临床。

4．"卵巢反应不良者"的方案

（1）"雌二醇预处理"GnRH 拮抗药方案：在 IVF 中 GnRH 拮抗药使用的一种改变是黄体期使用雌二醇皮贴或口服雌二醇（如每贴 0.3mg，隔天更换，或每天口服 4mg 雌二醇）随后给予 GnRH 拮抗药抑制（图 31-17）。在月经期，使用促性腺激素刺激联合 GnRH 拮抗药的优点是，通过降低窦卵泡大小和卵泡期异质性来改善发育卵泡的同步性，最适合用于卵巢反应不良者。在一项报道中，使用"皮贴"的患者相比前一周期，周期取消率更低，获卵数和移植胚胎数更多。一项关于有无预处理的 GnRH 拮抗药周期的荟萃分析发现，与无处理组相比，雌二醇预处理组有更多的获卵数。

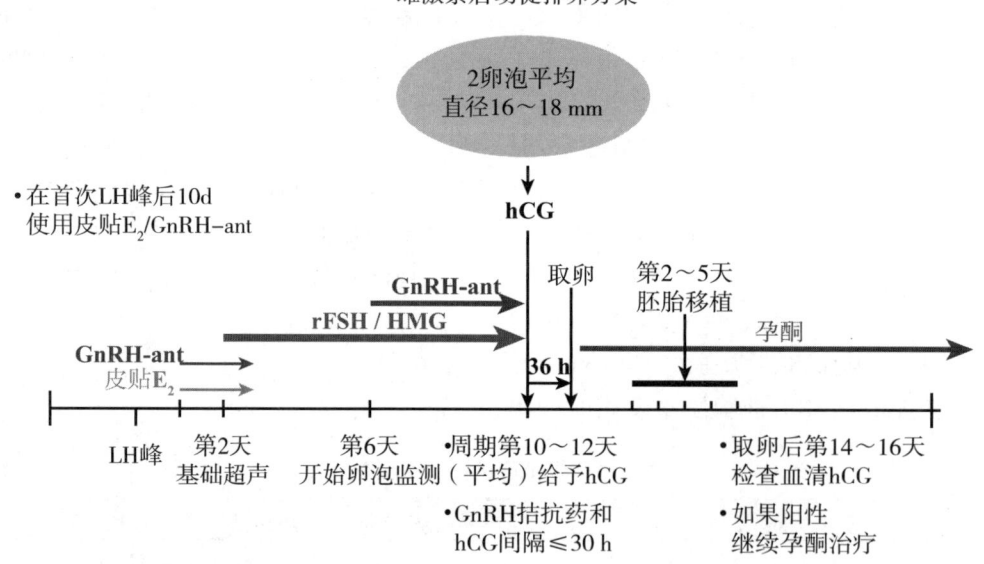

图 31-17 IVF 促排卵中"皮贴"或"雌激素预处理"方案

FSH. 卵泡刺激素；GnRH-ant. 促性腺激素释放激素拮抗药；hCG. 人绒毛膜促性腺激素；hMG. 人绝经期促性腺激素

[摘自 Cheong Y, Ginsburg ES, Macklon N. Protocols for ovarian stimulation. In Ginsburg ES, Racowsky C. New York: Springer Science+Business Media, In Press.]

（2）微量短方案：采用稀释或低剂量 GnRH 激动剂，通常在月经周期第 1 天或第 2 天开始（图 31-18）。目的是提供有足够抑制的刺激来避免自发性 LH 峰，但不足以抑制内源性垂体 LH 和 FSH 释放，以便促排卵可以被内源性促性腺激素增强。这种方案常常在月经第 1～2 天使用口服避孕药预处理。在卵巢反应不良者的前瞻随机实验中比较了微量醋酸亮丙瑞林方案和雌二醇预处理方案，两者在临床或

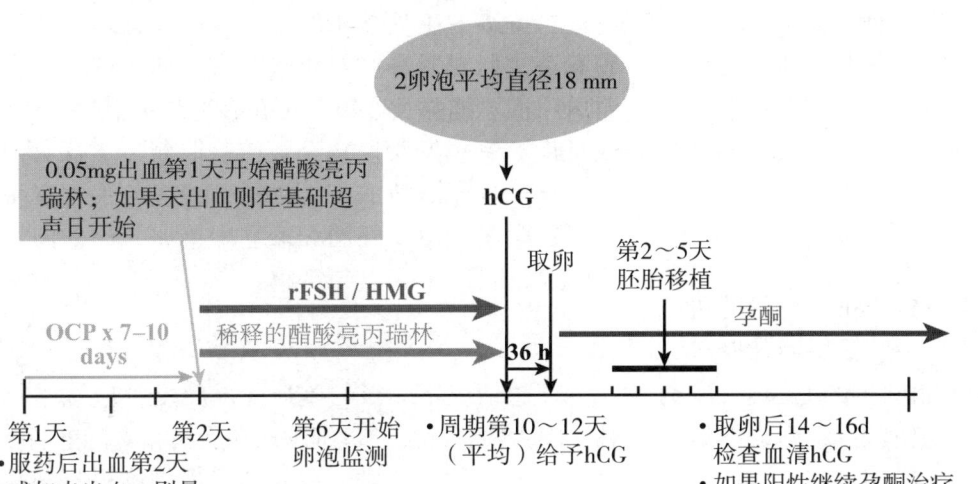

图 31-18 IVF 促排卵"微刺激"方案

FSH. 卵泡刺激素；GnRH-a. 促性腺激素释放激素激动药；hCG. 人绒毛膜促性腺激素；HMG. 人绝经期促性腺激素

[摘自 Cheong Y, Ginsburg ES, Macklon N. Protocols for ovarian stimulation. In Ginsburg ES, Racowsky C. New York: Springer Science+Business Media, In Press.]

活产率上没有差异报道。但是，样本量很小，可能没有足够的权重来说明结果有显著差异。在一项 116 个周期的更大研究中，雌二醇预处理方案用了更大剂量的促性腺激素（3247.8U ± 634.6U 比 2994.8U ± 611U），但是获卵数和受精数相似。两组患者移植周期的种植率（9.8% 比 7.9%）、临床妊娠率（16.3% 比 15.6%）没有显著差异。

另一项研究对 270 例反应不良患者随机采用短方案（曲普瑞林 0.05 mg/d）和拮抗药方案，治疗前均未用过激素。曲普瑞林在月经第 2 天促排卵时开始使用，西曲瑞克在卵泡直径≥ 14 mm 时开始使用。使用固定剂量的 rFSH 400U。结果显示，拮抗剂组 hCG 日雌二醇水平较低，获卵数、受精率、种植率两组均无差异。但是，拮抗药组继续妊娠率较高（12.2% 比 4.4%，P＜0.048；差异 7.8%；95% CI：0.2～14.0）；然而，可信区间在 1.0 稍微重叠。另一项对 55 例卵巢反应不良者的研究发现，短方案和拮抗药的妊娠率相当。但是，短方案组获得的成熟卵数更多、移植的优质胚胎数更多，受精率更高（84% 比 63%）。

（六）IVF 周期监测

在 GnRH 激动药周期中，垂体降调节是通过评估月经来潮后血清雌二醇和孕酮水平来进行的；雌、孕激素水平应该被抑制，并取决于使用的检测方法，雌二醇水平通常＜ 50 pg/ml，孕酮＜ 1.0 ng/ml。基础雌二醇水平也用于排外任何因治疗而生长的大卵巢囊肿，并排除潜在的恶性肿瘤。单纯性卵巢囊肿不一定影响促排卵，但持续大于 3cm 的复杂囊肿必须在促排卵前手术治疗，除非已知患者有子宫内膜异位症以及囊肿有典型的子宫内膜异位囊肿的外观。

由于 GnRH 拮抗药周期开始时垂体没有被抑制，只需行常规超声即可。刺激 4d 或几天后，通常采用血清雌二醇和超声检查来评估卵泡的发育；至少有 1～2 个卵泡平均直径达 18mm 时给予 hCG。然而，成熟卵母细胞通常也可从小卵泡中获得。

（七）卵泡的最终成熟

取卵前卵泡和卵母细胞的最终成熟需要受高浓度 LH 的刺激。在重组激素可用之前，最易获得的 LH 样物质是尿人绒毛膜促性腺激素（hCG）。近来，已有重组 hCG（rhCG）。通常给予 5000U 或 10 000U 的 hCG（250 μg 的 rhCG 大约相当于 10 000U 的 hCG）来刺激卵泡的最终成熟。在一项临床试验中，比较了用于卵泡最终成熟的 hCG 和重组人 LH（rhLH）。研究者报道，hCG 和 rhLH 对卵泡和卵母细胞成熟有相同的疗效，两组妊娠率相似。但是，rhLH 的 OHSS 的比率略低，可能由于其半衰期较短。值得注意的是，OHSS 的发生取决于卵泡刺激期间 FSH 的剂量。rhCG 被用于皮下注射，尿源性 hCG 制剂被 FDA 批准用于肌内注射。

当使用重组的 GnRH 拮抗药加 rhFSH 进行促排卵时，可以使用单剂量 GnRH 激动药刺激垂体释放 LH 峰，启动卵泡的最终成熟。例如，在一个小的临床试验中，对进行 IVF 的妇女采用 rFSH 和 GnRH 拮抗药加尼瑞克来刺激，之后随机接受 hCG(10 000 U)，曲普瑞林（0.2 mg）或醋酸亮丙瑞林（0.5 mg）启动卵泡的最终成熟。在 GnRH 激动药（曲普瑞林和醋酸亮丙瑞林）组，LH 的内源性分泌在注射后 4h 达到峰值，24h 回到基线。hCG 注射后，血中 hCG 在

24h达到峰值并持续升高5d。直到取卵日，三组的雌二醇和孕激素水平相似。黄体期，hCG组雌二醇和孕激素水平比曲普瑞林或醋酸亮丙瑞林组更高。三组的卵母细胞数和成熟获卵数相似，受精率也相似。GnRH激动药内源性LH峰的刺激与较低的早发OHSS比率有关。

（八）取卵

取卵通常在给予hCG后35～36h，经阴道超声介导，用16～17G的针进行，一般采用静脉麻醉。给予hCG后人输卵管中卵母细胞的报道提示，从给予hCG到取卵大约36h的时间使卵母细胞成熟最大化，自发排卵的概率最小化（图31-19）。30h前，主导卵泡的卵母细胞也许还不成熟。hCG注射38h后，排卵开始，卵母细胞进入腹腔。获卵数主要取决于取卵时存在的大卵泡数。通常，从平均直径>12mm的卵泡中获取卵母细胞的成功率较高（图31-20）。

阴道准备用生理盐水或抗菌药物，通常在取卵前进行仔细的生理盐水灌洗，虽然没有随机试验证实有益，但是常静脉给予抗生素。如果解剖异常，阴道超声不能探及卵巢者可在腹部超声引导下取卵，或者像IVF早期阶段，经腹腔镜取卵。不管取卵途径怎样，含卵泡液的试管被送给直接与手术室相邻的胚胎学实验室。胚胎学家立即捡卵并评估卵母细胞的成熟度。

（九）评估卵母细胞质量

理想情况下，核与胞质的成熟度都应该进行评估，因为两者都是卵母细胞成功受精和支持早期胚胎发育所必需的。通常，取到的卵母细胞只有70%～80%有核成熟（即排出了第一极体，处于第二次减数分裂中期）；剩下的20%～30%处于第一次减数分裂前期或中期。由于卵母细胞没有明显的形态学变化与胞质成熟相关，因此，所获卵母细胞中胞质成熟的比例仍然不知。但这种比例可能十分小，因为即使考虑到健康胚胎的形成涉及多因素后，ART中卵母细胞到活产的总体效率只有5%。

目前评估卵母细胞质量的技术分为两类，侵入性和非侵入性。侵入性的方法包括极体活检和种植前遗传学筛查（PGS），能通过推断确定卵母细胞染色体，以及分析卵母细胞转录组（参见第30章）。非侵入性评估持续依赖光镜下卵丘周围形态学外观的目视检查。围排卵期间，对月经中期LH峰或外源性hCG做出反应，卵丘细胞分泌糖胺聚糖，导致卵丘扩张，内层冠状放射细胞的放射状外观。虽然卵冠丘细胞周边的总体配置可能会对卵母细胞的质量提供一些指导，这种相关性并不完全。核成熟和第一极体的排出

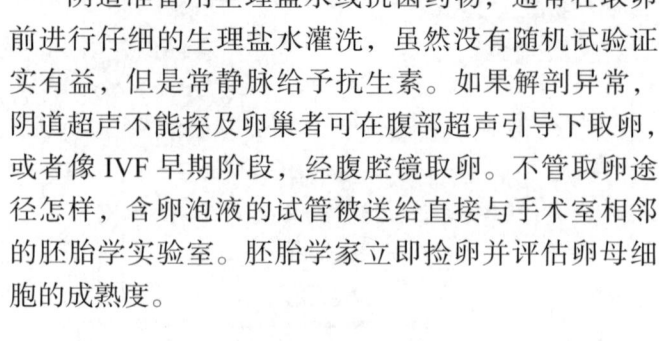

图31-19 hCG注射后至排卵的时间间隔及排卵妇女所占比例，右侧条柱显示的是妇女人数

［源自Edwards RG. Physiological aspects of human ovulation. J Reprod Fertil, 1973, 18（suppl）：87–101.］

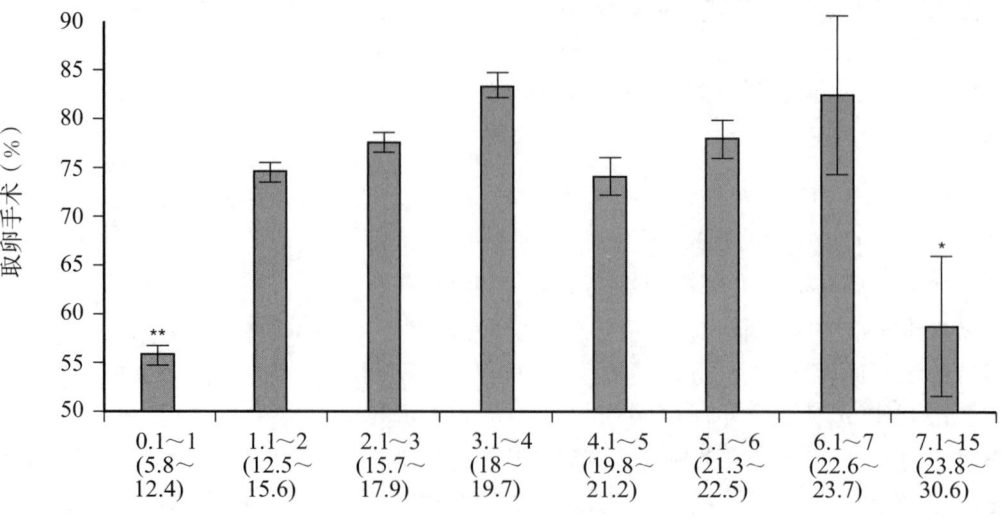

图31-20 获卵时卵泡大小比例

均数±标准误；$*P<0.01$；$**P<0.001$），括号里的数据代表超声测量的卵泡直径（mm）

［摘自Wittmaack FM, Kreger DO, Blasco L, et al. Effect of follicular size on oocyte retrieval, fertilization, cleavage, and embryo quality in in vitro fertilization cycles: a 6-year data collection. Fertil Steril, 1994（62）：1205 - 1210, with permission of the American Society for Reproductive Medicine.］

是最准确的，可以通过卵母细胞自身的可视性来判定（图31-2）。

通过卵丘放射冠细胞的形态学评估对卵母细胞成熟度的不完全预测，导致了评估卵母细胞质量其他非侵入性方法的发展。偏振光用来显现卵母细胞纺锤体的大小和形状，以及和结果相关的内透明带厚度。但是，由于偏振系统的费用和对卵母细胞定位的敏感性，这种方法不大可能被IVF实验室常规采用。此外，正在积极开展基因组的方法。已发现与卵丘扩张特异相关的基因表达，例如 *PTGS2*，*HAS2* 和 *GREM.1VCAN* 和 *RPS6KA2*，以及那些参与钙信号通路的基因有预测价值。其他与卵母细胞减数分裂和成熟相关的基因，以及卵丘细胞基因表达已被用于多变量模型来预测胚胎质量和植入。此外，参与黄体化过程的膜颗粒细胞基因与卵母细胞质量相关，一项最近的研究表明卵泡液中GDF9的成熟（相对于原肽）形式与卵母细胞核成熟及胚胎质量相关。

虽然这些分子研究提供了与卵母细胞相关的生物学标志的差异表达，但仍需大量工作来确定临床识别卵母细胞核与胞质均成熟的基因网络的算法。此外，如果已经建立临床方案，那么，实验室方案将需要简化以确保每个卵母细胞和与之相关的卵丘和（或）颗粒细胞被独立追踪。

（十）精子的采集、评估和制备

精液通常通过手淫或偶尔使用没有杀精剂的避孕套通过性交途径采集。如果是男性因素不育，可采用逆行射精、电刺激采精、睾丸活检或附睾穿刺（见第24章）。此外，对明显精液参数异常的患者，建议ICSI（见第24章和第32章）。

射出的精液评估首先要测定液化时间。常温下正常标本60min内液化，但通常发生在15min内。继之检查液化精液的颜色、体积、黏度和pH。初步评估原料、未处理的精液，然后通过相差显微镜来确定浓度、活力、精子的凝集，以及精子外细胞成分的存在。精子形态学可以通过涂片染色评估，如巴氏涂片。精子形态学的分类通常包括头部形状的评估，颈部、中段、尾部缺陷[世界卫生组织（WHO）手册]，常采用Kruger's标准。

进一步的检查可以在个例基础上进行[例如，精子抗体评估或低渗（HOS）试验进行活力评估]。WHO精液变量的参考值见表31-4。如果精液参数异常，那么，从标本中分离的精子数目与随后常规IVF的受精率和妊娠率有关。当未洗涤的标本中精子数量减至 $(10 \sim 20) \times 10^6/ml$ 时，染色体异常的发生率增加。因此，非阻塞性无精子症和严重少精子症（每毫升少于500万/ml）是染色体检查的适应证（见第24章）。有趣的是，精子中非整倍体的发生率似乎随精子DNA碎片发生率的增加而增加，正如前面提到的，迫切需要规范量化DNA损害程度的具体检查。

表31-4 2010年WHO精液参数参考值范围

参数	参考值下限
精液体积（ml）	1.5（1.4～1.7）
pH	≥7.2
精子总数（10^6，每次射精）	39（33～46）
精子密度（$10^6/ml$）	15（12～16）
% 总活动率（前向运动+非前向运动）	40（38～42）
% 前向运动精子数	32（31～34）
精子形态（正常形态%）	4（3.0～4.0）
存活率（活精，%）	58（55～63）
免疫珠试验（与免疫珠结合的精子，%）	<50

值为参考值范围的下限（第5百分位数以及95%的可信区间）

[摘自第5版WHO人类精液检验和处理实验室手册，剑桥大学出版社，2010年]

液化的精液标本可通过各种方法对精子进行分离，包括上游法和使用含聚合物（如分离）的密度梯度离心法。对正常精液标本，两种方法都能产生高活力的精子使卵母细胞受精。然而，对异常精子特征（如精子浓度低）的精液，大多数研究表明，由梯度离心法分离的精子优于上游法处理的精子。例如，在一项关于异常精液（按WHO标准定义）的研究中，密度梯度离心法比上游法更能选出在顶体反应、低渗试验和核成熟得分更高的精子。

在准备与卵母细胞孵化时，用上游技术或梯度离心技术制备好的精子在添加蛋白质的培养液中孵化长达4h以启动精子获能。

（十一）精子与卵母细胞的孵化和受精检查

常规IVF中，用于受精的精子数量将取决于卵母细胞是在 $100 \sim 200 \mu l$ 培养液的微滴中受精还是更大体积（通常1ml）的培养液中受精。通常用于微滴受精的数量为25 000～50 000个精子，在1ml体积中受精,通常包含3~5个卵母细胞,精子数量为100 000~300 000个。对有正常精液参数的男性,精子的更高浓度不会明显改善受精率。

16~18h后,检查卵母细胞受精情况。将卵丘放射冠细胞轻轻从卵母细胞周围剥除,然后在Hoffman照明的倒置显微镜下放大约100倍再检查。一个合子有两个原核和两个极体是正常受精的形态学证据。丢弃所有少于或多于2PN的卵母细胞。然后单独或成组培养2PN合子。

(十二)胚胎培养液

自20世纪70年代首次人胚培养至今,IVF培养系统已经取得大幅改进。与IVF早期使用补充母体血清的Ham's F10培养液或Earle's平衡盐溶液相比,现在有大量的商业化培养液可供人胚培养。

早期尝试培养人胚到囊胚期需要使用饲养细胞来支持胚胎发育。然而,20世纪90年代,两种不同的方法对人IVF培养液有了明显改进:所谓的"回归自然"法和"胚胎选择"法。这些方法使人类胚胎在无饲养细胞支持下,能够成功培养到囊胚阶段。

"回归自然"法对输卵管和宫腔液中的能量物质进行了评估。结果表明,与输卵管相比,宫腔液中的糖浓度相对高,乳酸和丙酮酸浓度相对低。这些观察导致了两种培养液的发展,反映出用于支持人类囊胚形成的序贯培养液中能量物质浓度的不同:第一种培养液,用于培养的第1~3天,乳酸和丙酮酸浓度相对高;第二种培养液,用于第3~5天,糖浓度相对高。由此产生的配对培养液包括序贯培养液。

"胚胎选择"法是基于采用简单优化的方法在许多实验中对培养液成分系统性调整后,确定囊胚形成率。这种方法导致了从第1天~第5或6天培养人类胚胎的单一培养液的发展。该系统被称为单步系统。

大量研究支持人类胚胎发育到囊胚阶段所使用的序贯系统和单步系统的功效。虽然证据的总体权重表明,没有哪一种系统可能优于另一种,单步系统提供了实验室管理的优势,包括提高简单性和较少质控的需求,应此可能更经济。

(十三)胚胎培养系统

用于培养人类胚胎的常规系统不是生理的。典型的系统包括培养皿含有:①25~50μl培养液放置于微滴中皿的表面或进入孔中沉于皿的表面;②体积较大的培养液,覆盖皿的整个表面区域。不管使用的是哪种系统,都对惰性基质提供了液态、宏观、相对停滞和化学静态的环境。相反,体内的胚胎不仅仅暴露于一个化学动力学的湿润3D微环境,而且也与富含糖蛋白的上皮表面相接触。由于目前IVF系统的非生理性,新系统和培养平台是专为胚胎的物理和化学需要而设计开发的。包括微孔胚胎培养系统或WOW系统,微流体、微通道的方法使胚胎学家能在最小的干预下进行几乎所有的IVF步骤。然而,这些创新还没有被整合到常规IVF,目前尚不清楚是否传统的2D系统能提高胚胎存活率、进而促进种植率的增加。

关于人类胚胎培养,被接受的一个事实是低氧培养的有益应用(5%),而不是大气氧(20%)。20%的氧对牛胚胎体外发育的不利影响20年前已有报道,最近小鼠实验显示,这种作用是不可逆的。与这些观察结果一致,一项前瞻性随机试验表明,在低氧和高氧条件下行胚胎培养,人类合子到囊胚的转化率(47.8%比42.1%;$P=0.02$),活产率(42.1%比32.2%;$P=0.04$)都显著增加。值得注意的是,最近一项涉及卵裂期移植的荟萃分析表明,在5%和20%氧的条件下行胚胎培养,种植率均没有改善($P=0.63$),但移植5~6d的囊胚后,低氧张力组的种植率明显增加($P=0.006$)。因此,低氧的有益效果可能只在第3天胚胎基因组激活后才显现,但需要进一步的研究来证实。

(十四)胚胎质量评估

胚胎质量评估的目的是明确比女方年龄更准确的预测妊娠率的胚胎指标和胚胎移植数目。这样一个指标应该促进高度成功的单胚胎移植的发展并减少多胎妊娠的风险。与评估卵母细胞质量一样,用于评估胚胎质量的方法也分为侵入性和非侵入性两大类。侵入性的方法包括PGS一种,或偶尔两种,从卵裂期胚胎活检卵裂球,或从滋养层切除几个滋养层细胞(见第32章)。非侵入性的方法包括形态评估,以及与胚胎存活率相关的培养液成分改变的筛选。

尽管使用光学显微镜确定胚胎质量有局限性,但是,这种形态学评估仍然是评价其发育能力的一线方法。人类胚胎遵循一个特定的发展时间线，在此期间，重要事件都达到了一种以独特的形态学特征为代表的协调序列（表31-5）。因此，达尔文"适者生存"概念的运用已被证实是有用的。传统上，胚胎评估只在第2天或第3天移植卵裂期胚胎的几个小时内进行一次。在此情况下，评估包括细胞数目、碎片程度（通常按胚胎碎片的体积百分比来评估）、细胞质斑、紧密度、卵裂球大小和形状的对称、有无空泡以及多核。虽然每种参数都被证明在预测胚胎质量和妊娠率上有一定价值，但是细胞数目、碎片及对称性仍是评估第3天胚胎最常见的指标。与无碎片并有近乎完美对称性（即大小和形状均匀的卵裂球；图31-21A）的8细胞胚胎相比，那些表现为低细胞数、有碎片，严重不对称（图31-21B）的胚胎种植率明显降低，当碎片非常多时，种植率进一步下降（图31-21C）。

表31-5 胚胎从合子（受精卵）发育到可植入囊胚的时间表以及胚胎在生殖道的定位

胚胎	受精（d）	生殖道定位
合子前-受精	0	输卵管（卵母细胞）
2细胞胚胎	1	输卵管
4细胞	2	输卵管
8细胞	3	输卵管
桑葚胚	4~5	子宫输卵管结合部
囊胚	5	宫腔
植入前、孵出后的囊胚	5~6	宫腔

除第3天评估外，第1天的评估已显示出种植潜能和受精后16~18h合子前形态（原核大小、核仁前体的大小和数目、胞质外观），以及受精后27h内胚胎完成第一次减数分裂的能力之间的关系。此外，如果受精后120h能到达囊胚期，通常认为是优质胚胎，表现为完整的滋养层，周围有扩张的液腔，并有一个紧密堆积的内细胞团簇。

鉴于在培养的特定天数进行独立形态评估的益处，许多研究调查了培养中连续几天形态学评估的额外价值。这种方法使形态信息库建立在每个胚胎上，有可能改善胚胎选择。虽然一些研究没有显示移植前对第3天胚胎立即评分有益，但是其他研究表明，多评分系统能改进胚胎评估。实际上，来自胚胎早期发育的time-lapse成像动力学参数有望改善胚胎评估。

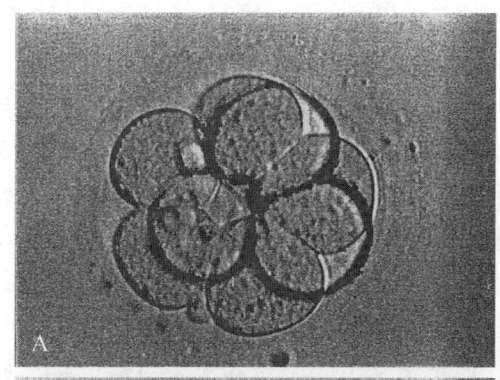
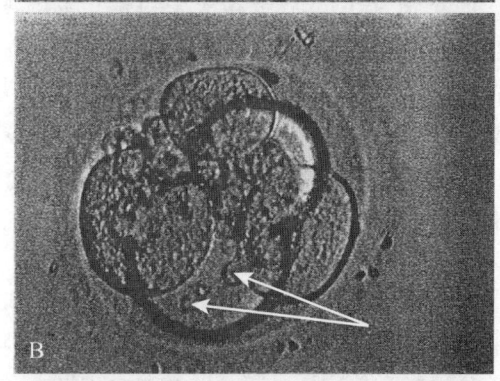
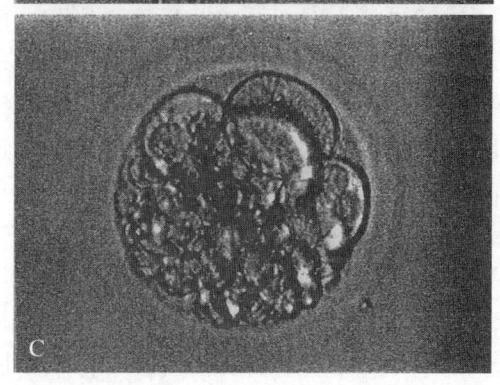

图31-21 细胞均一性、碎片等级不同的第3天胚胎

A. 碎片很少但是卵裂球细胞大小、形状不均的8细胞胚胎（即中度不对称）；B. 卵裂球严重不对称但有轻微碎片的6细胞胚胎，少量碎片散布于卵裂球（箭头所示）；C. 卵裂球中度不对称，破碎化程度高的5细胞胚胎，碎片占据了破碎胚胎体积的1/2以上，很可能来自几个卵裂球的碎片

胚胎发育可能不断被打扰，尽管程度低，但无资料显示成像期间所需的光暴露对常规培养箱与time-lapse成像系统中培养的受精卵的发育比较。成像胚胎的前瞻性分析显示，3种预测发育到囊胚期的指标准确性大于93%：第一次细胞分裂的持续时间、第一次卵裂结束到第二次卵裂开始（从1至2细胞胚胎）的时间间隔、卵裂球在第二次卵裂中的同步性。进一步的回顾性研究证实了第二个细胞周期的持续

时间和有种植潜能的第二、三次细胞分裂的同步性有明显的意义。另一项近来的研究也记录了需要完成第二次、第三次有丝分裂的时间和发育到优质囊胚之间的关系。然而，值得注意的是，以上所有分析均为回顾性的，所用的这些动力学指标是否对胚胎评估和选择具有前瞻性，以及这些时间敏感指标与单独的常规形态学评估相比，是否能导致更好的种植率，目前尚不清楚。在该领域需要有进一步的研究，对发育能力最佳评估的形态学特征的最终组合仍有待确定。

许多研究调查了胚胎培养液中可能的标志物。这些标志物包括可溶性人白细胞抗原（sHLA-G）、氨基酸代谢标志物和使用蛋白组学分析得出的与种植失败或成功相关的特异性蛋白峰。每种方法都有希望成为识别胚胎发育能力的标志物，但是它们在IVF实验室的常规运用有待于进一步研究和有效性确认。

（十五）卵裂期和囊胚移植

临床上IVF的早期尝试开始于20世纪60年代末和70年代的第2天卵裂期胚胎移植。那时，体外培养系统刚刚起步，因此，把胚胎从培养皿中移出并放入母体要尽可能谨慎。此外，由于只能取到少量卵母细胞，形成较少胚胎，不需要行胚胎筛选，这是目前IVF方法中延长培养时间的主要目标。现在，通常得到的胚胎比移植的多，在大部分IVF中，关于是否移植卵裂期胚胎（第2天和第3天）或囊胚（第5天和第6天）仍是核心挑战。这种挑战由于我们仍无法预测哪个卵裂期胚胎会发育成囊胚而变得复杂。

囊胚期人胚移植提供了数个理论优势：①改善了移植时胚胎和子宫的时间同步，卵裂期胚胎通常在输卵管内发育，受精后4~5d，在桑葚胚期移行到子宫输卵管交界（表31-5）；②选择发育更好的胚胎，因为囊胚期胚胎已证明它们在体外能通过正常发育里程碑的能力。但是，值得注意的是，对非整倍体胚胎发育到囊胚的选择似乎是薄弱的；③移植更少种植潜能较高的胚胎，从而减少多胎妊娠的风险。

尽管囊胚移植有这些理论优势，但仍有诸多潜在的缺点。延长培养到囊胚期似乎导致了一些胚胎的消耗，而这些胚胎在卵裂期移植可能会有妊娠。在一项囊胚移植的研究中，当第3天没有八细胞胚胎时，第3天移植的妊娠率比第5天移植的高（33%比0）。此外，一些有健康外观第3天胚胎的患者，由于所有胚胎在第5天前都要经历发育停滞或退化，故存在最终无胚胎移植的可能。无法预测哪些卵裂期胚胎在体外将发育到囊胚期，导致了随机第3天和第5天移植的患者中胚胎移植取消率明显增加。囊胚移植也与单卵双胎的风险增加和单绒毛膜双胎的产科更严重情况相关。此外，预后良好的患者移植两只囊胚也可能有双卵双胎的高发生率。最后，关于培养时间较长对子代表观遗传变异风险可能产生的不良影响已引起关注。特别是动物实验数据表明，发育编程可以被体外操作所修改，与卵裂期胚胎移植相比，囊胚移植后出生的孩子可能有轻度增高早产和不良新生儿结局的风险。

比较囊胚移植和卵裂期移植有效性的随机对照试验显示，患者选择（根据患者年龄、胚胎数目和质量等）和选择患者行囊胚移植时间的重要性。在最近一项12个随机对照试验，涉及759例第2天和第3天移植，751例第5天和第6天移植的Cochrane综述中，两组临床妊娠率相似（OR，1.14；95% CI，0.99~1.32），第5天和第6天移植组的活产率明显升高（OR，1.40；95% CI，1.13~1.74）。然而，这些结果只有限定分析那些预后良好患者的试验（6 RCTs：OR，1.43；95% CI，0.99~2.07），而没有预后较差或没被选择参与实验的患者。此外，治疗时选择患者行囊胚移植的时间点很重要：当随机第2天和第3天移植（OR，2.17；95% CI，1.42~3.33），而不是在周期开始（OR，1.25；95% CI，0.90~1.73）、取卵当天或取卵后（OR，0.97；95% CI，0.37~2.58），活产率才显著增加。这个观察强调了卵裂期胚胎群的总体质量与至少有一个成功发育到囊胚的可能性直接相关。

不管预后怎样，与卵裂期移植周期相比，囊胚移植周期有更少的剩余胚胎冷冻，现有资料显示，第2天和第3天移植的患者组的累计妊娠率明显增加（4 RCTS：OR，1.58；95% CI，1.11~2.25）。这个结果很可能不仅是由于第5天和第6天冷冻的胚胎数量减少，也可能是由于经历了许多程序的冷冻囊胚在过去存活困难的缘故。近来，囊胚冷冻随着高度成功的玻璃化冷冻方法的建立，囊胚移植的累计成功率将会达到甚至超过卵裂期胚胎移植。

总之，现有资料表明，预后良好的患者（根据年龄、胚胎数目和质量）是囊胚移植的最佳人选。

由于两个囊胚移植后有双卵双胎的风险，这组患者应该考虑给予单囊胚移植。事实上，首例人单囊胚移植就获得了妊娠，但却是异位妊娠。可能对预后良好的患者来说，IVF技术将最终兜个圈子，返回到单个、囊胚期的胚胎移植。

（十六）胚胎移植

胚胎移植在概念上是一个简单的程序，包括装入胚胎或将胚胎移入导管并送到子宫中底部。然而，它是ART周期的一个关键部分；即使只移植优质胚胎，两位医师之间的妊娠率也可能会有明显差异。有研究发现，同一方案中妊娠率的范围为17%～54.3%。胚胎移植的操作似乎影响了种植率和妊娠率。例如，导致移植管有血的创伤性胚胎移植与种植率和临床妊娠率降低有关。此外，在高频率子宫收缩（超声探测到）的情况下移植可能与妊娠率较低有关。用柔软、有弹性的导管移植胚胎比用硬管移植有更高的妊娠率。这已被发表的随机试验荟萃分析所证实。

如果可行，移植应在腹部超声引导下进行，根据患者体型确认移植深度以减少对子宫内膜的损伤，但是要求患者膀胱充盈，这会让患者不舒服。有研究报道，超声引导下的胚胎移植，种植率略有提高，妊娠率有可能提高。虽然随机试验没有发现超声指导可提高种植率或活产率，但荟萃分析显示有益。最近一项荟萃分析发现，已发表的试验质量较差，59项试验中有42项从分析中排除。但是，作者总结说，总体上每个妇女随机行超声指导下移植的继续妊娠率（441/1254或35.2%）明显高于临床盲移（350/1218或28.7%）（OR 1.38，95% CI 1.16～1.64，$P<0.0003$）。大多数研究显示，移植的最佳深度约为距宫底15mm，与1.5～2cm相比，1.0cm或>2.0cm时妊娠率较低。因此，如果可行，应在超声指导下移植。

（十七）移植胚胎数

多胎妊娠，特别是高序多胎妊娠（三胎及以上），在辅助生殖技术中是一个与产科结局较差、早产和低出生体重新生儿等并发症有关的重要问题。这种妊娠造成的社会和家庭的经济负担（影响）是不可低估的。因此，许多方法被用来减少多胎妊娠率。一些西欧国家立法严格限制IVF周期中移植的胚胎数。有些国家对移植超过规定胚胎数的医师进行惩罚。比如，在瑞典和英国，这些医师将面临吊销执照的处罚，在德国和瑞士则有监禁的可能。随着SART和ASARM公布的一系列关于移植胚胎数的指南（表31-6），美国在很大程度上采取了自愿的做法。这些指南根据年龄和预后已经逐渐减少了可移植胚胎数，特别是37岁以下的女性。结果显示，来自ART的三胎出生率已由11.4%减少到7.4%，1995—2001年降低了35%，继第一个SART指南公布后次年，1998年到1999年降幅最大（20.8%）。2010年SART报道，所有年龄段的三胎活产率已降至1.5%。

表31-6 美国生殖医学会/辅助生育技术学会关于胚胎移植数的推荐

卵裂期胚胎				
预后	<35岁	35～37岁	38～40岁	>40岁
良好[1]	1～2	2	3	5
其他	2	3	4	5

囊胚				
预后	<35岁	35～37岁	38～40岁	>40岁
良好	1	2	2	3
其他	2	2	3	3

（1）预后良好是指初次IVF周期、优质胚胎、有条件保存多余胚胎，或者上一周期助孕成功

冷冻胚胎移植周期，各年龄组的优质冻胚移植数不应超过推荐的新鲜胚胎移植数目

[摘自ASRM Practice Committee. Guidelines on number of embryos transferred. Fertil Steril, 2009（92）：1518–1519.]

（十八）选择性单胚胎移植

自20世纪50年代以来，双胎妊娠的发生率已翻番，三胎妊娠的人数翻了3倍。目前，约40%的双胎妊娠和80%的三胎妊娠是不孕症治疗的结果；然而，只有8%的双胎和14%的三胎来自ART。此外，自1998年以来，来自IVF的三胎百分比已逐渐下降。但是，仍有一个重要的问题：要最大程度地提高活产率并使高序多胎妊娠数降至最低，应该移植多少个胚胎呢？总体而言，移植胚胎数与妊娠率及高序多胎妊娠率之间有相关性，移植胚胎的质量对两者是一个重要的决定因素。正如前面所讨论的，大多数中心采用通过严格形态学分级来评估胚胎质量。

然而，通常卵裂期胚胎评分并不是种植率万无

一失的预测指标。妊娠率和多胎妊娠率也取决于女方年龄。大于36岁的女性，应该移植更多的胚胎以获得与年轻妇女相似的妊娠率，在39岁以上的女性中，这种趋势更为明显。

迄今为止，选择性单胚胎移植（SET）对减少多胎妊娠的作用最为明显，不仅是高序多胎妊娠，还有双胎妊娠。这种实践在欧洲被普遍接受；2002年，单胚胎移植仅占美国IVF周期的6.7%，而欧洲有13.7%的周期采用单胚胎移植，到2009年美国<34岁的女性只有9.6%的单胚胎移植。

许多研究小组调查了接受IVF治疗的妇女中SET的应用。在首个随机临床研究中，Gerris等把小于34岁，接受第一次IVF周期，至少两个"优质"胚胎的妇女随机分为SET或两胚胎移植（DET）。入组患者均预后良好，DET组继续妊娠率比SET组更高（74.0%比38.5%，$P=0.013$），但是，DET组的多胎妊娠率为30%，比SET组更高（30%比4%）。

一项来自斯堪的纳维亚的大样本多中心研究对接受IVF治疗，小于36岁的661例患者随机分为DET或SET周期，然后对SET周期妊娠失败的患者行冷冻胚胎移植。SET组的活产率为38.8%，DET组为42.9%（$P>0.05$）。作者总结，SET组活产率没有显著降低。然而，这一结论基于这样一个事实，即在158例患者中要达到这样的妊娠率（48%），需要2个周期（一个新鲜，一个冷冻），SET患者的活产率为27.6%，明显低于DET组（42.9%，$P<0.001$）。目前还不清楚患者如何能接受2个ART周期能获得与单个DET周期相同的结果。

平衡多胎妊娠风险和选择性SET的低妊娠率之间的挑战可能在于限定合适的患者人群行SET。迄今的研究表明，<36岁进行第一次或第二次IVF周期，至少有2只高种植潜能优质胚胎的患者，SET是一个可行的选择。因为第5天的囊胚移植比卵裂期移植有更高的种植率，并且可以用eSET改善分娩率。形态上的优质囊胚（那些到取卵后5d扩张，有高质量内细胞团和滋养层的胚胎）种植率可达70%或更高，优质卵裂期胚胎的种植率可达50%或更多。然而，双囊胚移植可能会有2%的三胞胎，提示单绒毛膜双胎后高序多胎妊娠的风险。值得注意的是，SART和ASRM的指南推荐，<35岁者预后最佳，首次IVF周期有优质胚胎并有多余胚胎冷冻的患者，强烈推荐行SET（表31-6）。

导致高序多胎妊娠率的一个主要原因可能是患者要求医师移植两个以上胚胎以增加周期成功率的压力。当患者为其IVF治疗付费时，这种压力特别强烈；三胎妊娠率在有保险支付的IVF治疗中更高。在风险共享项目中，年轻、预后好的患者支付相当高的固定前期费用，但如果她们没有抱婴回家，将会获得退款保证，这样可能会增加对eSET的接受程度。

（十九）新鲜胚胎移植后黄体支持

在IVF周期，卵巢和子宫内膜遭遇了众多的抗衡力量，它们不受正常反馈机制的调控。比如，子宫内膜暴露在极高的雌二醇水平和异常高的雄激素环境中。这些高激素水平可能导致异常上皮和间质的成熟，特别是当黄体期孕酮不足以抵消雌激素作用时。因为取卵与大量颗粒细胞丢失有关，从IVF开始至今，取卵后卵巢孕激素的产生不足一直是IVF关注的重点。IVF黄体支持主要有2种方法：补充黄体酮，通常通过肌内注射，每天剂量25mg或50mg和肌内注射hCG，剂量为1500~10 000U，一次或多次给药。与没有黄体支持相比，hCG和孕酮似乎与妊娠率增加有关。通常，hCG与较高的OHSS发生率有关。

孕激素支持的开始时间对妊娠率有影响。在一项临床试验中，接受IVF治疗的妇女被随机分为取卵后或取卵前12h给予补充黄体酮。取卵后补充黄体酮的妊娠率明显高于取卵前12h（24.6%比12.9%，$P<0.011$）。在另一项研究中，患者被随机分为取卵后3d或6d开始黄体支持，阴道给予孕激素。取卵后第3天开始黄体支持组的临床妊娠率明显高于第6天给药组。这些研究表明开始黄体支持的最佳时间为取卵后，最晚为取卵后第3天。

黄体支持需要的时限没有明确划定。大多数中心继续用药到明确患者是否妊娠。在一项研究中，hCG阳性后停止黄体酮支持，该组妊娠结局与hCG阳性后继续给予3周黄体酮的妊娠结局相似。最近的一项随机试验中，220例患者使用微粒化黄体酮阴道给药，发现妊娠5周停药与妊娠8周停药相比，流产率或继续妊娠率没有差异。但是在妊娠5周停药组，有更多的患者出血。鉴于头3个月出血导致患者焦虑，超过5周的治疗似乎是合理的。

黄体支持使用黄体酮的一个主要问题是，每日肌内注射引起的疼痛和无菌性脓肿。口服给药似乎没有肌内注射有效，目前已开发出其他的用药途径。

聚卡波非凝胶阴道孕激素给药的随机试验显示，与肌内注射黄体酮相比，该组有相似的妊娠率，有研究显示，阴道凝胶在年轻患者中有优越性。荟萃分析结果显示，在不同的阴道孕激素制剂之间，包括阴道微粒化黄体酮栓，或阴道制剂和肌内注射黄体酮之间的分娩率没有差异。

另一个关于黄体支持的争议是雌激素。虽然孕激素对植入和维持早期妊娠的重要性是公认的，但是补充雌激素的作用却不太清楚。在 GnRH 激动药或 GnRH 拮抗药周期中，卵泡期促性腺激素的深度压抑可能会延续到黄体期。许多研究组调查了 IVF 黄体期添加雌激素的益处。一项前瞻性随机研究涉及 166 例患者，231 个 GnRH 激动药长方案 IVF 周期，检测了黄体期补充雌二醇的效果。整个黄体期给予参与者 0mg、2mg 或 6mg 雌二醇。雌二醇补充组的妊娠率以剂量依赖的方式增加，6mg 组最高（23.1% 比 32.8% 比 51.3%，$P<0.001$）。最近的一项随机对照试验发现，给予 GnRH 激动药长方案患者阴道黄体酮外，添加 4mg 雌二醇组比单用黄体酮组的流产率低。但是，其他研究包括对卵巢反应不良患者的随机试验，没有发现添加雌二醇有益处。近来的一项荟萃分析未证实黄体期补充雌二醇对临床妊娠率有益。

（二十）常规 IVF 辅助用药

1. 低剂量阿司匹林 争议关注的另一领域是使用低剂量阿司匹林作为 IVF-ICSI 治疗的辅助用药。阿司匹林抑制血小板环氧化酶以及血栓素 A2（一种强烈的血管收缩药）和前列环素（一种血管扩张药）。然而，在低剂量时血管收缩药的抑制作用占主导地位。因此，低剂量阿司匹林已被用于增加卵巢血流、改善卵泡发育和促进植入。一些医师在促排卵期间开始使用阿司匹林，而另一些人则只用于黄体期，认为它可能会在取卵时导致出血过多。一项 7 个试验的荟萃分析包括 1241 例接受促排卵行 IVF 或 ICSI 的妇女。服用阿司匹林的妇女 IVF 和 ICSI 的临床妊娠率［相对风险（RR）1.11，95% CI 0.95～1.31］，或活产率没有明显改善（RR 0.96，95% CI 0.64～1.39）。两组患者的流产和宫外孕无差异。作者总结后认为，现有资料不支持 IVF 周期中使用阿司匹林。

2. 针灸 作为传统中国医学的一部分已有几千年历史。它是根据能量（气）以特定的途径通过全身，当处于异常的疾病状态时，可以通过针灸来操纵。穴位，特别是耳穴，能针对性地改变不孕妇女子宫和卵巢的能量流。电针灸包括电线连接到针灸针，而人工针灸需要插入和旋转刺针。促排卵前、促排卵中、胚胎移植之前和之后，以及黄体期都有使用针灸的研究。

通常，在胚胎移植前、后使用针灸是倾向于发现针灸对妊娠率的积极影响。现已经有许多研究，一项早期研究把 160 例有优质胚胎的患者随机分为胚胎移植前、后针灸 25min 和不针灸。结果显示，两组的子宫动脉搏动无差异，但是针灸组的临床妊娠率较高（42.5% 比 26.3%；$P = 0.03$）。另一项研究采用了相似的设计，但是对照组在针灸期间安静平躺。妊娠率在有好胚胎的患者中相同。

在一项 228 例 IVF 患者的单盲随机试验中，于促排卵的第 9 天和胚胎移植前、后，根据中医学原理，对每位患者确定穴位进行针灸。对照组的针灸针放在附近，但不是真正的穴位。两组患者的促排卵和基线参数相当。针灸组的继续妊娠率明显增高（30.9% 比 22%，$P = 0.08$）。另一项大样本、设计完善的双盲随机试验对 370 例患者胚胎移植前、后进行了针灸。对照组采用可伸缩针（假针）治疗。虽然继续妊娠率没有显著差异，但假针组的妊娠率更高（55.1% 比 43.8%，$P = 0.038$）。可能假针也有作用，或者针灸没有作用。另一项 635 例患者的更大样本的假针对照随机试验也发现，两组的种植率、临床妊娠率或活产率均无差异。近来一项电针研究对 309 例接受新鲜或冻融胚胎移植的妇女随机安排弱电刺激的"模拟"治疗，两组患者在胚胎移植后都给予 1~2 次更大剂量的电刺激。结果发现，尽管两组结果相当，但"模拟"组的妊娠率更低；虽然两组是相当的，但研究人群总体不明确。

目前已完成四个大的荟萃分析。Manheimer 等评估了 7 个试验，1366 例妇女在胚胎移植的 1d 内随机接受了针灸治疗，对照组没有接受针灸治疗或使用了假针灸。这些试验报道的临床结果中，继续妊娠率较高（5 个试验，RR 1.87；95% CI，1.40~2.49），活产率也增高（4 个试验，RR 1.91；95% CI，1.39~2.64）。EI-Toukhy 等分析了 5 个试验，共 877 例患者围取卵时针灸，发现临床妊娠率没有差异（RR 1.06；95% CI，0.82~1.37，$P = 0.65$）。对 1623 例患者围胚胎移植期的针灸进行分析后发现，妊娠率也没有差异（RR 1.23；95% CI，0.97~1.58；$P = 0.1$）。Cheong

等分析了 14 个随机研究，包括 2670 例患者。根据针灸的时间进行了分析：接近取卵、移植日、胚胎移植日或次日重复针灸。共有 6 个试验有活产数据。接近取卵时针灸对 IVF 妊娠率没有影响，移植日及次日重复针灸只是有潜在的益处。最近的荟萃分析包括 24 个试验，共 5807 名参与者。这项分析汇集了来自 23 个研究的临床妊娠率，结果发现，针灸组的临床妊娠率高于对照组。只有 6 个研究有活产率，但治疗组和对照组间无差异。

总之，证据的权重表明取卵时针灸似乎无益，但是胚胎移植时针灸可能会轻微提高临床妊娠率。然而，如 Cheong 等所讨论的，很难汇集高度分散的研究来进行分析，此外，结果可能被假针灸不一定无效的事实所混淆。

3. 补充 DHEA 脱氢表雄酮，一种由卵巢和肾上腺分泌的雄激素，已被研究作为促性腺激素的辅助用药来改善反应不良者的促排卵。基础睾酮水平大于 20 ng/dl 的患者妊娠率较高。DHEA，通过从 DHEAS 转换，在促性腺激素刺激期间，负责 48% 的卵泡液睾酮合成。DHEA 可能也促进了卵巢 IGF-Ⅰ 的表达和诱导 FSH 受体上调、增强促性腺激素作用。有多个卵巢反应不良者 IVF 前和 IVF 期间使用 DHEA 的小样本非随机试验，一些结果显示成熟卵母细胞数增加，一些结果显示妊娠率增加。但是，患者群体和促排卵方案有很大的不同，并且没有一致的 DHEA 使用剂量或持续时间。目前只有一个小的前瞻性随机试验，其中，33 例卵巢储备下降和既往 IVF 失败的妇女在采用与失败周期用药相似的方案之前和用药期间随机接受 DHEA75mg 或安慰剂。与对照组相比，给予 DHEA 后第 3 天的胚胎质量明显改善，活产率明显增加（23.1% 比 4.0%；$P=0.006$）。

潜在的有益效果机制尚不清楚。推测是由于促排卵期间给予 75mg DHEA 治疗的卵巢反应不良者中缺氧诱导因子 1 水平明显低下，可能诱导了卵泡微环境的改善。在一项研究中，卵巢储备功能降低的患者补充 DHEA25mg，口服，3/d，共 30～90d，结果发现，血清 AMH 水平在治疗期间增高约 60%，特别是年龄＜38 岁的妇女；IVF 妊娠的妇女也显示，AMH 明显改善。因此，有一些生物学证据支持卵巢反应不良者补充 DHEA，对改善 IVF 结局有潜在的作用。但需要有明确患者群的大样本、对照试验来证实益处，并确定适当的剂量和治疗持续时间。

4. 补充 GH 生长激素（GH）作为促性腺激素的辅助用药以促进卵巢反应已被研究多年。证据表明，GH 直接刺激小窦卵泡对促性腺激素依赖阶段的发育，以及卵母细胞的成熟。GH 能刺激胰岛素样生长因子Ⅰ（IGF-I）产生。虽然 IGF-I 对原始卵泡发育没有明显作用，但 IGF-I 和 IGF-II 刺激次级卵泡的发育，并刺激颗粒细胞增生和类固醇生成。

对低促性腺激素性无排卵患者联合使用 GH 和促性腺激素可减少促性腺激素用量。

关于 GH 在卵巢反应不良患者中的应用，文献提示能改善卵巢反应、增加活产率，但是，卵巢反应不良的定义和促排卵方案以及 GH 剂量变化较大。例如一项研究中，既往卵巢反应不良者使用了长效 GnRH 激动药方案联合 GH，从激动药开始时使用，每天 4U，结果显示受精卵数更多和临床妊娠率有更高的趋势。在一项大于 40 岁、100 名妇女的较大研究中，没有定义为不良反应者，从促排卵的第 7 天开始每天给予 GH8 U，直到 hCG 日。雌二醇峰值［（1523 ± 203）pg/ml 比（912 ± 129）pg/ml，$P<0.05$］、种植率（6.2% 比 1.7%；$P<0.05$）和活产率（22% 比 4%；$P<0.05$）在联合使用 GH 后都更高了。2010 年的一项 Cochrane 综述包括 10 项研究，440 对不孕症夫妇。一项荟萃分析显示，活产率（OR 5.39，95% CI 1.89～15.35）和妊娠率（OR 3.28，95% CI 1.74～6.20）有统计学差异，支持在反应不良患者的 IVF 中给予生长激素辅助。然而，作者提醒，所纳入的研究为小样本，并且差异很大，仍不清楚应该使用哪个剂量的 GH，以及哪种反应不良患者亚组将会实际从联合治疗中受益。

（二十一）胚胎冷冻保存

1. 胚胎冷冻保存方案 IVF 常产生大量多余的胚胎，由于高序多胎妊娠的风险，不能在取卵周期移植。Zeilmaker 等在 1984 年首次报道，成功胚胎冷冻保存技术的发展允许一次促排卵和取卵周期后有多个移植周期。胚胎冷冻保存的一个重要问题是合适的冷冻保护剂和冷冻方案。虽然采用冷冻保护剂如二甲基亚砜（DMSO）或 1，2 丙二醇的慢速法来冷冻保存 2PN 合子和卵裂期人胚已成功使用多年，但现在已普遍被玻璃化冷冻取代。虽然前瞻随机试验有限，但已有报道，慢速冷冻和玻璃化冷冻的结果相似。

由于大量液体充满囊胚腔，细胞内冰晶形成的风险增加，所以，冷冻囊胚相关的挑战不同于冷冻原核或卵裂期胚胎。早期曾尝试不同的慢速冷冻法成功冻存囊胚。虽然近来囊胚玻璃化冷冻的引入提供了可喜的结果,一些方案获得了与新鲜移植者相似的种植率,但是需要更多的研究来评估需求和优化玻璃化之前皱缩的囊胚,以及安全问题如存储、运输和包括极高浓度冷冻保护剂的使用。

2. 子宫准备方案 IVF常产生大量多余的胚胎,由于高序多胎妊娠的风险,不能在取卵周期移植。有容受性。一项随机试验发现冻胚移植和新鲜移植的临床妊娠率分别为84%和54.7%。冷冻胚胎可以在自然周期移植,但是有研究显示,用雌孕激素序贯来准备子宫内膜有更高的妊娠率和活产率。然而,近来一项Cochrane综述发现,不同的子宫内膜准备方法或自然周期移植后的临床结局没有差异。关键原因可能是保证了胚胎发育和孕激素开始的同步化(即黄体期子宫内膜发育)。

(二十二)重复IVF周期

因为大多数患者完成单次IVF周期后没有怀孕,许多人会要求重复IVF周期。IVF周期失败的原因可能是明确的(如与周期第3天FSH水平升高有关的卵母细胞和胚胎质量低下,或卵母细胞和胚胎质量差)。然而,在大多数情况下,具体原因难以明确。妊娠率随着反复IVF的尝试而下降,但是在8次或更多次的尝试后仍有妊娠发生。在同一中心,1周期,2、3、4及5~8个周期的妊娠率相似。在一些中心,3个周期后的再次IVF与较低的妊娠率有关。

一个来自SART数据库的大样本研究,对马萨诸塞州居民中接受了最多4次ART周期、不同年龄段的14 265名妇女进行了分析,结果显示,5个年龄组的每个妇女累计妊娠率都增加了(图31-22)。另一项来自单一中心的调查评估了多达6个ART周期患者的累计妊娠率。保守估计显示,第四次尝试后妊娠率趋于稳定。例如,即使<34岁的年轻妇女,第1、2、3、4次和第6次周期的累计妊娠率分别为33%,49%,59%,63%,65%和65%。然而,关于反复IVF周期中妊娠率的数据是被医生和患者的决定弄混淆的。例如,对卵巢反应不良的患者促排卵,医生可能会建议停止IVF治疗。将选择"预后更好"的患者重复IVF。实际上,根据CDC 2009年的资料显示,美国ART周期的61.2%为进行第一次IVF周期的妇女,20.3%为第二次周期,11.3%为第三次周期,6.1%为第四次周期,四个以上的周期占7.2%。这些数据提示,那些接受长期ART治疗的患者存在选择偏倚。在各年龄段,既往ART周期没有活产的患者

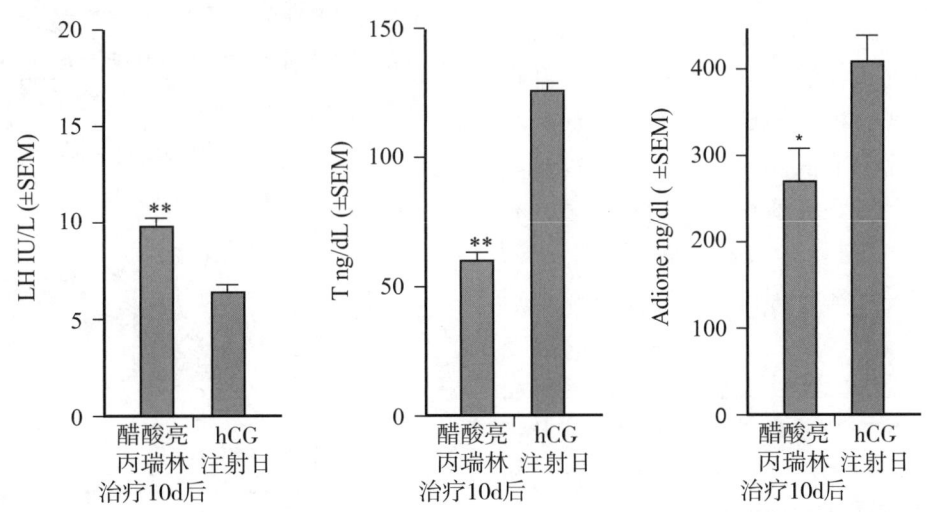

图31-22 接受IVF的正常排卵不孕症妇女和接受醋酸亮丙瑞林(lupron)和HMG超促排卵准备取卵的雄激素水平。醋酸亮丙瑞林,每天1mg,皮下注射用药10d后测量血液中的黄体生成素(LH)、睾酮(T)、雄烯二酮(adione)水平,然后醋酸亮丙瑞林加HMG直至hCG注射日。注射醋酸亮丙瑞林10d后,LH浓度在正常卵泡期水平。睾酮和雄烯二酮浓度随超促排卵明显上升

均数 ± 标准误;$*P < 0.01$;$**P < 0.001$

[摘自 Martin KA, Hornstein MD, Taylor AE, et al. Exogenous gonadotropin stimulation is associated with increases in serum androgens in IVF-ET cycles. Fertil Steril, 1997 (68):1011–1016, with permission of the American Society for Reproductive Medicine.]

比接受第一次ART周期的患者妊娠率低。

（二十三）IVF风险及管理

1. 取卵风险 取卵与需要输血或手术探查的盆腔出血，或盆腔感染有关。这两种并发症都罕见，发生率小于1/500。一项2670例取卵的大型前瞻性研究报道，阴道出血占8.6%，明显失血（估计大于100ml）22例（0.8%）。有两例患者术后一侧卵巢出血导致腹腔积血。一例患者需急诊剖腹探查。一例患者盆腔血肿形成，不需要干预。术后有18例（0.6%）患者发生盆腔感染，包括9例盆腔脓肿形成。这些患者的脓液检查提示阴道微生物可能通过取卵针接种到了腹膜腔。另一项超过1058例的前瞻性研究评估了与超声引导下经阴道取卵术相关的并发症，报道，阴道出血需要填塞（2.8%）但无须缝合。所有患者均未发生感染，无麻醉相关的并发症（95%采用全麻，5%采用咪达唑仑镇静），0.7%的患者有严重的术后疼痛，需要住院治疗，可能这些患者确实有取卵术后出血，由于腹腔内积血而导致明显疼痛，有一例输尿管损伤。一份多中心超过10 000个IVF周期的问卷调查报道，取卵后有0.5%的并发症发生率。

2. 受精失败的风险 常规IVF后完全受精失败（TFF）是一种罕见和不可预知的现象，报道的发生率范围在不明原因的不孕症夫妇中为5%～20%。一些研究中把特发性不孕症夫妇的卵母细胞分开行ICSI和IVF，结果显示ICSI能改善受精。然而，由于移植的胚胎可能来自IVF和ICSI，所以，很难确定这两种治疗各自的效力。值得注意的是，至少有两项不明原因不孕夫妇接受ICSI和IVF的随机试验，结果显示，ICSI在受精率、种植率、临床妊娠率或活产率方面没有益处。

常规IVF完全受精失败后，超过95%的病例会在下一个周期采用ICSI以克服TFF，因此，涉及正常精子和卵母细胞的相互作用失败包括精子蛋白酶体的异常释放，导致精子与透明带结合的抑制。在那些ICSI后仍受精失败的罕见病例中，有学者对异常配子进行了研究，以帮助确定原因。虽然已有一例自发激活的报道，但ICSI后受精失败最有可能是由于无法激活卵母细胞。人工卵母细胞激活（AOA）方案使用钙离子载体、氯化锶、或电脉冲。尽管对产科、新生儿和1岁儿童治疗中有令人欣慰的报道，但AOA的常规使用必须谨慎，因为在小鼠模型中，钙振荡与基因表达和胚胎发育的改变相关。

3. 卵巢过度刺激综合征（OHSS） 目前IVF促排卵方案通常会产生大量的卵泡数，以及血液循环中雌激素水平增高，常到1200pg/ml或更高。OHSS的严重程度与hCG日中、小卵泡数目密切相关。卵巢中卵泡生长的强刺激增加了OHSS的风险（见第30章）。虽然对卵巢和子宫内膜的影响有待充分描述，但接受IVF促排卵的妇女血液循环中的雄激素水平明显增加（图31-23）。在许多模型系统中，卵泡雄激素过多与卵泡和卵母细胞功能欠佳有关。虽然在IVF-ET促排卵方案中，GnRH激动药类似物的副作用很少，但单独使用GnRH激动药导致的OHSSS已有报道。

用促性腺激素的IVF促排卵与高达5%的重度OHSS相关。危险因素是雌二醇水平高于2000pg/ml、15个以上直径大于12mm的卵泡及成功妊娠的建立。IVF期间的OHSS通常采用非手术治疗（见第30章）。

许多措施被用来预防OHSS。不给予hCG和取消周期是有效的措施，但不能获得妊娠。继续周期和全胚冷冻在很大程度上是有效的，但需要第二次周期（虽然更简单，冻胚移植）来获得妊娠。如前所述，GnRH拮抗药周期给予排卵剂量的GnRH激动药，即使雌激素水平非常高，早期OHSS发生率仍减低。但是，如果患者有OHSS高风险时，胎盘hCG通常

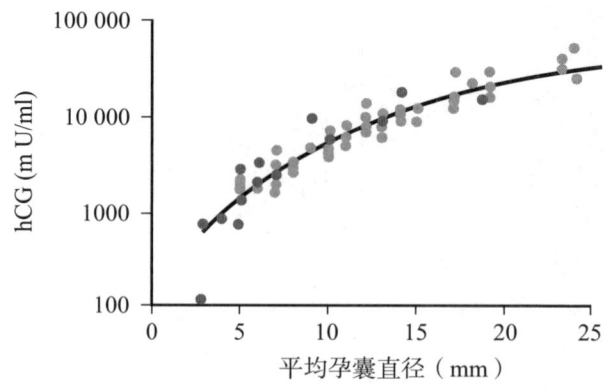

图31-23 平均孕囊直径和血清hCG浓度的关系。黑点显示的是本研究的数据，灰点代表的是以前发表的数据

[摘自 Nyberg DA, Mack LA, Liang FC, et al. Early pregnancy complications: Endovaginal sonographic findings correlated with human chorionic gonadotropin levels. Radiology, 1988 (167): 619–622.]

导致综合征恶化并且持续时间延长。

另一个措施是"coasting"，停用（有时几天）促性腺激素直到雌激素降到安全水平，随之给予较小的卵泡刺激，有可能减少生长的卵泡群。不足为奇的是，获卵数通常会少于hCG日测量的卵泡数。一项随机试验比较了高OHSS风险妇女的coasting和GnRH拮抗药方案，结果发现，在coasting方案中获卵数和优胚数较少，但两组妊娠率无差异；两种治疗措施均无OHSS发生。一项Cochrane综述确定了与coasting和OHSS相关的16个研究，然而，只有4个满足研究标准，作者总结coasting对预防OHSS的益处无法被证明。随机试验中，静脉给予白蛋白不能减少OHSS的发生率；一项包括1999例患者的荟萃分析发现，OHSS的OR值为0.8（CI 0.52～1.22），妊娠率未受影响。

对高危患者使用多巴胺激动药卡麦角林似乎可部分预防OHSS。多巴胺产生的关键，酪氨酸羟化酶在OHSS时下调8倍。通过添加多巴胺受体激动药卡麦角林，Alvarez等希望能恢复多巴胺水平，同时通过血管内皮生长因子（VEGF）通路减少血管通透性。他们对82例OHSS风险的赠卵者随机给予每天0.5mg的卡麦角林或安慰剂共8d。卡麦角林组的中度OHSS发生率减少为20%，而安慰剂组为44%（P = 0.04）。与安慰剂组相比，卡麦角林组的血细胞比容、血红蛋白和腹水均明显降低。

目前尚无卡麦角林对接受胚胎移植的妇女预防OHSS的随机试验来评估继续妊娠率，在一项接受胚胎移植的随机试验中，只有早期OHSS减少了。因此，我们建议，卡麦角林限用于不打算胚胎移植的周期。到目前为止，只有一项随机研究比较了卡麦角林和GnRH拮抗药在预防早发OHSS中的作用，结果显示，拮抗药组有改善。另一种降低OHSS严重程度的方法是hCG注射后使用GnRH激动药。

对重度OHSS包括有张力性腹水的患者来说，穿刺可以缓解症状、减轻病程和严重程度。穿刺应该根据腹水最大积液面的位置，采用无菌技术经阴道或经腹部途径进行。在一次操作中引流数升腹水是安全的。这是比住院治疗性价比更高的方法。

4. 异位妊娠 已知IVF有异位妊娠的风险，在一些报道中，异位妊娠的发生率是普通人群的2～3倍。BrurneHall诊所是第一例人类IVF成功的地方，报道1995年异位妊娠率为4.5%（3000例IVF患者临床妊娠中有135例异位妊娠）。但是，最近SART的临床资料报道，第一次IVF周期的异位妊娠率为1.8%，占临床妊娠的2.2%。接受IVF的患者中输卵管疾病和子宫内膜异位症的高发生病率与异位妊娠风险相关。有人提出IVF中的影响因素，如胚胎移植时大量培养液可能会引起异位妊娠。第3天或第5天的胚胎移植中，女性异位妊娠的发生率似乎没有差异。

复合妊娠，包括宫内、宫外同时妊娠，IVF后每100个妊娠中有1个是复合妊娠。这是由于多个胚胎移植和IVF人群存在潜在的生育问题，包括输卵管疾病。在一般人群中，复合妊娠率约为3500个妊娠中有一个。异位妊娠可以通过手术切除或选择性注射氯化钾或高渗葡萄糖来治疗。如果手术治疗异位妊娠，应行输卵管切除术，而不是输卵管造口术；在复合妊娠中，由于宫内妊娠维持hCG水平升高，所以，靠hCG水平下降来完成治疗是不可能的。如果异位妊娠是手术切除，应避免使用血管加压素，缝合或超声刀可能导致宫内妊娠的流血量比电灼少。

（二十四）进行IVF的妇女患癌症的风险

虽然已有一些研究表明，用于促排卵的药物可能与卵巢癌风险增加有关，但资料很少。不孕症和未产妇是卵巢癌的危险因素。大多数近来的研究报道，癌症与IVF促排卵之间没有关系。瑞典一项注册研究报道，1 394 061名妇女中有95 775名患癌症。24 058名接受IVF治疗的妇女中，1279名在癌症登记处有记录。IVF治疗前癌症风险增高（OR 1.37，95% CI 1.27～1.48），卵巢癌的发病率特别高（3.93）。IVF治疗后癌症风险明显降低（OR 0.74，95% CI 0.67～0.82），主要由于乳腺癌和宫颈癌低于预期风险。卵巢癌风险增加，但是低于IVF前风险，OR值为2.13。作者假定，不孕症和卵巢癌风险可能有共同的病因。最近一项不孕症患者的荟萃分析总结，ART治疗后，卵巢癌的风险不比未治疗组增加。芬兰一项队列研究对1996—1998年购买药物进行IVF的9175名妇女与年龄和居住相匹配的对照进行了比较，并进一步校正社会-经济地位和婚姻状况。1996—2004年与芬兰癌症登记处联系，在IVF患者和对照组中，总体癌症发病率及与激素相关的乳腺、子宫和浸润性卵巢癌的合计发生率相似。IVF患者宫颈癌较少（OR 0.51，95% CI 0.30~0.85），但是除黑色素瘤以外的皮肤癌较多（OR：3.11，95% CI：1.02~9.6）。与对照组相比，IVF患者浸润性卵巢癌较多，乳腺癌较少，但是病例数较少，没有显著性差异。需要更大样本的研究来进一步证实。

关于IVF治疗与乳腺癌风险增加的资料是矛盾的。大龄初孕，或者源于IVF妊娠的后代都是乳腺癌已知的风险因素。近来澳大利亚一项21 025名妇女的队列研究中，7123人接受过IVF治疗，乳腺癌384人（55例为原位癌）。队列中IVF率较低，50%的IVF患者只进行了1~2个周期。IVF患者乳腺癌总发生率没有增高（HR 1.10，95% CI 0.88~1.36）。但是，如果开始IVF治疗的女性年龄小于24岁，与同龄未行IVF者相比，即使校正大龄首次分娩和多胎妊娠后，乳腺癌的发生率也是增加的（HR 1.56，95% CI 1.01~2.40）。值得注意的是，其他影响因素如社会经济地位和月经初潮年龄都没考虑在此分析中。

（二十五）高序多胎妊娠的管理

多胎妊娠的夫妇可以选择期待疗法或选择性减少一个或几个胎儿。选择性减胎术最常使用的方法是经阴道或经腹部将氯化钾注入胎心。经腹部减胎术通常在孕10~13周进行；经阴道减胎术通常更早进行。

选择期待疗法的夫妇，约15%会自然失去一个胎儿，导致双胎妊娠。在一项研究中，12例三胎期待疗法中完全三胎妊娠自然流产的风险为25%，相比之下，143例三胎妊娠减胎为两胎后的完全流产率为6%。未减胎三胎的早产风险为25%，减为双胎后早产风险为4.9%。一项回顾性研究中，185例三胎妊娠减为两胎，70例接受期待疗法，减胎组中位出生体重多500g，妊娠时间长3周。减胎组早产率明显降低（分娩≤32周为11.17%比36.76%，分娩≤35周为40.58%比83.82%，减胎组比非减胎组）。同样地，期待疗法的三胎更可能有低出生体重（出生体重≤1500g为10.98%比28.44%，出生体重≤2500g为68.55%比92.89%，减胎组比非减胎组）。减胎组的胎儿总丢失明显高于非减胎组（分别为15.41%和4.7%），主要由于减胎组流产率较高（8.11%，非减胎组为2.86%）。作者推测，减胎组由于极度早产，0.63%的孩子可能会有严重残疾，在非减胎组为1.64%。有综述收集了6个研究482例期待疗法的三胎妊娠和411例减胎后的双胎妊娠的资料。减胎组的流产率较高[8.1%比4.4%；相关风险（RR）=1.83，95% 可信区间（CI）= 1.08~3.16，$P = 0.036$]，早期早产率较低（10.4%比26.7%，RR= 0.37，95% CI = 0.27~0.51，$P<0.000\,1$）。三胎妊娠减为单胎而不是双胎，增加了足月活产的可能性，但不增加流产率。

一些研究者坚持认为，减胎术对改善四胎妊娠结局"相当不错"。虽然没有随机研究报道，但一系列研究发现，四胎妊娠成功减为双胎者，孕周由31周增加到35周。毫无疑问，IVF治疗后四胎妊娠数的减少是可以通过对多胎妊娠高风险的妇女移植不超过2个优质胚胎而实现的。

（二十六）IVF妊娠的分娩结局（多胎和单胎妊娠）

大多数双胎分娩都是自然受孕，然而，IVF的多胎分娩率要高20倍。虽然报道称，单绒毛膜双胎的发生率因一些操作而增加，如ICSI、辅助孵化和囊胚移植，但是移植多个胚胎仍是导致IVF多胎妊娠高发生率的主要原因。IVF的妊娠结局与胎儿数直接相关。2009年美国来自IVF的活产中，29%是双胎，3%是三胎或高序多胎妊娠。

多胎妊娠与早产、低出生体重、妊娠高血压、糖尿病、出生缺陷的较高发生率以及围生儿死亡率增加有关。早期研究提出IVF与不良产科和围生结局有关，但没有对IVF有关的多胎妊娠率的增加有足够的控制。最近许多大型研究和荟萃分析回顾了与ART相关的产科结局。由国家儿童健康和人类发展研究所（NICHHD）赞助的FASTER（早期、中期妊娠风险的演进）研究联盟，前瞻性调查了1999—2002年随意选定的产科人群的单胎妊娠。对36 062例妊娠，包括促排卵1222例，接受ART治疗554例妊娠进行了分析。促排卵与胎盘早剥、24周后流产、妊娠期糖尿病的风险明显增加有关；与自然妊娠相比，IVF与先兆子痫、妊娠高血压、胎盘早剥、前置胎盘和剖宫产的风险增加有关。IVF和胎儿生长受限或胎儿非整倍体异常之间没有关联。很显然，这项研究校正了年龄、种族、婚姻状况、受教育年限、既往早产、既往总体异常、体质指数和近期妊娠出血。一项15个研究的荟萃分析，包括12 283例IVF和190万例的自然受孕单胎，结果认为，IVF单胎妊娠与围生儿死亡率增加（OR 2.2，95% CI 1.6～3）、早产率（OR 2，95% CI 1.4～2.2）、较低出生体重（OR 1.8，95% CI 1.4～2.2）、小于胎龄儿（OR 1.6，95% CI 1.3～2.0）增加有关。最近一项大型队列研究中，242 715名单胎妊娠妇女中，4111例接受诱导排卵，2 351例行IUI，4570例IVF，所有ART过程均与早产、胎盘异常和小于胎龄儿增加有关，提示研究结果的关键是不孕症原因而不是生育治疗类型。一项对照研究的系统性综述总结，IVF单胎妊娠的极早产、早产和极低出生体重、低出生体重以及小于胎龄儿的风险增高。IVF妊娠与更多的新生儿重症监护室（NICU）住院，更高的剖宫产率、围生儿死亡率增加相关。一项大型荟萃分析评估了27个单胎分娩的研究，结果显示，来自IVF-ET和GIFT单胎妊娠的早产风险是自然妊娠妇女的两倍。

美国国立卫生所（NICHD）一个关于不孕症、辅助生殖技术与不良妊娠结局的研讨会总结风险增加的范围如下：围生期增加的风险包括早产、低出生体重（<2500g）、极低出生体重（<1500g），小于胎龄儿、NICU收住，死胎，新生儿死亡、脑瘫。确定的母亲风险为先兆子痫、前置胎盘、胎盘早剥、妊娠期糖尿病和剖宫产。一项美国妇产科学院委员会的意见认为，"越来越多的证据表明，ART妊娠与围生儿发病率（可能独立于多胎）之间相关，虽然来ART孩子的绝对风险是低的"。有学者认为，不可能把ART相关的围生期风险从那些由于潜在的生殖系统疾病所导致的围生期风险中分开。不孕症夫妇可能存在广泛的不良生殖结局，不一定与他们的治疗相关。比利时一项大型队列研究分析了非IVF治疗的12 011个单胎和3108个双胎，并与自然妊娠结局相比较。治疗包括控制性促排卵联合或不联合人工授精。来自不孕症治疗后的单胎妊娠中，早产、低和极低出生体重儿、转诊NICU的发生率较高；来自不孕症治疗后的双胎妊娠中，新生儿死亡率、辅助通气和呼吸窘迫综合征的比率增加。该研究表明，来自非IVF生育治疗的单胎及双胎妊娠的围生结局比自然受孕的更差。

另一个IVF妊娠比自然受孕结局差的依据来自两项斯堪的纳维亚的研究，研究调查了双胎消失综合征对IVF妊娠结局的影响。丹麦的研究包括642例双胎消失综合征的幸存者，5237例原发性单胎和3678例原发性单胎。幸存者的小于胎龄儿（SGA）比率（OR 1.5，95% CI 1.03～2.2）、低出生体重的风险（OR 1.71，95% CI 1.06～2.74）明显高于单胎者。瑞典的研究包括8941例IVF单胎，也发现，与双胎消失综合征相关的单胎中，SGA的比率较高。

因为ART产生的多胎妊娠比自然受孕多，很可能ART也产生了较多的双胎消失综合征。资料显示，双胎消失综合征的幸存者比自然单胎的产科预后差。是否消失的双胎现象而不是双胎妊娠，占IVF单胎围生期风险的全部或部分，需要进一步调查。一项评估了12 021例单胎和3108例双胎妊娠的研究，对自然受孕和诱导排卵联合或不联合IUI（OI加IUI）者进行了比较。按母亲年龄、产次、胎儿性别、出生年份对研究对象进行了匹配。结果发现，OI加IUI的单胎妊娠中，早产（小于32周和小于37周）、低和极低出生体重、转诊NICU和大多数新生儿发病参数的发生率明显增高，OI加IUI的双胎妊娠中，新生儿死亡率、辅助通气和呼吸窘迫综合征的概率增加。这些数据表明，构成IVF妊娠不良新生儿结局的基础是生育力低下，而不是治疗。

（二十七）妊娠结局

IVF妊娠的妇女中，约20%将经历自然流产，如前所述2%～4.5%将有异位妊娠。很显然，由于非整倍体随女性年龄增长，所以，流产的发生率与母亲年龄高度相关（图31-12）。但研究未显示父亲年龄与流产或出生缺陷有关。妊娠早期应通过阴道超声和连续的hCG水平监测来确保异常妊娠被尽早诊断（图31-24和图31-25）。

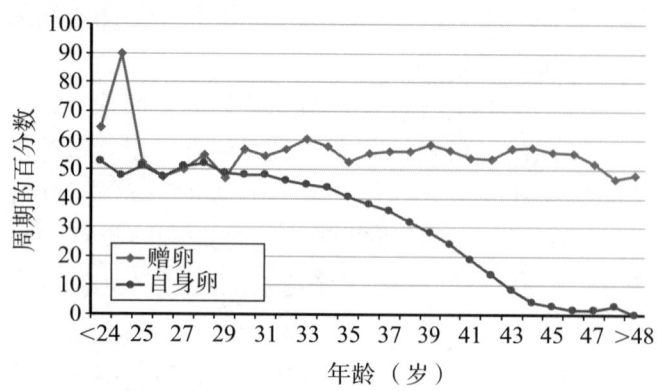

图31-24 2009例新鲜胚胎移植（包括自身卵和赠卵）后有活产的移植比例

［摘自CDC Assisted Reproductive Technology（ART）Report 2009. Available at www.cdc.gov/art/ART2009. Accessed Sept. 30, 2012.］

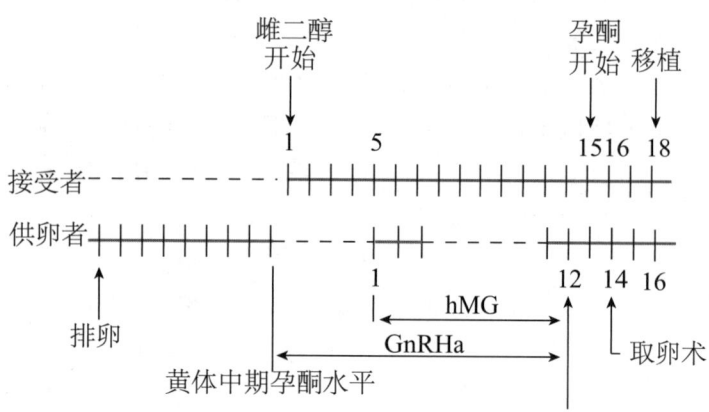

图31-25 GnRHa激动药雌孕激素方案中，供卵者和接受胚胎者的同步

hMG. 人绝经期促性腺激素；hCG. 人绒毛膜促性腺激素；ET. 胚胎移植

［摘自Schmidt-Sarosi CL. In vitro fertilization with donor oocytes. In Keye WR, Chang RJ, Rebar RW, eds. Infertility: Evaluation and Treatment. Philadelphia: WB Saunders, 1995: 781.］

1. 出生缺陷 IVF的问题和出生缺陷的风险是复杂的，分析这个问题受多种因素限制，包括对ICSI后代的额外测试、全国出生登记处畸形的漏报、产妇年龄的影响、多胎妊娠的影响、严重男性因素患者的纳入，由于父性遗传，他们的孩子可能遭受染色体异常的概率增加。

更复杂的是，先天畸形在多胎妊娠的后代中比单胎妊娠中常见，在高龄妇女的孩子中更常见。由于高龄妇女的多胎妊娠更常见于IVF妊娠，可能会引入潜在的偏差。因此，分析只限于年龄匹配妇女的单胎分娩。设计这种研究的一个困难是，IVF妊娠的检查常比其他妊娠更仔细。比如，超声检查的频率和强度可能会更高。在一项对照匹配队列研究中，Hansen等报道西澳大利亚的出生登记中，来自IVF的严重畸形（8.6%）比正常对照组（4.2%）增加了2倍。这个研究的优点是，不同于平常使用的检测方法，由一位单盲的儿科医师确定已检测到的异常。但是，即使是这种方法也已被批评，因为儿科医师可以假定哪些畸形可能由ICSI导致而做出推测。

丹麦一项国家出生队列研究比较了来自三组夫妇的孩子先天畸形发病率：有生育力的夫妇、没有接受过治疗的不孕症夫妇、需要治疗的不孕症夫妇。与有生育力夫妇的孩子相比，未接受过治疗的不孕症夫妇生育的孩子畸形率和风险较高（HR 1.70，95% CI 1.07～1.35）；接受治疗组（HR 1.39，95% CI 1.23～1.57）。虽然这项研究没有特别调查不孕症治疗的类型，因此没有强调IVF对出生缺陷的影响，但它确实证明了不孕症本身，即使没有治疗，也有更高的出生缺陷风险。

美国最大的研究调查了与不孕症治疗有关的先天畸形，Olson等比较了自然受孕、IVF和宫腔内人工授精（IUI）的后代。IVF后代的畸形率（6.2%，OR 1.44，95% CI 1.12～1.85）比对照组更高（4.4%），但IUI孩子的畸形率统计学上不高于对照组（5.0%，OR 1.14，95% CI 0.7～1.87）。作者推测，因为与IVF组（$n = 1462$），或对照组（$n = 8422$）相比，IUI组婴儿数量太小（$n = 343$），所以，不能显示出畸形的增加。

来自中国7个中心ART后出生的15 045个婴儿的一项研究发现，出生缺陷的发生率比其他研究低得多，一种或多种畸形占所有ART婴儿的1.25%，一般人群为（1.35%）。ICSI的婴儿畸形率比IVF的高，但没有统计学差异（1.58%比1.11%，OR 1.42，95% CI 0.99～2.03，$P = 0.52$）。

近来一项308 974例出生的队列研究中，6163例来自辅助生殖技术，这个独一无二的研究包括未接受治疗怀孕的不孕症夫妇、接受IVF治疗的夫妇、男性因素或非男性因素接受IVF和ICSI治疗的夫妇。ART组的畸形率为8.3%，非ART组的婴儿畸形率为5.8%（未校正的OR 1.47，95% CI 1.33～1.62）。多元校正后，OR为1.28（1.16～1.41）。多元校正后把IVF和ICSI分开，IVF组OR值不明显（出生缺陷率7.2%，OR 1.07，0.90～1.26），但ICSI组明显（出生缺陷率 9.9%，OR 1.57，1.30~1.90）。值得注意的是，有不孕症史的夫妇，不管有无 ART 治疗，都有增加畸形儿的风险。

许多荟萃分析调查了 ART 和后代畸形率的相关性。一项 25 个研究的综述比较了 ART 和非 ART 的出生缺陷。畸形总 OR 为 1.29%（95% CI 1.21~1.37），有统计学差异。单胎分娩和严重畸形的亚组分析中仍有统计学差异。作者得出结论，与 ART 相关的出生缺陷风险总体增加了 30%~40%。近来一项荟萃分析，确定发表至 2011 年的 56 个研究，其中 46 个比较了 IVF/ICSI 婴儿与自然受孕者的婴儿，结果发现，汇总的 OR 为 1.37（CI 1.26~1.48）。24 项研究比较了 IVF 和 ICSI 的婴儿，畸形率为 1.05（0.91~1.20），没有统计学差异。然而，其中的许多研究都是原始数据，没有调整风险。异质性检验发现研究差异很大，有些评估出生缺陷只到出生时，有些到 2 岁，有些是以人口和一些诊所为基础的。此外，正如作者讨论的，未接受 ART 妊娠的不孕症对照组缺乏是一重大缺陷。

另一种考虑出生缺陷数据的方法是分析特定的畸形。虽然 IVF 后代的心血管、肌肉骨骼、泌尿生殖道畸形比非 IVF 后代更常见，似乎没有单项缺陷占主导地位。

总之，文献提示，不孕症夫妇中先天性畸形儿的风险更高，而这可通过 ICSI 的使用进一步增加。

2. IVF 儿童的癌症风险　瑞典一项 1982—2005 年的癌症登记研究比较了包括 IVF 登记的资料。发现，2002 年以前来自 IVF 的儿童患 Langerhans 细胞组织增生症（LCH）的风险增加。IVF 后诞生的儿童 LCH 风险为 3.2（CI 1.4~7.3），2002 年以前有更高的发生率（OR 5.2，CI 2.3~11.9）。相关原因目前不清。最近在希腊和瑞典进行的一项病例对照研究发现，早期儿童急性淋巴细胞白血病（3.8 岁以下）与 ART 相关。瑞典另一项 1982—2005 年 IVF 出生的 26 692 个儿童的队列研究，与非 ART 出生的儿童比较了癌症的发生率。比较因素包括早产、呼吸道疾病、低 Apgar 评分，均为儿童和年轻成人癌症的危险因素。与预期的 38 例相比，IVF 儿童有 53 例癌症；18 例为白血病，其中 15 例两者都有。有 6 例 Langerhans 细胞组织增生症（预期 1.0）。癌症风险估计为 1.42（CI 1.09~1.87）。作者认为，风险因素应该是早产和新生儿缺氧，而不是 ART 本身。

总之，近来证据提出关于 IVF 受孕后儿童癌症增加的问题，需要进一步研究来探讨这种可能性。

3. 表观遗传学异常　近来已有推测，生殖技术可能与某个特殊印迹基因的表观遗传学改变有关。这种修饰可能由差异 DNA 甲基化改变或组蛋白修饰而引起，导致基因激活或抑制。目前，关注的焦点集中在 ART 与导致罕见的先天性疾病例如 Beckwith-Wiedemann 和 Angelman 综合征的印迹缺陷增加相关的可能性。2003 年，DeBaun 等首次报道了印迹疾病与 ART 有关。在 ART 后代中，他们发现，Beckwith-Wiedemann 综合征，一种涉及生长和肿瘤的先天性疾病，与美国人口 0.8% 的背景率相比，其发病率为 4.6%。来自辅助生殖技术的儿童中，已有一些其他印迹综合征发病率增加的报道。

虽然荷兰一项研究只报道了 5 例来自 IVF 的儿童患视网膜母细胞瘤，比一般荷兰人口的发病率要高得多，波士顿药物监测合作项目确定，与总人口中每 100 000 例出生有 6.7 例相比，没有 IVF 出生的孩子患视网膜母细胞瘤。来自瑞典国家卫生登记处的一项非常大的研究涉及超过 16 000 例来自 ART 的儿童，IVF 或 ICSI 后代中，没有发现儿童癌症或婴儿肿瘤增加。荷兰一项国家视网膜母细胞瘤中心的研究确认，来自 IVF 或 ICSI 的儿童中有 7 例视网膜母细胞瘤，但是没有发现 RB1 启动子过甲基化；该研究总结 IVF 和 ICSI 与视网膜母细胞瘤之间的关联不大可能由于表观遗传学机制。

除上面讨论过的特殊印迹疾病外，近来的焦点都集中在表型正常、ART 出生的后代全基因组表观遗传学改变。已确定 DNA 甲基化的广泛变化，包括与脂肪细胞发育、胰岛素信号和肥胖相关的基因。这些结果与 IVF 出生的儿童和自然受孕后出生的儿童间代谢参数和身体组成不同的报道相关联。从 8 岁到 18 岁，IVF 后出生的孩子似乎已经改变了身体脂肪组成，然而他们似乎也比非 IVF 的孩子有更好的血脂和更高的 IGF-Ⅰ 和 IGF-Ⅱ 水平。

虽然这些改变的病因不明，似乎患者夫妇本身的不孕症应为此负责。然而，需要进一步研究来确定是否 ART 操作本身和印迹疾病增加的风险之间有关联。值得庆幸的是，由于这些疾病的总体绝对发生率极小，ART 出生的儿童不推荐常规筛查印迹疾病。

4. IVF 后代的心理和认知发展　另一个关于 ART 妊娠的关注是，IVF 妊娠儿童的神经发育。虽然大多数这样的研究结果是令人安心的，但许多研究表明，

ART出生的儿童脑瘫风险增加。一项研究发现，IVF儿童的脑瘫风险增加（OR 3.7，95% CI 2～6.6）；增加的风险中一些与多胎妊娠有关，但是，当单独分析单胎时，持续存在较高风险（OR 2.8，95% CI 1.3～5.8）。IVF双胎和对照组双胎的神经发育没有差异。

另一项研究也显示，即使考虑了母亲年龄、受教育程度、奇偶性、后代性别和小于胎龄儿，IVF后代的脑瘫风险也是增加的。然而，重要的是调整多胎妊娠和早产后，这种差异消失了。

关于ART后代的长期发育、心理和认知，现有的研究通常认为，8岁前有正常的认知、运动发育以及适当的神经功能。然而，IVF后代似乎在童年时住院风险增高，这也许反映了他们在新生儿时期有较多的健康问题。

5. 男方年龄和IVF结局 接受IVF治疗的男性，年龄增大与射精量较低、精液参数较差和DNA碎片率较高有关。大量文献表明，男方年龄与不育相关，这在≥40岁的男性中更明显。关于男方年龄对IVF结局的影响已有分析，特别是使用供卵模型，卵母细胞相关的因素（如女性年龄、女性不孕症的诊断等）和子宫内膜容受性的问题更容易控制。然而，即使使用这种模型，仍存在不一致。在男方年龄和活产之间，一些研究认为两者不相关，或者相关非常有限，而另一些研究则发现，活产率或其他结局参数呈显著年龄相关性下降。

一项回顾性研究对672例≤35岁的赠卵者赠卵IVF周期评估了男方年龄的影响。结果显示，随年龄增大精液参数恶化，ICSI的利用增加。大于60岁的男性，常规受精的受精率较低。随男方年龄增长，冷冻胚胎数明显减少（$P<0.05$），第3天7细胞以上的胚胎，及胚胎发育到囊胚期的比率明显减少（$P<0.05$）。由于囊胚形成取决于成功的父性基因组激活（发生在4～8细胞阶段），男方年龄和囊胚形成之间的任何负相关可能反映了这一基本发育事件的扰动。在672例相同的回顾性研究中，与50～59岁的男性相比，大于60岁的男性种植率显著下降（22%比43%，$P=0.022$），临床妊娠率也有下降的趋势（50%比72%，$P=0.14$）。值得注意的是，受者年龄随男方年龄增长加而增大，未进行多变量分析来控制这种潜在的混杂因素。因为有证据表明，受者年龄可能与种植率呈负相关，目前尚不清楚，是否该研究结果应该完全归因于男方年龄。

另一项研究对484例接受赠卵的夫妇进行了分析。周期中获得临床妊娠的男方平均年龄比未获妊娠者小（43.2年±8.1年比46.8年±7.8年，$P=0.0003$）。与<40岁的男性比，40～50岁的男性精液参数明显下降，特别是畸形精子症（$P=0.0001$），所有周期都采用了ICSI。但是，该研究仍未进行多变量分析，供者和受者的年龄均未考虑。另一项研究对1083个受者进行了1392个赠卵周期，男性年龄再次与较低的精液量和精子活动力有关；然而，女方受者年龄调整后，男方年龄和活产率间无相关性。

总之，明确的是，需要进一步有大量数据集和适当统计分析的研究来解决IVF中男方年龄是否与活产率相关。

大部分自然受孕的研究没有发现男方年龄与后代染色体异常有关，但是，也有研究认为与男方有关。美国医学遗传学学院不建议在男方年龄基础上做额外的产前筛查。一般情况下，大龄男性（>40岁）与流产率较高、一些常染色体显性遗传、自闭症谱系障碍及精神分裂症有关。目前缺乏调查数据，是否与自然受孕出生的孩子相比，对任何一种与男方年龄相关的疾病，IVF后代的患病风险都增加。由于IVF登记人数继续扩大，最终应有足够强大的数据集来填补我们知识中的这个空白。

（二十八）卵子捐赠

IVF卵子捐赠的早期研究明确地显示了该项技术的可行性，每周期妊娠率为25%。目前，这一技术已被很好地建立，其应用与女方年龄密切相关，但是，卵巢早衰的妇女也可以从中受益。2009年，美国小于35岁的妇女卵子捐赠少于5%的ART周期，40岁妇女轻微增加，达到12.9%，大于48岁的患者显著上升到91.8%。

生殖领域的一个重要问题是"卵母细胞年龄或子宫年龄，哪一个因素对生育力影响更大？"基于赠卵IVF的结局，两种因素都影响了妊娠及其结果的可能性，但是卵母细胞年龄似乎比子宫年龄对受孕能力有更大的影响。如图31-26所示，随女性年龄增长，使用自己卵母细胞妊娠的概率急剧下降，在接受赠卵的（和更年轻的）女性中没有这种下降。然而，有证据表明，子宫老化可能与种植率和继续妊娠率较低有关。一项研究分析了143个赠卵者<30岁的周期。与≥40岁的妇女相比，<34岁的妇女种植率比更高（$P=0.042$），流产率明显较低。另一项赠卵IVF的研究中，>40岁的妇女流产率大大高于<40岁的

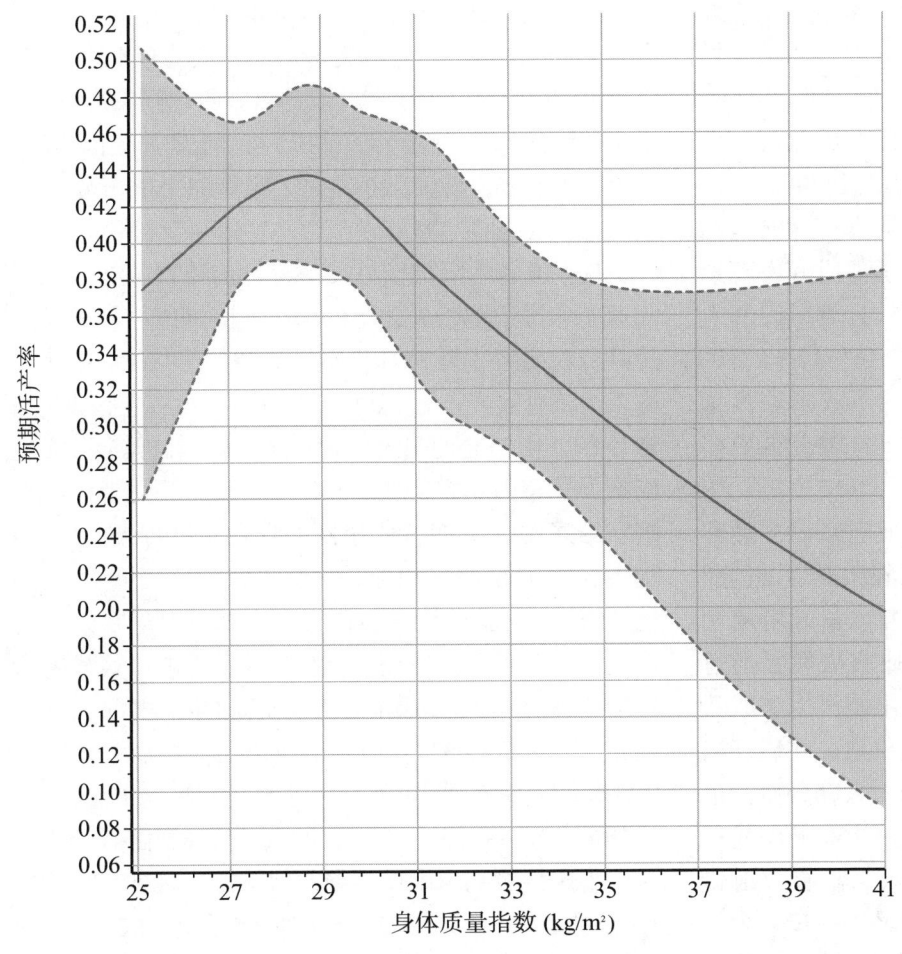

图 31-26 年龄校正后，1721 名初次接受新鲜 IVF 的妇女体重指数预期活产率回归曲线

虚线代表 95% 可信区间

[摘自 Shah DK, Missmer SA, Berry KF, et al. Effect of obesity on oocyte and embryo quality in women undergoing in vitro fertilization, Obstetrics and Gynecology, 2011 (118): 63-70.]

妇女。目前，仍存在一些矛盾的数据：在 444 对受者夫妇的 222 个赠卵周期中，没有发现接受者年龄与妊娠率有关。此外，近来一项分析显示，年轻受者与快 50 岁的受者相比，妊娠率没有差异。

赠卵 IVF 需要供者和受者生殖道的协调（图 31-25）。这种技术提供了一个重要的观点就是对卵巢衰竭的女性来说，雌、孕激素替代足以让子宫内膜为成功妊娠做好准备。实现成功妊娠不需要其他卵巢激素。大多数赠卵项目采用"新鲜"卵子，从赠卵者到受者，感染可能传播的理论问题从未有记录，但在美国，是受 FDA 严格监管的。

一个重要的伦理问题是，应该建议女性在什么年龄不再进行赠卵 IVF。一些中心治疗的女性超过 60 岁，其他中心则限制小于 50 岁的女性应用这项技术。此外，卵子捐赠可能与一些健康风险相关，因此，建议捐赠不超过 6 个周期。

（二十九）代孕

第三方生殖的另一种形式为代孕，即一位女性为不孕妇女怀孕。在这种情况下，不孕妇女进行控制性促排卵、取卵、卵子在体外受精，但是胚胎被移植到代孕者的子宫里。受者子宫内膜被准备好，赠卵者和受者月经周期同步化。

代孕的适应证包括先天性无子宫、先天性苗勒管畸形、子宫切除术后、手术无法纠正的解剖异常例如宫腔粘连。另外一个适应证是有严重内科疾病不能安全妊娠的妇女。

虽然代孕的技术相对简单和常规，但是这种第三方生殖涉及复杂的法律、心理、伦理问题。潜在的代孕者应该经历过正常妊娠并完成心理及医疗筛查。双方有必要签署合同，各州有关婴儿的法律不同。妊娠率取决于卵子来源的生殖预后。尽管有许多医学和社会复杂性，但是代孕为一些不孕症妇女提供了当她们不能生育时，可以使用自己和丈夫的配子来生育的机会。

（三十）卵母细胞体外成熟

促排卵后，得到成熟卵母细胞的另一个方法是抽吸不成熟卵母细胞，然后进行体外成熟。在体外成熟（IVM）体系中，当卵泡直径达到6～12mm时，在有或没有hCG激发下，取出GV期的卵。虽然hCG激发比不用hCG更能促进培养后的成熟率，但这种方法不应该严格被称为IVM，因为在hCG影响下，卵母细胞可能在体内就已经开始成熟。取出的卵母细胞通常被培养28～36h，有足够的时间发育到第二次减数分裂中期，从而模拟体内LH峰的时间。一种特制的细针（19G或20G，而不是16～17G的针）被用来抽吸与卵泡膜颗粒细胞黏附的不成熟卵母细胞-卵丘复合体，抽吸泵压力较低，希望获得更多的卵母细胞。

IVM的有效性取决于是否卵母细胞来自多囊卵巢、自然周期的卵巢，或低剂量促性腺激素启动的卵巢。即使相似的患者使用相同的步骤，各诊所成功率也有相当大的不均匀性。大部分研究表明，通过程序化培养，超过60%的IVM卵母细胞可以核成熟到MII，一小部分可以成功获得胞质成熟，并表现出支持原核形成和早期胚胎发育的能力。大部分研究报道，受精的IVM卵母细胞只有40%～80%可以通过早期卵裂，移植胚胎种植率低于15%。没有放射冠颗粒细胞，卵母细胞成熟的低利用率将进一步减少。因此，目前IVM方案不推荐去除放射冠颗粒细胞准备行ICSI后，回收不成熟卵母细胞作为临床使用。

IVM能被有效地用于ART前，仍有许多挑战。IVM系统需要优化；培养液需要补充激活素A、表皮生长因子家族成员双调蛋白（Areg）和表皮调节素（Ereg）EGF样生长因子外，进一步细化。使用三维培养系统来支持卵冠丘复合物在成熟前期或成熟期间的结构完整性需要进一步调查。此外，合适的IVM培养时间有待确定，合适的容受性子宫内膜准备方案有待确定。研究我们知识中的这些空白是值得的。由于使用较少的促性腺激素，IVM与较低成本有关，并且该技术减少了OHSS的可能性，因此特别用于OHSS风险增加的妇女，如PCOS患者。此外，现有资料显示，尽管孩子出生数相对少，但IVM后产科、围生期和新生儿结局都与来自IVF和ICSI的结果相似。最后，当冷冻GV期卵以待后续怀孕时，需要一个有效的IVM方案。

（三十一）辅助生殖技术中的环境暴露和生活方式因素

1. 吸烟 对临床结局的影响在IVF和GIFT周期都有研究。IVF周期，吸烟与雌二醇峰值水平或取卵数目没有大的变化相关。然而，女方吸烟似乎会降低IVF妊娠率和活产率，但是男方吸烟则没影响（彩图102）。吸烟对IVF结局的影响可能是剂量依赖的。当女方每天吸烟超过20支时，吸烟对IVF分娩率的影响最大（彩图103）。

IVF患者中吸烟使妊娠率降低的原因可能是吸烟加速了卵母细胞丢失比率的研究。吸烟能过早增加女性月经周期第3天FSH水平，吸烟女性卵母细胞库耗竭以及卵泡过早老化。然而，窦卵泡数没有受影响。>35岁的女性IVF期间吸烟者获卵都较少，吸烟可能也影响了子宫内膜容受性。赠卵模型评估了受者中的吸烟，结果发现有剂量依赖性。吸烟超过每天10支的受者比每天吸烟0～10支的受者妊娠率较低（52.2%比34.1%）。虽然大多数研究限于缺乏对潜在因素的校正，但在大多数研究中，吸烟并不影响受精或胚胎质量评分。然而，一项前瞻队列研究的回顾性分析中，测定了1994—2003年1909名非吸烟妇女的3270个IVF周期卵泡液中的可替宁（尼古丁代谢产物）。多变量分析发现，暴露于二手烟的妇女与未暴露者相比，胚胎着床失败的风险明显增加[OR1.52, 95% CI 1.20～1.92；风险率（RR）1.17, 95% CI 1.10～1.25]。活产率也明显降低（OR 0.75, 95% CI 0.57～0.99, RR 0.81, 95% CI 0.66～0.99）。

虽然吸烟对卵巢功能的影响可能是不可逆的，女性在接受IVF前应停止吸烟，避免暴露于二手烟环境。

2. 咖啡因的摄入 南加州一项221例接受ART的夫妇前瞻性研究报道，与每天摄入0～2mg咖啡因的妇女相比，每天摄入2～50mg咖啡因（50mg大约是半杯咖啡中的咖啡因量）的妇女妊娠率下降（OR 3.1, 95% CI, 1.1～9.7）。在ART前1周或后1周，咖啡因摄入与IVF成功率减少没有关系。然而，另一项618名IVF妇女的研究中，平均咖啡因的摄入是每天456mg，大多数来自咖啡，多因素校正后，咖啡因的摄入与流产率风险较高有关（$P = 0.007$）。在一项前瞻性队列研究中，少于200mg的咖啡因摄入与流产率增加没有关系。虽然资料有限，但目前证据表明，对咨询IVF的夫妇应该慎重，限制咖啡因摄入量小于每天2杯。

3. 乙醇摄入 在一项221例女性因素不孕的前瞻性研究中，每天喝一杯酒增加了妇女不孕风险，并显著增加流产风险（OR 2.21，95% CI 1.09～4.99）。一项大型前瞻队列研究中，2 545 对夫妇进行了 4729 个周期。结果发现饮酒很常见：41% 的女性和 58% 的男性每周喝 1～6 杯酒。每周喝酒≥4 杯的女性活产率比小于 4 杯者低 16%（OR 0.84，CI 0.71～0.99）。夫妇双方每周喝酒至少 4 杯者，活产率比少于 4 杯者低 21%（OR 0.79，CI 0.66～0.96）。基于以上数据，应告知接受 IVF 的夫妇，乙醇摄入会降低活产率，应予避免。

4. 吸食大麻 关于吸食大麻和 IVF 的资料很少，一项研究报道，使用大麻超过 90 次以上的女性比未使用者获卵数和可移植胚胎数少。此外，吸食大麻超过 10 次的女性比非吸食者分娩的婴儿更小。显然，需要更多的研究来调查吸食大麻和 IVF 成功率之间的关联。

5. 肥胖 体质指数和 IVF 成功率的关系近来已有报道。一项 SART 的美国 IVF 临床资料的研究显示，不断肥胖与使用自体卵患者的临床妊娠率明显下降相关（$P<0.000\,1$），但与接受赠卵者相比没有差异。活产率随肥胖程度下降，尤其是在通常有较高妊娠率的年轻妇女（小于 35 岁）中。一项来自单中心，1721 例第一次接受 IVF 妇女的研究显示，BMI 和活产率呈反向 U 形相关（图 31-26）。这些结果表明，BMI 低于正常的妇女 IVF 成功概率减低。虽然这些结论的潜在原因有待明确，但近来一项研究表明，卵母细胞异常可能是部分原因，至少在肥胖妇女中，通过这些人群中受精失败的卵母细胞中纺锤体和染色体的数目异常可以反映出来。

6. 锻炼 只有一项关于运动对 IVF 结局影响的研究。在一项预后评估的研究中，波士顿地区 3 个大型 IVF 项目前瞻性地纳入了 2232 例第一个 IVF 周期的患者。所有患者的问卷调查包括运动数量、类型及频率。每周运动≥4h，持续 1～9 年的女性比不运动的女性周期率取消几乎增加 3 倍（OR 2.8，95% CI 1.5～5.3），流产率增加 2 倍（OR 2.0，95%CI 1.2～3.4），40% 无活产（OR 0.6，95% CI 0.4～0.8）。在该项研究中，有心血管锻炼的女性比不锻炼者的活产率低 30%。然而，当女性进行步行或心血管锻炼超过 9 年，与未锻炼者相比，对活产率没有影响。

虽然对单一研究得出的结论应该谨慎，但是，许多生活方式的调整似乎影响了辅助生殖技术的成功结局。正如这一领域的其他问题，迫切需要有设计严密的研究。

五、结束语

自从 1978 年第一例 IVF 婴儿诞生以来，ART 领域已取得巨大进展。无论是临床还是实验室进展，都随时间的推移，促进了妊娠率的持续提高。然而，辅助生殖领域的一个缺陷是很少有随机研究显示辅助生殖技术比其他形式的生育治疗，比如盆底重建术或经验性促性腺激素的促排卵更优越，这也许是对特定患者的最佳治疗方法。此外，许多新的辅助生殖技术还没有足够的临床试验显示它们与"常规"IVF 治疗有关的效用就被引入到临床实践中。众多因素支持单次 IVF 可能导致活产。在新技术被用到常规临床实践前，严谨的调查研究及临床医师不断培养自己在这个迅速发展的领域取得进步至关重要。

完整的参考文献可以在 the companion Expert Consult Web 网上找到，网址为 www.expertconsult.com。

（译者 武 泽 审校 李 蓉）

推荐阅读

Biggers JD, Summers MC. Choosing a culture medium: making informed choices. Fertility and Sterility, 2008（90）：473－483.

Criniti A, et al. Elective single blastocyst transfer reduces twin rates without compromising pregnancy rates. Fertility and Sterility, 2005（84）：1613－1619.

Cruz M, et al. Timing of cell division in human cleavage-stage embryos is linked with blastocyst formation and quality. Reproductive Biomedicine Online, 2012.

Davies MJ, et al. Reproductive technologies and the risk of birth defects, The New England Journal of Medicine, 2012（366）：1803－1813.

Fauser BC, et al. Endocrine profiles after triggering of final oocyte maturation with GnRH agonist after cotreatment with the GnRH antagonist ganirelix during ovarian hyperstimulation for in vitro fertilization, The Journal of Clinical Endocrinology and Metabolism, 2002（87）：709－715.

Garcia-Velasco JA, et al. Cycle scheduling with oral contraceptive pills in the GnRH antagonist protocol vs the long protocol: a randomized, controlled trial. Fertility and Sterility, 2011 (96): 590-593.

Gardner DK, et al. Single blastocyst transfer: a prospective randomized trial. Fertility and Sterility, 2004 (81): 551-555.

Hassold T, et al. A cytogenetic study of 1000 spontaneous abortions, Annals of Human Genetics, 1980 (44): 151-178.

Hazout A, et al. Serum antimullerian hormone/Mullerian-inhibiting substance appears to be a more discriminatory marker of assisted reproductive technology outcome than follicle-stimulating hormone, inhibin B, or estradiol. Fertility and Sterility, 2004 (82): 1323-1329.

Helmerhorst FM, Perquin DA, Donker D, et al. Perinatal outcome of singletons and twins after assisted conception: a systematic review of controlled studies. BMJ, 2004 (328): 261.

Jain T, Missmer SA, Hornstein MD. Trends in embryo-transfer practice and in outcomes of the use of assisted reproductive technology in the United States. The New England Journal of Medicine, 2004 (350): 1639-1645.

Luke B, et al. Female obesity adversely affects assisted reproductive technology (ART) pregnancy and live birth rates. Hum Reprod, 2011 (26): 245-252.

Luke B, et al. Cumulative birth rates with linked assisted reproductive technology cycles, The New England Journal of Medicine, 2012 (366): 2483-2491.

Malizia BA, Hacker MR, Penzias AS. Cumulative live-birth rates after in vitro fertilization. The New England Journal of Medicine, 2009 (360): 236-243.

Palomba S, et al. Metformin reduces risk of ovarian hyperstimulation syndrome in patients with polycystic ovary syndrome during gonadotropin-stimulated in vitro fertilization cycles: a randomized, controlled trial. Fertility and Sterility, 2011 (96): 1384-1390.

Reindollar RH, et al. A randomized clinical trial to evaluate optimal treatment for unexplained infertility: the fast track and standard treatment (FASTT) trial. Fertility and Sterility, 2010 (94): 888-899.

Scott RT, Elkind-Hirsch KE, Styne-Gross A, et al. The predictive value for in vitro fertility delivery rates is greatly impacted by the method used to select the threshold between normal and elevated basal follicle stimulating hormone. Fertil Steril, 2008 (89): 868-878.

Shah DK, Missmer SA, Berry KF, et al. Effect of obesity on oocyte and embryo quality in women undergoing in vitro fertilization. Obstetrics and Gynecology, 2011 (118): 63-70.

Steptoe PC, Edwards RG. Birth after the reimplantation of a human embryo. Lancet, 1978 (2): 366.

Thurin A, Hausken J, Hillensjo T, et al. Elective single-embryo transfer versus double-embryo transfer in in vitro fertilization. N Engl J Med, 2004 (351): 2392-2402.

第 32 章

配子和胚胎操作

（原著 Charles L. Bormann）

自 1978 年第一例试管婴儿诞生以来，对于某些类型的不孕症，包括因输卵管疾病导致的长期不孕，子宫内膜异位症，不明原因不孕或男性因素不育，体外受精 (in vitro fertiliration, IVF) 已成为一种行之有效的治疗方法。但是，很快便发现，某些严重男性因素不育的夫妇不能通过常规 IVF 治疗。精子计数极低、活动率差、畸形精子较高比例是常规 IVF 失败的主要原因。

为解决这个问题，在卵母细胞和精子显微操作的基础上，建立了许多辅助受精的措施。这些技术最终发展为胞质内单精子注射 (intra cytoplasmic sperm iniected, ICSI)，即将单个精子直接注入卵胞质中。1992 年 Palermo 等报道了人类采用这种新的辅助受精方式产生的胚胎，移植后获得了首例妊娠并分娩。从那时起，全球提供 ICSI 的中心数急剧增加，每年都有大量的 ICSI 治疗周期。由于对睾丸功能受损或输精管堵塞而导致的严重男性不育，ICSI 作为成功治疗的唯一选择被广泛使用，所以关注其有效性和安全性非常有必要。

ICSI 是治疗男性不育的重大突破，但没有胚胎活检方法的建立，胚胎植入前遗传学诊断（PGD）将难以想象。最初尝试渗透或破坏透明带是为了协助卵子受精或通过促进孵化过程，增加胚胎植入。这可以使卵细胞或胚胎中的细胞物质得以取出（极体或卵裂球），那么在胚胎早期发育阶段即可进行基因检测。

像 PGD 依赖胚胎活检一样，同样不可或缺的是，分子遗传学的研究进展导致了单细胞水平诊断技术的发展。这些技术包括聚合酶链反应（PCR）检测单基因遗传疾病、荧光原位杂交（FISH）检测染色体数目、结构异常和鉴定胚胎性别避免性连锁遗传疾病，以及最近的综合染色体筛查（CCS），它可以进行 DNA 拷贝数变异的全基因组分析。自从 PGD 临床应用的第一例妊娠报道后，PGD 周期数稳步增长，全世界开展 PGD 的生殖中心也越来越多。

本章介绍 ICSI 的现状、强调患者选择、显微注射前卵母细胞和精子的处理、方法和结局的分析，以及这些技术的临床应用。对胚胎移植前辅助孵化的临床意义进行讨论。介绍作为 PGD 及 PGS（植入前基因筛查）诊断工具的胚胎活检以及单细胞分析技术（染色体水平通过 FISH 及 CCS 技术，单基因水平通过 PCR 技术来实现）。

一、卵胞质内单精子注射（ICSI）

（一）ICSI 的历史

精子计数极低，活动率严重低下，形态特征异常是常规体外受精失败的主要原因。目前，ICSI 是治疗这些严重男性因素不育的最终选择（参见第 24 章）。在操作过程中，胚胎学家经过选择，把一条活动、外观形态正常的精子注射进一个卵母细胞中。

ICSI 过程是基于卵母细胞和精子的显微操作。最初，通过局部透明带切除术（PZD）来促进精子穿透。透明带是受精的屏障，通过机械性破坏透明带，使精子细胞直接进入卵周隙。透明带下受精（SUZI）是微操作技术的下一步。SUZI 是通过注射针将几个精子细胞直接送至卵周隙。ICSI 则更进一步，将单个精子直接注入卵胞质中，不仅穿越了透明带而且穿透了卵膜。

首次 ICSI 的成功运用是在兔和牛中获得了活产子代。1992 年报道了人类首例通过 ICSI 技术获得妊娠并分娩。其后不久，发现 ICSI 在卵细胞受精率、胚胎数量与胚胎着床率方面优于 SUZI。因此，ICSI

在世界范围内被成功地用于治疗由严重少弱畸精子症、睾丸功能损害或输精管堵塞导致的无精子症等男性因素引起的不育。

自从ICSI技术第一次公开发表以来，有一些小的改良用以降低卵母细胞退化率、卵母细胞的激活[一个原核（1-pn）]，和异常受精[三原核（3-pn）]。透明质酸酶可能是卵母细胞激活的主要原因；因此，去除颗粒细胞期间的透明质酸酶浓度以及暴露在酶中的时间都应减少。取卵后去除颗粒细胞的时间（立即或4h后）并不影响ICSI的结果。注射时极体的方向会影响胚胎质量。在注射前，应选择活动的精子并制动。卵子破膜对于ICSI的成功至关重要，因为破膜的方式与卵母细胞退化有关。此外，注射精子的形态特征与ICSI受精结果和妊娠结局相关。ICSI的结局可能会从一些新的技术发展中得到改进。在双折射的基础上，用计算机辅助偏振显微系统（PolScope™, Cambridge Research & Instrumentation, Woburn, MA）无创伤性地显示卵母细胞纺锤体结构，可以作为准确反映卵子成熟度、质量以及发育潜能。另一方面，高倍镜下ICSI可以提供较好的精子形态选择用于受精。

（二）ICSI的指征

ICSI之前的时代，在男性不育患者中，为了提高受孕率，人们对常规IVF做了很多改进和尝试。如今，在治疗严重男性因素不育方面，ICSI已使改良的IVF技术（包括高受精浓度）黯然失色。对每个卵母细胞来说，ICSI只需要一个具有功能基因组和中心体的精子即可完成受精过程。ICSI的适应证不限于精子形态畸形、计数低和活动率差。当输精管堵塞时，ICSI还可使用附睾或睾丸精子。对于睾丸衰竭引起的无精子症，只要可以在睾丸组织样本中找到足够的精子，就能进行ICSI治疗。表32-1给出了当前ICSI的适应证。

表32-1 目前ICSI的适应证

射出精子
  少精子症
  弱精子症（需要注意100%不动精子）
  畸形精子症（使用严格的标准，形态正常≤4%。需要注意圆头精子）
  抗精子抗体滴度高
  常规体外受精-胚胎移植后反复受精失败
  从缓解期癌症患者体内取出的精子冷冻后
  射精障碍（如电刺激采精、逆行射精）

（续表）

附睾精子
  先天性双侧输精管缺失
  青年综合征
  附睾输精管吻合术失败
  输精管吻合术失败
  双侧射精管梗阻
睾丸精子
  附睾精子的所有适应证
  由于纤维化导致获取附睾精子失败
  睾丸衰竭导致的无精子症（成熟停止，生殖细胞发育不全）
  死精症

ICSI可以成功用于常规IVF受精失败的患者，也可用于射出精中精子正常形态和直线运动过少（<500 000）的患者。只要注入一条活动的精子，就能获得较高的受精率和妊娠率。如果注入不动或者失活精子会导致较低的受精率。当射出精中只有失活精子时，应该考虑使用睾丸精。精液的其他参数，如浓度、形态特征（除圆头精子症）和高滴度的抗精子抗体，并不影响成功率。对于精子顶体缺失的患者也有ICSI成功的报道。

任何由于输精管阻塞导致的不育均能采用从附睾或睾丸显微外科手术获得的精子行ICSI治疗。梗阻性无精子症可由先天性双侧输精管缺失、输精管复通术失败或输精管附睾吻合术等引起。当附睾纤维化而不能获得能动的附睾精子时，可以从睾丸活检标本中分离获得。

睾丸活检也被证明对非梗阻性无精子症患者是有用的。对于睾丸功能严重受损的患者，例如，生殖细胞发育不全（Sertoli细胞综合征）、生精障碍或精子不完全成熟，有时只有通过多点活检，才能获得精子。冷冻来自附睾或睾丸的多余精子是很重要的，因为显微注射冷冻精子可以避免将来ICSI周期进行重复手术。约3%的周期不能进行ICSI。多数因为没有卵母细胞复合体或MII卵母细胞，或者是因为在非梗阻性无精子症患者睾丸活检标本中没有发现精子。

（三）卵母细胞采集

成功的ICSI取决于促排卵，使用方法类似于常规IVF（参见第30章和第31章）。目前的促排卵方案是联合使用促性腺激素释放激素（GnRH）激动药或拮抗药、人绝经期促性腺激素或重组卵泡刺激素（FSH）、人绒毛膜促性腺激素（hCG）。这种治疗可以获得大量卵丘-卵母细胞复合体。在外源性 FSH 启动之前给予 GnRH 激动药可以使垂体降调节。应用促性腺激素制剂或重组 FSH 给药可刺激多个卵泡生长。排卵常常是通过 hCG（10 000 U）诱导，其注射的时机为：当血清雌二醇水平超过 1000 pg/ml，并且超声检查时至少有 2 个卵泡平均直径≥18mm，额外 2 个卵泡直径≥12mm。超声引导下经阴道穿刺取卵的最佳时间是 hCG 注射后 36h，平均每周期可以获得 11 个卵丘卵母细胞复合体。颗粒细胞去除后，可以获得约 9 个中期Ⅱ（MⅡ）卵细胞供显微注射使用。

虽然 hCG 可用于黄体期支持，但还是经常使用外源性孕激素（阴道给药或肌内注射）来以避免 hCG 对剩余生长卵泡的刺激风险。性激素释放激素拮抗药对垂体促性腺激素有直接的强抑制作用，并且能很快恢复内源性促黄体生成激素和 FSH 的正常分泌。充分利用内源性 FSH，卵泡生长所需的外源性 FSH 就会大幅减少。停用 GnRH 拮抗药后，垂体促黄体生成激素和 FSH 释放的快速恢复可以消除额外的黄体支持的需要。

1. 卵母细胞的处理 ICSI 取卵前的准备至关重要，必须严格控制外界条件：pH 恒定为 7.3，温度稳定在 37℃。已证实，温度波动不利于卵母细胞的微管系统，包括纺锤体减小、微管解体，在某些情况下，甚至会导致微管完全缺失。纺锤体异常能阻止染色体分离，导致非整倍体。如果某些操作需要长时间在低 CO_2 浓度的环境外进行，如 ICSI，可使用缓冲培养液，例如 4- 羟乙基哌嗪乙磺酸（HEPES）来维持合适的 pH 环境十分重要。合适的温度可以通过适当平衡所有培养液及在加热平台上进行所有的操作来维持。同时，在所有的培养液上覆盖平衡后的石蜡膜和矿物油以防止蒸发，并减少温度和 pH 的变化。

常规 IVF 中，成熟卵母细胞是被完整的卵丘复合体包围着进行受精的，与此不同，显微注射受精需要剥离出卵母细胞（即去除周围的卵丘和放射冠细胞）。这不仅能对卵母细胞准确注射，而且能评估其成熟度，对 ICSI 十分重要。卵丘和放射冠细胞的去除可以结合酶和机械方式来进行。

牛源透明质酸酶纯化制剂消化分解了卵丘细胞之间的透明质酸，使卵母细胞成熟度分级和显微注射变得可能。酶的浓度和酶处理的时间都应该被严格控制，因为它们可能导致卵母细胞孤雌激活。因其纯度，重组人透明质酸酶 ICSI Cumulase®（origio）可用于较高浓度；因此，孵化时间也变得不那么重要了。由于这些原因，该产品可能会减少，如果不消除这个因素，就会存在机械剥离步骤对卵母细胞造成损伤的风险。此外，动物病原体污染的风险也可以得到减少。裸露卵母细胞的显微镜观察包括透明带、卵母细胞的评估、确定有无生发泡（GV）或第一极体。95% 的情况下，卵冠丘复合物通常包含一个完整的卵母细胞。剩下的 5% 可能是空的，或破碎的透明带，或形态异常的卵母细胞。

图 32-1 显示了卵母细胞成熟的 3 个阶段。总体来讲，3.9% 的卵母细胞处于第一次减数分裂中期（MⅠ）阶段，经历了生发泡的破裂，但尚未释放第一极体。约 10.3% 的卵母细胞处于生发泡期（GV），约 85.8% 处于第二次减数分裂中期（MⅡ），表现为出现第一极体。ICSI 只能在 MⅡ卵母细胞中进行，因为只有这样的卵母细胞才是单倍体状态并且可正常受精。据报道，74% 的 MⅠ卵母细胞在取卵后 20 h

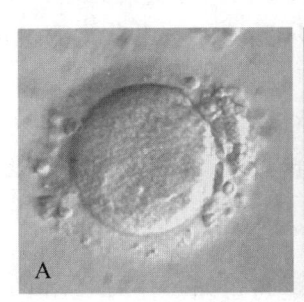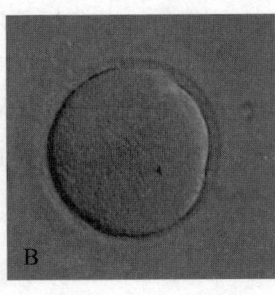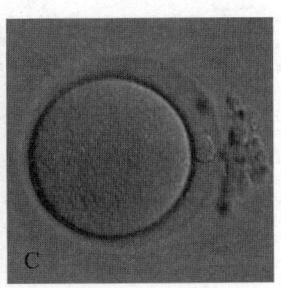

图 32-1 去除卵冠丘细胞后的卵母细胞成熟度

A. 卵母细胞生发泡阶段，典型生发泡的存在；B. 卵母细胞生发泡破裂，但尚未排出第一极体时被称为"第一次减数分裂中期（MⅠ）卵母细胞"；C. 典型的第二次减数分裂中期（MⅡ）的卵母细胞，表现为出现第一极体，这说明卵母细胞已经熟并已达到单倍体状态。只有 MⅡ卵母细胞可以进行胞质内单精子注射

内完成减数分裂。另一项研究报道，27%的MⅠ卵母细胞在取卵后4h内排出第一极体。来自该项研究的卵母细胞在取卵当天进行ICSI，并与MⅡ卵母细胞ICSI相比较。该研究结果显示，完成体外成熟的MⅠ卵母细胞，与获取的MⅡ卵母细胞相比，有较低的受精率。但是，两组的胚胎质量没有差异。其他研究也支持这些结果，表明体外成熟的卵母细胞能正常受精，但源于这些卵母细胞的胚胎很少导致妊娠。提示，对于MⅡ卵母细胞较少的患者，MⅠ期卵母细胞的挽救可以增加移植胚胎数，但通过这种方法提高患者妊娠率的机会甚微。GV期卵母细胞需要过夜（30h）孵育，才可以达到MⅡ期。虽然进行了常规IVF促排卵，但很少有来自GV卵母细胞妊娠的报道。由于结果较差，因此，GV期的卵母细胞常被丢弃。去除颗粒细胞并冲洗后的卵母细胞一直在培养箱中孵育，直到显微受精。

2. PolScope™ 如前所述，MⅡ卵母细胞中纺锤体的完整性是正常受精和后续发育的关键。因此，一般认为，纺锤体的形态可以作为卵母细胞质量的标志物。一种改良的偏振光显微镜"Polscope™"，已经发展成为观察活的卵母细胞纺锤体的无创设备。纺锤体图像是基于在偏光显微镜下，微管丝的高双折射性特征而采集得到。在人卵母细胞中双折射纺锤体的存在，不仅可以预测有较高的受精率，而且也预示着有更好的胚胎发育潜能。ICSI时高达91%的人MⅡ卵母细胞都可以检测到纺锤体。因为大多数卵母细胞都有纺锤体，所以只研究纺锤体的存在与否，其价值有限。研究发现，纺锤体与第一极体之间的高度不一致，可能是由于去除颗粒细胞的过程中极体发生位移造成。然而，纺锤体在卵母细胞中的位置，对所产生胚胎的发育潜能影响较小。是否纺锤体定量分析（测定纺锤体中微管密度）提供了附加价值还需要验证。迄今为止，纺锤体成像以及第一极体的出现是卵母细胞成熟的准确标志物，并可以借此确定ICSI的时间。此外，纺锤体动态分析，以及由冷冻导致的纺锤体损伤均可以借助Polscope™观察。

（四）精子采取

对于显微受精来说，有3种不同的精子来源：射出精子、手术获得的附睾精或睾丸精。对于这3种类型的精子，再加上冷冻精子，ICSI均可成功使用。选择射出精液行ICSI的患者，应该在治疗前进行初步精液评估以明确是否有足够的精子（最好是活动精）存在以行ICSI。

通常，ICSI的精子样本采用密度梯度离心法处理（使用硅烷包覆二氧化硅颗粒胶体溶液），富集足够数量形态正常的活动精子进行辅助生殖。只有在重度少精症的情况下（当梯度离心得到的精子不足以行ICSI时），才简单洗涤精子样本，以降低精子的损失。当精子样本简单洗涤后应，立即注射入卵母细胞，因为精子细胞会失去其初始活力并且容易死亡。这一结果可能是因为活性氧和其他有害物质的存在。

显微外科手术采集附睾精子时，分别收集到单独的管中。将具有类似浓度和运动能力的精子富集后进行密度梯度离心。在注射皿中央聚乙烯吡咯烷酮（PVP）滴的附近加入重悬微滴。这有利于寻找并且选择单个活动精子。睾丸组织提取液收集的精子，其直径比注射针更大（外径8~10μm而不是6~7μm）。注射前将精子转移至PVP液滴中并制动。只要有可能，应该冷冻一些新鲜精子以备后续ICSI周期使用，避免重复手术操作。

睾丸活检标本通常经手术切除部分组织获得，在无菌显微载玻片上切成小片或使用细针在体视显微镜的加热台上破坏成小块。之后，使用倒置显微镜评估是否有精子，决定手术是否可以结束或需要另外的活检标本。活检组织和培养液一起300×g离心5min，沉淀重悬后备行ICSI。单个活动精子选择的过程类似于附睾精子，即使用含有睾丸精子悬液的培养液液滴。如果没有发现精子，可在组织块中使用红细胞裂解液或酶消化培养基液。红细胞裂解有助于寻找精子，使用酶处理后，可以导致最初附着在组织上难以见到的精子细胞复原。在非梗阻性无精子症患者中，由于生殖细胞发育不全或成熟障碍，并非总能从活检标本中获得睾丸精子。在局部麻醉下用细针穿刺获得睾丸精子后，应立即收集至注射皿中。在ICSI之前，除使用微针（睾丸精子提取管）收集单精子以外，不需要进一步的样品处理。

（五）精子选择

1. 己酮可可碱 任何ICSI的操作目标都是使用有活力的精子。精子活动力是质膜功能（保护性）和代谢过程最好的指标。从睾丸中提取的精子处在不同的生理状态，不同于通过附睾转运的精子。很多时候，这些精子（新鲜或冻融的）仅有极低的活动力甚或不动，使得难以辨认活精子来注射。精子活动力可以受多种化学物质刺激。最常用于刺激精子运动的化学物质是己酮可可碱。己酮可可碱是一种非特异性磷酸二酯酶抑制药，对精子活动力有刺激作用。其刺激作用是通过抑制cAMP磷酸二酯酶分解，导致细胞内的环磷腺苷（cAMP）水平的升高来完成。也有报道，己酮可可碱由于增加cAMP水平促进了顶体反应。己酮可可碱对精子的过度刺激精子会诱导精子顶体反应提前完成。因此，这种化学物质只能用于没有活动精子可以被容易确定的有限基础上。

2. 低渗膨胀试验 在没有刺激精子活动的情况下，评估精子活力非常必要。低渗肿胀试验（HOST）是基于完整和有生理功能的细胞膜具有半渗透性的一个简单活力试验。当精子暴露在低渗条件下，水会涌入精子尾部致使细胞容量的扩张。有活力的精子细胞会对外部溶液的渗透压起反应，试图平衡细胞内外渗透压。如果溶液高渗，细胞会萎缩，如果溶液低渗，细胞会膨胀。当有活力的精子在低渗溶液中时，10s内尾部会卷曲并且头部膨胀。无活力的精子不会发生这些变化。因此，确定有活力但不动的精子行ICSI，此方法是有效的。精子在低渗溶液中暴露超过2～5 min可能会受损伤，应当避免这种情况。一旦确定有活力的精子，在处理液中清洗2~3次，然后将其移至PVP溶液中等待行ICSI。最近，Stanger等证实，HOST评分和DNA碎片化程度有明显相关。他们观察到在HOST中精子呈现类型或级别为D或E尾[世界卫生组织（WHO）标准]的精子，DNA碎片水平最低。鉴于这个简单并且低成本的技术，Stanger等提出，该试验可以提供一个规范选择ICSI精子的方法。

3. 形态选择精子注射 传统ICSI需要在大约400倍光学显微镜下选择精子。然而这种放大倍数下，显示出形态正常的精子可能在亚细胞水平存在胚胎学家也未能发现的各种结构异常。Bartoov等开发出一种实时高倍放大的方法来评估精子，称为精子细胞器形态学检查（MSOME）。MSOME是在配备Normarski干涉对比镜的倒置显微镜下进行，可以在高倍放大（>6000倍）的条件下观察精子。这种方法的出现导致了胞质内形态选择的单精子注射（IMSI）技术得以发展，IMSI是基于正常精子由MSOME分类来界定的一项技术。该技术的目的是通过不选择与DNA损伤有关的异常精子来达到改善ICSI结局的目的。大量研究证实，IMSI可以显著提高受精率、胚胎质量、囊胚发育、种植、卵裂期胚胎移植后妊娠或到达囊胚期此外，IMSI已被证明可以降低流产率。在未选择的不孕症人群的小型前瞻性随机试验中，与常规ICSI相比，IMSI的临床结局并没有显著改善，但是，严重男性因素患者采用IMSI后，显著改善了胚胎发育和种植结局。还需要大规模前瞻性随机试验来确定采用IMSI选择精子的效果。

4. 透明质酸-介导的精子选择 与直视下选择精子相比，透明质酸-介导的精子选择是一种新的有效技术，可以减轻用成熟度减弱的精子行ICSI受精相关的潜在问题。透明质酸（HA）是一种大分子量的多糖，是卵丘细胞外基质的主要成分。在体外能够与HA永久结合的精子是成熟精子，并已完成质膜重组、细胞质排出、核成熟等精子生成过程。透明质酸结合（HB）的精子表现出胞质内包涵体下降、剩余组蛋白以及染色体非整倍性降低、热休克相关70 kDa蛋白2（HSPA2）结合蛋白表达增加（结合精子还被证明具有高密度的HA受体。相反，缺乏细胞膜重建未成熟精子由于缺乏HA结合位点，不能与HA结合HA。这些未结合的不成熟精子有较高的肌酸激酶滞留，与减数分裂缺陷并且有可能更高的非整倍体率有关。与那些采用传统ICSI方法选择的精子相比，结合HA的精子还表现出较低水平的DNA碎片程度，有更高比例的正常核。总之，HB精子可以增加精子发育成熟度并且能增强未结合精子的能力。

一些研究表明，注射HA精子可以提高受精率、胚胎质量和种植能力，而其他研究则显示，在受精、妊娠、种植率等方面并无差异。不过可以明确的是，注射HA精子对ICSI结局未造成不利影响。对于是否选择"生理性"的精子来改善临床结果有明显好处，还是考虑将HA作为一项精子选择的方法，需要大型多中心、前瞻性、随机对照研究来确定（表32-2）。

（六）ICSI操作

对于ICSI本身来说，需配备有显微操作器和显微注射器的倒置显微镜。200倍和400倍的放大能力是ICSI精密操作的前提。倒置显微镜加热台应保持温度在37℃。环境温度控制对卵母细胞的存活至关重要，卵母细胞对温度非常敏感，如果温度下降，可能会对卵母细胞纺锤体造成不可逆的损伤。显微操作器可以通过左手和右手分别对固定针和注射针

表 32-2　ICSI 精子选择方法的优点和缺点

精子选择	优　点	缺　点
标准 ICSI 选择	操作简便，价格便宜，是精子选择最快的方法；减少了卵母细胞和精子的操作时间	精子的选择依靠精子活动率和形态学，没有排外 DNA 损伤的精子
形态学选择的精子注射	可能增加种植和妊娠率	精子选择耗时，设备成本昂高，精子选择需在室温下进行以防止 DNA 损伤
低渗肿胀试验（HOST）	操作简便，价格便宜，可区分存活或死亡精子，可区分 DNA 碎片化程度	耗时，精子在低渗条件下暴露时间过久会影响活力，难以使用在冷冻/解冻样本上
透明质酸结合	可以协助选择形态正常的成熟精子，增加 DNA 完整性并降低非整倍体率	显微操作精子需使用黏稠培养基，精子选择耗时，相对昂贵
精子头部双折射	选择发生了顶体反应的成熟精子，有助于选择 DNA 碎片较低、核正常程度较高的精子，可以提高第 3 天胚胎质量和种植率	设备成本高昂，精子选择过程耗时

进行三维操作（粗略和精细动作）。显微注射器用固定针固定或松开卵母细胞，用注射针抽吸和注射精子。注射器可用空气或矿物油填充，控制活塞。整个装置被放置在防震台上以避免可能的干扰运动。有多家公司提供微型工具针如固定针和注射针；然而，一些中心仍然自己准备微型工具针，不过这需要额外付出，时间和专用设备。

ICSI 操作是将一个制动精子注入卵母细胞的过程。这个过程是在含有覆盖矿物油微滴的塑料注射皿中进行。将一定量（±1μl）的精子悬液加入到中央 PVP 液滴边缘。不同的培养基液滴分别用于附睾或睾丸精子。将裸化的卵母细胞放入培养基液滴中。PVP 溶液的黏性可以减少精子细胞的运动，从而便于操作。PVP 还可以更好地控制注射针中的液体，防止精子粘连在针管中。

ICSI 可分为以下步骤：选择并制动一个有活力的精子，注射前调整卵母细胞的位置，卵母细胞破膜后，将精子注入卵母细胞中。图 32-2 表示了整个注射过程。在充满了 PVP 的注射针中，单个存活、形态正常的精子被吸入。精子的活力通过精子细胞的运动来证实，即使它只是轻微的尾部摆动。精子细胞在垂直于注射针的位置释放，这样有利于精子制动。精子细胞的制动是使用注射针将精子尾部与皿底摩擦，最好在低于中段的一个点位置，导致破损。已证明，制动的精子对卵母细胞的激活十分重要，它通过破裂的细胞膜释放精子胞质因子来完成这个过程。有报道表明，ICSI 受精率的增加与精子尾部质膜的破坏有关，尤其在睾丸或附睾精子中更为明显。在制动后，ICSI 操作前，精子的质膜和顶体已经发生变化，这已经通过透射电镜和扫描电镜得到确认。虽然精子制动通常是采用 ICSI 针进行机械制动，但是也有使用激光诱导的制动，两者受精率相似。

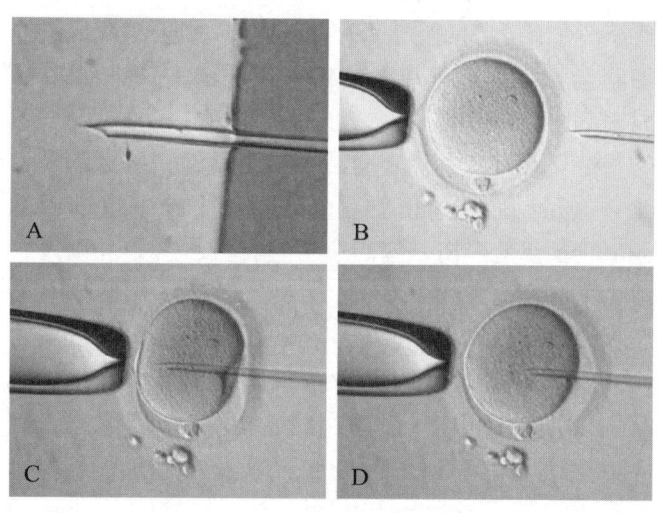

图 32-2　卵胞质内单精子注射过程

A. 选中一条游动的精子，使用显微针头将精子尾部在注射皿上按压使其制动。然后将精子从尾部吸入注射针。B. 使用显微保持吸管将成熟的卵母细胞固定在极体处于 6 点钟的位置。将精子调整至注射针头前端。C. 注射针从 3 点钟位置刺入，通过轻微的抽吸破裂卵细胞膜。然后将精子连同最少量的培养基一同注入卵母细胞中，完成后小心地退出注射针。D. 可以在卵质中心位置观察到一个精子细胞

制动后，精子细胞再次被吸入（先吸入尾部），保证精子在注射入卵母细胞时，仅带入最少的培养基。通过固定针以最小吸力来固定卵母细胞位置。极体位于 6～12 点钟的位置，避免损伤纺锤体。在未发表的报告中，Palermo 实验室用 Hoechst 将卵母细胞染色后用于注射，结果清楚地显示，当极体在 6 点钟位置时注射，不会损伤纺锤体。虽然第一极体

并不总是与纺锤体位置一致，但至今没有报道显示，在ICSI过程中监控纺锤体可以减少纺锤体损伤并增加受孕概率。调整固定针和卵母细胞在最佳位置，将含有制动精子的注射针尖端引入卵母细胞赤道面3点钟位置，并保留在卵母细胞赤道面。通过简单的推进注射针，可以很容易地穿过透明带。相比之下，卵膜并不总是立即能被注射针简单刺穿，常常必须要使用最小的吸力，接着卵细胞质进入注射针，当流动突然加速时表明卵母细胞膜破裂。此时立即停止吸入，将精子连同最少量的培养基一起缓慢释放到卵母细胞中，再小心抽出注射针。

已有不同破膜方式的报道，破膜方式取决于注射针在刺入卵质过程中是否卵母细胞膜破裂、是否需要较轻或较强的吸入、或是否必须在其他位置重新尝试破膜。在操作过程中若未经吸入就使卵细胞膜破裂，会与卵母细胞存活率低相关。

注射完成后，冲洗卵母细胞，将其转入覆盖有液状石蜡的微滴中培养。培养条件类似于IVF受精卵。卵母细胞应保持在37℃，5% O_2，5% CO_2和90% N_2的环境中。ICSI后16～18h后，检查注射卵母细胞的完整性和受精情况。在不考虑精子来源的情况下，注射后卵母细胞平均损伤率约为9%。正常受精卵母细胞表现为两个完整或碎裂的极体一起存在，并且可见两个清晰含有核仁的原核［(2-pn)图32-3］。

根据精子来源，ICSI受精率表示为总注射卵母细胞中的受精数，其范围为57%～67%。如图32-3所示，也可能发生异常受精，表现为1-PN卵母细胞（约占注射卵母细胞的3%）。可能由于机械或化学因素导致这些卵母细胞被孤雌激活。单精子注射后，偶尔也可能出现3-PN卵母细胞（约4%），可能是因为在受精时第二极体没有排出。任何1-PN或3-PN卵母细胞所形成的胚胎均不能移植入患者体内。

原核期胚胎的形态评估，包括原核位置和大小、核仁的位置和数目、细胞质中的晕轮效应，可以在移植日作为一种除形态学特征外的无创性选择方法。原核形态特征与种植率和妊娠率相关。因此认为，原核评估用于确定适合移植的胚胎是有用的，可达到最佳妊娠可能。ICSI受精后，约90%的2-PN卵母细胞进入分裂，形成多细胞的胚胎。每日应对受精卵的分裂情况进行观察评估。ICSI后25～27h，卵母细胞分裂进入2细胞阶段，这似乎是胚胎潜能强有力的生物学标志，也可以用作胚胎选择的附加标准。

正常发育的优质胚胎在ICSI后第2天和第3天早上分别达到4细胞和8细胞阶段（图32-4）。应记录卵裂球的数量和大小以及细胞质碎片。根据卵裂球大小和细胞质碎片对卵裂期胚胎进行评分。A型（优秀）胚胎不含细胞碎片。B型（良好）胚胎细胞碎片比例不超过20%。C型（一般质量）胚胎细胞碎片比例在21%～50%。D型（质量差）胚胎中有超过50%的细胞碎片。D型胚胎不能被移植入患者体内，A，B，C型胚胎才可以被移植。因为相对于均匀细胞分裂的胚胎，不均匀分裂的胚胎发育能力较低，胚胎评分系统内对卵裂球大小较为重视。评估胚胎紧密程度很有价值，因为第3天表现出紧密状态的胚胎与其种植潜能增加相关。卵裂期胚胎常会观察到多核现象。它可能出现在2细胞阶段，但也会在第2天和第3天被观察到。当然，胚胎中多核卵裂球比例也是一个重要的参数。无论是否在第一次检测的发育阶段，当多核卵裂球超过50%时则不考虑移植。一个或多个（≤50%）多核卵裂球的存在与卵裂球损伤、细胞碎片增加、囊胚形成率降低、持续种植率降低有关，可能由于染色体异常。所以需要谨慎地去排除这些胚胎用于移植（如果有其他单核胚胎可用）。

目前，大多数中心在取卵后3d进行胚胎移植。此时，胚胎应该在8细胞阶段。因为胚胎基因组在

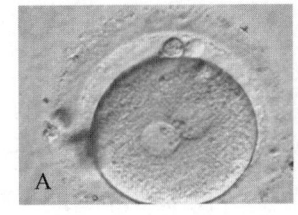 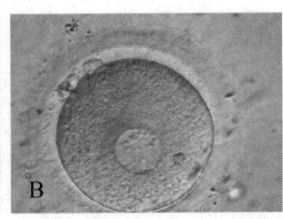 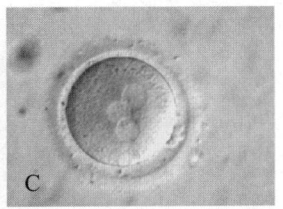

图32-3 卵胞质内单精子注射受精结果

A.通常认为，卵母细胞正常受精时有2个独立或碎裂的极体存在，同时可见2个清晰的含有核仁的原核；B.只有1个原核的卵母细胞可能由于孤雌激活发生异常受精；C.将1个精子注射入卵细胞质后，偶尔出现三原核的卵母细胞，可能是受精时第二极体未排出而引起

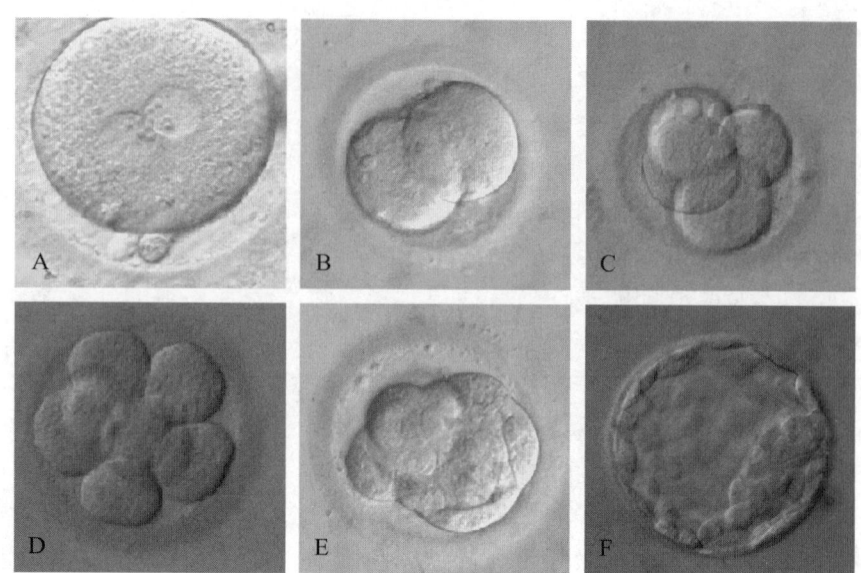

图32-4 卵胞质内单精子注射后胚胎卵裂

胚胎来自正常受精的卵母细胞（A）将被移植入患者体内。每日评估胚胎卵裂情况。2细胞胚胎（B）、4细胞胚胎（C）和8细胞胚胎（D）分别在第1天（晚间）、第2天和第3天早上出现。记录卵裂球数并根据卵裂球大小及核的存在对胚胎评分。在第4天（有时第3天），可观察到一定程度的紧密（E）。对于囊胚（F）评分，采用的是Gardner and Schoolcraft分类系统。胚胎移植通常在第3天（8细胞期）或第5天（囊胚期）进行

8细胞阶段已经被完全激活，这有益于继续胚胎评估从母体到胚胎基因组的过渡，从而可以确定有更好发育潜能的胚胎。胚胎移植数取决于女性年龄和试验等级。为防止IVF和ICSI发生多胎妊娠，唯一可行的方法是移植一个胚胎，尤其是对初次或二次助孕的年轻女性。若第一次或第二次行ICSI的女性年龄超过36岁，最好移植两个优质或良好的胚胎。在其他情况下，也可以移植3个或更多的胚胎入子宫中。如果选择2或3个胚胎进行移植时，可获得更高的妊娠率。

商品化培养基可以将人类胚胎培养至囊胚阶段（第5天或第6天）。第4天（有时第3天），可以观察到卵裂球一定程度的紧密状态。在哺乳动物胚胎前期，紧密过程是使滋养外胚层、内细胞团和囊胚形成的基础。完全紧密融合（16细胞至32细胞期）后，胚胎立即空化并扩张囊胚腔。对于囊胚评分，使用由Gardner等创立的分级系统，可以区分囊胚早期和扩张囊胚，后者进一步根据内细胞团和滋养层的质量进行评分。最好选择具有紧密滋养层和清晰的内细胞团的扩张期囊胚进行移植。

囊胚移植的优点是有更好的胚胎选择、胚胎和子宫内膜之间更好的同步性可以导致更高的种植率。反过来说，可以移植更少的胚胎，因此可以减少多胎妊娠数。然而，囊胚移植的优越性仍有待证实。有限的随机对照研究显示，囊胚移植是有价值的。一些研究表明，囊胚移植有益处，而另一些研究表明相对于第3天胚胎移植，囊胚移植并没有优势。最近，一项Cochrane回顾分析了卵裂期和囊胚期胚胎移植的活产率。这项23个随机对照试验（RCTs）的分析证实，囊胚移植（第5天或第6天）与卵裂期胚胎移植（第2天或第3天）相比，只有很小的统计学差异。然而，发现与囊胚周期相比，卵裂期移植的累计临床妊娠率（来自新鲜和解冻周期）更高。作者指出，这很可能是因为卵裂期胚胎有较高的冷冻效率和较低的移植失败率。

无论是第3天还是第5天，单胚胎移植的累积成功率都取决于良好的卵裂期胚胎和囊胚冷冻程序。细胞碎片＜20%（A型和B型）的剩余胚胎可在取卵后第2天或第3天，通过有DMSO的慢速冷冻程序冻存。另外，可在在第5天或第6天囊胚期时，使用丙三醇和蔗糖等作为冷冻保护剂，或利用乙二醇进行玻璃化冷冻。

二、辅助孵化

目前普遍认为，IVF产生的人类胚胎种植潜能较低：文献报道，每胚胎种植率为10%~15%。一些研究人员认为，人类胚胎被过早地移入子宫可能是种植率低的原因。资料显示，移植第4天或第5天空化的桑葚胚或囊胚有较高的种植率。据报道，囊胚移植的种植率是卵裂期胚胎的2倍。然而，在体外培养条件下，许多卵裂期胚胎达不到囊胚阶段，尚不清楚这些胚胎如果在卵裂期移植，有多少能够着床。

在辅助生殖技术中存在的一个挑战是克服种植率低的问题。除了子宫内膜和移植胚胎同步化外，种植率还受许多因素影响。一方面，子宫内膜容受性是胚胎植入成功的一个重要因素，另一方面，有

两个胚胎方面的因素在胚胎着床过程中起重要作用。首先，植入失败可能是由于早期人胚中的非整倍导致胚胎发育停滞。特别是在高龄患者中，已经提出PGS技术并用于解决这个问题（在后面将详细描述）。其次，植入前胚胎必须通过一个称为孵化的过程从透明带中脱出。受精后，透明带的主要功能是保护胚胎并维持其完整性。

培养过程中，发育的胚胎透明带逐渐变薄。哺乳动物晚期囊胚通过交替扩张和收缩，不断扩张并使透明带变薄。孵化前的内在过程也使其变薄，包括囊胚扩张时对透明带的压力和透明带裂解酶的作用。最终，透明带破裂，胚胎孵出并植入子宫内膜。

辅助孵化的临床应用是由于发现显微外科技术受精后的胚胎有更高的种植率而开展的。此外还发现，透明带较薄的卵裂期胚胎比透明带厚的有更高的种植率。由于不同原因，许多胚胎不能成功从透明带中孵出。体外长时间培养条件（次优）下导致的透明带变厚或硬化，可能干扰（阻止）了自然孵化过程，从而导致种植失败。次优条件可能导致滋养层细胞溶解酶产量下降，低于孵出前的透明带薄化所需，进而影响种植率。另外，与培养条件无关的内在溶解酶生成障碍也会阻碍胚胎正常孵出。

为克服孵化失败，有3种不同的显微操作（机械孵化、化学法孵化和激光孵化）用于卵裂期胚胎透明带上打孔或使透明带表面变薄。局部透明带切割（PZD）是一种机械孵化，用于在早期卵裂胚胎的透明带上进行人工开口。这种技术是通过固针固定胚胎，将微针推切到透明带和卵裂球间隙，直到刺穿透明带的技术。这种处理会使一小部分透明带陷入微针内。使用固定针在此处不断摩擦，会在透明带上形成一个狭窄的切口。虽然PZD是快速操作，但是，它产生的孔径大小不等，不可能一直都理想。所以，采用了一种改良的PZD法，即在第一次切割位点下方的正确角度进行第二次切割。这样在透明带上便留下一个十字形孔洞（3D-PZD）。这样，既获得了一个更大的开口，也在胚胎移植时维持了对透明带襟翼的保护作用。

化学辅助孵化是利用酸性Tyrode溶液（pH 2.35）在透明带上"钻"孔。用充满酸性Tyrode溶液的微针对准卵周隙空白处或细胞碎片，在3点钟的位置制造一个开口。将针尖保持在非常接近透明带的位置处，然后轻轻地在一个很小的区域内（30μm）挤出酸性溶液。这样产生的孔隙平均直径为（20±6.7）μm（范围10~36μm）。值得注意的是，酸性Tyrode溶液具有胚胎毒性，并有可能影响胚胎活力。

化学辅助孵化可以去除细胞外碎片。但这项技术的真正好处还缺乏随机对照研究证实。有报道，采用酸性Tyrode溶液将透明带交叉变薄，但去除第3天人胚胎透明带外的物质，对种植率并没有影响，而在透明带上打孔的方法已被证明能够增加胚胎种植率。因此，限制胚胎孵化的因素，不是透明带整体厚度，而是双层透明带中薄内层的弹性。

最近，出现了激光辅助透明带打孔技术，它是替代使用酸性Tyrode溶液品来进行透明带打孔的合适方法。已经研究出多种类型的激光源。在最方便的装置中，引导激光束通过光学透镜集中在生物样本上。不需要保持和切割工具。不同波长的激光都可以用于这种无接触模式操作；但是，红外射线更适合，特别是在考虑诱变风险时。1.48μm二极管激光可以快速、精确并容易控制透明带的裂解。孔的大小可以通过改变照射时间来选择。通常，一个直径20μm的孔需要12~30 ms照射时间。更大直径的孔可以通过增加照射时间获得。

压电技术，是激光技术的另一种替代方法，也可以在透明带上打出精确、可控的孔，没有潜在胚胎毒性的化学物质。通过压电脉冲产生振动可以进行辅助孵化。在透明带上轻轻切割出直径约30μm的锥形孔隙。连接区域可在透明带周围约1/3的区域进行5~8次操作。此后，使用较弱的振动在卵裂球交界的薄化的透明带上制造一个直径约20μm的开口（表32-3）。

1992年以来，IVF中心开始使用辅助孵化促进胚胎从透明带中脱出。辅助孵化的最初指征是基于患者年龄、透明带厚度，高的基础FSH值以及反复IVF失败。对于这些情况，一些评估辅助孵化的回顾性和前瞻性研究得出了不同的结果。因此，在辅助生殖技术中卵裂球胚胎辅助孵化的临床意义，还存在较大争论。有一些争议可能是由于使用不同的辅助孵化方法，因此，得到的孔径不相同。患者选择也是矛盾结果的重要原因。此外，许多研究都是非对照、回顾性的。总结现有的随机研究，可以得出几个结论。

辅助孵化可能对IVF或ICSI治疗预后不良的女性受益，特别是那些反复种植失败的患者。然而，

表 32-3　胚胎活检方法的优缺点

孵化方法	优点	缺点
机械法	在打孔过程中没有化学或热效应，没有证实对受精或胚胎发育有不良影响，价格便宜	需要两个保持装置，费时，需要较高的技能，PZD 开口过窄可能会使卵裂球损伤以及较低的孵化率
化学法	透明带的开口大小可以增加，可以提高孵化程度，相对便宜	需要两个保持装置，调节开口大小较困难，Tyrodes 酸具有细胞毒性并且可以改变细胞内 pH 导致细胞质退化
激光	不需要一次性微量吸管，开口大小一致，与 Tyrodes 酸相比，卵裂溶解程度较低、快速、易操作	增加曝光时间可能损伤胚胎，设备成本高昂，激光打孔产生的沟槽样开口可能会导致卵裂球压缩并最终导致裂解

对于高龄女性患者的辅助孵化是否有益，仍然存在矛盾的结果。在一项非选择的人群中，辅助孵化并没有增加妊娠率和着床率。最近一项随机对照试验的荟萃分析报道，对比未辅助孵化的患者在活产率、临床妊娠率、种植率等方面的情况，对 IVF 反复失败的女性以及高龄女性，辅助孵化可以提高妊娠率。

延长培养时间后通过囊胚移植来改善辅助生殖结局引起了巨大关注。虽然人类囊胚容易在体外扩张，但大多数囊胚的孵出过程有问题，或者不能完全从透明带中孵出，在随后的第 6 天或第 7 天退化。如果透明带可以被酶软化，把无透明带的胚胎替换掉，那么，细胞间的相互作用、胚胎对子宫内膜的锚定会更好，希望囊胚移植能提高着床率，减少胚胎损失并移植较少的胚胎。移植前，囊胚在蛋白酶（10 U，37℃）中孵育不超过 90s，这是软化或者完全去除透明带的理想时间。

用光学显微镜和透射电子显微镜评估这种方法的安全性，结果表明，人类胚胎滋养层细胞是非常强壮的上皮细胞，能够承受蛋白酶的处理。对于无透明带的囊胚移植，最初的报道表明，在改善妊娠和种植的结果方面有光明的前景。在首次随机对照研究中，比较透明带完整的囊胚移植和透明带处理（酶法）的囊胚移植，结果发现，两者在临床妊娠，持续妊娠与种植率的差异方面均无统计学意义。然而，还需要更大样本的进一步研究明确这种透明带操作对妊娠结局的真正影响。是否像 Urman 等所报道的，这样做对优质或差质胚胎的益处不同，也需要被验证。

众所周知，冷冻/玻璃化冷冻/复苏胚胎的种植潜能低于新鲜胚胎。普遍认为，冷冻过程会损伤胚胎，导致透明带硬化，从而阻止胚胎孵化和随后的种植。许多随机对照研究调查了冷冻周期中辅助孵化的临床效益，结果显示，辅助孵化对冷冻周期和新鲜周期均有临床益处，但其他研究则显示，对每移植胚胎种植率无影响。一项来自 4 个随机试验，关于辅助孵化对冻胚移植的影响的 Cochrane 数据显示，辅助孵化可以明显提高冷冻胚胎移植周期的临床妊娠率；但是，没有证据表明辅助孵化对活产率有影响。

三、胚胎活检

1990 年，作为 IVF 周期中一种胚胎基因筛选的方法，引入了胚胎植入前遗传学诊断（PGD）。这些技术可以帮助有遗传疾病的夫妇降低传递给后代的风险，最近，可以帮助某些特定的 IVF 患者提高妊娠率。植入前遗传诊断需要在胚胎移植入子宫前的不同发育阶段中，从胚胎中取出部分细胞物质。有三种不同来源的遗传物质可以进行 PGD：最初受精后的极体、早期卵裂胚的卵裂球、囊胚期的滋养层细胞。

（一）极体活检

极体是减数分裂的副产物，在受精或胚胎发育过程中并没有生物学作用。因此，取出第一或第二极体，甚至两者一起取出来进行基因检测，对发育的胚胎不应该有任何有害的影响。第一极体的遗传分析首先是由 Verlinsky 等进行，且成功地用于筛选许多由母系突变导致的单基因缺陷。

极体分析是一种间接的方法，在该方法中，卵母细胞的基因型或染色体构成源自与极体存在互补。一个与极体染色体分析相关的挑战是，放弃两个极体均为非整倍性的卵母细胞，还是放弃仅有第一极体为非整倍性的卵母细胞。通常认为，第一和第二次减数分裂均发生错误只有在获得两个极体的信息后才能排除。在最近的临床前研究中，ESHRE PGS 工作组的 aCGH 数据表明，4% 的非整倍体极体可以产生正常受精卵。最近，Scott 等报道，来自均为非整倍体极体的卵母细胞，出现分娩染色体正常的孩子。

这些报道的结果挑战了单独使用极体分析来进行非整倍体筛选的想法。这些研究提示，在胚胎发育过程中只有进行非整倍体检测，才可以得到更明确的结果。

极体分析的一个主要限制是，只能对未来胚胎评估来自于母亲的遗传信息。这个方法减少了确定胚胎性别的可能性。此外，通过评估基因产物的改变来检测疾病不是这种活检方法的指征。对于单基因疾病，偶尔的同源染色体重组也需要两个极体的信息。单基因疾病的PGD中，可以通过第一和第二极体结合多重PCR的序贯分析来高精确地检测可能的等位基因丢失和污染。这个过程非常耗费人力。

第一极体可从hCG注射后36~42h取出的卵母细胞中获得。第二极体可以在受精后18~22h从受精卵中取出。不建议同时取出第一和第二极体，因为此时第一极体可能已经退化，导致诊断错误。有几种极体活检的方法，最常用的是机械方法。斜管（直径12~15μm）可用于透明带机械穿孔，一旦进入卵周隙，可通过吸入吸管中把极体取出。如果极体仍然黏附在卵质上，则需要额外的孵育等待极体完全排出。此外，已证实使用激光进行活检是安全的，与未活检的胚胎相比，囊胚发育没有差异。Montag等通过对比激光活检和常规透明带钻孔，发现结果相似。极体活检应避免使用酸性Tyrodes溶液。使用人卵母细胞的研究显示，尽管卵母细胞可以受精，但是酸性Tyrodes溶液对胚胎发育有抑制作用。通常认为，主要因为酸对卵母细胞纺锤体的直接作用所致。

（二）卵裂期活检

在活检过程中，为了取到最多的细胞并对胚胎潜能产生最小影响，确定胚胎的发育阶段非常重要。在人类，进行胚胎活检的最佳时机是8细胞阶段，通常在第3天早晨。在这个阶段，所有细胞仍然是全能的（通过谱系追踪确认），并且胚胎尚未开始紧密化。目前认为，囊胚的分化是从8细胞早期开始的。细胞在细胞膜和细胞质的水平上开始极化。

看来，在胚胎开始极化后取出细胞并不影响内细胞团的形成。然而，随着进一步胚胎发育，细胞全能性减弱，并且可能不再具有全或无的性质（即姐妹卵裂球可能表达不同的程度）。哺乳动物分裂期胚胎的卵裂球可以取代失去一个或两个卵裂球造成的损失，这样的特性可能会持续，而卵裂球会被分配至特定路径。在8细胞阶段通过活检取出1个细胞，除了细胞数量减少外，体外培养至囊胚阶段的能力是不受影响的。这意味着，取出多达1/8的胚胎并不损伤其进一步体外发育的能力。小鼠模型也获得了相似的结果。

Handyside等发表了第一例应用临床PGD技术后成功怀孕的报道，现在认为，活检并不会损伤胚胎的体内发育。1994年，在世界范围内报道了32例卵裂期活检进行植入前诊断并成功怀孕的病例，其中29例分娩，没有证据表明活检对发育有副作用。此外，很明显，PGD与标准IVF的妊娠率并没有差异。

尽管目前的临床结果让人放心，但是，关于是否从7细胞期（或更多细胞）的胚胎中取出2个细胞比取出1个细胞的种植率低的问题仍在被讨论。最近一项随机对照试验表明，与取出1个卵裂球相比，取出2个卵裂球显著降低了囊胚形成的可能性，但是，种植率没有显著差异（1个细胞活检和2个细胞活检分别为23.5%比17.3%；$P = 0.216$）。将每开始周期的活产率作为研究终点（包括592例活检周期），结果发现，活检取出1个细胞（20.2%）和2个细胞（17.2%，0.358）没有显著差异。在确保提供安全、正确的诊断结果的前提下，建议只取出1个卵裂球，必要时可以取出2个卵裂球进行诊断。

评估从卵裂期胚胎取出卵裂球的影响，方法来源于卵裂期胚胎冷冻经验和相关的细胞损失。已证实，冷冻过程中卵裂球损失的数目与冷冻后胚胎活力丧失成正比。例如：如果预期种植率为15%，那么从8细胞胚胎中取出1个细胞后的种植率等于$7/8 \times 15 = 13.1\%$。同理，从8细胞胚胎中取出2个细胞后种植率等于$6/8 \times 15 = 11.3\%$。

目前，卵裂期胚胎活检是全球采用的最广泛形式，占所有报道PGD周期的90%。ESHRE PGD协会最新报道，在70 000多例临床PGD周期中，胚胎活检的成功率为98%。

（三）囊胚活检

发育晚期的胚胎活检，例如桑葚胚或囊胚阶段活检，优势是可比早期活检获得相对多的细胞。然而，由于16~32细胞阶段的桑葚胚特别紧密，所以此时并不适合活检。另一方面，囊胚阶段的优势是可以取出额外的胚胎滋养层细胞，但需要保留内细胞团（代表未来的胎儿）完整。取出更多的遗传物质可以减少扩增失败和等位基因丢失（ADO）的风险。Kokkali等前瞻性比较了在PGD周期中，卵裂期和囊胚期胚胎活检的基因分型成功率和种植率。结果显示，与卵裂期活检的胚胎相比，囊胚期活检的胚胎基因分型成功率明显提高（94%比75%）。研究显示，两个阶段活检的胚胎种植潜能没有区别。最近，一项采用微阵列DNA指纹图谱追踪胚胎移植结局的配对前瞻性试验显示，相对于囊胚期活检，卵裂期活检降低了胚胎生殖潜能。在这项研究中，卵裂期活检的胚胎种植率比未活检胚胎显著下降（31%比54%）。与此相反，滋养层活检与未活检的囊胚相比，两者种植率相当（52%比54%）。

囊胚期PGD的主要限制在于我们不知道胚胎滋养层细胞是否代表了胚体。囊胚嵌合的程度似乎低于卵裂期胚胎；然而，没有证据支持整倍体细胞被优先分配至内细胞团和非整倍体细胞被分配至胚胎滋养层的假设。目前，没有一项研究比较单个人类囊胚的滋养层细胞和内细胞团的遗传成分，这终将有助于明确滋养层细胞样本的真正意义。囊胚活检的另一个缺点是，如果新鲜移植，获得诊断结果有时间局限性。这可能需要将活检后的囊胚冷冻，并在以后的解冻周期移植（表32-4）。

（四）胚胎活检操作

根据胚胎发育阶段，建立了3种不同的活检方法：卵母细胞和受精卵的极体活检、卵裂期胚胎活检、囊胚期活检（de Vos and van Steirteghem 修订）。活检过程通常涉及两个步骤：打开透明带和取出细胞物质。透明带开口可以有以下3种方法。

- 机械性直接穿刺、常规PZD或三维PZD。
- 化学法，使用酸性Tyrode溶液。
- 激光技术。

目前为止，极体活检主要是通过透明带机械开口。卵裂期活检主要使用酸性Tyrode溶液、机械钻孔、透明带激光开口；囊胚活检，使用机械性PZD和激光打孔。极体活检和卵裂球活检主要通过吸入的方式。胚外滋养层细胞活检则是通过透明带切口使用微型针头剥离。已经通过动物模型验证了活检方法的安全性和有效性。使用捐赠的人类胚胎进行的实验研究已证实该方法的可行性和有效性；但是，安全性评价仅限于体外发育。

植入前期遗传分析的主要方法依然是通过卵裂期活检取得遗传DNA。卵裂期活检通常在取卵后第3天早上进行（图32-5）。不幸的是，并不是所有的人胚在此时都达到7细胞或8细胞阶段。也许是6细胞阶段，虽然怀疑由于分裂延迟造成的胚胎质量差，但还是应该考虑取出1个或2个细胞。

裸化卵母细胞时，小心去除所有剩余的颗粒细胞，这可能也是一种DNA污染源。通过化学法在透明带上打孔后，通常使用单独的吸管吸取卵裂球，采用双支架装置：一个内径 $5\sim 7\mu m$ 的打孔针和一个内径为 $35\sim 40\mu m$ 的抽吸或活检针。打孔的目标位点的选在两个卵裂球之间或者细胞碎片前，以使酸性液体对细胞的有害作用最小化。活检过程中透明带打孔与前面所述用于辅助孵化的透明带打孔技术相同。

化学法打孔是一种非常简单的方法，但是在将胚胎置入酸性液体中时，需要一些专业技能。开口应该有合适的尺寸，同时限制胚胎暴露在酸性溶液中的程度和持续时间。这样产生的孔隙平均直径约为 $20\mu m$（范围 $10\sim 36\mu m$）。透明带溶解率可能有所不同，完成这一过程的时间也相应变化（30s至2 min）。

表32-4 不同发育阶段胚胎植入前遗传学诊断活检的优点和缺点

发育阶段	优点	缺点
极体	许多国家在伦理上可以接受，胚胎发育不需要第一和第二极体，为诊断增加了时间	增加了卵母细胞裂解的风险，只能应用于母系遗传的疾病，需要连续操作，不能确定性别，误诊风险高于卵裂期胚胎
卵裂期	用于母系和父系遗传疾病的诊断，可以确定性别，95%的胚胎可以被分析，去除1~2个细胞仍有继续发育的潜能	染色体嵌合体的检查缺乏准确性，卵裂球的选择至关重要，需要单细胞敏感性分析，可能选择的细胞会被分配到TE/ICM，减少了胚胎种植潜能
囊胚期	胚胎质量可以提前选择，滋养层细胞活检伦理上更能被接受，更多的细胞可供活检，增加扩增效率，减少误诊概率	活检胚胎数较少，胚胎必须延长培养，可能需要更多的显微操作，在非常有限的时间内进行诊断，可能需要冷冻胚胎，并在未来周期移植

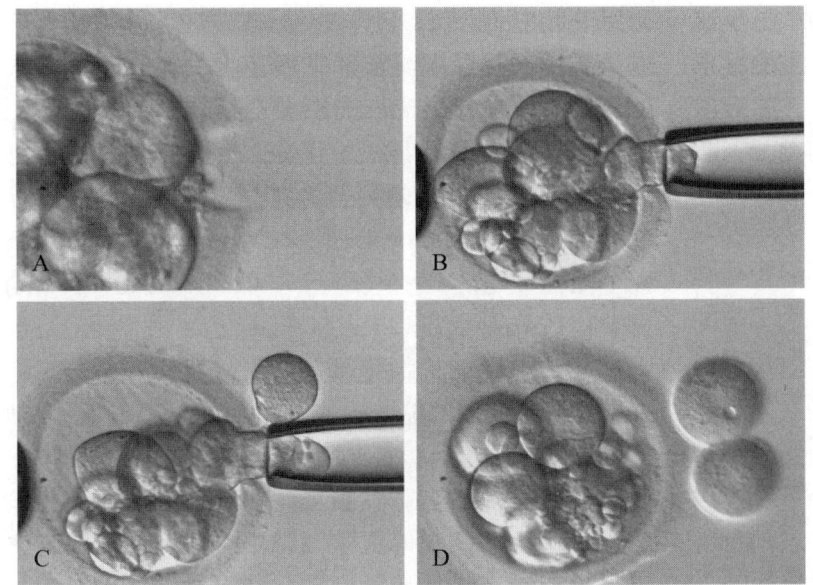

图 32-5　卵裂期胚胎活检

A. 激光辅助透明带打孔可以在透明带上产生一个平均20～30μm的开口；B. 活检针通过开口将第一个卵裂球吸出；C. 第二个卵裂球可以用同样的方式吸出；D. 优先吸出有清晰可见核的卵裂球

酸性打孔，尽管有毒性和细胞质酸化，但根据文献报道的怀孕和分娩情况，目前认为是安全的。

作为化学法透明带开孔的一种替代技术，激光辅助透明带打孔已被用于卵裂期活检（类似于前面所述的辅助孵化激光打孔技术）。使用X-Y显微镜平台，将胚胎透明带移动至激光瞄准点上。通常，10～15 ms的照射会产生一个直径5～10μm类似于沟壑的孔洞。对胚胎活检来说，平均2～3个7 ms的脉冲即会产生一个20～30μm的开口。在打孔过程中，完全穿透透明带而损伤胚胎非常重要。激光获得的孔比酸性Tyrode溶液获得的更为精准。与使用酸性Tyrode溶液相比，激光透明带打孔导致更为完整的卵裂球，由于两者的妊娠率相似，所以，似乎激光打孔更为有利。

（五）取出卵裂球

取出卵裂球的过程包括：将活检针穿过透明带的孔刺入卵周隙，轻轻地吸入取出一个或两个卵裂球。细胞可以被完全吸入后再取出，另外，细胞也可以被部分吸入并拉出（通过振动使其不与其他卵裂球粘连）。然而完全紧密化不会在16～32细胞期前发生，如超微结构研究所显示的，人类卵裂球之间有着相对早的紧密连接。由于这些膜的粘连，7～8细胞阶段的活检操作可能难以完成，因为卵裂球显示出互相黏附的较强趋势。操作这些胚胎可能会导致细胞的裂解率较高。

不含钙和镁的培养液已被用于松开卵裂球之间的细胞膜粘连，这样可以更容易地取出细胞，导致较少的细胞裂解。胚胎活检可以完全在这种培养液中进行，或者为了限制暴露时间，也可以在操作之前，在含钙和镁的培养液中预培养5～10 min（通常足以完全松动）。用于活检的不含钙和镁的培养液是否影响种植率或种植后胚胎的发育仍有待评估。因此，其临床应用的长期安全性需进一步证实。

卵裂期胚胎活检提供了极体活检和囊胚活检不具备的优势。进行卵裂球活检时，选择可见核的卵裂球十分重要。当细胞相互重叠或细胞质颗粒化时，观察到卵裂球的核可能会比较困难。但是，在高倍镜下大多数细胞核都可以分辨出来。细胞核的可视化将大大降低活检到较大无核碎片的风险。建议选择较小的卵裂球进行活检。小的卵裂球表明已经完成了有丝分裂。大的卵裂球可能还没进行有丝分裂或正在分裂过程中。活检大的卵裂球细胞会大大降低胚胎质量和后续发育能力。此外，大细胞有处于分裂中期的较高风险，反过来可能使染色体在固定过程中更容易丢失。最后，应避免活检多核卵裂球，因为这可能导致诊断不明确。

滋养层活检：随着胚胎培养、囊胚转化和囊胚玻璃化冷冻的发展，越来越多的实验室开始进行囊胚期活检。人类囊胚，根据发育阶段，可以包含超过100个细胞。因此，从滋养层外层取出6～10个细胞活检不太可能对由内细胞团（ICM）发育而来的胎儿产生有害影响。透明带开口技术（类似局部透明带切割）可以用一个微型针头使透明带开口。囊胚透明带开口也可以使用激光。两种方法都必须避免接触到滋养层细胞，切割或透明带开口的位置应在内细胞团对面。

明确疝样突出后，通过玻璃针头或激光切除滋养层细胞。从同一个囊胚中甚至能取出连续的活检标本以获得最多的细胞以供 PCR 或 FISH 分析。近来的一些研究报道，滋养层活检的临床结果较有前景。

（六）植入前遗传检测（PGT）

植入前遗传检测（PGT）包括用于单基因疾病和染色体易位的植入前遗传诊断（PGD）以及非整倍体筛查的胚胎植入前遗传筛查（PGS）。PGT 技术是对有预先存在遗传风险的患者进行的一个非常早期的产前诊断。卵母细胞或通过辅助生殖技术，特别是 ICSI 获得的胚胎、经过活检获得的细胞（极体、卵裂球、滋养外胚层细胞）都可用于遗传诊断。原则上，PGT 的适应证类似于绒毛膜绒毛取样或羊膜穿刺术后进行的产前诊断，在单细胞水平 PGT 技术上是可行的。行 PGT 的主要原因（除了遗传风险）是既往有流产史并且不愿意终止妊娠。遗传风险也可以是合并低生育力或不育。

（七）植入前遗传诊断（PGD）

PGD 适用于有单基因遗传病风险的夫妇。可以根据遗传方式来区分 3 组疾病：X 连锁疾病（如 Duchenne 和 Becker 肌营养不良症、脆性 X 综合征、血友病）、常染色体隐性遗传性疾病（如囊性纤维化、珠蛋白生成障碍性贫血、脊髓性肌萎缩、镰状细胞性贫血）、常染色体显性遗传病（如强直性肌营养不良症、Huntington 病、Charcot-Marie 牙疾病、Marfan 综合征）。多个实验室为患者提供定制的单基因遗传病 PGD 检测，因此，很难建立提供 PGD 适应证的确切数目。PGD 的前提是，突变是已知的或可以通过关联标志分析。为患者夫妇和家庭成员设计适当引物组并检测。对于每个 PCR，应该使用患者淋巴母细胞或患病儿童来确定扩增效率，以及污染和等位基因丢失率。

最近，报道了 PGD 和人类白细胞抗原（HLA）配型相结合的技术，这种技术代表了一种新的方法，即为受影响、需要干细胞移植的同胞预选未受影响的潜在供体。对于患有肿瘤及先天性造血障碍疾病的儿童，如：Fanconi 贫血、白血病、Wiskott-Aldrich 综合征和 β-珠蛋白生成障碍性贫血，进行来自 HLA 相合的同胞供者的造血干细胞移植可能是最佳的治疗选择。出生时收集的脐带血是造血干细胞的来源之一。与每对要求治疗的夫妇都需进行单独配型的方案相比，使用均匀分布在 HLA 多态性区域的标志物进行 HLA 间接分型是一种更简洁、省时的方法。

PCR 涉及使用与拟扩增序列互补的两条短单链 DNA 片段（引物）进行指数扩增的过程。一个标准的 PCR 反应包括 20~45 个循环，每个循环包括：高温下变性（双链 DNA 模板）、低温下退火（引物结合至模板 DNA），以及使用 Taq DNA 聚合酶进行延伸。PCR 可以在单细胞水平对遗传物质进行分析。在 PGD 中，DNA 扩增通常用来检测单基因缺陷（即所谓的单基因疾病）。

然而，PCR 反应容易受到各种影响，如扩增效率不确定、污染和等位基因缺失。荧光单细胞 PCR 不仅具有较高的敏感性，而且还有较高的分辨率。为避免或检测来自基因组 DNA（患者或操作者）或携带污染（前期 PCR 扩增产物）的污染，应该采取不同的措施。为了确认 DNA 污染，需要做更多基于 PCR 的测试，包括非诊断目的的高变片段 DNA 扩增。这些高度变异的多态性本质上与 DNA 指纹图谱类似。如果出现超过预期的 2 个等位基因则提示污染（无论是外部来源或父母来源）。亲本 DNA 污染可能发生在胚胎活检时，不慎将精子或卵丘细胞混入样本中。扩增失败和等位基因丢失（即在单个细胞的两个等位基因中，任何一个都未能扩增成功）的处理极其重要，因为这可能导致误诊。为解决这样的问题，使用带或不带荧光检测的链锁标志多重 PCR 是一个简单的策略。如今，多重 PCR（即 2 个或 2 个以上的 DNA 引物同时扩增）已被广泛用于 PGD，特别是对常见多发病。通常，结合特异性突变和链锁或不链锁分子标志进行分析。链锁分子标志测试与致突变试验一起进行，显著提高了单细胞 PCR 的精确度。

最近出现了新的高效全基因组扩增方法，可以从单细胞水平上产生大量的 DNA，诊断任何已知的单基因缺陷，标志着 PGT 进入了新的时代。理想的全基因组扩增技术应具有高产量、正确反映原始模板的信息和完全覆盖基因组等特点。全基因组扩增，相对于常规 PCR 或微阵列来说，可以同时分析多个位点突变。包含多个多态性标志可以进行单倍型分析。胚胎植入前的单倍型分析扩大了 PGT 的应用范围，因为使用一组标志物即可检测某一单基因遗传病的所有携带者，绕过了突变特异性试验的要求。

（八）胚胎植入前遗传筛选（PGS）

PGS是对生育能力受损、染色体异常、高龄女性、多次IVF周期失败（即反复种植失败）、复发性流产患者或非梗阻性无精子症男性患者的胚胎进行染色体异常的筛选。选择染色体正常的胚胎进行移植，可以增加IVF周期种植率、降低自然流产率、减少非整倍体妊娠、提高分娩率。根据欧洲人类生殖和胚胎PGD协会的数据，PGS数从第一次临床应用以来，有轻微增加，但是，PGS的益处仍然存在争议。

（九）FISH

在FISH中，使用荧光标志的DNA探针与特定的染色体DNA序列互补。即使在细胞间期，也可以同时分析多条染色体。将活检获得的极体或卵裂球固定在载玻片上。添加标志探针，使其与染色体杂交。去除多余的探针后，使用荧光显微镜，在不同的滤镜下对不同的荧光染料进行分析。

每条染色体至少有一条FISH探针，但是，有限数量的荧光染料限制了单间期核中同时使用多个探针。此外，重叠信号导致的误诊也是一个问题。第一轮杂交过程常使用含有9条染色体特异性探针的商业化试剂盒；在去除探针后，第二轮可以进行更多的染色体杂交。

对于Robertsonian易位（全染色体发生易位），简单的染色体分析就可以得到可靠的诊断，但对相互易位（染色体之间片段的交换）来说，情况较为复杂。一种普遍的做法是同时在断点远端使用两个不同标志的端粒探针（每个染色体一个探针），并且同时使用一个着丝粒探针（仅在某一个染色体中包含）。这种方法可以区别正常型，平衡型和非平衡基因型染色体易位。

FISH的明显局限是，在单细胞中可以检测的染色体数目有限。毫无疑问，在尚未分析的染色体水平存在被忽略的非整倍体。自然流产数据表明，9~12条探针的FISH分析只能检测到57%~67%的非整倍体胚胎。此外，Munné等强烈建议，生殖中心不要使用15,16和22号染色体探针，因为相对其他探针，有较差的结果。如果能够分析更多的染色体，PGS的价值可能会增加。FISH的另一个限制是错误率高。在大型研究中，使用FISH的PGS错误率范围是5%~7%，在小型研究中高达50%。这些错误中许多被认为，与生殖中心的技术相关，而与探针的数量无关。Colls等证实，9号探针组和12号探针组的错误率相似。这些结果表明，在9号探针组中加入3条探针并不增加错误率。最近，Munné等发表了FISH的优化技术。这些技术已得到充分验证，通过上千次的临床周期，获得了很好的诊断准确率。

FISH的最初目标是提高妊娠率并降低流产率。尽管从匹配的对照研究中得到了令人满意的结果，但是，最近的随机性前瞻临床试验却在移植使用FISH的PGS选出的染色体正常胚胎后，没有发现活产率显著增加。由于有许多这类试验的结果，辅助生殖技术协会和美国生殖医学协会实践委员会对于PGS发出以下建议。

- 进行PGS前，须对患者进行充分培训和咨询，以确保患者充分了解该技术的局限性、错误的风险以及缺乏PGS提高活产率的证据。
- 现有证据不支持使用PGS来提高高龄女性患者的活产率。
- 现有证据不支持使用PGS来提高有既往种植失败的患者的活产率。
- 由于反复种植失败患者中非整倍体发生率较高，未来的治疗不应基于PGS一个或多个周期的结果而决定。
- 现有证据不支持使用PGS来提高复发性流产患者的活产率。
- 现有证据不支持使用PGS来降低与非整倍体相关的复发性流产患者的流产率。

本报告并没有否定非整倍体筛选的概念。而是，应该谨慎使用没有被充分临床前验证和证实临床受益的新技术。

（十）染色体综合筛选（CCS）

单细胞完整染色体核型分析最成功的技术是比较基因组杂交（CGH）。差异标志试验、目标DNA（绿色）和正常参考DNA（红色）、全基因组扩增产物同时与正常中期染色体杂交。使用带有冷却电荷耦合装置相机及图像分析，测定每条染色体中绿红相对比。测试细胞中染色体物质的偏差从1∶1的比例（本身为黄色）开始，表示失去（红色）或获得（绿色）。CGH比FISH的明显优势在于它可以确定所有染色体的拷贝数。此外，CGH提供了每条染色体整个长度更详细的图像。虽然FISH被常规用于确定染色体倍性，但它真正显示的是该探针的靶序列（通常位于着丝粒）。它提供不了关于染色体的其他信息。CGH技术已被成功地应用于单细胞和间期卵裂球分析。CGH在非整倍体检测的早期临床应用中前景广阔，在检测易位携带者方面也显示出了极大的潜力。它的最大缺点之一是工作量较大，通常需要好几天才能得到结果。这对只能在培养基中培养3d的胚胎来说，时间过长，只有把活检后的胚胎在结果出来前先冷冻起来。最近，已证明微阵列CGH能缓解这一时间约束。

微阵列CGH是由固定在载玻片上的人类染色体特异DNA序列组成。其原理与中期染色体CGH相似，通过差异标志的参考DNA和测试DNA进行杂交，荧光比例的不同表示DNA拷贝数的变化。阵列CGH费时较少，主要是因为所需的杂交时间少于9h。用完整染色体核型进行PGD的好处是，所有卵裂球的CGH研究都能确定FISH分析无法查出的染色体错误；然而，这个方法仍然存在技术挑战性。

Kearns和Treff等已率先使用单核苷酸多态性（SNP）进行阵列基因分型，全染色体和片段不平衡在后者团队中得到了广泛验证。这种技术使用复杂的生物信息学建模算法来检测整个染色体和片段拷贝数的变化，区分减数分裂和有丝分裂错误。其优点是使用平均长度5 kb的单一阵列，可以高分辨率地分析成百上千的全基因组位点。同时，通过参考父母双方的基因型，可以确定亲源基因型异常。主要缺点是设备成本高、操作时间长，可能需要长达24h才能获得结果。最近，Treff等研发并充分验证了基于SNP的实时PCR方法，能在4h内完成分析过程。初步随机对照试验结果显示，用qPCR对滋养层活检细胞筛查24号染色体非整倍体性，随后移植新鲜的整倍体囊胚，可显著增加IVF成功率。

尽管有很多关于使用FISH的争论，但对于很大一部分不孕症人群来说，非整倍体筛选仍然是用于胚胎选择的重要工具。最近CCS技术有了更多的发展。许多这些筛查方法已经完成或正在进行详尽的临床前验证，以确保在其临床应用前可以获得准确的阳性预测值。Harper等建议，这些试验应该被设计来评估预期好处（大幅提高出生率并降低流产率）、考虑患病夫妇的风险和成本、同时解决活检安全性、实验准确性和诊断效率时，以确定PGS的适应证。

（十一）冷冻保存中的囊胚皱缩

培养系统的最新进展使大量的人IVF胚胎常规发育至囊胚阶段变得可能。移植有活力的囊胚可以有较高的妊娠率，并减少了多胎妊娠。随着培养系统的不断完善，越来越多的中心开始转向单囊胚移植，所以更加需要开发囊胚存活率较高、对胚胎活力影响最小的冻存方法。常规用于人囊胚的慢速冷冻法取得了适度成功，玻璃化冷冻增加了复苏后囊胚的活力。慢速冷冻和玻璃化冷冻之间成功率的差异可能是由于胞内冰晶的形成。玻璃化冷却和复温速率的增加，有助于规避这个问题，但是却并没有完全消除。以前的报道显示，复苏囊胚存活率取决于囊胚的发育阶段，并且与囊胚腔扩张程度呈负相关性。1～3级早囊胚期胚胎总存活率达91%，而4～5级扩张囊胚存活率明显降低至85%。一般认为，腔体更大的囊胚由于脱水不足和冰晶形成，可能降低了玻璃化冷冻的成功率。为了克服这个问题并提高细胞耐受性，采用许多程序人为收缩或皱缩囊胚。

在慢速冷冻或玻璃化冷冻前都应皱缩囊胚腔，去除囊胚腔中的液体以防止有害冰晶的形成。虽然在许多方法中非渗透和渗透冷冻保护剂都是为了去除并替代囊胚腔中的液体，但交换的效率可能会受到囊胚阶段、胚胎质量、冷冻保护剂的类型或在保护剂中暴露的时间长短等的影响。例如，与孵化的囊胚或有较低压力的早期囊胚相比，扩张期囊胚因为囊胚内液体压力较高，所以液体交换效率可能较低。尤其在这些情况下，囊胚皱缩将有助于规范冷冻保护剂中的处理时间并保证冷冻保护剂交换过程中的稳定。

人工囊胚皱缩可以通过不同方式进行。用高渗蔗糖溶液处理使无须专门设备、仪器或显微操作技能的诱导，使人工收缩变得可能。皱缩也可以由固定针和ICSI注射针来诱导，使用注射针小心地在滋养层细胞上将细胞间的紧密连接破坏，让囊胚腔中液体流出。在皱缩的过程中可能需要轻微吸力以促进囊胚皱缩。这种方法需要较长时间，并且常需要建立额外的培养皿、使用两性离子缓冲液处理过的培养基。囊胚也可以用29号针头机械地来回抽吸使其皱缩。另外，滋养外胚层细胞间的激光脉冲也可以促使囊胚腔皱缩，并且能直接在胚胎培养皿中操作。两种情况往往需要数分钟，胚胎才会彻底皱缩。不管使用什么方法，都应及时把胚胎放回二氧化碳培养箱，直到皱缩完成。操作过程中，应该小心操作、避免ICM、减少滋养层细胞数量的破坏。此外，使用激光促进皱缩时可能还需要使用辅助孵化扩大透明带的孔。囊胚腔皱缩后，可能会有部分细胞碎片附着在透明带内，但大多数囊胚表现为位于中央位置的致密细胞团。解冻或升温后 1h，囊胚腔开始重新扩张。可用这些观察结果来评估移植前冷冻囊胚的存活能力。

完整的参考文献可以在 the companion Expert Consult Web 网上找到，网址为 www. expertconsult. com。

（译者 罗 熙 武 泽 审校 李 蓉）

推荐阅读

Bartoov B, Berkovitz A, Eltes F. Selection of spermatozoa with normal nuclei to improve the pregnancy rate with intracytoplasmic sperm injection. The New England Journal of Medicine, 2001 (345) : 1067 – 1068.

Cohen Y, Malcov M, Schwartz T, et al. Spindle imaging: a new marker for optimal timing of ICSI?, Hum Reprod, 2004 (19) : 649 – 654.

Das S, Blake D, Farquhar C, et al. Assisted hatching on assisted conception (IVF and ICSI). Cochrane Database Syst Rev : CD001894, 2009.

Gerris J, De Neubourg D, Mangelschots K, et al. Elective single day 3 embryo transfer halves the twinning rate without decrease in the ongoing pregnancy rate of an IVF/ICSI programme. Hum Reprod, 2002 (17) : 2626 – 2631.

Glujovsky D, Blake D, Farquhar C, et al. Cleavage stage versus blastocyst stage embryo transfer in assisted reproductive technology, Cochrane Database Syst Rev, 2012 (7) : CD002118.

Knez K, Tomazevic T, Zorn B, et al. Intracytoplasmic morphologically selected sperm injection improves development and quality of preimplantation embryos in teratozoospermia patients, Reproductive Biomedicine Online, 2012 (25) : 168 – 179.

Los FJ, Van Opstal D, van den Berg C. The development of cytogenetically normal, abnormal and mosaic embryos: a theoretical model, Human Reproduction Update, 2004 (10) : 79 – 94.

Nasr-Esfahani MH, Deemeh MR, Tavalaee M. New era in sperm selection for ICSI, International Journal of Andrology, 2012 (35) : 475 – 484.

The Practice Committees of the American Society for Reproductive Medicine and Society for Assisted Reproductive Technology. Intracytoplasmic sperm injection (ICSI) for non-male factor infertility: a committee opinion, Fertility and Sterility, 2012.

Treff NR. Genome-wide analysis of human preimplantation aneuploidy, Seminars in Reproductive Medicine, 2012 (30) : 283 – 288.

Treff NR, Scott RT Jr. Methods for comprehensive chromosome screening of oocytes and embryos: capabilities, limitations, and evidence of validity. Journal of Assisted Reproduction and Genetics, 2012 (29) : 381 – 390.

Twisk M, Mastenbroek S, van Wely M, et al. Preimplantation genetic screening for abnormal number of chromosomes (aneuploidies) in in vitro fertilisation or intracytoplasmic sperm injection. Cochrane Database Syst Rev : CD005291, 2006.

Wilton L. Preimplantation genetic diagnosis and chromosome analysis of blastomeres using comparative genomic hybridization. Human Reproduction Update, 2005 (11) : 33 – 41.

第 33 章

生育力保存

（原著 Francesca E. Duncan, Robert E. Brannigan, Teresa K. Woodruff）

一、概述

（一）不孕症与癌症

肿瘤生殖学是一门关于不孕症和癌症的交叉学科。虽然这两种疾病自古以来就引起了人们的关注，但是，直到最近十年两者才被联系起来。很大程度上是由于各领域的认知发生了巨大的变化和进步。直到最近，不孕症仍被视为社会问题而不是必须干预的医学问题，而癌症则被认为会导致不可避免的死亡。如今，在肿瘤学和生殖医学领域，科技和治疗的进步已经改变了这些患者的生存状况。

"癌症"泛指异常的肿瘤疾病，几乎涉及人体的各个组织器官。大约 1/2 的男性和 1/3 的女性在其一生中会受到癌症的侵袭。20 世纪以来，肿瘤诊断和治疗取得了巨大进步，包括癌症检测和所有肿瘤的治疗方式（化疗、放疗和外科手术）。在美国，癌症仍然是位居第二的致死性疾病，但随着肺癌、前列腺癌和直肠癌的死亡率下降，1990—2006 年男性癌症死亡率下降了 21%，1991—2006 年女性癌症死亡率下降了 12%，这主要由于乳腺癌和直肠癌死亡率的下降。

（二）生育力保存和肿瘤生殖学的发展史

尽管癌症的诊疗水平有了显著提高，继发于癌症本身和（或）治疗过程中的不良反应会引起患者一系列不良的健康状况改变。其中包括女性和男性的正常生殖过程受到损害，包括生育力、内分泌功能、性欲甚至抚养后代的能力。对内分泌系统、神经系统、血管、性腺和生殖器的损害都会导致生殖健康发生改变。随着癌症的致死率下降，解决癌症生存者的后续问题，比如抗癌治疗后的不孕不育，已经变得越来越重要。

癌症患者的生育力管理或者保存是近年才出现的概念，是基于癌症诊治水平的极大提高，使年轻癌症患者的生存率增加而发展起来的。对于面临癌症诊断的男性，生育力管理主要包括精子库或精子冷冻保存。精子库在 20 世纪 60 年代被首次提出，而直到 1980 年才有为癌症患者冻存精子的报道。当时有 22 例患睾丸癌或淋巴瘤的男性在接受威胁生育力的抗癌治疗前冷冻保存了精液。1985 年报道了第一例睾丸癌患者使用冻存精子通过体外受精（IVF）成功获得妊娠的案例。整个 20 世纪 90 年代都有癌症患者使用冻存精子通过 IVF 获得成功妊娠的案例报道。随着自行车运动员 Lance Armstrong 对精子库的广泛宣传，男性生育力的保存在 1996 年被推上了风口浪尖。Lance Armstrong 在接受睾丸癌化疗和放疗之前冻存了精子，这使他后来作为癌症幸存者能够组建家庭。

虽然 IVF 技术和胚胎冻存在 20 世纪 80 年代晚期已经开始大行其道，但直到 1996 年，Brown 及其同事才报道了运用这些技术为女性癌症患者保存生育力，作者描述了一名乳腺癌患者在化疗前进行自然周期 IVF。早在 1986 年，Chen 曾报道用冷冻卵子行 IVF 使患者获得妊娠，然而，直到 2007 年才有报道运用这一技术使癌症患者获得妊娠并最终分娩。Hovatta 等在 1996 年首次报道卵巢组织的冷冻保存，同年，Newton 等探讨了这一技术对癌症患者生育力保存的潜在应用前景。令人惊讶的是，1895 年 Robert Morris 医师在他的论文中就首次提到了卵巢组织移植。然而，直到 2008 年，Silber 及其团队才运用卵巢组织冻融技术挽救了卵巢早衰患者。此外，Andersen 及其同事对接受了性腺毒性药物治疗的癌症患者进行卵巢组织冻存，保存了患者的生育能力，最终在卵巢移植后成功妊娠。

2006年，肿瘤生殖学逐渐发展起来，其宗旨在于保护、延续以及恢复癌症患者（成人、儿童和青少年）的生殖未来，因为癌症治疗可能会影响他们的生育能力。为了确保这些生殖需求得到满足，美国国家卫生研究院Roadmap基金资助并建立了肿瘤生殖学协会（图33-1）。科学团队的典范模式是，肿瘤生殖学协会通过协调临床医师、基础科学研究者、社会科学家、伦理学家以及人文主义者来推进生育力保存，以便实验室取得的突破能不断、安全、有效地转化为患者治疗。过去十年，生育力保存的使命得到了国家和国际的支持，包括与欧洲人类生殖及胚胎学会（ESHRE）的合作。此外，除了针对癌症患者，生育力保存正进一步扩大到患有其他疾病的患者，或者是正在接受某种会引起生育功能受损的治疗的患者。

生育干预的发展和癌症诊治水平的提高，促进了日益增加的年轻癌症幸存者的生育管理、肿瘤学以及新的生育力保存方法的融合。希望有更好的预防措施，更早的癌症诊断和靶向治疗，癌症患者的生育力保存将有一天成为生殖医学史上的重要补充。

在本章中，我们对该领域的现状进行了综合概述，包括：癌症及其治疗如何影响性腺和生殖功能；对于确诊癌症的男性、女性以及儿童的现有生育力保护策略；肿瘤生殖学背景下的医疗和患者管理；生育力保存的特殊案例；这一领域的法律和伦理问题；以及推动肿瘤生殖学发展的下一个基础科学前沿。

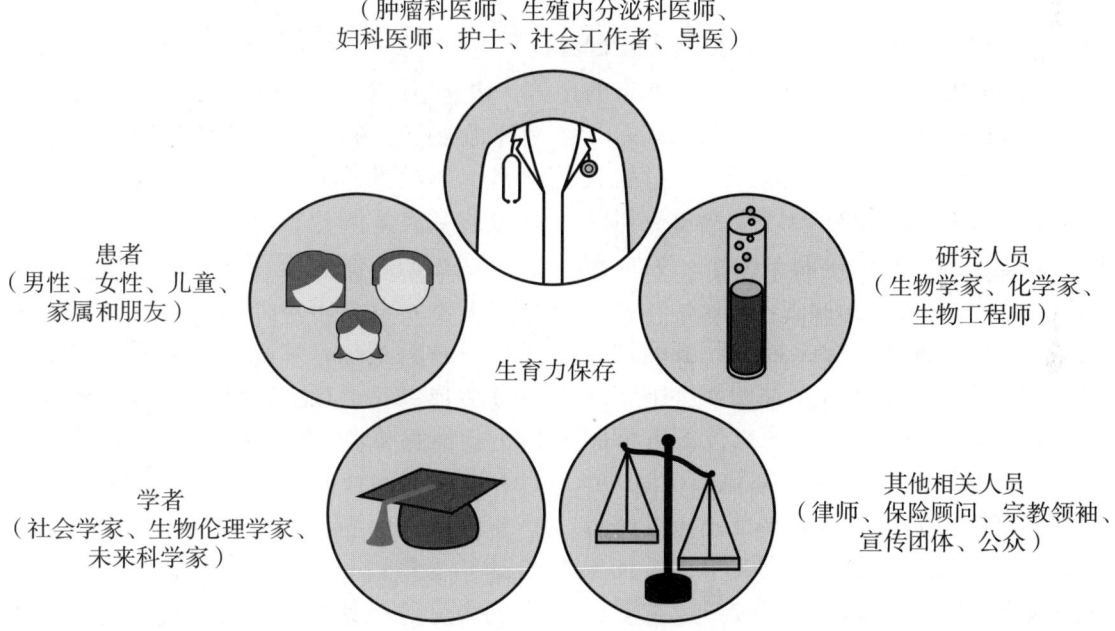

图 33-1　癌症生殖学医疗团队主要成员

众所周知，癌症和医源性损伤，例如放疗、化疗和外科手术对生育功能有不良影响；生育力保存在生殖科学领域有着悠久的历史。需要一个由卫生专业人士、研究人员、学者、患者以及法律和伦理专家组成的大型的、坚持己任的、综合的多学科团队来把生育力保存这个概念转化为临床运用。2006年随着肿瘤生殖学协会的成立以及所需团队的建立，为探索和扩展男性、女性、儿童及癌症患者生育选择的研究开始启动，以解决国内、国际尚未满足的需求。现在这一运动已经扩展到能够覆盖任何情况或者接受可能威胁生育的任何治疗的患者。

二、癌症或抗癌治疗引起的生殖功能障碍

随着越来越多的癌症患者战胜病魔，他们希望提高生活质量的需求也日益增加。对于年轻男性和女性，高的生活质量包括重新获得生育功能，并能保留拥有家庭的权力。然而，不幸的是，治疗虽然能挽救患者的生命，但不论男性还是女性的生殖轴都会受到损害。对于女性，癌症治疗会直接影响下

丘脑-垂体-性腺轴、卵巢、卵泡以及子宫。对于男性，睾丸面临风险，尤其是生发上皮和睾丸间质细胞。

（一）癌症与生殖功能

癌症本身就会对生殖功能产生不良影响。例如，男性睾丸癌、白血病和淋巴瘤的患者在治疗前精液质量参数已经降低。对于女性，二者的关系不是很明确。一项近期研究中，患恶性肿瘤的女性患者在抗癌治疗前给予促排卵治疗，与男方因素不育寻求助孕的女性相比，优势卵泡数、获卵数、成熟卵子率和受精率没有显著差异。而一个小型的荟萃分析调查了所有类型的恶性肿瘤后发现，患乳腺癌和激素依赖型肿瘤的女性获卵数较少。

（二）癌症治疗和女性生殖功能

众所周知，一些常见的肿瘤治疗会影响生殖健康。有生育能力的女性必须具备以下几点：①正常的神经内分泌系统，能够调节月经周期并维持妊娠；②正常的卵巢储备，能够对激素信号发生反应并产生成熟、可受精的配子；③有容受性的子宫，能够支持胚胎种植和胎儿发育。癌症治疗会影响上述每一方面（图33-2）。例如，放疗会破坏生长卵泡，激发信号转导途径修复或消除。一般来说，分裂能力旺盛的细胞更易受辐射诱发死亡，由于年轻女性的卵母细胞停止于第一次减数分裂前期，它们比有丝分裂的细胞更能耐受辐射。原始卵泡处于静止状态，与生长卵泡相比，似乎更能耐受辐射。尽管如此，人类卵母细胞对放射治疗是敏感的。LD50，或破坏50%的未成熟人卵母细胞的所需辐射剂量为少于2 Gy（戈瑞）。数学模型预测，有效绝育的辐射剂量与年龄呈负相关：出生时是20.3 Gy，到20岁时为16.5 Gy。

除了对辐射敏感，卵巢对化疗也敏感，与其他化疗药物相比，包括铂类、生物碱和抗代谢类药物，烷化剂尤其是环磷酰胺和白消安更具性腺毒性（表33-1）。烷化剂导致各细胞期的DNA断裂，与原始卵泡死亡和间质细胞功能受损的高风险有关。不论是放疗还是化疗诱发的卵泡损伤，不仅造成卵子丢失，也会导致卵巢激素产生受损及子宫功能障碍。虽然卵泡可以耐受癌症治疗，但卵巢储备会受到损害并提前枯竭，导致过早绝经。

女性神经内分泌轴（或HPG轴）也容易遭受癌症治疗的脱靶效应。HPG轴通过调节激素分泌，包括促性腺激素释放激素（GnRH）、卵泡刺激素（FSH）、黄体生成素（LH）、雌激素、孕激素和泌乳素来调控月经周期和妊娠。放射治疗，尤其是针对头颅的放射线，能引起下丘脑、垂体功能改变。有证据表明，在没有头颅照射的情况下，化疗也会引起下丘脑功能失调。在卵巢水平，放疗、化疗对产生雌激素的生长卵泡的不良影响会严重损害月经周期。

子宫的功能主要是支持胚胎着床，以及胎儿的生长和发育。虽然单纯化疗似乎不会对子宫造成不良影响，但是放疗对子宫未来妊娠的能力会有长期的不利影响。放疗能减少子宫的容积和延展性，破坏子宫肌层和内膜，并且减少子宫的血供。如果女性能够在放疗后怀孕，那么不良妊娠结局的风险会增加，包括流产、胎盘畸形、早产以及出生低体重儿。

（三）癌症治疗与男性生殖功能

正常男性的生殖也依赖HPG轴的精密调节。男性下丘脑脉冲释放的GnRH作用于垂体前叶细胞，刺激FSH产生和释放。FSH分泌进入血液与睾丸支持细胞基底外侧的FSH受体结合，刺激睾丸支持细胞合成雄激素结合蛋白以及启动精子生成。FSH生成受抑制素B调节，抑制素B是由睾丸支持细胞产生的一种糖蛋白，它能反馈到下丘脑和垂体，抑制FSH生成以及下丘脑合成GnRH。LH也由垂体前叶腺的促性腺激素细胞分泌；和FSH一样，LH也受脉冲释放的GnRH调节。LH分泌并刺激睾丸间质细胞产生睾酮，睾酮和FSH协同作用于睾丸支持细胞，启动并支持精子生成。下丘脑、垂体和睾丸之间精密的内分泌联系对精子的正常生成是必需的。打破这个平衡将有损精子生成，会导致精子数量和质量的下降。

当患者诊断出癌症时，通常也会出现下丘脑-垂体-性腺轴的损伤，这一状况在产生甲胎蛋白（AFP）和β-人绒毛膜促性腺激素（β-hCG）的睾丸癌男性身上比较常见。Carroll等在1987年报道，2/3的睾丸癌患者有异常的FSH、LH和（或）β-hCG水平。特别是，精液质量差的男性有FSH水平降低和LH、β-hCG水平升高。该作者宣称，在某些患者中，β-hCG可能对FSH有抑制作用，从而损害了精子生成。对于有时在癌症患者身上看到的内分泌紊乱，也有人提出过其他的病因学机制，包括中枢细胞因子效应。这一途径在肿瘤的厌食恶病质综合征中起作用，然而关于激素的生殖调节尚无具体的研究。需要进行更多的研究来具体阐明肿瘤疾病是通过什么机制来扰乱正常 HPG 轴的。

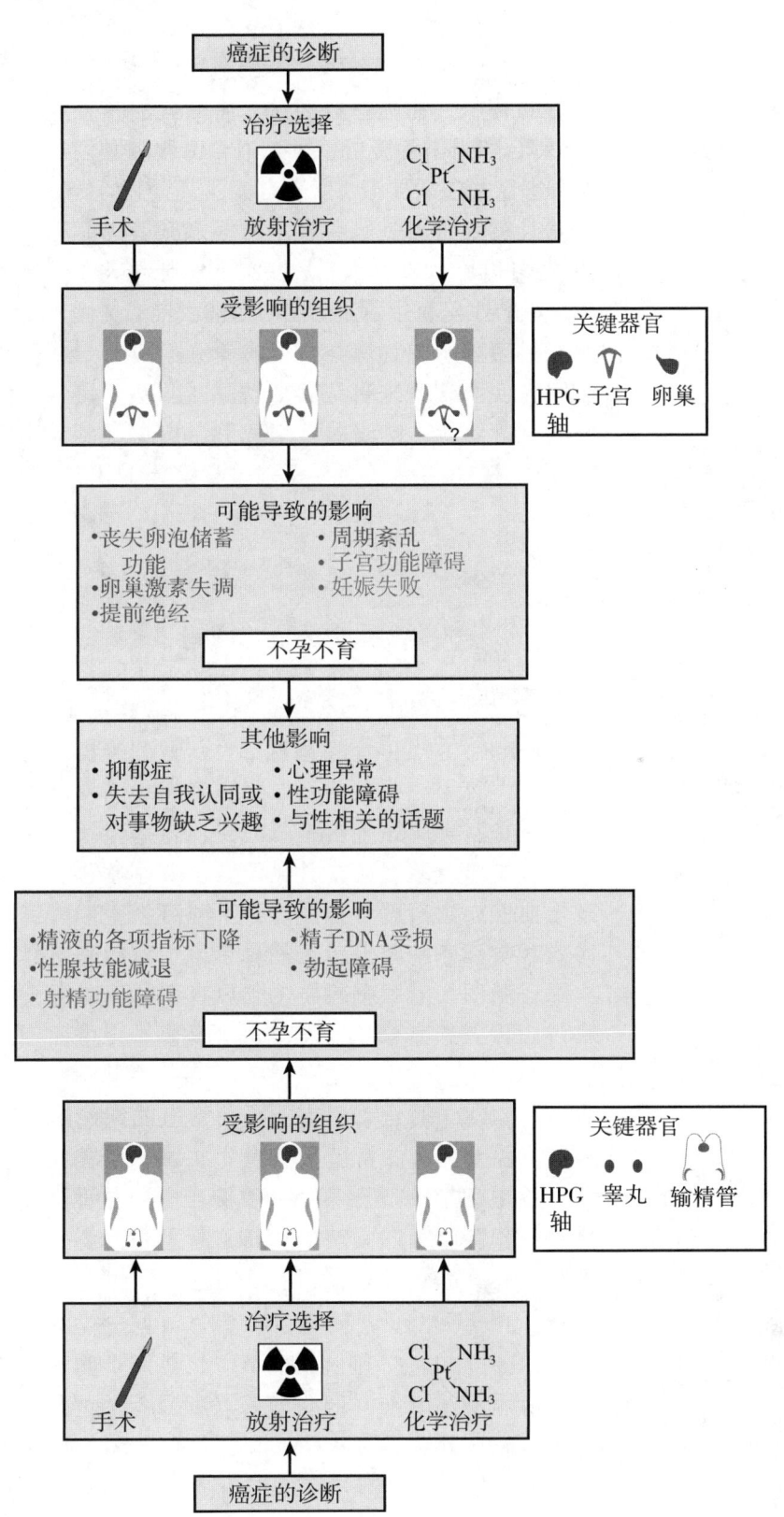

图 33-2　主要的女性生殖系统，包括下丘脑-垂体-性腺轴（HPG），子宫和卵巢会受到常见癌症治疗的不良影响。事实上，已经证实化疗、放疗和外科手术会直接影响上述这 3 个系统，唯一不确定的是化疗对子宫功能的影响。这种医源性的损伤会导致生殖功能的不良结局，从性功能障碍到不孕。与女性相似，男性的性腺和内分泌系统也对常见的抗癌治疗高度敏感

表 33-1　与特定癌症治疗和方案相关的不孕不育风险

高风险	中度风险	低风险	无风险	未知风险
女性				
• 成年女性，全腹或盆腔的辐射剂量>6Gy • 青春期后女性，全腹或盆腔辐射剂量>10Gy • 全身辐射 (TBI) • 颅/脑辐射 >40 Gy • 40 岁以上女性，6 周期 CMF, CEF 或者 CAF 方案化疗 • 40 岁以上女性，环磷酰胺 $5g/m^2$ • 20 岁以下女性，环磷酰胺 $7.5g/m^2$ • 移植前的烷化剂方案（如环磷酰胺、白消安、美法仑） • 任何烷化剂（如环磷酰胺、异环磷酰胺、白消安、卡莫司汀、洛莫司汀 +TBI 或盆腔放疗 • 含甲基苄肼的方案：MOPP, MVPP, COPP, ChlVPP, ChlVPP/EVA, BEACOPP, MOPP/ABVD, COPP/ABVD	• 青春期后女性，全腹或盆腔辐射剂量在 5～10 Gy • 30～39 岁女性，脊柱辐射剂量>25Gy，6 周期 CMF, CEF 或 CAF 方案化疗 • 40 岁以上女性，AC 方案化疗	• 接受 AC 方案化疗的 30～39 岁妇女 • <30 岁女性行 6 周期的 CMF, CEF 或者 CAF 方案化疗 • 非烷化剂化疗：ABVD, CHOP, COP • AC 方案化疗	• 放射性碘治疗 • MF 方案 • 长春新碱	• 紫杉醇、多西他赛（AC 方案中应用紫杉烷类） • 奥沙利铂 • 伊立替康 • 贝伐单抗 • 西妥昔单抗 • 曲妥珠单抗 • 厄洛替尼 • 伊马替尼
男性				
• 全身放疗 • 成年男性睾丸辐射剂量>2.5Gy • 未成年男性睾丸辐射剂量≥6 Gy • 颅/脑辐射≥40 Gy • 含甲基苄肼的方案：COPP, MOPP, MVPP, ChlVPP, ChlVPP/EVA, MOPP/ABVD, COPP/ABVD • 移植前的烷化剂方案（环磷酰胺、白消安、美法仑） • 任何烷化剂（如丙卡巴肼、氮芥、环磷酰胺）+TBI, 盆腔放疗或睾丸放疗 • 环磷酰胺 $>7.5\ g/m^2$ • 一侧或者双侧睾丸切除或者垂体切除	• 睾丸辐射剂量 1～6Gy（由于腹部/盆腔辐射的分散） • 2～4 周期的 BEP 化疗方案 • 累积顺铂剂量<400 mg/m^2 • 累积卡铂剂量≤$2g/m^2$ • 前列腺癌的激素治疗 • 盆腔内的外科手术（前列腺、膀胱、低位大肠、直肠）	• 睾丸辐射剂量 0.2～0.7Gy • 非烷化剂化疗：ABVD, OEPA, NOVP, CHOP, COP	• 睾丸辐射<0.2Gy • 放射性碘治疗 • 干扰素-α	• 伊立替康 • 贝伐单抗 • 西妥昔单抗 • 曲妥珠单抗 • 厄洛替尼 • 伊马替尼
儿科				
• TBI • 青春期前女性，全腹或盆腔辐射剂量 >15 Gy，青春期后女性辐射剂量 >10 Gy • 男孩睾丸辐射剂量≥3 Gy • 颅/脑辐射 >40 Gy • 脊柱辐射 24～36 Gy • 男孩环磷酰胺剂量 $>7.5\ g/m^2$ • 女孩环磷酰胺剂量 >15～$20\ g/m^2$ • 移植前的烷化剂方案（如环磷酰胺、白消安、美法仑）	• 青春期前女性，全腹或盆腔辐射 10～15Gy • 青春期后女性，全腹或盆腔辐射 5～10Gy • 脊柱辐射剂量 18～24 Gy • 睾丸辐射剂量 1～2 Gy（由于腹部/盆腔辐射的分散） • 累积顺铂剂量约 500 mg/m^2（仅限男孩） • 一侧卵巢切除	• 睾丸辐射剂量 0.2～0.7 Gy • 非烷化剂化疗	• 睾丸辐射剂量 <0.2 Gy • 放射性碘治疗 • 甲氨蝶呤/氟尿嘧啶 • 长春新碱 • 干扰素-α	• 奥沙利铂 • 伊立替康 • 贝伐单抗 • 西妥昔单抗 • 曲妥珠单抗 • 厄洛替尼 • 伊马替尼

（续表）

高风险	中度风险	低风险	无风险	未知风险
• 任何烷化剂（如环磷酰胺、异环磷酰胺、白消安、卡莫司汀、洛莫司汀）+TBI，盆腔放疗或者睾丸放疗 • 包含丙卡巴肼的方案 • 一侧或者双侧睾丸手术切除				

CMF. 环磷酰胺/甲氨蝶呤/氟尿嘧啶；CEF. 环磷酰胺/表柔比星/氟尿嘧啶；CAF. 环磷酰胺/多柔比星/氟尿嘧啶；MOPP. 氮芥/长春新碱/丙卡巴肼/泼尼松；MVPP. 氮芥/长春碱/丙卡巴肼/泼尼松；COPP. 环磷酰胺/长春新碱/丙卡巴肼/泼尼松；ChlVPP. 苯丁酸氮芥/长春碱/丙卡巴肼/泼尼松龙；EVA. 依托泊苷/长春碱/多柔比星；BEACOPP. 博来霉素/依托泊苷/多柔比星/环磷酰胺/长春新碱/丙卡巴肼/泼尼松；ABVD. 多柔比星/博来霉素/长春碱/达卡巴嗪；AC. 多柔比星/环磷酰胺；CHOP. 环磷酰胺/羟基柔红霉素/长春新碱/泼尼松；COP. 环磷酰胺/长春新碱/泼尼松；MF. 甲氨蝶呤/氟尿嘧啶；BEP. 博来霉素/依托泊苷/顺铂；OEPA. 长春新碱/依托泊苷/泼尼松/多柔比星；NOVP. 盐酸米托蒽醌（米托蒽醌）/长春新碱/长春碱/泼尼松

［摘自 Savemyfertility.org; Fertile Hope, an initiative of LIVESTRONG, Cancer and Fertility: Fast Facts for Reproductive Professionals (2008); and Meirow D, et al. Clin Obstet Gynecol, 2010(53): 727–739.］

睾丸和卵巢一样对放疗、化疗敏感，化疗广泛用于侵袭男性的癌症治疗，但是化疗对正常组织的细胞毒性作用会暂时或永久性破坏快速分裂的细胞群，例如睾丸生殖上皮细胞。含烷化剂的化疗方案最具生殖毒性，通常导致永久的少精症或无精症。这种精子生成的改变在使用烷化剂后 90~120d 尤为明显。以铂类为基础的化疗，例如顺铂和卡铂，主要影响精原细胞和精母细胞。虽然大部分接受铂类方案治疗的男性会伴随精液参数下降，但是大部分（80%）的患者在化疗结束的 5 年后精液质量能够恢复。抗代谢药，例如 5- 氟尿嘧啶，甲氨蝶呤，吉西他滨和 6- 巯基嘌呤也会损害精子生成，但它们的作用通常是短暂的。所以临床医师应该谨记：癌症治疗过程中，患者可能开始于"生育友好"的化疗方案，但过渡到其他方案并不少见。以冻存精子来保存方式来确保生育力的最佳时间是化疗开始前。

睾丸是对辐射高度敏感的器官，和放疗相关的精液质量下降常见于接受放射治疗后的 60~70d。像 0.1Gy 这样小剂量的射线都会损伤精子生成，1.2Gy 的剂量就可能导致永久无精症。放疗完成后 4~6 个月精子浓度降至最低，而恢复生精功能则需 10~24 个月的时间。分次放疗方案会导致更显著的精子生成受损，这是由于生殖细胞受到重复损伤而得不到恢复。因此与单次、大剂量的放疗相比，分次放疗对生精功能的损害会更为严重而持续。

与生殖细胞相反，睾丸间质细胞相对耐受辐射。使用低剂量放射线就会发现生殖上皮的破坏，而睾丸间质细胞的损伤直到辐射暴露在 20Gy 或更大剂量时才明显，此时，常见血清 LH 升高和睾酮下降。

除了放疗和化疗的影响，外科手术同样会造成医源性的男性生殖潜能的损害。睾丸切除术导致睾丸组织和生殖细胞丢失，减弱了精子生成的能力。前列腺癌是男性最常见的实体肿瘤，患者接受前列腺根治术后切除了前列腺和精囊，使流出导管系统被破坏。对于膀胱癌患者接受膀胱前列腺切除术后同样会使流出导管遭到破坏。腹膜后手术会引起控制精液排出和射精的交感神经的损伤。睾丸癌患者的腹膜后淋巴结清扫（RPLND）是这类手术的一个例子。模板驱动、保留神经的方法被广泛用于腹膜后淋巴结切除术，这些方法代表了男性生育力保存的技术方法。总之，盆腔和腹部的内脏切除手术中难免有性腺组织和（或）尿路组成结构的切除，如果在外科手术计划中需要进行这类切除手术，应该慎重考虑在手术前给予精液冻存。

如上所述，癌症及其治疗可能由于女性卵巢早衰、月经稀发、子宫功能失调或内分泌功能改变以及男性睾丸衰竭、流出导管破坏、内分泌功能受损而导致不孕不育。然而恶性肿瘤及其治疗还有许多其他方面的影响会改变生殖功能。包括抑郁加重，精神异常，以及性欲问题。患者常诉迷失自我或是失去了吸引力。这些影响常常被忽略，但是更大的挑战在于重建癌症幸存者的高质量生活（图 33-2）。

（四）癌症及其治疗后对生殖结局的影响因素

准确预测癌症及其治疗对某个个体的生殖潜能会造成什么样的影响十分困难，因为有很多和患者具体情况相关的变量与生殖风险有关。这些因素包括患者年龄、遗传背景、医疗经历以及癌症诊治前的生育能力，但又不仅限于此。此外，使用的放疗和（或）化疗方案包括剂量，持续时间、频率、治疗的部位以及上述因素综合起来，都对患者未来的生殖功能有巨大的考验。

三、肿瘤生殖学医疗管理

（一）男性与女性生殖的先天生理差异

幸运的是，性腺为男性和女性不同的生育力保存方式提供了大量的资源，从常规方法到研究性操作。男性和女性配子形成的先天生理差异，特别是年龄因素，很大程度上决定了现有的和正在研究的生育力保存方法。目前普遍认为，女性卵母细胞的产生停止于妊娠中期，导致出生时有大约100万固定数量的卵母细胞，并设定了女性的生殖寿命。这些卵泡的命运为保持静止、激活或死亡。在那些被激活的原始卵泡中，只有一小部分能最终发育为成熟卵泡、产生卵母细胞并排卵。一旦被破坏，便没有任何机制来取代这些卵泡，因为卵巢生殖干细胞的补充似乎不与生理相关。到了青春期，原始卵泡的数量减少到大约40万个，绝经期时生育力衰退，这时在卵泡池里还剩大约1000个原始卵泡。因此，女性的卵母细胞是稀少而珍贵的，并且需要相对侵入性的技术才能获得。

与卵母细胞不同，精子在成年男性睾丸内持续生成。这一过程从A型灰色精原细胞分化为B型精原细胞开始，B型精原细胞进而分化为精母细胞，精母细胞进行减数分裂形成精子细胞并最终发育成熟形成单倍体精子。这个过程导致每天有数百万的精子生成。由于男性的生殖干细胞非常活跃，只要精原干细胞（SSCs）没有被不可逆的损害，那么在治疗后生殖力的缓慢恢复就有增加的可能，并且分裂静止的A型黑色精原细胞能转化为分裂和分化活跃的A型灰色精原细胞。与卵母细胞相比，精子数量众多，并且可以通过相对简便和无创的方法来获得。

由于青春期前男性和女性性腺尚未完全发育，因此，可供选择的生育力保存方法较少。青春期前男性的睾丸内不含成熟的单倍体配子，取而代之的是大量SSCs，SSCs保持静止，到青春期，启动精子发生并产生精子。青春期前，女性的卵泡呈波浪式发育，到次级卵泡阶段就被淘汰。直到青春期，此时，周期性促性腺激素产生促进卵泡发育至成熟阶段，排出有受精能力的卵子。因此，青春期前的人群不能使用较多的常规技术（例如激素刺激和IVF）来获取成熟配子。相反，目前对于这一群体的生育力保存主要依靠切除并冻存性腺组织。

（二）生育力保存策略的建立

国内组织包括美国临床肿瘤学会（ASCO），美国生殖医学学会（ASRM），以及美国儿科学会（AAP）均对肿瘤生殖学都给予支持。这些学会已经出版的指南罗列在表33-2中，指南中建议肿瘤科医师要提醒患者，注意他们的生殖力所受到的威胁，要为患者提供生育力保存，或是推荐生殖专家给患者，全球对肿瘤生殖学的共识即将出版，并且很可能与美国医师群体的观点相类似。肿瘤生殖学协会与其他宣传团体一起（表33-3），正在满足为癌症患者提供咨询以及发展保护生育力的紧急需求，但是，不断取得成功需要临床医师了解并和患者讨论目前可用的生育力保存技术。以下是对常用生育力保存技术的一个简短概述，这些技术均被用于男性和女性肿瘤患者的医学管理。

表33-2　针对相关肿瘤团队和患者的生育力保存的相关资料

实践指南			患者	医务工作者
	网　站	网　址		
美国临床肿瘤学会：临床指南		http://www.asco.org/ascov2/Practice+&+Guidelines/Guidelines		●
美国生殖医学学会伦理委员会：癌症患者的生育问题和生育力保存		http://www.asrm.org/publications/detail.aspx?id=613		●
美国儿科学会		http://pediatrics.aappublications.org/content/121/5/e1461.full		●
辅助生殖技术（ART）和生育力保存资源				

（续表）

实践指南

网站	网址	目的	患者	医务工作者
2007年疾控中心关于辅助生殖技术的报告	http://www.cdc.gov/ART/ART2007/ifct.htm	基于ART助孕类型、患者诊断、每个中心2007年的成功率以及每个方案的特点,提供各ART诊所的比较	•	•

辅助生殖技术（ART）和生育力保存资源

网站	网址	目的	患者	医务工作者
辅助生殖医学委员会	http://www.sart.org/	提供并维护关于ART的常规指南,帮助患者查找并联系不孕症诊所,以及查看公立、私立诊所的IVF成功率	•	•
FertiProtekt	http://www.fertiprotekt.de/	在第一个欧洲供应商网站上传播关于生育力保存的信息,提供关于生育力保存的费用和效果的数据		•
肿瘤生殖学协会	http://oncofertility.northwestern.edu/	协调多学科的医疗专家、基础科学家以及学者组成一个团队,提高癌症患者和幸存者的生活质量,提供肿瘤生殖学的全国顶级网站列表	•	•
国际生育力保存协会	http://www.isfp-fertility.org/	为成员提供科学信息,举办2年1次的生育力保存大会		•
癌症知识网站	http://multimed.current-oncology.com	为加拿大人提供肿瘤生殖学信息,提供全世界生育诊所、生育力保存的当前出版物和最新帖子的链接	•	•

表33-3 提供给患者和医师的生殖保护的教育和主张的网络资源

网站	网址	目标	患者	医生
MyOncofertility	http://www.myoncofertility.org(English) http://es.myoncofertility.org(Spanish)	在抗癌治疗的不同时间点为患者提供生育保存的具体信息	•	
Fertile Hope	http://www.fertilehope.org/	为接受具有生殖风险的抗癌治疗的癌症患者和幸存者提供生殖信息和支持	•	•
I'm too young for this!	http://i2y.com/	在年轻癌症患者生存的每一个阶段为其传播适宜其年龄的信息和支持	•	
Imerman Angels	http://www.imermanangels.org	为抗癌治疗患者、幸存者和陪护人提供一对一的个体化连接	•	
Center for Young Women's Health (Children's Hospital Boston)	http://www.youngwomen-shealth.org/gyn-menu.html#cancer	帮助青春期女孩以及她们的父母、老师和健康保健医生提高对正常健康和发育,以及具体疾病的认识	•	•
Hope for Two	http://www.pregnantwithcancer.org/	为妊娠期被确诊患癌的妇女提供咨询,支持和希望	•	
Cancer and Careers	http://www.cancerandcareers.org/	给正面临癌症诊断的女性在其工作场所提供工具和帮助	•	•
Lance Armstrong Foundation:Female Infertility	http://www.livestrong.org/Get-Help/Learn-About-Cancer/Cancer-Support-Topics/Physical-Effects-of-Cancer/Female Infertility	通过对癌症的生理和心理方面给予支持来明确并处置癌症存活者面临的问题	•	
Oncofertility Consortium Blog	http://blog.oncofertility.northwestern.edu	提供关于癌症和生殖的最新文献、资讯和研究现状的摘要		•

（续表）

网站	网址	目标	患者	医生
Be Bright Pink	http://www.bebrightpink.org/	为高风险者提供教育和支持手段来管理她们的乳腺和卵巢健康	•	
PRISM (University of Chicago Medical Center)	http://www.uchospitals.edu/specialties/obgyn/prism	帮助女性癌症患者和幸存者识别、预防和处理性健康问题	•	
Cancer Legal Resource Center	https://www.disability-rightslegalcenter.org/about/cancerlegalresource.cfm	为癌症幸存者、看护人、医疗卫生专家、工作人员以及应对癌症的相关人员提供癌症相关法律问题的免费、保密的信息与资源	•	•
SaveMyFertility.org	http://savemyfertility.org/	为癌症治疗前或治疗过程中希望了解更多关于生育力保护或是在抗癌治疗后需要保护内分泌健康的成年癌症患者和儿童患者的父母提供资源	•	•
Dormant Buds	http://www.gemmedormienti.it/	一个意大利的网站，可以通过教学视频、时事通讯以及提供专业培训（发布训练计划相关信息）来解答疾病治疗的生育问题	•	•
Patient Navigator for Fertility Preservation	http://preservefertility.northwestern.edu	给患者提供决策树帮他们选择适合的生育力保存方法	•	
National Cancer Institute	http://www.cancer.gov/cancertopics/aya	为年轻患者提供关于癌症是如何诊断及治疗，在哪里能得到治疗，以及提供服务的机构的信息	•	•
American Cancer Society	http://www.cancer.org/Treatment/TreatmentsandSideEffects/PhysicalSide-Effects/FertilityandCancerWhatAreMyOptions/index?sitearea=&level	提供有关癌症治疗是如何影响生育力，治疗前保存生育力的方法，以及治疗后可获得的生育选择的知识	•	•
FERTLINE	http://oncofertility.northwestern.edu/fertline(866)708-3378	一个国内电话专线连接患者和医师，提供一对一的支持和帮助患者找到最近的生育力保存机构并让其获得生育力保存的最新信息	•	•

（三）女性患者的生育力保存

对于女性，随着研究突破转化为临床应用，生育力保存可选择的方法正不断增多（表33-4和图33-3）。虽然生育力的保存从常规操作到实验性再到理论上有很多方法，但是基于患者的病情和相关因素将采取最佳的方式。这些因素包括患者年龄、开始治疗前的卵巢储备、癌症类型，以及癌症治疗的剂量、持续时间和治疗时机。还应该强调的是，寻求生育力保护的女性癌症患者通常都很年轻。从2007年开始通过肿瘤生殖学协会寻求生育力保护的患者平均年龄是27岁。因此，尽人皆知的高龄母亲卵母细胞质量和生育力下降不太可能会成为这些年轻女性的制约因素。

1. 胚胎冷冻保存 尽管有各种用于生殖力保存的方法提供给患者，但胚胎冻存是ASARM公认的唯一方法。在这些方法中，在抗癌治疗前进行胚胎冻存，女性患者通常要接受激素诱导的促排卵来募集多个卵泡生长并产生可受精的卵子（图33-3）。然后取出这些卵子并采用辅助生殖技术（ART）例如IVF或卵泡质内单精子注射（ICSI）授精。获得的胚胎经慢速冷冻或玻璃化冷冻保存供患者将来使用。在抗癌治疗后，这些胚胎可以被解冻复苏并移植回患者（或代孕者）的子宫。胚胎的冻存通常能获得成功。据估计，全世界有350万通过辅助生殖技术出生的孩子，其中1/4来自于冻融胚胎。此外，冻融胚胎移植出生的孩子，其产科结局与新鲜IVF和ICSI周期的胚胎移植相似，但是，需要对孩子的健康状况进行长期随访。

尽管冻存胚胎能成功的保存生育力，但是在肿瘤生殖学的背景下这一技术还是有诸多缺点。首先，这一过程需要时间。完成一次ART周期需要2～5周，这种潜在的癌症治疗延迟对侵袭性或晚期癌症患者是不利的。另外，胚胎冻存需要卵巢超促排卵，这对激素敏感的恶性肿瘤是禁忌。这一技术也意味着，患者得愿意使用供精者或有配偶使之生成胚胎，然而对于儿科患者这会是一个障碍。总之，围绕由此产生的后代以及是否可以使用胚胎冻存技术，会存在诸多的伦理问题和潜在的法律问题。

2. 卵母细胞和卵巢组织冻存及其他技术 除了胚胎冻存，ASARM坚持认为，所有其他的生育力保存方法都是实验性的，应该只能在机构审查委员会（IRB）的批准下在研究机构进行。然而，这些方法的实验性可能不是特定医疗环境中使用的障碍，比如肿瘤生殖学，这些方法可能成为肿瘤患者保存生育力的唯一选择。卵巢在不同的发育阶段含有数以千计的卵泡，是丰富的组织来源，可用于多种生育力保存方法（图 33-3）。

表 33-4 男性和女性生育力保存方法的综合指南

生育力保存方法	男性	女性	适用于青春期前患者	潜在延误癌症治疗 >2 周	潜在延误癌症治疗 <2 周	需要过度刺激	过程中需要供精者	潜在的保留或者恢复自然生殖和激素功能	需要ART助孕	其他注意事项
常规										
卵巢移植术/卵巢固定术		•	•		•			•		只是保护卵巢免受盆腔辐射；不能防止卵巢功能自然衰退；不能保护子宫
性腺屏蔽	•	•	•		•			•		只是避免辐射
胚胎冷冻保存		•		•		•	•		•	
精子冷冻保存	•				•				•	
临床应用										
卵子冷冻保存		•		•		•			•	维持患者的生育自主权
卵母细胞冷冻保存		•		•		•			•	有效性低于卵子冷冻保存
自然周期获得卵子或者卵母细胞		•			•				•	自然周期只能获得一个卵子或者一个卵母细胞，需要大概 2~10d，对于在治疗之前只有一次机会的癌症患者有冒险性
从卵巢活检组织中分离卵母细胞		•			•				•	可以在月经周期的任何阶段进行
卵巢组织保存，之后移植		•	•		•			•		有重新引入癌细胞的风险，使用时间有限
卵巢激素抑制		•			•			•		其作用机制和有效性有争议
睾丸精子获取术（TESE）	•									取精困难时的快速干预方法
睾丸细针抽吸术（TFNA）	•									
显微外科附睾精子抽吸术（MESA）	•									
经皮附睾精子抽吸术（PESA）	•									
临床前										
卵巢组织冷冻保存，之后进行体外卵泡生长		•	•		•				•	避免了再次引入癌细胞的风险，体外原始卵泡和初级卵泡的生长仍在优化中
卵泡分离和冷冻保存		•	•		•				•	避免了再次引入癌细胞的风险，解冻后需要体外卵泡生长，才能用于移植
分离卵泡用于移植		•	•		•			•		避免了引入癌细胞的风险
卵巢组织或卵泡的异种移植		•	•		•			•		避免了引入癌细胞的风险

(续表)

生育力保存方法	男性	女性	适用于青春期前患者	潜在延误癌症治疗>2周	潜在延误癌症治疗<2周	需要过度刺激	过程中需要供精者	潜在的保留或者恢复自然生殖和激素功能	需要ART助孕	其他注意事项
睾丸组织冷冻保存,之后移植	•									至今无活产
精原干细胞冷冻保存,之后移植	•									
睾丸组织或精原干细胞(SSCs)异种移植	•									
体外精子生成	•									
生殖力保护药物的使用	•	•								
干细胞分化成卵母细胞和精子	•	•								
非生物/第三方										
精子、卵子甚至胚胎的捐赠者	•	•	•							对患者来说,费用很高。如果患者子宫在癌症治疗中受累,则需要代孕
代孕		•								由于子宫功能丧失,绕过了妊娠并发症;如果冷冻保存的组织解冻后活性良好,可以使用代孕;也可以用于癌症治疗中没有丧失生育力的患者;价格昂贵
收养	•	•	•							不依赖患者的自然生育力。由于收养机构可能歧视癌症幸存者,所以,患者的收养得不到保障

[数据来源于以下两篇论著: Duncan FE, Jozefik JK, Kim AM.et al. The gynecologist has a unique role in providing oncofertility care to young cancer patients. US Obstetrics & Gynaecology ,2011,6:24–34. Stahl PJ, Stember DS,& Mulhall, JP. Options for fertility preservation in men and boys with cancer. In Reproductive Health and Cancer in Adolescents and Young Adults, Advances in Experimental Medicine and Biology, 2012 (733) : 29–39.]

在诊断恶性肿瘤时,有的女性既想保留生殖自主权又不愿生成胚胎,卵子冷冻是一个备选方案(表33-4)。实施这一技术时,女性要接受激素诱导的超促排卵以募集多个卵泡生长,然后取出成熟卵子并冷冻留待以后受精。越来越多的资料表明,这是一种可行的方法,尤其是在肿瘤生殖学背景下。在一个有经验的生殖中心实施这项技术时,使用冷冻卵子行 IVF 的活产率与使用新鲜卵子行 IVF 的出生率相似,这使得配子的生物学保存成为一种可行的方法,而不需要有一个已知的或是选定的供精者。

对不能推迟癌症治疗或者不能暴露于超生理激素水平的患者来说,卵巢组织冷冻是她们唯一的选择(表33-4,具体讨论见:调查方法 & 基础科学)。不仅如此,卵巢移植和性腺屏蔽能够减少辐射对卵巢的影响;然而,这些技术并不保护子宫(表33-4)。女性患者进行放疗时应该被充分告知放疗对子宫、以及通过 ART 获得妊娠的可能性有明确的不良影响。子宫受到放疗持续损害的患者,不管是否使用自己的冻存配子或是胚胎,或是打算用供卵,都可能要使用代孕。除了这些生育力保存方法,癌症患者还有一些非生物学的策略可以运用,例如收养孩子(表33-4 以及见:法律和伦理问题部分)。

(四)男性患者的生育力保存

男性生育力保存的方法通常比女性更可行并且侵袭性更小。发生这种截然不同的情况是由于大多数男性尽管被诊断为肿瘤,他们依然能够射出精液来提供可供冷冻的精子。即使是很少量的精子也可以被

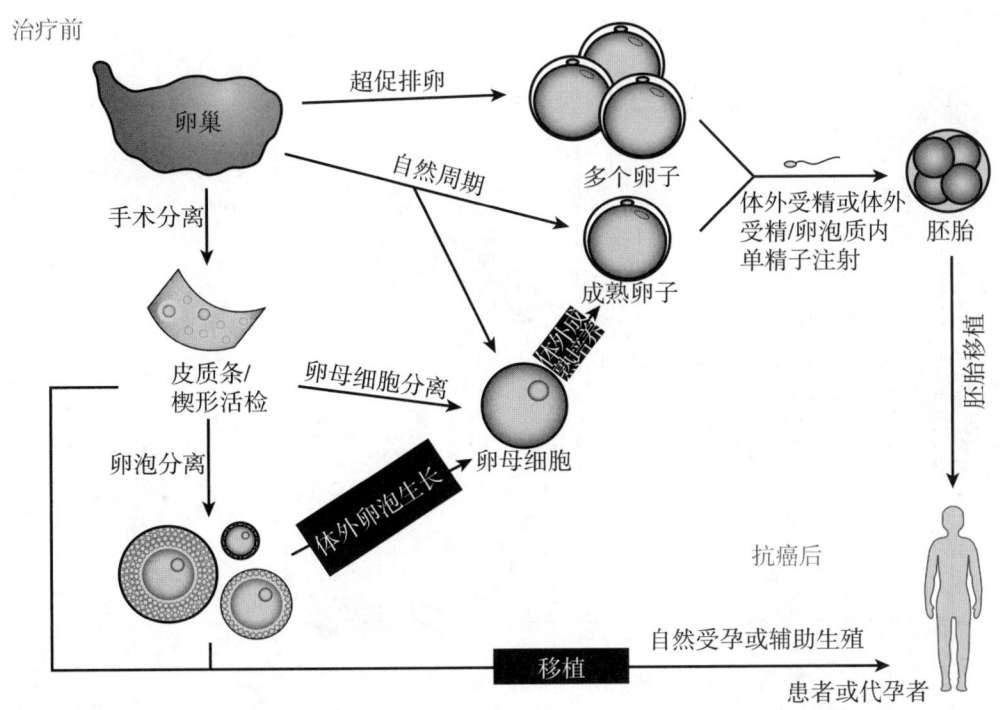

图 33-3 卵巢内有数千个含有卵母细胞的卵泡，为女性的生育力保存提供了丰富的配子来源。完整的卵巢组织片或分离出的卵泡，未成熟卵母细胞，成熟卵子或胚胎都可以在抗癌治疗开始前获得并用于冷冻保存，在癌症治愈后解冻，并运用常规和研究性的技术最终恢复内分泌功能和生育力。生育方法的选择视患者的具体情况而定，取决因素例如患者年龄、所患癌症类型、基础生育力水平检测以及其他因素。黑框突出显示还未常规用于临床的研究性技术

冷冻，并且，患癌以后可以通过 IVF 或 ICSI 获得生物学父亲身份。虽然大多数患者面临癌症诊断时能够射出适合冻存的精液，但是一些患者会遇到无射精（不能射精），无精液（缺乏顺行射精），逆行射精，死精症（射出的精液中只有死精子）或是无精症。其中任何一种情形都会妨碍常规的男性生育力保存。幸运的是，通常用于无癌的男性生育治疗的医疗设备同样可以用于有这些问题的癌症患者（图 33-4）。

1. 手淫和射精 射出精液是冻存精子的首选来源。男性常被要求在取精前 2～3d 避免排精。取精过程中，不主张患者使用润滑油、凝胶以及唾液，因为这些都具有精子毒性。精液采集可以是住院患者，也可以是门诊患者。肿瘤治疗过程中精液采集的协调很重要。对于刚确诊癌症的男性，在诊断和治疗中常会用到麻醉药和镇静药，这些药物会阻碍精液的采集。在手淫取精时的焦虑也会影响精液的采集，因此保护患者的隐私也是至关重要的。

2. 阴茎振动刺激（PVS） 一些男性在手淫取精时难以达到性高潮而导致射精障碍。患周围神经疾病而使用麻醉药、镇静药的患者或有明显盆腔、会阴、生殖器水肿的患者都有射精障碍的风险。对于这些患者，PVS 能够有助于优化生殖器触觉刺激输入，并激发排精反射。为了使 PVS 易于实施，在阴茎腹面接近龟头处使用振动刺激装置。商品化的振动装置通常可以设置振动的振幅和频率，患者可以通过调节这些参数来获得最佳的刺激输入。对于患水肿和周围神经病的患者，必须要进行护理，因为他们容易发生阴茎皮肤破损或溃烂。患者通常能够独自或私下与他们的伴侣一起成功地使用这些仪器。如果这些办法都不奏效，医疗人员可以协助完成 PVS。

3. 电刺激采精（EEJ） 在某些情况下，振动刺激无法引起射精。遇到这种情况，可以选择 EEJ，这个方法是将探头插入直肠，以一定的节律输送电流至盆腔。对精囊和前列腺进行电刺激电刺激的结果通常是精液经尿道顺行排出。有时，精液会逆行进入膀胱。在这种情况下，可以在 EEJ 前把精子洗涤液先灌入膀胱，然后 EEJ 后以导尿管排空膀胱并分离有活力的精子。EEJ 需要使用麻醉药，除非患者有完全性的脊髓损伤病史。EEJ 过程中必须对患者进行护理，监测直肠温度避免直肠黏膜的灼伤。通常在 EEJ 前后立即进行直肠镜检查，高度推荐这种方法来监测直肠黏膜。如上所述，使用麻醉镇静药、患周

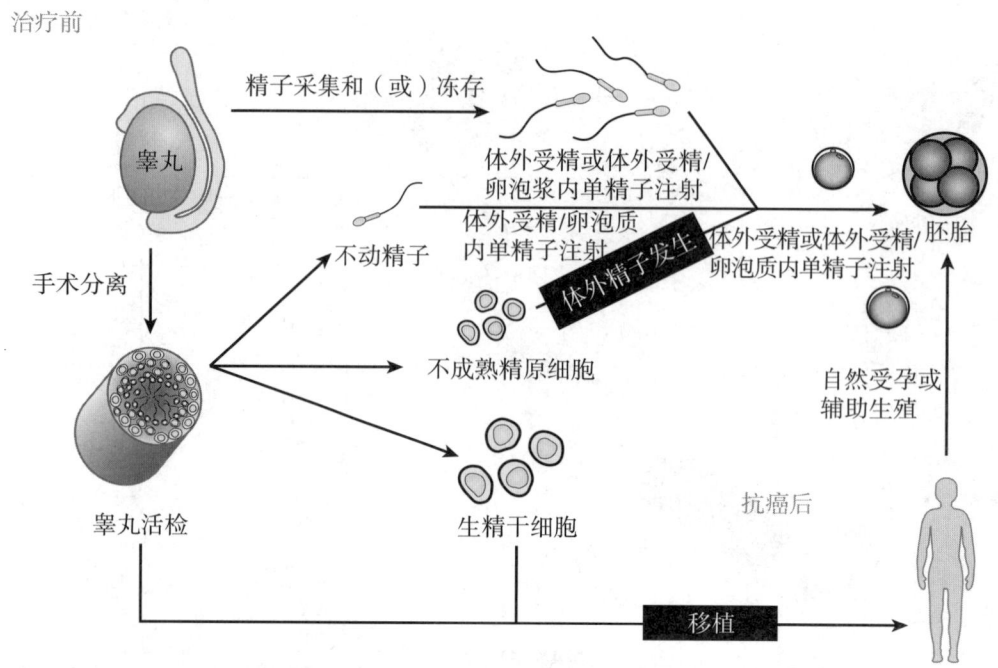

图33-4 青春期后男性的所有生育力保存方法，包括采集精子或含有精子祖细胞的组织。精子可以通过IVF或ICSI来生成胚胎，或者可以被冻存起来以后使用。对于青春期前的男孩的研究性方法有睾丸组织活检并冷冻保存，解冻后进行生精干细胞（SSCs）的移植。黑框体字标注的突出显示还未常规用于临床的研究性技术

围神经病变以及有显著的盆腔、会阴和生殖器水肿的患者用PVS疗法有较高的不射精的风险。

4. 尿液中逆行射精的回收 正如前面提到的，一些患者精液逆行射入膀胱而不是经阴茎顶端顺向射出。有自主神经病变的患者以及由于之前的外科手术例如腹膜后淋巴结清扫（RPLND），因盆腔脏器切除术而损伤交感神经的患者，以及由于膀胱颈手术史而导致膀胱颈功能不全的患者有较高逆行射精的风险。通常，膀胱对精子是一个极为不利的环境，因为尿液具有高度的精子毒性。有时，拟交感药物，例如伪麻黄碱能够促进逆行射精转变为顺行射精。然而，当药物治疗失败时，可以在射精前尿道插管排空膀胱并注入精子洗涤液，从膀胱中获取有活力的精子。射精后，患者可以排尿或是用尿管导尿来回收膀胱内的精子洗涤液。将获得的洗涤液离心，精子被分离在管中的沉淀物中。这些精子能够重悬于培养液中并被冷冻保存。

5. 手术获取精子 许多外科手术可以从睾丸或附睾组织中获取精子。手术获取精子通常用于那些输精管阻塞的患者，经PVS和（或）EEJ治疗仍不能射精的患者，以及死精症或非梗阻性无精症的患者。有很多精子抽取的方法可以运用，用哪一种方法主要取决于外科医师的喜好。

对梗阻性无精症患者来说，精子运送系统（如附睾、输精管和射精管）的阻塞阻止了精液中精子的通行。偶尔会碰到这样的病例，新诊断为癌症的患者既往有输精管切除史，但现在要求保留生育潜能。这些患者的射出精液里没有精子，因此精子需要从附睾[经皮附睾精子抽吸术（PESA）或经显微外科附睾精子抽吸术（MESA）]或睾丸[显微外科睾丸精子抽吸术（Micro-TESE），睾丸精子抽吸术（TESE），或睾丸细针抽吸术（TFNA）]获取，这些方法都可以选择。梗阻性无精的患者精子的回收率一般都很高，但是正如前面提到的，某些情况下肿瘤患者对癌症潜在的全身性反应会明显抑制精子生成。

对非梗阻性无精症患者来说，根本的问题是精子生成。非梗阻性无精症可以由内分泌异常引起，例如，性腺功能减退症，它常与肿瘤确诊相关。正如本章前面所述，低睾酮水平常见于癌症患者，甚至在抗癌治疗开始前。麻醉药的使用会抑制LH分泌并减少睾丸间质细胞产生睾酮，也会引起性腺功能减退。非梗阻性无精症的另一个常见原因是生殖细胞脱落。这可能发生于在癌症引起的全身发热反应后，而有时见于淋巴瘤。这些患者常常在打算进行精子冻存时才

被发现是非梗阻性无精症或死精症。此外，睾丸癌患者有时在精液采集时才被发现为非梗阻性无精症。有的男性，精子生成受损可能和睾丸肿瘤引起的局部炎性反应有关，而其他一些患者，在癌症发生前就有生精细胞缺失。

对所有的非梗阻性无精症患者来说，治疗的目标是分离提取睾丸组织内的精子。Schrader等提出的"肿瘤-睾丸精子抽吸术"（Onco-TESE）是指从无精症的男性癌症患者睾丸组织中手术获取精子。在这种情况下，大多数临床医师通常选择显微外科睾丸精子抽吸术，因为显微外科的方法能够系统的检查输精管以寻找扩张的、通常含有精子的不透明的小管。临床医生应该意识到，精子的发生是局灶性和不均匀的，因此对睾丸组织仔细、井然的检查非常重要。Schrader等报道，Onco-TESE的精子获得率大约为50%。

除了精子冷冻保存，性腺屏蔽对必须接受放疗的男性患者也是保存生育力的一个方法。在盆腔和下腹部接受放疗的时候性腺屏蔽非常重要，因为在治疗过程中性腺明显暴露于放射线下。

（五）配子和生殖组织的冷冻保存

冷冻保存是生育力保存的核心组成，生殖组织必须在患者接受具有生育威胁的治疗前获得并保存到治疗结束。当一系列生育力保存选项发展为男女都适用时，确实需要开发出对不同细胞类型（卵母细胞、卵子、精原细胞、精子细胞、精子和胚胎）以及包含这些细胞的复杂组织（睾丸组织、卵巢组织和卵泡）都能长期储存的方法。虽然有采用冷冻干燥法成功保存精子的例子，但大部分生殖组织的储存是采用冷冻保存技术。总之，这些方法需要将组织温度由生理温度降至0℃以下，保持在这一温度一定时间，并在解冻后能重获细胞活力。

两种主要用于ART的冻存技术是慢速冷冻法和玻璃化冷冻法。慢速冷冻时，细胞或组织处于低浓度的冷冻保护剂中，导致在缓慢冷却过程中细胞内含水量降低。慢速冷冻的主要风险是在冷冻和解冻过程中有冰晶形成。玻璃化冷冻法能够避免冰晶形成，在这一方法中，细胞或组织在高浓度的冷冻保护剂中得以平衡，然后直接投入液氮中。玻璃化冷冻法简便、快速而经济；然而，它主要的缺点是在一个开放的系统中进行，这样，细胞或组织会直接接触液氮。目前正致力于研发出足够封闭的系统以确保安全性。

无论是慢速冷冻法还是玻璃化冷冻法，在冷却或复温的过程中都存在细胞或组织冷冻损伤的极大风险。目前认为，长期冻存对细胞和组织几乎没有损失。

在ART领域，胚胎和精子冷冻保存被认为是常规技术。种植前的胚胎能够在发育的任何阶段（原核期、卵裂期或囊胚期）被冻存。尽管玻璃化冷冻胚胎的使用正在增加，但至今大部分胚胎冻存还是用慢速冷冻法。解冻后胚胎存活率和种植率分别是60%~80%以及15%~20%，全世界大约有50万出生的婴儿来自于慢速冷冻的胚胎。

尽管成熟精子的冻存已经常规运用几十年了，但仍然不够完善。事实上，精子的活动力和一些关键结构，包括顶体、尾部和质膜对冷冻损伤高度敏感。大多数情况下，由于一次正常射精含有足够量的精子，因此冷冻损伤引起的精子损失可以忽略不计。但是，在少精症患者中的精子冻存会变得极具挑战性。这时需要进行额外的操作，例如上游法和离心常被用来增加高质量精子的数量。

与胚胎和精子相比，未受精的卵子很难被冷冻，解冻后的存活率只有30%~50%。这可能是归咎于受精必需的关键细胞结构的敏感性，这些细胞结构包括皮质颗粒、透明带以及卵母细胞纺锤体。尽管如此，一些擅长卵子冻存的实验室报道，慢速冷冻或玻璃化冷冻的人类卵子无论受精还是发育能力等同于使用新鲜卵子，强调了卵子冷冻技术的潜能。更大的挑战是未成熟卵或生发泡完整的卵母细胞的冷冻保存，因为这些细胞在解冻后、受精前需要额外进行体外成熟培养。

近来，卵巢和睾丸组织的冷冻技术日益被广泛用于生育力的保存，尤其是青春期前配子尚未成熟的男性和女性。保存的性腺可以是细胞悬液，组织切片甚至整个器官。尽管玻璃化冷冻法能获得更佳的结果，但大部分的组织冷冻采用的是慢速冷冻法。组织的冷冻和解冻相对单个细胞的冷冻更为复杂，因为它必须以一种特有的结构来维持细胞之间的相互作用。当解冻后的组织被重移回患者体内，内分泌和生殖功能是否都能恢复至关重要。体细胞（男性：睾丸间质细胞和支持细胞；女性：颗粒细胞、卵丘和卵泡膜细胞）和生殖细胞（男性：精原细胞和精子细胞；女性：卵母细胞）以及它们在组织中的排列都必须加以保护。正如在调查方法和基础科学部分谈到的，曾有报道，将近28例冷冻复苏的卵巢皮质组织移植后获得了活产。

冷冻性腺组织的同时，需要开发和优化方法从冻融组织中分离未成熟配子然后进行体外成熟培养。对于男性，ICSI 的出现使得不同类型的组织样本可以被储存起来。通过 ICSI，无论是射出精液或者睾丸内的精子，甚至是低质量或低数量的精子都可以获得妊娠和活产。此外，不成熟的圆形精子注射也可用于临床。

由于生殖细胞和组织的大小、数量组成以及结构各不相同，所以冻存的方法没有统一的标准。这一技术成功与否高度取决于实施场所，应该推荐患者到能够满足其特殊需求，有训练有素技术人员的专业中心。

（六）癌症治疗前、治疗中和治疗后生殖潜能的评估

在肿瘤生殖学背景下，评估一个患者的生殖功能最好是在抗癌治疗开始前。因为这样做有助于预测患者对抗癌治疗的耐受性以及评估最佳生育力保存方法。在癌症治疗后评估患者的生殖功能，可以明确是否该患者还具有恢复自然生育的潜能，还是必须依赖以前实施的生育力保存方法。

就女性而言，卵巢储备是指卵巢功能的潜力，以及卵巢所包含的卵母细胞数量和质量。已经开发出一些预测卵巢储备的检测方法，但是没有单一的预测指标（表 33-5）。目前，血清抗苗勒管激素（AMH）水平联合窦卵泡计数（AFC）是评估卵巢储备最有力的指标。ANH 是由发育卵泡的颗粒细胞产生的，血清 AMH 水平不随月经周期、口服避孕药或妊娠而改变。血清 AMH 水平在 37 岁以后迅速下降，这一变化发生在绝经之前并和绝经的发生相关。一项对月经周期规律的女性展开的研究评估了几项老龄化的激素指标，发现血清 AMH 水平是最准确的指标，它能预测女性的绝经过渡期会在 4 年内发生。

表 33-5　生育力评估的常用临床检测方法

生殖功能检测	意义
女性	
抗苗勒管激素（AMH）	• 检测血液中 AMH 水平可以在月经周期的任何一天进行 • AMH 由卵巢中生长卵泡的颗粒细胞产成 • 反映卵巢中生长卵泡池的大小（低水平提示生长卵泡少） • 最好与卵巢窦卵泡计数相结合
第 3 天雌二醇水平	• 月经周期第 3 天检测血液中的雌二醇水平 • 雌二醇由卵巢颗粒细胞和肾上腺皮质产生 • 高的雌二醇水平能抑制 FSH 水平，或者导致排卵相关问题 • 常和第 3 天 FSH 联合检测，以确定 FSH 结果
第 3 天卵泡刺激素水平（FSH）	• 月经周期第 3 天检测血液中的 FSH 水平 • FSH 由垂体前叶合成和分泌 • 高 FSH 水平与卵巢中卵子数量少有关，但是，正常的 FSH 水平并不一定与足够的卵子数相关 • 经常和第 3 天血雌二醇水平联合检测
第 3 天抑制素 B	• 月经来潮的第 3 天检测血液中的抑制素 B 水平 • 由卵巢颗粒细胞产生，抑制 FSH • 较低的抑制素 B 水平可能提示 FSH 水平较高，可能卵子数量较少 • 与第 3 天血雌二醇、FSH 水平联合使用 • 随着年龄增大，抑制素 B 下降
窦卵泡计数（AFC）	• 经阴道超声计数直径在 2～10 mm 的窦卵泡数 • 与卵巢内静止状态的原始卵泡数目有关 • 最好与血液 AMH 检测联合使用
卵巢体积	• 经阴道超声测量双侧卵巢的长、宽、高 • 随着年龄增大，卵巢体积缩小，因此，较小的卵巢可能提示卵巢储备较少 • 虽然卵巢体积的差异具有显著的统计学意义，但是窦卵泡计数仍然是预测卵巢储备功能更好的一个指标，卵巢体积检测的临床价值有争议

(续表)

生殖功能检测	意义
子宫的超声检查	• 超声下评估子宫的大小、形状、血供和内膜厚度 • 以上子宫参数的异常可能影响胚胎着床和受孕能力 • 子宫内膜活检作为进一步的侵入性检查，用于进一步评价子宫质量 • 此检测项目的临床价值具有争议
氯米芬兴奋试验	• 患者口服 5d 氯米芬促排卵，然后检测血中雌二醇、FSH 及 LH 水平 • 促使一个以上的卵泡排出 • 如果 FSH 水平上升，可能预示卵巢储备功能减退 • 此检测项目的临床价值具有争议
月经	• 评价治疗后患者月经是否恢复 • 如果治疗后，患者恢复正常月经周期，提示正常的生育能力恢复 • 恢复月经不能保证患者有排卵或者是具有受孕能力 • 不能解释潜在的早期绝经这种特殊情况
男性	
精液分析	• 测量参数包括射精的精液体积、精子密度、精子活力以及精子形态 • 这些参数可以不断地纵向评价睾丸功能，对生殖潜能有深入的了解
血清 FSH 水平	• 对 FSH 水平进行血液检测，洞察精子生成 • FSH 由垂体前叶合成和分泌 • 血清 FSH 水平明显升高（>7.0 mU/ml），提示生精功能受损
精子 DNA 损伤	• 有各种测量方法，包括精子染色质结构分析、彗星试验、TUNEL（末端脱氧核苷酸转移酶介导的 dUTP 缺口末端标记）、DFI（DNA 片段化指数）、FISH（荧光原位杂交）以及 SCD（精子染色质扩散试验） • 在癌症治疗过程中，精子 DNA 损伤明显增加，但是随着时间的推移，它慢慢恢复到正常基线水平

[来源于以下两篇论著：Duncan FE, Jozefik JK, Kim AM, et al. The gynecologist has a unique role in providing oncofertility care to young cancer patients. US Obstetrics & Gynaecology, 2011（6）：24–34. Meistrich ML. Male gonadal toxicity. Pediatric Blood & Cancer, 2009（53）：261–266.]

血清 AMH 水平和窦卵泡数也有相关性，窦卵泡数（AFC）可以通过阴道超声计数直径 2～10mm 的卵泡数量来确定。临床研究已经明确血清 AMH 水平和 AFC 有显著的相关性。小窦卵泡数量是评估卵巢年龄的最佳指标之一，与卵巢储备相关。研究还显示，将血清 AMH 水平和 AFC 合并分析，能够独立于年龄因素，提示原始卵泡的数量。因此，联合血清 AMH 水平和 AFC，与卵巢年龄和剩余卵巢储备具有较强的相关性。

用血清 AMH 水平和 AFC 检测卵巢储备已被有效地用于肿瘤生殖学领域，在这个背景下，各种各样的癌症治疗已经显示出对卵泡池的损害。临床研究显示，抗癌治疗后的患者血清 AMH 水平和 AFC 测量有高度相关性，并且明显低于非癌症患者对照组。最近的一项纵向研究比较了月经周期规律的乳腺癌患者（年龄 22～42 岁）和非癌症患者的 AFC，卵巢体积，血清 FSH、LH、雌二醇、抑制素 A 和 B、激活素 A 以及 AMH 水平。结果表明，尽管乳癌患者在抗肿瘤治疗前卵巢储备正常，但是，治疗后 AFC 显著降低和血清 AMH 水平急剧下降。在制定生育力保存的决策过程中，能把相关标志物，例如血清 AMH 水平、AFC 和卵巢储备功能下降联系起来较为重要。

在抗癌治疗前后进行上述检测有助于评估容易出现早绝经或卵巢储备降低的患者对生育干预的需求。虽然这些测试能适当地估计发育卵泡池中的剩余卵泡，但必须记住，这些检测结果并不能保证妊娠的发生-妊娠才是生育力的终极证明。虽然 AMH 和 AFC 是预测卵巢储备的最佳联合指标之一，但其他检测方法也常常被用于评估女性的生育状况（表 33-5）。例如，额外的激素检测，包括月经第 3 天的血清雌二醇、FSH 和抑制素 B 水平。动态监测，例如枸橼酸氯米芬兴奋试验可以用来测试患者的排卵功能。极为重要的是，要告诉患者，恢复正常的月经周期不一定是生育的征象，因为仍然有不排卵或是卵巢储备功能下降的可能性。除了生育力，内分泌功能的检测也要重点考虑，因为内分泌功能的紊乱会带来一系列严重的症状，例如：性早熟、潮热、骨密度丢失，以及性功能丧失。

在男性中，对癌症治疗过程中生育潜能的准确评估通常比女性更简单，因为大多数男性能够提供射出精液样本以供分析。可以纵向分析射出的精液量、精子密度、精子活动率和精子的形态学以追踪睾丸功能并洞察其生殖潜能。通过血清FSH水平能够深入了解精子发生，血清FSH升高（高于7mU/ml）是生精功能受损的典型信号。在过去的几年，癌症治疗后导致的精子DNA损伤引起了越来越多的关注。癌症治疗确实会导致精子DNA损伤的程度增加，大量评估精子DNA断裂的方法可以通过商业途径获得。这些检测包括精子染色质的结构分析，彗星实验（单细胞凝胶电泳），TUNEL（脱氧核苷酸末端转移酶介导的dUTP缺口末端标记技术）分析，DFI（DNA碎片指数）分析，FISH（荧光原位杂交）分析，以及SCD（精子染色质扩散）检测。Meistrich曾写过一篇非常出色的综述，其中讨论了癌症治疗所引起的精子DNA损伤。在癌症治疗过程中，精子DNA损伤和非整倍体形成常常会增加，随时间推移，大多数患者会经历一次基线水平回归。此外，大量研究表明，和没有受到癌症影响的个体对比，癌症幸存者的后代遗传异常和出生缺陷并没有增加。正如Meistrich记录的，上述研究提到的大部分癌症治疗完成后的妊娠都挺好。

（七）生育力保存技术的风险和局限性

不论采用哪一种生育力保存方法，患者都应该被告知每一种方法的局限性和他们可能面临的风险。辅助生殖技术（ART）被广泛用于肿瘤生殖学背景下，但即使是非癌症患者，它也不能保证活产。近来，通过IVF技术获得的累计活产率大约为50%。最近数据显示，几乎有50万ART周期的结局是令人鼓舞的，并且提示有良好的患者和胚胎特征，ART带来的活产率接近自然生育力。然而，ART过程具有一些潜在的风险。已有研究显示，IVF治疗后的单胎分娩，其出生低体重、早产及围生期死亡的风险增加。ART治疗和自然怀孕相比，多胎风险增加了10倍。此外，三组印迹综合征：Beckwith-Wiedemann综合征，Angelman综合征和产妇甲基化综合征都与ART相关。最后，癌症患者放弃生育力保存的一个原因是他们害怕癌症会传给后代。然而，只有5%~10%的癌症会遗传。

此外，癌症幸存者可能会害怕妊娠，因为癌症可能复发或者妊娠过程中母亲和胎儿可能存在潜在危害。但是，多个研究显示，即使是对激素敏感的恶性肿瘤，例如乳腺癌，也并没有由于妊娠引起的和癌症复发或存活相关的不良后果。令人鼓舞的是，和那些无肿瘤史的父母生育的孩子相比，癌症幸存者生育的孩子的遗传异常、出生缺陷或是患癌风险并没有增加。而有可能风险增加的是流产、低出生体重以及早产，主要与盆腔放疗有关。

应该尽可能在肿瘤治疗开始前减少或避免治疗相关的不孕症，并给予患者建议。有一些方法能够减少ART技术的相关风险，并最大可能地成功保留患者的生育力。为了增加癌症治疗后的活产概率，应该建议患者在最可靠的机构寻求ART治疗并保存生育力，因为并不是所有的生殖中心都等同（表33-2；辅助生殖技术资源）。对于有遗传性肿瘤的女性，避免潜在传递基因突变风险的方法就是结合生育力保存与植入前遗传学检测（PGT）。在PGT中，对植入前阶段的胚胎进行活检并进行遗传学检测，以确保没有特异突变的胚胎才能被移植回子宫。PGT已被用于筛查几种癌症易感的基因突变，包括结肠的腺瘤状息肉（APC），神经纤维瘤2型（NF2），以及遗传性乳腺癌（BRCA1和BRCA2型）。

四、研究方法和基础科学研究

目前，生育力保存的常规方法包括胚胎和精子的冻存，只适用于一小部分癌症患者（例如：能够提供精子样本的男性和有伴侣或有供精者的成年女性，她们要有足够的时间和适当的激素受体）。因此，研究界一直身负使命，探索和拓宽生育力保存方法，包括更大数量的癌症及青春期前患者。研究对男性和女性都做出了郑重的承诺：①保护体内性腺免受医源性损害（生殖保护剂治疗）；②研发强有力的方法来利用性腺组织中细胞的生殖潜能（移植和体外配子生成）；③通过胚胎干细胞（ESCs）或诱导多能干细胞（iPSCs）分化来重新产生配子（表33-4）。所有这些方法要么在临床研究前经过测试，要么是研究性的，只有经过审查委员会（IRB）批准才会应用于临床。

（一）保护体内性腺组织的研究方法

目前保存生育力的做法是基于患者暴露于对生育力有破坏性的治疗前，取出并储存个体的生殖组织或细胞。然而，另一种选择——"辅助的"生殖保护，是一个活跃的研究领域。生殖保护疗法，通过药理学干预使患者体内留存的生殖组织可以免受癌症治疗的损害。到目前为止，有两种方法尝试用于男性和女性的生殖保护。第一种方法，使用GnRH类似物来抑制促性腺激素，继而使精子生成和卵泡发育处于暂时静止状态。这一方法已经被用于临床，治疗反应中的性别依赖性差异明显。在男性中，仅有1/8的临床试验报道，暴露于细胞毒性药物的患者使用GnRH类似物后，精子生成得到成功保护或恢复。而女性的治疗结果不一致，并存在争议。此外，关于GnRH类似物保护生育力的作用机制，很大程度上还不清楚。

第二种方法是生殖保护辅助治疗，该疗法是基于阻止配子对放疗或化疗反应而引发的DNA损伤和细胞死亡。尽管有前景，但目前还处于研究阶段，仅限于动物模型的临床前研究。在一项研究中，用抗凋亡因子1-磷酸-鞘氨醇（S1P）或是它的长效类似物FTY720对非人灵长类卵巢进行直接、控制性的长期治疗，能够防止辐射介导的卵母细胞死亡。此外，在射线照射前卵巢暴露于FTY720的成年雌性灵长类能自然怀孕、分娩正常后代。是否这些抗凋亡剂在非人灵长类中也能预防化疗引起的损伤，目前尚不清楚。另一个潜在的生殖保护辅助剂是Gleevec®（甲磺酸伊马替尼）；在小鼠中，已证实伊马替尼能够阻止小卵泡中顺铂介导的细胞凋亡，可能是通过抑制c-Abl通路发挥作用。事实上，如果小鼠经伊马替尼联合治疗后，顺铂造成的卵泡丢失和不孕症能够部分被阻止，就能证明这种方法的生育力保护性能。相似的生育力保护策略在男性同样有效。雄性小鼠用免疫调节药AS101治疗后能部分阻止环磷酰胺诱导的睾丸和精子损伤）。对于所有这些制剂，受影响的精确分子通路尚不清楚。

生育力保护是一项很有吸引力的临床治疗举措，因为它不仅具有保留生育力的潜能，同时还能保护内分泌功能。然而，必须指出，在癌症治疗时体内所有的配子会暴露于DNA损伤剂，使配子处于遗传完整性缺陷的风险，并且这种缺陷有可能会传给下一代。因此，同样重要的是，研究人员和制药企业应当继续致力于药物的开发，研制出能够针对癌症而又保留生殖器官的"智能"药物。

（二）利用睾丸或卵巢内有生殖潜能的细胞的研究方法

对男性来说，主要有三种研究方法基于利用存在睾丸组织中的二倍体配子前体细胞的潜能。这些方法包括：①睾丸组织的自体移植或异体移植；②分离精原干细胞（SSCs）移植；③体外精子生成（图33-4）。这些技术的发展很多是在动物模型中进行，并取得了不同程度的成功；值得注意的是，至今没有一项被证明对人是绝对安全有效的。这些研究方法的好处和局限性将会在下文中简要讨论，接着是平行研究方法在女性中的概述。

睾丸组织移植可以使用睾丸细胞悬液或睾丸组织切片来完成。移植可分为自体移植，即配子被移回它原来的供体内，或异体移植，即配子被移回其他物种的机体内，通常是免疫缺陷的小鼠。Schlatt等曾成功完成了睾丸放疗后的灵长类睾丸细胞悬液的自体移植。他们的技术是把细胞悬液经睾丸网注射回睾丸内。注入的生殖细胞干细胞重填回输精管，并在睾丸微环境中进一步分化为成熟精子。虽然还没有人体成功实施自体移植的报道，但正如上述研究所示，这项技术已经在灵长类中取得了成功。

细胞悬液和睾丸组织切片都可以用于实施自体移植。如上所述，当使用细胞悬液时，液体通常经睾丸网注射到受者睾丸内。当使用睾丸组织碎片时，一般是通过外科手术将其置于免疫缺陷者皮下。这两种方法都被用于许多不同的生物。这个方法的好处是干细胞巢得以保留，并且组织内的SSCs在初始的完整微环境中就能发育、分化。尽管人体自体睾丸移植尚无报道，但这项技术已经在其他物种获得了成功，使精子发生和生育能力得以恢复。这项技术的缺点是有把肿瘤细胞重新引入的风险，因为睾丸是一个免疫豁免区。事实上，在小鼠模型的睾丸上注射20个白血病细胞就足以再引起患病。组织移植的另一个局限性是，当使用未成熟睾丸组织作为移植体进行移植时，似乎只是最佳运作，因为成体组织在移植后几乎完全退化。

作为一种替代方法，异体移植是将睾丸组织移植到宿主动物体内，并使其发育的过程。之后，获取成熟精子并用于ART。免疫缺陷的小鼠和大鼠是常用宿主。对几个物种的异体移植尝试，在不同程度上都获得了供者主导的精子生成。当供者和受者物种不一样时，精子生成受阻碍较为常见，可能是由于两个物种间的不同生物学差异，例如激素水平，精子生成的时间，或睾丸结构。异体移植领域转化到临床运用同样面临着伦理障碍。虽然异体移植能够消除癌细胞再种植的风险，但是存在病毒或感染源由动物向人转移的风险。目前尚不清楚，在另一个机体内发育的人类配子，其基因组和表观遗传学会受到怎样的影响。即使不用于临床目的，异体移植技术依然可以提供有用的模型来评估移植后再引入恶性肿瘤细胞的风险，检测具有性腺毒性的治疗对人类配子发育的影响，确定冻存技术的有效性，了解移植后组织血管新生的机制，以及优化移植环境。

第2种研究方法是移植从新鲜或冷冻睾丸组织中分离出来的SSCs。这些细胞能以悬浮液的形式被移植回生殖细胞枯竭的睾丸环境中。由于SSCs有较高的定植潜力，因此，精子发生能在合适的环境中重新开始。此时，患者的生精上皮为精子细胞的分化提供了微环境。以动物研究为基础，SSC移植的成功与移植细胞的数量和质量呈线性相关，并且与受者睾丸干细胞巢的数量和质量一致。SSC移植要获得成功，必须具备以下几点：必须从其他细胞群，包括癌细胞中得到大量SSC群并纯化。这可以通过使用SSC特异性标记物的细胞分类技术来完成。SSC细胞群必须通过培养来扩大可供移植的SSCs数量。尽管在人类，通过识别SSC标记物来进行细胞分类是有困难的，但已经研究出方法在体外扩增这些细胞。一旦得以扩增和纯化，就需要将SSCs注射到生精管或经睾丸网注入。要启动精子发生，SSCs必须和睾丸支持细胞相关联，并且从管腔迁移到生精上皮的基底膜上。这项技术的局限性是，它需要一个适宜的干细胞巢，而此干细胞巢可能在男性中由于高龄或已暴露于医源性损害而受损。1999年，曼彻斯特的Christie医院对霍奇金淋巴瘤的患者首次实施了人生精细胞移植的临床试验，但是至今未公布这些患者的生育结局。

第3种有前景的男性生育力保存方法是体外配子形成，其中产生成熟精子所需的操作完全在体外进行。该方法非常有挑战性，因为许多细胞类型和信号通路都必须与延迟了数周的时间窗协调。一个多世纪以来，已有无数的方法用于把雄性生殖细胞从多物种体外分化出来，范围从可渗透支架或封装的水凝胶中培养组织和器官到睾丸支持细胞共培养。尽管所有这些研究体系都对精子发生的基础生物学提出了重要见解，但它们要么无法重复整个过程，要么无法产生有受精能力的精子。不过，最近报道取得了显著的进展：从半固体琼脂糖支架上进行器官培养的2.5～3.5日龄小鼠睾丸组织切片中获得了具有受精能力的单倍体小鼠精子。使用这种培养方法，结合一个气液界面，培养23d和42d后能够分别获得圆形精子细胞和精子。通过圆形精子注射（ROSI）或卵泡质内单精子注射（ISCI），能够生育后代。

与男性生育力保存方法类似，女性生育力保存方法如性腺细胞或性腺组织（卵泡或卵巢皮质）移植以及体外配子形成（卵巢和卵泡培养）是新兴的女性生育力保存的选择（图33-3，彩图104，彩图105）。事实上，有些情况下这些技术在女性更成熟，并已经成功用于临床，如下所述。对于特定的女性群体，癌症治疗前切除卵巢组织可能是保存生育力的唯一选择。这个群体包含青春期前的女性，她们没有时间在开始癌症治疗前接受ART，或者对进行ART所需的暴露于超生理剂量的激素不能耐受。手术切除后，卵巢组织被冻存，一旦患者被确定癌症治愈，冻存的卵巢组织就能被移植。虽然目前的方法是冻存卵巢皮质条，但正在研发整个卵巢冻存的方法，这样，将来就可以通过血管吻合术把整个卵巢移植回去。卵巢组织移植的目的是既储存生育力，又保护内分泌功能。

卵巢移植这个理念作为一项可行的生育力保存选择，最初源于为切除卵巢的羊进行新鲜和冷冻的卵巢皮质条自体移植术后，使其恢复了生育力，并生下两只小羊。在人类，卵巢移植首次测试是通过一系列使用新鲜卵巢皮质或完整卵巢，在9对卵巢早衰不同步的单卵双胞胎中实施了卵巢组织异体移植，产生14例妊娠，9名受者中有7人共获得11例活产。在肿瘤生殖学背景下，卵巢组织在移植前需要冷冻和储存的时间是不确定的。迄今为止，在28例卵巢组织移植后的活产中，有17例是使用冻融卵巢组织的自体移植。值得注意的是，这些女性在移植后恢复了正常的月经周期，有几例甚至可以不用ART而自然受孕。

至今为止，所有的人类卵巢移植后的活产均为卵巢原位移植，即卵巢被移回它原来的位置或是移植在剩余卵巢上，或者靠近骨盆漏斗韧带，或者移入卵巢陷窝。卵巢异位移植是目前一个活跃的研究领域，即把卵巢组织移植到皮下，并且可选择多个部位，包括前臂的肱桡肌筋膜或下腹部腹直肌下方。异位移植很有吸引力，因为它能用于盆腔放疗或是卵巢瘢痕形成的患者，可以在卵巢被取出同时进行移植，并能进行卵泡发育的简单监测。到目前为止，卵巢异体移植获得了不同程度的成功，可以使内分泌功能得以恢复、卵泡发育、配子具有受精能力、以及围种植期的胚胎发育。尽管有人类卵巢异位移植后获得配子，发生生化妊娠的报道，但至今仍无活产。有一例非人灵长类在卵巢异位移植后获得活产，显示出这项技术的潜力。

和睾丸组织移植一样，卵巢移植也存在诸多风险和问题。首先，很难评价这项技术的真正效果，因为，虽然在全世界范围内已有卵巢移植后活产的报道，但并不知道总共尝试了多少次可能不成功的移植。此外，每个患者卵巢皮质内的卵泡数量、质量以及分布都难以预测，并且不清楚移植后的组织其功能能保持多久。此外，我们缺乏一种强有力的方法来检测卵巢组织内残余的癌细胞，因此存在通过移植而引入肿瘤细胞的内在风险。要获得卵巢组织移植的确切数据将是一个漫长的过程，因为等到冻存卵巢组织的儿童需要使用她们的冷冻组织时，可能需要几十年。

为克服卵巢组织移植的一些风险，包括异种移植和卵泡移植的方法也在研究中。人卵巢组织异种移植后获得不同程度的卵泡发育已有报道。一项短期研究中，异种移植人卵巢皮质组织或分离的卵泡1周后，出现卵泡激活并生长。一项长期研究中，人卵巢组织被异种移植到小鼠肾背膜下，在FSH存在或缺乏的情况下11周和17周。可以确定，在这一时期卵泡是能够存活并生长的，卵泡要越过第二个阶段需要FSH。与这些研究结果一致的是，把年龄26～29岁女性的卵巢组织异种移植到小鼠体内5个月，并在最后2周给予FSH，再对这些卵巢组织活检发现，在这些组织中能观察到原始卵泡、初级卵泡和次级卵泡。将人卵巢组织异种移植到小鼠背部肌肉会导致大量窦卵泡和MII卵子的形成。现在的研究主要着眼于确定异种移植的最佳部位（包括腹膜内、皮下、肌肉、卵巢囊下方或肾被膜下）和移植条件。

与异种移植相似，移植分离出的卵泡可以减少癌细胞再次种植到患者体内的风险。卵泡可以从新鲜的卵巢组织中分离、冻存，并在移植时解冻。或者，卵泡可以从先前冻存的卵巢组织解冻后分离获得。在小鼠实验中，将从新鲜或冻融组织的原始卵泡获得的单细胞悬液聚集在血浆凝块中，然后移植到卵巢囊内。这些细胞会重新组成卵泡结构，并恢复动情周期和生育力。但不知道这个方法是否同样适用于非人灵长类或人类。此外，尽管这些发现很吸引人，但是仍需要明确，完整分离的卵泡是否足以恢复生殖功能。

最近的研究着重于通过优化移植前卵巢组织的冻存和处理方法来改善移植后的结局。例如，在临床上，多数卵巢组织冷冻通常采用慢速冷冻法，但这种方法效率很低，部分原因是在冻融过程中发生明显的卵泡损失。在牛、恒河猴及人类的几个物种中进行的研究表明，不论是冻存卵巢组织内的卵泡还是间质，玻璃化法都是更有效的方法。更多伴随卵巢组织移植的挑战正逐渐转移到血管再生和缺血上来，因为这二者也会导致卵泡损失。减少炎症反应，降低氧化损伤，抑制细胞凋亡以及促进血管再生的方法似乎能够促进移植体的存活和改善其质量。移植用纤维蛋白包裹、并用肝素结合蛋白、肝素以及血管内皮生长因子加以修饰的玻璃化法冻融的小鼠卵巢组织，和没有用生物材料处理的对照组相比，血管形成明显增加，并且存活的原始卵泡数翻了一倍。用VEGF-A、维生素E和富含透明质酸的生物胶对人冻融卵巢组织进行预处理，再将其移植到经褪黑素预处理的免疫缺陷小鼠体内，也发现移植物存活率增加。

（三）体外卵泡生长

虽然全球都在开展卵巢组织库，但研究机构主要面临的问题是，一旦组织被解冻，该如何处理？特别是自体移植有使疾病散播或有癌症转化的遗传易感性风险时（例如乳腺癌易感基因突变）。正在研究的一个方法是，卵泡体外生长（IVFG），已在生物模型中获得了活产。虽然IVFG具有理论和实践的双重优势，但它也有技术局限性（表33-4），选择卵巢组织库的患者清楚这些利弊是非常重要的。

IVFG在全球各地开展，反映了生物医学界对此的强烈兴趣，它可以为已经储存了卵巢组织的癌症患者提供新一代的ART选择。无一例外，从患者获得的卵巢组织被储存起来，留待后用（彩图104，彩图105）。切除的卵巢组织中的大多数卵泡是原始卵泡和次级卵泡（彩图105）。生长卵泡可以在半穹顶或三维空间环境的塑料平板上被分离、培养（图33-5）。

灵长类的卵泡需要延长培养时间，并且需要动态的体细胞-生殖细胞相互作用的支持。这种"结构"上的需求导致了藻酸盐和其他生物材料的发展，这些生物材料可以在卵泡成熟的后期阶段中模拟自然的卵巢结构（彩图104，图33-5）。藻酸盐水凝胶系统已经在小鼠身上试验并成功运用于恒河猴、狒狒及人类卵泡的培养。但是，人卵母细胞的减数分裂、受精并移植给人的受体仍有待开发。这个治疗体系最主要的优势是，卵泡的生长完全在体外完成，进一步产生成熟卵子并能受精。因此，胚胎不含来自供者的体细胞，能被移植给患者或妊娠载体而没有把癌症重新引入患者的风险。但是，这个方法不能恢复内分泌功能，患者在妊娠期甚至持续一生都需要进行内分泌的管理。

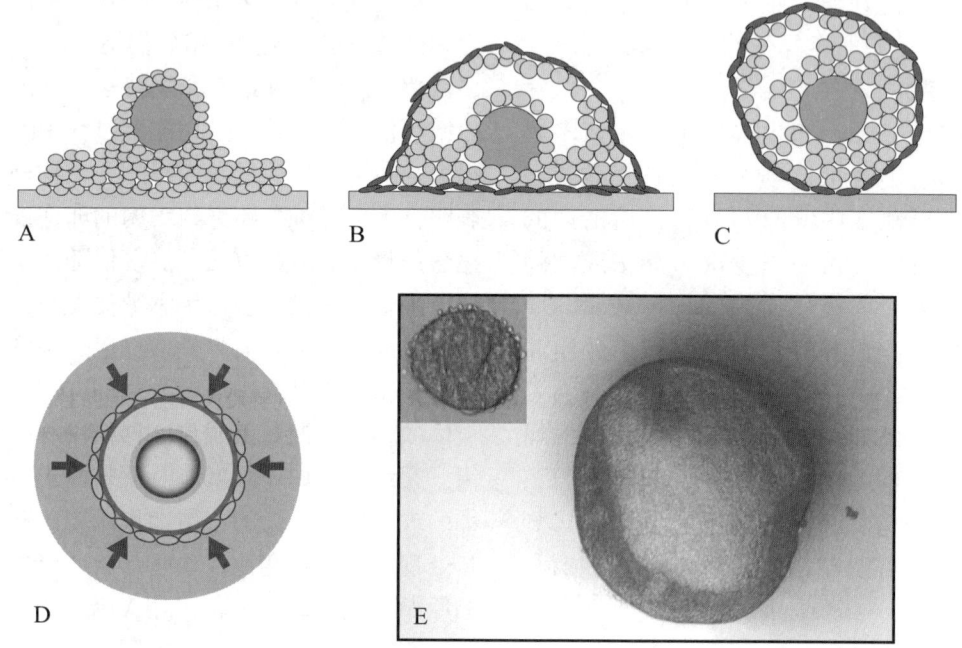

图33-5 体外配子发育是很有前景的生育力保存技术，对于男性和女性这一技术都得到了积极的发展。在过去10年，已经有若干培养系统被开发出来以支持协调体外卵泡生成和卵子发生。这些系统包括（A）把颗粒细胞-卵母细胞复合物植于胶原蛋白transwells上或者把分离的卵泡植于（B）黏附或（C）非黏附的表面。（D）卵泡能够被包裹于水凝胶内并生长，例如藻酸盐。这种生物材料使卵泡在体外发育时保持原有的球形结构和相对的几何特征（卵母细胞为中心，周围包绕着颗粒细胞和卵泡膜细胞）。值得一提的是，在几种大型哺乳动物包括狗，非人灵长类和人类，这个培养系统是至今为止唯一能够支持卵泡体外生长、分化的系统（E）

（四）重新创建雄性和雌性配子的研究性方法

虽然源自干细胞的成熟精子和卵母细胞不在本章节范围，但这方面的工作正在进行中，也许有一天会为想保存生育能力的年轻癌症患者带来希望（表33-4）。

（五）展望

随着研究进展的不断取得，很可能在这里强调的许多研究方法会被转化为临床应用。通常这些研究方法需要经过严格训练的技术人员和专业场所来实施，全世界可能只有很少的中心具备必要的专业知识去这样做。幸运的是，最近的研究证实，雄性和雌性哺乳动物的生殖组织均可以在低温下维持较长时间，并保留形态和功能，这样的话，就能进行组织移植。例如，恒河猴的未成熟睾丸组织保存于低温培养液中24 h后进行异种移植，可以观察到精子发生诱导生成精母细胞。恒河猴的卵巢在冰上保持18～24 h后，与新鲜卵巢间质和卵泡形态学以及细胞凋亡程度没有明显的差别。在人类，含有卵泡的卵巢皮质组织在冻存前在冰上保存4 h，异种移植后依然存活。此外，含有卵泡的人类卵巢在冰上保持长达24 h，可以分离出卵泡用于体外生长，这些卵泡类似于那些从新鲜组织分离的卵泡并能够存活、生长形成窦腔（未发表数据）。这些配子由维持在低温状态等待移植的卵巢组织产生，似乎有发育潜能。事实上，在冻存前置于冰上超过20 h的卵巢组织自体移植后曾获得一例活产。这样，患者就可以不受他们到专业中心接受治疗的距离所限制。

在肿瘤生殖学领域工作的临床医师和基础科学家的数量正以指数级增长。随着这个领域的发展，这种在有生物模型进行的有前景的工作，在转化到临床运用前不可避免地要先用人体组织测试，众所周知，即使是非人灵长类的运用模型都不足以确定是否能够用于人体。此外，独立进行女性和男性生育力保护研究的研究人员必须保持联络。

五、肿瘤生殖学患者管理

虽然面对新的癌症诊断所带来的压力，青少年和年轻成年癌症患者仍然把他们未来的生育力列为最关注的事情之一。癌症诊断后，尽早讨论生育力保护是最有益处的。不幸的是，极少有癌症患者有机会在诊断癌症时或之后有肿瘤学专家与他谈及生育力保护的问题，或是能被推荐给生殖专家。医疗机构和患者的问题都可能导致生育观念和生育力保存方法的沟通不畅。医疗机构的问题包括：缺乏癌症治疗对生育力影响的相关知识以及缺乏推荐患者去找生殖专家的资源。随着医疗机构对于目前癌症患者的生育力保存的指导原则的意识逐渐加强，以及可获得的患者资源，这就能够及时地转诊患者到生殖专家那里就诊。患者可以在见到生殖医学专家之前就能够从教育资源中获取关于生殖和生育力的基本概念和信息。在这一节中，每个问题都会有更详细的讨论。

（一）诊断癌症的青少年和年轻人的生育问题

新的癌症确诊后，患者关注的是预后、即将接受的治疗、经济负担及家庭和工作的债务。但是也有许多诊断为癌症的患者非常关注他们未来的生育。据癌症幸存者回忆，对生育力的关注有足够的影响力来改变他们对抗癌治疗的决定。在诊断癌症当时以及数年以后，生育问题对患者都有巨大的影响。多项研究表明，由于癌症治疗而导致不孕不育的癌症幸存者更可能伴有感情上的痛苦。

（二）交流障碍

显然，许多患者都关注未来的生育力并有很多问题，而且，对相当数量的患者来说，这些需求没有得到充分解决。初次诊断癌症对患者、其家庭及医疗机构是有压力的，关于癌症诊断、急性危险、及时治疗、生存期等问题的讨论往往需要优先考虑。研究显示，许多肿瘤学专家并没有常规与他们育龄期的患者进行生育力探讨。一项2009年的调查发现，只有47%的肿瘤科医师会常规建议患者进行有关生育力保存的咨询。女医师或是对生育力保存持赞成态度的医师更趋于推荐患者进行咨询。类似地，2010年一项针对249名肿瘤科医师的调查显示，虽然在某些时候有82%的医师已转诊患者，但超过50%的医师很少转诊患者给生殖专家。当计划癌症治疗时，30%的医疗机构声称，他们很少考虑女性患者的生育需求。

有许多因素可能阻止了肿瘤治疗团队与患者充分讨论生育问题，包括医疗机构相关问题（例如，因为跨专业的原因缺乏生育力保存知识）和患者相关问题，例如存活预后不良，需要立即开始抗癌治疗，患者年龄、青春期状态、经产状况、婚姻状况以及经济条件。2007年一项对16名肿瘤科医师的定性研究表明，医师存在的问题包括：缺乏选择生育力保存方法的知识、对生殖专家转诊信息有限、医师执业时间长短（年轻医师更可能推荐患者进行生育力保护咨询）以及医师的专业（负责化疗的肿瘤专家比肿瘤外科医师更可能探讨患者的生育力）。限制探讨生育力保存的患者因素包括：迫切需要进行肿瘤治疗、生育力保存观念淡薄、女性性别、产次增加，以及疾病进展较大。

（三）医疗机构的沟通

2006年，美国临床肿瘤学会（ASCO）召集了一个多学科小组，起草并出版了癌症患者的生育力保存指南。指南声称"作为癌症治疗前教育和知情同意部分，肿瘤学家应该向患者强调不孕的可能性……并准备讨论可能的生育力保存方法，或推荐适合的、有意向的患者去找生殖专家。"虽然应该采用临床判断来确定什么时候和患者提出生育问题和生育力保存，但还是鼓励在最早有机会的时候进行商议。其他专业的社会团体和组织例如ASRM、美国儿科学会、和肿瘤生殖学协会也制定了"最佳实践"指南，以及针对患者和医疗机构的教育资源。促进医疗机构对这些指南和资源的认识将增强患者对肿瘤相关生育问题的认识，并促进相关患者及时转诊到生育力保存专家那里。具体而言，如果早期转诊给生殖专家，患者护理很可能会得到改善。

这些以医疗机构为中心的指南和教育工具还包括流程图和确定肿瘤治疗团队与患者之间的"讨论要点"。至少，肿瘤治疗团队必须与育龄期的癌症患者成功沟通两个基本点：①癌症治疗可能会导致未来的生育问题；②对未来生育选择感兴趣的患者可以推荐给生殖专家或心理咨询员。这两点也可以由肿瘤治疗团队中不是医师的成员来沟通（如护士、导医、社会工作者、医疗技师等）。

一旦患者已被转诊，生殖专家还应该为感兴趣的患者提供全面咨询，详细说明他们的癌症风险或癌症治疗对生育力、癌症后妊娠的风险和所有适合的生育力保存选项。如果肿瘤治疗团队成员在具体讨论生育力时感觉很轻松，那么美国临床肿瘤学会的指南还提供了额外的"话题"。当患者决定是否寻求生育力保存咨询时，这些话题可以在诊断后尽早讨论，如果患者对生育力保存选项需要肿瘤专家的意见时，可在以后的过程中讨论。如果肿瘤治疗团队没有讨论生育力和癌症的话题，理想情况下，患者可以通过针对患者的网站来获得信息，例如 MyOncofertilty.org，是生殖肿瘤学协会的博客，以及 SaveMyFertility.org（图 33-6A～D），在这些网站，患者可以获得手册、重要的通讯信息，甚至可以手机下载应用（图 33-6E），从而帮助患者与他们的肿瘤治疗团队展开关于生育力的讨论（表 33-3）。许多资源被翻译成西班牙语和意大利语，以确保信息在全球范围内广泛传播（详见各网页）。

（四）改进程序

理想情况下，肿瘤生殖学的实践可以通过减少决策冲突、提高患者满意度以及让患者知情选择等方法来改进。第一步是提高患者对生育力保存的理解。已经证实，对疾病和治疗的知识与理解对患者结局和生活质量密切相关。可能的话，关于生育力保存的教育应该在肿瘤科医师推荐患者咨询生殖专家时就开始。目前，患者关于生育力保存的知识在咨询生殖专家前非常有限。这意味着患者初次会见生殖专家期间就要处理大量复杂的医学信息。在生育咨询前搜索过类似 fertilehope.org 网站的患者要比那些没有搜索过这类信息的患者有更多的相关知识。

肿瘤科医师为了提高癌症患者对生育力保存问题的理解，一个可能的途径是指导患者在咨询生殖科医师前就获得学习资源（表 33-3）；这些资源将

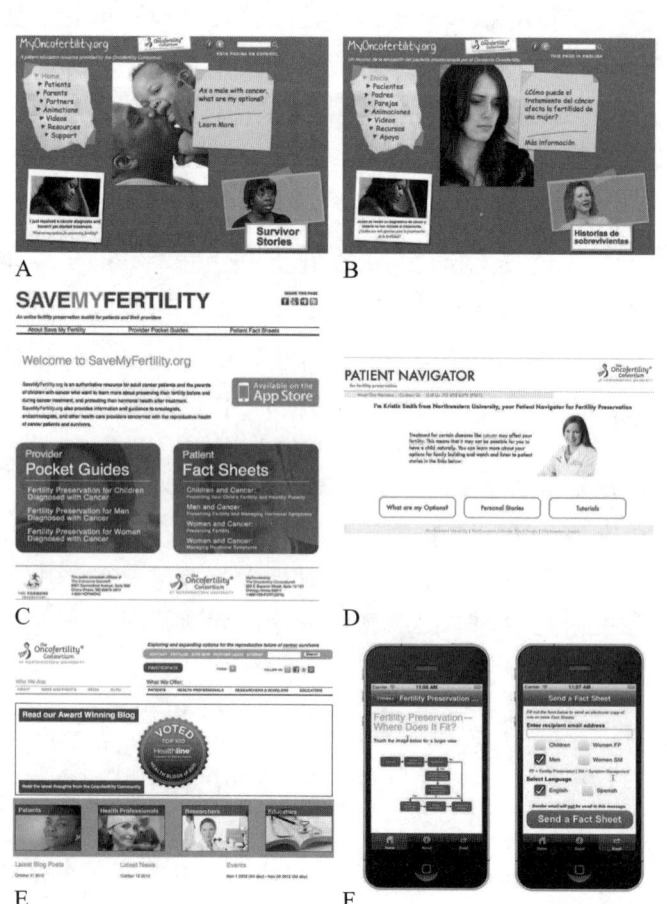

图 33-6　网络资源，例如那些由肿瘤生殖学协会开发的网站，为患者和施治者提供丰富的生育力保存的信息。患者能通过访问各种网站来获取知识，包括癌症是如何影响生育力的，现有的临床方法有哪些，到哪儿获得最佳的医疗以及如何获得支持。医疗机构能够紧追基础研究新进展，查找如何建立生育力保存计划以及往哪里转诊患者的信息：A.myoncofertility.org; B.myonco fertility.org (Spanish); C.savemyfertility.org; D.fertility- preservation.northwestern.edu; E.oncofertility.northwestern.edu; F.iSaveFertility 智能手机运用，提供给医师随身携带的指导和说明书

引入生殖和生育的知识及基本概念，使患者做好充分准备，能够理解并参与同生殖专家进行的关于生育力保存的复杂概念和问题的讨论。开发新的沟通途径对进一步提高患者对其生育力保存权选项的理解是必要的，特别是在癌症诊断的挑战性背景下。以网络为基础的交互式教育工具以及针对患者的辅助决策工具，能进一步促进患者获取生育力保存的信息并允许育龄癌症患者获得更高的决策满意度。此外，把生育问题的讨论包含进来作为常规护理的一部分，有助于避免目前基于患者特征如产次和预后的转诊模式的偏见。有效的肿瘤生殖学护理同样依赖于跨科室间的沟通，随着肿瘤治疗团队与生殖科专家紧密合作，对患者提供了协调一致的个体化护理。多学科诊所变得更常见，例如乳腺癌，有外科、遗传学顾问、医学肿瘤专家及其他学科共同参与，提供综合保健服务。肿瘤生殖学也应该为患者保健提供类似的多学科协作。

六、综合护理网的一个例子：全国医师合作社

全国医师合作社是一个全国范围的医师网络，包含全美56家生育力保存中心，他们每年大约为2700名年轻癌症患者提供咨询（可以在同步专家咨询网站 www.expertconsultbook.com 查询）。这是一个综合保健的范例，立足美国并涉及全球，包括在德国的分支FertiProtekt（表33-2）。很像其他的全球计划，全国医师合作社的建立提供了经验交流、临床研究与技术的合作论坛，促使基础生殖生理学的突破能够直接转化为临床医学。它也为肿瘤治疗团队治疗年轻癌症患者提供了大量资源，例如，关于指导如何转诊患者进行生育力保存，如何应对财务/收费问题的实用建议，以及提供可能影响患者生育力保存的研究和实践的新进展信息。在临床上，这些努力已经导致每年有超过400例的年轻癌症患者咨询生育力保存导医。

七、生育力保存导医

导医是引导患者在复杂的医疗保健系统中跨越障碍，帮助确保患者及时诊治的个体。医疗系统内的护士和社工通常起到导医的作用。在生育力保存中，导医作为最初接触患者和医师的人，促进患者与相关的各种医护人员之间的紧密关系。重要的是，肿瘤生殖学导医在科室和学科边缘发挥桥梁作用，以便癌症患者能及时获得关于生育力保存方法的信息，并能得到来自肿瘤治疗团队和生殖专家的协调服务。肿瘤生殖学导医使患者能在肿瘤治疗开始前的时间窗内做出充分知情的决定。

导医的作用是与患者保持联系，收集重要临床信息，并安排在适当的时候与生殖内分泌学家和泌尿科医生进行生育力保存问题的咨询。此外，还有24 h服务电话可以打给肿瘤生殖学专线，让患者和医疗机构获得免费的、个体化信息和生育力保存的转诊服务（电话号码可以在同行专家咨询网 www.expertconsultbook.com 上找到）。来自世界各地的患者和医疗机构的电话会被分类并转发给处于优势地理位置的医务人员。

有好的转诊系统和有效的导医，肿瘤专家就不需要成为生殖专家。肿瘤生殖学导医能帮助患者在复杂的肿瘤、泌尿、生殖内分泌专业之间移动，也能帮助患者和医师使复杂的话题变得更容易理解和接受。导医能确保患者不在专业之间迷失。

除了推荐生育力保存咨询，导医还帮助培训患者了解各种生育力保存选项，并指导患者获取上述网络教育资源。随着越来越多的教材出现，肿瘤生殖学导医能通过对具体做法或医疗机构最有帮助的信息来分类，把合适的材料分发给患者，通知项目开发人员现有教材的差距，并帮助推动网络、印刷和智能手机材料的更新。

肿瘤生殖学导医还能提供关于生育力保存程序重要的财务信息和建议。生育力保存服务的花费在全世界各不相同，并且通常没有纳入保险或是国家医保系统。一名与患者保持联系、消息灵通的导医能确保提前预料保险和赔偿并提供随访信件给保险公司。治疗费用对年轻患者是个大问题，而生育专家及其同事可能无暇顾及癌症患者的这些特殊需求。专业的肿瘤生殖学导医能提供患者需要的个体化服务和交流。他们也许不能改变付款人的决定，但他们会为患者提供知识，尽一切能尽的办法来减轻他们的经济负担。导医还能给患者指出可支付生育力保存费用的现有项目。这些项目中，生殖中心会提供癌症患者超低折扣的IVF治疗，制药公司也会为患者提供免费的生育药物。这可能会节省很多钱，使生育力保存的费用在患者能承受的范围内。不像普通的IVF患者有足够的时间为IVF治疗筹集资金，对处于人

生早期的年轻癌症患者来说，费用管理是一大障碍，整个领域必须继续考虑各国、各付款人的经济基础。

八、决策辅助、患者和医疗机构信息

当癌症患者面临继发于癌症治疗的潜在不孕不育风险时，肿瘤生殖学努力为患者提供选择。理想情况下，必须在治疗开始前就做出生育力保存的决定，对决策过程施加压力。辅助决策帮助患者和医疗机构通过一切有可能的关系、选择以及结果为既定的决策提供一个理想的平台，在整个医疗范围内传达每一个决定的重要性（图33-7和图33-8）。

九、宣传

众所周知，癌症宣传组帮助培训患者，也为患者和幸存者提供经济援助，比如抗癌治疗前昂贵的生育力保存和癌症治愈后的不孕不育治疗。美国有几个项目非常著名，全球都需要这样的榜样。Lance Armstrong基金的共享希望项目为女性患者捐赠生殖药物，为男性患者提供当地或异地的精子冻存。1年的冻存费以及生殖内分泌的检测费用也可以通过这个项目打折。财政项目，例如Verna's Purse帮助存活者支付现有的配子和组织的冻存费用。其他项目也能帮助患者在癌症治愈后选择助孕方式，比如代孕。通过商谈，免收卵子和胚胎冻存前一些处方的费用，并设立基金在代孕中提供经济资助。年轻癌症幸存者还可以申请SAM基金来支付这些服务。

十、建立肿瘤生殖学项目

临床肿瘤生殖学项目的主要目标是帮助年轻癌症患者和他们的医师考虑抗癌治疗对未来生育的影

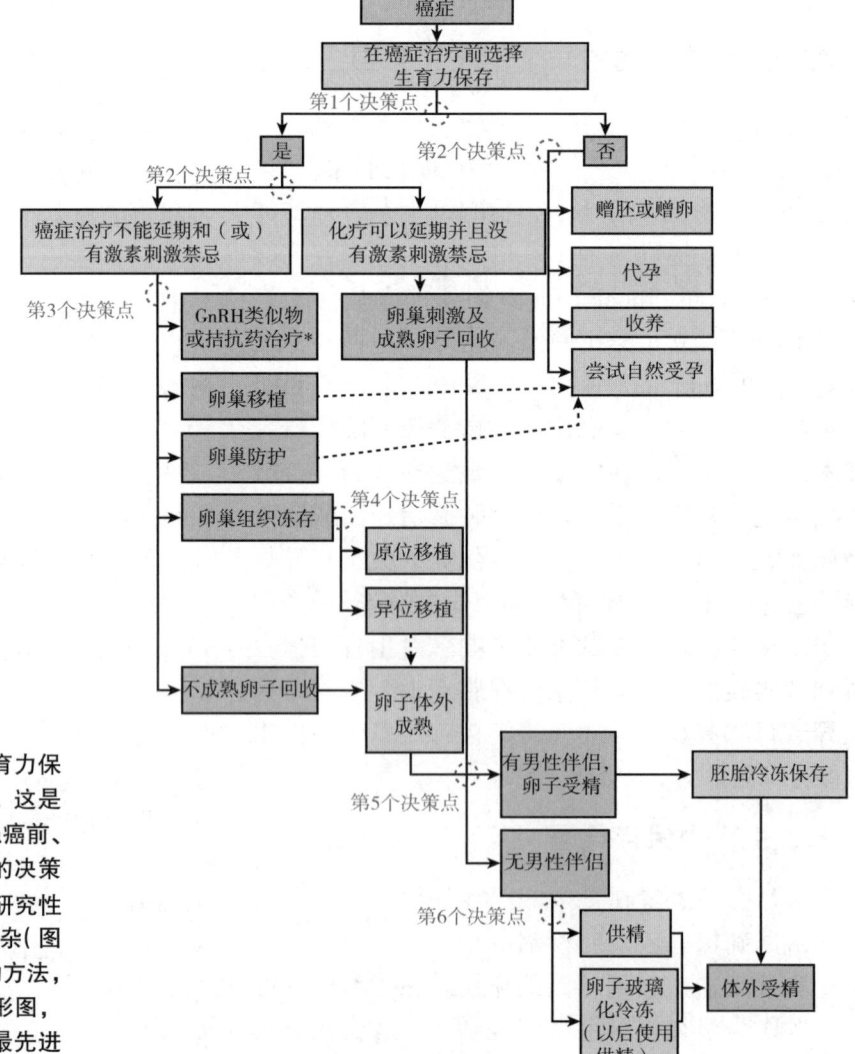

图33-7 决策树是能为患者在复杂的生育力保存选项中提供指导的有用工具。这是一个决策树的范例，它能用于患癌前、后寻求生育信息的女性。关键的决策点用"○"强调，"*"标记研究性方法。女性决策树比男性的更复杂（图33-8）。如果使用这种决策辅助方法，医师应该定期重新评估这些树形图，以确保所做决策是该领域目前最先进的发展水平

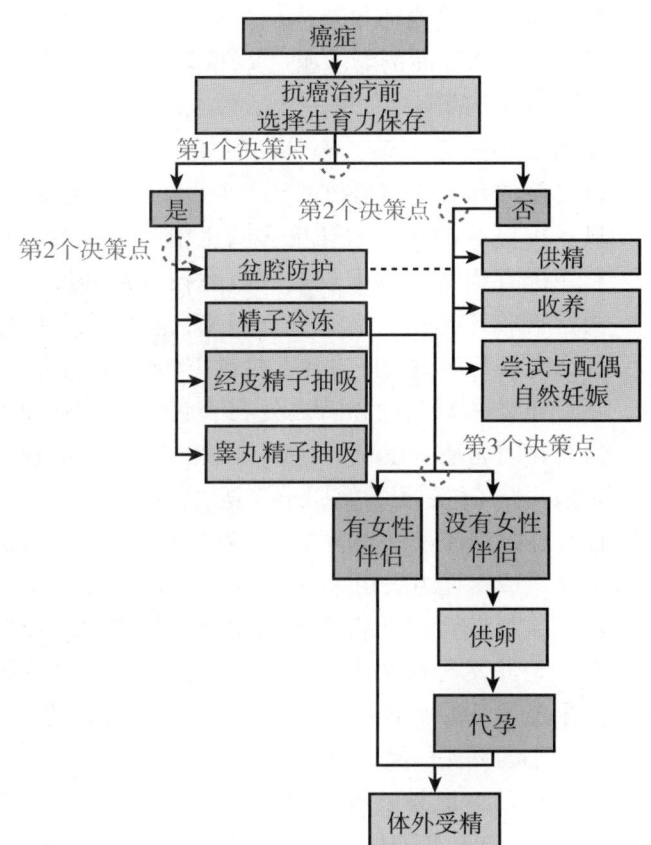

图33-8 决策树可用于癌症治疗前后需要获取生育信息的男性。关键的决策点用"○"突出标注。如果使用这种决策辅助方法，医师应该定期重新评估这些树形图，以确保所做决策是该领域目前最先进的发展水平

响，在癌症诊断后不久，治疗开始前讨论生育力保存方式，并确保癌症患者得到最好的机会来实现他们的生育目标。肿瘤生殖学项目必须为医师和患者提供及时、全面的生育力保存信息，并有效协调肿瘤和生殖内分泌学医务人员对癌症患者的照顾。一项成功的肿瘤生殖学项目需要多学科团队的建立，包括医学专家（如肿瘤学家、血液学家、风湿病学家、生殖内分泌专家、泌尿科专家、外科医师、麻醉医师以及病理学家）及工作人员、遗传学顾问，精神卫生顾问，胚胎学实验室团队和科学小组（表33-6）。专业的导医是肿瘤生殖学团队中非常重要的部分，他们不仅能帮助医师把生育力保存优化整合到患者癌症治疗计划中，还能在患者从确诊患癌延伸到讨论未来生育时，帮助他们更清楚了解病情。

各种医疗机构，现有设施和人员，以及相关组织（例如冻存设施和财政资助来源）必须团结协作，最大限度满足每位癌症患者的生育需求。要做到这一点，肿瘤生殖学团队的成员必须明白癌症治疗前快速、早期进行生育力保存转诊的重要性；年轻肿瘤患者的独特生育需求；如何在肿瘤生殖学团队成员间转诊患者。在各种医疗保健机构、导医和患者之间建立并保持多种沟通途径对肿瘤生殖学项目的成功十分重要。个别肿瘤生殖学团队是根据患者特征、癌症诊断、癌症治疗计划、患者所处地域、提供治疗的人员以及可使用的设施和服务机构来选择患者的。对于想在自己机构建立新的肿瘤生殖学项目的人来说，国家医师合作社和FERTline是非常宝贵的资源，他们会提供一切建议，从人员到程序，以及参考资料。

表33-6 癌症生殖学医疗团队主要成员

- 医学肿瘤学家和血液科医师
- 肿瘤外科医师
- 放射肿瘤科医师

- 泌尿科医师
- 初级保健医师
- 生殖内分泌和不孕症专家
- 骨髓和干细胞移植专家
- 针对以上专业的医师、护士以及其他工作人员
- 社会工作者
- 心理卫生工作人员
- 导医
- 财务顾问
- 遗传咨询师
- 幸存者工作人员
- 冷冻储存的代理人
- 研究方法审查委员会

十一、生育力保存的特殊案例

寻求生育力保存的患者各式各样，每位患者都要求高度个体化的服务，可以由多学科肿瘤生殖学团队来提供，由肿瘤生殖学导医来协调。然而，有些肿瘤生殖学情况极具挑战性并值得进行更详细的讨论。这些情况包括为儿科和产科患者以及那些有影响生殖功能的非肿瘤患者保存生育力。

（一）青春期前和青少年人群

虽然育龄期男性和女性面临癌症诊断时可以选择冻存精子、卵子或胚胎，但对于儿科患者来说，生育力保存的方法就很有限。一旦男孩到了青春期，他就能选择冻存成熟精子。但是，对于青春期前的男孩，只能采用实验性或更具侵袭性的方法，比如手术抽取的方法来采集未成熟精子、镇静状态下电刺激射精或者睾丸组织活检，冻存的组织将来有可能移植回睾丸并恢复生精功能（表33-4和图33-4）。对所有进行抗癌治疗的男孩，可以通过放疗时使用睾丸保护罩以及使用保存生育力的外科手术来降低不育的风险。青春期后的女孩，超促排卵后行IVF和冻存胚胎是生育力保存最成功的选择。然而，缺乏男性伴侣是一大障碍，这个过程对女孩及其家庭来说，可能是感情和身体上的需要。对于青春期前的女孩，激素治疗和IVF并不可取。在某些中心可以为这些患者进行实验性的卵巢组织冻存。癌症治疗后，这些卵巢组织可以使用在研究方法和基础科学部分中提到的一些技术来保存。

由于适合青春期前男性和女性生育力保存的技术取决于切取的性腺组织，究竟应该切取多少生殖组织才够用于生育力保存应用？这是一个很有争议的问题，需慎重考虑。必须进行风险-获益分析，并与患者和（或）患者父母讨论。切取过多的组织是有害的，会减少自然生育功能恢复的可能，并导致其他若干与性腺功能降低或缺失有关的健康问题。另一方面，要进行有效的生育力保存，必须切取足够量的组织。这个决定被若干因素弄得更加复杂。对于许多研究技术的描述，我们不知道成功的生育力保存所需的最低组织量。这很大程度上是由于患者组织存在自身特殊异质性，也因为我们无法确定组织的生殖潜能（如现有配子的数量和质量）。例如，女性卵巢皮质内的卵泡密度与患者年龄呈线性负相关，但是，单侧卵巢皮质内的卵泡分布并不平均，两块组织切片间的卵泡密度差异会达到两个数量级。对于男性，青春期前的一次活检也许就够了，因为未成熟睾丸富集SSCs。在初期的异种移植研究中，来自男胎或青春期前男孩的睾丸组织与成人组织相比，显示出更好的移植力和更多的生精细胞存活。随着利用冻存组织中的配子这一研究技术被开发和转化为常规临床运用，必须建立指南，规定保存生育力什么时候行活检最好或什么时候需切除整个器官。

卵巢和睾丸的独特之处在于它们是含有配子的器官，因而是潜在的新生命。因此，从伦理和法律上来说，器官和配子的使用非常复杂，尤其对未成年人，拥有冻存组织是一大问题。此外，所有医疗操作，包括卵巢或睾丸组织切除用于冻存，都必须取得同意；然而，要获得对儿科患者实验性操作的允许非常复杂。患儿父母或法定监护人有权同意，但这个操作如果不是医疗所需，必须是无害并对患者有益。创伤性较小的方法，例如腹腔镜下性腺切除术常用于减少患者风险。此外，有争议的是，卵巢或睾丸组织的冻存，虽然是研究性的，但也许有一天会使患者获益，让他们拥有自己的遗传学后代。不过，在某些情况下，比如非常年轻的患者，额外的手术操作可能会增加风险，这种风险不会超过潜在的未来利益。最后，除了获得患者父母同意，对于切除卵巢或睾丸组织，征求患儿同意也很重要，尤其是青少年患者，他们能够理解手术的过程和风险，但在法律上却无法表示同意。

不管生育力保存状况如何，所有暴露于有性腺毒性的癌症治疗的青少年和青春期前的患者都应该每年随访监测其青春期起始、月经和妊娠史，评估其性功能，并应该行泌尿生殖器检查。对于有性腺功能减退风险的患者，实验室检查应该包括男孩检测FSH、LH、睾酮，女孩检测雌激素。男孩的精液分析也可以用来评估生育力。对于接受盆腔放疗的女孩，可以用高等级超声来评估子宫情况。当女孩成年后，她们的妇科医师通常作为首诊保健医师，因此要为年轻女性癌症幸存者提供生育前的随访保健资料。产科医师也能在她们妊娠期继续关注。

（二）产科肿瘤学

癌症幸存者妊娠或妊娠期被诊断癌症的妇女，

其产科保健具有挑战性。就癌症幸存者而言，临床服务需要具备过去的癌症治疗对生殖功能影响的知识，尤其是对子宫的影响，还要清楚与癌症和妊娠相关的混合风险。既往暴露于放射线和特定的化疗制剂可能损害心血管和肺活量，而这两个系统必须适应不断生长的胎儿所需。对于这些患者，产科医师与肿瘤科医师应密切合作来为每位患者提供综合保健，不仅仅要保证婴儿的安全分娩，还要保护母亲健康。

癌症患者妊娠期的生育管理是一种独特且复杂的情况，需要对胎儿额外关注。每1000例妊娠中大约有1例被诊断为癌症，由于推迟生育呈上升趋势，预计这一比例还会增加。这类患者的保健包括癌症治疗、保护胎儿的福祉，以及将来怀孕能力之间的平衡。除了抗癌治疗对生育的影响，患者和医师必须考虑的因素还有：抗癌治疗可能有胚胎毒性风险、患者的诊断、抚养子女的能力。

（三）非肿瘤患者应用

除了癌症，其他一些疾病的病情及治疗也与男、女性生育功能下降有关系（表33-7）。风湿病和自身免疫性疾病，例如，系统性红斑狼疮常用大剂量的性腺毒性药物治疗，这些患者可以在治疗前或治疗周期的间歇冻存配子或胚胎来保存生育力。非恶性血液系统疾病，例如珠蛋白生成障碍性贫血，镰状细胞性贫血，再生障碍性贫血，范科尼贫血，以及骨髓增生性疾病，可以通过骨髓移植或造血干细胞移植来治疗，患者暴露于烷化剂化疗药物和放射线会增加不孕不育风险。男孩隐睾症，即使行睾丸固定后也会显著降低生育力。隐睾症患儿可以行睾丸组织活检并冻存，组织解冻后也能达到生精功能复苏和激素的正常分泌。克氏综合征（XXY）患者直到青春期，睾丸发育都是正常的，但此后，伴随曲细精管的退化出现高促性腺激素的性腺功能减退，几乎完全丧失生精功能。小范围的曲细精管可能会生成少量可用的精子，并可通过显微睾丸精子抽吸术（micro-TESE）获得（表33-4）；这些精子能够被冻存或通过ICSI技术生成胚胎。

Turner综合征的女性，部分或完全缺失一条X染色体，有卵巢早衰的风险。嵌合型Turner综合征，一条X染色体是在胚胎发育时丢失，因此一部分体细胞会含有两条正常的X染色体。曾有嵌合型Turner综合征女性妊娠的罕见案例报道，近来的研究表明，嵌合型Turner综合征女性可以考虑通过卵巢组织冻存（青春期前的女孩）或激素促排卵后冻存卵子（青春期后女性）进行生育力保存。自发性青春期、正常的促性腺激素及雌激素水平可以预测嵌合型Turner综合征患者有成熟卵泡存在，已有关于这类群体生育力保存的报道。

表33-7 针对生育保存或咨询的潜在非肿瘤相关需求

- 自身免疫性疾病
  - 系统性红斑狼疮、多发性硬化症、慢性肾疾病
- 术后病因
  - 炎性肠病、溃疡性结肠炎、腺瘤性息肉病、子宫内膜异位症
- 移植和输血后相关疾病
  - 重型珠蛋白生成障碍性贫血、镰状细胞性贫血、再生障碍性贫血、范科尼贫血、骨髓增生性疾病相关转移（肾、肝、胰）、血色素沉着
- 遗传性疾病
  - Turner综合征、脆性X染色体综合征、X染色体缺失
- 代谢性疾病
  - 半乳糖血症、糖尿病、多囊卵巢综合征

十二、围绕生育力保存的法律和伦理问题

从法律和伦理的角度来说，生育力保存本身就是一个复杂的领域，因为它涉及在困难时期快速抉择、多个利益相关者的投入、对生殖细胞、组织、器官以及将要诞生的新生命的操作。以下是肿瘤生殖学出现以来的主要法律和伦理问题的概述。

（一）收养

不孕不育的癌症幸存者也许会希望收养一个孩子来组建完整的家庭，根据个人居住的地区和国家的不同，会有不同的困难。出于对孩子长期福利考虑，一些收养机构可能不愿意与有癌症史的预期父母合作。在美国，收养政策要考虑父母的抚养能力和健康状况，各州之间的政策也有所不同，而且每个收养机构还会用自己的标准来判断收养者的健康状况和抚养能力。最近对27家机构进行的调查发现，只有一家机构有关于癌症幸存者的收养政策，另一家机构则需要一份"合理的预期寿命"，还有一家需要医师出具的健康状况评估。虽然没有国际机构把癌症史患者认为不具备收养资格，但还是会用健康评估来决定将要收养孩子的父母是否具有养育孩子的身体条件。

为癌症幸存者提供收养机构的具体政策服务是困难和沮丧的，很显然，存在歧视；然而美国也有许多"癌症-友好"的收养机构，他们愿意与有癌症史的预期父母合作（可在 the companion Expert Consult Web 网上找到，网址为 www.expertconsult.com）。

（二）代孕

对患有生殖道肿瘤需要切除子宫，或是放、化疗后不能妊娠到足月的患者来说，代孕或许是癌症后能建立家庭的一个选项。如果患者能够在癌症治疗前冻存卵子或胚胎，代孕者就能使患者获得有血缘关系的孩子（表33-4和图33-3）。与收养相似，不同地区和国家之间对于代孕的法律也不相同，可能会对代孕造成必须考虑的障碍。

（三）保险

在美国，肿瘤科医师不为患者提供生育力保存的原因之一是没有保险。对于不孕症的保险是否要包含生育力保存，目前尚有争议。一个主要问题是，癌症患者在接受治疗时并没有被认为会不孕。目前广泛接受的不孕症定义是：一段时间后仍不能怀孕，通常是1年，而这一定义并不适用于寻求生育力保存的癌症患者，他们在有性腺毒性的癌症治疗开始前仅有很小的机会窗。现有的不孕症治疗保险认为，这种情况已经存在，而不是能够预防。就保险范围而言，生育力保存应该类似于采取预防医源性情况的其他举措，纳入承保险种。例如储存血液以防紧急输血。Basco等提出，更改现有的不孕症定义为包含癌症患者，即针对癌症幸存者建立新的定义；或是为癌症患者的生育力保存设立新的保险业务。关于保险和补偿的问题，全球有很大差异，为了促进所有问题的解决，这是国际社会必须要探讨的话题。

（四）获取医疗服务

癌症和不孕症并不会以社会等级和种族地位来区分，但一个国家的医疗保健受制于经济水平，生育力保存对许多患者遥不可及。在美国，只有部分州对不孕症有保险，其中许多都不包括生育力保存。在目前的经济环境下，很多州发现难以对IVF提供经费。遵照"可支付医疗法案"，保险业务范围将会惠及更多的美国人，但根据现有的不孕症定义，仍不明确保险范围是否包含癌症患者的生育力保存。此外，一些实验性措施例如卵巢或睾丸组织冻存，只有审查委员会批准或仅在某些特定的生殖中心才能进行，这可能会从区域上限制了很多患者获取这些医疗选项。

（五）生物材料所有权

许多国家的不孕症治疗领域和法律体系都在努力解决胚胎的所有权问题，尤其是对于离异、夫妻一方死亡以及同性夫妻。癌症幸存患者也会遇到相同的问题，特别是由于这些患者比健康的不孕症患者有更高的死亡风险。此外，卵巢或睾丸组织的所有权也存在特殊障碍，因为组织本身含有未来后代的潜能。需要建立新的法律来限定谁能获得并处理这些组织。涉及儿科癌症患者切除的性腺组织所有权的法律问题会更加复杂。

（六）我们应该进行生育力保存吗

医疗机构所关注的癌症进展、患者预期寿命、额外干预的压力，被列为限制临床提供生育力保存的问题。许多主张认为，生育是患者的基本权利，只要讨论了患者后代的潜在风险，就可以为患者提供生育力保存。也有人认为，癌症患者生育对于潜在的未来孩子来说并不是最有利的，因为他们可能寿命较短而不能生育。Robertson伦理分析显示，与整个儿童时期经受的其他压力相比，失去父亲或母亲带来的压力并不大于其他形式的压力，因此，这不能成为阻止癌症患者保存生育力的理由。

有趣的是，医疗机构对于提供癌症患者生育干预的理念和行动是有性别差异的。一项对儿科肿瘤学家的调查显示，大多数受访者认为女患者的生育威胁是他们主要关注的问题（83%），并且赞同应该为所有青春期的女癌症患者提供生育咨询（73%）。然而，只有12%的人报道，他们会在癌症治疗前50%以上的时间把女患者转诊给生殖专家，相比之下，男患者有46%的转诊率。转诊女患者的障碍主要是：对生育力管理选项或转诊中心缺乏认识、关注生育力保存的措施花费太多时间、对癌症患者婚姻的偏见、认为储存胚胎对于有可能无法生存的癌症患者并不适合的这种观念，以及只关注患者战胜癌症的能力。要注意的是，这些问题都是来自于医疗机构的偏见，并不是患者在充分知情下做出的决定。为了解患者、配偶、双亲，感兴趣的公众（包括决策者）及医疗机构的约束条件而正在进行的工作代表了本领域的下一个重要篇章。

十三、总结和展望

作为年轻癌症患者想要解决的一个主题,生育力保存在过去十年就已出现。随着医学界提出的指导原则——医师要为患者未来的生育考虑,新的选项为更多患者带来了希望,新的医疗管理计划使跨学科的医疗服务连接起来,使得肿瘤生殖学能解决这些患者的需求。全球肿瘤生殖学协会面临获得性和承受能力的紧迫挑战,必须强调以减少或消除基于经济或地理政治关注引起的差距。未来的工作是减少癌症治疗的脱靶效应,减少对该领域的需求,这才是最理想的结果。

致谢

感谢 Jessica E. Hornick,Jennifer E. Pahnke,Marilia H. Cordeiro,Alison Kim,Angela Krausfeldt,Nick Gertonson,Kate Timmerman 和 Kristin Smith 协助。感谢 Stacey C. Tobin 编辑校对。

资金支持

由美国国立卫生研究院资助(UL1RR024926)。
完整的参考文献可以在 the companion Expert Consult Web 网上找到,网址为 www.expertconsult.com。

(译者 李 蕾 武 泽 审校 李 蓉)

推荐阅读

Dolin G,Roberts D E,Rodriguez L M,Woodruff T K:Medical hope, legal pit-falls: potential legal issues in the emerging field of oncofertility,Cancer Treat Res, 2010, 156:111-134.

Donnez J,Silber S,Andersen C Y,Demeestere I,Piver P,Meirow D,Pellicer A, Dolmans MM: Children born after autotransplantation of cryopreserved ovarian tissue. a review of 13 live births,Ann Med, 2011, 43:437-450.

Ethics Committee of the American Society for Reproductive Medicine: fertility preservation and reproduction in cancer patients, Fertil Steril, 2005, 83:1622-1628.

Fallat M E,Hutter J,Bioethics AAoPCo,Hematology/Oncology AAoPSo,Surgery AAoPSo: Preservation of fertility in pediatric and adolescent patients with cancer,Pediatrics, 2008, 121:e1461-146.

Gosden R: Cryopreservation: a cold look at technology for fertility preservation,Fertil Steril, 2011, 96:264-268.

Gracia C R,Sammel M D,Freeman E,Prewitt M,Carlson C,Ray A,Vance A, Ginsberg J P: Impact of cancer therapies on ovarian reserve, Fertil Steril 97:134-140, 2012.e131.

Jahnukainen K,Ehmcke J,Hou M,Schlatt S: Testicular function and fertility preservation in male cancer patients,Best Pract Res Clin Endocrinol Metab 2011, 25:287-302.

Jeruss J S,Woodruff T K: Preservation of fertility in patients with cancer,N Engl J Med, 2009, 360:902-911.

Lee S J,Schover L R,Partridge A H,Patrizio P,Wallace W H,Hagerty K,Beck L N,Brennan L V,Oktay K: American Society of Clinical Oncology recommendations on fertility preservation in cancer patients.,J Clin Oncol, 2006, 24:2917-2931.

Meistrich M L: Male gonadal toxicity,Pediatr Blood Cancer, 2009, 53:261-266.

Mueller B A,Chow E J,Kamineni A,Daling J R,Fraser A,Wiggins C L,Mineau G P,Hamre M R,Severson R K,Drews-Botsch C: Pregnancy outcomes in female childhood and adolescent cancer survivors: a linked cancer-birth registry analysis,Arch Pediatr Adolesc Med, 2009, 163:879-886.

Rosendahl M,Andersen C Y,la Cour Freiesleben N,Juul A,Lossl K,Andersen A N: Dynamics and mechanisms of chemotherapy-induced ovarian follicular depletion in women of fertile age,Fertil Steril, 2010, 94:156-166.

Smitz J,Dolmans M M,Donnez J,Fortune J E,Hovatta O,Jewgenow K,Picton H M,Plancha C,Shea L D,Stouffer R L,Telfer E E,Woodruff T K,Zelinski M B: Current achievements and future research directions in ovarian tissue culture, in vitro follicle development and transplantation: implications for fertility preservation,Hum Reprod Update, 2010, 16:395-414.

Woodruff T K: The Oncofertility Consortium — fertility in young people with cancer,Nat Rev Clin Oncol, 2010, 7:466-475.

Xu M,Kreeger P K,Shea L D,Woodruff T K: Tissue-engineered follicles produce live, fertile offspring,Tissue Eng, 2006, 12:2739-2746.

第 34 章

实验室评估

（原著 Enrico Carmina, Frank Z. Stanczyk, Rogerio A. Lobo）

本章介绍在生殖内分泌治疗中的激素水平评估。应当承认患者往往会提供有用的生物学信息，如雌激素过少导致的变化，高泌乳素血症引起的溢乳，雄激素过多引起的皮肤改变等。与各种疾病有关的临床相关症状和体征在本文中其他章节中讨论。本章中，我们将讲述各类激素测定方法和生殖障碍的动态评估试验，以及诊断放射学技术。在这个新版本中，更新了不同种类尤其是类固醇类的测量方法，并对新陈代谢进行了更详细的讨论。针对需要衡量的因素，将用于诊断的各种算法进行了修订。

一、免疫测量方法

近 40 年中，主要采用免疫方法来测量血清、血浆和尿等标本中的类固醇、多肽和蛋白激素，这些免疫方法被广泛应用于临床诊断及研究方面。

免疫测量主要利用抗原抗体反应，待测的激素作为抗原，而准备好的抗体能与相应抗原结合。激素可以是类固醇、蛋白和多肽。有两种类型的激素免疫分析方法：一种使用过量的激素和少量的抗体，另一种则使用过量的抗体。为达到量化分析的目的，免疫法需要一个标记物，该标记物是被测量的激素的放射性（通常为 ^{125}I）或非放射性（化学发光、荧光或酶）的标记形式，或一个该激素适当的化学衍生物。

（一）免疫分析的一般原则

1. 抗原过剩的激素免疫测定原理 被测量的激素和被标记激素与有限的相应抗体的竞争性结合。这 3 种物质混在一个试管中最终获得的混合物，包括结合抗体的标记和未标记激素、未结合的标记和未标记激素（图 34-1）。在测试的实践中，把已结合抗体的激素与未结合抗体的激素分离，对结合抗体的激素部分的生物活性进行定量分析（如如果用放射性碘 ^{125}I 标记，使用 γ 计数器计数每分钟的放射性碘）。激素结合和未结合抗体间的分离是由不同的方法来实现的，当用碘化激素作为标记抗原时使用第二种抗体（与第一抗体结合）或在非放射性激素测量时使用磁性粒子。这样通过使用不同浓度的纯激素（标准样品），可以生成该激素的标准曲线。随着标准样品浓度的增加，抗体结合的标记抗原被分离，标准品添加的量越高，获得的标记物的量就越低。因此，抗原过多的免疫分析中，标准曲线显示不同数量的抗体结合的标记抗原（激素）和不同浓度的标准物（图 34-2）之间成反比关系。标准曲线是用于测量生物体液中激素水平的任何免疫分析所必需的。

用抗原过量免疫法测定血清、血浆、尿液中的激素，首先要测定样本中的抗体结合的激素量。然后利用标准曲线外推该激素的浓度，如图 34-2 所示。可以用适当的计算机程序来快速得出结果。

2. 抗体过剩激素免疫测定原理 抗原过剩免疫测量法是利用有限的抗体与标记和未标记抗原之间的竞争，抗体过剩激素免疫测定（通常被称为免疫测定检测）与之相反，没有抗原相互竞争。一般来说，在抗体过剩免疫测量法中使用两种不同的抗体识别抗原的两个不同部位，形成一个抗原位于中间的"三明治"。因此，这种测定方法用于蛋白质和肽激素等大分子。通过使用放射或非放射性标记物来标记一种抗体实现定量测量。应用最广泛的一种抗体过剩免疫测量法是酶联免疫吸附试验（ELISA），通过将一种酶附加到一种抗体，测量酶与特定底物反应形成的产物的光学密度来定量测量（图 34-3）。当使用放射性示踪剂对抗体进行标记，这种方法称为免疫放射分析法（IRMA），当标记分别为化学发光或荧光

抗原(Ag) ⟶ 抗体 (Ab)
标记抗原 (Ag*) ↗

　　　　　　　　　　　抗体-结合抗原　　　未结合抗原

Ag + Ag* + Ab ⟶ Ag* Ab + Ag Ab　　+　Ag* + Ag

例如：睾酮（T）

　　　　　　　　　　　抗体结合型睾酮　　　未结合睾酮

T + T* + TAb ⟶ T·TAb + T·TAb　　+　T* + T

*放射性或非放射性（化学发光、荧光或酶促）标记物

- 抗体结合型睾酮与非结合性睾酮的分离

　　　　　　　　　　　抗体结合型睾酮　|　未结合睾酮

T + T* + TAb ⟶ T*·TAb + T·TAb　　|　+T* + T

图 34-1　过剩抗原免疫放射测定：理论解析

[修订自 Stanczyk FZ, Glob., libr.women's med. [ISSN:1756–2228] 2009; DOI 10.343/GLOWM. 10278.]

用不同浓度的标准物制定标准曲线

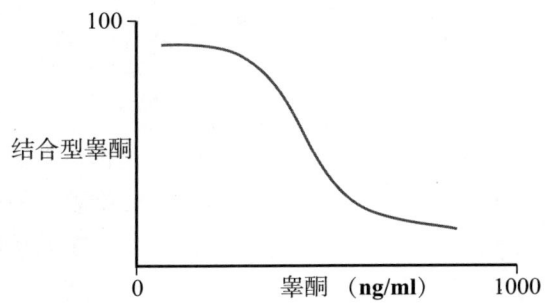

- 测定样品中的类固醇（如睾酮）

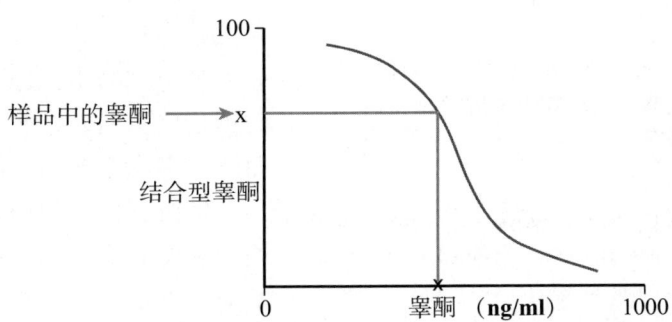

图 34-2　过量抗原免疫放射测定：实际问题

[修订自 Stanczyk FZ, Glob. libr. women's med. [ISSN: 1756–2228] 2009; DOI 10.343/GLOWM. 10278]

标记时,该方法分别被称为免疫化学发光法（ICMA）或免疫荧光法（IFMA）。在抗原过剩的免疫分析方法中,标准曲线中的抗体结合的标记抗原和抗原的浓度呈反向关系,抗体过量免疫分析法与之相反,标记的抗体和抗原浓度呈正向关系(图34-4)。

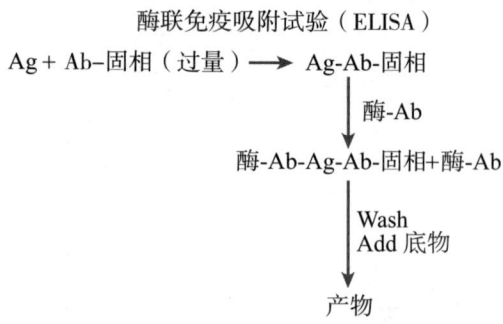

图34-3 抗体过量免疫法的原理：酶联免疫吸附试验的理论解析

[修订自 Stanczyk FZ, Glob. libr. women's med.（ISSN: 1756-2228）2009; DOI10.343/GLOWM. 10278.]

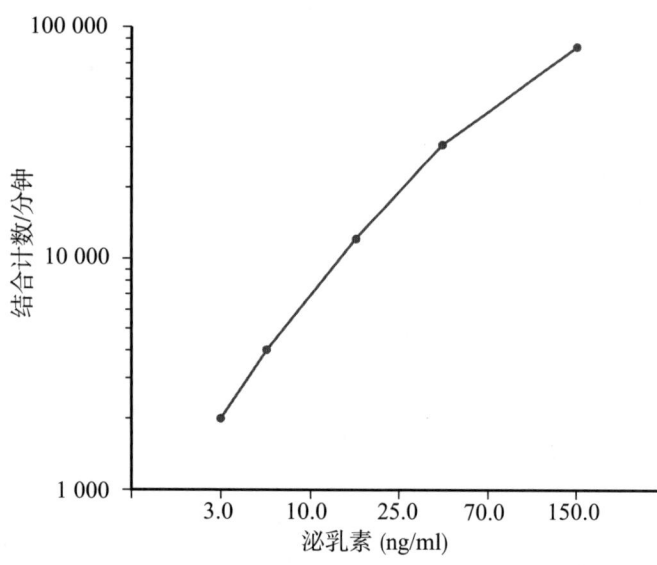

图34-4 异常抗体过剩免疫测定得到的典型的标准曲线；一个免疫放射分析实例(来自 Mishell 的教科书《不孕、避孕和生殖内分泌学》,第四版。牛津,布莱克威尔,1997。)

[引自 Nakamura RM, Stanczyk FZ. Immunoassays. // Lobo RA, Mishell DR Jr., Paulson RJ, Shoupe D, eds. Mishell's Textbook of Infertility, Contraception and Reproductive Endocrinology, 4th ed. Oxford, Blackwell, 1997.]

（二）免疫分析系统的主要组成部分

有3个主要组成部分：抗体、未标记抗原（标准样品或生物流体中需要测量的物质）和已标记的抗原。三者均必不可少。下文将详细叙述。

1. 抗体 抗体可能是免疫检测方法中最重要的一个组分。如果一个免疫检测的抗体只能识别拟测量的化合物,很可能该检测有很高的准确性。

抗体通常产于动物（多克隆）或来源于细胞培养（单克隆）。生产多克隆抗体的经典方法是分散少量抗原进入辅液中（如 Freund's）,多部位皮内注射于动物如兔等体内。3个月左右以后,从动物体内采集血样（血清）并测量抗体效价。本程序涉及给从动物体内获得的连续稀释血清等分中加入固定数量的标记抗原。抗体稀释度从1:1000开始,必须包括至少两个数量级。在结合抗原与未结合抗原分离后,占结合标记抗原总活性的30%~70%（通常40%~50%）的抗体稀释液就制备完成并可用于检测。

为获得单克隆抗体,最关键的是给小鼠注射抗原诱导脾产生免疫反应。每个免疫的脾细胞可以产生一个特异性抗体。制备单克隆抗体最重要的一步是筛查并分离能够分泌单种抗体的脾细胞。当来源于同系的小鼠的骨髓瘤细胞与选定的脾细胞融合,形成一个杂交瘤。该杂交瘤持续分泌与选定的脾细胞有相同特征的抗体。一个杂交瘤细胞能在每秒钟生成数百个特异性抗体分子。因此,在培养液中可以保持一条连续的克隆线,成为一个生产同质的单克隆抗体分子的源泉。

2. 抗原 本部分抗原指的是注入动物体内产生抗体的物质或者在免疫检测中用于产生标准曲线的标准物。另外,"抗原"也可以指生物体液（如血清）中的被检测物质。

(1) 用于制备抗体的抗原：通常,任何>10 000Da 的分子都能引出抗体反应。1000~10 000 Da 的分子比较难引出免疫应答。<1000 Da 的分子通常没有抗原性且结合于大的蛋白分子（如白蛋白）,这些小分子称为半抗原。因此,类固醇和一些多肽,而不是蛋白质,常制备成半抗原蛋白注射动物体内而产生多克隆或单克隆抗体。

蛋白载体（如白蛋白）的附着部位十分重要,因为它决定了抗体的特异性。通常,当附着部位不涉及类固醇分子上的功能性基团,才形成特异性抗体。一个常用的方法是在类固醇分子的碳6位点制备羧基衍生物,并使之与载体蛋白的一个氨基团结合。

(2) 标准抗原：类固醇和肽已商业化,且在大多数情况下,能得到在一个相对纯的状态。然而,在进行免疫分析时，绝不应该假定这些产品是100%的纯净。需要的话，该化合物可以被提纯（如通过使用高效液相色谱法）。相比之下，蛋白质通常被认为更难以纯化。

3. 标记抗原 在免疫测定法中使用一个最佳标记的抗原也很重要，因为这决定如何对生物流体（如血清）中的化合物进行定量测定。标记的抗原必须不仅可以通过一些物理或化学方法识别（如放射性活度计数器或分光光度计），而且能和抗体结合。

免疫测定中经典的标记抗原已变为放射性抗原。例如，胰岛素，作为第一个RIA测量的激素，使用放射性碘（^{131}I）标记。这种核素半衰期很短（8d），很快就被半衰期为60d的碘-125（^{125}I）取代。多肽也已经用^{125}I标记。对于类固醇来说，氚（^{3}H）是用于RIA的初始放射性核素，但随后被^{125}I取代。不同于蛋白质和多肽，类固醇分子本身不能碘化，认识到这一点很重要。相反，类固醇分子可以化学附着于碘化载体分子如组胺或酪氨酸甲酯。

为了消除放射性物质储存和处置过程成本过高且允许免疫监测在一个自动化的平台上进行，这些实验开始使用非放射性标记抗原。主要的附在抗原的标签为化学发光、荧光、酶（需要底物）；这些标签分别使用光度计、荧光及分光光度计进行检测。目前，自动化平台免疫分析中的化学发光标记和手动ELISA中的酶标使用广泛。

（三）自动免疫

在过去的30年左右，已经开发了高度精密的自动化免疫分析系统。这些系统包括的仪器不仅能检测非放射性配体的光谱特性（如化学发光），并且能分析多种分析物，也能快速高效地同时处理多个样品。这些免疫分析系统能够使用抗原过量和抗体过量两种方法。

目前广泛使用的免疫系统是IMMULITE分析仪（Siemens Healthcare Diagnostics, Deerfield, Illinois）。IMMULITE系统采用酶放大化学发光技术。该机制涉及一个稳定的化学发光底物水解，通过碱性磷酸酶的作用，形成一个持续发光的不稳定的负离子。所发出的光使用仪器中的光度计进行量化。

举个例子，IMMULITE LH测定采用固相、两位点ICMA。固相3由涂有抗LH单克隆抗体的聚苯乙烯珠组成。珠子被密封为IMMULITE测试单元，而标准LH或血清样品，连同一个共轭碱性磷酸酶的多克隆抗体同时加入测试单元。孵化期间，LH结合到有涂层珠的单克隆抗体及多克隆抗体酶结合物，形成一个"三明治复合体"。未结合的共轭抗体通过洗涤去除，与标准LH或样本中LH成正比的复合体的数量，便可利用上述化学发光底物进行量化。

（四）类固醇激素免疫测定

第一例RIA是Guy Abraham于1969年提出，用于测定血清或血浆中雌二醇（E_2）。在使用放射免疫法定量测量前，E_2 RIA法使用有机溶剂萃取和硅藻土或葡聚糖凝胶柱色谱分离方法从干扰代谢产物中分离E_2。加入纯化步骤以除去大部分的雌激素代谢物。E_2很容易转化为雌酮（E_1），E_2和E_1转化为共约90种代谢物。提取步骤去除了共轭类固醇，而色谱步骤将E_2从潜在的干扰的未结合代谢产物中分离。E_2 RIA包括抗RIA的特异性抗血清与氚标E_2结合，及用木炭将抗体结合和未结合的E_2组分分离。这种方法，常作为一种常规的放射免疫，被证明是敏感的、特异的、精确的、准确的。不久之后，它被成功地应用于其他性类固醇激素，如睾酮和孕酮。

在20世纪70年代的10年间，RIA被发展用于检测各种天然的和合成的类固醇激素。在这些年中放射免疫分析方法的一个明显的变化，就是使用碘标抗原替换氚标，以提高检测灵敏度。由于其成本相对较低，该法广泛用于诊断和实验室研究。

1. 常规类固醇放射免疫分析方法的影响 传统的类固醇放射免疫分析法的即刻影响是它能对许多具有临床和生物学意义的化合物进行测量，并且它也打开了内分泌学的新的视野。类固醇放射免疫测定方法的长期影响在于，应用于众多的研究中能为内分泌领域增加新的知识，应用于诊断测试能为医生在诊断和治疗不计其数的患者中提供非常重要的信息。类固醇RIA方法还能够广泛地应用于一系列生理过程中（如性别分化、青春期、月经周期、神经内分泌妊娠、更年期、男性内分泌），探索类固醇激素的生理和生理病理作用。此外，放射免疫分析方法打开了流行病学研究的大门，允许我们更好地了解类固醇激素在许多疾病（尤其是激素依赖性乳腺癌和前列腺癌）的病因中的作用。

2. 常规类固醇放射免疫测定法的优点和缺点 带有纯化步骤的类固醇RIA方法有以下优点：第一，

类固醇结合蛋白（如 SHBG）被变性从而释放它们结合的类固醇（如雌二醇和睾酮）；第二，在放射免疫分析前，纯化步骤去除许多潜在的干扰代谢物；第三，该法在正确使用时准确可靠；第四，多种类固醇（通常至多达到 5 种）可以在一个单一的分装血清中测定。

常规类固醇 RIA 也有缺点。它们是麻烦的、耗时的、昂贵的，并且需要比较大的样本量，尤其是当样本中类固醇浓度比较低时。另外，虽然多个类固醇可以在单一的一份血清进行测量，但是测量必须非常小心，尤其是耗时。此外，与所有的以抗体为基础的检测一样，由于被分析物的测量是一个替代的方法（放射活性被测量，而不是实际的分析物本身），有抗体交叉反应的可能性，导致一个错误的结果。此外，患者体内的自体抗体可以进一步影响检测，根据抗体的相互作用类型，导致假性高或低的测量值。尽管有这些担心，通过有机溶剂萃取和色谱法，正确使用该方法在绝大部分测量中均是准确的和精确的。

3. 直接类固醇免疫分析及其优缺点 由于传统的 RIA 的时间局限性，在 20 世纪 70 年代末 RIAs 的放射性配体被非放射配体（化学发光、荧光或酶）替代，RIA 之前进行的有机溶剂萃取和层析步骤被淘汰，使得直接免疫能在一个自动化的平台上进行；这导致了类固醇激素的快速测量。传统的 RIA 仍继续在使用，但它们完全被直接免疫检测超越，尤其是在临床诊断实验室。自动化平台的发展给予了直接检测（如化学发光免疫分析法）一些优点，这些优点包括检测方便、简单、快速和相对廉价，并且需要样品量较低（通常是 0.1 ml）。然而，这些检测也有严重的缺点。他们经常由于缺乏特异性抗体而高估测量值，特别是检测样品来自接受外源性类固醇激素治疗的女性时。另外，血清样本（尤其是溶血、脂样品）和用于制备测定标准曲线的标准溶液之间可能存在基质差异。此外，诸如睾酮和雌二醇等类固醇可能无法有效地从血液中的与之高度亲和的蛋白质（如性激素结合球蛋白）释放出来。此外，直接免疫普遍缺乏精确测量低水平的某些激素如睾酮和 E_2 的灵敏度。有据可查的文献提示直接免疫分析对绝经后女性 E_2 及绝经前和绝经后的女性的睾酮测量的局限性。

（五）蛋白质和肽类激素免疫测定

第一例蛋白激素 RIA 被开发用于检测胰岛素，该方法比用于测定 E_2 的第一例类固醇激素 RIA 早出现约 10 年。Yalow 和 Berson 于 1959 年就描述了第一个蛋白放射免疫分析法的基础，他们提出 ^{131}I 标记的胰岛素能被非放射性胰岛素从胰岛素结合蛋白中替换，并且 ^{131}I 胰岛素与胰岛素总量呈反向数量相关。该法与前面介绍的类固醇激素 RIA，以及随后被用来开发检测除胰岛素外的蛋白质激素以及肽类激素的 RIA 有相同的原理。1967 年，Odell 和他的同事报道第一例检测黄体生成素（LH）和卵泡刺激素（FSH）的 RIA。随后，RIA 被开发用于检测其他多种蛋白激素 [如人绒毛膜促性腺激素（hCG）、催乳素、促甲状腺] 和肽激素如促性腺激素释放激素（GnRH）和促肾上腺皮质激素（ACTH）。蛋白质和肽类激素 RIA 利用特异性抗血清及相关 ^{125}I 标记的蛋白质和肽。从 ^{125}I 标记变为 ^{131}I 标记的变化提供了更长的被标记时间（分别为 8d 和 60d），因而不需要在检测时像 RIA 方法那样经常对蛋白质和肽进行碘化。

1. 免疫放射分析法（IRMA） 在 20 世纪 60 年代末和 70 年代初，IRMA 法被发明用于测定蛋白质，包括胰岛素、FSH 和 LH。随后，IRMA 也被用来测量多肽，如促性腺激素释放激素和促肾上腺皮质激素。IRMA 与 RIA 法的区别是通过待测化合物与一个特定的标记抗体结合而直接测定，而不是与标记抗原竞争一定数量的抗体。

目前双位点免疫测定检测依赖于使用两抗体直接结合被检测的蛋白质或肽的不同抗原位点。该测定方法是使用的单克隆抗体的理想方法，从而提高检测的特异性。此外，双位点免疫测定检测提供更为敏感，因为它们比 RIA 更少依赖于抗体的亲和力。针对不同的抗原位点对抗体进行的适当选择，可以进一步提高亲和力及测定的灵敏度。因此，高度敏感的免疫测定检测开辟了新的临床应用机会（如使用敏感 TSH 测定诊断甲状腺功能减退症）。

双位点免疫测定检测也有一定的局限性。它们不能用于测量小的配体分子，如类固醇和非常小的肽，因为它们在某一个时间只显示一个抗原位点。另外，免疫测定检测易出现高剂量的"钩状"效应。由于非常高浓度的抗原在与抗体饱和结合后仍有剩余抗原与示踪抗体结合导致该现象。

2. 酶联免疫吸附法（ELISA） ELISA 与免疫放射测定的区别是采用固相的过程及酶标抗体，而不是放射性标记的抗体。用于酶联免疫吸附试验的最常用的器具是聚苯乙烯或聚乙烯基的多孔板。因为不需要离心且多次洗涤的步骤很容易自动化，此方法操作方便。抗体是在每一个孔壁上涂覆，且该抗体结合测试样品中的相应的抗原。通过加入一个酶标特异性抗体来量化抗原-抗体复合物。在加入合适的底物后，终点（产品）可以使用自动读取器读出分光光度法数据。

（六）用于蛋白免疫检测的标准

与类固醇和小肽（如GnRH）不同，蛋白纯化更加困难。虽然可以取得一些高度纯化的可在免疫测定作为标准的蛋白（如胰岛素），其他如FSH，LH，HCG尚未被制备足够量的高度纯化物。虽然FSH，LH，HCG等可从国际机构购买，但基于每单位重量的生物效价的纯度，往往低于个别研究中的高度纯化的制剂。为了能够比较在不同的实验室，或同一个实验室中不同的时间获得的结果，研究者已经做出相当大的努力来使用一个单一的材料作为标准。

目前FSH，LH，hCAG等参照材料已可以获得。世界卫生组织（WHO）从位于英格兰赫特福郡的国家生物标准和控制研究所取得上述材料并提供给研究者。两种类型的参照材料是可得到的，即国际标准（IS）和国际参考制剂（IRP）。国际标准是全世界10～20个专家实验室确定的效能，而IRP的效能仅由少数几个实验室确定。

随着促性腺激素RIA的出现，人垂体腺的部分纯化的提取物（代号ler-907）可从美国国家卫生研究所获得。大量的制备物被提供给世界卫生组织，WHO于1976年将制剂进一步纯化，并称之为垂体FSH和LH的第1代国际参考制剂（1st IRP-FSH and LH）。随后，另一部分纯化的提取物LER-907在1980年被制备并取代第1代IRP-FSH和LH。它被称为第2代国际参考制剂（2nd IRP-FSH and LH），被分配的代码是78/549。高度纯化的垂体FSH和LH制剂也已制备好。第1代人类垂体LH的国际参考制剂（1st IRP-LH，代号68/40）于1974年获得。随后，该材料被2代国际标准垂体LH（2nd IS-LH；代码：80/552）取代。1986年垂体FSH的第1代国际标准（1st IS-FSH，代号83/575）被确定。目前，第2代IRP-FSH和LH和第2代IS-LH均作为标准用于促性腺激素免疫检测。

用于hCG免疫检测最初的标准物是从妊娠早期的女性尿液中提取并部分纯化的人绒毛膜促性腺激素制剂，被称为绒毛膜促性腺激素第2代国际标准。随后，又开发出高度纯化的制剂，并被称为第3代国际标准。该制剂目前作为hCG免疫测定的标准物。

（七）免疫检测的效能

在一种免疫分析法用于测量任何化合物之前，必须首先验证本方法的灵敏度、特异性、准确度和精密度。验证免疫检测效能的程序如下。

1. 灵敏度 测定的灵敏度被定义为可以和零区分的被测量的物质的最小量。在实践中，检测的灵敏度取决于标准曲线的精度，标准曲线通过对每个浓度的标准物及空白均重复测量10次来获得。这样就能计算每一个标准物浓度相对应的抗体结合标记数量的均数 ± 标准差（SD）。检测的灵敏度是指最低的标准浓度，该浓度标准产生的抗体结合标记数量的均数（如每分钟计数）与空白对照的均数的差异为2倍标准差。

在实际应用中，以这种方式表示的敏感度指的是标准曲线的灵敏度。然而，了解可以检测到的每毫升样品中分析物的最低量非常重要。该最低量取决于对分析物的最低标准浓度（根据标准曲线的敏感性）、稀释因素（如果有）以及程序性损失［在检测中使用的提取和（或）色谱步骤］的综合计算。

当被分析的化合物的血清非常低时（如测量绝经后女性或芳香酶抑制药治疗的患者的样品中E_2），检测的灵敏度尤为重要。

2. 特异性 检测特异性是指来自目标检测物以外的物质的交叉反应的干扰程度。免疫分析的特异性通常用两个不同方法进行评估。首先，抗体的交叉反应性（表示为一个百分比）是比较检测物的剂量-反应标准曲线，与可能存在于在同一样品中且可能结合抗体的化合物的剂量-反应曲线。将导致50%与抗体结合的监测标记受到抑制的标准物质量，除以同样导致50%抑制的交叉反应物的质量，乘以100%，便得到抗血清交叉反应的百分比。

免疫测定特异性的第二种方法：使用一个特定的免疫测定方法与经典方法，如质谱分析等测量同一组样本，比较两种方法的差别。如果不可能，且不用包含色谱法的免疫方法测量分析物，分析物数值应该与使用能将分析物和干扰代谢物分离的色谱步骤（如硅藻土柱分配色谱法）的免疫测量方法比较。

3. 准确度 分析准确度即测量值与真实值的一致程度。一个常用的确定免疫测量的精确性的方法是基于标准曲线和含有已知高浓度的分析物的系列稀释液（使用分析缓冲物）之间的线性（并行）关系。确定免疫测定精度的另一个方法是基于患者样本在不同的水平、不断增加（峰值）标准的恢复情况。这种方法通常需要提取或色谱步骤（如甾类激素检验）。并行性和"尖峰"样本方法均受到稀释或"尖峰"的准确性的限制。

4. 精确度 测定的精确度是指对同一样本做多次重复测量时的变异性。在实践中，批内分析精度和批间分析精度决定于且通常表达为重复测量的变异系数。将重复测量的标准差除以均数，然后乘以100，便得到变异系数（表达为一个百分比）。批内分析精密度的评估是在同一检测试验中，多次测量待测物的复制样本（通常为7～10次）。批间分析精密度是在一个不同的试验中测量被测物的复制样品（至少5个）。批内和批间精密度均应测定3种不同浓度（高、中、低）的分析物。

（八）在免疫测定中的干扰

与动物蛋白反应（抗动物抗体）的循环抗体往往是免疫测定中一个无法识别和未知的干扰源。两位点免疫检测尤其如此。最常见的人抗动物抗体的干扰是由人抗鼠抗体（HAMA）引起。在鼠单克隆抗体类免疫测定中人抗鼠抗体能引起正面或负面干涉。一些防止抗动物抗体产生的策略被提出。实验室人员和临床医师具有与免疫测定方法中此类干扰相关的问题意识是非常重要的。

（九）质谱分析

用质谱法检测类固醇激素实际上早于RIA法。早在1966，使用气相色谱-质谱法（GC-MS）获得第一次全面的尿类固醇资料。这种方法结合了气相色谱法的分辨能力和质谱仪的高灵敏度和特异性。为增加波动性、选择性和探测性需要先衍生气相色谱法分离的类固醇。当个别溶质从气相色谱柱洗脱时，质谱仪作为一个独特的探测器提供个别溶质的结构信息。质谱技术首先需要在电离源中对待测化合物进行电离，接下来在质量分析器中对离子进行分离和检测。形成以质荷比（m/z）为自变量，一个特定的离子的相对丰度为因变量的质谱图，然后就可得到化合物的浓度。

由于方法的复杂性和相关仪器和试剂的成本，以及需要一个训练有素的人员进行检测，GC-MS分析仅用于数量有限的实验室，主要在制药公司。因此，在1969年第一例RIA出现后近30年中，由于常规的RIA和直接免疫测定法操作相对容易、总体成本低廉，在临床诊断和研究实验室被用作量化类固醇激素的主要方法。然而，20世纪80年代液相色谱技术的进步，导致1987年出现了高性能液相色谱-质谱（LC-MS）仪器。此外，诺贝尔奖获得者——芬恩于1990年发明的电喷雾源及随后出现的化学电离极大地改善了常规类固醇分析水平。这种技术有利于在液滴中存在的化合物的电离，并将分子直接从高效液相色谱装置中喷雾入质谱仪。技术的进步允许液相色谱洗脱液与质谱仪的简单耦合，且通常不需要衍生类固醇，从而减少检测的复杂性并大幅缩短运行时间。这些因素大大增加了患者样本的吞吐量，同时能还提供高精度和精确的结果。

近年来，运用液相或气相色谱串联质谱法不断增加（GC-MS和MS，LC-MS和MS）。串联质谱由两个质谱仪串联而成（碰撞池）。经过层析后，样品在第一质谱仪中被处理而获得前体离子，前体离子随后在碰撞池中破碎成产物离子。产物离子的质量随后由第二质谱仪的检测器确定。该方法具有较高的特异性、灵敏度和吞吐量。

在过去的10年中使用LC-MS和MS检测出现了大幅增加，尤其是在主要的临床诊断实验室，而在一些研究实验室用得稍少一些。然而，仍然在有些情况下，GC-MS测定比LC-MS提供更高的色谱分辨率甚至敏感度。GC-MS，GC-MS和MS检测的优点是高度适用于大量的结构相似的化合物的测量。它们仍然是最强大的确定类固醇激素代谢缺陷的检测方法。

由于类固醇激素MS检测的高效性和高吞吐量，这种方法在临床和研究实验室使用快速增长。在较大的参考实验室，这些检测已经取代了传统的繁琐的和耗时的RIA和缺乏特异性和（或）敏感性的直接免疫检测。在主要临床诊断实验室中，MS技术已成功地应用于类固醇激素常规分析。虽然昂贵的仪器，相关的运行成本和高技术专长的要求已经阻碍了小型实验室使用这种仪器进行类固醇激素的高通量常规测试，但这种情况正在改变，质谱检测正在得到日益广泛的使用。

除了使用 MS 技术用于类固醇激素的常规分析，该方法目前足够快速和强大，具有较高的特异性和敏感性，可在大型流行病学研究中测量激素。MS 分析的一个重要优点是在单一的血清或尿液等分试样测量多种激素的能力。相反，传统的 RIA 一般只能在单一的血清等分试样（通常 1ml）测定最多 5 种不同的类固醇。几年前，在美国国立癌症研究所，质谱分析方法被开发仅使用 0.5 份血清或尿液定量多达 15 种不同的雌激素。在诊断患者和在各种研究中，特别是流行病学研究，测量类固醇激素的代谢物谱有可能提供高价值的信息。对小分子量的分子如类固醇激素代谢谱定量分析被称为代谢组学，是一个迅速发展的研究领域。

（十）类固醇激素检测的标准化

标准化在测量类固醇激素是值得的，这样的测试结果是准确和可靠的，且与测定方法、时间和地点无关。虽然 MS 检测将成为类固醇激素测量的"金标准"似乎得到普遍认可，但是在该方法成为金标准之前仍有许多挑战需要克服。类似于那些传统的 RIA 和直接免疫分析，MS 技术面临需要解决的变异问题，意识到这一点非常重要。质谱测定方法的准确性之间的差异似乎是由于测定标准物校准的差异，而测定精度的差异可以解释为（至少部分解释为）样品制备的差异。

在各种专业社团尤其是内分泌协会的大力参与下，美国疾病控制和预防中心（CDC）正在牵头一个激素标准化项目，其最初目的是规范睾酮测量。本项目的概念性方法是建立于来自 CDC 维护或支持的标准化项目（如胆固醇的标准化项目和国家糖化血红蛋白标准化项目）的成功经验。睾酮标准化项目包括 3 个基本步骤、校准单个检测、开发一个参照系统并验证最终用户测试性能。虽然从以前 CDC 的努力看来，通过检测标准化实现测量性能巨大的改进是显而易见的，但是基于以前的经验，可能需要数年来实现这样的成就。

（十一）类固醇、蛋白质和多肽激素的参考区间

在临床的诊断试验中的一个重要的必要条件是参考值范围，在诊断试验中使用传统的和直接的免疫检测或 MS 检测确定激素、肽或蛋白质激素数值。这些参考值范围应该来自有良好代表性的、适当数量的人群，使用临床和实验室标准机构制定的标准化的程序对该人群进行检测。通常情况下，只能获得有限的用于建立参考范围的受试者的信息。此外，在建立激素的参考范围时，一个经常被忽视的方面是可能会影响这些测量结果的生物学影响因素。主要因素包括性别、年龄、体重指数、青春期、绝经状态、月经周期、妊娠期和昼夜节律。

比较 MS 检测和那些常规 RIA 获得的类固醇激素的参考范围尤其重要，因为大多数关于激素在正常男性和女性，以及在各种内分泌疾病中的作用的知识是基于 RIA 的数据。目前看来，这两种方法所获得的参考范围没有显著性差异。

二、特定生殖蛋白和肽激素的测定

（一）促性腺激素

检测促性腺激素的经典 RIAs 特异性和敏感性较低，往往不能区分正常低值和低水平。促性腺激素分泌的脉动性加大了这种困难。因此，用 RIA 检测不到下丘脑或垂体衰竭或青春期前患者出现的低水平促性腺激素。免疫测定检测更敏感和特异，改善了促性腺激素的测量。因此，IRMAs 斯或 ICMAS 应该用于评估疑似低促性腺素性功能减退症和儿童患者。相反，ELISA 法对促性腺素不敏感且表现更高的非特异性结合。

测量 LH 可能出现的问题包括显著的与 hCG 的交叉反应性及脉冲分泌模式（每隔 60～90 min 脉冲分泌）。为达到测量精度，必须将每隔 15～20 min 采集的样本进行汇总分析。然而，在临床上这是没有必要的，因为低水平通常还是低于正常，高值也不经常在正常范围内。对脉冲分泌模式的关注更多是出于研究的目的，FSH 的样本的脉冲分泌极不明显，脉冲频率很低，约每 3 小时 1 次。

除了与各种疾病和生理状态的相关的 FSH 和 LH 改变，左旋多巴和酮康唑增加 FSH 水平，雌激素和吩噻嗪类药降低 FSH 水平。酮康唑增加 LH，服用性激素、吩噻嗪类药物、地高辛和普萘洛尔降低 LH。

（二）女性和儿童血 LH 和 FSH 水平

在大多数临床诊断实验室使用 ICMAs 测量血清 FSH 和 LH。在我们的实验室，FSH 在卵泡期、排卵期和黄体期的参考范围分别为 2.8～14.4 mU/ml，

5.8～21 mU/ml 和 1.2～9 mU/ml；LH 对应的范围分别是 1.1～11.6 mU/ml、17～77 mU/ml 和 1～14.7 mU/ml。绝经后女性的 FSH 和 LH 的参考范围分别是 21.7～153 mU/ml 和 11.3～39.8 mU/ml。

在排卵期，血清 LH 水平增加 4～6 倍，而血清 FSH 水平增加 2～3 倍。排卵期促性腺激素水平约持续增加 2d。

在黄体期，血清 LH 和 FSH 水平相近或略低于各自在卵泡期的水平。因此，健康女性的 LH/FSH 比值在卵泡期约为 1，而在排卵期增大。

在青春期前，促性腺激素水平低于成年女性，由于 FSH 分泌的相对优势导致 LH/FSH 比值<1。在这个年龄段，RIAs 对区分低促性腺激素分泌的患者与健康儿童是没有帮助的；因此，使用第 3 代 LH 和 FSH IRMA 或 ICMA。这些方法也可用于测量在青春期发展过程中 LH 和 FSH 的变化。从 Tanner 分期 P1～P5，用 IRMA 测量发现 LH 浓度增加超过 30 倍，但用 RIA 测定时只增加 2～4 倍。因此，当测量青春期前患者、怀疑性早熟患者和那些疑似低促性腺素性功能减退症的血清 LH 时，第 3 代免疫测定是首选技术。有报道提出，使用第 3 代荧光免疫法，LH 高于 0.6 mU/ml 值足以提示促性腺激素依赖性性早熟的诊断并且可能检测出 2/3 此类患者。

围绝经期，血清 FSH 水平大幅增加，而 LH 水平保持在正常范围内。绝经后 2 种促性腺激素水平都很高，但血清 FSH 水平高于 LH 水平。在老年女性中，LH 水平逐步下降，接近绝经前水平。

50% 多囊卵巢综合征（plycystic ovary syndrome, PCOS）女性中 LH 水平高值、LH/FSH 比值增加。过去，一些临床医生基于 LH 水平升高和 LH/FSH 比值高于 2 或 3 而诊断 PCOS。虽然 LH 水平或 LH/FSH 比值增加有助于确诊 PCOS，但是很多多囊卵巢综合征患者血清 LH 和 LH/FSH 均正常。

高水平的血清 LH 和 FSH 是卵巢功能衰竭的典型特点，也可能见于性腺发育不全的患者。偶尔垂体肿瘤可能产生 FSH 或 LH。对促甲状腺激素释放激素（TRH）的反应进行 α-亚基和促性腺激素的测定可能有利于促性腺激素腺瘤的诊断。

（三）促性腺激素的动态检测

1. 促性腺激素释放激素试验 人工合成的促性腺激素释放激素（GnRH）——下丘脑肽，已被用来刺激 LH 和 FSH 的分泌来识别不能使用基线值来诊断的异常。本试验主要用于鉴别下丘脑或垂体来源的促性腺激素缺乏，也用于发现青春期的激素分泌延迟成熟。然而，本试验在很大程度上反映了基线测量值。例如，在多囊卵巢综合征和卵巢功能衰竭的女性患者，GnRH 刺激导致多囊卵巢综合征患者 LH 极度增加和卵巢功能衰竭患者 FSH 升高。

在鉴别下丘脑或垂体来源的促性腺激素分泌缺陷时，需要初始 GnRH 激发。激发可通过在测试前 1 周每日肌内注射 GnRH 100μg 来实现。使用这种方法后无反应或低反应，可以区分更常见的下丘脑问题和罕见的先天性或后天性垂体缺陷导致的促性腺激素分泌异常。

促性腺激素释放激素试验也可用于探讨下丘脑-垂体-性腺轴的成熟状态。在没有第 3 代检测可用时，必须用该实验观察促性腺激素依赖性性早熟患者（GDPP）的青春期 LH 和 FSH 的反应。测试可能有不同操作方法，但在使用 GnRH 前至少需要两个相隔 15 min 的基线样本。然后静脉注射 GnRH 25μg 或 100μg，分别在给药后 20 min、30 min、60 min、90 min 和 120 min 提取血液样本。实际上，30 min 和 60 min 两样本就足够用于临床解释。使用传统的放射免疫分析方法，给药 100μg GnRH 后，LH 峰值分别超过 15 mU/ml（女孩）和 25 mU/ml（男孩）提示 GDPP。使用 CMA LH 测定，给予相同剂量 GnRH 后，截止值（cut-off value）>8 mU/ml。使用 LH IFMA（女孩>6.9 mU/ml 和男孩>9.6 mU/ml）得到类似截止值。另一种方法是观察使用长效促性腺激素释放激素类似物 2h 后 LH 的变化。LH 值>10 mU/ml（使用 IFMA）提示 GDPP。

唯一有效的方法来评估下丘脑 GnRH 释放是检测促性腺激素的自发脉冲分泌，通常是用于科研目的。在 6～24h 每隔 10～15 min 取血样，具体次数取决于是否评估昼夜变化。

2. 氯米芬试验 在过去，使用氯米芬试验评估下丘脑-垂体轴对雌激素的负反馈能力。口服氯米芬（50～100 mg/d）5d，测量试验前和结束时的 LH 和 FSH 水平。LH>50 mU/ml 为正常反应。但由于该试验缺乏敏感性和特异性而应该不用于此目的。

氯米芬试验最常用于卵巢储备功能的评估。在过去，氯米芬试验被认为比在月经周期第 3 天单次测量 FSH 和雌二醇更有价值。在月经第 5~9 天服用氯米芬（100 mg），分别在月经第 3 天和第 10 天测量 FSH 水平。任何一次值（第 3 天或第 10 天）大于阈值即为阳性。一般来说，FSH 水平>10~12 mU/ml 为异常；然而，因为不同的 FSH 的测定之间有相当大的差异，每个实验室定义自己的异常的分界点，这一点很重要。然而最近的一些数据表明该试验可能不会比基线 FSH 评估更有价值。

（四）人绒毛膜促性腺激素

包括脑垂体在内的许多组织产生很低水平的人绒毛膜促性腺激素，而胎盘产生大量的人绒毛膜促性腺激素。大多数分析只能标准化测量胎盘或 hCG 分泌性肿瘤产生的大量人绒毛膜促性腺激素。应该考虑到人绒毛膜促性腺激素实际上指的是 4 种不同的结构部分：大多数人说的人绒毛膜促性腺激素是由绒毛合体滋养细胞产生；超糖基化 hCG 是由滋养层细胞产生，且在植入和滋养细胞疾病时有更积极的作用；自由 β 亚单位常见于恶性肿瘤；垂体 hCG 像 LH 一样以脉冲的方式从脑垂体分泌出来，且量较少，最常见于绝经后女性。

在不同检测 hCG 临床试验中这些部分之间的交叉反应发生程度不同，在临床需要时有必要使用特异性更高的检测。例如超糖基化 hCG 通常表示一个更加成功的受孕，在妊娠早期植入可能有 50%~90% 会体现在一个"常规" hCG 临床检测。目前使用的 IMMULITE 系统能很好反映超糖基化的 hCG，接近 90%，而其他免疫检测则不能。

妊娠期间，hCG 水平迅速增加，约每 2 天翻倍至 12 周。妊娠的第 3 个月后，hCG 水平降低且在恒定的水平趋于平稳直到妊娠结束。测量 hCG 广泛用于确认怀孕和监控滋养层在妊娠并发症（如自然流产和异位妊娠）中的功能。妊娠期间测量 β-hCG，结合其他测试（颈半透明度，妊娠相关性血浆蛋白 A、抑制素 A 或雌三醇），可能更有助于筛查染色体三体型，如唐氏综合征。

大量的 hCG 见于滋养层疾病、非妊娠滋养细胞肿瘤和男性生殖细胞肿瘤。一般来说，所有的这些肿瘤可能产生完全的激素，但大多数只产生 β-hCG。应全面评估 β-hCG 水平升高的患者，排除潜在的恶性改变。使用敏感的分析方法测量 β-hCG 水平也用于监测肿瘤切除术后复发，也可能有助于肿瘤的诊断和疾病预后的估计。

在测量正常女性的低水平的 β-hCG 时存在一个特殊的问题。当发现低水平时（通常在 5~20 mU/ml），可能性包括妊娠、产生 hCG 的肿瘤（包括绒毛膜癌）、正常的垂体分泌（通常在绝经后女性）和试验干扰（常见于"三明治"型试验）。第一个方法是用不同的试验重复测量，并测量尿液 hCG。可使用更特异的分析如 β-亚型，如果这解释了来源，应该寻找恶性肿瘤。通过排除过程，不能用不同检测方法学差异来解释的低水平的 hCG 最有可能反映垂体分泌，其证据是使用垂体抑制，垂体抑制和口服避孕药片一样，将抑制 hCG 水平。

（五）泌乳激素

血清泌乳素 (PRL) 通常是用 ICMA 测量。正常范围的上限通常报道为 15~20 ng/ml（男性）和 20~25 ng/ml（女性），尽管真正的正常水平通常更低（女性至多为 18 ng/ml）。血清 PRL 值受雌激素、药物（如吩噻嗪类、甲氧氯普胺）、压力、食物、乳房刺激，甚至静脉穿刺的影响。因为昼夜变化和饭后瞬时增加，应该常规在上午取样。

血液中存在的巨泌乳素 macroprolactin（PRL 单体 + PRL 自身抗体）或二聚形式的 PRL（所谓的 big-PRL）可能导致 PRL 水平升高而与生物活性无关。特别是，巨泌乳素血症可能是一个重要的临床问题，导致高达 10% 的病例的误诊为高泌乳素血症。怀疑巨泌乳素血症（如自身免疫疾病患者）时，在免疫测定前进行聚乙二醇沉淀。最近，新的涉及超滤的商业泌乳素测量方法已出现，且可能有助于在临床上检测巨泌乳素或大泌乳素。在正常女性，免疫反应性血液泌乳素主要来自单体的泌乳素（≥95%）。二聚的泌乳激素（所谓的 big-prolactin）和巨泌乳素（分子量>100 kD 的泌乳素-抗体复合体）的浓度一般极低（少于 1%）。然而超过 15% 的免疫反应性泌乳素增加的患者出现巨泌乳素血症，并且一些患者的高泌乳素血症是巨泌乳素水平升高的结果，误导医疗方法。

检测巨泌乳素的金标准是凝胶过滤色谱法，该法可以量化 PRL 的全部的 3 个变体。然而，这种方法是消耗大量人力，大多数临床实验室喜欢使用聚乙二醇（PEG）沉淀。聚乙二醇处理后低 PRL 恢复表明巨泌乳素的存在。

虽然有学者建议对所有高泌乳素血症患者进行巨泌乳素筛查，但血 PRL＞85 ng/ml 通常不解释为巨乳泌素血症。垂体协会发布的指南指出血液泌乳素的值≥150 ng/ml 通常提示垂体泌乳素瘤。因此，只对 PRL 值 25～150 ng/ml 的患者进行巨乳泌素筛查是合理的。PEG 沉淀后 PRL 复苏≤30% 提示巨乳泌素血症的存在。因为真正的高泌乳素血症和巨乳泌素血症可能共存，PEG 沉淀后 PRL 值不应超过 13 ng/ml。

妊娠期间血清 PRL 从妊娠第 6 周开始增加，逐步升高至分娩时达到约 200 ng/ml。在非哺乳女性，PRL 水平在产后 2～3 周恢复正常。绝经期女性血清 PRL 由于雌激素的减少而略有下降。

血清 PRL 水平＞200 ng/ml 是垂体腺瘤的诊断依据，但微腺瘤患者的 PRL 水平往往相当低。PRL 水平在 50～200 ng/ml 可见于非 PRL 分泌性腺瘤（non-PRL-secreting 垂体腺瘤）压迫垂体柄的患者。如果 PRL 水平中度升高，评价甲状腺功能是必要的，因为甲状腺功能减退会导致血清 PRL 的升高。

（六）泌乳素的动态测试评估

过去在脑成像技术不成熟时，PRL 分泌动态评估比较流行。现在 PRL 分泌动态评估测试很少使用。计算机断层扫描（CT）或磁共振成像（MRI）在诊断和评估垂体微腺瘤或巨型腺瘤时更有价值。

促甲状腺激素释放激素（thyrotropin-releasing hormone，TRH）是能刺激促甲状腺激素（TSH）分泌的下丘脑肽，可用于评估垂体分泌的 PRL。一般来说，泌乳素瘤患者在 TRH 刺激后不会出现血清 PRL 进一步增加。因此，这个测试被用来区分高泌乳素血症的功能表现和 PRL 分泌型垂体腺瘤。然而，TRH 刺激试验的使用已受到质疑，因为 PRL 反应很大程度上取决于 PRL 的基线水平。该方法是在整夜禁食后，静脉注射 TRH（200μg）。分别在实验开始及 30 min，60 min，90 min 时采集血样检测 PRL。正常的 PRL 响应增加至少 100% 的基线值。精神障碍和摄入甲状腺激素、糖皮质激素和镇静药可能影响 PRL 响应。TRH 测试仍然用于诊断垂体甲状腺疾病和甲状腺功能减退的微妙变化；为实现这些目的，对 TSH 水平进行测量。

另一种替代 TRH 法来评价 PRL 障碍的方法是使用甲氧氯普胺（10 mg 静脉注射）。分别在使用甲氧氯普胺即刻、30 min、60 min、90 min 和 120 min 后获取血液样本。60～120 min PRL 增加 100 ng/ml 为正常。

（七）抑制素和激活素

激活素 A 和 B 在卵巢中重要作用。一般来说，激活素对抗抑制素的作用，是中和其生物活性的卵泡抑制素的一个主要的结合蛋白。然而，目前在临床实践中测量激活素没有重要作用。但最近的实验证据指出其在受孕异常（如子痫前期）中的潜在的临床作用，也作为一个子宫内膜异位的标志，尽管其标志作用最近被质疑。

血清抑制素 A 和 B 的水平可用特定 ELISA 来测量，分别代表不同颗粒细胞群的分泌物。如前所述，肽化验的特点是多个亚单元使分析更困难。抑制素的分析尤其如此，已变得极度变化和不精确。成年女性在月经周期中血清抑制素值发生变化：抑制素 A 在卵泡期最低，在黄体中期达到高峰；抑制素 B 正好相反（彩图 106）。妊娠期间，抑制素 A 在妊娠中期下降，而抑制素 B 从妊娠后期开始增加到末期达到最高峰。绝经期后两种抑制素水平显著下降。

抑制素的测量在有些情况下可能会有用。一些颗粒细胞肿瘤产生大量的抑制素 B，可用于肿瘤手术前和术后的监测，因为它可能发现肿瘤复发。抑制素 B 的测量也被提议用于监测某些妊娠并发症和评估卵泡早期卵巢内小卵泡的数量。该测量也可用于评估生殖衰老，因为月经周期第 3 天时低水平的抑制素 B 可能表明卵巢储备下降。但抑制素 B 测量缺乏标准化导致该用途很难实现。

男性抑制素 B 是由睾丸支持细胞形成，在青春期后开始升高，已被认为是一个好的精子发生的标志。它也被用于隐睾症和无睾症的鉴别诊断，在无睾症患者检测不到抑制素 B。它也可能有助于区分各种类型的性腺功能减退。

（八）抗苗勒管激素：一般用途及评估卵巢储备

抗苗勒管激素（AMH）是一个二硫键相连的二聚体糖蛋白，其分子量为 140 kDa，属于转化生长因子 β（TGF-β）超家族。抗苗勒管激素在男性的性别分化中起着重要的作用，因为胚胎睾丸支持细胞生产该激素时诱导苗勒导管的退化。

在过去，实验室诊断系统（Diagnostics Systems Laboratory，DSL 10-14400）和 Immunotech 提供了两

种不同的商业酶联免疫吸附(ELISA)实验来检测抗苗勒管激素。因为 DSL 被 Beckman Coulter 整合,目前使用 Beckman 检测(AMH Gen Ⅱ assay),且 AMH Gen Ⅱ 比以前的 DSL 的效价高出 40%。

女性抗苗勒管激素由前腔和小窦卵泡的颗粒细胞生成,它的值在出生时几乎检测不到,但青春期之前逐渐增加,然后在生育期的早期保持相对稳定。30 多岁时抗苗勒管激素水平开始下降,在围绝经期变得非常低。测量血液中抗苗勒管激素主要是用来评估卵巢储备,但也可用于诊断卵泡募集和初始增长的变化。事实上,抗苗勒管激素测量已经被用于性别不清的评估(男性新生儿水平远高于女性新生儿),也用于区分性腺功能减退和青春期延迟。低水平的抗苗勒管激素见于特纳综合征和低促性腺素性功能减退症。

多囊卵巢综合征(PCOS)患者的血清抗苗勒管激素水平高出 2~3 倍,与前腔和小窦卵泡数量增加相一致。有报道称血清抗苗勒管激素值>35 pmol/L(或>5 ng/ml)是一个敏感的 PCOS 标志,通常在不能进行卵巢超声时,该检测可能有助于这种疾病的诊断。与正常女性一样,PCOS 患者血清抗苗勒管激素水平在 30 岁开始下降,40 岁以后下降更加明显。没有不同年龄的抗苗勒管激素水平是孤立使用抗苗勒管激素诊断 PCOS 的困难之一。我们发现随着年龄增长,有着最低的抗苗勒管激素值的 PCOS 女性最可能拥有更正常的月经周期(图 34-5)。

评估卵巢储备已成为女性生殖疾病管理的一个极其重要的组成部分。尽管卵巢老化在近 40 岁加速,即使是年轻的女性,特别是那些经历过癌症治疗的患者,卵巢储备可能会降低。

尽管在月经周期的第 2~3 天测量血清 FSH 和雌二醇水平已得到了广泛的应用,其他测试包括氯米芬兴奋试验(前面所述)、超声下窦状卵泡计数、抑制素 B 水平测量和抗苗勒管激素(AMH)测量。虽然有学者建议联合使用这些检测形成一个复合的卵巢储备功能的评分标准,但是在我们掌握的方法中,AMH 水平已被证明是最有用的(彩图 107),该结果与别人的建议一致。AMH 水平与生理周期有关而且波动不及 FSH 明显。评估怀孕概率的受体工作特征曲线已建成。我们的经验表明,尽管测量值变异很大,AMH 值<0.4 ng/ml 提示不良预后。图 34-6 描述一个很大的寻求生育治疗的样本中与衰老相关的 AMH 在不同年龄段的下降。抑制素 B 与 AMH 均有用于预测绝经期的发生,但 AMH 的数据更稳定,因为不同检测之间变异性较小。有些团队已经证实,一旦 AMH 水平不能检测到(通常<0.05 ng/ml),更年期会在 5 年内出现(图 34-7)。

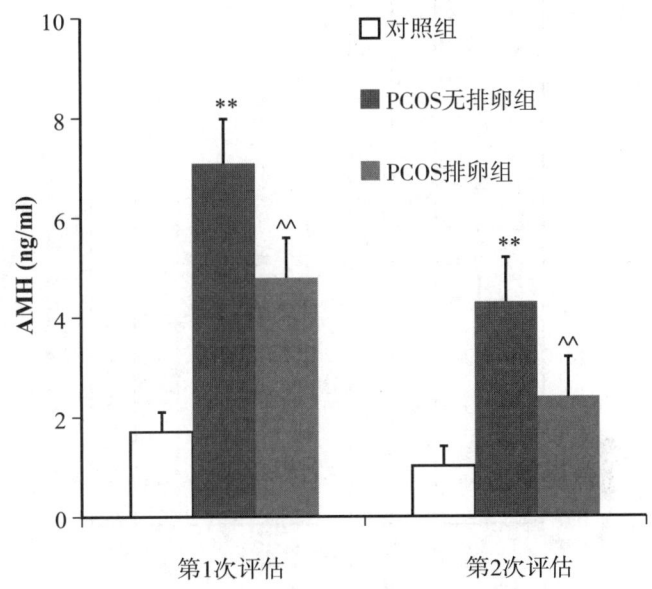

图 34-5 实验开始时和 5 年后 PCOS 非排卵组、排卵组和对照组的 AMH 值的柱状图。PCOS 非排卵组高于排卵组和对照组($**P<0.01$),PCOS 排卵组高于对照组

[摘自 Carmina E, Campagne AM, Mansueto P, et al. Does the level of serum antimüllerian hormone predict ovulatory function in women with PCOS with aging? Fertil Steril, 2012, 98(4): 1043–1046.]

值得注意的是,长期在室温下储存全血对 AMH 浓度有极大影响(在约 3.5d 时有 40% 增量增加),该浓度在随后的分离血清中测量。然而,当样品被收集到有凝胶隔板的保存试管,AMH 能在室温下保存很多天而不受影响。

三、性类固醇激素检测

(一)雌激素

血清 E_2 是主要的活性雌激素,其测量在临床诊断和研究实验室中扮演一个重要的角色。女性 E_2 检验诊断性应用包括评估各种临床情况下的卵巢功能,如月经紊乱、早熟或青春期延迟及辅助生殖技术方案。男性 E_2 测量可用于评估男性女乳症。在研究实验室方面,E_2 的定量检测在许多不同的研究(如乳腺癌的流行病学研究)中发挥了重要的作用。

其他雌激素,如雌酮(E_1)和雌酮硫酸盐(E_1S)

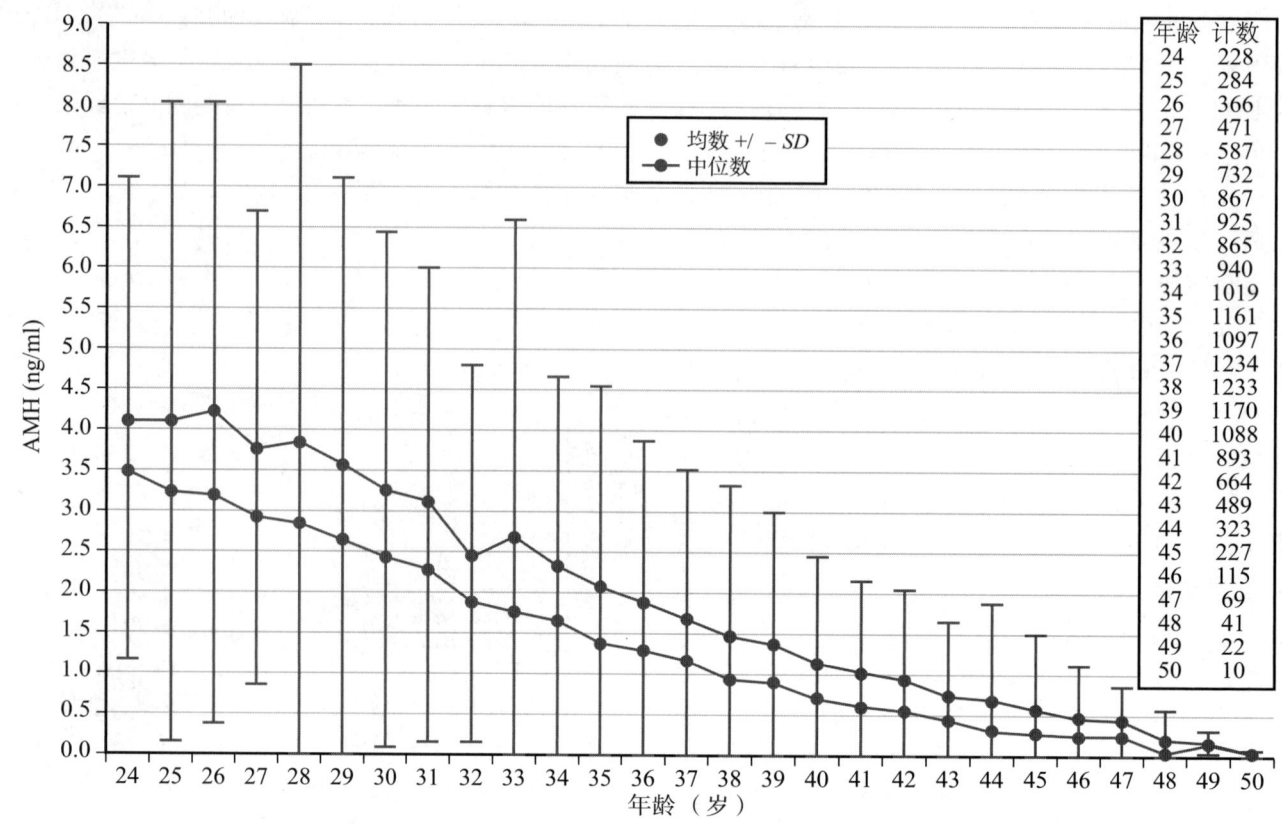

图 34-6　17 120 名女性的 AMH 值（BC-DSL 公司试剂）

［摘自 Seifer DB, Baker VL, Leader B. Age-specific serum anti-müllerian hormone values for 17, 120 women presenting to fertility centers within the United States. Fertil Steril, 2011, 95（2）: 747–750.］

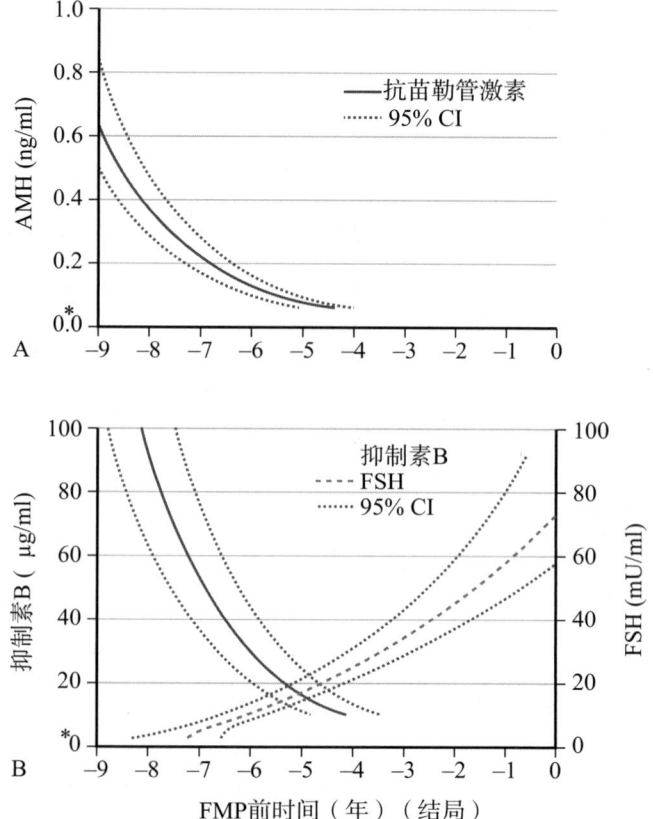

图 34-7　与绝经相关的抗苗勒管激素（AMH）和抑制素 B 浓度

［摘自 Sowers MR, et al. J Clin Endocrinol Metab, 2008, 93（9）: L34768–L34783.］

的测量在临床诊断实验室不如 E_2 常见，E_1S 更加少见。E_1 有大量的生物活性，在确定女性或男性的雌激素状态时，常与 E_2 一同测量。相反，E1S 没有生物活性，但不管在男性还是绝经前或绝经后妇女中，其在数量上是最重要的雌激素，反映了循环中雌激素的储备量。

虽然可以购买到直接 RIA 测试盒来测量 E_1 和 E_1S，但是这些测试盒有一些缺陷。因此，推荐使用传统的 RIAs 测量 E_1 和 E1S（血清硫酸酯酶孵化后测量 E_1）。

雌三醇（E_3）是一个非常弱的雌激素，在 20 世纪 70 年代常使用 RIA 测量来评估妊娠后期胎儿健康状况。然而，E_3 的诊断用途已被超声波和胎儿心率检测取代，现在又重新被启用作为非整倍体遗传检测的一部分。

正如前面所讨论的，E_2 最初在临床诊断和研究实验室都采用传统的 RIA 测定。然而，一旦免疫分析被开发用于自动化平台，大多数临床诊断实验室开始常规使用该方法，到目前该方法仍用于许多这样的实验室。虽然这些化验可以用来测量更高的 E_2 水平（>50 pg/ml），但是它们在精确测量低水平 E_2（如男性和绝经后女性）时缺乏敏感度。此外，直接 E_2 免疫分析并无特异性。当在测量使用雌激素治疗的绝经后女性（如共轭孕马雌激素）的 E_2 时这一点更明显，这些女性的血清水平被高估了 3~5 倍。血清 E_2 水平被高估可能导致不恰当的治疗和潜在的不良反应。当用直接免疫法测定芳香化酶抑制药治疗的患者的 E_2 时这一点尤为重要。一些芳香化酶抑制药和这些化验的抗体产生交叉反应，导致 E_2 水平假性升高。如果基于这些结果，医师会做出一个不恰当的临床决策，不必要地增加药物剂量。

为获得准确的数据，低 E_2 水平应该使用传统的 RIA,LC-MS 和 MS 或 GC-MS 和 MS 等方法进行检测。如前所述，这些检验在量化步骤前分离出潜在的干扰 E_2 代谢物。

循环雌激素水平：不同的雌激素的参考范围会有所不同非常重要，尤其是当使用不同的分析方法时。20 世纪 70—80 年代传统的 RIAs 方法建立了女性一生不同时期的血清 E_2 和 E_1 水平。使用直接免疫分析法的实验室通常调整 E_2 和 E_1 的参考范围与传统 RIAs 的测量结果一致。

在月经周期中卵泡早期到中期 E_2 水平范围是 20~80 pg/ml，在排卵期前 LH 激增时达到高峰 200~500 pg/ml 或更高。在黄体中期，E_2 水平是 60~200 pg/ml。

青春期之前 E_2 水平<20 pg/ml，无法和性腺功能减退区分。绝经期后 E_2 水平降至青春期前的水平；E_2 均值通常是 10~20 pg/ml，卵巢切除术后女性 E_2 水平低于 10 pg/ml。

男性血清 E_2 水平低于 40 pg/ml，但在一些睾丸和非睾丸疾病时可能会增高。与睾丸激素不同，男性 E_2 水平相对稳定，不随年龄变化而变化。

血清 E_1 的水平通常遵循 E_2 水平的变化规律，但比 E_2 稍低，但绝经后女性 E_1 水平比 E_2 约高 3 倍。同样，当绝经后女性口服任何雌激素时，由于在肝的首关代谢时出现的 17β-羟化类固醇脱氢酶（2型）活性较高，E_1 水平高出 3~5 倍。

（二）孕酮

血清孕激素水平可采用各种各样的免疫分析方法。尽管孕酮代谢形成许多不同的代谢产物，但使用直接免疫分析通常不会导致高估，因为相对较高的孕酮水平及用于这些检验的高度特异性的孕酮抗体的出现。

在卵泡期血清孕酮低（<1.5 ng/ml）。正好在 LH 水平出现飙升前，孕酮开始增加，然后逐渐增加，在排卵后 6~8d 到达顶峰。绝经期后，肾上腺来源的血清孕酮<0.5 ng/ml。

黄体中期（第 21 天和第 22 天）血清孕酮的测量最常用来评估排卵的状态。在此期间，血清孕酮水平通常高于 7 ng/ml。一些医师建议使用不低于 15 ng/ml 的 3 次黄体检测值总和作为正常黄体功能的指标。对于妊娠监测，可使用的评估还包括基础体温图表、尿 LH 试剂盒和定时子宫内膜活检。在妊娠周期，黄体中期恰当的孕酮水平应>10 ng/ml。促排卵后也经常用黄体酮来评估排卵。在氯米芬治疗周期，黄体中期孕酮水平应该高于 15 ng/ml。

在妊娠期间，血清孕酮可能有用于评估黄体和胎盘功能。孕妇血清孕激素水平缓慢上升在妊娠前 3 个月的末期达到 40 ng/ml，然后逐渐增加，在妊娠末期达到 150 ng/ml。妊娠 6~8 周时孕酮水平低（小于 10 ng/ml）意味着异常子宫内妊娠或异位妊娠。

（三）雄激素

女性雄激素来自 3 个不同的来源：卵巢、肾上腺和外周组织。大部分雄激素在一个以上的部位产生或代谢，评价女性雄激素过剩时，通常测量几种雄激素。在过去，尿17-酮类固醇的测量是评估女性雄激素生产最常见的方法。然而，反映肾上腺雄激素的17-酮类固醇测量根本不能反映睾酮，并且无特异性；因此，这些方法已经不被采用于现行实践中。

大多数情况下，测量血清睾酮（T）和硫酸脱氢表雄酮（DHEAS）的水平。他们分别在很大程度上反映了卵巢和肾上腺的贡献。睾酮主要由卵巢产生，循环中2/3的睾酮由外周的雄烯二酮转化而成；因此，卵巢或肾上腺雄烯二酮量增加均导致血清睾酮水平升高。另一方面，尽管DHEAS很好地反映肾上腺的雄激素分泌，但是在某些肾上腺雄激素分泌过多的患者（如21-羟化酶缺陷）中DHEAS水平可能是正常的。肾上腺素酶阻断的通路（影响Δ4通路）可以解释这种差异。相反，许多卵巢来源占优势的高雄激素血症（PCOS）患者的血清脱氢表雄酮可能升高。相应的，升高的血清DHEAS水平不能预测雄激素对地塞米松抑制的反应，地塞米松抑制已被用作测试来确定肾上腺对抑制的反应性。

1. 总的、游离的和可利用的睾酮 在测量女性血清样本总睾酮时，必须使用传统的RIA或MS分析。直接免疫检测测量女性血清样本的睾丸激素没有或有极差的效果。然而，由于相对较高的循环睾丸激素水平，直接免疫检测可以用来测量男性血清样本的睾酮水平。

在绝经前的女性中，约有66%和30%的总睾酮分别与SHBG和白蛋白结合，游离部分通常不到总数的2%。游离睾酮是用于代谢或与靶细胞的雄激素受体结合的循环睾酮的一部分。平衡透析法是定量游离睾酮的"金标准"。

该方法需在血清或血浆样本中添加少量的三氢睾酮，然后转换为管状物被膜和内容缓冲物分隔。合适的孵化期后，通过薄膜将与蛋白质（SHBG和白蛋白）结合的分子从游离睾酮分子中分离。膜保留与蛋白结合的分子，但允许游离睾酮通过。然后在添加的三氢睾酮的总量的基础上计算氚化游离睾酮的百分比。

尽管平衡透析法通常被视为量化游离睾酮的"金标准"，它还是受到技术上的限制。该方法受到血清样本的稀释及不与SHBG或白蛋白结合的氚化睾酮杂质的影响；这些杂质可能会增加游离睾酮的比例。

同时，使用大量的三氢睾酮可能会增加总睾酮的浓度，可能会干扰内生睾酮的平衡。

多年来人们一直认为循环中的睾酮只有游离部分可以被组织利用，且与白蛋白结合的睾酮复合体没有活性。然而，一些研究人员发现结合白蛋白的睾酮能迅速离解，能像游离的睾酮一样被组织利用。与大量的白蛋白结合的睾酮，加上少量的游离睾酮，最有可能形成生物有效性睾酮（非SHBG结合）的循环池。生物有效性睾酮进入细胞，从而可能发生代谢或与雄激素受体结合发挥生物活性。

一个相对简单的确定生物活性睾酮的方法需添加少量的三氢睾酮于血清样本，合适的孵化期后，使用饱和硫酸铵沉淀球蛋白（包括SHBG睾酮复合体），离心后在上清液计数氚，然后以最初加入的三氢睾酮的总量为基础计算上清液（代表生物活性睾酮部分）中氚的相对百分比。在硫酸铵沉淀试验中最常见的误差来源是使用含有杂质的氚化睾酮，少量的放射性标记的睾酮的计数时间不足及球蛋白的沉淀不完全。

使用上述方法，游离的或有生物活性睾酮的浓度通常是将游离或生物活性睾酮的百分比乘以总睾酮浓度计算得来。因此，通过传统的RIA或MS分析准确确定总睾酮的浓度是至关重要的。

为临床需要，使用睾酮和SHBG水平计算的游离睾酮指数（FAI）最实用。该指数是睾丸激素和SHBG（单位是mmol/L）的比率：$T(ng/ml) \times 3.467/SHBG \times 100$。至少在女性，FAI值与由平衡透析法测量得到的游离睾酮密切关联。然而，男性FAI值的有效性差，且FAI值强烈依赖于睾酮和SHBG检测方法的准确性。在一般情况下，当不能用传统的RIAs或MS方法测量总睾酮时，FAI应该主要用于临床而不是研究目的。

2. 其他雄激素 还有其他一些雄激素，在不同的情况下测量可能有一定的用途。其中包括反映肾上腺生成雄烯二酮的能力的11β-羟雄烯二酮，因为卵巢中通常缺乏11β-羟化酶活性。同时，评估外周雄激素生成能力需要检测5α-还原酶活性产品。尽管血清二氢睾酮（DHT）不能适当地反映外围5α-还原酶活性的增加，但是更多的远端代谢物可能是有用的。血清3α-雄烷二醇葡萄糖醛酸最好地反映了多毛症外围睾酮代谢，而雄甾酮葡糖苷酸最好地反映了雄激素性痤疮的外围睾酮代谢。

3. 女性血液中雄激素水平 在育龄期女性，血清睾酮的精确范围是 20～50 ng/dl。使用直接免疫分析，正常范围的上限是 70～80 ng/dl，甚至更高。血清睾酮水平＞200 ng/dl 提示卵巢肿瘤，但有一些肿瘤的血清睾酮水平可能较低。因为正常范围上限的变化，通常女性某项特定分析的结果超过正常上限 2.5 倍则需要担心是否有肿瘤存在。PCOS 患者血清睾酮会轻度增加（通常＜100 ng/dl），而卵泡膜细胞增殖症和肾上腺酶缺陷患者血清睾酮可能会显著增加。

生物活性睾酮的范围是 0.6～5 ng/dl，而游离睾酮水平介于 1～8.5 pg/ml。女性 SHBG 的正常范围是 30～90 nmol/L。

青春期之前血清雄激素水平较低，青春期出现前 1 年或 2 年肾上腺雄激素水平开始增加。血清脱氢表雄酮值高于 0.8 μg/ml 表明肾上腺功能初现的到来。绝经后血清雄激素水平略有下降。衰老是这种下降的主要因素。血清 DHEAS 水平已经被建议用于自身免疫性卵巢衰竭的年轻女性来排除肾上腺缺陷。

血清脱氢表雄酮的正常范围是 0.8～2.8 μg/ml，＞8 μg/ml 则提示肾上腺肿瘤；如果肾上腺肿瘤产生睾酮，睾酮水平也只会轻度升高（3～4 μg/ml）。

血清雄烯二酮正常范围是 1～2.5 ng/ml。在月经周期中血清雄烯二酮水平的变化模式类似于睾酮。然而，与睾酮相比，雄烯二酮水平表现出一些昼夜节律。

4. 女性循环雄激素前体的测量 类固醇代谢中间体的测量对于肾上腺酶缺陷的诊断非常有用。血清 17α-OHP 用于 21-羟化酶缺乏症的诊断。因为 17α-OHP 由黄体分泌，故应在卵泡期的早上检测。健康女性的血清 17α-OHP 通常低于 1 ng/ml，但雄激素过多症患者（大部分是 PCOS 患者）通常有稍高的水平。因此，血清 17α-OHP 高至 2～3 ng/ml 并不代表肾上腺酶缺乏症。典型的新生儿型 21-羟化酶缺陷患者 17α-OHP 水平较高（50～200 ng/ml），而大多数非典型的、迟发性 21-羟化酶缺陷患者血清 17α-OHP 水平为 10～20 ng/ml。将在本章后面叙述的肾上腺糖皮质激素（ACTH）刺激试验可以用来诊断 21-羟化酶缺陷。从实用的角度来看，大多数疑似患者现在可以对 CYP21β 基因的不同突变进行基因分型，特别是有家族史的患者。

当 17α-OHP 升高时，测量血清 11β-脱氧皮质醇可用于诊断 11β-羟化酶缺乏症。这是一个罕见的情况，可能与高血压有关。测量血清 17α-羟基孕（甾）烯醇酮（和 17α-OHP 与 α-羟基孕甾烯醇酮的比率）及 DHEA 与雄烯二酮脱氢表雄酮的比率能用于诊断 3β-羟类固醇缺乏症。在成年人中诊断 3β-羟类固醇缺乏症是有争议的，因为没有发现 *3βol* 基因存在基因突变，且大多数患者似乎存在多囊卵巢综合征的变体。

5. 确定雄激素过多症来源的检测 因为女性血清雄激素升高有不同来源，已经建立多个测试来区分肾上腺和卵巢雄激素过多症。然而，大多数测试特异性差且通常用途有限。目前临床指南，例如多毛症评估，不推荐探究雄激素过剩的来源，然而应该有兴趣追求更特异性的诊断方法。

测试可以分为两组：评估肾上腺雄激素分泌的检测和那些评价卵巢雄激素分泌的检测。第一组的测试包括地塞米松抑制试验和 ACTH 刺激试验。

（1）地塞米松抑制试验：为了评价雄激素过多症，可以采用地塞米松延长测试，口服地塞米松 0.5 mg，每 6 小时 1 次，服用 3～7d。因为血清脱氢表雄酮的长半衰期，评价血清脱氢表雄酮的抑制需要 7d；然而评估睾酮、游离睾酮的抑制时，地塞米松服用 3d 就足够了。从实际考虑，检测睾酮、游离睾酮就足够了，因为除非存在肾上腺肿瘤，DHEAS 总是被地塞米松深度抑制。最常见的雄激素过多症中，总睾酮和游离睾酮降低至少 60% 的基线值提示肾上腺来源雄激素过多症。该测试不是特异的，现在很少使用。

（2）促肾上腺皮质激素刺激试验：ACTH 刺激试验通常用于皮质醇缺乏的诊断或用来发现轻度的肾上腺酶缺陷。在过去这个测试也被用来区分肾上腺和卵巢雄激素过多症，但因缺乏特异性而不常用于此目的。ACTH 刺激一般不建议用于发现雄激素过多症的轻微缺陷，除非 21-羟化酶缺陷（先天性肾上腺增生）极可能存在。例如，ACTH 刺激测试适用于 17α-OHP 的基线水平为 3～10 mg/ml 的雄激素过多症成年女性——如 17α-OHP＞10 mg/ml 则 21-羟化酶缺乏症的诊断将是显而易见的。一些作者建议 17α-OHP 基线值＞2 ng/ml 作为 ACTH 刺激测试的阈值。在有些民族：皮克爱斯基摩人、德系犹太人和某些南欧民族，怀疑指数应该更高一些。如前所述，现在很多患者进行了基因分型。

该检测最好在早晨 8：00—9：00 进行，0.25 mg 促肾上腺皮质激素静脉注射。虽然测试也可以通过肌内注射完成，但是静脉注射方法取得了更加一致的结果。通常是在 30 min 和 60 min 提取血液样本，但实际上单个 60 min 检测值便足够了。为诊断非典型 21-羟化酶缺陷，血清皮质醇和 17α-OHP 才会被检测。如果怀疑罕见的 11-羟化酶缺陷，血清 11-脱氧皮质醇可能需要评估。

非典型 21-羟化酶缺陷可用 New 列线图（图 34-8）进行诊断，该图以 17α-OHP 基线水平的对数值为自变量，以静注 ACTH 60 min 后 17α-OHP 数值的对数值为因变量进行绘制。然而，如果 17α-OHP 峰值高于 10 ng/ml 且比基线增加至少 5 ng/ml，大多数实验室就会诊断为 21-羟化酶缺陷。

ACTH 刺激后 Δ5 和 Δ4 中间类固醇测量已经被用来诊断 3-/b-羟类固醇缺乏症，然而用此法确定的女性患者没有酶缺陷的遗传形式，有可能这些女性组成了 PCOS 的变异体。

（3）促性腺激素释放激素激动药的检测：GnRH-激动药（GnRH-A）通常用于下调垂体促性腺激素分泌和抑制卵巢激素分泌。然而在下调之前，GnRH-A 早发的激动作用导致促性腺激素分泌的长时间刺激，继而刺激卵巢。该测试已被用于 PCOS。

最初的测试是使用那法瑞林，但其他促性腺激素受体激动药也可以使用并没有实质性的差异。一般是在月经周期的第 5~8 天的早上皮下注射醋酸亮丙瑞林（500μg 或 1000μg）。在用药后即刻、8h 和 24h 提取血液样本。血清 17α-OHP 的 Δ（从基线增加）＞2.6 ng/ml 表明增加或过度的反应，这种反应是女性 PCOS 的特征。

6. 多毛症荷尔蒙的评价 女性多毛症是女性不易生长毛发的部位出现毛发生长过度，通常呈向心性分布。当此生物信号出现时，需要实验室检测查明异常。通常检测总睾酮、脱氢表雄酮和 SHBG（以及 17α-OHP 排除非典型性先天性肾上腺增生）。10%~15% 的多毛女性的所有的这些激素水平都在正常范

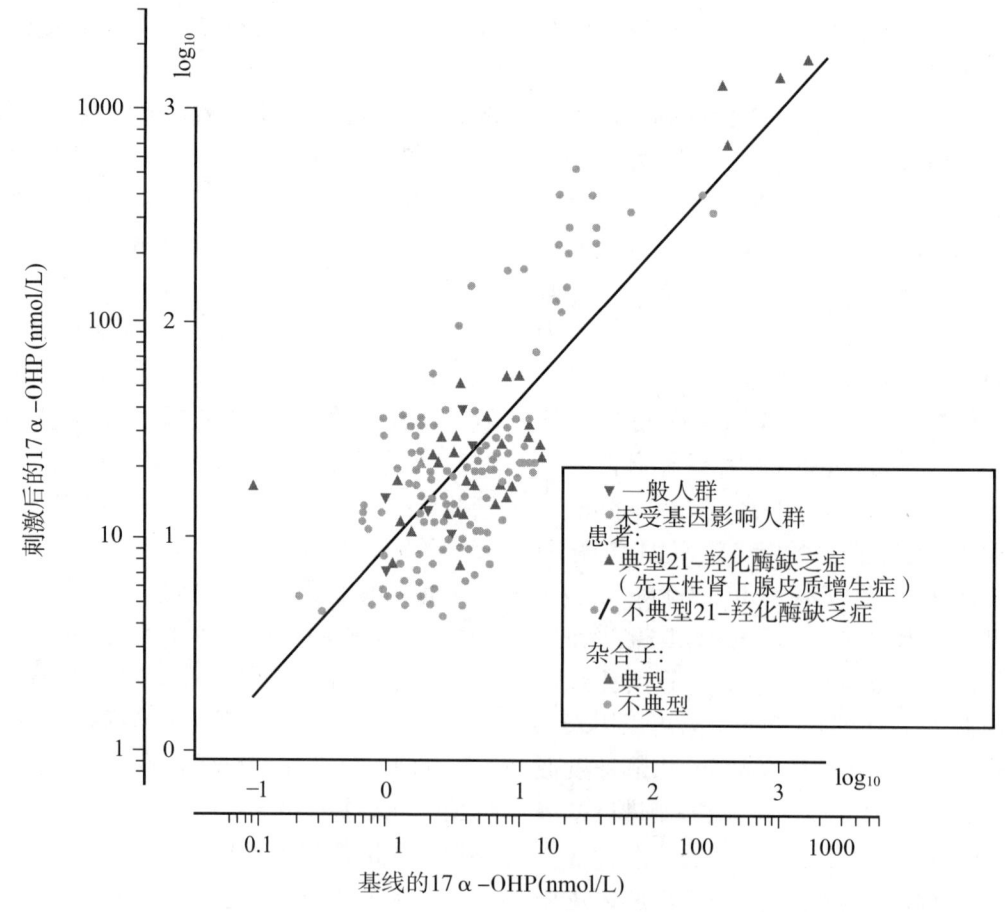

图 34-8 不同类型的先天性肾上腺增生患者的 17α 羟孕酮（17α-OHP）列线图

［摘自 New MI, Lorenzen F, Lamer AJ, et al. Genotyping steroid 21-hydroxylase deficiency: hormonal reference data. J Clin Endocrinol Metab, 1983（57）: 320–326.］

围内,诊断为"特发性多毛症"。我们的目的不是讨论多毛症的鉴别诊断,图 34-9 给出了一个简单的诊断步骤。

7. 男性血液中雄激素水平 在评价成年男性的睾丸功能时,总睾酮和游离睾酮是唯一被检测的雄激素。血清睾酮水平范围是 300~1000 ng/dl。血清睾酮水平在白天降低,到晚上时已下降了约 15%。

生物可利用睾酮的正常范围为 66~417 ng/dl;游离睾酮正常范围为 50~210 pg/ml。这些检验可能有用于低睾酮值的患者。血清睾酮值范围 30~86 ng/dl,但是不推荐常规使用该试验。在评估儿童和新生儿 5α- 还原酶缺乏症时,血清 DHT 检测都有用。

四、评估葡萄糖代谢和胰岛素的活性

正常空腹血糖水平低于 100 mg/dl,血糖值≥6.9 mmol/L(125mg/dl)诊断为糖尿病。前驱糖尿病是指血浆葡萄糖高于正常范围,但低于临床糖尿病的诊断标准。前驱糖尿病诊断为空腹血糖受损(IFG)[空腹血糖水平在 5.55~6.9 mmol/L(100~125 mg/dl)]或糖耐量异常(IGT)。后者用口服葡萄糖耐量试验来检测(见于本章的后面部分),口服葡萄糖后 2h 血糖水平>7.8 mmol/L(140 mg/dl)提示 IGT。IFG 和 IGT 都是 2 型糖尿病的风险因素,当 IFG 和 IGT 同时存在时风险更大。

糖化血红蛋白 A1c(HbA1c)代表一个有用的预测和诊断糖尿病的工具。在检测糖尿病时 HbA(1c)灵敏度比空腹血糖(FPG)略低,但特异性稍高,大于 cut-off 值的 6.1% 即诊断为糖尿病。然而,由于最优 cut-off 值随种族、年龄、性别和人群糖尿病患病率的变化而变化,稍高的取值(6.5%)可能被使用。

(一)血清胰岛素的测量

血清胰岛素可用不同的免疫分析进行测量。使用肝素导致虚假高值,而血液溶血可能导致虚假低值。血液中胰岛素抗体导致一些化验低水平和高水平。

使用商业检测盒,空腹胰岛素正常范围 5~15μU/ml,但采用更敏感的检验正常空腹胰岛素应低于 12μU/ml。肥胖受试者的值升高,而严重的胰岛素抵抗患者循环水平极高。40%~50% 的体重指数正常的经典 PCOS 女性的胰岛素水平略有增加,而肥胖的 PCOS 女性中水平更高。

(二)胰岛素抵抗的评价

胰岛素抵抗对健康和疾病来说极其重要,在 PCOS 的病理生理改变中起到重要作用。有几种方法用来评估外周的胰岛素敏感性。最精确方法是使用血糖钳夹试验。然而,这些方法都是非常烦琐的,应该仅用于研究目的。将 Bergman 的微小模型用于频繁采样静脉葡萄糖耐量(FSIGT)测试被认为是评估胰岛素抵抗的"金标准"。这个方法和正常血糖胰岛素钳夹一样敏感。临床实践中胰岛素耐量试验(ITT)是一个不错的替代方法。基于空腹葡萄糖和胰岛素浓度且使用各种计算方法的检测方法高度依赖胰岛素检测的质量,不应使用于 B 细胞功能受损的糖尿病或老年人。此外,这些方法主要是测量肝的(而不是外周的)胰岛素敏感性。尽管有这些限制,这些方法仍可用于临床,例如在没有糖尿病的 PCOS

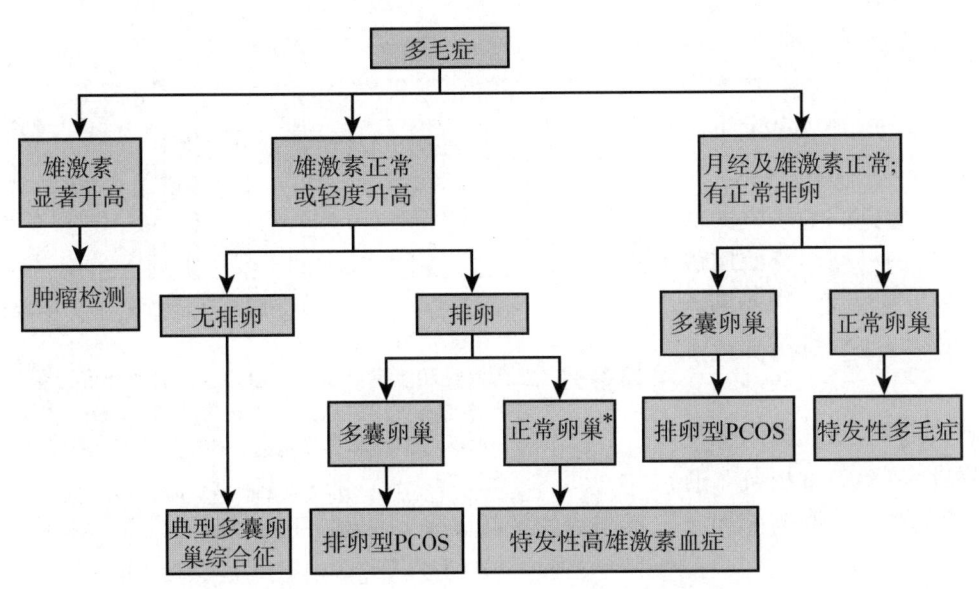

图 34-9 多毛症的诊断

* 多囊卵巢的超声诊断是有些主观。因此,排卵型多囊卵巢综合征(PCOS)和特发性高雄激素血症的鉴别是不明确的

患者。基于OGTT的方法也有类似的局限性和临床实用性，但呈现一定的优势，可以提供一些别的重要的临床信息，如糖耐量的出现。

1. 频繁采样静脉注射葡萄糖测试（FSIGT） 两个不同的导管（一个用于注入葡萄糖和胰岛素，一个用于提取血液样本）被放置在两侧肘静脉。葡萄糖（0.3 g/kg）1min以上静脉缓慢推注，20min后静脉注射胰岛素丸（0.03 U/kg）。按最初的方法，分别在葡萄糖负荷前15 min、10 min、5 min、1 min采集血液样本；加载后10 min内每分钟均采集标本，又在第12，14，16，20，22，23，24，25，27，30，40，50，60，70，80，90，100，120，150，180分钟重复取样。由于要求采集大量的血液样本（$n=33$），该测试已被改良至只需要采集12个样本：葡萄糖负荷前5 min，然后负荷后第2，4，8，20，22，30，40，50，70，100，180分钟。测量所有样本葡萄糖和胰岛素的水平，使用最小模型法的计算机化的算法计算胰岛素敏感性（SI），胰岛素敏感性和胰岛素抵抗互为负相关的关系。根据ADA，本测试和正常血糖胰岛素钳是唯一两种能准确地估计外周胰岛素抵抗的方法。

2. 胰岛素耐量试验 ITT也被用来评估胰岛素抵抗并且与FSIGT和胰岛素钳夹的结果相关性好。禁食一夜后，常规胰岛素(0.1 U/kg)静脉注射超过1min。分别在注射胰岛素后第0，2，5，8，10，15分钟取样测量血糖。低血糖症通常发生在胰岛素静脉注射后15 min，因此在第15分钟时注入50%的葡萄糖溶液（$D_{50}W$）来阻止这个反应。因为测试快速（15 min），以至于通常的影响胰岛素敏感性的反调节因素(生长激素、皮质醇、儿茶酚胺释放)还没有起作用。血糖浓度下降的线性斜率(胰岛素注射后2～15 min)被计算和表述为KITT %/min。年轻健康的女性KITT值在5和6之间，虽然PCOS患者KITT值通常低于4（图34-10）。尽管ADA（美国糖尿病学会）认为ITT不如FSIGT测试敏感，但是一些研究人员报道两个方法有类似的结果。我们已经广泛使用该测试，特别是用于临床研究中的重复测试，因为用它检测血糖只需要6个血液样本——减少时间和成本（图34-11）。

3. 口服葡萄糖耐量试验 OGTT通常被用来评估葡萄糖耐量，但也可以用来评估胰岛素抵抗。通常禁食一夜后空腹口服75 g葡萄糖。在服药前和服药后2～3h，30min取血样一次。为了评价葡萄糖耐量，测量用药120 min后的血糖就足够了，测量值>7.8 mmol/L（140 mg/dl）提示IGT，而测量值>11.1 mmol/L（200 mg/dl）提示2型糖尿病。如果评估胰岛素抵抗，应测量血清胰岛素和30 min，60 min和120 min的血液样本。至少有9个指标在OGTT中被提出来衡量胰岛素敏感性，但只有少数指标与胰岛素钳夹的检测结果有足够的相关性。Matsuda松田指数（空腹血糖 × 空腹胰岛素）×（OGTT期间平均葡萄糖 × 平均胰岛素）和总的胰岛素的自然对数是对胰岛素敏感性的最好评价。

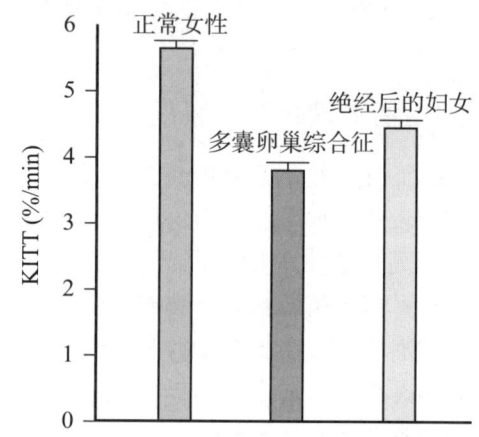

图34-10 胰岛素耐量试验评估胰岛素敏感性

［摘自 Carmina E, Lobo RA. Dynamic tests for hormone evaluation. // Lobo RA, Mishell DR, Paulson Rj, eds. Mishell's Textbook of Infertility, Contraception, and Reproductive Endocrinology, 4th ed, Oxford: Blackwell Science, 1997.］

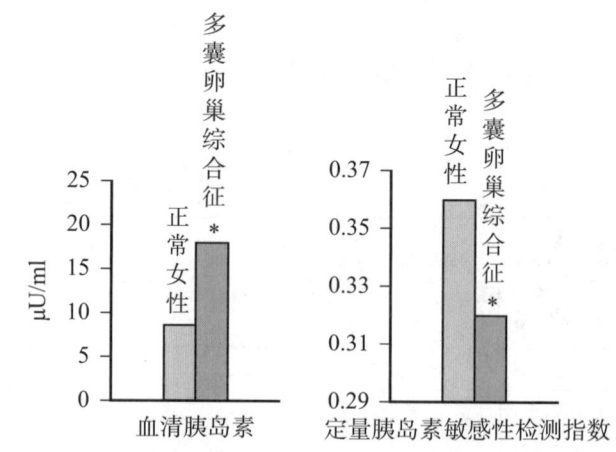

图34-11 正常女性和多囊卵巢女性血清胰岛素水平和定量胰岛素敏感性检测指数（QUICKI）值。QUICKIE 值<0.33提示有胰岛素抵抗

［摘自 Carmina E, Longo RA, Rini GB, Lobo RA. Phenotypic variation in hyperandrogenic women inflces the fiding of 2549, 2005.)abnormal metabolic and cardiovascular risk parameters. lin Endocrinol Metab90:2545–2549, 2005.］

4. 空腹血糖和胰岛素的计算 这些方法是基于同时获得的空腹血糖和胰岛素值的数学计算。最常用的方法如下。

葡萄糖/胰岛素比

胰岛素抵抗的稳态模型评估（HOMA-IR）=（葡萄糖×胰岛素）÷22.5

定量胰岛素敏感性校正指数（QUICKI）= 1 ÷（log 葡萄糖 + log 胰岛素）

正如我们已经提到的，这些方法在临床上有用且容易操作，但存在一些局限性。一般来说，首选使用对数转换的方法，因为胰岛素和葡萄糖水平之间的关系是双曲线性而不是线性的。我们通常更喜欢使用 QUICKI 方法，因为它容易操作并且与正葡萄糖钳夹检测有着还算不错的相关性。测量值低于 0.335 提示胰岛素抵抗并且可见于大部分 PCOS 女性（图 34-11）。

五、测量脂肪组织激素

脂肪组织是一个复杂的内分泌器官，可分泌激素、细胞因子、游离脂肪酸和不同的对代谢和心血管系统有重要影响的蛋白质。近年来，许多这些因素已确定为各种内分泌失调（包括 PCOS）的特征进行检测。虽然大多数检测只用于研究目的，但测量两个脂肪激素——瘦素和脂联素，在临床实践中也可能是有用的。

瘦素是一个包含 146 个氨基酸的蛋白质，主要是作为一种从脂肪组织传导到中枢神经系统的信号因子，其功能是能量充足的代谢指标。可以用 RIA 或 ELISA 来检测。在我们实验室，正常体重的成年女性瘦素值为 10～30 pg/ml。肥胖受试者血清中瘦素水平增加，可能是因为肥胖者存在瘦素抵抗。然而，一些严重肥胖受试者有由基因决定的瘦素缺乏症，严重肥胖的低瘦素水平提示使用瘦素治疗这些患者的可能性。PCOS 患者的瘦素水平与体重密切相关，但与体重相当的正常女性比没有差异。最后，儿童的瘦素水平低于成年人，其水平在青春期逐渐增加。

脂联素是一个由 244 个氨基酸组成的大分子蛋白质，对防止或抵消食源性胰岛素抵抗的发生具有重要作用。此外，据报道脂联素还有保护内皮细胞免受损伤的重要功能。脂联素可用 RIA 或 ELISA 测量。在我们实验室正常体重的成年女性的脂联素值为 8～18 μg/ml。代谢活跃的肥胖者的脂联素水平下降，可能是因为在内脏及异位脂肪组织中的增多的细胞因子产物，脂联素水平下降在确定肥胖对胰岛素抵抗、内皮疾病和心血管风险的影响方面起到一个重要的作用。

PCOS 患者的脂联素低于重量匹配的对照组，而且血清水平低于 8 μg/ml 可能提示出现早期血管内皮疾病的特定风险。

（一）脂肪的数量和分布的评价

因为过多的脂肪和（或）改变脂肪分布在确定胰岛素抵抗和代谢和心血管风险方面是非常重要的因素，许多方法被开发来评估这些参数。

最简单的评估脂肪数量的方法是用公式来计算体重指数（BMI）：体重（kg）/身高^2（cm^2）。30 或以上代表肥胖，超过 40 表示重度肥胖。体重指数≥25 且＜30 代表超重状态，而测量值在 19～25 代表正常的体重。然而，BMI 并没考虑肌肉和骨密度的差异。对有些患者直接用全身双 X 线骨密度仪（DEXA）测量脂肪量可能是有用的。这个方法允许对全身和不同区域脂肪量进行测量。尤其重要的是躯干中的脂肪量的测量，因为这代表了一种评估腹部脂肪量的方法。腹部脂肪主要是内脏脂肪，腹部脂肪增加被认为是肥胖症的心血管和代谢风险增高的主要原因。

由于腹部脂肪的作用，在评估与肥胖有关的健康问题时，有学者提出测量腰围比体重更重要。女性腰围≥88 cm 意味着过多的腹部脂肪堆积及代谢和心血管风险增加。然而，年轻女性的正常腰围应＜80 cm，腰围在 80～88 cm 可能提示一些腹部脂肪增加。

为了更准确地评估腹部脂肪，其他方法可能是有用的。腹部 CT 或 MRI 是非常敏感的检测，但不能因为此目的而在临床实践中常规使用，因而通常首选腹部超声或 DEXA。超声是一个简单的评价腹部脂肪的方法，但是非常依赖操作技巧。使用此方法，测量脐上方 5 cm 处腹直肌腱膜的后表面与主动脉的前壁之间的距离作为网膜的厚度。

DEXA 扫描既简单又敏感，但使用的软件通常能测量包括胸腔在内的躯干脂肪。确定左右的横向髂嵴和最低肋边缘之间的中线的中央点，在正常呼气末期测量以中央点为中心的 50 cm^2 的腹部脂肪，可能增强该方法的敏感度。该中央点通常对应于脐（但不一定）且位于中线。有些学者更愿意测量 L$_1$ 和 L$_4$ 之间的脂肪量。因为 DEXA 测量总脂肪和躯干（或中央腹部）脂肪，可以利用同一次检查计算出腹部脂肪的百分比。

我们最近确定了正常体重的年轻女性的脂肪参数（DEXA法）的正常值和上限（表34-1）。一般来说，躯干脂肪检测值≥40%表明存在腹部肥胖。

表34-1 使用双能X线骨密度仪（DEXA）评价腹部脂肪

	平均数	正常值上限	
躯干脂肪（g）	5200	8000	高值提示腹部脂肪堆积
躯干脂肪（%）	31.4	38	高值提示脂肪分布异常（腹部肥胖）
中央腹部脂肪（g）	300	520	高值提示腹部脂肪堆积，比躯干脂肪指数更敏感

根据研究的人群显示，30%～60%的患多囊卵巢综合征的妇女可能被认为是肥胖，她们中的大多数都会有腹部肥胖。然而，60%的超重PCOS女性的和30%的体重正常的PCOS女性也表现出腹部脂肪增加。

（二）代谢综合征

近年来代谢综合征已经成为流行词，表示一种动脉粥样硬化和心血管疾病发病风险增加的状态。这是主要基于胰岛素抵抗和（或）腹部肥胖的发现。根据国家胆固醇教育项目成人治疗指南，如果个体的5个参数（血糖、血三酰甘油、血高密度脂蛋白胆固醇、腰围、血压）中至少有3个出现异常表明存在代谢综合征。代谢综合征的概念一直争论不休，因为健康风险可能只是单一风险的累加。然而，诊断代谢综合征可能是有用的，因为它有助于识别那些有特异的高代谢和心血管风险的个体。PCOS常发生代谢综合征，其发病率在10%～50%，取决于不同群体的体重和生活方式的不同。

六、生长激素和生长因子的测量

循环生长激素（GH）可用传统RIA或放射免疫分析来检测。因为很低的基线值和脉冲式分泌，用任何方法对循环生长激素进行无激发、随机检测通常没多大意义。过夜尿GH可能有用，但尿GH浓度也很低，在有些分析中检测不到。GH肾排泄也存在高度变异性。

胰岛素样生长因子1（IGF-1）由特定的免疫分析来检测，因为检测值反映了整个24h血清GH浓度，IGF-1可以用于筛选GH缺陷。然而，青春期前的儿童的循环IGF-1水平较低，导致很难区分健康和GH缺陷儿童，在成人使用IGF-1检测来诊断GH缺陷的准确度也很低。此外，有几种情况（包括营养不良、甲状腺功能减退、肾衰竭和糖尿病）会导致低水平IGF-1，因此，至少需要2个GH激发试验才能确诊。

血清IGF-1在筛查评估GH分泌过多时更有用。持续升高的血清IGF-1能比几个随机血清GH测量和隔夜尿GH测试更好地识别肢端肥大症；然而，一些肢端肥大症的患者的IGF-1水平可能正常，对于疑似病例需要做别的检测。IGF-1评估在评估肢端肥大症患者的治疗效果时尤其有用：IGF-1水平上升表明该疾病没有很好地控制。最后，因为营养不良患者IGF-1水平较低，该检查也可用于评估患者的一般营养状况。

特殊的IRMAs可以评价胰岛素样生长因子2（IGF-2），但它的水平这并不太依赖于生长激素的分泌。测量IGF-2只用于在胰岛细胞肿瘤性低血糖（NICTH），NICTH是由某些肿瘤（通常是间充质细胞肿瘤）引起的一个罕见的综合征，伴有低水平的胰岛素、IGF-1和IGF-BP3。

有6种IGF结合的蛋白质。其中，循环IGFBP-1，IGF-BP2和IGFBP-3已经由于临床目的而被评价。IGFBP-3依赖于GH并且反映GH水平的变化。其长半衰期和非脉冲式分泌特点使得IGFBP-3测量可替代IGF-1测量来筛查GH的微小变动。

高胰岛素血症显著影响血清IGFBP-1水平，胰岛素抵抗患者血清IGFBP-1水平较低；在IGF-1水平正常的PCOS患者，由于IGFBP-1水平减低导致"游离"IGF-1水平增加。可以测量糖尿病患者的血清IGFBP-1来评估高血糖是否是由于胰岛素剂量不足或其他因素。

血清IGFBP-2与生长激素分泌成负相关，IGFBP-2/IGFBP-3比率是生长激素作用的一个标记。血清IGFBP-2增加也见于一些肿瘤（主要是神经胶质瘤和前列腺癌），可用于评估这些肿瘤的生长，也可与PSA共同管理某些前列腺癌患者。

生长激素分泌的动态评估试验：许多用来诊断GH缺陷或过多的激发或抑制性试验已经被提出。对至少2个激发测试反应减低诊断为GH缺陷。虽然专家的建议和指南存在差异，但是使用新的GH检验，响应激发测试的正常峰值的cut-off值通常是7 ng/ml。

1. 胰岛素耐量试验 这个测试是诊断GH缺陷的首选。分别在给药后即刻、15 min、30 min、60 min、

90 min 提取血液样本测量葡萄糖和 GH。必须测量葡萄糖来验证低血糖（不到 40 mg/dl），这也是唤起 GH 的响应所必需的。

2. 可乐定刺激试验 可乐定，作为一个有名的抗高血压药物，也可用于诊断 GH 缺乏。禁食水一夜后口服可乐定（0.15 mg/m^2）。在测试期间必须监控血压，因为测试期间经常观察到一定的血压降低。

3. 生长激素释放激素（GHRH）和精氨酸测试 对于禁忌胰岛素低血糖的患者来说，这个测试被认为是替代 ITT 诊断的方案，对成人生长激素缺乏症（AGHD）进行诊断。GHRH（1 μg/kg）和精氨酸（0.5 g/kg，最多 30 g 在 30 min 内）联合用于同一激发试验。

4. 口服葡萄糖耐量试验 OGTT 是用于诊断 GH 分泌过多的主要方法。禁食一夜后，口服葡萄糖 75～100g 会导致血清 GH 受到抑制。用药后 2h 每 30 分钟采集 1 次血液样本。使用常规的多克隆 RIAs，正常个体的 GH 下降到低于 2 ng/ml，而 80% 的肢端肥大症的 GH 不会抑制到这个水平。单克隆化验更加敏感，GH 水平未能被抑制到低于 1 ng/ml 被诊断为肢端肥大症。

七、钙调节激素和骨代谢指标的测定

在人类，主要的钙调节激素是甲状旁腺激素（PTH）和 1, 25- 二羟基维生素 D。复杂的代谢过程导致 PTH 的检测非常复杂。复杂的代谢过程导致有着不同的生物活性的循环分子形式的多样性以及在血液中存在甲状旁腺素的片段。由于半衰期短只有少量的生物活性形式 (完整的甲状旁腺素分子和氨基末端片段) 处于循环中。因此，使用识别 PTH 中间或末端区域的抗体的免疫检测可用于原发性甲状旁腺功能亢进的个体，因为它们提供了一个甲状旁腺的整体分泌功能的指标。相反，使用针对完整的甲状旁腺素分子或氨基末端片段的抗体的检测应该优先用于肾衰竭的患者，或甲状旁腺素功能的生理变化的研究。

一个重要的进展是已经为完整的甲状旁腺素开发出两个位点的 IRMAs。该试验使用直接针对氨基末端和中间区域 (或羧基末端) 碎片的抗体。因为完整的甲状旁腺素在室温下不稳定，标本应在收集后 2～4h 冷冻。正常甲状旁腺素值的范围是 10～65 pg/ml，但必须与循环钙水平相关联。血清甲状旁腺素和钙增加便诊断为可甲状旁腺功能亢进，尽管有些患者可能出现血钙正常的甲状旁腺功能亢进。血钙正常的甲状旁腺功能亢进导致一类骨质疏松症，临床上通常不易与绝经后骨质疏松症区分。这种情况必须与更常见的维生素 D 轻微缺陷相区分，维生素 D 轻微缺陷患者的甲状旁腺素水平中度增加但血钙正常。在这些患者中，服用维生素 D 可以使血清甲状旁腺素恢复正常。

临床检测循环单羟基化（25-OH）和二羟基化（1, 25-OH）维生素 D 的技术已经从竞争性蛋白结合试验进展到放射免疫分析（RIAs），放射免疫分析利用 ^{125}I 和化学发光指示器。这些方法被用于骨质疏松女性来筛查潜在的维生素 D 缺乏。有学者指出很大比例的女性（特别是在北半球）是维生素 D 缺乏，但分歧在于多大的 25-OH-D 取值意味着维生素 D 缺乏。医学研究所提出人体内 25- 羟维生素 D 血清值低于 20 ng/ml 提示维生素 D 缺乏，而内分泌学会的指南提出所有 25-OH-D 值低于 30 ng/ml 就算低。这个分歧可能取决于看待维生素 D 功能不同的角度，医学研究所的专家关注维生素 D 在骨代谢中的作用，而内分泌学会专家也会考虑维生素 D 额外的骨骼活动。

（一）测定维生素 D 状态

维生素 D 在人体内循环主要以 25- 羟维生素 D 形式［25（OH）D］存在，而且 25- 羟维生素 D 是评价整体维生素 D 状况的最佳指标。有两种形式的 25- 羟维生素 D，即 25（OH）D$_2$ 和 25（OH）D$_3$。大部分是 25（OH）D$_3$，主要来自紫外线对皮肤的照射作用，而 25（OH）D$_2$ 仅仅来自饮食和药物。因为两个母体化合物为每一个体的总体维生素 D 提供不同的作用，25（OH）D 的 D$_2$ 和 D$_3$ 形式在检验系统中的同样识别，对治疗监测是至关重要的。测不出 D$_2$ 形式的检验系统可能导致临床医生得出错误的结论，错误地进行额外的补充，这可能会导致维生素 D 过多症和高钙血症。

两个已广泛用于测量 25（OH）D 的分析是人工 RIA 和自动 LIAISON® 化学发光免疫测定（DiaSorin, Stillwater, Minnesota）。两种分析都是利用一种基于抗体的能 100% 识别 D$_2$ 和 D$_3$ 形式的检测系统。然而，在过去的几年里，最先进的检验方法是利用 LC-MS 和 MS。该试验能同时检测两种25（OH）D且具有高准确度和精密度以及高吞吐量。与作为金标准的LC-MS和MS相比，临床使用的一些自动检测性能不一。然而，LIASON系统性能非常好。

有几个骨代谢的生化标志物是可测量的，在评估骨形成和吸收时可能是有用的（表34-2）。改进的免疫分析提高了其在研究骨质疏松症的骨代谢和临床影响中的作用。骨形成的最敏感和最特异的标志包括血清骨碱性磷酸酶、总骨钙素和前胶原蛋白I型氨基端前肽测定。在骨吸收的各种标志中，血清C-末端的交联端肽是最敏感的和特异的。骨代谢标志物可以用来预测绝经后妇女的骨质流失的速度，也可以用来评估骨折的风险。在骨质疏松治疗的研究中，骨代谢标志物甚至比骨密度（BMD）与骨折风险降低的相关性更强。

表34-2　骨转换的标志物

产生（血清）
　骨碱性磷酸酶
　骨钙素
　I型胶原蛋白的前肽
　　羧基端前肽（PICP）
　　氨基端前肽（PINP）
吸收（血清）
　胶原末端肽交联物
　　胶原羧基末端肽交联物（CTX）
　　胶原氨基末端肽交联物（NTX）
　抗酒石酸酸性磷酸酶（TRAP）
吸收（尿）
　吡啶烷醇交联（PyD）
　脱氧吡啶烷醇交联（DpD）
　CTX
　NTX
　羟脯氨酸

（二）测量骨密度的方法

测量骨密度是诊断骨量减少及骨质疏松的关键。虽然许多方法已经被广泛使用，包括跟骨的超声评价，但还需要用DEXA来精确测定骨密度。腰椎、髋部和股/颈部是最重要的评估部位。数据表示为T值，它提示骨密度平均峰值低于正常成年人几倍标准差。-1.0和-2.5之间的值表明骨量减少，而值<-2.5表明骨质疏松症。外周骨（如前臂）的DEXA也是可能的，有时也作为一个额外的评估，尤其是在代谢疾病。骨关节炎和其他退行性骨骼疾病可能导致T值假性增高。因此当脊柱中不同腰椎的T值有差异时，可以怀疑上述情况。

八、血液中甲状腺激素的水平及测量

循环TSH是用两位点非竞争性免疫测量检验（IMAs）来测量，该检测使用酶、发光化合物或^{125}I作为标签。这些检验已经完全取代了原来的RIAs，因为需要更大的敏感性来区分甲状腺功能亢进患者的低水平和代表其他重要意义的TSH抑制。

正常血清TSH值为0.5～4.0μU/ml。TSH值为0.1～0.45μU/ml和4.5～10μU/ml虽然是异常的，但通常伴有正常的甲状腺激素水平。在基于人口的大调查的基础上，提出一个更窄的TSH水平（0.3～2.5μU/ml）。

这些观察结果已被纵向研究证实，随访13年发现TSH基线为2.5μU/ml或更低的受试者患甲状腺功能减退（定义为TSH＞4μU/ml）的风险较低，但是TSH水平在2.5～4μU/ml间的个体（如同时存在抗甲状腺抗体）有显著风险。然而，因为TSH水平轻微增加的患者并不存在高的发病率，TSH受到内源性和外源性因素的调节，这些因素还包括不同试验方法导致的巨大差异，所以TSH水平低于4μU/ml时不进行治疗性干预得到普遍的认同。这些患者只需要进行仔细随访。尽管如此，对TSH水平高于2.5μU/ml的女性不孕症进行治疗仍有一些争论。虽然这并没有彻底解决，但有一些数据表明TSH小于或＞2.5μU/ml的不孕症患者的治疗结果并没有不同。

在妊娠期间维持血清TSH水平在严格的正常范围（＜2.5μU/ml）特别重要，因为亚临床母体甲状腺功能减退与胎儿妊娠并发症和不良反应有关联。在妊娠期TSH水平的上限是2.5μU/ml，部分原因是hCG提供了部分TSH的活性，尤其在妊娠前3个月。在这些女性，开始怀孕便立即服用低剂量左旋甲状腺素，并且每月监控血清TSH水平，如果TSH水平增加便加大治疗剂量。测量甲状腺激素来更全面地评估甲状腺功能是必要的。可以测量循环总甲状腺素（T_4）和三碘甲状腺氨酸（T_3）及其游离部分。许多实验室喜欢只测量总T_4，但在某些情况下（如妊娠），必须评估游离的甲状腺激素。任何增加循环甲状腺素结合球蛋白（TBG）——如发生在妊娠和雌激素治疗的情况也会增加总甲状腺激素。在妊娠期间，TBG增加约2.5倍且在妊娠15～20周达到顶峰，正常 T_4 水平高于 7.8 μg/dl。游离的甲状腺激素一直保持在正常范围内；唯一的例外是在妊娠前3个月的晚期可能出现一过性增加。

平衡透析能最精确地测定游离 T_4，而一些商业 RIA 测试盒——使用 T_4 类似物，可能给出不准确的结果。因为甲状腺疾病的最常见的原因是自身免疫性疾病，测定甲状腺自身抗体通常有用。有几种自身抗体可检测，但在临床实践中用得最多的是甲状腺过氧化物酶抗体（TPO）和甲状腺刺激免疫球蛋白（TRab或TSI）。TPO 可用于诊断自身免疫性慢性甲状腺炎，但 Graves 病患者 TPO 也可能增加。具有改进的免疫测定和高灵敏度的 TRab 测定已成为诊断 Graves 病的一个标志。妊娠期间 TRab 测定也可以用来预测新生儿 Graves 病。

促甲状腺激素释放激素（TRH）刺激测试：由于 TSH 测定的改进和灵敏度，TSH 刺激试验不再被用于评价低 TSH 水平的原发性甲状腺功能减退或甲状腺功能亢进。但该测试仍用于评价中枢性甲状腺功能减退、极少数 TSH 依赖的甲状腺功能亢进症和垂体瘤患者。禁食一夜后，200 μg TRH 静脉注射。分别在 0 min，30 min 和 60 min 时提取血液样品检测促甲状腺激素（TSH）。TSH 响应的平均峰值是基线值的 8～9.5 倍；然而，甲状腺功能正常受试者的 TSH 范围更大（3～23 倍基线值）。

九、糖皮质激素和肾上腺皮质功能的评估

皮质醇是肾上腺产生的主要糖皮质激素，能方便地通过免疫测定法检测。有几种皮质类固醇，包括泼尼松、泼尼松龙和可的松，在检测时存在交叉反应。因为皮质醇分泌是高度脉冲并表现出昼夜变化（早晨最高，深夜最低），一个单一的随机血清皮质醇测定不能诊断肾上腺皮质功能失调。

血浆促肾上腺皮质激素是由免疫测定法检测。低血清皮质醇患者血浆 ACTH 浓度超过 100 pg/ml 提示原发性肾上腺功能不全（艾迪生综合征）。库欣综合征患者的上午 9:00 的血浆促肾上腺皮质激素水平高于 20 pg/ml 就高度提示 ACTH 依赖性库欣综合征，低于 10 pg/ml 则提示非 ACTH 依赖性和原发性肾上腺病变。然而，对许多人来说，仅评价血液中促肾上腺皮质激素和皮质醇不足以诊断肾上腺疾病，因此必须执行特异性的诊断程序。

（一）病理性皮质醇增多症的诊断（库欣综合征）

库欣综合征源于组织长期和不适当的高度暴露于糖皮质激素。其临床特点多变，包括异常脂肪分布、近端肌肉无力、宽大紫纹及儿童的线性增长减少和体重不断增加。该病症的临床表现完全显露的情况下诊断通常很简单。然而，诊断通常比较困难，尤其对于轻度或周期性皮质醇增多症患者（图 34-12）。

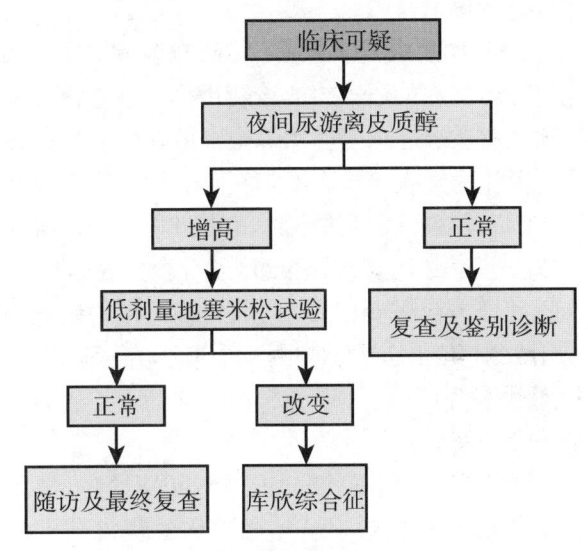

图 34-12　库欣综合征的诊断方法

好几个试验已被用于诊断库欣综合征，但没有一个试验已经被证明能完全区分所有累及的患者和正常的和（或）假性库欣综合征个体。目前有 3 个一线测试诊断用于筛查库欣综合征：测量 24h 尿液中游离皮质醇（UFC）、低剂量的地塞米松对皮质醇的抑制，以及使用深夜血清和（或）唾液皮质醇来评估皮质醇昼夜节律。尽管在过去，尿游离皮质醇评估已经成为筛选试验的首选，但是深夜唾液皮质醇实际上是首选。

如果确诊，寻找相应的肿瘤则依赖于促肾上腺皮质激素细胞功能的评估，以及影像学检查：促肾上腺皮质激素血浆水平受抑制提示"肾上腺"来源皮质醇增多症，而单方面的肾上腺肿瘤，与 Carney 复合体相关的原发性色素结节性肾上腺发育不良，和非 ACTH 依赖性大结节肾上腺皮质增生症之间的区别需要通过 CT 进行仔细的影像学研究。

可测量到的或增加的促肾上腺皮质激素的血浆水平提示库欣病（垂体腺瘤）或异位 ACTH 综合征，需要做进一步动态试验［高剂量地塞米松抑制试验和

（或）CRH 检验]。当这些测试的结果模棱两可和（或）影像没有诊断意义，可能难以在两个之间进行区分。这时，在岩下窦采样检测促肾上腺皮质激素血浆水平可能是必要的。

一般对临床医师来说，主要问题是区分病理性皮质醇增多症患者与正常人。因此，我们将只简单描述筛查试验。因为全面诊断的复杂性，如果病理性皮质醇增多症已经被证实，患者应由专门的内分泌中心进行评估。

1. 深夜唾液皮质醇测量 缺乏昼夜节律性是病理性皮质醇增多症的最敏感的诊断指标。理想情况下，半夜睡眠皮质醇应该是库欣综合征的非常敏感的诊断指标，但作为筛查该检查不切实际。深夜唾液皮质醇的评估越来越被认为是最简单和更方便的门诊操作。这个方法也有用于早期或轻度库欣综合征的诊断。

唾液样本在深夜（11PM）收集在可市售装置中，并采用放射免疫分析法检测皮质醇。在亚临床和明显的库欣综合征患者中，$1.5\,\mu g/ml$ 的界f值显示高度敏感性和特异性。

2. 尿游离皮质醇 24h 尿游离皮质醇提供了当日的皮质醇分泌指数。虽然尿皮质醇正常范围的上限应该是 $50\sim60\,\mu g/d$，一些商业分析报告正常范围高达 $100\sim130\,\mu g/d$。游离尿皮质醇可用高性能液相色谱结合 RIA 或竞争结合试验来检测。一般来说，3~4 次完全正常的 24h 样本收集和检测可以排除诊断，超过上限的 4 倍的检测值提示库欣综合征。考虑到尿收集的完整性，通常也测量尿肌酐。

24h 尿液收集方法上的困难和分析精度较低已经使这个筛查技术越来越不受欢迎。此外，尽管惊人的高水平尿游离皮质醇可能有用，但不断增加的轻微的、临床前或周期性库欣综合征的患病率以及皮质醇分泌不均匀的事实都不支持它作为一个筛选试验。

3. 低剂量地塞米松抑制试验 作为一个简单的筛检高皮质醇的试验，隔夜地塞米松抑制已经在大量使用。地塞米松（1 mg）在晚上 23：00 服用，第二天早上测量血清皮质醇。血清皮质醇低于 $5\,\mu g/dl$ 通常表示一个反应正常，但有 20% 的库欣综合征患者在服用隔夜地塞米松后血清皮质醇水平被压制到这一水平。虽然已经提出更低的 cut-off 值，该测试的特异性仍然很低，因此不会有助于筛查的目的。

经典的小剂量地塞米松抑制试验有更大的诊断准确性，常与深夜唾液皮质醇测量一起用于筛选库欣综合征。甚至在门诊也能可靠地进行测试，口服地塞米松 2d，每 6 小时 0.5 mg，然后在第 3 天早上收集血样测量皮质醇。血清皮质醇水平 $>1.8\,\mu g/dl$ 是库欣综合征的一个敏感的指标。一些增强肝代谢清除地塞米松的药物，如卡马西平、苯妥英、硝苯地平、利福平、苯巴比妥可能干扰地塞米松测试，应该在检测前停药。雌激素可能会假性抬高皮质醇的水平（增加 CBG），测试之前应该至少停药 6 周。

（二）测试肾上腺功能不全

ACTH 测试：ACTH 激发是一个很好的筛查原发性肾上腺皮质功能不全的测试，ACTH（$250\,\mu g$）静脉注射，测量用药后 0 min，30 min 和 60 min 皮质醇水平。ACTH 激发后血清皮质醇水平低于 $13\,\mu g/dl$ 可诊断为肾上腺糖皮质激素不足。血清皮质醇水平 $13\sim18\,\mu g/dl$ 为中等，需要额外的诊断评估。ACTH 激发后血清皮质醇水平高于 $18\,\mu g/dl$ 则排除诊断。低剂量 ACTH（$1\,\mu g$ 静脉注射）也可能被使用，且研究人员指出使用此方案可以发现不能被经典的 ACTH 刺激试验所诊断的轻度肾上腺功能不全。

（三）继发性肾上腺功能不全的检测

1. 胰岛素耐量试验 禁食一夜后，常规胰岛素（0.1 U/kg）静脉注射超过 1 min。分别在 0 min，15 min，30 min，45 min，60 min，75 min 和 90 min 测量血糖和皮质醇。一旦出现低血糖（血糖不足 40 mg/dl）必须记录，血清皮质醇水平高于 18 mg/dl 排除肾上腺功能不全。该测试禁用于老年患者和有心血管病、精神病或癫痫症的患者。

2. 甲吡酮试验 阻断 11β-羟化的甲吡酮是用来测试肾上腺对内生 ACTH 的反应。该试剂能进一步降低血清皮质醇，但是可能诱发肾上腺功能不全。出于这个原因，许多内分泌学家更倾向于 ITT 测试。甲吡酮时通常用于 ITT 测试禁忌证患者。甲吡酮 30 mg/kg 午夜口服，次日上午 8：00 取血液样本检测皮质醇和 11-脱氧皮质醇。抽取血样后通常服用预防剂量的泼尼松或氢化可的松。为达到效果，皮质醇必须减少到低于 $5\,\mu g/dl$。11-脱氧皮质醇的峰值低于 $7\,\mu g/dl$ 提示垂体-肾上腺轴的活性降低。

十、疑似垂体肿瘤的诊断流程

垂体肿瘤患者常因临床症状（如头痛、尿崩症、视野改变）或激素分泌增加（如肢端肥大症、库欣综合征、闭经伴或不伴乳溢）而寻求评估。一旦怀疑是垂体病变，必须进行影像学检查。

钆增强磁共振成像(MRI)是评价下丘脑-垂体病变的首选技术。然而具有静脉注射造影和薄层冠状面切片的CT扫描也可以使用。MRI和CT技术的例子可以见于图34-13和图34-14。表34-3列出了更常见的下丘脑-垂体病变的主要MRI特征。动态垂体MRI可能增加可视微腺瘤的数目。

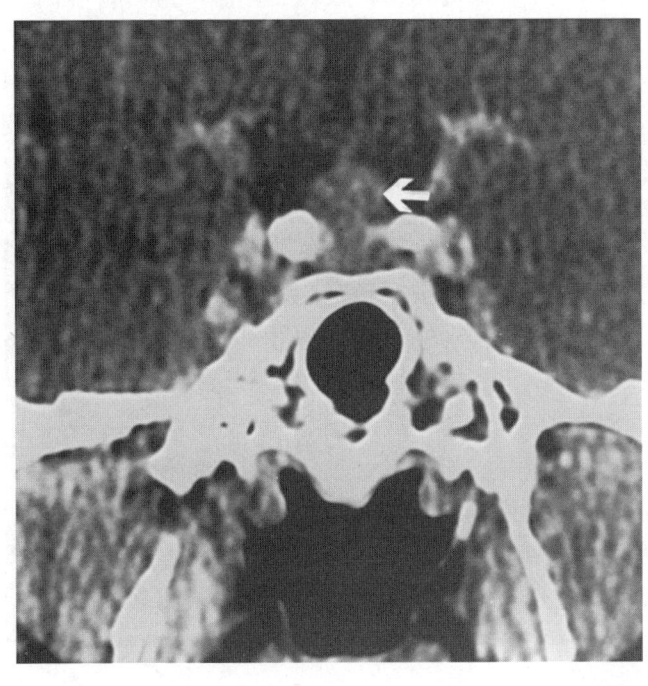

图34-13 计算机断层扫描（CT）垂体微腺瘤的典型特写冠状图。不能区分肿瘤和正常垂体。因此，箭头显示向上膨出的增大的异常垂体。其柄部在中线处高于腺体。CT扫描中骨呈现白色。磁共振成像能更好地区分肿瘤和正常垂体

［摘自 Rebar RW. Practical evaluation of hormonal status. // Yen SC, Jaffe RB, Barbieri RL, eds. Reproductive Endocrinology, Physiology, Pathophysiology, and Clinical Management. 4th ed. Philadelphia: WB Saunders, 1999: 709.］

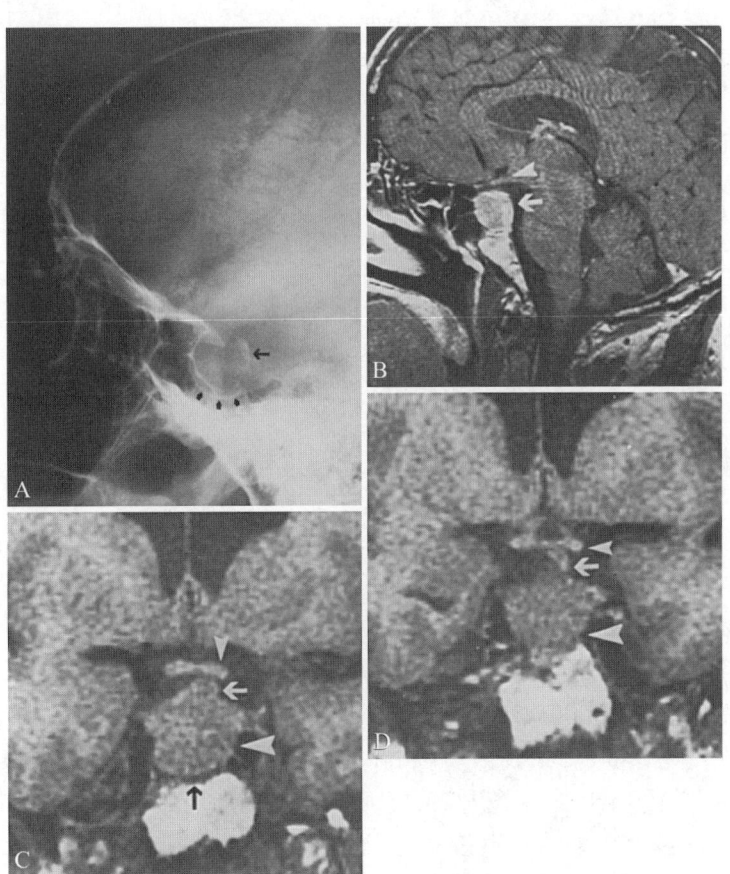

图34-14 39岁女性，可能有非分泌性肿瘤，表现有闭经、溢乳，其泌乳素水平约为50 ng/ml。X线片显示轻度高泌乳素血症是由于垂体柄受压迫所致

A. 头颅侧位片显示蝶鞍气球样改变，有很薄的双层底部（小箭头）及后面鞍突状的侵蚀过程（大箭头）；B. 增强磁共振成像的矢状视图显示巨大的垂体瘤（箭头）和处于正常位置的视交叉（箭头的头部）；C. 冠状图显示巨大的肿瘤（大箭头）向上膨出（白色箭头）视交叉（小箭头）。黑色箭头显示鞍膈；D. 肿瘤的另一个视图显示位于视神经和视交叉（小箭头）下面移位的视交叉（箭头）。大箭头表示病变。膈膜不清晰且提示有骨侵蚀

［摘自 Rebar RW. Practical evaluation of hormonal status // Yen SC, Jaffe RB, Barbieri RL, eds. Reproductive Endocrinology, Pathophysiology, and Clinical Management. 4th ed. Philadelphia: WB Saunders, 1999: 709.］

表 34-3　某些下丘脑-垂体病变的磁共振成像特点

肿块类型	磁共振图像	增强磁共振	特异特点
垂体腺瘤	低信号	低信号	出血表现为高信号
垂体囊肿	高信号	无变化	囊性，如脑脊液在囊中则可为低信号
颅咽管瘤	高信号	无变化	有孤立的低信号实性部分的囊肿
脑膜瘤	等信号	高信号	邻近骨质的骨质增生

如果发现下丘脑或垂体病变，应该详细评估所有的垂体激素。不管病灶的大小，首先应该评价患者是否激素分泌过多。血清 PRL，GH 和 IGF-1，24h 游离尿皮质醇可用于最初的筛查。对选定的患者，应该测量基础的和 TRH 刺激的促性腺激素和 α-亚基来评估可能的促性腺激素细胞腺瘤。甲状腺亢进的患者应该筛查罕见的 TSH 腺瘤。在 1043 例垂体肿瘤中，最常见的垂体激素分泌性腺瘤是泌乳素瘤（27.2%），其次是 GH-分泌性腺瘤（14%）、GH- 和 PRL- 分泌性腺瘤（8.4%）和 ACTH- 分泌性腺瘤（8%）。

一些垂体腺瘤只产生 α-亚基，α-亚基是糖蛋白垂体激素（LH,FSH,TSH）的一个组分。因此，α-亚基的试验可能被用于没有垂体激素增加的垂体肿瘤患者。使用 RIA 法检测亚基，年轻成年人的循环亚基水平＜1ng/ml。一些促性腺激素分泌性垂体肿瘤产生大量的 α-亚基，这个试验可能有助于患有垂体腺瘤的绝经后女性的诊断。然而，必须记住绝经后女性 α-亚基正常值（＜3.6 ng/ml）高于年轻女性。

垂体微腺瘤一般不造成垂体功能的破坏；因此，只对存在不会使激素分泌增加的大型蝶鞍区肿物的患者评估垂体功能减退。GnRH，TRH，生长激素释放激素和 CRH 测试（所有 4 个释放因子）可以在一起执行并且同期评价促性腺激素 TSH，PRL，GH 和 ACTH（彩图 108）。

十一、盆腔成像评价

盆腔超声检查已成为生殖内分泌学家的极其重要的工具。评估卵巢功能和监测子宫内膜发育对临床管理非常有用并且已经在其他章节被讨论（参见第 9 章、第 20 章和第 21 章）。超声波下多囊卵巢目前已经纳为诊断 PCOS 的一个标准，因此应该对雄激素过多及持续不规则月经周期的患者进行盆腔超声评价。

多囊卵巢的超声诊断已经从经典标准有所转移到新的 Rotterdam 标准，新标准认为单纯卵巢大小就足够诊断，卵巢大小最近也已经从原来要求的 10cc 缩减到 7.5cc。彩图 109 通过评估卵巢血流情况显示了多囊卵巢阴道超声波表现，PCOS 卵巢血流增加。如果雄性激素过剩是 PCOS 的核心问题，那么一个更有意义的标准是卵巢间质和总表面积 (S/F) 的比例。如图 34-15 所示，一些学者认为界值为 0.32 与存在雄激素过剩密切相关（界值＞0.32 则具有统计学意义）。

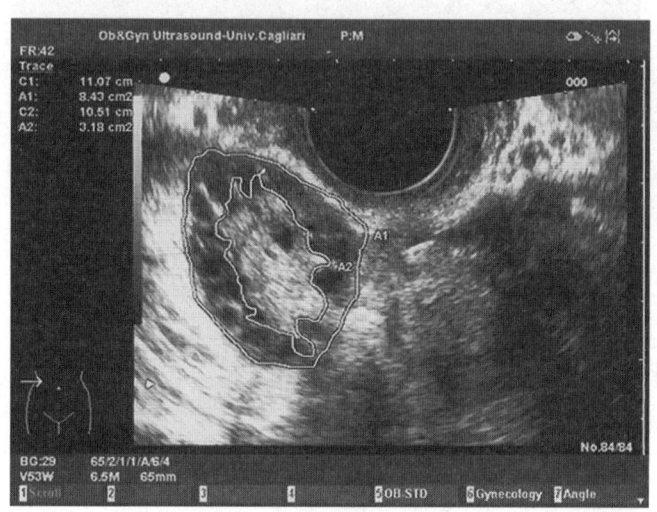

图 34-15　标出卵巢及基质区轮廓的卵巢正中截面。A1 是总面积，A2 是基质区域

[摘自 Fulghesu AM, Angioni S, Frau E, et al. Ultrasound in polycystic ovary syndrome-the measuring of ovarian stroma and relationship with circulating androgens: results of a multicentric study. Hum Reprod, 2007 (22) : 2501–2508.]

使用已被用于 PCOS 诊断的三维超声（3-D US）可以检测到苗勒管异常。虽然常规二维超声无法区分各型苗勒管异常，但是在这方面三维超声和 MRI 一样敏感。然而，MRI 在鉴别子宫肌瘤和子宫腺肌病时还是优于 3D 超声。最近，窦状卵泡计数超声评估已被用作卵巢储备功能的评估。在这方面，目前的数据表明它和血清 AMH 具有相等的功效，然而两者的结合并不一定提高卵巢对刺激的反应的可预测性。由于窦状卵泡计数超声评估更主观，已经尝试来标准化该技术。经一致协商，建议在月经周期的第 2~4 天，由训练有素的人员采用阴道超声和 7MHz 的换能器进行操作。所有滤泡结构均应该详尽计数，然后减除超过 10mm 的滤泡结构。每个卵巢应依次进行测量。正常的窦状卵泡计数（AFC）通

常>8，已经建立特定年龄列线图（彩图110）。

完整的参考文献目录见 www.expertconsult.com。

（译者　马延敏　审校　李　蓉）

推荐阅读

Almog B, Shehata F, Suissa S, et al. Age-related normograms of serum antimullerian hormone levels in a population of infertile women: a multicenter study. Fertil Steril, 2011, 95 (7): 2359-2363.

Carmina E, Campaagna AM, Mansueto P, et al. Does the level of serum antimullerian hormone predict ovulatory function in women with polycystic ovary syndrome with aging? Fertile Steril, 2012: (ePub ahead of print).

Carmina E, Lobo RA. Use of fasting blood to assess the prevalence of insulin resistance in women with polycystic ovary syndrome. Fertil Steril, 2004 (82): 661-665.

Carroll TB, Findling JW. The diagnosis of Cushing's syndrome, Rev Endocr Metab Disod, 2010 (11): 147-153.

Cole LA. Biological functions of hCG and hCG-related molecules. Reprod boil and Endocrinol, 2010 (8): 102.

Dewailly D, Gronier H, Poncelet E, et al. Diagnosis of polycystic ovary syndrome (PCOS): revisiting the threshold values of follicle count on ultrasound and of the serum AMH level for the definition of polycystic ovaries. Hum. Reprod, 2011 (26): 4123-4129.

Fulghesu AM, Angioni S, Frau E, et al. Ultrasound in polycystic ovary syndrome—the measuring of ovarian stroma and relationship with circulating androgens: results of a multicentric study. Human Reproduction, 2007 (22): 2501-2508.

Janse F, Eijkemans M, Goverde A, et al. Assessment of androgen concentration in women: liquid chromatography—tandem mass spectrometry and extraction RIA show comparable results. Eur J Endocrinol, 2011 (165): 925-933.

Lie Fong S, Ja Visser, Welt CK, et al. Serum anti-mullerian hormone levels in healthy females: a nomogram ranging from infancy to adulthood. J Clin Endocrinol Metab, 2012.

New MI, Lorenzen F, Larner AJ, et al. Genotyping steroid 21-hydroxylase deficiency: hormonal reference data. J Clin Endocrinol Metab, 1983 (57): 320-326.

Rosner W, Auchus RJ, Azziz R, et al. Position statement: utility, limitations, and pitfalls in measuring testosterone: an Endocrine Society position statement. J Clin Endocrinol Metab, 2007 (92): 405-413.

Rotterdam ESHRE/ASRM Sponsored PCOS Consensus Workshop Group. Revised 2003 consensus on diagnostic criteria and long-term health risks related to polycystic ovary syndrome. Fertil Steril, 2004 (81): 19-25.

Sakihara S, Kageyama K, Oki Y, et al. Evaluation of plasma, salivary, and urinary cortisol levels for diagnosis of Cushing's syndrome. Endocr J, 2010 (57): 331-337.

Sowers MR, Eyvazzadeth AD, McConnell D, et al. Anti-mullerian hormone and inhibin in the definition of ovarian aging and the menopause transition. J Clin Endocrinol Metab, 2008, 93 (9): L34768-L34783.

Stanczyk FZ, Clarke NJ. Advantages and challenges of mass spectrometry assays for steroid hormones. J Steroid Biochem Mol Biol, 2010 (121): 491-495.

Stanczyk FZ, Lee JS, Santen RJ. Standardization of steroid hormone assays: why, how, and when? (Commentary) Cancer Epidemiol Biomarkers Prev, 2007 (16): 1713-1719.

Vieth R. Why the minimum desirable serum 25-hydroxyvitamin D level should be 75 nmol/L (30 ng/ml). Best Pract Res Clin Endocrinol Metab, 2011 (25): 681-691.

Xu X, Roman JM, Issaq HJ, et al. Quantitative measurement of endogenous estrogens and estrogen metabolites in human serum by liquid chromatography—tandem mass spectrometry. Anal Chem, 2007 (79): 7813-7821.

第 35 章

生殖内分泌盆腔成像

（原著 Dominique de Ziegler, Isabelle Streuli, Pietro Santulli, Charles Chapron）

一、阴道超声和体外受精

25 年前，阴道超声的出现彻底改善了盆腔影像的质量，尤其是卵巢和子宫的影像。低频的超声波穿透力更强（衰减更少），但空间分辨率较低，而高频的超声波则穿透力较低（衰减较大），但空间分辨率更大。阴道超声的优点是探头更接近待测器官，使得高频超声波的使用成为现实，并提高了分辨率，从而超过了使用低频超声波的腹部超声。最初使用阴道超声不是用于影像学诊断，而是为了简化最初的经由膀胱的体外受精取卵术（IVF）。为了简化这一过程，超声探头特别设计为经阴道使用，并配备了针持装置，从而可以经阴道取卵。阴道超声引导下取卵所具有的显而易见的优势，使得它迅速成为取卵术的主要方式。

阴道高频探头导致图像分辨率的极大提高，瞬间引发了普通妇科的兴趣。随后，所有的技术更新如脉冲、彩超和多普勒能量功能，全部成为超声的基本设置之后，三维（3D）功能也最终被整合进来。

阴道超声分辨率的提高和参数的改进使得精确评估盆腔脏器的解剖特点以及功能状态成为可能。例如，窦卵泡计数（AFC）与激素水平［抗苗勒管激素 AMH（anti-Müllerian hormone，AMH）和（或）第 3 天 FSH（follicle stimulating hormone，FSH）、雌二醇（E_2）］同等重要，可以用于评估卵巢功能或卵巢储备状态，而阴道超声检查在控制性促排卵（COS）中主要用于监测卵泡发育和卵巢反应性。

（一）阴道超声和骨盆检查

除了提高图像分辨率和质量，阴道超声迅速成为能够提供盆腔器官和邻近结构之间存在明显相互作用力的证据。这是由于阴道超声检查不需要充盈膀胱，因此，能够观察到盆腔器官相互地自由滑动，轻施压力即可利用阴道探头得到直接的盆腔图像。这种方法为不具备静态图像的盆腔提供了对其功能状态的了解。

可以精确地诊断待测结构如卵巢囊肿的受限程度，如转动阴道探头，可以了解卵巢囊肿相对于邻近器官移动的程度。必要时可以用手在腹部来配合。

探头在盆腔器官间的滑动可以提供盆腔粘连存在的线索。例如，当被探头移动时卵巢和附近粘连的肠管会一起移动。

当转动探头和（或）手压盆腔脏器时，通过动态评估各种手法所产生的疼痛，检查者可以评价疼痛。阴道超声提供的这种动态图像/视野可以使检查者精准指出疼痛的原因及其解剖定位。

这种多维度功能为我们提供了一个真实的妇科检查的视野，以便结合各种骨盆标志进行全方位的评估。

（二）细化阴道超声技术：多普勒和三维重建

随着阴道超声逐步成为妇科的主要诊断工具，下面两种技术的改进已经丰富了其功能与范围：基于多普勒的器官灌注分析和离线的及之后的内置 3D 图像重建系统。3D 图像重建技术的创新性，是指通过再次挖掘已保存的 3D 容积而提高超声诊断的质量控制。

（三）子宫和输卵管对比增强图像

妊娠早期的子宫超声图像质量大大优于非妊娠子宫，可能因为羊水像是对比度增强器，有助于观察胎儿。作为像水一样的超声介质，妊娠囊和胎儿间的羊水呈黑色，增强了图像的分辨率。

为重现妊娠早期条件，非妊娠期对宫腔输入等渗盐水或其他溶液可以制造更大的对比。这一过程涉及几个名称，如输水超声（saline infusion sonography, SIS）、子宫超声（hysterosonography, Hyso）或子宫输卵管对比超声（hysterosalpingo-contrast-sonography, HyCoSy）。原始程序衍生出许多变体如，声纳透射，耐火材料造影如 Echovist®、Levovist® 或 Albumex®，能分别增强黑白对比度。与磁共振成像（MRI）相比，宫腔内黑色的对比有利于发现子宫畸形，也利于输卵管的显影。另一种对比增强成像法是利用白蛋白、半乳糖、脂质或聚合物的亲水外壳和疏水气体内芯包裹制成的超声微泡。当气泡与超声能量相互作用，它们交替压缩和膨胀，产生强烈的、独特的信号。可专门调整超声以适合这些独特信号的检查。

（四）子宫内膜异位症及子宫腺肌病：超声和磁共振成像（MRI）

根据其弥漫的广度和浸润的深度，子宫内膜异位症可影响所有的盆腔器官。子宫内膜异位症可以用 MRI 检查。同样，子宫内膜异位症、子宫腺肌病——局部的和弥漫的——MRI 诊断可靠并能得到较好的与解剖相关的结果。

二、生殖内分泌与不育症的功能性盆腔成像

（一）解剖和形态学测量

子宫两个最主要的组成结构，即外层的肌肉层（或平滑肌层）及内部的黏膜层，在超声下两者间存在明显的分界。子宫黏膜层下端勾勒出宫颈内口的界限，是测量个体宫颈和子宫的明显标志。从内口到宫颈外口是宫颈管的全长。子宫内膜有激素依赖性，厚度、体积、性状（尤其是回声特性）随月经周期不同，并与激素治疗出现相应的变化。

子宫平滑肌包括3层，最内层或内膜下层起源于苗勒管，并具有雌激素受体和孕激素受体，会出现与子宫内膜一致的周期性变化。非苗勒管起源的平滑肌外两层的雌孕激素受体在整个月经周期保持稳定。在非妊娠子宫，平滑肌外最外层在月经期受孕酮撤退的影响而参与子宫收缩，但与晚卵泡期出现的子宫逆向收缩不同。月经期此收缩过程的失调，可能会导致痛经及子宫内膜异位症，而在晚卵泡期出现则会影响精子的运输。

目前的成像技术能够识别子宫的蠕动收缩起始于子宫平滑肌的内膜下层，晚卵泡期达到最强。高分辨率阴道超声确定此段的肌层呈现低回声，或中间层出现内膜下晕，较亮的强回声，或中间层内膜下光点。它位于子宫内膜的基底层和肌层底层之间。

使用不同的术语，在 MRI 的 T_2 加权图像或交界区（JZ）图像上（见子宫内膜异位症和子宫腺肌病），子宫肌层的内膜下层是区分子宫内膜层和肌层的低密度信号层。

当前的录像记录过程可以确定，在晚卵泡期高 E_2 的刺激下，子宫收缩是从内膜下晕或交界区产生的。在体外试验中，Lesny 和他的同事研究了6名 32.9~48.5 岁行子宫切除术的育龄妇女，全部在超声引导下行子宫内膜下的针刺活检。结果表明，子宫内膜下或交界区，是子宫肌层的一个以血管活性增加和子宫肌细胞更紧密为特点的明显部分，现也可通过超声进行辨认。如后面所讨论的，认为子宫内膜异位症和子宫腺肌病是子宫内膜-内膜下单位的功能障碍导致的疾病。

子宫颈和子宫体，子宫内膜和肌层之间的界限，是容易识别的，因此，子宫可以通过超声进行测量（彩图111）。青春期后的成年妇女，子宫的长度范围为 5~8 cm。在一个前瞻性试验研究中，139例 1~13 岁女孩，通过用放射线测量骨龄的方法确定年龄，用腹部超声图像通过长度、宽度和深度和椭圆体公式计算子宫体积，女生乳房发育前的子宫大小为 $(1.8 ± 1.2)$ mm^3，明显小于乳房发育后的 $(8.1 ± 6.6)$ mm^3。在一个大规模的前瞻性研究中，Holm 观察 380 个学校的 6~18 岁的女生，发现44名青春期少女的子宫和卵巢大小没有出现与年龄相关的差异，而163例青春期前女孩与 Tanner 发育分级直接相关。从 Tanner 3 期到成年女性，子宫进一步增大（平均19岁）。

Orsini 和他的同事发现，114 例初潮前女孩，7岁前的宫体和宫颈大小相似，随后宫体逐渐长于宫颈。这些学者观察到初潮后子宫继续生长数年，子宫大小与初潮后的年数相关，但不与身高相关，这一发现已受到其他学者挑战。

有学者认为存在子宫小于正常的临床病例，但

这一发现并非总能通过测量证实。Doerr 等关于 75 例特纳综合征女性一系列的报道：核型 45，XO 的 50 名妇女使用了雌激素替代治疗，其中 42 例（84%）子宫大小正常，剩余的 8 人（16%）稍小于正常（长度＜5 cm）。此研究中，子宫大小可能与雌激素治疗的起始年龄有关，但与其他因素无关，尤其是最终的身高。生长激素（GH）治疗能否影响子宫大小仍有争论，Sampaolo 及同事认为有影响，而 Snajderova 等认为无影响。

Herbst 和 colleagues 报道宫内暴露于己烯雌酚（DES）可能会影响生殖器。这些作者追踪报道了 7 例阴道腺癌，这是一种极其罕见的肿瘤，发现于同一家医院，年龄在 7~22 岁，原因是子宫内的 DES 暴露，这一发现后来被证实。进一步研究证实 DES 暴露导致许多生殖道的良性形态异常。这些源自于 HOX 基因家系所引起的表现改变，包括阴道横膈、阴道腺病和子宫形态学异常，如 T 形子宫（图 35-1）。

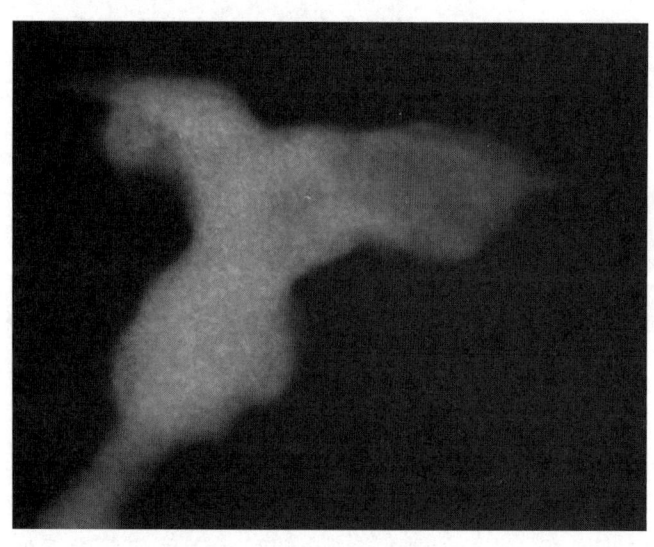

图 35-1　己烯雌酚（DES）子宫内暴露的影响：T 形子宫，具有特征性的中间隆起

Viscomi 及其同事分析了暴露于 DES 例的子宫，发现 18 例中有 3 例 T 形子宫（16%），与子宫输卵管造影（hysterosalpingogram，HSG）发现的 12% 的发生率一致。此外，即使不存在大体形态异常，18 例 DES 暴露妇女的子宫长度平均为（6.8±0.4）cm，＜20 例年龄匹配的对照组的（8.1±0.8）cm。在 DES 暴露的女性和对照组，子宫体积明显减小，分别为 49.4 cm3 和 90 cm3。Salle 及其同事报道 DES 暴露的妇女改变了子宫血管分布，子宫动脉脉搏动（PI）和阻力指数（RI）增高，而且没有相关的周期改变。然而，很难解释这些子宫血流量出现差异的真正原因。

一些作者建议对 DES 暴露引起的子宫畸形做手术矫正（metroplasty），包括 T 形子宫或子宫过小。虽然作者将有关手术对以后生育结果的影响做了积极的报道，但这些疗效有待进行严格的评估。

（二）子宫颈

应用阴道超声可以确定子宫颈的范围。卵泡期在 E_2 作用下宫颈黏液变成水状，宫颈管出现明显的低回声；黄体早期，在黄体酮作用下黏液的离子构成发生改变，超声显示为强回声（白色）。

根据超声下宫颈管的扩张程度：＜1 mm，1~2 mm，和＞2 mm 时，我们用一种半定量分级系统，将强回声的黏液分别表示为：-，+，++，+++，这是一种近似的表示方法。

宫颈黏液超声检查，可作为受雌激素而无孕酮作用的一个生物指征。这一现象用于 ART 很有帮助。超声上宫颈黏液呈现黑色无回声可以认为血浆孕酮水平尚未增加。当监测卵巢反应时，利用这个现象推测孕酮水平特别方便。控制性超排卵（COH）的后期，宫颈黏液突然消失，与之同时血浆孕酮升高，是某些卵巢低反应的不良预兆。超声宫颈黏液带突然消失伴随 hCG 前体（pre-human chorionic gnonadotropin）、孕酮升高时，建议最好取消 ART 周期或冷冻胚胎、推迟移植。

宫颈回声的改变特点很少获得关注。其实，正如从宫颈外口直视的结果，三维超声评估显示未产妇和经产妇之间宫颈的大小存在差异。

至于宫颈长度、早产和分娩风险之间的联系，已在筛选早产（preterm labor，PTL）的新图像基础上进行了评估，并建议不育患者应早期发现宫颈功能不全，给予预防性的宫颈环扎术。尽管宫颈长度测量方法准确、有一定的设计良好的研究数量，但该临床问题仍存在争议。众所周知，宫颈环扎术指征是宫颈缩短所致的宫颈功能不全、中孕期流产史。各种新手段如使用谐波或声像弹性等可以协助评估宫颈长度。最近的一项评估认为环扎术评估宫颈长度，可能只是适得其反。

（三）子宫内膜：激素环境的生物标志物

1. 子宫内膜厚度：雌激素作用的生物标志物
按照惯例，在超声下测量子宫内膜的厚度是从一侧的平滑肌层-内膜分界层到另一侧，测量的是内膜的最厚点（彩图112）。这一广泛接受的做法相当于测量了双层内膜的厚度，而这已成为一个普遍接受的惯例。

月经期子宫内膜相对较薄，到增生期子宫内膜逐渐增厚，常在促黄体生成激素（LH）峰值时达到7～9 mm的最高值。排卵之前，则子宫内膜的厚度由基底层回声和两个低回声的功能层构成多层或三线征，由实际宫腔线的强回声将子宫腔（彩图113）隔开。在卵泡期子宫内膜厚度的增加表示内膜受到了E_2增高的影响。雌激素可以使ER和PR重新分布，预处理子宫内膜以接受孕酮的作用。在E_2的影响下子宫内膜腺体的狭窄腔隙垂直发育。捐卵ART模型揭示出子宫内膜容受性分别会受到E_2和孕激素基础治疗的影响。供卵-ART的经验提示我们，E_2的基础治疗（E_2 priming phase）存在10～100d的独特的持续时期，而不影响ART结局和子宫内膜的厚度。假设E_2起动剂量是足够的，E_2治疗的持续时间对子宫内膜厚度或其他参数如雌激素对子宫内膜收缩的影响很小。如同本章的后面讨论的，子宫内膜厚度≥7mm或体积2.9 ml，都被视为子宫内膜受到足够E_2治疗的反应。延长治疗时间，而不是增加E_2的用量，被视为处理过薄子宫内膜的最佳方案。

McWilliams的和Frattarelli观察ART子宫内膜厚度的动态变化，而不是静态数据（子宫内膜厚度在单个指定点）。分析新鲜IVF周期，研究了子宫内膜厚度从基线至第6天，第6天至hCG注射日的变化。从基线到第6天，第6天至hCG注射日，妊娠妇女（$n=70$）子宫内膜厚度增量分别为（3.6±2.4）和（2.0±2.2）；而未孕妇女（$n=62$）分别为2.3±2.6，2.5±2.1。这种对比表明，从基线至第6天的内膜厚度增加可以预测怀孕，而在第6天至hCG注射日的内膜增加量没有统计学差异。

从ART数据得出子宫内膜厚度及子宫内膜容受性之间存在明显的联系，而子宫内膜厚度的动态监测指出，由于存在卵巢反应性的阳性偏倚，可被错误地解释为反映子宫内膜容受性。因此在分析ART数据时，评估内膜厚度变化和子宫内膜容受性的联系时，一定要区分这个偏倚。Ng和同事研究了冻胚移植（FET）周期子宫内膜的标准化准备，发现怀孕和非孕妇女，经过相同的E_2预处理的超声内膜厚度和多普勒血流量无明显差异，也被之后的研究证实。

比较晚卵泡期生理剂量的E_2/孕激素替代治疗或FET中微刺激周期的子宫内膜厚度，结果是类似的，表明相似的激素水平改变子宫内膜厚度的效果类似。此外，子宫内膜暴露于超过月经周期E_2水平的10倍以上，如ART和E_2阴道给药2 mg/d，仅能使子宫内膜厚度增加20%。这表明，月经周期E_2水平的量几乎已经达到最大。使用E_2预治疗期间，E_2的总量几乎达到月经周期的自然量，并无太大的增加余地。在赠卵数据的回顾性分析中，Pellicer的研究小组发现，即使把E_2的使用延长到100d，对ART结局和子宫内膜厚度的影响也无显著差异。这一发现后来被其他研究者所证实。为提高子宫内膜厚度而增加E_2使用剂量和时间，成效甚微，这和COS卵巢过度反应影响妊娠和胚胎着床率的报道冲突，考虑到这些不同的研究结果，我们推测COS引起卵巢产生过量的高反应因子，导致对子宫内膜的不良影响，而不是高E_2水平本身的直接作用。

目前ART的共识认为，子宫内膜<7 mm，尤其没有三线征时，妊娠率明显减少，极少数情况下，这种内膜会在月经周期、刺激周期和E_2补充周期中持续存在，治疗很难。这是由于对高雌激素水平的抵抗。在癌症全身照射或其他治疗时可以出现。治疗策略包括使用低药量阿司匹林、雌三醇激发试验，局部活性血管扩张药，以及结合使用己酮可可碱和生育酚（维生素E）。已报道己酮可可碱和生育酚可减少辐射的纤维化。尽管有报道接受赠卵者可以有效改善ART结局，但仍然缺乏严谨的证据。

Casper团队报道子宫内膜增厚预测ART结局的价值不高，但仍存在着争议。尽管已有研究证实，但目前大量已发表的研究未能观察到较厚的子宫内膜有明确的负面影响。

2. 子宫内膜回声：孕酮作用的生物标志物 回声反映了超声下不同组织的相互作用。组织回声范围从最低回声（水），到空气（如肠道）反射的最强回声。在灰度成像，低回声常表现为黑色，而强回声显示为白色。通常情况下，固体组织根据含水/空气量的多少，表现为中等回声。在整个月经周期和激素治疗中，子宫肌层的回声保持不变。与此相反，子宫内膜在卵泡期和黄体期均不同，并且根据外源性激素而变化。

Forrest 等对 80 例不孕者的前瞻性试验中，发现在孕激素影响下，排卵后子宫内膜回声增加。这是关于卵泡期内膜的低回声特点的最早研究（彩图 113）。子宫内膜功能层为低回声，基底层为强回声，宫腔是线状的强回声。低回声的功能层与其两侧的强回声外层产生了典型的三线征。

排卵后不久内膜回声就发生改变。黄体期子宫内膜逐渐变成强回声，从内膜基底层开始逐渐向上扩张。Forrest 等观察到，女性黄体期 78% 的子宫内膜呈强回声。Templeton 的团队也报道，刺激周期也出现类似的卵泡期低回声内膜向黄体期强回声内膜过渡的系列变化。内膜黄体期的超声变化始于排卵后 48 h，在 4~7d 完成内膜功能层的强回声转变。

Grunfeld 研究了接受 IVF 赠卵的 18 例女性，使用 E_2（0.2~0.4 mg/d，皮下注射）和孕激素（50 mg/d，肌内注射）治疗的内膜超声变化。在使用黄体酮前开始阴道超声检查，并每 3 天复查 1 次，直到用黄体酮第 8 天进行子宫内膜活检。子宫内膜回声显示孕酮治疗前为三线征（Ⅰ型），治疗后从基底层到整个宫腔全变为强回声（Ⅲ型），见图 35-2。这些学者认为，子宫内膜厚度对于鉴别子宫内膜的基质变化（活检所反映）是一个较差的甄别指标。相反，超声下强回声的程度（完全或部分）反映了黄体期子宫内膜基质蜕膜化的程度。子宫内膜活检显示子宫内膜腺体和间质延迟分泌者，超声显示为部分低回声改变（Ⅱ型），见图 35-3。Gonen 和 Casper 分析子宫内膜回声，观察到 ART 周期注射 hCG 后第 2 天，典型的低回声三线征占 49%（60/123），此 ART 亚组的受孕率为 30%（18/60），显著高于整个队列（19.5%）。相反，在妊娠率为 9% 和 9.1% 的妇女中，内膜完全和部分强回声率分别为 33%（41/123）和 18%（22/123），显著低于其低回声内膜对照组。Casper 和 Gonen 关于 ART 晚卵泡期内膜强回声、预后差的研究价值被大量文献所证实，但也有相反报道。

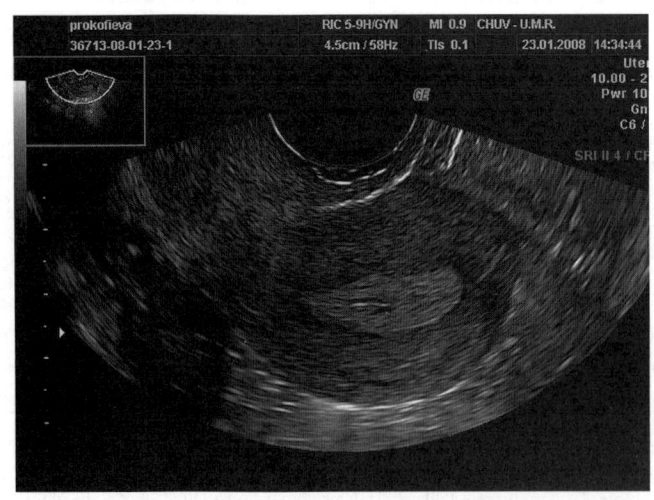

图 35-2 强回声或Ⅲ型子宫内膜：在黄体无改变下，与周围肌层相比，黄体期的子宫内膜变为强回声。从雌二醇（E_2）和孕酮替代周期的研究中，已经确定了在暴露于黄体期水平的孕酮 4d 后，子宫内膜通常变成完全的强回声。分泌期子宫内膜的强回声特性被认为由于黏液充满了弯曲的腺体，产生了许多超声界面，增加了子宫内膜整体的回声造成的

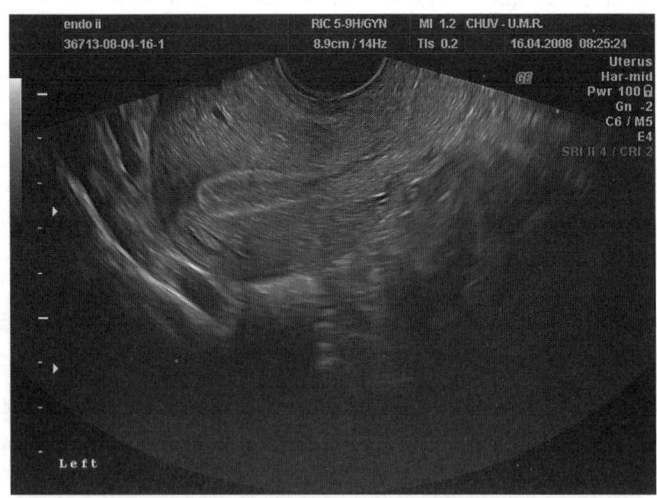

图 35-3 中间或Ⅱ型子宫内膜：在黄体期的第 1 天有子宫内膜基底层的增厚，并逐步向上展开最终到达实际子宫内膜腔的强回声界面。暴露于孕酮 2d 后，出现强回声内膜基底层延伸到并超过整个子宫内膜层约 50% 时被描述为Ⅱ型子宫内膜

为了分析 hCG 日内膜回声如何反映子宫内膜容受性,我们研究了 228 个连续的 COH 周期。只纳入 38 岁以下、子宫形态适于超声观察的年轻女性,并将内膜回声图像数字化,用相应的计算机辅助系统进行分析(图 35-4)。具体研究卵泡-黄体过渡时强回声从基底层向上逐渐变化的程度,包括 E_2/ 孕酮替代周期和 ART 周期 hCG 日的内膜(暴露于孕酮之前)变化。结果表明,在选择的 IVF 人群中,34/228(14%)内膜为完全低回声三线征(始于内膜基底层的强回声<30%),而 28/228(12%)为完全强回声内膜(强回声占功能层超过 70%),剩余的 166 例妇女按照渐变范围分为 4 度,即强回声占全部功能层的范围分别为 31%～40%,41%～50%,51%～60%,60%～70%。提示某些患者过早内膜强回声的出现,不是由于孕酮分泌增加所导致的过早黄体化。各组的人口学、激素和生物学特点均相似,包括子宫内膜厚度、血浆孕酮水平(每组中差异<1 ng/ml),所有 6 个组的胚胎移植数类似,每人 2～4 个胚胎(20 世纪 90 年代的常规数目)。但结果差别很大(6 个组妊娠率依次为 59%,57%,35%,20%,16%,11%),低回声组妊娠率和胚胎种植率分别为 59% 和 35%,强回声组分别降至 11% 和 3%,中间组则随着回声的增加而逐渐减低(图 35-5)。

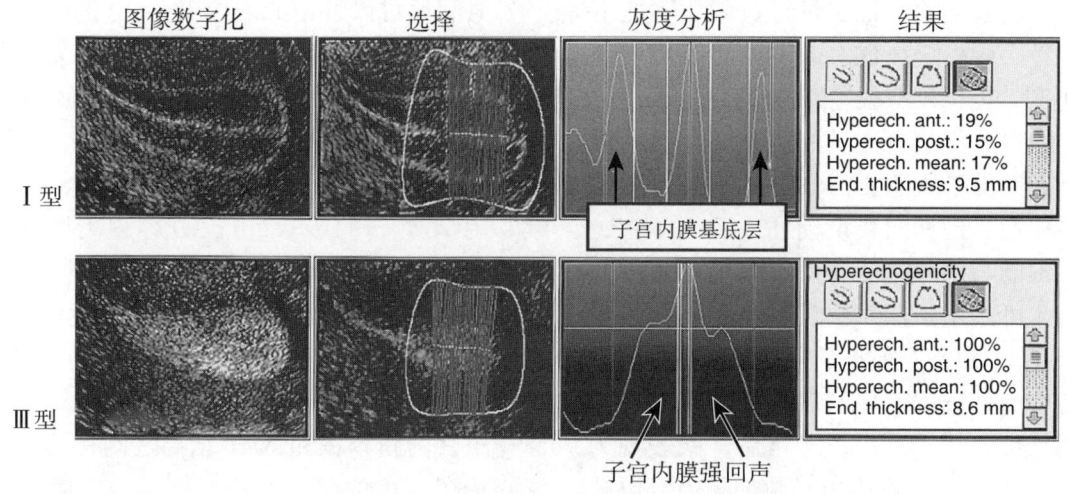

图 35-4 子宫内膜回声的计算机辅助测量

对子宫内膜回声进行横切片的研究。在卵泡期(Ⅰ型子宫内膜),子宫内膜基底层和实际子宫腔是可识别的特征性的强回声,从而可以勾画出低回声功能层的轮廓。在黄体期(Ⅲ型子宫内膜)中,强回声图案最终扩散到达实际子宫内膜腔,产生子宫内膜特征性强回声表现

[摘自 Fanchin R, Righini C, Ayoubi JM, et al. New look at endometrial echogenicity: objective computer-assisted measurements predict endometrial receptivity in in vitro fertilization-embryo transfer. Fertil Steril, 2000(74): 274.]

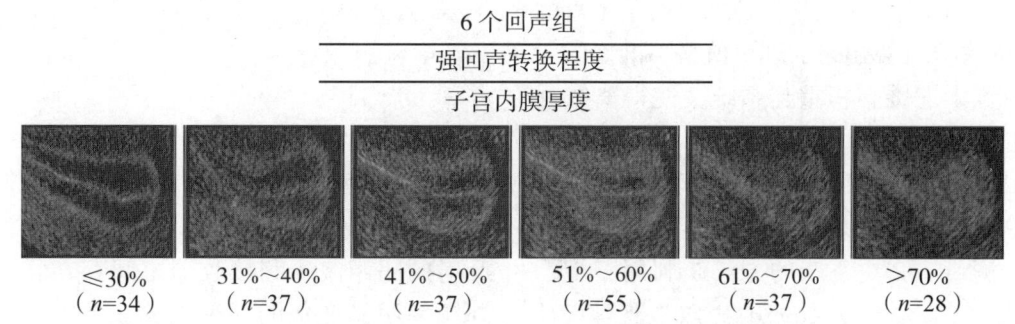

图 35-5 应用计算机辅助系统研究 hCG 日子宫内膜强回声转换程度和妊娠率、着床率

该图显示子宫回声增强的 6 个回声组类型。当强回声占子宫内膜厚度范围从 <30% 至 >70% 时,妊娠率从 59% 降至 11%,种植率从 35% 降至 3%

[摘自 Fanchin R, Righini C, Ayoubi JM, et al. New look at endometrial echogenicity: objective computer-assisted measurements predict endometrial receptivity in in vitro fertilization-embryo transfer. Fertil Steril, 2000(74): 274.]

在另一个研究中，按照血浆孕酮低于或高于 0.9 ng/ml 的 cut-off 值分为 2 组，评估患者 hCG 注射日、取卵日和移植日（取卵第 2 天）患者的子宫内膜回声。hCG 日 2 个组的内膜功能层的强回声率分别为 40% 和 41%。hCG 后的 4d 中，强回声转换加快，但在高孕酮组，取卵日分别为 70% 和 63%，胚胎移植日分别为 90% 和 79%。

在某些 IVF 妇女，内膜过早出现强回声变化的组织学基础尚不清楚，假说认为在卵泡-黄体转变期，在孕激素作用下螺旋动脉和基质腺体的卷曲产生了强回声。低孕酮水平妇女（＜1ng/ml）产生过早回声的事实排除了这一简单的解释。Devroey 团队在移植周期的取卵日取内膜活检，证实过早黄素化不能解释强回声的转变。某些妇女 hCG 日的这种回声增高对 ART 结局不利，但仍没有很好的解释。

对此现象的预测价值，大量的研究间存在不同的解释。我们认为由于所用方法学的不同可导致了超声显像的多样性。例如对极度前屈或后屈子宫，由于超声探头不能与腺体平行，而是以一定角度照到腺体上，因此可产生强回声的误判。我们在未发表的试验研究中，超声检查前将子宫进行手法复位，从而证实在复位前，极度前屈/后屈的子宫呈现强回声，而经过复位、纠正为中位子宫后，就表现为低回声。最近 Dietterich 等也指出经腹部超声可以减少错误的解释。

（四）重建子宫内膜的三维容积

测量子宫内膜的体积，是为了获得评估雌激素作用下子宫内膜更全面的参数。随着 3D 技术的进步，内膜下交界区也可得到评估。通过简单的公式从二维超声图像计算子宫内膜体积的早期评估，由于子宫的形状不规则，长和宽计算出来的理论值是不准确的。之后超声机内置了三维容积重建系统，使得离线计算体积有了显著的进步。

3D 子宫内膜容积测量可以使用以下两种方法之一：①最简单的多平面法是通过多个不规则形状串行切片的滚动测量。②更复杂的方法是利用三维超声制造商奥地利 GE-Kretz，Zipf 开发的虚拟器官计算机辅助分析成像程序（VOCAL）。Raine-Fenning 等给出了详细的说明。简言之，三维重建包括两个主要步骤。首先，利用二维灰度图像划定子宫内膜容积待测区，作为三维重建的边界，通过手动或半自动方法从 B（水平面）或 C（冠状面）的二维图像确定子宫内膜到肌层的边界。其次，三维体积围绕用户自定义的中心轴线旋转 6°～30°。根据所选择的旋转模式，需要在完成全部 180° 旋转中取 30～6 个面。最后，通过 180° 旋转自动生成完整的容积（彩图 114A～C）。试验表明，旋转的次数增加，体积测定的精度随之增加。实际上，9°～15° 的旋转是比较合适的。

参考测量的第一体积（如子宫内膜体积），可外延得到更远距离的容积。例如，从内膜体积向外扩展 1～5 mm，使用 VOCAL 系统的外壳属性，可以测得内膜下容积。

对假设可以怀孕的志愿者共 30 例的前瞻性试验中，Raine-Fenning 和同事隔天进行 1 次监测排卵，直到看见卵泡塌陷的排卵证据，之后每 4 天 1 次，并用 Voluson 530D 3D 超声机沿子宫纵轴扫描。用 VOCAL 系统识别子宫内膜边界，在冠状 C 面，以连续 9° 手动旋转的步骤进行 3D 容积离线测量。如图彩图 114，子宫内膜厚度和体积在卵泡期渐进性增加，黄体期稳定，在各个月经周期中的变化模式相同。子宫内膜厚度和体积的变化呈高度相关（$R^2 = 0.767$，$P < 0.001$）。

子宫内膜容积和 ART 结局之间相关性的结论与子宫内膜厚度的研究结论相同。与内膜厚度的对照组相同，子宫内膜三维容积的研究显示，处于容积临界值的子宫，其妊娠率较低。具体地说，与怀孕率直接有关的子宫内膜容积为 2～4 ml，当容积＜2 ml 时显著减少，如果＜1 ml 则没有妊娠。反之，与 2～4 ml 相比，＞4 ml 后内膜体积进一步增加并不带来更好的结局。Schild 等对 47 名妇女的研究认为，子宫内膜容积和怀孕率之间没有相关性，与 Yaman 的研究结果一样。

（五）子宫多普勒

1. 原理与应用　多普勒效应（以德国物理学家 Christian Doppler 的名字命名）是指当波源（此处指反射的超声波）和接收器之间存在相对运动时，出现频率明显变化的一种现象。然而，发射频率（此处指超声波反射到接收器）不发生变化。由于移动造成波源-接收器之间距离的变化，频率的变化仅能由接收器感知。如果波源朝向接收器运动，接收器将会感受到发射（或反射）频率的增加。反之，如果波源的运动是远离接收器的，接收器将会感受到其发射频率的降低。在这两种情况下，所感知的频率变化（即多普勒效应的强度）与反射超声波的目标靶点位移的速度成正比。

多普勒效应主要通过分析反射超声波的血液颗粒的运动来研究血流。根据不同的使用方法，基于多普勒的分析可以①检查个体的血管；②测量整个组织区域的灌注。前者依靠脉冲多普勒技术评估特定血管（即子宫动脉）的血流。这包括在限定体积或取样栅内以固定的间隔发送声音信号，来研究多普勒波形或返回信号的频率变化。

多普勒在心脏病学方面的发展打下了今天所有多普勒方法学的基础，并造就了多普勒血流分析。基于多普勒的血流分析源自心脏病学的进步，心脏病学的进展为所有目前使用的多普勒分析确立了方法学基础。为正确定位多普勒取样门，脉冲多普勒（彩图115）首先定位被研究的血管位置，以确定多普勒的取样部位。这可以通过使用复式系统来完成，此系统能够同时提供灰度或彩色的多普勒图像来识别血管（见后面的章节）。一旦发射的信号锁定了目标血管，血液流动和阻力即可通过所感知的频率变化或多普勒波形分析计算。多普勒效应的强度反映了血中颗粒朝向/远离收发信号的探头的移动速度。然而血流和电阻的精确计算显示，超声波和血管的主轴之间的角度是已知的。这对于确定血源性颗粒的真正位移速度是必要的。然而不幸的是，因为子宫和卵巢血管太过于弯曲而不能进行计算。

因此，妇科的脉冲多普勒技术必须而且只能靠大概估测多普勒信号，因为血流和阻力的准确测定是不可能的。

实际上，血管的阻力，即流阻，是通过描述性分析如何调节在心动周期的舒张期和收缩期多普勒血流波来评定的。可由收缩期和舒张期信号比值或多普勒指数来进行半定量测量。最常见的指数是阻力指数（RI）和搏动指数（PI）。RI（值从0~1）和PI（值从0以上）直接与血管阻力相关，数值越高流动越慢。

多普勒分析的另一可替换方法是对直接关于灰阶超声成像返回信号的多普勒效应进行更复杂的实时评估。这种方法通过使用对多普勒效应敏感的体素（三维像素）进行彩色编码，而剩余的体素用于灰阶显像。其最终结果是彩色多普勒功能以及角度依赖的能量多普勒，都可以直接在灰阶超声图像上叠加血流图像或直接对血流图像进行示踪。因此，彩色多普勒和能量多普勒为评估既定器官或区域内的血管分布提供了一种新方法。

彩色多普勒和能量多普勒也可以直接通过计算机辅助的可视化分析（彩色体素值/总体素值）或多普勒能量血管成像（PDA）对给定区域内的血管分布情况进行全面评估。与PI和RI不同，PDA值与局部血流直接相关，数值越高，意味着流速越高。已开发多种系统用于过滤非特异性彩色多普勒信号或闪烁伪影，这些伪像由肠道或呼吸运动引起的靶组织异位所造成。

最近，计算机辅助的能量多普勒评估已经联合3D容积重建（3D-PDA）技术，用于对某个精确界定的区域进行非操作者依赖的血管分布自动化测量（彩图116）。由于这一测量是在解剖学、电子化确定的范围内进行的，如子宫内膜或卵巢测量，因此，这种方法提高了测量的可重复性。3D-PDA是在先前利用VOCAL界定的感兴趣区内进行测量的。3D-PDA的结果显示在直方图上，该图有3个指数，血管指数（VI）、流动指数（FI）和血管/流动指数（VFI）。VI（%）表示所测体素与总体素的比值，因此，反映了所研究容积血管分布的程度。FI（0~100）表示所测区域能量多普勒的平均值，是反映血流量的参数。VFI（0~100）是两个指数VI和FI的乘积（图35-6）。

超声的多普勒功能使拓展灰阶成像的诊断应用成为可能。多普勒数据用于两个主要目的：①通过识别或排除与灰阶发现有关的可疑血管分布，提高癌症的诊断（如卵巢囊肿）；②通过评估激素（内源或外源）对血流量的影响来试图确定子宫内膜容受性的标志物。

2. 血管的变化受月经周期和激素影响 研究者试图通过跟踪子宫血管的变化，来了解月经周期的激素变化。早期脉冲多普勒用于观察子宫动脉及其主要分支，之后，Raine-Fenning及其同事利用3D-PDA技术对发生在子宫内膜和内膜下的血流变化进行量化研究。发现子宫内膜和内膜下血流量在卵泡期增加，排卵前3d达高峰，并在排卵后5d降到最低点（图35-7）。这种模式与脉冲多普勒前期的研究结果有所不同，之前研究显示整个月经血流量的平稳增加。在 Raine-Fenning 的试验中，吸烟显著降低与整个月经周期相关的 VI 和 VFI，而在经产妇中，比未产妇有更高的意义。

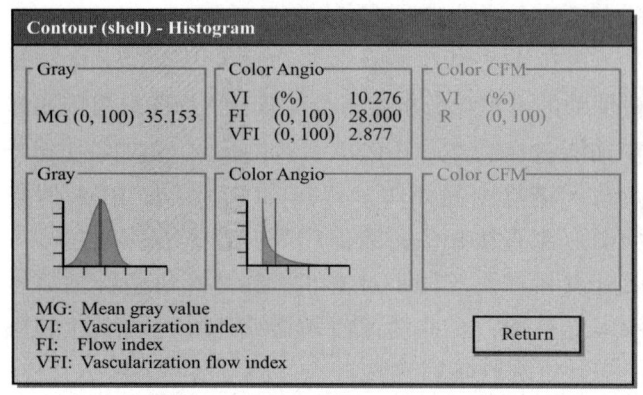

图 35-6 计算机辅助分析特定区域的"明亮"像素，产生两个不同的指数，血管指数（VI）和流动指数（FI），VFI 是两者的乘积。VI 是指特定区域的血管的数目而 FI 与这些血管的血流强度成正比

contour: 轮廓； shell: 外形； histogram: 直方图； gray: 灰度； color angio: 彩色血管成像； MG（mean gray value）：平均灰度值； VI（vascularization index）：血管指数； FI（flow index）：流动指数； VFI:（vascularization flow index）：血流动指数

对卵巢早衰或正常绝经期妇女给予外源性激素替代治疗，会引起子宫 PI 和 RI 指数急剧而大幅度地下降。这说明 E_2 有血管扩张作用。绝经期和捐卵试管婴儿都发现了相应的子宫动脉舒张现象，提示绝经期治疗水平的 E_2 可达到最大的扩血管作用。相反，赠卵方案中使用高剂量的 E_2 并没有造成进一步的血流量增加。在这些研究中，E_2 导致的子宫动脉扩张可以被合成孕激素所拮抗，但孕酮没有此作用。

COH 期间子宫血管的变化与增加的 E_2 量是不平行的。这些研究表明，卵巢刺激后产生了除 E_2 之外的其他血管活性因子。在前瞻性试验中，Ng 及其同事使用 3D-PDA 法，在月经周期和 COH 周期对比同一个女性子宫内膜下和子宫内膜血流的变化。结果显示，子宫内膜和内膜下血流在刺激周期显著降低，卵巢过度反应比中度反应的内膜血流减少幅度更大。这些结果提示，卵巢刺激后释放血管收缩物质，拮抗了 E_2 的扩血管作用。推测减少子宫血流的因子可能是 COH 中外源性 FSH 刺激卵巢产生的雄激素有血管舒张性质。对多囊卵巢综合征（PCOS）的观察认为，卵巢雄激素干扰 E_2 的血管舒张性能是由于增加了子宫动脉阻力，但有些研究未证实这一点。在 PCOS 患者给予氟他胺（一种抗雄激素），导致子宫血流的增加，因此猜测雄激素（或一种与雄激素结合的物质）有血管收缩的作用。在不同的研究中，Ng 和他的同事观察到 E_2 水平和血流呈负相关，表明 COH 期间 FSH 促发血管活性因子是以与 E_2 量成正比的方式触发。COH 过度反应者比中度反应者的子宫内膜血流量降低更明显的研究，更进一步支持此观点。

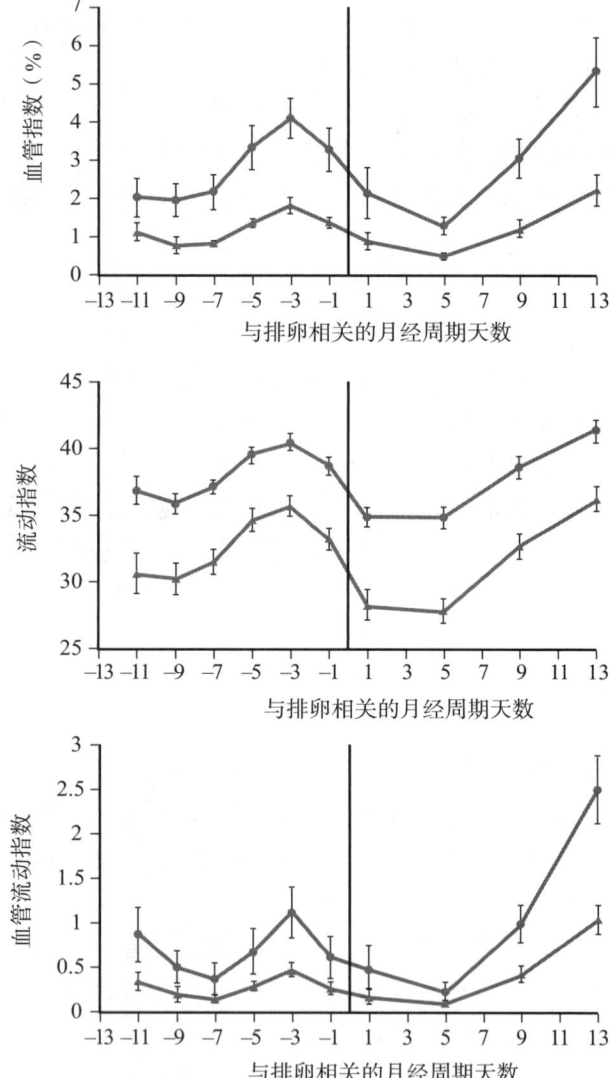

图 35-7 三维多普勒能量血管成像（3D-PDA）血管指数（VI）的时间变化，在整个月经周期子宫内膜和内膜下区域流动指数（FI）和血管流动指数（VFI）。排卵后在子宫内膜和内膜下区域都观察到血液流动减少的特点

[摘自 Raine-Fenning NJ, Campbell BK, Kendall NR, et al. Quantifying the changes in endometrial vascularity throughout the normal menstrual cycle with three-dimensional power Doppler angiography. Hum Reprod, 2004 (19): 330-338.]

早期关于多普勒数值能够预测子宫内膜容受性的研究，后来并未被新鲜和冷冻胚胎移植周期的能量多普勒三维血管成像技术（3D-PDA）所证实。指出增加的血管舒张可以预测流产率的减少。

（六）子宫失调性子宫出血：良性和恶性子宫内膜病理

在子宫功能失调性出血（dysfunctional uterine bleeding，DUB）或不孕症时，需要做子宫内膜病理学检查排除子宫内膜息肉或黏膜下肌瘤。

Odeh 及同事前瞻性地评估了 89 例围绝经期、56 例绝经期 DUB 妇女，认为子宫内膜容积测量比子宫内膜厚度能够更精确地预测子宫内膜增生和（或）子宫内膜癌。受试者曲线（ROC）分析指出内膜容积阈值为 1.45 ml 时的灵敏度是 100%，而特异度很低，仅有 0.08%。内膜容积阈值切点为 3.56ml 时则获得 93% 的灵敏度，36% 的特异度。按照此阈值，患者中有 2 种内膜癌会被漏诊，一个是可疑的 3D-PDA 结果，一个为阴性 3D-PDA 结果。后来，即使有 3D 基础上的容积测量新工具，也不应当忽视对子宫内膜的认真分析。不管内膜厚度和容积大小如何，高、低回声相邻的不均质回声区需要进行组织学探查。当平面超声下子宫内膜不规则怀疑为内膜息肉时，可使用直接能量多普勒识别是否有供应息肉的血管。反之，内膜血管在能量多普勒中是看不到的。平面超声下的疑似发现，有必要进行增强超声检查。

子宫内膜癌的血管征象是子宫内膜增厚，伴有不规则出血和强回声。在 339 例功能失调的不规则出血的绝经期妇女，经过 10 年的随访，内膜 ≤ 4 mm 的未见发展到子宫内膜癌，更近期的一项 Meta 分析认为，早期的研究高估了内膜厚度的诊断准确性。建议以更保守的 3mm 为绝经后不规则出血的阈值，以排除子宫内膜癌。建议用多普勒区分癌与非癌组织。非癌病变组织表现为高多普勒指数，良、恶性病变之间的 PI 和 RI 值有重叠。基于这些，Tabor 等认为对于绝经后出血，不管子宫内膜厚度如何，都应该检查。最后，如果是子宫内膜癌，阴道超声和 MRI 对于判断子宫肌层入侵的深度有同等的价值。

（七）子宫肌层：生理和病理检查

子宫平滑肌瘤是育龄女性最常见的实体瘤，发生率为 20%～40%。子宫肌瘤与周围组织有明显界线，其表面通常包裹一层含有滋养血管走行的假包膜，血管由外穿入假包膜，呈放射状供给肌瘤营养（彩图 117）。与子宫肌瘤不同的是，子宫腺肌病的滋养血管走行稀疏和分散，病变与周围界线不清。肌瘤起源于子宫肌层的中间层，它们向宫腔内生长为黏膜下肌瘤，向浆膜下生长为浆膜下肌瘤，仅有一蒂与子宫壁相连者称为带蒂浆膜下肌瘤。

子宫肌瘤导致不孕不育和流产主要取决于它们的位置和大小。第一，肌瘤可能通过干扰精子运输和胚胎植入来影响生育。最近，应用 MRI 对子宫收缩的研究，发现子宫肌瘤对精子运输造成不利影响。Kido 和他的同事发现，黏膜下子宫肌瘤比其他肌瘤类型更有可能影响子宫的蠕动性。第二，很多年来，子宫肌瘤改变子宫内膜的容受性一直受到关注。子宫肌瘤可能会妨碍胚胎着床，一部分是因为黏膜下子宫肌瘤的位置，一部分是由于子宫内膜的局部干扰和血管活性物质释放等引起的局部炎症。

子宫肌瘤导致流产的可能性仍然是一个有争议的话题。在最近的一项研究中发现患子宫肌瘤的人群比未患人群有更高的流产率。然而，许多其他研究，未发现两者间的联系。使用选择性孕激素受体调节药（selective progesterone receptor modulators，SPRMs）是医学上治疗子宫肌瘤的新方法。然而，SPRMs 在不孕症中的治疗作用仍有待探讨。

（八）宫腔超声对比增强成像

1. 历史、原理和实际问题 在妊娠初期，早期使用阴道超声检查可以提供优质的胚胎图像。妊娠早期做阴道超声，对胎儿畸形的早期检出是非常关键的。然而，因为宫内缺乏增强对比度的液体，非孕宫腔的超声图像质量较低。因此，人们设计产生了一种新的诊断程序，使用 0.9% NaCl 或同类产品灌注在宫腔内以提高图像质量。这个诊断程序被称为子宫输卵管超声（hystero salpingo-contrast-sonography，HyCoSy）、注水超声（saline infusion sonography，SIS）或子宫超声（hysterosonography，HySo），见图 35-8。

宫腔灰度成像中，阴性（黑）或阳性（白）对比剂可以增强对比度。阴性对比剂有水（sonotransparent）

的声学特性，最常用的是生理盐水。阳性对比剂包括一些具有声学折射特性的制剂，这是因为被包裹在各式微粒体系统里的气体会随时间渐进性地释放。这可通过白蛋白（Albumex®）或者糖微粒子所达到（开始有 Echovist®，后被 Levovist®，BR1，EchoGen 等代替）。这些阳性注射剂也可用于各种医学适应证，现已用于宫内的妇科成像。

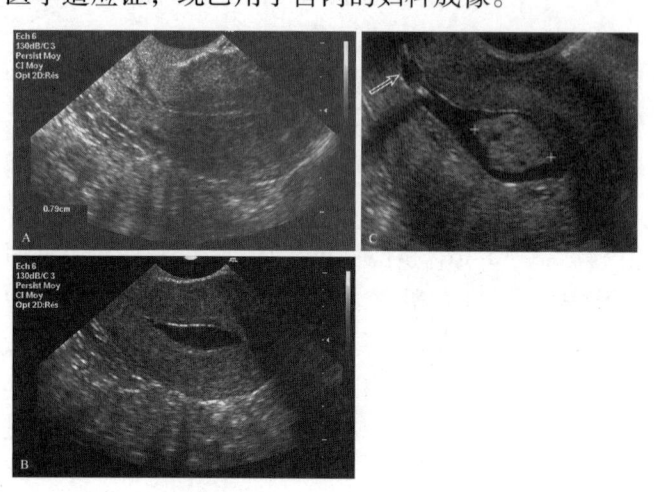

图 35-8　子宫内超声造影（HySo）：hysterosonography（A）通过造影液注入宫腔提高普通超声的图像，（B）子宫腔对比度增强的一种界面，（C）提高宫内病变如息肉或肌瘤的检测

宫腔内注入的阳性对比剂增强了子宫腔的白色对比度。不幸的是，由于宫腔内对比剂的阴影效应，远场的子宫壁常会比较模糊。阴性造影剂，如生理盐水，增强了宫腔内的黑色对比效果，这可以使子宫的远场视野完全清晰，因而能更好地鉴定宫腔内的病变。人们很快意识到阴性造影剂生理盐水对探查宫腔是更好的选择，而阳性造影剂对观察输卵管等难以检查的器官是最好的选择。

阳性超声造影剂已经被用于提高多普勒信号以及全身应用时改善组织灌注的评估。然而，需要静脉注射对比剂的多普勒增强效果尚未提供临床相关的优势，以证明其诊断价值。最后，有无脉冲测序方法的各种谐波成像技术已经得到发展以用于改善信号的信噪比。目前，这个方法在超声检查的各个不同领域得以发展，未来可以在妇科领域产生实际应用价值。

尽管可以获得高品质的图像和可靠的诊断，但造影操作相对复杂，需要助手协助而受到限制。在操作过程中，为确保宫腔有适当的膨胀度，可有两种方法：①用一个类似于宫腔内人工授精（IUI）的简易导管或一个配备了特殊锥形塞子的导管，以更好地适应宫颈外口；②一个带有球囊装置的导管，固定后宫腔可以膨胀起来。前者在放置导管后需要小心取下窥器，以防止导管移位。如果导管没有固定到位，通常会应用铰链在一侧的窥器，以便于取出，但这通常会使患者感到不适。用球囊导管扩张子宫下段时，在一定程度上会引起患者不适。而且也会干扰对子宫下段病变的观察。简而言之，尽管可以显著提高分辨率，HySo 仍是三步操作（第一步是操作探头，第二步注射介质，第三步调节图像并且测量）。因此，HySo 通常需要助手的帮助。最近，一种新的方法已经被提上日程，它是应用一种随时相转换的介质。这种介质有胶的室温相容性和水的声学特性。宫腔内注入 1～3 ml 便可以使宫腔轻度扩张，不用在宫腔里放置任何器械就可以提供超声检查所必备的阴性或暗色对比视野。之后介质会溶解并自然消散。在预试验中，这种新技术提供了经典的类 HySo 图像。

2. 宫腔镜直视下检查子宫内膜息肉和肌瘤　DUB 时，利用子宫超声造影（HySo）直视下检查宫腔内病变具有优缺点，与其他非侵入性检查如诊断性宫腔镜相比具有竞争性。在前瞻性研究中，De Kroon 等报道用宫腔镜连续观察 180 名妇女，其中 84% 出现 DUB。所有这些病例中，阴性和阳性结果均为手术所证实，敏感度和特异度是 100%，5.6% 的人由于宫颈狭窄不能进行宫腔镜检查，因此，这部分病例中 10.3% 没有明确的结论。对 DUB 的 Meta 分析认为，24 个保留试验中超声诊断 DUB 的敏感度和特异度置信区间分别为 0.95（95% CI 0.93，0.97）和 0.88（95% CI 0.85，0.92）。后期研究及 Meta 分析结果也证明了这一点。另外，超声引导下可进行定向子宫内膜活检。民意调查显示，一般情况下患者更喜欢门诊宫腔镜检查。

子宫影像的 3D 重建强化了子宫超声检查的作用。3D 容积技术使得膨宫时间缩短，可以回放观察（彩图 118）。

子宫超声造影（HySo）也为多普勒超声提供更多的信息，如延伸入子宫内膜息肉或围绕黏膜下肌瘤的血管。特殊应用 Doppler 与子宫超声结合使用，可以发现子宫表面瘘管和宫腔内血管畸形。

除了 DUB，子宫超声造影的指征包括评估他莫昔芬治疗效果，绝经期无症状者和激素治疗的效果。

子宫超声造影是种温和的小检查。在前瞻性的研究中，Dessole 等调查了 1153 例子宫超声造影的不良反应和并发症，93% 完成检查，102 例（8.8%）出现的不良反应包括中到重度的疼痛，阴道反应，恶心、呕吐。0.95% 的患者出现严重的并发症如发热、腹膜炎、输卵管-卵巢脓肿。按照美国妇产科联盟（the Amercan College of Obstetricians and Gynecologists，ACOG）的推荐，没有常规使用抗生素。

已检查为子宫内膜癌的有播散性肿瘤的风险。32 例子宫内膜癌患者在手术前子宫超声的同时收集输卵管液，有 2 例（6.25%）发现恶性细胞和 6 例（18.8%）发现可疑细胞，32 例恶性细胞和可疑细胞中有 8 例（25%）复发，因此强烈建议在诊断和怀疑子宫内膜癌时不要做子宫超声造影。

在 ART 之前做宫腔镜或子宫超声造影以常规筛查宫腔异常的价值尚有待讨论。在我们中心，做子宫超声造影的同时短时服用避孕药 7～14d，一般在服用避孕药期间、黏膜萎缩时切掉明显的息肉，可以防止把息肉与折叠的黏膜相混淆。在复发性流产中应当把宫腔镜或子宫超声造影作为常规检查。

应当强调子宫超声造影和门诊宫腔镜检查各有优势，远不止能发现息肉的能力。一方面，门诊宫腔镜能够提供即使宫颈培养也不能鉴别的子宫内膜慢性炎症或感染的相关信息。超声造影结合盆腔超声提供了除子宫之外的器官信息，即卵巢和可能的囊肿，可能是造成 DUB 的各种原因。因此，选择何种检查，需要结合患者的具体情况。

3. ART 的子宫超声造影　鉴于 ART 费用高，建议在 ART 之前利用子宫超声造影或门诊宫腔镜探查宫腔排除息肉作为常规评估，两者一样有效。最近的一项荟萃分析报告共同认为，即使最小的息肉也建议去掉。宫腔镜下切除超声可见的平均 16 mm 的宫腔息肉，可以使人工授精的妊娠率倍增。2 次 ART 失败的患者中，再次尝试 ART 之前进行宫腔镜诊断或检查，均可以提高结局。然而，应当指出，任何形式的非特异性子宫内膜损伤均可造成这种效果。考虑到 ART 之前子宫超声造影下黏膜折叠可能会引起假阳性发现，因此，建议在卵泡期的前 10d 或者服用 OC 期间检查。

4. 苗勒管发育异常和复发性流产　子宫畸形的实际发病率不详，根据各种关于子宫输卵管图像的不同报道，范围在 0.16%～10%。结构设计较严格的研究报道，在不孕和可能怀孕（假设已孕）的妇女中发生率相似，均为 1%。但在复发性流产史的患者中，发生率高达 3%。

在发育早期，9～10 周，融合成骶骨，而子宫纵隔始于子宫宫颈管道由下往上单方向的退行性变。还有另一种双向退化理论。

最近的研究中，Mazouni 等对 110 例怀疑苗勒管异常的妇女进行阴道超声、造影、CT（computarized tomography，CT）甚至多年后用 MRI 进行全面评估，根据美国不孕协会（American Fertility Society，AFS）的分类（图 35-9），110 人中 73 例有子宫隔，20 例有双角子宫，10 人有子宫增生，4 人有单角子宫，3 人有 Mayer-Rokitansky-Kuster-Hauser 综合征。33% 患者通过不孕检查确诊，其中 18.2% 因为早期的复发性流产，12.7% 是在妊娠期超声检查中发现的。苗勒管异常的患者中阴道纵隔的患者有 8.2% 会出现性交困难。

最佳诊断苗勒管发育异常的问题尚未解决。很多情况下，如果没有更必要的检查，HSG 仍然是传统的方法。尽管 MRI 也有用，但不能作为诊断苗勒管发育异常的首要方法，而只能作为次要的鉴别诊断超声下复杂的和不典型病例的方法。3D 对比度增强超声成为子宫畸形一线筛查的诊断工具。然而，无可否认，这种新方法还没有得到低发病率人群的充分验证。然而，Woelfer 和同事使用三维超声波前瞻性研究无反复早期流产史的 1089 例不孕症妇女。根据 AFS 分类标准（图 35-9），重建一系列子宫平行冠状面图像进行分析。简要地说，根据子宫底部凹陷＜10 mm 区分正常和弓形子宫（arcuate uteri）。正常的子宫底部，或弓形或直线形，弓形子宫（uterus arcuatus），宫底中间凹陷，宫壁略凸向宫腔。双角子宫宫底部内陷＞10 mm 将宫腔分为 2 部分。1289 例女性中，200 例由于子宫肌瘤宫腔受阻很难分析，983 例有正常的宫腔。106（9.7%）例畸形中，72 例（68%）弓形子宫，29 例（27%）中隔，5 例（4.7%）双角子宫。

进一步研究有不明原因流产史的 509 例子宫畸形和经超声诊断的无症状子宫畸形 1976 例。在 2 组间各种苗勒管发育异常的相对发生率和宫底异常之间没有统计学差异。然而，对于弓形子宫和纵隔子宫而言，复发性流产组的宫腔由于存在显著的变形而缩短。这说明苗勒管发育畸形的程度比畸形的种类对于生育的临床结局显得更为重要。

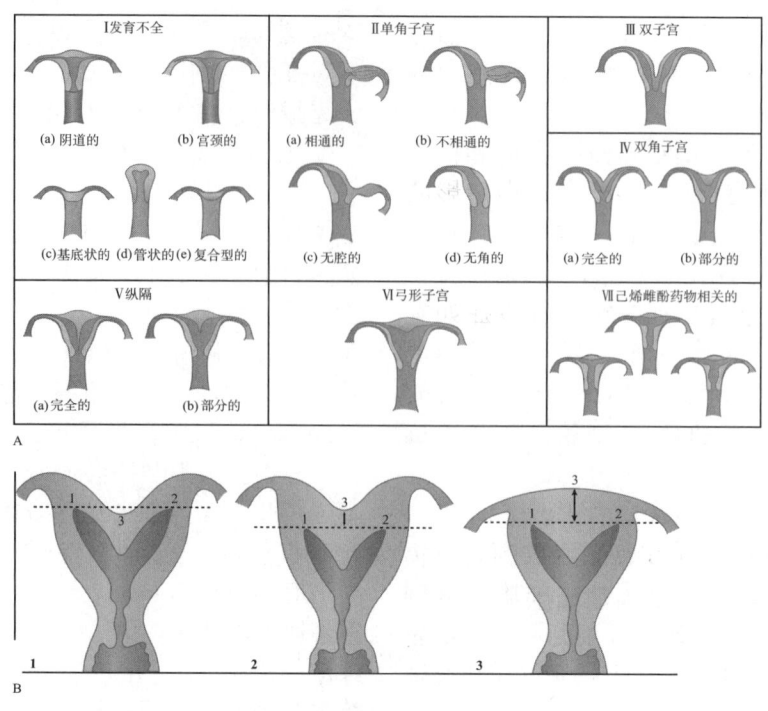

图 35-9　苗勒管发育异常

A. 美国生育协会对苗勒管发育异常的分类。B. 双角子宫的子宫中隔的分化。当子宫底外侧轮廓最高点①低于或②高于与两侧输卵管开口连线的垂直距离 5 mm 以下时，为双角子宫。子宫纵隔指宫底外侧轮廓最高点超过输卵管窦口连线 5 mm ③

（九）子宫收缩：超声下直视检查

1. 非妊娠期子宫收缩：方法学　非妊娠期子宫收缩检测以前需要利用子宫内压力（intra-uterine pressure，IUP）侵入性测定。超声下研究子宫收缩激发了对子宫生理学的重新认识，发起了对子宫收缩的生殖生理作用的研究。子宫收缩（uterine contractions，UC）的特点包括 3 个参数：收缩频率、幅度（amplitude）和方向。最重要的是子宫收缩时的宫腔内压力（IUP）变化值。

因为卵泡后期宫缩最多每 5 分钟 1 次，频率相对缓慢，直接识别宫缩很困难，确定宫缩得益于超声下储存的各种图像。最常见的是使用 VHS 记录或数字化图像系列快速播放，将子宫收缩的扫描加快速 5~10 倍。一些研究者已经使用自定义的电脑辅助系统进行 UC 频率识别和计算。Ayoubi 和同事使用离线三维重建系统，描绘肌层到子宫内膜间的宫缩时间相关变化模式图（图 35-10）。这些程序中，UCs 产生于子宫基层，周期性地延伸到内膜层。前瞻性研究证明，快速播放 3D 数字化图像，可直接提供完全相同的子宫收缩（UC）频率结果。最近，Pierzynski 及其同事使用图像失真技术鉴别 UC。Bulletti 对使用雌激素的女性进行了一项前瞻性试验，证明用超声波扫描技术分析 IUP 和和 3D 技术测量 UC 频率，达到了完美的一致性。该研究最终验证了无创超声为基础的 UC 频率测量方法的有效性。

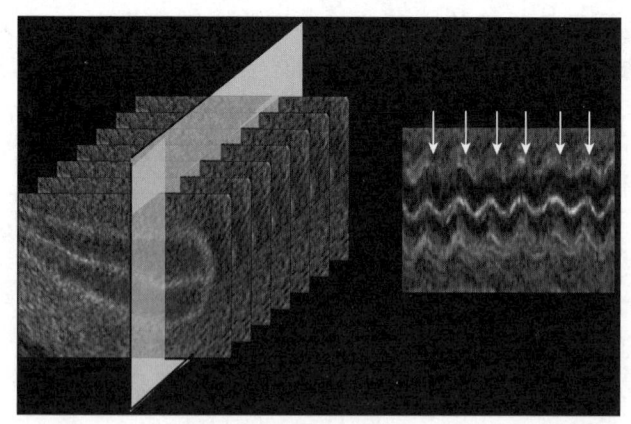

图 35-10　基于 3D 的子宫收缩（UC）评估方法。2D 图像是随着时间的推移而无须通过扫描的特定区域的记录。因此，Z 轴表示时间。在这些电子重建的时间模式™的扫描中，肌层—子宫内膜界面出现周期性的波，其中每个波分别表示一次子宫的实际收缩

收缩的方向已经可以通过对子宫快速扫描而得

到直观的展示。UC超声可视化的基础上发现各种类型的收缩,最终确定两种主要类型:由子宫颈逆行到宫底;或由宫底顺行到宫颈。然而值得注意的是,基于超声分析的宫缩从未通过超声对压力波的实际传播情况进行比较评价,如用多个IUP的录像或子宫容积位移测量。宫缩幅度和子宫静息张力也难以用超声进行分析。

2. 月经周期的宫缩:3种特征 月经周期中有3种典型的宫缩特征,以晚卵泡期、黄体期、月经间期(尤其是在月经期)最典型。每种类型均因宫缩的频率、振幅和收缩方向而有不同。

(1)卵泡期:卵泡期,随着雌激素水平的增加,宫缩的频率进行性增加,达到排卵前每分钟大约5次。特点是仅有肌层的内膜下层参与收缩,但尽管宫缩频率比其他时期更高,但女性从未觉察到。

尽管不是全部,但大多数研究者报道在卵泡晚期出现明显的宫颈到宫底的逆向为主的宫缩,通过对子宫超声图像的快速放映或通过分析宫腔内压力信号的增加可以对宫缩的移位进行评价。然而,确定UC的方向由于存在两个未知数而变得复杂:①收缩的结构基础是子宫肌层的内膜下部分,超声下可视化部分是子宫内膜的移动。因此,分析的参数是收缩过程的间接反射。②超声可以分辨收缩波的逆行移动但不能确定其本身是否会引起真实的宫缩。例如,精子到达子宫—输卵管结合部时,逆向运输取决于是否出现适当的开口。

在卵泡晚期逆向宫缩,有助于性交后精子从阴道到盆腔的快速运输。因此,宫缩及其类型可能在不孕的形式和生殖过程中起到关键作用,然而,如上所述,关于宫缩方向的超声分析从未显示与真正的子宫内容移动有相关性。

用 ^{99}Tc 标记的微白蛋白混合物(macro-labeled macro-albumin aggregates,MAA),Leyendecker团队证实在晚卵泡期子宫内容物逆向运动是宫缩的主流,这些作者还观察到发育中卵泡有朝向输卵管的蠕动。通过各种干预试验,Leyendecker的团队提供了晚卵泡期出现与缩宫素(OT)有关的逆行收缩的证据。该OT试验,也可能是加压素(vasopressin,AVP),在晚卵泡期宫缩发生中发挥主要的生理作用,是否有助于精子运输仍有待确定。晚卵泡期宫缩的逆向运动似乎被子宫内膜异位症或肌壁间肌瘤所阻止,两种情况下均可能造成不孕。

(2)黄体期:黄体期,UC的特征是孕酮带来的子宫平滑肌松弛。在前瞻性的试验中,Wilcox表明,排卵日之后单次无保护性交后从未发生过怀孕。这项发现或许可以部分地解释为孕酮使子宫松弛并收缩,特别是与精子运输相关的逆向收缩。在科学试验中,外源性 E_2 和孕酮分别在卵泡期和黄体期会产生宫缩(图35-11)。

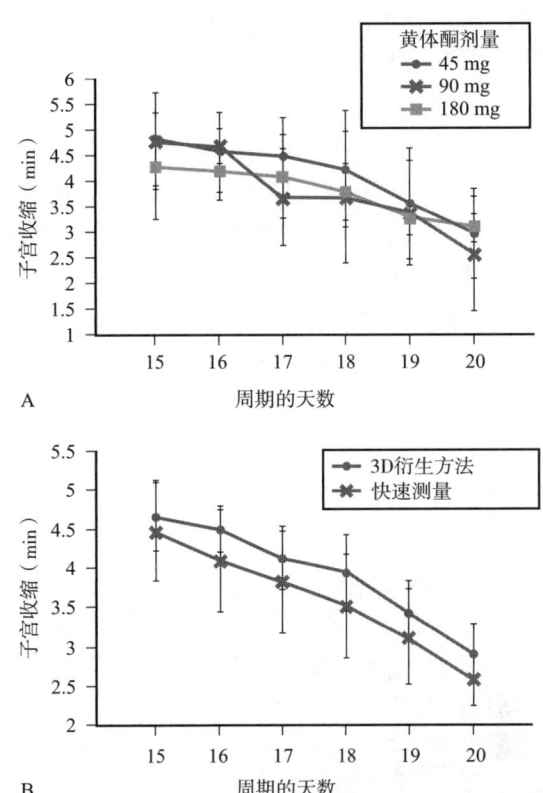

图35-11 外源性孕激素对子宫收缩的影响

A. 使用雌激素的妇女,使用外源性孕激素 45 mg/d,90 mg/d,180mg/d,导致子宫收缩(UC)频率下降,其差异与剂量不相关;B. 快速播放超声序列或使用3D衍生方法的直接测量提供了类似的结果

[摘自 Ayoubi JM,Fanchin R,Kaddouz D,et al. Uterorelaxing effects of vaginal progesterone: comparison of two methodologies for assessing uterine contraction frequency on ultrasound scans. Fertil Steril,2001(76):736.]

Ayoubi 等发现为卵巢早衰(premature ovarian failure,POF)的年轻女性给予生理性 E_2 替代,会引起类似于由卵泡期到黄体过渡期的宫缩频率。每天使用45mg,90mg和180mg的阴道凝胶Crinone,持续释放孕酮,导致UC频率的迅速减少,但与剂量没有相关性。这表明,在生理剂量的最低雌激素水平,孕酮最小量如黄体期,足以诱导全子宫静息状态。

（3）月经间期：月经期，随着黄体萎缩、具有子宫松弛作用的孕酮的撤退或外源性孕激素或孕酮的中断，子宫收缩增加。来源于黄体的以及在 OC 处理期中的 E_2 的撤退，仍然是一个争论的话题。与晚卵泡期相对比，所有的子宫肌层均参与宫缩，月经期明显。妇女在月经期一般可以感受到。有时，在月经间期，宫缩过于强烈导致痛经，特点是子宫痉挛性疼痛。月经期宫缩的振幅和静息节律显著高于月经周期的其他时期，这是痛经时增高的 2 个主要参数。

使用 MRI 分析，Kataoka 等显示在月经第 1 天，女性痛经时肌层内膜下层出现扩张，月经第 3 天痛经消退后超声显像恢复正常（图 35-12）。Kido 在前瞻性研究中，对服用 OC 的 25 例女性和 23 名月经周期规律者，比较了子宫 MRI 内膜和肌层的内膜下层的磁共振成像的特点。该试验表明，OC 组与对照组相比痉挛程度较小，子宫内膜的变形不显著，而且内膜下低密度区显著更薄。因此，在痛经检查中，MRI 是唯一的能提供与临床症状平行的无创性信息的成像方法。

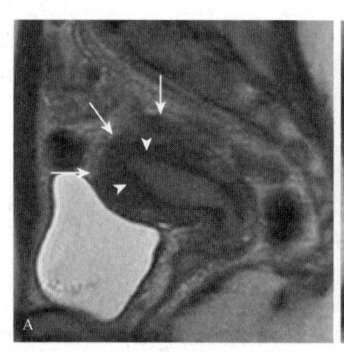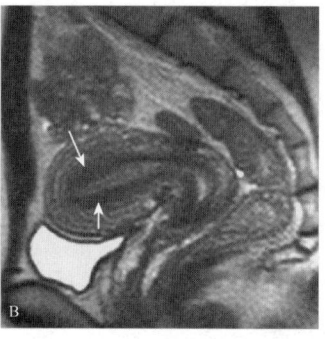

图 35-12 利用磁共振成像（MRI），观察妇女月经周期第 1 天出现严重的痛经时（A）和同一女性第 3 天子宫收缩减弱时（B）交界区的差异。在第 1 天出现内膜典型的扭曲（箭头所指）和加厚交界区（箭头），即与感知到的疼痛强度相平行。第 3 天，当疼痛平息，子宫内膜和交界区已经恢复正常

［摘自 Kataoka M, Togashi K, Kido A, et al. Dysmenorrhea: evaluation with cine-mode-display MR imaging-initial experience. Radiology, 2005（235）：124.］

3. 子宫收缩对 ART 结局的影响 Ayoubi and colleagues 第一个报道了在胚胎移植（ET）时宫缩频率和 IVF 结局呈负相关（图 35-13），后被其他人的数据证实，但也有不同的资料。更频繁的宫缩影响植入率和妊娠率。由于宫缩测定是在 ET 之前进行的，本研究反映的是 ET 之前的收缩状态，而不是 ET 过程本身造成的影响。在进一步的试验中观察到，ET 日的 UC 频率与孕激素水平呈负相关关系。此外，取卵当天孕激素提早治疗下调 ET 当天的 UC 频率，使妊娠率有增高趋势。类似，延缓到取卵第 5 天 ET，可显著地减少 ET 时的 UC 频率。

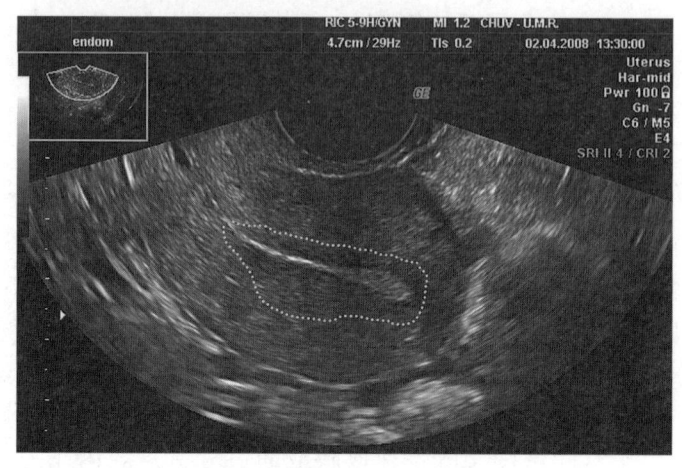

图 35-13 胚胎移植之前的子宫收缩（UC）和妊娠率

所有的妇女都移植 3 个优质胚胎，UC 频率和妊娠率之间为负相关

［摘自 Fanchin R, Righini C, Olivennes F, et al. Uterine contractions at the time of embryo transfer alter pregnancy rates after in-vitro fertilization. Hum Reprod, 1998（13）:1968.］

Ijland 等通过超声观察对 UC 模式的进一步分析认为，以逆行宫缩为主的妇女会有更高的怀孕率。某些 IVF 患者 ET 时 UC 频率增加是个值得探讨的问题。在前瞻性的试验中，研究了同一患者在 IVF 前一周期和本周期的收缩频率。尽管 IVF 周期 E_2 水平明显高于正常月经周期，但在 LH 峰和 hCG 日，UC 频率达到相同的高峰。提示月经周期 E_2 水平在 LH 峰或注射 hCG 之前已经发挥了最大的效果。如图 35-14 所示，排卵后宫缩频率出现显著差异。在月经周期，LH 升高后 4d，即可观察到孕激素诱发的子宫静息，平均每分钟 1.1 次。相反，hCG 注射后第 4 天，UC 频率仍高达每分钟 3.6 次，到第 6 天才最终下降。然而，值得注意的是，这些妇女在 hCG 后第 4 天开始使用外源性激素（在 UC 测量之后）。因此，外源性孕激素可能有助于减少 IVF 中 hCG 注射后第 6 天的 UC 频率。总之，这些研究表明，阻止孕激素发挥子宫放松作用的，可能与 IVF 周期的高 E_2 水平有关。

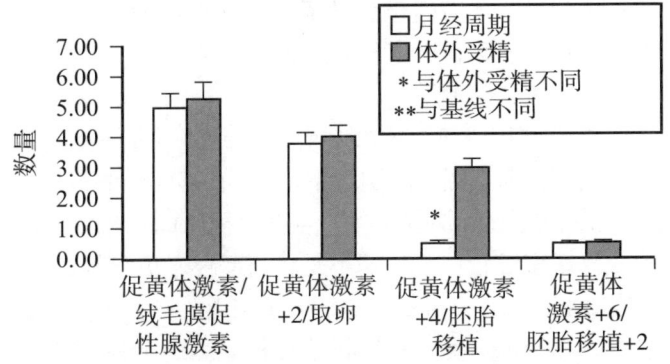

图 35-14 在月经周期和 IVF 周期，相同患者中 UC 频率的测量

LH 峰和 hCG 注射日的 UC 频率类似，表明 ART 周期与月经周期相比，超生理水平的 E_2 没有更进一步刺激 UC 频率。排卵之后，正常月经周期的 UC 频率比在 ART 中的频率下降更早，表明 ART 周期中存在对孕酮放松子宫特性的一定程度的抵抗，最有可能的是 E_2 水平升高的结果。UC. 子宫收缩；E_2. 雌二醇；ART. 辅助生育技术

[摘自 Ayoubi JM, Fanchin R, Kaddouz D, et al. Uterorelaxing effects of vaginal progesterone: comparison of two methodologies for assessing uterine contraction frequency on ultrasound scans. Fertil Steril, 2001 (76): 736.]

Pierzynski 等的试验数据表明，使用外源性 OT 拮抗药，阿托西班 (atosiban)，导致 ET 前 UC 频率下降。这些发现开辟了新途径，当其他子宫松弛药治疗失败时，可以使用缩宫素和垂体后叶加压素受体拮抗药。

(十) 子宫内膜容受性的影像学标志物

子宫成像评估子宫内膜的参数已被提议作为子宫内膜容受性的标志物，包括子宫内膜厚度和体积，回声强度，多普勒血流灌注参数和收缩模式。子宫内膜厚度反映雌激素预处理的必要性，之后对孕酮的反应性，也就是内膜的接受性。Rashidi 等报道注射 hCG 日子宫内膜厚度和妊娠率之间没有相关性。孕妇和未孕妇女间子宫内膜厚度分别为 10.1 mm，10.2 mm，无显著性差异。Okohue 等报道内膜 7～14 mm 比 <7 mm ($P = 0.004$) 或 >14 mm ($P < 0.0001$) 者有更好的结局，与其他作者结论相同。Casper 团队早期报道关于过度增厚的内膜预后不良，但后来 Richter 对 1294 例患者的研究未证实这一点。

对较厚的子宫内膜正偏倚，可能是由于 COH 更强的反应所导致，与较好的 IVF 结局相关。由此推测：更高血流灌注可能与卵巢对 hMG 和 FSH 高反应有关，并能增加卵母细胞的数量和质量。Imoedemhe 研究了不同的卵巢刺激方案是否对子宫内膜厚度有不同的影响。这些作者比较了单独使用氯米芬 (CC) (方案 I) 或与 75 U HMG (方案 II)，或 150 U HMG (方案 III) 的组合方案，并发现了在子宫内膜厚度方面没有差异。

Raga 等检查了子宫内膜的三维容积计算在 ART 的预测价值。72 个 IVF 周期中，子宫内膜体积 <2 ml 时，比 2～4 ml 或超过 4 ml 的怀孕率显著降低。Zohav 及其同事发现，60 名通过 IVF 怀孕的妇女，内膜容积没有差异，但 <2 ml 的内膜容积显著增加了妊娠丢失。

最近对冷冻胚胎移植周期关于 E_2 和孕激素的一项研究，得出了类似的结论：较低的容积量是一个不良的征兆。Ferriani 撰写的研究小组报道了 ET 1 周后子宫内膜的体积测量。怀孕妇女的子宫内膜体积 (6.49 ± 1.97) ml 和非妊娠妇女 (3.4 ± 1.1) ml 间存在显著差异，但子宫内膜厚度的差异程度较轻。后者观察到 ET 后 1 周，孕妇和非妊娠妇女的子宫内膜体积相差了将近 2 倍，可能反映了妊娠早期对子宫内膜的直接影响，而不是先前认为的差异。这一发现同时证明了之前的发现，即妊娠周期 E_2 水平的增加甚至早于晚黄体期 hCG 的产生。

已建议子宫内膜回声特点或回声类型作为子宫内膜容受性的标志物。早些年间 Casper 团队观察到妊娠和非妊娠妇女的子宫内膜厚度无显著差异，报道了注射 hCG 后的第 2 天子宫内膜回声的 3 种不同模式。这些调查认为，低回声的子宫内膜预后良好。大量的文献支持低回声内膜伴完整的三线征者，具有良好的 ART 结局，虽然有些未能证实其良好的预测价值。

Rosenwaks 团队，研究了 540 个 IVF 周期的子宫内膜厚度和图像类型与妊娠结局的关系，包括使用 DES ($N = 50$) 和未使用 DES (评价 $N = 490$) 的妇女。认为暴露于 DES 的子宫内膜强回声是个不良的征兆。子宫内膜形态分别命名为 P_1 = 实性；P_2 = 环形；P_3 = 中间型。DES 患者比大多数非 DES 组出现更多的 "P_1" 形态。当形态 DES 组 (10.3 mm) 与非 DES 组 (10.7 mm) 比较时，表现为 "P_1" 形态，但子宫内膜厚度无显著差异。值得注意的是，显示 "P_1" 的组内，18 个 DES 暴露周期的妇女临床妊娠率为 39.2%，非 DES 对照组为 36.5% (分别为 $P < 0.0001$ 和 $P = 0.008$ 相比)。

也研究了子宫形状对妊娠结局的影响。发现 18 个 DES 暴露的妇女中，11 个人 T 形子宫（61.1%）伴内膜形态"P_1"，23 个周期中 9 个（39.1%）内膜为"P_2"。在证明为 T 形子宫的周期中，11 个（0%）"P_1"形态没有出现妊娠，而 9 个"P_2"形态的人中有 4 个（44.4%）最终怀孕（$P = 0.026$）。这些数据表明，子宫内膜类型为 DES 暴露妇女接受 IVF 时影响妊娠结局的最显著变量之一。

建议将子宫内膜及内膜下血流和子宫收缩的多普勒数据作为子宫内膜容受性的 2 个参数。认为多普勒血流参数妨碍胚胎着床的早期研究从未得到证实。相反，即使用了脉冲多普勒数据或更加复杂的 3D-PDA 技术，所有相关研究都没有发现未孕和受孕周期之间的差异。这些最近的研究结果显示，即使使用最新的、最先进的技术，多普勒数据也不能预测 ART 的妊娠结局。因此，多普勒数据不能被证实为子宫内膜容受性的标志物。根据我们的经验，子宫收缩的增强预示着胚胎着床率差。这些得到部分学者的赞成，也有部分质疑。

（十一）胚胎移植

专家建议 ET 操作必须极其谨慎。在宫腔内粗暴地放置胚胎，是对良好的临床医师和生物学家工作的亵渎。有意思的是，第一个设想在超声引导下取卵的人正是 1987 年第一个主张在超声引导下进行胚胎移植的人。

1991 年，一项前瞻性试验报道：与对照组传统移植方法的 246 例相比，94 名妇女在超声引导下胚胎移植获得了更高的妊娠率。接受供卵的患者也发现了相似的结局。在 137 例胚胎移植的回顾性研究中，Lindheim 和他的同事发现，使用超声波引导下移植的妊娠和胚胎着床率高于不用超声引导者，Coroleu 与同事证实了超声引导下存在更大的差异。这些开创性的研究，后来得到无数人的支持，包括荟萃分析，虽然有的报道没有证实超声引导下移植的优势。Ata 和 Urman 对非优势的观点争论到，不是所有的超声引导下试验结果均低于经典的"纯临床手法"。Ata 和 Urman 也强调了这样一个事实，不是所有超声引导下胚胎植入的概率都是最佳的。Flisser and Grifo 自己的数据证实超声引导下的胚胎移植不增加妊娠率，由于不可能提前预测谁可能从超声引导的 ET 中受益。最近的一项荟萃分析分析了 59 个文献中的 17 个超声引导下移植试验。报道了临床妊娠率的 17 个试验中，7 个认为超声引导下 ET 提高了 ART 结局。Bodri 等认为阴道超声与腹部超声一样有效，还可以提高患者的舒适性。

由于超声下 ET 管的尖端可看到，那么最难解决的问题是如何选择超声引导下 ET 管在宫腔内的最佳位置？前瞻性研究数据提供了与直觉相反的结果：当胚胎放置在宫腔较低部位而不是较高部位时更容易成功。早在 2002 年，Coroleu 和他的同事报道了一项前瞻性试验中，180 个连续的 IVF 胚胎移植患者，分别放置于离宫底 1 cm，1.5 cm 和 2 cm 处，毫无疑问，在距离 2 cm 和 1.5 cm 处的妊娠率比距离宫底 1 cm 的显著增高。与这些发现相符，Pope 等在回顾性研究中发现 ET 管前端距离宫底越远，妊娠率越高。回顾性分析指出，离宫底的距离每增加 1 cm，可导致妊娠率增加 11%。这一趋势后来被其他学者所证实。

超声引导下的移植有速率问题，厂家便生产了特殊的在超声下尖端可显示的软管。RCT 比较了标准 ET 管（$n = 95$）和新的超声可显示 Wallace 软管（$n = 98$）揭示了超声可视软管具有更高的妊娠率（$P = 0.08$），并被某些试验证实，某些未证实。因此，尽管新的超声管将移植变成可视化过程，但并未同时带来更高的妊娠率。Fang 等建议 3D- 超声下确认 ET 管的正确定位，因为针尖一旦偏离 2D 平面就可能无法正确识别。这些作者深思熟虑认为，这种针尖可能实际上是更先进的，但可能会带来不利影响。相同的争论认为回声标志限于导管尖端而非全导管，能保证回声标志代表导管的真实尖端。最近 Yao 及同事对各种 ET 管做的竞争性比较完成的研究认为，这种比较的结果是操作者依赖性的。对接受 ART 的 1155 妇女的 1446 次胚胎移植进行分析，723 次随机分配到"软管组"（COOK），723 人分配到"半软"导管组（Frydman®）。总体而言，Cook 导管对 Frydman 导管的临床妊娠率没有差异，比值比为 1.11（95% CI 0.89～1.38）。然而，这 3 种移植管中两两有差异，分别为 1.19（95% CI 0.84～1.69），2.35（95% CI 1.40～3.95）和 0.69（95% CI 0.48～0.99）。

在常规的 ART 工作中采用超声引导下 ET，是对新操作者过程教学的一个有价值的工具。在我们机构，新操作者在真正 ET 操作之前必须证明能够胜任超声引导下模拟 ET。

三、卵巢

卵巢不像子宫，到青春期时已有明确的和基本恒定的尺寸（短时间会有肌瘤的发育）。卵巢的大小和特点会根据所处的不同的功能阶段而有相应的变化。卵巢上充满卵泡液的卵泡会在阴道超声下呈现特征性的声像图。这使得超声成像成为观察卵巢甚至肥胖情况下的首选方法。

超声可区分卵巢的两个组分：皮质和间质。根据 Pache 等的描述每个卵巢中 2~10 mm 的卵泡总计数构成窦状卵泡数（AFC）。值得注意的是，在周期间 AFC 变异很小，也不受 OC 等激素治疗的影响。窦卵泡的颗粒细胞具有 FSH 受体，能够对不断升高的 FSH 产生反应。因此，这是可被募集的卵泡。卵泡的招募可以通过生理性 FSH 或外源性 FSH 或 ART 中尿促性素治疗来实现。因此，窦卵泡的数量会影响在 COH 和 COS 中卵巢发生反应的幅度。

我们知道，Gougeon 的工作明确了超声检查看到的窦卵泡群表示在任一特定时间内卵巢内残留的原始卵泡池的恒定分数（图 35-15）。因此，有理由假设 AFC 反映了剩余卵泡的数量或卵巢储备。因此，AFC 可以预测：①对外源性 FSH 和尿促性素或 COS 反应的强度（为避免卵巢过度反应和不良反应，而相应地调整 FSH 和尿促性素的剂量）；②推测与获卵数有关的 ART 结局。后者引出一个假设，卵母细胞的数量和质量是否都有内在的联系。如下面所讨论的，卵母细胞数量和质量之间的这种本质联系取决于 AFC 下降是年龄依赖性的还是独立存在的。

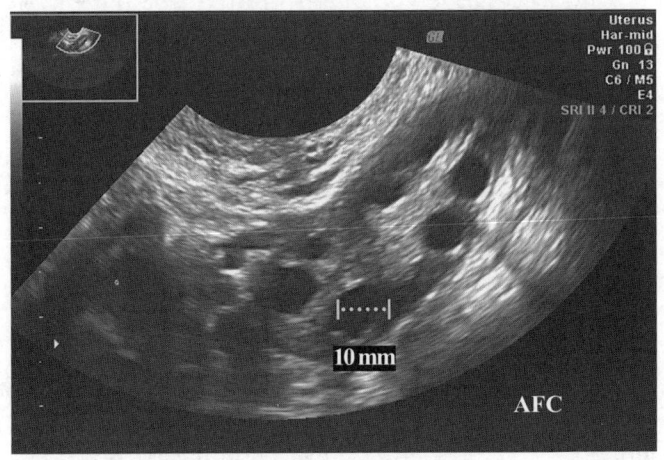

图 35-15　窦卵泡计数（AFC）。AFC 不会在月经周期波动，因此传统上在月经周期基准线进行（周期 2~4d）测量，此时不受卵泡生长或黄体的影响。传统上对 2~10 mm 的所有卵泡进行计数

按 ESHRE/ASRM 鹿特丹共识，PCOS 的诊断时要考虑到卵巢的回声特性［体积和（或）AFC］。卵巢体积/AFC 代表了 PCOS 的 3 条诊断标准中之 1 条、2 条。

在生理变化过程（从卵泡成熟至黄体形成）和功能异常（PCOS 的卵巢间质血流），或在特定疾病，如癌症的情况下，卵巢血流量发生很大变化。

（一）卵巢解剖和功能的改变

1. 青春期前后的卵巢　在婴儿及儿童时期，卵巢功能的变化比实际年龄能更好地反映卵巢的发育。在一项前瞻性研究中，Buzi 等观察 117 名 1.1~15.6 岁不同年龄段的女孩，其中 87 名存在性早熟，在未表现出异常性成熟征象的女孩中，青春期前、青春期以及青春期后的女孩的卵巢体积分别为是 1.1 ml、2.3 ml、5.3 ml。相比于生理年龄来说，评价儿童性发育情况的 Tanner 分期法更好地反映这些改变。

在婴幼儿时期，卵泡在 Gn 缺失的情况下成熟并很快发生闭锁，使卵巢呈微囊性改变。在第二性征出现前，卵巢在形态学上同样发生青春期相关的改变，卵巢内出现许多直径 4~9 mm 大小的卵泡。这种卵巢表现为巨大囊腔、多囊的情况，常需要同多囊卵巢相鉴别。

2. 月经周期的卵巢　月经期是整个周期中卵巢的基础状态，因此，在辅助生殖过程中，可以利用这一参考点定时进行卵泡监测，通过 AFC 数评估卵巢储备功能，可预测卵巢在促排卵过程中的反应性（彩图 119）。不论是自然周期，还是促排卵过程中，这些直径 2~9 mm 的基础窦卵泡都是对 FSH 刺激产生应答的主要卵泡。

通过阴道超声，可反复多次对卵泡进行评估，Pierson 及团队发现一批卵泡同步生长或卵泡发育波。研究者发现，卵泡发育过程中，微小波动即可导致一批卵泡发育，但最后只有一个发育成优势卵泡，其余卵泡皆退化闭锁。在月经周期中，如何调控这些连续出现的卵泡发育波，其自然机制尚不明确。

卵泡发育使得优势卵泡直径达到 10 mm，经反复多次观察，在月经周期的第 9 天卵泡平均直径应达到 12~13 mm，有证据显示，卵泡的成熟只能通过 LH 或微剂量 hCG 激发，表明此阶段颗粒细胞开始表达 LH 受体。在月经周期中，一旦卵泡直径 >13 mm，其生长速率就变得相对稳定，平均增量 1.4~1.5 mm/d。在促排卵过程中，卵泡发育加速，增速可达到 1.6~1.8 mm/d。

月经周期中哪侧卵巢排卵？以及在每个周期中，卵巢是否出现规律性的交替排卵？是人们持久争论

的话题。一些基于组织学证据的报道支持交替排卵学说，而其他人则认为排卵仅是概率性问题。最终，一些人提出卵泡发育及交替排卵，仅仅发生在较短的月经周期，而长周期者排卵侧则是由随机决定。重新评估后一种模式，Fukuda 及其同事们对 123 名不孕患者的 410 个自然周期进行研究，其中，267 人工授精周期，143 IVF 自然周期。在这些人群中，通过对照，这一人群所有 410 个周期中 57% 的周期发生对侧排卵，但卵泡期少于 13d 的人群中这一比例是 72%。相反，当卵泡期长于 14d 时哪侧排卵是随机的，从而为排卵侧只在短周期内交替的理论提供了证据。根据这些作者的观点，在之前 IUI 和 IVF 周期内较好的排卵情况相对照的情况下发生在对侧的排卵质量更高。这支持了"当优势卵泡与上一次排卵不同侧时排卵质量更好"这一观点。另外，对侧排卵周期相比于同侧排卵周期具有较高的雌二醇/雄烯二酮比值和雌二醇/睾酮比值以及较低的雄烯二酮水平。因而，一般说来，在自然周期内受孕的可能性可能会受哪一侧排卵的影响。然而，排卵侧不会影响卵巢基质或者是卵巢和子宫动脉的多普勒血流动力学指标。

Pieson 的团队前瞻性地评价了 50 位正常排卵的妇女的黄体图像。在黄体期 100% 的黄体都可以通过超声发现，在接下来的卵泡期仍发现有 90% 的残存结构。排卵后的第 2 天，88% 受试人群中出现一个中央填满液体的空腔，13d 后比例下降至 34%，27d 后变为 2%。

3. 激素避孕期的卵巢 卵巢避孕治疗对于卵泡的影响取决于治疗开始时卵泡的大小。在一项前瞻性试验中，Baerwald 等认为在避孕药物应用时所有的卵泡大小 <10 mm 时就不会发生卵泡生长。相反的，大约 30% 的直径 >14 mm 的卵泡会在 OC 治疗开始后发育进而排卵，剩下的退化以及闭锁。在对照试验中，这些研究员认为卵泡发育发生在 OC 药物疗程中的 1 周无激素区间内。在一个寻找正常 OC 药物受试者的试验中，他们认为近 50% 的女性卵泡发育直径超过 10 mm，53% 达到 14 mm 以及 E_2 的产生增加。与这些发现相反的是，超声评估表明，单纯使用孕酮避孕和产后使用工具避孕的妇女，两者的卵泡生长速率相同。在单纯孕酮避孕组，内膜厚度显著变薄，提示此避孕措施主要作用于子宫及宫颈而非抑制排卵。

用激素避孕使正常排卵女性及 PCOS 患者的卵巢体积显著减小。周期正常的女性，持续应用激素避孕药对于卵巢体积的影响比周期性应用更明显。但引人注目的是，PCOS 妇女在接受激素治疗时，尽管卵巢体积降低，但 AFC 和 AMH 值维持不变。

4. 卵巢功能性老化及绝经期的改变 随着年龄的增长，卵巢体积开始萎缩。早在高分辨率超声出现时期，就认为卵巢体积可预测未来的生殖能力。据 Faddy 的数据，卵巢体积是评估原始卵泡数的比较好并易得到的指标。Pavlik 及同事回顾性分析了 13 963 名每年进行卵巢癌筛查的 25～91 岁女性的卵巢超声数据，卵巢体积按照（长×宽×厚×0.523）的椭圆体积公式计算。卵巢平均体积（6.6±0.19）cm，<30 岁的年轻女性卵巢体积大于 30～39 岁女性，有明显的统计学差异。然而通过卵巢体积预测个体卵巢储备功能的可行性是有限的，只有当患者超出能自然受孕的年龄段后，卵巢体积的变化才有临床意义。据 Pavlik 的分析，只有在 40～49 岁年龄组，女性卵巢体积显著减小到（4.8±0.3）cm^3。在 60 岁、70 岁组，体积的萎缩更加显著。进一步研究二者的关系，发现卵巢体积并非随身高而逐渐增大，但在高于 1.73 m 的女性中，卵巢体积出现显著性统计学差异。同样，在年龄 <50 岁应用雌激素添加的尚未绝经的女性人群中，卵巢体积显著减小。在回顾性图表分析中，Syrop 等观察，卵巢体积最小及最大值，在不同个体中有不同的预测价值。结果显示，最小的卵巢体积，是预测 IVF 中雌激素峰值、获卵数、胚胎数及临床妊娠率更好的指标。

按照现有的定义，卵巢早衰指年龄 <40 岁的卵巢功能减退。这意味着性腺功能的全面减退，预示着生殖能力丧失。在辅助生殖技术的患者中，更常见的是排卵周期看似正常，其实却是早衰前期、卵巢功能不全或隐匿性早衰（occult POF, oPOF）的病例。在隐匿性早衰患者中，月经周期规律，似有排卵，除了因排卵提前而出现的经期缩短表现外，其他均无异常。卵巢老化导致的经典型和隐匿性卵巢早衰之间，还有些散发的病例，是各种的功能失调导致的卵巢不敏感。一方面是隐匿性卵巢早衰和传统卵巢早衰之间，另一方面是卵巢不敏感的罕见病例，中间的差异不只是学术名称的差异，正如卵巢不敏感的患者较易妊娠一样。对于卵巢早衰及隐匿性早衰患者的卵巢体积的评估，可有助于鉴别卵巢不敏感亚组，这些人需要及时采取相应的治疗性手段。在一项前瞻性研究里，Mehta 等观察了 17 名确诊卵巢早衰的患者，根据卵巢声像图分为两组：有卵泡组（$n=7$）和无卵泡组（$n=10$）。两组激素指标（FSH，E_2）及子宫内膜厚度无差异，有卵泡组的卵巢体积

（2.8±0.4）ml 明显大于无卵泡组的（1.4±0.2）ml。卵泡组平均卵泡数为2个，无卵泡组卵泡数为0。作者认为，可用超声图像鉴别出高促性腺激素型性腺功能减退的卵巢不敏感亚型，而非卵巢早衰。通过降低内源性促性腺激素并提高FSH受体敏感性，卵巢不敏感患者较卵巢早衰患者更容易获得妊娠。2～3个月的E_2及P激素替代治疗即可降低FSH水平。Falsetti 等发现，在40名早衰患者中14名（35%）正常卵巢体积（3.1±0.3）ml，26名患者（65%）卵巢体积明显减小。在所有类型的卵巢早衰及隐匿性卵巢早衰患者中，有必要进行FMR1基因突变筛查。如被忽视，这种基因可能在下一代中转变为完全突变，导致男性后代脆性X综合征。

Turner 综合征患者中，胚胎期第18周前原始卵泡数都是正常，不能确定卵泡加速闭锁开始的具体时间。移植冷冻的卵巢的可能性及活产率的报道，都激发了在卵泡消耗殆尽之前为Turner综合征患者进行卵巢冷冻的兴趣。在一项前瞻性试验中，Hreinsson 等报道了9位诊断为Turner综合征的青少年女性中，有8位卵巢上出现卵泡，但她们的青春期全部是自然出现的。这些女孩中，手术的卵巢样本中原始卵泡的密度与血FSH水平呈负相关。假如能对Turner综合征进行早期诊断，在胎儿期或者儿童期剩余的原始卵泡池可能更大的时期，冷冻储存卵巢就会变得更加有用。不幸的是，胎儿和儿童期规范的卵巢图像数据库（经膀胱超声）尚未建立，因此无法评估潜在的卵巢组织冻存对象。

根据其他超声标准筛查卵巢癌时，评估卵巢体积并比较两个卵巢大小的差异是有用的。Campbell 等根据对绝经期卵巢的超声学分析得出结论：两个卵巢的百分比的平均差为 42.88%±32.05%。研究者认为，只要发现一侧卵巢体积大于另一侧卵巢体积的 2 倍即应怀疑卵巢癌。

（二）基础窦卵泡数：卵巢储备能力的反映

每个女性卵巢内卵泡数量都是有限的并且在宫内发育阶段就已确定。出生时卵巢内卵泡数可达200万，进行性减少至青春期剩余40万。通过对各年龄段女性进行大规模的卵巢组织学研究，Faddy 等认为，原始卵泡数随时间推移呈双峰模式进行性衰减（图35-16）。并证实在37岁之前，卵泡耗竭速度缓慢，直到剩余卵泡数<2.5万时，卵泡耗竭速度突然呈指数式加快，这种卵泡耗竭速率由慢变快的转变发生在37岁左右。专家认为，启动卵泡衰竭加速的扳机本质上是危机值——2.5万剩余卵泡数，而并非年龄。然而，卵泡的耗竭速率随时间呈双峰型这一学说受到Hansen 等学者的质疑。他们主张，从数学模式来讲，随年龄增长出现的卵泡耗竭呈幂函数样加速，而非双峰模式（图35-17）。

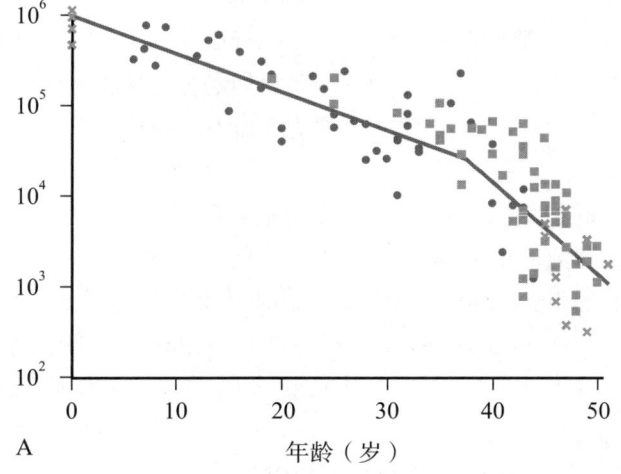
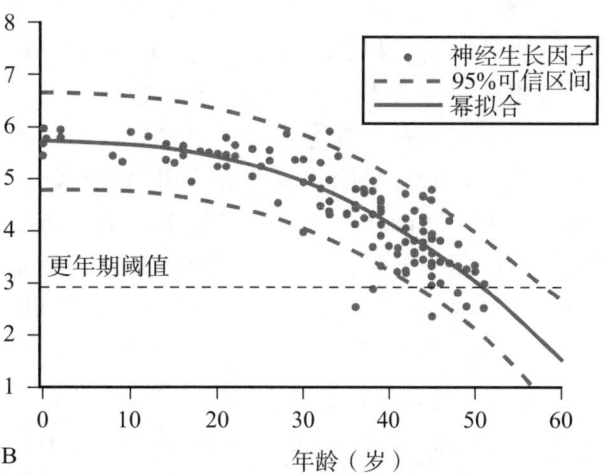

图35-16　A. 随着时间的推移出现始基卵泡的损耗。**Faddy**和他的同事经过分析，发现始基卵泡以双相模式的指数下降。第一指数速率按照 **-0.097** 计算，第二指数速率为 **-0.237**。当剩余卵泡降至 25 000 的关键数量时，卵泡衰减出现速率的变化，从下降的第一相（慢衰减）到第二相（迅速衰减）。平均而言，这种卵泡从慢到快速下降的转变发生在 **37.5 岁**，但曾手术治疗卵巢囊肿的患者发生更早。B. 相对于卵泡耗竭的双峰模式，**Hansen** 和他的同事提出另一个模型，卵泡衰变率没有突然变化，而呈持续不断的增长

［A. 摘自 Faddy MJ, Gosden RG, Gougeon A, et al. Accelerated disappearance of ovarian follicles in mid-life: implications for forecasting men opause. Hum Reprod, 1992（7）:1342. B. 摘自 Hansen KR, Knowlton NS, Thyer AC, et al. A new model of reproduct ive aging: the decline in ovarian nongrowing follicle number from birth to menopause. Hum Reprod, 2008（23）:699.］

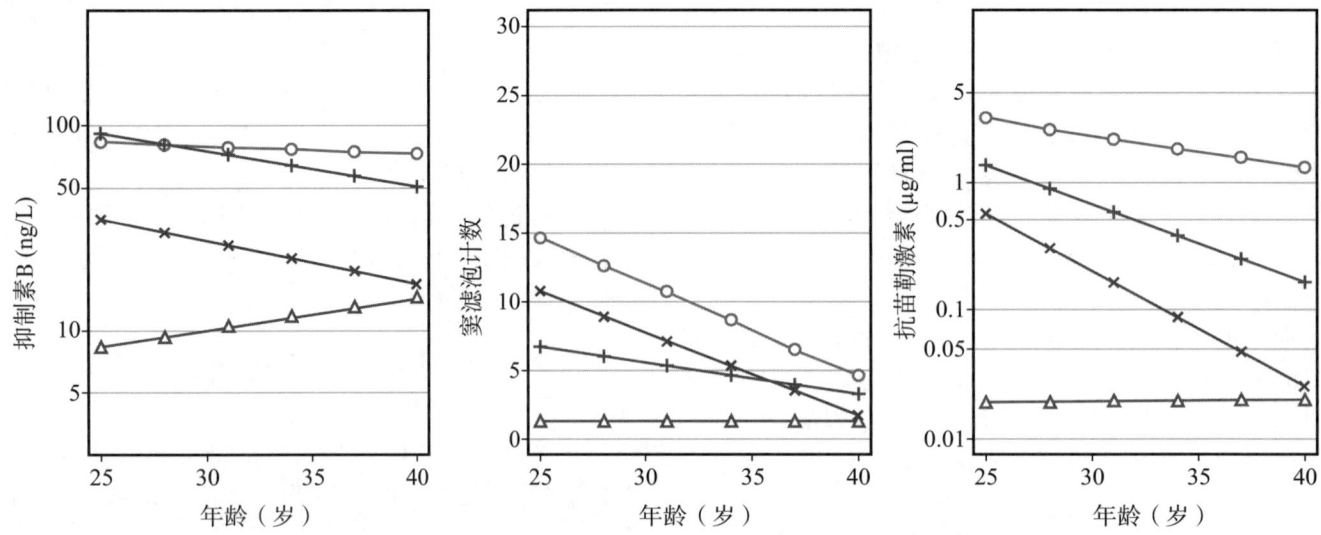

图 35-17 随时间变化的损耗卵泡。对年轻的高促性腺激素妇女亚组,按照年龄分组的抑制素 B(对数刻度),窦滤泡计数(AFC)和抗苗勒管激素(AMH)的回归曲线。○-○-○,对照组;+-+-+,早期卵巢功能衰竭(IOF);-x-x,一过性的卵巢功能衰竭(TOF);△-△-△,卵巢早衰(POF)

[摘自 Knauff EA, Eijkemans MJ, Lambalk CB, et al. Anti-müllerian hormone, inhibin B, and antral follicle count in young women with ovarian failure. J Clin Endocrinol Metab, 2009, 94(3): 786-792]

关于基础窦卵泡数的测量方式仍充满争议。二维及三维超声技术测量 AFC 不论是在操作者之间或每次测量值之间都有较好的可靠度。近期出现的测量 AFC 的新方法,是通过自动绘制每个窦卵泡的低回声区体积来计算容积,称为 3D 倒转模式或 SONO-AVC®(彩图 120)。传统二维及三维超声测量窦卵泡数显示测量的费时和总体价值不高。Jayaprakasan 等认为应用倒转模式(inversion mode)测量 AFC,同三维多平面测量及二维等值测量方式具有相同的价值,且变异度更低。而作者认为在应用 3D 模式时,由不同测量者之间测量结果的差异是由三维倒转法的图像质量问题引起的,此外,不同测量方法所需的时间有很大差异,3 种测量方法的时间分别为从 34s,50s,216s 不等。

人们发现,基础窦卵泡数与促排过程中获卵数及发生卵巢过度刺激的风险相关。一项前瞻性研究中,发现基础窦卵泡数比基础 FSH 值更能准确预测促排过程中卵巢的反应性。Ng 等比较了窦卵泡数与血清基础 FSH 值和 CCCT 激发试验后 FSH 值,来评估其对 ART 结局的预测价值。作者发现 AFC 在 CCCT 及 GnRH 降调后保持不变,对预测促排卵量化结局即获卵数量是最好的指标。其次为结合基础 FSH 和 CCCT 后 FSH 浓度和年龄。基础状态及 CCCT 后的 FSH 值是 E_2 较好的预测指标。

在一项前瞻性研究中,Jayaprakasan 等研究了 AFC 的 3D 数据的预测价值并与基线 FSH 进行了比较。使用 3 种测量方法中任一种,其中包括三维倒转模式。研究指出,AFC 总数是预测 ART 获卵数目的最佳预测指标,其次为基础 FSH 值。此外,在未妊娠组中基础 AFC 显著降低,AFC 值<7(三维倒转模式测量<6)时,预示卵巢低反应将取消周期,根据所用检测方法其灵敏度为 100%,特异性在 93%~96%。所有测量 AFC 的方式对未妊娠的预测性明显偏低,其中三维方式所测得的 AFC 值最为接近实际获卵数。最近 SONO-AVC 被用于自动评估 ART 中卵泡的生长,其可重复性、可靠性及准确性已得到认证。

Haadsma 等提出直径在 2~10 mm 的窦卵泡仍可被计数为 AFC,而更小或更大的窦卵泡亚群则有不同的预测价值。在一项 474 女性参与的研究中,直径 2~6 mm 的极小卵泡数随年龄的增长而减少,而较大的卵泡(7~10 mm)数目始终保持相对稳定。小卵泡数量与卵巢储备功能试验的结局相关,并不受年龄影响。作者认为,小窦卵泡数代表卵巢功能储备。基于此,Scheffer 等发现,小窦卵泡数(2~5 mm)相对于较大卵泡(6~10 mm)的数目呈较陡的逐年下降趋势。

已有证据表明，基础窦卵泡数与剩余的原始卵泡数之间存在直接联系，而窦卵泡数随时间耗竭的速率仍是人们探索的焦点。在一项前瞻性研究中，Ng等发现，AFC以0.35个/年的速率减少（95% CI 0.26，0.45）。同样，在随后针对不同妇女的队列研究中，也得到了相似的结论，速率为0.52个/年（95% CI 0.26，0.45）。然而，这两项数据都源于中国女性，其他文献报道，在白种女性中AFC耗损较中国女性更快，为0.95个/年（341）或8.2%/年。针对中国女性AFC耗损速率较白种人慢，目前仍没有确切的解释。

Hendriks等通过Meta分析对比卵巢体积与AFC分别对于预测IVF结局的价值。11项最初的Mata分析及6项新Mata分析共17项研究都反映了AFC的潜在价值。ROC曲线显示在预测卵巢低反应方面，AFC较卵巢体积更有优势（$P<0.005$），见彩图121。两指标对未妊娠的预测价值明显偏低，但AFC的作用稍优于卵巢体积，此两项指标均定量反映了卵巢的储备功能。

通过对AMH（MIS）的检测，显示AMH由发育中的窦前卵泡所产生的。分泌AMH的卵泡簇（100~200）显著大于窦卵泡（10~20），而它们都可以反映任何时间卵泡池中原始卵泡的情况。

根据Gougeon等的研究，窦卵泡群在整个月经周期中持续存在，并通过第3日FSH水平限制周期间的差异。同样的AMH与AFC具有高度相关性，其在整个月经周期中持续存在并保持在恒定水平。对于长期口服避孕药治疗或持续妊娠及产后女性、应用FSH规律排卵的女性及PCOS患者，尽管我们发现卵巢体积下降但其AMH水平并不受影响。

有学者提出排卵后AMH水平波动假说。我们认为这一差异的产生并非检测方法造成的，如果排卵后AMH水平轻微下降真的存在的话，相对于不同周期间AMH水平的波动来说也是微不足道的，可以忽略。

近期的研究开始质疑AMH水平的测定是否能够增加仅检测AFC的价值。想要在AFC太高以至于无法进行卵泡计数的女性或者是无法获得基础窦卵泡数的女性中诊断PCOS，AMH水平的检测有切实可行的优势。

总之，AFC是用图像来反映卵巢储备的可靠指标，它可以预测辅助生殖过程中，患者卵巢对促排卵的反应性。在正常的卵巢衰老过程中，卵母细胞的数量与质量的衰减伴随发生。本文说明了低AFC水平与低卵母细胞质量之间存在相关联系。然而这种联系并非天生固定的，而是与年龄相关的复杂联系。

（三）卵巢的血流灌注

1. 成熟卵泡和黄体的灌注　能量多普勒揭示了卵泡末期及促排过程中优势卵泡壁的血管发育，以及卵子质量与妊娠结局间可能存在的联系。典型的特征是血管生长使成熟卵泡周边出现彩色血流环。一般来说，在促排过程中，仅有部分卵泡在hCG注射前1~2d开始出现彩色血流环（彩图122）。

良好血管化卵泡发育成的卵子要比来源于低血管化卵子有更好的妊娠结局。与之相一致的是，随着卵巢衰老，卵泡血流量也随之下降。然而，Rangi等就此提出了质疑，在一项318名女性的前瞻性研究中，人们发现：在微刺激方案或人工授精患者中，发育中卵泡的血管化程度并不能预测的其妊娠率。在低、中、高血管化组，其妊娠率分别是14.1%，10.0%和11.8%。

Lozano等探究了卵泡血管化程度与卵母细胞质量之间存在怎样的联系。61名正常排卵的女性接受前瞻性研究。当监测卵泡>12 mm时，开始每天给予GnRH拮抗药治疗（cetrotid 0.5 mg/d）及150U的hMG。当优势卵泡直径>16 mm时诱发排卵。在注射hCG（5000 U）34~36 h后、取卵前完成卵泡血管化程度的评估。利用三维测量方法，得到相应的血管化指数（VI）和血流指数（FI）。FI是预测临床妊娠强有力的指标，VI对IVF结局并无预测价值，他们认为卵泡血管化程度与卵母细胞质量之间存在定性而非定量的关系。

排卵后，黄体开始发生密集血管化的过程，成为单位体积内血流量最大、血管化程度最高的器官。彩色能量多普勒显像中，黄体呈现典型的"火环征"（彩图123）。在一项贯穿黄体期和早期妊娠期的纵向研究中，Tamura及其同事发现黄体阻力指数（RI）与黄体功能有关。

有结论显示黄体期多普勒信号与黄体质量有关，从而认为彩色多普勒信号可以用来预估黄体期并预测妊娠结局。在自发单胎妊娠中，Frate等并未发现黄体超声影像特征与早妊娠结局存在联系。

在灰阶影像中，我们认为有经验的影像医师可以很好地辨认出包绕在黄体周围的双层血管轮廓。值得注意的是卵巢黄体周围增长的血管有时会与异位妊娠血管环相混淆。

2. 卵基质的血流灌注 彩色多普勒揭示了卵巢基质血管化的存在。从一开始，我们就怀疑正常排卵女性与PCOS患者，其卵巢血管化程度有所差异。Battaglia等认为，在卵巢周期正常女性和PCOS患者中，卵巢基质血管化的发生率分别是50%和88%。

我们发现，在辅助生殖技术中（ART）卵巢基质血管化程度与患者对Gn刺激反应性相关。根据Popovic-Todotovic等的观点，在对正常周期女性卵巢反应性的预测中，彩色能量多普勒联合AFC法是12项预测因子中最重要的两项。三维彩色多普勒显示，在低反应女性中卵巢基质血流量相对较低是支持上述观点的有力证据。在研究年龄因素对卵巢基质血流的影响的同时NG等发现，在41岁以上女性中，卵巢基质血流量逐年减少。基于3D成像手段，Merce等发现，卵巢VI和FI指数与获卵数有关。然而，与其他很多报道一致的是：血管参数并非预测成熟卵泡数及获卵数的独立指标，其中还包括卵巢体积和AFC。Ng等发现，在对患者短期应用GnRH-a降调后其AFC、卵巢体积以及三维多普勒血流指数并未发生明显变化。Jarvela等研究了GnRH-a抑制垂体后的卵巢多普勒血流信号。发现在预测IVF期间患者对GnRH的反应性方面，多普勒除了提供卵巢体积和基础窦卵泡数，并不能提供其他更多有效数据。

（四）多囊卵巢综合征

1. 多囊卵巢综合征的卵巢超声特征 In Stein and Leventhal 的最初描述里，多囊卵巢综合征意味着卵巢的形态学特征，此参数后来被取消。在2003年，鹿特丹会议在PCOS的诊断中恢复了卵巢参考标准，其中包括具体的卵巢超声标准。鹿特丹共识会议定义PCOS的诊断标准，需满足每侧卵巢2~9 mm的卵泡数应>12个，或卵巢体积>10 ml。

PCOS患者中，一个显著特点是中央基质组织增多，这使得卵巢体积增大。通过口服避孕药来抑制排卵以缩小卵巢体积。这项发现并不被所有学者认可，但口服避孕药的应用并未影响AFC及AMH水平。

卵巢体积的测量引发了测量方法的问题。最初假设卵巢为规则的卵圆形，用二维超声测量卵巢长、宽、厚度，通过简化公式（0.5×长×宽×厚）计算卵巢体积。直接使用基于vocal循环方式的三维测量远优于三经线-椭圆公式的传统测量方式。

鹿特丹标准的创新性在于其引进了PCOS的超声诊断标准。然而鹿特丹标准间接定义了一类不符合PCOS标准但卵巢呈多囊样改变，无高雄和排卵障碍的患者。对此类患者给予同样的辅助生殖技术促排卵治疗，极易像真正的PCOS患者一样造成卵巢过度刺激的发生。

Franks认为，鹿特丹会议并未解决关于多囊卵巢综合征定义存在的争议，他声称高雄激素血症及持续性的无排卵是PCOS定义的关键，而鹿特丹标准将无临床或生化高雄表现的女性纳入了PCOS范畴。Azziz强调，人们对稀发/无排卵和多囊卵巢、无高雄激素血症的女性发生胰岛素抵抗的程度和长期的代谢性疾病的风险知之甚少。Allemand等对鹿特丹PCOS诊断标准保留的小卵泡的数量提出质疑，他们认为应选择一个更高的小卵泡数量或卵巢体积作为切入标准。通过ROC曲线，他们提出应以每侧卵巢>20个卵泡作为诊断切入标准，此标准预测PCOS阳性率为100%，阴性率为91%。Dewailly等在多囊卵巢综合征患者中发现大小在2~5 mm的卵泡，实际上是反映卵泡发育受阻的闭锁卵泡，这可能是终末卵泡生长抑制被放大的结果。

在PCOS患者中，如正常排卵的女性一样，AFC和AMH之间有着很强的相关性。Chen等观察到窦卵泡的数量一方面与卵巢体积相关，另一方面与AMH值相关。AMH水平同样与睾酮总量和游离雄激素指数相关。AMH水平与BMI呈负相关，这为瘦小PCOS者卵巢表现更严重提供了证据。然而，所有的研究结果表明，AMH水平与AFC平行可能会更好地定义多囊卵巢综合征及这种特质的表达程度。在没有超声数据的情况下，AMH水平是有用的。

2. PCOS的卵巢基质 多囊卵巢综合征的超声特征不应该仅仅指卵巢大小和直径在2~10 mm的小卵泡数量，因此，尽管还没有更多的客观研究，但已提出关于卵巢间质回声增强的新的声像特征。Buckett等随机挑选了67名计划行IVF但未服过药物的女性，监测其卵巢的回声特征。通过测量卵巢总厚度和间质厚度，间质指数指间质厚度/总厚度。按照多囊卵巢综合征的标准，AFC>10占总样本量的37%。与预期相反的是，虽然PCOS患者的总卵巢体积和间质体积偏大，但与周期正常的女性相比，其卵巢间质的平均回声并无显著差异。然而，卵泡数增加使平均回声减少，这说明尽管卵巢间质自身回声并未改变但间质指数显著增加。最近这些结论经 VOCAL 体积测量所证实。Lam 等比较了在鹿特丹标准下被诊断为多囊卵巢综合征的 40 名白种人女性与 40 名超声诊断卵巢正常的女性。PCOS 组卵巢和间质体积（12.56 ml，10.79 ml）比对照组（5.66 ml，4.69 ml）均显著增加，但 PCOS 组和对照组，其卵巢间质回声并无显著差异。同样，Jarvela 等在对 14 名 PCOS 患者和 28 名超声图像正常的女性进行研究，也并未发现两组在间质回声上有差异。在对亚组的分析中，Lam 等观察到，多毛症的 PCOS 患者，其间质体积大于无多毛症的女性，但在这些亚组间卵巢的间质回声却无明显差异。由此可以得出结论，PCOS 患者的卵巢间质回声增加，是由于卵巢间质体积的增加以及卵泡数量的增加使 PCOS 卵巢周边回声降低而造成视觉上的假象。

有趣的是，在应用口服避孕药的 PCOS 患者中尽管卵巢体积缩小了，但其 AFC 依然保持不变。这表明激素类避孕药作用于卵巢间质而并非卵泡本身。

脉冲和彩色多普勒功能应用于阴道超声探头，针对在卵泡壁及排卵后黄体血流的变化截然不同的现象，引起了对卵巢内间质血流的研究。PCOS 女性的卵巢基质血流较周期正常对照的女性增加。Zaidi 等通过多普勒监测收缩期血流峰值，比较卵巢间质血流状态和 ART 周期卵巢对 FSH 和 hMG 的反应性。他们通过应用多普勒监测 13 名 PCOS 患者及 63 例对照周期的卵巢基础血流量，发现其卵巢基础血流量与卵巢对促排卵的反应之间呈正相关关系。相反，与正常反应者相比，卵巢基础血流量降低。

在基于 2D 的研究中，Balen 及其同事得出结论，PCOS 中的卵巢血流量有所增加，这一结论得到部分研究者的支持。Jarvela 及其同事使用 3D PDA 对 14 名 PCOS 与 28 名对照女性对照，没有发现基质血管分布增加。Lam 及同事对进入周期的符合鹿特丹标准的 PCOS 与年龄配对的正常女性对照各 40 例，在自然月经周期或诱导月经的 3～5d 做超声检查，比较 3D 超声下的卵巢血流。基于三维数据集的扫描角设置为 90°和慢扫描模式。多囊卵巢组每侧卵巢的 AFC 中位数是 16.3 个（范围 9～35 个），显著高于对照组的 5.5 个（2～10 个）。提示部分血管指数（VI）增加，而不是所有 3D-PDA 流动指数（FI）都增加。有趣的是，各种 PCOS 表型之间存在着差异。与 10 个非多毛的 PCOS 患者相比，40 名 PCOS 患者中 30 名多毛患者的血流增加。同时，体型苗条的 14 位 PCOS 妇女的卵巢血流量也比其超重对照组高。然而，在苗条与肥胖，多毛与非多毛 PCOS 人群中，基础卵泡数没有明显差异。NG 和他的同事们证实了在不同亚型的 PCOS 妇女中，卵巢血流存在差异。

该团队同时发现，BMI<25 的女性与超重对照组的女性相比，卵巢血流有明显的增加，卵巢指标与 BMI 之间呈明显的负相关。并且在苗条的 PCOS 患者中还存在黄体生成素水平增高的倾向。与非多毛的 PCOS 妇女相比，多毛妇女的卵巢基质体积增高。

3. 青少年和青春期前早诊断 PCOS Chang 和 Coffler 强调了对青春期和青春期前的女孩进行早期诊断 PCOS 的重要性，其目的在于可以更早地提供针对激素异常（高雄激素和多毛症）以及代谢表现的治疗。通过测定青春期进程中抗苗勒管激素（AMH）的水平，Crisosto 和同事观察到从青春期早期开始，卵泡体积开始增大并贯穿整个青春期。首先，PCOS 患者女儿的 PCOS 早期诊断是所有人中最重要的。

Petermann 先生和同事们认为，患有 PCOS 的后代本身患有多囊卵巢综合征的风险显著增加。这些学者们研比较了 PCOS 母亲的 14 名女婴（2～3 个月）及 25 名青春期前女童（4～7 岁），对照组为月经正常且无高雄激素血症母亲的 21 名女婴及 24 名青春期前女童。结果显示，PCOS 患者的后代 AMH 水平在婴儿组〔（20.4±15.6）vs（9.16±8.6）pmol/L；$P=0.024$〕和青春期前组〔（14.8±7.7）vs（9.61±4.4）pmol/L；$P=0.007$〕均分别明显高于对照组。而在这两个研究阶段促性腺激素和血清性类固醇激素水平无明显差异，只有 PCOS 母亲的后代 FSH 在儿童期较低。

婴儿和青春期前女孩 AMH 水平增加所代表的卵泡群变化、而性激素无明显差异的表象表明，PCOS 患者在卵巢层面的变化要领先于促性腺激素模式的改变。既然有了婴儿和儿童期卵泡发育改变的证据，就有必要通过超声检查或表达卵泡储备的 AMH 水平来筛查卵巢模式。

（五）附件囊肿及肿瘤

1. 卵巢与卵巢癌的病理学 阴道超声已成为检查附件包块的主要方法。在 Brown 综述中强调的，盆腔成像需要回答的首要问题是，附件包块是来源于卵巢还是来源于卵巢外。大多数肿块产生于卵巢。当实性肿块为卵巢来源时，应考虑恶性肿瘤的可能。由于输卵管癌罕见，一旦确立实性肿块是卵巢外起源，则不太可能是癌性。原发输卵管癌最常表现为一种盆腔疼痛，而非无症状的盆腔实性肿物。如果卵巢和输卵管都有肿瘤，肿瘤的大部分体积应该在输卵管内。

识别小窦状卵泡可以帮助确定肿物是否来源于卵巢。同样，见到独立于附件肿块的患侧卵巢可确定肿物是非卵巢源性的。在绝经后的妇女，由于没有明显可见的卵泡，鉴定肿块的来源变得更为复杂。有帮助的技巧包括通过阴道探头施加压力，查明肿块能否随之移动，可确定是卵巢或非卵巢性肿块。囊性包块时，应跟踪在探头压力作用下囊肿扩张的变化情况。阴道探头不能使卵巢囊肿的囊壁发生变形。但当囊状结构是输卵管积水时，探头的压力将改变囊肿的扩张形状，使液体沿着管的长度分布并移动。

病变部位的血管供应也可能有助于界定肿物的卵巢或卵巢外起源。在带蒂肌瘤的情况下，可能有血管与子宫桥状联接。血管的外周发育也有助于识别附件包块的子宫肌瘤的性质。

2. 卵巢周围的病理学　如果不是因为它的非卵巢特性，卵巢周围（或输卵管周围）囊肿表现为单纯性囊肿时无法与卵巢囊肿区分。因为卵巢结构很容易被识别，所以在绝经前卵巢囊肿通常易被鉴别，包括与同侧卵巢组织的鉴别。

输卵管积水是生殖内分泌临床上遇到的最重要的卵巢外包块。通常情况下，积水为细长的囊性肿物，典型结构为细腰状的串珠状结构。Patel等的综述中发现67个附件囊性包块中积水占26例（39%）。这些作者认为，长条状的附件包块，最有可能是积水，ART中为排除积水的超声检查，需要在排卵期进行，因为积液往往在卵泡期或卵巢刺激后积聚，PCOS患者也一样。腹膜包涵囊肿或假性囊肿被认为是由于盆腔粘连液体积聚，造成卵巢位于囊肿中的印象。

3. 卵巢囊肿和肿瘤　Brown描述卵巢肿块的5个主要发现，各有自己的回声特点，常有利于阳性诊断。

（1）单纯性囊肿：在绝经前卵巢，单纯囊肿是一种直径>3 cm的结构，内部呈无回声区，突出于卵巢表面，后壁及后方回声有增强效应。直径较小的一般为卵泡，由于单次的或复发性卵巢功能障碍，可能已停止发育或退化。单纯性囊肿常自然消失，并可通过OC药抑制卵巢的功能加速其消失。大多数持续存在的囊肿，手术后证实为浆液性囊腺瘤。

（2）黄体（corpus luteum，CL）：黄体的影像特点相差很大，因为丰富的低阻抗血流很容易被误认为癌症。Baerwald和他的同事每天记录50名妇女从排卵后到下次排卵期间的黄体图像和血清E_2及孕酮。卵泡消失的当天定义为排卵日，100%的妇女在排卵之后检测黄体，其中90%在随后的卵泡期也进行监测。一些黄体表现为中心充满液体（见于88%），一些无液体（12%）。整个黄体期观察到的回声逐渐降低。黄体表现为被环状血管所包围，在灰度成像中表现为双轮廓线。

（3）出血性囊肿（hemorrhagic cysts）：出血性囊肿在绝经前常见，可有急性疼痛，也可以在ART常规扫描中偶然发现。内部回声图案依据出血的阶段和流体存在的量而变化。急性出血性囊肿通常比周围卵巢组织的回声更强。内部的回声依据出血的阶段和流体量而有变化。急性出血性囊肿一般比周围卵巢组织的回声强。特征性地，将先出现海绵状的外观，几天后血凝块开始收缩，随后内部回声变得不规则，留下交织成网状的微细结构迷宫，这些微细结构是纤维蛋白束回声的表达。这些很少出现在一个囊肿中。用阴道探头轻微快速加压可以生成冲击波，沿内回声网状传播，击中囊壁后反弹回来，具有果冻样的特征。

回缩血凝块可能与凸出的壁结节相似。回缩血凝块的尖角与实体瘤不同，实体瘤往往没有尖角。要鉴别内部回声更不清楚的血块，最有帮助的是要找到有没有进入实体区域的血管。MRI在诊断出血性囊肿中帮助一般不大。一般情况下，出血性囊肿的回声特点迅速改变，并最终消失，可通过OC药抑制卵巢的功能而加速这一过程。OC药通常开始于月经周期的第2天，或者只要内源性孕酮低（<1.5 ng/ml），并排除妊娠也可以随时使用。鉴别诊断包括子宫内膜异位症和皮样囊肿。通常，前者具有均匀混合回声（灰色）的外观，而后者除了灰色外观还有明显的钙化点，皮样囊肿中含有头发时表现为一个致密网格图像。偶尔，出血性黄体的临床过程有可能提示异位妊娠。

（4）子宫内膜异位症：不像其他部位的子宫内膜异位症难以鉴别，超声诊断卵巢子宫内膜异位症、子宫内膜异位囊肿、子宫内膜异位症非常有效。在1170例的扫描中，发现252例附件包块，诊断40例子宫内膜异位症（患病率16%）。分开来看，内部低回声具有93%的灵敏度和83%的特异性。在另一方面，若涵盖子宫内膜异位的所有特点，即低内部回声、无肿瘤特点、强回声囊壁中心或多房性，诊断的特异性增加到99%，而灵敏度下降到45%。这些数据表明，灰度阴道超声波可以高精度地诊断子宫内膜异位症。因此，内部弥漫低回声、无肿瘤性特征的附件肿块最有可能是子宫内膜异位症。

（5）成熟性囊性畸胎瘤或皮样囊肿：皮样囊肿的典型特征包括反光强的声影，局部弥漫明亮的强回声团伴有衰减效应、强回声点和脂肪液平。由于囊性畸胎瘤的外观相差巨大，除非看到最典型的声像图，否则必须用MRI排除卵巢癌的可能性。发现回声异常已具备足够的特异性，Patel等在一项前瞻性研究中表明，252例附件包块中，74例有2个或更多的皮样囊肿相关声像特征，其中的55例诊断为囊性畸胎瘤。这些作者观察到强回声阴影的阳性预测值为80%，局部明亮的强回声团为75%，强回声线和点为50%，脂肪液平为20%。所有的综述认为具备上述特征，阳性预测值可达到98%，附件包块伴有与皮样囊肿相关的2个或更多的超声特点即可达到100%。

大多数卵巢癌是上皮性肿瘤，其中包括浆液性肿瘤、黏液性肿瘤、子宫内膜肿瘤和透明细胞肿瘤。此外，还有交界-恶性肿瘤或低度恶性潜能的肿瘤，包含黏液性和浆液性细胞类型，是迄今为止所有上皮细胞类型中最常见的。实性组分的存在，是揭示恶性卵巢肿瘤的最常见的特征。尽管多普勒超声具有色彩和能量方面的优势，但有一个共识，即对疑似的卵巢肿瘤，多普勒指数不能比灰度超声形态学评估提供更多的信息。

四、输卵管造影

盆腔超声检查通常不能分辨输卵管，其他影像学检查方法如MRI或CT扫描也不能分辨。只有通过输卵管中液体所产生的对比，才容易看出积水扩张的输卵管。因此，某种形式的对比对于检查输卵管很重要。HSG是通过在宫颈上输注不透光染料，得到直观的输卵管X线图像。通常用正性（白）造影剂。

（一）子宫输卵管造影（hysterosalpingography，HSG）

1. 适应证 子宫输卵管造影（HSG）是用于研究不孕不育的最早的成像工具。

输卵管造影探查宫腔的首要地位已经受到挑战，一方面来自于子宫超声造影，另一方面来自于宫腔镜。前者子宫超声造影的优点是可描绘宫腔和肌层的轮廓，使其成为无可争议的调查子宫畸形的主要成像工具。内镜器械的小型化已经使宫腔镜诊断成为门诊手术，从而大大增加了使用率。诊断宫腔镜的优点是可以直接看到病变结构。使用阳性对照剂，使输卵管管腔在超声下显示为白色灰度图像。用作输卵管造影介质的阳性造影剂包括Echovist®，Levovist®和Albumex®，但其中任何一个都没有得到食品和药品监督管理局（FDA）的批准。

对衣原体血清学阴性的不孕不育妇女，是否需要进行传统意义上的输卵管造影检查，一直受到质疑。在这些妇女，已声称HSG诊断出输卵管病变的比例是如此之低，因此，常规使用HSG不符合成本效益比。

2. 技术考虑 一般情况下，HSG是在月经周期第5天至第12~14天，在相对短的时间间隔内操作，限制手术时间是为了达到两个目的：①月经必须结束，最大程度地减少操作引起的经血逆流的风险；②排卵之前X线暴露，以最小的照射减少显影对妊娠带来的风险。此过程中使用短效OC药控制周期是很方便的。

关于HSG详细的操作过程已发表一些深刻的述评。许多机构常规在术前30 min到1h之内，给予600 mg的布洛芬（ibuprofen）或其他非类固醇消炎药（NSAID），尽可能缓解手术产生的子宫痉挛。Frishman等随机比较HSG之前用2%利多卡因溶液或盐水进行宫内滴注的影响。此外，Zhu和他的同事报道造影剂升温后疼痛较轻。由于感染性并发症＜1%，常规预防性应用抗生素的问题一直备受争议。

患者仰卧并取截石位，放好窥器，固定滴注装置，便与子宫颈密封连接。滴注仪器可以是一个Jarcho导管（Jarcho canula），用宫颈钳（tenaculums）固定子宫颈，或塑料导管配备有充气气球，如5-F造影导管（cooper surgical，trumbull CT）。通过宫颈内口后将气球膨胀。气球必须充满同样的对比剂。尽管后者可能易于操作，但由于气球的存在而可能产生疼痛，在某些情况下，气球可能会阻挡宫颈管的视线。灌注仪器到位后即可取出该镜。需要精心排掉灌输装置中的空气，只把相应的造影剂推入子宫腔。否则填充物错误可能会导致错误的诊断。在推入造影剂之前，要标记输卵管侧别，然后进行骨盆腔X射线检查，寻找可能的钙化灶。水溶性造影剂需要在控制下间歇地慢慢注入。建议最少拍4张X线片。在宫腔充满变得模糊之前，拍摄第一张图像；用于发现宫腔的充盈缺损。当子宫完全膨胀时拍摄第二图像；第三张图像旨在描绘输卵管的走向；第四张图像主要检测造影剂从输卵管自由溢入盆腔并弥散的状况。如果需要，还可以增拍额外的X线片，如避免图像叠加的倾斜视图。

3. 造影剂的选择：油或水溶性 输卵管造影中最早使用的造影剂是基于液性的，到20世纪20年代初期由于可以获得碘油，故可以用于HSG。在IVF前的时代，Mackey等对做HSG时或不做HSG时的妇女，研究比较其自发妊娠的发生率，结果按照造影剂的类型如油基乙碘油（ethiodol）或水溶性分类。

在460妇女的研究人群中，使用油性造影剂造影后，1年以上的自发妊娠率为58%，而水溶性造影剂为38%。这些令人费解的结果，即赞成脂质造影剂比使水溶性造影更能增加妊娠率的效果，被其他一些研究证实。油性的造影剂有导致肉芽肿的危险，或肺或脑油栓塞的严重并发症。后来为了增加妊娠率同时又避免其风险，提出一种水、油剂序贯方法，即先用水溶性染料记录输卵管渗透性然后注入油基乙碘油。另外，建议经腹腔镜证明输卵管通畅的妇女中使用油基染料，水溶性染料对输卵管的远端能够提供更好的显影，从而能够识别末端的皱褶。

Goodman等试图对油性造影剂促进妊娠进行解释，提出脂质染料抑制腹膜淋巴细胞和巨噬细胞（macrophages）的活性，也就是说发现HSG可使不明原因或因子宫内膜异位症不育的妇女生育力增强，表明对这类患者，脂质染料对巨噬细胞的抑制效果可能是最显著的。

4. 子宫腔 充盈缺损是HSG常见的异常。一旦像气泡或子宫内膜褶皱这样的伪影被排除，需鉴别诊断由于创伤性或感染性内膜结痂导致的粘连。形成全部的子宫内膜瘢痕会导致Asherman综合征，一般与子宫内膜多处瘢痕和临床月经不调有关。

肌瘤可凸进子宫腔。实践中必须评估宫腔扭曲的程度，以确定在没有症状时是否手术，且是否可用腔内的评估方法。子宫超声造影同时能看到整个肌瘤和延伸到宫腔内的部分。

子宫腔评估包括器官先天畸形的检查。三维超声检查，不管有没有子宫超声造影，已通过同时提供生理盐水膨宫得到的宫腔图像和器官本身的灰度图像，率先诊断子宫畸形。三维重建中的子宫冠状面具有十分重要的现实意义，甚至适用于虚拟宫腔镜探查（图35-18）。最后，对子宫的评估必须包括宫颈管，特别要排除宫颈功能不全。

输卵管造影图像可能提供子宫腺肌病的线索。特征图像是延伸到子宫肌层的填满造影剂的憩室。这可能表现为整个子宫上多个结节状突起或表面不规则状，最终表现为经典的蜂巢图案。虽然它始终用于诊断子宫腺肌病，但目前认为是非特异性的。

巨大子宫腺肌病的图像可以是一种团块状的充盈缺损，内部为造影剂。MRI能通过病变与肌层交界区增厚的特点更精确地诊断腺肌病。这是子宫切除术与组织学鉴别的唯一有效的特点。在接受子宫切除术的妇女，这是唯一已经被组织学检查所确认的子宫腺肌病的特征。

5. 输卵管 尽管出现了基于阳性对照增强的超声成像新方法，HSG仍是用于直视化和评估输卵管的最佳方法。正常的输卵管显得纤细，外形流畅，壶腹部膨胀。尽管近端阻塞影响全程显影，这可以是输卵管峡部结节（SIN）或单纯痉挛反射的结果。在输卵管峡部结节时，造影剂进入增厚的输卵管壁，弥散产生典型的蜂窝状外观（图35-19）。输卵管峡结节的情况下，造影剂进入增厚输卵管壁弥散，产生典型的蜂窝外观（图35-19）。通常盆腔炎导致输卵管近端纤维化，伴输卵管腔狭窄和阻塞，最终引起输卵管峡部结节。现在我们知道子宫内膜异位症的管腔形式可导致输卵管峡部结节。在这种情况下，已证明用GnRH激动药临时治疗是有效的，可作为手术治疗的替代方法。我们的经验表明，双侧输卵管近端闭塞并在腹腔镜下表现为一定的子宫内膜异位症，而没有输卵管远端疾病的18个人中，在使用3个月促性腺激素释放激素拮抗药治疗后，有15人输卵管再通。我们认为，医师在治疗输卵管峡部结节时，若没有远端输卵管疾病的证据，每次都要考虑到子宫内膜异位症存在的可能性。

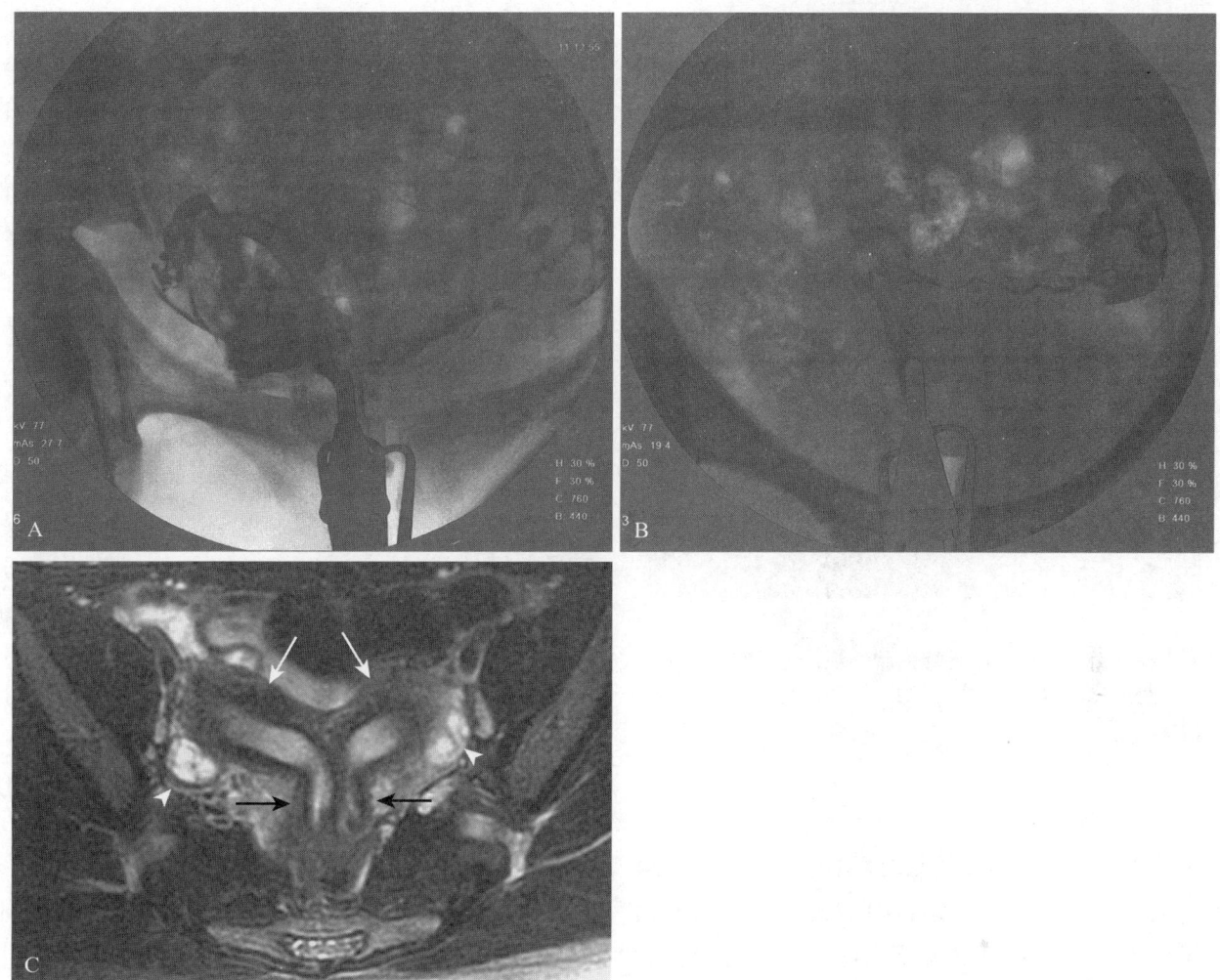

图 35-18 子宫输卵管造影（HSG），显示未完全融合的子宫，有 2 个子宫体和 2 个宫颈。注意（A）右侧的和（B）左侧的子宫和输卵管。与磁共振成像（MRI）（C）的表现相对应

［摘自 Imaoka I，Wada A，Matsuo M，et al. MR imaging of disorders associated with female infertility: use in diagnosis, treatment, and management. RadioGraphics, 2003 (23):1401.］

输卵管的痉挛性收缩，可能会导致输卵管完全阻塞、近端输卵管疾病的误诊。及时使用胰高血糖素可以促进子宫肌肉松弛和扭转痉挛。远端疾病通常是输卵管积水或不完全型输卵管积液的结果。盆腔炎是输卵管远端疾病的最常见原因，但它有时可能是由子宫内膜异位症造成的。

排卵期超声下输卵管扩张，输卵管积液的诊断应在此时进行。此种细微差别是非常重要的，因为通常认为积水必须去除（输卵管切除术），以优化 IVF 结局。从现存的临床试验中已达成 IVF 共识，当超声可识别输卵管积水时，妊娠率约减少 50%。Taylor 研究组发现，输卵管积水可能是由于液体释放到子宫腔，通过 HOXA10 的作用干扰了内膜的容受性和胚胎植入。

6. 并发症　HSG 的轻微并发症包括疼痛和痉挛，这通常是轻、中度的，在数小时内逐渐消退。最严重的并发症是盆腔感染。尽管 Albeit 罕见（＜1%），但风险仍存在，特别是在有盆腔炎史的情况下。有些学者主张使用抗生素预防治疗，或者全部人群使用，或者在有较高感染风险的病例中使用。最常见的治疗方案是用多西环素（doxycycline）100 mg，2/d，使用 1.5～5d。对于通过病史或 HSG 发现的较高感染风险的患者，我们通常在术前当晚和术后早晨使用 100 mg 多西环素。

其他罕见的并发症包括对碘造影剂的过敏性反应。在后一种情况下，钆可以用作替换。HSG 导致

的子宫或输卵管穿孔已有报道，但极为罕见。

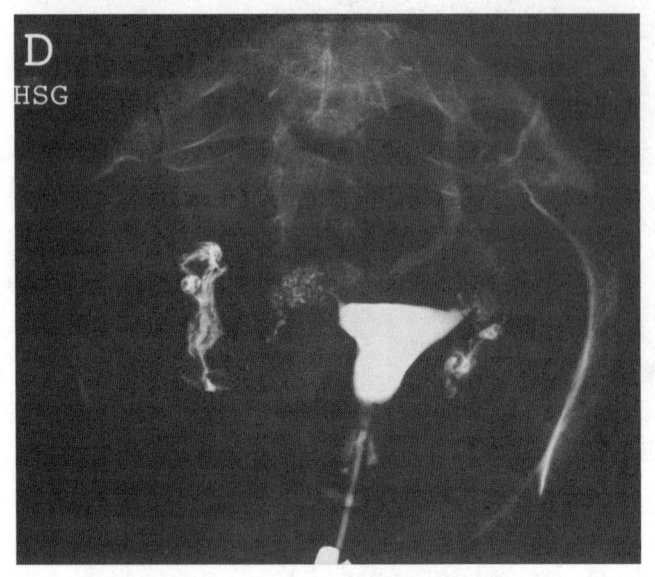

图 35-19 输卵管近段的特征性蜂窝状外观，见于结节性输卵管峡炎（SIN）

HSG. 子宫输卵管造影

（二）灌注式超声

许多出版物已经描述了通过灌注式超声检查输卵管通畅的可能性。由于阳性对照表现为特殊的白色，能够更好、更容易地观察输卵管近端部分，在此基础上已经达成了一个共识。溶剂如 Echovist® 或 Levovist®，提供无可挑剔的价值的同时，还存在以下问题：①不提供与 HSG 相配的特别是输卵管远端的图像；②对比造影剂的不小的花费。三维重建能力可能通过超声检查有助于对输卵管的评估，但没有改变图像的内在能力。我们的印象是，输卵管的近端部分可以很容易识别，HSG 图像在很大程度上对评估输卵管远端仍然大有优势。

评估输卵管的生理功能时，一个关键问题是确定在晚卵泡期精子逆行运输是否正常。在与子宫输卵管核素显像有关的过程中使用 ^{99}锝（^{99}Tc）标记的微量白蛋白剂，Kissler 和他的同事报道了子宫内膜异位症及子宫腺肌病逆行运输改变的证据。但是这种方法比较麻烦，不适合反复测量，也没有在模拟生育状况下进行研究。

子宫超声造影通过 X 线方法评估输卵管功能的一个优点是可重复检查。不幸的是，评估输卵管功能的理想输注剂尚不存在。能够满足不孕不育专家期望的将是一个具有以下特征的一个理想产品：

①提供阳性对比成像以识别输卵管；②一致性，有持久的对比度，允许充足的持续时间用于研究实际传输是否发生在输卵管；③配子非毒性。后者的特点有助于研究在类似于性交的条件下的输卵管逆行运输，此时子宫输卵管暴露于前列腺液和精液的其他成分。这一个特点很重要，因为精液的成分可能引起逆行收缩或其他作用。精液的成分对子宫和输卵管的运输作用会受到功能性初始效应，或子宫首过效应的影响。

五、子宫内膜异位症

子宫内膜异位症的临床表现是不孕和继发的逐渐加重的盆腔疼痛，子宫内膜异位囊肿时尤为明显。容易识别的子宫内膜异位症（如子宫内膜异位囊肿）超声学表现很明显，而其他的通过传统的阴道超声检查也难以发现。

MRI 可以识别子宫内膜异位症及其深部盆腔浸润并分期，这是它用于良性妇科疾病成像的主要依据。在某些情况下，对子宫内膜异位症是否存在深部浸润的评价和发展提出了直肠超声波或特别的程序如阴道超声成像。术前分期有挑战性，需要发现到所有子宫内膜异位症的可能位点。放在专家手里的阴道超声，现在可以与 MRI 竞争，成为一线的诊断工具。

虽然子宫内膜异位症可能会影响所有的盆腔器官和结构，其浸润通常遵循已知的路径。人们普遍认为卵巢是子宫内膜异位症最常累及的器官，形成子宫内膜异位囊肿或子宫内膜异位肿瘤。在一般情况下，根据浸润是否超过 5 mm，将腹膜病变分为或表浅或深部的类型。前部浸润的子宫内膜异位症，包括膀胱特别是逼尿肌的浸润。后路子宫内膜异位症，包括延伸至子宫骶骨韧带、子宫颈上部和后部（环面），以及最后浸润到阴道、肠管和输尿管的各种形式的子宫内膜异位症。

（一）子宫内膜异位症囊肿（子宫内膜异位囊肿）

子宫内膜异位症最好的诊断和描述是超声检查，表现为孤立或多个充满了同质低回声的囊性结构。这通常指囊状结构的浅灰色的同质性。大部分子宫内膜异位症大小是 30～60 mm。对新发现的囊肿，彩色多普勒有助于确定其子宫内膜异位症的特性，鉴别囊肿壁血流缺失或穿透囊肿内部。鉴别诊断包括良性畸胎瘤和出血性囊肿，尤其是黄体囊肿。良性畸胎瘤内部的油脂内容物，与子宫内膜异位囊肿陈旧血的特点具有一致性，因此声波特性也是相类似的。毛发球或钙化结构（骨）影子效应的存在，强烈提示皮样囊肿。

出血性黄体囊肿的大小有所不同（2.5～10 cm）。与子宫内膜异位不同，其内部结构复杂，它反映了血凝块及纤维蛋白内容物，这是可用新的自动纹理评估的一个特性。另外，囊肿内往往可识别海绵状网状的形态特征。在子宫内膜异位囊肿中未发现此特征，我们认为，囊肿的出血特征必须经过2～4周后重复超声波观察，最终消失（或加重）而证实。

子宫内膜异位症往往是多发的。病变的单侧或双侧性将会影响对手术治疗或ART技术的选择。近1/3的囊壁病灶呈特征性的强回声点。最近对疑有子宫内膜异位的65名妇女进行的一项研究中，Alcazar和他的同事指出，当盆腔痛出现时，子宫内膜异位囊肿外壁的血管形成比无盆腔痛时更重要。尽管超声检查是子宫内膜异位症的首选，但在某些情况下，MRI可能更有助于诊断，尤其是超声检查结果不确定的，如子宫肌瘤等影响超声结论判断时。

（二）盆腔内的卵巢外子宫内膜异位症

深部子宫内膜异位症是指病变浸润到内膜表层之下≥5 mm，并与神经纤维密度增加相关。Chapron和同事强调，骨盆检查尚不足以做出可靠的诊断，也不足以在手术前进行深部子宫内膜异位症的定位。而根据病史，特别是在青春期早期使用避孕药治疗严重痛经或其他的临床症状时，提高了发现子宫内膜异位症的风险，但这些单独或综合因素都不足以做出术前诊断。综合考虑，这些因素必须结合基于图像的检查，以便于在手术前根据诊断标准做出诊断并绘制深部子宫内膜异位症的位置图。尽管MRI仍是术前诊断深部子宫内膜异位症的金标准，但阴道超声正变得越来越高效。深部子宫内膜异位病灶被描述为在宫颈穹窿的腺体底部、宫颈后部和阴道直肠隔低回声线性增强或结节状肿块，伴或不伴有规则的外形，累及或不累及阴道壁。几个研究团队强调以下事实：对可疑病变进行加压能引起疼痛，阴道超声可以视觉分辨与这种疼痛

有关的病变。Abrao和他的同事发现，对识别深部的子宫内膜异位症，经阴道超声检查比盆腔检查甚至MRI检查能提供更好的灵敏度和特异性。所有患者超声检查之前灌肠，可能有助于阳性的发现。Dessole和他的同事强调，盐水置于阴道内可以改善阴道壁的可视化。

子宫内膜异位症病例中，发现接近20%的病变可以延伸到子宫前部并累及膀胱。膀胱子宫内膜异位症在超声上通常表现为局部膀胱壁的增厚。有时浸润可以通过膀胱壁深不规则低回声浸润，尤其是在子宫膀胱反折的区域中的存在来识别，有突起部可能延伸膀胱内。

MRI检查，膀胱病变被识别为膀胱壁的异质T_2等信号增厚，病变10～40 mm。在涉及195名患者的研究中，MRI诊断膀胱子宫内膜异位症的灵敏度和特异性分别为88%和99%。输尿管浸润的子宫内膜异位症可以使用T_2加权序列鉴别。

64%的子宫骶骨韧带和宫颈后方面的子宫内膜异位症可以通过经阴道超声进行评估，88%的病例经手术证实诊断。MRI有更高的灵敏度，然而据报道其灵敏度范围也只有26%～86%。宫颈后形成低回声性质的厚的不规则结节，并可能延伸到单或双侧子宫骶骨韧带时，可诊断为子宫内膜异位症。粘连的体征是沿宫骶韧带及宫颈后方沿肠管环行滑动寻找。超声检查的敏感性是非常弱的，但是用Bazot的方法诊断宫颈后子宫内膜异位症可达到64%。相反，MRI提高了诊断宫颈后方深部子宫内膜异位症的敏感度，基于MRI的很好的研究证实，深部的子宫内膜浸润并非源自于直肠阴道隔，而是在子宫骶骨韧带的高度从宫颈后方插入。

直肠子宫内膜异位症最常见，但并非仅仅影响直肠乙状结肠，这一发现耐人寻味，目前普遍认为盆腔子宫内膜异位症是不对称的。它的特点是从浆膜层到固有肌层的长的、结节性的固体低回声病变伴有不同程度的浸润，表现为被一个细的强回声线分开的两个低回声线。据报道，直肠受累的妇女，MRI的灵敏度和特异性分别为84%和99%。诊断标准包括直肠前壁增厚，宫颈后部或子宫隆突对直肠的特征性的三角形（直肠壁与子宫直肠陷凹）的粘连与牵引。现在认为，必须强制进行子宫内膜异位症扩张的术前分期，特别是深部病变的存在和程度。

（三）子宫腺肌病

子宫腺肌病是子宫内膜异位症的一种变体，其特征是子宫内膜下平滑肌的腺体和基质在相邻的平滑肌细胞间的异位发展和各种程度的增生。子宫腺肌病可以是弥漫性或局灶性的。在弥漫性类型中，子宫内膜的腺体和基质成分通过子宫平滑肌层的子宫内膜下层延伸到整个子宫，造成子宫体积的整体增大。局部型，病变局限在子宫前壁或后壁，外表与子宫肌瘤混淆，难以鉴别。尽管已认为子宫腺肌病可导致不育，但其作用仍有争论。

人们测试和开发了各种现代的阴道超声方法，以识别和划定子宫腺肌病的界限。弥漫性子宫腺肌病超声波的最常见标志是一个位于子宫肌层的内膜下层的边界模糊的低回声。根据 Devlieger 和同事的观点，局限性子宫腺肌病与子宫肌瘤的鉴别可以基于以下标准：①病变周围缺乏环状血管征，被实际渗透到病变内部的血管所替代；②病变和外肌层间通常存在毛茸茸的界限，缺乏肌瘤共有的外壳状特点和声影效应（图 35-20 弥漫性子宫腺肌病）。

MRI 检查，特别是通过 T_2 加权图像，提供了极好的软组织鉴别影像。MRI 描绘子宫内膜下带为低信号区，即交界区（junctional zone，JZ）。组织学分析表明，交界区对应于子宫平滑肌层的子宫内膜下层。然而，这些研究未能提供 MRI 低信号的组织学根据的线索。与之相反的子宫平滑肌的外层，即内膜下层，是苗勒管起源并随月经周期中 E_2 和孕激素受体的变化而变化。据报道，交界区存在着厚度变化，范围在 2～8 mm。在一个报道中，经阴道超声与 MRI 对内膜下层的检查描述一样有效。

局部或弥漫性过度增厚——低信号交界区、界限不清一直是子宫腺肌病的印记，许多作者提出 8 mm 是正常和弥漫明显的子宫腺肌病之间的分界值。在 119 例接受子宫切除术的一项研究中，没有子宫腺肌病的 91 人交界区为 7.7 mm，而 28 名有子宫腺肌病的妇女交界区为 15 mm。交界区在 8～12 mm 的妇女，交界区增厚或低信号的 T_2 加权序列区域信号增高，可能代表了异位的子宫内膜岛。

局灶性的子宫腺肌病在 T_2 加权像上表现为低信号强度，这与异位内膜组织所引起的子宫平滑肌增生有关（图 35-21）。鉴别子宫平滑肌瘤和局灶性子宫腺肌瘤是很重要的。在怀疑有子宫腺肌病的 21 名妇女，MRI 充分地诊断出 12 名妇女有子宫腺肌瘤的特点。在 10 个妇女中，最终通过病理组织学分析证实了诊断。根据 Reinhold 和同事的研究，有利于诊断子宫腺肌病的 MRI 特点包括：①病灶边界不明确；②病变沿内膜延伸；③与病变大小相关的子宫内膜的最小质量效应；④子宫内膜到子宫肌层的线性条状辐射；⑤与典型的平滑肌瘤表现相反，病变边缘无大血管。

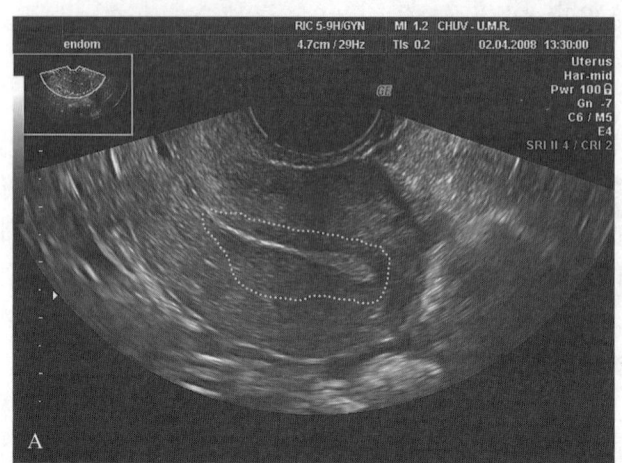

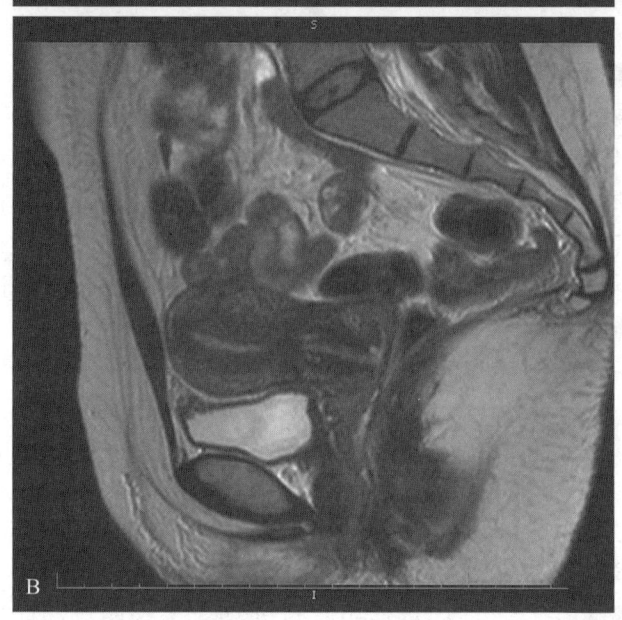

图 35-20 Diffuse adenomyosis. A, The ultrasound appearance is characterized by a thickened subendometrial sonoluscent area. B, Magnetic resonance imaging (MRI) is characterized by a diffuse and fairly regular thickened subendometrial transitional zone

A. 超声表现特征性的内膜下透声区增厚；B. 磁共振成像（MRI）的特点，呈弥漫性且相当规整的内膜下过渡带增厚

此外，这些作者强调子宫收缩和子宫内膜-肌层界面引起的变形可能产生类似局灶性子宫腺肌瘤的图像。用 MRI 检测局限性腺肌瘤的高灵敏度已经达成共识，Ascher 和 Reinhold 的研究组分别报道灵敏度可达 88% 和 86%。但是这些作者对阴道内超声有检测局部子宫局限性腺肌瘤的能力意见不统一，前者和后者报道分别为 53% 和 89%。

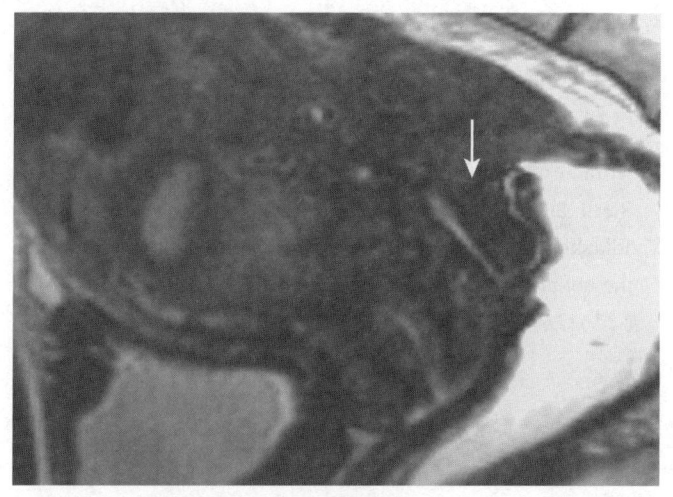

图35-21 子宫内膜异位病变：骨盆的矢状 T_2 加权快速回旋波的磁共振成像（MRI），显示延伸到直肠壁和子宫后壁的浸润性病变（箭头）（子宫内膜异位症的典型纤维肌病变）

（四）子宫内膜异位症和子宫收缩

子宫腺肌病可能与子宫肌层的功能障碍有关，可能与在位内膜和交界区的改变而形成的子宫内膜异位症类型有关。在一个激进性的系列出版物中，Leyendecker 的团队推出了新的概念，即子宫内膜异位症与子宫壁结构异常导致的子宫运动功能亢进－减弱有关，这会损害精子在卵泡期的逆行运输和子宫内容物在月经期的正常顺行排出。

使用 ^{99} 锝标记的 MAA 的子宫位移研究，这些学者观察到子宫内膜异位症两种病理结果发现：①在月经期逆行运输的病理性增加；②自然周期晚卵泡期，丧失靶向输卵管的面对发育中卵泡的逆行运输。这两种现象均可加重轻度子宫内膜异位症相关的不孕。子宫内膜异位症在位内膜芳香化酶基因被激活的原始报道研究，已详尽证实并充分提供了子宫内膜异位症超雌激素状态可能是孕酮抵抗和运动障碍改变的一个可能原因。子宫内膜异位症 COH-IUI 周期受孕率显著低于未受影响的对照组，这与子宫内膜异位症伴发子宫运动障碍导致精子运输障碍的概念是一致的。

完整的参考文献目录见专家咨询伙伴网站 www.expertconsult.com。

（译者 马延敏 审校 李 蓉）

推荐阅读

Allison SJ, et al. Saline-infused sonohysterography: tips for achieving greater success. Radiographics, 2011（31）:1991－2004.

Benagiano G, et al. The pathophysiology of uterine adenomyosis: an update. Fertil Steril, 2012（98）:572－579.

Chapron C, et al. Magnetic resonance imaging and endometriosis: deeply infiltrating endometriosis does not originate from the rectovaginal septum. Gynecol Obstet Invest, 2002（53）:204－208.

Chapron C, et al. Presurgical diagnosis of posterior deep infiltrating endometriosis based on a standardized questionnaire. Hum Reprod, 2005（20）:507－513.

de Kroon CD, et al. Saline contrast hysterosonography in abnormal uterine bleeding: a systematic review and meta-analysis.BJOG, 2003（110）:938－947.

Deb S, et al. Quantitative analysis of antral follicle number and size: a comparison of two-dimensional and automated three-dimensional ultrasound techniques. Ultrasound Obstet Gynecol, 2010（35）:354-360.

Fanchin R, et al.New look at endometrial echogenicity: objective computer-assisted measurements predict endometrial receptivity in in vitro fertilization-embryo transfer. Fertil Steril, 2000（74）:274－281.

Hamilton JA, et al. Routine use of saline hysterosonography in 500 consecutive, unselected, infertile women. Hum Reprod, 1998（13）:2463－2473.

Jayaprakasan K, et al. Prediction of in vitro fertilization outcome at different antral follicle count thresholds in a prospective cohort of 1,012 women. Fertil Steril, 2012（98）:657－663.

Kaufman RH, et al. Upper genital tract changes associated with exposure in utero to diethylstilbestrol.Am J Obstet Gynecol, 1977（12）8:51－59.

Kunz G, et al. Sonographic evidence for the involvement of the utero-ovarian counter-current system in the ovarian control of directed uterine sperm transport. Hum Reprod Update, 1998（4）:667－672.

La Marca A, et al. Anti-mullerian hormone（AMH）as a predictive marker in assisted reproductive technology（ART）. Hum Reprod Update, 2010（16）:113－130.

Leyendecker G, et al. Endometriosis: a dysfunction and disease of the archimetra. Hum Reprod Update, 1998（4）:752－762.

Lindheim SR, et al. Ultrasound guided embryo transfer significantly improves pregnancy rates in women undergoing oocyte donation. Int J Gynaecol Obstet, 1999（66）:281－284.

Maheshwari A, et al. Adenomyosis and subfertility: a systematic review of prevalence, diagnosis, treatment and fertility outcomes. Hum Reprod Update, 2012（18）:374－392.

Ng EH, et al. Comparison of 2-dimensional, 3-dimensional, and vascular ultrasonographic parameters for endometrial receptivity between 2 consecutive stimulated in vitro fertilization cycles. J Ultrasound Med, 2007 (26):931-939.

Saba L, et al. MRI and "tenderness guided" transvaginal ultrasonography in the diagnosis of recto-sigmoid endometriosis. J Magn Reson Imaging, 2012 (35):352-360.

Saccardi C, et al. Comparison between transvaginal ultrasound, sonovaginography and magnetic resonance imaging in the diagnosis of posterior deep infiltrating endometriosis, Ultrasound Obstet Gynecol. Jan 17 2012: [Epub ahead of print].

Tur-Kaspa I, et al. A prospective evaluation of uterine abnormalities by saline infusion sonohysterography in 1,009 women with infertility or abnormal uterine bleeding. Fertil Steril, 2006 (86): 1731-1735.

Vodolazkaia A, et al. Evaluation of a panel of 28 biomarkers for the noninvasive diagnosis of endometriosis. Hum Reprod, 2012 (27):2698-2711.

第 36 章

避 孕

（原著 Courtney A. Schreiber, Kurt Barnhart）

现代避孕措施的使用显著降低了孕产妇和婴儿的发病率和病死率，并激发了女性为社会做出贡献的潜力。然而，约有 50% 的妊娠是由于没有有根据地使用避孕方法而造成的，据统计，美国每年有 300 万的非计划妊娠发生。非计划妊娠对女性的健康、教育以及新生儿的健康均有负面影响，并且需要强大的个人和社会经济来源支持。根据美国人口统计局报道，6200 万的美国女性是处于生育年龄（15～44 岁）。年龄在 18～44 岁的绝大部分（超过 70%）的女性是性活跃的并且试图避孕。非计划妊娠的两大原因是未避孕与避孕失败。最大可能地使用有效避孕措施的重要性不言而喻。

表 36-1 描述了美国避孕方法的使用随时间的变化，并且强调了，尽管长期有效的避孕方法的使用日益增加，但是使用者仅占美国夫妇的少数。对于那些十几岁、二十几岁、未婚或是大学以上学历的女性最常用的方法是口服避孕药。使用每 3 个月注射醋酸甲羟孕酮药物的方法，低收入女性是高收入女性的 2 倍。40～44 岁的女性大约 50% 实施绝育避孕。在首次性交中使用避孕措施的女性的比例是以前的 2 倍，可达 79%。大多数夫妻使用避孕套作为首次性交的避孕方法。首次性交不使用避孕措施的青少年比起使用避孕措施的青少年，成为青少年母亲的概率是 2 倍之多。正如表 36-1 所描述，总体来说，使用避孕措施的美国女性有所增加。前几年避孕措施使用不足，但是近期，美国女性使用宫内避孕措施有所增加。由于长效可逆的避孕措施优于最常使用的避孕药，持续使用这些方法最终将降低美国非计划妊娠的发生率。

表 36-1 应用目前方法，1982～2008 年，美国 15～44 岁的口服避孕药使用人数（千）及其百分位数分布

方法	1982		1988		1995		2008	
	%	NO.	%	NO.	%	NO.	%	NO.
绝育术	34.1	10 295	39.2	13 686	38.6	14 942	37.0	14 200
女性	23.2	6998	27.5	9614	27.7	10 727	27.1	10 400
男性	10.9	3298	11.7	4049	10.9	4215	9.9	3800
药片	28.0	8431	30.7	10 734	26.9	10 410	28.0	10 700
皮埋	NA	NA	NA	NA	1.3	515	400	1.1
注射用避孕剂[1]	NA	NA	NA	NA	3.0	1146	3.2	1200
宫内节育器	7.1	2153	2.0	7.3	0.8	310	5.5	2100
横隔膜避孕法	8.1	2436	5.7	2000	1.9	720	—	
男用避孕套	12.0	3608	14.6	5093	20.4	7889	16.1	6200
泡沫杀精剂	2.4	711	1.1	371	0.4	161	—	
安全期避孕法	3.9	1166	2.3	806	2.3	883	300	0.9
体外射精	2.0	588	2.2	778	3.0	1178	2000	5.2

(续表)

方法	1982		1988		1995		2008	
	%	NO.	%	NO.	%	NO.	%	NO.
其他[2]	2.5	754	2.1	733	1.3	508	200	0.4
总计	100.0	30 142	100.0	34 912	100.0	38 663	38 241	100

（1）2008年的数据中包含避孕环和避孕贴；[2]其他包括紧急避孕，女性避孕套或阴道套、海绵、宫颈帽、今日海绵、栓剂或插入、凝胶或膏（无须隔板）、其他方法

一、避孕的效果与有效性

避孕方面的临床试验通过珀尔指数和寿命表分析报道了避孕的失败率。珀尔指数的计算是用每100位女性使用某避孕方式发生的妊娠数除以从开始使用该方式到研究结束或到停止使用该方式的全部月数或周期数。寿命表分析，从另一方面讲，提供了使用该措施的每个月的避孕失败率，并且提供了任意规定时间长度的累计失败率。最近美国食品和药品监督管理局简单回顾了珀尔指数的使用，并指出珀尔指数并不能顾及随着时间的推移避孕失败的效应。寿命表分析方法被视为一种非常精密的方法，它可以报道出避孕的效力。该效力并不好计算，由于许多因素都将影响避孕方法的使用。"效力"这一术语被定义为临床试验设计中避免妊娠的能力，这意味着一个产品使用的成功与失败要根据推荐剂量而言。"有效性"这一术语被定义为常规使用时避免妊娠的能力，比如，受试者并没有完全遵从推荐剂量的时候。"常规使用失败率"与"最佳使用失败率"这一术语也常常被用于描述这些差异。表36-2描述了对于不同避孕方法，常规使用失败率与最佳使用失败率的差异。重要的是，常规使用适用于普通人群，而最佳使用适用于临床试验。

表36-2 比较不同避孕方式在第1年的常规使用失败率与最佳使用失败率及第1年的续用率（美国）

方法	女性在第1年内意外妊娠的比例（%）		妇女继续使用1年[3]
	常规使用[1]	最佳使用[2]	
未避孕[4]	85	85	42
杀精剂[5]	29	15	43
体外排精	27	4	51
安全期避孕	25	—	—
日历表法	—	9	—
排卵监测法	—	3	—
症状体温避孕法[6]	—	2	—
排卵后性交法	—	1	—
宫颈帽[7]			
经产妇	32	26	46
初产妇	16	9	57
避孕海绵			
经产妇	32	20	46
初产妇	16	9	57
阴道隔膜法[7]	16	6	57
避孕套（杀精剂）[8]			
女用（实际使用）	21	5	49

（续表）

方法	女性在第1年内意外妊娠的比例（%）		
	典型用法[1]	完美使用[2]	妇女继续使用1年[3]
男用	15	2	53
避孕药和微球	8	0.3	68
贴片	8	0.3	68
避孕环	8	0.3	68
孕酮	3	0.3	56
Lunelle	3	0.05	56
宫内节育器			
含黄体酮节育器	2	1.5	81
含铜T形环	0.8	0.6	78
曼月乐	0.1	0.1	81
皮下埋植剂	0.05	0.05	84
女性避孕（绝育）	0.5	0.5	100
男性避孕（绝育）	0.15	0.1	100

紧急避孕药[9]：无保护性交后72h内使用，至少可减少75%的怀孕风险。哺乳闭经法（LAM）的风险，一个非常有效的，临时的方法[10]

（1）开始使用某种方法的典型夫妇中（这种方法在第1次不是必要的），如果在第1年没有因其他原因停止使用这种方法，而意外妊娠的比例

（2）在开始使用1种方法而且是非常完美使用（既持续地又正确地）的典型夫妇中（这种方法在第1次不是必要的），如果在第1年没有因其他原因停止使用这种方法，而意外妊娠的比例

（3）在尝试避孕的夫妇中，继续使用这种方法达1年的比例

（4）在2和3列指妊娠的比例，数据来自未避孕人群以及为妊娠停止避孕的女性。这些人群中，约89%在1年内怀孕。稍微降低这一估计值（降到85%），可代表依赖可逆避孕法的女性如果完全放弃避孕，未来1年内会妊娠的比例

（5）泡沫制剂、油剂、凝胶、阴道栓剂和阴道影像

（6）宫颈黏液（排卵期）测定法，以排卵期前和排卵期后的基础体温做补充

（7）使用杀精子油剂和凝胶制品

（8）不使用杀精子制剂

（9）治疗日程表是在未受保护的性交120h内给予第1次剂量，在第1次剂量的12h后给予第2次剂量。B方案的每种剂量都能在同一时间内使用。B方案（1次剂量是1粒白药片）和Preven方案（1次剂量是2粒蓝色药片）是专门标记用来紧急避孕的专用药品。食品和药品监督管理局声明以下的17个品牌的口服避孕药为安全和有效的紧急避孕药。Ogestrel或Ovral（1剂量为2粒白色药丸），Alesse, Lessina, VS Levlite（1剂量为5粒粉丸），Levlen或Nordette（1次剂量为4粒浅橙色药丸），Cryselle, Levora, 低Ogestrel, 或Lo/Ovral（1次剂量为4粒白色药丸），Tri – Levlen或Triphasil（1次剂量为4粒黄色丸），Portia或Trivora（1次剂量为4粒粉丸），Aviane（1剂量为5粒橙丸）和Empresse（1剂量为4粒橙色丸）

（10）然而，为了保持有效避孕，在月经恢复后，或母乳喂养的频率或持续时间缩短、进行瓶装奶粉喂养，或宝宝到6月龄后以后必须尽快使用另一种避孕方法

二、宫内避孕

宫内避孕作为一种可逆性的控制生育的方法，在全球范围内广泛使用。宫内节育器（IUDs）的优点包括：效力高，对系统代谢影响小，一次操作即可长期受益，可持续几年以上。近期在美国，宫内节育器的使用有所增加。如果这一趋势持续下去，那么宫内节育器使用量的增加必将降低美国非计划妊娠的发生。从历史上讲，这一措施最大的屏障便是费用问题。

近期，美国市场上可利用的两种宫内节育器分别是：铜的ParaGard宫内节育器和含有左炔诺孕酮的曼月乐宫内节育器。在过去的35年中，全球范围内许多宫内节育器问世并用于临床。自从1960年宫内节育器被首次使用，它的设计逐步进化发展。1980年宫内节育器首次被设计成一个T形的塑料装置并覆盖有铜线。宫内节育器中铜的含量决定了其效力的时长。每个宫内节育器都会有一定比例的铜溶解，这也是它会随着时间的推移而被其他方法替代的原

因。在美国，T380A 宫内节育器是唯一的含铜宫内节育器。多负荷 CU375 在欧洲被普遍应用。T380A 宫内节育器有一个聚乙烯框架，垂直 36 mm，水平 32 mm。其所暴露的铜的面积是 380 mm²，其也因此而得名。其每日所溶解的铜的量小于每日正常饮食所摄取的铜的量。目前美国批准 T380A 宫内节育器可使用 10 年，但有证据显示，它的效力至少可持续 12 年，所以含铜的宫内节育器都有一串数字作为它名字的一部分，这串数字提示该宫内节育器铜的表面积。

（一）含铜的宫内节育器

每年含铜的 T 形宫内节育器有着不足 1% 的避孕失败率，10 年累积避孕失败率也只是 2%～6%。一项大型的世界卫生组织的临床试验报道，T380A（ParaGard）的 12 年累积避孕失败率是 2.2%，平均每年避孕失败率 0.18%。这一失败率相当于女性绝育避孕。含铜宫内节育器的避孕机制尚不完全清楚。有研究显示，宫内节育器的存在可以促进子宫内膜释放白细胞和前列腺素。这对精子和卵子形成了不利的环境。铜的存在也可以增加杀精子的效能。

（二）含激素的宫内节育器

T 形宫内节育器的垂直臂中含有孕酮储存器，这增加了它避孕的效能。这一可释放孕酮的宫内节育器最初仅 1 年有效期，但之后停产了。目前，T 形宫内节育器的垂直臂中含有左炔诺孕酮，并且经历了大量的临床试验。它目前以左炔诺孕酮宫内系统（LNG-IUS）或曼月乐的形式，被美国和其他国家广泛使用。一个大型的对照研究发现，含铜的 T380A 和释放左炔诺孕酮的宫内节育器的避孕效应相似，持续使用率也相似。LNG-IUS 的垂直臂和水平臂都是 32 mm，它的垂直臂中含有由硅树脂构成的储存器，其中含有 52 mg 的左炔诺孕酮。最初它将每日突释 20 μg 左炔诺孕酮，达到血浆水平 150～200 pg/ml。随着使用年数的增加，左炔诺孕酮的血浆浓度将下降。据估计，宫内节育器可充分地释放左炔诺孕酮达 5 年之久。释放左炔诺孕酮的宫内节育器系统在子宫内膜产生了高浓度的孕酮。孕酮优势效应使得子宫内膜持续很薄，无法增殖。除了获得的避孕效应之外，出血模式也发生了改变。约 20% 使用该宫内节育器的女性在使用 1 年时将出现闭经。

最近，可以尝试一种新型的含有 13.5 mg 左炔诺孕酮的宫内节育器，即 Skyla。这种宫内节育器具有 3 年的避孕效应。在放置之后，该宫内节育器每天释放 14 μg 左炔诺孕酮。3 年之后，该宫内节育器每天释放 5 μg 左炔诺孕酮。它的插入器直径 3.8 mm，比曼月乐的插入器直径小 1 mm。该宫内节育器适用于不需要避孕 5 年以上的女性，同时，对于未生育的女性，更窄的插入器有利于节育器的放置。

左炔诺孕酮宫内节育器的避孕机制要比含铜宫内节育器的避孕机制更加明了。LNG-IUS 最初的避孕机制是通过改变子宫内膜层并增厚宫颈黏液。增厚的宫颈黏液可阻挡精子通过宫颈。异物反应同时也使得宫内环境对精子及卵子形成损害。总体来说，LNG-IUS 可降低排卵的频率。然而，这并不是其最初的避孕机制。有 LNG-IUS 存在的女性也可排卵。以上所有的宫内节育器的避孕效应都可以通过移除宫内节育器而逆转。

尽管关于宫内节育器的数据有限，但在移除避孕屏障之后便可恢复生育能力。妊娠结局包括足月分娩、自然流产以及异位妊娠，而在取出宫内节育器后，这些结局与正常人群的结局基础发生率并无异样。

放置宫内节育器的相关考虑：在放置宫内节育器之前需要考虑到放置时机、可能的出血、该方法的不良反应以及预期有效期。放置宫内节育器的禁忌证很少；适用于想要长期避孕的女性，与年龄及产次无关。在月经期放置宫内节育器有一些独特的益处，包括润滑作用、此时宫颈稍开放，放置后出血症状减少（由于在月经期已有出血），并排除妊娠可能。然而，宫内节育器可以在排除妊娠后的任何时期放置。含铜的宫内节育器是有效的性交后避孕装置，因此，它可以在非保护性交后放置并长期使用下去。

应用这些宫内避孕方法均可改变患者的出血模式。使用含铜的 T380A 的女性，月经量约增加 55%。相反，使用 LNG-IUS 的女性，月经量大约每周期减少 5 ml。使用含铜的 T380A 的女性，在使用的最初几个月出血量增加最明显，甚至一些患者需要在月经期间补铁并使用前列腺素合成酶抑制药来抵消上述不良反应。使用 LHG-IUS 后的出血模式是多变的。使用的前几个月基本上是非预期的出血，这是由于内膜不规则变薄而引起的。随着时间的推移，出血减少，约 20% 的女性在使用 1 年时将出现闭经。以往正常行经的女性，在放置 LNG-IUS 后通常会出现月经周期缩短、点滴出血，但并不会出现长时间似月经量出血。

放置宫内节育器少见的并发症包括：脱落、感染与穿孔。脱落是放置宫内节育器最常见的风险，然而这并不危险；宫内节育器脱落的检查很重要，以便女性可以使用备份的避孕方法避免妊娠。脱落的危险因素包括：未生育、月经量过多、曾有过宫内节育器脱落史、不足 20 岁、妊娠中期后或产后立即放置宫内节育器等。经证实，宫内节育器脱落的发生率每年达 3%~10%。患者应每月检查尾丝，并对一些症状引起警觉，以便尽早地发现宫内节育器的脱落。有记录报道，在放置宫内节育器的最初 20d 内，感染的发生率会出现一过性地增加。这可能是由于放置宫内节育器或探宫深时细菌上行进入了上生殖道。然而，随着时间的推移，普通人群中盆腔炎性疾病（PID）的发生率与宫内节育器使用者的概率相似。一项研究显示，使用 LNG-IUS 的女性比使用 T380A 的女性患 PID 的风险有所降低。因此，有学者提出，左炔诺孕酮宫内节育器系统对于那些患 PID 风险较高的年轻女性是最佳选择。需要告知所有使用非屏障方法的避孕措施患者，宫内节育器不能阻止性传播疾病的感染，如果有感染性传播疾病的可能，还需要使用避孕套。

穿孔是放置宫内节育器的另一个风险，不常见却非常严重。穿孔发生在宫内节育器放置的过程中，发生率约 1/3000。这一风险是由于放置宫内节育器进子宫是非可视的。任何时候，一旦发现宫内节育器出现在子宫之外，尽管患者无症状，也务必将其从腹腔移除。铜的宫内节育器出现在腹腔可能会出现一些并发症，包括严重的粘连及肠梗阻。至于左炔诺孕酮宫内节育器系统，以上情况虽然还没有证实，但是也需要将其移除，这通常是通过腹腔镜方法完成的。

有效放置宫内节育器的情况下妊娠的概率很小。然而，如果放置宫内节育器的女性意外妊娠，并且不取出宫内节育器，则自然流产的发生率约为 55%，是不放置宫内节育器女性发生自然流产的 3 倍。如果放置宫内节育器的女性意外妊娠，我们建议取出宫内节育器并继续妊娠。在诊断妊娠后取出宫内节育器有一定的困难。应当应用超声引导及其他技术来提高安全取出宫内节育器的能力，避免反复刺激。

总体来说，宫内避孕装置是安全的，它们并不会增加子宫内膜癌和宫颈癌的风险，反而会在放置期间以及取出后降低这些肿瘤的风险。对于那些拥有完整的家庭而又不想永久绝育的女性来说，宫内节育器是一种非常有效的避孕方法。LNG-IUS 具有一些非避孕方面的益处，比如减少月经期症状及出血、治疗子宫内膜增生等。也有研究显示，LNG-IUS 可用于治疗子宫腺肌病和子宫内膜异位症。美国放置宫内节育器的女性比起使用其他可逆避孕方法的女性相比，具有更高的满意度。美国妇科女医师中放置宫内节育器很常见，但一大部分普通女性却对此方法利用不足。

（三）皮下埋植避孕法

皮埋适应于长期可逆性地避孕，无论子宫的形态及大小，无须骨盆检查。皮下埋植于 1990 年得到了 FDA 批准。Norplant 是一种缓释的孕酮系统，由 6 个胶囊组成，每个胶囊长 34 mm，外直径 2.4 mm。每个胶囊含有 36 mg 左炔诺孕酮，共计 216 mg，这些类固醇激素在胶囊中保持不变，使用寿命可超过 9 年。目前在美国市场 Norplant 已不再可用，但是，在全球的其他地区仍然是可用的。Implanon/Nexplanon 是一种仅含有孕酮的制剂，它是一个 4 cm 长的弹性杆，内含 68 mg 依托孕烯。该皮埋方法的主要机制是通过抑制黄体生成素抑制排卵。门诊即可完成皮埋的放置。通过一个套管针将胶囊埋入皮下组织，而套管针包装在一个皮埋手术包中。这些仅使用孕酮的方法使宫颈黏液增厚，子宫内膜蜕膜样变。这些对于子宫内膜的效应将产生一些临床症状，如初期不规则出血，接着出血减少甚至闭经。临床试验中，皮埋的闭经率近乎 50%。频发出血或经期延长的发生率近乎 20%。

一项欧洲与加拿大参与的多中心研究显示，由于在皮埋的最初 2 年发生异常出血而终止皮埋的概率约 23%。然而，一项对照研究显示，单体皮埋（implanon）比起含左炔诺孕酮的 6 个胶囊（norplant），发生出血情况更少，出血损失也更少。皮埋最常见的不良反应包括：痤疮、乳房疼痛及头痛。implanon 皮埋可以持续 3 年。它每天释放 60~70 mg etonogestrel，随着时间的推移，每日释放量有所减少。皮埋后 8h 血清 etonogestrel 即可达治疗量。在临床应用中，implanon 皮埋对于月经周期规律的女性来讲需在月经开始的前 5d 进行，对于月经周期不规律的女性来讲需在 hCG 阴性时进行。etonogestrel 皮埋还未被 FDA 批准于产后使用，然而，在产后立即进行皮埋是安全的，与其他产后避孕的方法相比，etonogestrel 皮埋具有更好的长效避孕优势。implanon 或 norplant 被批准在流产后立即使用。

三、类固醇类药物避孕

激素法避孕最初于 1960 年以药剂的形式于美国上市。其最初的形式为 50μg 雌激素。今天,如此剂量已很少应用了,并且,在美国和欧洲市场上的激素避孕法,基本都含有 35μg 甚至更少雌激素,其本质为"低剂量"激素避孕法。口服避孕药目前仍是使用最广泛的激素避孕方法。然而,类固醇类药物避孕也可以为皮肤药贴、阴道环、3 个月注射 1 次仅含孕酮的方法、皮下埋植以及宫内节育器。从历史上讲,口服避孕药也许是被研究最广泛的药物。尽管从生物学上讲,其他一些方法比如皮肤药贴、阴道环等的优势、不良反应及禁忌证与口服避孕药颇为相似,但是这些生物学推测还没有得到大型临床试验的证实。因此,当谈及机制、不良反应、非避孕方面优势以及禁忌证时,我们都会更关注复合的口服避孕药。至于其他避孕方法的概述,我们将在不同部分中详述。

(一) 激素避孕

有关激素避孕的历史要追溯到 20 世纪 90 年代早期,那时人们刚刚发现排卵与妊娠及黄体的出现相关。激素避孕的历史并不是那么迷人的,相反,它体现了科学的进步需要专业的、多学科的努力。药剂师 Russell Marker 从动物来源及植物来源提纯孕酮。Carl Djerassi,Syntax 公司的另一名药剂师发现,通过移除这一植物性孕酮的 19-C 可以提高山药来源的孕酮活性。Margaret Sanger,一名生殖健康学家,于 20 世纪 50 年代将科学家 Gregory Pincus 和慈善家 Catherine McCormick 聚在了一起。Pincus 与其他一些来自波士顿的科学家一起,在 Catherine McCormick 的基金支持下努力研发,将孕前药物研发成一种药丸的形式,作为一种避孕药。关于口服避孕药的早期临床试验是在波多黎各完成的。最初期该复合物含有 10~40 mg 合成孕酮。然而,这一初期产品被 1% 炔雌醇甲醚(一种合成雌激素)污染。在炔雌醇甲醚被从复合物移除之后,科学家得到了更纯净的避孕药,接着临床试验结果证实该方法会出现更多的突破性出血,并且科学家决定为了有效控制周期,应当保持雌激素的使用。这便是我们今天所谓的复合型激素避孕药的历史缘由。

1. 药理学 口服复合型激素避孕药有 3 种主要构成,包括单相复合型药物、多相复合型药物、纯孕激素制剂。复合型药物中的孕酮成分最常见的是 19-去甲睾酮孕酮。这些孕酮,比起它们的替代品 21-碳乙酰氧孕酮衍生物,更像睾酮。醋酸甲羟孕酮与醋酸甲地孕酮都为 21-碳孕酮。最常用的两个类型为雌烷与甾烷。那些源自羟基黄体酮醋酸酯的药物被称为孕烷。19-去甲睾酮派生物是具有口服活性的,但它们确有一些雄激素及避孕效应。孕酮、炔诺酮衍生物的雌烷家族(图 36-1)包括炔诺酮、异炔诺酮、醋酸炔诺酮、双醋炔诺酮、炔雌醇、甲基炔诺酮、诺孕酯、去氧孕烯。无论如何命名,大多数雌烷孕酮将在代谢时被转化成炔诺酮。孕酮的甲基炔诺酮家族,甾烷孕酮(图 36-2)包括去氧孕烯、孕二烯酮、诺孕酯、etonogestrel,有时也与阴道环联合使用。屈螺酮是一种用于复合型口服激素避孕药的孕酮,但它并不是雌烷或甾烷的家族成员。比起 19-碳去甲睾酮派生出的孕酮,屈螺酮具有更少的产生雄性性征的能力。屈螺酮源于螺内酯,它具有抗雄激素及抗盐皮质激素的能力。随机对照试验证实,该剂型并没有使孕酮相关不良反应较人群基础水平降低。然而,目前女性使用复合型激素避孕药是一种选择。由于复合型激素避孕药中的孕酮成分是避孕效能的关键所在,许多口服避孕药为达到避孕目的而设定的使用剂量都取决于内含孕酮的量。每单位体重的甾烷类药物比雌烷类药物更具有避孕效应,因此,口服避孕药剂型中甾烷类药物含量更小。

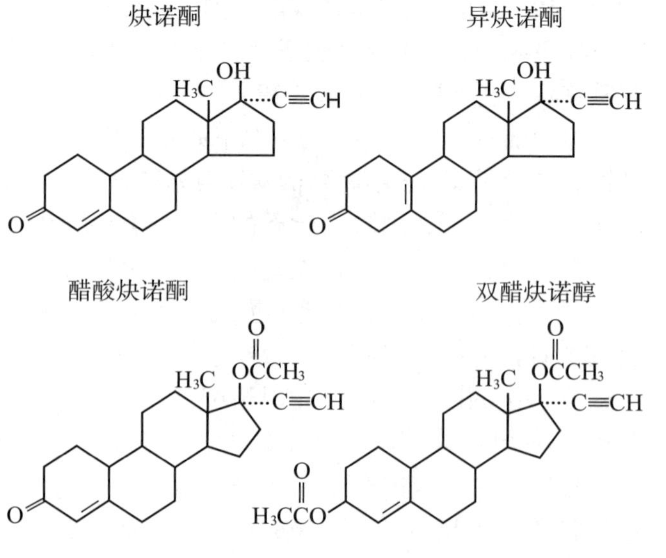

图 36-1 用于口服避孕药的雌孕激素的化学结构

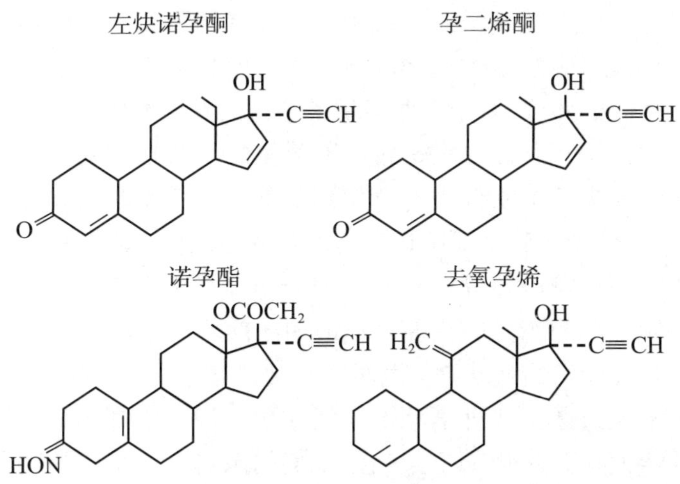

图 36-2　用于口服避孕药的甾烷孕激素的化学结构

从定义上讲，复合型激素类药物将孕酮与两种雌激素中的一种结合起来，炔雌醇更常见，炔雌醇3-甲基醚更少见，它也被称为炔雌醇甲醚（图36-3）。最初的口服避孕药剂型包括炔雌醇甲醚，它被用于 50 μg 的剂型。这 50 μg 剂型被命名为第一代激素类避孕药。今天，这种剂型已鲜有使用了。目前，大多数口服避孕药包含 35 μg 甚至更少的雌激素，被称为低剂量雌激素口服避孕药。含有 20~35 μg 炔雌醇的口服避孕药被命名为第 2 代产品。第 3 代剂型指的是含有更新的左炔诺孕酮衍生物、更新的甾烷类孕酮，并且包括去氧乙烯、诺孕酯、孕二烯酮的一种新剂型。复合型口服避孕药需要持续用药 3 周，而传统剂型的口服避孕药包含一种安慰剂的使用，在第 4 周（不用药的那 1 周）。使用复合型激素类避孕药引起的雌激素的撤退将导致子宫内膜的脱落，从而引起持续 3~4d 的撤退性出血。子宫的血液丢失量约 25 ml，少于正常排卵周期中月经期的 35 ml 的失血量。

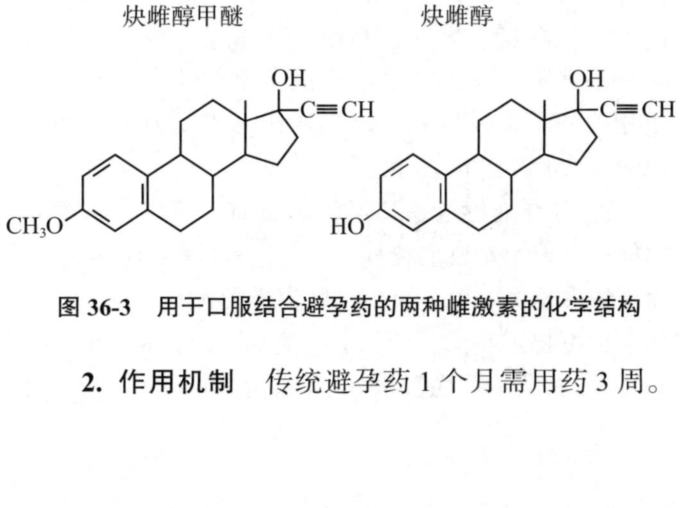

图 36-3　用于口服结合避孕药的两种雌激素的化学结构

2. 作用机制　传统避孕药 1 个月需用药 3 周。新剂型注重于减少或消除不用药的天数，目的是减少出血的天数或完全避免出血。口服避孕药的孕酮成分通过抑制促性腺激素的分泌而阻止排卵。这一效应是由于孕前用药抑制了促黄体激素（LH）的分泌，从而抑制了排卵。雌激素成分抑制了卵泡刺激素（FSH）的分泌。然而重要的是，尽管卵泡有所生长发育（这一现象在使用复合型激素类药物 20μg 及以下很常见），也是生长发育不良的，因此，该避孕药成分仍然可抑制排卵所必需的 LH 峰的形成。孕酮成分也可以通过增厚宫颈黏液或改变子宫内膜使得着床困难，而达到避孕目的。在孕酮占优势的环境下，子宫内膜是蜕膜样变的并且萎缩的。这些生殖道反应性的降低将引起很好的避孕效应。事实上，许多仅含孕酮的避孕药便是通过增厚宫颈黏液并使子宫内膜蜕膜样变完成的。

FDA 批准通过了 3 种可长久使用的新避孕剂型。这 3 种分别是 lybrel，seasonale 与 seasonique。这 3 种方案的效力与 21/7d 效力时期非常相似。最初旨在使上述方案通过审批而实施的临床试验证实了，持续使用激素类避孕药抑制卵泡产生的成功率比传统的 21/7d 方案更高。当患者患有卵巢囊肿并为抑制卵泡生长而就医时，便可考虑临床应用该方案，这是利用了激素类避孕药的非避孕方面的优势。研究表明，这些新剂型能更好地为孕龄妇女所接受。她们认为，出血持续时间逐渐减少，使之使用更加方便。非避孕方面的优势包括痛经减轻、子宫内膜异位症引发的疼痛减轻、头痛减少、腹胀减少以及情绪波动减少。所有女性都适宜持续使用激素类避孕药，除了少数特别的女性，她们会在周期中不用药的时期出现一些临床症状。比起使用传统的 21/7d 方案的女性，使用激素类避孕药的女性在用药的前 3 个月发生突破性出血更常见。随着时间的推移，突破性出血将逐渐接近常规发生率。

持续使用激素类避孕药的长期安全性数据尚未得到统计，但是，该方案的安全性标记以及终止用药后的妊娠率与传统的 21/7d 口服避孕药方案颇为相似。lybrel 的成分是 20 μg 炔雌醇加 0.09 mg 左炔诺孕酮。它可以全年每天使用。该方案中不涉及安慰剂或不用药的时期。评估该方案效能的玻尔指数为每百人年 1.55。lybrel 与 0.1 mg 左炔诺孕酮加 20 μg 炔雌醇的剂型相比，妊娠率并无差异。在用药 1 年末时，约 60% 的女性将出现闭经。突破性出血很常见，约40%女性自诉在服药第3盒时有突破性出血，随着时间的推移，直到服药第13盒时仅21%的女性自诉有突破性出血。因此，大部分使用lybrel的女性是闭经的，而那些没有闭经的女性也很可能存在不规则出血。一旦终止使用lybrel，99%的女性将在90d内重新出血规律的月经周期。

seasonale在2003年通过了FDA的审批，它含有30μg炔雌醇加0.15mg左炔诺孕酮，采用84d用药配合7d安慰剂方案，共3个月时长。每年患者有4次撤退性出血，91d为一个周期。一项随机对照研究比较了nordette（同样激素剂量，却采用传统的21/7d方案）与seasonale，结果显示，在用药1年后nordette的坚持率更高，出血模式也更为接受。这两种方案都有较高的依从性，然而，seasonale的珀尔指数为0.6，而nordette的珀尔指数为1.78，这表明采用seasonale避孕更有效。seasonale的总共出血天数更少，但是在用药前3个月内发生突破性出血较多。使用seasonale安全性与其他激素类口服避孕药相似，在1000余个用药周期中，没有意料之外的实验室改变，没有血脂改变，没有血栓栓塞性事件发生。seasonique是30μg炔雌醇加0.15mg左炔诺孕酮，用药84d，接着服用10μg炔雌醇7d。该方案每年将发生4次撤退性出血，珀尔指数0.78。临床试验证实，该方案的不规则出血将随着时间的推移而逐渐减少，而规则性出血将每周期持续2～3d。该新剂型旨在增加避孕效能，并从理论上减轻不用药的间期产生的副作用。更短的不用激素的间期可以更连续地抑制下丘脑－垂体轴。有研究证实，延长周期方案的卵泡产生更少。一项随机对照研究旨在比较3种21/7d用药方案，第1种为20μg炔雌醇加100μg左炔诺孕酮，第2种为20μg炔雌醇加150μg去氧孕烯，接着使用2粒安慰剂，再接着使用5粒20μg炔雌醇，第3种为固定地服用28d20μg炔雌醇加150μg去氧孕烯。该实验共分3组，分别对采用传统不用药间期与以服用雌激素替代不用药间期进行了检测，结果显示，采用传统不用药间期的患者，超声检测到的卵泡生成明显减少，FSH与LH水平明显降低。一项关于传统的21/7d方案管理与持续性方案管理的Cochrane综述显示，两种在避孕效能、安全性方面无明显差异，且依从性与满意度均较高。本综述显示连续用药方案可减轻头痛、降低生殖器刺激感、缓解疲乏、减轻腹胀及痛经。持续口服激素类避孕药将增加情绪化、头痛及盆腔疼痛的评分。对于那些经历了子宫内膜异位症治疗，并且使用传统21/7d低剂量单相避孕药物方案抑制疼痛失败的女性，持续使用低剂量单相避孕药物方案24个月将明显降低疼痛的频率与严重程度。持续口服避孕药比周期性地口服避孕药从更大程度上抑制了卵巢与子宫内膜，同时对于缓解疼痛或是月经相关的情绪症状均有益处。重要的是，尽管FDA批准通过了这3种剂型的广泛应用，许多医师已经多年使用延长周期方案治疗他们的患者。许多单相的激素类避孕药将在被持续应用时产生患者易于接受的结局。

3. 持续性周期性口服避孕药的不良反应 关于持续使用激素类避孕药不良反应的数据有限，最长的研究是一项为期2年的有关seasonale的研究。这些数据显示了随着用药时间的延长，非预期出血与起痤疮均有所减少：这是任何女性考虑延长持续口服避孕药周期的咨询要点。血栓栓塞性疾病的发生率并不高。目前为止仅报道一例病例。至于血脂、三酰甘油、低密度脂蛋白（LDLs）的水平与持续性周期性口服激素类避孕药的女性相似。在一项研究中，5例女性患有胆囊炎或胆石症，但目前尚不清楚这是否与其他危险因素相关。终止持续性口服激素类避孕药之后很快便可以恢复生育功能。有关lybrel的研究表明，在终止一年（365d）每日均口服避孕药之后，99%女性均在90d之内排卵。92%女性在60d之内排卵，38.5%女性在停药后30d内发生排卵。

4. 代谢效应 使用合成的类固醇类药物以及复合型激素类避孕药剂型有多种代谢效应。最常见的效应包括对脂质代谢、糖类的代谢效应及其他一些对乳腺类激素效应器官的效应，这些效应一般是一过性、自限性且较轻。然而，其他一些少见的效应甚至可能导致严重不良结局，其中最严重的便是与激素避孕相关的不良反应——雌激素作用于凝血系统而导致的心血管事件的发生。

5. 静脉血栓栓塞 增加的心血管事件包括静脉血栓栓塞以及动脉血栓栓塞，上述事件的出血是由凝血系统介导的，而不是由动脉粥样硬化引起的。流行病学数据提示我们，静脉血栓栓塞（venous thromboembolism，VTE）的风险是剂量依赖性的，它与口服避孕药剂型中雌激素的含量有关。育龄女性发生静脉血栓栓塞的背景概率为每万人年 0.8。近期有数据显示，然而，静脉血栓栓塞在女性人群中的真正发病率并没有那么容易阐明。深静脉血栓（deep rebiys thromboembolism，DVT）往往是悄无声息而自限的。鉴于有症状的静脉血栓栓塞较常见，而且大多数都是隐匿的，因此报道率低且难识别其背后的风险。因此，无论何时都要记住，使用口服避孕药引起的静脉血栓栓塞存在着报道偏倚。

一些观察性研究被开展，旨在确定雌激素含量 <50μg 的避孕药的使用者是否会发生静脉血栓栓塞。这些研究结果一致显示，使用口服避孕药的女性比不使用口服避孕药的女性深静脉血栓形成的风险增加了 3~4 倍。因此，使用雌激素含量 <50μg 的口服避孕药依然比不用药的非妊娠女性形成静脉血栓栓塞的风险增加了 3~4 倍，但是，比起妊娠女性或产后不久的女性，形成静脉血栓栓塞的风险降低了 50%。

一些流行病学研究均考虑到了不同的孕酮制剂对静脉血栓栓塞的风险所造成的影响。许多研究使用了保险－索赔数据库来解决问题，一个研究使用了前瞻性研究设计。对于许多年轻健康的女性来讲，静脉血栓栓塞的风险低至 1/万到 13/万。当与妊娠期及产后期相比时，复合型口服避孕药的益处多于风险。20世纪80年代，对于复合型口服避孕药相关的静脉血栓栓塞的风险的过度担心使得许多英国女性停止用药，从而导致了非计划妊娠的增加以及流产的增加。尽管关于激素类避孕药的风险存在一些争论，然而有一点是可以确定的，即激素类避孕药是安全而促进健康的。

6. 卒中与心肌梗死 使用 50μg 口服避孕药会对凝血系统造成影响。这是由凝血因子（因子 V，Ⅷ，X）与纤维蛋白原的增加引起的。现有研究并没有提示，使用 35μg 或更少量的复合型口服避孕药会增加凝血相关事件的风险。心血管事件的发生率与口服避孕药使用的疗程无关。在过去口服避孕药的使用者心血管事件的发病率并没有增加。许多研究显示，口服避孕药将使女性心肌梗死的风险增加，在这一观察性研究中，患心肌梗死风险大的女性也有引起动脉狭窄的其他风险因素，比如预先存在的高胆固醇血症、高血压、糖尿病、吸烟每天超过 15 支。吸烟本身就是易引起血栓形成的，同时，吸烟也是心肌梗死的独立风险因素。然而，重度吸烟者使用低剂量口服避孕药也会明显增加他们的心肌梗死的风险，原因是这两个风险因素将产生协同作用。一位吸烟的女性先前使用过口服避孕药，或是一位使用口服避孕药的女性先前吸烟，都不会增加心肌梗死的风险。皇家学院与 WHO 组织的研究报道了，口服避孕药的女性如果合并高血压，她们患心肌梗死的风险是不合并高血压的患者的几倍。美国的两项大型病例对照研究显示，口服避孕药的女性患心肌梗死的风险并没有明显增加。近期一项世界卫生组织（WHO）的技术报告显示，对于使用复合型口服避孕药的女性来讲，不吸烟、定期检查血压、没有高血压或糖尿病的女性并没有心肌梗死的风险因素，无论年纪大小。

外源性雌激素增加了几种凝血因子的合成，以一种剂量依赖性的方式促进血栓形成。所有使用复合型口服避孕药的女性都会出现静脉血栓栓塞风险的轻度增加。对于不吸烟，血压正常的女性来说，心肌梗死与卒中的风险并不随着复合型口服避孕药的使用而增加。然而，对于那些先前已患有医学合并症的女性，复合型激素类避孕药的刺激将增加远期血栓性疾病的风险。使用复合型激素类避孕药的引起卒中的潜在风险比引起心肌梗死与深静脉血栓更难以预估。20世纪70年代的一项研究提示，高剂量（50μg）的复合型激素类避孕药与卒中具有潜在的相关性。这些数据甚至有些矛盾。早年的剂型并不适用于现代的剂型。没有其他风险因素的女性使用口服避孕药并不会增加卒中的风险。对于那些吸烟或具有其他血栓形成性医学因素（比如高血压形成终末器官病变）的女性来说，使用雌激素含量 <35μg 的避孕药的安全性并不清楚，因为合并上述风险因素的女性很少使用复合型激素类避孕药。

7. 其他代谢效应 尽管复合型激素类避孕药可带来一些实验室水平的代谢效应，但是很少具有统计学意义并且也很少引起令人关注的结局。表 36-3 显示了雌激素与孕酮作用于人体代谢系统引起的化学效应与临床效应。

表 36-3　避孕类固醇的代谢作用

类固醇	化学效应	临床效果
雌激素：炔雌醇		
蛋白质		
白蛋白	↓	无
氨基酸	↓	无
球蛋白	↑	
血管紧张素		↑血压
凝血因子		高凝状态
载体蛋白（CBG，SHBG，TBG，转铁蛋白、血浆铜蓝蛋白）		无
糖类		
血清胰岛素	↑	无
糖耐量	↓	无
脂质		
胆固醇	↑	无
三酰甘油	↑	无
高密度胆固醇	↑	？↑心血管疾病
低密度胆固醇	↓	？↑心血管疾病
电解质		
钠排泄	↓	体液潴留
维生素		水肿
复合维生素 B	↓	无
抗坏血酸（维生素 C）	↓	无
维生素 A	↑	无
其他		
乳房	↑	乳房胀痛
子宫内膜类固醇受体	↑	子宫内膜增生
皮肤	↓	↓皮脂分泌
孕激素：19-去甲睾酮衍生物		↑面部色素沉着
蛋白（激性素结合蛋白）	↓	无
糖类		
血浆胰岛素	↑	无
糖耐量	↓	无
脂质		
胆固醇	↓	无
三酰甘油	↓	无
高密度脂蛋白	↓	？↑心血管疾病
低密度脂蛋白	↑	？↑心血管疾病
其他		
氮潴留	↑	↑体重
皮肤皮脂分泌	↑	↑痤疮
中枢神经系统的影响	↑	精神紧张、疲劳、抑郁
子宫内膜类固醇受体	↓	没有撤退性出血

↑.增大；↓.减小；？可疑；CBG.皮质类固醇结合球蛋白；SHBG.性激素结合球蛋白；TBG.甲状腺结合球蛋白

8. 情绪改变 19-去甲睾酮衍生物及雌激素会对中枢神经系统产生作用。据假设，高剂量的合成雌激素将改变黄体期的抑郁。至今没有研究能够提示，复合型口服避孕药中常用雌激素的剂量将增加抑郁。然而，孕酮成分也可能与精神过敏、疲乏及抑郁相关。

9. 肝蛋白 口服避孕药中的合成雌激素将增加肝产生一些蛋白质，这些蛋白质包括性激素结合球蛋白（SHBG），以及凝血级联反应中的一些球蛋白，比如因子Ⅴ，Ⅷ，Ⅹ以及纤维蛋白原。黄体酮与孕酮将减少SHBG的合成。上述效应的平衡使得该种避孕药更加适于因多囊卵巢综合征引起的雄激素过多的女性。

血管紧张素的增加可能是血压升高的机制。这看似是雌激素驱使的效应，因为摄入口服避孕药的女性平均血压往往会有所增加，但是摄入含有30~35μg炔雌醇剂型的避孕药的女性的平均血压更低。使用口服避孕药的女性更容易发展成为高血压，一项研究显示，目前口服低剂量避孕药的女性0.4%将发展成为高血压。随着时间的进展，使用含有孕酮却不含雌激素成分的避孕药的女性血压并不增加。

10. 肥胖 目前全世界范围内，肥胖及其伴随的合并症日益增加。单纯肥胖并不能保护女性避免非计划妊娠。此外，妊娠女性的肥胖增加了产科风险及新生儿风险。因此，肥胖女性适当地避孕很重要，有助于降低死产、剖宫产、子宫内膜炎、血栓栓塞性疾病的风险（上述疾病的发生在肥胖女性中有所增加）。

肥胖将降低一些避孕药的效能。有证据显示，肥胖将影响机体代谢药物，包括激素类避孕药。这些药动学的不同是否足以导致避孕失败从而引起意外妊娠尚不可知。最近一项系统综述阐述，体重增加或BMI增加将导致以下方法失败率增加：某种复合型口服避孕药剂型、皮肤药贴、仅含孕酮的阴道环、6个左炔诺孕酮棒皮埋。

对454位15~45岁的首次发生静脉血栓栓塞性疾病的患者的一项病例对照研究，显示了肥胖与使用口服避孕药的综合效果，结果表明，BMI>25 kg/m²的女性发生静脉血栓栓塞性疾病的风险增加了10倍。这一风险比仅仅有一项风险因素的女性增加了2~4.6倍。对于这些数据，一些机构，尤其是妇产科学皇家学院表示，使用口服避孕药的风险超过使用其带来的好处，仅仅适用于那些BMI 35~39 kg/m²的女性，对于那些BMI≥40 kg/m²的女性来讲不适宜使用复合型口服避孕药。

11. 口服避孕药与恶性肿瘤 鉴于现在口服避孕药的历史沿革和对生育期使用避孕药物妇女的随访能力，前瞻性的队列和回顾性病例对照设计都被用来评估OCS和癌症之间的关系。总的来说，激素被视为肿瘤的一种催化剂但并不是肿瘤的源头，因此，类固醇激素在肿瘤学方面的效应，可以被视为剂量反应性的，许多与持续使用有关，又有许多与持续使用无关。

牛津大学计划生育学会的一项研究检测了与使用口服避孕药相关的癌症的发生率，于1968—1974年纳入了17 032位年龄在25~29岁的使用口服避孕药、子宫帽以及宫内节育器的女性。乳腺癌共计844例，该结果非常令人放心（女性使用过口服避孕药与从未使用过口服避孕药的RR1.0，95%CI0.8~1.1）。宫颈癌的发生率（共计59例）与口服避孕药的持续使用有着很强的正相关（女性使用口服避孕药97个月与从未使用过口服避孕药的RR6.1，95%CI2.5~17.9）。子宫体肿瘤（共计77例）以及卵巢肿瘤（共计106例）与持续使用口服避孕药具有很强的负相关：对于子宫体肿瘤，女性持续使用口服避孕药97个月与从未使用过口服避孕药的RR0.1，95%CI0~0.4；对于卵巢肿瘤，女性持续使用口服避孕药97个月与从未使用过口服避孕药的RR0.3，95%CI0.1~0.5。这一明显的保护效应将在停止使用口服避孕药之后持续20年之久。

12. 卵巢癌与卵巢良性肿瘤 超过20个口服避孕药与随后发生卵巢癌的研究被发表。其中18个研究均发现，最常见的卵巢上皮癌的风险有所降低（彩图124）。该风险降低的幅度与持续使用口服避孕药的时间相关。一项大型病例对照研究显示，不仅在持续使用口服避孕药期间具有该保护效应，在停止使用口服避孕药之后该保护效应还将持续数年。口服避孕药还可以有效降低良性卵巢肿瘤的发生率，包括严重的黏液性囊腺瘤、良性囊性畸胎瘤、纤维瘤、子宫内膜瘤。有研究表明，子宫内膜癌与口服避孕药存在着相关性。12项回顾性研究显示，口服避孕药与子宫内膜癌风险的降低存在着一定联系。一项研究显示，使用口服避孕药的女性患子宫内膜癌的风险是从未使用口服避孕药的女性的1/3，这一保护作用将持续到停止使用口服避孕药之后，此外，持续使用口服避孕药的时间看似与风险降低的幅度相关。

13. 乳腺癌 有多项研究尝试着解析一个令人担忧的说法，即雌激素可能将刺激乳腺组织肿瘤性地增生。一项纳入了 53 000 位女性的研究显示，常使用口服避孕药的女性发展成为乳腺癌的风险有轻度增加（RR1.24，95%CI1.15～1.3）。在停止使用口服避孕药后这种联系将有所下降，保持 10 年后将不再起作用。使用口服避孕药的女性所患肿瘤从临床上讲不如未使用口服避孕药的女性所患肿瘤进展快。很可能，使用口服避孕药的患乳腺癌的女性比起未使用口服避孕药的患乳腺癌的女性将得到更早的诊断，但是，这也很可能是由于口服避孕药的作为肿瘤催化剂的生物学效应。最新的数据显示，口服避孕药并不会进一步增加具有乳腺癌家族史的乳腺癌患者的患病风险，并且还可能降低她们患乳腺癌的风险。

（二）性交后避孕药

性交后避孕药，也被称为"紧急避孕药"或"事后避孕药"，是指一种在发生非保护性交后的避孕方法。对于发生非保护性交的女性，这意味着她们没有使用最原始的避孕方法；对于那些使用屏障方法失败的女性，紧急避孕为发生非保护性活动（未避孕或避孕失败）的女性提供了第二次避孕的机会。激素避孕与 ParaGard 宫内节育器避孕都可以有效地起到性交后避孕的作用。目前发展起来的紧急避孕或性交后避孕的原始方法是通过使用高剂量的雌激素复合物。例如，这些复合物包括，己烯雌酚每日 25～50 mg，炔雌醇每日 5 mg 或结合雌激素每日 30 mg。使用上述药物，持续治疗 5d。如果在月经周期中期性交后 72 h 内开始治疗，有效率预计为 75%。如果性交行为不止 1 次，或治疗被延误，则有效性将有所降低。

这些高剂量雌激素复合物的相关不良反应使得一些替代方案逐渐发展起来，其中一个替代方案在 20 世纪 70 年代在加拿大通过了测评，即众所周知的 Yuzpe 方案。这是一种性交后使用的复合型口服避孕药，最初由 Ovral 口服避孕药组成使用了 4 片炔雌醇（0.05 mg），以及炔诺孕酮（0.5 mg）。上述给药方法为，2 次给药，每次 2 片，间隔 12 h。有研究显示，该方案与先前的 5d 雌激素方案相比，避孕效果相似，不良反应有所减少。1977—1993 年有关 Yuzpe 方案的合并数据显示，共计 5226 位女性的避孕失败率约为 1.5%。人口统计学家估计，Yuzpe 方案阻止了 75% 的在非保护性交后 72h 内的意外妊娠。紧接着，一种称为 Preven 的产品通过了 FDA 的审批，即将雌激素与孕酮结合起来，专门用于性交后避孕。然而，目前这一产品在美国市场上已经接触不到了。

最近，一个仅含孕酮的性交后避孕药被发展起来，目前已经作为一种专门的避孕产品被推广，称为 Plan B。最初，Plan B 由 2 片 0.75 mg 的左炔诺孕酮组成。该产品有标签提示，第 1 片药应当在 0 时使用，第 2 片药应当在 12 h 后使用。一项随机对照研究比较了单独使用左炔诺孕酮与使用左炔诺孕酮加雌二醇的不同之处。非保护性交后 48 h 之内使用这两种方案的避孕失败率相似，均为 2%。单独使用左炔诺孕酮的方案所引起的恶心、呕吐更少。目前，单独使用孕酮的方法的避孕效能很好，不良反应也得到了改善，因此此种方法更好。一项由世界卫生组织开展的随机对照研究评估了 21 个中心共计 2000 位女性在 1 次非保护性交之后的 72h 之内单独使用左炔诺孕酮的避孕效果。在这项研究中，1.1% 的妊娠率远远优于 Yuzpe 方案的 3.2% 妊娠率的避孕效果。该作者计算评估出，单独使用左炔诺孕酮可阻止 85% 的妊娠率，而使用复合型方案仅仅可阻止 57% 的妊娠率。单独使用左炔诺孕酮还可减少恶心、呕吐的发生。

对于所有性交后避孕方法来讲，在性交后 24 h 内使用的效果最好，远远超过随后的 48 h。随机研究显示，1 次服用 0.75 mg 的左炔诺孕酮片与每隔 12 h 服用 1 次避孕药的避孕效果相似，但是没有后者所增加的不良反应。因此，Plan B1 次到位的方案被发展起来，作为一种专门的避孕产品，仅含有 1.5 mg 左炔诺孕酮，在市场上流通。另外，尽管最初的研究均检验了在非保护性交后 72 h 之内使用紧急避孕方案的效能，更多最近的研究表明，该避孕效能将持续到性交后 120 h。如上所述，从非保护性交发生起，避孕效能将随着时间的推移而逐渐降低。患者应当被告知，在非保护性交后的 120 h 之内均可服用紧急避孕药，然而，这是一种以最大效能为结果的时间敏感性的药物，因此该干预措施越早越好。

改进的药方以及增加的 Plan B 供给增加了它在不同亚组女性中的使用，包括青少年，但是，常规的避孕方案的使用并没有减少。鉴于它防止意外妊娠的潜力可以作为备用方法，PlanB 的优点应作为护理标准。多研究发现，无论是避孕使用的风险增加或减少都无不良效果。在美国，PlanB 于 2006 年 8 月针对超过 18 岁的女性首次作为非处方药在美国流通。2009 年 4 月，该非处方药的人群被扩大到超过 17 岁的女性人群。毫无疑问，左炔诺孕酮对于 17 岁以下的女性是不安全的。由于青少年的意外妊娠的风险更高，紧急避孕药改进的处方将鼓励所有的年轻女性使用屏障方法避孕，或者每日使用避孕药。生殖健康提供者应当与所有寻求预防妊娠的女性讨论性交后避孕的方法，这对于没有使用长期避孕方法（宫内节育器、皮埋、绝育）的任何女性都很有必要。

紧急避孕药的确切模式尚未建立。最初有学者认为，雌激素与孕酮的联合使用将改变子宫内膜，阻止受精卵的着床。更新的研究表明，然而，紧急避孕药也许是通过延缓排卵起作用的。如果在排卵后用药，那么避孕效应便是通过干扰卵细胞转移或损害黄体功能实现的。然而，任何支持性交后避孕的单一机制均是不足的；因此，该避孕效应是使用联合效应机制实现的。

最近另外的一项性交后避孕措施为醋酸乌利司他（ulipristal acetate），作为 Ella 进入美国市场。乌利司他是一种选择性孕酮受体调节器，主要具有抗孕酮活性，这也是其具有很高的紧急避孕效能的原因。抗孕酮也许比孕酮更有效，由于它们有延缓排卵，抑制着床的能力。乌利司他最多可推迟排卵 5d；重要的是，乌利司他在卵泡期晚期仍是有效的，甚至在 LH 水平开始上升之后仍是有效的，然而，这却是一个左炔诺孕酮不再能有效抑制排卵的时期。一项 Meta 分析针对 2 个研究进行了概括，比较了乌利司他与左炔诺孕酮的紧急避孕效应。该 Meta 分析发现，乌利司他在所有的时间段均是有效的（0～24h，0～72h，或 0～120h）。对于每个时间段，使用乌利司他的患者的妊娠率与使用左炔诺孕酮的患者相比，为 0.9%～1.4% 与 2.2%～2.5%；并且两者具有统计学差异。该两种药物在不良反应方面无明显差异。Ella 可在非保护性交后 120h 内使用，单次剂量为 30 mg 醋酸乌利司他。目前，Ella 仅可在美国使用。

一些研究发现，月经中期发生非保护性活动后的 5～10d，放置含铜的宫内节育器也是一种有效的避孕方法。该项研究包括了 9 个不同的试验，涉及了 900 位女性——在月经中期进行非保护性活动后放置宫内节育器进行避孕。在这一聚合组中仅有一位女性妊娠，妊娠率约 0.1%。因此，根据目前的研究数据，放置含铜宫内节育器是最有效的性交后避孕方法。在月经周期中期发生非保护性交后的最多 10d 内均可起作用。含铜的宫内节育器对于那些在本次非保护性交之后想要放置宫内节育器进行长期避孕的女性是一个很好的选择。

（三）经皮避孕系统

2001 年，美国批准使用经皮避孕系统。经皮避孕系统（TCS）由一个 20 cm^2，米黄色的、3 层的贴片组成，每天以稳定的速率向循环系统中释放 150 μg 诺孕曲明 norelgestromin（诺孕酯 norgestimate 的活性代谢产物）与 20 μg 炔雌醇。薄贴片的 3 层分别由聚酯外保护层、医药黏合剂中间层、聚酯内层构成，而内层在用于皮肤之前先被移除。

在放置贴片的 7d 中，各种类固醇类激素的血药浓度是保持相对稳定的，而且，比起口服避孕药摄入后出现的波峰和波谷，该方法还要再多稳定 2d（彩图 125，彩图 126）。在一项药动学研究中，各种固醇激素在血清中的稳态条件要在女性使用 3 个周期贴片后方可达到。稳态血清浓度从第 1 周第 1 个治疗周期到第 3 周第 3 个治疗周期仅有轻度增加，这提示，该药物的累积是最低限度的。在放置该贴片后，血液中诺孕曲明的浓度是足够抑制排卵的。

该贴片适用于腹部、臀部、上臂、上躯体（乳房除外）的皮肤，用药 1 周后移除。1 个贴片可于不同部位连用 3 周，第 4 周停用，以便撤退性出血。该撤退性出血与使用口服避孕药时发生的出血持续时间相似，常常自最后 1 贴药移除后 2～3d 起。

经皮避孕系统的避孕效果与口服避孕药相似。一项来自 3 个大型临床研究的汇总分析显示，超过 22 000 个治疗周期的总体妊娠率为每百人年 0.88。在这些研究中，避孕失败大部分分布在体重少于 89.7 kg（198lb）的 3236 名女性，但在体重≥89.7 kg（198lb）的 83 名女性中有 5 名妊娠。因此，经皮避孕系统对于体重≥89.7 kg（198lb）的女性效力较低。

一项随机研究显示，经皮避孕系统的完美水平的依从性的发生率明显优于口服避孕药，分别为 88.2% 个周期与 77.7% 个周期。贴片剂量规范的方便性也许将提高该方法的水平，同时也将导致该方法比口服避孕药在实际使用方面更有效。一项临床研究涉及了70 552个贴片，其中由于完全脱落而被替换掉的贴片占1.8%，而部分脱落被替换掉的贴片占2.9%。不同的情况下，比如运动，受热或受潮并没有增加贴片脱落的发生率，相反，想要移除贴片却需要一定的力量。

一项对照研究分析了该方法与口服避孕药相比的不良反应。使用贴片法的患者月经间期点滴出血与乳房疼痛的发生率更高，但是这仅局限于前2个周期，此后便无太大差别。约20%的使用经皮避孕系统的女性在用药的第1个周期便出现了月经间期点滴出血与乳房不适。使用经皮避孕系统的20%的受试者出现了用药部位的局部反应。至于其他不良反应，比如头痛与恶心，该两种使用类固醇激素避孕的方法较相似。因此，经皮避孕系统是使用类固醇激素避孕的一种有效的、可逆的替代方法。

1. 静脉血栓栓塞风险 2006年，经皮避孕系统产品的美国商品标签被重新修订，新增了一个警告标，即经皮避孕系统比口服避孕药提供了更高的炔雌醇稳态血药浓度与更低的浓度峰值。药动学揭示，该稳态血药浓度大约比含有25 μg炔雌醇的口服避孕药高60%，而浓度峰值却比使用口服避孕药的女性低25%[Ortho Evra（诺孕曲明/炔雌醇经皮系统），Raritan, NJ; Ortho-McNeil Pharmaceuticals, Inc, 2006]。

目前尚不清楚，该药动学方面非差异是否意味着严重的不良反应风险有所改变，比如静脉血栓栓塞。目前有2项相关研究对此有所报道。第一个为病例对照研究，该研究中的数据来自医护管理数据库；在使用经皮避孕系统的女性中，确定有68例新发病例患有特发性静脉血栓栓塞，然而当与对照组受试者相比较时，比值比（口服避孕药）为0.9（95% CI 0.5~1.6），这提示，两种方法风险相似。第二项研究来自主要国家健康承保人的保险索赔数据，该研究报道，皮埋系统的使用者发生静脉血栓栓塞的概率是使用含有诺孕酯的口服避孕药的女性的2倍多（调整后的发病率比为2.2，95%CI 1.3~3.8）。该研究还调查了急性心肌梗死与缺血性卒中的发生，但是所得数据均过少以至于不能提供决定性的结果。该结果与使用不同种孕酮而形成静脉血栓栓塞风险有相似之处。咨询者需要知道，无论是使用经皮避孕系统或是口服避孕药，形成静脉血栓栓塞的风险均低于妊娠期形成静脉血栓栓塞的风险。如果患者与保健提供者坚信经皮避孕系统是最好的避免妊娠的方法，那么该方法便是正当的。

2. 持续方案或延伸应用 有研究评估了经皮避孕系统延伸应用于推迟或阻止月经来潮。一项研究评估了158位延伸应用该持续方案的女性（每周使用该方案，连用12周，间隔1周，然后再续用3周以上）与81位使用普通的周期方案的女性（每周使用该方案，持续3周，间隔1周，共持续4个周期）的出血模式及满意程度。总体来讲，延伸应用可导致更短的出血天数，并推迟出血中值时间至54d 1次。女性一般对该两种方案均比较满意。最近的数据显示，比起传统21/7d使用的方案，持续应用方案将减少避孕失败病例。

（四）阴道避孕环

阴道避孕环包含了乙炔基醋酸乙烯酯，可释放炔雌醇和第三代孕酮，etonogestrel。目前市场上的阴道环外直径54 mm，横断面直径4 mm。它于2001年被FDA审批通过。阴道避孕环有很高的效能，珀尔指数1.18，效力99.1%。避孕阴道环具有一个灵活的软装置，只有一种型号可用，无须适应。如果需要的话，阴道环移除后最多3 h均不会改变其避孕效应。一项概括了12个随机对照研究的综述比较了避孕阴道环与口服避孕药的区别，结果显示，该两种避孕方式均可达到相同的避孕效能与足够的卵巢抑制，两者还具有相当的不良反应的发生率，比如乳房疼痛、头痛及恶心。阴道放置与较多的局部不良事件有关联，比如白带异常、阴道不适、阴道炎、异物感、移除问题及性交问题，这些问题均导致了较高的终止使用该方法的比例。总之，该两种避孕方法均可提高总体性功能，并且很容易接受。使用阴道环的优势包括了较低的系统雌激素暴露（比起含30 μg炔雌醇的口服避孕药仅占50%），并且不规则出血与痤疮的发生率均较低。

（五）注射避孕

注射避孕在全球范围内被使用。包括醋酸甲羟孕酮（DMPA）、庚炔诺酮（NET-EN），以及复合型注射避孕药（包括雌激素与孕酮的不同组合），每个月给药。DMPA是目前在美国唯一可使用的注射避孕方法。约有3%育龄女性使用该方法。

1. 醋酸甲羟孕酮 醋酸甲羟孕酮（MPA）是一种17-乙酰氧孕酮化合物。不像大多数合成孕酮那样，MPA在结构上更像黄体酮而不是睾酮，并且其雄激素活性很低。MPA在体内很快被代谢成黄体酮。该药物3个月注射剂量为150mg。该药物为肌内注射，适用于三角肌与臀大肌，注射后将缓慢地释放进入血液循环。

MPA用于避孕非常有效，1年妊娠率仅为0.1%而2年累积妊娠率仅为0.4%。其避孕效应的原始机制是抑制排卵，实际上，它的工作原理是增加宫颈黏液的黏稠度，并使子宫内膜发生孕前改变。

2. 作用机制 在坚持使用的情况下，DMPA具有很高的有效性，一项WHO开展的临床研究证实，其失败率仅仅约0.4%。DMPA每3个月需要重新肌内注射1次。其避孕效应可维持至少14周，此外，其在不同的女性体内代谢程度是不同的。肌内注射DMPA的安全剂量分析研究尚属空白。与其他仅使用低剂量孕酮避孕的方案不同的是，DMPA首先是通过阻止LH峰形成及排卵而起作用的。仅使用孕酮的方案并不能系统地抑制FSH。在阻碍LH之外，以孕酮为优势的激素环境导致了宫颈黏液的增厚以及子宫内膜的改变。该雌激素水平与非避孕女性早卵泡期的雌激素水平是相似的。因此，雌激素缺乏的症状，比如血管萎缩症状或阴道萎缩，不会出现在使用该方法避孕的情况下。在最初的注射周期中，为了获得抑制排卵，DMPA必须在月经开始的几天之后便开始使用。研究显示，如果DMPA在月经开始的9d之后才开始使用，2/13的女性将出现排卵的迹象。该产品的包装标签中推荐，第1次给药应当在月经开始的前5d内，有证据支持，DMPA给药不要在月经开始的7d之后。

3. 药动学 在肌内注射20 min之内，DMPA的血药浓度将达到治疗水平。有效血药浓度要超过0.5 ng/ml，这将出现在注射的24 h之后。MPA的浓度有轻微不同，这取决于试验所用的测量含量的方法。MPA水平的峰值为1.5 ng/ml，并将持续停留在该水平约3个月，之后其水平将有所下降。一些受试者血液循环中的MPA水平在注射7～9个月后仍是可检测到的。这些受试者的雌激素水平被发现是在早卵泡期雌激素水平范围内的。然而，其他一些研究显示，MPA水平在使用4～6个月之后便降低至0.5 ng/ml以下，另有一个研究显示，在给药13周时其在循环中水平有所下降。

由于不同的人代谢情况不同并且不同研究所用的检查方法不同，因此，MPA的药动学有所差异，进而需要更进一步的研究去提高我们对此的理解。然而，目前仍未研究证实，在初次给药12周后，治疗水平的该药物将被代谢清除，这支持目前的产品说明。

4. 恢复生育能力 从血液循环中清除MPA的滞后时间导致了女性恢复排卵的延迟。这一特性是注射给药的不良反应。应当告知使用MPA的女性，她们恢复生育能力可能有所推迟。然而，这不是永久的效应。90%的使用MPA的女性将在最后1次注射给药后的18个月妊娠。

5. 使用MPA的缺点 使用MPA的女性将在用药的前几个月出现不规则出血。可能最重要的是，告知那些使用MPA而出现突破性出血的女性这是非常常见的不良反应。体重改变是使用MPA的另外一个不良反应。其他一些研究纵向地显示，MPA使用者将在用药的第1年增长1.5～4 kg（3.3～8.8lb）。由MPA引起的体重增长也具有一些个人风险因素，比如体重增长的倾向与种族背景。一项研究显示，纳瓦霍女性随机使用MPA与口服避孕药，而使用MPA的女性其体重增长具有统计学差异。MPA的代谢效应对于体重的影响目前尚不清楚，对于那些关注使用MPA引起体重增长的女性来讲，在停止使用该避孕方法之前需要关注的是其体重与其运动情况。

目前仍没有随机对照研究去评估DMPA对于情绪的影响。然而，一些观察性研究提示，MPA几乎不会引起情绪方面的临床上有意义的差别。

头痛是在使用MPA的第1年中停止用药的最常见的原因。目前还没有决定性的证据提示，使用DMPA将增加偏头痛的严重程度，而出现头痛也不是启用或续用MPA的禁忌证。然而，如果女性发现在用药期间她们头痛的发生率有所增加，那么便需要咨询考虑换一种方法的好处，权衡利弊。

6. DMPA的代谢效应 DMPA并不像复合型激素避孕药的雌激素成分那样增加肝蛋白质的产生。因此，目前没有证据显示，凝血因子会随着DMPA的使用而增加。一项WHO的研究报道，2年以上的DMPA使用者的血压没有测量到任何改变。注射孕酮并没有与增加静脉血栓栓塞、心肌梗死及卒中的风险相关。对于有合并症、年龄较大或者潜在性肥胖的女性,DMPA 确是一种令人满意的避孕方式,因为这些女性全部都有其他一些形成静脉或动脉血栓栓塞事件的风险因素。

7. 骨密度 最近 FDA 在 MPA 的产品标签上设置了黑框警告,提醒女性长期使用 MPA 与骨密度降低相关。许多研究表明,使用 MPA 的女性骨密度有所降低。然而,没有研究提示,MPA 的使用者有骨折增加的风险。此外,使用 DEXA(双能 X 线吸收法)扫描,该检测技术过去常常被用于评估骨密度,但对于绝经前期的女性来讲并不是一种有效的检测方法。也有研究提示,骨密度的降低在停止使用 MPA 之后是完全可逆的。这一孕酮占优势的激素环境所造成的生物学效应可以被比作是哺乳期的女性,她们在哺乳期也会经历短暂的骨密度降低,而在终止哺乳后将使可逆的。对于那些使用 MPA 作为长期避孕方法的女性来讲,我们鼓励她们在需要避孕的整个时间段内坚持使用该方法。我们不推荐仅仅是由于担心骨密度降低而停止使用 MPA。使用 MPA 旨在避孕或控制月经过多的女性或青少年应当被鼓励食用富含钙的饮食,或是在必要时补钙。对于那些使用 DMPA 避孕的女性,DEXA 扫描并不常规应用。

8. MPA 的使用方法 女性应当被告知每 3 个月重复使用 1 次 MPA 的重要性,也应当被告知可能出现的不良反应:在第 1 次到第 2 次注射期间可能出现异常出血,紧接着很可能出现闭经。如果患者可以接受上述出血模式,那么 MPA 是一种可用的方法。周期规律的女性可以在月经开始的前 5d 给药,在这个时间点之后不要求备份避孕方法。女性也可以产后的前 5d 开始使用 MPA。MPA 可以在流产后立即使用。使用哺乳期闭经的女性也可以使用 MPA 作为她们的避孕方法,只要 hCG 为阴性,她们可以在任何时候开始 MPA 的使用。至于用药超过 13 周的女性需要重复给药,如果她仍是闭经的并且她的 hCG 为阴性,那么她们在此时给药较为合适。至于想要妊娠的女性,需要参考使用 DPMA 时发生妊娠的病例,目前尚且没有证据证实其有增加畸形的风险或不良妊娠结局的风险。

(六)雌激素-孕酮结合注射避孕

联合注射避孕的方法目前已在美国市场上接触不到。然而,在世界的其他国家该方法仍是可用的,并且,该方法是一种很谨慎的避孕方法。由于注射针剂中结合了雌激素与孕酮,那么仅仅注射孕酮(DMPA)而引起的不规则出血将不会出现。孕酮-雌激素结合注射包含了低剂量长效作用的孕酮以及低剂量的雌激素。最广泛应用的方法包括 17α-羟孕酮(250 mg)与雌二醇环戊丙酸盐(5 mg)。这是在亚洲和拉丁美洲最常用的方法。先前在美国,一种结合型注射针剂包括醋酸甲羟孕酮 25 mg 与雌二醇环戊丙酸盐(E_2C)5 mg,称为 Lunelle 的目前已不使用了。

MPA-E_2C 是一种很好耐受的避孕方法,其不良反应也比较合理。使用该方法的妊娠数据是很少的,由于该方法在市场上流通的时间非常短。然而,在临床研究中,782 位女性共超过 8008 个使用周期均没有发生妊娠。其不良反应及临床效应与使用口服避孕药相似。

四、杀精剂与屏障方法

杀精剂是一种可逆性避孕的非处方的屏障方法。所有的杀精剂均含有表面活性剂,通常是 1000mg 的壬苯醇醚-9(N-9),它在接触精子时可以使得精子固定并被杀死。杀精剂本身也是一种机械屏障,并可结合安全套、子宫帽等其他屏障来使用。因此,它们需要在性交之前被放置进入阴道。单独使用杀精子剂阻止妊娠发生的有效率是 75%~85%。随着女性年龄的增长,这些药物的有效性有所增加,与无论任何年龄段或收入阶层的女性使用子宫帽的有效性相似。

目前大家均寄希望于 N-9,它很可能既可以作为杀精子药物,也可以作为抗传染病药物,它可以阻止人类免疫缺陷病毒(HIV)与其他性传播疾病(STIs)的发生。当最初的体外研究被寄予很大希望时,有临床研究提示,N-9 虽然含有杀精子剂,但是不能保护患者预防 HIV 与 STI 的感染。根据 WHO 最近的一项研究,N-9 对于高危女性来讲,还可能增加 HIV 的传播,这可能是通过引起生殖器黏膜的病灶与溃疡而实现的。这些效应也被发现是剂量相关性的,在低剂量使用时,该凝胶并不能起到保护患者不感染 HIV 的效应,也不能起到促进 HIV 传播或破坏阴道生态学的效应。N-9 并不能起到传播 STIs 的效应,比如淋病或衣原体。

五、杀菌剂

设计杀菌剂这种产品,旨在保护患者预防HIV与其他STIs。许多候选的杀菌剂可以有效地避孕。由于育龄女性传播HIV与STIs的发生率很大,杀菌剂便很紧急地被发明出来了。目前,唯一得到验证的保护患者预防性传播HIV的方法便是男用避孕套,然而该方法并不总是可用的,对于所有女性来说也不都是可行的选择,由于这需要男性的配合。许多杀菌剂化合物目前正处于发明阶段,它们将在使用避孕套的基础上提供额外的保护作用,但是,对于那些不能一贯使用或不想一贯使用避孕套的伴侣来讲,该方法可起到主要的保护作用。

杀菌剂的药理作用以下面几条机制为基础(表36-4):①杀灭或固定病原体;②阻止传染物进入靶细胞;③一旦病原体进入细胞阻止其复制;④增加阴道或直肠的自我防御系统;⑤起到无形避孕套的作用,可以在病原体与阴道组织之间形成屏障。目前的重点便是发展此类产品,可以在性交前使用,并均匀的蔓延进入阴道、宫颈与直肠。

许多有潜能的杀菌剂正处于发展的不同时期,但是大部分均处于早期临床试验阶段或临床前阶段。最近针对一些非洲国家的一项研究提示了Tenovifir凝胶[9-(R)-2-磷酸甲氧基丙基]腺嘌呤一水化物(PMPA)的效能。总之研究者报道,经评估,HIV的传播降低了39%。目前,正在有研究测试在不同方法下使用杀菌剂,包括在不同时间使用杀微生物凝胶是否可以提高使用凝胶的效能。更进一步,目前很有希望的是,抗反转录病毒药物也可以有效预防其他STIs,包括单纯性疱疹、细菌、真菌、酵母与其他病毒。

一些正处于发明阶段的杀菌剂的化合物组在表36-4中有所体现。

表36-4 正在开发的杀微生物剂化合物

杀菌剂组	作用模式	举例
表面活性剂(洗涤剂)	穿透宫颈黏液,破坏病毒包膜,包括病毒性传播疾病的表面	壬苯醇醚9、辛苯聚醇9、苯扎氯铵、孟苯醇醚和正二十二烷醇
硫酸酯化合物	绑定到病毒或宿主细胞受体,阻断病毒的摄取	糊精硫酸钠、葡聚糖2硫酸、角叉菜、聚苯乙烯磺酸酯、硫酸乙酰肝素、胆酸、硫酸纤维素、PC-515和萘磺酸盐(PRO2000)
抗-HIV复合物	阻止病毒复制抗反转录病毒药物	N替诺福韦(腺嘌呤抗反转录病毒药物)、丝氨酸蛋白酶抑制药、叠氮胸苷(AZT)、奈韦拉平凝胶或乳膏的新颖芳基磷酸酯衍生物和cyanovirin N
天然防御化合物	精液在阴道的存在,通过保持阴道正常的酸性pH,使天然宿主对性传播疾病的防御增加,同时含有的乳酸菌产生过氧化氢杀死艾滋病病毒和性传播疾病	乳酸菌栓剂、缓冲凝胶和酸凝胶(ACIDFORM)

六、屏障方法

(一)子宫帽

子宫帽是一种柔软的乳胶或硅树脂屏障,覆盖宫颈。它通过阻止精子进入子宫或阻止精子与卵子结合受精而起到避孕作用。该方法也可以与杀精子剂或杀菌剂协同使精子固定,从而起到更好的避孕效果。子宫帽不能够保护患者预防HIV或性传播疾病,然而,如果结合使用杀微生物剂将来也许能提供预防妊娠与预防STIs的双重保护作用。

目前,可利用的子宫帽必须由健康关怀提供者调节。不引起女性不适的最大型号或有阴道上皮组织的压迫才合适。在调节之后,女性应当移除子宫帽并由自己再次嵌入。接着,她们需要检查子宫帽是否覆盖宫颈。子宫帽应当与杀精子剂同时使用,并且在性交后放置至少8 h。如果再次发生性交或者在嵌入子宫帽8 h后发生性交,则应当另外使用杀精子剂。尽管专家建议使用子宫帽的同时使用杀精子剂,目前也不能得出决定性的结论,即子宫帽与杀精子剂同时使用比单独使用子宫帽的妊娠率更低。使用子宫帽的女性患尿道感染的数量比未使用子宫帽者明显增多,这可能是由于子宫帽机械地阻碍了尿液的外流。乳胶子宫帽仅有一个型号,但可应用于所有人,目前正在开展相关研究,一旦审批通过,它将有明显简化避孕方法的潜力。

1. 优点
- 不容易被双方感觉到（合理离散）。
- 即刻有效的。
- 即刻可逆的。
- 女方控制的。
- 非激素的。

2. 缺点
- 要求进行个性化的调节（由医疗专家完成）。
- 可能会有嵌入困难。
- 在足月妊娠、盆腔手术或腹部手术后可能需要重新进行调节。
- 每次性交均要使用。
- 中度有效。

（二）宫颈帽

宫颈帽是一种帽状的塑料或乳胶装置，放置在宫颈周围。它是一种周边有腔隙的帽状结构（Prentif 和 Oves），一个固定在宫颈周围阴道壁上的帽状结构（Femcap，Dumas，Vimule）。或一个较大的帽状装置（Lea's shield）。Femcap 是唯一的经 FDA 审批通过的在美国可以使用的宫颈帽。这些屏障方法可以比子宫帽放置更长的时间。不同种宫颈帽被制作成不同的型号，需要经医疗专家调整后才可使用。

宫颈帽需要被放置在宫颈上不超过 48h，在使用前可以在宫颈帽内放入杀精子剂。对于未生育过的女性，使用宫颈帽避孕的失败率与所观察到的使用子宫帽避孕的失败率相似，但是对于经产女性，使用宫颈帽的失败率是使用子宫帽的失败率的 2 倍之高。

调整宫颈帽的约束条件：
- 由健康关怀专家进行调整。
- 阴道分娩也许会导致瘢痕形成或宫颈形态不规则。
- 不弯曲的子宫是放置周边腔隙的帽状结构的必要条件。
- 不是所有型号都是可用的。
- 在分娩后需要重新进行调整。

（三）男用避孕套

男用避孕套是被证实的唯一可以阻止性传播疾病（STIs）包括 HIV 发生的避孕方法，因此，非常鼓励那些有感染风险的人使用它。男用避孕套不应当紧紧固定在阴茎的头端，相反，避孕套的头端应当超过阴茎末端 0.5in，以便收集精液。在撤出的时候应当注意不要使精液溢出。对于热恋中的伴侣来讲，男用避孕套非常有效。男用避孕套的"经典使用"失败率约为 14%。最近的研究显示，青少年最可能使用男用避孕套控制生育，68%~80% 均在性活跃时期使用避孕套。男用避孕套提供了物理屏障，阻碍了精子与卵子相互作用。它们的使用是一次性的。

（四）女用避孕套

女用避孕套于 1994 年通过审批进入美国市场。它由一个柔软而宽松的外鞘与两个灵活的聚氨酯环组成。一个环放置在阴道内处于鞘的闭合末端处，这是其嵌入的机制，也是其内部的锚定之处。

外环组成了该装置的外边缘，在嵌入之后留在阴道外，在性交的过程中可以保护阴唇与阴茎根部。避孕套是预先润滑的，并且是一次性的。它不需要医疗专家进行调整。与男用避孕套相比，女用避孕套的优点是在性交前可以嵌入，在射精后还可以继续放置较长时间。由于女用避孕套也覆盖了外生殖器，它对于阻止传播一些性传播微生物更加具有保护作用，尤其是生殖器疱疹。由于聚氨酯比男用避孕套的乳胶成分更坚固，女用避孕套更不容易破裂。

在一项多中心临床研究中，美国中心 6 个月累积妊娠率为 12.4%。完美地使用女用避孕套 6 个月的妊娠率为 2.6%，然而，一般的 1 年失败率为 21%。在美国的研究中的第 6 个月末时，1/3 的女性停止使用该方法。临床研究并没有直接比较使用女用避孕套与使用其他屏障方法的差别。Trussell 与他的同事，利用其他研究的数据得出结论，即很好地使用了女用避孕套的有效率与使用子宫帽或宫颈帽相似，但是其失败率比使用子宫帽高。由于使用男用避孕套缺乏前瞻性临床研究，目前尚无数据对其与女用避孕套的有效性进行统计学比较。此外，女用避孕套降低性传播疾病感染的有效性尚未得到评估。然而，由于聚氨酯不易使病毒传播，因此，它应当可以降低女性感染人类免疫缺陷病毒的风险。

七、女性特殊亚群的避孕

除了考虑到激素避孕的整体安全性（特别是对年轻健康的女性）以及意外妊娠带来的诸多风险，

尚无实例证明避孕弊大于利。普通人群的总体病死率没有随着使用口服避孕药而增加。然而也有一些情况下，要特别考虑使用何种避孕方法，由于女性的合并症与健康环境特殊。

八、激素避孕的非避孕方面的好处

使用激素避孕的非避孕方面的健康益处来源于多种流行病学研究，这些研究从1960年复合型激素类避孕药首次进入市场便开始实施了。一项研究评估了含有<35μg炔雌醇（而现今其在临床上常规应用）的复合型激素类避孕药，结论为使用上述口服避孕药将导致卵巢癌降低70%（彩图124），子宫内膜癌降低50%，子宫失血降低45%，痛经降低50%，月经前期症状降低65%，痤疮降低50%，良性卵巢肿瘤降低20%，异位妊娠降低80%。12个病例对照研究以及3个队列研究探索了口服避孕药与子宫内膜癌的联系，除了2个研究之外，其余所有的研究均提示，使用这些口服避孕药具有保护患者防止子宫内膜癌发生的效应，而子宫内膜癌正是美国女性最常见的癌症中排行第3位。与未使用口服避孕药者相比，40~55岁的女性中口服1年及以上者诊断为子宫内膜癌的相对风险度为0.51年龄调整后。该保护效应与用药疗程有关，从用药1年的降低20%风险，至用药2年的降低40%风险，至用药4年的降低60%风险。一项几乎用时30年的前瞻性研究显示，口服避孕药的使用者患子宫内膜癌的风险是不用药的1/3（RR0.34，95%CI0.17~0.66），而口服避孕药的使用者因子宫恶性肿瘤去世的风险也是年龄匹配的不用药者的1/3（RR0.3）。

18个关于卵巢癌与口服避孕药的研究发现，其患病风险有所降低（彩图124）。对于曾经使用口服避孕药的人来讲，患卵巢癌的相对风险为0.64，即降低了36%。其风险降低的程度与使用口服避孕药的疗程直接相关，4年疗程风险降低40%，8年疗程风险降低53%，12年疗程风险降低60%。只要用药超过1年，那么对于用药前5年的人来讲，每年患卵巢癌的风险将降低11%。其保护作用开始于用药的前10年，在停止用药后至少再持续20年。根据1968—1995年的RCGP的数据分析，口服避孕药的使用者与未用药者相比，发展成为卵巢癌的可能性仅仅为其一半（RR0.49，95%CI0.3~0.8），而死于卵巢癌的风险降低了40%（RR0.5）。在一项大型病例对照研究中，口服避孕药使用者患卵巢癌的风险下降了40%，而用药10年或更长时间则风险降低70%。

随着检测患乳腺癌与卵巢癌的遗传倾向的技术的实现，使用激素类避孕药方案进行化学预防的潜在价值越发重要。3项研究提示，携带BRCA1与BRCA2突变基因的女性使用复合型激素类避孕药，则发展成为卵巢癌的风险有所降低。重要的是，应当告知那些由于遗传因素而卵巢癌风险有所增加的女性，化学预防可以提供安全有效的方法去降低发展成为卵巢癌的风险。此外，使用复合型激素类避孕药并不会增加女性发展成为乳腺癌的风险。一项由疾控中心开展的大型研究发现，目前在使用或过去曾使用复合型激素类避孕药并不会增加35~64岁的女性患乳腺癌的风险。那些由于遗传因素或家族史而导致患乳腺癌风险增高的女性使用复合型激素类避孕药并不会增加她们的患病风险。许多研究的提示均与上述风险模式相似，无论女性的生育史如何，乳腺癌的家族史如何，使用复合型激素类避孕药并不会增加她们个人患乳腺癌的风险。

最近的研究提示，使用OCP与乳腺癌发生率的增加无关，即使对于那些携带BRCA1与BRCA2突变基因的女性也一样。对于没有基因突变的女性，使用COC发展成为乳腺癌的比值比为0.74（CI 0.55~0.99）；对于BRCA1基因突变的女性，使用COC发展成为乳腺癌的比值比（OR）为0.18（CI 0.08~0.42）；对于BRCA2基因突变的女性，使用COC发展成为乳腺癌的比值比为0.92（CI 0.3~2.84）。因此可得出结论，目前在临床应用中使用低剂量的激素类避孕药并不会增加有遗传倾向的女性患乳腺癌的风险，并且还可降低该类人群患卵巢癌的风险。

目前已经了解，激素类避孕药总体来讲是安全的，特别是对于年轻健康的女性，当与妊娠风险比较时，几乎没有例子可以说明其避孕的风险大于益处。使用口服避孕药并不会增加普通人群的总体病死率。然而，有时由于女性患有共患病或考虑到其健康环境时，也需要对其避孕方法进行特别的考虑。

（一）激素皮埋避孕

目前可利用的etonogestrel皮埋法对于肥胖人群和非肥胖人群的不同疗效尚未得到评估。迄今为止，使用该法后发生妊娠的例数太少了以至于不可得出结论。然而，先前使用的由 6 个胶囊组成的左炔诺孕酮皮埋系统对于体重超过 70 kg 或 154lb 的女性来讲，发生妊娠的风险增加了 5 倍。这些女性患子宫内膜癌的风险也有所增加；仅仅使用孕酮的方法，特别是仅含孕酮的宫内节育器，对于那些肥胖的女性或许是一个合适的选择，这是由于对于该类人群其避孕效果不会降低，并且其可以预防子宫内膜增生。

（二）患心血管疾病的女性

一项针对 10 项研究得出的 Meta 分析发现，口服避孕药的使用者比起那些未使用口服避孕药的女性，患心肌梗死与缺血性卒中的 OR 2.01（95% CI 1.63～2.48）。2 代口服避孕药与心肌梗死和缺血性卒中事件的风险显著增加有关（OR1.85，95% CI 1.03～3.32；OR 2.54，95%CI1.96～3.28），至于第 3 代口服避孕药，仅仅与缺血性卒中结局相关（OR2.03，95% CI 1.15～3.57）。另一项 Meta 分析发现，目前口服避孕药的使用者比起未使用者，患心肌梗死的总体调整 OR 2.48（95% CI 1.91～3.22）。对曾经使用过口服避孕药的女性来讲，患心肌梗死的风险与未用药者相比并没有显著差异，总体 OR1.15（95% CI0.98～1.35，$P = 0.096$）。

有一些成年女性是先天性心脏病的幸存者。这一人群的妊娠也许是她们的禁忌证，也许可使她们的风险增加，这都是挑战。评估该类人群合适的避孕方法时，必须做到根据特殊的心脏缺陷以及后期修正的程度认真地评估这类人群患血栓栓塞性疾病的独立风险。总体来说，使用仅含孕酮的避孕药或宫内节育器是对这类患者最安全的方法。屏障方法也许达不到足够的避孕效果，并且，尽管含雌激素的避孕方法对该类人群中的某些子人群也是合适的，但是如此选择需要更多的思考并加以重视。然而，仅含有孕酮的方法对于那些发生心肌梗死或血栓栓塞性疾病风险高的女性也是安全的，因此该方法可以用于该类人群。

（三）遗传性易栓症

在一个回顾性家族队列研究中，具有蛋白 S，蛋白 C 或抗凝血酶遗传缺陷的女性，使用口服避孕药的，她们每年静脉血栓栓塞的发生率为 3.5%，如果女性患有不止一种遗传性易栓症，则发生率将增加到 12%。一篇分析了 10 项研究的 Meta 分析表明，在凝血因子 V 发生莱顿（Leiden）突变的女性中，复合型口服避孕药（COCs）使用者比不使用者患静脉血栓栓塞、脑静脉或静脉窦血栓的风险更高（RR1.3～25.1）。凝血素或其他形成血栓的突变经证实并没有凝血因子 V 突变那么强。目前尚不清楚，对于具有形成血栓的突变的女性来讲，COCs 的种类或用药疗程是否可以改变她们静脉血栓栓塞的风险。然而，一项研究发现，凝血因子 V 具有多态性的女性在延长口服避孕药（OCPs）使用后仍然是无症状的。一些学者赞同使用 SHBG 水平与激活的蛋白 C 抵抗性作为使用 OCPs 的女性患血栓栓塞的风险的标志物。WHO 阻止具有潜在血栓形成倾向或先前曾患静脉血栓栓塞的女性使用口服避孕药。这些女性是使用仅含有孕酮的避孕药或宫内节育器的候选人。

所有的参考文献可以在 Expert Consult Web 上找到，即 www.expertconsult.com。

（译者 马延敏 审校 李 蓉）

推荐阅读

Collaborative Group on Hormonal Factors in Breast Cancer. Breast cancer and hormonal contraceptives: collaborative reanalysis of individual data on 53 297 women with breast cancer and 100 239 women without breast cancer from 54 epidemiological studies. Lancet, 1996 (347): 1713-1727.

Dinger J, Minh T D, Buttmann N, et al. Effectiveness of oral contraceptive pills in a large U.S. cohort comparing progestogen and regimen .Obstet Gynecol, 2011, 117 (1): 33-40.

Frost J J, Singh S, Finer L B. Factors associated with contraceptive use and nonuse, United States, 2004. Perspect Sex Reprod Health, 2007 (39): 90-99.

Gray R H, Parker R A, Diethelm P. Vaginal bleeding disturbances associated with the discontinuation of long-acting injectable contraceptives. From the World Health Organization Special Programme for Research, Development,and Research Training in Human Reproduction; Task Force on Long-acting Systemic Agents for the Regulation of Fertility.Br J Obstet Gynaecol, 1981 (88): 317-321.

Hannaford P C, Kay C R.The risk of serious illness among oral contraceptive users: evidence from the RCGP's oral contraceptive study.Br J Gen Pract, 1998 (48): 1657-1662.

Jensen J T, Speroff L.Health benefits of oral contraceptives, Obstet Gynecol Clin North Am, 2000 (27): 705-721.

Noé G, Croxatto H B, Salvatierra A M, et al. Contraceptive

efficacy of emergency contraception with levonorgestrel given before or after ovulation.Contraception, 2011, 84 (5) : 486 – 492.

Raymond E G, Burke A E. Espey E.Combined hormonal contraceptives and venous thromboembolism: putting the risks into perspective. Obstet Gynecol, 2012, 119 (5) : 1039 – 1044.

Rosenberg L, Zhang Y, Constant D, et al.Bone status after cessation of use of injectable progestin contraceptives. Contraception, 2007 (76) : 425 – 431.

Schlaff W D, Lynch A M, Hughes H D, et al. Manipulation of the pill-free interval in oral contraceptive pill users: the effect on follicular suppression.Am J Obstet Gynecol, 2004 (190) : 943 – 951.

Schlesselman J J.Net effect of oral contraceptive use on the risk of cancer in women in the United States.Obstet Gynecol, 1995 (85) :793 – 801.

von Hertzen H, Piaggio G, Van Look P F. Task Force on Postovulatory Methods of Fertility Regulation. Emergency contraception with levonorgestrel or the Yuzpe regimen. Lancet, 1998 (352) :1939.

Winner B, Peipert J F, Zhao Q, et al. Effectiveness of long-acting reversible contraception.N Engl J Med, 2012, 366 (21) :1998 – 2007.

World Health Organization Collaborative Study of Cardiovascular Disease and Steroid Hormone Contraception. Effect of different progestogens in low oestrogen oral contraceptives on venous thromboembolic disease. Lancet, 1995 (346) :1582 – 1588.

彩　　图

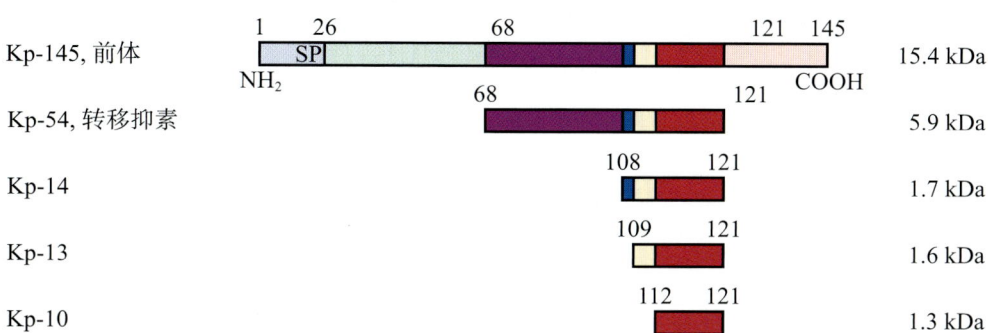

彩图1 kisspeptin-145前体及功能性kisspeptin片段，包含大小及水解位点。注意：所有的功能性kisspeptin片段都保留有112～121位点的氨基酸SP.信号肽

［图片来源于Roseweir AK, Millar RP. The role of kisspeptin in the control of gonadotrophin secretion. Human Reproduction Update, 2009（15）：203–212］

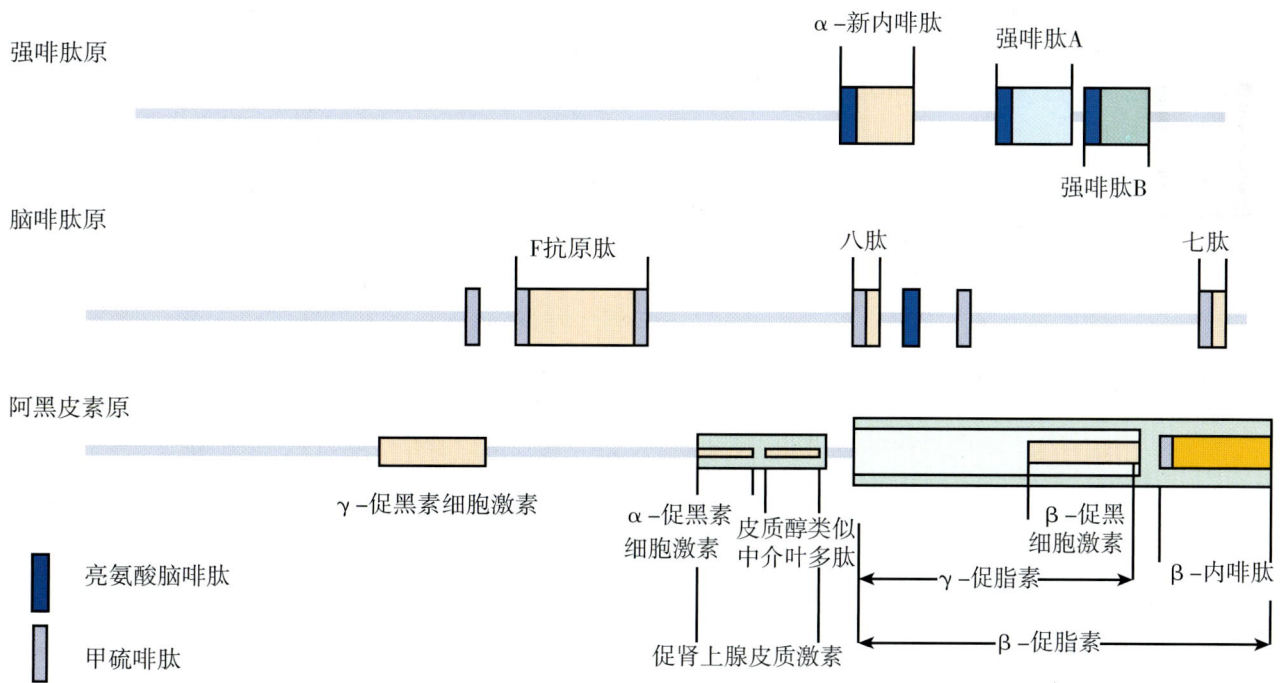

彩图2 内源性阿片类物质前体

［图片来源于Endogenous opioids: overview and current issues. Drug Alcohol Depend, 1998（51）：127–140.］

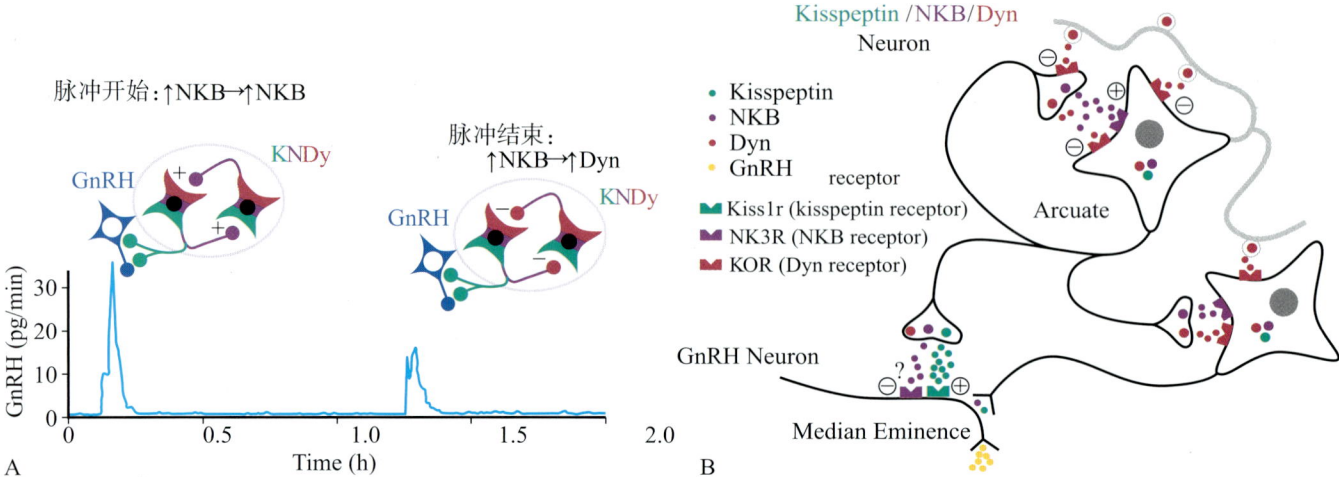

彩图3 KNDy神经元参与GnRH脉冲的两个工作模型：Lehman及其同事建立的模型（A）；Wakabayashi及其同事建立的模型（B）

在模型A中，神经激肽B（NKB，品红色）和强啡肽（Dyn，红色）分别刺激和抑制kisspeptin分泌，而kisspeptin（绿色）能够刺激GnRH神经元电活动。GnRH脉冲是由NKB增加所引发，进而刺激NKB的进一步释放（正反馈）并增加kisspeptin释放。NKB刺激KNDy神经元释放Dyn，以便一段时间后Dyn够抑制kisspeptin（及NKB）的释放。kisspeptin释放停止后GnRH脉冲结束

［图片来源于Lehman MN, Coolen LM, Goodman RL. Minireview: kisspeptin/neurokinin B/dynorphin (KNDy) cells of the arcuate nucleus:a central node in the control of gonadotropin-releasing hormone secretion. Endocrinology, 2010（151）: 3479-3489.］

在模型B中，KNDy弓状核中的神经元形成一个神经环路，回路中神经激肽B（NKB，品红色）和强啡肽（Dyn，红色）分别促进和抑制KNDy神经元的激活。这种NKB和Dyn的相互作用能够使KNDy神经元短暂激活，并在激活时于正中隆突释放kisspeptin（绿色）。Kisspeptin进而刺激GnRH释放进入垂体门脉系统。KOR：Kappa阿片类受体；Neuron，神经元；receptor，受体；Arcuate，弓状核；Median Eminence，正中隆突

［图片来源于Lehman MN, et al. Minireview: kisspeptin/neurokinin B/dynorphin (KNDy) cells of the arcuate nucleus: a central node in the control of gonadotropin-releasing hormone secretion. Endocrinology, 2010（151）: 3479 - 3489；以及Wakabayashi Y, et al. Neurokinin B and dynorphin A in kisspeptin neurons of the arcuate nucleus participate in generation of periodic oscillation of neural activity driving pulsatile gonadotropin-releasing hormone secretion in the goat. J Neurosci, 2010（30）: 3124-3132.］

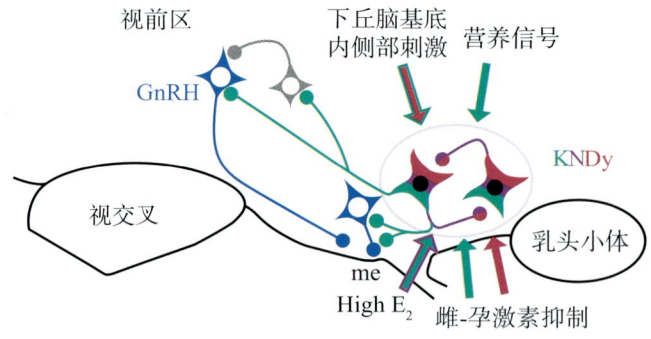

彩图4 KNDy信号通路作用于GnRH神经元的工作模型，主要实验数据出自绵羊模型

KNDy肽是kisspeptin（绿色），能够刺激GnRH神经元，神经激肽B（NKB，品红）及强啡肽（红色）。其对GnRH分泌的影响如图所示，作用效果由箭头表示。例如，雌二醇抑制可能参与kisspeptin（绿色）的减少，而孕激素抑制可能参与DYN的增加。箭头具有两种颜色表示可能有不止一种KNDy多肽介导一种特定效应（例如，在母羊中，高雌二醇促进GnRH分泌同时增加kisspeptin和NKB的分泌）。kisspeptin刺激GnRH神经元可能由中间神经元介导，在图中由灰色细胞表示

［图片来源于Lehman MN, Coolen LM, Goodman RL. Minireview: kisspeptin/neurokinin B/dynorphin (KNDy) cells of the arcuate nucleus:a central node in the control of gonadotropin-releasing hormone secretion. Endocrinology, 2010（151）: 3479-3489.］

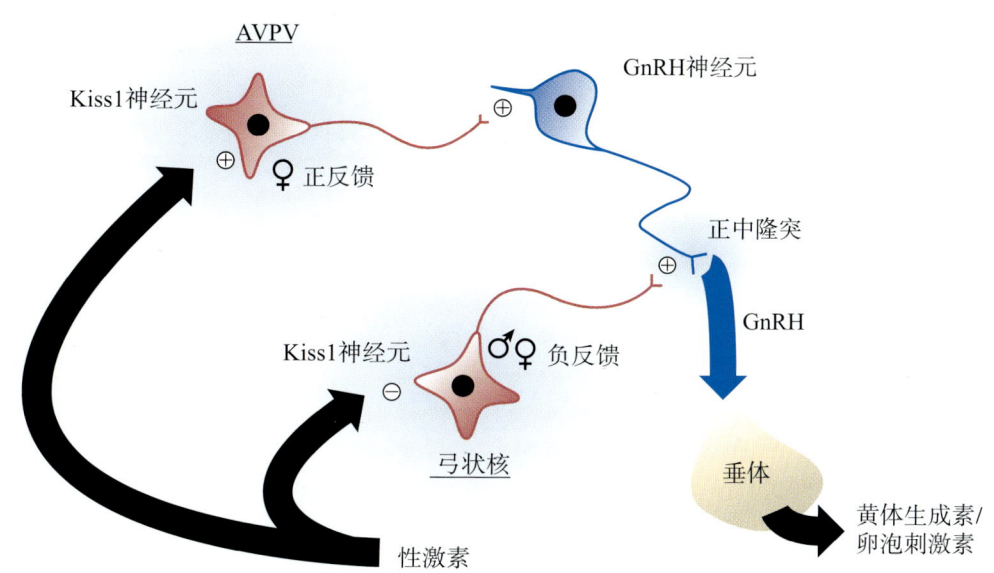

彩图 5　kisspeptin 介导啮齿类动物 GnRH 和促性腺激素分泌负反馈调节的模型

根据此模型，雄性和雌性下丘脑 kisspeptin（kiss1）神经元向 GnRH 神经元投射并刺激 GnRH 分泌。性激素（如雌激素、孕激素、睾酮）能够抑制 kisspeptin 神经元。因此，GnRH 分泌主要由相对低浓度的雌激素通过弓状核中的 kisspeptin 神经元进行调控。雌性在 AVPV 区的 kisspeptin 神经元也向 GnRH 神经元投射并刺激 GnRH 分泌。但是，雌激素能够刺激 AVPV 中的 kisspeptin 神经元，而不是起对弓状核中 kisspeptin 神经元一样的抑制作用。因此，尽管高浓度雌激素抑制弓状核中 kisspeptin 神经元，但它们能刺激 AVPV 中的 kisspeptin 神经元，产生 GnRH 峰。

[图片来源于 Oakley AE, Clifton DK, Steiner RA. Kisspeptin signaling in the brain. Endocrine Reviews, 2009 (30): 713-743.]

```
hFSHβ  1  ------NSCELTNITIAIEKEECRFCISINTTWCAGYCYTRDLVYKDPARPKIQKTCTFKELVYETVRVPVCAH 68
hLHβ   1  SREPLRPWCHPINATLAVEKEGCPVCITVNTTICAGYCPTMMRVLQAVLPPLPQVVCTYRDVRFESIRLPGCPR 74
hCGβ   1  SKEPLRPRCRPINATLAVEKEGCPVCITVNTTICAGYCPTMTRVLQGVLPALPQVVCNYRDVRFESIRLPGCPR 74

hFSHβ  69 HADSLYTYPVATQCHCGKCDSDSTDCTVRGLGPSYCSFGEMKE---------EMKE-------- 111
hLHβ   75 GVDPVVSFPVALSCRCGPCRRSTSDCGGPKDHPLTCDHP----------QLSG----LLFL    121
hCGβ   75 GVNPVVSYAVALSCQCALCRRSTTDCGGPKDHPLTCDDPRFQDSSSSKAPPPSLPSPSRLPGPSDTPILPQ    145

α  1  APDVQDCPECTLQENPFFSQPGAPILQCMGCCFSRAYPTPLRSKKTMLVQKNVTSESTCCVAKSYNRVTVMG  74
   75 KVENHTACHCSTCYYHKS                                                     92
```

彩图 6　人 α 促性腺激素亚基（α-GSU）、黄体生成素 β（LHβ），绒毛膜促性腺激素（CG）β 及卵泡刺激素（FSH）β 氨基酸序列

氨基酸序列可以从以下网站查阅：（http://www.ensembl.org/index.html），β 亚基依照最大同源性进行排列。相同的，在 3 个 β 亚基中高度保守和半保守的残基以蓝色、绿色及黄色框高亮显示。所有的半胱氨酸参与天然蛋白二硫键的形成。hCG. 人绒毛膜促性腺激素；hFSH. 人卵泡刺激素；hLH. 人黄体生成素（版权 © 1999-2008 欧洲生物信息研究所及基因研究公司，版权所有）

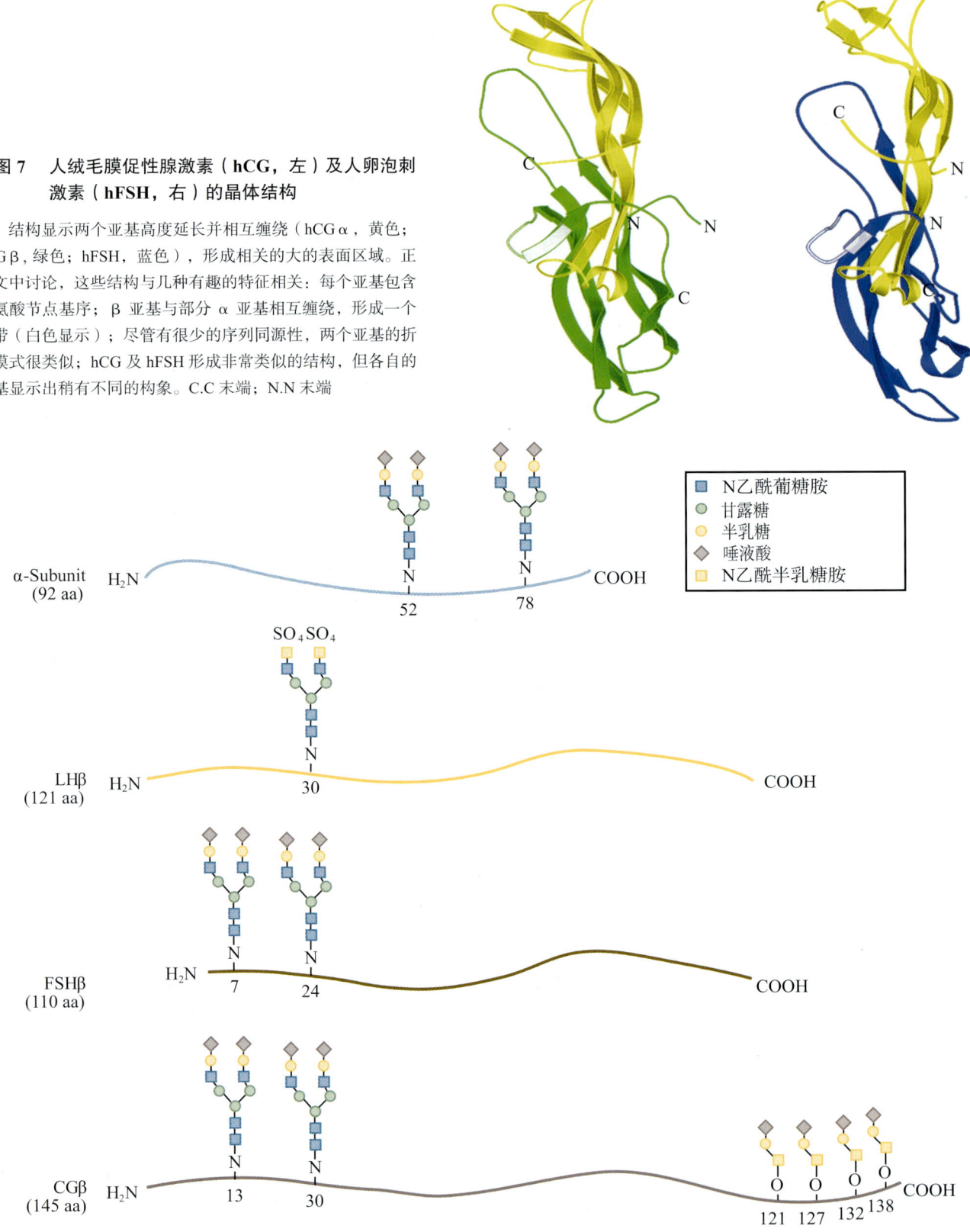

彩图 7　人绒毛膜促性腺激素（hCG，左）及人卵泡刺激素（hFSH，右）的晶体结构

结构显示两个亚基高度延长并相互缠绕（hCGα，黄色；hCGβ，绿色；hFSH，蓝色），形成相关的大的表面区域。正如文中讨论，这些结构与几种有趣的特征相关：每个亚基包含胱氨酸节点基序；β亚基与部分α亚基相互缠绕，形成一个纽带（白色显示）；尽管有很少的序列同源性，两个亚基的折叠模式很类似；hCG及hFSH形成非常类似的结构，但各自的亚基显示出稍有不同的构象。C.C末端；N.N末端

彩图 8　促性腺激素上 N 连接及 O 连接糖链的定位及典型结构

各种促性腺激素亚基糖基化位点及人促黄体素，人绒毛膜促性腺激素及人卵泡刺激素各种 N 连接糖链相应的结构。正如文中所讨论，鉴定出了多种不同结构，在这些结构中经常出现海藻糖；另外，在很多促性腺激素制剂中有些位点缺乏糖基化位点。典型的 1 型 O 连接糖基链在 hCGβ 碳末端如图所示；2 型结构同样也被报道，有些位点在促性腺激素制剂中没有发生糖基化。蓝色方块，N 乙酰葡糖胺；黄色方块，N 乙酰半乳糖胺；绿色圈，甘露糖；黄色圈，半乳糖；紫色方形，唾液酸

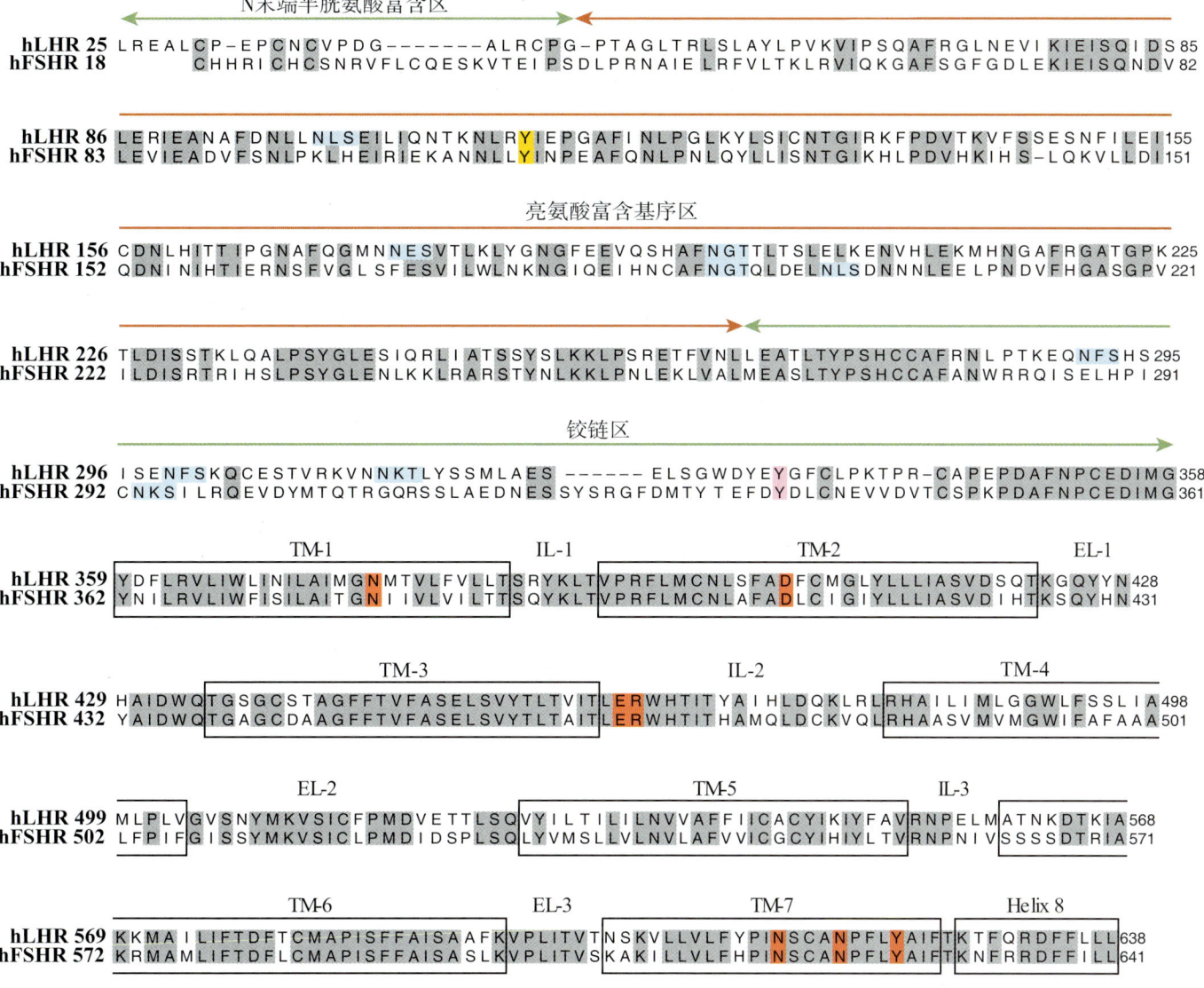

彩图9 人黄体生成素受体（hLHR）及人卵泡刺激素受体（hFSHR）氨基酸序列

氨基酸序列在公共网站可以查到（www.ensembl.org/index.html）。3种显著不同胞外区域的边界在文中有讨论（N末端半胱氨酸富含区，亮氨酸富含基序区，铰链区），分别以绿色、红色及绿色箭头标示。7次跨膜螺旋机推测的胞质第8个螺旋被黑框描出，并分标记为TM-1至TM-7及螺旋8。连接跨膜区的3个胞外及4个胞内环被分别标记为EL-1至EL-3，IL-1至IL-4。两个受体相同的残基以灰色框显示。N连接糖基化的一致序列用蓝色框显示。参与FSHR二聚体形成的酪氨酸并在hLHR中保守存在的序列以黄色显示。发生磺化作用的保守性酪氨酸被标记为粉色。确定能发生棕榈酰化的保守性半胱氨酸以绿色框显示。在视紫红质/β_2肾上腺素G蛋白耦联受体中高度保守的残基以红色显示（版权© 1999–2008欧洲生物信息研究所及基因研究公司，版权所有）

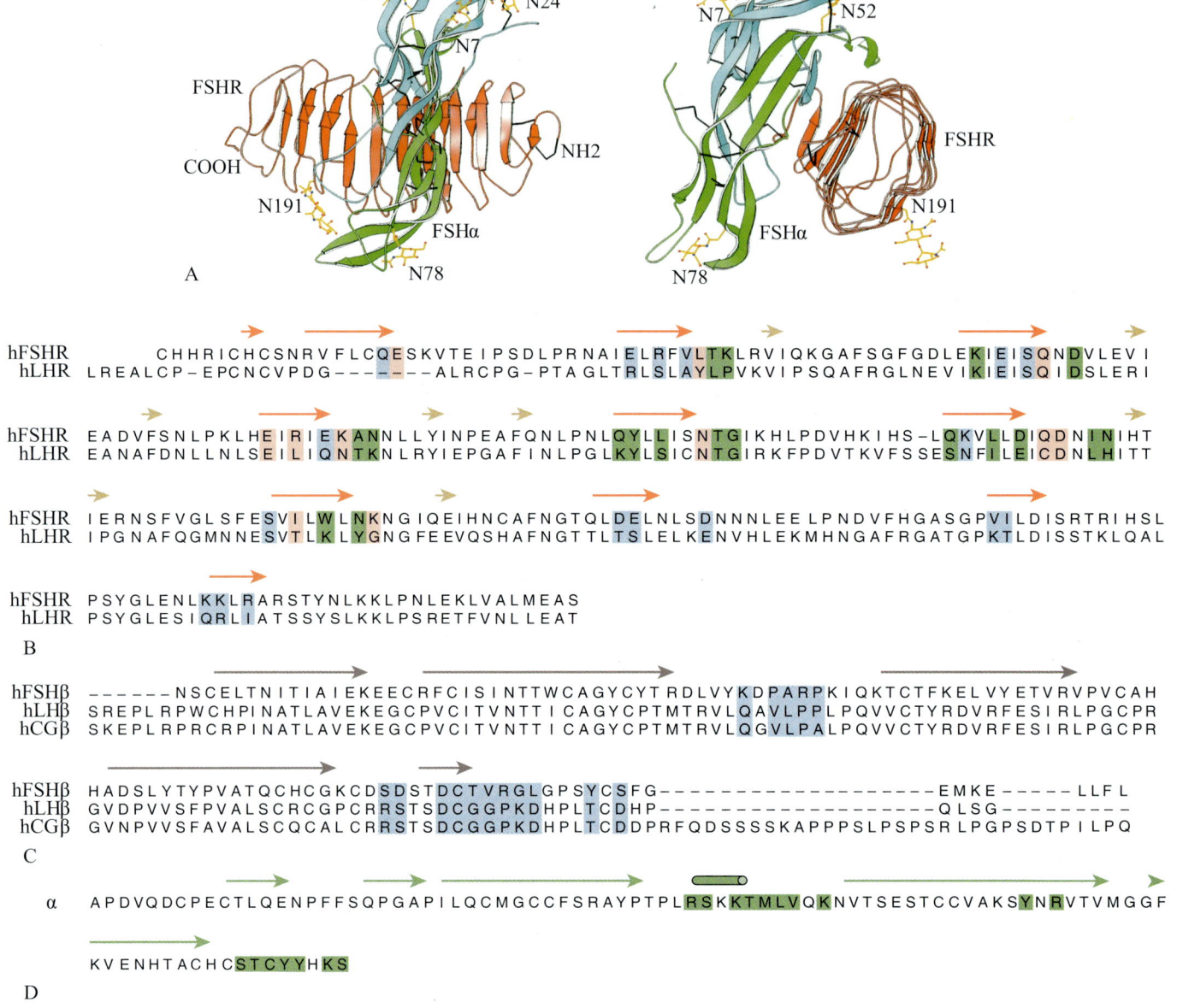

彩图 10　促性腺激素受体与其对应激素相互作用

A. hFSH/FSHR 胞外区围绕中心轴旋转 90°的两个连续剖面图。FSH 的 α 及 β 链分别以绿色及蓝色显示，FSHR 胞外区域以红色显示。在晶体结构中，二硫键以黑色，N 连接的糖链（激素及受体中）以黄色显示。B 至 D. 两种促性腺激素受体部分胞外区域的序列及二级结构（B），3 种促性腺激素的 β 亚基（C），共有的 α 亚基（D）。箭头指示为 β 链，柱状标示为 α 螺旋。在受体胞外区（B），β 链存在于 FSHR 胞外区域的凹面，以红色显示，在凸面以米黄色显示。FSHR 胞外区域以绿色，蓝色或粉色显示，分别嵌入受体配体接触表面的 α，β 或两个亚基之中。FSHβ 残基以蓝色显示（C），FSHα 以绿色显示（D），两者均嵌入受体表面。hCG. 人绒毛膜促性腺激素；hLH. 人黄体生成素；LHR. 黄体生成素受体

［摘自 Fan QR, Hendrickson WA. Structure of human follicle-stimulating hormone in complex with its receptor. Nature, 2005(433):269–277. © 自然出版社］

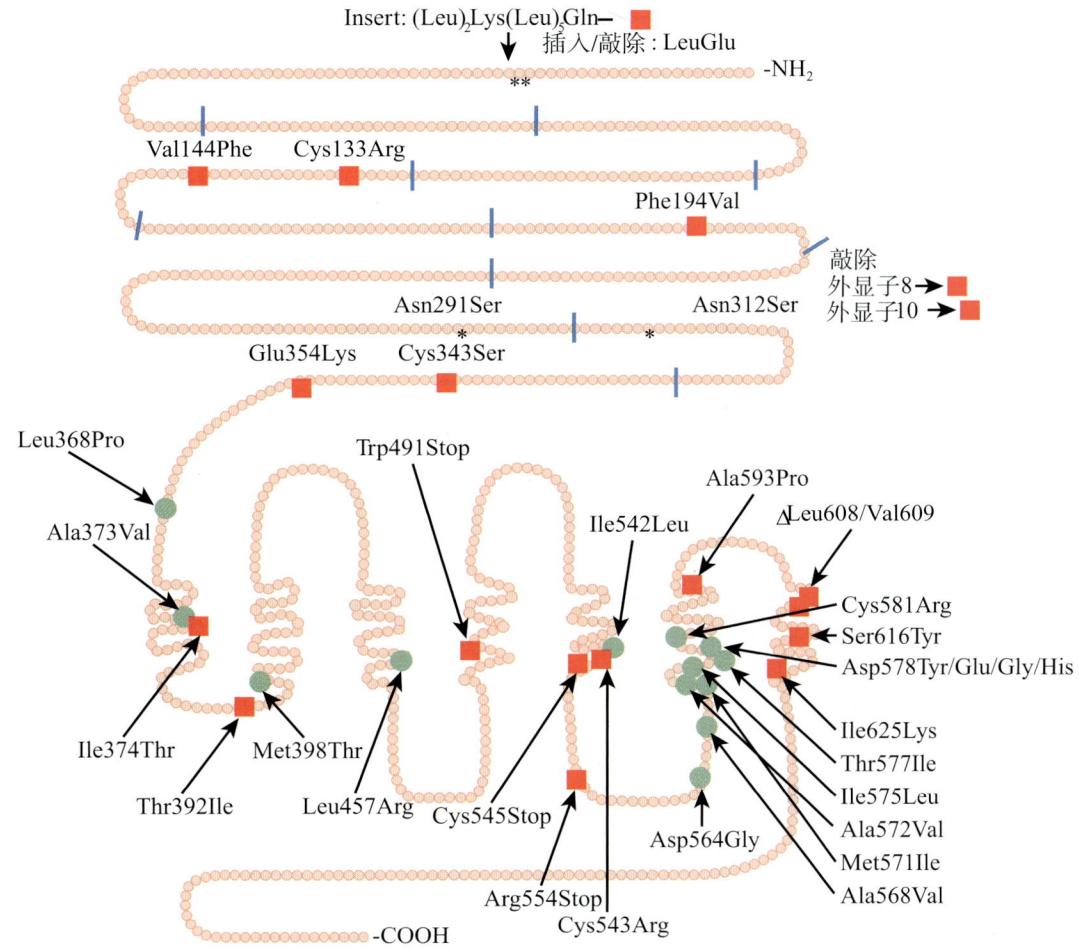

彩图 11 人黄体生成素受体中存在的自然的多态性，功能缺失突变，功能获得突变

多态性位点以星号显示，功能缺失突变以红色方块显示，功能获得突变以绿点显示。不同外显子区以垂直蓝色柱划分

［经许可摘自 Themmen APN. An update of the pathophysiology of human gonadotrophin subunit and receptor gene mutations and polymorphisms. Reproduction, 2005（130）：263–274. © 繁殖与生育（2005）］

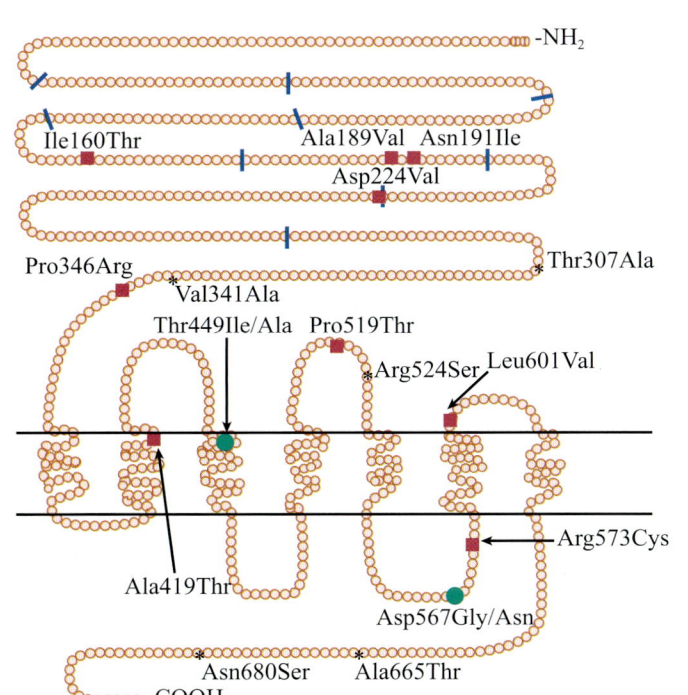

彩图 12 人卵泡刺激素受体中存在的自然的多态性，功能缺失突变，功能获得突变

多态性位点以星号显示，功能缺失突变以红色方块显示，功能获得突变以绿点显示。不同外显子区以垂直蓝色柱划分

［经许可摘自 Themmen APN. An update of the pathophysiology of human gonadotrophin subunit and receptor gene mutations and polymorphisms. Reproduction, 2005（130）：263–274. © 繁殖与生育（2005）］

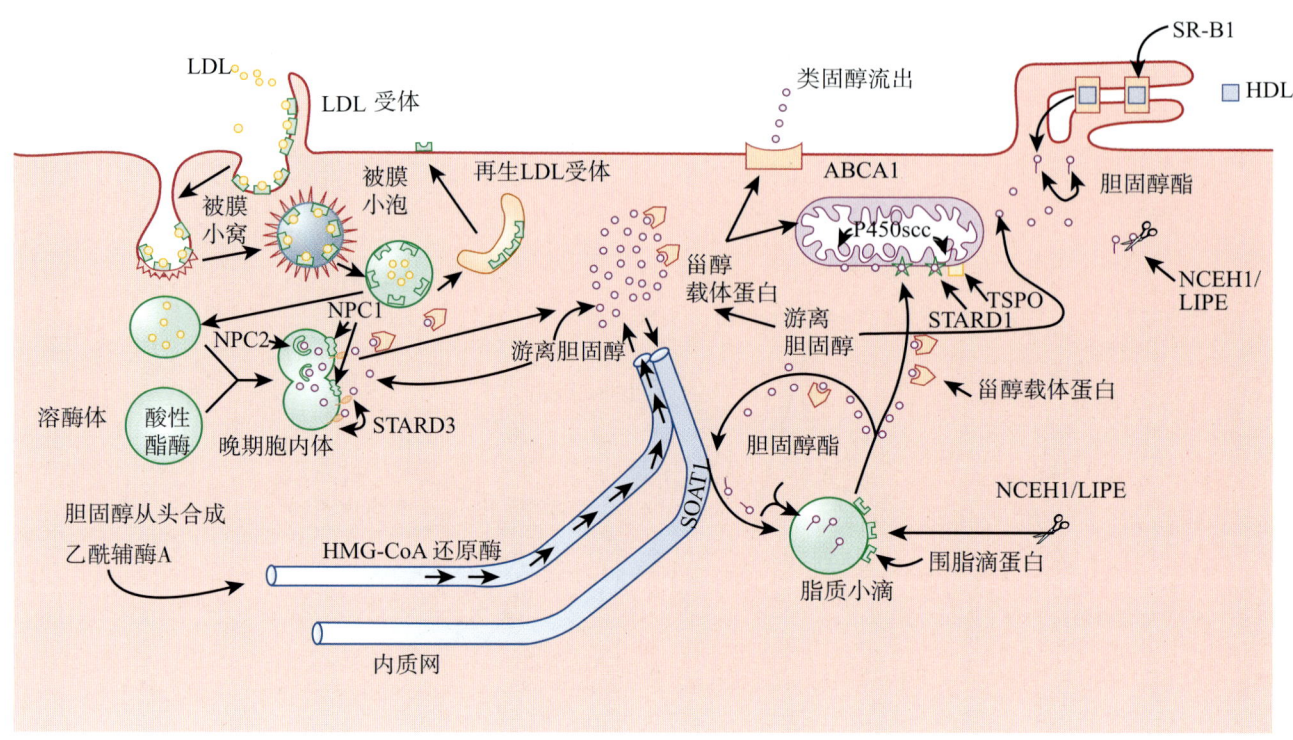

彩图 13　胆固醇在类固醇生成细胞内的摄入，存储以及运输

ABCA1.ATP 结合转运子 A1；FFA.游离脂肪酸；HDL.高密度脂蛋白；HMG-COA.3- 羟基 -3- 甲基戊二酰辅酶 A；LDL.低密度脂蛋白；LIPE.激素敏感性脂肪酶；NCEH1.中性 pH 胆固醇酯水解酶；SR-B1.B 型清道夫受体；STARD1.类固醇生成快速调节蛋白；STARD3.（类固醇生成快速调节蛋白）- 相关脂质转移结构域 3；甾醇载体蛋白包括甾醇载体蛋白 2，STARD4 以及 STARD5；SOAT1.甾醇 -O- 酰基转移酶 -1；TSPO.移位蛋白

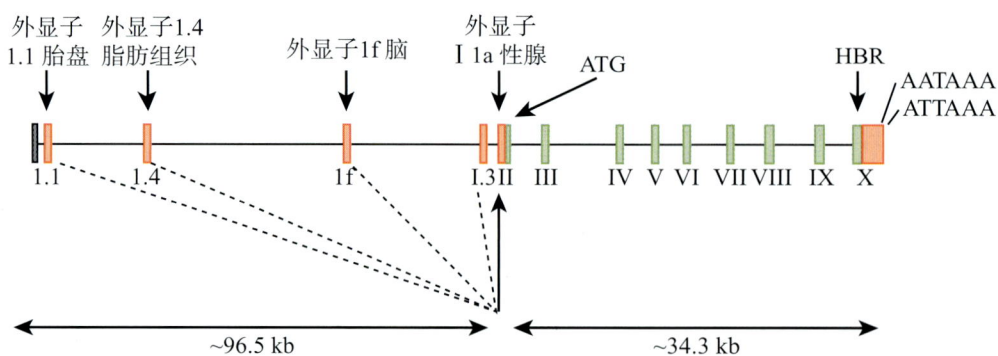

彩图 14　人类 CYP19A1 基因中可编码蛋白的外显子区、5' 端非编码区外显子，及组织特异性启动子的位置均由罗马数字注明

P450 芳香化酶的血红素结合区域（HBR）和第 10 外显子的聚合信号在图中被注明。ATG. 即甲硫氨酸密码子（修改源于 Kamat A, Hinshelwood MM, Murry BA, et al. Mechanisms in tissue-specific regulation of estrogen biosynthesis in humans. Trends Endocronol Metab 2002(13): 122）

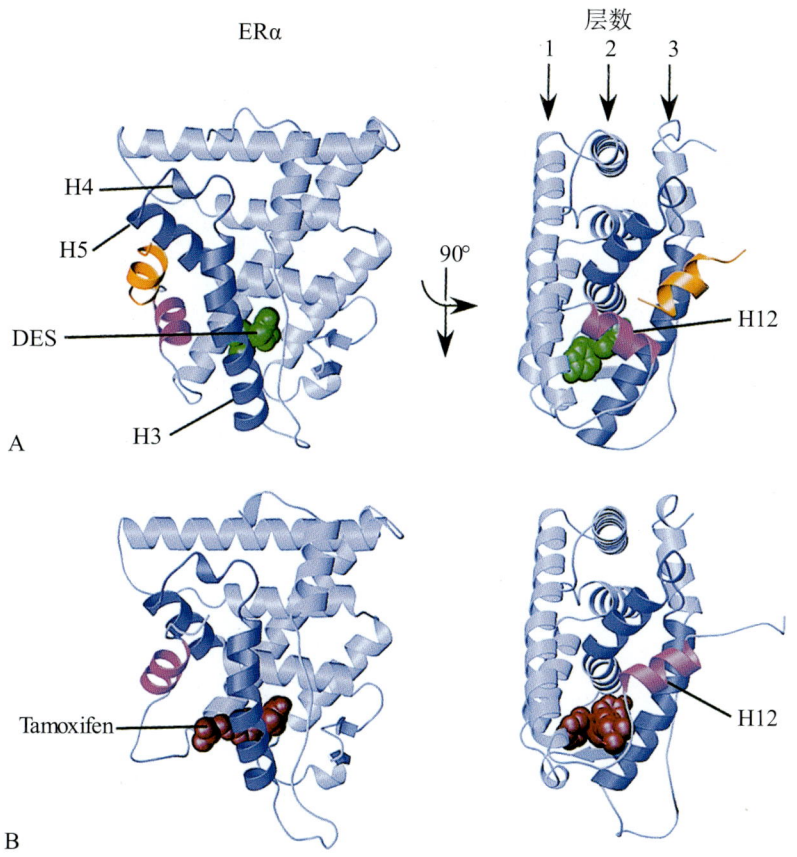

彩图 15 A.ERα 配体结合域（LBD）结合于己烯雌酚（DES；绿色）并与来自 GR 相互作用蛋白（GRIP1）核受体盒Ⅱ（橙色）发生相互作用的结构模型。B. ERα LBD 结合域他莫昔芬（红色）。螺旋 12 所处位置因其结合激动药（DES）或拮抗药（他莫昔芬）而不同

H. 螺旋；Tamoxifen. 他莫昔芬

［摘自 Shiau AK, Barstad PM, Loria L, et al. The structural basis of estrogen receptor/coactivator recognition and the antagonism of this interaction by tamoxifen. Cell, 1998（95）: 927–937. with permission from Elsevier］

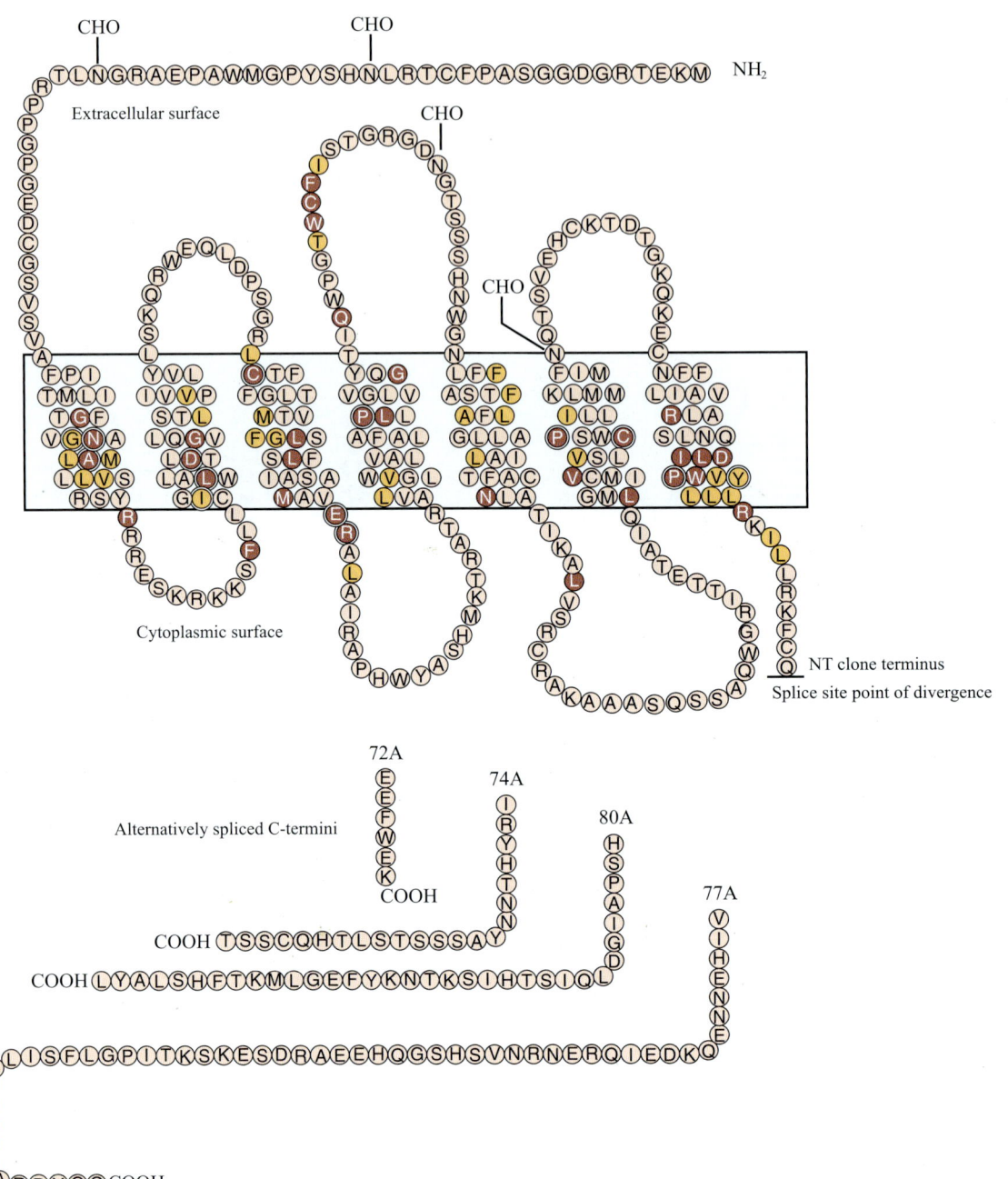

彩图 16 Schematic representation of five rabbit EP3 receptor splice variants differing only in their intracellular carboxyl termini. The car-boxyl-variable tails range from 56-amino acid residues for clone 77A to none for the NT (no-tail) clone. Conserved residues in the EP3 receptor are also identified after EP3 receptor sequences from various species are aligned with those of other prostanoid receptors. Conserved residues are indicated by yellow circles, and invariant residues are indicated by red circles. Residues with bulls-eye symbols are conserved across the entire superfamily of G-protein – coupled receptors; those without this inset are unique to the prostanoid receptors. The amino acid sequences of each splice variant are represented by a one-letter amino acid code. (From Breyer RM, Bagdassarian CK, Myers SA, et al. Prostanoid receptors: subtypes and signaling. Annu Rev Pharmacol Toxicol 41:661–690, 2001, with permission.)

兔的 5 种 EP3 受体剪接变异体的示意图，它们仅在细胞内的羧基端有差异。可变羧基端的变异范围从克隆 77A 的 56 个氨基酸残基到无尾克隆的无氨基酸残基。在不同物种 EP3 受体序列与其他前列腺素类物质受体的序列匹配后，已确定了 EP3 的保守残基。图中黄色圈指示保守残基，红色圈指示不变基团。靶心标记的残基在整个 G- 蛋白偶联受体超家族都是保守的，无此插入的残基对前列腺素物质受体是独特的。每个剪接变异体的氨基酸序列均以一个氨基酸代码字母表示

Extracellular surface，细胞外表面；Cytoplasmic surface，细胞质表面；NT clone terminus，无尾克隆末端；Splice site point of divergence，分支剪接点；Alternatively spliced C-termini，选择性剪接 C- 末端

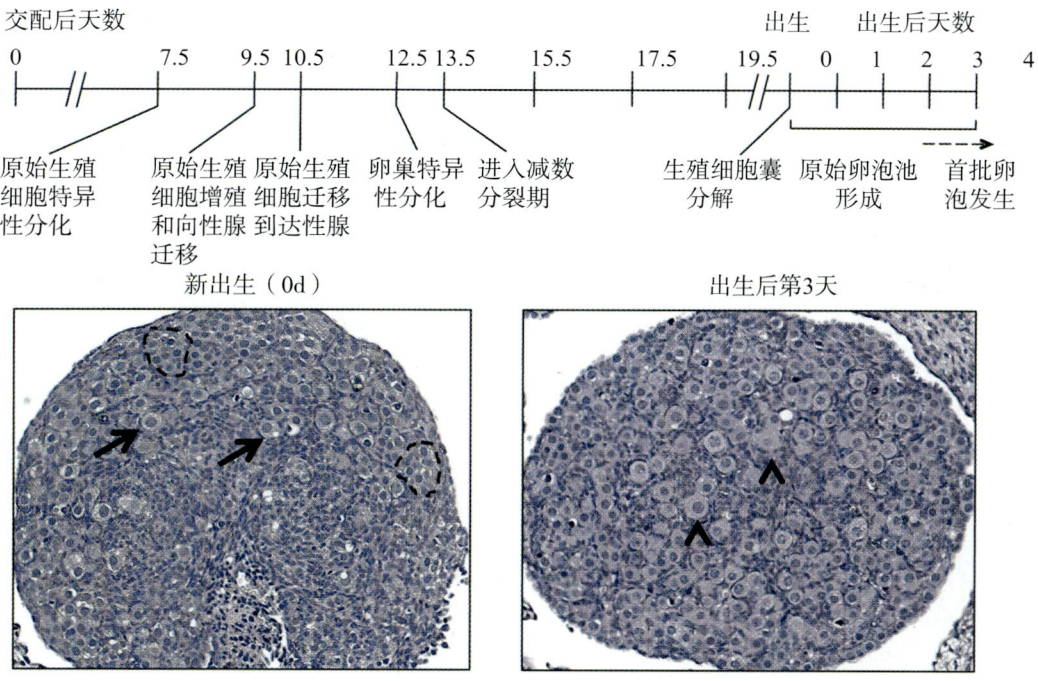

彩图 17　野生型雌鼠自受精后到幼崽出生的时间轴

最上面标示时间轴，从交配后算起。左图：新生小鼠卵巢组织，生殖细胞囊（虚线所示）内可见大量卵母细胞和少数始基卵泡（箭头所示）。右图：出生后 3d 小鼠卵巢组织，大多数生殖细胞囊开始降解并形成始基卵泡，进入初级卵泡形成的活跃期（箭头所示）

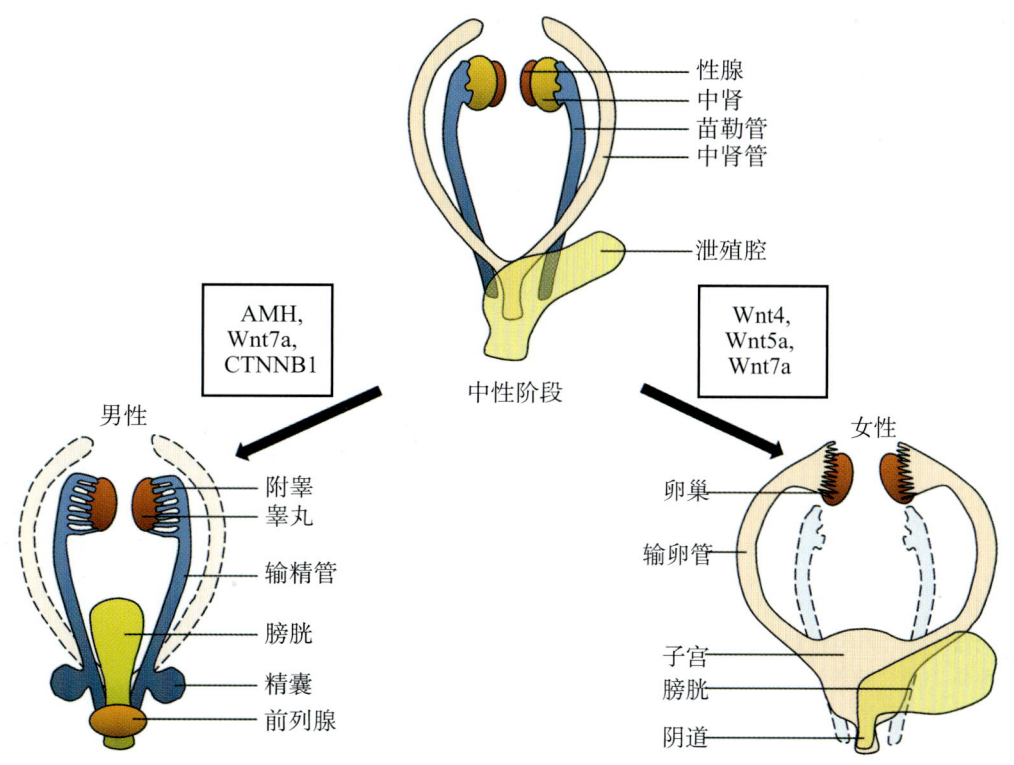

彩图 18　生殖系统性腺分化

在性腺分化的中性阶段，无论男性还是女性都具有双向分化潜能的原始性腺，并且苗勒管和中肾管也同时存在。男性的 Sry 基因决定性腺向男性生殖系统分化，而女性无 Sry 基因，故性腺向女性生殖系统分化。苗勒管中 Wnt7a 基因的表达导致 AMH 受体的出现（AMHR2），进一步致使苗勒管对 AMH 产生反应。当 Sry 基因开始表达，中性阶段的性腺最终形成睾丸，产生 AMH 致使苗勒管退化。Sry 基因无表达时，苗勒管会持续存在并发育成女性生殖道；这一过程同时还需要多种 Wnt 信号通路成员的参与。若中性阶段的性腺最终形成卵巢，则不再产生睾酮，中肾管也会消失

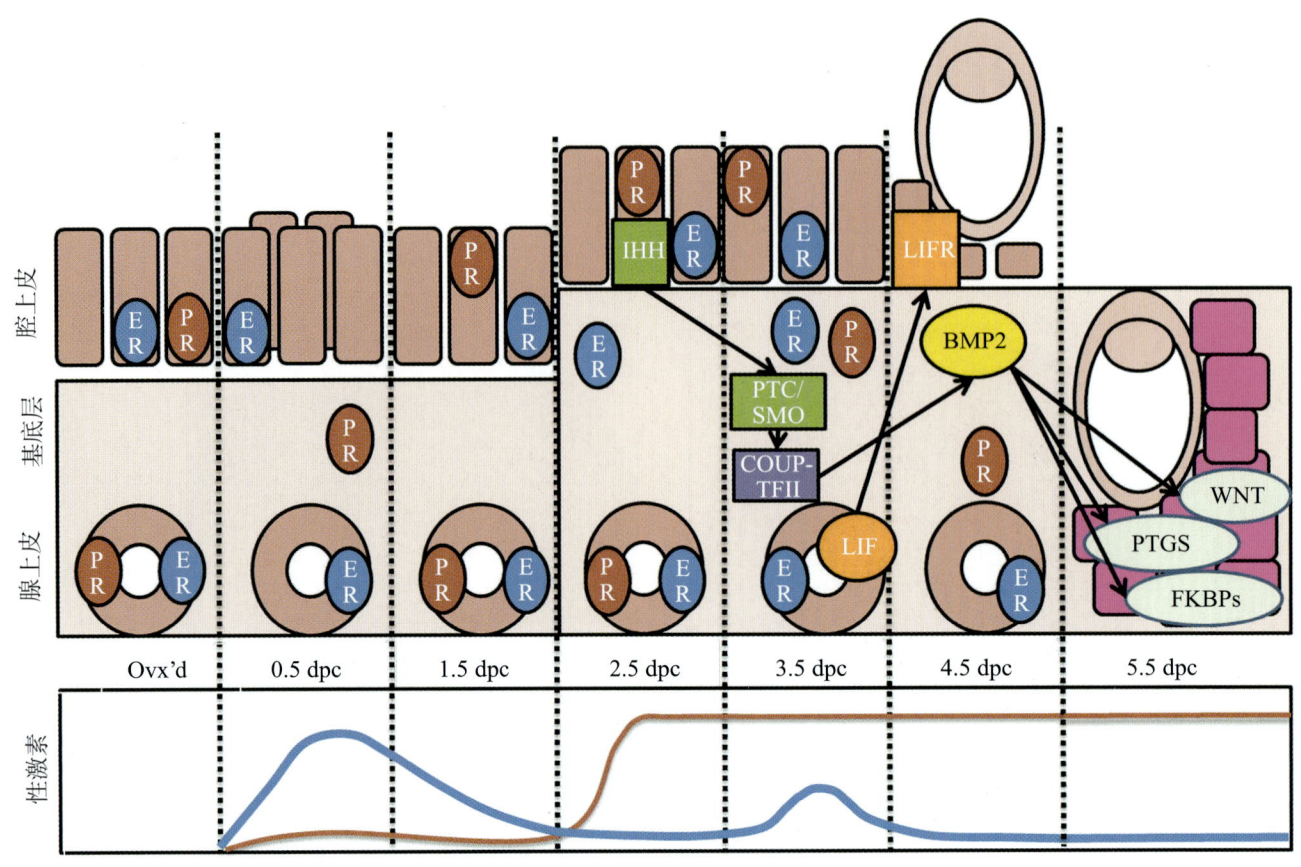

彩图 19 小鼠胚胎植入时的分子调控机制

胚胎植入前雌孕激素受体在子宫上皮和腔室中的表达有所不同，并通过下游的多种因子调控子宫内膜容受性。在第 2.5dpc（days post coitum）时，卵巢中孕酮（P_4）的激增促使子宫上皮 indian hedgehog (Ihh) 的表达。第 3.5dpc 时 IHH 作用于邻近的基底层使得 COUP-TFII 产生，进而于第 4.5dpc 时激活 Bmp2 的表达。第 3.5dpc 时雌二醇（E_2）峰引起腔上皮的白血病抑制因子（leukemia inhibitory factor，Lif）的表达；LIF 通路与其位于腔上皮的同源受体 LIFR 相作用激发分子作用机制和细胞状态的改变，使得上皮对于胚胎的接触具有良好的容受性。第 4.5dpc 时，当胚胎与子宫内膜相接处，便促使基底细胞增殖分化成蜕膜细胞。BMP2 作用于上游的 WNTs，PTGS2 和 KFBPs 以调控基底细胞的蜕膜反应

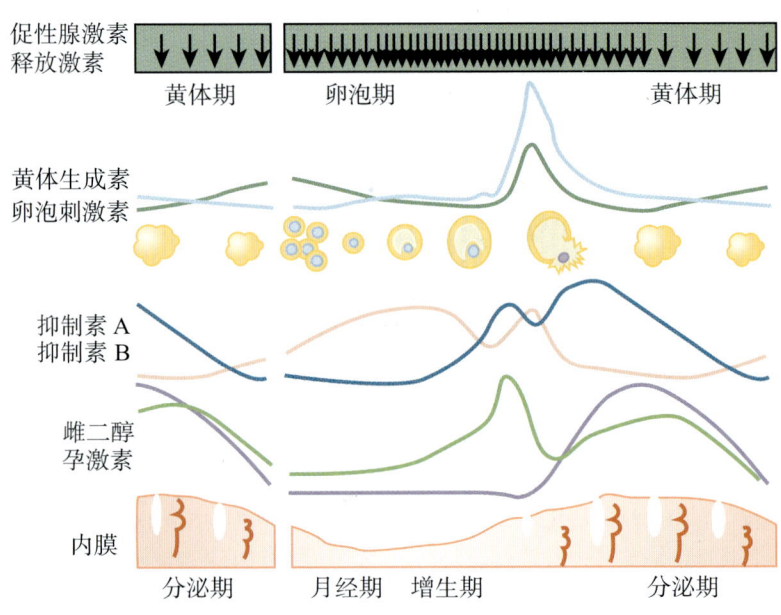

彩图 20 正常周期中从黄体晚期开始的激素，卵泡和子宫内膜，经过月经和新的卵泡发育期，排卵和黄体功能。随着 GnRH 脉冲式分泌的支持，FSH（FSH；绿色）和 LH（LH；浅蓝色）作用于①卵泡发育与雌二醇分泌（E_2；浅绿色）、抑制素 B（粉红色）和抑制素 A（蓝色）；②排卵前峰和排卵；和③从黄体分泌孕酮（PROG；紫色），雌二醇与抑制素 A。雌二醇和孕酮分泌的结果在子宫内膜增生和分泌的变化（内），为植入做准备。若未受孕，子宫内膜脱落，激素分泌下降继发于凋亡的黄体

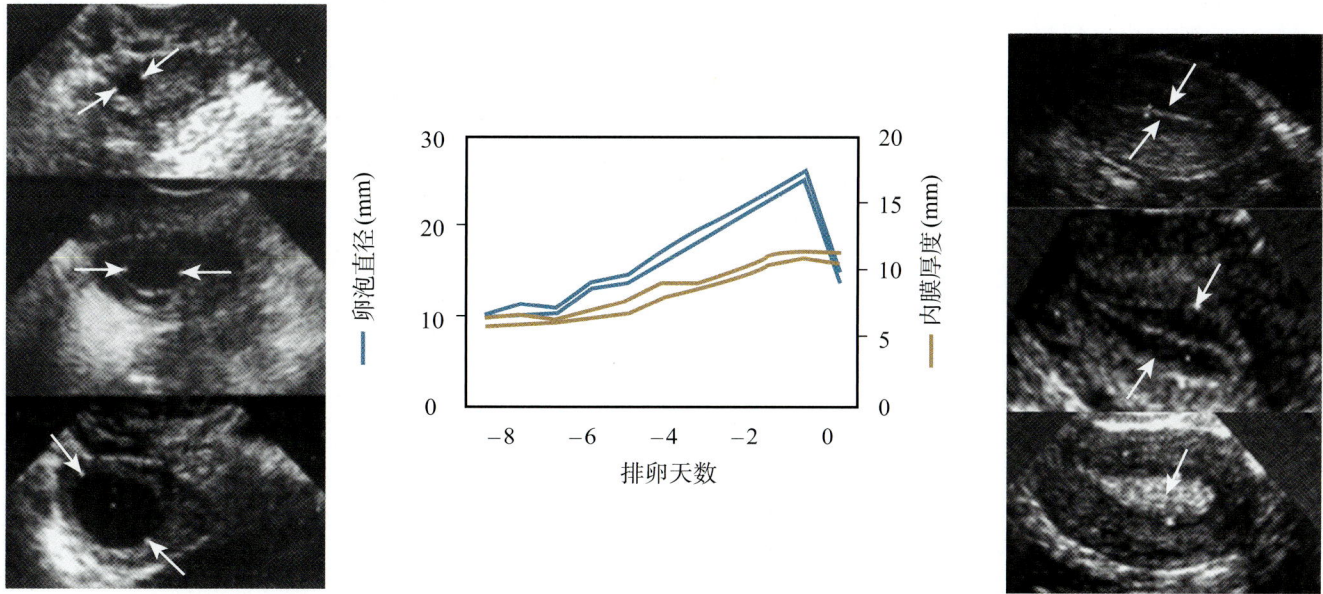

彩图 21 卵泡发育是与一个渐进的过程，优势卵泡直径逐渐增加（箭头），如在超声中看到（左侧，上至下）在卵泡期（右顶部和中间）子宫内膜厚度增加。来自 42 名正常月经周期妇女的研究中得出卵泡直径（蓝线）和子宫内膜厚度（棕色系）与排卵日的关系，用 0 标记。子宫内膜的外观（单箭头）在黄体期明显不同，显示回声增强（右下侧）

［摘自 Adams JM, Hall JE. Increase in the size of the dominant follicle and endometrial thickness as measured by ultrasound during the follicular phase in 42 normal women. Personal Communication, 2003.］

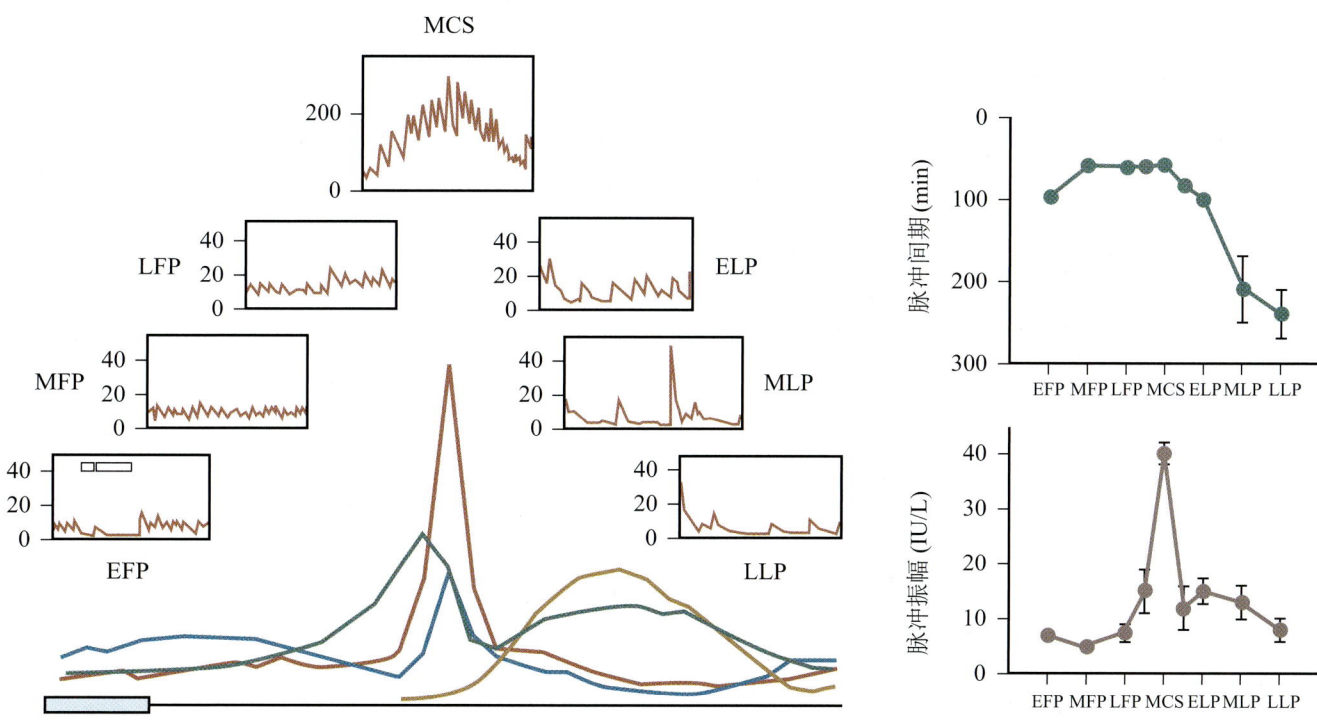

彩图 22 黄体生成素（LH）脉冲分泌的动力学与正常妇女 LH（红色）、卵泡刺激素（蓝绿色）、雌二醇（绿色），孕激素（棕色）在早卵泡期（EFP）、中卵泡期（MFP），晚卵泡期（LFP），排卵期峰期间（MCS）和黄体早期（ELP），黄体中期（MLP），和黄体晚期（LLP）（左图）。月经是由红色长方形表示。脉冲间期和 LH 脉冲性分泌的振幅与月经周期的关系在右侧表示

［摘自 Hall JE, Martin KA, Taylor AE. Body weight and gonadotropin secretion in normal women and women with reproductive abnormalities. In Hansel W, Bray, GA, Ryan DH. Nutrition and Reproduction Baton Rouge: Louisiana State University Press, 1998：378–393. Pennington Center Nutrition Series and Hall JE. Neuroendocrine physiology of the early and late menopause. Endocrinol Metab Clin North Am，2004（33）：637–659.］

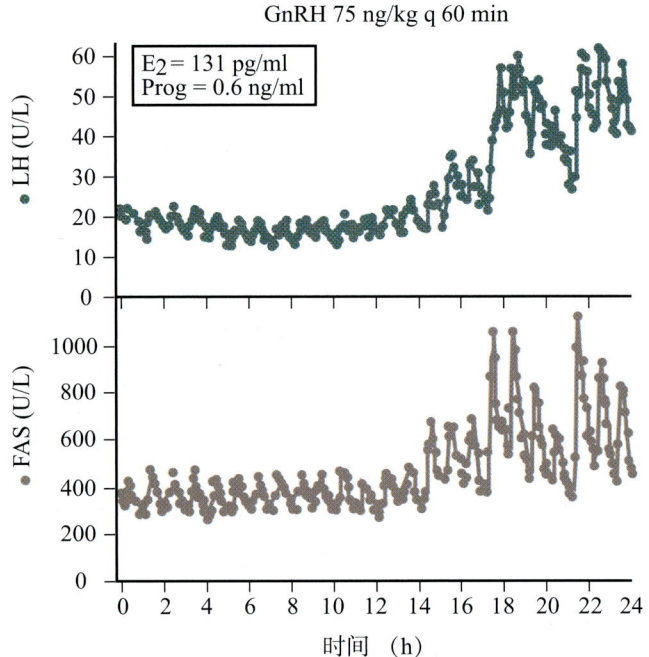

彩图23 在接受脉冲式 GnRH 治疗的 GnRH 缺乏的妇女每5分钟抽血测定黄体生成素（LH）和自由 α 亚单位（FAS）

提示 LH 和 FAS 脉冲幅度的突然增加在没有 GnRH 剂量和频率变化的情况下和雌激素的正反馈作用有关。E_2. 雌二醇；Prog. 孕酮

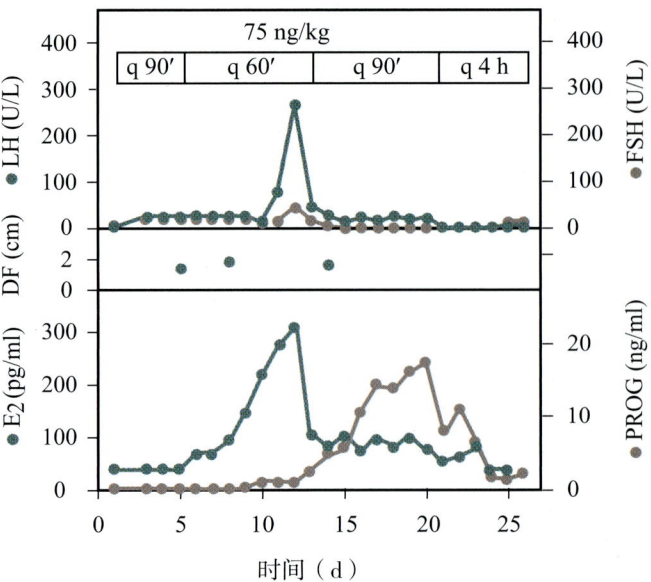

彩图24 对 GnRH 缺乏的女性静脉注射生理频发的 GnRH，有卵泡发育、排卵和黄体期功能

注意，促黄体生成激素（LH）峰随着卵泡大小和雌二醇的增加而产生的，但是与脉冲性 GnRH 的注射剂量或频率的增加无关。FSH，促卵泡激素；DF. 优势卵泡

［摘自 Hall JE, Martin KA, Whitney HA, et al. Potential for fertility with replacement of hypothalamic gonadotropin-releasing hormone in long term female survivors of cranial tumors. J Clin Endocrinol Metab, 1994（79）：1166-1172.］

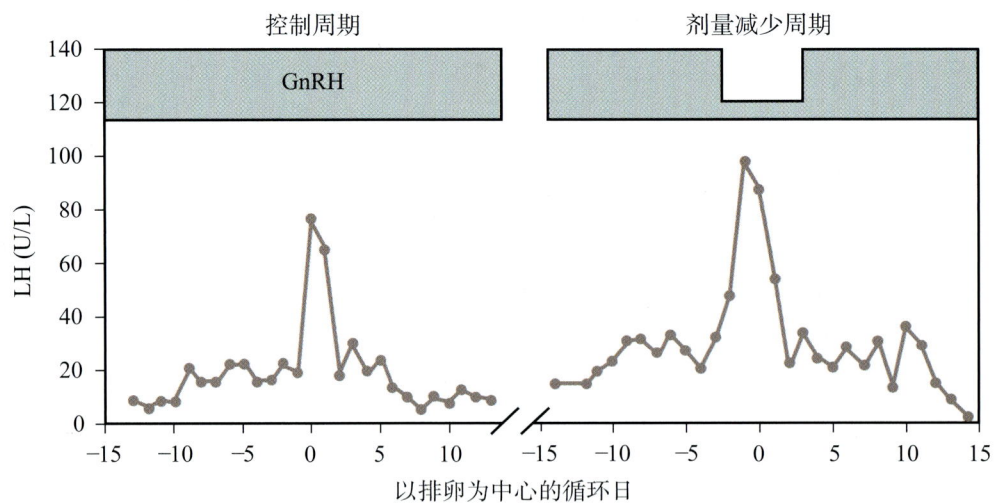

彩图25 正常的 LH 峰可以在 GnRH 缺乏的女性在 LH 峰前通过外源性 GnRH（绿色条）从 75ng/kg 减少到 25ng/kg 来建立

［摘自 Martin KA, Welt CK, Taylor AE, et al. Is GnRH reduced at the midcycle surge in the human?Evidence from a GnRH-deficient model. Neuroendocrinology, 1998（67）：363-369.］

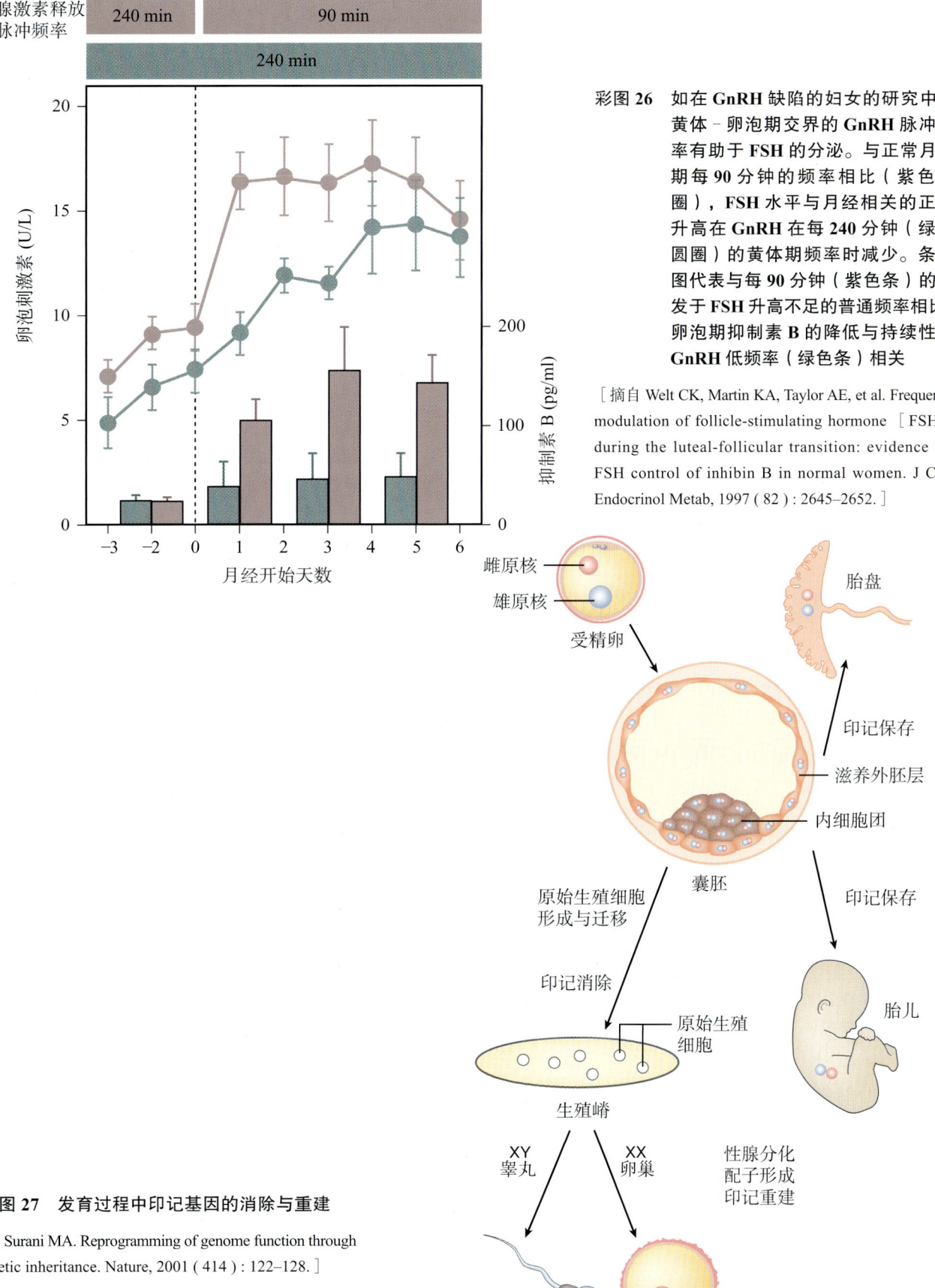

彩图 26　如在 GnRH 缺陷的妇女的研究中，黄体-卵泡期交界的 GnRH 脉冲频率有助于 FSH 的分泌。与正常月经期每 90 分钟的频率相比（紫色圆圈），FSH 水平与月经相关的正常升高在 GnRH 在每 240 分钟（绿色圆圈）的黄体期频率时减少。条形图代表与每 90 分钟（紫色条）的继发于 FSH 升高不足的普通频率相比，卵泡期抑制素 B 的降低与持续性的 GnRH 低频率（绿色条）相关

［摘自 Welt CK, Martin KA, Taylor AE, et al. Frequency modulation of follicle-stimulating hormone ［FSH］ during the luteal-follicular transition: evidence for FSH control of inhibin B in normal women. J Clin Endocrinol Metab, 1997（82）: 2645–2652.］

彩图 27　发育过程中印记基因的消除与重建

［摘自 Surani MA. Reprogramming of genome function through epigenetic inheritance. Nature, 2001（414）: 122–128.］

彩图 28　卵泡雌激素合成的两细胞—两促性腺激素系统

黄体生成素（LH）和卵泡刺激素（FSH）都可以通过 G 蛋白偶联受体刺激腺苷酸环化酶。ATP 激活蛋白激酶 A 产生的环磷腺苷（cAMP）可以激活膜细胞和颗粒细胞上的类固醇合成酶的活动。除此之外，在颗粒细胞中，FSH 结合 FSH 受体可以通过磷脂酰肌醇的第二信使作用激活 AKT，也称为蛋白激酶 B，扩大芳香化酶的表达。GDP. 二磷鸟苷；GTP. 三磷鸟苷

［摘自 Erickson CF, Shimasaki S. The physiology of folliculogenesis: the role of novel growth factors. Fertil Steril, 2001（76）：943–949. with permission］

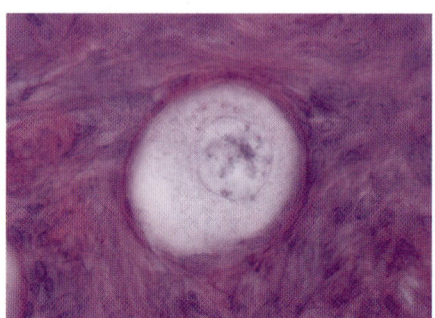
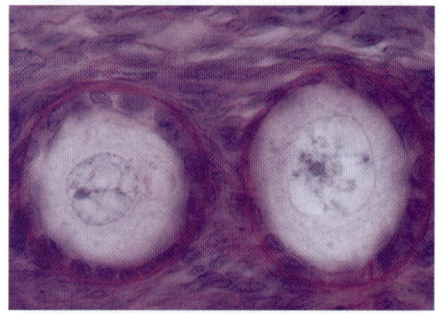
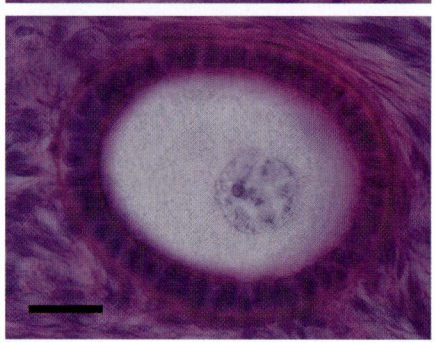

彩图 29　卵泡生长启动时始基卵泡结构的变化。卵丘细胞从扁平状转化为立方状的形态学改变是卵泡生长的最早期特征

［摘自 Westergaard CG, Byskov AG, Andersen CY. Morphometric characteristics of the primordial to primary follicle transition in the human ovary in relation to age. Hum Reprod, 2007, 22（8）：2225–2231.］

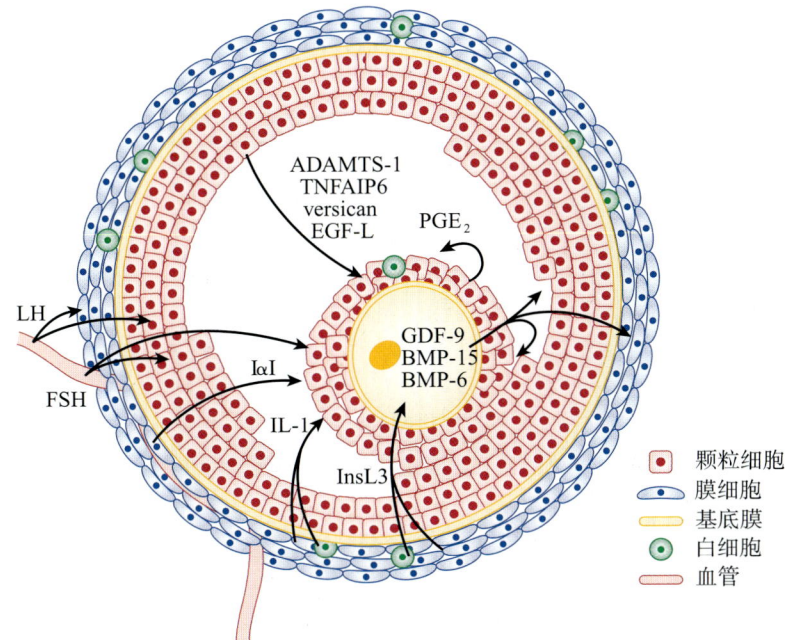

彩图30 与排卵有关的调节物质

膜细胞和膜细胞层的白细胞分泌了两种与排卵有关的物质，即刺激卵丘细胞扩展的细胞因子IL-1和降低卵母细胞cAMP水平的多肽InsL3。壁颗粒细胞分泌EGF家族成员刺激了卵丘细胞导致了卵丘细胞扩展。壁颗粒细胞还可以分泌像蛋白聚糖和A-DAMTS-1这样的参与卵丘细胞基质形成的蛋白质。胰蛋白酶抑制药进入血液循环后也可以进入卵丘细胞基质。促进卵丘细胞中的前列腺素E_2的合成的前列腺素合成酶的激活形成了一个自分泌环，可以通过促进透明质酸合成酶2的表达导致基质内的透明质酸降解，从而诱导卵丘扩展，而肿瘤坏死因子α诱导蛋白6（TNFAIP6）可以同时催化透明质酸和胰蛋白酶抑制药。穿孔素3也可以与胰蛋白酶抑制药相互作用而稳定基质。卵母细胞来源的因子如GDF-9，BMP-6，BMP-15都可以调节颗粒细胞应答

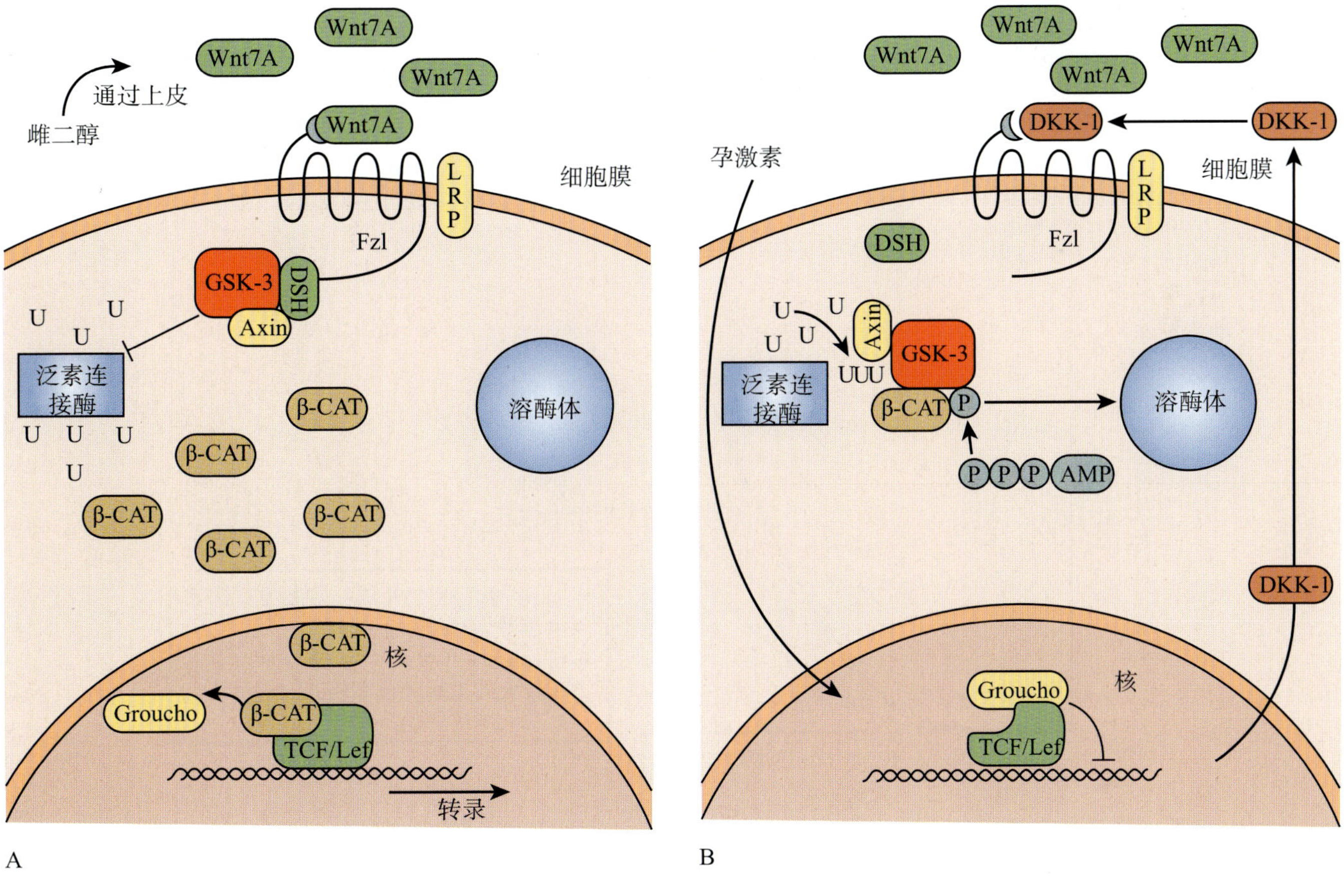

彩图31 增生期和分泌期Wnt信号传导通路

Wnt7A被认为是腔上皮中出现的可溶性因子。A. 雌激素激活状态下，Wnt7A与受体结合，FZL通过细胞内蛋白DSH启动信号通路。DSH结合于Axin和糖原合成酶激酶β（GSK），使β-CAT蓄积并刺激基因表达导致细胞增殖。B. 当孕激素水平升高，细胞内dickkopf-1蓄积并通过一个辅助受体LRR使FZL失活。Wnt7A缺失时，GSK使β-CAT泛素化，不能作为转录因子发挥作用

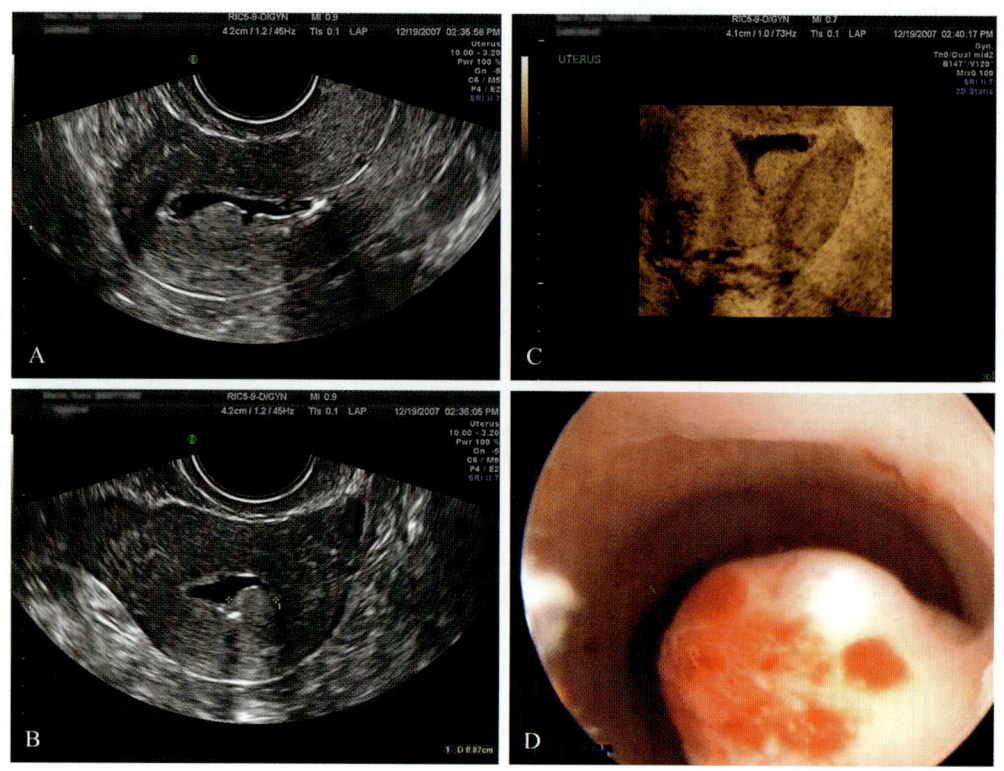

彩图 32　超声子宫造影术可用于描述宫腔内病变

向宫腔内注入无菌盐水显示宫腔内无息肉或肌瘤（A）。当存在子宫内病理改变时，2D 或 3D 超声可显现出病变如息肉的形态（B、C）。宫腔镜可确认息肉的存在并将之切除（D）

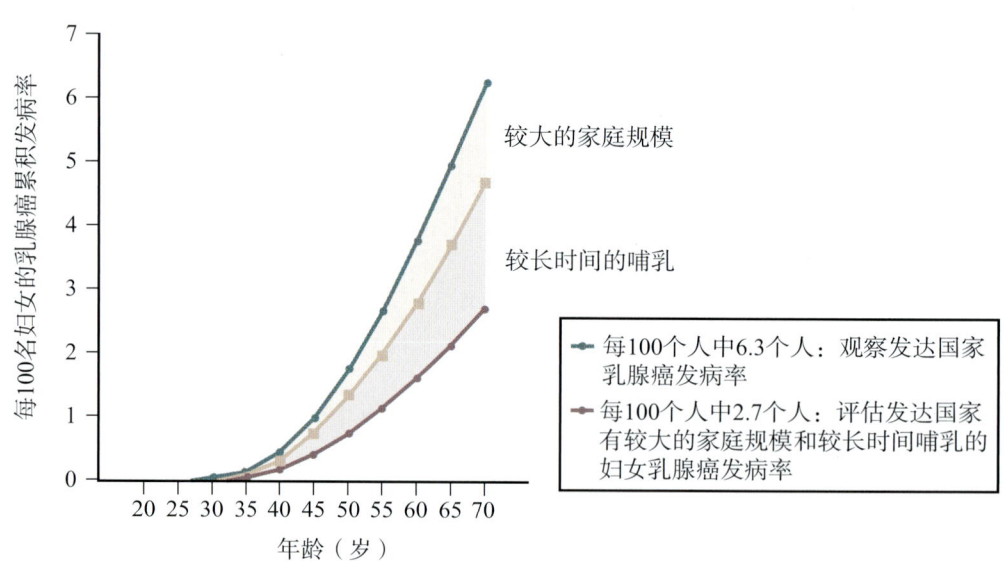

彩图 33　评估了发达国家妇女中有发展中国家特异的家庭规模和哺乳类型的妇女乳腺癌累积发病率，并评估了发达国家妇女中平均有 6.5 个孩子而不是 2.5 个孩子以及平均每个孩子哺乳时间达 24 个月而不是 8.7 个月的妇女乳腺癌发病率

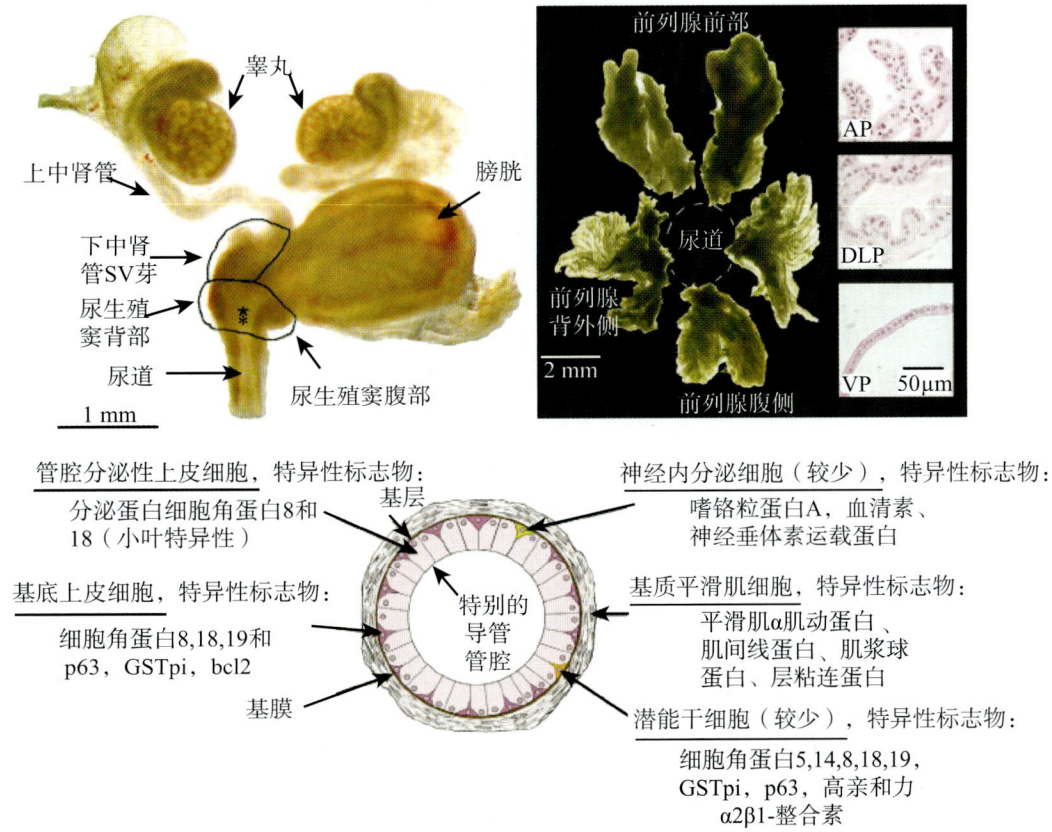

彩图 34　前列腺的微观测量特征

16.5 日龄的雄性胎鼠的前列腺尿生殖部（上左）。前列腺起源于尿生殖窦（UGS），后者位于发育中的膀胱基底部。UGS 上皮由于尿道的扩张而可见（标注星号的高亮区域），该区域的腹背侧被密集的 UGS 间质包绕（暗区）。AP. 前列腺前部；DLP. 前列腺背外侧；SV. 腹上部；VP. 前列腺腹侧。成年小鼠的前列腺叶（上右）以及每个前列腺叶上被苏木精和曙红染色的前列腺导管（显微插图）。每个小叶都有独特的外形和组织学外观。图示前列腺导管的横断面（下左），标签只是导管内不同类型细胞：管腔内分泌上皮细胞、基底上皮细胞、神经内分泌细胞、机制平滑肌细胞以及潜能干细胞。每种细胞类型的标签下是区分各自细胞类型的常用标志物列表。前列腺上皮潜能干细胞的标志物包括细胞角蛋白 5，14，8，18 和 19，GSTpi，p63 以及 α2β1 整合素

［摘自 Marker PC, Donjacour AA, Dahiya R, et al. Hormonal, cellular, and molecular control of prostatic development. Dev Biol, 2003, 253（2）：165–174, 图 1］

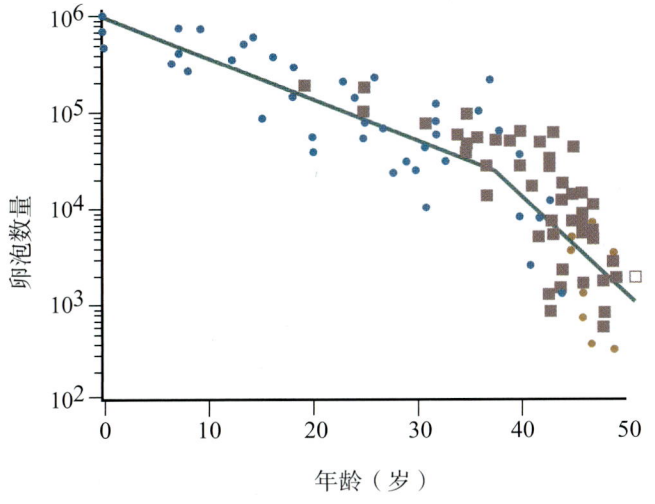

彩图 35　人卵巢从出生到绝经原始卵泡总数（primordial follicles，PFs）逐渐减少

原始卵泡开始募集之后（从原始卵泡生长开始），数量从出生时 100 万逐步减少到 37 岁时的 2.5 万。在 37 岁时，募集的速度变快，绝经期时原始卵泡的数量下降到 1000（大约 51 岁）

注：图中所示不同的颜色和形状的图标代表不同的研究

［摘自 Faddy MJ, Gosden RJ, Gougeon A, et al. Accelerated disappearance of ovarian follicles in mid-life: implications for forecasting menopause. Hum Reprod, 1992（7）：1342–1346.］

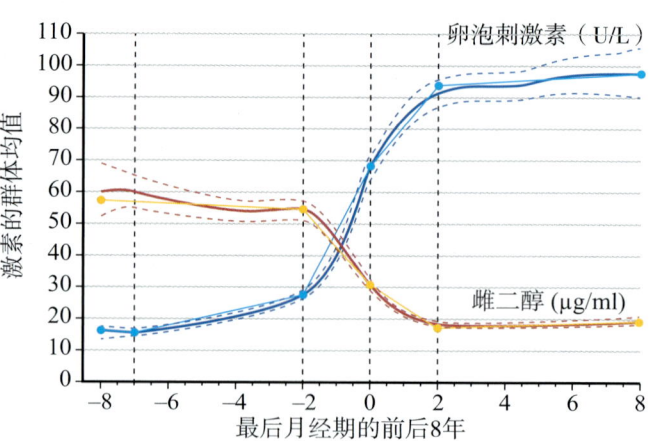

彩图36 美国妇女健康研究中最后月经期卵泡刺激素和雌二醇的分段均值校正后群体均值的变化［（95% CI）n = 1215］

［摘自 Randolf J. Change in folliclestimulating hormone and estradiol across the menopausal transition: effect of age at the final menstrual period. J Clin Endocrinol Metab, 2011（96）: 746–754.］

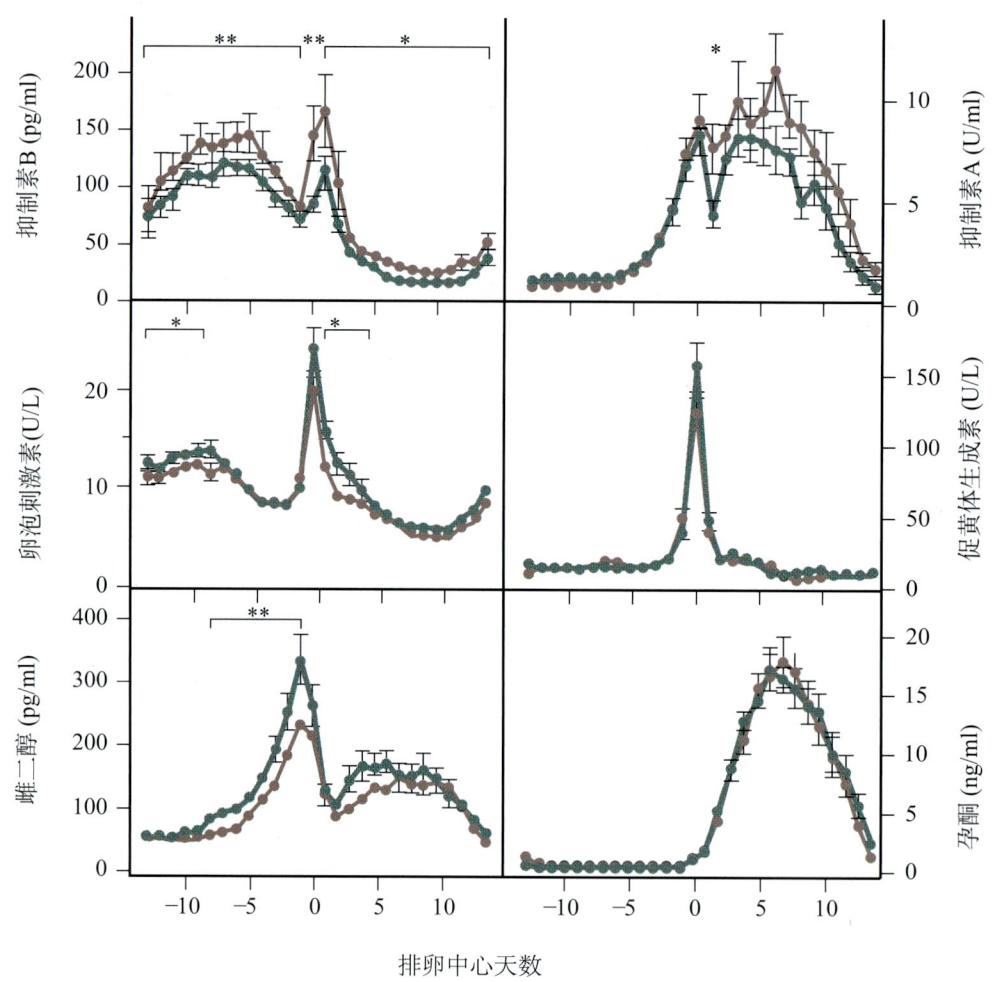

彩图37 抑制素B、卵泡刺激素（FSH）、雌二醇（E_2）、抑制素A和孕酮（P4）在20～34岁妇女（紫色）和35～46岁妇女（绿色）月经周期中的水平

通过比较这两个年龄组激素水平的变化主要集中在排卵日（*$P<0.04$；**$P<0.02$）

［摘自 Welt CK, McNicholl DJ, Taylor AE, et al. Female reproductive aging is marked by decreased secretion of dimeric inhibin. J Clin Endocrinol Metab, 1999（84）: 105–111.］

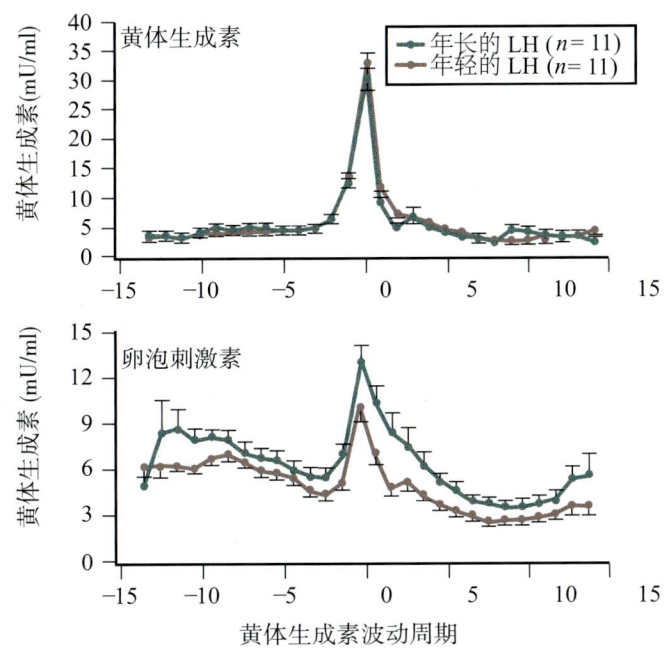

彩图 38 两组女性（老龄组和年轻组年龄，每组 11 名女性）月经周期每日血清卵泡刺激素（FSH）和黄体生成素（LH）水平（平均值 ±SE）

正常育龄期妇女促性腺激素的分泌模式与单向 FSH 上升有关

［摘自 Klein NA, Battaglia DE, Clifton DK, et al. The gonadotropin secretion pattern in normal women of advanced reproductive age in relation to the monotropic FSH rise. J Soc Cynecol Investig, 1996（3）: 27–32.］

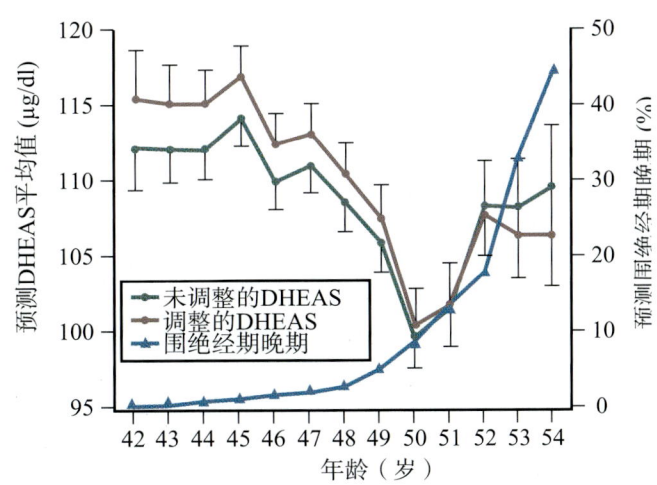

彩图 39 整个研究群体每年硫酸脱氢表雄酮（DHEAS）的值。去除年龄、吸烟、绝经、体重指数（BMI）、种族、地域，以及种族与体重指数之间的作用关系等因素

同时显示每年过渡到围绝经期晚期妇女的百分比

［摘自 Lasley BL, Santoro N, Randolf JF, et al. The relationship of circulating dehydroepiandrosterone, testosterone, and estradiol to stages of the menopausal transition and ethnicity. J Clin Endocrinol Metab, 2002（87）: 3760–3767.］

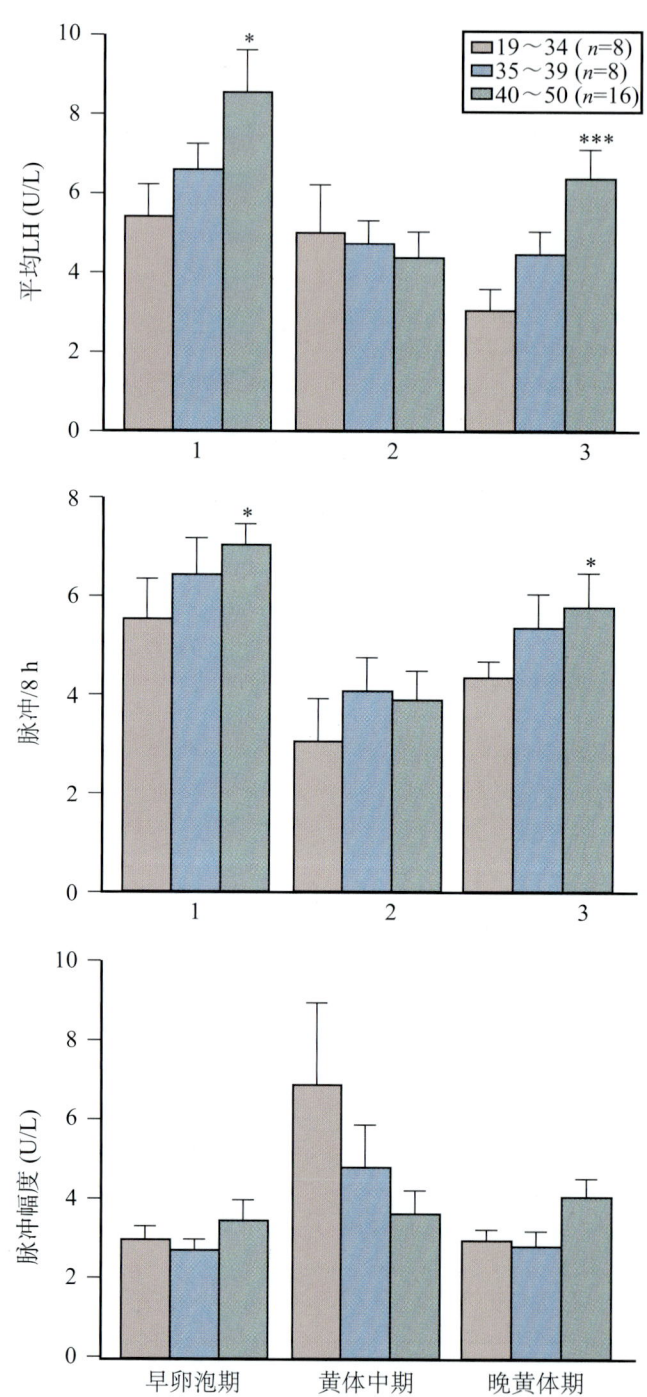

彩图 40　年龄对黄体生成素（LH）脉冲式分泌的影响特点［年龄（岁）分组］。所有受试者在相同的月经周期进行研究

*.$P<0.05$;***.$P<0.001$

［摘自 Reame NE, Kelche RP, Beitins IZ, et al. Age effects on follicle-stimulating hormone and pulsatile LH secretion across the menstrual cycle of premenopausal women. J Clin Endo-crinol Metab, 1996（81）：1512–1518.］

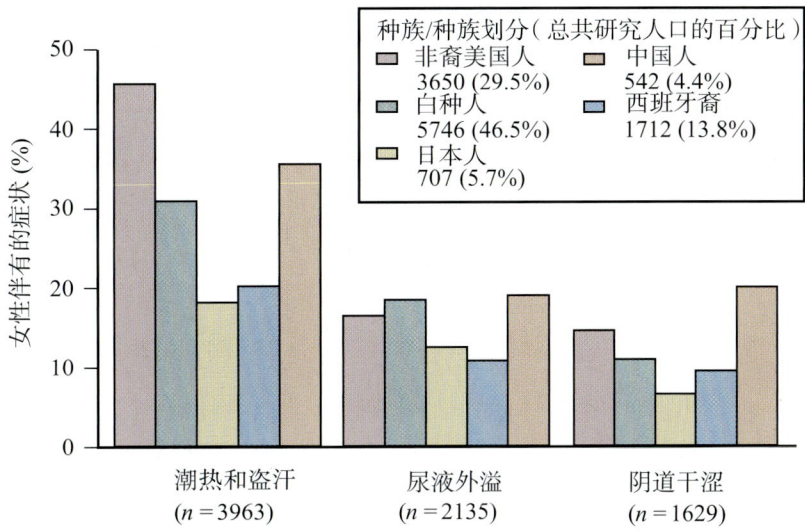

彩图 41　全国妇女健康研究（SWAN）：症状严重程度

［摘自 Gold EB, Sternfeld B, Kelsey JL, et al. Relation of demographic and lifestyle factors to symptoms in a multiracial/ethnic population of women 40–55 years of age. Am J Epidemiol, 2000（152）: 463.］

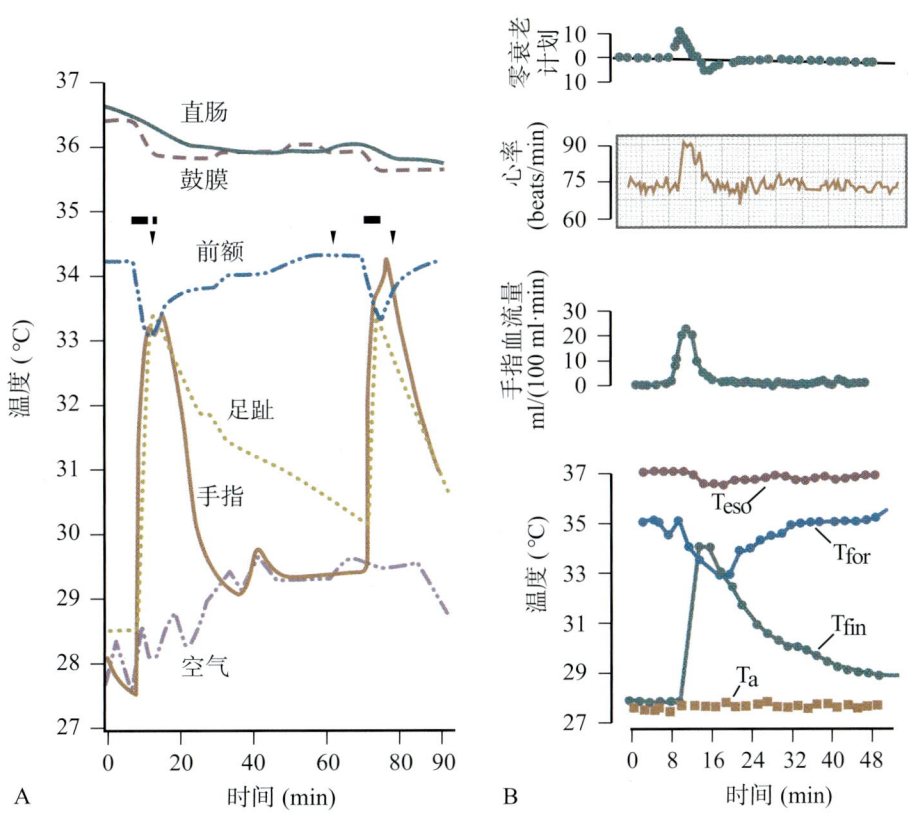

彩图 42　对两次自发潮热和诱发潮热的体温反应

向下箭头表示针刺手指血样本。黑栏显示潮热时间

［数据摘自 Molnar GW. Body temperature during menopausal hot flashes. J Appl Physiol, 1975（38）:499–503.］

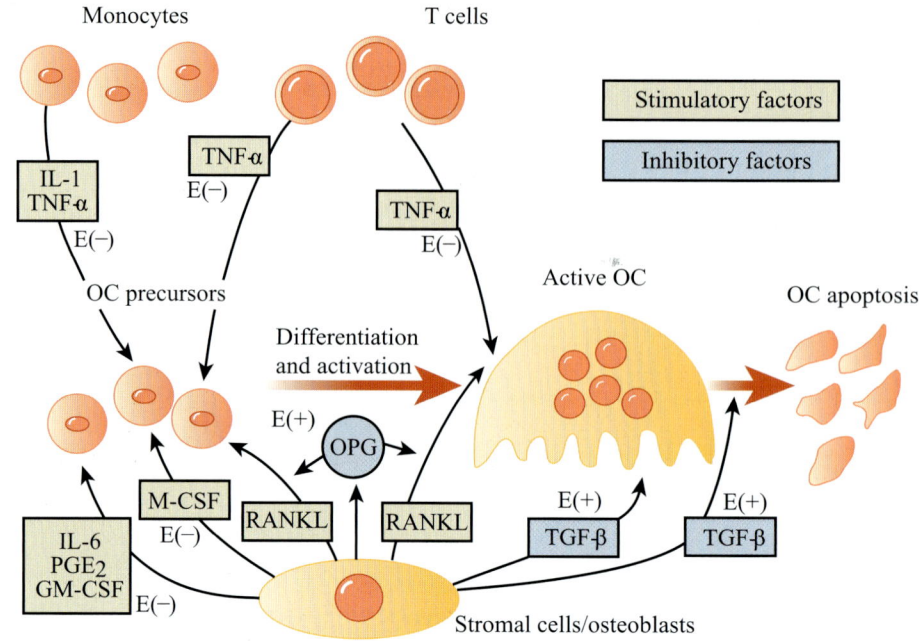

彩图 43　Model for mediation of effects of estrogen (E) on osteoclast formation and function by cytokines in bone marrow micro-environment. Stimulatory factors are shown in orange and inhibitory factors are shown in blue. Positive (+) and negative (−) effects of E on these regulatory factors are shown in red. The model assumes that regulation is accomplished by multiple cytokines working together in concert.

雌激素对骨髓微环境中细胞因子的影响及其对破骨细胞形成和功能的影响

刺激因子以橙色表示，抑制因子以蓝色表示。E 对这些调节因子的促进作用为（＋），减弱作用为（－），调节因子以红色表示。该模型假定调节是由多个细胞因子协同工作共同完成的

［摘自 Riggs BL. The mechanisms of estrogen regulation of bone resorption. J Clin Invest, 2000（106）：1203–1204.］

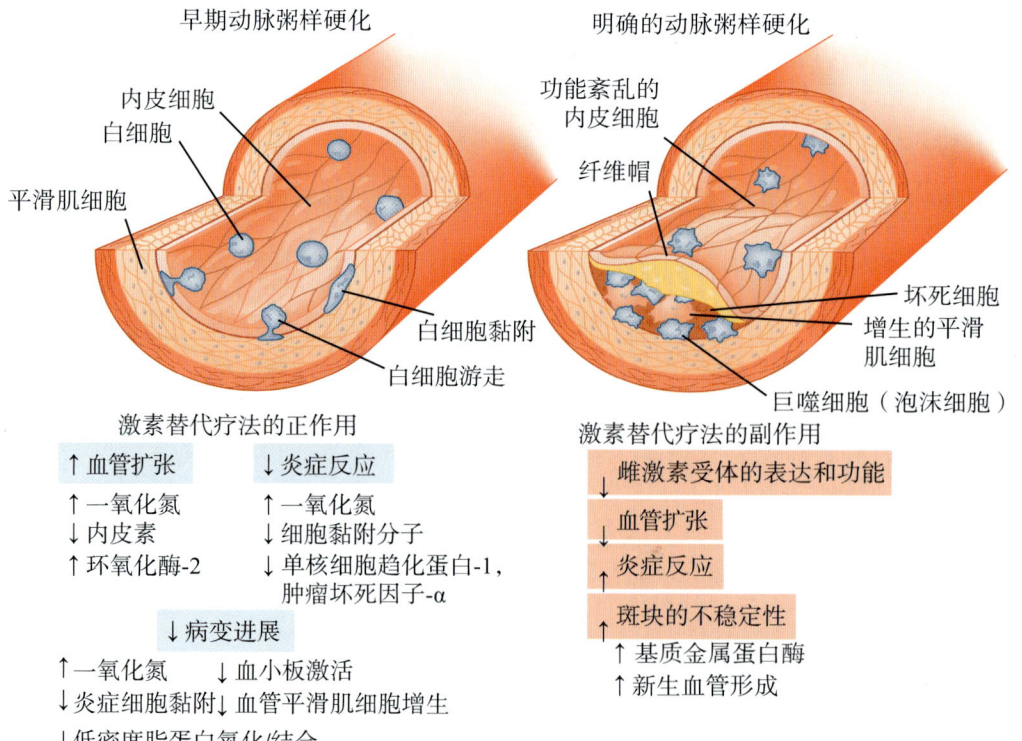

彩图 44　雌激素对动脉粥样硬化早期和酯质期的正负作用

［摘自 Mendelssohn ME, Karas RH. Molecular and cellular basis of cardiovascular gender differences. Science, 2005, 308（5728）：1583–1587［review］.］

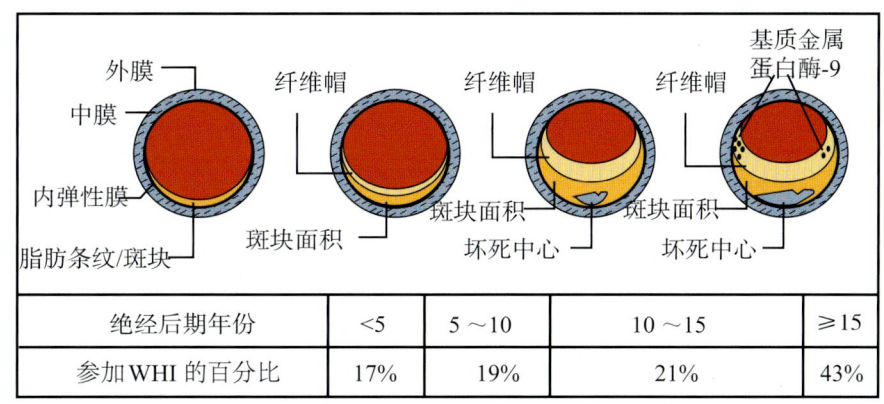

彩图 45 在妇女健康倡议（WHI）注册的绝经时间和动脉粥样硬化进展之间的关系

[摘自 Clarkson TB. The new conundrum: do estrogens have any cardiovascular benefits? Int J Fertil, 2002（47）：61–68.]

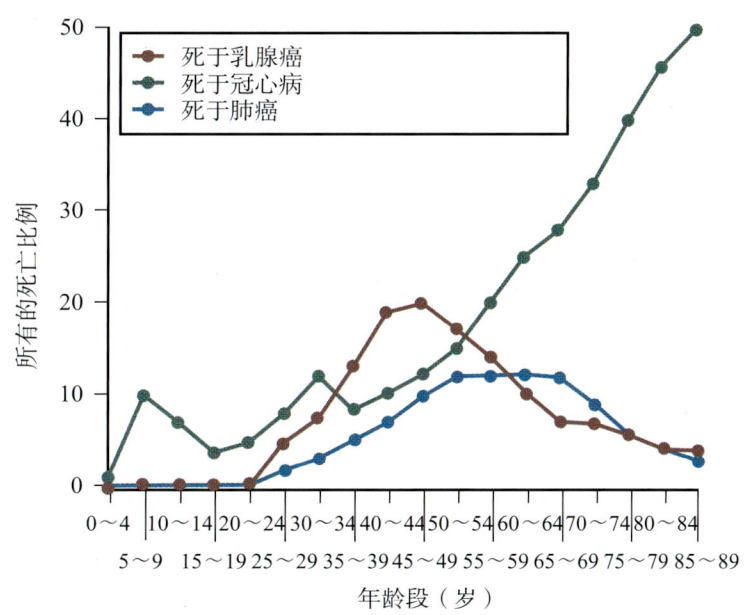

彩图 46 不同年龄段乳腺癌和肺癌与心血管疾病的发病风险相比

[摘自 Phillips KA, Glendon G, Knight JA. Putting the risk of breast cancer in perspective. N Engl J Med, 1999（340）：141–144.]

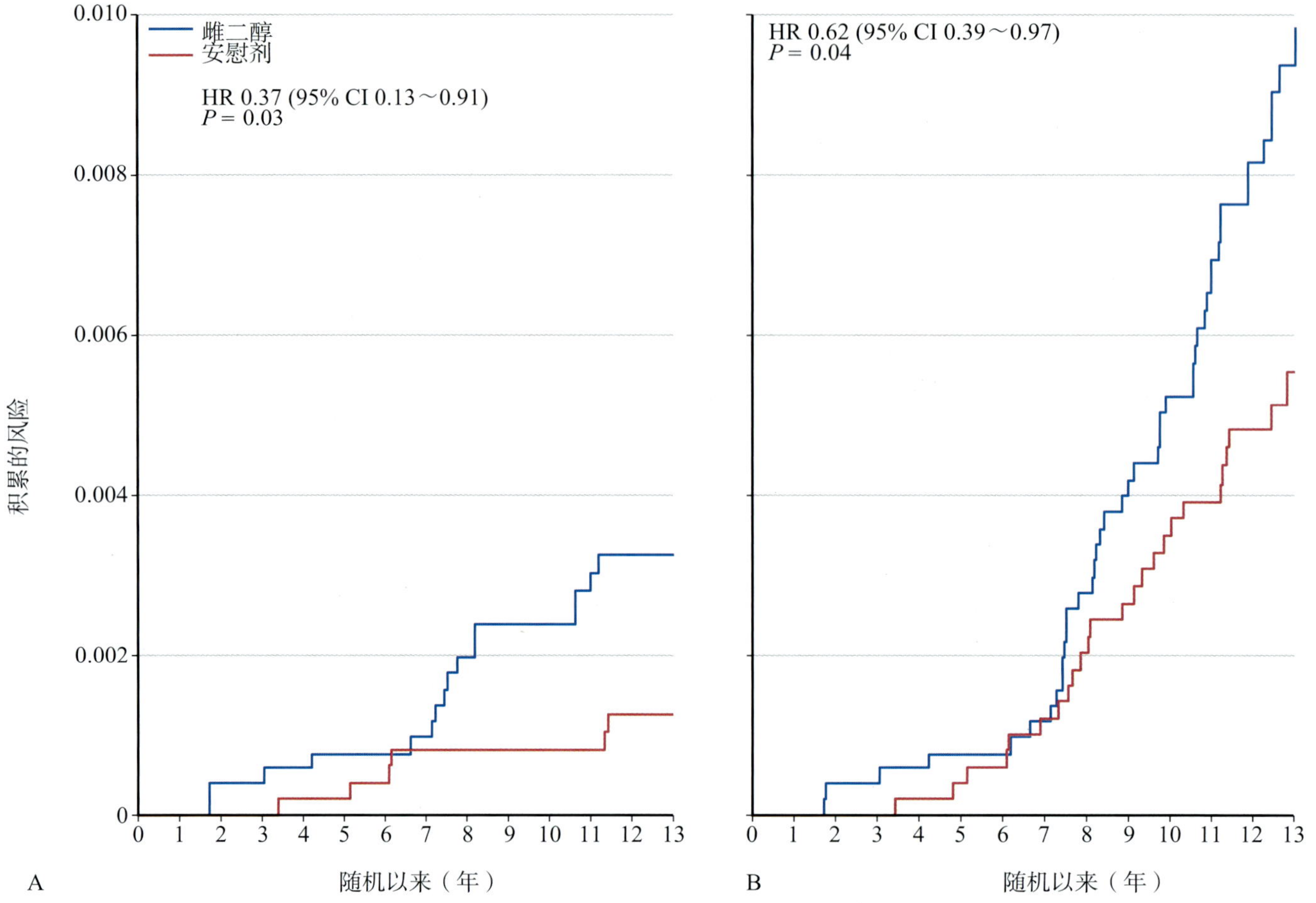

彩图 47 服用雌二醇的乳腺癌妇女病死率明显降低：乳腺癌 (A) 和整体 (B)

[摘自 Anderson G, et al. Conjugated equine oestrogen and breast cancer incidence and mortality in postmenopausal women with hysterectomy: extended follow-up of the Women's Health Initiative randomized placebo-controlled trial. Lancet Oncol, 2012 (13): 476－486.]

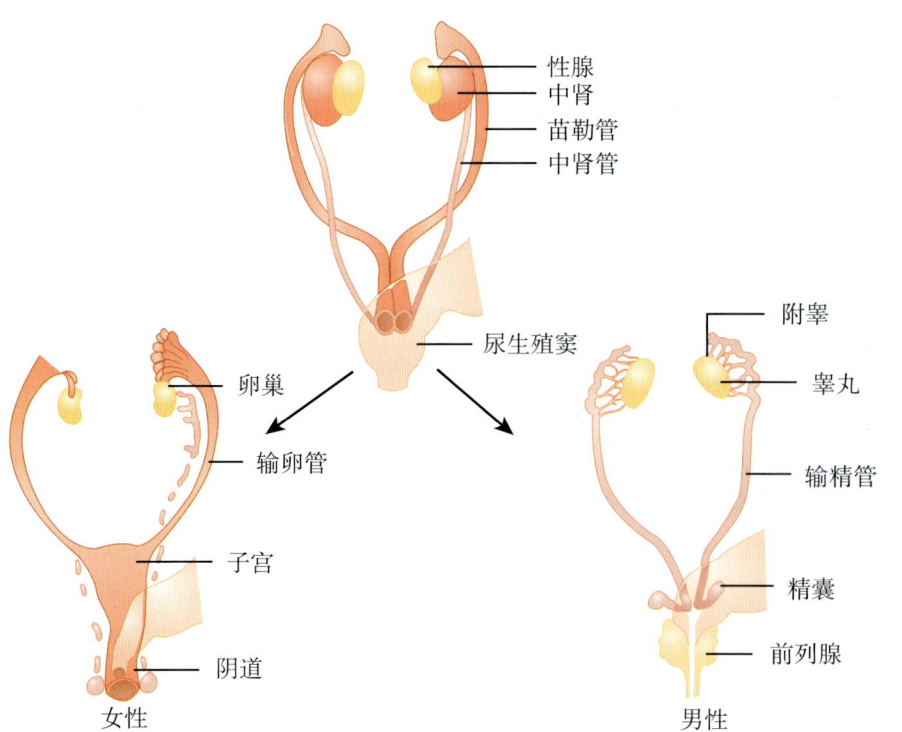

彩图 48 男女导管系统的内部生殖腺发育

（馈赠自 Dr. J. Wilson. University of Texas, Southwestern Medical School, Dallas, TX.）

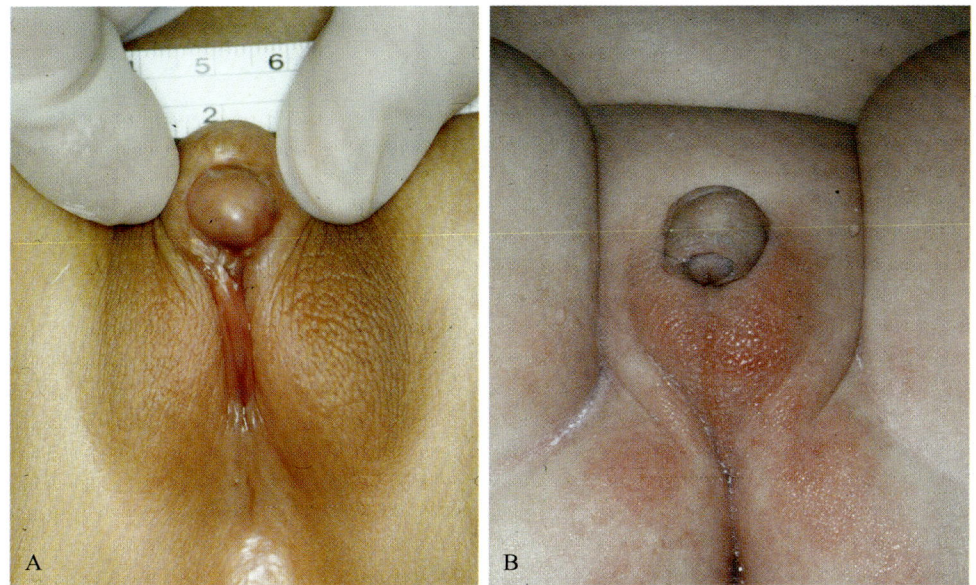

彩图 49　两名 CYP21A2 突变的 CAH 患者的外生殖器，其有不同程度的男性化

A.阴唇后端部分融合，并有一些皱褶。阴蒂轻微肥大。B.阴唇完全融合，外观为阴囊。感觉不到性腺存在，并有一个阴茎样结构存在

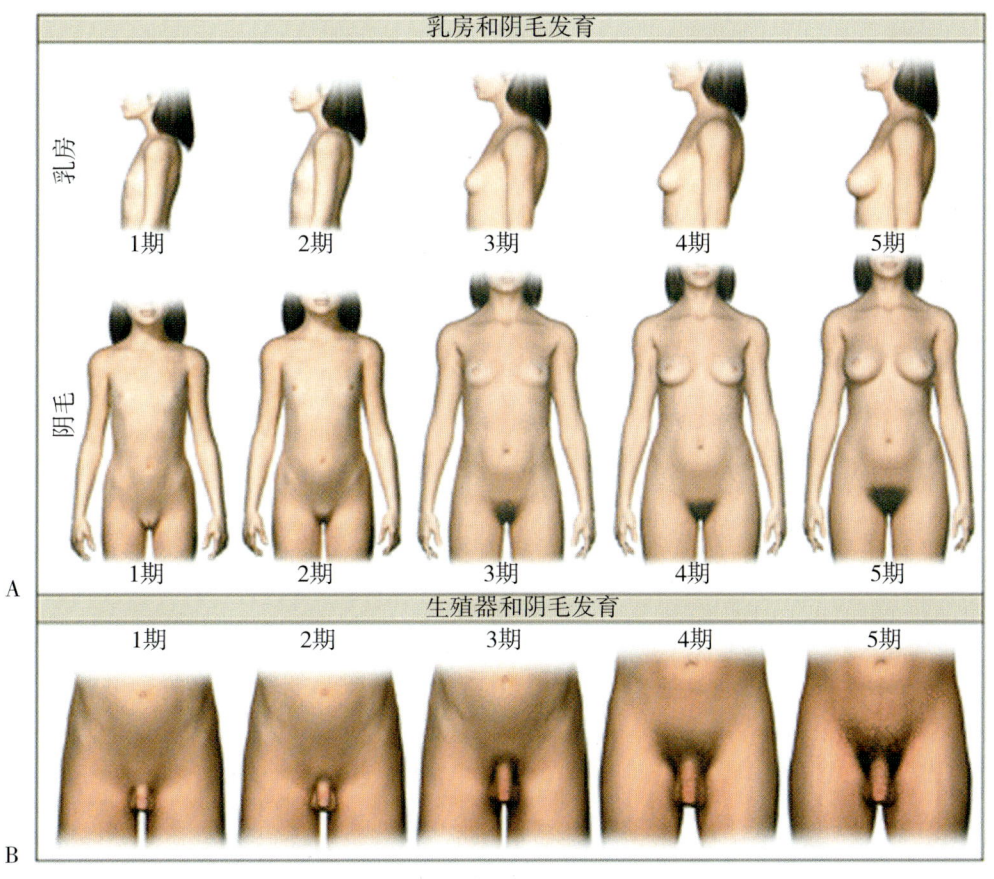

彩图 50　根据 Tanner 分级的青春期分期

A. 女性乳房发育，从 1 期（前青春期）到 5 期（成年人期）。乳房发育 2 期（乳蕾的出现）标志着性功能初见的启动。对于女性，阴毛发育的分期从 1 期（前青春期）到 5 期（成年人期）。阴毛发育 2 期标志着肾上腺功能初现的启动。B. 男孩生殖器发育，从 1 期（前青春期）到 5 期（成年人期）。生殖器发育 2 期以睾丸和阴囊增大为特点，伴有阴囊皮肤纹理的改变，标志着性功能初见的启动。男性阴毛发育被划分为 5 个阶段，从 1 期（前青春期）到 5 期（成年人期）。2 期代表阴毛初现的开始，反映了肾上腺功能初现或性腺功能初见。虽然阴毛、生殖器或乳房在图中显示为同步发育，但实际上它们不一定同时发生，应该分别进行评估。在正常男性，阴毛发育 2 期一般在第 2 性征期后 1~1.5 年发生

［摘自 Carel JC, Léger J. Clinical practice. Precocious puberty. N Engl J Med, 2008（358）：2366.］

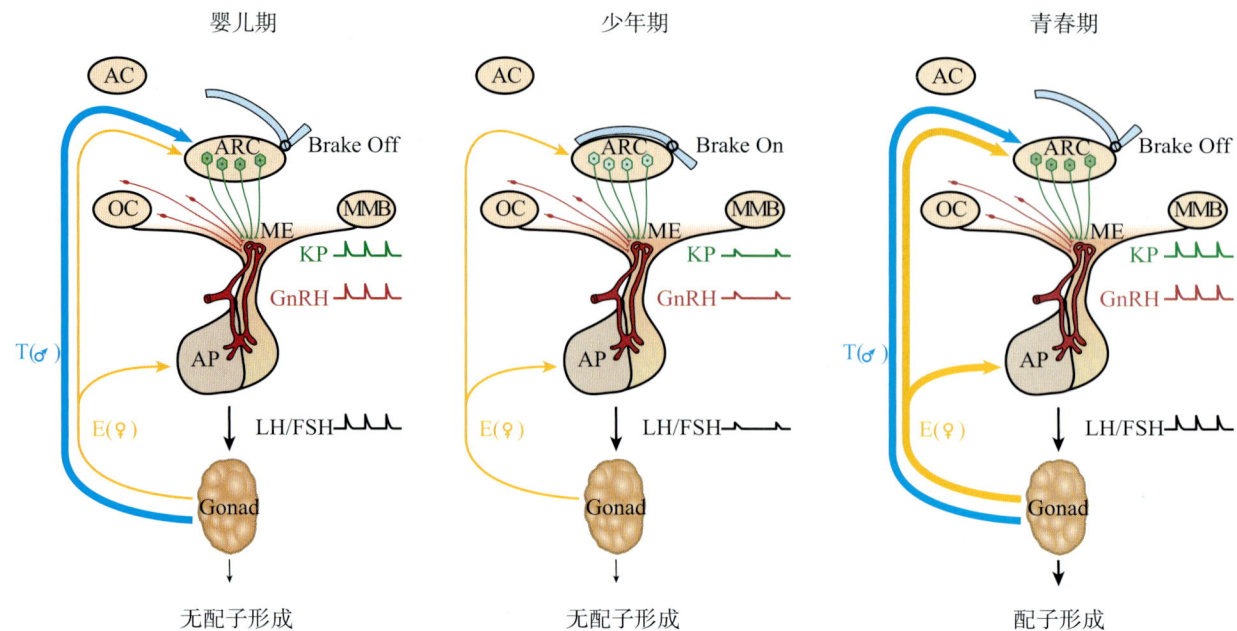

彩图 51　青春期时机控制模型

在产生脉冲性的下丘脑促性腺激素释放激素（GnRH）释放（下丘脑 GnRH 脉冲发生器）的神经机制中，kisspeptin 信号被认为是其中的一个关键组成部分。在这个模型中，下丘脑 GnRH 脉冲发生器被认为存在于弓状核（ARC），脉冲发生器的信号经 ARC（绿色）KNDy 神经元发出的 kisspeptin 突触输出传送到正中隆起（ME）中的 GnRH 终端（红色）。婴儿期（左图），GnRH 脉冲发生器活动较强，导致 ME 间歇性的 kisspeptin 释放，从而引起相应的 GnRH 释放到门静脉循环的模式，引起脉冲性的促性腺激素分泌。从婴儿期到青少年的过渡发展阶段（中图），神经生物学的制动（中央抑制）抑制 GnRH 脉冲发生器的活动，并明显抑制正中隆突脉冲性 kisspeptin 的释放。这导致 GnRH 释放减少以及青少年时期促性腺激素分泌不足的状态。当神经生物学制动解除，伴随 MEkisspeptin 强劲的间歇性释放，GnRH 脉冲发生器活动复苏，从而触发了青春期（右图）。根据这一模型，灵长类动物青春期的神秘在于神经生物学制动的本质和调控婴儿期的制动的启动及青少年的发育晚期阶段制动解除时机的机制。应该注意，直到青少年期发育阶段前，出生后性腺都不能对促性腺激素刺激进行充分的反应，由于此时促性腺脉冲发生器受到抑制，黄体生成素（LH）和卵泡刺激素（FSH）分泌较少。蓝色（T，睾酮）和金色（E，雌二醇）箭头分别反映了睾丸和卵巢的负反馈调节，厚度则反映了性腺类固醇在这 3 个发育阶段对 LH 分泌的抑制程度

AC. 前连合；AP. 垂体前叶；ARC. 弓状核；OC. 视神经交；ME. 正中隆起；MMB. 乳头体

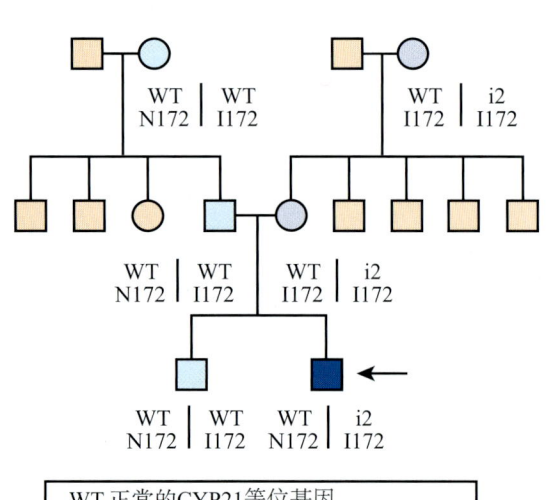

彩图 52　先天性肾上腺皮质增生症的分子遗传学

先证者在 5 岁零 9 个月时出现阴毛早熟，身高和体重大于百分之 95 位数。他有阴毛发育 Tanner3 级、阴茎增大、青春期前睾丸和少量腋毛。他的骨龄为 13 岁。实验室检查发现 17α- 羟孕酮（10 735 ng/dl）、雄烯二酮（1372 ng/dl）和睾酮（220 ng/dl）水平升高。分子遗传学分析显示他是一个杂合子，其父源等位基因中含有 I172N 基因，母源等位基因中有内含子 2 剪接突变

彩图 53　从月经周期第 6 天开始一直持续到优势卵泡溃前一天的进食（绿色）和禁食（紫色）周期中，5 位女性每日卵泡生长的变化模式图。图 E 中进食和禁食曲线中均有的中断线，代表与黄体生成素高峰无关的最大测量卵泡的丧失。测量中 5d 的间断发生在进食周期最后一点之前

［摘自 Olson BR, Cartledge T, Sebring N, et al. Short-term fasting affects luteinizing hormone secretory dynamics but not reproductive function in normal-weight sedentary women. J Clin Endocrinol Metab, 1995（80）：1187. With permission from The Endocrine Society.］

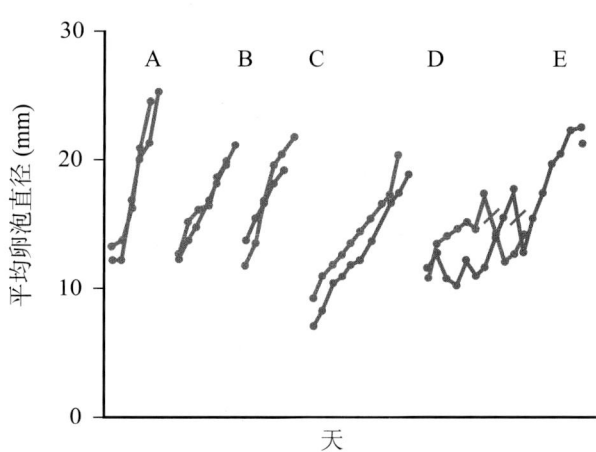

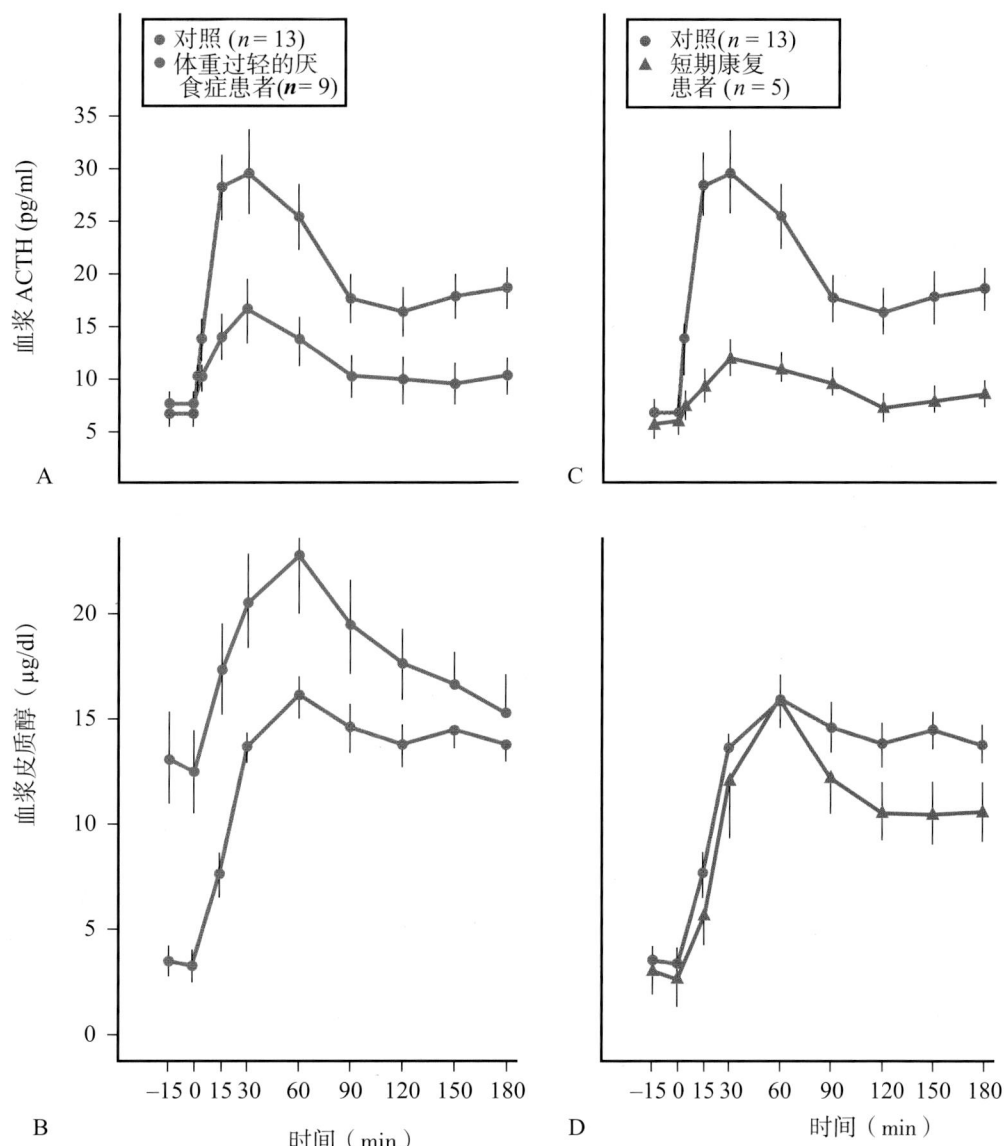

彩图 54　对照受试者和长期体重过轻（A 和 B），短期恢复（C 和 D）后的神经性厌食症患者中，血浆 ACTH 和皮质醇对促肾上腺皮质激素释放激素（CRH）刺激后的反应

［摘自 Gold PW, Gwirtsman H, Avgerinos PC, et al. Abnormal hypothalamic-pituitary-adrenal function in anorexia nervosa. Pathophysiologic mechanisms in underweight and weight-corrected patients. N Engl J Med, 1986（314）：1335. Copyright © 1986 Massachusetts Medical Society. All rights reserved.］

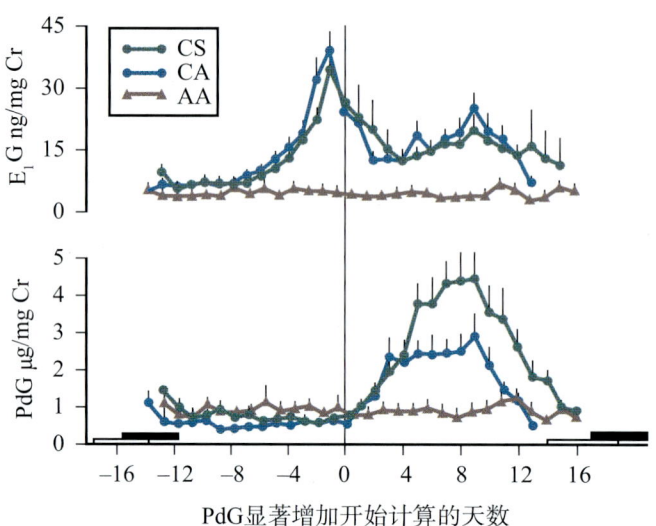

彩图 55　月经周期内久坐女性（CS），月经周期内运动女性（CA），和闭经女性运动员（AA）平均（±标准误）每日尿雌酮葡萄糖苷酸（E_1G）（上）和孕二醇葡萄糖醛酸（PdG）（下）排泄量。日期从尿 PdG 排泄显著增加开始计算起，第一次显著增加时记为第 1 天。对尿 E_1G 而言，1 ng/mg 肌酐（Cr）= 2.134 pmol /mg Cr；对 PdG 而言，1 μg/mg Cr = 2.014 nmol /mg Cr

［摘自 Loucks AB, Mortola JF, Girton L, et al. Alterations in the hypothalamic-pituitary-ovarian and the hypothalamic-pituitary-adrenal axes in athletic women.J Clin Endocrinol Metab, 1989（68）: 402. 已获内分泌学会许可．］

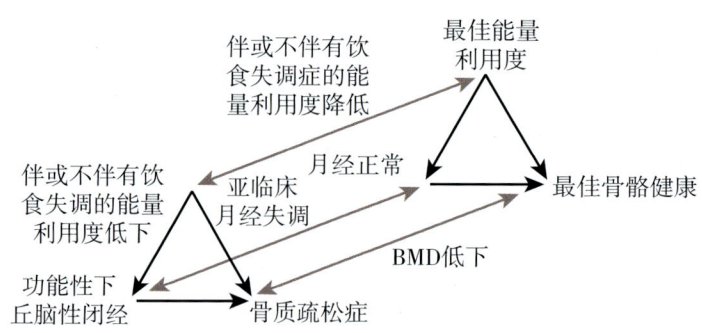

彩图 56　女性运动性三重综合征

女性运动员的能量利用度、月经功能和骨矿物质密度（BMD）的频谱变化紊乱（紫色箭头）。根据饮食和运动习惯，运动员的状态在不同的速率下沿各光谱移动。能量利用度，其定义为饮食摄入能量减去运动消耗能量，能够直接通过代谢性激素和间接通过对月经功能和雌激素的影响，进而影响骨矿物质密度（黑色箭头）

［摘自 Nattiv A, Loucks AB, Manore MM, et al. The female athlete triad. Med Sci Sports Exer , 2007 (38):1867.］

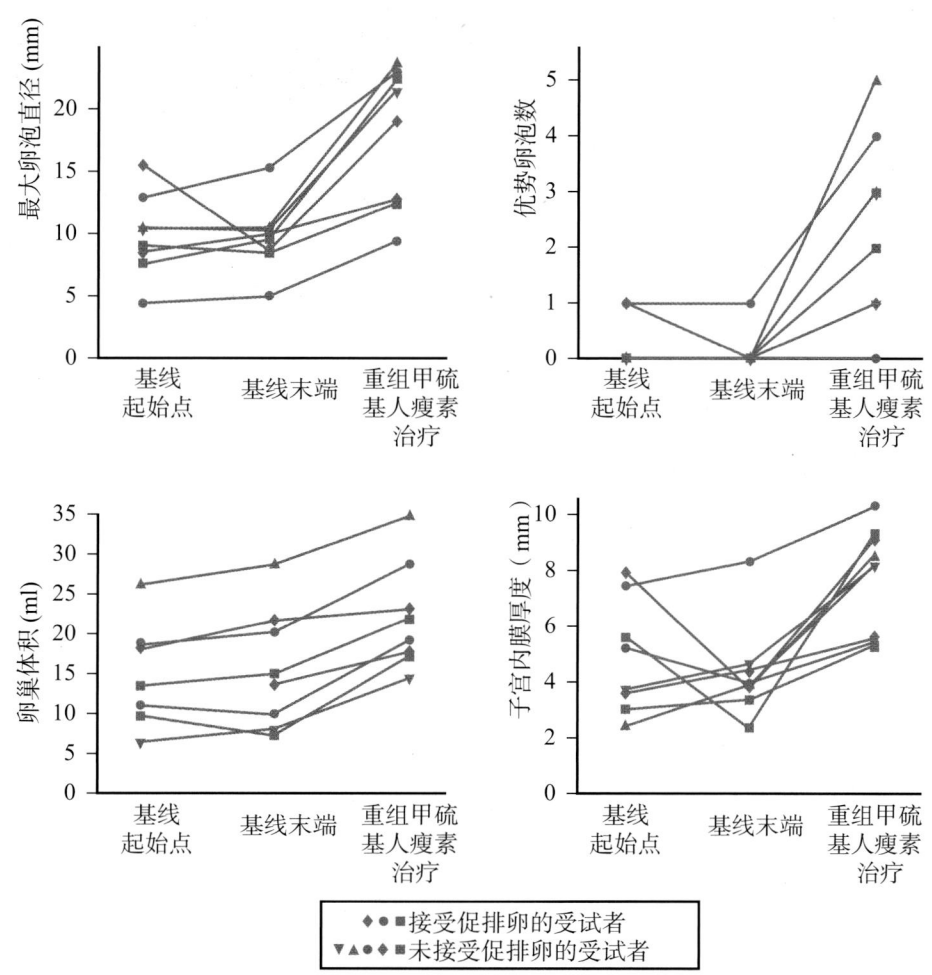

彩图 57 一个月基线期的开始和结束时,以及重组甲硫基人瘦素(r-met-hu-leptin)治疗期间最大剂量时卵泡、卵巢和子宫内膜超声测量值。每一个符号代表一位受试者

[摘自 Welt CK, Chan JL, Bullen J, et al. Recombinant human leptin treatment in women with hypothalamic amenorrhea. N Engl J Med, 2004(351): 987. Copyright © 2004 Massachusetts Medical Society. All rights reserved.]

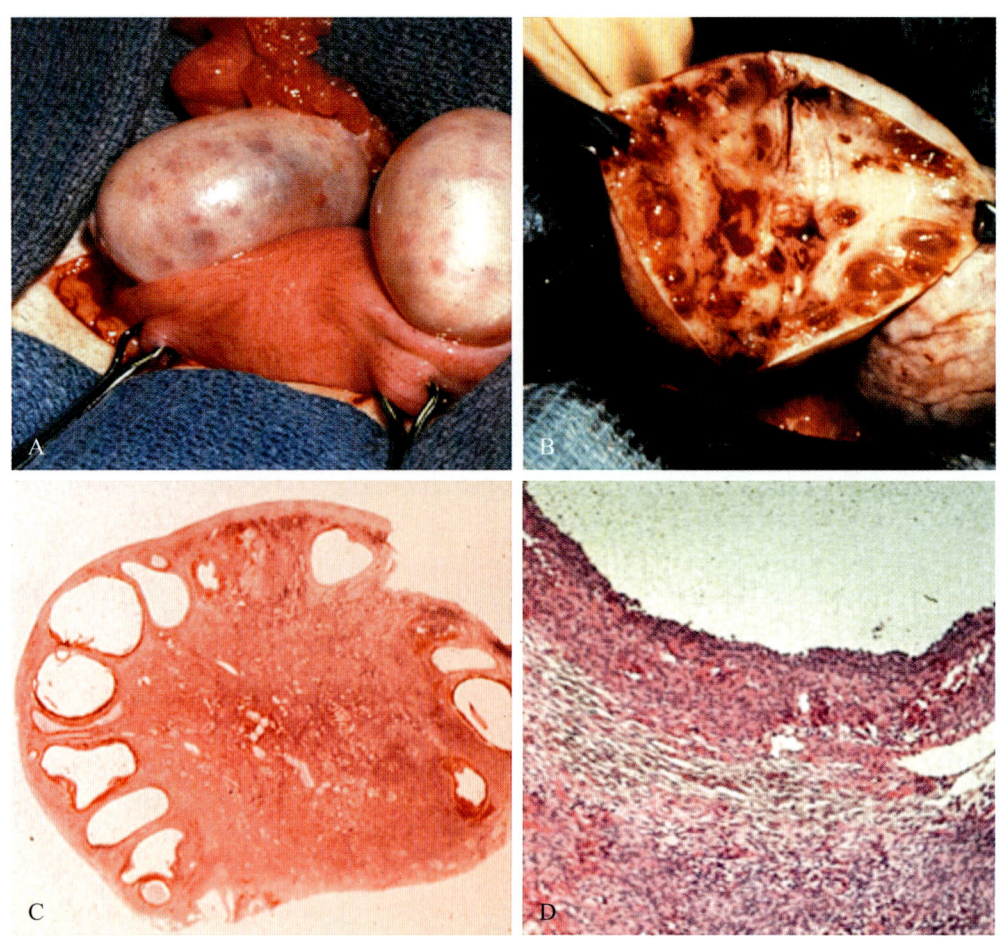

彩图 58　多囊卵巢的大体观和显微镜下特点

A. 双侧增大的卵巢，表面光滑增厚；B. 切面观，卵巢皮质内可见多个卵泡囊肿被大量的卵巢间质包围；C. 被膜下窦卵泡休眠在发育间期；D. 膜细胞层增生，注意相对变薄的颗粒细胞层

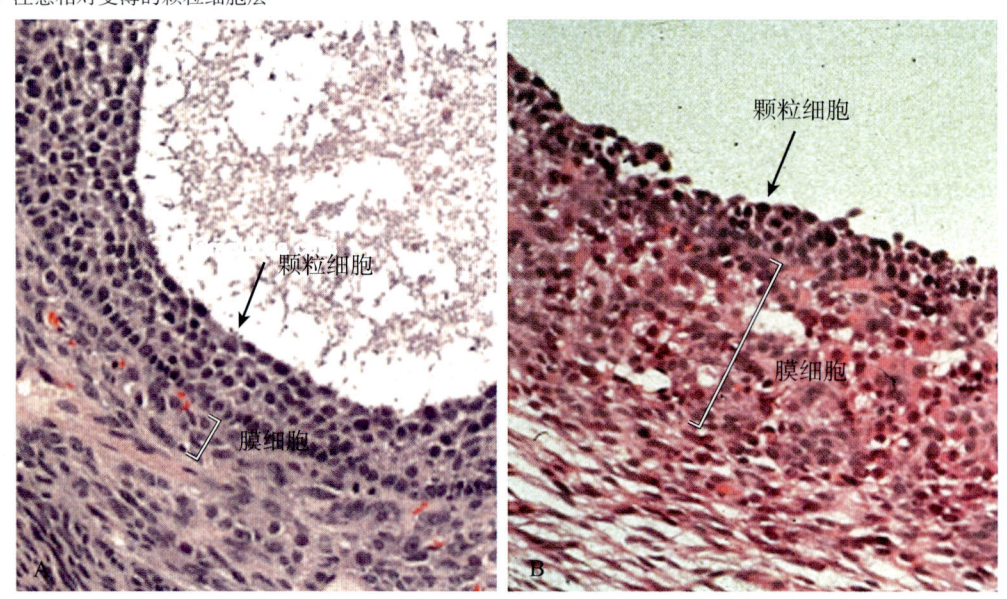

彩图 59　正常和多囊卵巢的窦卵泡壁的免疫组化结果

A. 正常的卵泡，包括颗粒细胞和膜细胞；B. 多囊卵巢的卵泡。膜细胞层增厚，紊乱，颗粒细胞退化。注意膜细胞层与颗粒细胞层厚度的差别

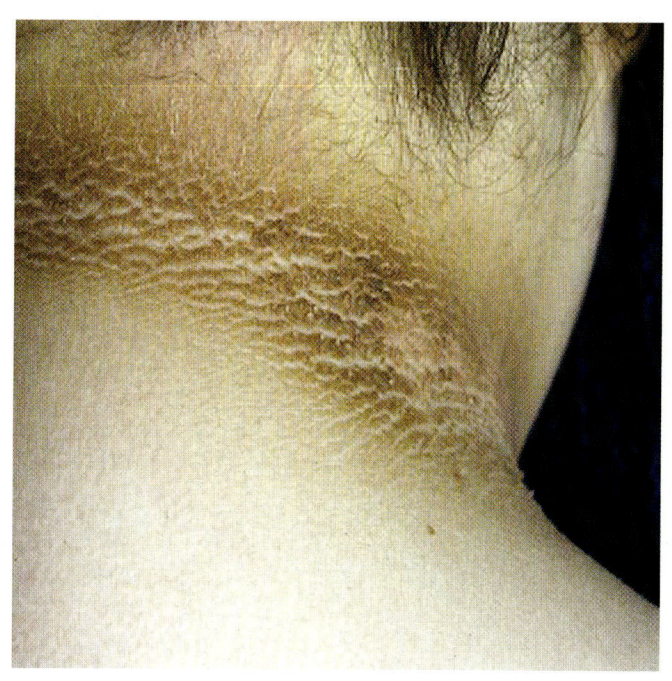

彩图 60　黑棘皮病

图片为一个患有严重胰岛素抵抗、多毛及多囊卵巢的病人，注意其颈背部深色的、斑片状色素沉着

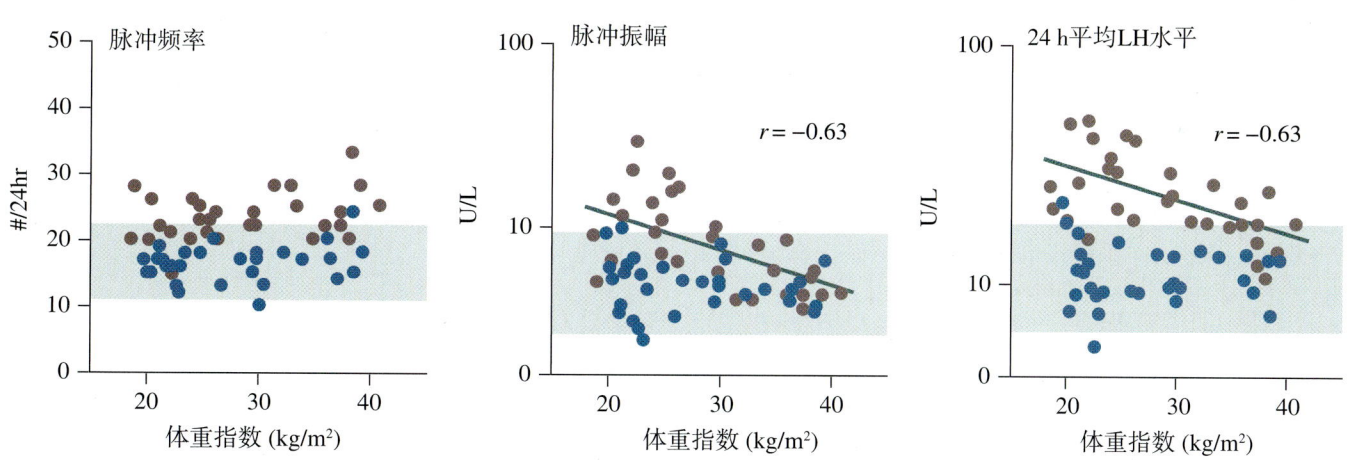

彩图 61　多囊卵巢综合征（PCOS，紫色圆点）和正常对照组（NC，蓝色圆点）女性体重指数（BMI）对黄体生成素（LH）脉冲频率［PCOS 和 LH，$P = ns$（无显著意义）］，LH 脉冲振幅（PCOS：$r = -0.63$，$P < 0.001$；NC：$P = ns$）以及 24 h 平均 LH 水平（PCOS：$r = -0.63$，$P < 0.001$；NC：$P = ns$）的回归分析。LH 脉冲幅度和 24h 平均值的对数转换。阴影区域代表数控 95% 可信区间（脉冲频率。11～22 脉冲 /24 h；振幅，2.6～9.2 U/L；24h 平均值，6.1～18.2 U/L）

［摘自 Arroyo A, Laughlin CA, Morales AJ, Yen SSC. Inappropriate gonadotropin secretion in polycystic ovary syndrome: influence of adiposity. J Clin Endocrinol Metab, 1997（82）: 3728–3733.］

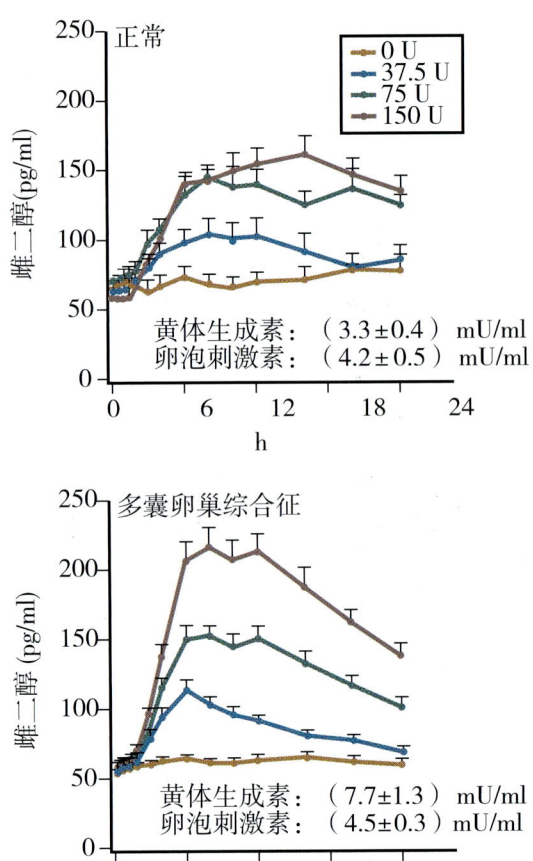

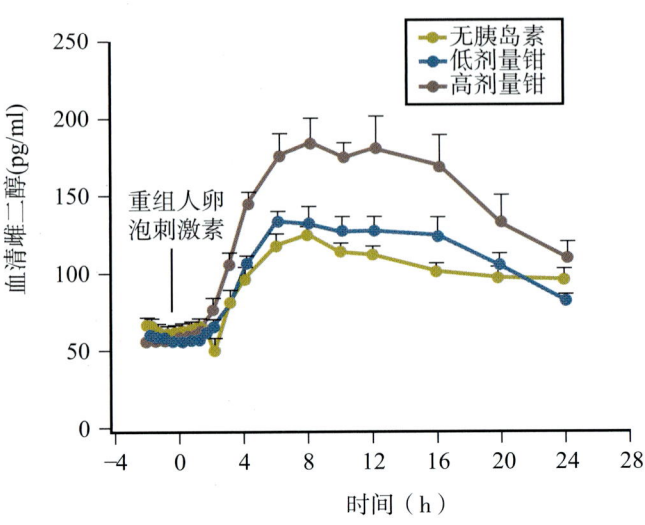

彩图 62　均值（±标准差）多囊卵巢综合征组（$n=16$）和正常对照组（$n=7$）以 $t=0$ 小时为起点，在静脉注射不同剂量重组卵泡刺激素（rFSH）后，血清雌二醇的水平。0 U 剂量的 FSH 组是生理盐水对照。同时基础 FSH 和 LH 均值（±标准差）是已知的

[摘自 Coffler MS, Patel KS, Dahan MH, et al. Evidence of abnormal granulosa cell responsiveness to follicle-stimulating hormone in women with polycystic ovary syndrome, J Clin Endocrinol Metab, 2003（88）：1742－1747.]

彩图 63　平均时间（±标准差）24h 血清雌二醇的反应，对 PCOS 患者分别给予吡格列酮治疗不注射胰岛素，以及 2h 后低剂量 [30 U/（m²·min）] 和高剂量 [200 mU/（m²·min）] 高胰岛素-钳夹实验处理 10h 后，静脉注射重组卵泡刺激数 75 U，24h 血清雌二醇的反应。接受高剂量胰岛素注射的受试者比未经胰岛素治疗或低剂量胰岛素治疗的女性，根据曲线下面积，雌二醇反应显著大于对照组（$P<0.02$）

[摘自 Coffler MS, Patel KS, Dahan MH, et al. Enhanced granulosa cell responsiveness to follicle stimulating hormone during insulin infusion in women with polycystic ovary syndrome treated with pioglitazone. J Clin Endocrinol Metab, 2003（88）：5624–5631.]

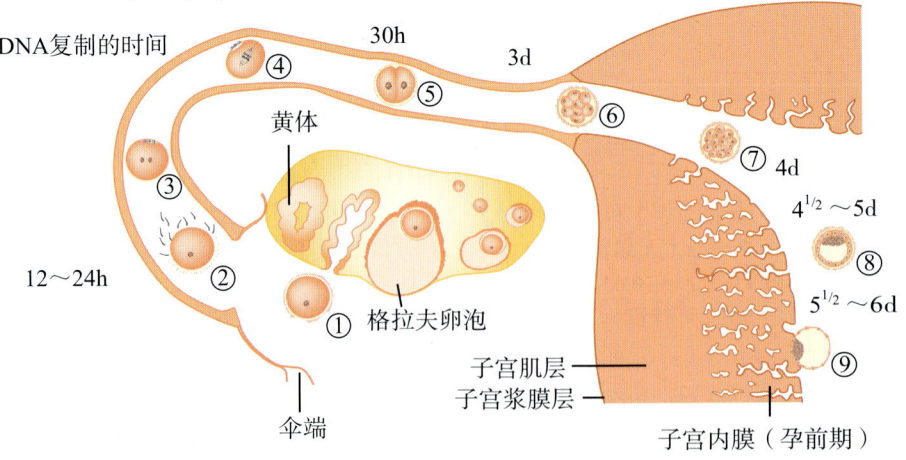

彩图 64　卵母细胞、精子和胚胎在女性生殖道传输

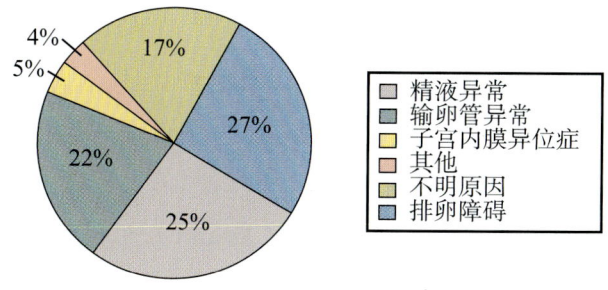

彩图 65 不孕夫妇的主要临床诊断

(数据来自 Collins JA. Unexplained infertility// Keye WE, Chang RJ, Rebar RW, eds. Infertility: Evaluation and Treatment. Philadelphia: WB Saunders, 1995: 250, 引用得到许可.)

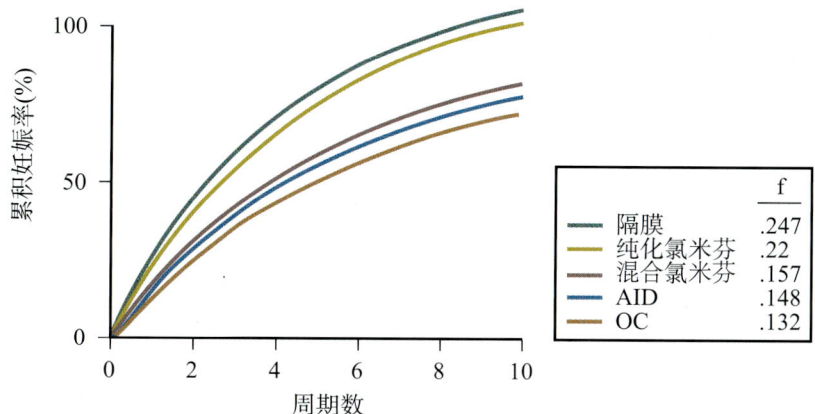

彩图 66 氯米芬治疗、停止使用隔膜或口服避孕药（oral contraceptives, OC）和供体人工授精 (donor insemination, AID) 累积妊娠率

[数据来自 Hammond MC. Monitoring techniques for improved pregnancy rates during clomiphene ovulation induction. Fertil Steril, 1984（42）: 503. 引用得到许可]

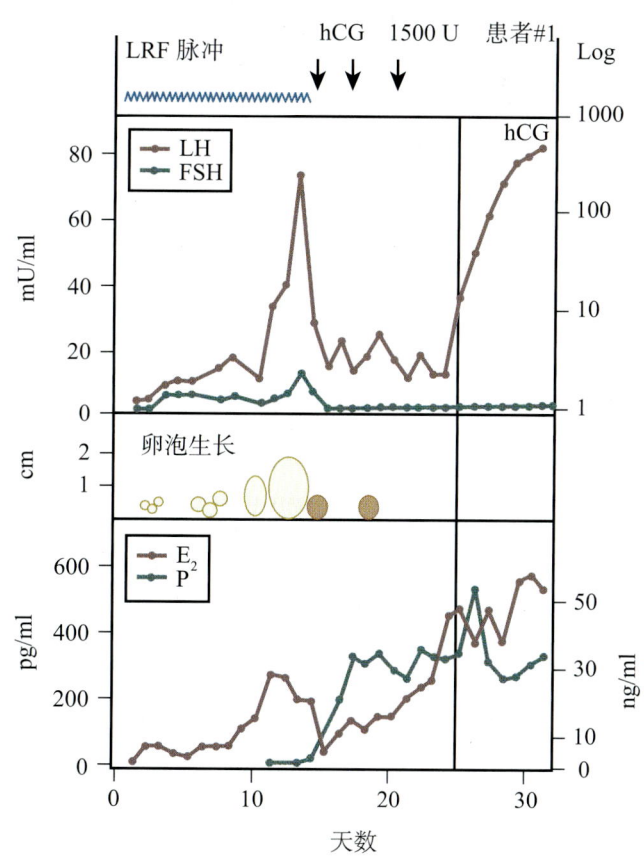

彩图 67 使用促性腺激素释放激素，5μg，2h 内静脉泵入，诱导排卵的内分泌和卵泡反应

LRF. 黄体生成素释放因子，即为常说的促性腺激素释放激素；hCG. 人绒毛膜促性腺激素；LH. 黄体生成素；FSH. 卵泡刺激素；P. 孕激素；E_2. 雌二醇

[数据来自 Reid RL, Leopold GR, Yen SSC. Induction of ovulation and pregnancy with pulsatile luteinizing hormone releasing factor: dosage and mode of delivery. Fertil Steril, 1981（36）: 565. 引用得到许可]

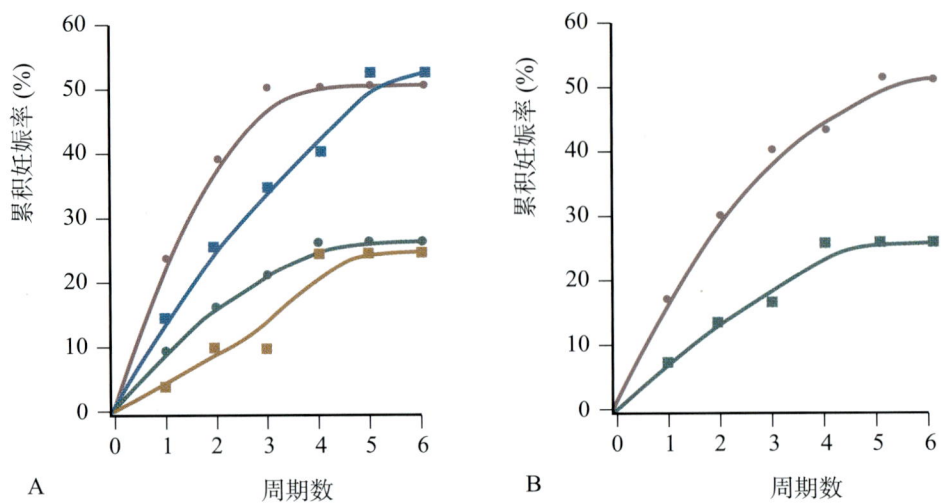

彩图 68 290 对不孕夫妇接受氯米芬 IUI 治疗，根据女性年龄分组，通过卡普兰迈耶生命表分析的累积妊娠率

A. 女性年龄：紫色圆点，＜30 岁；蓝色方形，31～35 岁；绿色圆点，36～40 岁；褐色方形，≥41 岁。B. 女性年龄：圆点，＜35 岁；方形，超过 35 岁

［数据来自 Agarwal SK, Buyalos RP. Clomiphene citrate with intrauterine insemination: is it effective therapy in women above the age of 35 years? Fertil Steril, 1996（65）：759-763. 引用得到许可］

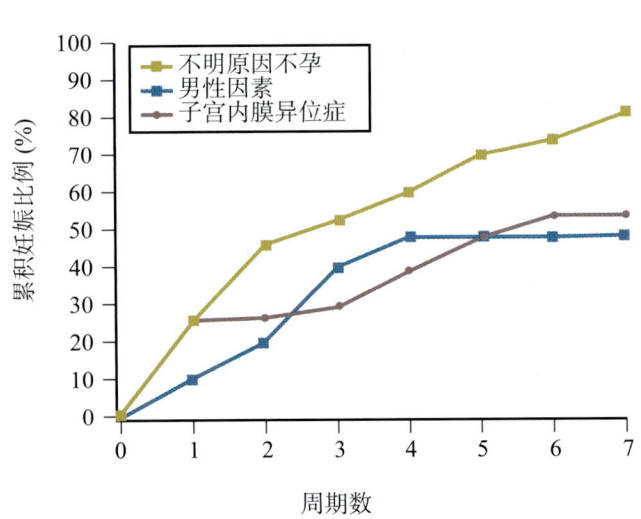

彩图 69 各种不孕因素应用促性腺激素 - 宫腔内人工授精治疗的累积妊娠率：不明原因不孕、早期子宫内膜异位症和男性因素

［数据来自 Nulsen JC, Walsh S, Dumex S, Metzger DA. A randomized and longitudinal study of human menopausal gonadotropin with intrauterine insemination in the treatment of infertility. Obstet Gynecol, 1993（82）：780-786. 引用得到许可］

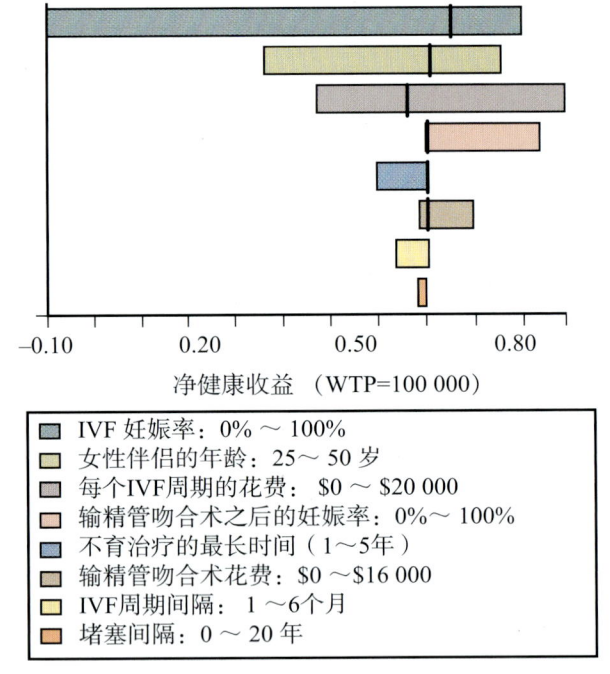

彩图 70 来自卵胞质内单精子注射和输精管吻合术相比较的马可夫模型的托那多图

该图显示女性伴侣年龄，精管结扎术阻塞间隔时间和其他的临床参数的对净健康收益（net health benefit，NHB）的相对影响，而女性年龄对经济效率影响最大。水平框的宽度代表各参数对 NHB 的影响的强度。最宽的框就代表对 NHB 的影响最大。厚的竖直框是吻合术和辅助生殖技术转换成最划算的临界值。IVF. 体外受精；WTP. 意愿花费

［摘自 Hsieh M, Meng M, Turek PJ. Markov modeling of vasectomy reversal and ART for infertility: how do obstructive interval and female partner age influence cost-effectiveness? Fertil Steril, 2007（88）：840.］

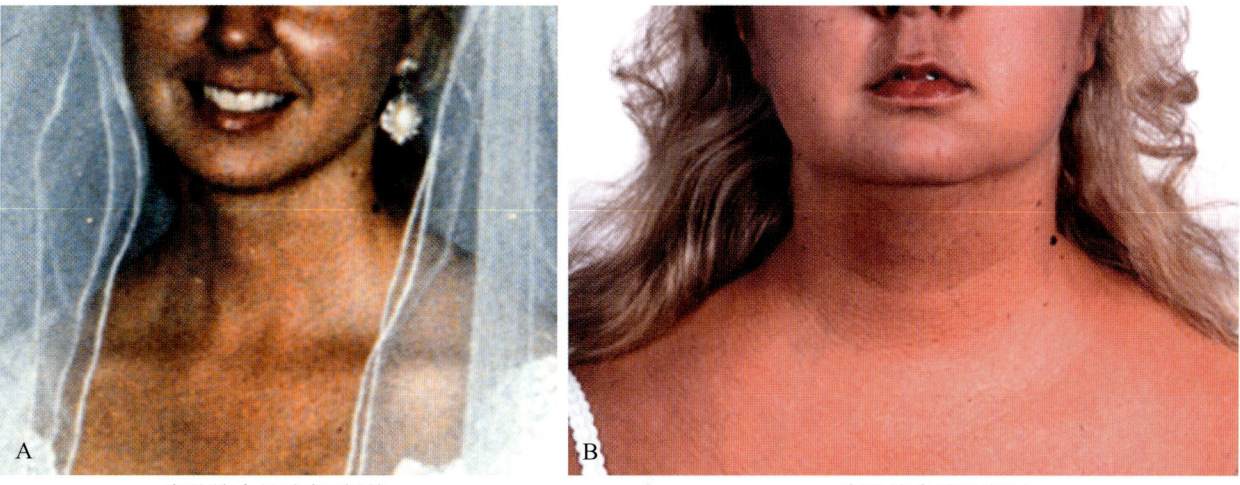

| 库欣综合征诊断4年前 | 库欣综合征诊断时 |

彩图 71　库欣综合征的细微临床症状

图 A 为该女性患者被诊断库欣综合征 4 年前的照片，图 B 为诊断时的照片。在图 B 中，她表现为面部脂肪过多，以及锁骨上脂肪堆积引起的锁骨轮廓丢失

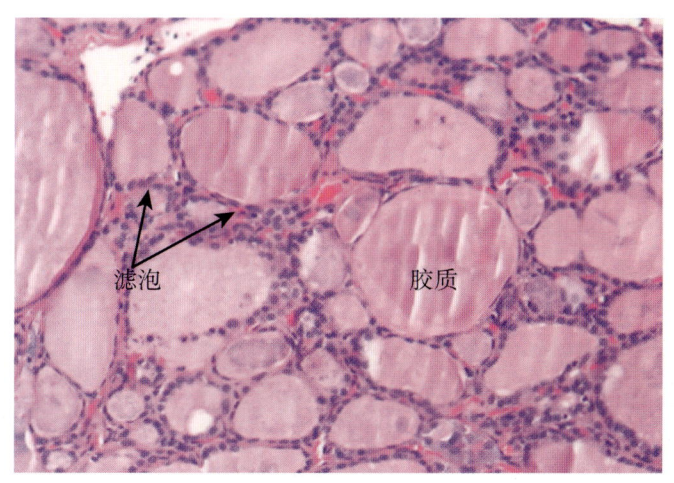

彩图 72　正常甲状腺的组织结构

如图所示为 HE 染色后 100 倍放大的正常甲状腺截面。单层上皮细胞围成不同形态的滤泡，其内充满粉色胶质，储存着甲状腺球蛋白、T_3 和 T_4

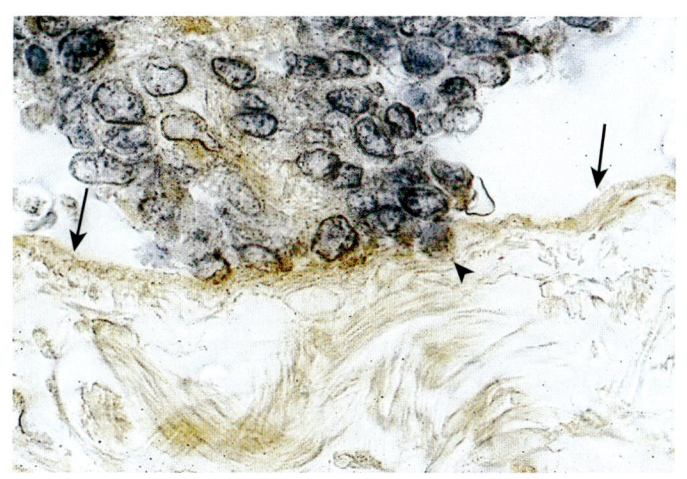

彩图 73　子宫内膜植入于间皮组织的早期侵袭过程

通过抗细胞角蛋白的单克隆抗体标记间皮，采用二氨基联苯进行染色（长箭头所指）。一个子宫内膜间质细胞（三角箭头所指）正在通过间皮，这被认为是侵袭入腹膜间质的初始步骤。放大倍数，×31000。苏木精复染

［摘自 Witz CA, Monotoya-Rodriguez IA, Schenken RS. Whole explants of peritoneum and endometrium: a novel model of the early endometriosis lesion. Fertil Steril,1999（71）：56－60.］

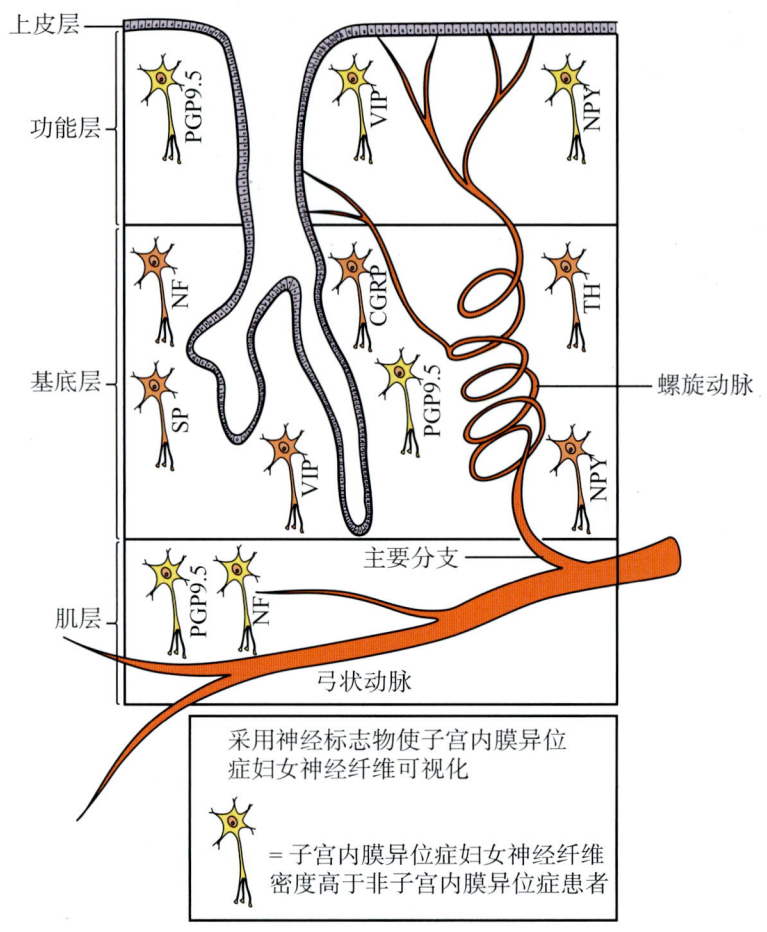

彩图 74　通过神经标志物标记子宫内膜不同层次组织的神经纤维

［来自 Medina MG, Lebovic DI. Endometriosisassociated nerve fibers and pain. Acta Obstet Gynecol Scand，2009（88）：968-975.］

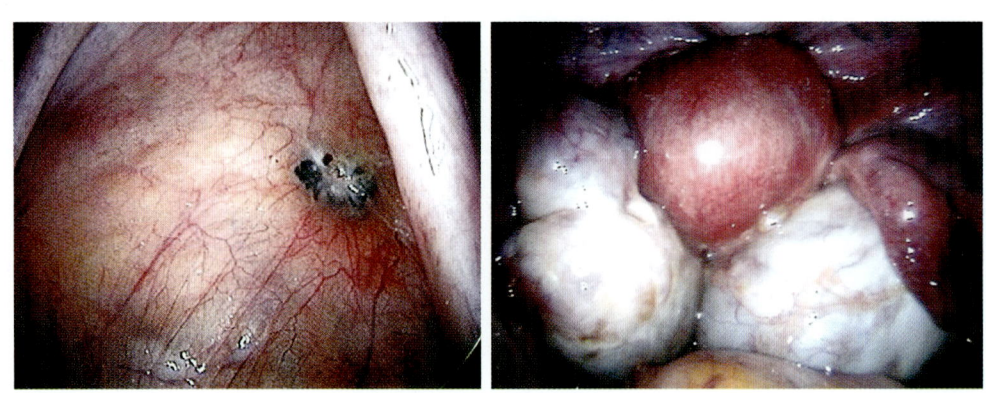

彩图 75　腹膜子宫内膜异位植入病灶色素沉着的腹腔镜影像（左）和双侧卵巢子宫内膜异位囊肿，也称之为"接吻卵巢"（右）

（图像承蒙瑞士伯尔尼大学的 Michael D. Mueller 博士提供）

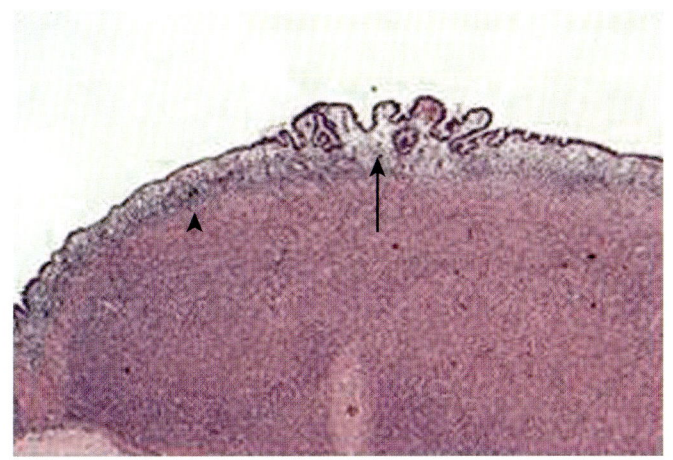

彩图 76 卵巢子宫内膜异位囊肿可能通过表面上皮化生产生。卵巢表面上皮发展为子宫内膜异位病灶。中间箭头所指的是典型或进展成熟的子宫内膜异位症病灶，从病灶两侧正常卵巢表面上皮细胞（小箭头）经过微小的上皮和间质变化发展而来

［来自 Zheng W, Li N, Wang J, et al. Initial endometriosis showing direct morphologic evidence of metaplasia in the pathogenesis of ovarian endometriosis. Int J Gynecol Pathol, 2005（24）: 164–172.］

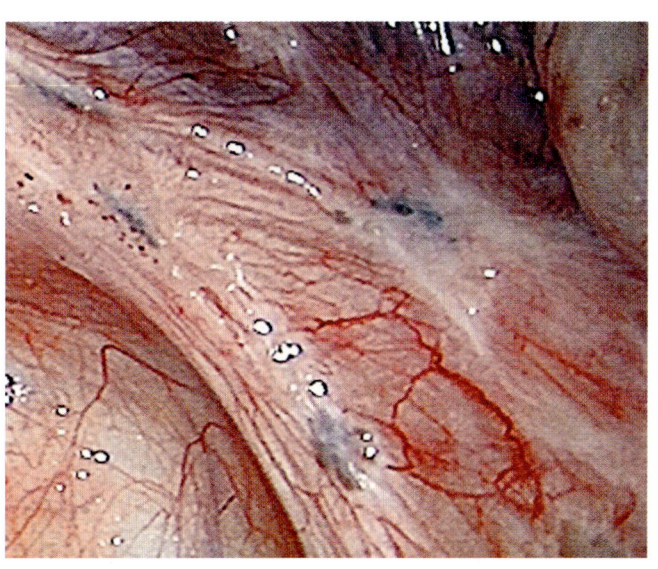

彩图 77 宫骶韧带腹膜上的子宫内膜异位植入病灶的腹腔镜照片

［来自 Taylor RN, Yu J, Torres PB, et al. Mechanistic and therapeutic implications of angiogenesis in endometriosis. Reprod Sci, 2009（16）: 140－146.］

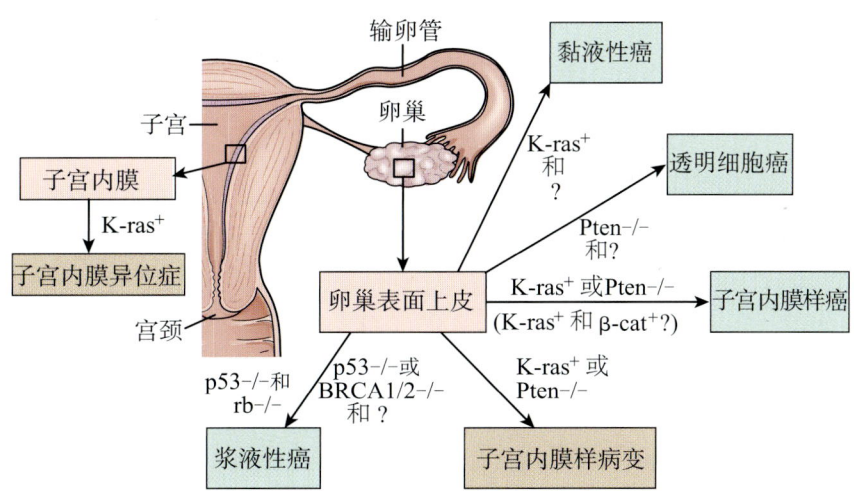

彩图 78 子宫内膜异位症和卵巢上皮性癌的基因改变

粉色长方形，正常组织；棕色长方形，良性疾病；绿色长方形，癌灶；＋. 癌基因突变激活；－/－. 肿瘤抑制基因突变失活；？. 表示未知是否存在第二次遗传打击

［摘自 Matzuk MM. Gynecologic diseases get their genes. Nat Med, 2005（11）: 24－26.］

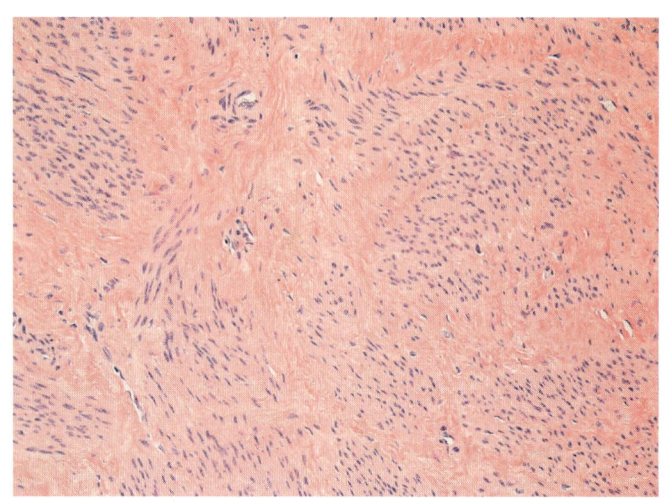

彩图 79　包括细胞和基质的子宫肌瘤苏木精-伊红染色组化图。细胞外基质不仅含大量Ⅰ型和Ⅲ型胶原蛋白，还是生长因子例如碱性成纤维生长因子（basic fibroblast growth factor，bFGF）的储备层

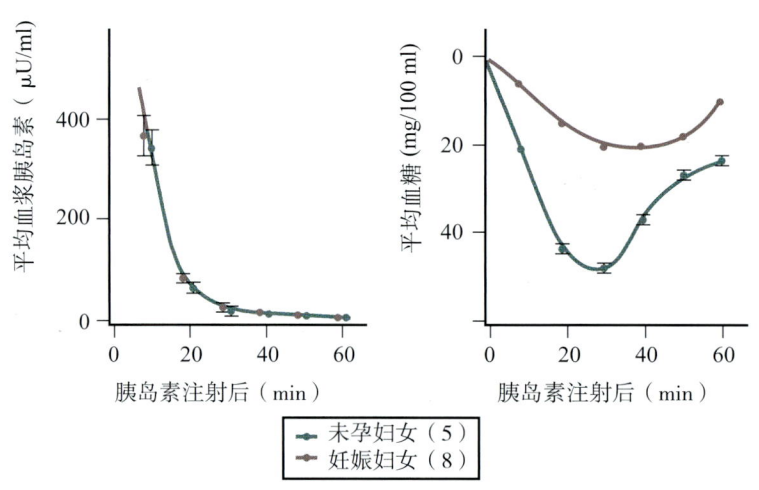

彩图 80　妊娠对胰岛素清除和胰岛素敏感性的影响

左，静脉注射胰岛素（0.1 U/kg），未孕（绿线）和妊娠状态（棕线）胰岛素清除曲线趋势一致。右，胰岛素注射后，妊娠组（棕线）血糖下降幅度小于未孕组（绿线），妊娠后胰岛素的延迟生物效应提示妊娠时机体处于一种胰岛素抵抗状态

［摘自 Burt RL, Davidson WF. Insulin half-life and utilization in normal pregnancy. Obstet Gynecol, 1974（43）：161, with permission from The American College of Obstetricians and Gynecologists.］

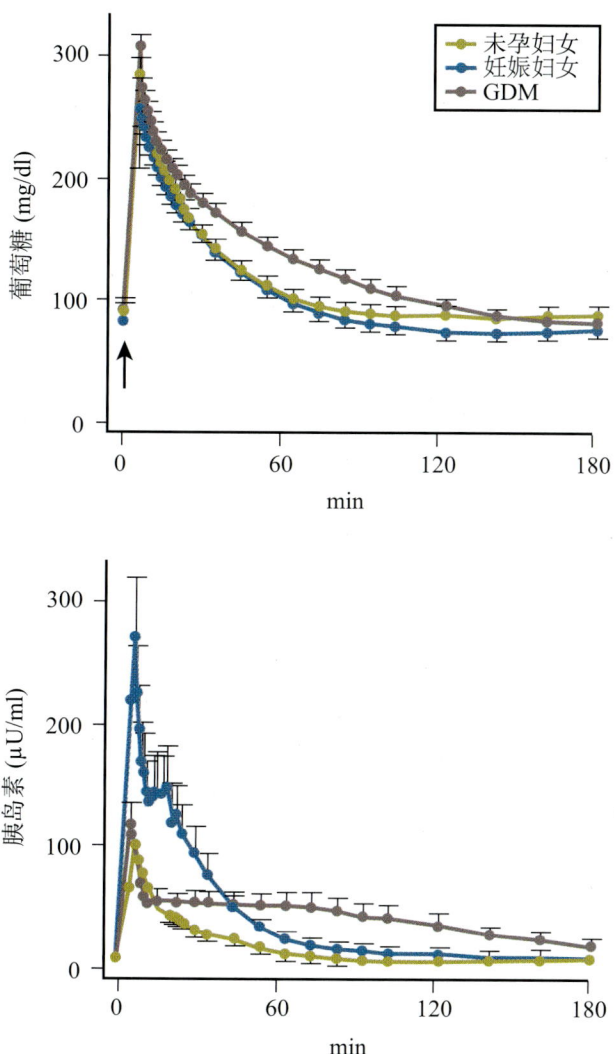

彩图 81　静脉注射葡萄糖试验胰岛素和血糖变化

对比未孕妇女、妊娠妇女和 GDM 患者快速注射葡萄糖（300 mg/kg）后胰岛素和血糖反应。GDM 组血糖和胰岛素浓度均增加，提示其处于一种胰岛素抵抗状态。箭头指注射葡萄糖的时间

［摘自 Buchanan TA, Metzger BE, Freinkel N, et al. Insulin sensitivity and B-cell responsiveness to glucose during late pregnancy in lean and moderately obese women with normal glucose tolerance or mild gestational diabetes. Am J Obstet Gynecol, 1990（162）: 1008.］

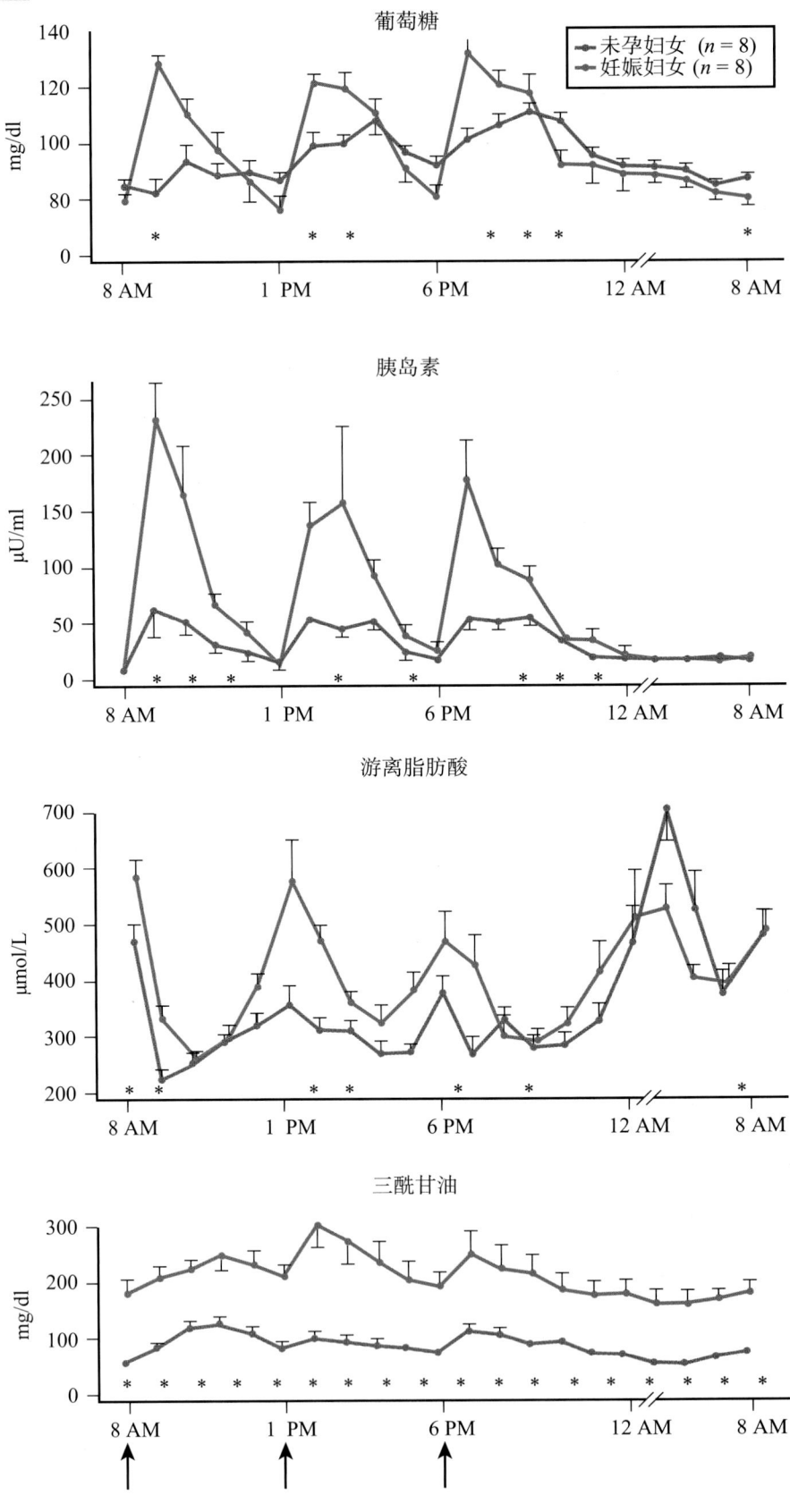

彩图 82　进食和空腹状态，妊娠对糖脂代谢的影响

比较未孕妇女（绿线）和妊娠晚期妇女（棕线）24h 进食和空腹的血糖、胰岛素、游离脂肪酸和三酰甘油的变化。在进食状态（星号），妊娠者血糖和胰岛素水平升高；在空腹状态，妊娠者的血糖低于未妊娠者。箭头指示进食时间

［摘自 Phelps RL, Metzger BE, Freinkel N. Carbohydrate metabolism in pregnancy. Am J Obstet Gynecol, 1981（140）：730.］

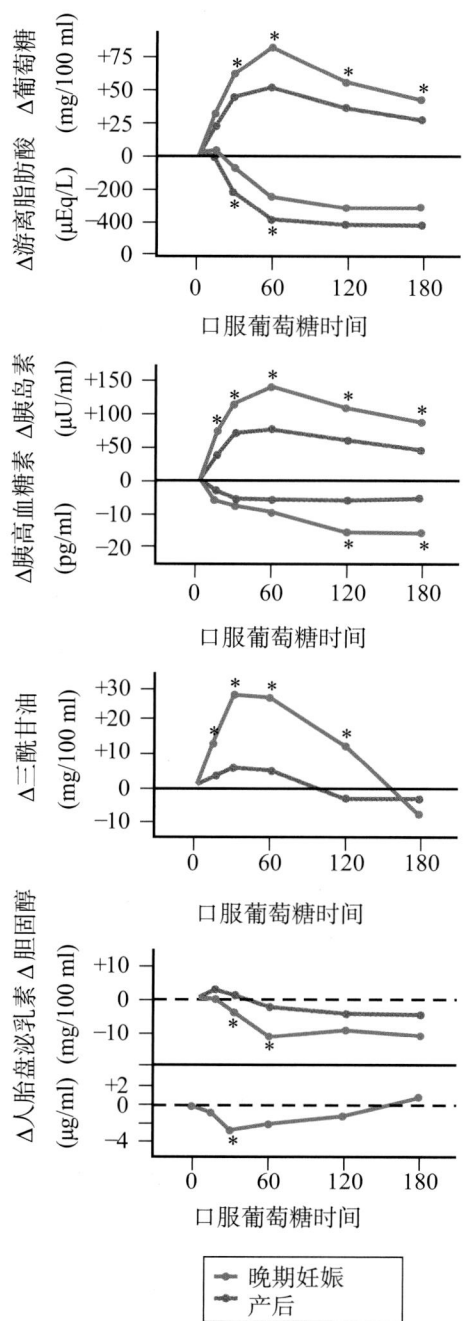

彩图 83 OGTT 试验妊娠对短期糖脂代谢的影响

妊娠（棕线）和非妊娠（绿线）在 OGTT 试验中，中枢代谢有所差异

［摘自 Freinkel N, Metzger BE, Nitzan M, et al. Facilitated anabolism in late pregnancy: some novel maternal compensations for accelerated starvation// Malaisse W, Pirart J, eds. Diabetes Interna- tional Series 312. Amsterdam: Excerpta Medico, 1973: 474.］

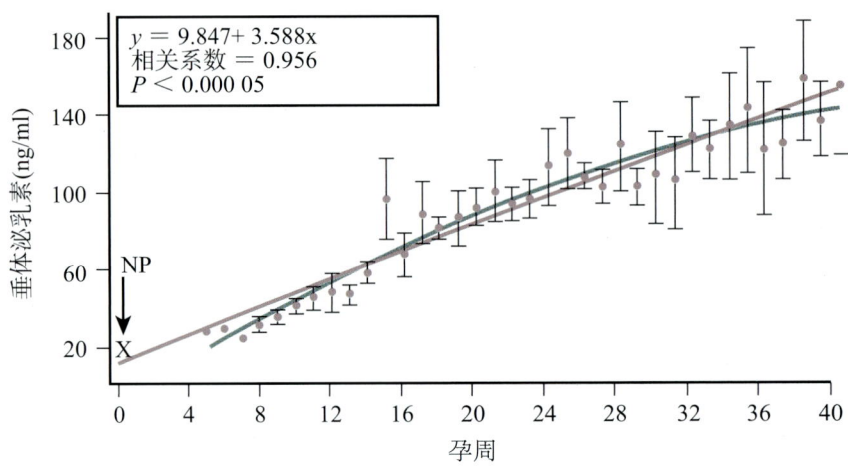

彩图 84　孕期母体催乳素水平

［摘自 Rigg LA, Lein A, Yen SSC. Pattern of increase in circulating prolactin levels during human gestation. Am J Obstet Gynecol, 1977（129）: 454.］

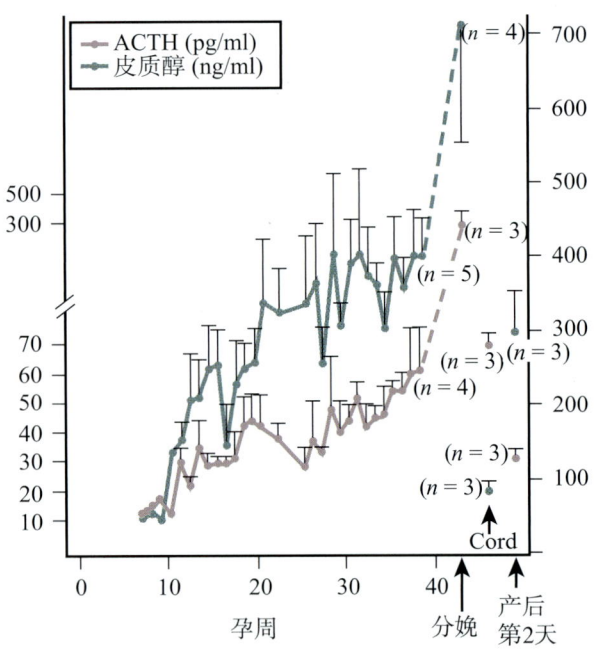

彩图 85　孕期母体 ACTH 和总皮质醇水平

［摘自 Carr BR, Parker CR, Madden J D, et al. Maternal plasma adrenocorticotropin and cortisol relationships throughout human pregnancy. Am J Obstet Gynecol, 1981（139）: 416.］

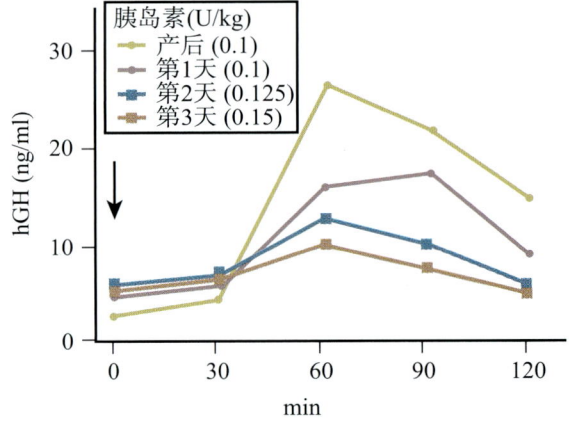

彩图 86　人垂体生长激素对妊娠期胰岛素低血糖的反应。妊娠期垂体生长激素对低血糖的敏感性下降

［摘自 Yen SSC, Vela P, Tsai CC. Impairment of growth hormone secretion in response to hypoglycemia during early and late pregnancy. J Clin Endocrinol Metab, 1970（31）: 29.］

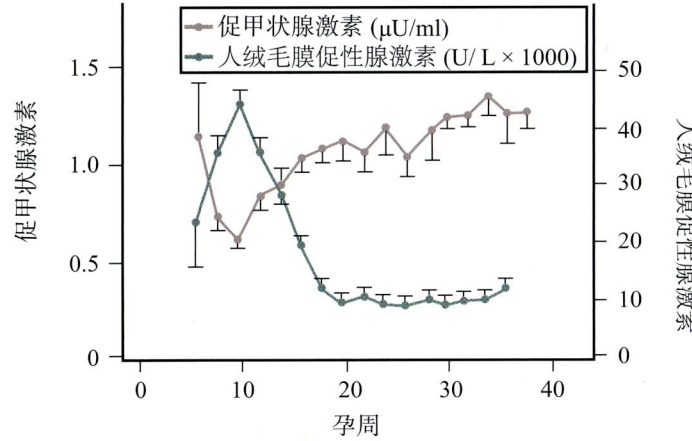

彩图 87 各孕周母体血清 TSH 及 hCG 母体浓度。血 TSH 在孕约 10 周时下降，可能是由于 hCG 的促甲状腺作用

［改编自 Glinoer D, de Nayer P, Bourdoux P, et al. Regulation of maternal thyroid during pregnancy. J Clin Endocrinol Metab, 1990（71）：276.］

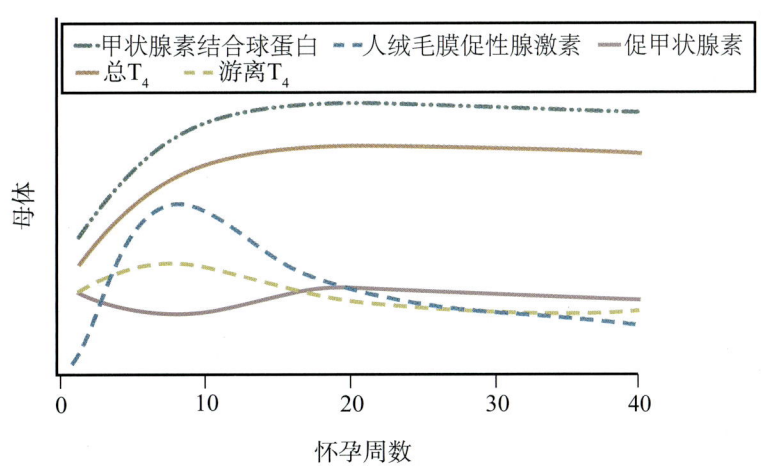

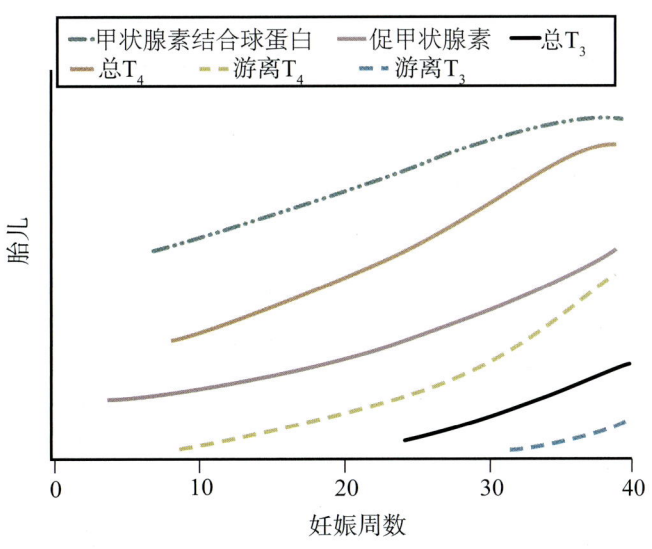

彩图 88 妊娠期母体和胎儿甲状腺功能的变化

妊娠对母体的影响，包括肝合成的甲状腺素结合球蛋白（TBG）和胎盘分泌的人绒毛膜促性腺激素（hCG）早期显著增加。血清 TBG 增加，血清 T_4 浓度增加；hCG 有促甲状腺激素样活性，刺激 T_4 分泌。短暂的 hCG 诱导血清游离 T_4 升高抑制母体促甲状腺激素的分泌

［改编自 Burrow CN, Fisher DA, Larsen PR. Maternal and fetal thyroid function. N Engl J Med, 1994（331）：1072, with permission.］

彩图89 使用SEER，BCSC，马尼托巴，WHI E+P与安慰剂组和WHI 单用E与安慰剂组所观察到的乳腺癌的百分比与OTG模型所推测的百分比相比

SEER(surveillance epidemiology and end results，监测流行病学和最终结果)；BCSC(Breast Cancer Surveillance Consortium，乳腺癌监测协会)；马尼托巴（来自加拿大马尼托巴乳腺癌X线筛查数据）；WHI E+P，妇女健康协会（Women's Health Initiative，WHI）联合应用结合雌激素和醋酸甲羟孕酮与安慰剂组；WHI E，单用结合雌激素与安慰剂组；OGT（occult tumor growth mode，隐匿性肿瘤生长模型）

[摘自 Santen RJ, Yue W, Heitjan DF. Modeling of the growth kinetics of occult breast tumors:role in interpretation of studies of prevention and menopausal hormone therapy, Cancer Epidemiol Biomarkers Prev, 2012, 21（7）: 1038－1048.]

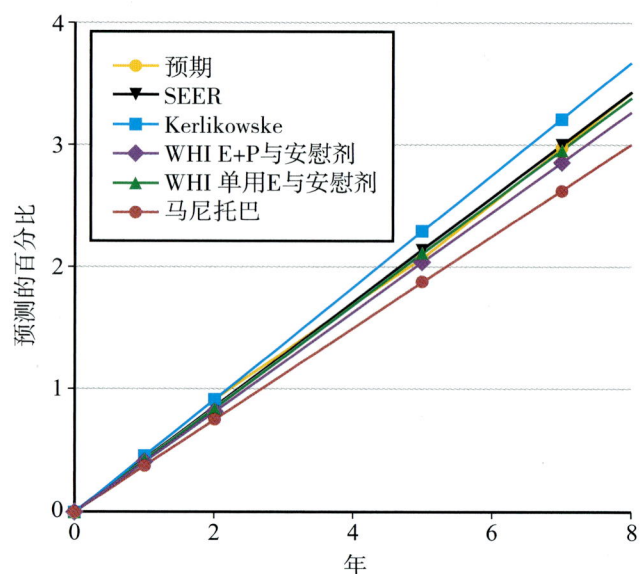

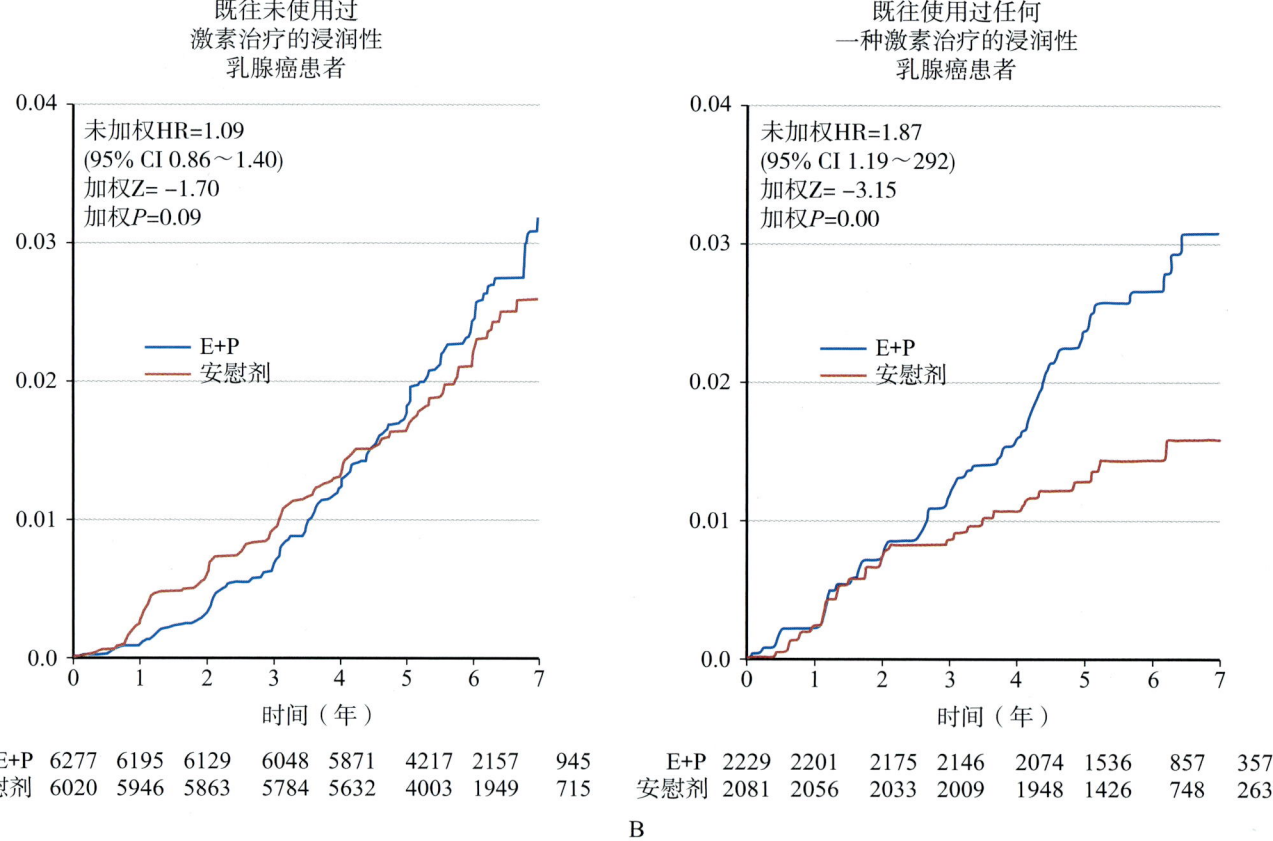

彩图90 数据来自妇女健康协会试验，比较了安慰剂与激素治疗的疗效，分别在从未使用激素治疗组（A）和既往曾使用激素治疗组（B）

HR（hazard ratio，危险比）；CI（confidence intervals，可信区间）

[摘自 Anderson GL, Chlebowski RT, Rossouw JE, et al. Prior hormone therapy and breast cancer risk in the Women's Health Initiative randomized trial of estrogen plus progestin. Maturitas, 2006, 55（2）: 103–115.]

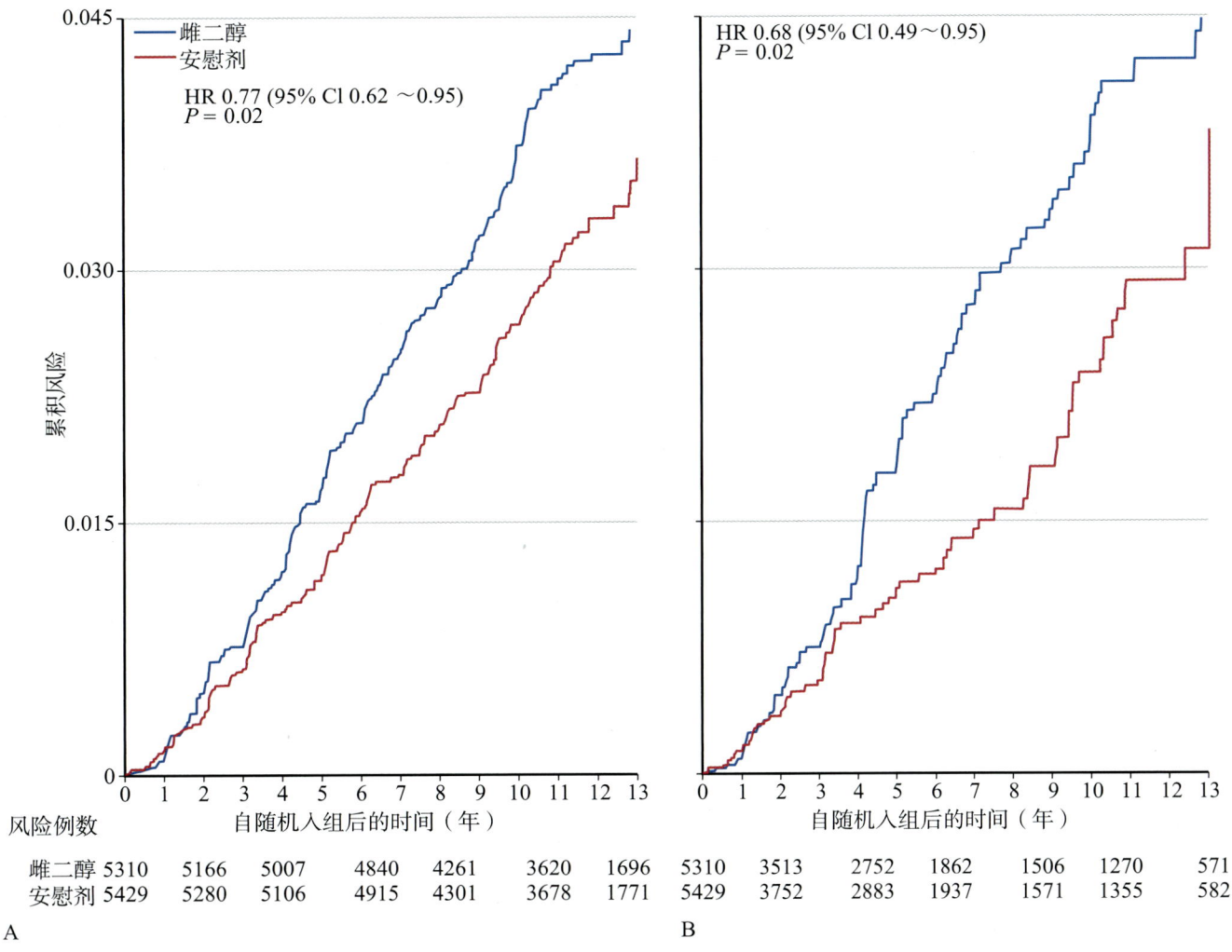

彩图 91 Kaplan – Meier 对 WHI 结合雌激素和醋酸甲羟孕酮随机对照试验治疗浸润性乳腺癌的累积风险评估，意向治疗原则（A）和依从性调整（B）

WHI（Womens Health Initiative，妇女健康协会）；HR（hazard ratio，风险比）；CI（confidence intervals，可信区间）

［经 Anderson GL, Chlebowski RT, Aragaki AK 等人同意复制，Conjugated equine oestrogen and breast cancer incidence and mortality in postmenopausal women with hysterectomy: extended follow up of the Women's Health Initiative randomized placebo-controlled trial, Lancet Oncology, 2012（13）: 476 – 486.］

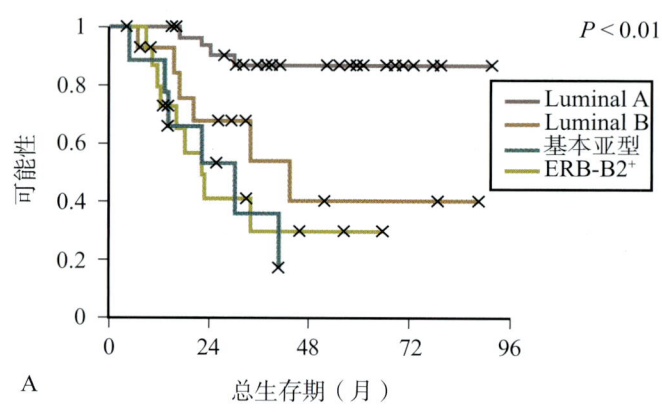

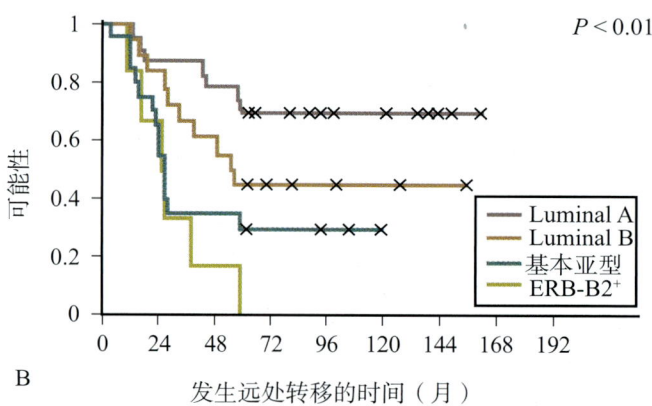

彩图92 乳腺癌各种亚型包括 Luminal A、Luminal B、基本亚型和 ERB-B2 亚型的 cDNA 分析结果、总生存期，以及发生远处转移的时间，未列出正常亚型。乳腺癌 Luminal A、Luminal B、基本亚型和 ERB-B2 亚型的分类的依据是分子签名

［数据来自 Sotiriou C, Ney SY, McShane LM, et al. Breast cancer classification and prognosis based on gene expression profiles from a populationbased study. Proc Natl Acad Sci USA, 2003, 100 (18): 10393–10398.］

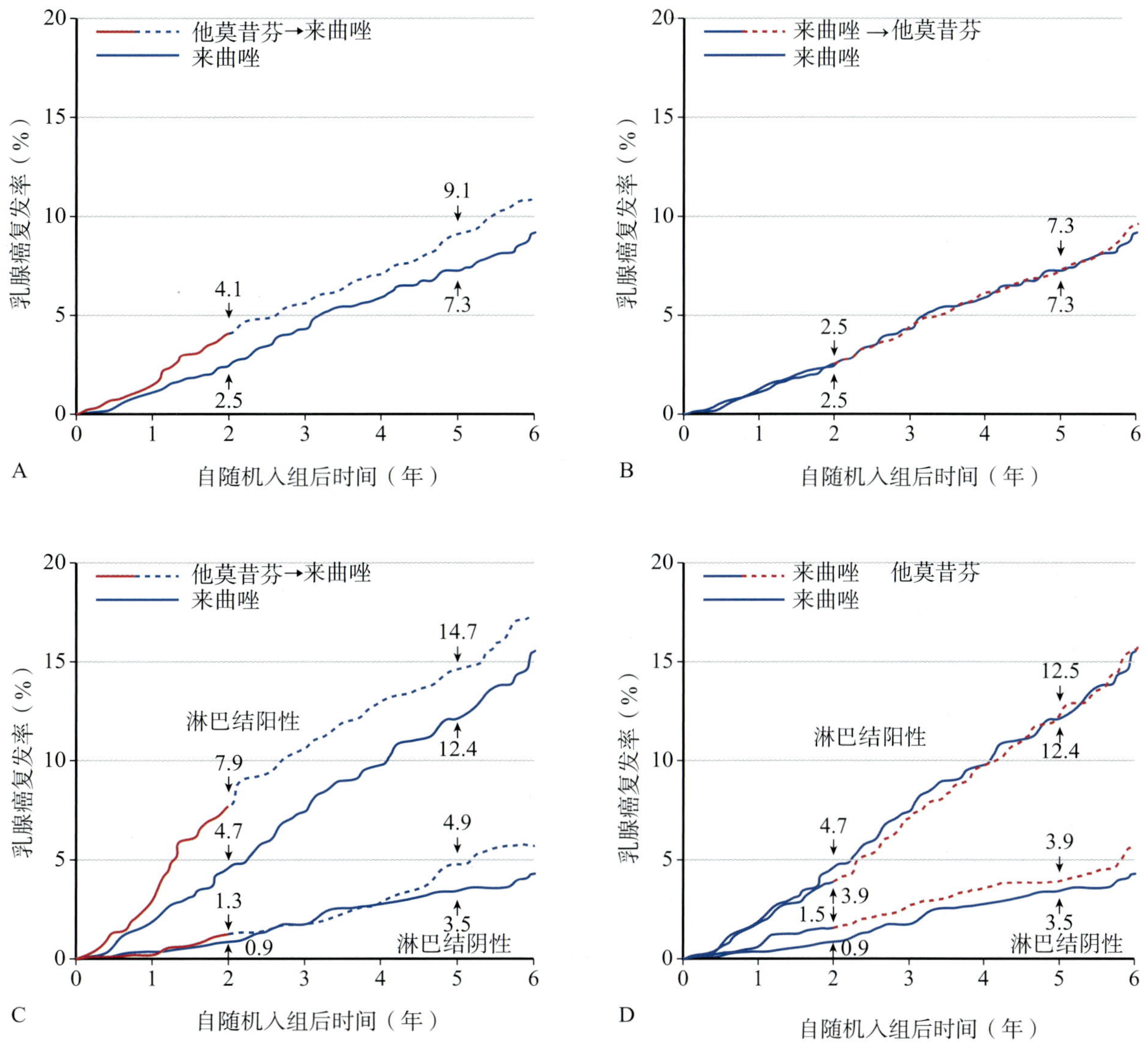

彩图93 乳腺国际组（Breast International Group，BIG）四臂试验结果；他莫昔芬5年、来曲唑5年、他莫昔芬2年后转换为来曲唑治疗2年后转为他莫昔芬。结果见图A～D

［来自 The BIG-98 Colaborative Group Letrozole therapy alone or in sequence with tamoxifen in women with breast cancer. N Engl J Med, 2009 (361): 766-776.］

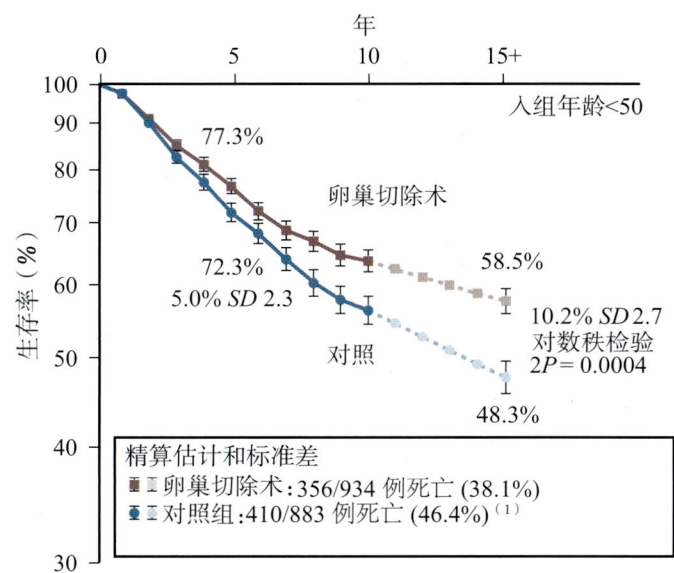

彩图94 预防性卵巢切除术组患者与未切除组相比病死率差异

（1）平衡总数

［摘自 Santen R. Endocrine-response cancer. // Kronenberg HM, Melmed S, Polonsky KS, eds. Williams Textbook of Endocrinology. 11th ed, Philadelphia: WB Saunders, 2008: Figure 42.18.］

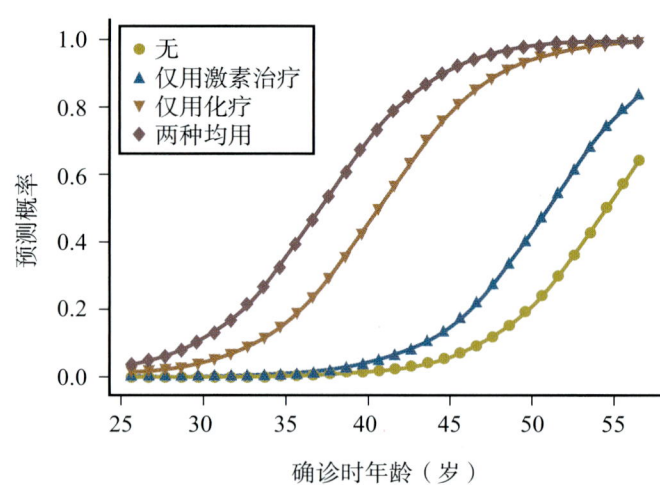

彩图 95 乳腺癌妇女与未治疗患者相比，因为年龄而导致的闭经发生的累积频率分析结果比较。化疗对卵巢功能的影响使得绝经年龄平均提前 20 年

[数据来自 Goodwin PJ, Ennis M., Pritchard KI, et al. Risk of menopause during the first year after breast cancer diagnosis, J Clin Oncol, 1999, 17（8）: 2365-2370.]

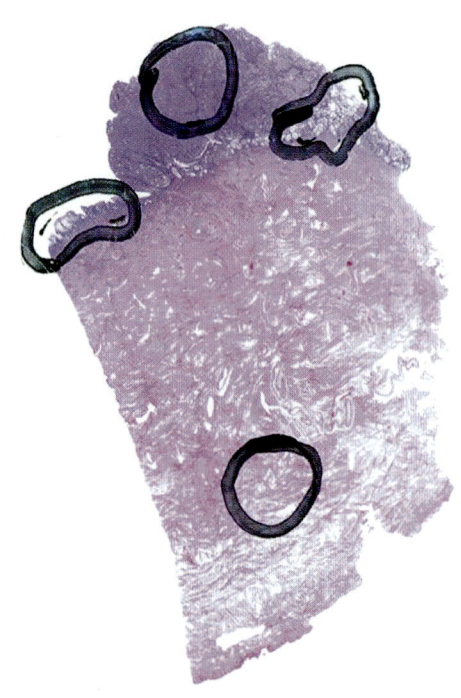
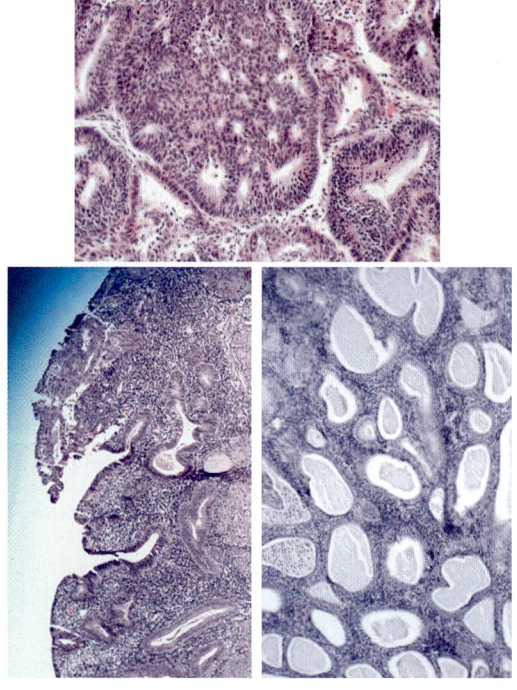

彩图 96 连续性子宫内膜癌的异质性

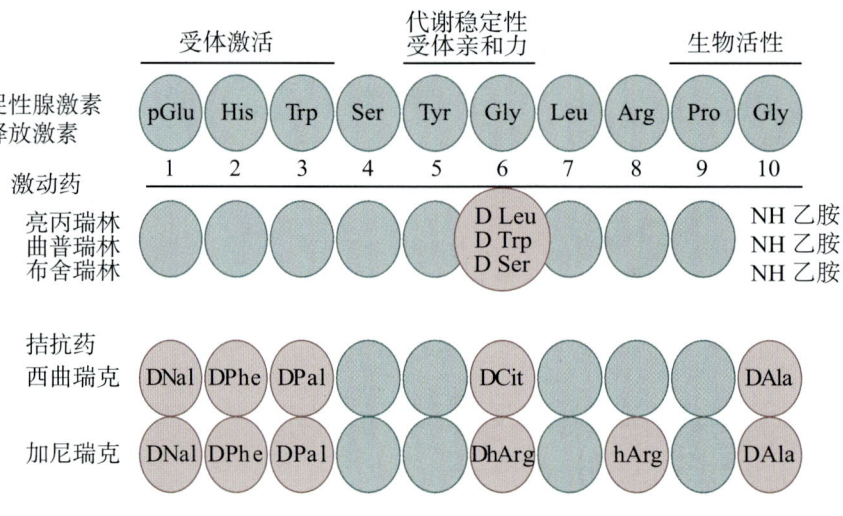

彩图 97 内源性十肽促性腺激素释放激素（GnRH）以及修饰后、上市的 GnRH 激动药和拮抗药的结构

Arg. 精氨酸；D. 右旋；DAla. 右旋-丙氨酸；DCit. 右旋-瓜氨酸；DhArg. 右旋-高精氨酸；DNal. 右旋-萘基丙氨酸；DPal. 右旋-吡啶丙氨酸；DPhe. 右旋-苯丙氨酸；Gly. 甘氨酸；hArg. 高精氨酸；His. 组氨酸；Leu. 亮氨酸；pGlu. 焦谷氨酸；Pro. 脯氨酸；Ser. 丝氨酸；Trp. 色氨酸；Try. 络氨酸

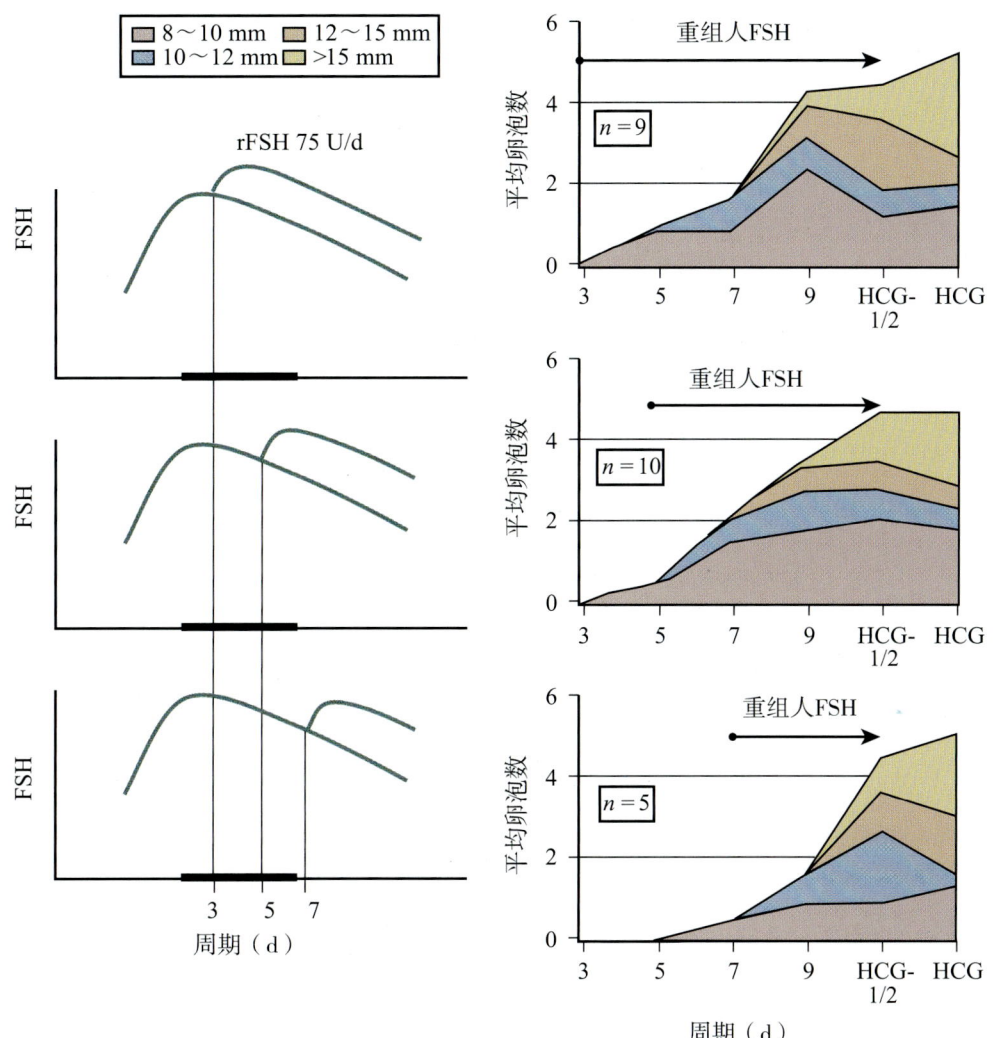

彩图 98 观察结果证实人类 FSH 窗的观点，对正常排卵女性于月经第 3，5 天或第 7 天给予小剂量外源性 FSH，可观察到多个优势卵泡生长

［摘自 Hohmann FP, Laven JS, de Jong FH, et al. Low dose exogenous FSH initiated during the early, mid or late follicular phase can induce multiple dominant follicle development. Hum Reprod, 2001（16）: 846–854.］

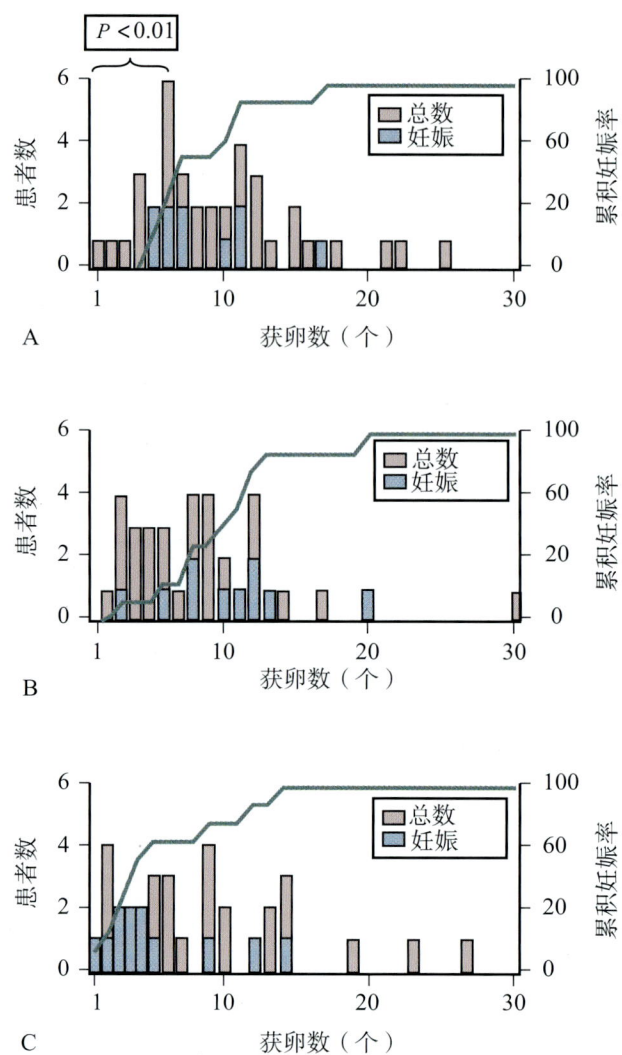

彩图 99 通过比较常规 GnRH 激动药长方案（A）和联合应用 GnRH 拮抗药的 2 种微刺激方案（B 和 C）探讨 IVF 妊娠或未孕妇女数与获卵数的关系

［改编自 Hohmann FP, Macklon NS, Fauser BC. A randomized comparison of two ovarian stimulation protocols with gonadotropin-releasing hormone［GnRH］antagonist cotreatment for in vitro fertilization commencing recombinant follicle-stimulating hormone on cycle day 2 or 5 with the standard long GnRH agonist protocol. J Clin Endocrinol Metab, 2003（88）: 166–117.］

彩图 100 各年龄妇女初次使用自体卵，多达 4 个 IVF-ET 周期的妇女（$n = 14\ 265$）IVF 累计分娩率

［源自 Stern JE, Brown MB, Luke B, et al. Calculating cumulative live-birth rates from linked cycles of assisted reproductive technology（ART）: data from the Massachusetts SART CORS. Fertil Steril, 2010（94）: 1334 − 1340, with permission of the American Society for Reproductive Medicine.］

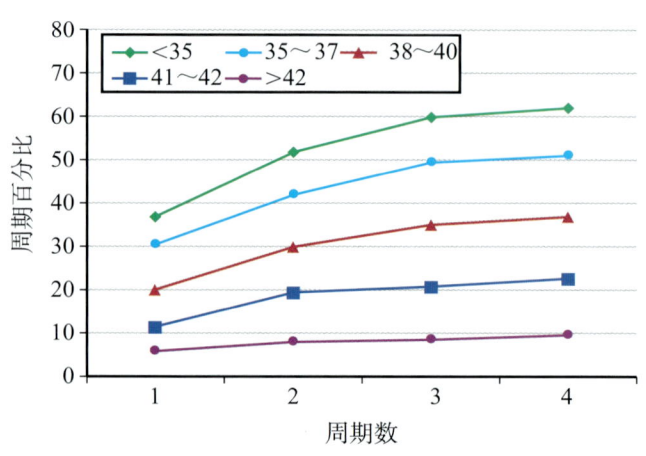

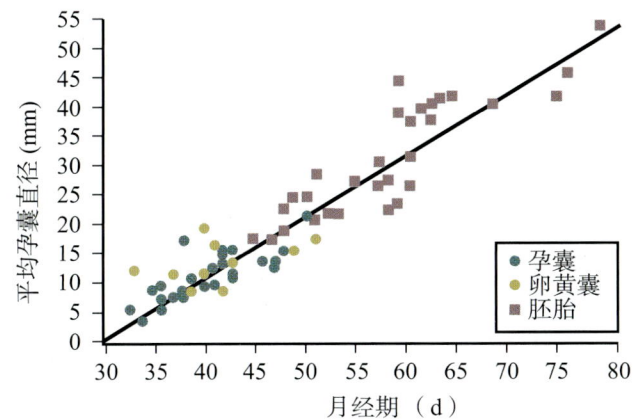

彩图 101 孕周（根据末次/月经推算）和孕囊大小（测量孕囊的平均直径）的关系

[摘自 Nyberg DA, Mack LA, Liang FC, Patten RM. Distinguishing normal from abnormal gestational sac growth in early pregnancy J Ultrasound Med, 1987（6）: 23－27.]

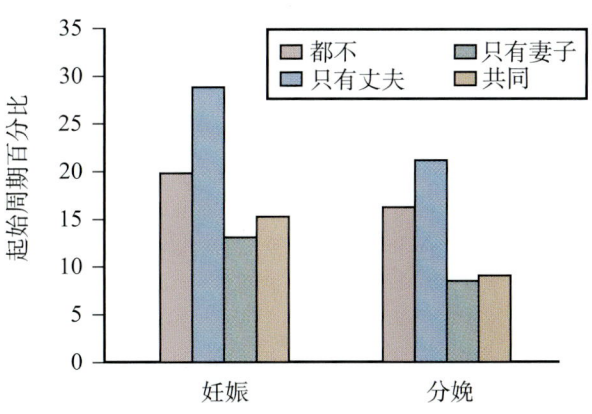

彩图 102 丈夫和妻子的吸烟习惯分层后，IVF 初次周期的妊娠率和分娩率。女方吸烟使初次周期的分娩率大幅下降，而男方吸烟则没有影响

[摘自 Pattinson HA, Taylor PJ, Pattinson MH. The effect of cigarette smoking on ovarian function and early pregnancy outcome of in vitro fertilization treatment. Fertil Steril, 1991（55）: 780－784, with permission of the American Society for Reproductive Medicine.]

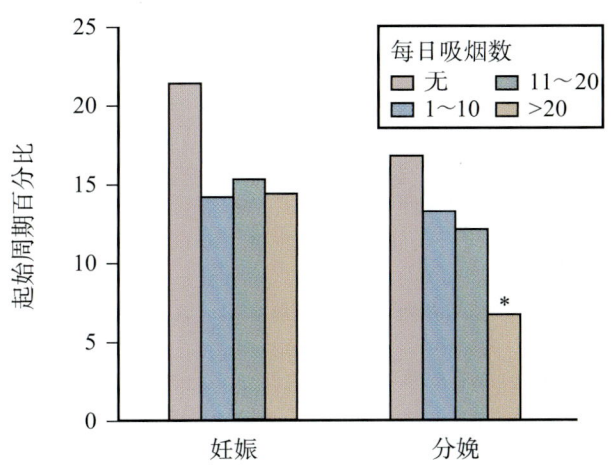

彩图 103 女方吸烟量分层后，初次 IVF 周期妊娠率和分娩率。当女方每天吸烟大于每天 20 支时，初次周期活产率明显下降

[摘自 Pattinson HA, Taylor PJ, Pattinson MH. The effect of cigarette smoking on ovarian function and early pregnancy outcome of in vitro fertilization treatment. Fertil Steril, 1991（55）: 780－784, with permission of the American Society for Reproductive Medicine.]

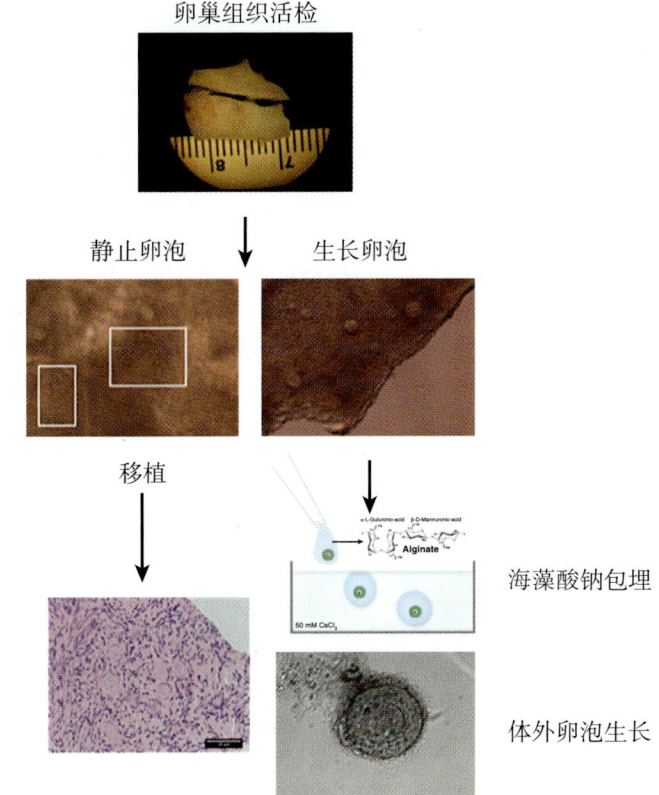

彩图 104 卵巢组织切除（活检或切除整个器官），然后冻存是青春期前女孩和某些激素依赖性肿瘤患者或不能推迟抗癌治疗的患者目前唯一的方法。卵巢组织既含有静止期的原始卵泡，也含有生长卵泡。当卵巢组织被移回患者体内时，组织中的静止卵泡将重建内分泌和生殖功能。生长卵泡最终能通过体外卵泡生长的方法来获得成熟卵子。这一卵巢组织来自于患特发性再生障碍性贫血，已接受免疫抑制药治疗的 15 岁患者，她的卵巢内含有可见的静止期卵泡（左）以及生长卵泡（右）

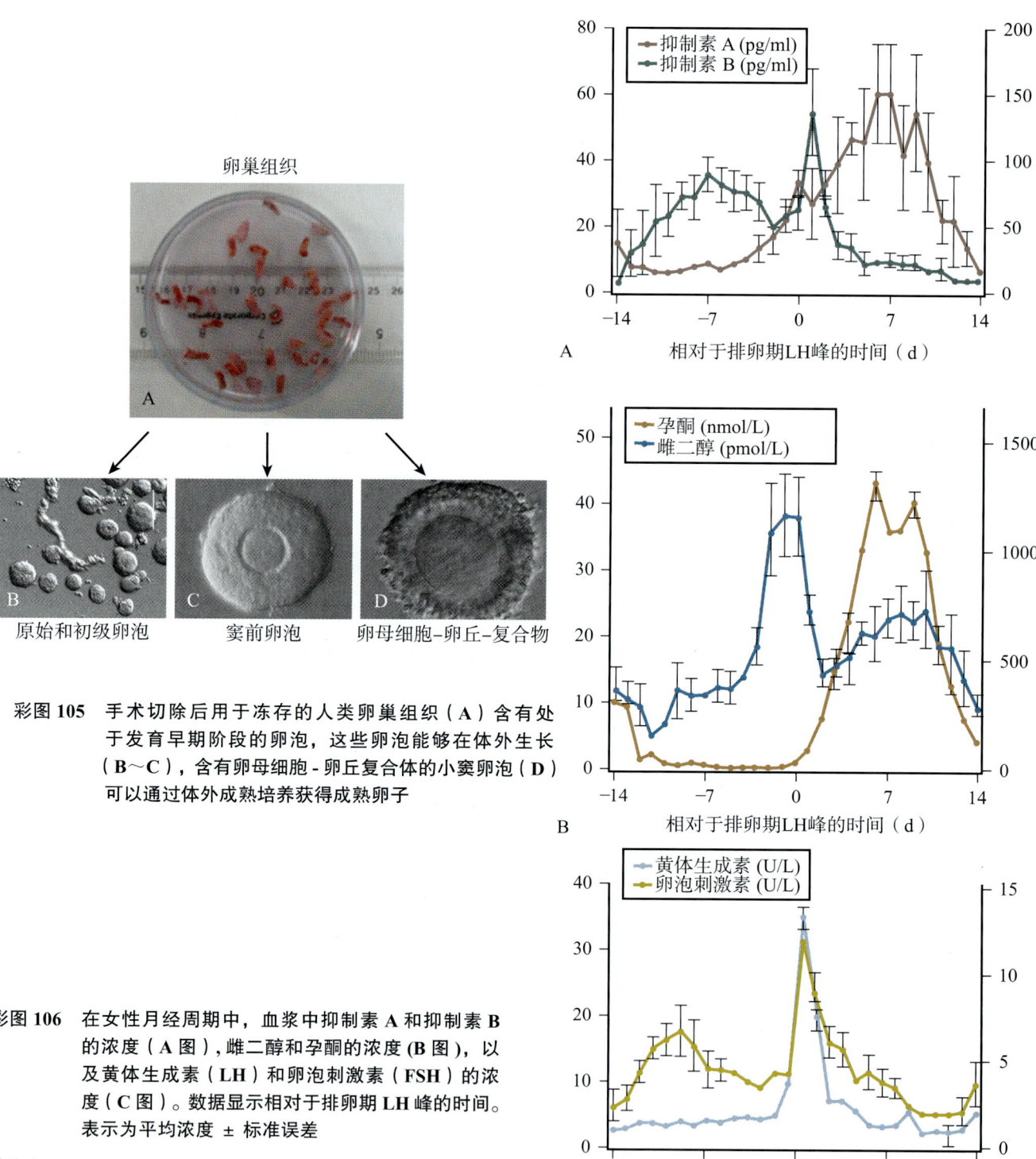

彩图105 手术切除后用于冻存的人类卵巢组织（A）含有处于发育早期阶段的卵泡，这些卵泡能够在体外生长（B~C），含有卵母细胞-卵丘复合体的小窦卵泡（D）可以通过体外成熟培养获得成熟卵子

彩图106 在女性月经周期中，血浆中抑制素A和抑制素B的浓度（A图），雌二醇和孕酮的浓度（B图），以及黄体生成素（LH）和卵泡刺激素（FSH）的浓度（C图）。数据显示相对于排卵期LH峰的时间。表示为平均浓度 ± 标准误差

［摘自 Groome NP, Illingworth PJ, O'Brien M, et al. Measurement of dimeric inhibin B throughout the human menstrual cycle. J Clin Endocrinol Metab, 1996 (81): 1401-1405.］

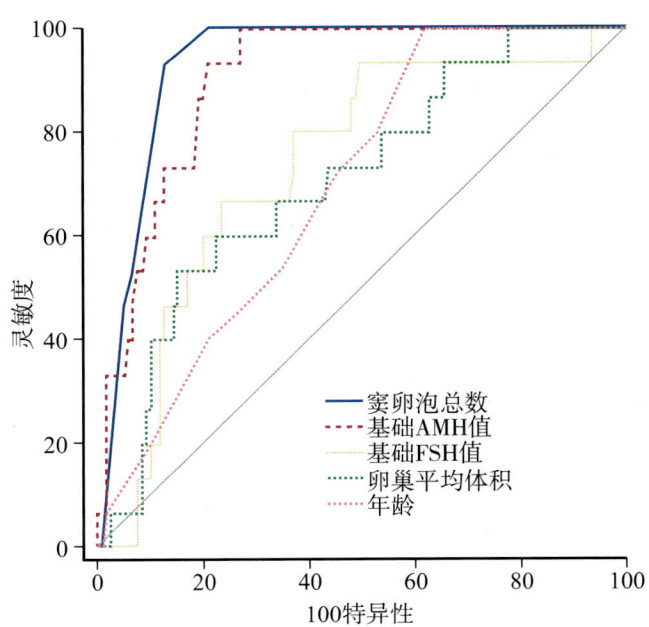

彩图 107　预测超促排卵中的低反应：AFC 和 AMH 均可，两者同时并不优于单独预测

[摘自 Jayaprakasan K, Deb S, Batcha M, et al. The cohort of antral follicles measuring 2-6 mm reflects the quantitative status of ovarian reserve as assessed by serum levels of anti-müllerian hormone and response to controlled stimulation. Fertil Steril, 2010, 94（5）：1775–1781.]

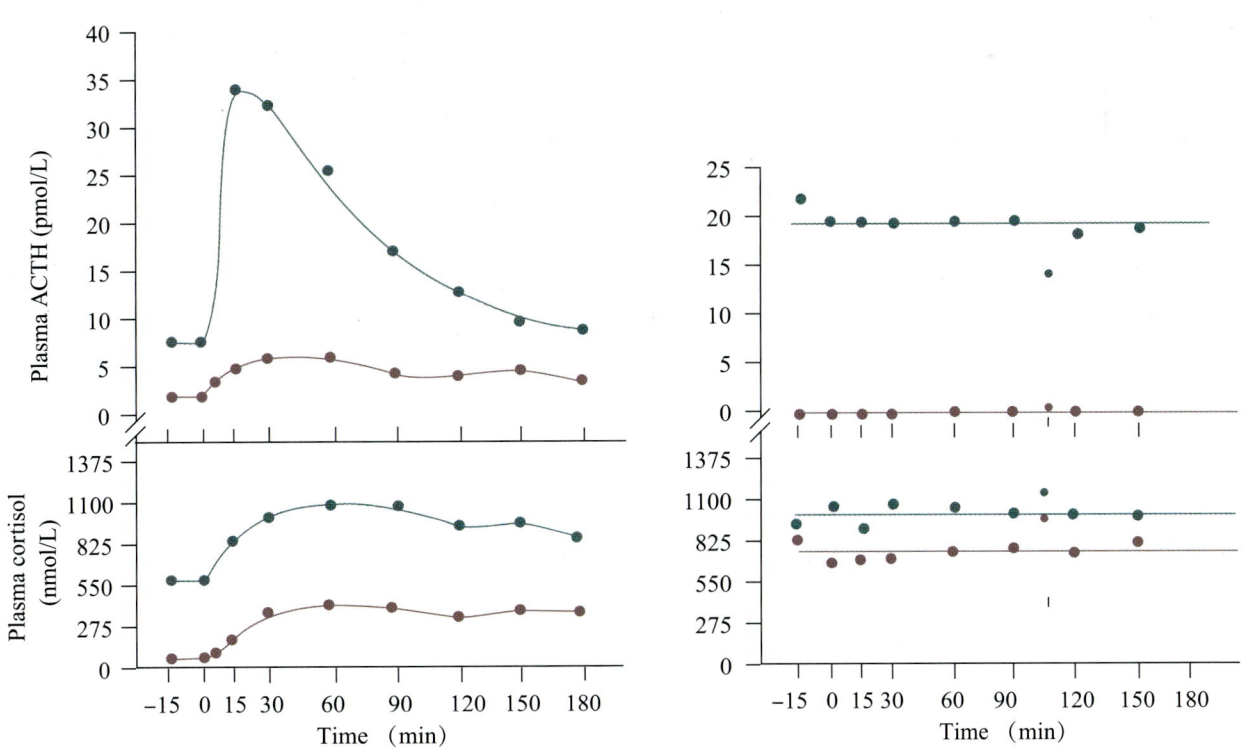

彩图 108　促肾上腺皮质激素（ACTH）对促肾上腺皮质激素释放的反应

彩线代表不同的患者（摘自 Kaye TB, Crapo L. Cushing's syndrome: an update on diagnostic tests. Ann Intern Med 112:435–444,1990.）

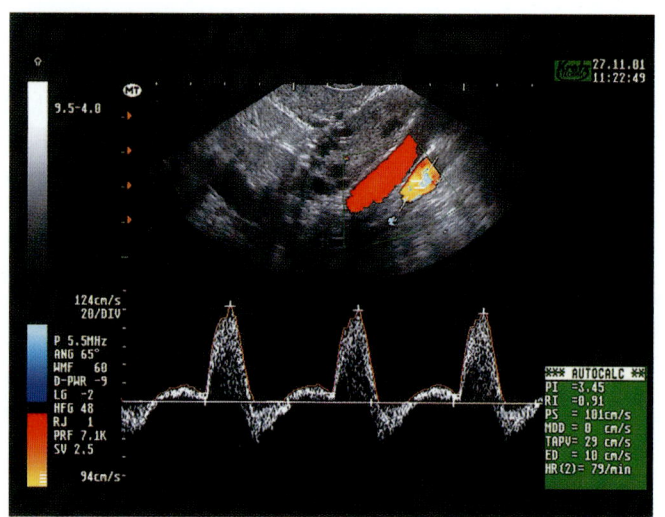

彩图 109　典型彩色多普勒超声：多囊卵巢示流血增多

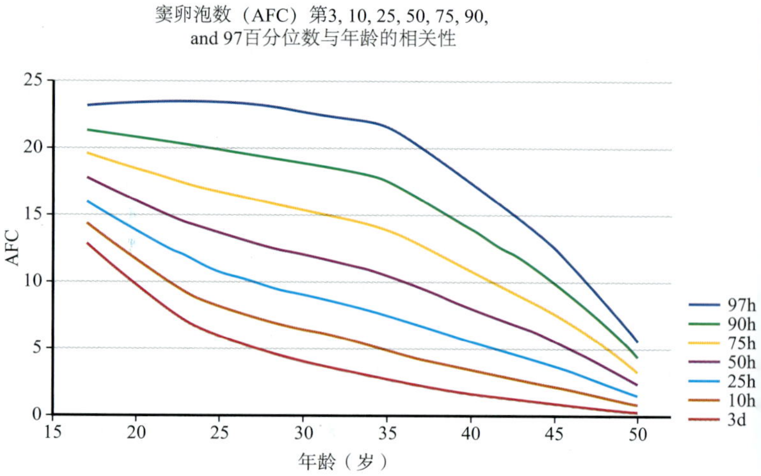

彩图 110　窦状卵泡计数（AFC）的麦吉尔列线图

［摘自 Almog B, Shehata F, Shalom-Paz E, et al. Fertil Steril, 2011, 95（2）：663-666］

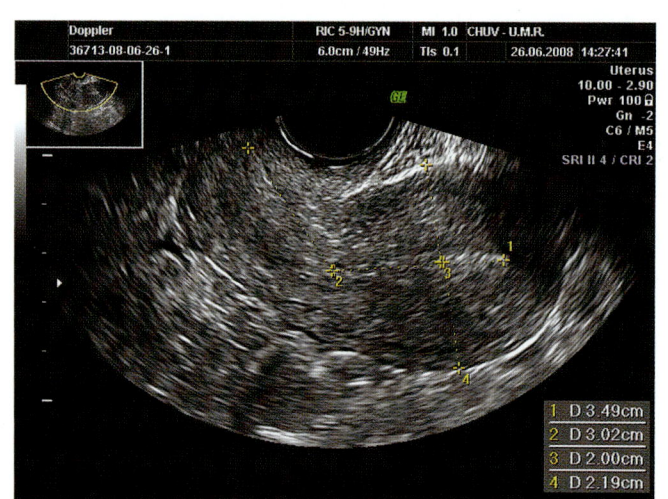

彩图 111　子宫大小

子宫内膜和肌层之间的界面可以通过超声图像识别。子宫内膜发育的下端是宫颈的标记，它描绘出子宫体和子宫颈的轮廓。黄色标记显示宫颈和宫体间的范围。外侧两个标记显示水平面宫体的外侧

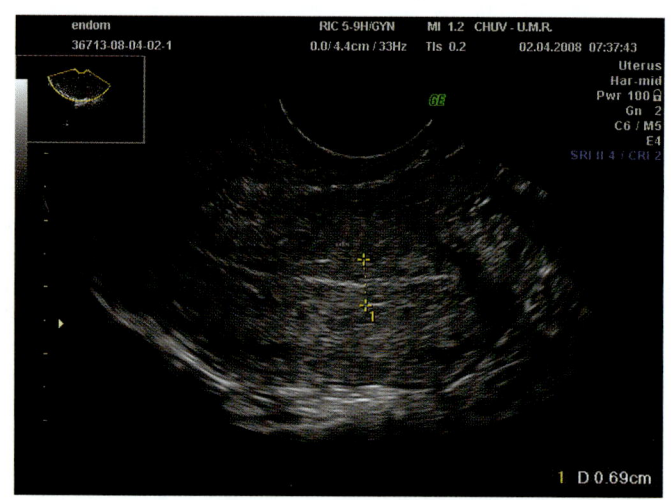

彩图 112　子宫内膜厚度

子宫内膜厚度是从一侧子宫内膜与肌层之间的部分，测量到对侧相应部分的厚度，因此测量的是双层子宫内膜的厚度

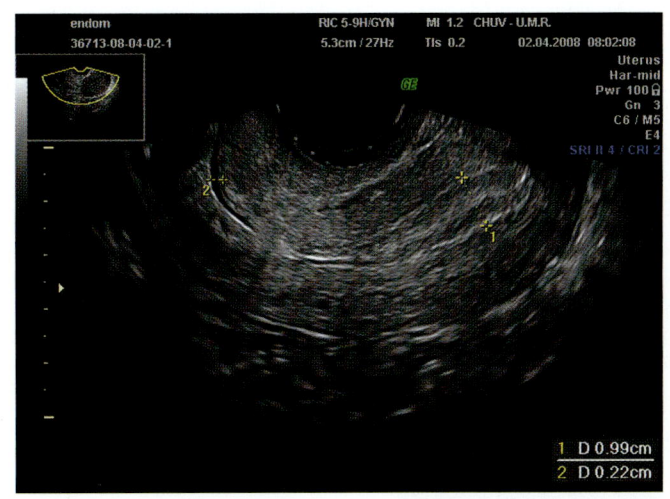

彩图 113 低回声或 I 型子宫内膜：卵泡期子宫内膜超声下的回声外观表现。子宫内膜基底层的强回声层和实际子宫内膜腔的回声线之间是特征性的子宫内膜。两者合计构成了子宫内膜增生期的特征性三线征。图中还可识别出宫颈管的黏液。与半定量分级系统相对应，此黏液量相当于评分 +++，因为扩张的宫颈管平均直径为 2.2mm

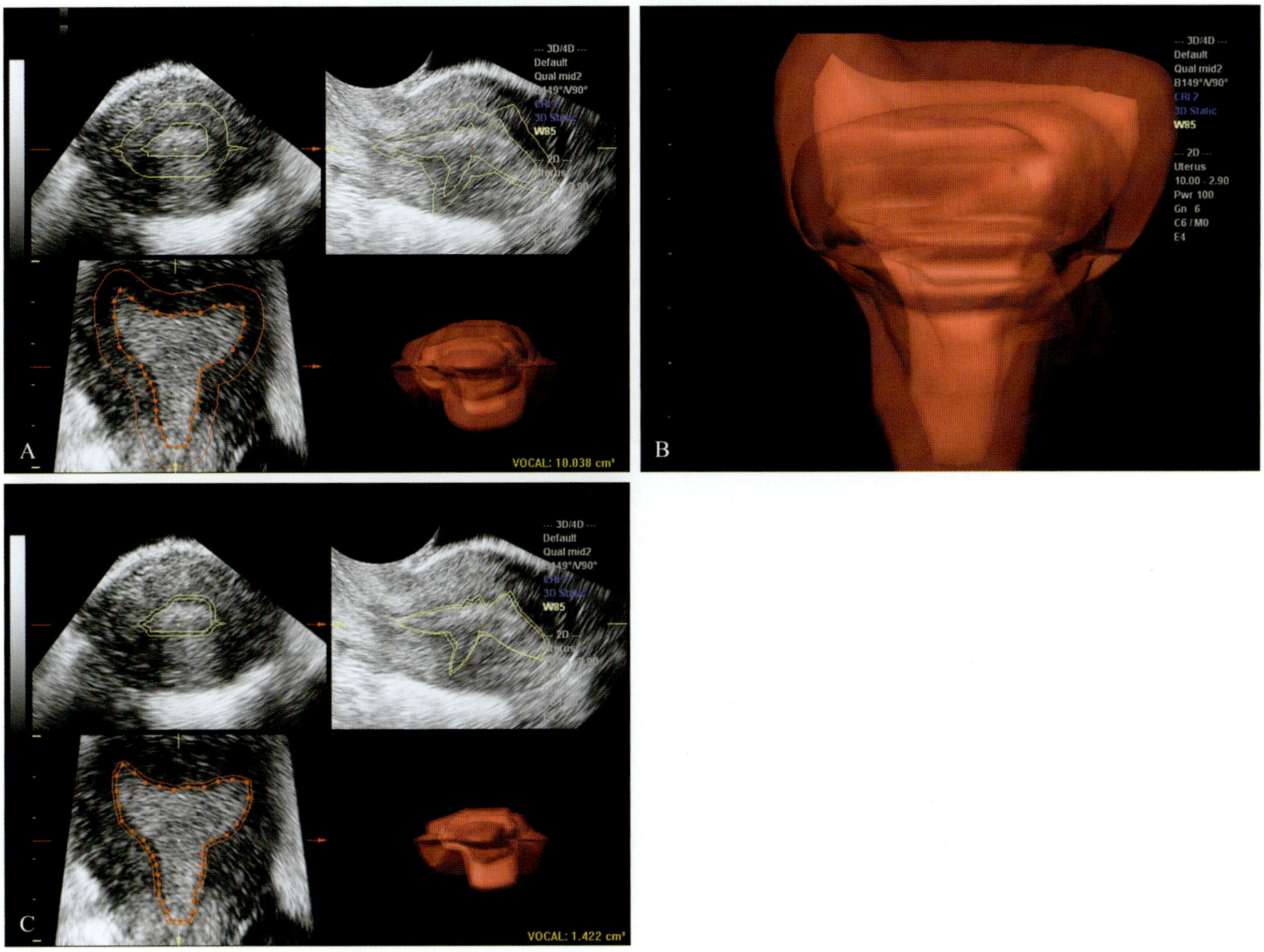

彩图 114 使用虚拟器官计算机辅助分析（VOCAL）成像程序计算内膜体积，也允许从子宫肌层界面向外扩展 5mm（A 和 B）或 1mm（C），二次计算内膜下体积

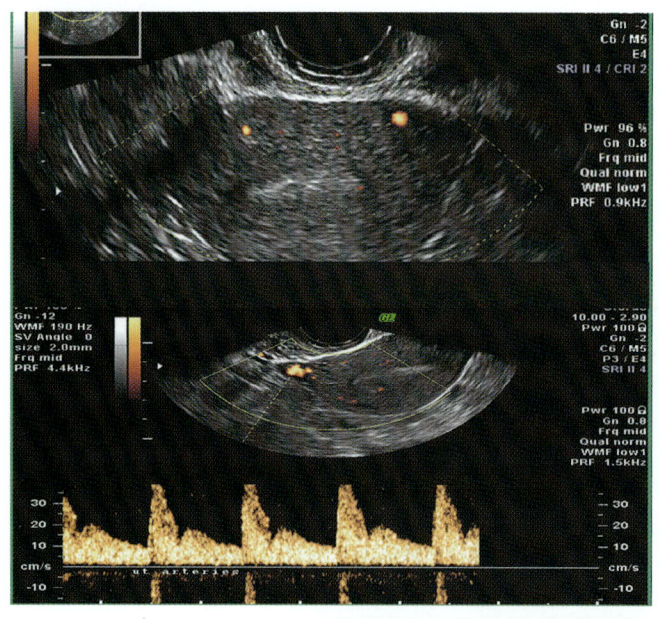

彩图 115　计算机分析脉冲多普勒波形的半定量搏动指数（PI），反映测量区域下游血流的阻抗

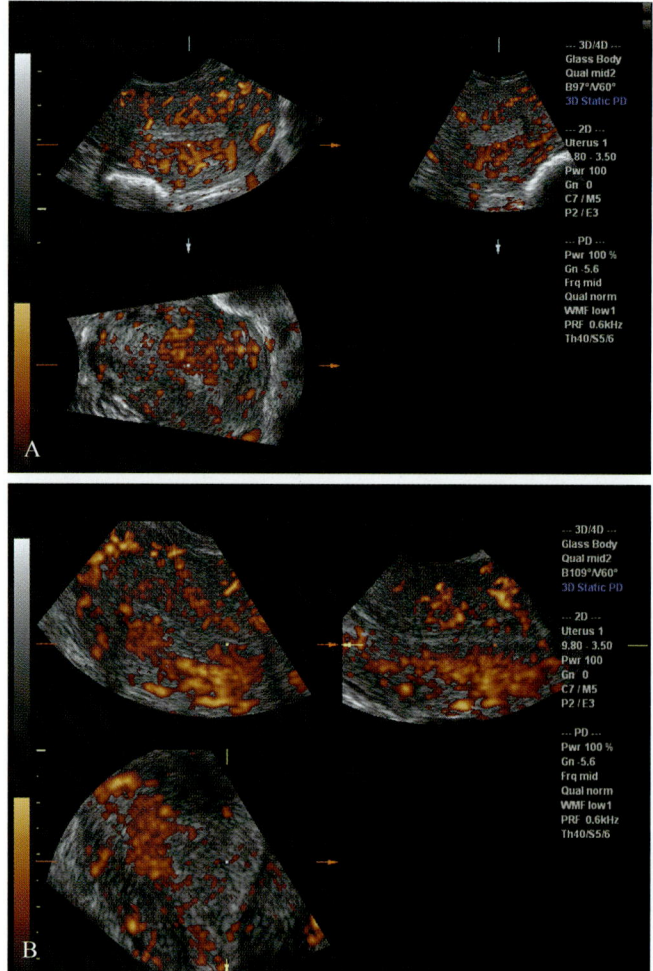

彩图 116　在三维的给定区域内，多普勒能量血管成像（PDA）的计算结果

例如，利用虚拟器官计算机辅助分析（VOCAL）和脱壳功能，计算内膜和内膜下体积。PDA 的分值与血流直接相关。计算 3 个主要指标，血管指数（VI）、流动指数（FI）和血管/流动指数（VFI）。VI 反映了给定区域内血管分布的数量。FI 与测量区域内血流量成比例，VFI 是 VI 和 FI 的乘积。A. 正常情况，彩色多普勒显示没有或有少量的血管进入子宫内膜；B. 子宫内膜息肉的血管，显示进入子宫内膜的特定区域（右宫角）

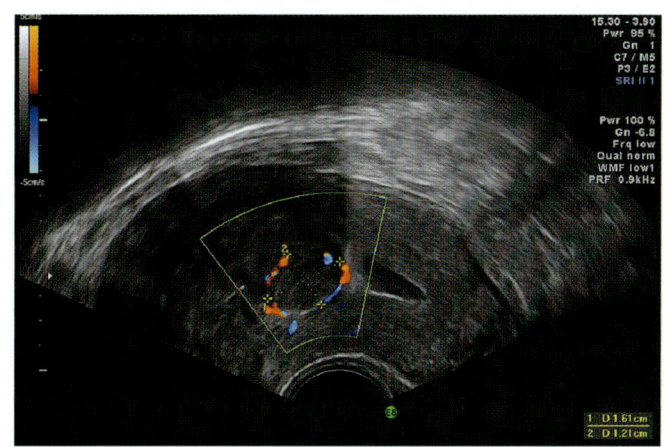

彩图 117　子宫肌瘤

血管特征性地沿肌瘤的表面走行，并呈辐射状分支垂直渗入肿瘤

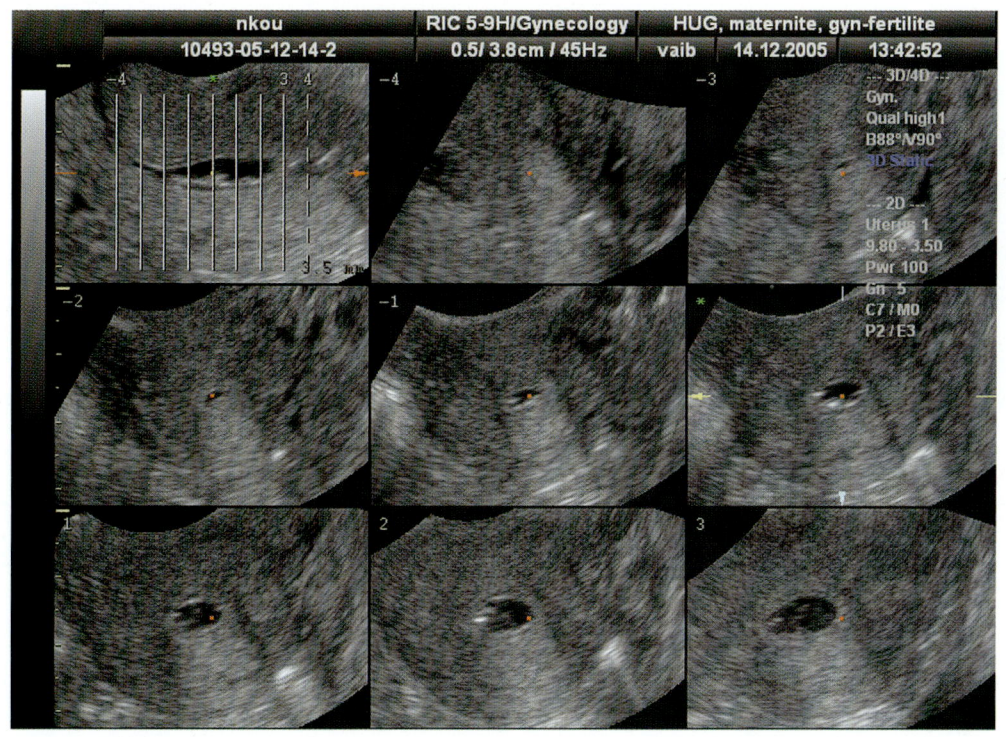

彩图 118　三维子宫超声造影 -hysterosonography（3D-HySo）允许对宫腔内容物图像进行二次的详细分析

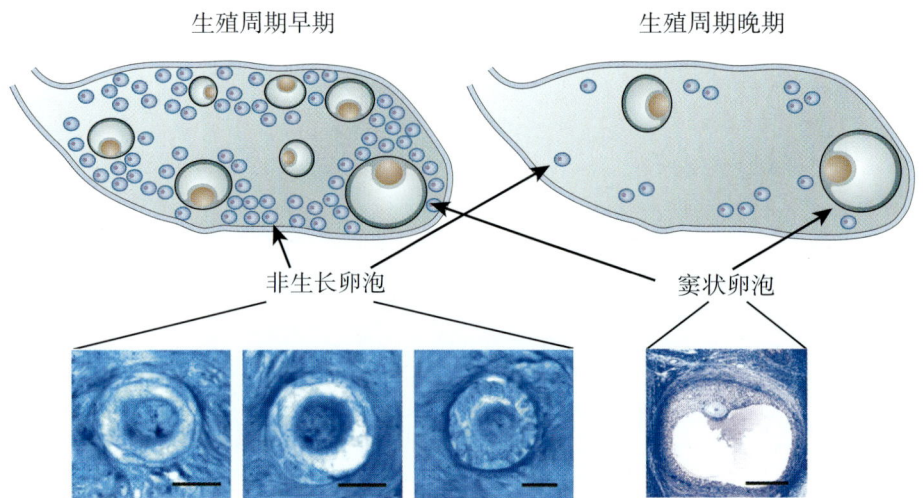

彩图 119 生殖周期的早期和晚期，非生长卵泡和窦状卵泡。在生殖周期的早期和晚期，窦卵泡计数（AFC）反映卵泡剩余的总数或卵巢储备

[摘自 Hansen KR, Knowlton NS, Thyer AC, et al. A new model of reproductive aging: the decline in ovarian non-growing follicle number from birth to menopause. Hum Reprod, 2008（23）：699.]

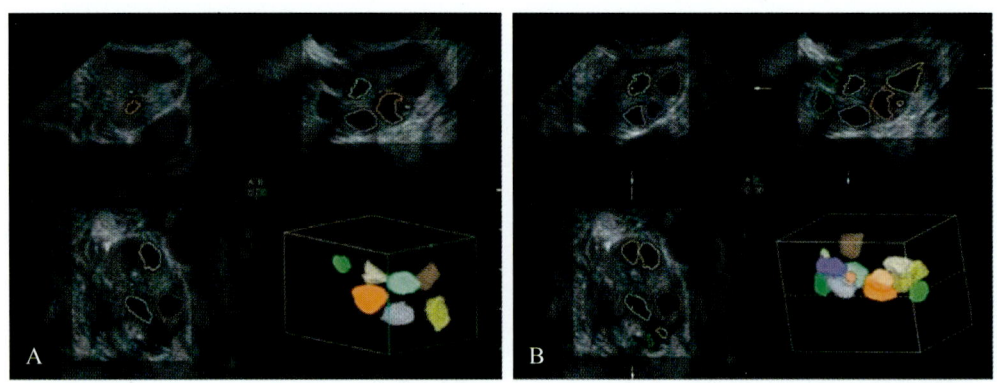

彩图 120 AFC 测量方法

AFC 可以从 2D 或 3D 图像来计算。以后一种情况下，腔卵泡可以使用多平面的手段/方式，通过扫描卵巢体积，或通过自动分析计算。后者依赖于窦卵泡自动识别系统，使用基于三维反演模式绘制方法的超声容积自动计数技术。使用软件，这单独的颜色编码每个确定的卵泡，并提供对其直径的平均值、绝对值和体积的客观的测量。A. 初始的全自动化评估遗漏了一些窦卵泡；B. 遗漏的卵泡经过后期人工识别处理后的同一个卵巢

[摘自 Deb S, Jayaprakasan K, Campbell BK, et al. Intraobserver and interobserver reliability of automated antral follicle counts made using three-dimensional ultrasound and SonoAVC. Ultrasound Obstet Gynecol, 2009, 33(4)：477–483.]

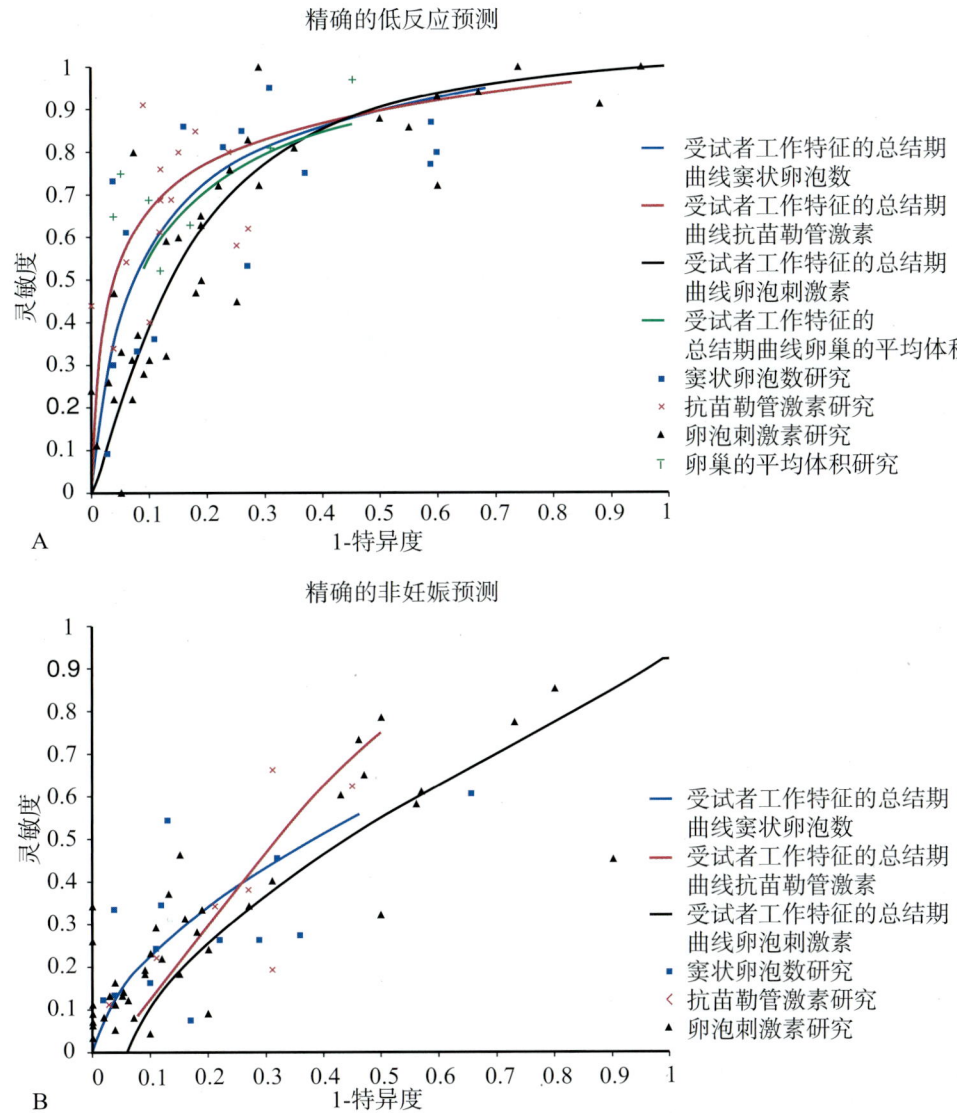

彩图 121 以 COS 和 ART 结局预测卵巢的反应

卵巢储备功能参数（超声和 AMH 和 FSH 水平 AFC 计数）预测的是对 COS 的卵巢反应（数据显示为反应不良），而不是 ART 结局（非妊娠的预测数据显示）。研究报道通过 AFC，AMH，基础 FSH 的 ROC 曲线，应用多变量（MV）模型对 IVF 中（A）卵巢刺激和（B）妊娠发生来预测卵巢反应不良

［摘自 Broekmans FJ, Soules MR, Fauser BC. Ovarian aging: mechanisms and clinical consequences. Endocr Rev, 2009, 30（5）: 465－493.］

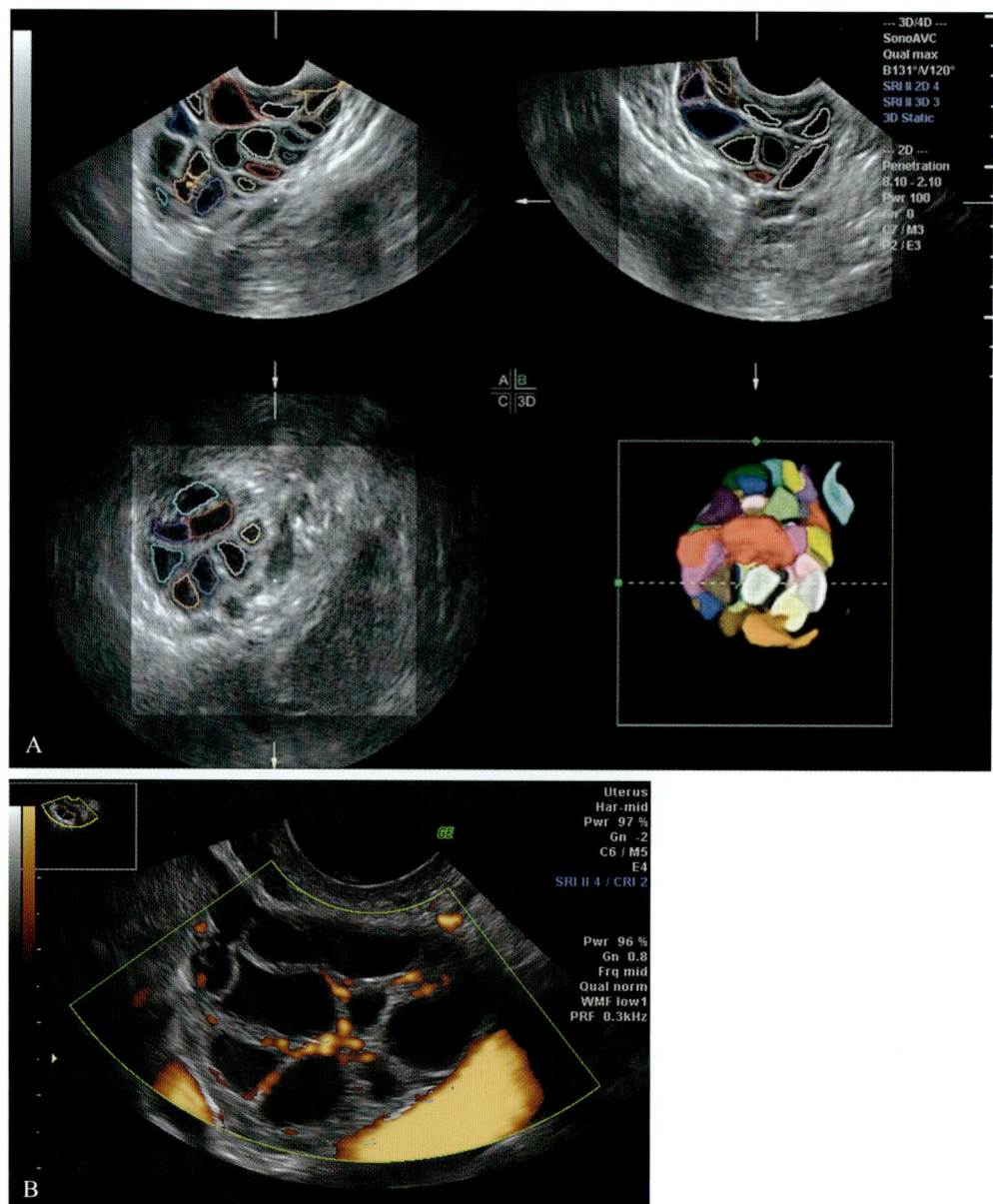

彩图122　A. 在ART领域，监测卵泡的生长使用超声自动容积计算工作表。在右下角的框中呈现每个卵泡及其测量编码相同的颜色，便于解释。B. ART中COS诱导的成熟卵泡的血管化。在COS，卵泡成熟和hCG日前1～2d，彩色多普勒模式鉴定出卵泡血管的发展。特征性地，有部分但不是所有卵泡都显示出最终卵泡期的血管化

〔A. 摘自 Ata B, Seyhan A, Reinblatt SL, et al. Comparison of automated and manual follicle monitoring in an unrestricted population of 100 women undergoing controlled ovarian stimulation for IVF. Hum Reprod, 2011, 26（1）: 127–133.〕

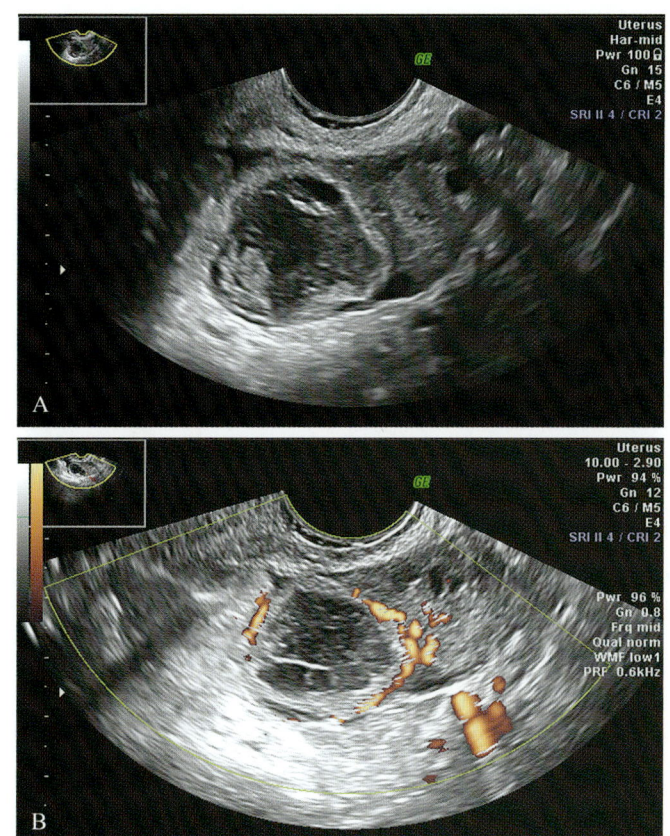

彩图 123　黄体外观：（A）灰度成像和（B）彩色多普勒模式。在彩色多普勒模式下，黄体的强烈血管化特点呈典型的"火环状"的样子

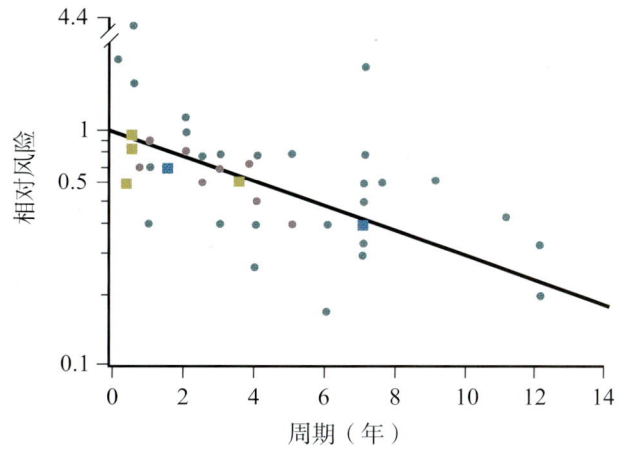

彩图 124　卵巢癌的相对风险与使用口服避孕药的周期不同：15 个研究的发现。研究类型，包括体重从最低（体重下限的 25%）到最重（体重上限的 25%）的类型：1（最小的），褐色方块；2，蓝色方块；3，紫色圆点；4（最大的），绿色圆点

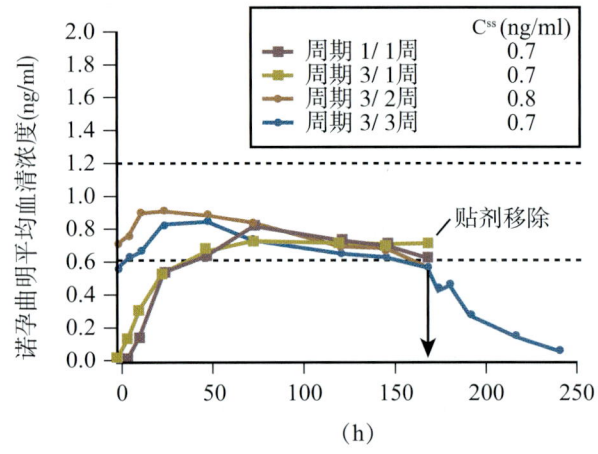

彩图 125 贴剂连续用于臀部 3 个周期后，诺孕曲明随时间变化的平均血清浓度。水平基线提示参考范围

C^{ss}. 稳态浓度

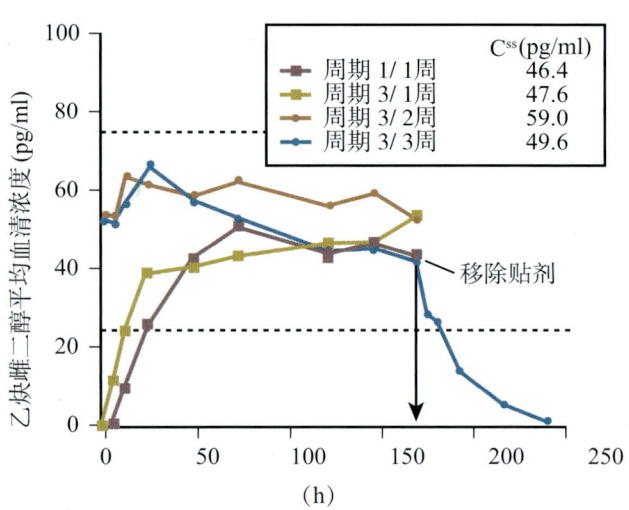

彩图 126 贴剂连续用于臀部 3 个周期后，乙炔雌二醇随时间变化的平均血清浓度。水平基线提示参考范围

C^{ss}. 稳态浓度